U0279070

Gass 黄斑病学图谱

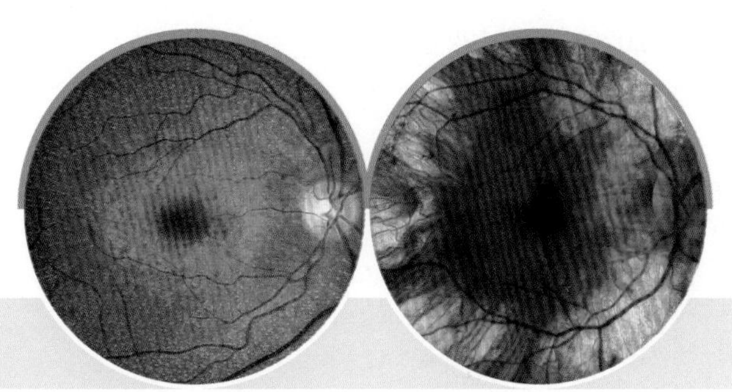

Gass' Atlas of Macular Diseases

5th Edition

Anita Agarwal[美] 著

孙晓东 主译

汪枫桦 宫媛媛 袁源智 副主译

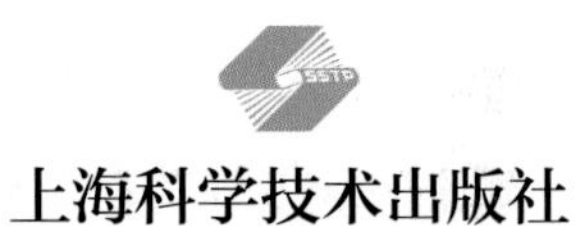

上海科学技术出版社

图书在版编目（CIP）数据

Gass黄斑病学图谱 / (美) 安妮塔·阿加瓦尔 (Anita Agarwal) 著 ; 孙晓东主译. -- 上海 : 上海科学技术出版社, 2021.1
ISBN 978-7-5478-4918-7

Ⅰ. ①G… Ⅱ. ①安… ②孙… Ⅲ. ①黄斑－眼病－图谱 Ⅳ. ①R774.5-64

中国版本图书馆CIP数据核字(2020)第075122号

Gass' Atlas of Macular Diseases, 5th Edition

First edition 1970
Second edition 1977
Third edition 1987
Fourth edition 1997
Fifth edition 2012
ISBN-13: 9781437715804

This translation of Gass' Atlas of Macular Diseases, 5th Edition by Anita Agarwal was undertaken by Shanghai Scientific & Technical Publishers and is published by arrangement with Elsevier (Singapore) Pte Ltd.

Gass' Atlas of Macular Diseases, 5th Edition by Anita Agarwal 由上海科学技术出版社有限公司进行翻译，并根据上海科学技术出版社有限公司与爱思唯尔（新加坡）私人有限公司的协议约定出版。

Original title: Gass' Atlas of Macular Diseases, 5th Edition by Anita Agarwal
上海市版权局著作权合同登记号 图字：09-2019-069 号

Gass 黄斑病学图谱
Anita Agarwal[美] 著
孙晓东 主译
汪枫桦 宫媛媛 袁源智 副主译

上海世纪出版（集团）有限公司
上 海 科 学 技 术 出 版 社 出版、发行
（上海钦州南路 71 号 邮政编码 200235 www.sstp.cn）
浙江新华印刷技术有限公司印刷
开本 889 × 1194 1/16 印张 78
字数 2000 千字
2021 年 1 月第 1 版 2021 年 1 月第 1 次印刷
ISBN 978-7-5478-4918-7/R · 2085
定价：598.00 元

本书如有缺页、错装或坏损等严重质量问题，
请向承印厂联系调换

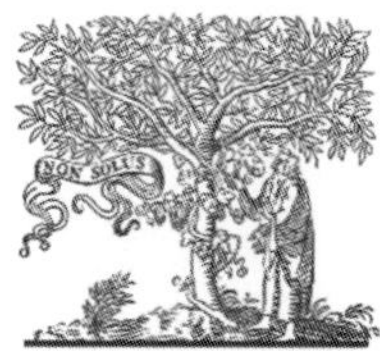

Elsevier (Singapore) Pte Ltd.
3 Killiney Road,
#08-01 Winsland House I,
Singapore 239519
Tel: (65) 6349-0200; Fax: (65) 6733-1817

Gass' Atlas of Macular Diseases, 5th Edition

First edition 1970
Second edition 1977
Third edition 1987
Fourth edition 1997
Fifth edition 2012
ISBN-13: 9781437715804

This translation of Gass' Atlas of Macular Diseases, 5th Edition by Anita Agarwal was undertaken by Shanghai Scientific & Technical Publishers and is published by arrangement with Elsevier (Singapore) Pte Ltd.

Gass' Atlas of Macular Diseases, 5th Edition by Anita Agarwal 由上海科学技术出版社有限公司进行翻译，并根据上海科学技术出版社有限公司与爱思唯尔（新加坡）私人有限公司的协议约定出版。

《Gass 黄斑病学图谱》(5th Edition)（孙晓东 主译）

ISBN: 978-7-5478-4918-7

注　意

本译本由 Elsevier (Singapore) Pte Ltd. 和上海科学技术出版社有限公司完成。相关从业及研究人员必须凭借其自身经验和知识对文中描述的信息数据、方法策略、搭配组合、实验操作进行评估和使用。由于医学科学发展迅速，临床诊断和给药剂量尤其需要经过独立验证。在法律允许的最大范围内，爱思唯尔、译文的原文作者、原文编辑及原文内容提供者均不对译文或因产品责任、疏忽或其他操作造成的人身及/或财产伤害及/或损失承担责任，亦不对由于使用文中提到的方法、产品、说明或思想而导致的人身及/或财产伤害及/或损失承担责任。

献给我的父母、祖母以及兄弟姐妹：

Vimala Chandraiah

Daksha Chandraiah

M. C. Chandraiah

B. S. Puttamma

Dinesh, Suchita, Vinuta 和 Mamata

他们给予我无尽的爱和信任；

献给我的老师：

J. Donald M. Gass

Amod Gupta

他们给予我灵感和教导；

以及献给他们的配偶和子女：

Margy Ann Gass 和 Gunita Gill Gupta

John, Carlton, Media, Dean 和 Sumedha

支持他们的事业，允许我占用他们的时间；

献给我的同事和朋友：

他们无私地分享病例和学识；

献给我们的父母：

赋予我们向他们学习的特权。

内容提要

《Gass 黄斑病学图谱》被誉为眼底视网膜疾病的“圣经”，是每位眼底病医师的必修读本。本书保留了 Gass 教授的病例描述教学法，从基础知识和临床应用两方面，系统阐述了各类黄斑疾病的诊断、鉴别诊断、治疗及预后评估等，并在过去版本的基础上增加了视网膜免疫性疾病、感染性疾病、肿瘤疾病等章节，内容丰富翔实，病例配图精美，对于眼科医师及视网膜专科医师正确诊断和治疗黄斑疾病有很大的帮助。

译者名单

主　译

孙晓东

副主译

汪枫桦　宫媛媛　袁源智

翻译秘书

闫　泉

参译人员

（按姓氏笔画排序）

王　静　上海交通大学附属第一人民医院
王雯秋　上海交通大学附属第一人民医院
叶福相　上海交通大学附属第一人民医院
冯竞仰　上海交通大学附属第一人民医院
朱　鸿　上海交通大学附属第一人民医院
刘文佳　上海交通大学附属第一人民医院
闫　泉　上海交通大学附属第一人民医院
孙晓东　上海交通大学附属第一人民医院
孙隽然　上海交通大学附属第一人民医院
李　彤　上海交通大学附属第一人民医院
杨仕琪　上海交通大学附属第一人民医院
佘相均　温州医科大学附属眼视光医院
汪枫桦　上海交通大学附属第一人民医院
沈梦溪　上海交通大学附属第一人民医院
宋珉璐　上海交通大学附属第一人民医院
陆　冰　上海交通大学附属第一人民医院
赵　治　江苏大学附属人民医院
宫媛媛　上海交通大学附属第一人民医院
袁源智　复旦大学附属中山医院
黄珮戎　上海交通大学附属第一人民医院
薄其玉　上海交通大学附属第一人民医院

中文版序一

Gass' Atlas of Macular Diseases（*5th Edition*）的中文版在孙晓东教授团队的努力下和大家见面了。Donald Gass 生前是美国 Bascom Palmer 眼科研究所的教授，是 20 世纪最出色的眼底病专家，他的 *Gass' Atlas of Macular Diseases* 被称为眼底视网膜疾病的“圣经”，指导了我们几代眼底病医师的成长。书中对每一种病的描述都凝聚了 Gass 教授对病例的细致观察和分析，从眼底表现到全身的相关病变，每一章节也包括了其他同道发现的疾病证据。Gass 教授对眼底疾病的认识毋庸置疑地令我们信服。在第五版中，他的弟子 Anita Agarwal 对这部图谱进行了修订，保持了 Gass 原图谱的教学风格，即每一疾病内容都包含了发病机制、临床特点、遗传、病史、检查和随诊，又增加了疾病的图解和新的诊断技术、新的治疗方法和理念，同时也增加了一些新的疾病，使得这部图谱更具有时代性和可读性。这部图谱无疑仍然是我们每一位眼底病医师的必修读本。

孙晓东教授曾在 Gass 工作过的 Bascom Palmer 眼科研究所的眼底病科接受过眼底专科培训，他和他的团队能够在日常繁忙的工作之余完成这部巨作的翻译，是对国内眼科界的贡献，我衷心地感谢他和他的团队。希望我国眼底病专业的年轻一代能够将这部书的内容理解、消化、吸收，相信这部教学图谱能够推动我国眼底病学的发展。再次感谢孙晓东教授。

黎晓新

北京大学人民医院眼科中心　教授

厦门大学附属厦门眼科中心　总院长

2020 年 7 月

中文版序二

Gass' Atlas of Macular Diseases 由国际著名眼底病专家 J. Donald M. Gass 教授编写，于 1970 年首次出版，2012 年由 Anita Agarwal 教授进行了本书（第五版）的修订增补工作。本书从黄斑的解剖学、生理学开始，系统地阐述了黄斑疾病的诊断、鉴别诊断、预后判断等内容，既有基础知识，又强调临床应用，并在过去版本的基础上增加了新的眼科诊断、治疗技术以及新的国际观点。

本书由教育部长江学者特聘教授、国家杰出青年科学基金获得者孙晓东教授翻译完成。他以其出色的专业建树作为基础，精心翻译了这本经典专著。相信本书对于眼科医师及视网膜专科医师将大有帮助。

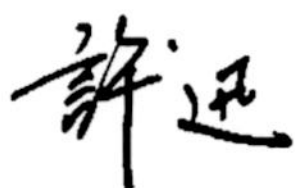

国家眼部疾病临床医学研究中心　主任

上海市视觉健康中心　主任

上海交通大学附属第一人民医院眼科中心　主任

2020 年 8 月于上海

英文版序一

由 Anita Agarwal 博士撰写的 *Gass' Atlas of Macular Diseases*（*5th Edition*）将先前版本的精华与新技术、新概念和国际视角完美结合。该图谱是帮助临床医师诊断眼底常见疾病和罕见疾病并了解其发病机制的指南。线上版本延续了观看立体照片的传统。Gass 博士教学风格的标志是对临床观察进行简洁而又详尽的描述。这种技巧在当前版本中得到了保留，并通过在线插图和光学相干断层扫描（OCT）得到了增强，OCT 常将 Gass 博士当年所设想的内容准确地描绘出来。

本书的目录经过了重排，以反映信息的爆发式增长，特别是在炎症、感染性疾病以及肿瘤等领域，这些章节现已被单独罗列。结核和梅毒以及新发的病毒性疾病（如 EB 病毒和西尼罗病毒）的临床特征也予以补充更新。第 11 章描述了一些新的诊断概念，包括急性特发性黄斑病变和持续不间断盾鳞状色素上皮病变。肿瘤分为 3 章，分别为视网膜色素上皮（第 12 章）、视网膜（第 13 章）和脉络膜（第 14 章）。

Agarwal 博士和她的共同作者 Arun D. Singh 博士更新并扩展了 20 世纪最杰出的眼科医师之一 J. Donald M. Gass 博士的非凡工作，并将 Gass 博士的成就推向未来。在无纸化沟通与日俱增的时代，这本精彩的著作将为所有对黄斑疾病感兴趣的医师提供帮助，可提高他们诊断的敏锐度，并为患者提供更好的服务。

John G. Clarkson, MD

Professor, Chair and Dean Emeritus

Bascom Palmer Eye Institute, Miami, FL

英文版序二

如果要重写圣经，这将会是多么艰难的一项任务啊！那如果是视网膜疾病的“圣经”——Donald Gass 的立体图谱，又会怎样呢？在过去的 30 年里，本书帮助我们熟悉、诊断和治疗疑难病例，我们也将本书作为整个视网膜医学领域演变的基础。Donald Gass 杰出的模式识别、记忆和整合技巧使他能够在书中记录下大量重要内容。他首次描述了许多新疾病和临床症状。他所收集的图像是无与伦比的，这源自他多年来诊视患者、提供邮件咨询和参加无数次会议的经验积累。他对眼病理的了解为这些档案增添了价值。即使在今天，当我们一次又一次怀疑我们有一个新的发现时，仔细阅读图谱后才发现原来我们远远落后于 Don。

意料之内的是，这本图谱逐渐变得陈旧，而由于身患疾病，Don 无法亲自完成版本更新。在大多数情况下，其他作者会试图在尊重原作的基础上更新，但通常不会成功。幸运的是，Don 最有才华的学生之一挺身而出了。

Anita Agarwal 是 Don 培训的一名专科医师，并在范德堡大学与他并肩工作。自从 Don 去世，在会议和出版物中，Anita 已经展现出对 Don 的知识基础深刻的领悟，并且代替 Don 向我们传授那些 Don 已经掌握的疾病知识。她对全身性疾病、遗传学和眼科中非常罕见的内科学等诸多方面经验丰富。如今，我们感谢她多年来一直致力于更新这一珍贵的文本。Don 的原稿和 Anita 全面的视网膜知识相结合后，新版本的“圣经”出现了(Arun D. Singh 博士在关于肿瘤的章节中提供了帮助)。包括彩色照片、OCT、血管造影、X 线和组织病理学标本在内的图像仍然是无与伦比的；通常同一概念会有多个图像来阐明，证明这些疾病的多样性。Anita 还通过展示在美国很少或没有看到过的病例，为这本书增添了国际性。本书详细介绍了常见疾病（如年龄相关性黄斑变性），还讨论了非常罕见的疾病（如弥漫性单侧亚急性神经视网膜炎）。

还有其他一些医学视网膜专著和图谱也很不错，但这本书一直是“圣经”般的存在。谢谢你，Anita。

Lee M. Jampol, MD

Louis Feinberg Professor and Chair Emeritus

Northwestern University, Chicago, IL

英文版序三

在我所有的眼科书中，《Gass 黄斑病学图谱》一直是最珍贵的，也是翻阅最多的收藏。自从住院医师时期我第一次拥有了本书第二版以来，我一直渴望更新版本的出版，并且立即购买以取代我之前的旧版本。当 Gass 博士病得太重而不能编写第五版时，我做出了个人承诺，要确保这本有影响力的书不会消失。因此，我非常自豪地写下这篇序，庆祝 Gass 图谱的延续，确认仔细的临床检查在诊断视网膜疾病中的重要性，并认识到"接力棒"已传递给下一代。

大多数眼科界将 J. Donald M. Gass 与 Bascom Palmer 眼科研究所（BPEI）联系起来。Gass 博士是那里的创始医师之一，并且永远改变了我们对黄斑的理解。他通过仔细的临床观察和对具有相似病史和检查结果的患者的非凡回忆，创建了逻辑明确的分类，开启了我们对黄斑疾病复杂性的认识。他将这些知识传授给了全球的住院医师、专科医师和同事。 事实上，即使从没有机会见到他，几乎每个视网膜专家都认为自己是 Gass 博士的学生。那些在 BPEI 接受过培训并有幸与他一起诊视患者和参加每周荧光素血管造影会议的人非常幸运。Bascom Palmer 成为视网膜领域许多未来领导者的"温床"并非巧合。

然而，我们其他没有去过 BPEI 的人仍然能向他学习。对于一些人来说，是在参加美国眼科学年会等会议上的讲座时向他学习的；对于另一些人来说，是在多中心合作试验时有幸在他身边工作。我清楚地记得我在 20 世纪 80 年代作为黄斑光凝术研究的研究员出席的第一次会议。当天会议结束时，读片中心组织了一个疑难病例分享会，各位专家可以提出自己的想法，然而只有 Gass 博士发话才会对这个案例有定论。即使在这个充满了我们领域内"巨人"的房间里，Gass 博士的话仍是最有分量的。

在范德堡大学，我们很荣幸能够分享一些 Gass 博士对眼科学的影响。J. Donald M. Gass 出生在加拿大，他在田纳西州的纳什维尔长大，当时他的父亲在国家公共卫生部门接受了一份工作。他在范德堡大学就读了本科和医学院，在毕业班上作为最佳学生获得了创始人奖章。他迎娶了同一高中的甜心 Margy Ann，预计他在完成培训后会回到纳什维尔。

然而他回到纳什维尔的时间推迟了 30 多年，直到 1995 年他以迈阿密大学眼科教授的长期教职岗位退休。幸运的是，他的退休生活很短暂。当时，范德堡大学的校长 Denis O'Day 博士说服了 Gass 博士加入这里的教员队伍。他回到临床实践、写作和教学中。O'Day 博士写道："我将永远记得这个我每周都看到的情景，他坐着，周围围绕着同事、住院医师、学生和专科医师。所有人都在凝视着视网膜的照片，所有人都沉浸在活跃的交谈中。当我走过时，我认识到我们是多么幸运才能在我们之间拥有这样一位真正的学者。”

紧随 Gass 博士的人之一就是 Anita Agarwal 博士。Anita 是被能在范德堡向 Gass 博士学习吸引而来做视网膜专科培训的，她拥有着 Gass 图谱几乎照片般的记忆，以及对视网膜文献的百科全书般的知识。她逐渐能以精彩的 Gass 式的方式来评估病例。随着时间的推移，她对视网膜疾病多样性的兴趣和她诊断疑难病例的能力使她在同行专家的圈子内赢得了尊重。

由 Anita Agarwal 博士来编写第五版是非常合适的。和世界上任何一位视网膜专家一样，她对之前的版本了如指掌。她有幸可以每天接触到 Gass 的珍藏：Gass 博士的幻灯片、患者病历以及他去世时捐赠给范德堡眼科研究所的个人笔记。事实上，Anita 的大部分写作都是在一个放有 Gass 物品的教职工办公室进行的：Gass 博士的白大褂挂在门上，房间里有一个带移动桌子的大木柜橱，Gass 博士曾经用它们来准备讲座和手稿。

Agarwal 博士花了 2 年时间来准备这部宏伟的第五版巨著。虽然她对章节进行了重组，更新了新的疾病，纳入了新的检查方式（如 OCT），并邀请了她才华横溢的朋友兼同事 Arun D. Singh 博士写了关于眼内肿瘤的章节，但新版本依然保留了之前版本的风格。最重要的是，她保留了 Gass 博士的“声音”。书中用词可能是新的，或有些疾病在 Gass 博士去世后可能已经被描述过，但是 Gass 博士仍然在这个新版本中向我们谈论他的想法。

我希望 Gass 图谱能够一代代地传下去。Elsevier 出版社的编辑和出版商花费时间、精力出版第五版，为眼科界提供了一项出色的服务。我很感激他们对 Agarwal 博士充满信心，并确信读者会认同本版是之前版本当之无愧的传承。

Paul Sternberg, Jr., M.D.
G. W. Hale Professor and Chair
Vanderbilt Eye Institute, Nashville, TN

中文版前言

现代黄斑病学奠基人 J. Donald M. Gass 教授于 1970 年出版了《Gass 黄斑病学图谱》，被誉为眼底视网膜疾病的“圣经”。随后经过 40 多年的发展，黄斑病的诊断技术、治疗药物、仪器设备等均取得了令人惊叹的进步，遂由 Anita Agarwal 教授于 2012 年进行了本书的修订增补工作。本书第五版承袭了 Gass 教授教学代表性的病例描述模式，针对各类黄斑疾病，从病理解剖、发病机制、诊断治疗等方面系统全面地进行阐述，同时又强调对不同疾病临床特征的细致观察鉴别，我们在翻译的过程中也希望尽可能最大限度地保留原文作者的风格——Gass 教授使用了大量口语，在阅读的过程中，你可以想象他仿佛就在眼前，作为我们的上级医师，正在进行带教查房。此外，本书增加了新的眼科诊断及治疗技术等内容，并且增加了视网膜免疫性疾病、感染性疾病、肿瘤疾病等章节。全书采用了大量高质量彩图，能够帮助眼科医师更好地理解、诊断、鉴别常见及罕见黄斑部疾病，对于从事眼病防治的眼科医师以及视网膜疾病专科医师大有裨益。

2006 年，我有幸在 Gass 教授当年工作生活的 Bascom Palmer 眼科中心师从 Rosenfeld 教授学习黄斑疾病诊治研究，翻阅了 Gass 教授当年留下的病例、照片、手绘眼底图和手稿等，真正体会到一代眼科大师 Gass 教授是如何在没有 OCT、没有精细设备情况下，仅凭眼底观察，通过对每一例病例的仔细总结和思考，发现和命名了一系列黄斑疾病，准确推测了黄斑界面疾病发病机制，提出脉络膜新生血管的分型。当时在研究所地下室图书馆学习第一版《Gass 黄斑病学图谱》，就产生了将其翻译出来、分享给大家的想法。除了 Gass 教授的这本论著，眼科许多划时代发明或者治疗方案——包括第一台玻璃体切除仪、光学相干断层扫描成像技术、抗血管内皮生长因子治疗等，都是来自 Bascom Palmer 的临床医师日复一日的临床工作中的深入思考和积累，从而改变了眼科学的发展，让更多患者能够有机会重见光明，这种临床驱动的创新精神深深地烙印在我心里，也希望我们中国眼科同道一起努力，能为世界眼科做出中国眼科医学工作者自己的贡献！

很遗憾这个梦想一拖 12 年，Gass 教授的书也多次改版。但是，从书中大家也会发现正是在这 12 年间，光学相干断层扫描成像技术、微创玻璃体切除手术、抗血管内皮生长因子药物治疗飞速发展和普及，使得 Gass 教授创立的黄斑疾病诊治学进入了全新时代，也有更多学者在 Gass 教授发现、总结和命名的疾病基础上提出许多新的发现和学说，这些也被补充到新版中，可以供大家一起参照和学习。

在过去一年中，我们组织了一支中青年眼科医师团队对原著进行了精心的翻译，希望能将这部眼底病学经典著作引入国内，供眼科临床医师学习参考。由于翻译时间仓促，译者水平有限，恳请眼科同道不吝赐教、批评指正！

孙晓东

2020 年 4 月于上海

英文版前言（第五版）

生命中最幸运的转变之一是我能站在 J. Donald M. Gass 面前，他是我远远膜拜的偶像。自从我在印度进行眼科培训以来，我一直阅读、研究和崇拜他的学术成果。1997年，我进入了我的医学视网膜专科培训，便开始向这个巨人不停地学习，受益匪浅。正如全世界视网膜医师所知，Don Gass 对我们真正理解视网膜和黄斑疾病产生了深远的影响。他敏锐的观察能力、对眼部特征的图片般记忆以及将临床发现与病理变化相结合的能力，使他首次描述了多种疾病，并帮助我们理解了许多其他先前描述过的病症的致病机制。他的两个非常重要的特质——对临床细节的精心关注和对视网膜立体图像的分析，成为他最经典的出版物 *Stereoscopic Atlas of Macular Diseases* 的标志。该图集在其多个版本的演变中已经捕捉并展示了我们领域在第一版至第四版这几十年间的巨大进步。

能被选中负责编辑第五版的 *Gass' Atlas of Macular Diseases* 是我职业生涯中最大的荣幸。在这个出版物中，我试着尽量保留 Gass 博士的“声音”，继续他的工作，介绍新的疾病概念，巩固已知疾病，并讨论现有疾病发病机制中的新概念。

此版本包含许多结构上的改变。

首先，每章都包括一个扩展的目录，以便于快速定位内容。原第四版中的第 3、5、7、10、11 章的内容已重新编排。先前的第 3 章内容是详尽而偏长的，包含了引起浆液性或出血性视网膜脱离的所有疾病，包括炎症性的（如 VKH 和交感性眼炎）、感染性的（如弓蛔虫或某些真菌疾病）、肿瘤性的（如脉络膜肿瘤）、退行性的（如年龄相关性黄斑变性）或遗传性的（如 Malattia leventinese 和 Sorsby 营养不良）疾病。各种感染性、炎症性、肿瘤性和遗传性疾病已经被分到单独的章节，目前的第 3 章只讨论特发性、退行性和各种原因引起的浆液性和出血性视网膜脱离。原先第 7 章的内容包括感染性和炎症性视网膜疾病，现已分为两个单独的章节，一章涉及感染性疾病（第 10 章），另一章涉及炎症性疾病（第 11 章）。第 5 章讨论了视网膜、脉络膜和色素上皮的遗传性营养不良状况，包含几种新的疾病，包括 Bothnia 营养不良、Newfoundland 锥杆变性，以及与新发现的全身性疾病（例如母系遗传性线粒体疾病和遗传性痉挛性截瘫）相关的 Pattern 营养不良。肿瘤性疾病已被重新分为脉络膜、视网膜和视网膜色素上皮 3 个独立的章节，包括各种良性肿瘤和错构瘤。感染性疾病的章节（第 10 章）包括先前讨论过的细菌，其次是真菌、寄生虫和病毒性疾病，也增加了各种关于结核病、钩端螺旋体病、寄生虫和病毒的新概念和新信息，如奇昆古尼亚热、登革热、西尼罗河和裂谷热。我们尝试着纳入在美国以外流行的疾病，以帮助诊断罕见的疾病。手绘插图是 Gass 博士对疾病病理学理解的标志性特征，我们巧妙地将其转换为电子版，并且眼底照片本版以彩色显示。

本书保留了 Gass 教学方法的病例描述格式，包括病史、临床检查和随访。

总体而言，本书强调临床特征、发病机制、遗传方面的信息及其在疾病发病机制中的作用，其中包括已知的内容、鉴别诊断和简要的治疗信息。本书并没有详尽阐述临床试验的结果、临床治疗和手术方面的争议。本书旨在成为一部全面的指南，帮助您正确诊断常见和罕见疾病并了解其发病机制。

Anita Agarwal

英文版前言（第一版）

眼底可被医师仔细检查，它的可观察性是身体任何其他器官所无法比拟的。具备眼科病理学知识以及眼底镜和生物显微镜检查技术后，医师就能够用简单的病理学术语准确地记录他对眼底的在体观察。这对于评估由于黄斑结构改变而导致中心视力丧失的患者变得尤为重要。医师应尝试尽量判断出存在的解剖变化，如脉络膜萎缩、脉络膜增厚、脉络膜皱褶、色素上皮颜色变化、色素上皮浆液性脱离、视网膜浆液性脱离、色素上皮和视网膜出血性脱离、视网膜囊样水肿、视网膜层间出血、视网膜透明度丧失、视网膜皱褶和视网膜前膜。医师还应该尝试确定原发疾病演变过程的病变部位，在脉络膜、视网膜色素上皮、视网膜还是玻璃体。只有在做出这些决定之后，医师才能评估患者的眼病史、疾病史和家族史在确定诊断、预后和治疗过程中的重要性。

在某些情况下，各种辅助检查可能会有所帮助。静脉内荧光素的使用在检测和定义眼底的某些生理和解剖改变中具有特殊价值。

出版本图集的目的是利用黑白眼底照片、立体彩色眼底照片、荧光素血管造影片和显微照片来阐述各种影响黄斑区域的眼内疾病的相关解剖和生理改变。

在讨论正常黄斑区（第 1 章）后，影响黄斑区的疾病将按主要受累组织的顺序展开：脉络膜疾病（第 2~4 章），色素上皮（第 5 章），视网膜（第 6~10 章），玻璃体（第 11 章）和视盘的先天性凹陷（第 12 章）。这种细分有些主观，因为在某些情况下不可能知道哪种眼组织主要受特定疾病过程的影响。一些眼底的立体照片包含在 15 个卷轴中，每个卷轴包含 7 幅视图，附在书的封底上。对应的卷轴编号（罗马数字）和视图编号（阿拉伯数字）显示在黑白照片的右下角。

所有的眼底照片都是用 Zeiss 眼底照相机拍摄的。利用 Novotny 和 Alvis 所描述技术的修改版进行荧光素血管造影的拍摄。使用了 Kodak Kodachrome Ⅱ 和 Tri-X 胶片。

除了一个例外，本图集中使用的眼底照片均来自迈阿密大学 Bascom Palmer 眼科研究所的图库。大多数患者是由我拍摄的。

我要感谢眼科主任 Edward W. D. Norton 博士、全职员工和住院医师以及其他许多本书中所描述患者的接诊医师。我特别感谢 Johnny Justice, Jr. 先生和他的助手们——Kenneth Peterson 先生、Dixie Sparks Gilbert 夫人和 Earl Choromokos 先生在眼底摄影方面的技术，以及特别感谢 Joseph Goren 先生和 Barbara French 女士为准备插图付出的辛苦。

最后，我要感谢 Margaret Bertolami 女士、Alexander R. Irvine 博士、Reva Hurtes 夫人和 Beth Railinshafer 女士在准备和编辑文稿中所给予的帮助。

J. Donald M. Gass

纪念 Gass 博士

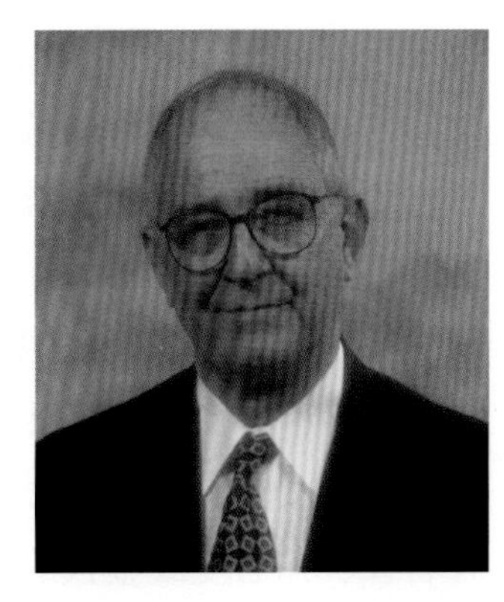

J. Donald M. Gass

作为一名在 Key Biscayne 长大的少年，我会在上学日醒来，准时离开家赶上 6:15 的校车进城。在出门前，我会看到我的父亲，他从黎明前起就在我们家楼下的书房里努力工作。他用他的四指技术敲打电动打字机、凝视幻灯片、翻阅成堆的索引卡片、精心绘制黄斑插图的画面仍然印刻在我的记忆里。这个场景从 20 世纪 60 年代末开始重复了多年。那本“书”，我们在家里都这么称呼它（我们当时并不知道那是“图谱”）正在逐渐成型。在那些日子里，我们始终意识到这本书存在于 Gass 家的日常生活中。我的父亲通常很小心地避免让书的出版干扰其他的家庭优先事项，但时不时会有随着截止日期临近的紧迫感降临。对于这本书是否能够完成，我的母亲经常会直接质疑，有时甚至会有一丝恼怒。而事实证明，完成这本书的过程至少已花了 40 年，如今我感到非常荣幸能为 Anita Agarwal 博士主编的 *Gass' Atlas of Macular Diseases*（*5th Edition*）写下这篇《纪念 Gass 博士》的文章。

我不确定自己什么时候起完全意识到父亲在 Bascom Palmer 的工作对眼科世界产生的深远影响。我们家经常从前来拜访的同事和朋友那里听到关于父亲的故事，得到一些有关深远影响的暗示。因为我们永远不会直接从一个谦虚而不张扬的人那里听到任何他所获得的成就。由于我自己并不是一名医生，所以这花了我许多年时间将这些细节拼织成完整的图画，随着时间的推移，我开始意识到这个我称之为“爸爸”的男人早已成为他所在领域的巨人。

我的工作把我带到了世界各地，我在五大洲都居住过。多年来一直到现在，我在世界各地邂逅了认识我父亲或者在某种程度上受到他工作（绝大多数是通过 Gass 图谱）影响的前同事、住院医师、专科医师、学生或患者，我对如此多的不期而遇感到叹服。总是有评论关于他的研究影响、他作为教师的技能，或关于他独到的科学见解。但我也毫无例外地发现，那些认识他的人的评论里总伴随着我父亲向他们表达善意的故事，或者是关于我父亲如何以某种方式触动他们生活的轶事。他们总是想告诉我一些我已经知道的事情……除了作为一名著名的医生，Don Gass 还是一个非常特别的人。

的确是这样，除了对眼科的所有贡献外，我父亲还是一个非凡的人。他首先是一位珍惜家庭、充满爱的丈夫、父亲和祖父。对我的兄弟姐妹和我来说，他是“爸爸”。对家里的其他人而言，包括 5 个孙子、孙女，他是“Don”。在成长过程中，与他一起做点什么是我最想要的事情。我记得他教我如何放风筝、骑自行车、扔飞盘、低手投罚球，以及如何钓鱼。他带我去观看棒球比赛，教我如何读懂球员的个人技术统计表，并让我成为一个终身的金莺队粉丝。更重要的是，通过多年观察，我从他身上学到了如何过好自己的一生，因为他是我所见过的最令人信服的榜样。无论是以医生、同事、导师、朋友、邻居还是家人的身份认识我父亲的人，都因他的善良、温柔、耐心、幽默感、正直、坚定的信念和在别人身上很少看到的真正的谦逊，而尊重和爱戴我父亲。

在我小时候，我经常思索是什么激励着我父亲每天黎明前起床写书。我知道这不是对名誉、知名度或金钱的渴望。直到他去世那天，我一直能看到他对目标的坚定不移以及他对自己所做事情的热情不减。我也可以感受到他的个人责任感，想要持续管理好他的工作，包括 Gass 图谱，因为他知道这很重要。但是当我观察我父亲多年后，我开始明白还有其他东西让他始终坚持下来。这就是他从创造事物、解决问题和很好地完成任务中所获得的简单而深刻的满足感和喜悦感。在他晚年，我看到他通过使他成为一名出色医生的同样的创造力、好奇心、灵巧、注重细节和耐心而成为一名多才多艺的木匠。他把大部分业余时间都花在了他的木工厂里，为孙子、孙女制作玩具，为房子制作家具，或者制作精雕细刻的模型帆船。其中一些需要数小时，还有一些花了数年才完成。我爱看他脸上的笑容和眼中闪烁的光芒，这是他即使在完成最简单的项目后所散发的纯粹的快乐和成就感。我确信这种感觉和他在完成每一版 Gass 图谱时是一样的。

我非常高兴和感激在我父亲最后几年工作生涯期间与他一起在范德堡大学工作的 Anita Agarwal 博士同意在第一版出版 40 多年后的今天编写第五版 Gass 图谱。我知道我的父亲会为她感到骄傲。Gass 图谱代表着我父亲毕生的杰作之一，也是他留给后人的瑰宝。但是 J. Donald M. Gass 博士铭刻在为其所触动的人们的生活、事业和记忆里的才是他最持久的传承。

John D. Gass

代表我的母亲 Margy Ann，我的兄弟 Carlton 和 Dean，以及我的姐妹 Media

J. Donald M. Gass

绅士、学者和天才

John Donald McIntyre Gass 于 1928 年 8 月 2 日出生于加拿大 Prince Edward 岛。在 2 周龄时，他与母亲一同搭乘火车从加拿大到纳什维尔与父亲汇合，父亲是一名胸科医师，被任命负责管理田纳西州的结核病医院。他就读于只有两间教室的 Grassland 小学，每个教室有 3 个年级。由于同样的课程 Don Gass 听了 3 年，他在一年级时就掌握了三年级的内容，给自己留下了充足的时间来学习更多内容。他总是深情地回忆起他的一年级老师，老师每个月都会用自己的旅行车装上图书馆里的书，供学生们阅读。因此他对阅读产生了兴趣。几年后，他在高中校车上遇到了他的初恋也是唯一的爱人 Margy Ann Loser，两人于 1950 年结婚。他本科就读于范德堡大学，并在结婚后不久就被派往韩国。回来后，他开始在范德堡大学医学院就读，毕业时获得最高荣誉：创始人的奖章。

令他父亲困惑的是，Don Gass 选择了眼科，这是一个当时处于起步阶段的领域。他在爱荷华大学完成了实习，后来在约翰霍普金斯医院 Wilmer 眼科研究所做住院医师。在那里有他崇拜的 Frank Walsh 博士，在第一天的早交班 Walsh 博士走进来时，Gass 就认出了他。在做住院医师期间，他撰写了几篇关于“视交叉到角膜上皮铁线”等主题的论文。在高年级住院医师和住院总医师期间，他在军事病理研究所完成了眼病理的专科培训。这一经历让他深入了解了他在整个职业生涯中巧妙运用的疾病病理学。他在描述和假设许多疾病的发病机制方面十分拿手，而且大多数情况下是准确的。当时的许多见解在之后都被诸如 OCT 和自发荧光成像等精细的检查手段证实了。

他的众多临床贡献都源于一种独特的组合，他将敏锐的观察技巧（包括对立体图像的评估），对细节的关注、理解和解释症状的能力，以及他对几十年以来患者的临床发现的不可思议的记忆力，结合在了一起。在他弄清楚一种新疾病的各个方面之前，他不会停下来。Gary Abrams 博士曾告诉我，当 Don Gass 遇到一种新疾病时，他会一直谈论它直到他完全想明白为止。他看到一种新的或罕见疾病的兴奋感是显而易见的，并会传播给他的学生。我回想起当他发现 250 μm 的弥漫性单侧亚急性神经视网膜炎虫体在数个视网膜瘢痕中盘绕时，他眼中闪烁的光芒和他的声音中的兴奋。他理解现象的方法简单直接，他会使用常见的物体来打比方：他把环形 RPE 下新生血管比作面包圈，他形容囊样黄斑水肿中荧光素染色呈花瓣状。当 Don Gass 在迈阿密开始他的职业生涯时，荧光素血管造影也正巧刚刚被引入，他对这种研究方式在视网膜和脉络膜疾病中的钻研和解读帮助我们理解了大部分疾病。为了达到这个目的，Bascom Palmer 眼科研究所才华横溢的摄影师 Johnny Justice 帮助了他。

Don Gass 有一个简单但勤奋的方法来记录各种患者的特征。他在口袋里随身携带 4 英寸 ×6 英寸（1 英寸≈ 2.54 cm）的便条卡，来记录下他所看到的迄今未被描述过的症状的最突出信息。他按字母顺序对它们进行排序。当他看到更多有类似症状的患者时，他把所有的卡片汇总起来并开始试着破译这些发现。通过这种方式，他描述了 30 多种新疾病和其他疾病的新特征。他给这些疾病起的描述名称，如急性后部多病灶性盾鳞状色素上皮病变、急性渗出性多形性卵黄状黄斑病变和急性隐匿性外层视网膜病变，为临床医师提供其发病机制或受累模式的见解。他的绘画巩固了他对疾病病理学的理解。他的许多绘图都与我们现在在 OCT 成像上看到的一模一样，而 Don Gass 的这一成就早在 OCT 成像发明前几十年就已取得。随意举几个例子吧，他提出了黄斑裂孔、玻璃体中心凹牵拉、1 型和 2 型脉络膜新生血管的发病机制以及 RPE 脱离的形态。

我们领域的这位巨人善良、谦逊、慷慨。范德堡大学的录音打字员告诉我，她生命中见过的最大的水果篮是在她生病时，Gass 博士送到她家门前的。他享受着简单的快乐，比如钓鱼和做木工。在周一午餐期间关于周末的各种体育赛事和比赛结果的活跃讨论中，他对体育的丰富知识和浓厚兴趣让我更为钦佩。最重要的是，他是一名治愈者和老师，他让我们每个人都成为了更好的医师、更好的老师和更好的人。认识他，我们感到三生有幸。

我代表他过去、现在和未来的所有学生所写。

Anita Agarwal

致　谢

首先，我要感谢我科主任 Paul Sternberg 博士，感谢他有信心让我参与 *Gass' Atlas of Macular Diseases*（*5th Edition*）的出版工作。他的辅导、支持和定期监督帮助我们有条不紊地推进并最终完成这项工作。任何作品的优势都在于其内容。为此，我非常感谢 Arun D. Singh 博士在更新本书肿瘤部分内容所贡献的才能和时间。我也非常感谢所有同事和朋友，感谢他们毫不犹豫地分享了患者的病史和图像资料。他们慷慨的贡献大大提升了本书的质量。本书让我在世界各地认识了新朋友，令我非常惊讶和愉快的是，当我以一个完全陌生人的身份联系这些视网膜专家时，他们没有一个拒绝向我提供案例。我特别感谢来自我母校印度昌迪加尔 Postgraduate 研究所（PGI）的眼科主席 Amod Gupta 博士和 Vishali Gupta 博士所提供的图像和案例以及他们分享的知识，这些珍贵的内容使本书真正走向国际化。范德堡大学医学中心的同事让我可以自由选取他们的任何病例，我真心地感谢他们的信任。我还要感谢与我一起共事的玻璃体视网膜科的同事，在我花时间参与这个项目时负责了一些额外的临床工作。我很幸运能与几位顶尖的视网膜专家建立密切的友谊，他们欢迎我加入他们，这件事增加和丰富了我的知识。Lee Jampol 博士对一些章节的审查是及时和鼓舞人心的。总的来说，本书中的信息不仅源于我的临床经验和其他专家的出版资料，还源于我与范德堡大学医学中心和其他机构的教员、研究员和住院医师的长期交流中所获得的知识。

我非常感谢由始至终积极督促我的 Elsevier 出版社责任编辑 Russell Gabbedy，以及随时可以联系上我的开发编辑 Sharon Nash。他们都是本书出版的骨干。我感谢插图经理 Gillian Richards 和才华横溢的插画家 Martin Woodward，他巧妙地将 Don Gass 的所有手绘漫画转化为插图。Stewart Larking 设计了优雅的封面和页面，Kristen Lowson 是编辑助理。Nathan Wiles 是多媒体制作人。我感谢项目主管 Jess Thompson 和 Andrew Riley，他们负责协调各个出版部门，甚至跨越各大洲，并对最终版进行了修饰和美化。我感谢 Jose Garcia，Page Munn 和 Patrick Donahue 等我的学生的帮助，他们下载大量文章和 PDF 文件，从演示文稿中精心提取图像并做出标记。我向范德堡大学才华横溢的摄影师表示感谢，感谢他们在提高图像质量方面的付出和给予的帮助。此外，如果没有我可靠的行政助理 Lynne Siesser，本书将不会以现在的形式存在，她几乎可以找到任何问题的解决方案。

最后，我想再次感谢启发这个项目灵感的人，我的导师、同事和朋友——J. Donald M. Gass 博士，延续他的工作是一种荣幸和光荣。

Anita Agarwal

贡献者

Arun D Singh MD

Professor of Ophthalmology

Director, Department of Ophthalmic Oncology

Cole Eye Institute

Cleveland Clinic

Cleveland, OH, USA

目 录

参考文献
从上海科学技术出版社官网（http://www.sstp.cn）“课件 / 配套资源”下载。

第 1 章

正常黄斑

Normal Macula

解剖细分

视网膜是结构精巧的透明组织，黄斑中心凹边缘最厚，厚度约为 0.55 mm，中心最薄处约为 0.13 mm。解剖学上黄斑区（黄斑或中央视网膜）定义为富含叶黄素和两层或更多层神经节细胞的后部视网膜。黄斑区直径约为 5.5 mm，其中心距视盘中心颞侧约 4 mm，比视盘中心低 0.8 mm（图 1.01）[1]。在显微解剖学的基础上，黄斑区可进一步细分为几个区域。中心凹位于黄斑中心，它是由于内层视网膜的变薄而形成的凹陷，直径约为 1.5 mm（1 500 μm）或 1 个视盘直径大小。中心凹的中央底部称为中心小凹，直径约为 0.35 mm，位于无毛细血管区内，大多数患者的无血管区直径约为 0.5 mm（500 μm）。而中心小凹的中央，圆心处下陷，形成中心凹的“脐部”。中心凹外围 0.5 mm 宽的环形区称为旁中心凹，此处视网膜神经节细胞层、内核层和外丛状层最厚。旁中心凹区向外宽 1.5 mm 的环形区域为中心凹周围区。

图 1.01　正常黄斑。

A~C：黄斑的局部解剖学和组织病理学。A，中心凹和中心小凹（a）、无毛细血管区（cfz）和脐部（u）。B，旁中心凹。C，中心凹周围区。

D：正常黄斑的光学相干断层扫描图像，与图 C 中组织学所见相对应。

图 1.02　正常黄斑的不同外观。

A：肤色较深者的眼底在视网膜色素上皮中显示中至重度的色素沉积，遮住了大多数脉络膜血管。请注意黄斑区域较大的色素密度，睫状视网膜动脉（黑色箭头），一级小动脉（上方黑白色箭头）和二级小动脉（下方黑白色箭头）。

B：白种人的眼底。除黄斑区外，都可见脉络膜血管。可见中心凹边缘的黄斑区椭圆形反光光晕。

C：老年患者的豹纹状眼底。由于视网膜色素上皮相对色素较少，在黄斑区可透见大的脉络膜血管。

D：眼底的异色症。

（A，引自 Gass[42]，©1968，美国医学会。版权所有）

临床所见

在眼底镜检查中，黄斑的结构细节并不是很明确（图 1.02）。黄斑的中心看起来是一个很难明确界定的、1/4~1 个视盘直径大小的、色素沉着更多的区域，色素在中心小凹区域最明显。大多数正常眼中，中心凹反光看上去就位于中心小凹前方，包含了解剖学上的中心凹脐部。检眼镜下，直径 0.35 mm 的中心小凹边缘或直径 1.5 mm 的中心凹边缘都没有明确的标志可以区分。视网膜无毛细血管区的边缘在大多数患者的血管造影中测得直径约 500 μm，但在检眼镜下只能大概估计，因为眼底镜下看不到中心凹周围毛细血管网。在年轻患者中，有时可以看见视网膜内层反光形成的椭圆形或圆形光晕，与中心凹边缘相对应（图 1.02B）。通过裂隙灯的窄光带，我们可以观察到中心小凹的结构。

血液供应

视网膜

内层视网膜的血液供应来自视网膜中央动脉，在视盘内中央动脉分为上、下两大分支。这两大分支再分成两个分支，一支供应鼻侧视网膜，另一支供应颞侧视网膜。视网膜静脉分支与动脉分布大致相同。这些主要血管都位于视网膜神经纤维层内，与内界膜相邻。小动脉和小静脉分支多与主干血管垂直。血管分支主要以一分为二的方式向周边延伸。直角分支被称为一级小动脉和小静脉（图 1.02A）。Justice 和 Lehmann[2] 发现大约 20% 的患者在视盘黄斑区存在变异区，该区域是由来自睫状循环的 1 条或多条睫状视网膜动脉供血的（图 1.02A）。有时 1 根大的睫状视网膜动脉几乎可以供应整个黄斑。通常，视网膜动脉循环作为终末动脉系统，与脉络膜或睫状体的血管不相互连通。视网膜动脉和静脉之间通过广泛的毛细管网相互连接，毛细血管向外层延伸到视网膜内核层的外边界。血管壁通常是透明的[3]。毛细血管后微静脉汇聚到视网膜静脉，伴随视网膜动脉穿过筛板并汇入眼上静脉。视网膜色素上皮（retinal pigment epithelium，RPE）和光感受器的血供来自脉络膜毛细血管弥散滋养。

脉络膜

眼动脉是颈内动脉的第一分支，分为内侧和外侧睫状后动脉。在进入巩膜前，各分为 1 支睫状后

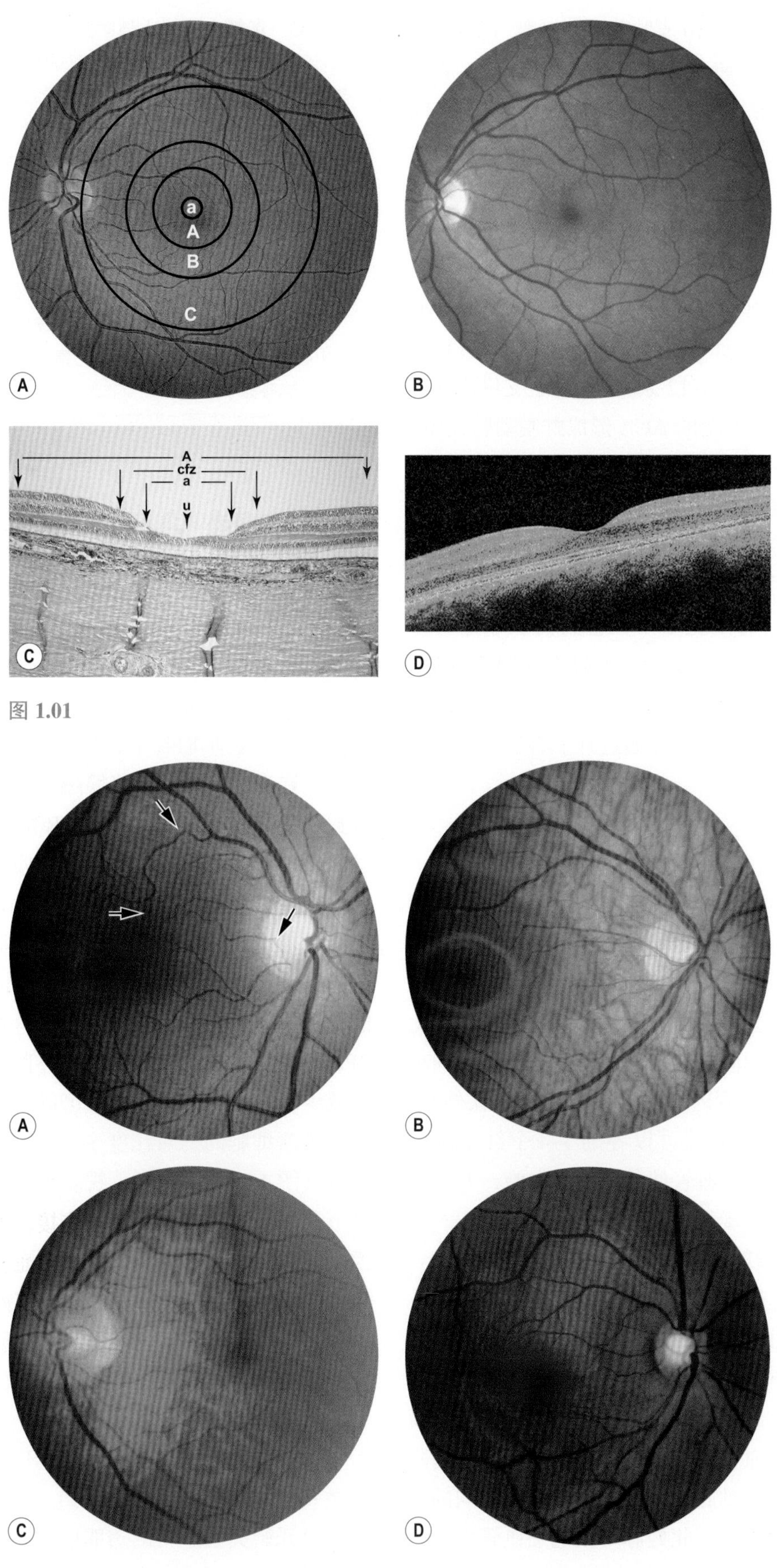

图 1.01

图 1.02

长动脉（LPCA）和5~10支睫状后短动脉（SPCA），共形成2支LPCA和15~20支SPCA。LPCA从距视神经3~4 mm处穿过巩膜，在脉络膜和巩膜之间沿着3点钟和9点钟经线走行，直到在锯齿缘处分叉。其中3~5支分支会向后折返并供给赤道前部的脉络膜。SPCA在视神经周围进入巩膜并在脉络膜上腔中走行一小段距离，然后进入视盘周围脉络膜并向前和向后发出分支以供应赤道后的脉络膜。有7根睫状前动脉（anterior ciliary artery，ACA）伴随着4条眼直肌，有8~12条ACA回返支供应前部脉络膜毛细血管，其余的ACA形成虹膜动脉大环。

脉络膜的静脉引流主要是通过涡静脉，还有前部的一小部分是通过睫状前静脉。脉络膜毛细血管后小静脉形成传入静脉，在每个象限汇聚到涡静脉的壶腹（2 mm宽和5 mm长）。每个象限都有1条涡静脉，偶尔会有不止1条。它们位于赤道后方3~3.5 mm处（图1.06D）并汇入眼上和眼下静脉。眼上静脉收集眼球的大部分静脉血并在穿过眶上裂后进入海绵窦，而眼下静脉通过眶下裂进入翼状静脉丛[4]。

脉络膜毛细血管

与人体其他部位的毛细血管相比，脉络膜毛细血管显得比较特别。它们直径为40~60 μm，而其他的毛细血管直径一般为5~10 μm，并且脉络膜毛细血管壁薄，壁上窗孔大小为600~800 Å。窗孔上有隔膜遮盖，在朝向视网膜的内侧窗孔远比朝向巩膜的外侧多，而血管内皮细胞核主要分布在外侧。脉络膜毛细血管的管腔可以容纳3~4个红细胞同时通过。脉络膜毛细血管偶尔可见周细胞，并且存在缝隙连接。存在于毛细血管之间的结缔组织、成纤维细胞和神经纤维为血管提供支撑。从小动脉到毛细血管的快速转变使得脉络膜中血流量很大。一个中央前毛细血管小动脉可以分裂成脉络膜毛细血管小叶，并排空到外周毛细血管后小静脉。脉络膜毛细血管结构在眼底不同区域间存在差异。小叶模式的脉络膜毛细血管主要位于后极部，而在赤道附近，毛细血管前小动脉和毛细血管后小静脉间的毛细血管联通较为直接，此处脉络膜毛细血管以直角连结小动脉和小静脉，形成梯状模式。

图1.03 新鲜人眼的大体解剖。
A：去除眼前段后的眼底，正常视网膜的透明度部分丧失。深色的中心小凹处（箭头）、密集的叶黄素和视网膜色素上皮（RPE）聚集于此，通过中心小凹视网膜较薄处可见。视网膜中略黄的光晕（叶黄素）环绕中心暗区。
B：同一只眼略微放大的视图。去除半透明的视网膜后，可以看到橙色的RPE，其在中心凹区域（箭头）更密集。
C：不完全去除RPE后的同一只眼。请比较黄斑区仍有较大密度的RPE残留（箭头）与视盘周围和其他地方的RPE密度。请注意，深色的黄斑区主要是由RPE密度的差异引起的，而不是由葡萄膜黑色素细胞的密度差异引起的。
D：去除脉络膜后的眼。大约12条睫状短动脉（短箭头）在中周部黄斑区穿过巩膜。2条分支睫状短动脉位于视盘鼻侧。请注意位于黄斑的颞侧睫状长动脉和神经（箭头）。

图1.04 视网膜黄色素。
黄斑区视网膜中黄色素（点）的位置和相对浓度。RPE，视网膜色素上皮。

RPE细胞在黄斑中心区域的色素沉着程度高于其他部位。尽管RPE中的黑色素量在所有种族中相似，但在有色人种，脉络膜中的黑色素细胞和黑色素数量更多[5]。在白种人中，RPE和脉络膜中的色素共同赋予眼底橙色或橙红色。RPE和脉络膜色素的存在使大多数有色人种眼底偏褐色，并遮挡住了整个后极部大部分甚至全部的脉络膜血管细节。在肤色很白的个体中，虽然大部分脉络膜血管可见，但是黄斑区脉络膜血管通常也会被此处密度较大的RPE所掩盖（图1.02B）。随着年龄增长，RPE内色素减少，在有色人种中，较大的脉络膜血管与周围的黑色素细胞间的对比度变大，眼底呈现出豹纹状外观（图1.02C）。通常，视盘下方有一个色素较淡的节段区域，此处脉络膜和RPE的色素沉着较少，为胎儿裂隙闭合区。葡萄膜中黑色素细胞分布不均匀可能偶尔会导致眼底明显的异色外观（图1.02D）。

大体解剖

新鲜眼球做一平坦部冠状切口后，可以用解剖显微镜观察黄斑区（图1.03）。在死亡数小时后，视网膜开始失去正常的透明度。黄色色素在黄斑中心处很明显，并高度集中在中心小凹（图1.03A）。

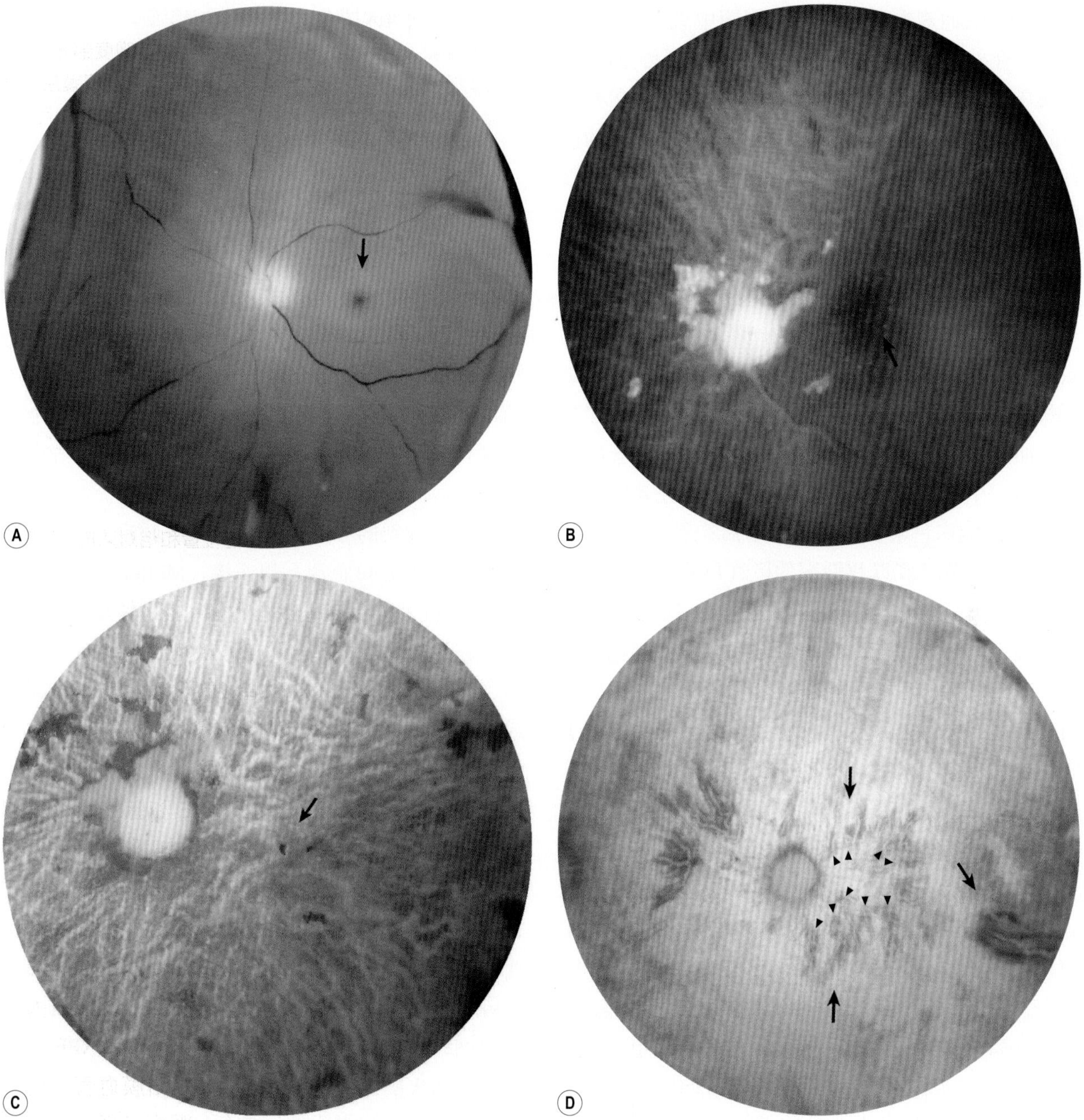

A

B

C

D

图 1.03

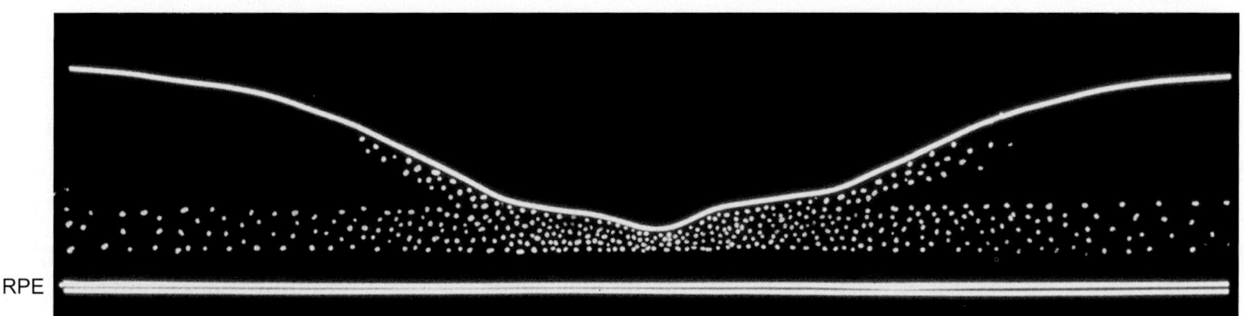

图 1.04

如果从横断面观察新鲜的人视网膜中央黄斑区域，黄色素在外核层和外丛状层中的浓度最大，同时也存在于中心凹区域的内丛状层（图 1.04）。在猴子中分光光度分析发现黄色素定位于外核层以内的所有视网膜分层，但在外丛状层和内丛状层中心浓度最高 [6-10]。对灵长类动物视网膜切片的显微光密度测定表明，位于中心的视锥细胞终足部色素浓度最大 [9]。立体化学分析证明，黄色素包含两种类胡萝卜素，其性质与玉米黄质和叶黄素相同 [10, 11]。去除半透明的视网膜后，可见眼底正常的橙红色外观（图 1.03B）。这种颜色主要来自 RPE 细胞内的黑色素，而不是通常认为的脉络膜血管内的血液。离体黄斑组织中心凹颜色相对较深，可能主要是因为此处 RPE 细胞内色素含量增加。用棉签刮除 RPE 后，该区域的深色外观以及周围的橙红色外观大多消失了（图 1.03C）。当然，由于中央黄斑区脉络膜黑色素细胞的浓度也较高，该区域一些部位颜色仍较暗。老年患者的大脉络膜血管显示为穿过黄斑区域的黄白色条索。老年患者的脉络膜血管壁透明度下降，虽然通常被称为“脉络膜硬化”，但可能仅代表脉络膜血管壁的正常老化改变，与明显变窄的管腔无关。

移除脉络膜后，可以看到睫状后短动脉和睫状后长动脉的入口部位（图 1.03D）。睫状后短动脉集中在黄斑区域，特别是中心凹的颞侧边缘。在脉络膜中，它们经常分支并且向外可达眼底周边部；一般还有数条睫状后短动脉由鼻侧向视盘分布。颞侧的睫状后长动脉和睫状神经在距中心凹中央颞侧约 1.5 个视盘直径处进入。黑色素细胞则会在这两种结构的任意一侧聚集。

组织学

黄斑区域的特殊结构可以解释为什么某些疾病过程偏好累及该区域，以及该区域特有的各种眼底改变。黄斑区，我们发现视网膜最厚的部分（图 1.01B）围绕着最薄部分，即中心小凹。正常的视网膜由大量交织的神经细胞组成，细胞外空间很小。细胞外空间的相对缺乏仅在电子显微镜下才能明显看到，因此普通的组织学技术无法观察到视网膜细胞的细胞膜。在内层视网膜，水平和垂直走行的神经细胞突和血管交织在一起，所有这些都被外向延伸的 Müller 细胞突起所包围。然而，在外丛状层中，Müller 细胞和感光细胞长长的突起以几乎水平然后倾斜的方向远离中心凹区域走行，与相互交织的神经突和血管不相连接。Müller 细胞是一种变异神经胶质细胞，为视网膜神经元件提供结构支持。它们的细胞核位于内核层，基底部足突构成视网膜内层表面，覆盖有一层所谓的内界膜、基底膜或称作 Müller 细胞基底层（图 1.05）。该膜在中心小凹外的黄斑区相对较厚，中心小凹处的内界膜仅能通过电子显微镜看见。内界膜是玻璃体胶原框架的锚定结构。Müller 细胞的顶端或外部细胞突延伸到外核层外，在那里它们通过末端结合系统连接到视觉细胞，形成外界膜（图 1.05B）[12]。这排紧密连接可能对大分子在任一方向上的通过提供至少部分屏障作用。它可能一方面保护视网膜内层细胞免受视网膜下渗出物影响，另一方面也防止视网膜内层渗出物扩散到外层视网膜。

Müller 细胞组成的倒锥形区域，构成了中心凹底部 -Müller 细胞锥，由 Yamada 于 1969 年首次报道，这个结构常常被我们忽视 [13, 14]。Müller 细胞锥可能是浓缩黄色素的储存库和支撑中心小凹的主要结构（图 1.05C）。锥体的顶点靠近外界膜，并且基底部形成中心凹底部且延伸到旁中心凹区域。锥体朝向 Müller 细胞顶端的细胞质看起来较少偏透明，基底部则胞质更为致密，这与视网膜其他部位的 Müller 细胞质流向相反。与中心凹旁的内界膜（厚约 1.5 μm）相比，覆盖于 Müller 细胞锥内表面的内界膜相对较薄（10~20 nm）[14]。

图 1.05 黄斑和黄斑旁视网膜的组织学。
黄斑周边，A：和黄斑旁视网膜；B：显示内界膜（i），神经节细胞层（g），内丛状层（ip），内核层（in），外丛状层（n），外核层（o），外界膜（ELM）和感光细胞（r）。C：Müller 细胞锥（Mcc）的示意图。g，神经节细胞层；H，Henle 神经纤维层。
（C，改编自 Gass[13]，©1999，美国医学会。版权所有）

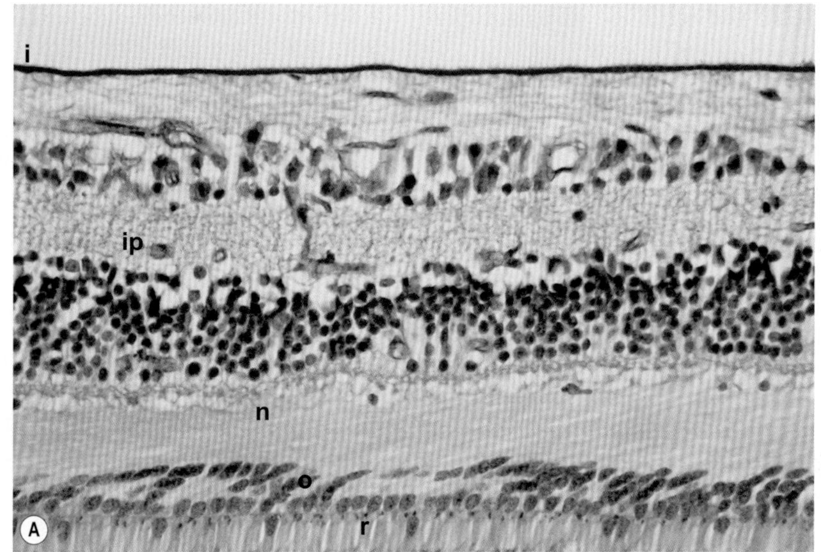

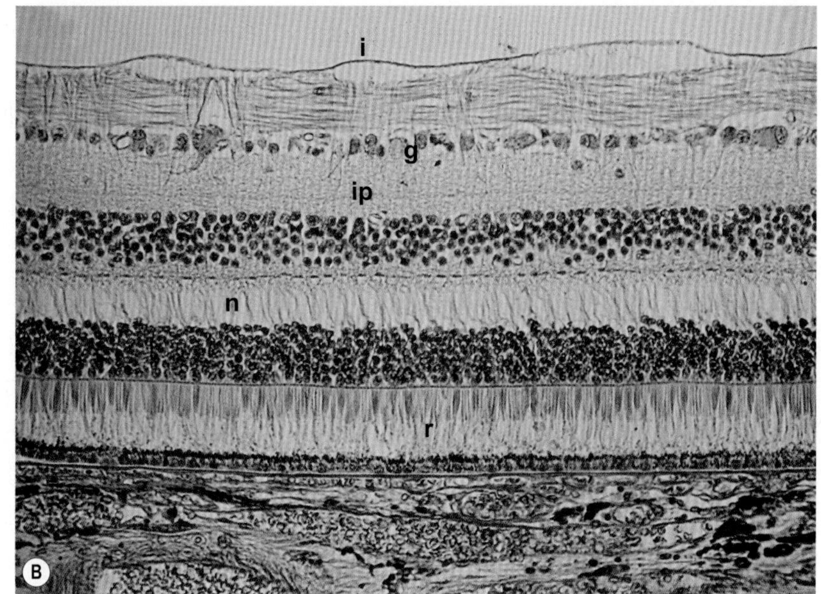

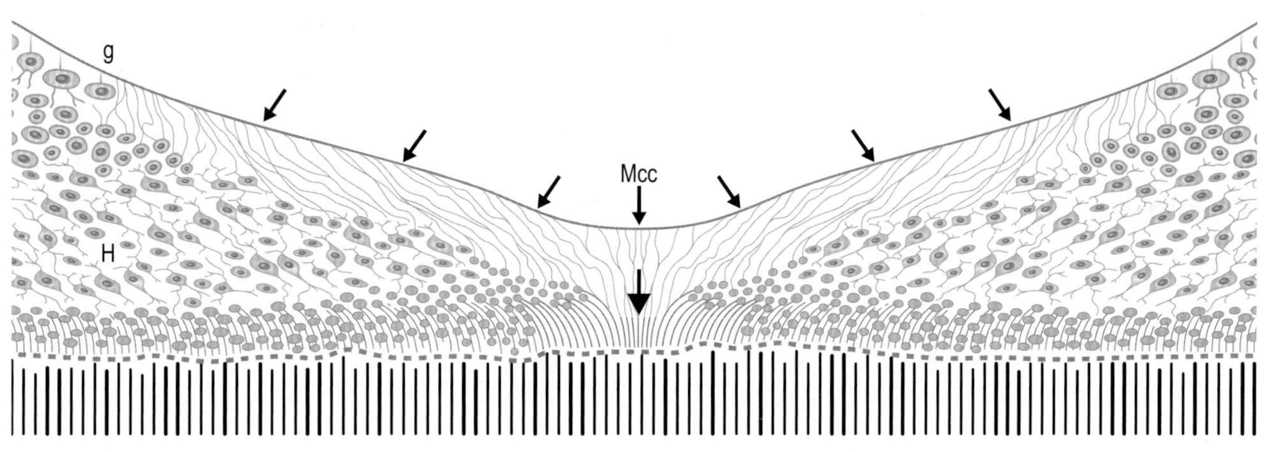

图 1.05

视网膜血管都位于视网膜内层。电镜显示视网膜动脉系统的所有主要分支都具有小动脉结构，它们一直向周边部延伸，甚至超出赤道[4]。视网膜动脉与其他器官中相同大小的肌肉动脉的结构区别在于缺乏内弹力层，但视网膜动脉有发育良好的肌层。后极部的动脉壁由 5~7 层平滑肌细胞组成，到周边部减少到 1 层或 2 层。视盘旁的视网膜静脉有 3~4 层平滑肌细胞。然而，在距视盘很近的地方，肌层即消失并被成纤维细胞取代。关于视网膜中毛细血管网的分布形态仍然存在争议。视网膜胰蛋白酶消化研究认为毛细血管网是弥散性分布的[1, 15, 16]。然而，全组织标本包埋染色显示毛细血管网呈 2 层或 3 层排列[17]，他们认为表面的一层毛细血管网主要是动脉后性的，而深层的毛细血管网是静脉前性的。视盘旁毛细血管网呈放射状，从视盘发出并且在神经纤维层内，与神经纤维同向延伸，它们与视网膜内毛细血管层之间相互密切连通[17]。在中心小凹周围区域，围绕无毛细管区周围的毛细血管网变成了单层毛细血管，直径通常为 0.4~0.5 mm（图 1.09F，下方）。毛细血管无灌注区是荧光血管造影评估黄斑疾病的重要指标。有实验证据表明，在胎儿发育期间，视网膜无毛细血管区通常是有血管的。在出生前或出生后不久，由于自发性毛细血管闭塞，无毛细血管区就自然形成了[18]。在一些视功能正常的患者中，这种胎儿期毛细血管网可能全部或部分持续到成年期。电子显微照片显示，视网膜血管以及中枢神经系统内血管都被紧密连接的内皮细胞所包绕。这种特殊的内皮结构构成了血 - 视网膜和血 - 脑屏障系统内层，负责维持视网膜和大脑的细胞外空间不含细胞外液。

RPE 是通过细胞紧密连接或末端连接系统彼此密集黏附的单层六边形细胞，形成了外部血 - 视网膜屏障，维持视网膜下间隙相对无水状态。RPE 细胞间的黏聚性不容易被破坏。RPE 细胞顶端的突起与视网膜的视杆细胞和视锥细胞外节相互交错，形成 RPE 与神经视网膜间薄弱的粘连。黄斑区的 RPE 细胞与其他地方相比形态更为粗长，并且含有更高浓度的黑色素[5, 19]。色素上皮中的黑色素和脂褐素浓度之间存在反比关系。脂褐素浓度在 20 岁增长较快，然后在 60 岁左右再次增长。白种人色素上皮内的脂褐素浓度显著高于黑种人，而色素上皮中黑色素的浓度在两者中却是相似的。色素上皮的黑色素含量和脉络膜黑色素细胞数量随着年龄而下降。在年轻人和中年人中，RPE 通过其自身的基底膜与下方的 Bruch 膜紧密黏附，黏附性随年龄增长而降低。本书中的“Bruch 膜”仅用于指脉络膜基质最内部的致密片状组织，由 2 层胶原及其间的 1 层弹性组织组成（图 1.06）。它的内表面是光滑的，而外表面由华夫饼状的胶原突起组成，其向外延伸以形成分离和支撑脉络膜毛细血管的柱状物。一些作者将 RPE 亚显微结构基底膜层和脉络膜毛细血管内皮作为 Bruch 膜的一部分可能并不合适。原因包括：首先，Bruch 博士肯定没有在光学显微镜下观察到这两层结构；其次，从更重要的病理生理学的角度来看，将 Bruch 膜看作脉络膜基质的一部分才是合乎逻辑的。由中胚层密集的结缔组织所构成的 Bruch 膜与脉络膜基质的关系，就好像 Bowman 层与角膜基质的关系一样。作为围绕在脉络膜毛细血管内皮周围的基质组成部分，Bruch 膜并不代表一种能与脉络膜毛细血管床单独分开的独特组织。由于其多孔的结构，它可能在调节物质转运方面起到的作用也并不大。

图 1.06 正常脉络膜。
A：组织学矢状切面。视网膜色素上皮（左箭头），Bruch 膜（右箭头），脉络膜毛细血管（cc），脉络膜黑色素细胞（m），毛细血管前小动脉（p）和脉络膜动脉（ca）。
B：三维示意图。请注意脉络膜毛细血管的小叶模式，每个小叶由小动脉供血。ca，脉络膜动脉；cv，脉络膜静脉。
C，D：在这个高度近视的眼底可见黄斑下方的涡静脉壶腹，通常一般见于距角膜缘 14~15 mm 处（图 D）。

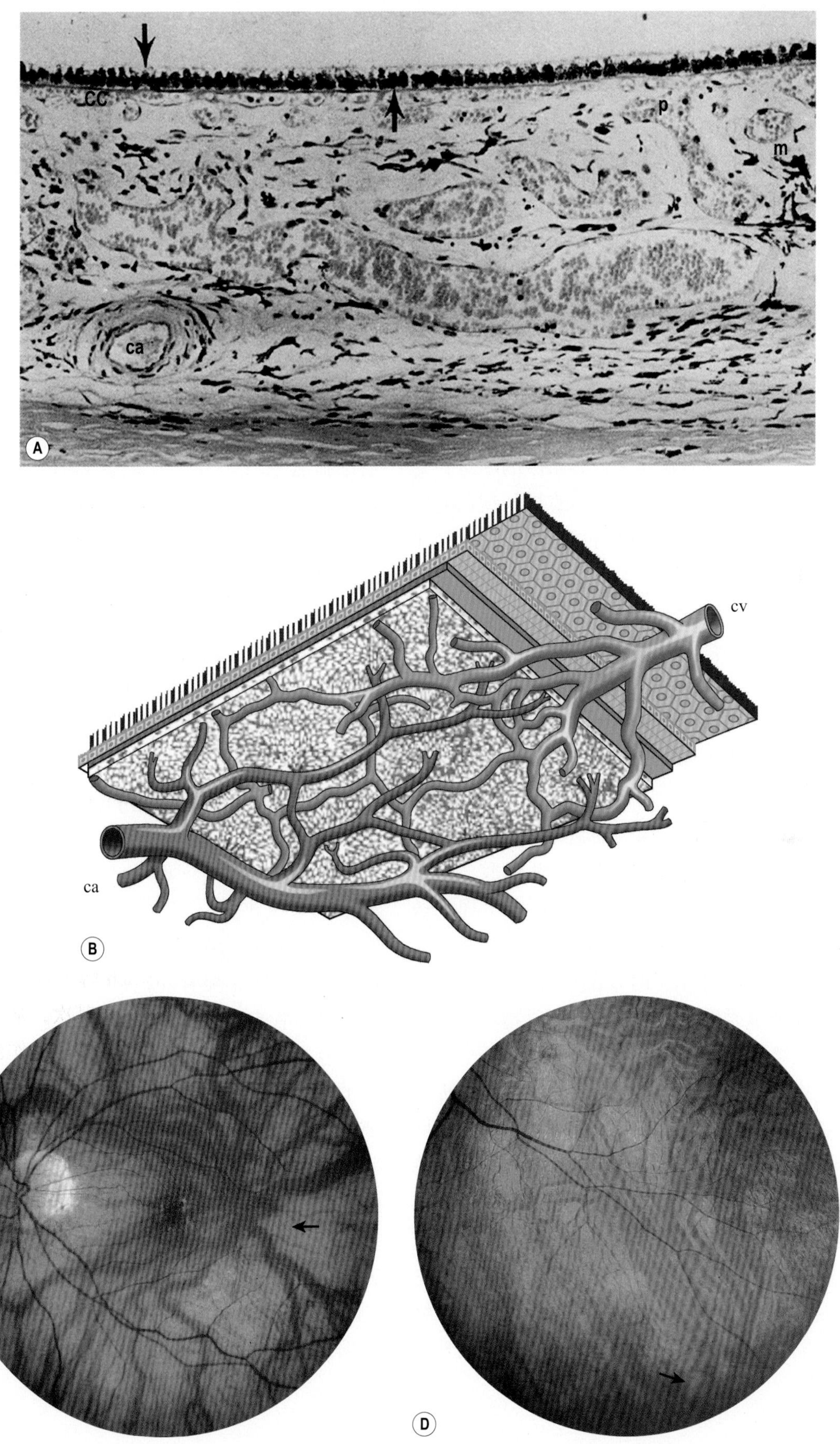

图 1.06

脉络膜由睫状短动脉或脉络膜动脉供血，其集中于黄斑和视神经周围区域。在后极部，这些动脉形成一个丰富的吻合网络，可以迅速将大量血液排入窦状网络即脉络膜毛细血管，其上覆盖着 Bruch 膜外部 [17, 20-24]。这些毛细血管空间宽大而又相互连接，其间由有孔的内皮覆盖，该内皮通过其基底膜连接到 Bruch 膜的外部胶原区。脉络膜毛细血管以节段模式排列，排列模式随不同部位而变化 [21, 25-28]。在黄斑区存在着高度密集、互相连通的毛细血管小叶模式，由中央小动脉供应并由周围小静脉排出（图 1.06B）[26, 29-32]。

睫状后短动脉的视盘周围分支供应大部分筛板前的毛细血管 [23]。尽管偶尔来自脉络膜的动脉分支会供应视盘，但脉络膜毛细血管不直接与视盘毛细血管连通。筛板前的毛细血管与视网膜毛细血管在视盘边缘自由吻合。这两个毛细血管系统都排入通向视网膜中央静脉的小静脉 [23, 26, 32, 33]。

内层视网膜的营养由视网膜血管提供。虽然允许血液和视网膜之间的水、营养物和废物的自由交换，但视网膜毛细血管内皮细胞的紧密细胞连接（血 – 内层视网膜屏障）和 RPE 的紧密细胞连接（血 – 外层视网膜屏障），可以防止大分子（包括蛋白质和脂质）进入视网膜内的细胞外间隙和视网膜下。主要由血管内高浓度蛋白质所产生的胶体渗透压与 RPE 和视网膜毛细血管内皮细胞内生理泵送机制对于维持视网膜细胞外间隙和视网膜下相对无水环境起到了重要作用。RPE 还参与视觉光化学、视网膜退化外节元件的吞噬以及代谢废物从视网膜向脉络膜毛细血管的转运。

黄斑中脉络膜血管树的独特结构为该区域提供了体内组织的最高血流速率。这远远超过满足视网膜营养所需的量 [34]，并且可能起到稳定视网膜，特别是黄斑区温度的作用 [35]。脉络膜毛细血管是 RPE 和视网膜外层的主要营养来源。虽然快频的血管造影已经证明在正常人和实验动物中脉络膜的血液供应有一定程度的分割，但是在眼底后极部的大脉络膜动脉阻塞后，侧支循环血流诸多通路的可用性使得视功能损害很少出现。与中枢神经系统外的其余毛细血管系统一样，脉络膜毛细血管具有有孔内皮，其孔径足以允许一些较大的分子（包括蛋白质）逃逸到血管外间隙。在眼外，细胞外蛋白通过淋巴系统返回血管内系统。在眼中没有淋巴通道，巩膜中的血管旁和神经旁空间可能起到淋巴通道的作用，为细胞外蛋白质离开眼并进入淋巴系统提供通路。因此，脉络膜毛细血管内皮在控制脉络膜中的细胞外液量正常方面是很重要的。

图 1.07 脉络膜循环，视网膜色素上皮（RPE）和视网膜关系的示意图。
荧光素通过眼动脉（OA）和睫状短动脉（CA）进入脉络膜血管和供应视盘的小毛细血管。染料通过更迂曲的视网膜中央动脉（CRA）途径进入视网膜循环。在黄斑区，密集的色素上皮和视网膜内黄色素对下方的脉络膜血管起到遮蔽作用。

图 1.08 荧光素血管造影技术。
患者（左）、拍摄者和医师。

荧光素血管造影的正常表现

当被蓝光（465~490 nm）激发时，溶液中的荧光素钠会发出黄绿光（峰值波长为 520~530 nm）。它的分子量为 376，除了包括视网膜在内的中枢神经系统中的毛细血管外，它可以自由扩散到身体所有毛细血管中。它扩散到整个细胞外间隙中，并且会使胶原染色，但它进入细胞内的量还达不到可视化的浓度。大约 80% 的染料与血浆蛋白结合，主要是白蛋白。血管造影所检测到的主要是位于视网膜血管壁和流动红细胞柱之间的血浆层中未结合的荧光素。

在眼内，视网膜循环和脉络膜循环由不规则、密度不均的一层过滤器（即 RPE）隔开（图 1.07）。荧光素迅速注入正常患者的肘前静脉（图 1.08），注射后 10~15 秒，通过睫状短动脉进入脉络膜循

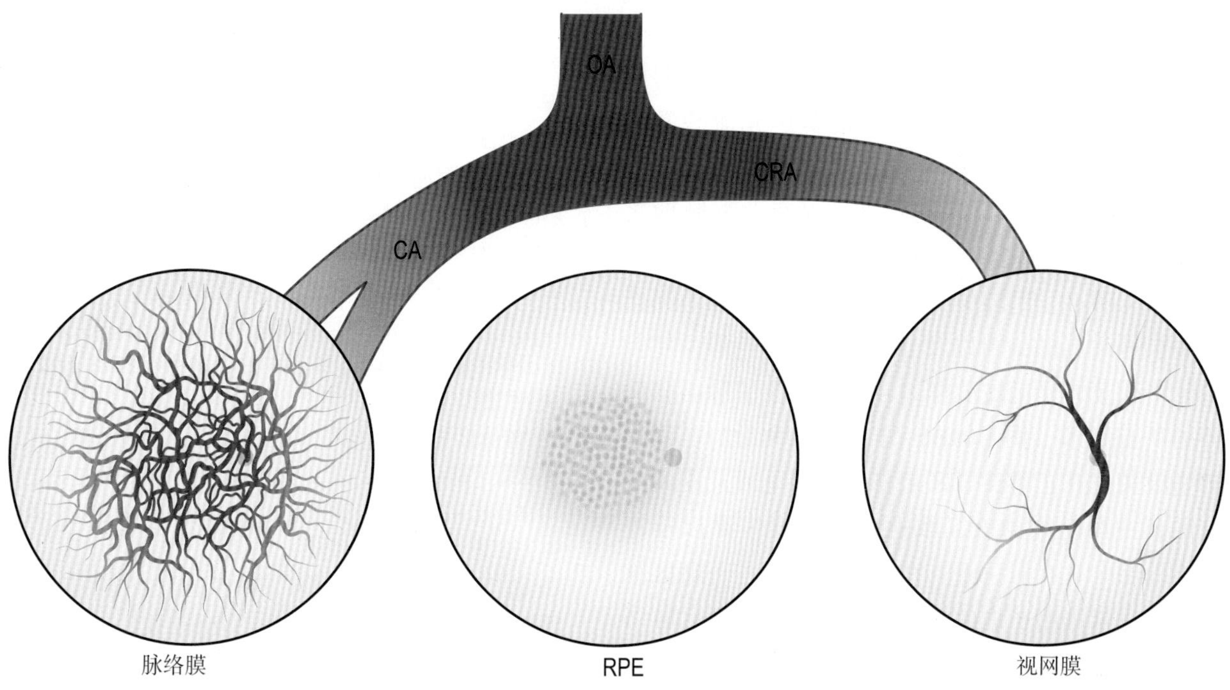

图 1.07

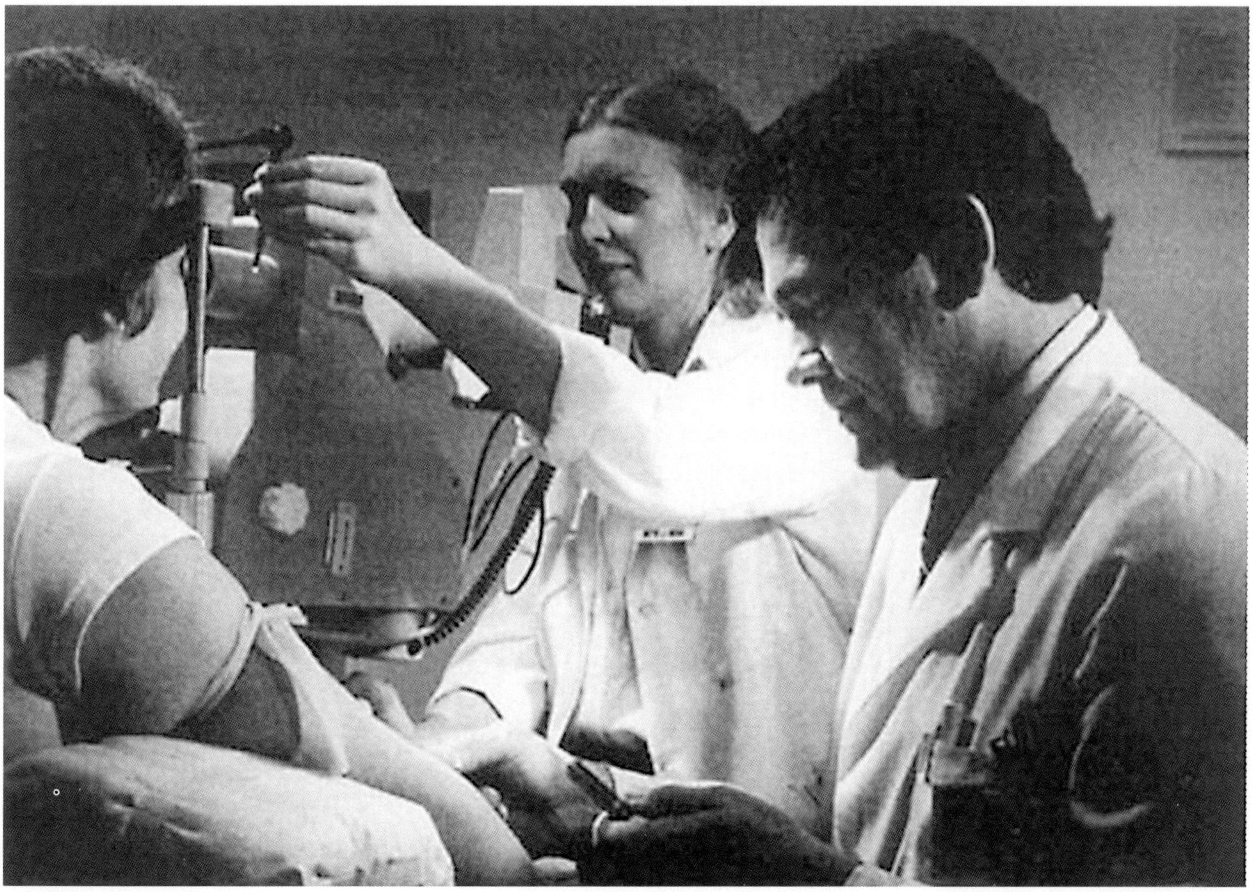

图 1.08

环（图 1.09；图 1.10）。脉络膜血流非常快，只有通过快频摄影才能观察到睫状短动脉区发生的斑片状脉络膜充盈。脉络膜血管的快速充盈和脉络膜毛细血管的染料渗漏，以及由于色素上皮的遮蔽效应而使背景呈斑驳状荧光。仅在动静脉期之前的黄斑区外才能观察到脉络膜大血管充盈的细节（图 1.09A；图 1.10A1 和 A2）。从脉络膜毛细血管中快速渗漏的染料以及 Bruch 膜被染色后，使背景脉络膜荧光呈毛玻璃样，并且遮挡住了脉络膜循环的所有细节（图 1.09B；图 1.10B1 和 B2）。背景脉络膜荧光在正常黄斑区是完全看不见或几乎不可见的，主要是因为该区域中 RPE 密度很高以及视网膜外层中存在黄色素。在深色人种中，黄斑区脉络膜黑色素细胞密度的增加更加剧了对黄斑区脉络膜背景荧光的遮挡。在大多数正常眼中，任何睫状视网膜动脉充盈与脉络膜血管和视盘毛细血管的充盈同时发生，大约在视网膜中央动脉近端分支充盈前 1 秒出现（图 1.09A）。在一些人中，睫状动脉系统的充盈与视网膜动脉同时出现染色或在视网膜动脉染色之后。造影剂灌注入视网膜动脉后，进入毛细血管床，然后在该区域的引流静脉边缘聚集（图 1.09C）。如果造影剂给得比较快，当动脉中造影剂尚存时，视网膜大静脉可能就充满了造影剂（静脉期）（图 1.09D）。在再循环期间，由于在血管边缘附近血浆袖带的切向部分中荧光素较多，因此视网膜大血管的外边缘看起来荧光较强。黄斑区致密的 RPE 有效地遮蔽了脉络膜荧光并为显示视网膜循环细节提供了深色背景。

图 1.09　正常眼底的荧光素血管造影。

A：动脉前期显示脉络膜循环和视盘毛细血管充盈（箭头表示在中等大小脉络膜血管中的造影剂）。请注意斑片状的背景脉络膜荧光。

B：动静脉早期（约 10 秒）显示视网膜动脉充盈和视网膜静脉早期层流充盈。

C：动静脉后期显示黄斑小动脉完全充盈。请注意静脉的层流现象（箭头从右到左表示视网膜动脉、一级小动脉和二级小动脉）。请注意呈磨玻璃样的背景脉络膜荧光，遮挡住了脉络膜血管细节。这是由脉络膜毛细血管的造影剂渗漏引起的。

D：静脉期显示视网膜静脉中充满了造影剂。请注意脉络膜血管（箭头）看上去没有荧光。然而脉络膜血管之间的间隙看起来有荧光，这是因为造影剂在初始通过眼睛时发生了渗漏。

E：造影剂注射 10 分钟后。请注意造影剂在脉络膜和视网膜循环中几乎看不到了。视盘的荧光主要是由筛板的染色引起的。

F：正常黄斑的放大视图，显示中心小凹旁毛细血管床和无血管区的细节。

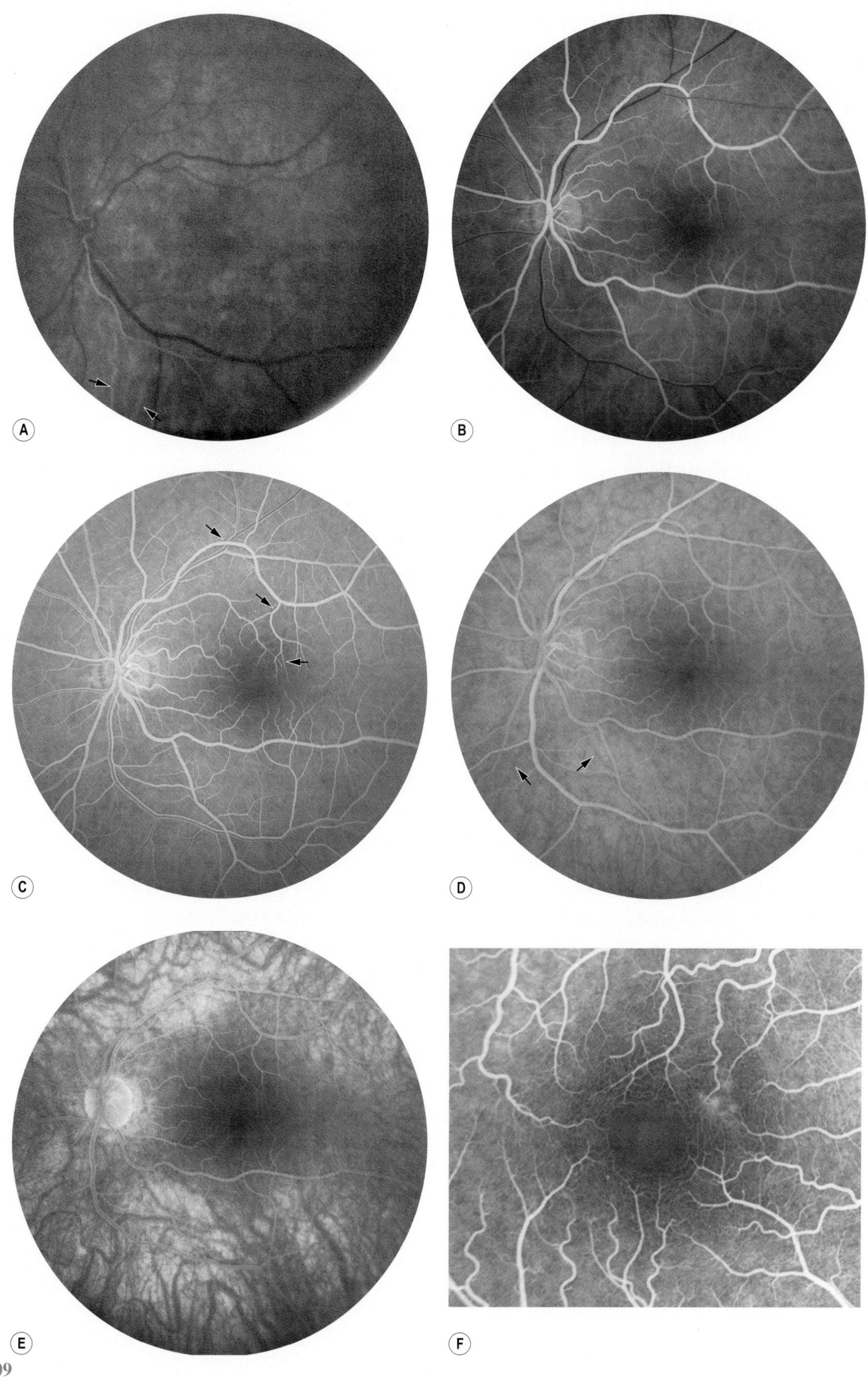

图 1.09

许多患者，特别是在深色眼底的患者中，运用常规的肘前静脉注射血管造影技术，就可以观察到视网膜毛细血管网的精密结构，包括中央无血管区周围区域（图1.09F）。无毛细管区的直径不一，通常为400~500 µm（视盘直径的1/3）。连续的摄影可以检测到主要的血流变化，无论是由动脉、毛细血管还是静脉阻塞引起。检测微小的血流改变就需要用到电影摄影技术。中枢神经系统的血管，包括视网膜血管，荧光素分子是不能渗透进来的。对于中枢神经系统外的血管，包括脉络膜血管，情况则相反。造影剂从脉络膜毛细血管中渗出，着染Bruch膜，扩散到脉络膜的血管外间隙，并最终染色巩膜（图1.10）。正如视网膜血管内皮是阻止造影剂扩散到视网膜中的屏障一样，RPE是阻止造影剂从脉络膜扩散到视网膜中的屏障。当造影剂弥散到身体其他组织中并迅速被肾脏和肝脏排泄掉时，血管内富集的荧光素浓度也开始降低，造影剂重新回到脉络膜血管。在血管造影后期，位于血管外染料池中的脉络膜大血管会显得相对低荧光（图1.09D）。这一部分是因为血管外造影剂返回脉络膜毛细血管的延迟，但更重要的原因是血管内红细胞中心柱周围的薄层荧光相比于血管外间隙内的大量造影剂显得太少了。

评估黄斑疾病时，荧光素血管造影在检测以下方面具有重要价值：①血流改变。②视网膜血管通透性的改变。③视网膜血管模式的改变。④色素上皮密度的改变。⑤影响该区域正常血管造影形态的其他变化。

1969年引入吲哚菁绿（indocyanine green，ICG）作为荧光素的补充，将其作为另一种用于眼底血管造影研究的造影剂[36-38]。然而ICG的低荧光效率限制了它的可用性，直到最近数字视频成像系统的发展[39, 40]。ICG是一种含有5%或更少碘化钠的水溶性三碳菁染料。它的分子量为775。静脉注射时，它与血浆球蛋白紧密结合，仅由肝脏排泄。从1956年开始，它就被广泛应用于医学上，并且不良反应较小[37, 41]。有碘过敏史的患者不能使用。ICG相比于荧光素的主要优势是其近红外波长的光谱吸收和荧光特性。血液中的ICG吸收并发射近红外范围内的光（分别为805 nm和835 nm）。因此，ICG血管造影可以透过渗出、脂质、黑色素和血红蛋白，来更清楚地显示脉络膜循环。ICG比荧光素对蛋白质的亲和力更高，它从脉络膜毛细血管逸出和从新生血管渗漏到浆液性组织间隙内所需的时间更长，因此在某些情况下，能够更好地观察和定位在色素上皮和视网膜浆液性脱离下方的新生血管[40]。尽管过去20年来ICG血管造影的使用在增加，但我们在ICG血管造影图像的解读方面仍然需要不断地学习进步。

图1.10 正常眼底的荧光素血管造影。血管造影期间正常充盈的脉络膜。请比较血管造影图（左）与示意图（右）。黑点表示荧光素分子。

A1和A2：睫状短动脉（Sca）和脉络膜毛细血管（cc）充盈早期，产生早期的脉络膜背景荧光并使视盘毛细血管充盈。RPE，视网膜色素上皮；bm，基底膜；BM，Bruch膜。

B1和B2：动静脉期显示脉络膜背景荧光的增强。这是由于造影剂分子从脉络膜毛细血管中逸出，使Bruch膜和脉络膜血管外组织染色。造影剂并不会穿透视网膜色素上皮的细胞膜，色素上皮通过基底膜黏附在Bruch膜上。

C1和C2：血管造影的后期。请注意脉络膜大血管是相对低荧光的（箭头）。随着血管内造影剂的浓度降低，造影剂重新回到脉络膜毛细血管。血管外间隙和巩膜中的造影剂含量远远多于血管内，这就导致了大血管出现低荧光。

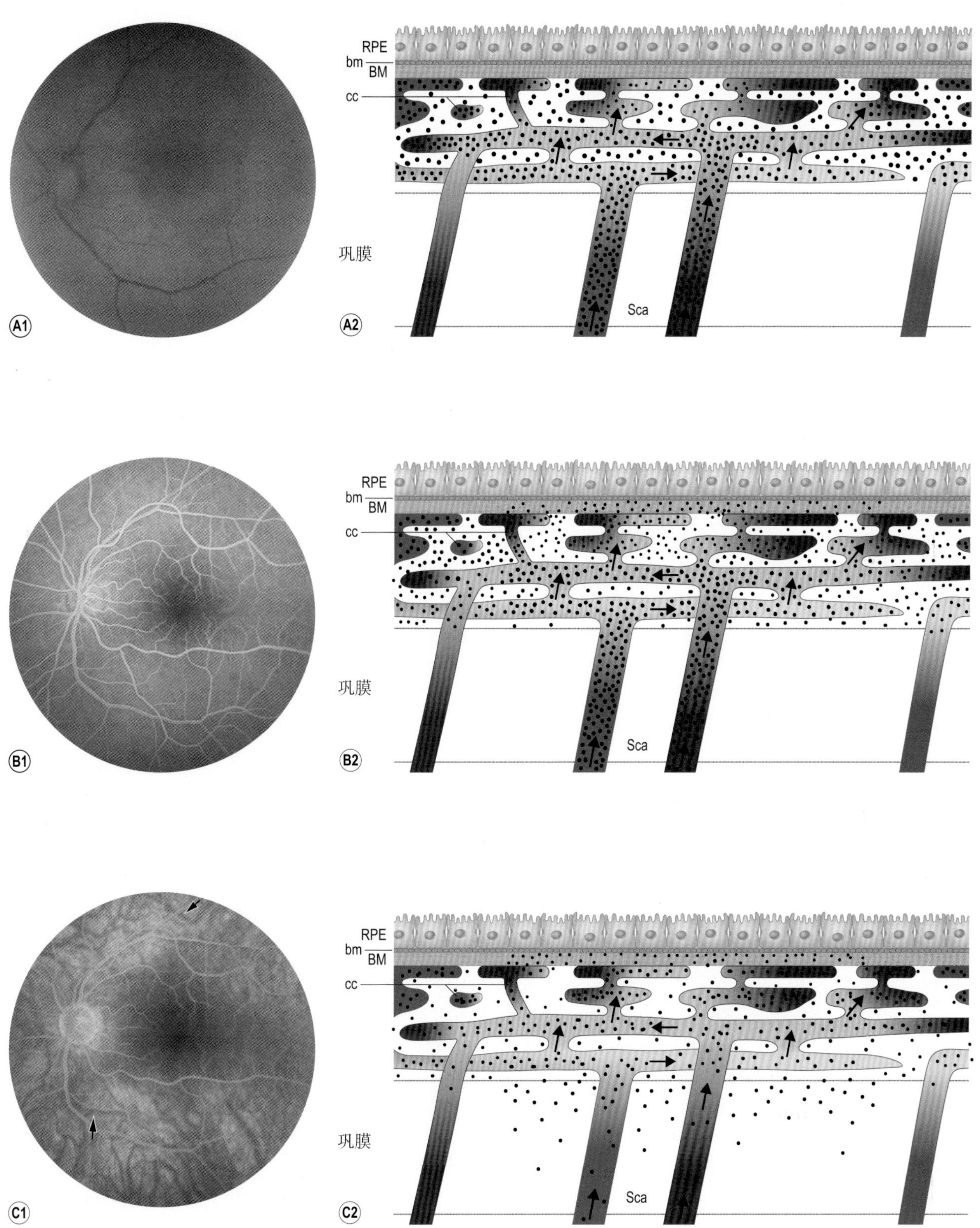
RPE
bm
BM
cc
巩膜
Sca
A1
A2
RPE
bm
BM
cc
巩膜
Sca
B1
B2
RPE
bm
BM
cc
巩膜
Sca
C1
C2

图 1.10

第 2 章

影像和电生理研究

Imaging and Electrophysiological Studies

解读荧光素血管造影的病理生理学和组织病理学基础

脉络膜和视网膜的解剖学和生理学及其与正常荧光素血管造影表现的关系在第 1 章中已讨论过了，这是解读眼底异常患者荧光素血管造影结果的原理基础。注意以下几点是非常重要的。

（1）脉络膜血管及其细胞外间隙与中枢神经系统外的结构相似：超微结构上，脉络膜毛细血管内皮细胞的孔径允许相对较大的分子（如荧光素钠和一些相对较小的蛋白质）逸出到脉络膜细胞外间隙。正常情况下细胞外液会使脉络膜细胞外间隙部分扩张。

（2）视网膜血管及其紧致的细胞外间隙与大脑相似，毛细血管内皮细胞间间隔紧密连接（即血 – 视网膜内屏障）分开，血 – 视网膜内屏障阻止大分子（包括荧光素钠和蛋白质）物质逸出到视网膜细胞外间隙，因而正常情况下视网膜处于相对非水肿状态。

（3）通常脉络膜循环及其扩张的细胞外间隙可被荧光素染色，并被视网膜色素上皮质（RPE，血 – 外部视网膜屏障）与不被荧光素钠染色的视网膜下间区和视网膜细胞外间隙分隔开。RPE 是通过紧密连接的单细胞层，可阻止大分子（包括荧光素和蛋白质）从脉络膜毛细血管逸出到视网膜下区，以保持视网膜的相对非水肿状态。为了调节细胞外环境，脉络膜、视网膜的血管内皮细胞以及 RPE 细胞，可能均具有允许分子和水转移而抵抗渗透梯度的细胞内生理机制。另外，RPE 还作为不规则密度的滤光片，妨碍脉络膜的部分显像。

本章简要介绍了发生在后极部眼底的一些基本病理生理和组织病理学变化，并阐述了荧光素血管造影技术如何帮助发现和定义这些变化。有关特定疾病的其他详细信息将在后续章节中给出。

总的来说，荧光素血管造影术可用于检测：①脉络膜、视盘、视网膜本身的血流异常血流或进入这些组织的异常血流。②引起正常眼底荧光发生改变的病灶。

图 2.01　血管造影显示眼部的血流异常。
A：患有右颈动脉阻塞的患者视网膜和脉络膜循环中荧光素延迟显影（20.2 秒）。
B：视网膜分支动脉阻塞（箭头）。
C：视网膜分支静脉阻塞（箭头）。
D：中心凹旁视网膜毛细血管闭塞。
E：血管造影早期显示由睫状短动脉引起的脉络膜充盈延迟的正常斑片区域（箭头）。

血流异常

颈动脉或眼动脉的严重阻塞，通常会表现在脉络膜和视网膜循环荧光素显影延迟（图 2.01A）。由于视网膜循环的终末动脉排列特点及其在造影中的高可见性，从视网膜中央动脉到视网膜中央静脉的任何水平的严重血管阻塞，在血管造影中都可以很容易地被检测到（图 2.01B~D）。

由于多条睫状后短动脉参与脉络膜循环，且脉络膜内有丰富的动脉吻合，血管造影很少发现 1 条或多条主要脉络膜动脉阻塞。即使发生阻塞，侧支循环通常也足以防止其上方视网膜的梗死 [1]。正常眼的快速连续血管成像，通常会显示后极部斑片状脉络膜充盈延迟区域，这是由睫状短动脉的长度和直径的微小变异引起（图 2.01E）。这一点可能难以与睫状后动脉的病理性阻塞相鉴别。在周边部，吻合通路变少，一条大脉络膜动脉的闭塞可能导致 RPE 和外层视网膜出现楔形缺血梗死区域（Amalric 三角形）。在视网膜白色的缺血病灶消退后，血管造影通常显示动脉阻塞的证据，这同样是楔形 RPE 萎缩的原因（图 3.56G 和 H；图 9.15E 和 F）。前毛细小动脉和脉络膜毛细血管的急性梗阻通常伴有 RPE 和外层视网膜的缺血性变白以及相应区域的脉络膜荧光斑片状缺失（图 9.15C~F）。难以通过生物显微镜和血管造影来将这些病灶与脉络膜血管阻塞无关的相似变化区分开来（如由 RPE 不透见导致的遮蔽荧光；参见急性后极部多灶鳞状色素上皮病变的讨论，第 11 章）。

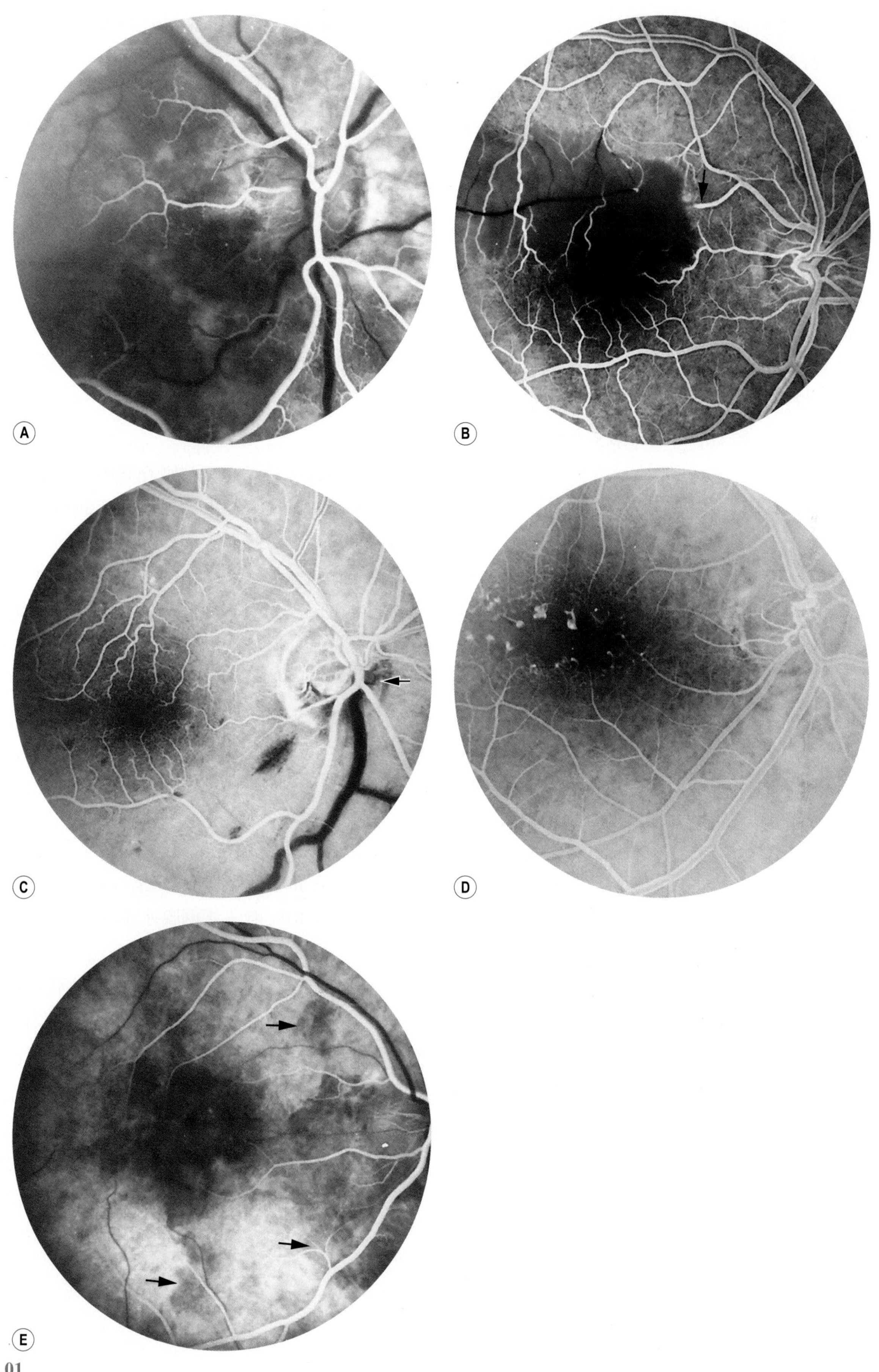

图 2.01

血管造影在检测脉络膜毛细血管慢性阻塞引起的 RPE、视网膜上的萎缩病灶是很有帮助的。正常脉络膜中的荧光素渗漏主要来自脉络膜毛细血管。如果脉络膜毛细血管阻塞，血管造影可能显示脉络膜大血管的灌注，但在 RPE 萎缩区域内将显示脉络膜毛细血管灌注延迟和晚期脉络膜和巩膜染色（图 2.02E~H）。沿着这些病灶周边的早期染色来自周围完整的脉络膜毛细血管荧光素渗漏。血管造影有助于区别一些在生物显微镜下看起来相似的病灶，如 RPE、视网膜或脉络膜毛细血管萎缩灶和局部或地图样脱色素灶（图 2.02A~D）。在后一种情况下，血管造影可能显示脉络膜毛细血管相对完整（参见氯喹黄斑病变的讨论，第 9 章）。

图 2.02　视网膜色素上皮细胞（RPE）“窗样”缺损引起的高荧光。

A~C：51 岁女性，患有红斑狼疮，由氯喹导致 RPE 脱色素的牛眼样改变。注意脉络膜毛细血管（cc）的早期灌注相对完整。

D：图 A 黄斑的垂直方向组织病理学切片图，显示局部 RPE 脱色素区围绕中心有正常色素的 RPE 区域，下方的脉络膜毛细血管完整（箭头）。

E~G：46 岁患者，患有 Sorsby 中心晕轮状脉络膜营养不良，有严重的 RPE 萎缩和缺失。注意，图 F 中脉络膜灌注延迟显示脉络膜毛细血管萎缩，以及图 G 中 RPE 萎缩区脉络膜和巩膜的晚期荧光素染色。

H：组织病理学变化，包括 RPE 和脉络膜毛细血管萎缩。

视网膜色素上皮“窗样”缺损（透见高荧光）引起的局灶高荧光

当局部区域低色素或 RPE 很薄，而下方的脉络膜毛细血管极少或无明显变化时，该区域在血管造影的早期将显现高荧光。因为该区域有更多的激发蓝光投射到达脉络膜，并且脉络膜荧光有了更大的可见度（图 2.02A~D）。在立体视觉上，高荧光区域看起来平坦或压低，并且在整个造影中保持相对恒定的大小。荧光强度的变化与正常脉络膜荧光的变化相一致（图 2.02A~D）。局灶性萎缩或 RPE 和脉络膜毛细血管缺失的区域将导致早期高荧光出现延迟（图 2.02E~H）。

渗出和荧光素着染

水和电解质可以自由地来回穿过毛细血管内皮。然而，大分子，特别是蛋白质和脂质并不能，因为毛细血管孔径较小。细胞外间隙的含水量主要由渗透压决定，主要与毛细血管内皮的孔径和细胞外间隙蛋白质的含量有关。细胞外间隙的正常蛋白质含量，代表从血管中逸出的蛋白质和通过淋巴系统返回循环的蛋白质之间的平衡。当毛细血管内压力升高或毛细血管内皮发生病理改变时，蛋白质或较大的脂蛋白和脂质，会和水分一起，逸出至细胞外间隙（即渗出）。

脉络膜内渗出

由于荧光素正常地从脉络膜毛细血管中逸出，因此血管造影对于检测脉络膜中毛细血管通透性的变化几乎没有价值，除非这些变化与 RPE 对 Bruch 膜的黏附丧失或 RPE 血 – 视网膜外屏障的损害有关。

脉络膜渗出导致局部（盘状）视网膜脱离

由于脉络膜循环的渗出而引起的视网膜局部脱离（通常称为盘状脱离）主要通过三种机制：① RPE 的脱离。②脉络膜新生血管。③ RPE 的失活。

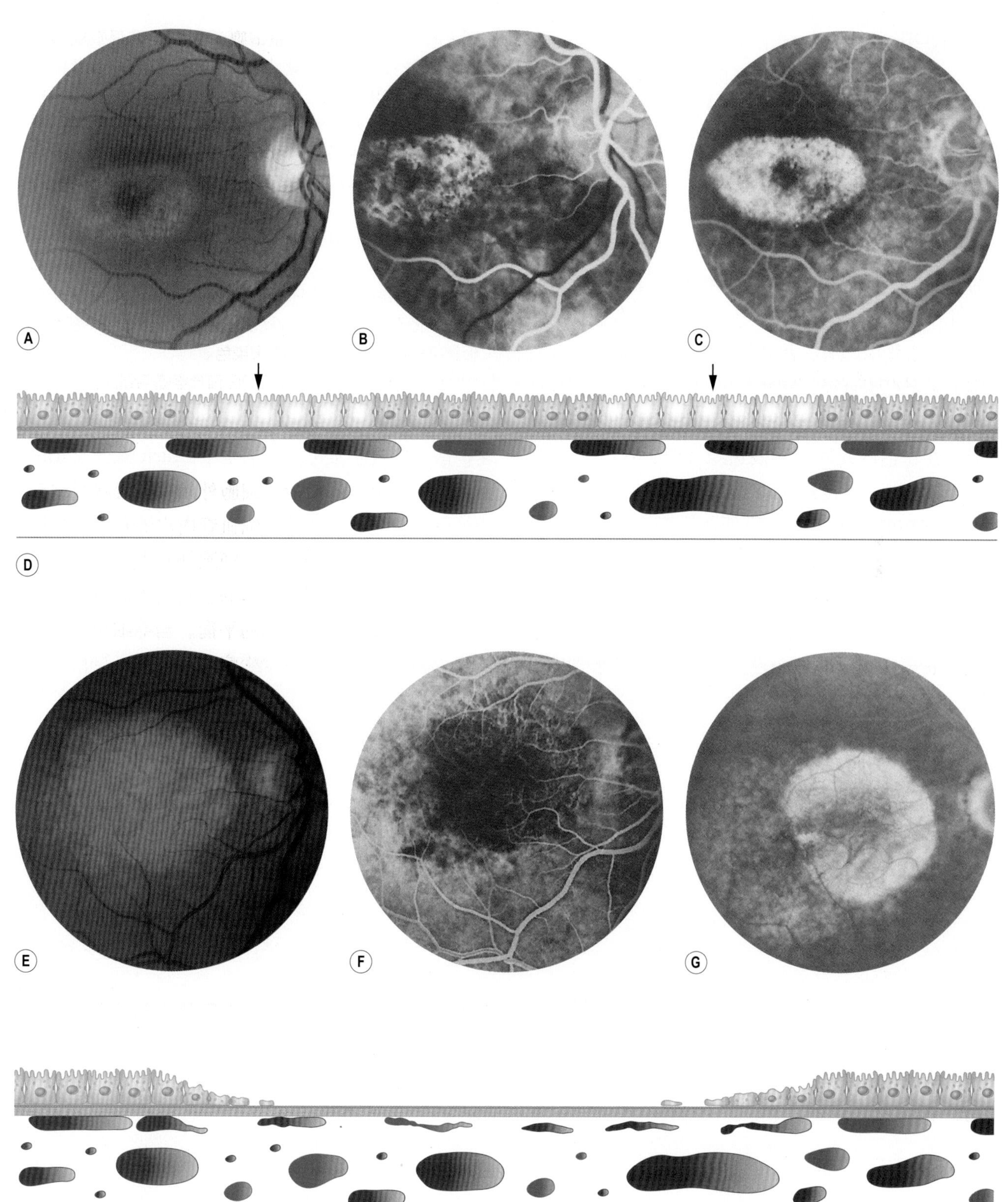

图 2.02

RPE 脱离

RPE 基底膜与 Bruch 膜的内胶原区的正常黏附，可能被各种原因破坏，包括脉络膜毛细血管的通透性增加、Bruch 膜变性、RPE 及其基底膜的变性，以及 RPE 下脉络膜新生血管的渗出。无论是什么原因，脉络膜毛细血管或 RPE 下新生血管的浆液性渗出通常都可能产生边界清晰锐利的水泡状的 RPE 脱离（图 2.03）[2]。生物显微镜下它的大小是几个视盘直径或更大。当 RPE 脱离不是由脉络膜新生血管引起时，其通常为圆形或卵圆形，并且小于 1 个视盘直径。它看起来稳固，颜色从正常的橙棕色到黄灰色不等。在 RPE 脱离的边缘周围可能存在粉色的视网膜下液边缘（图 2.03)。当 RPE 脱离较小时，可以最佳地看到它的是使用裂隙灯侧照。当 RPE 脱离由脉络膜新血管形成引起时，浆液性 RPE 脱离通常具有肾形或切迹表现，并且通过生物显微镜和血管造影证实存在脉络膜新生血管(参见下一部分内容的讨论)。在非血管性的浆液性 RPE 脱离中，荧光素分子从脉络膜毛细血管中快速扩散，穿过正常可渗透的全层 Bruch 膜进入 RPE 下，产生一个边界清晰的局部荧光素染色区域的有特征性的立体造影图像（图 2.03)。该荧光通常比背景脉络膜荧光稍晚出现，随后变得最强并且持续得比周围的脉络膜荧光更长。即使 RPE 脱离时，其血 – 视网膜外屏障仍可保持完整，并阻止渗出液进入视网膜神经上皮下（图 2.04)。

图 2.03 **血管造影系列图，37 岁男性，显示眼底一个大的浆液性视网膜色素上皮（RPE）脱离，边缘包绕视网膜浆液性脱离。**

A：描绘 RPE 和视网膜（R）浆液性脱离的示意图。注射荧光素后不久，染料分子（黑点）进入脉络膜循环，开始从脉络膜毛细血管（cc）扩散到脉络膜的血管外间隙，穿过 Bruch 膜（BM）进入 RPE 下（sps）。

B：染料积存在 RPE 下间隙，但不进入视网膜下间隙（sRs）。

C：晚期染料勾画出 RPE 的脱离区域。虽然 RPE 下的渗出荧光随着染料扩散回到脉络膜毛细血管内而开始消退，但在染料注射后 1 小时仍然很容易看到。

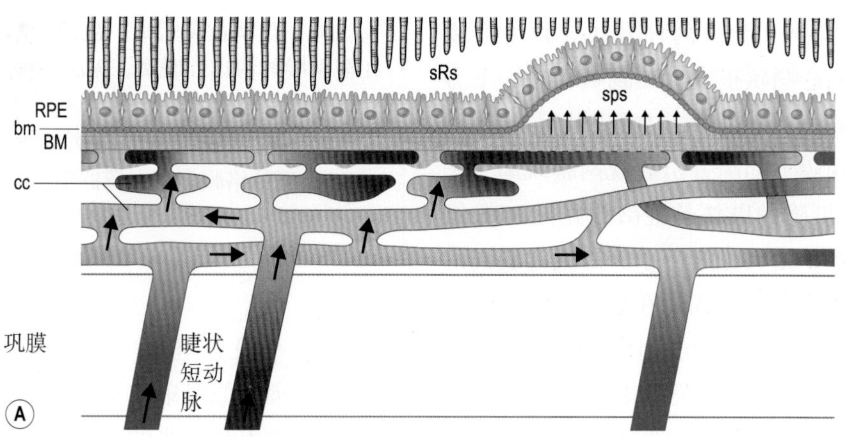
sRs
sps
RPE
bm
BM
cc
巩膜
睫状
短动
脉
A

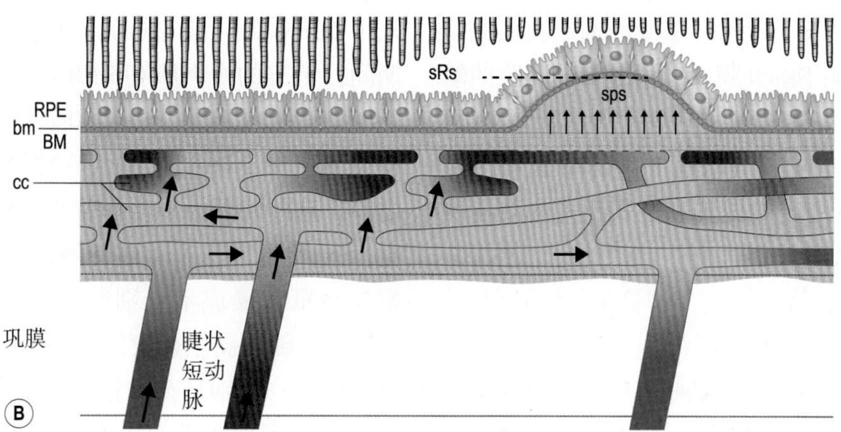
sRs
sps
RPE
bm
BM
cc
巩膜
睫状
短动
脉
B

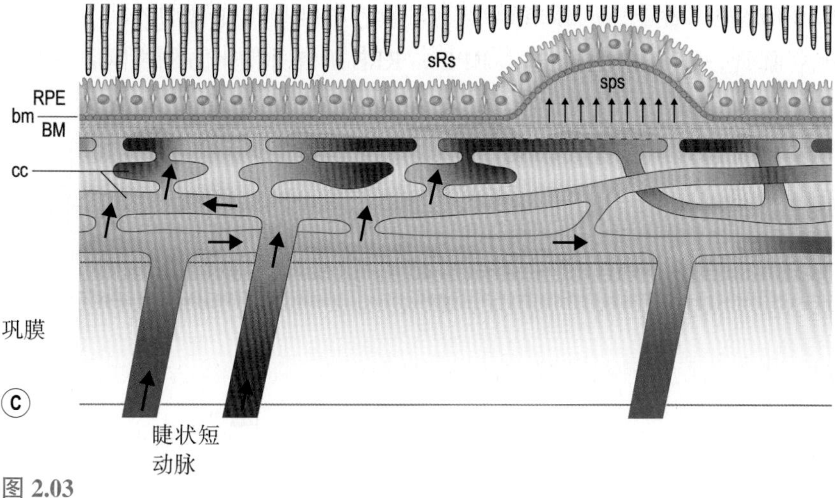
sRs
sps
RPE
bm
BM
cc
巩膜
C
睫状短
动脉

图 2.03

严重的 RPE 脱离可能以两种方式导致中心视力丧失。它可以同心圆状扩大伸展到黄斑中心下方（图 2.03；图 2.04），或脱离的 RPE 失代偿导致大分子和水进入视网膜下间隙并引起视网膜脱离（图 2.04）。如果 RPE 屏障的破坏是轻微的并且 RPE 细胞间的连接未破坏，则荧光素分子无法通过脱离的 RPE 扩散进入视网膜下液，因而在血管造影中荧光可能不足以被观察到（图 2.03；图 3.03A~C）。然而，当 RPE 间连接破坏时，荧光素则会汇入视网膜下形成可见荧光（图 3.03D~I）。

脉络膜新生血管

在很多不同情况下，由脉络膜而来的新生血管丛可能侵入并突破 Bruch 膜，或通过 Bruch 膜的缺损处生长，在 RPE 下间隙（Ⅰ型脉络膜新生血管）或在视网膜神经上皮下（增殖Ⅱ型脉络膜新生血管）[3]。新生血管增殖的位置和生长模式主要取决于患者的年龄和先前的疾病史。

Ⅰ型 RPE 下新生血管

作为正常衰老过程以及某些退行性和营养不良性疾病[例如，年龄相关性黄斑变性（age-related macular degeneration，AMD）和弹性假黄瘤病]的一部分，RPE 及其基底膜与 Bruch 膜的内胶原区的牢固附着变得松散。在这些患者中，从脉络膜延伸穿过 Bruch 膜的新生血管，其横向生长进入 RPE 下空间几乎没有阻力（图 2.05；图 2.06）[3]。它们的生长通常类似海扇或车轮状，伴有放射状小动脉和小静脉滋养和扩张的毛细血管窦引流（图 2.07）。当新生血管在 RPE 下时，新生血管与其上 RPE 附着相对牢固。最初，通过新生血管网的血流缓慢，几乎没有渗出（图 2.06）。在隐匿的新生血管形成期间，上方的视网膜和 RPE 可能受到的影响最小，新生血管网可能无法通过生物显微镜或血管造影被检测到（图 2.06A 和 B）。在出现明显的血管渗漏之前，这些隐匿性新生血管复合体可以达到 1 个视盘直径或更大，伴随成纤维细胞和新生血管的增殖等特征，形成不规则的或局部抬高的小丘（图 2.06C）。随着新生血管网的血流增加，血管内皮细胞失代偿，特别是在血管网外侧边缘，渗出扩展到血管网周围的色素上皮下间隙。当上方的 RPE 较薄并且仅有轻微的浆液脱离时，尽管在生物显微镜下血管网可能被渗出性混浊掩盖，血管造影却可以较容易地显示血管网的细节（图 2.08）。渗出可通过 RPE 扩展并使上方的视网膜脱离（图 2.09A 和 B）。

图 2.04　**盘状黄斑脱离。视网膜色素上皮细胞（RPE）和视网膜的渗出性脱离，无脉络膜新生血管形成。**

图 2.05　**视网膜脱离前隐匿性Ⅰ型视网膜色素上皮（RPE）下脉络膜新生血管的形成阶段。**
A：脉络膜毛细血管（cc）侵入 Bruch 膜（BM）。
B：Bruch 膜穿孔和新生血管在视网膜色素上皮下生长。

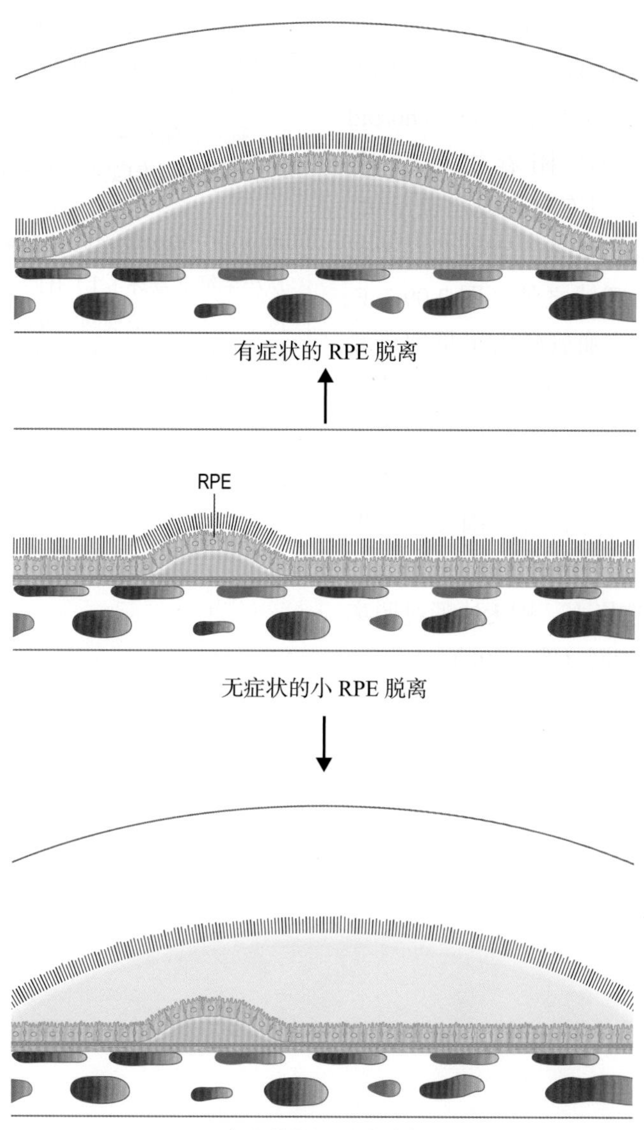

图 2.04

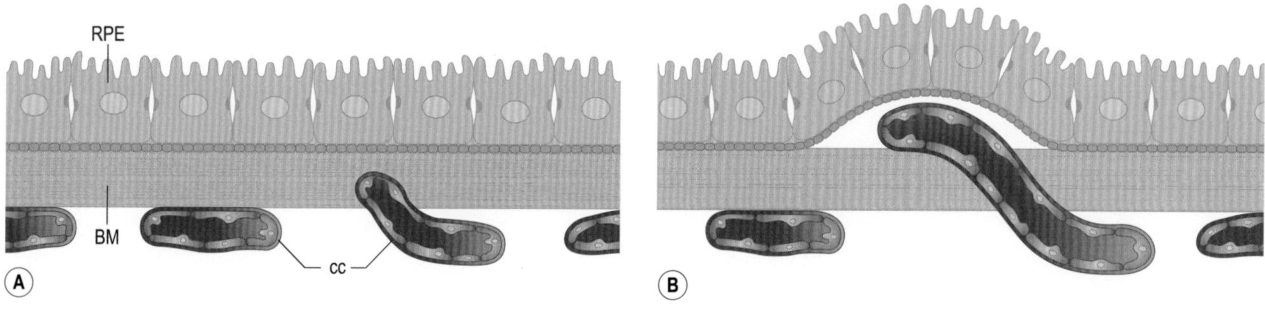

图 2.05

在其他一些患者中，渗出可能在新生血管网的一个边缘处开始并且导致邻近区域大片的RPE浆液性脱离。由于RPE与新生血管膜（choroid neovascular membrane，CNVM）附着相对牢固，RPE的这些浆液性脱离通常具有肾形或切迹形状，这是由于它们在血管网的周围出现，而血管网大部分位于切迹内，RPE脱离区域之外（图2.09C~E；图2.10A~C）。切迹内的新生血管膜由于早期斑驳的高荧光，和（或）有不确定的晚期染色，在荧光造影中可能明显也可能不明显。如果RPE脱离远离新生血管的整个边界，则它可以呈现出圆环状（图2.09E；图2.10）。如果上方以及周围发生高度的RPE浆液性脱离，其通常表现为卵圆形或圆形，那么在生物显微镜和血管造影上，则无法通过脱离的RPE看到脉络膜新生血管网（图2.09F）。

图2.06 **隐匿性Ⅰ型视网膜色素上皮（RPE）下脉络膜新生血管的渗出前期。**
A：早期阶段。BM，Bruch膜。
B：扁平新生血管膜。
C：抬高的纤维血管复合体。

图2.07 **脉络膜新生血管膜的生长模式，正面观察。**从小毛细血管环（1）开始生长，随后延伸入视网膜色素上皮下（Ⅰ型）或视网膜神经上皮下（Ⅱ型），可以发展成大的海扇形复合体（4），具有分化良好的放射状视网膜动脉、静脉以及扩张的毛细血管网。

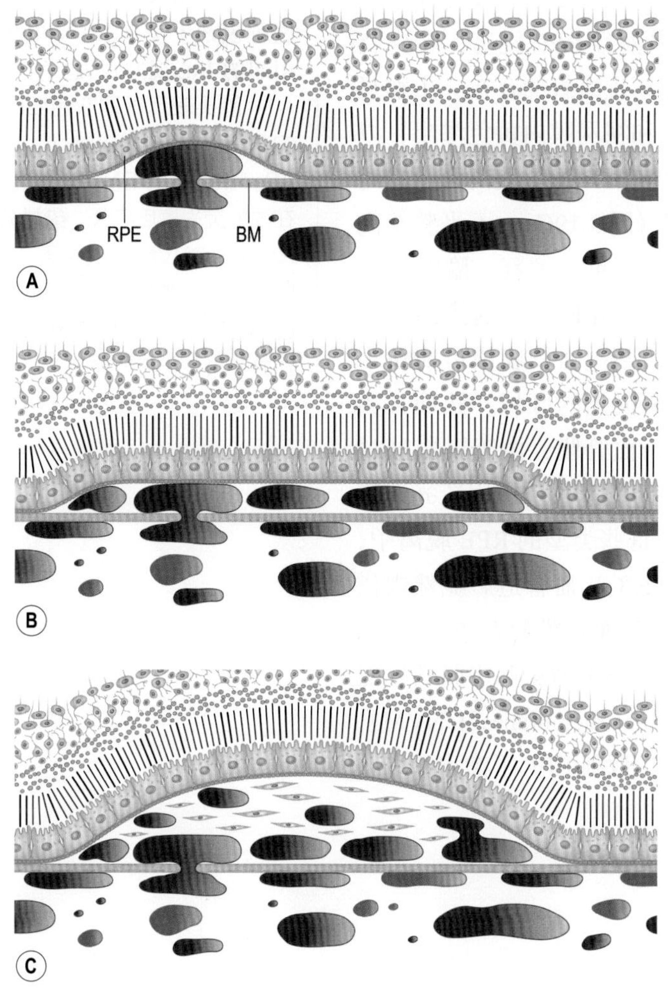

图 2.06

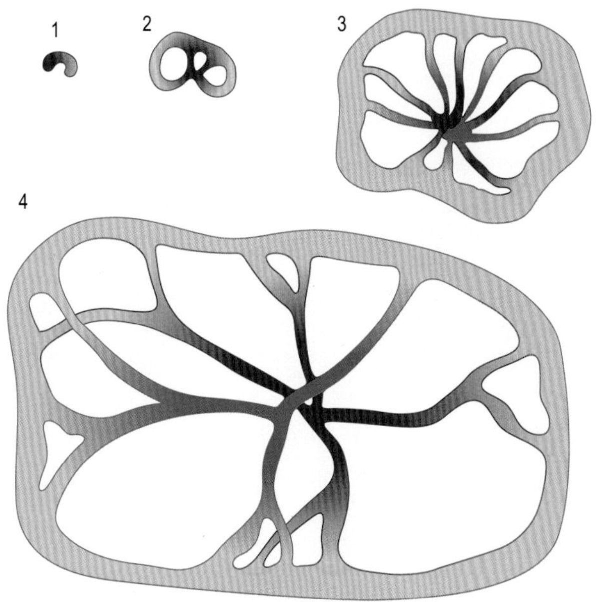

图 2.07

大分子是蛋白质的渗出和新生血管复合体中红细胞的外渗会导致大的浆液性 RPE 脱离，在生物显微镜和血管造影中证实新生血管的存在。生物显微镜可观察到，视网膜下和视网膜内黄色渗出，以及靠近脱离边缘的出血（图 3.02D），脱离区下方边缘较暗的 RPE 下“液平”（图 3.19G），不平整抬高的 RPE 脱离，这点并不能用重力解释。隐匿性新生血管的血管造影表现，包括 RPE 下的渗出延迟和不完全染色（图 3.21）。新生血管膜最可能位于 RPE 下渗出最混浊且较少荧光的区域。然而，大的浆液性 RPE 脱离下的新血管膜，由于染料通过 Bruch 膜遍及 RPE 脱离区的快速移动，用荧光造影精准定位是不可能的。在这些类型的 RPE 脱离中，计算机增强的吲哚菁绿（ICG）血管造影显然提供了更准确的定位 RPE 下新生血管膜的方法[4]。ICG 染料与血清蛋白紧密结合并逐渐着染脉络膜新生血管膜（choroidal neovascular membrane，CNVM），但不像荧光素那样会迅速扩散到 RPE 下渗出液中。

图 2.08　70 岁男性患者的血管造影序列图，由 I 型视网膜色素上皮（RPE）下脉络膜新生血管膜（CNVM）引起的中心视力丧失。

A1：箭头表示微弱灰色 CNVM 的位置。在 CNVM 边缘的 RPE 下有少量出血。

A2：RPE 下的 CNVM，其上的视网膜浆液性脱离示意图。在注射荧光素后不久，染料分子（黑点）进入脉络膜循环，RPE 下 CNVM 开始充盈。

B1 和 B2：荧光素中显现的 CNVM 的细节。

C1 和 C2：染料从 CNVM 渗漏，RPE 下渗出染色，但出血并不染色（无荧光区）。

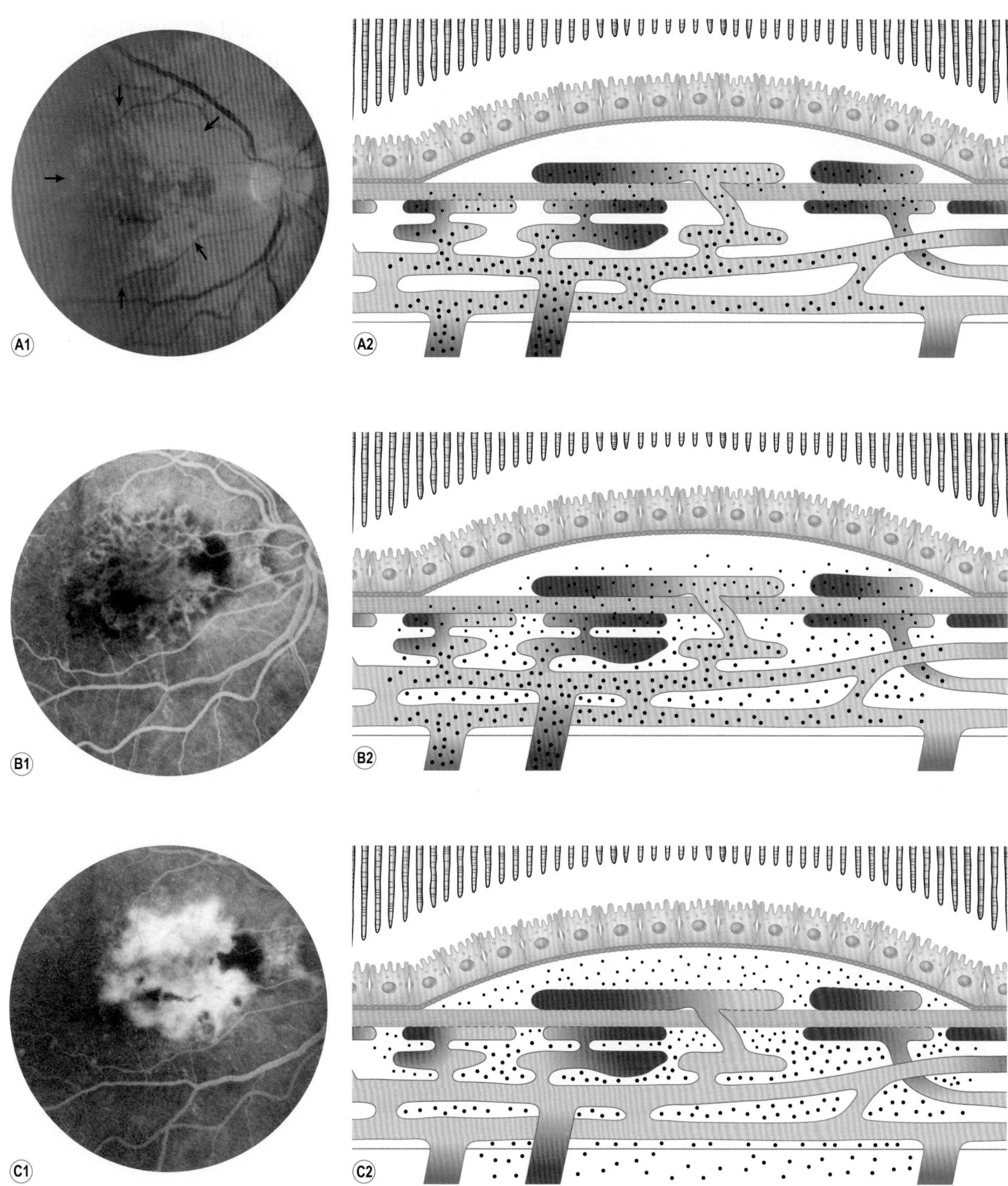

图 2.08

脉络膜新生血管网的检测和精确定位可能是困难的，因为荧光素在新生血管网上方及周围的渗出物中的快速扩散，血管网血流的变异，以及由混浊的渗出物、血液或黑色素对血管网的部分遮蔽。使用立体荧光血管造影术来检测由隐匿性新生血管形成引起的 RPE 较浅抬高的不规则的无染色区域，与其他生物显微镜和血管造影线索一起，来证实 CNVM 的存在和位置，对于患者的正确诊治是重要的。

图 2.09 由Ⅰ型视网膜色素上皮（RPE）下脉络膜新生血管引起的渗出性盘状黄斑脱离。

A：早期浆液性视网膜脱离。

B：浆液性视网膜脱离。

C：相邻 RPE 的浆液脱离。

D：纤维血管性 RPE 脱离和邻近 RPE 的渗出性脱离。

E：多叶或环状浆液性 RPE 脱离。

F：血管网上的 RPE 浆液性脱离。

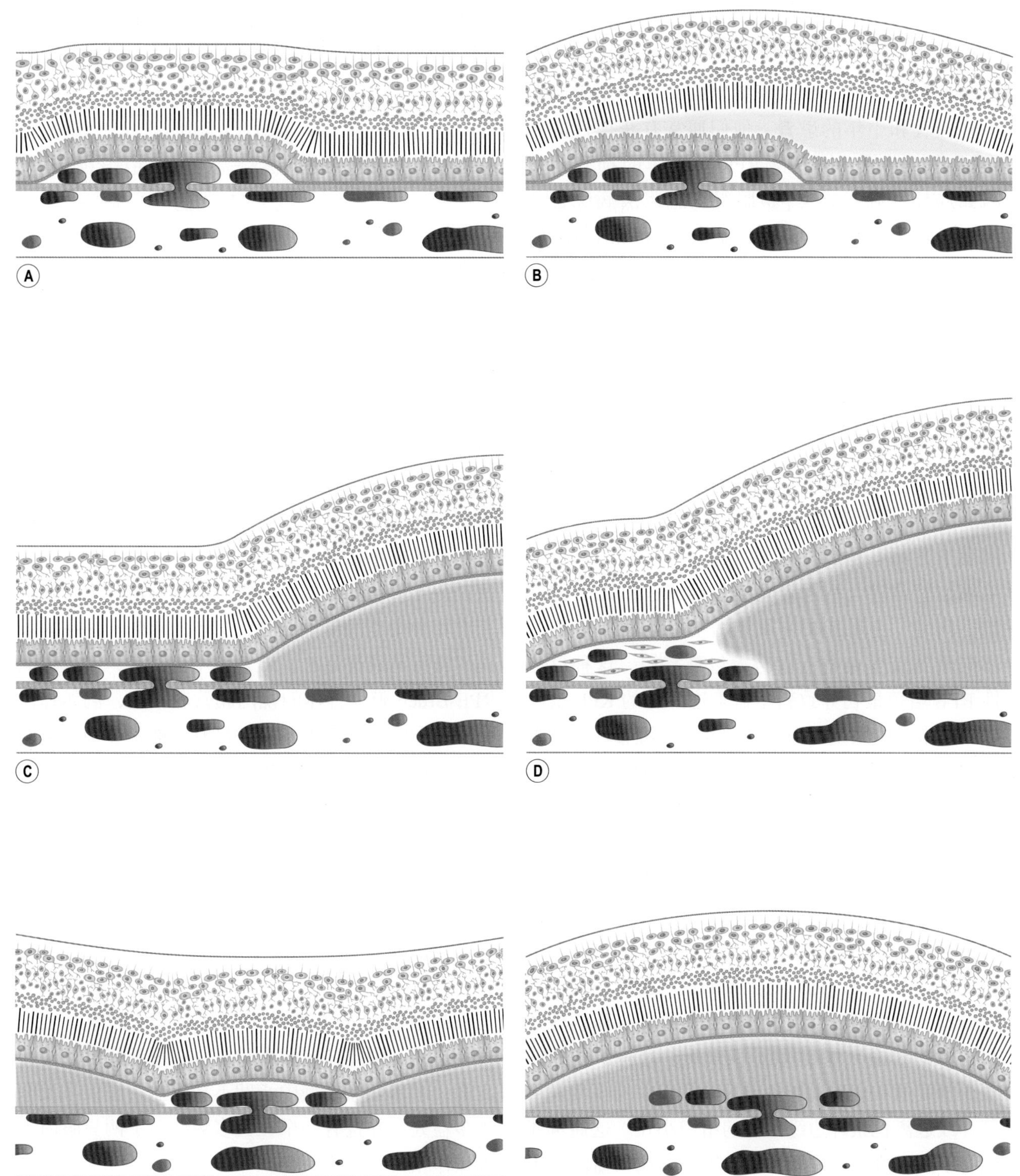

图 2.09

图 2.10 由Ⅰ型 RPE 下脉络膜新生血管引起的视网膜色素上皮（RPE）浆液性脱离的模式图（CNVM：点状区域）。

Ⅰ：RPE 分离发生在 CNVM 的边缘（将图 A~ 图 C 与图 2.09C 和 D 进行比较；将图 D 与图 2.09E 进行比较）。

Ⅱ：CNVM 上的 RPE 脱离（与图 2.09F 进行比较）。

Ⅱ型视网膜下脉络膜新生血管

Ⅱ型视网膜下脉络膜新生血管主要见于相对年轻患者和中年的患者，他们通常有获得性的脉络膜毛细血管-Bruch 膜-RPE 复合体的损伤，病因如局灶性脉络膜炎 [拟眼组织胞浆菌病综合征 (presumed ocular histoplasmosis syndrome，POHS)、点状内层脉络膜炎、匐行性脉络膜炎、弓蛔虫病]、视网膜脉络膜炎（弓形虫病）、创伤（脉络膜裂伤）、脉络膜错构瘤（骨瘤）、视盘异常（视盘玻璃膜疣、视盘小凹和视盘缺损）和视网膜营养不良 (Best 病）[3]。在这些患者中，新生血管从脉络膜延伸，通过 Bruch 膜的缺陷，在视网膜下空间横向生长，会遇到周围 RPE 与 Bruch 膜间牢固黏附的阻力。因此，新生血管复合体生长的路径是向神经视网膜下方而不是 RPE 下方（图 2.11；图 2.12）。当毛细血管网进入视网膜光感受器细胞和 RPE 的顶端空间时，它刺激 RPE 细胞增殖并使 RPE 细胞基部附着到新生血管上以努力包裹它们。这种反应性 RPE 增殖最初导致新生血管边界处的 RPE 增生带，通常在检眼镜下表现为过度色素沉着环。随着纤维血管膜继续横向扩展到视网膜下空间，单层翻转的、色素改变的 RPE 细胞，其基部朝向并沿着新血管膜的后表面生长。这个翻转的 RPE 细胞层通过 RPE 细胞的基部牢固地附着到膜的后表面，其顶端进程松散地与原位 RPE 的顶端附着。前方 RPE 细胞的增殖层难以跟上新生血管膜的进展，由于视网膜下渗出，进而与上覆的视网膜光感受器细胞分离（参见第 3 章关于Ⅱ型血管膜的临床病理学相关性的讨论）。在生物显微镜下，这种扩张的纤维血管膜通常表现出灰色或部分色素性的视网膜下薄片或远离色素环边缘延伸的组织小丘。这通常伴随有不同程度的视网膜下渗出物和（或）血液。Ⅰ型和Ⅱ型新生血管倾向于生长成海扇的形态，除此之外，它们的生长模式在组织病理学上明显不同。然而，尽管存在这些组织病理学差异，但是在生物显微镜和血管造影中，两种类型的新生血管并不总是易于彼此区分。在新生血管的起源部位存在黑色或石板色的视网膜下色晕或小丘，并且没有明显证据证实实性或浆液性 RPE 脱离，提示Ⅱ型新生血管存在。随着纤维血管进一步的增生、渗出和出血，色晕或小丘可能变得模糊，在生物显微镜下无法区分Ⅰ型和Ⅱ型新生血管。在这种情况下，确定存在哪种类型的新生血管，患者的年龄和潜在的眼病的特点是最重要的。50 岁以下的患者，没有影响 RPE-Bruch 膜复合体的视网膜营养不良，例如弹性假黄瘤和图形样营养不良，最有可能是Ⅱ型新生血管。如使用激光治疗新生血管膜，从指征和技术上来说，新生血管类型的确定相对不重要。然而，如果考虑手术切除新血管膜，区分这两种类型是很重要的 [3]（图 2.11；图 2.12；图 3.52）。Ⅱ型新生血管膜的切除，使得视网膜神经上皮重新与下方原位的 RPE 附着，在一些病例中可以有极好的视力恢复（图 2.12；图 3.52）。另一方面，Ⅰ型新生血管膜的切除导致原位 RPE 的缺失和相应部位的绝对暗点（图 2.13）。因此，与激光相比，在视觉修复或保存方面，手术切除Ⅰ型中心凹下新生血管膜似乎没有更多益处，并且有一个在大多数情况下两只眼内手术操作相关风险的缺点。

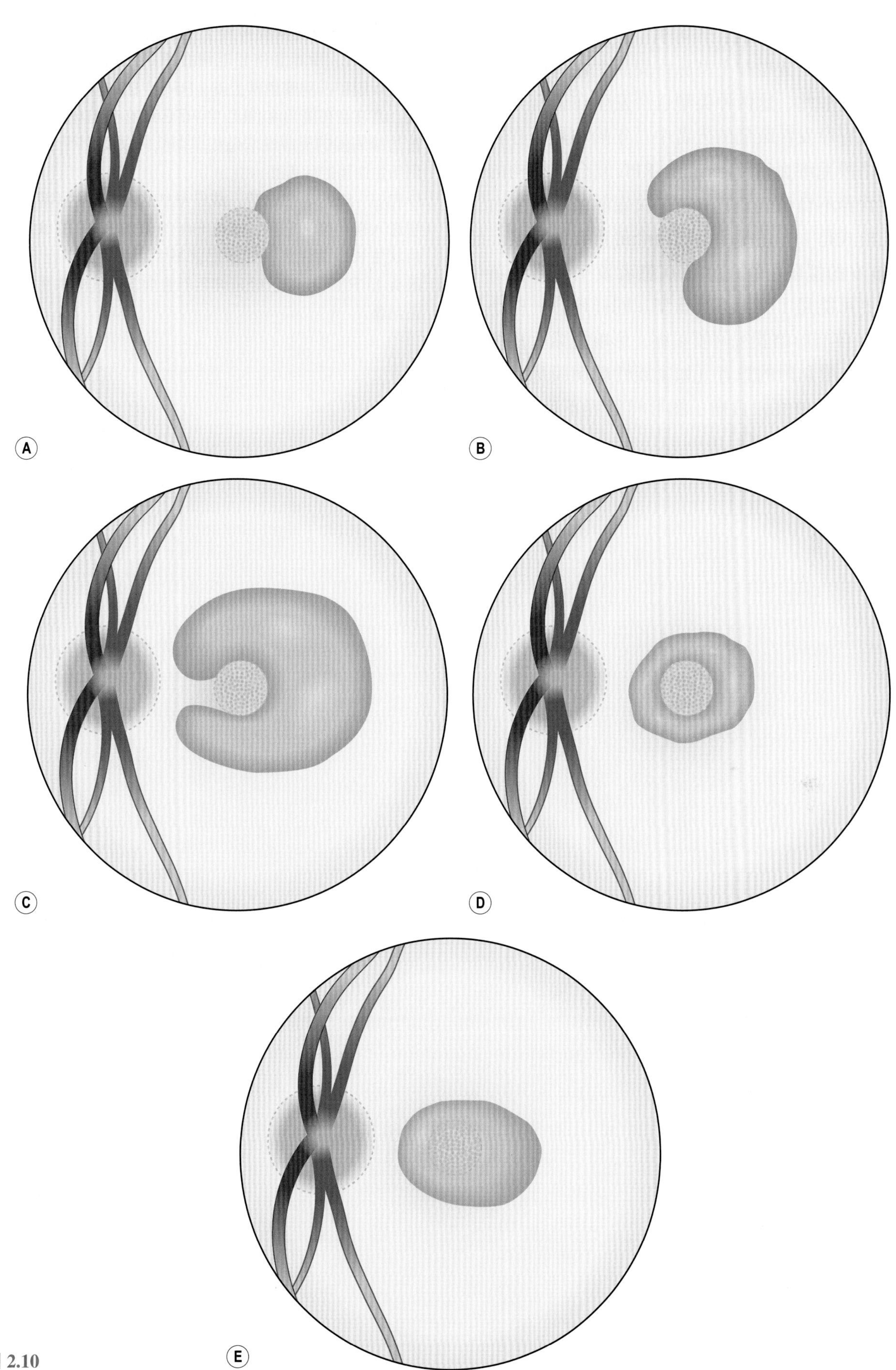

图 2.10

患有拟眼组织胞浆菌病和年龄相关性黄斑变性的患者分别是Ⅱ型和Ⅰ型脉络膜新生血管的典型疾病，尽管如此，这两种类型也会发生在患有其他疾病或没有原发性眼病的患者中。年龄和是否存在影响脉络膜毛细血管 -Bruch 膜 -RPE 复合体结构的弥漫性营养不良性病变，可能是决定脉络膜新生血管生长模式是Ⅰ型还是Ⅱ型的两个最重要的因素。超过 50 岁的拟眼组织胞浆菌病患者发生脉络膜新生血管更可能是Ⅰ型而不是Ⅱ型。同样地，一些小于 50 岁并伴有脉络膜视网膜萎缩，影响色素上皮细胞与 Bruch 膜黏附的患者（如家族性玻璃膜疣、表层玻璃膜疣、弹性假黄瘤、图形样营养不良），可能发展为Ⅰ型新生血管。

图 2.11 Ⅱ型视网膜神经上皮下新生血管示意图。
A，B 和 C：早期脉络膜毛细血管（cc）和纤维细胞通过 Bruch 膜和视网膜色素上皮（RPE）的缺损进入视网膜下腔。请注意在图 B 和图 C 中 RPE 细胞在视网膜下新生血管边缘周围的反应性增殖和早期反转以及 RPE 细胞附着到新生血管的后表面。
D 和 E：新的毛细血管、成纤维细胞和翻转的 RPE 细胞层进入视网膜下空间，围绕 Bruch 膜和 RPE 的缺损呈薄片状生长。请注意，在缺损区不太活跃的边缘处（图 E，箭头），RPE 细胞已经延伸到新生血管膜的前表面以试图去封裹。

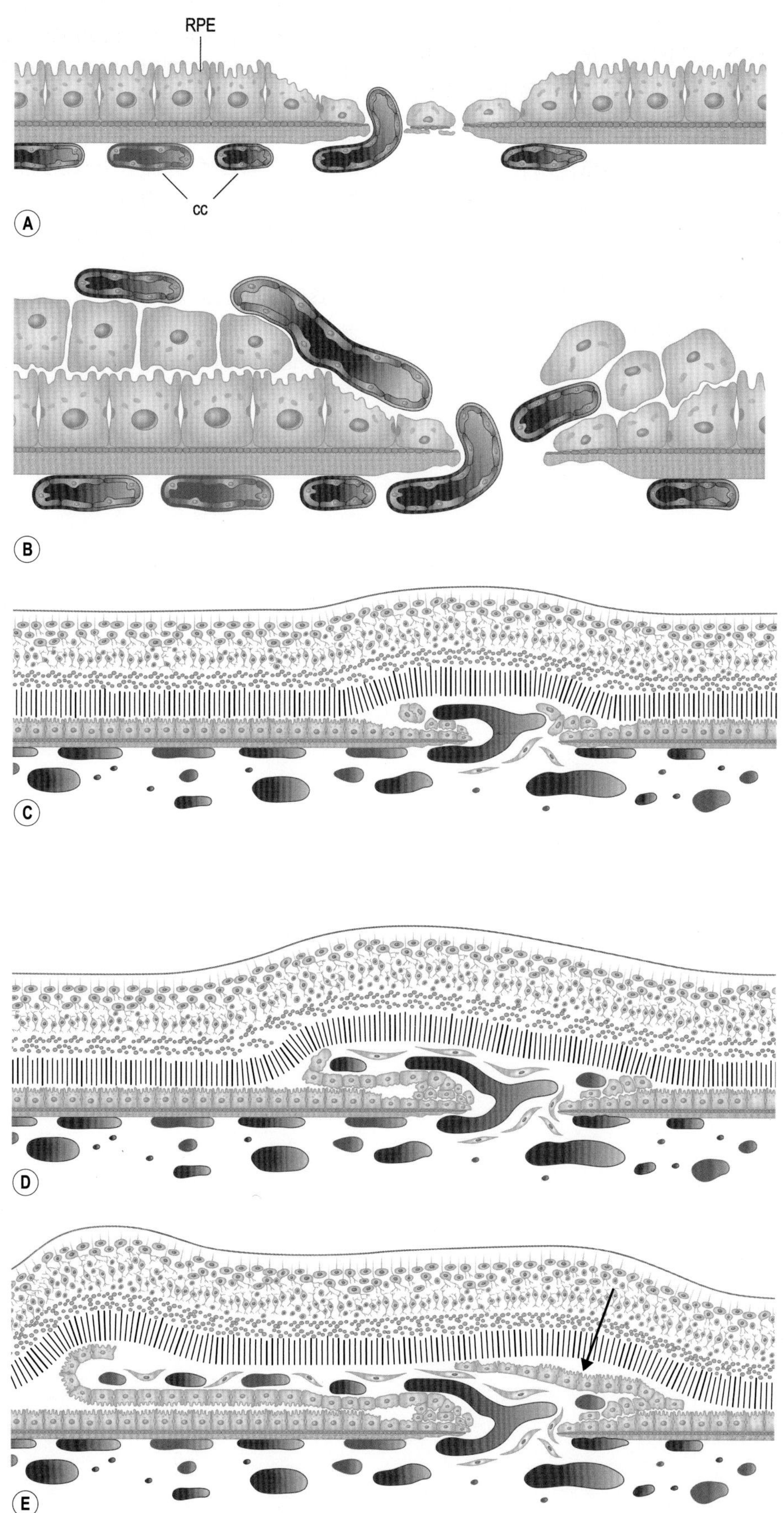

图 2.11

血管外蛋白质和水分增加，相关的慢性脉络膜充血（睫状体脉络膜水肿和脱离），会使RPE不能抵挡蛋白质和水进入视网膜下腔。最初，在生物显微镜或血管造影中可能发现不了任何RPE损伤的证据。通过RPE的蛋白质转运明显缓慢和广泛，以至于在大多数合并睫状体脉络膜视网膜脱离患眼中，无法看到造影中荧光素染料通过RPE的渗漏表现，至少在脱离的早期阶段不能。在长期脱离的患者中，晚期出现由RPE萎缩和RPE水平荧光素不规则染色所产生的高荧光（参见特发性葡萄膜渗漏的讨论，第3章）。

图 2.12　手术切除Ⅱ型视网膜下新生血管膜。
A：Ⅱ型新生血管膜延伸穿过 Bruch 膜中的缺陷（BM：箭头），其后表面被翻转的视网膜色素上皮细胞（RPE）黏附覆盖，并且松散地黏附于下面除外 Bruch 膜缺损部的原位 RPE 细胞，以及上覆的神经视网膜。cc，脉络膜毛细血管。
B 和 C：外科医师用钳子（开放箭头）抓住新生血管膜，其中包括用镊子抓住（开放箭头）黏附在其外表面的倒置 RPE，将其从起始点分离，并通过视网膜造孔术将其滑动取出。
D：这一方法使视网膜光感受器术后重新接近原位 RPE 细胞。有关Ⅱ型新生血管膜及其手术切除的眼底照片和显微照片，请参见图 3.52。将该图与Ⅰ型血管膜手术切除图（图 2.13）进行比较。

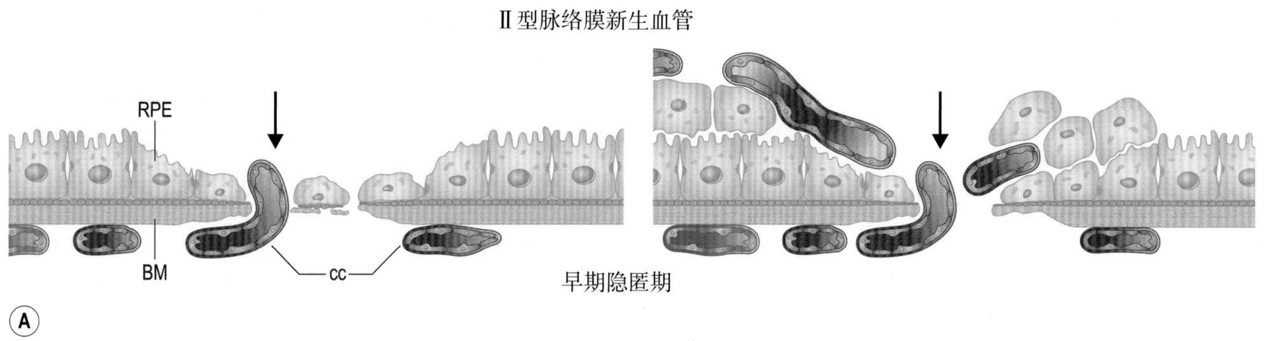

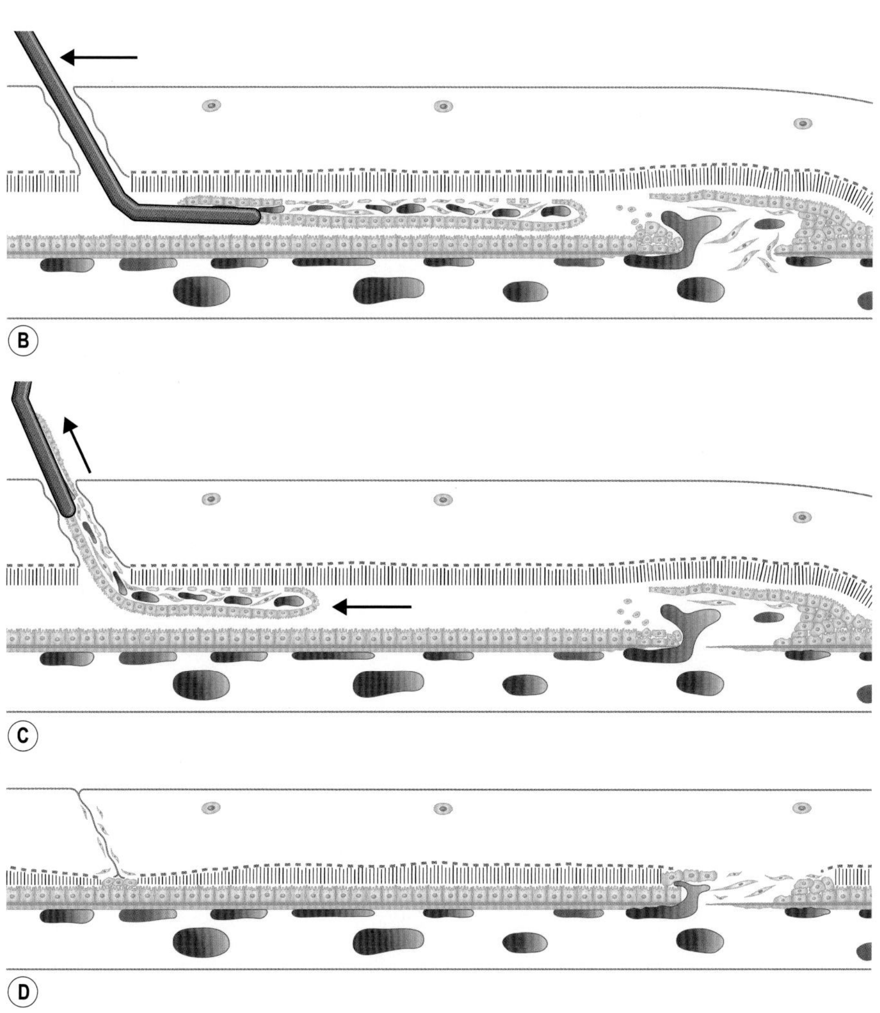

图 2.12

图 2.13 手术切除 I 型视网膜色素上皮（RPE）下新生血管膜。

A 和 B：I 型新生血管膜侵入并延伸穿过 Bruch 膜（箭头）在 RPE 下方。该膜松散地黏附在 Bruch 膜的内表面，但其前表面牢固地附着于原位 RPE，而 RPE 又松散地黏附于上覆的神经视网膜。

C：外科医师的镊子（开放箭头）通过视网膜造孔术伸入并抓住位于 RPE 下方并且牢固黏附于 RPE 上的新生血管膜。

D：通过视网膜造孔术去除新生血管膜和原位的 RPE 后，存活的视网膜光感受器细胞将位于 Bruch 膜的内表面，而该区域的视功能将丧失。

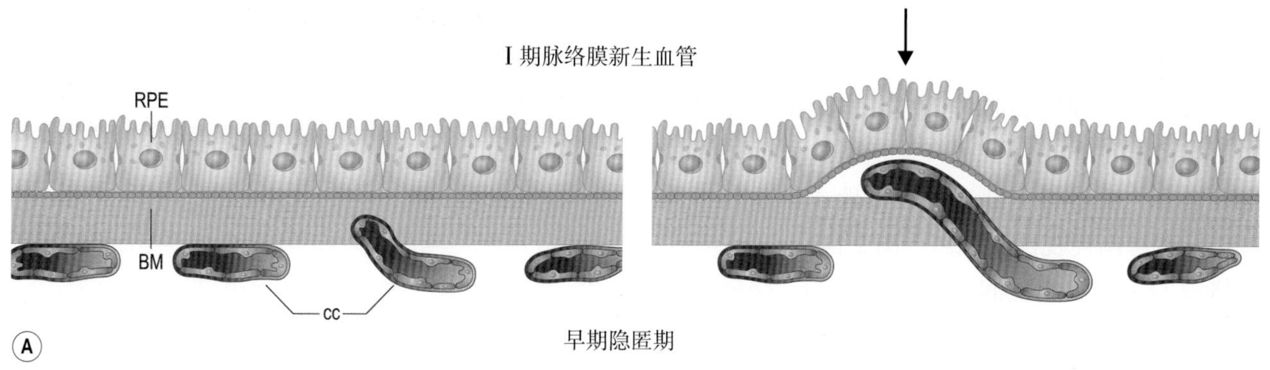

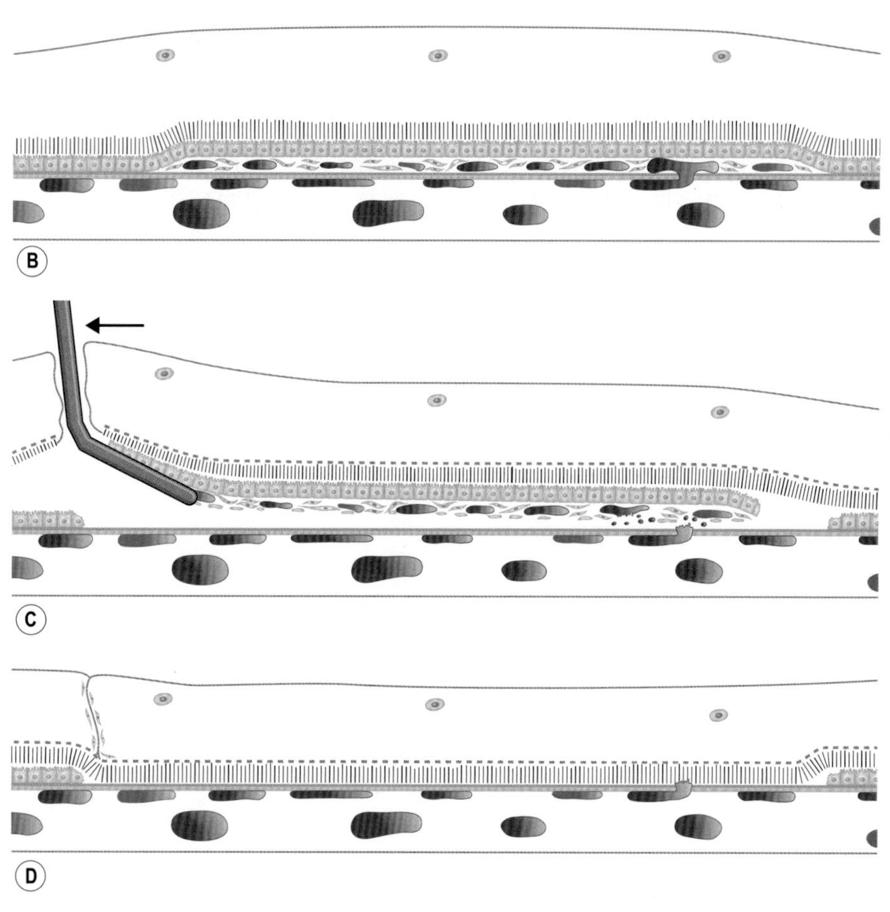

图 2.13

RPE 失活

RPE 血－视网膜外屏障破坏和渗出性视网膜脱离可由 RPE 的急性或慢性失活引起。对 RPE 的各种急性、炎症性、缺血性、毒性或创伤性损伤可能导致渗出性视网膜脱离（图 2.14）。这些包括：脉络膜的炎症细胞浸润（如 Harada 病、交感葡萄膜炎和后巩膜炎。图 11.27；图 11.28），脉络膜的肿瘤浸润[如黑色素瘤（图 14.12）、转移癌（图 14.30）及白血病（图 14.34）]，脉络膜毛细血管急性闭塞（如弥漫性血管内凝血病、急进性高血压），妊娠毒血症（图 3.59），胶原血管疾病（图 2.14），以及色素上皮的挫伤坏死（图 8.03）。荧光造影通常显示色素上皮细胞水平的多灶逐渐扩大的针尖样荧光素渗漏，以及晚期视网膜下渗出物染色。

有一些实验和临床证据表明 RPE 代谢的改变可能与视网膜毛细血管的结构和渗透性的变化有关[5-7]。用最小剂量的长波长激光照射 RPE 可使上覆的视网膜毛细血管床内皮产生增殖变化[6]。有些作者认为，双侧黄斑旁毛细血管扩张症、糖尿病视网膜病变和视网膜毯层营养不良患者的一些弥漫性视网膜水肿和外层视网膜荧光染色可能是由于血－视网膜屏障的改变引起的[8]。

图 2.14　视网膜色素上皮细胞（RPE）失活引起的浆液性视网膜脱离。

A~C：一名患有急性播散性系统性红斑狼疮的 14 岁女孩的浆液性黄斑脱离。请注意通过梗死的 RPE 到视网膜下渗出的多灶性荧光渗漏。

D：由脉络膜毛细血管的局灶性闭塞引起的 RPE 的局灶性梗死（箭头）。细黑点表示荧光素分子。BM，Bruch 膜；cc，脉络膜毛细血管。

E，F 和 G：Harada 病女性患者的脉络膜弥漫性肉芽肿浸润引起的浆液性视网膜脱离。请注意通过损伤的 RPE 形成的多个针尖点样荧光渗漏。

H：脉络膜炎症细胞（粗黑点）对 RPE（箭头）的多灶性损伤。

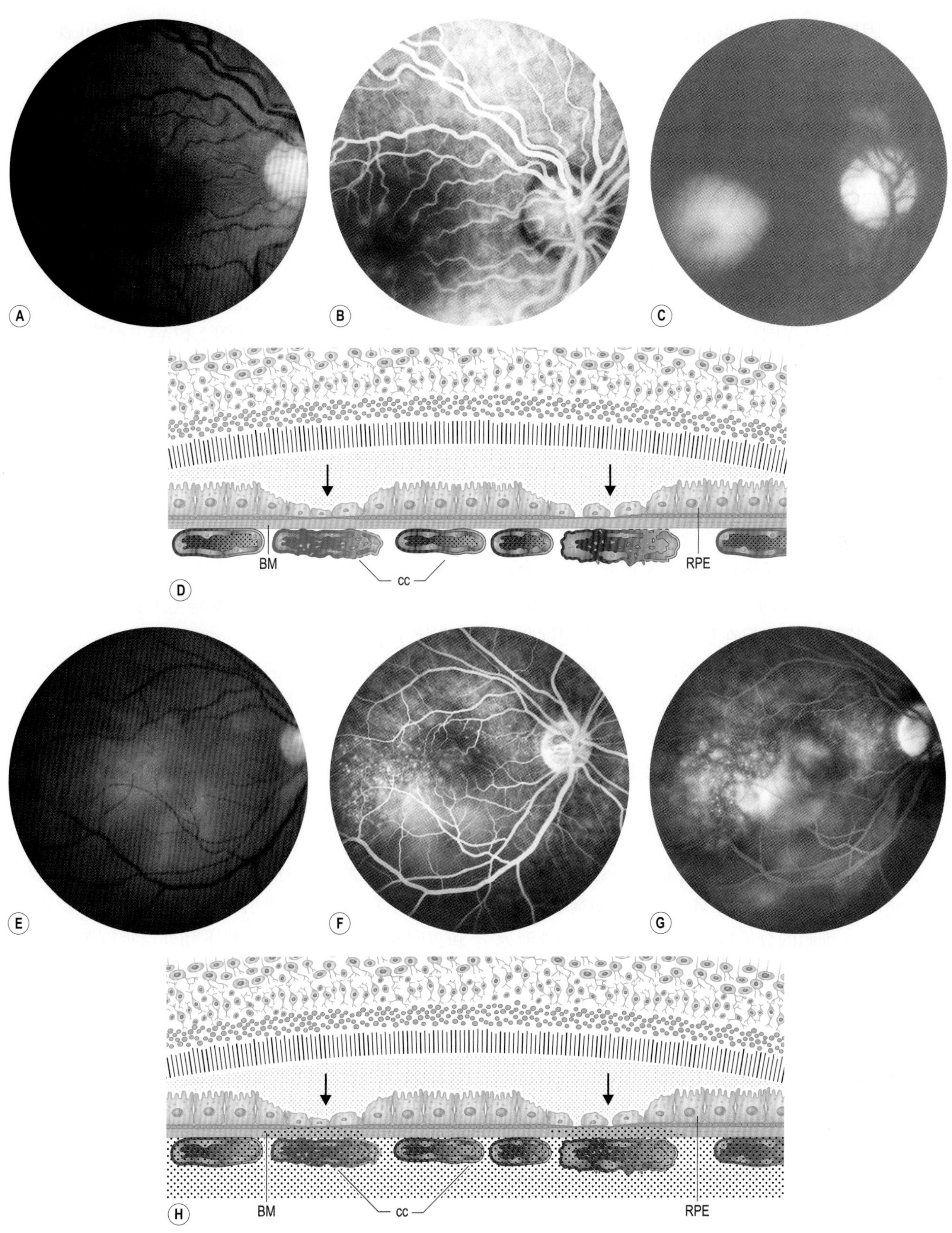

图 2.14

外界膜损伤及血视网膜外屏障失代偿引起的视网膜内渗出

视网膜细胞外间隙（包括视网膜下的内容物和体积）由视网膜血管内皮（血 － 视网膜内屏障）和 RPE（血 － 视网膜外屏障）调节。当 RPE 屏障破坏引起浆液性渗出性脱离时，例如特发性中心性浆液性脉络膜视网膜病变患者，视网膜外界膜（external limiting membrane，ELM）可能成为视网膜下渗出物进入视网膜的屏障（图 2.15A）。因此，这些患者的外层视网膜中，通过生物显微镜看不到囊样水肿。ELM 不是真正的膜，而是由紧密连接复合体系统组成，将 Müller 细胞与光感受器细胞内段（黏着小带）结合在一起。然而，如果视网膜脱离长期存在，将导致视网膜 -ELM 复合体的严重损伤，则伴随它们的大分子（包括蛋白质和水）可能积聚在上覆视网膜的细胞外间隙中，特别是在外丛状层中。在生物显微镜和荧光素血管造影中会观察到多囊性视网膜水肿（图 2.15B）。最初，染料来源于脉络膜循环，但在长时间脱离后，视网膜毛细血管可能会受损并导致染料渗漏到视网膜的细胞外间隙。这些变化在脉络膜血管瘤（图 14.15；图 14.16）上方和视网膜色素变性患者中常见。CNVM 延伸到无毛细血管区可破坏光感受器 -ELM 复合体从而引起囊样黄斑水肿（图 2.15C）。囊样黄斑水肿的发生是这些新生血管网延伸到中心凹下方的重要生物显微镜下影像特征。在无毛细血管区域容易发生这种情况的原因可能与 ELM 的结构相对薄弱有关，此处 Müller 细胞的数量较少以及与提供细胞外液返回血管内的视网膜血管缺乏有关。

当内皮损伤更严重时，大分子蛋白质和脂质逸出到细胞外间隙，渗出变得混浊（图 2.17）。血管外蛋白质通过色素上皮、脉络膜和巩膜进行转运。在毛细血管渗漏区域的外缘附近，蛋白质经巩膜转运，水分通过渗透压返回正常的视网膜和脉络膜血管中，从而导致渗出物中的黄色脂质部分沉淀在视网膜外层之下和内部，它通常在渗漏区域周围积聚成环状结构（环形渗出）（图 2.17A）。血管造影中，环内的视网膜内渗出物可被荧光素染色。黄色渗出物却不会被染色（图 2.17B 和 C）。由于环内渗出物混浊，其多囊分布的特性在生物显微镜和血管造影中不明显。视网膜毛细血管渗漏在自发性或激光光凝消退后，巨噬细胞通过吞噬作用去除脂质渗出物（参见第 6 章）。

图 2.15　视网膜外界膜（ELM-R）复合体阻止视网膜下渗出物迁移到视网膜中的屏障效应。
A：完整的视网膜 ELM-R 复合体，无视网膜水肿。
B：长期渗出性脱离导致 ELM-R 复合体破坏，囊样黄斑水肿和变性。
C：脉络膜新生血管引起的早期囊样黄斑水肿和 ELM-R 复合物的破坏。

血视网膜内屏障破坏导致的视网膜局部（盘状）渗出性脱离

受损视网膜血管的渗漏程度会十分严重，以至于渗出物穿过视网膜 -ELM 光感受器细胞复合体延伸进入视网膜下空间。在具有局部视网膜血管异常（例如，大动脉瘤和分支静脉阻塞）的患者中，继发性视网膜脱离局限于该异常的区域周围。在具有更广泛和严重的血管异常的患者中（例如，视网膜毛细血管扩张或毛细血管瘤）会累及周边视网膜，视网膜下富含脂质的渗出物由于缓慢重力累及黄斑和视网膜下方周边，视网膜下和外层视网膜内的黄色渗出物会在远离血管异常区广泛沉积。这种脂质残留物的大量积聚特别容易发生在黄斑区域，进而对视网膜造成严重的永久性损伤以及脉络膜新生血管形成（图 6.39A）。视网膜血管疾病引起的视网膜脱离患者，血管造影显示视网膜血管异常区域内的视网膜内荧光渗漏和该异常附近的视网膜下液的染色。

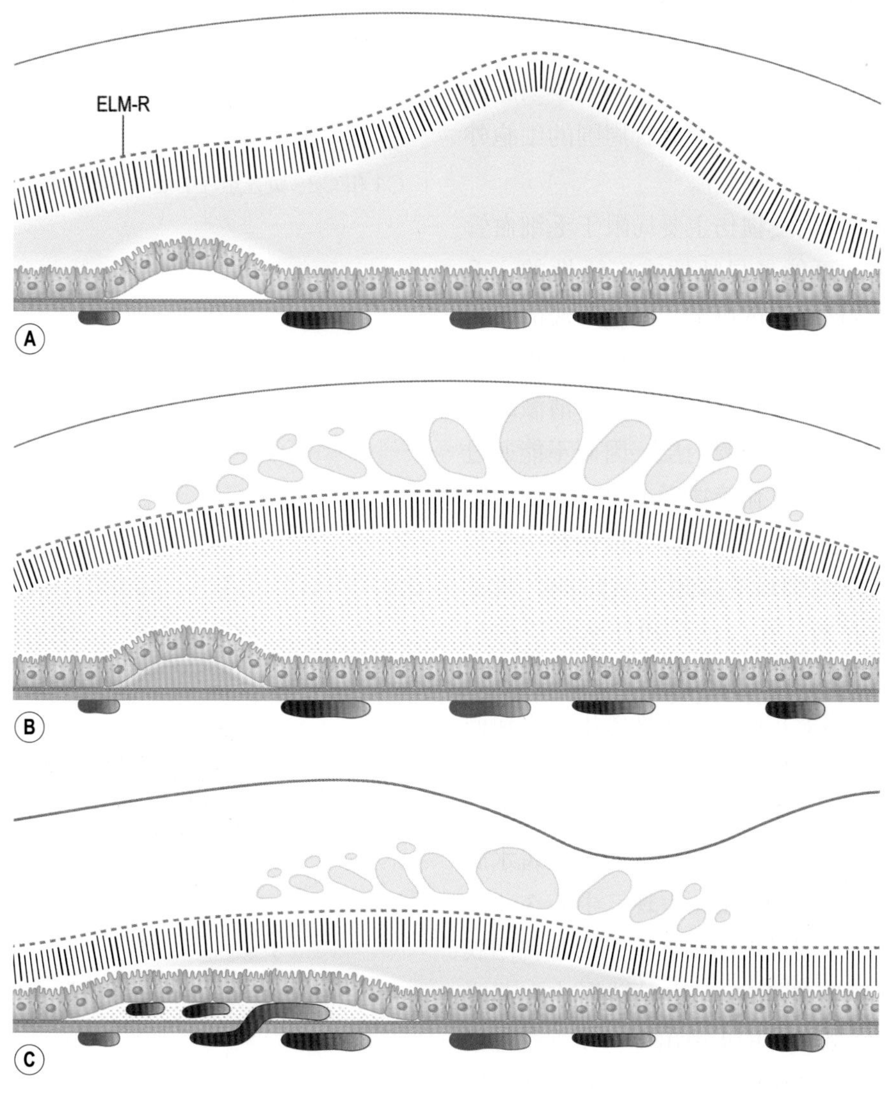

图 2.15

血视网膜内屏障损伤引起的视网膜内渗出

视网膜血管内皮的损伤可主要涉及动脉、静脉或毛细血管或三者的任何组合。当它局限于动脉或静脉时，渗出主要局限于这些大血管周围的细胞外间隙（例如，动脉炎或静脉炎）。

在许多疾病中，内皮损伤主要局限于毛细血管床。内皮代偿失调可能是局灶性或广泛性的。毛细血管内皮损伤的严重程度决定了细胞外液的组成和位置。如果失代偿是轻微的，只有相对较小的分子（包括小蛋白质）逃逸到细胞外空间，清澈的浆液性渗出物可能局限于视网膜内层，因而不能通过生物显微镜观察到，并且血管造影上表现为视网膜内层弥漫性轻度染色。如果毛细血管损伤是中等程度的，特别是如果毛细血管深层受到影响，浆液会向后和向侧方扩散，在内核层和外丛状层内积聚。在那里，由于缺乏水平细胞间连接因而允许细胞外间隙形成大的多囊扩张。多囊性渗出可以横向扩散，远离失代偿的内皮细胞部位。当累及黄斑中心附近的毛细血管时，生物显微镜下，Henle 外丛状层中细胞外空间的扩张引起典型的囊样黄斑水肿（cystoid macular edema，CME）表现。中心 3~4 个大的囊腔，围绕一系列进展的小囊腔，引起视网膜水肿和中心凹消失（图 2.16）。血管造影中，荧光素分子从受损的毛细血管中扩散出来，使细胞外浆液性渗出物着染，并产生荧光染色的星状图案（图 2.16）。被大的浆液渗出性囊腔挤压的 Henle 层，由于含有高浓度的叶黄素，这可能是生物显微镜下观察到的视网膜外层中央黄点，以及血管造影中明显无荧光中心星形存在的原因（图 2.16C1）。

图 2.16　无晶状体眼的囊样黄斑水肿。

A1 和 A2：中央黄斑增厚，伴有多个充满浆液性渗出物的囊腔。

B1 和 B2：早期中心凹旁视网膜毛细血管浆液性荧光素渗漏（点状）。

C1 和 C2：荧光素注射后 1 小时，视网膜内渗出完全着色。

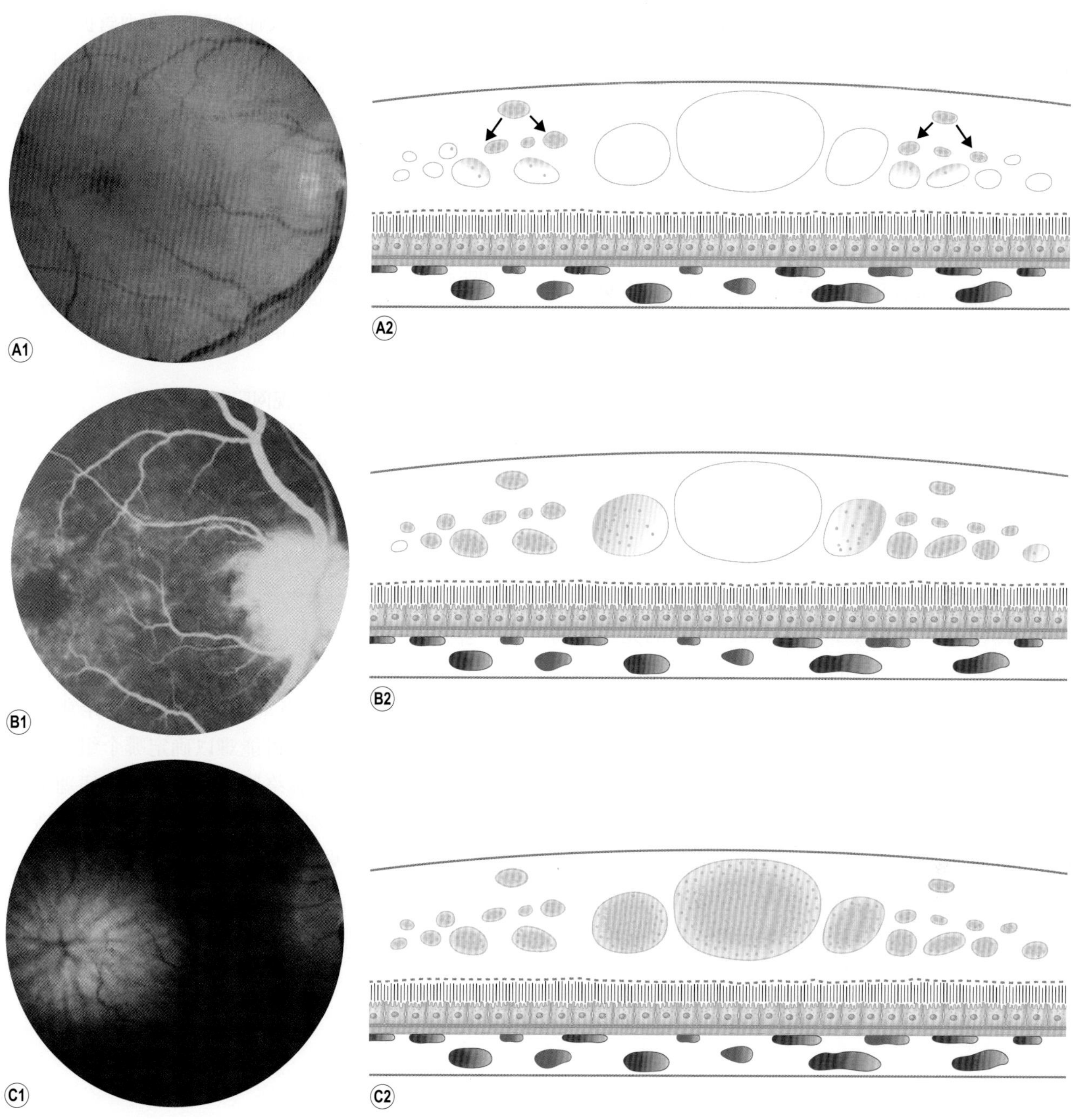

图 2.16

遮蔽正常视网膜和脉络膜荧光的病变

在造影中，任何干扰激发蓝光或发射黄绿光传送的病变都会表现出低荧光或无荧光。如果它位于视网膜血管前，它会遮盖视网膜和背景脉络膜荧光(图 2.18)。

与血管通透性改变无关的病变荧光

“假荧光”病变

当使用匹配不佳的激发和滤光片进行血管造影时，从眼底中任何白色或浅色非荧光病变的表面反射的蓝光可以漏过滤光片，并且在血管造影中显示有荧光。

反射荧光

即使精心匹配激发和滤光片，浅色的无荧光病灶也可能在血管造影的后期显示出荧光，因为荧光素钠产生的黄绿光经过它们表面的反射光通常会进入眼介质。

自发荧光病变

在注射荧光素之前，一些眼底病变在用蓝光激发时能够发射出黄绿光。这种“自发荧光”的实例是视神经乳头的钙化玻璃疣和大的脂褐素沉积物。

图 2.17 48 岁男性，先天性视网膜毛细血管扩张引起的环形黄斑病变伴有囊样黄斑水肿。
A~C：请注意血管造影上扩张的毛细血管和晚期在中央的多囊样染色图案，在毛细血管扩张区域外的脂质渗出物区域没有染色。
D：蛋白质（P）和富含脂质的渗出物（L）从受损的视网膜血管逸出到视网膜细胞外间隙并进入视网膜下。蛋白质分子通过脉络膜和巩膜进入巩膜外区。渗出物的水分被引流回脉络膜毛细血管和周围正常的视网膜血管。在渗出物脱水最明显的外围区域、视网膜内及视网膜下，脂质分子沉淀形成黄色渗出（粗点状）。

图 2.18 正常脉络膜和视网膜荧光被遮蔽。
A：视网膜下出血遮蔽了脉络膜荧光。
B：位于视网膜内界膜和神经纤维层之间的出血遮蔽了脉络膜和视网膜荧光。

结论

虽然为了分析和指导的目的，不同的病理性荧光被分开论述，但读者应该认识到多个异常经常会一起出现，并且有时可能难以确定哪个组成部分最主要。此外，对于脉络膜视网膜疾病的病理生理学，我们仍然有很多需要学习，而且目前血管造影解释中使用的一些概念可能将来被证明是错误的。尽管如此，这些指南应该可以帮助读者探索本书的其他部分，并且帮助解读患者的血管造影。

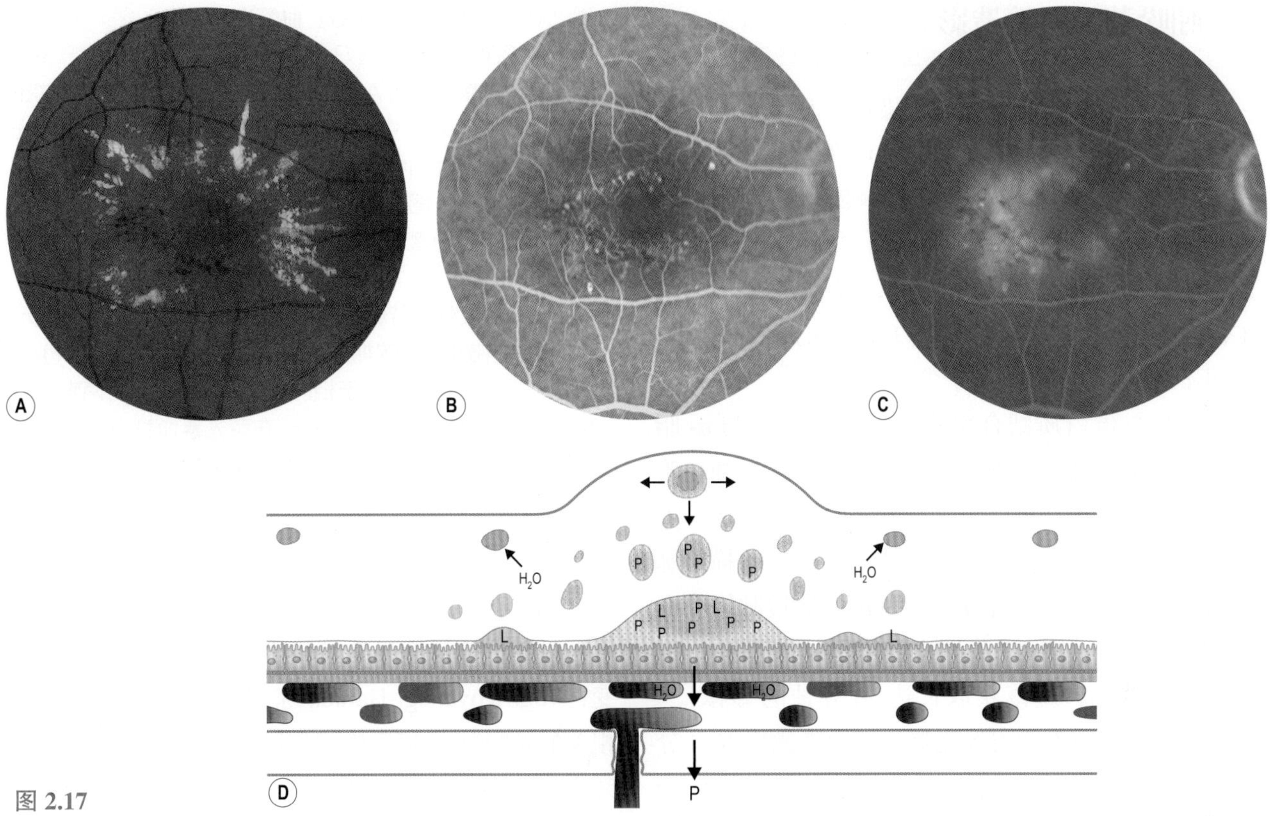

图 2.17

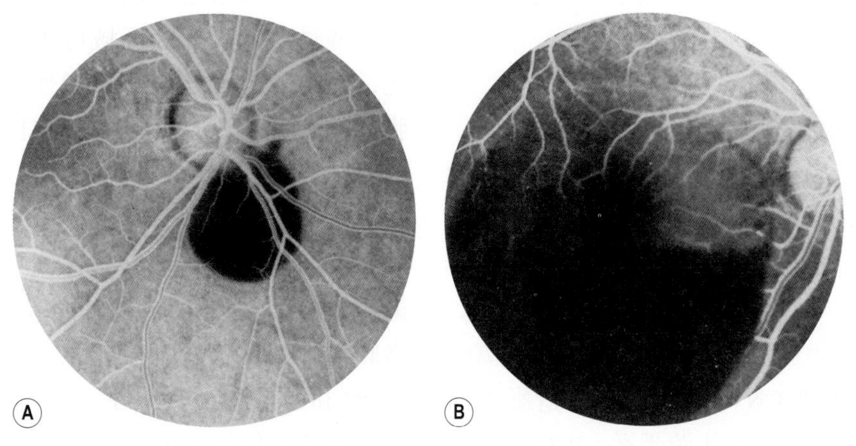

图 2.18

吲哚菁绿血管造影

ICG 是一种水溶性三碳菁染料，具有亲水和亲脂特性。它吸收 790~805 nm 近红外范围内的光。它发射的光在 770~880 nm 内，峰值发射波长为 835 nm。RPE 和脉络膜吸收 60%~75% 在荧光血管造影中使用的蓝绿光（500 nm），仅吸收 20%~38% ICG 血管造影中的近红外光（800 nm）；因此 ICG 可用于观察 RPE 下的结构[9]。

ICG 与蛋白质结合率为 98%，主要是与 α- 脂蛋白等球蛋白结合，染料较少通过脉络膜毛细血管的窗孔逸出，因此可以对脉络膜血管进行成像，不像荧光素快速逸出至血管外间隙，从而妨碍描绘脉络膜解剖结构[10-14]。然而，一些 ICG 通过脉络膜血管缓慢扩散，在约 12 分钟内着染脉络膜基质。在 ICG 造影期间，应该获取长达 30 分钟的影像[15]。数字成像系统具有激发滤光器，仅允许激发 ICG 分子的近红外光通过，并且通过阻挡波长低于 825 nm 的屏障滤光片捕获发射光，从而仅获取来自 ICG 染料的受激发射光。使用扫描激光检眼镜的实时、广角、数字减影和高速血管造影都是可能的。

ICG 含有少量碘，对碘过敏者必须谨慎。与荧光素造影相比，恶心、呕吐和荨麻疹不常见。ICG 以 25 mg 干粉包装，并用 5 mL 无菌注射用水重新配制。

ICG 血管造影解读的原理

荧光素血管造影仍然是评估大多数视网膜和脉络膜视网膜疾病的主要依据。ICG 血管造影在某些情况下发挥作用。依据目前的技术和知识，ICG 血管造影特别用于：①鉴别息肉状脉络膜血管病变。②隐匿性脉络膜新生血管。③伴有色素上皮脱离的新生血管。④复发性 CNVM。ICG 血管造影可描绘这些病灶清晰的边界，优于荧光素。ICG 指导诊断或治疗：如确定年龄相关性黄斑变性中的滋养血管，CNVM，慢性中心性浆液性视网膜病变，多发性一过性白点综合征，急性多灶性鳞状色素上皮病变，Vogt-Koyanagi-Harada 综合征，与血管样条纹相关的黄斑病变和鸟枪弹样脉络膜视网膜病变。荧光素血管造影在大多数这些条件下足以做出诊断；ICG 有助于确证一些其他的表现[16]。

原理图解释类似于荧光血管造影，相对于拟定的正常荧光的周围，具有高荧光和低荧光表现（图 2.19）。低荧光可以来自厚的血液或黑色素的遮蔽荧光，或者由于血管充盈缺损。与荧光素血管造影相似，解读必须通过回顾不同时间点的图像，因为一些最初低荧光的区域可能会在晚期变成高荧光，例如隐匿性 CNVM 和慢性中心性浆液性脉络膜视网膜病变的斑块状染色（图 2.19G~I）。在其他情况下，早期图像中看到的高荧光可能在后期变为等荧光或低荧光，如脉络膜血管瘤的“刷空”现象。浆液性 RPE 脱离的造影晚期，可以看到 ICG 染料的积存。此外，在高速的造影图上可以看到脉络膜血管的某些解剖学变化，如息肉样血管（图 2.19C 和 D）和 CNVM 的滋养血管。在动脉缺血性视神经病变中可以看到闭塞或缺失的脉络膜血管区域。单个示例将在本书的各个章节中出现时进行描述。

图 2.19 吲哚菁绿（ICG）血管造影。
A~E：32 岁非洲裔美国妇女的左眼眼底，患有双眼息肉状脉络膜血管病变（图 A）。请注意视盘旁和中心凹颞侧的橘红色结节（箭头）。中心凹旁可见一个小的盘状荧光。荧光血管造影和 ICG 的中期描绘出了息肉样病灶（图 B~ 图 D）。自发荧光成像（图 E）显示低自发荧光，荧光血管造影显示对应于中心凹瘢痕的透见缺损。息肉病灶的轮廓在自发荧光中可见。
F~L：55 岁女性，黄斑浆液性脱离（图 F）。早期 ICG 显示个别的脉络膜血管和晚期热点以及鼻侧边缘（图 G~ 图 I）染色。荧光血管造影也显示相同区域的染色，尽管两者中的染色图案不同（图 J 和图 K）。在荧光素血管造影和 ICG 上的病变显示低自发荧光；然而，黄斑中的蛋白质性 SRF 显示出高自发荧光（图 L）。

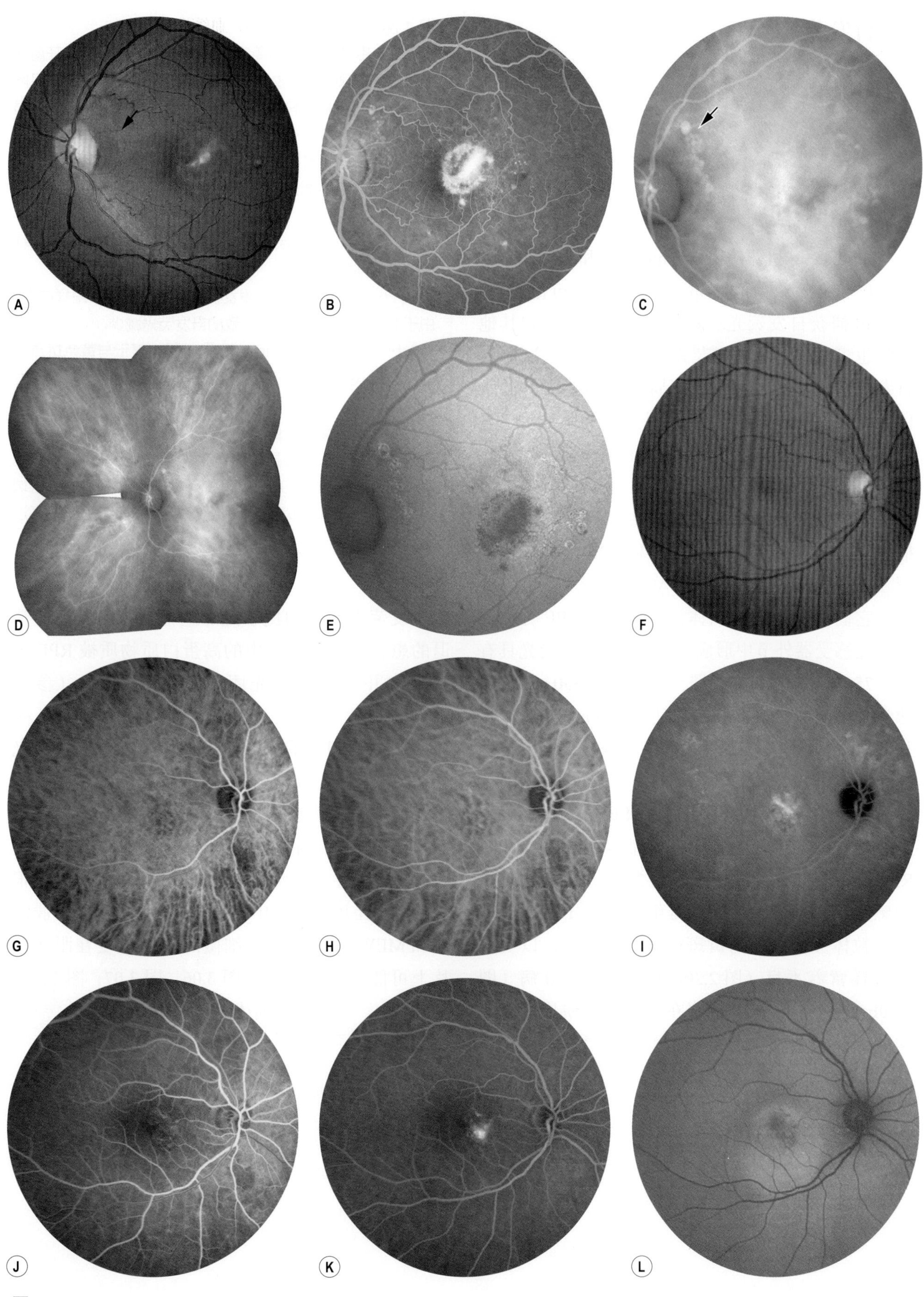

图 2.19

自发荧光

脂褐素是一种在被蓝光或紫外线激发时自发荧光的色素。随着时间的推移，脂褐素和黑色素脂褐素在 RPE 中沉积，构成视网膜背景自发荧光[17-20]。在某些疾病状态中，自发荧光的增加或减少，可以通过自发荧光成像来呈现。

Heidelberg 机器使用 488 nm 激发和屏障滤光片捕获自发荧光。然而，Topcon 使用 512 nm 激发光，488 nm 捕获自发荧光。除了脂褐素，A2E 和其他产物也可以表现出自发荧光[21-23]。需要记住的是，自发荧光可以被日益硬化的晶状体核所掩盖。晶状体可以吸收一部分蓝色波长的光，从而降低对色素上皮水平的自发荧光物质的激发和对返回自发荧光的捕获。

扫描激光检眼镜和视频眼底照相机都可用于捕获自发荧光图像。除脂褐素和 A2E 之外的荧光团是异 -A2E，A2-PE-H2，A2PE 和 A2- 视紫红质，它们都是 A2E 的前体，并且在被 RPE 吞噬之前在光感受器外节中形成[22, 24-26]。脂褐素荧光具有 400~750 nm 更宽的发射带，因此具有 550 nm 激发滤光片的视频眼底照相机比使用 488 nm 激发滤光片的 Heidelberg 扫描激光检眼镜可获得更多的自发荧光。

自发荧光增加的常见病症有 Stargardt 病 / 眼底黄色斑点症，RPE 细胞没有萎缩（图 2.20I 和 J），RPE 围绕在萎缩区域周围（图 2.20），RPE 围绕在光感受器破坏区域，如视锥细胞营养不良中、邻近线粒体突变相关的黄斑病变萎缩区域，以及在图形样营养不良（图 2.20C 和 D）和 Best 病（图 2.20E 和 F）中，RPE 围绕在卵黄样物质周围。其他自发荧光增加的例子是那些葡萄膜渗漏已经消退的患者，原来积液中的高蛋白质物质被 RPE 重新吸收并且载有荧光团（图 2.20A 和 B）（参见第 3 章）。

在 RPE 损失的区域自发荧光减少，自发荧光成像尤其有用。这有利于地图样萎缩的患者（图 2.20J 和 L），其自发荧光成像的对比度比彩色眼底照片更加明显，并且有助于准确监测进展，特别是在年龄相关性黄斑变性和 Stargardt 病中。另一个很好的例子是患有慢性中心性浆液性脉络膜视网膜病变和 MEWDS 的患者，细微的 RPE 改变在眼底照片上可能不容易看到（图 3.06；图 3.07；图 11.15；图 11.16）。各章节中描述了几个例子。

图 2.20 自发荧光。

A 和 B：患有特发性葡萄膜渗漏的患者在行后巩膜开窗术后，显示 SRF 的吸收与充满所吸收蛋白质的丰满的视网膜色素上皮细胞（RPE），脂褐素和细胞内色素的重组显示自发荧光增加。

C 和 D：局灶性增加的自发荧光对应于患者的卵黄样改变，如孤立性卵黄样图形营养不良或成人发病的黄斑营养不良的患者。

E 和 F：一名患有 Best 病的 6 岁女孩，眼底表现为卵黄样脱离的超强自发荧光。

G 和 H：氯喹中毒的 52 岁女性，黄斑卵圆形牛眼样改变，由于 RPE 细胞的破坏而导致的自发荧光减少。

I 和 J：40 岁男性，Stargardt 病，眼底显示与黄色斑点对应的自发荧光增加，对应于 RPE 萎缩和丢失区域的自发荧光减少。

K 和 L：58 岁女性，自发荧光成像清楚地显示了脉络膜视网膜萎缩性斑块的明显边缘，在彩色照片上并不明显，她可能患有非 X 连锁的无脉络膜症。请注意在中间插入区域中自发荧光增加的斑点，表明残存的 RPE 细胞摄取了过量的脂褐素。

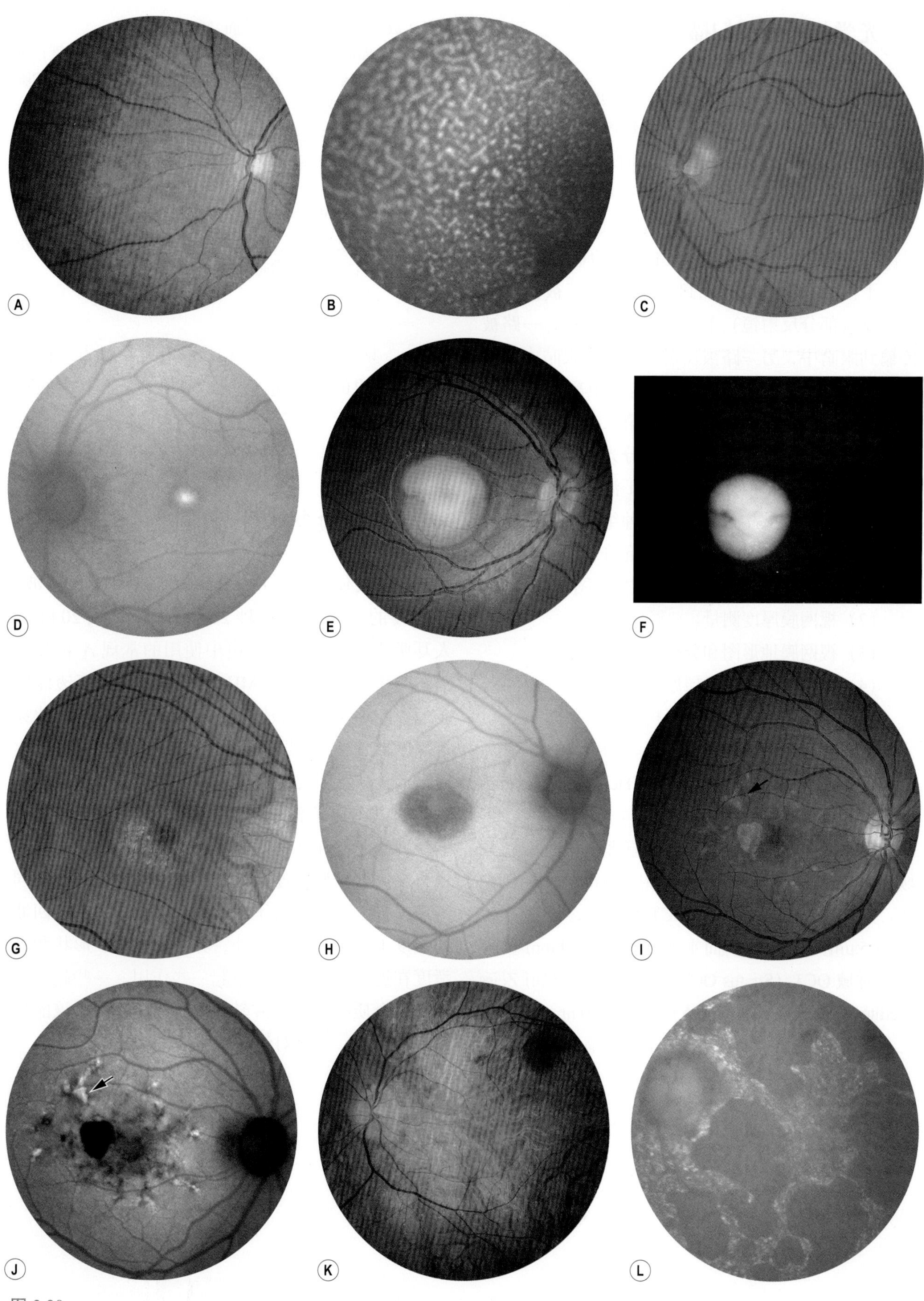

图 2.20

光学相干断层扫描

眼部光学相干断层扫描（optical coherence tomography，OCT）测量回波时间延迟和回波反射光或散射光的强度。它提供眼睛的实时高分辨率横截面图像，这样可以识别形态变化，并提供轮廓信息和厚度测量。其原理类似于超声波，但它使用的是光而不是声音。低相干干涉测量是 OCT 测量的基础[27-29]。

干涉仪具有 800 nm 的激光光源，其被投射到分光器（部分反射镜）上，将光分成两路，一路被传输到眼睛中，另一路被反射。透射到眼睛中的光从各种眼内结构反射，基于它们的距离和厚度不同，以多个回波反射回分光器。第二光束从放置在已知空间位置的参考镜反射回到分光器，在那里它与从眼内结构反射的光束组合。干涉仪可以精确地解析反射光的回波构成，以对各种组织结构的距离和厚度进行高分辨率测量。OCT 允许：

（1）视网膜和脉络膜各层的成像（图 2.21A~F）。

（2）视网膜厚度测量。

（3）视网膜地形图和分析。

（4）视网膜神经纤维层厚度测量。

（5）视网膜神经纤维层分析。

（6）视神经乳头成像和分析。

（7）增强深度的脉络膜成像（Heidelberg Spectralis OCT）。

目前使用 OCT 成像有两个原理——时域和频域。频域（SD-SLO/OCT）使用 840 nm 二极管光源，执行 256 次连续平行 OCT B 扫描，轴向分辨率为 5 μm，在横向平面上覆盖 9 mm × 9 mm 黄斑区。时域 OCT（Stratus OCT，版本 4.0.1，Carl Zeiss Meditec，Dublin，CA，USA）使用 810 nm 波长的二极管源进行 6 个连续放射向 B 扫描，分辨率为 10 μm。频域与时域成像相比具有几个优点，因为它具有更快的采集速度（快 50 倍，从而减少眼球运动造成的运动伪迹），扫描更大的区域，具有更高的分辨率，并且每次都可以重现相同的参考点。

图 2.21 光学相干断层扫描（OCT）。
A 和 B：猫抓病患者，视盘水肿伴有表面扩张的血管，并且有黄斑星状渗出。OCT 显示混浊的视网膜下液和视网膜内外丛状层中脂质（箭头）。
C 和 D：氯喹中毒患者的牛眼样黄斑病变。相应的 OCT 显示光感受器破坏和在中心凹处内节 / 外节（IS/OS）连接丢失。
E 和 F：右眼隐匿性脉络膜新生血管患者，继发血管性视网膜色素上皮（RPE）脱离。Stratus（时域）OCT 显示抬高的 RPE 和邻近的视网膜下液（SRF）（箭头）。

超声波检查

超声波使用由介质中的粒子振荡产生的声波。超声波的频率大于每秒 20 000 次振荡或 20 kHz，人耳听不到它。眼科超声中使用的常规 A 和 B 扫描，频率范围为 8~10 MHz。频率越高，穿透深度越短。超声生物显微镜使用 50 MHz 探头，因此穿透深度低并且仅限于眼前段。声波的速度取决于它通过的介质；因此，通过水、玻璃体、硅油或固体物质的声波具有不同的速度。介质越致密，传播越慢，因此声波在实体肿瘤中比液态玻璃体中传播得快。在两个介质的连接处产生的声学界面具有不同的声阻抗。声波相对于界面的入射角在决定返回波的强度上是重要的。此外，界面的大小、形状和平滑度在返回声波的特征中起一些作用。一些超声波在通过介质时被吸收并转化为热量；然而，该能量是非常低的，并且对组织没有损害。

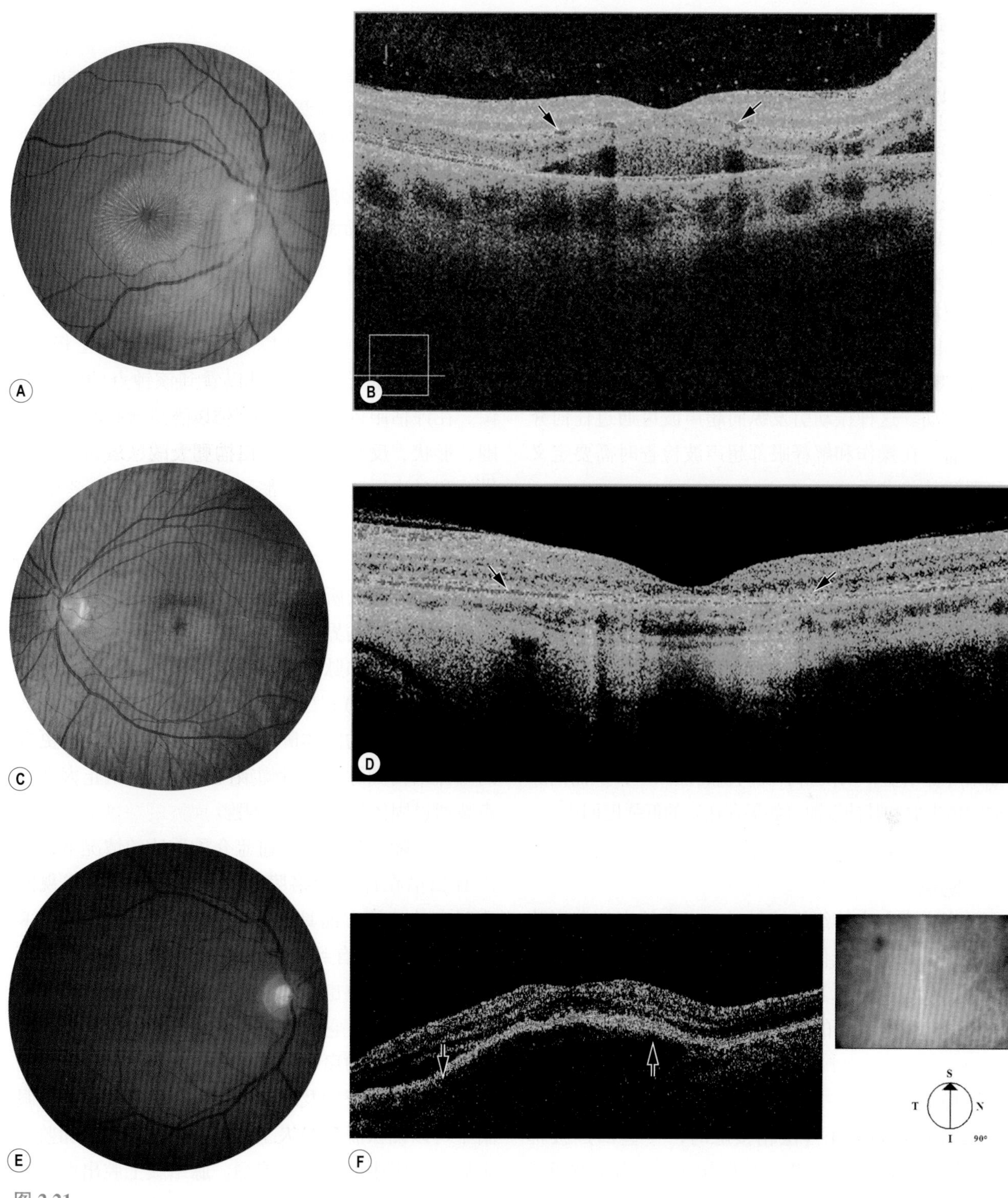

图 2.21

两位美国眼科医师——Mundt 和 Hughes 于 1956 年首次在眼科中使用波幅模式（A 扫描）超声评估了眼内肿瘤[30]。1958 年，Baum 和 Greenwood 开发出第一种用于眼科的二维浸入式亮度模式（B 扫描）超声波图[31, 32]。20 世纪 60 年代后期，Coleman 和 Weininger 开发出第一台商用浸入式 B 扫描眼科仪器[33]。Bronson 推出了接触式 B 扫描机[34, 35]。

图 2.21（续）。
超声检查（USG）。
G：眼后段的正常超声 B 扫描。视神经通常是无回声的。
H~J：脉络膜血管瘤患者眼底一橙色隆起灶。B 扫描显示具有光滑轮廓的实体肿块。肿块的 A 扫描显示肿块内部的高反射。
K 和 L：视网膜脱离患者的 B 扫描（图 K）和在 A 扫描上的单个尖峰，表示脱离的视网膜（图 L）。

仪器和技术

换能器探头有产生回波的结构。一块电子晶体放置在探头的表面附近，并在受到电能刺激时经历机械振动。这种振动引发纵向超声波可通过任何介质传播。在操作和解释眼部超声波检查时需要定义和理解某些术语。

增益

所有超声仪器都被创建为可以调节回波信号的放大。增益以分贝为单位测量，代表超声强度的相对单位。调整增益不会改变传感器发出的能量；但是，它会改变屏幕上显示的返回回声的强度。增益越高，仪器显示较弱回声的能力越大，例如玻璃体混浊。相反，如果降低增益，则仅显示视网膜的强回声，从而消除玻璃体出血和其他混浊（如果存在）的低强度回声。

阴影

当声束与实体组织接触时，光束的大部分回波被反射回来并且仅传输少量的光束。这会在实体界面后面形成阴影。当声波与钙或骨等高密度物质相遇时，阴影是显著的。

衰减

当声波与实体占位相接触时，一些回声被抑制，这在脉络膜黑色素瘤中尤为明显，当声波通过肿瘤时反射回波强度下跌。

操作良好的超声 B 扫描的重要步骤基于以下内容。

B 扫描探针方向

基本方向是轴向、纵向和横向。超声波探头在 12 点钟位置有一个标记，表示显示图像的上极点。转换此线至特定的钟点可以看到该钟点的轴向图像。在评估眼内病变时，评估以下成分：位置、范围、形状、反射性、内部结构和衰减、运动后血管供给和对流运动。

反射性

反射性测量所有检测到的病变的反射特性。根据病变内存在的界面数量，反射性是变化的。具有多个界面，例如脉络膜血管瘤，显示出内部高反射性（图 2.21H~J）。当声波穿过致密病变时，诸如脉络膜黑色素瘤的固体肿块会降低内部反射性。更多的固体结构如脉络膜骨瘤或金属异物会阻止大部分声波通过固体结构而产生阴影。

白内障或玻璃体出血等介质混浊的情况下，超声 B 扫描在评估脉络膜肿瘤、脉络膜骨瘤或视网膜脱离的特征方面具有无可估量的价值（图 2.21K 和 L）。它对于有致密玻璃体出血患者的视网膜撕裂的存在或定位也是非常有价值的。如果玻璃体出血遮蔽了眼底，它可以定位眼内异物。在患有外伤性玻璃体出血的患者中可以看到玻璃体后分离的开始或存在，以帮助及时进行外科手术。在创伤的眼睛中可以确认脱位的人工晶状体，可以评估和监测术后青光眼中的脉络膜渗漏。脉络膜上腔出血几天后，其中的血液液化有助于及时引流脉络膜上腔血液。可以在患有葡萄膜渗漏和脉络膜炎症如 Vogt-Koyanagi-Harada 综合征和交感性眼炎的患者中评估脉络膜增厚情况。可以评估睫状体内和周围任何肿块的存在。

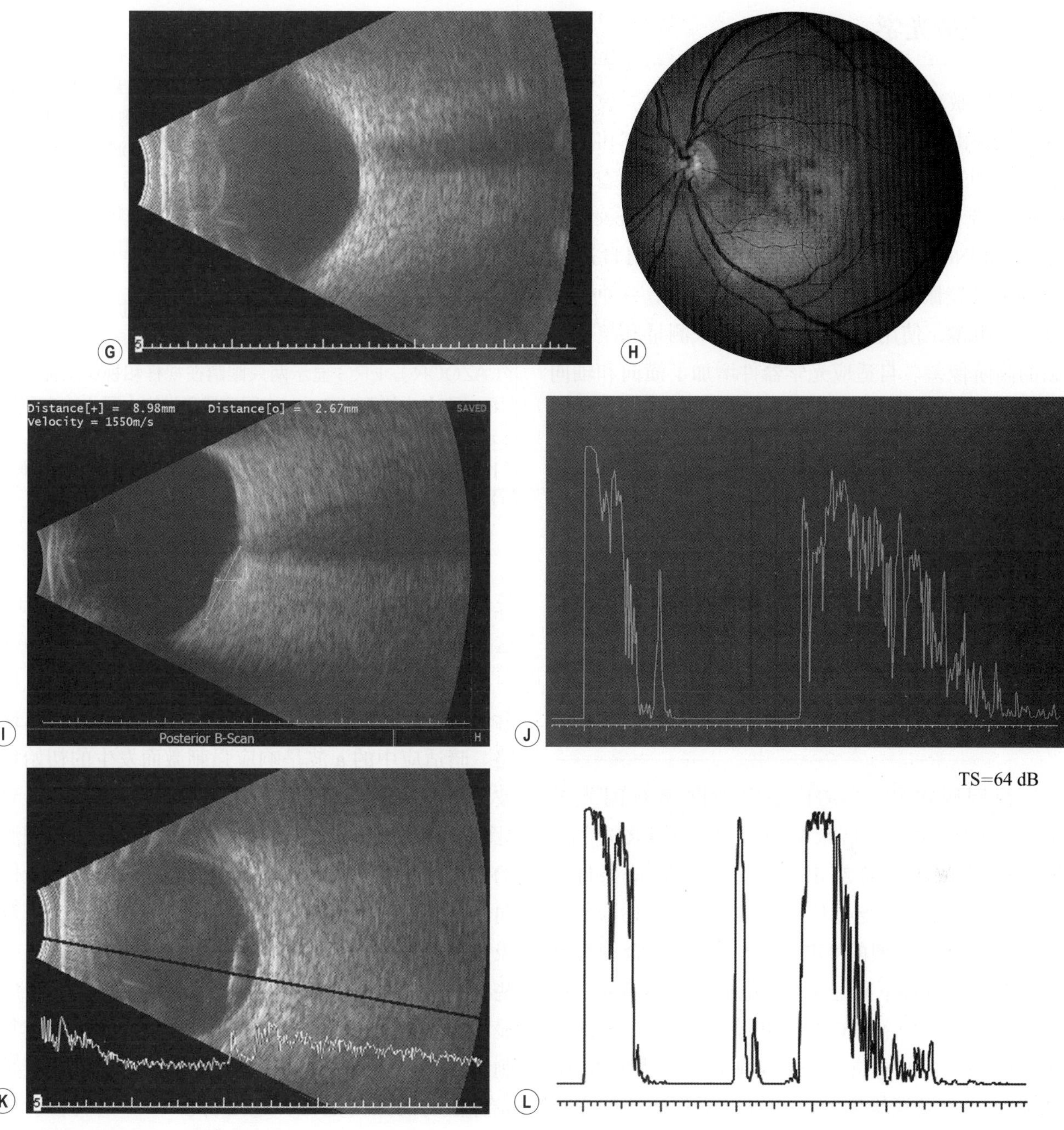
Distance[+] = 8.98mm
Distance[o] = 2.67mm
Velocity = 1550m/s
SAVED
Posterior B-Scan
TS=64 dB

图 2.21（续）

自适应光学

扫描激光检眼镜允许微观观察活组织。该系统必须克服由于泪膜、角膜、晶状体的折射率和其他结构造成的几种像差以及眼睛的各种调节状态，以便能够获得视网膜结构的清晰图像。Babcock[36]，Hubin 和 Noethe[37]，以及 Liang[38] 等，使用自适应光学来补偿眼睛的单色像差。AOSLO 是一种扫描激光检眼镜，使用自适应光学系统来测量和校正人眼的高阶像差。自适应光学器件增加了横向和轴向分辨率，允许体内视网膜组织的轴向扫描。该仪器可以用来观察感光细胞、神经纤维和视网膜毛细血管内细胞的运动 [39]。中央 10°~12° 的视锥细胞嵌合体可以在中心凹成像 [40]，并且将其与高分辨率频域 OCT 获得的图像组合可以有助于检测光感受器细胞变化，以及了解它们在进行性黄斑营养不良中随时间的损失情况 [41, 42]。

视网膜电图

视网膜电图（ERG）是由视网膜对闪光响应产生的电位。在临床中进行的标准 ERG 检测：① ERG 至弱闪光或 24 dB 闪光，在暗适应条件下进行，测量视杆细胞电位。②接着是在暗适应状态下，进行非常强烈的 0 dB 闪光，测量混合视杆和视锥功能。③接下来记录振荡电位。④患者明适应约 10 分钟，然后 ERG 以 0 dB 强烈闪光，以测量视锥细胞产生的电位。⑤重复刺激——使用 30 Hz 闪光反复刺激视锥细胞以获得对超刺激的明视反应。ERG 的特殊类型包括：多焦 ERG（mfERG）、局部 ERG 和图形 ERG。

技术

要求患者坐在 Ganzfeld 半球前。将接触镜放置在两角膜上，并将地电极放置在耳朵上。通常在测试之前，患者需暗适应 20~30 分钟。在某些情况下，例如对于静止性夜盲患者，暗适应时间应更长。在暗适应状态下，使用 24 dB 明视闪光或蓝光；这是一个刺激视杆细胞的弱闪光（图 2.22A 和 F）。

a 波的起源主要与光感受器细胞相关，但也包含光感受器后的组分，主要来源于视网膜的传出通路。暗适应中的 a 波是响应强刺激而发生的初始负波。只有在同时测试视杆和视锥功能时才会看到（图 2.22B 和 G）。来自视锥的 a 波仅在使用强刺激的明适应状态下发生。当光感受器电位从光感受体向内传导通过内部视网膜时，产生 b 波。b 波由双极细胞的去极化活动产生（图 2.22B 和 G）。有一些视锥功能障碍的患者可能会在单闪光明视记录中显示出足够的振幅（图 2.22D 和 H）。但是，重复刺激时（图 2.22E 和 I），振幅可能会下降。b 波是光补偿时的正向电位，这是明视 ERG 的特征。在先天性静止性夜盲症患者中的特征性的负性 b 波是由于光感受器产生的电位向前传导不良。

振荡电位是对强刺激产生的一系列高频、低振幅波，叠加在 b 波上。是在明、暗适应条件下视锥和视杆均有参与的信号（图 2.22C）。由一次闪光引起的振荡电位的数量在 4~10。

振荡电位是由于神经元相互作用和反馈环以及无长突细胞的内在膜特性而产生。

图 2.22 **视网膜电图**（ERG）。
A~E：65 岁女性患者的正常 ERG 记录。在暗适应状态下，暗光（24 dB）刺激视杆细胞并被测量为 b 波（图 A）。在暗适应状态下更强的闪光（0 dB）刺激视杆和视锥产生更大的 a（第一负）波和 b（第一正）波（图 B）。接下来记录振荡电位（OP）（图 C）。在明适应状态下，强闪光（0 dB）仅刺激视锥产生 a 波和 b 波（图 D）。通过 30 Hz 闪烁光连续刺激视锥产生几个负波和正波；仅 b 波振幅被测量和解读（图 E）。
F~K：34 岁女性，左眼闪光感伴有迅速扩大的颞侧视野缺损，被诊断为急性区域性隐匿性外层视网膜病变（AZOOR）。ERG 显示两只眼睛在视杆和视锥功能（图 F~ 图 I）中的不对称性。右眼底是正常的（图 J），左侧显示视盘周围视网膜色素上皮萎缩，与扩大的生理盲点（图 K）对应。由于视盘周围光感受器细胞的丢失或功能障碍，左眼的 ERG 幅度低于右眼。

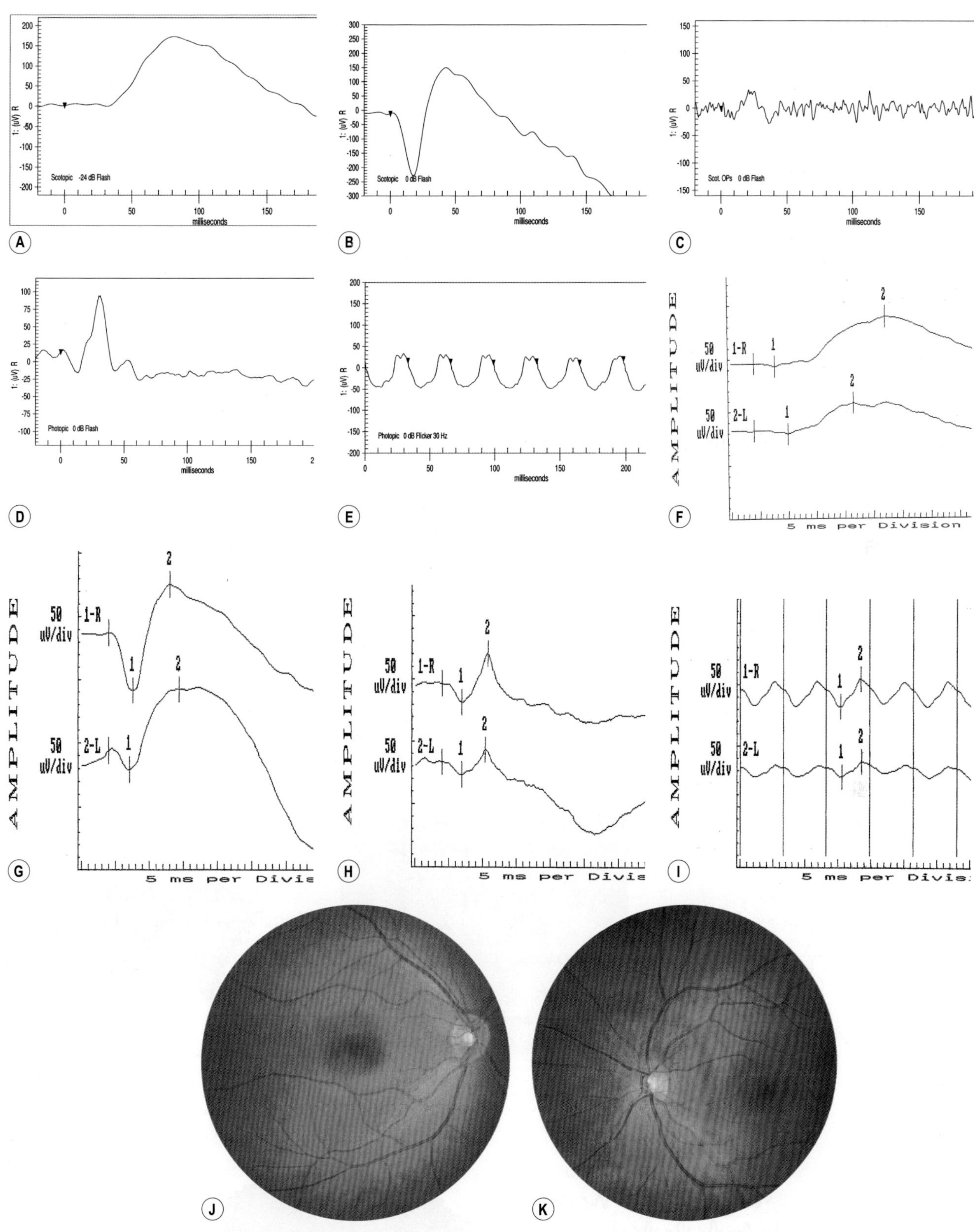
Scotopic -24 dB Flash
Scotopic 0 dB Flash
Scot. OPs 0 dB Flash
Photopic 0 dB Flash
Photopic 0 dB Flicker 30 Hz
milliseconds
1: (uV) R
AMPLITUDE
50 uV/div
1-R
2-L
5 ms per Division

图 2.22

多焦 ERG

mfERG 提供视网膜电生理功能的地形图测量[43]。它特别适用于视锥营养不良和其他影响后极的疾病。由于以快速序列对黄斑的若干区域进行多个光刺激，眼睛呈现“明适应”，因此仅测试视锥功能[44]。它测量约 40° 中央视网膜区。以视锥为主的视网膜区，通常为 61 或 103（宽视野），3°~5° 间隔的各个位置处数个小电位可以被记录到。

与常规的全视野 ERG 记录一样，使用角膜电极；然而，刺激的性质和分析的方式不同。视网膜受到一系列六边形元素[阴极射线管（CRT）或液晶显示器（LCD）技术]的刺激，在每次帧频变化时都有 50% 的机会被照射（图 2.23A）。每个元素遵循相同的伪随机照明序列，其中起始点相对于其他元素在时间上移位。记录不是来自视网膜局部区域的直接电位，而是信号的数学提取[45]。因为刺激速率很快，局部 mfERG 反应的波形可以受到先前（“适应效应”）和随后的刺激（“诱导效应”），以及在其他视网膜区域上的光散射的影响[44]。

基本 mfERG 反应的典型波形（也称为一阶响应或一阶内核）是双相波，初始负向后跟一个正向波峰（图 2.23B，D，F 和 G）。在正向峰之后通常存在第二次负向偏转。这三个峰分别称为 N1、P1 和 N2。N1 来自参与全视野视锥 ERG 形成 a 波的相同细胞，并且 P1 来自参与视锥 b 波和振荡电位形成的细胞。尽管 mfERG 波形与常规 ERG 之间存在一些同源性，但 mfERG 的刺激率更高，并且如上所述，mfERG 反应是数学提取。因此，mfERG 反应技术上并非“小 ERG 反应”。因此，用于全视野 ERG 的名称“a-wave”和“b-wave”不适合描述 mfERG 波形的特征[46]。

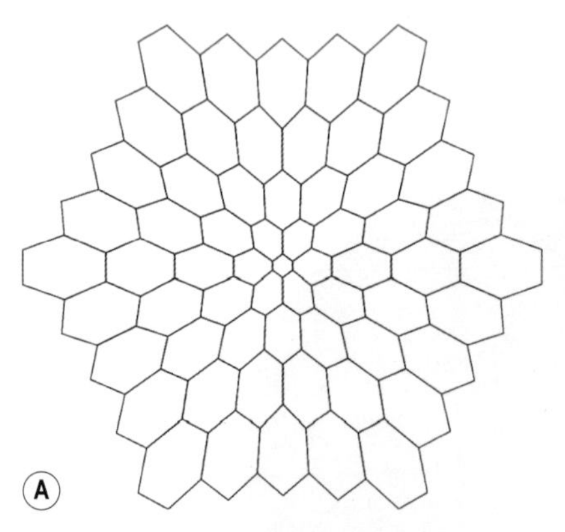

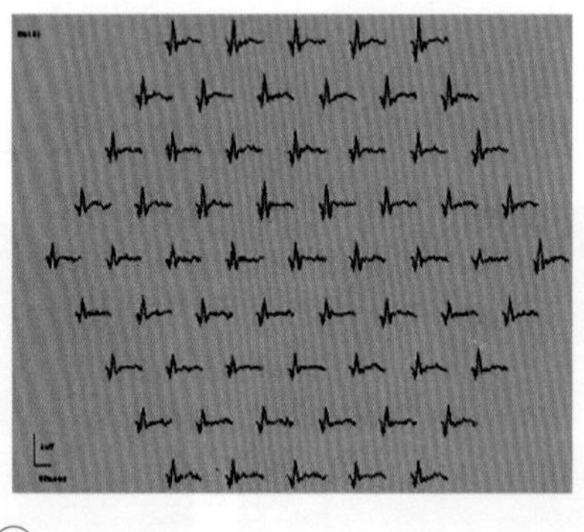

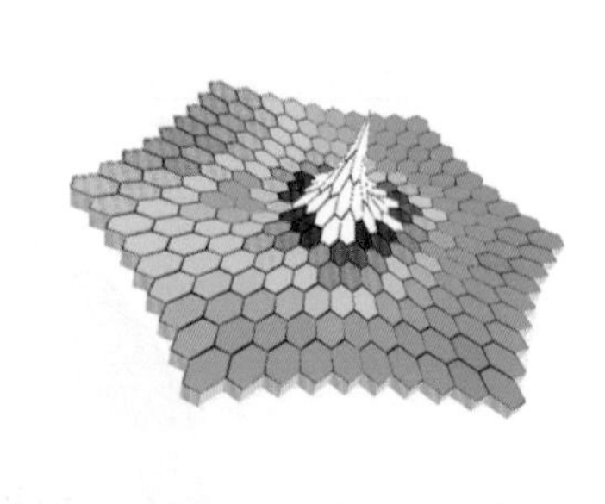

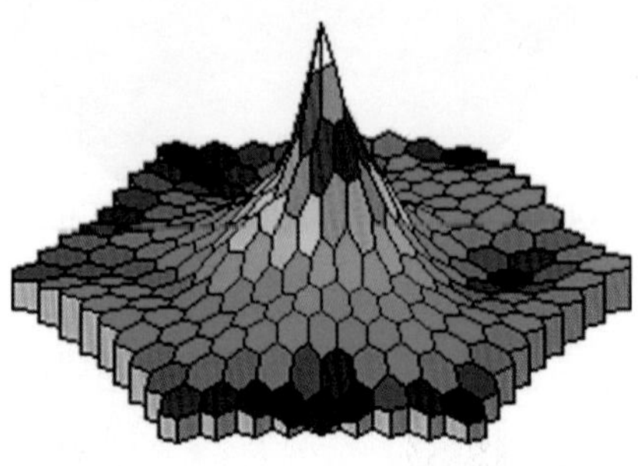

图 2.23

图 2.23 多焦视网膜电图（mfERG）。
A：61 个六角形元素刺激中央视网膜。
B，D：描迹阵列显示刺激区域内的正常视网膜反应。
C，E：三维地形图显示正常的中心凹和中心凹外反应。
F 和 G：各区域的平均 mfERG 振幅测量为（由颜色表示）N1 和 P1。

眼电图（EOG）。
H：右眼和左眼的正常 EOG 测量：1，暗谷；2，光峰。Arden 比是光峰和暗谷之间的振幅差。

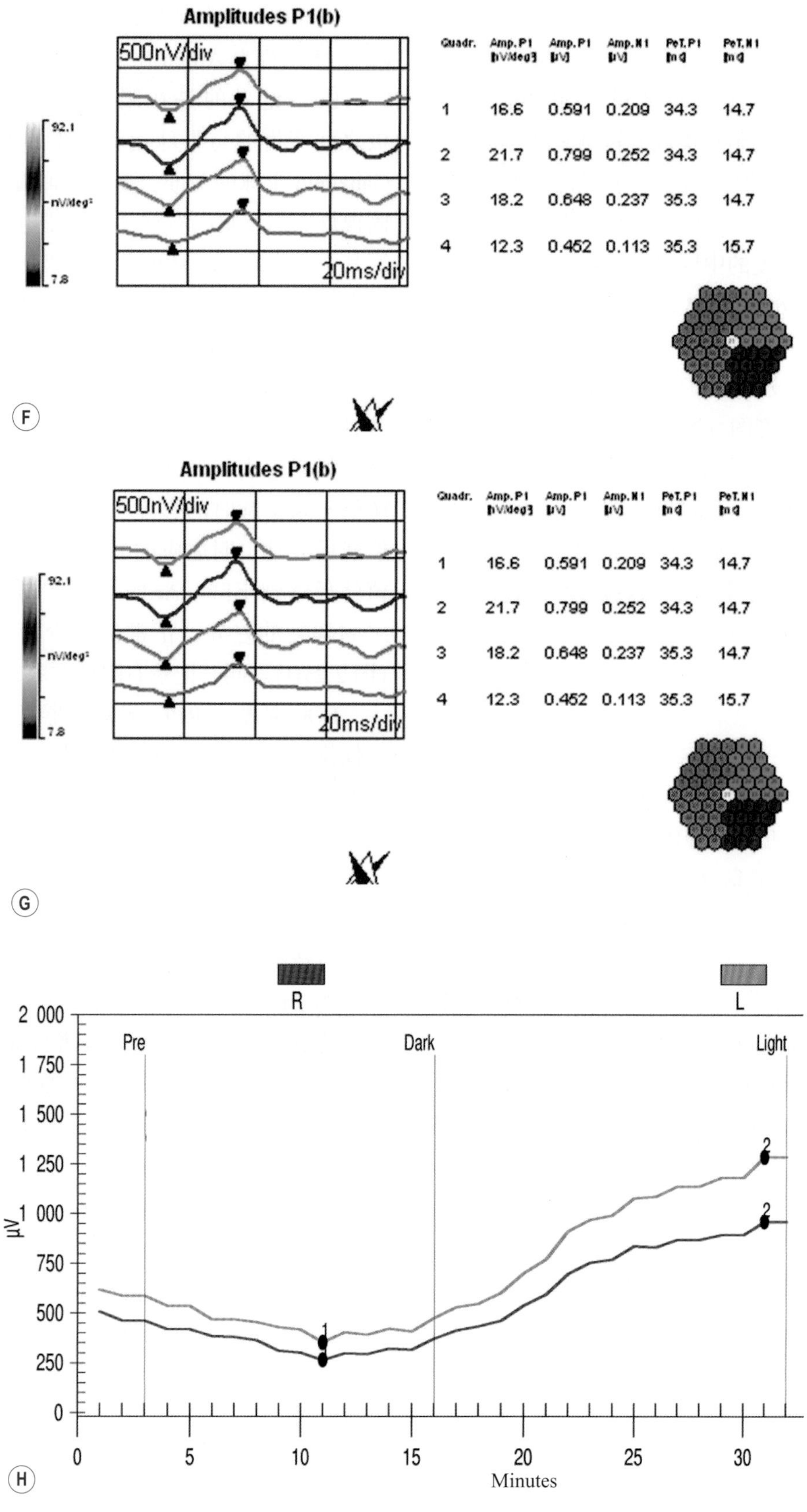

Amplitudes P1(b)
500nV/div
20ms/div
92.1
nV/deg²
7.8
Quadr. Amp.P1 [nV/deg²] Amp.P1 [µV] Amp.N1 [µV] PeT.P1 [ms] PeT.N1 [ms]
1 16.6 0.591 0.209 34.3 14.7
2 21.7 0.799 0.252 34.3 14.7
3 18.2 0.648 0.237 35.3 14.7
4 12.3 0.452 0.113 35.3 15.7
F
Amplitudes P1(b)
500nV/div
20ms/div
92.1
nV/deg²
7.8
Quadr. Amp.P1 [nV/deg²] Amp.P1 [µV] Amp.N1 [µV] PeT.P1 [ms] PeT.N1 [ms]
1 16.6 0.591 0.209 34.3 14.7
2 21.7 0.799 0.252 34.3 14.7
3 18.2 0.648 0.237 35.3 14.7
4 12.3 0.452 0.113 35.3 15.7
G
R
L
Pre
Dark
Light
µV
2 000
1 750
1 500
1 250
1 000
750
500
250
0
0
5
10
15
20
25
30
Minutes
H

图 2.23（续）

技术

应该扩大瞳孔，注意瞳孔大小。固视的稳定性很重要，可能会影响记录的质量，固视可以被监控。由于光刺激的衍射可能改变视网膜受刺激的区域，因此应该纠正屈光不正。在测试之前预适应包括将受试者暴露于普通室内灯至少 15 分钟。应使用接近刺激屏幕亮度的中度室内照明。61 次刺激的总记录时间为 4 分钟，103 次刺激的总记录时间为 8 分钟。

反应显示为波描迹阵列（波形）（图 2.23B 和 D）和三维反应密度图（图 2.23C 和 E）。描迹阵列可用于在同一眼中将低幅度区域与另一区域比较，或与对侧眼中的对应区域进行比较[47]。它可以与视野中的类似象限进行比较[48]。三维图显示了视网膜每单位面积的全部信号强度。这应该与描迹阵列一起解读，而不是单独解释。

眼电图

当将电极放置在角膜上并且另一个电极放置在眼睛的后极附近（或身体的其他位置）时，可以发现一个阳性的静息电位[49, 50]。眼电图（electro-oculogram，EOG）显示出这种角膜眼底电位，与眼睛的后壁结构（视网膜受体和 RPE）相比，角膜为 0.006~0.010 V 正电位。角膜眼底电位是角膜上皮、晶状体上皮和视网膜上皮代谢活动的结果。来自 RPE 的电位是光敏的，而来自角膜和晶状体上皮的电位则不是。RPE 在黑暗中失去电位并在明适应期间重新充电。这种明暗之间的电位差，被称为“光峰”，术语称为 Arden 比（图 2.23H）。

EOG 记录的是在眼睛的内、外眦放置的电极之间产生的与眼球运动相关的电压。患者坐在 Ganzfield 半球的前面，要求来回看两个相距 30° 的固视灯。当眼睛向右移动时，正电位角膜变得更靠近其中一个电极，从而使该电极比另一个更正，而当眼睛向左移动时则相反。患者在室内光线下预先适应 15 分钟。使用 Ganzfield 半球在黑暗中进行 15 分钟的测试记录，随后在标准的明适应下记录 20 分钟。可以在患者扩瞳或不扩瞳的情况下进行测试。如果患者扩瞳了，则 Ganzfield 背景光的强度应低于未扩瞳时的强度。暗适应的 EOG 达到最小值然后波动。明适应的 EOG 逐渐增加并达到最大值然后逐渐下降。Arden 比是“光峰”和“暗谷”之间幅度的差异，正常值至少为 1.8，通常在 2.5（图 2.23H）。同时记录右眼和左眼。

EOG 是整个 RPE- 光感受器复合体的功能，而不仅仅是黄斑区的 RPE 和光感受器。视杆和视锥机制有助于产生电位[51]。当 ERG 异常时，EOG 一定异常，但反之则不是，如 Best 病和氯喹中毒[52]。

总之，既定患者应该接受必要和适当的检查，以诊断和再评估治疗反应。本章中重点讨论了荧光素血管造影的原理和解读。了解荧光素血管造影应该有助于读者解读其他检查，如 ICG 血管造影、自发荧光和 OCT。为了帮助读者快速解读检查结果，本章只涉及了其余检查的基本原则。为更简明理解各个技术研究，读者需要参考更详尽的资料。

第3章

导致脉络膜、视网膜和视网膜色素上皮渗出性和出血性脱离的疾病

Diseases Causing Exudative and Hemorrhagic Detachment of the Choroid, Retina and Retinal Pigment Epithelium

原发脉络膜病变导致黄斑区视网膜功能损失的疾病主要由三种机制引起：①脉络膜毛细血管血流量减少。②脉络膜毛细血管渗透性增强导致视网膜色素上皮（RPE）和（或）视网膜之间发生渗出性和出血性脱离。③以上两种过程同时存在。营养物质从脉络膜毛细血管网经Bruch膜弥散是RPE和光感受器细胞主要的营养来源。脉络膜毛细血管内皮细胞和RPE是大蛋白质和渗透水从脉络膜毛细血管进入视网膜下腔途径的主要屏障。任何干扰脉络膜毛细血管血供的因素均可以引起其上RPE和视网膜的功能障碍。由于脉络膜血管床的丰富的动脉吻合，继发于睫状短动脉梗阻的急性视力丧失很少发生。然而，急性视力丧失可能发生于栓子或血栓性梗阻脉络膜毛细血管网的疾病。极少有证据显示继发于脉络膜大小血管逐渐缺失的慢性缺血是中心视力恶化的重要原因。各种影响脉络膜毛细血管、Bruch膜和RPE的疾病导致的浆液性和出血性黄斑脱离是中心视力丧失最常见的原因。这种频繁发生的圆形脱离或者其导致的瘢痕被描述为“盘状脱离”和“盘状病损”。虽然大多数黄斑区局部脱离是影响脉络膜和RPE的疾病引起的，但黄斑的局部脱离偶尔也可以由视网膜血管疾病、视网膜裂孔、玻璃体黄斑牵引或视盘异常引起（参见第6、7和15章）。

脉络膜血管系统的特殊结构可能是局部RPE和视网膜脱离好发于黄斑区和视盘周围的主要原因(参见第1章)。正是在这些区域，大量的血液通过睫状短动脉流入脉络膜循环（图1.06）。脉络膜动脉间有丰富交通，有可能在相当大的压力下通过毛细血管前短小动脉迅速将大量血液排入脉络膜毛细血管的窦状网络。这些血液通过静脉通道从脉络膜毛细血管床流出汇入涡状静脉。睫状短动脉及其分支在黄斑区的聚集可能是导致后部脉络膜毛细血管床血流动力性高压的原因。因此，任何影响脉络膜毛细血管床以及RPE与Bruch膜内侧胶原部分正常黏附的病变过程都可能导致黄斑区RPE和视网膜间渗出脱离。如果病理改变累及Bruch膜胶原层或者弹力层使连续性中断，则有可能发生出血，出血可以直接来自脉络膜毛细血管外伤性破裂处，更多见的出血是由于从脉络膜通过Bruch膜长入RPE下（Ⅰ型脉络膜新生血管）或者视网膜下（Ⅱ型脉络膜新生血管）的新生毛细血管破裂所致（参见第2章）。脉络膜新生血管形成的激发过程未完全明了，可能是多因素的结果。慢性缺血、慢性营养缺乏和各种疾病引起的其他病理改变导致从RPE或视网膜中释放出的血管生成因子，已被证明是血管内皮生长因子（VEGF）。Ⅱ型视网膜下脉络膜新生血管可通过实验诱导[1-7]。

图3.01 Ⅰ型RPE下脉络膜新生血管盘状出血性脱离各阶段示意图。
R，视网膜；cc，脉络膜毛细血管（参见图2.09 Ⅰ型脉络膜新生血管浆液性盘状脱离的各阶段）。

浆液性和出血性黄斑盘状脱离的机制

脉络膜疾病引起渗出和局限性（盘状）黄斑脱离主要有三种机制：①脉络膜毛细血管渗透性的增加伴随RPE与Bruch膜黏附性丧失。②脉络膜血管新生。③脉络膜毛细血管渗透性增加和RPE失活。读者可以参考第2章讨论的与这些脱离类型有关的各种病理生理、组织病理和荧光素血管造影变化以及伴随这些变化的组织病理学和荧光素血管造影特征。

与脉络膜新生血管无关以及由脉络膜血管新生引起的局部脉络膜渗出性RPE与视网膜脱离的组织病理分期在第2章进行了概述说明（图2.04；图2.09）。不同的出血和修复期图示见图3.01。不考虑其下的脉络膜疾病，每一个阶段的改变都发生在Bruch膜前，呈现出一种特征性的检眼镜、生物显微镜和荧光素血管造影表现，这将在后续相关疾病的讨论部分中进行图解说明。影响脉络膜的局部病变通常没有临床症状，直到病情发展到其上的RPE和视网膜脱离（因为隐匿性新生血管膜没有或者很少发生渗漏）。这种脱离可能掩盖了其下的脉络膜病变。因此，临床医师面临的第一个问题是识别盘状分离的存在并确定其分期。通过仔细检查同一眼的眼底周围，特别是检查对侧眼的黄斑区域，并结合病史和其他体征，临床医师通常可以确定其下脉络膜病变的性质。

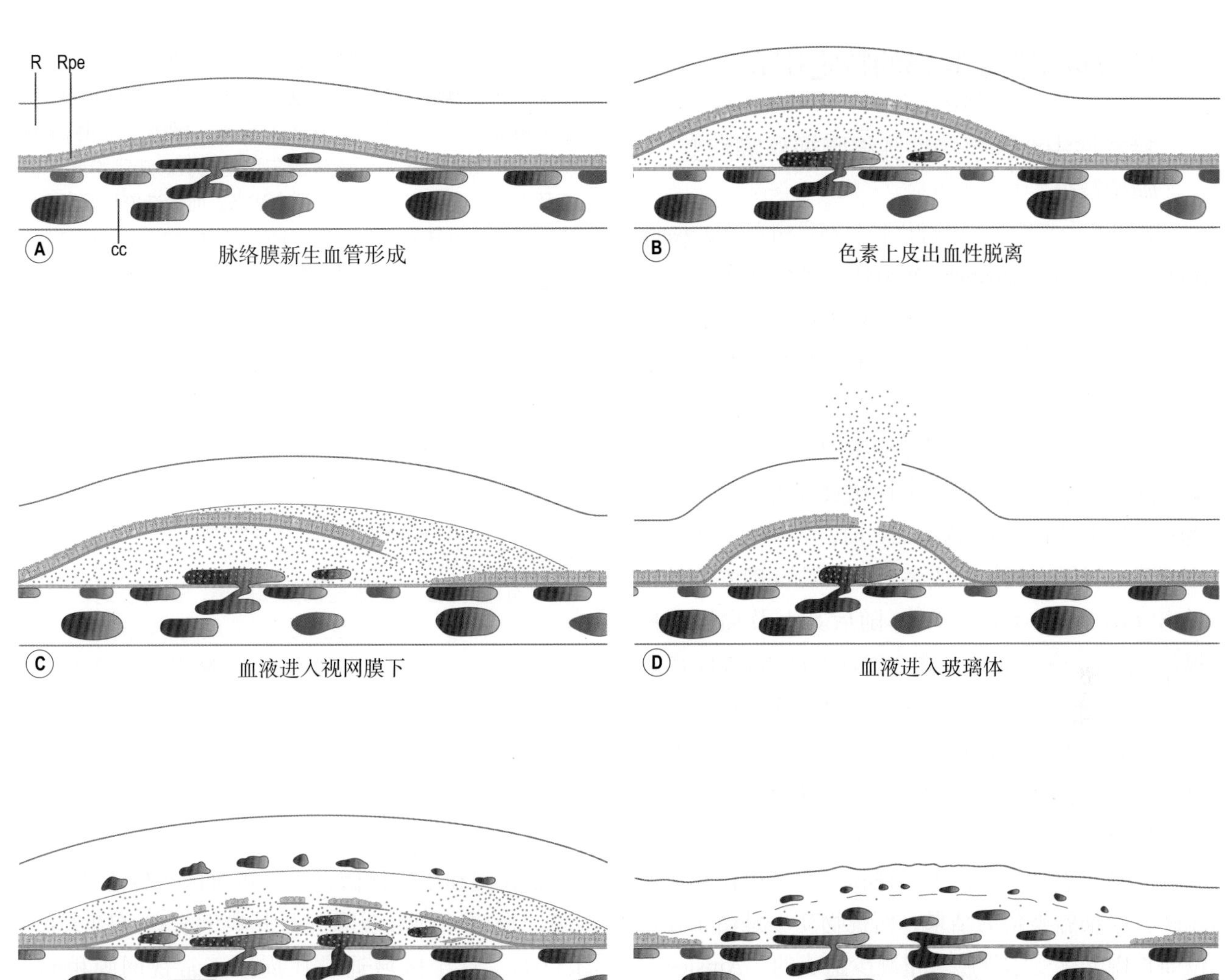
R
Rpe
cc
A 脉络膜新生血管形成
B 色素上皮出血性脱离
C 血液进入视网膜下
D 血液进入玻璃体
E 出血及渗出降解和吸收
F 色素上皮及视网膜机化和继发变性

图 3.01

导致黄斑盘状脱离的特定疾病

特发性中心性浆液性脉络膜视网膜病变

临床特征

特发性中心性浆液性脉络膜视网膜病变（idiopathic central serous retinopathy，ICSC），曾被称为中心浆液性视网膜病变、特发性黄斑扁平脱离和中心血管痉挛性视网膜病变。ICSC是一种特殊类型疾病，好发于20~45岁有A型性格的中青年男性[8-20]。异常的情绪压力经常伴随着视觉症状的出现。可有头痛史，偶尔表现为偏头痛。男性比女性更易发病（比例大约为10:1）。在症状出现之前，大多数患者在黄斑或黄斑旁区出现1个或多个小区域的RPE浆液性脱离（图3.02A~C）[12, 13, 21]。随后其上及周围视网膜可发生浆液性脱离（图3.02D~F）。如果脱离未波及黄斑中心区，患者通常无症状（图3.02A~C）。视网膜脱离可自发消退（图3.02G）。当脱离波及中央黄斑区时，患者通常会出现视物变形、阳性暗点和视物变小（图3.02D；图3.03；图3.04）。偶尔有患者会描述患眼视物变大。视物变大是单位面积内光感受器细胞聚集的结果，而视物变小是由于在单位面积内光感受器细胞数量减少造成的。Amsler方格检测通常可显示一个相对阳性的中心暗点和视物变形。视物变小可能被患者忽略，在调节聚焦对比检查者头部图像大小时才被发现。一些人将这种视物变小症状描述为“与正常的眼睛相比，患眼看到的物体更远”。这种视力通常仅仅中度下降，只要稍加远视矫正，视力就会提高到接近正常水平。暴露在强光下，会出现视网膜恢复时间延迟、颜色饱和度和对比敏感度损失。患者既往史、家族史和常规体检通常没有异常。笔者曾见过发生于同胞兄弟姐妹中的2例ICSC。

图3.02 特发性中心性浆液性脉络膜视网膜病变。

A~C：34岁男性，右眼黄斑区浆液性脱离，可见视网膜色素上皮局部浆液性脱离（RPE；箭头，图A），周围伴有视网膜脱离的小光晕。该病例左眼无症状。注意脱离没有波及中心凹。该患者的视力是20/15。血管造影显示RPE脱离区域（图B）。6个月后，RPE自发性复位（图C）。

D~I：37岁女性，因视网膜浆液性脱离而视物模糊。可见略暗的视网膜下渗出和下方中等大小的RPE脱离（箭头，图D）。RPE脱离处色素紊乱。黄斑脱离区域上方有一个小的RPE脱离。立体镜下血管造影（图E和图F）显示染料积存在视网膜脱离之下的RPE脱离区域以及上方小的RPE脱离区域（箭头，图F）。2个月后，视网膜脱离自发性复位，RPE脱离范围轻度扩大（图G）。该患者右眼发生了3个旁中心区域的RPE脱离（图H和图I）。患者双眼均无症状。

J~L：40岁男性，浆液性视网膜脱离，多发小的视网膜下沉积，伴有一个小的浆液性RPE脱离（箭头，图J和图K）。血管造影显示了浆液性RPE脱离位置（箭头，图K）。图L是图J的示意图。黑点代表渗出物荧光染色，位于脱离的RPE下但未进入视网膜下。SRP，视网膜下沉积物。

眼底镜和生物显微镜下，黄斑区边界清楚的视网膜圆形或卵圆形浅隆起是其典型表现（图3.02~图3.04）。这个区域通常比周围正常视网膜稍暗。中心凹反射减弱或消失。眼底镜下这种脱离可能相对不易察觉，但借助视网膜镜对黄斑进行裂隙灯检查时通常容易发现。采用偏离视轴小度数的宽光束立体观察，更容易看到视网膜与下方RPE的脱离。另外，观察到视网膜血管与其下方RPE上的投影之间的距离增加，也是一个判断视网膜浆液性脱离的有用线索。如果发现穿过视网膜的狭窄光束反射与照射RPE的反射光束分离明显，则是浆液性脱离的进一步佐证。某些情况下，特别是浅脱离，可能无法发现。

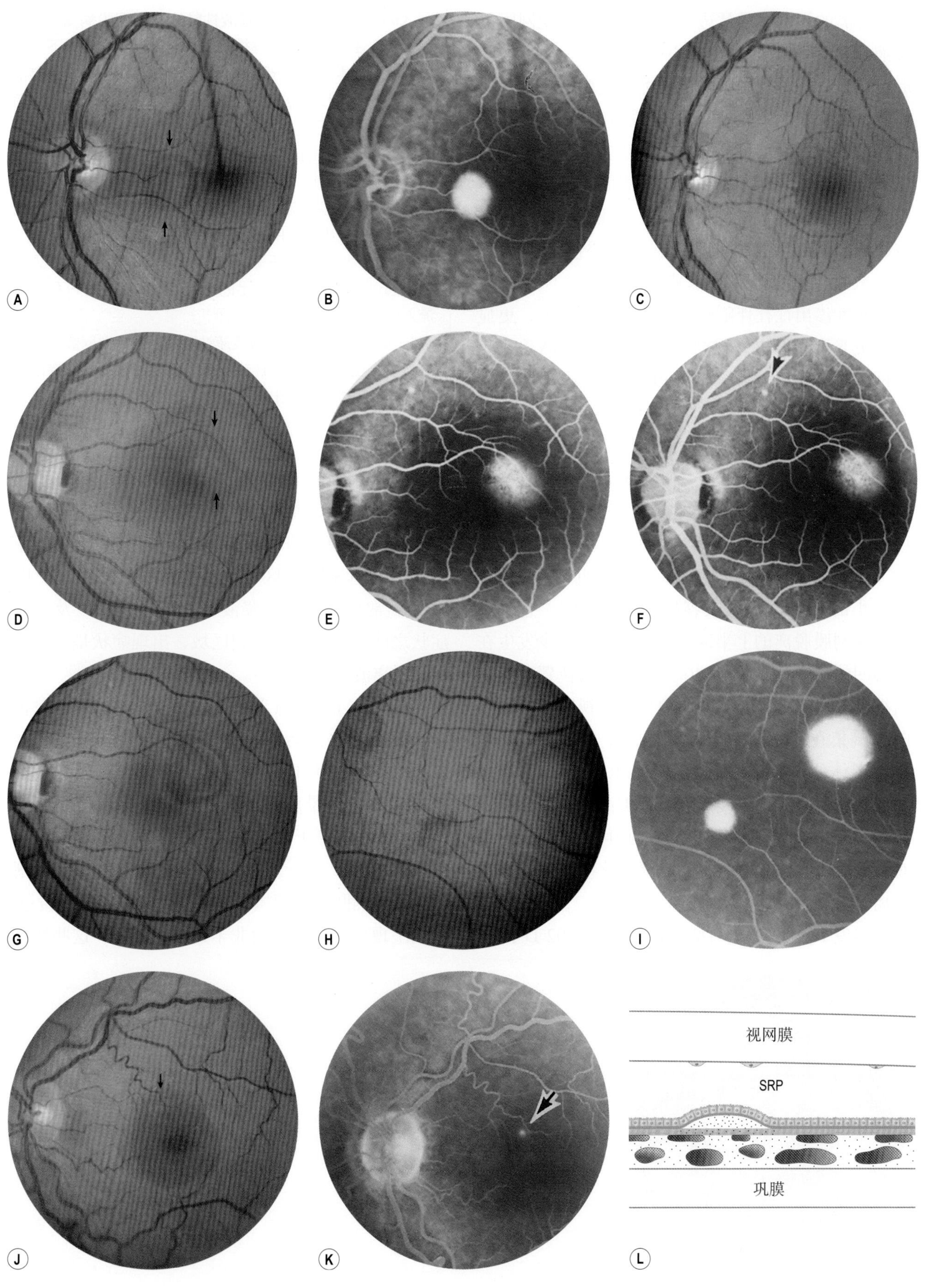

图 3.02

脱离的视网膜通常透明且厚度正常。视网膜下浆液通常是透亮的。在中心凹中心的一个小的圆形黄点，可能是视网膜叶黄素可见度增加所致。这可能会被误认为一个小的 RPE 脱离。有些病例中，视网膜后极部表面可能部分覆盖有多个淡黄色点状沉淀物（图 3.02J）。大约 10% 的患眼中，视网膜下腔可能部分充填灰白色浆液纤维素性渗出，可能会被误认为局部急性视网膜炎（一种视网膜缺血性梗死）或视网膜下新生血管膜（图 3.03J）[22]。浆液纤维素性渗出往往伴随较大面积视网膜脱离，更显著的荧光素渗漏进入视网膜下液（图 3.03A 和 L）。视网膜脱离之下的浆液性 RPE 脱离大小不同，如果不借助荧光血管造影术，一些患者通常不能发现病灶（图 3.03A）。典型者表现为圆形或卵圆形、淡黄色或黄灰色病灶，小于 1/4 视盘直径大小（图 3.02）。脱离 RPE 的表面可能有细微的色素紊乱(图 3.02A，D，G 和 H)。

通过聚焦于 RPE 上裂隙光束附近的后映照，一个小的 RPE 脱离是最容易被检测到的。它通常位于视网膜脱离的上半区域的下方。它很少发生在中心凹的中央。某些病例中，RPE 脱离位置可能超出视网膜脱离上缘。由于重力作用，视网膜下液倾向于聚集在浆液性 RPE 脱离区以下。可能需要变换患者体位以显示视网膜脱离和 RPE 脱离区域之间的连贯性。小的、浅层的或者被混浊的视网膜下渗出遮盖的局部 RPE 脱离很难在生物显微镜下被观察到。荧光素血管造影术对检测这些部位的 RPE 脱离可能是必要的。

多发 RPE 脱离也可能会出现（图 3.02 D 和 H；图 3.05）。偶尔，1 个或几个 RPE 脱离可能位于最初视网膜脱离区域以外（图 3.02D）。散在的 RPE 脱离在视网膜下方，呈现不规则、圆形或者烧瓶形状的脱色素斑驳区域（图 3.05H~J；图 3.06；图 3.07）。常见于复发性浆液性 RPE 脱离，以及在有症状之前的旁中心视网膜区域，出现症状是由于视网膜脱离波及黄斑中心。

尽管在 ICSC 患者中典型的 RPE 脱离通常较小，但在一些患者中，有可能达到 1 个视盘直径或更大。当较大时，水泡状 RPE 脱离可能被淡红色或橘红色光晕所包围，这种光晕是由边缘浆液性视网膜脱离所引起的（图 3.02A，G 和 H；图 3.04A）[12, 13, 23, 24]。大的 RPE 脱离通常是边界清晰的圆形或椭圆形、圆拱形，并呈现橘红色或灰黄色；它们呈现更像是实体而非半透明的外观。这些特征

图 3.03　特发性中心性浆液性脉络膜视网膜病变。

A~F：年轻女性，浆液性视网膜脱离。图 B 可见鼻下方小的视网膜色素上皮（RPE）渗漏以及颞侧窗样缺损。血管造影图 B~ 图 D（包括立体血管造影图 D）中可见染料向上流入视网膜下腔。注意在窗样缺损颞侧有小的局灶渗漏（箭头，图 D）。图 E 是示意图，显示染料（点状）从脉络膜扩散进入 RPE 下，进而通过 RPE 上的一个裂口（箭头）流入视网膜下腔。图 F 是代表性的光学相干断层扫描图，显示一个小的 RPE 脱离伴有浆液性视网膜脱离。

G~I：中等大小的 RPE 脱离上浆液性视网膜脱离，可见荧光素通过 RPE 脱离圆拱上的小裂口（箭头，图 H 和图 I）流入视网膜下腔。

J~L：40 岁男性，视网膜浆液性脱离，伴有视网膜下白色纤维蛋白围绕小的 RPE 脱离区。可见在纤维素性渗出区和视网膜下浆液性渗出区大量荧光素着染。

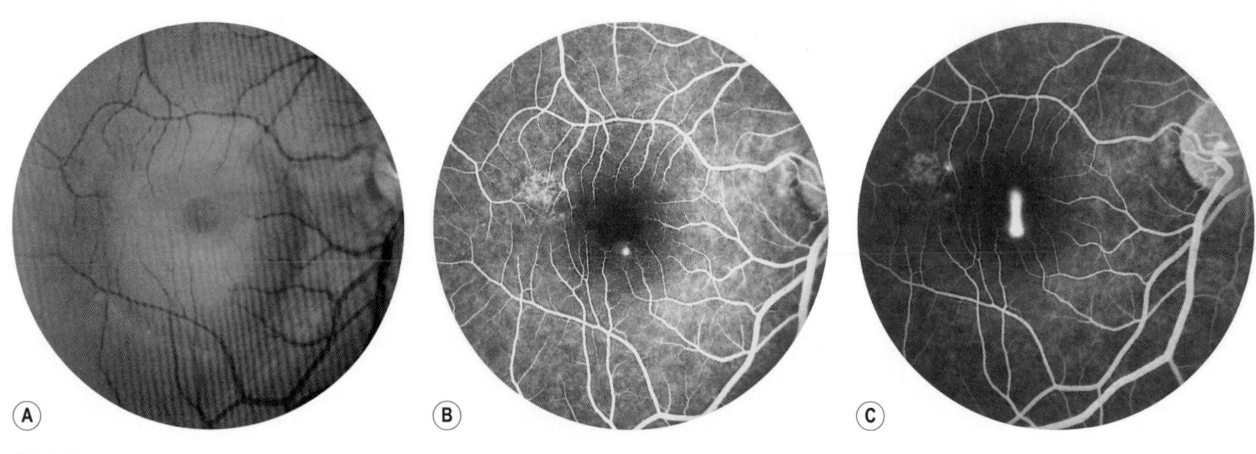

图 3.03

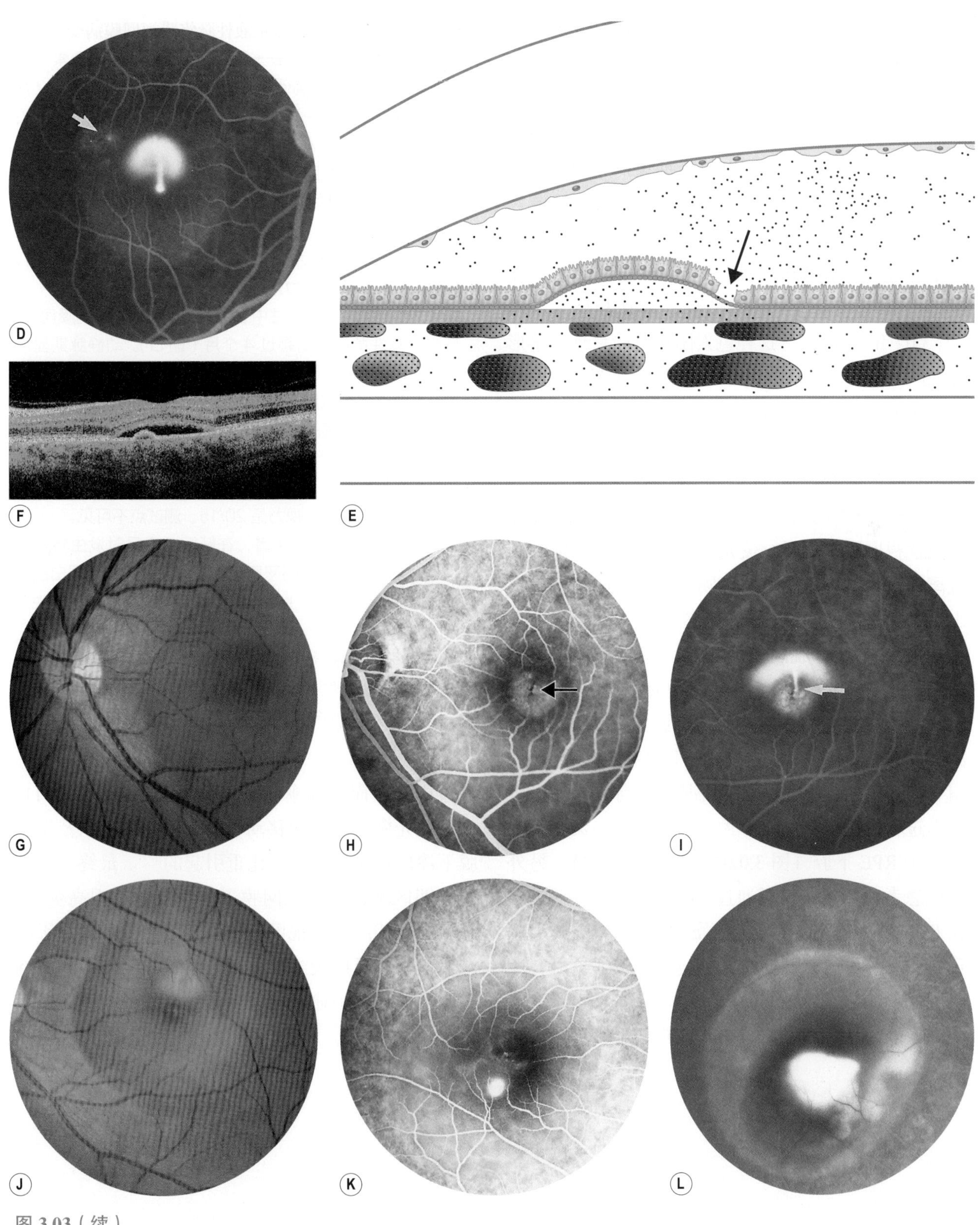

图 3.03（续）

有时会导致误诊为脉络膜血管瘤、少色素性黑色素瘤或脉络膜转移性癌（图 3.04A）。脱离和未脱离 RPE 的连接处，围绕病灶通常会出现一个离散的局限性光晕，与周围浆液性视网膜脱离区不太离散的光反射晕形成对照。通常在浆液性视网膜脱离后面的脉络膜形态是可见的，而在浆液性 RPE 脱离之下常常不可见。除非在一些罕见病例，即存在大片变薄且脱色素的 RPE 脱离，可见脉络膜形态。在脱离的 RPE 表面常见细小的色素紊乱和色素团块（图 3.02 和图 3.04）。这种色素团块可能呈现十字形（十字面包）或 3 条放射状色素图像（图 3.04A 和 B）。ICSC 患者的玻璃体内没有炎症细胞。

荧光素血管造影

ICSC 患者的血管造影表现出多种形态。存在浆液性视网膜脱离时，荧光素血管造影可识别 RPE 脱离的区域，以及来自脉络膜毛细血管的浆液性渗出进入视网膜下腔的位置（参见第 2 章）[12, 25-32]。分散的 RPE 泡状脱离的病例中，荧光素迅速穿过 Bruch 膜，从脉络膜毛细血管中弥散出来，着染 RPE 下方的渗出物，形成分散的、通常为圆形的高荧光点，且与 RPE 脱离的大小相对应（图 3.02~图 3.04）。在 RPE 浅脱离的情况下，高荧光在血管造影过程中以同心圆状扩大。一些患者，荧光染料局限于 RPE 下腔（图 3.02B，E，F，I 和 J）。另外一些患者，荧光染料可通过脱离的 RPE 缓慢弥散，在 RPE 脱离周围的视网膜下渗出物中形成淡雾状荧光。在不到 10% 的病例中，荧光染料经由 RPE 上的小孔（经常在脱离 RPE 圆拱的边缘，偶尔在脱离 RPE 圆拱上）以烟囱形态向上流入视网膜下渗液中，从而形成伞状荧光素着染（图 3.03A~I）。这种荧光染料向上的移动可能是由于对流以及视网膜下渗出物相对较高的比重引起的[33]。最终，除外中心凹区域，整个视网膜下渗液染色呈现高荧光，由于中心凹区域的视网膜黄色素阻挡了荧光造影的激发蓝光和反射荧光。伴随“烟囱状”渗漏的视网膜脱离，其范围通常比伴随局灶渗漏的视网膜脱离更大[25]。

图 3.04　特发性中心性浆液性脉络膜视网膜病变。
A~C：48 岁男性，存在一个大的浆液性视网膜色素上皮（RPE）脱离。7 年前他的左眼患有浆液性黄斑脱离，2 个月内自发缓解。右眼视力为 20/50。注意浆液性 RPE 脱离的锐利边缘（图 A），周围视网膜未见浆液性脱离。注意脱离的 RPE 表面色素形态。血管造影显示荧光染料穿过 Bruch 膜弥散渗漏进入 RPE 下腔（图 B）。注意背景荧光上的色素形态。该患者每年观察 1 次，视力或眼底没有变化。图 A 拍摄 9 年后，当他复诊时，浆液性 RPE 脱离几乎消失（图 C）且视力为 20/50。
D~I：34 岁男性，特发性中心性浆液性脉络膜视网膜病变，持续浆液性黄斑脱离超过 4 个月（图 D）。动静脉期显示非常微小的 RPE 脱离或 RPE 缺损（箭头，图 E）。荧光染料渗漏进入视网膜下腔并被向上运送（图 F）。荧光染料积存在圆拱形脱离的视网膜下液中（图 G）。单次低强度的氙激光光凝治疗后 1 天（下方箭头，图 H）。2 个小的圆形斑点为光反射伪迹。上方箭头显示测试点。光凝后 3.5 周，视网膜平复（图 I）。视力是 20/15。测试点不可见。
J~L：2 名妊娠期女性患者，在妊娠 7 个月时发生特发性中心性浆液性脉络膜视网膜病变，视网膜下纤维蛋白围绕 RPE 脱离区（箭头，图 J~ 图 L）。2 例患者产后早期脱离均消失。
（A~C，引自 Gass 等[13]；J 和 K，引自 Gass[22]，©1991，美国医学会。版权所有）

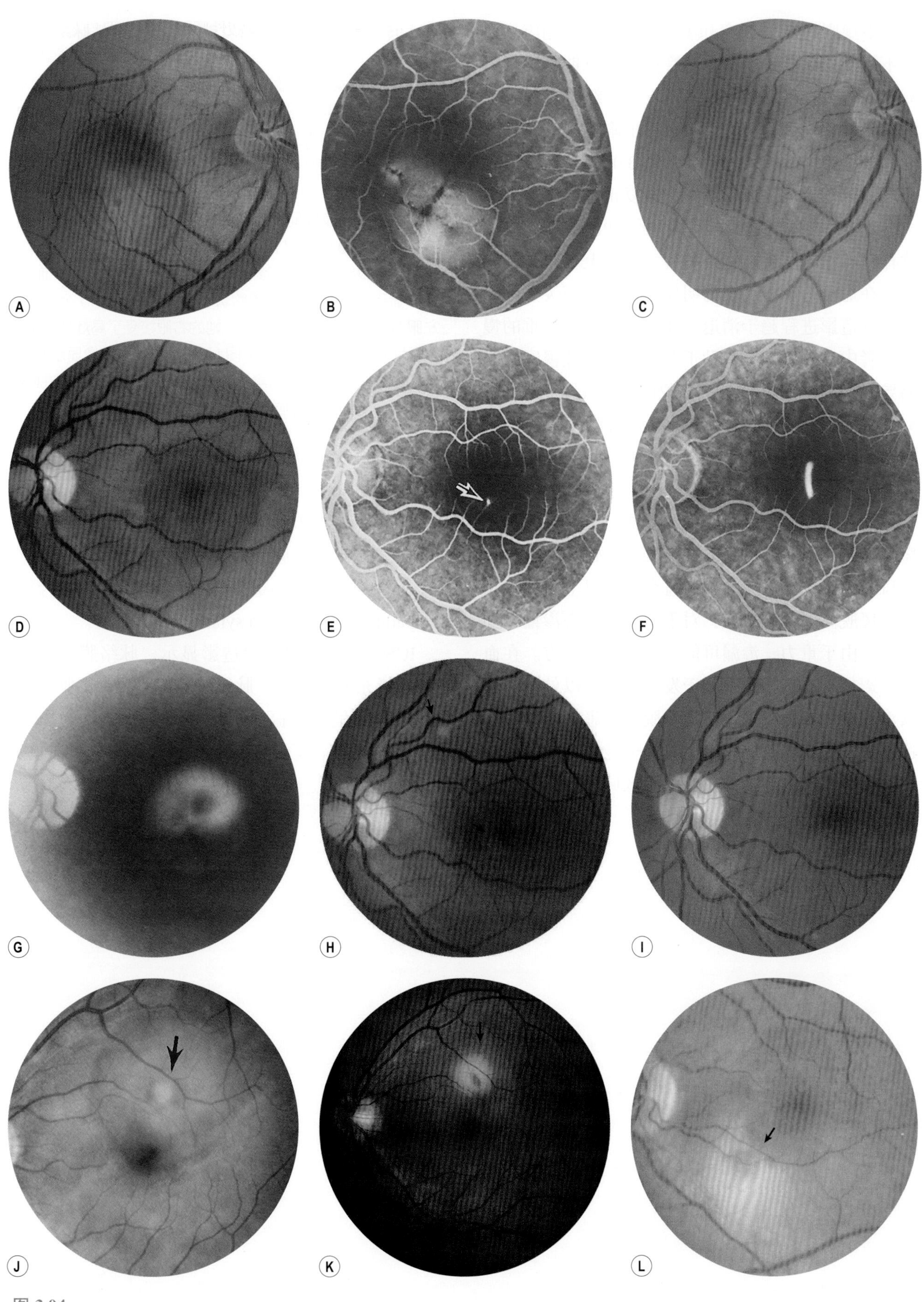

图 3.04

不规则的RPE脱离和萎缩，高荧光也相应呈现为不规则形状，特别是在血管造影的早期阶段（图3.05B和C）。有灰白色视网膜下浆液纤维素性渗出的患者通常表现为荧光染料在渗出附近流入视网膜下（图3.03J~L；图3.06A~C；图3.08A~D）[22, 34, 35]。黄斑脱离消退后，血管造影会恢复正常。然而，在一些患者中血管造影显示，小的RPE脱离可能持续存在。长时间视网膜脱离后，RPE上不规则的脱色素在血管造影上表现为明显的斑驳状高荧光，随着血管造影进程趋于消退。在这种疾病较严重的慢性患者中，血管造影有助于发现由于慢性视网膜脱离导致的黄斑区外大片RPE脱色素区（图3.05；图3.06）[34, 36]。大多数病例中，渗漏点位于中心凹周围1个视盘直径内[25]。然而，中心凹区很少受到影响[31]。

图3.05　多灶性复发性特发性中心性浆液性脉络膜视网膜病变。

A~N：42岁女性，红斑狼疮肾病患者，肾移植术后7年，于2005年左眼视力发生改变。右眼未受累（视力20/20），左眼视力下降至20/30。一个袋状视网膜下纤维化（subretinal fibrosis，SRF）伴随橙色斑点从视盘颞侧延伸出来（图A）。血管造影显示豹斑状改变伴随该区域透见高荧光，未被呈现黑色的橙色色素所阻挡。共有4个高荧光热点。随访观察2个月，浆液性脱离自发消失。3.5年后，右眼出现症状复诊，黄斑颞侧有一袋状SRF。血管造影显示双眼均有斑驳的豹斑状改变，右眼有5个热点，左眼有1个热点。针对热点，她的右眼接受了局灶性光凝，2个月内液体吸收（图K~图N）。自发荧光图像显示，增强的自发荧光与橙色色素相对应，减少的自发荧光与视网膜色素上皮丢失相对应（图I和图J）。

约30%病例发生在鼻上象限，25%发生在乳斑束区[25]。然而，血管造影照片应始终包括双眼黄斑及黄斑周围区域。在黄斑和视盘以上，特别是在黄斑脱离的一侧拍照，对于发现偏中心渗漏尤为重要，由于重力，渗漏可能位于脱离区上方。在血管造影后期，扫描眼底对于发现黄斑区以外的荧光素渗漏是必要的。黄斑浆液性脱离的患者中，血管造影未发现渗漏时，有以下几种可能：①黄斑区外发生渗漏，通常在上方。②渗漏区域已经愈合，脱离将在接下来的几天或几周内消失。③存在周边视网膜裂孔或脉络膜肿瘤（通常位于上方）。④存在先天性视盘小凹。⑤特发性葡萄膜渗漏综合征（idiopathic uveal effusion syndrome，IUES）。

ICSC患者吲哚菁绿造影显示，脉络膜静脉和毛细血管充血和扩张，脉络膜染色并渗入细胞外间隙，中晚期呈现为高荧光区。与荧光血管造影相比，这表明脉络膜受累的范围更广，因此ICSC的命名更恰当[37-40]。

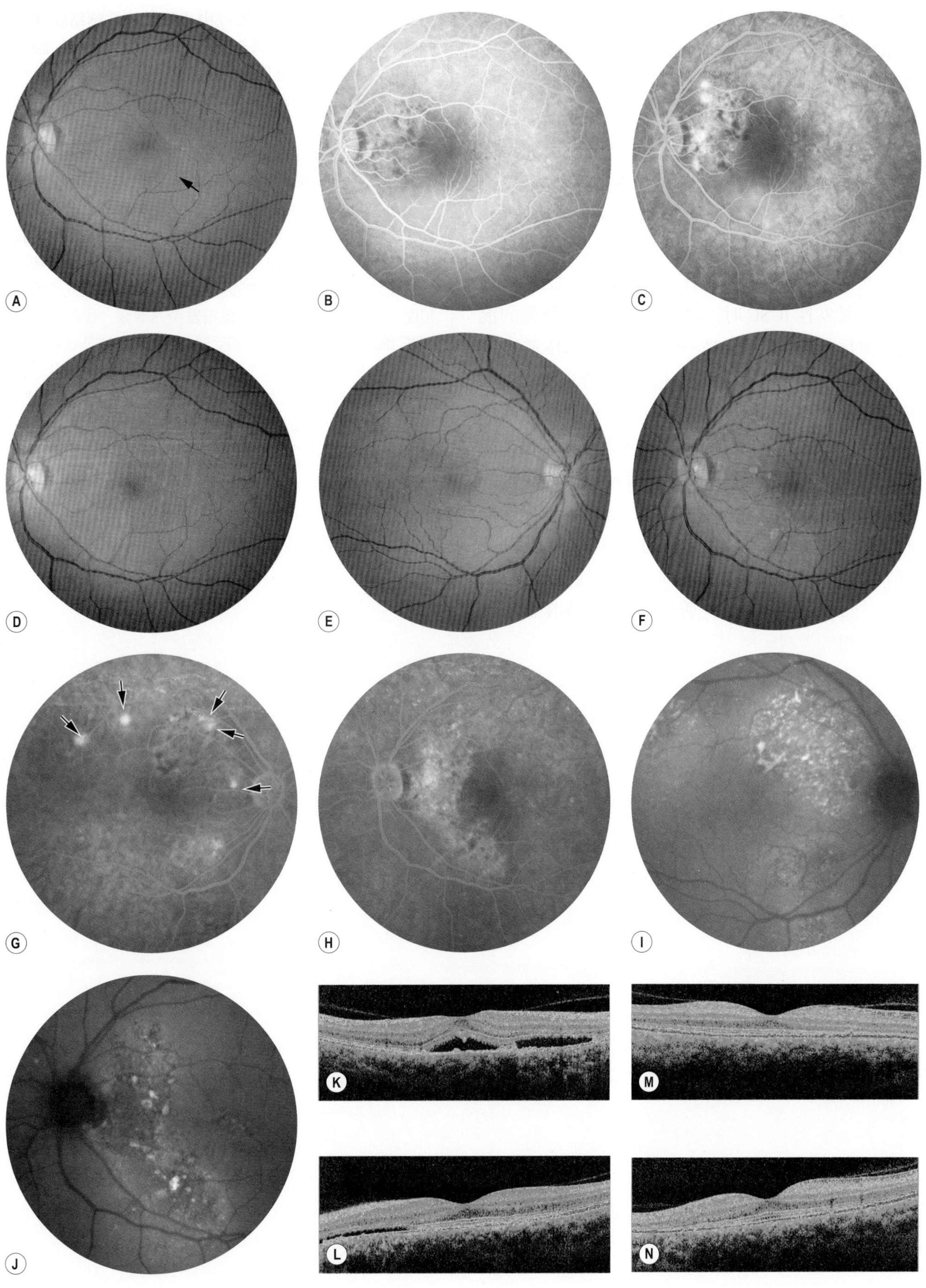

图 3.05

自发荧光成像可显示 ICSC 中的各种表现。急性 ICSC 中的橙色斑点可能是纤维蛋白的位置；浆液性脱离区的视网膜下橙色沉淀，可以是单纯的纤维蛋白或是与光感受器成分的混合物；类似视网膜炎的浆液纤维素性斑块均呈现自发荧光增强［图 3.09D（箭头）和 I］[41-43]。患有慢性和复发性 ICSC/ 激素相关 / 器官移植视网膜病变的眼睛中，RPE 萎缩区域可见宽沟槽状低自发荧光，其边缘自发荧光增强（图 3.06E 和 H；图 3.07C 和 D）。怀疑有慢性复发性 ICSC 时，自发荧光增强和降低的混杂成像是非常典型的，是一种有用的无创技术。

脉络膜充血和增厚可通过 B 超检查证实，近来更常采用增强深度成像的 Spectralis 光学相干断层扫描术（OCT）[44]。与传统的视网膜扫描相比，患者的眼睛更接近 OCT 机器，从而使得脉络膜可视化。与正常眼相比，患有 ICSC 者脉络膜较厚。采用自适应光学扫描激光检眼镜对后极部锥细胞高分辨成像可能对监测慢性 / 类固醇相关的 ICSC 进展有用[45]。这项技术仍在完善中，仪器成本限制了其常规应用。

图 3.06　慢性复发性特发性中心性浆液性脉络膜视网膜病变，伴有大的相关视网膜色素上皮（RPE）脱色素区以及色素移行至其上视网膜内。

A~C：47 岁男性患者，主诉双眼旁中心区和上方视野缺失，夜间驾驶困难 4 年。注意 RPE 萎缩带（箭头，图 A 和图 B）。血管造影显示多处 RPE 萎缩和多处渗漏点（箭头，图 C）。视网膜电图在正常范围。

D~I：64 岁男性患者眼底拼图，有长期的双眼复发性视力丧失发作病史，因浆液性视网膜脱离所致。矫正视力，右眼 20/25-，左眼 20/50。注意明显的 RPE 变化带延伸至下方锯齿缘。RPE 缺失的区域呈现为低自发荧光（图 E 和图 H）。这些区域周围可见自发荧光增强，提示邻近的 RPE 细胞正在吞噬分解光感受器和其他细胞物质。右眼是干的（图 F）；左眼显示浅层视网膜下液（图 I）。因此，患者接受了低剂量光动力治疗。患者未记起有服用过激素，但可能在腕关节接受过激素注射。

（A~C，引自 Gass[34]）

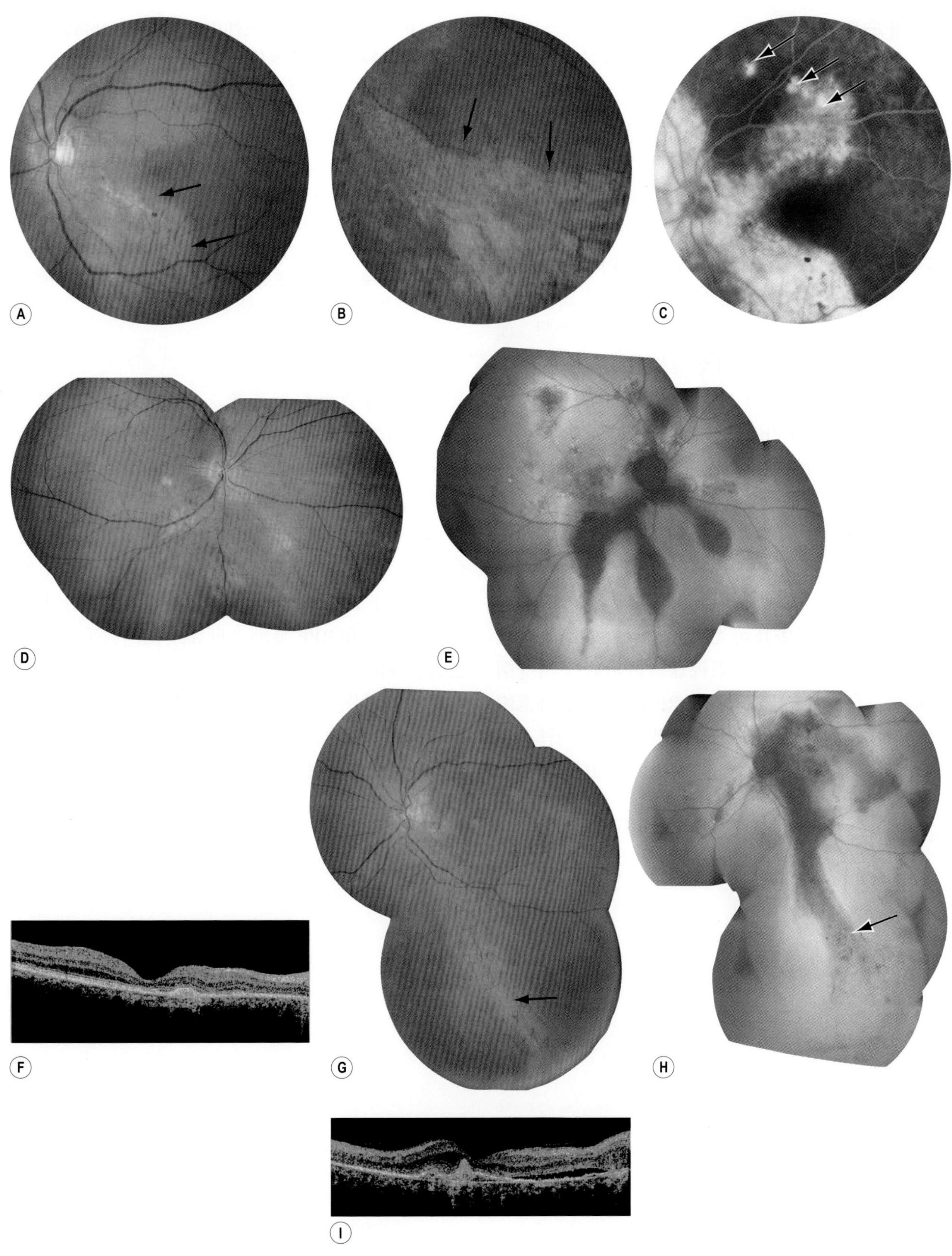

图 3.06

非典型表现

慢性 ICSC

有些患者，特别是拉丁人和东方人，在一眼或双眼中可发生多灶性长期复发性的浆液性视网膜脱离（图 3.06；图 3.07）。这些病灶最初可能局限于视盘旁、黄斑周围或黄斑外区域，在出现黄斑局部脱离之前，患者可多年无症状。此时，可能会有多个常为泪滴状、长颈状，或者瓶状的 RPE 萎缩区，从旁中心，特别是视盘周围区域向下延伸到赤道区或者锯齿缘（图 3.06；图 3.07）[34, 36, 46, 47]。偶尔，大的高度隆起的慢性浆液性脱离可被误认为视网膜劈裂（图 3.08D~L）[48]。这些区域的复发性脱离可同时导致 RPE 和视网膜光感受器细胞萎缩。在这些区带，骨颗粒形态的色素移行进入萎缩的视网膜，可能被误认为是视网膜色素变性的依据（图 3.06G；图 3.07A 和 B）[34]。这些患者可出现大面积上方视野缺损，一些主诉有夜间驾驶困难。血管造影通常会显示多处局灶染色，通常与 RPE 萎缩区域相对应的多条高荧光带上方附近最明显。这种萎缩和着染经常在双眼视盘旁区域较突出（图 3.06C）。自发荧光成像对观测 RPE 累及的全部范围特别有用，同时也是监测患者疾病进展的一种有用的非侵入性方法（图 3.06E 和 H；图 3.07C 和 D）。

图 3.07　慢性复发性特发性中心性浆液性脉络膜视网膜病变导致假性视网膜色素变性。

A~D：图示一 53 岁男性患者，伴有复发性慢性中心性浆液性脉络膜视网膜病变，随访超过 17 年。双眼几次急性发作的渗漏灶接受轻微局灶光凝治疗。约 6 年期间右眼隐匿地丧失了中心视力。在过去的 5 年暗适应变得困难。注意眼底下方局部脉络膜视网膜深层萎缩以及广泛的视网膜色素上皮（RPE）和浅层脉络膜缺失。双眼可见骨针状色素迁移（图 A 和图 B）。右眼视力为 20/400，左眼视力为 20/20−。自发荧光成像显示由于液体重力作用形成沟槽状 RPE 丢失，下方箭头指示处（图 C 和图 D）。

受累 RPE 呈现低自发荧光，其外周呈现高自发荧光，高自发荧光提示相邻未受损 RPE 代谢活性增加（图 3.06E 和 F）。这些患者特别容易发生复发性黄斑脱离，可能会永久丧失中心视力和旁中心视野。伴随慢性脱离，脂质渗出和囊样黄斑水肿可能会出现，但在血管造影中并没有视网膜下新生血管的证据。下方视网膜的慢性浆液性脱离，加上大面积的视网膜和 RPE 萎缩，可导致视网膜毛细血管丢失、视网膜新生血管形成、玻璃体出血和视网膜电图改变（图 3.08）[46, 48, 49]。典型 ICSC 患者的长期随访研究表明，这些伴随慢性复发性脱离和严重视力下降的患者属于 ICSC 疾病谱的一部分 [46, 50, 51]。

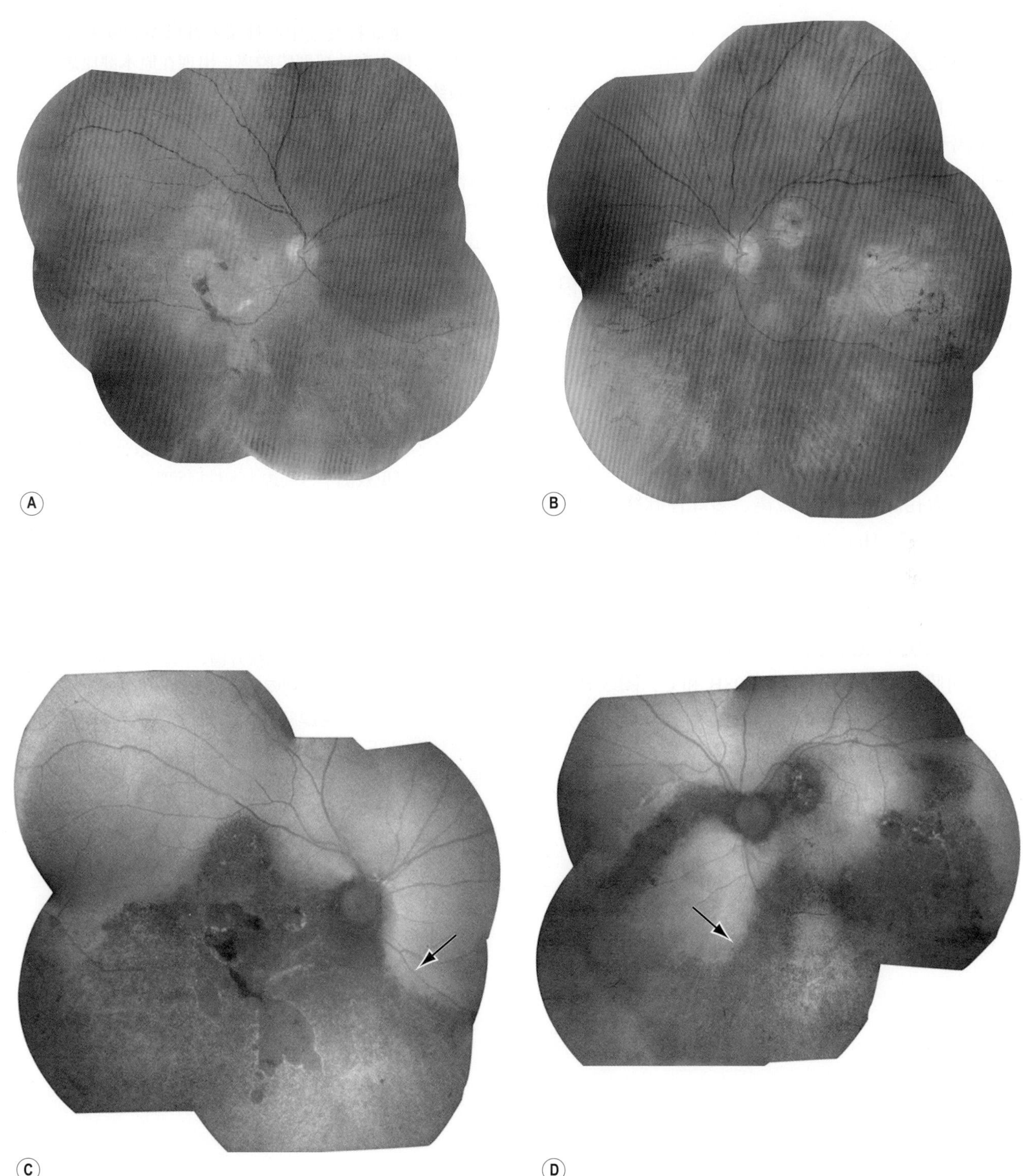

图 3.07

急性大泡性视网膜脱离

在ICSC患者的同眼或双眼，视网膜多处浆液性脱离有时会迅速发生[11, 52]。这些可能发生在眼底的中周部以及后极部。少数患者中，这些脱离可能融合在一起形成大泡性视网膜脱离，波及下方一半或眼底更多范围（图3.08A~C；图3.10）[11, 34, 53-55]。这种急性严重的ICSC类型特别容易发生在因误诊而接受系统性皮质类固醇治疗的原本健康的患者[48]。典型表现多个浆液性RPE脱离，通常为0.5~1个视盘直径或更大。它们经常混浊渗出，有时为灰白色视网膜下纤维素性渗出部分遮盖。类似的情况经常在几天或几周内出现在另眼。患者可能被误诊为孔源性视网膜脱离、多灶性脉络膜视网膜炎、转移癌、Harada病或葡萄膜渗漏。血管造影显示多处RPE浆液性脱离，位于可移动的视网膜下液下方（图3.08B和C）有助于确诊。荧光素特征性地从大的RPE脱离边缘的色素上皮裂孔，流入视网膜下渗出物中（图3.08B和C；图3.10C和D）[25, 35,56]。偶尔，大的RPE裂口可发生在大的RPE脱离的边缘（图3.10H，J和K）。

图3.08 重症特发性中心性浆液性脉络膜视网膜病变（ICSC）伴大泡性视网膜脱离，出现在原本健康患者接受系统性皮质类固醇治疗后。

A~C：45岁男性，最初表现为右眼黄斑浆液性脱离。因诊断为脉络膜炎接受了口服泼尼松治疗。随后发生双眼大泡性视网膜脱离，伴有多个大的浆液性视网膜色素上皮（RPE）脱离，其中一些被白色云雾状纤维素性视网膜渗出包围（箭头，图A）。荧光素染料通过RPE脱离圆拱上的一些小裂孔（箭头，图B）流入视网膜下腔。在RPE脱离区光凝治疗并停止使用皮质类固醇后，视网膜下渗出缓解。随后患者黄斑脱离没有再发作，直到69岁时，由于在右眼黄斑上方的RPE脱离治疗区域出现视网膜下新生血管而出现黄斑脱离。

D~L：27岁男性，1982年发生双眼浆液性黄斑脱离（图D）。1990年，主诉除了长期视力不正常以外，还出现飞蚊症状。可见双侧下方周边大泡性视网膜抬高以及几簇视网膜新生血管（箭头，图E）。这些改变被认为是X-连锁青少年视网膜劈裂症。1991年，尽管荧光造影提示慢性复发性ICSC（图F和图G），该患者因被诊断为视网膜血管炎，接受了系统性皮质类固醇治疗，进而导致严重的双侧大泡性视网膜脱离，当时被错误地归因于葡萄膜渗漏综合征。1993年，双侧巩膜开窗、涡静脉减压术和大剂量皮质类固醇导致大量视网膜下浆液纤维性渗出（图H和图I）。箭头指示视网膜新生血管的病灶。荧光血管造影显示多灶区RPE抬高和随后的失代偿，渗漏来自几处视网膜新生血管病灶（箭头，图J），双眼下方均有一个宽范围的视网膜毛细血管无灌注区（图K）。停止应用皮质类固醇后，视网膜脱离迅速消失，双眼黄斑区残留视网膜下纤维条索。

(D~L，引自Gass和Little[48])

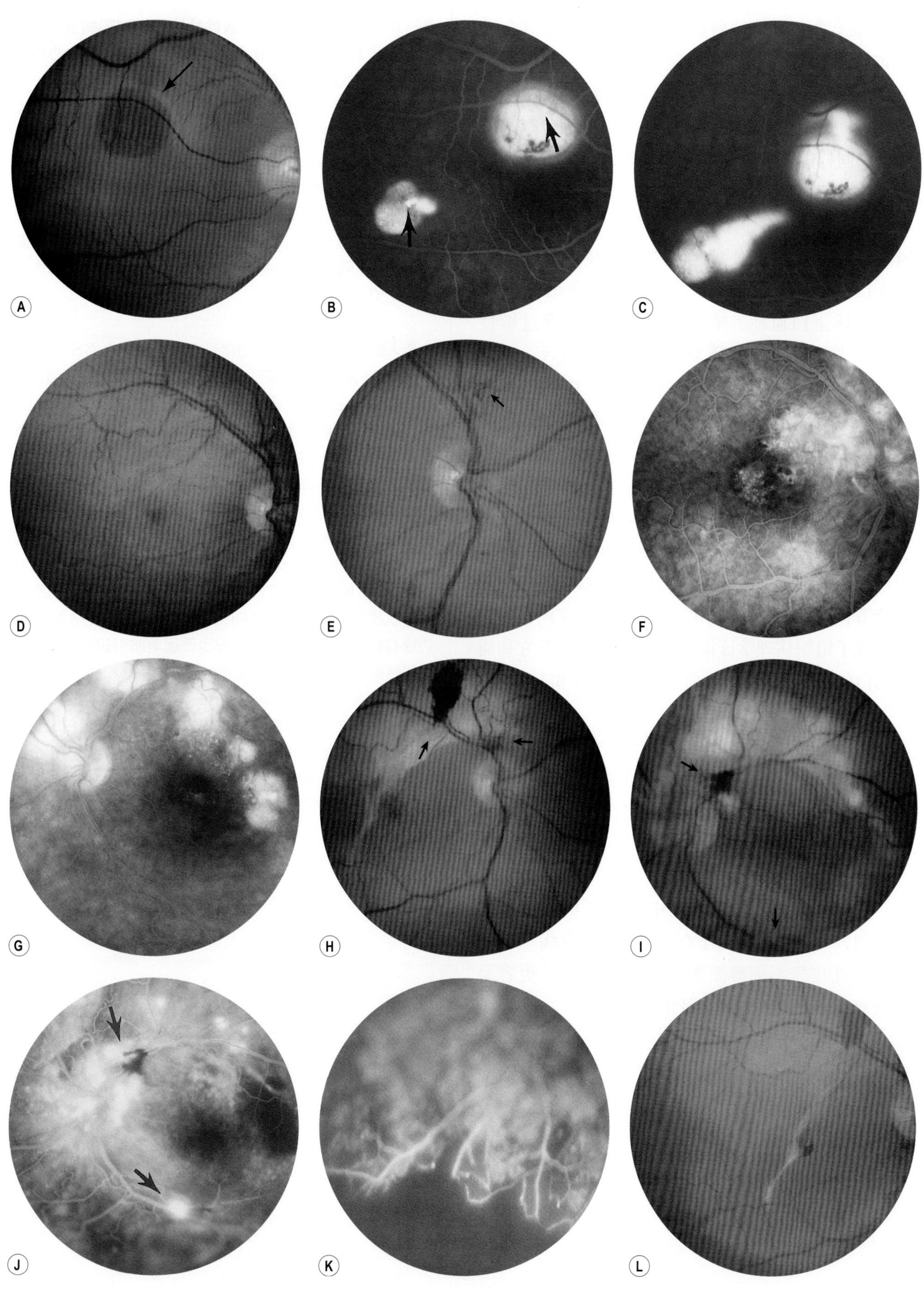

图 3.08

Gass 博士所见的所有大泡性视网膜脱离合并 ICSC 的原本健康患者都曾是中年男性。当他们接受 Gass 检查时，其中许多人已被诊断患有非 ICSC 的疾病，并且正在接受口服糖皮质激素治疗[11, 48]。然而，同样的临床和血管造影图像也可能偶尔发生于女性，特别是那些因系统性疾病接受皮质类固醇治疗者，例如播散性红斑狼疮[58-63]、克罗恩病[64]、风湿性关节炎[65]、血液透析[66]和肾移植（图 3.11；图 3.12）[67]。除了这些疾病，Gass 还在溶血性贫血、冷球蛋白血症、嗜酸性筋膜炎、严重过敏性支气管炎在系统性皮质类固醇治疗开始后，以及一名伴有肥大细胞浸润的多发特殊性皮损和黏膜血管畸形的女性中发现这种严重形式的 ICSC（图 3.11A~F）。

1982 年，Gilbert de Venecia 博士在东部眼科病理学会会议上报道了一个组织病理学发现，是一名 40 岁的印第安人，在肾移植术后不久出现双侧大泡性视网膜脱离和多个浆液性 RPE 脱离，RPE 脱离周围包绕着白色视网膜下渗出（图 3.12 E 和 F）[22, 68, 69]。他发现了组织病理学证据，表明 RPE 脱离下方和周围的白色渗出物为纤维蛋白类（图 3.12G 和 H）。

与脉络膜视网膜皱褶相关的 ICSC

ICSC 偶尔会发生在由于脉络膜拥挤导致的黄斑区脉络膜视网膜皱褶的患眼中（图 3.09L 和 M）。

女性 ICSC

在其他方面正常的女性中，ICSC 的情况与男性相似，只是女性倾向于在更大的年龄发病[70]。接受外源性皮质类固醇激素的女性中，ICSC 更容易累及双眼和出现视网膜下纤维蛋白。

图 3.09 老年人中心性浆液性脉络膜视网膜病变。

西地那非（sildenafil）使用后，出现急性特发性中心性浆液性脉络膜视网膜病变（ICSC）。

A~F：84 岁男性，出现右眼视力下降到 20/30。从视盘边缘延伸到中心凹出现一平滑的浆液性视网膜脱离，没有任何玻璃膜疣（图 A）。血管造影显示在视盘边缘颞侧有一个轻度晚期高荧光点，表现强自发荧光（图 B~ 图 D）。光学相干断层扫描（OCT）显示浆液性脱离的平滑形态，没有玻璃膜疣或其他 RPE 异常（图 E）。对该荧光点用轻微激光治疗，4 周内大部分视网膜下液吸收（图 F），视力恢复到 20/20。

老年人新出现的激素诱发的伴有豹斑状改变的 ICSC。

G~M：72 岁男性，之前没有眼部病史，出现视力波动，左眼比右眼明显。他不得不接受两次验光配镜以矫正视力，并接受左眼白内障手术。白内障术后 4 周，发现他左眼有囊样黄斑水肿，并接受了 Tenon 囊下注射曲安奈德。他的视力进一步下降。1 个月后检查时，他的矫正视力右眼 20/30，左眼 20/50。左眼除了瓶状浆液性脱离外，还有脉络膜视网膜皱褶（图 G 和图 H）。未见周边脉络膜脱离。OCT 检查发现两眼均有视网膜内液，左眼有视网膜下液（图 J 和图 K）。荧光素造影仅显示与视网膜下液相对应的豹斑状改变，未见明显的 RPE 破坏（图 L 和图 M）。视盘边缘有轻度高荧光，这是由视盘周围萎缩引起的。患者否认既往类固醇服用史，是控制良好的糖尿病和高血压患者，就诊时测量血压为 130/78 mmHg，处于一个良好的健康状态。他的血清轻链蛋白略有升高，但未见 M 蛋白峰。进一步询问并与其家庭医师沟通后，发现他在之前 18 个月内接受了 3 次类固醇肌内注射用于治疗鼻塞，并且过去的 2 年里阴茎注射了罂粟碱、前列腺素和酚妥拉明用于治疗阳痿。

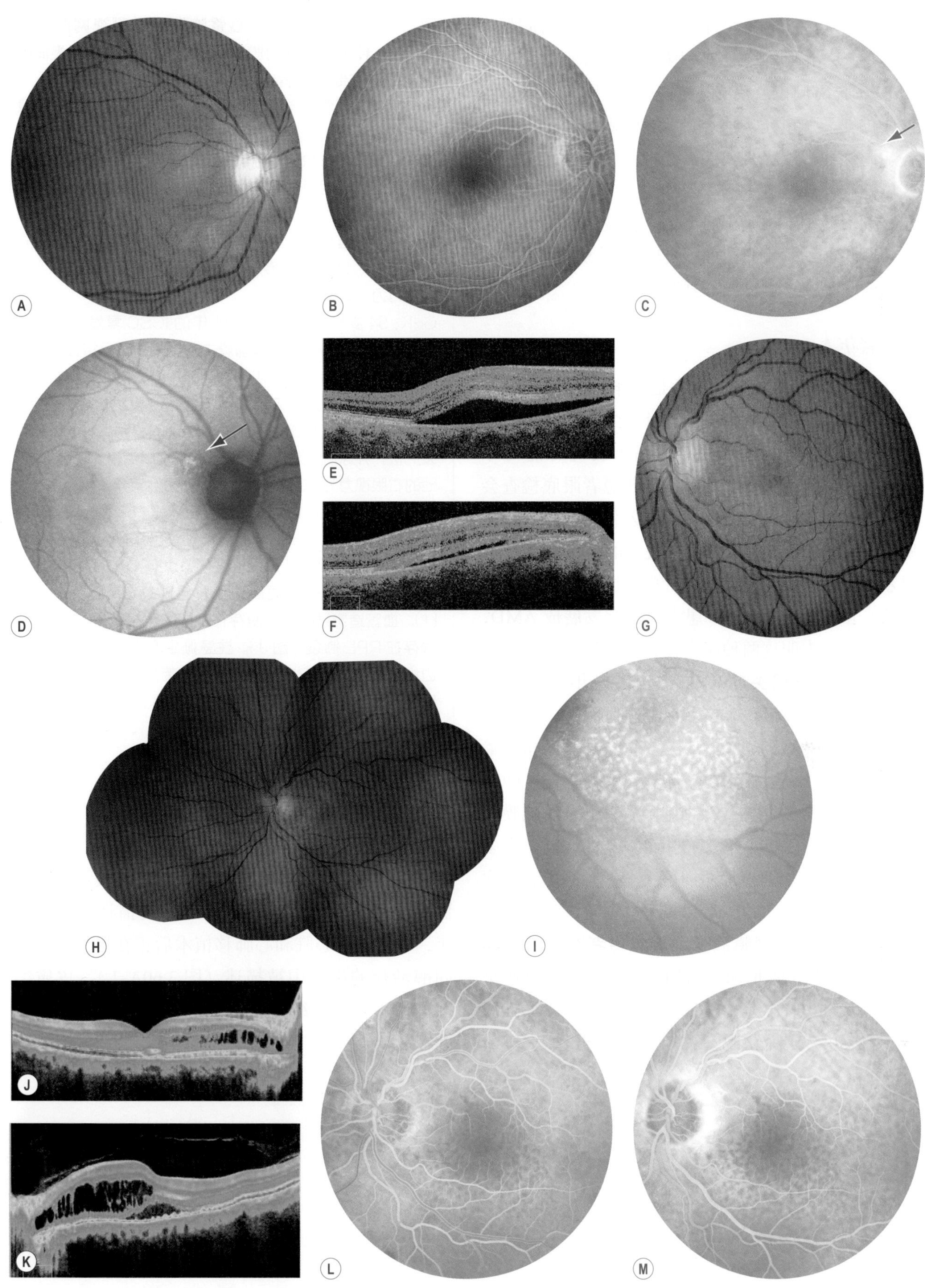

图 3.09

ICSC可在健康女性的单纯妊娠后半阶段发生[22, 71-76]。由于某些未知原因，超过90%的受累孕妇RPE脱离周围伴有白色的视网膜下渗出[22]。但重要的是不要把这种渗出误认为视网膜下新生血管、局灶性视网膜炎或局灶性视网膜梗死，所有这些可能提示需要进一步检查（包括荧光造影），但在鉴别诊断中通常是不必要的。分娩后，脱离很快会自行消退，并且视力预后良好。ICSC可在后来妊娠期间复发，也可能不复发。

老年人ICSC

虽然大多数ICSC患者是年轻和中年男性，但有些患者在后半生的几十年才出现症状（图3.11C~H）[77, 78]。老年ICSC的临床表现可能与年轻患者相同，虽然更大比例的老年患者眼底检查会发现先前亚临床偏心视网膜脱离发作的证据（如前所述）。老年患者中，更值得关注的是，血管造影显示的局部渗漏可能代表局灶的隐匿性脉络膜新生血管。虽然偶尔有ICSC患者最后会发展成AMD，但没有证据表明这两种疾病有必然联系。

西地那非相关的ICSC 较多老年男性在使用勃起功能障碍药物（诸如西地那非等）后出现ICSC（图3.09A~F）[79-81]。与伴有玻璃膜疣和年龄相关性黄斑变性（AMD）的老年患者不同，OCT检查呈现平滑的光感受器细胞隆起，没有玻璃膜疣的RPE凸起（图3.09E），支持ICSC的诊断。大多数患者停止使用西地那非即可缓解，有些患者再次用药时复发。

有豹斑状视网膜病变的老年患者在系统性类固醇治疗后出现ICSC 眼底这种黄色沉积物呈现“网状豹斑样”是由Iida等人注意到的[82]。2002年，作为一项新发现，在5名老年男性（68~81岁）接受系统性皮质类固醇激素治疗时被认识。然而，同样的形态之前被Gass等人描述过。1992年，在肾脏、心脏和心肺移植术后正在接受系统类固醇治疗的患者中被描述（图3.60A~L）。皮质类固醇似乎是这两组患者相关的共同因素（图3.09L和M）。

图3.10 重症特发性中心浆液性脉络膜视网膜病变（ICSC）伴大泡性视网膜脱离，在接受全身皮质类固醇治疗的原本健康患者中。

A~F：31岁男性，发生左眼黄斑脱离，并伴有局部视网膜下纤维性病灶，被误诊为急性视网膜炎。接受了包括泼尼松在内的抗弓形虫病治疗。1周后，患者出现右眼大泡性浆液纤维性视网膜脱离，以及左眼视盘旁及黄斑区视网膜脱离（图A和图B）。双眼可见大的RPE浆液性脱离，被视网膜下纤维蛋白环绕。停用所有药物后，脱离在2周内完全消失。11年后，最近一次检查时，他仍没有症状，双眼视力为20/20。

G~K：54岁男性，尽管有31年的ICSC复发性发作病史，但在右眼出现视网膜前膜之前，视力仍保持在接近正常水平。在预约玻璃体切除术的前一天，他的对侧眼发生了ICSC。术前，他应用了一个疗程的泼尼松（100 mg/d）。术后几天，他出现双眼大泡性视网膜脱离。术后口服泼尼松，并球后注射皮质类固醇激素辅以治疗。术后6周，他的右眼视力为20/400，左眼视力为2英尺（60 cm）数指。可见大泡性视网膜全脱离伴有双眼多个大的视网膜色素上皮（RPE）脱离，伴有纤维性渗出和视网膜下纤维条带形成（图G和图H）。左眼有一个300°撕裂（箭头），沿着一个大的RPE脱离边缘，且累及黄斑区上方（图H）。血管造影证实，右眼存在多处RPE脱离（图I），左眼存在RPE撕裂（图J）。注意撕裂RPE的不规则回缩边缘（箭头）和RPE缺失区域的荧光素染色。18个月后，停止皮质类固醇后，经过多次手术，右眼仍有一牵引性视网膜脱离，但左眼视网膜复位（图K）且视力恢复到20/30。

（G~K，引自Gass和Little[48]）

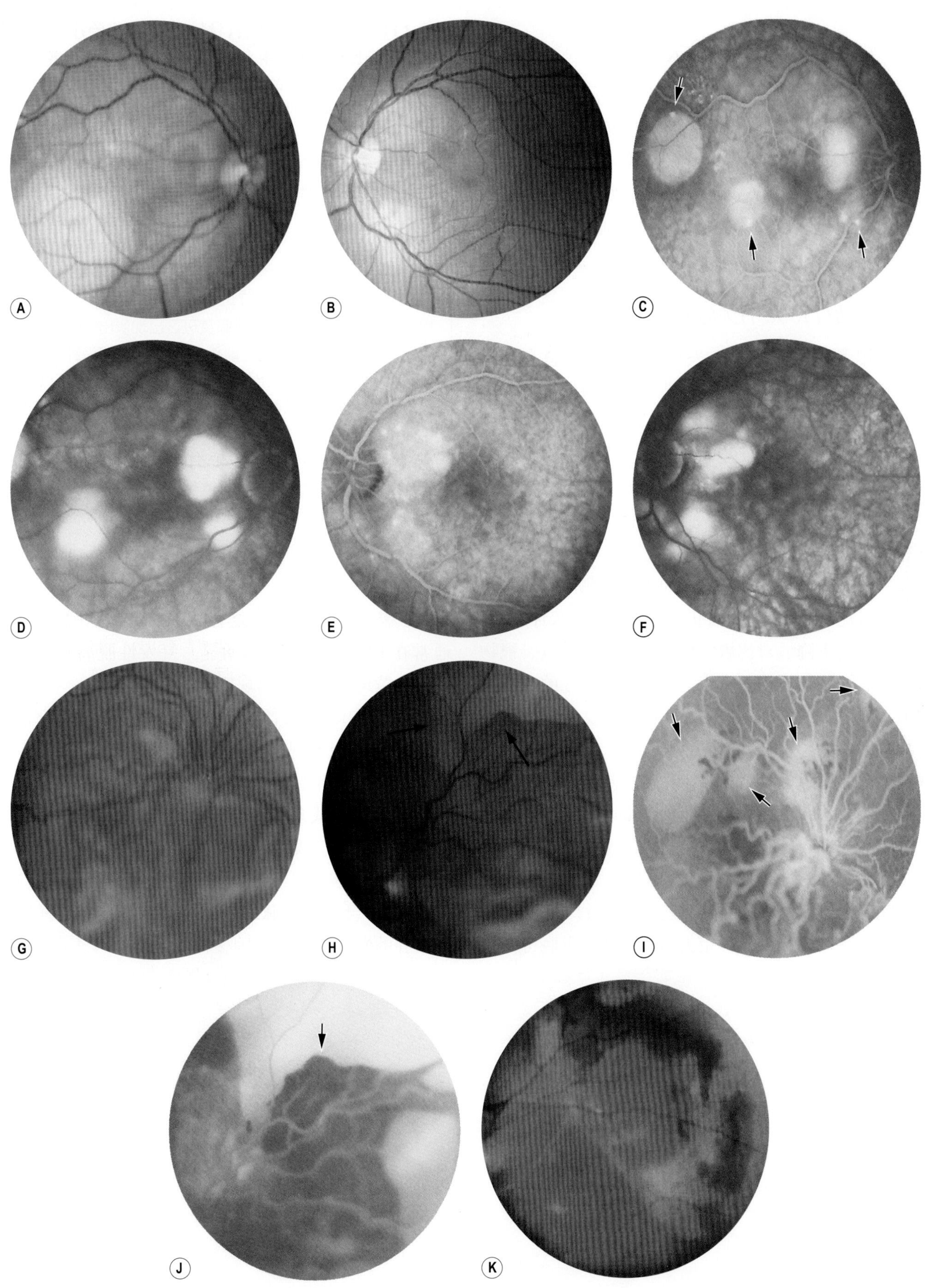

图 3.10

ICSC 类似图形营养不良表现

具有典型 ICSC 表现的患者可能会在若干年后，一眼或双眼出现多处中心有色素的局灶黄色病损，看起来像图形营养不良患眼表现。这些病灶也可像珍珠斑（Elschnig spot）样，类似由严重高血压、胶原血管疾病以及弥漫性血管内凝血病（DIC）伴随的纤维蛋白样坏死所导致。

其他与 ICSC 有关的情况

作者曾发现，ICSC 发生于 2 名分别患有视网膜色素变性（图 5.41A~C）[61, 83] 和表层巩膜炎的女性[69, 84]。

预后

大多数黄斑脱离自发缓解和视力恢复的 ICSC 患者预后良好[29, 50, 77, 78, 85-90]。视网膜复位后持续性改善达 6 个月以上。然而，如果仔细测试，许多视力恢复达到 20/20 的患者仍会有轻微的永久性缺陷，如色敏度下降、对比敏感度丢失、相对暗点、视物变小、视物变形或夜盲[86, 90-100]。大约 5% 的患者视力不能恢复至 20/30 或更好。长期且反复发作的脱离，可能会导致患者永久性视力下降到 20/200 或更差。这种情况更多见于多灶的慢性患者。

大的浆液性 RPE 脱离复位的预后不如较小 RPE 脱离。然而，伴有大的浆液性 RPE 脱离的患者通常数月或数年内保持相对较好的视力（图 3.04A~C）[21, 23, 24]。视网膜脱离消退后，生物显微镜下黄斑区表现变异性很大。有些患者眼底可恢复正常。然而，大多数人会呈现 RPE 不规则脱色素，通常在 RPE 脱离区域最明显。复发性脱离患者可在整个黄斑中心区域出现广泛的 RPE 萎缩。

大多数 ICSC 患者的长期视力预后良好。20%~30% 的患者会出现 1 次或多次复发[23, 46, 50, 51, 85, 88, 101]。虽然约 1/3 患者对侧眼会在生物显微镜和血管造影中显示 1 处或多处 RPE 局灶性改变，但是不到 20% 的人注定会发展成对侧眼的黄斑浆液性脱离。迄今的证据表明，只有一小部分（可能不到 5%）ICSC 患者会发展成脉络膜新生血管或伴有囊样黄斑水肿的慢性脱离[102]。

图 3.11　系统性疾病患者，经糖皮质激素治疗后发生浆液纤维性视网膜色素上皮（RPE）和视网膜脱离。

A~C：一名红斑狼疮的女性患者，接受系统性糖皮质激素治疗后，双眼多灶性 RPE 脱离，周围可见视网膜下纤维素性渗出。

D~F：一例红斑狼疮的患者接受系统性糖皮质激素治疗后，双眼多灶性 RPE 脱离，周围可见视网膜下纤维素性渗出。

G~I：一例结节性筋膜炎的女性患者，接受系统性糖皮质激素治疗后，双眼多灶性 RPE 脱离和视网膜下纤维蛋白渗出。

J~L：这名女性患者，因红斑狼疮和 Sjögren 综合征，接受连续泼尼松治疗 6 年，右眼黄斑区出现渗出性脱离且伴随多个浆液性 RPE 脱离（箭头）、视网膜下浆液纤维素性视网膜脱离和一个色素上皮病变，右眼底类似黄色斑点症。她的左眼因假单孢菌眼内炎而被摘除。2 年前，她的多处手指和双腿被截肢（图 J）。RPE 脱离的光凝治疗未能使黄斑脱离缓解。色素上皮病变进展累及大部分眼底（图 J）。血管造影显示一个无荧光的豹斑状形态，以及后极部眼底的多个局灶性渗漏（图 L）。注意 RPE 脱离的持续性区域（箭头）。

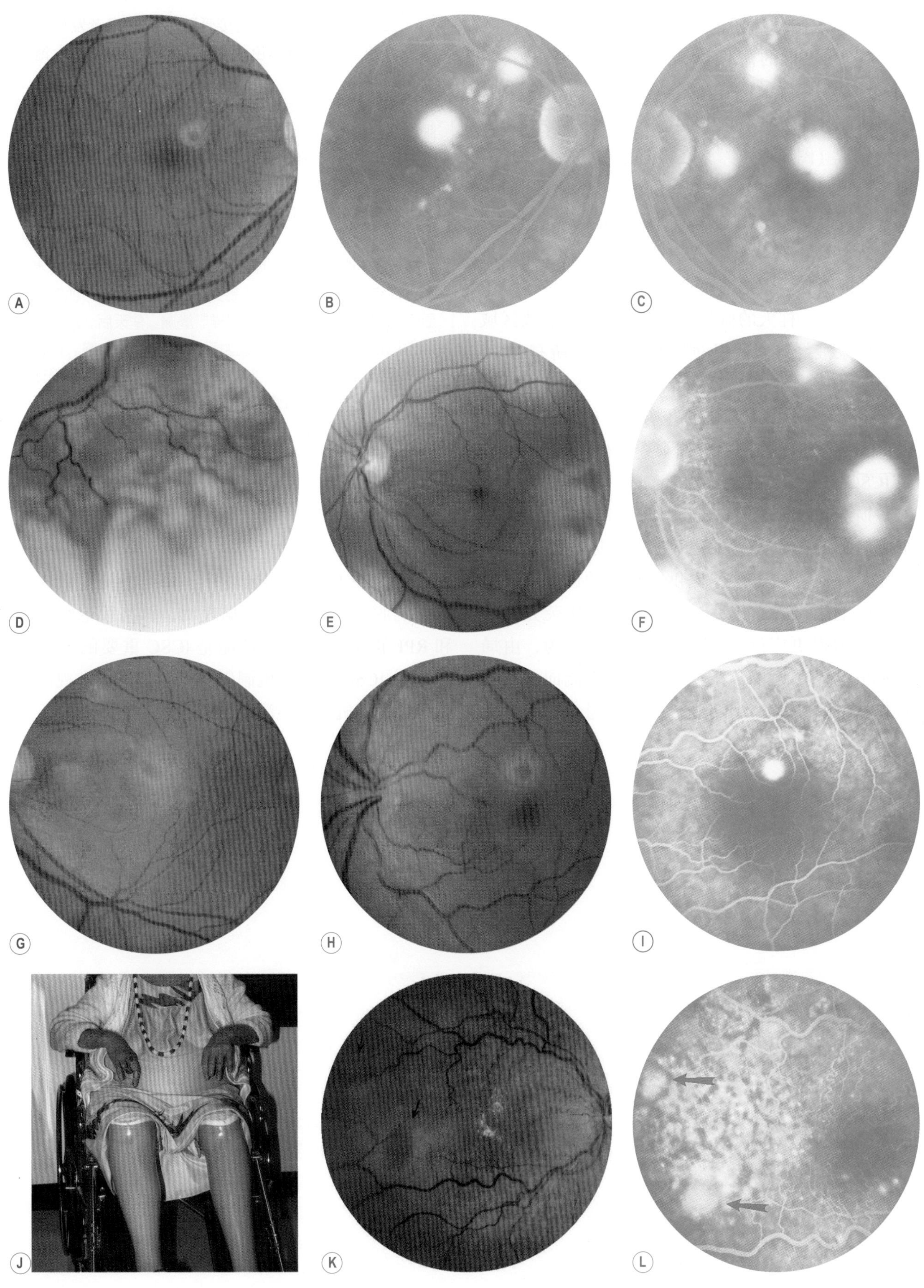

图 3.11

病理学和发病机制

关于ICSC的病理学资料有限（图3.12；图3.13）。从一名死于心肌梗死的患者处获得一只眼睛，组织病理学检查显示RPE脱离下的脉络膜毛细血管未见异常（图3.13）[103]。在之前引用（图3.12）的那个慢性肾衰发生ICSC的病例中，de Venecia博士没有发现脉络膜毛细血管有明确的异常[68]。然而，他发现临床上观察到的灰白色渗出内含有纤维蛋白，这证明脉络膜毛细血管渗透性显著改变以至于同纤维蛋白一样大的血浆蛋白溢出。RPE脱离区域的白色浆液纤维素性视网膜下渗出，占所有ICSC患者的10%~15%[22]。这一点结合ISCS的其他特征（包括浆液性视网膜脱离下方频繁的水泡状RPE脱离，频繁出现的大量视网膜下液），进一步证明ICSC患者脉络膜毛细血管渗透性增加，是其上RPE损伤、RPE黏附Bruch膜的局部缺失，以及血浆蛋白和水移动入视网膜下腔的主要原因[12, 22, 69]。吲哚菁绿血管造影录像提供了额外的证据，证明脉络膜毛细血管通透性异常，且可能比荧光血管造影显示得更广泛[104, 105]。Spitznas曾认为，由局部RPE受损引起的离子逆向分泌使水流向视网膜而非脉络膜[106]。Marmor假设ICSC患者一定有更广泛的RPE代谢损伤区域来解释可能持续数周或数月的脱离[107]。实验证据表明，脉络膜毛细血管和RPE的局灶性损伤可能是ICSC重要的发病机制[108]。ICSC的发病机制以及光凝如何促进视网膜脱离缓解的机制尚不清楚[12, 13, 28, 107, 109-111]。

图3.12 肾移植术后以及接受肾透析的患者发生双眼浆液纤维素性视网膜色素上皮（RPE）脱离和大泡性视网膜脱离。

A~D：一名37岁接受肾透析的印第安女性患者，发生双眼浆液纤维素性视网膜脱离。高血压控制良好。可见纤维蛋白环绕着RPE脱离区域（箭头，图A和图B）。血管造影（图C和图D）显示右眼有多处RPE脱离。

E~H：一名40岁印第安男性患者，肾移植术后1个月，双侧下方大泡性脱离。他接受了系统性的皮质类固醇激素和抗代谢药物治疗。高血压控制良好。可见白色纤维素性渗出环绕RPE脱离区域（箭头，图E和图F）。血管造影显示RPE脱离区域有“烟囱样”渗漏。9天后，患者左眼视力迅速下降。4周内，视力丧失进展至无光感。计算机X线断层扫描提示左侧视神经及眼眶组织增厚。左眼球被摘除。组织病理学检查发现RPE下腔（箭头）和视网膜下腔（图G和图H）存在纤维素性渗出。脉络膜血管未见明确的病理改变。眶尖分离出的组织显示为视神经和眼眶曲霉菌病。

（引自de Venecia[68]）

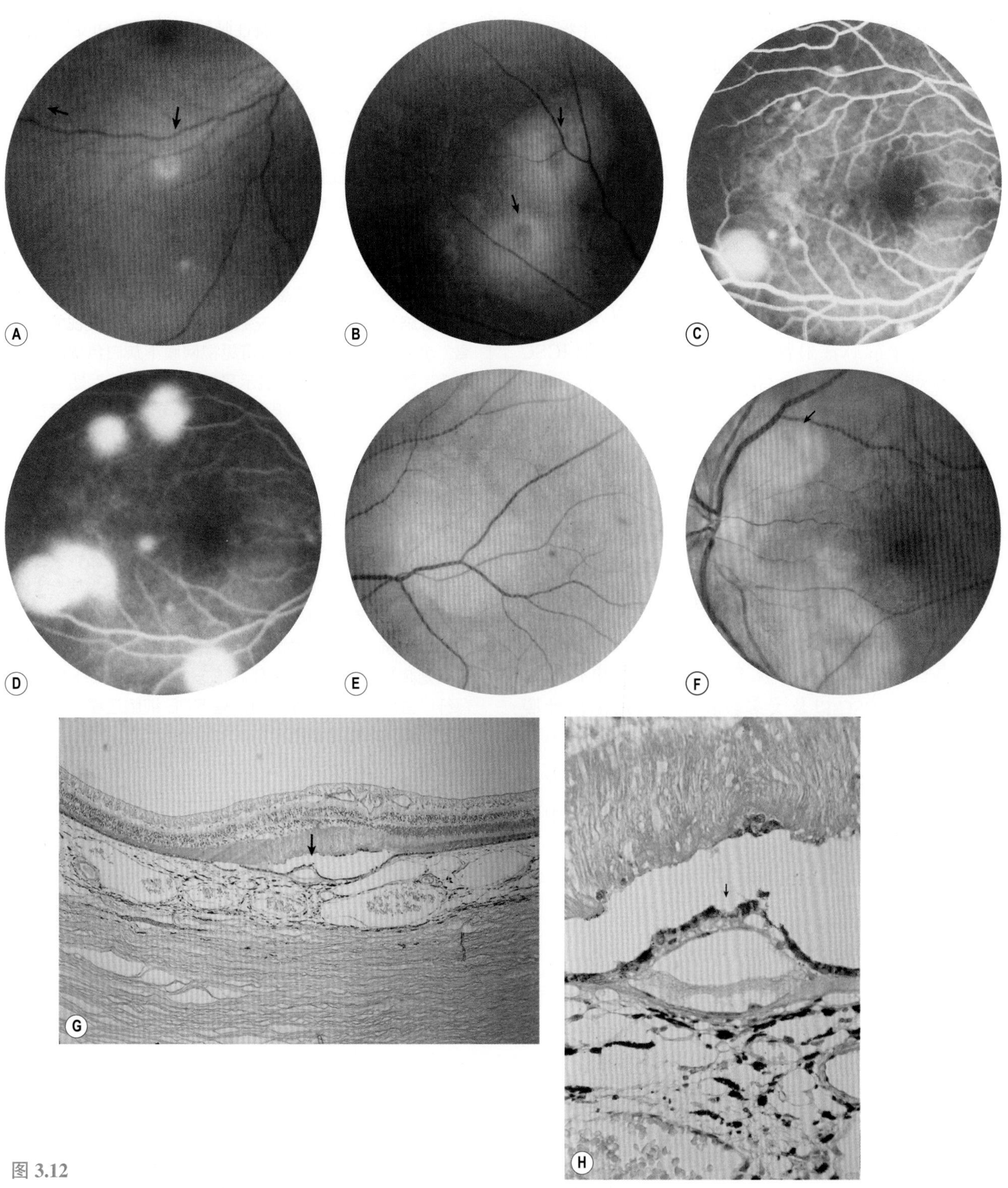

图 3.12

虽然典型的ICSC患者通常没有系统性疾病，但他们往往好胜心强，是强迫性工作狂，他们症状的出现与非同寻常的压力有关，例如工作变动、苛刻的截止期限、婚姻问题、家人的死亡或生病，以及意外伤害[14, 112-115]。与对照组患者进行比较，Yannuzzi证明A型性格与ICSC高度相关[115]。目前没有令人信服的证据表明ICSC有感染性或炎症性特性[116]，抑或它代表一种弥漫性RPE营养不良[28]。

实验中在兔巩膜内注射吲哚美辛，以及在猴和兔重复给予静脉注射肾上腺素，可产生类似ICSC的表现[117-119]。该研究提供了理论可信依据，即在有黄斑脱离倾向的患者中引起脉络膜毛细血管局灶通透性改变和RPE对Bruch膜的黏附性丧失，应激可能扮演了重要角色。观察发现：①全身性使用皮质类固醇可能促进和加重ICSC。② Cushing病患者可发生ICSC。③孕妇倾向于发生ICSC。这些提示血浆皮质醇水平升高可能在ICSC的发病机制中起重要作用[48, 58, 61, 65, 103, 120-122]。

有些证据表明，ICSC的患病率和严重程度与种族有关。ICSC以及大多数其他与黄斑渗出性脱离有关的疾病很少发生于黑种人。ICSC常见于拉丁人、东方人、亚洲印度人和白种人。严重复发形式的ICSC在拉丁人群、亚洲印度人和东方人中可能更为常见。

图 3.13　特发性中心浆液性脉络膜视网膜病变的组织病理学。

A：52岁男性，死于急性冠状动脉血栓形成，有视网膜色素上皮和视网膜浆液性脱离的组织病理学改变。患者似乎没有视觉问题的主诉。尸检时，眼部常规检查时发现脱离。注意黄斑区渗出性脱离。脉络膜和视网膜色素上皮正常。

B：黄斑区连续切片显示，黄斑脱离周边部分，下面（箭头）有一个小范围的浆液性RPE脱离。其下方的脉络膜血管正常。

C~H：一名69岁男性患者，很可能发生了特发性中心浆液性脉络膜视网膜病变，左眼黄斑大面积浆液性视网膜脱离（小箭头，图C）。上方可见视网膜下灰白色渗出（大箭头，图C），血管造影显示早期荧光遮蔽，后期荧光着染（箭头，图D）。眼底周边有散在的玻璃膜疣，但黄斑区仅有少数。视网膜脱离在几个月内自发缓解。4年后，就在他因喉部手术并发症死亡之前，他的右眼视力为20/20，左眼视力为20/25。组织病理学检查，分别在右眼黄斑区一个玻璃膜疣下方（图3.18）以及左眼视盘旁区域（图H），发现小的局灶I型RPE下新生血管。在左眼荧光素渗漏区域，有视网膜光感受器细胞和RPE丢失病灶（图E）。由于嗜伊红物质（图E）、PAS染色阳性物质（图F）、磷钨酸染色阳性物质（图G）的沉积，变薄的RPE不规则隆起，伴有精细笔刷状形态，表明RPE下物质含有纤维蛋白。在这个区域有一些RPE细胞迁移入视网膜下腔（箭头，图E和图F）。

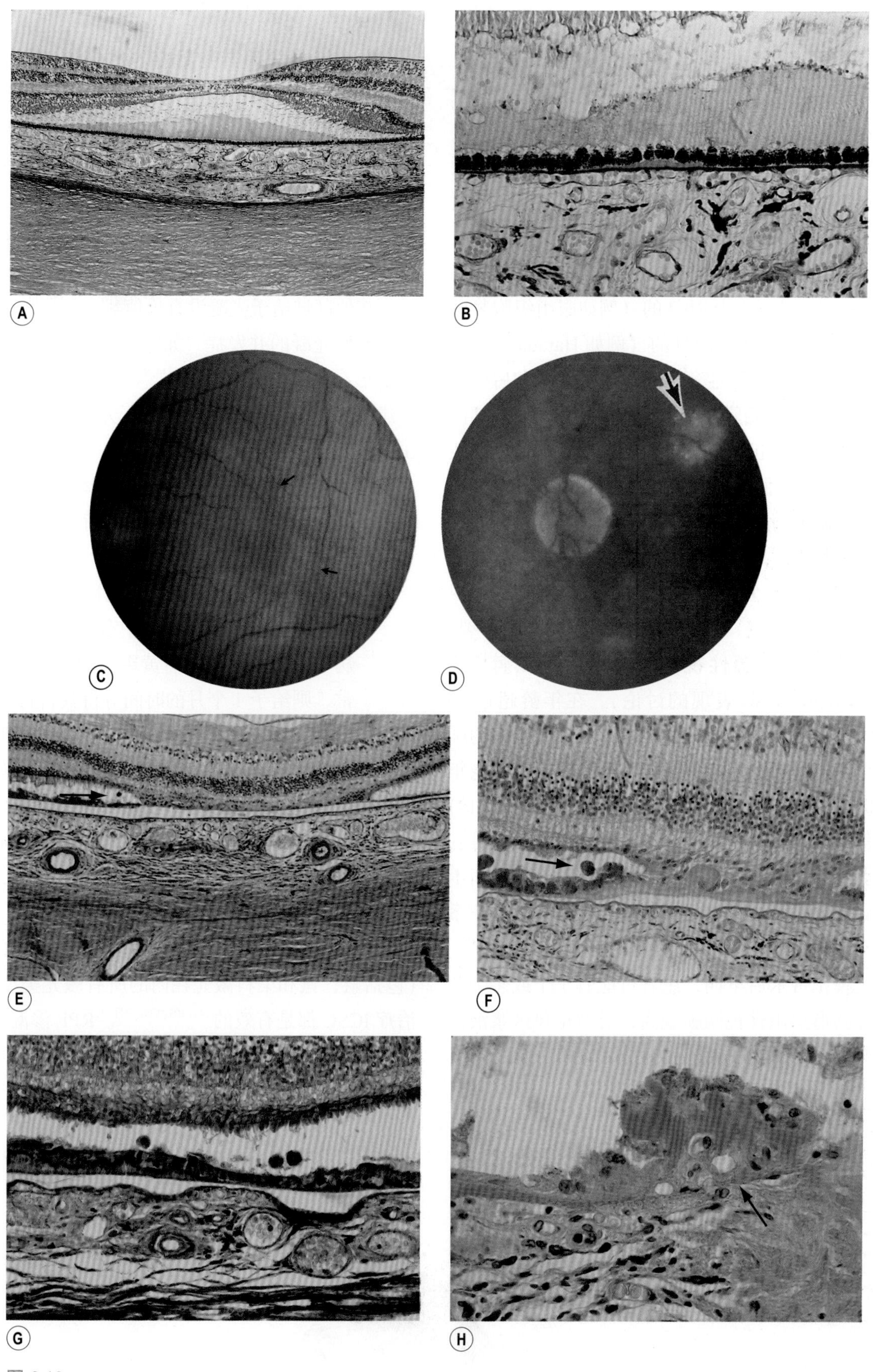

图 3.13

鉴别诊断

其他可引起黄斑局部浆液性脱离的疾病包括：①先天性视神经小凹。②位于黄斑区或周边部（尤其是上方）的脉络膜肿瘤，例如血管瘤、转移癌、白血病、黑色素瘤和骨瘤。③上方周边视网膜裂孔，或者伴有后巩膜葡萄肿的高度近视黄斑区或黄斑周围视网膜裂孔。④恶性高血压、妊娠毒血症、胶原血管疾病或其他与 DIC 相关的疾病。⑤脉络膜炎性疾病，无论是局灶性的（例如眼组织胞浆菌病或结节病），抑或弥漫性的（例如 Harada 病、交感性眼炎、良性反应性葡萄膜淋巴样增生和后巩膜炎）。⑥特发性葡萄膜渗漏。⑦眼球挫伤。⑧玻璃体后脱离不完全引起的黄斑牵引。⑨老年性黄斑变性和特发性息肉样脉络膜血管病（idiopathic polypoidal choroidal vasculopathy，IPCV）。慢性 ICSC 患者，长期存在下方周边渗出性视网膜脱离，如果在慢性视网膜脱离区域发生视网膜炎性增殖性病变和视网膜毛细血管闭锁，可能会被误认为视网膜劈裂、葡萄膜渗漏、孔源性视网膜脱离或 Eale 病[48, 49]（参见不典型 ICSC 表现的讨论）。在年龄超过 50 岁、伴有黄斑区少量 drusen 或者 1 个或 2 个小的脉络膜视网膜瘢痕的患者，可能不能排除前者的老年性黄斑变性和后者眼组织胞浆菌病综合征（POHS）的可能，因为这两种情况也可导致浆液性黄斑脱离。这种情况下，局灶性渗漏更可能代表一个小的新生血管复合体而非 RPE 浆液性脱离。某些病例中，系统性疾病伴有浆液性黄斑脱离可能是一种巧合[123]。

巩膜扣带术后早期，患者可能有 1 个或多个圆形或椭圆形渗出性视网膜脱离，类似黄斑区浆液性 RPE 脱离（图 7.29G~I）。

治疗

没有证据表明药物治疗、戒烟或使用 β 受体阻滞剂对 ICSC 的治疗有效[124]。有充分的证据表明，大多数患者中，RPE 脱离或 RPE 渗漏局部的光凝可使视网膜脱离在 3~4 周内缓解（图 3.04D~I）[11, 34, 47, 49, 50, 84, 87, 90, 96, 98, 125-149]。然而，没有证据表明即刻光凝可以降低视功能永久丧失的机会[27, 34, 85,86, 90, 132, 143]。除了在血管造影显示的渗漏区域，其他区域给予光凝没有价值[101, 138, 139, 145]。

虽然光凝的并发症（如意外中心凹光凝、视网膜变形、脉络膜新生血管[34, 150, 151]）很少，但一般不建议对所有这类患者立即进行光凝治疗。以下是 Gass 使用的光凝标准：

- 如果患者没有既往视网膜脱离的病史或眼底证据，给予 4 个月的时间等待其自行恢复。
- 如果 RPE 渗漏距离中心凹小于 1/4 视盘直径，则等待 6 个月或更长时间再进行光凝。
- 如果患者在同一只眼睛中有几次脱离发作的病史，且每次发作后黄斑功能均再次恢复正常，则给予 1 个月的时间等待其自行恢复。
- 当渗漏距离中心凹至少 1/4 视盘直径时，即刻的光凝在以下情况下是合理的：①如果脱离存在 4 个月或更久。②如果患者因之前脱离发作，有导致任何一眼视力或旁中心视野永久丧失的证据。③如果因职业原因，脱离引起的视力障碍导致患者不能工作。

RPE 脱离或渗漏区域应用轻至中等强度的光凝（包括氩、氪和染料激光在内的所有激光类型），对治疗 ICSC 都是有效的[47, 101, 134, 141]。RPE 渗漏区域激光清创术，可允许周围的 RPE 向内长入，这可能正是解决脱离所需要的（图 3.05；图 3.09A~F）[119, 152]。评估这些患者的渗漏区域时，通过任何生物显微镜或血管造影，寻找脉络膜新生血管的迹象是很重要的。应使用符合 RPE 脱离区域大小的最少强度激光光凝。如果有任何证据表明渗漏可能是脉络膜新生血管引起的，那么就需要更大强度治疗。即使在没有明显新生血管形成证据的情况下，2%~5% 的患者会在治疗后的几周或几月内发现脉络膜新生血管形成的证据[34, 102, 150, 151]。这是这些患者光凝后最重要的并发症之一。一些患者的症状可能是由治疗引起的，另一些患者的症状可能在治疗前就存在。治疗后，在 Amsler 方格表上仔细检查治疗暗点的大小对于早期监测和治疗这种并发症是非常重要的。

慢性和复发性 ICSC

在接受类固醇激素治疗的患者中，减少或停止系统性类固醇激素的使用应该是尝试的第一步。如果液体无吸收，应即刻对血管造影中的渗漏点（图 3.05）进行轻度局灶性光凝。如在荧光素或吲哚菁绿血管造影中见广泛的脉络膜视网膜受累，对大多数病例，光动力治疗是有益的[153-158]。全和降低光照量的治疗以及全和半剂量的光动力治疗都曾被使用过。最近提倡减少光照量，以减少治疗的毒性作用。治疗光斑大小由血管造影的染色面积决定。如同治疗脉络膜新生血管一样，额外增加 500 μm 的治疗区是没有必要的。如果没有明显的中心凹下液，必须小心避免光凝中心凹区域。

Jampol 等[159]通过使用米非司酮（一种用于促流产的抗糖皮质激素和抗孕酮药物）使视网膜下液消散。每天 200 mg 的剂量会使视网膜下液显著消散，可是一旦停药就会复发。这种药物阻断糖皮质激素受体，通过负反馈调控促肾上腺皮质激素和皮质醇，使两者在血浆中含量增加而发挥作用。

年龄相关性黄斑变性†

年龄相关性黄斑变性（AMD）是一种慢性退行性或营养不良的疾病，主要影响脉络膜毛细血管、Bruch 膜和 RPE[160-175]。它是美国和英国法定盲最常见的原因。在旧文献中，大量的命名用来描述这种疾病的不同阶段，这掩盖了一个事实，即它很可能是单一的一种疾病，许多情况下有家族性并由于常染色体显性特性而遗传[176-183]。目前最广泛被接受的命名是“年龄相关性黄斑变性”，但在某些方面该命名不够确切，因为它提示所有受累患者都是老年人且其根本原因是老化。虽然第一只眼失去中心视力时，患者平均年龄是 65 岁，但有些患者 40~50 岁时就出现了这种疾病的迹象。据估计，截至 2004 年，美国约有 800 万人患有 AMD，其中 175 万人为进展期阶段[184]。该病主要影响蓝眼睛的白种人，很少在黑种人中引起视力下降[185]。AMD 应该与以下疾病进行鉴别：①遗传性进行性青少年视网膜中心营养不良为主，伴有玻璃膜疣样改变和黄斑葡萄肿（一种北卡罗来纳州西部的地方性疾病）（见第 280 页）。②基底部板层样玻璃膜疣和黄斑变性（见第 130 页）。③图形样营养不良（参见第 5 章）。

图 3.14　典型或渗出性玻璃膜疣。

A~C：24 岁男性，黄斑、视盘旁及周围玻璃膜疣，双眼视力 20/20（图 A）。血管造影显示与玻璃膜疣对应的高荧光点（图 B 和图 C）。

D~F：42 岁男性，多个大小不等的玻璃膜疣，视力为 20/20。

G~I：68 岁男性，多个大玻璃膜疣融合。可见大的玻璃膜疣中央的不规则染色图案。视力为 20/80。

J：示意图显示，渗出性玻璃膜疣不同的荧光形态变化，这些区域视网膜色素上皮（RPE）基底膜（bm，箭头）厚度正常或接近正常。黑点代表荧光分子。透明的玻璃膜疣（1）由于其上方的 RPE 变薄而可能透见脉络膜荧光，但也可能足够致密使扩散的染料不能通过 Bruch 膜（BM）扩散到 RPE 下。对于 RPE（2，3）下不够致密的玻璃膜疣，染料可扩散到 RPE 下物质中，并在血管造影晚期显示玻璃膜疣的强荧光。

† 又名老年性黄斑变性、老年性黄斑脉络膜变性、老年性盘状黄斑变性、Kuhnt-Junius 盘状脱离、家族性玻璃膜疣、显性遗传性玻璃膜疣、Hutchinson-Tays 中央斑点状脉络膜炎、Doyne 蜂巢状脉络膜炎和 Holthouse-Batten 浅表脉络膜炎。

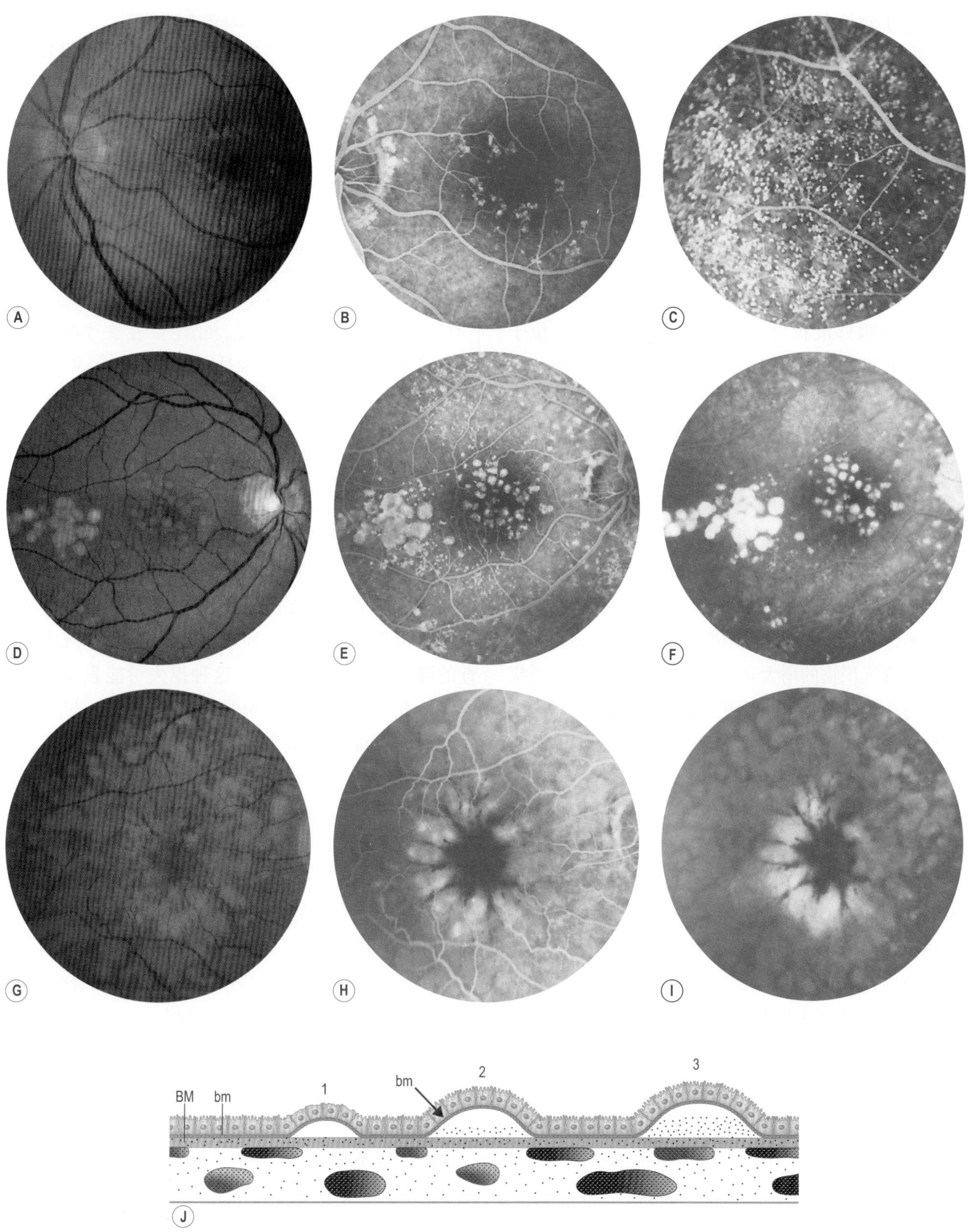

图 3.14

盘状变性前期

典型或渗出性玻璃膜疣

AMD最早期征象是双眼黄斑区和眼底其他部位多发性的RPE下沉积，通常表现为散在、圆形、轻度隆起且大小不一（图3.14~图3.16）[186-198]。这些沉积被称为玻璃膜疣（drusen）。德语中“druse”（“drusen”的复数形式）意思是结节，特别指的是石头中有清晰结晶的区域。这里“典型”或者“渗出性”玻璃膜疣的表述是为了将这些大小不一的细胞外沉积物进行区别，明确它们是位于RPE基底膜和Bruch膜的内胶原带之间，与那些均匀一致的小而圆的RPE基底膜结节样增厚（基底层板层样玻璃膜疣、表层玻璃膜疣）不同，两者可能有不同的发病机制（见第130页）。典型的或渗出性的玻璃膜疣可在成年早期出现，但生物显微镜下很少能被观察到，直到中年或以后才多见。玻璃膜疣发生早期，可能由于较小和其上方相对正常的RPE而在眼底镜下表现不明显。然而，因为它是半透明体，因此通常可以采用裂隙灯后映照法检测到。

随着沉积物的增大和其上RPE变薄，玻璃膜疣呈现为黄色或灰色，从而更容易被发现。它们大小差异很大，可以是黄色斑点状小结节（“硬性”玻璃膜疣）（图3.14A），也可以是呈现浅黄色或灰白色、大的盘状或圆拱状结构，与局部RPE浆液性脱离不能区分（“软性”玻璃膜疣）（图3.14D和G；图3.15A）。玻璃膜疣常聚集在黄斑及其周围区域。无论是中心或偏中心位置，它们的分布通常是双眼对称的[199]。玻璃膜疣的大小、形状、分布、颜色和一致性随着时间的推移而变化（图3.15）[200]。虽然它们在数量和大小上趋于增加（图3.15C和D），但是玻璃膜疣也可能从可见到消退，数目减少（图3.15A和B）。某些病例中，随着玻璃膜疣的消失，可遗留色素上皮的地图状萎缩区（图3.15E和F）。玻璃膜疣在外观上可能会钙化和结晶（图3.15A；图3.29）。这一变化提示玻璃膜疣脱水，且通常在RPE地图状萎缩发生之前。偶尔玻璃膜疣会出现多色或金色的闪光，提示为胆固醇沉积。一些玻璃膜疣可能会僵化而呈现白色外观。少数可能呈现粉色，是脉络膜新生血管簇从Bruch膜生长进入玻璃膜疣的继发改变。一些患者中，RPE下沉积呈弥漫性分布，而不是局灶性分布，检眼镜下黄斑区RPE仅表现为轻微斑驳黄色的边界不清的区域。

图3.15　典型（渗出性）玻璃膜疣的自然病程。
A和B：65岁女性，多个大的玻璃膜疣，其中一些是融合的，视力为20/40。一些玻璃膜疣部分钙化（箭头，图A）。4年后（图B），该患者玻璃膜疣变淡和消失。视力仍然是20/40。
C和D：73岁患者，经过3年，注意玻璃膜疣分布、形状和大小的变化。图C中视力为20/25，图D中为20/30。
E和F：73岁患者，2年内，出现了多灶性视网膜色素上皮（RPE）地图状萎缩。最初视力为20/30。最近的一次检查（图F），她的视力为20/40。
G~L：67岁女性，RPE中大的玻璃膜疣进展为“玻璃膜疣样”的RPE脱离（箭头，图I和图L）。左眼：1986年7月（图G），1991年4月（图H），1993年2月（图I和图J）。右眼：1986年7月（图K）和1993年2月（图L）。

大多数患者盘状变性前期的视力极好且无症状。一些中心有很多玻璃膜疣的患者主诉阅读能力下降，特别是在暗光下，还有轻度视物变形。对比敏感度损失是常见的，而且可能与Snellen视力检查的降低不成比例[201-206]。这种损失可能累及整个黄斑，并不局限于有玻璃膜疣的区域[207]。早期敏感度丧失可能是严重视力损伤的预兆[208]。患者常感到夜间驾车时有困难。大多数患者电生理检查正常[209-211]。有些可能有轻到中等程度的眼电图反应减少。

玻璃膜疣并不总是局限于黄斑区域。一些患者可能存在于视盘鼻侧。其他情况下，它们可能主要局限于黄斑周围区域，特别是大血管弓区域。后一种分布的玻璃膜疣可能呈现一种颗粒状的、比较集中的外观，可在黑种人患者中见到，他们很少在黄斑区形成玻璃膜疣[212]。使用三面镜，通常可以在周边眼底看见许多广泛散在分布的玻璃膜疣。与后极部玻璃膜疣不同的是，这些玻璃膜疣的基底部通常有一个色素晕。一些患者中，这种玻璃膜疣以一种融合、线性和辐射形态排列，眼底镜下在眼底中周部呈现明显的色素性网状结构（图3.17）。通常在鼻侧最明显，并且被称为老年性网状色素变性[191, 213-218]。环绕视盘颞侧一半或更多部位，因RPE下玻璃膜疣物质沉积常形成狭窄、模糊、黄色或灰色的区带。

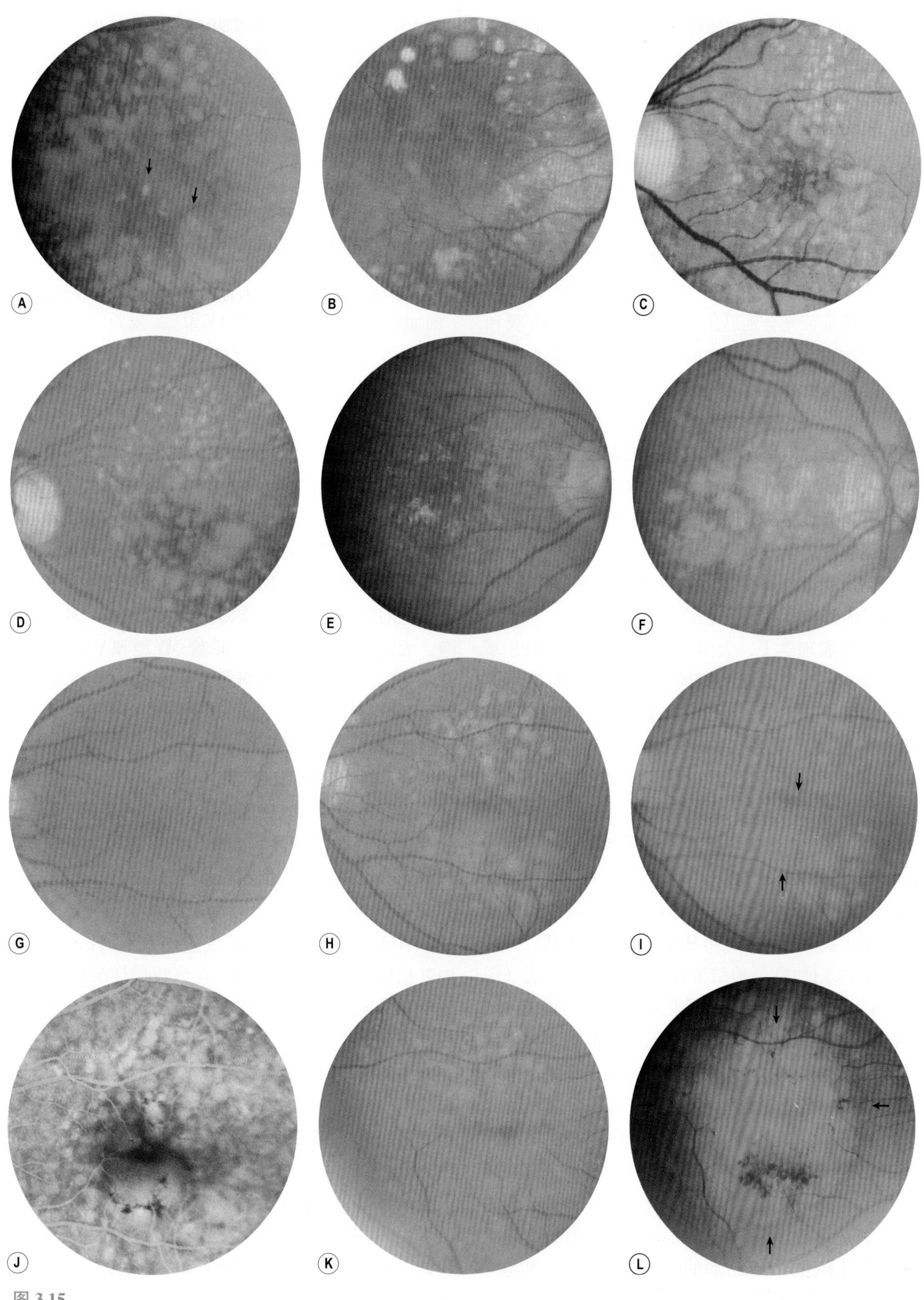

图 3.15

黄斑区多发大玻璃膜疣伴局部色素沉着的患者发生视网膜下新生血管的风险更大[202, 219, 220]。玻璃膜疣的荧光造影表现是不同的，取决于其大小、高度、表面 RPE 色素沉着程度，以及 RPE 和 Bruch 膜之间的物质的内容和均一性。大多数玻璃膜疣表现局灶性边界清晰的高荧光。早期荧光的出现时间取决于 Bruch 膜和 RPE 下物质染色速度和它们的透明性。后期荧光素着染的强度主要取决于它们的均一性（图 3.14）。虽然，伴有玻璃膜疣的患者中，脉络膜背景荧光会延迟出现，这可能是 Bruch 膜和 RPE 下物质着染延迟导致的，两者在一些患者中均可能是含有更高的脂质成分而非脉络膜血流灌注的延迟[221-225]。较小的结节（“硬”）玻璃膜疣通常在注射后几分钟内呈现典型的峰值荧光，与背景脉络膜荧光同步减弱。中等和大的玻璃膜疣，其荧光可能延迟到造影后期出现（图 3.14G~J）。这可能是由于玻璃膜疣的厚度以及玻璃膜疣和其下 Bruch 膜内含有脂质引起的（图 3.14G~J）[226]。与眼底镜检查相比，血管造影可显示更多的玻璃膜疣。

组织病理学上，大多数玻璃膜疣是由 RPE 基底膜和 Bruch 膜之间的嗜酸性物质局部聚集而成的（图 3.16）[189, 197, 200, 227-233]。因此，它们代表了局部 RPE 脱离灶。脱离的 RPE 细胞可变薄和脱色素。RPE 下物质可能呈现均匀和透明状态（图 3.16A）、细颗粒状（图 3.16B），或者两种状态的组合（图 3.16C）[197, 200]。某些情况下，也可能含有钙、胆固醇结晶和骨（图 3.16D）[197, 200]。在大的盘状玻璃膜疣中（图 3.16B），组织病理学上的形态和成分变异提示了其均质性表现可从水样透明到糊状，到可牢固 PAS 阳性染色的结节样透明化玻璃膜疣（图 3.16A），再到坚硬钙化或骨化的白色玻璃膜疣（图 3.16D）[197, 200]。正是这些组织病理学上的变异导致了医师分别使用“硬”和“软”来描述小的、离散的和大的，且通常是盘状玻璃膜疣的临床表现。

从玻璃膜疣的临床和组织病理学表现的变异性，可推测其在超微结构和组织化学组成上存在异质性。有证据表明，在猴和人类中，一些最早期的玻璃膜疣形成涉及部分基底细胞壁和 RPE 细胞的细胞质外翻进入 Bruch 膜的内胶原层与 RPE 细胞之间的 RPE 下腔[227, 234-236]。这些细胞质的囊泡收缩、变性，形成一个由周围 RPE、视网膜和脉络膜血管产生的混合性代谢产物和物质聚集的病灶。组织化学和电镜研究显示，典型或渗出性玻璃膜疣在脱离 RPE 相对正常的基底膜和 Bruch 膜的内胶原带之间存在着各种成分和物质的堆积。包括硫酸化和非硫酸化的糖复合物，脂质物质，血浆膜样物质，囊泡，无定形物质，Ⅰ型、Ⅲ型、Ⅳ型和Ⅴ型胶原，纤维粘连蛋白，免疫球蛋白与变性的 RPE 细胞器，以及活细胞的活动[190, 197, 231, 232, 235-239]。一些研究者将这些被基底膜包绕的活细胞活动归因于巨噬细胞或周细胞，而非 RPE 细胞[240]。

组织病理学上，玻璃膜疣上的视网膜感受器成分可能有轻微的变性。此外，许多有玻璃膜疣的患眼显示出一层薄的细颗粒状嗜酸性物质，这些成分将 RPE 从 Bruch 膜上分离，遍及大部分黄斑区（图 3.16E）。超微结构上，这些 RPE 下沉积可位于 RPE 质膜与其基底膜之间（基底板层样沉积），或位于 Bruch 膜内胶原带与 RPE 基底膜之间（基底层线样沉积）[197, 231, 233, 241-243]。基底部层状沉积主要由宽间距的胶原组成；基底部线状沉积是由泡状、颗粒状电子致密、富含脂质的物质组成。一些作者认为，基底板层样沉积，主要为Ⅳ型胶原，在倾向发生 AMD 的患眼中是唯一的特征[197, 233, 244]，而其他人提出证据表明，Bruch 膜和玻璃膜疣增厚是衰老改变，而并非 AMD 所独有[243, 245]。存在多处大的所谓“软”玻璃膜疣和盘状脱离的眼内，这两种类型的沉积都特别明显[242]。

图 3.16 典型或渗出性玻璃膜疣的形态学变化。

A：多发透明“硬性”结节状玻璃膜疣。

B：颗粒状“软性”玻璃膜疣。

C：合并颗粒且透明化的玻璃膜疣（箭头）。

D：钙化“结晶”玻璃膜疣。可见视网膜色素上皮下方新生血管（箭头）。

E：颗粒状玻璃膜疣物质弥散性沉积（可能同时存在基底膜板样和线样沉积）于黄斑区。注意 Bruch 膜局灶性钙化（箭头），脉络膜毛细血管间隙变宽，脉络膜毛细血管部分阻塞。

F：同眼黄斑区外。可见相对正常的 Bruch 膜和脉络膜毛细血管。

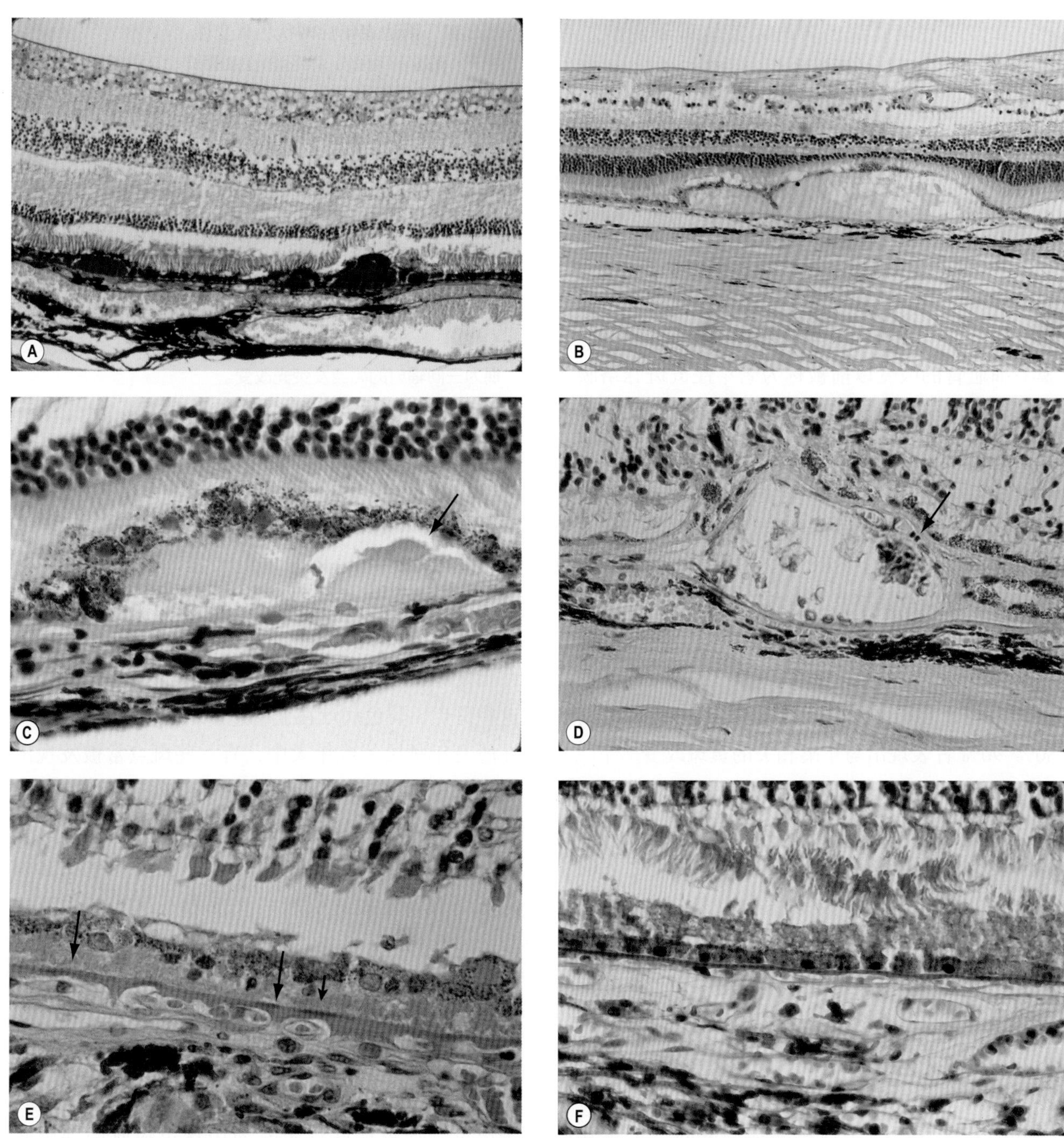

图 3.16

有伴随玻璃膜疣的黄斑区其他重要的组织病理学改变[197, 200, 231-233, 246-253]。Bruch膜不规则增厚和变薄，与组成该结构的弹性和胶原组织钙化变性有关[200, 231, 237, 246, 247, 254]。在其下脉络膜毛细血管中，由于PAS阳性物质沉积，毛细血管间基质支柱增厚和透明化，有效减少毛细血管床的表面积（图3.16E）[200, 231, 255]。大的脉络膜血管未受累。伴有玻璃膜疣的患眼中，吲哚菁绿血管造影或流变学没有证据显示脉络膜灌注受损[224, 256]。伴随黄斑玻璃膜疣的Bruch膜和脉络膜毛细血管的改变以前被称为老年性黄斑脉络膜变性（senile macular choroidal degeneration）[200]。然而，这些变化究竟是显性遗传营养不良的表现，还是仅仅继发于衰老的退行性变化，目前尚不清楚。

组织病理学上，眼底周边常可见少量散在的玻璃膜疣，尤其见于年老的白种人患眼中[257]。当大量玻璃膜疣排列成网格状，并伴有玻璃膜疣之间RPE增生时，眼底镜下呈现网状分布的色素沉积，临床上可能会误诊为视网膜色素变性（图3.17）[210, 213, 218, 257]。总的来说，伴有很多周边玻璃膜疣的患者，其中80%~90%者表现出与年龄相关的黄斑改变[218, 257]。

特发性或渗出性玻璃膜疣的发病机制尚不清楚。尽管近期大多数作者认同RPE衰老或者营养不良改变是异常物质沉积于其基底膜之下的主要原因，但是该疾病的原发位点是否在视网膜、RPE、Bruch膜、脉络膜毛细血管的一处还是合并多处，尚不清楚[191, 197, 200, 227, 232, 235, 236, 255, 258-264]。对玻璃膜疣形成早期内部活细胞活动的阐述[227, 236, 265]，以及后来发现RPE下物质中有不完全消化的RPE和视网膜细胞器，提示RPE细胞的基底细胞质和基底膜后部芽性外翻是玻璃膜疣形成的一个重要阶段[190, 227, 229, 234, 236, 266]。Bruch膜中脂质堆积是Bruch膜老化进程的一部分，这在一定程度上成为水和离子向脉络膜运动的疏水性屏障[267, 268]。这可能是玻璃膜疣发育增大（由硬性变为软性）和玻璃膜疣融合形成色素上皮浆液性脱离的重要因素[219, 266, 269-271]。虽然很多证据表明，典型或渗出性玻璃膜疣可能具有常染色体显性遗传的特征，但遗传因素在大多数玻璃膜疣患者中的成因尚不确定[177, 188, 210, 272]。实验动物采用氨基糖苷玻璃体腔内注射可诱导玻璃膜疣形成[273]。

临床上类似玻璃膜疣的其他视网膜斑点包括那些

图3.17 周边老年性网状色素变性。

A~F：黄斑玻璃膜疣，脉络膜新生血管和周边网状色素变性（图A~C）。血管造影显示赤道周边玻璃膜疣的三向辐射形态（图D~图F）。

G~I：75岁男性，由于脉络膜上一个小的恶性黑色素瘤而摘除的眼球，可见周边部玻璃膜疣和色素改变。血管造影显示多处玻璃膜疣和视网膜色素上皮（RPE）不规则脱色素（图H）。注意无荧光色素的网状形态。图G组织病理切片显示多发玻璃膜疣，RPE不规则变薄和大的充满色素的细胞团块（箭头，图I）。视网膜（未展示）显示光感受器成分轻度丢失。

J和K：老年性网状色素变性，周边交叉线样色素变化表现为三向辐射的高自发荧光改变。

（G~I，引自Gass[216]）

形成表层或基底板层玻璃膜疣的患者（见第130页）、Stargardt病（见第262页）、北卡罗来纳州眼底营养不良（见第280页）、眼底白点状营养不良（见第310页）、Alport病（见第300页）、17-环染色体视网膜病变（见第304页）。在猴和人眼中，RPE细胞局灶性脂化可能导致类似于小玻璃膜疣的眼底病变[274-276]。这些斑点、黄色病灶在血管造影中通常是不明显的。在所有年龄段的成年人中，有一些斑点常被发现出现在黄斑中心区域，而眼底其他部分正常。其发病机制以及与玻璃膜疣形成的关系尚不清楚。

AMD患者，其中心视力明显丧失的主要原因是脉络膜新生血管引起的RPE和视网膜的浆液性和出血性脱离。

隐匿性脉络膜新生血管

新生血管从脉络膜向RPE下腔的内向生长常在1个或多个区域发生，这是最重要的组织病理学改变，使玻璃膜疣患者易出现黄斑脱离和中心视力丧失（参见第2章Ⅰ型脉络膜新生血管的讨论）[21, 192, 200, 210, 216, 231, 249, 251, 263, 277-294]，新生血管芽侵入并穿过变性的Bruch膜，在RPE下增殖（图2.05~图2.07；图3.18）[282, 295, 296]。此外，毛细血管可以延伸通过或环绕Bruch膜边缘，侵入视盘附近PRE下玻璃膜疣样沉积中（图3.18D）[200, 297]。目前尚不清楚在某些病例中发现的对变性Bruch膜的肉芽肿性炎症反应是否是视网膜下新生血管形成的重要因素[249, 254, 298]。Bruch膜外层胶原带内含磷脂膜性物质的聚集以及玻璃膜疣内的脂质可能是吸引这些巨噬细胞的原因[254]。

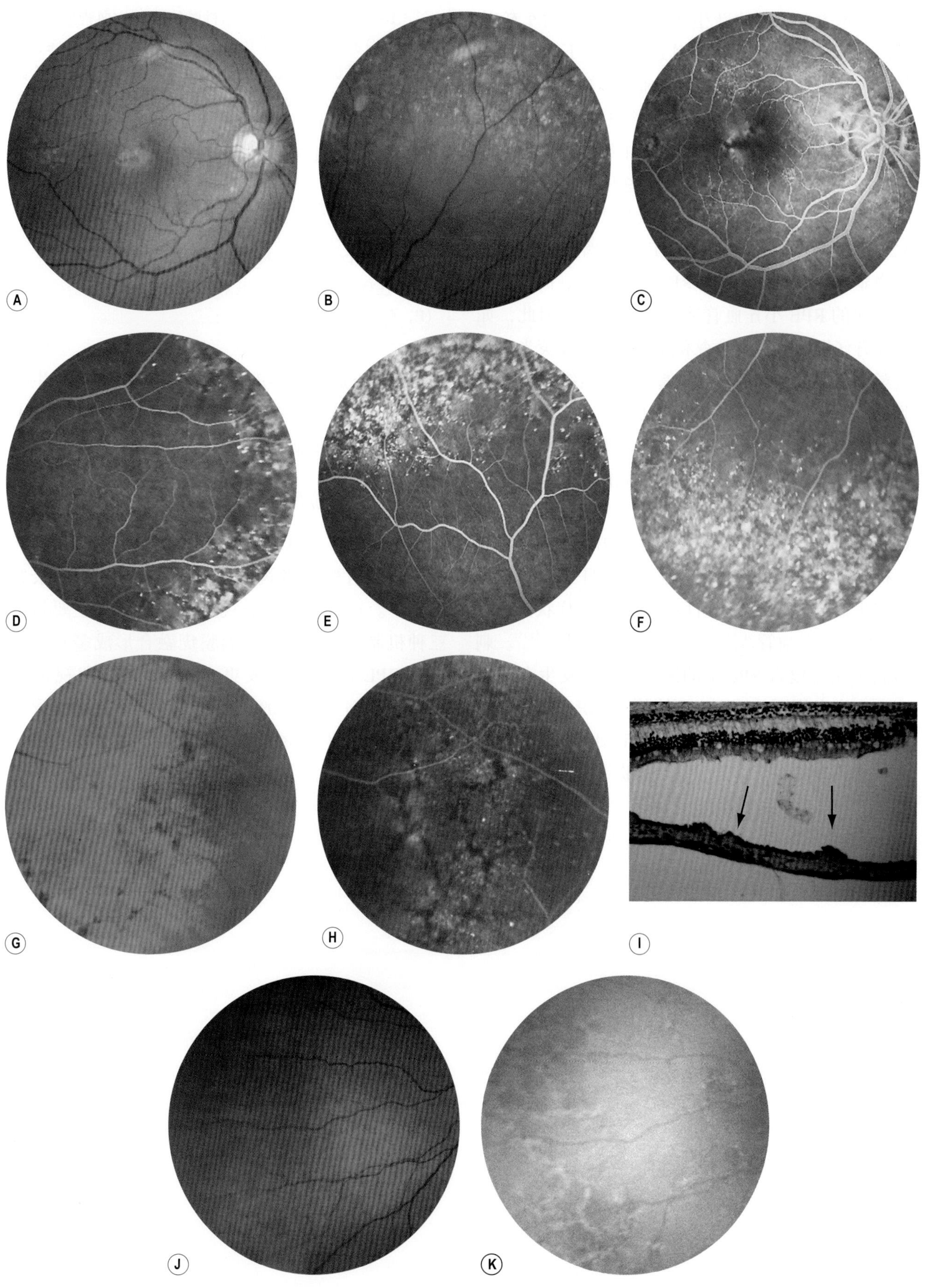

图 3.17

穿透 Bruch 膜的新生血管，以扁平的车轮状或海扇状形态生长，远离其进入 RPE 下腔的位置（图 2.07）。这些血管内视网膜血流起初缓慢，毛细血管内皮完整足以防止渗出（图 3.18E）。某些情况下，新生血管缓慢增殖和成纤维细胞增生会引起 RPE 的实性隆起（图 2.06）。这些组织化的 RPE 脱离或小丘大小形态各不相同，隆起常常不规则（图 3.22A 和 D）。由于隆起的 RPE 和玻璃膜疣的细微生物显微镜表现与周围的 RPE 非常相似，而且这些组织化的 RPE 小丘血管造影变化最小，因此，如果没有仔细的接触镜检查和高质量的立体荧光血管造影，它们很容易被忽视。偶尔这些组织化的 RPE 脱离可能呈现与肿瘤样的大小比例，并在临床上类似脉络膜血管瘤（图 3.28E）。在高流量脉络膜新生血管膜（CNVM）或大的 RPE 浆液性脱离附近，不能识别组织化的 RPE 脱离，是很多光凝疗效不佳的原因[285, 299, 300]。隐匿 CNVM 上方的 RPE 和视网膜的结构以及功能受到的影响可能很小（图 3.18）。脉络膜新生血管形成的隐匿阶段，患者常无症状，无论是检眼镜还是血管造影都可能未见明显异常[295]。刺激新生血管侵入 RPE 下的因素及易于发生在黄斑中心和视盘周围的原因尚不清楚。组织病理学观察发现新生血管内生附近的脉络膜毛细血管萎缩，提示缺血可能是一个重要因素。实验中对脉络膜毛细血管 -Bruch 膜复合体进行光凝损伤，可诱导产生Ⅱ型视网膜下脉络膜新生血管[5-7, 301-305]。AMD 中的Ⅰ型 RPE 下脉络膜新生血管没有实验模型。

图 3.18 玻璃膜疣患者隐匿性脉络膜新生血管形成。
A~D：69 岁男性，右眼黄斑区数个玻璃膜疣（箭头，图 A），左眼黄斑区可见一个较大的浆液性视网膜脱离（图 3.10）。患者死于喉部手术并发症，在右眼黄斑一个玻璃膜疣部位的连续切片（图 A 中的颞侧箭头）发现 Bruch 膜上有 6 个圆形破裂。每个破裂口都有小簇毛细血管分别由脉络膜穿入视网膜色素上皮（RPE）下腔（箭头，图 B 和图 C）。右侧视盘颞侧边缘（箭头，图 D）下发现类似 RPE 下毛细血管簇。
E：大的 RPE 下隐匿性脉络膜新生血管膜（CNVM；箭头）。注意相对正常的 RPE 和视网膜且没有渗出。
（E，引自 Green 和 Key[231]）

盘状脱离阶段

虽然大多数 AMD 患者出现症状时已经是 70 余岁，但有些患者视力丧失可能发生在 50 余岁或更早。这些患者中心视力的显著丧失主要是由三种机制引起的：①玻璃膜疣融合形成多叶状渗出性 RPE 脱离（5% 或更少）。② RPE 和视网膜地图状萎缩（5%~10%）。③视网膜下新生血管伴随 RPE 和视网膜的浆液性和出血性脱离（80%~90%）[192, 210, 269, 294, 297, 306-318]。

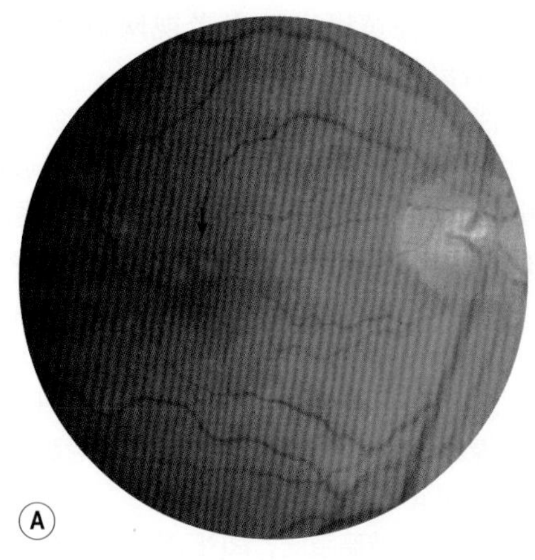

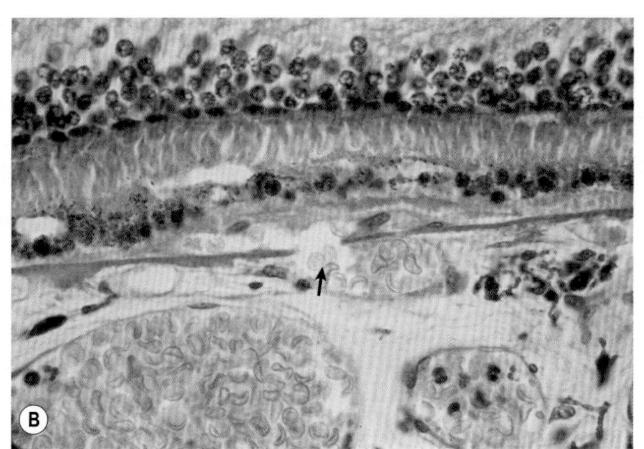

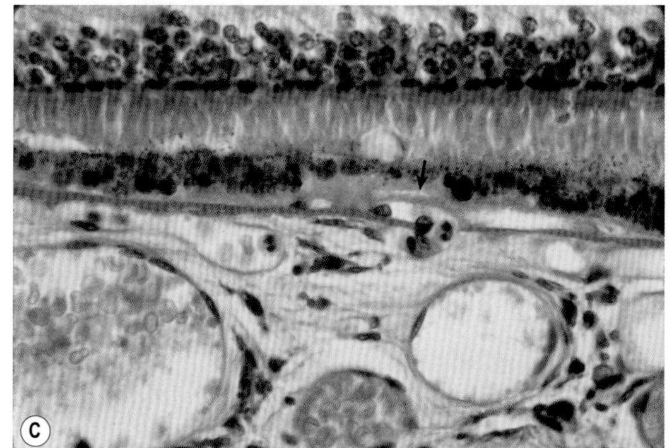

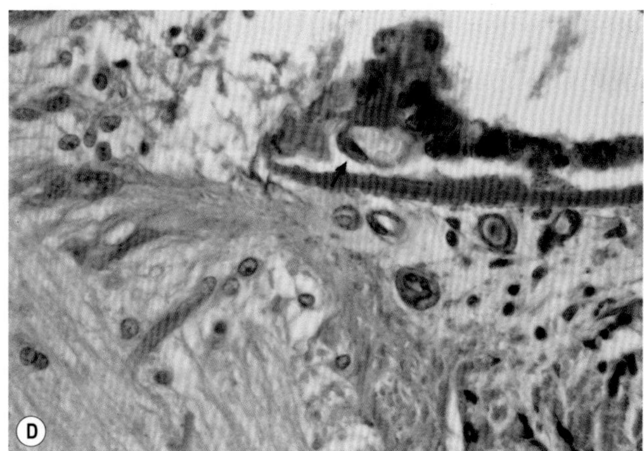

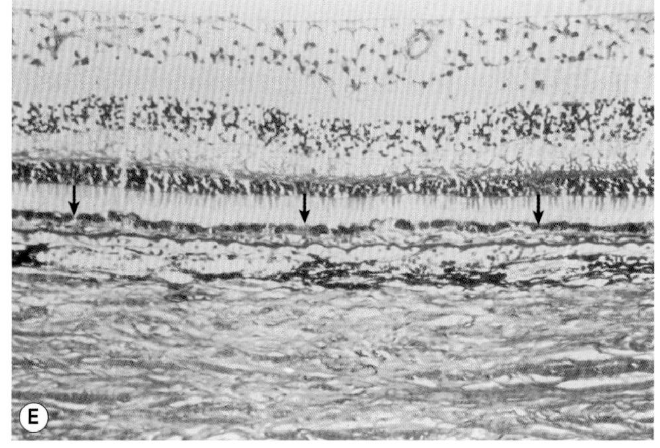

图 3.18

不伴有脉络膜新生血管的视网膜色素上皮渗出脱离（无血管的浆液性 RPE 脱离）

与 ICSC 患者不同，玻璃膜疣患者很少出现小的浆液性 RPE 脱离之上伴有大面积浆液性视网膜脱离的情况，但常出现大的浆液性 RPE 脱离和小的浆液性视网膜脱离的情况（图 2.04；图 2.09；图 3.19）。Bruch 膜内带区正常老化，可能为 AMD 特有，会导致 RPE 基底膜与 Bruch 膜黏附的松解。Bruch 膜脂质化增加使其具有疏水性，并成为液体正常从 RPE 流入脉络膜的一个屏障[221, 271]。这使得 AMD 患者易形成软性玻璃膜疣并逐渐增大和汇合，形成局灶 RPE 脱离，这种病灶通常有齿形边缘，表面略不规则并伴有三向辐射状橙色或灰色色素沉着。这些无血管的 RPE 脱离，被一些人称为玻璃膜疣样 RPE 脱离，通常发展缓慢，最初可能有轻微视物模糊和变形主诉（图 3.14G~I；图 3.15G~I）。在这些缓慢发展的无血管的浆液性 RPE 脱离中，血管造影显示 RPE 下渗出逐渐染色过程，并在其表面勾画出无荧光的色素形态（图 3.14H 和 I；图 3.15J）。由于 RPE 下物质密度不均匀，可能会出现后期染色不规则的形态。一些患者可能会突然视力丧失和视物变形，这是由于 RPE 的浆液性脱离发展较迅速所致，在这些圆形或椭圆形、光滑表面、圆拱状浆液性 RPE 脱离区没有任何新生血管形成的证据（图 3.19A~D）。这些快速发展的无血管的 RPE 脱离甚至呈现为快速荧光素着染的形态（图 3.19A 和 B），这与脉络膜新生血管引起的大多数常见的浆液性 RPE 脱离（参见血管化的 RPE 脱离讨论，第 104 页）的情况不同，也与那些伪装成浆液性 RPE 脱离的病变（例如转移癌、无色素的黑色素瘤，或其他实体肿瘤）不同。

由于对预后和治疗的影响，寻找脉络膜新生血管的迹象是很重要的，这通常是那些 RPE 脱离迅速发展的原因[295]。中心凹下浆液性 RPE 脱离患者的视力通常可加镜片矫正为 20/25~20/40。当没有脉络膜新生血管时，数月或数年的时间里可能只有最少的视力下降。脱离可能会慢慢扩大，偶尔会自发变平。光凝（图 3.19）的价值并不确定[210, 216, 319-324]。

图 3.19　年龄相关性黄斑变性患者视网膜色素上皮（RPE）浆液性脱离。

A~D：64 岁男性，右眼出现视物变形。视力为 20/30。可见一处浆液性 RPE 脱离（图 A）。左侧黄斑可见玻璃膜疣。血管造影显示 RPE 下渗出快速平坦的染色（图 B）。中央暗区是视网膜叶黄素所致。骑跨 RPE 脱离边缘给予氩激光治疗（图 C）。9 个月后脱离消散（图 D）。视力为 20/30。

E~F：60 岁女性，RPE 浆液性脱离（箭头，图 E），在 RPE 脱离的边缘给予红宝石激光治疗，1 个月后脱离消散（图 F）。视力为 20/40。

G：68 岁女性，黄斑部玻璃膜疣，RPE 浆液性脱离组织病理学检查。该病变被误诊为恶性黑色素瘤。箭头显示沿着 RPE 脱离的小玻璃膜疣。RPE 下渗出通过 RPE 上一个小微孔延伸到视网膜下腔（显微照片上靠近左侧末端）。

（G，引自 Zscheile[264]，©1964，美国医学会。版权所有）

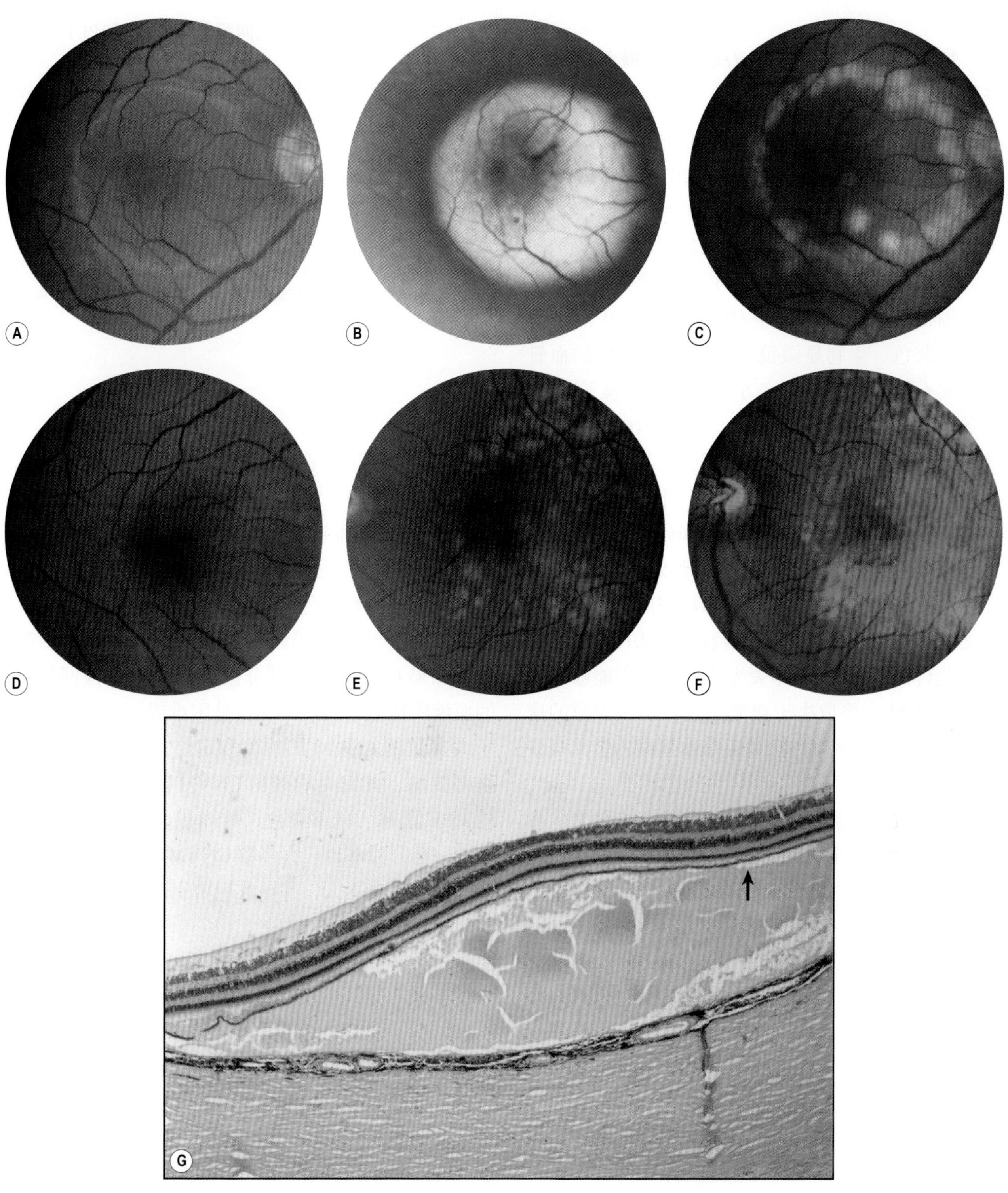

图 3.19

脉络膜新生血管引起的视网膜浆液性和出血性脱离

RPE 下隐匿性 CNVM 发生的任何阶段，血流可能会足以导致浆液和红细胞渗出到 CNVM 周围的色素下腔。这一进展可能产生眼底镜下多样化的渗出和出血性黄斑脱离表现。引起症状最常见的一系列事件包括 CNVM 上方 RPE 的失代偿以及上方和周围视网膜浆液性脱离（图 3.20）。CNVM 常变色为浅灰色。生物显微镜下，组成 CNVM 的血管可见或不可见（图 3.20）。小灶样的视网膜下出血，或黄色、富含脂质的渗出物，可出现在 CNVM 边缘附近。一旦新生血管膜在视网膜无毛细血管区下延伸，就可能发生囊样黄斑水肿。此时，视网膜内渗出物积累的原因不清楚，可能部分是由于视网膜外界膜光感受器细胞屏障破坏，导致视网膜下渗出在视网膜内迁移，以及由于该区域视网膜毛细血管缺乏，而不能将渗出物移除所致（图 2.15 以及第 2 章相关讨论部分）。立体荧光素血管造影能够准确定位 CNVM 主要取决于血流通过新生血管膜的速度，以及膜前是否存在阻碍毛细血管网内荧光观察的物质[210, 295, 299, 325]。

在高流速的新生血管膜，如其前伴很少量渗血、混浊渗出及纤维组织，可见新生血管呈现典型的车轮状或海扇状形态（图 3.20）。一些只有中等血流速度的新生血管膜中，晚期表现不明确的荧光素渗出（图 3.21）[326]。当浆液性视网膜脱离由隐匿性 RPE 下新生血管复合体表面渗出物的渗漏引起时，在这些 RPE 脱离表面，血管造影可仅呈现多个针点状或不规则染色（图 3.22B 和 C）[281, 295, 326, 327]。这种情况下，脉络膜新生血管的精确定位是困难的。如果 CNVM 所在部分被位于 RPE 或视网膜下的血液所掩盖，精确定位也是困难或不可能的。对于大多数的 CNVM 的检测和定位，立体血管造影是必要的，尤其是隐匿的 CNVM 复合体。不规则的 RPE 隆起区域不染色，可能包含隐匿性新生血管。一旦开始渗出，大多数 CNVM 逐渐扩大到 1~2 个视盘直径或更大，并导致视功能进行性丧失。

图 3.20 玻璃膜疣患者视网膜色素上皮（RPE）下新生血管。

A~C：这名老年女性患者，主诉轻度视物模糊。RPE 下腔（图 A）可见新生血管膜被灰黄色渗出（箭头）大部分遮挡。在血管膜上方边缘可见一些红色毛细血管。注意 RPE 下血管染料灌注，排列成海扇状（图 B 和图 C）。染料渗漏并着染了 RPE 下腔周围渗出物。

D 和 E：另一脉络膜新生血管病例（图 D）。血管造影显示新生血管的海扇形态（图 E）。

F：大的脉络膜新生血管膜（箭头），通过 Bruch 膜（左箭头）的裂口处延伸。

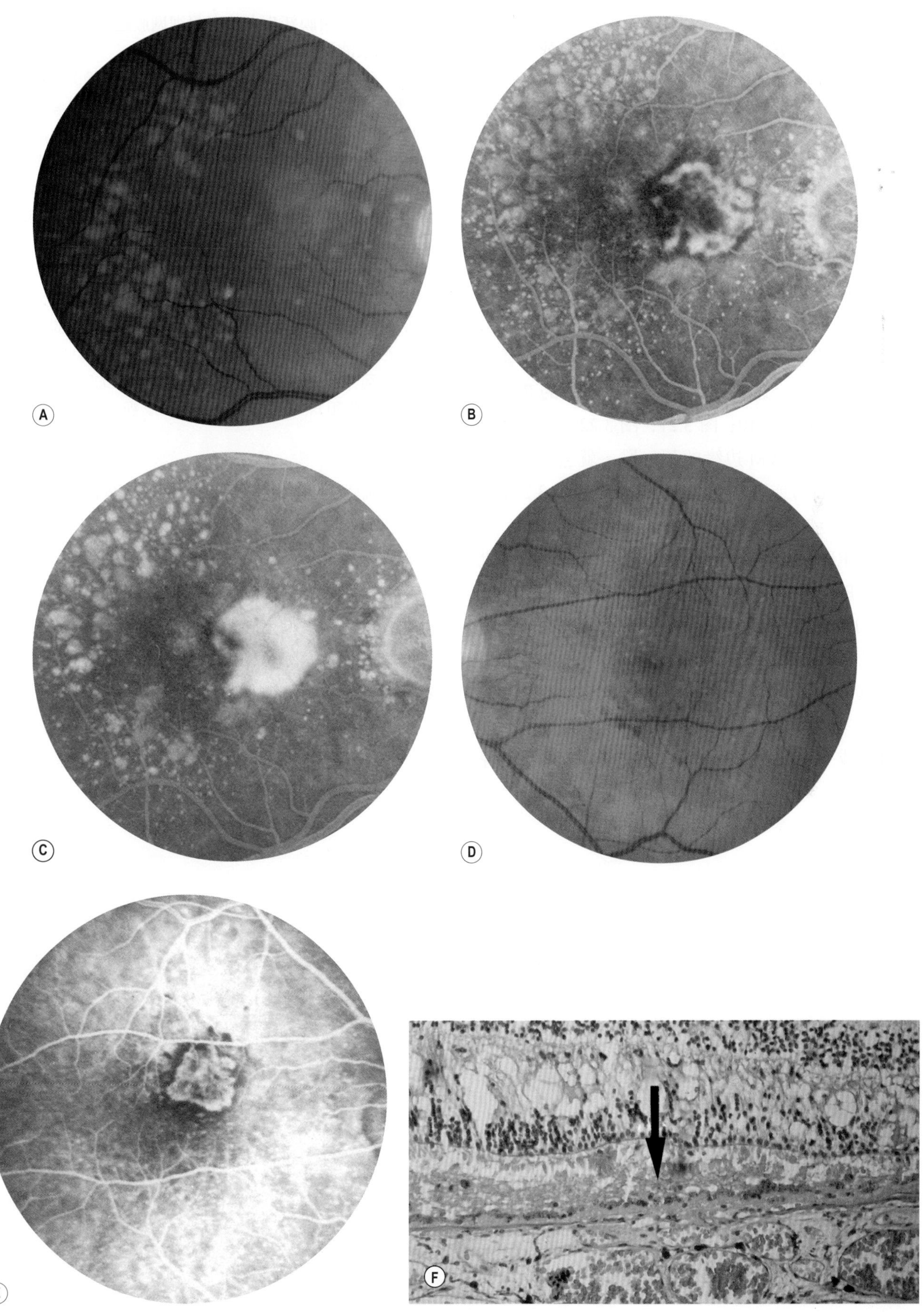

图 3.20

脉络膜新生血管引起视网膜色素上皮浆液性脱离（血管化的 RPE 脱离）

AMD 患者中，约 10% 的病例，其急性视力损失是由浆液性 RPE 脱离造成的，这种 RPE 脱离较大，边界锐利，表面光滑[216]。大多数病例中，这种脱离是脉络膜新生血管引起的[13, 200, 295, 328-330]。由于 RPE 下 CNVM 的车轮或海扇状形态，以及新生毛细血管与其上 RPE 基底部之间建立了相对牢固的连接，因此，在 CNVM 边缘附近有浆液渗出和（或）出血的倾向。这导致 CNVM 边缘附近 RPE 出现脱离，进而产生各种形状的大的 RPE 脱离（图 2.09；图 2.10；图 3.21；图 3.22）[295]。如果脱离发生在 CNVM 边缘的某一段，就会形成一个直边、肾形的或有切迹的 RPE 脱离（图 3.21；图 3.22）[295]。如果脱离从整个 CNVM 边缘延伸，一个环状 RPE 脱离就可能发生。任何这些不规则形状的 RPE 脱离都可能存在 CNVM，这些 CNVM 大部分位于 RPE 脱离区域之外、RPE 脱离切迹或中心凹陷区域（图 3.21；图 3.22）。生物显微镜下，这些区域可能存在 CNVM 的证据，也可能没有。如果覆盖在 CNVM 上的 RPE 发生浆液性脱离，形成一个圆形或椭圆形、圆拱形脱离，则代表一个无血管的 RPE 脱离。如果 RPE 浆液性脱离发生在组织有序的 RPE 下脱离附近，则会形成一个不规则隆起的、椭圆形或哑铃状的 RPE 脱离（图 3.22A~C；图 3.23A）。RPE 和玻璃膜疣的细节会更好地保存在那些脱离隆起较低的、组织有序的部分（图 3.22D）。浆液性 RPE 脱离区域（图 3.21G）出现半月状暗区（血细胞或血色素）以及在其边缘出现视网膜下出血或黄色渗出，是 CNVM 存在的证据，CNVM 就位于 RPE 脱离的边缘外侧或者下方。

图 3.21　脉络膜新生血管引起视网膜色素上皮（RPE）锯齿状浆液性脱离。

A~F：74 岁女性，因切口区（图 A）内两个隐匿脉络膜新生血管膜（CNVM；箭头，图 C）导致 RPE 脱离。晚期血管造影（图 B 和图 C）和早期血管造影（图 D）的立体成像。在两处新生血管膜给予氩激光治疗，以及 RPE 脱离（图 E）边缘的 4：30 进行局灶光凝。12 天后视网膜和 RPE 复位（图 F）。CNVM 的光凝处可见视网膜下出血。

G~L：56 岁男性，伴有一个大的 RPE 脱离、暗液平（小箭头，图 G），以及缺口（大箭头，图 G）。6 个月后 RPE 脱离变大（图 H）。注意 RPE 下液缓慢染色、无荧光液平，缺口区域晚期荧光染色（图 J，箭头）。沿着脱离边缘和隐蔽性新生血管处进行氩激光治疗（箭头，图 K）。治疗期间，可见新生血管膜（箭头）上方出现的暗的出血。4 周后视网膜和 RPE 脱离恢复（图 L）。视力为 20/40。

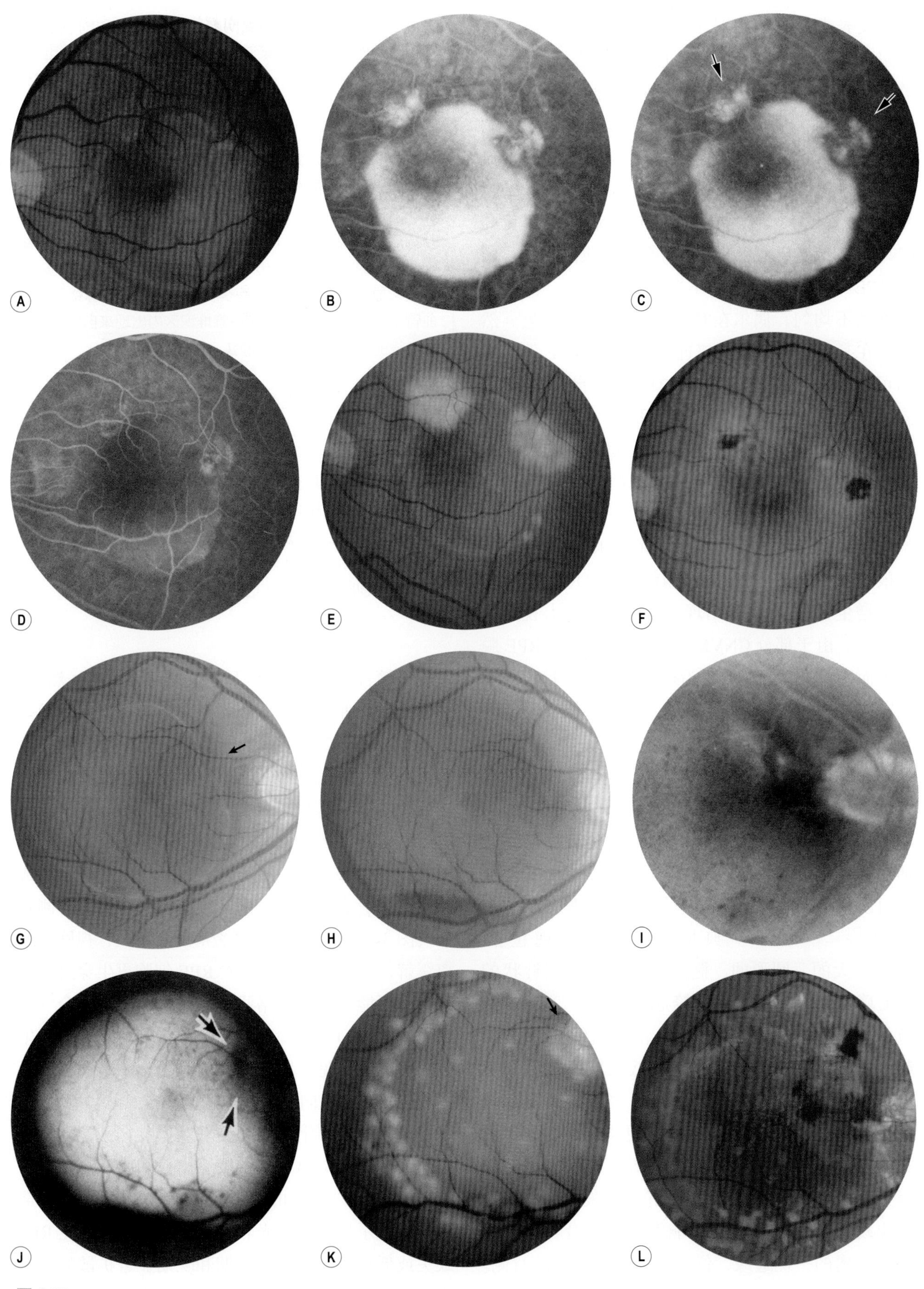

图 3.21

荧光素血管造影对于区分血管化和非血管化的浆液性 RPE 脱离具有重要意义[259, 299]。在血管化的浆液性 RPE 脱离中，RPE 下渗出通常染色较慢，可能因为有大量的蛋白质和血色素存在于渗出物中，染色较不完全可能是因 RPE 脱离下方的出血或纤维血管组织堆分布不均匀（图 3.21；图 3.22）。当浆液性 RPE 脱离出现在扁平或隆起的组织化的 CNVM 边缘时，血管造影通常显示在浆液性脱离区的 RPE 下浆液性渗出的早期荧光素染色，但存在延迟和不均匀，偶尔在 CNVM 区域没有染色。然而，在某些情况下，在邻近 CNVM 的 RPE 下渗出物可能会呈现强染色（图 3.21I）。来自 CNVM 的渗出，使其上和邻近 RPE 脱离形成一个圆形或椭圆形脱离，在新生血管复合体区 RPE 下的渗出染色缓慢或者不均匀，可能是下方 CNVM 存在的唯一线索。

脉络膜新生血管引起的浆液性 RPE 脱离可能会很大，可发展形成出血和组织结构（RPE 下纤维血管增生），并在症状出现后不久引起中心视力明显丧失。由于部分 CNVM 几乎总是隐藏在 RPE 脱离下而不可见，因此光凝治疗是困难的，且疗效不确定[192, 216, 320, 322-324, 331, 332]。

视网膜色素上皮撕裂

一些患者的浆液性 RPE 脱离，从组织化的 RPE 脱离的一部分向远处延伸，光凝治疗期间或随后，甚至在抗 VEGF 治疗后，在某种程度上存在自发性 RPE 撕裂的风险（图 3.19G；图 3.22；图 3.23）[270, 271, 300, 333-348]。典型的撕裂前表现包括：①一个大的、圆形的、椭圆形的或略呈哑铃状的 RPE 隆起，伴有一个较低隆起的区域。② RPE 细节保留，包括在较小、较低、部分组织化 RPE 隆起上的玻璃膜疣。③在隆起较低区域不规则和不完全的荧光素染色，但是在 RPE 浆液脱离隆起较高区，RPE 下渗出染色延迟但更强（图 3.22；图 3.23）[336, 338]。对于其下脉络膜新生血管，可能没有其他的生物显微镜征象。无论是自发出现或治疗后出现，急性 RPE 撕裂可能发生在或沿着浆液性 RPE 脱离的一侧边缘，位于新生血管位置的对侧。这些患者通常会注意到视力下降突然加重，这是由于浆液性渗出从 RPE 下进入视网膜下腔。然而，尽管撕裂延伸在中心凹下，偶尔患者仍能保持极好的视力（图 3.23 A~F，I 和 J）[333, 344]。只在撕裂后 24 小时内，在它收缩卷入视网膜下新生血管组织区之前，才能看到 RPE 游离的边缘。

此时，大多数患者呈现如下：有一个新月形的 RPE 缺失的萎缩带，邻近一个由 RPE 下卷缩组成的隆起的色素沉着堆，向纤维血管组织表面对侧收缩（图 3.22G 和 K）。在撕裂形成后不久，视网膜脱离缓解，可能是由于低色素 RPE 细胞再生穿过缺损区，也可能是由于脉络膜毛细血管的部分闭合（图 3.22；图 3.23）[344]。一些患者中，这种 RPE 的新生在显微镜下可见，即撕裂的边缘钝化，是一层略微不透明的组织层向内生长进入撕裂区。某些情况下，一层显著的纤维化生的 RPE 长入，使撕裂消除。撕裂形成后不久常出现视网膜下出血和脂质渗出。撕裂形成后，在收缩和组织化的 RPE 堆积区，血管造影通常显示早期无荧光和晚期斑驳状染色，在 RPE 缺失或低色素区则呈现早期和晚期显著扩散的高荧光，以及视网膜下液染色的表现（图 3.22）。

图 3.22　部分组织化的视网膜色素上皮（RPE）脱离。
A 和 B：两个有切迹的浆液性 RPE 脱离，围绕一个组织化的隆起的 RPE 脱离。后者荧光染色不规则（图 B，立体图；箭头）。
C~H：85 岁男性，在部分组织化的浆液性 RPE 脱离，发生 RPE 撕裂。注意玻璃膜疣和色素上皮标记，在鼻侧组织化 RPE 脱离一半，上方明显（箭头，图 C）。注意 RPE 脱离鼻侧部分（图 D 和图 E）不均匀和不完全染色。几周后，在脱离（图 F）的颞侧边缘发生撕裂。在脱离组织化部分的对侧，撕裂边缘下卷并向鼻侧收缩（箭头）。血管造影显示在色素堆积区有少量染色，提示有脉络膜新生血管（图 G）。几周后，在色素堆积区内出现来自脉络膜新生血管的视网膜下出血（箭头，图 H）。

雷珠单抗治疗后 RPE 撕裂。
I~L：65 岁女性，有明显年龄相关性黄斑变性家族史，在白内障手术随访中发现了无症状（图 I）的纤维血管性色素上皮脱离。她接受了玻璃体腔内雷珠单抗注射，并在第二次注射后出现视物变形。RPE 撕裂被发现，视力下降到 20/40，由于色素上皮（图 K）进一步收缩，3 周内视力迅速恶化到 20/400。4 年后，患眼可见一个大的盘状瘢痕，伴有慢性视网膜下液体和出血。

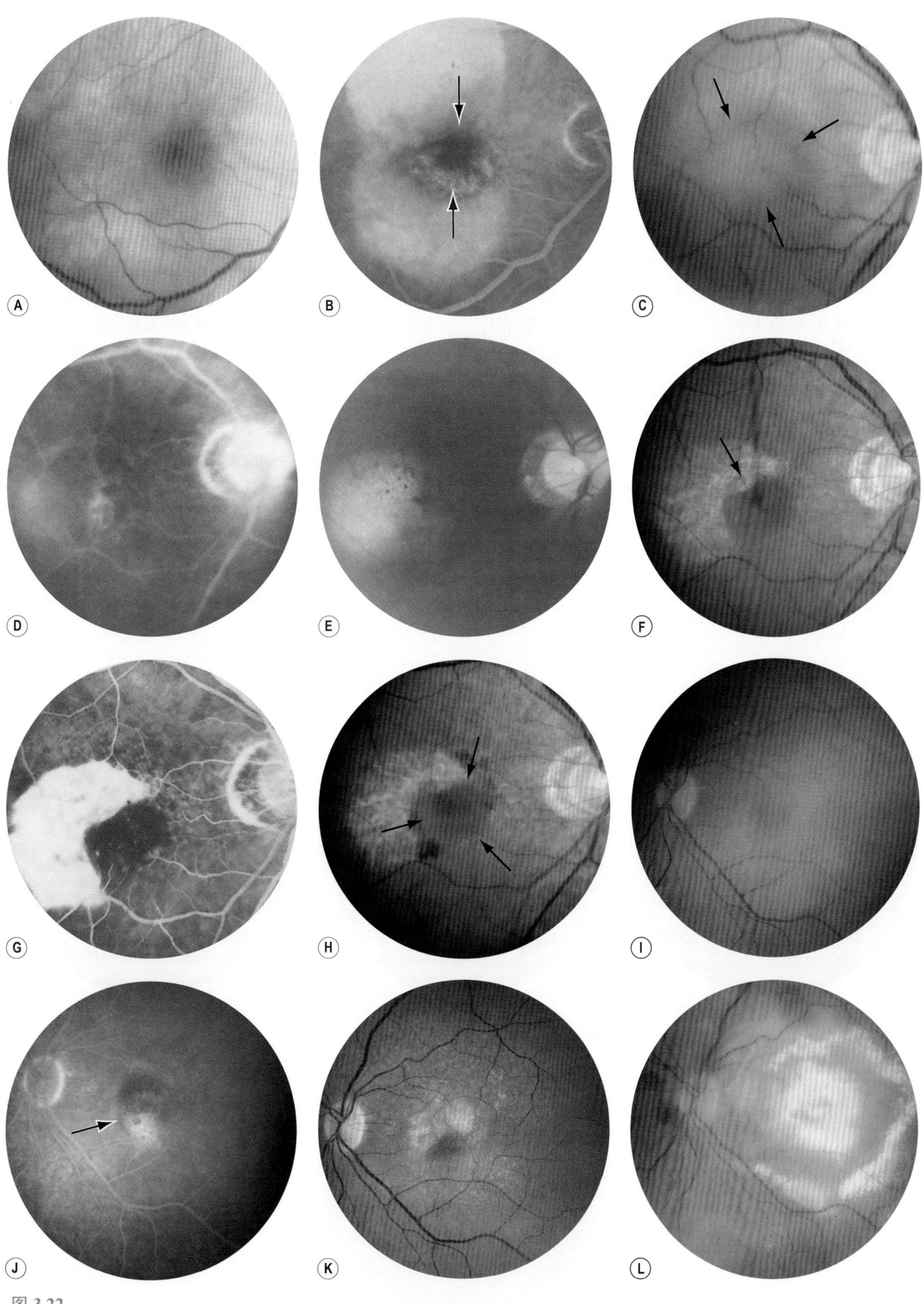

图 3.22

Hoskin 及其同事[341]提出撕裂前的表现，最好的解释是 RPE 从基底膜在最高隆起处的分离，使其倾向撕裂。然而，这个解释不太可能，因为正常和病理状态下[349]，RPE 与其基底膜的紧密黏附一样，另外，并不能解释在临床和血管造影中的发现，提示下方脉络膜新生血管是撕裂前后的主要原因[338]。Chuang 和 Bird[270] 及 Marshall[271] 强调脂化 Bruch 膜的疏水性，作为液体通往脉络膜的一个屏障，在 AMD 患者 RPE 撕裂发病机制中有重要性。然而，对于多数大的、表面光滑的、泡状浆液性 RPE 脱离以及 AMD 患者急性 RPE 撕裂而言，生物显微镜和血管造影的发现强烈提示，来自隐匿性 RPE 下新生血管边缘的渗出所产生的流体静力压是主要的促发原因（图 3.20G）[338, 350]。然而，偶尔在长期无血管浆液性 RPE 脱离的边缘，逐渐变薄的 RPE 是产生自发破裂塌陷的原因。与 AMD 相关的大 RPE 撕裂发生后，患者另一眼发生 RPE 撕裂的风险很高[335]。

图 3.23　年龄相关性黄斑变性患者视网膜色素上皮（RPE）撕裂。

A~F：59 岁女性，左眼出现视物变形。1984 年 4 月，箭头所指血管造影显示：双叶形 RPE 脱离有组织的部分（图 A 和图 B）。注意 RPE 脱离鼻下部分完全染色延迟（立体视图图 B 和图 C）。1984 年 5 月，RPE 出现撕裂并延伸至中心凹下（图 D，立体视图图 E 和图 F）。2 个月后，尽管有中心凹下撕裂和浆液性视网膜脱离，她的矫正视力为 20/20。10 个月后，视力下降到 20/200。

G：图示 RPE 撕裂的发病机制。第一阶段，组织化的 RPE 脱离（箭头）。第二阶段，邻近 RPE 浆液性脱离。第三阶段，RPE 撕裂及视网膜浆液性脱离。第四阶段，撕裂的 RPE 游离边缘向纤维血管组织内卷，无色素 RPE 生长跨越缺损区，随撕裂引发的浆液性视网膜脱离消退。Rr，视网膜光感受器；RPE，视网膜色素上皮；cc，脉络膜毛细血管。

H~K：88 岁男性，左眼出现 RPE 脱离伴随视网膜下和视网膜内积液（图 H）。第二次玻璃体腔内雷珠单抗注射后发生撕裂，但视力保持在 20/40（图 I）。光学相干断层扫描垂直切面揭示了色素上皮不连续（图 J）和自发荧光成像中的 RPE 缺失暗区（图 K）。

（A~F，引自 Fluorescein Club Meeting November 11，1984）

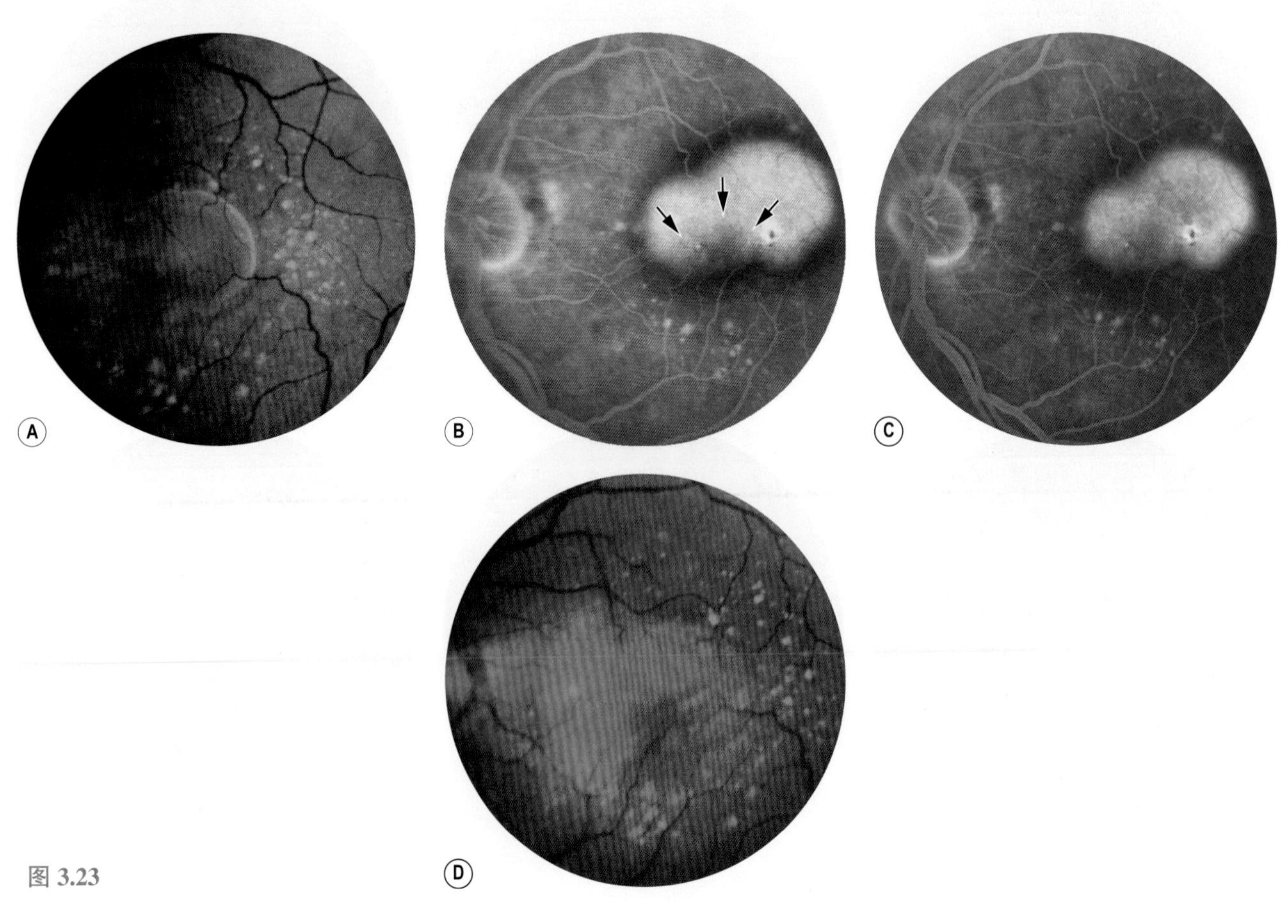

图 3.23

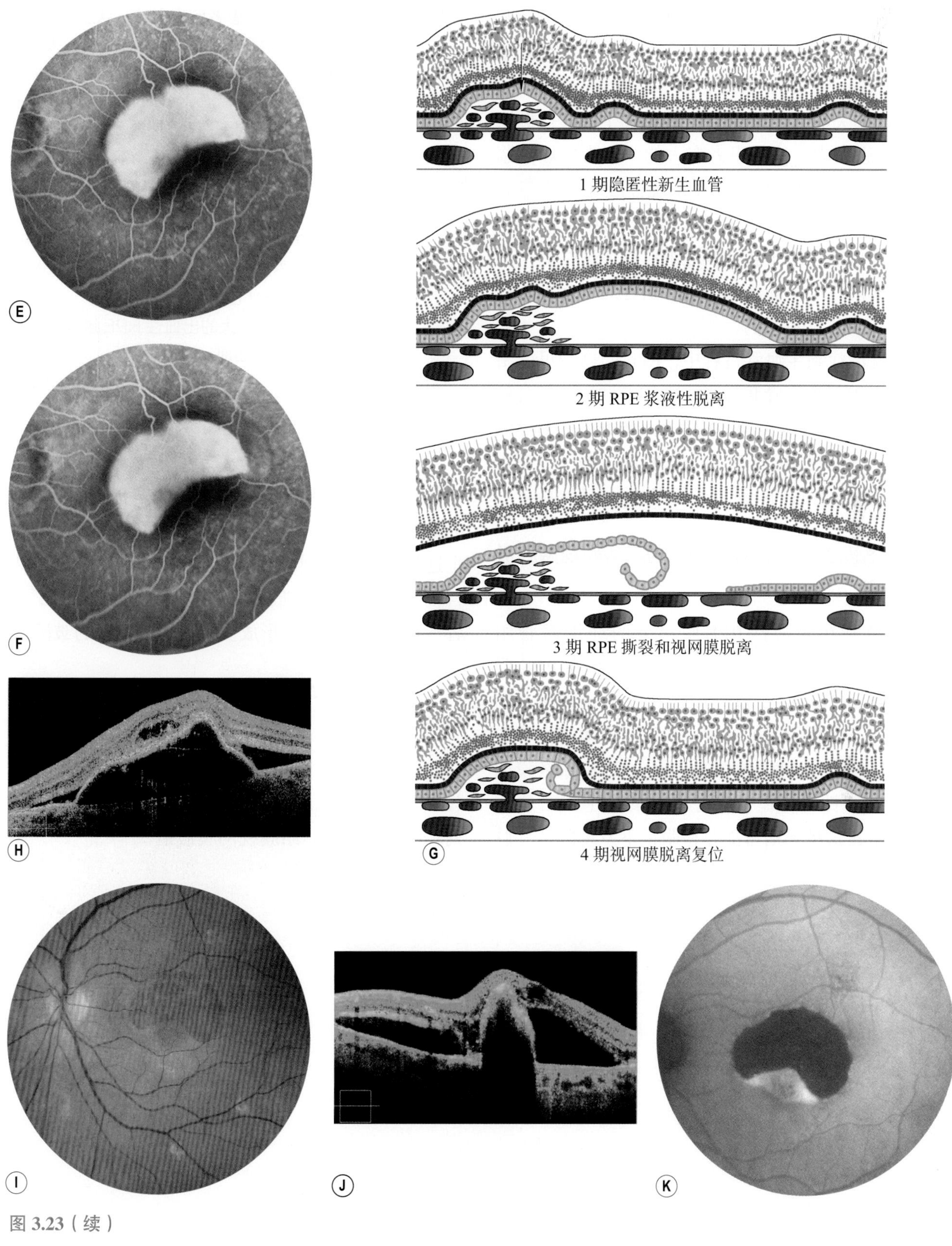

图 3.23（续）

血管造影中，小的RPE脱离边缘的微撕裂，偶尔可见荧光染料流入视网膜下腔，偶尔见于AMD患者，与ICSC表现类似[300, 342]。同样地，如同AMD相关的大RPE撕裂，偶尔发生在其他健康的ICSC患者中，这些患者有大的、常为多灶性浆液纤维素性的RPE脱离，在系统性红斑狼疮患者中也有相同的发现（图3.10）。推测在这些患者中，RPE撕裂可能是由于脉络膜毛细血管渗透性的严重局灶性损伤所产生的流体静力压引起的（参见前一部分有关ICSC的讨论）。

光凝治疗新生血管过程中，RPE的撕裂可能沿着RPE的纤维血管隆起与浆液性RPE脱离的结合处发生[300, 343]。这些撕裂最常发生在用氪红激光治疗低色素的、厚的视网膜下新生血管膜的过程中，是由于构成新生血管膜的纤维血管组织收缩引起的。

围绕部分组织化RPE脱离的脉络膜视网膜放射状皱褶

常隐藏在浆液性RPE脱离下的纤维血管组织的自发收缩，会使Bruch膜皱起，并在RPE脱离基底部周围引起一系列放射状脉络膜皱褶（图4.04）[351]。检眼镜所见的黄线放射状图案和血管造影所见的高荧光射线的图案是由RPE和脉络膜内折形成的线性脊。在一些有大的浆液性RPE脱离的患者中，这种皱褶可能是检眼镜下发现隐匿性脉络膜新生血管的唯一征象。奇怪的是，这种放射状的褶皱在CNVM的光凝反应中并不经常发生。产生这种脉络膜视网膜放射状皱褶形状的力量，与来自视网膜表面纤维细胞膜收缩产生的力量相似，后者导致视网膜内表面形成更精细向外辐射的皱褶。

图3.24　发生在玻璃膜疣患者的出血性盘状脱离。

A和B：68岁男性玻璃膜疣患者，出血性脱离。大部分血液位于视网膜下腔，来自乳斑束区的脉络膜新生血管膜（箭头，图A）。该眼视力为20/50。视网膜下血液自发消退，视力恢复到20/25。图B是在图A之后3年拍摄。

C和D：大的、黑色的出血性视网膜（图C）和视网膜色素上皮（RPE）脱离自发吸收。盘状瘢痕（图D）伸展到中心凹下缘。

E和F：建议这名患者接受脉络膜黑色素瘤的治疗。RPE下及视网膜下出血的不规则的棕色改变导致误诊。荧光血管造影显示病损区无荧光（图F）。

G：黄斑区玻璃膜疣患者，大的出血性RPE脱离。RPE（箭头）下方新生血管发生出血。

（引自Gass[200]）

与组织化RPE脱离相关的线状脉络膜视网膜皱褶

如果RPE下的纤维血管组织的浅表部分发生收缩，在组织化的RPE脱离表面可能会出现一系列轻微不规则的脉络膜视网膜皱褶[352]。

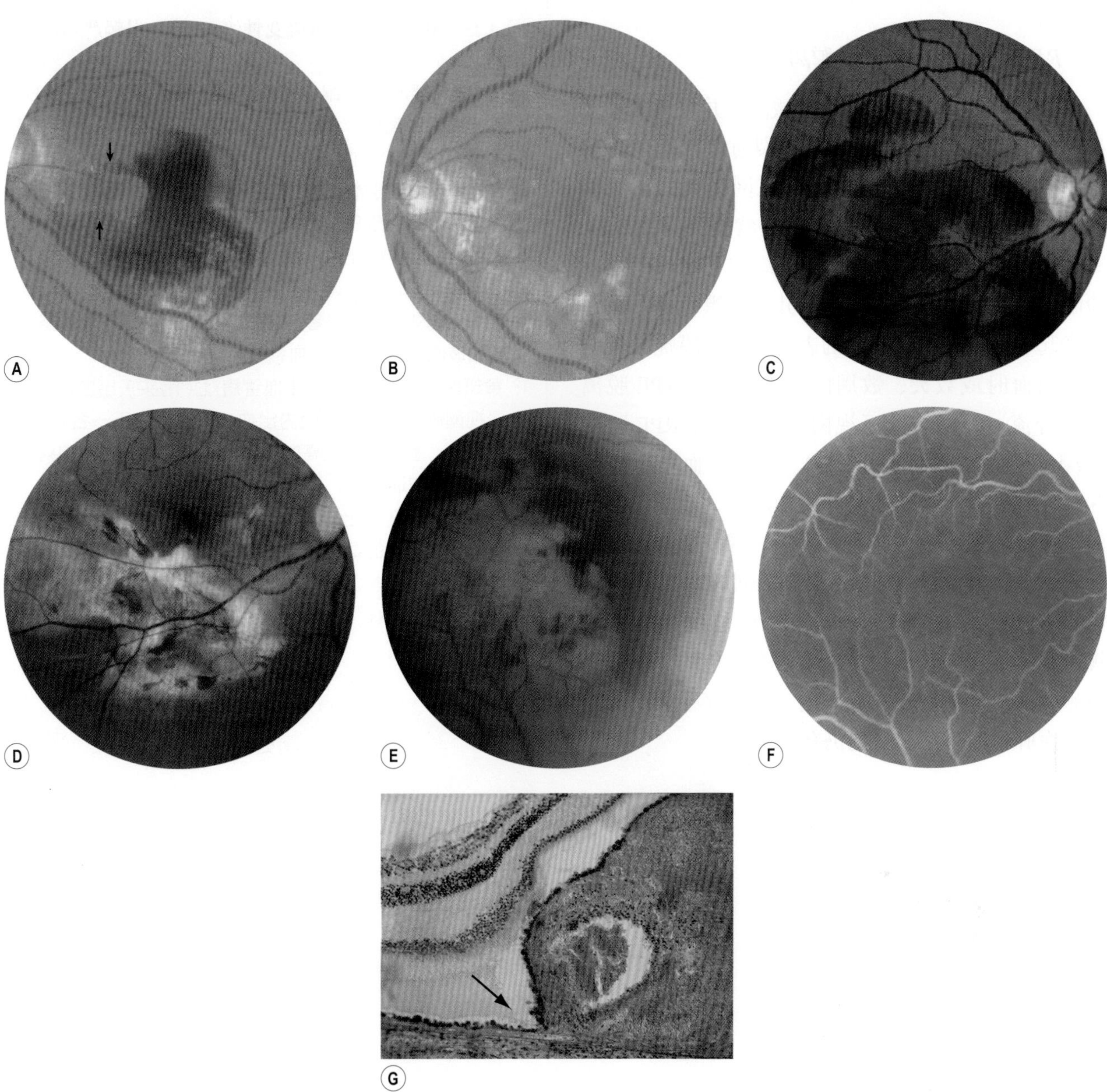

图 3.24

RPE 和视网膜出血性脱离

CNVM 边缘出血可能是轻微的，并仅造成轻度视物模糊。然而，血管的自发破裂通常靠近 CNVM 的一个边缘，由于继发 RPE 和视网膜大的出血性脱离，可能会导致中心视力的突然丧失（图 3.24；图 3.25）[200]。最初，血液可能局限于 RPE 下腔，检眼镜下可见视网膜下暗的、几乎是黑色的、散在的隆起小丘。在这个小丘的表面，玻璃膜疣常较明显。出血时或数天、数周内，血液通过 RPE 脱离边缘分流，浅层扩散至视网膜下腔，在 RPE 脱离边缘常呈现红色晕（图 3.24）。RPE 下血液呈现的深色外观是由于血液小丘样聚集所致，而不仅仅是 RPE 下的血液本身的颜色。周围视网膜下血液呈红色是由于 RPE 滤过作用的缺失，同时也是由于血液层较薄造成的。大的血丘，无论是在 RPE 下或视网膜下或在玻璃体腔中，通常有黑色的外观。少数患者在出血后的最初几周内，尽管存在大的中心凹下血肿，但视功能可能仍有显著保留。

图 3.25 年龄相关性黄斑变性（AMD）引起严重眼内出血。

A~E：老年男性，左眼视网膜及视网膜色素上皮（RPE）大的出血性脱离后 3 个月复诊，发现玻璃体（图 B）和虹膜（箭头，图 C）血染。经过 6 个月的时间，玻璃体透明，虹膜恢复到原本正常的蓝色（图 D）。黄斑区呈现一个大的盘状瘢痕（图 E）。

F：继发性视网膜下出血，发生于盘状瘢痕的颞侧边缘。与图 J 比较。

G 和 H：老年 AMD 患者，左眼广泛的视网膜下、脉络膜上腔和玻璃体内自发性出血，右眼盘状病变。

I：黄斑区局部 RPE 下新生血管病灶（箭头）出血，引起大量视网膜下和玻璃体腔内出血。该病发生于一名 66 岁男性患者，患有原发性高血压、慢性淋巴细胞性白血病和对侧眼黄斑玻璃膜疣。

J：继发性 RPE 下出血，发生于一名老年患者黄斑陈旧盘状瘢痕（箭头）的颞侧缘，患眼被误诊为脉络膜恶性黑色素瘤。

（I 和 J，引自 Gass[200]）

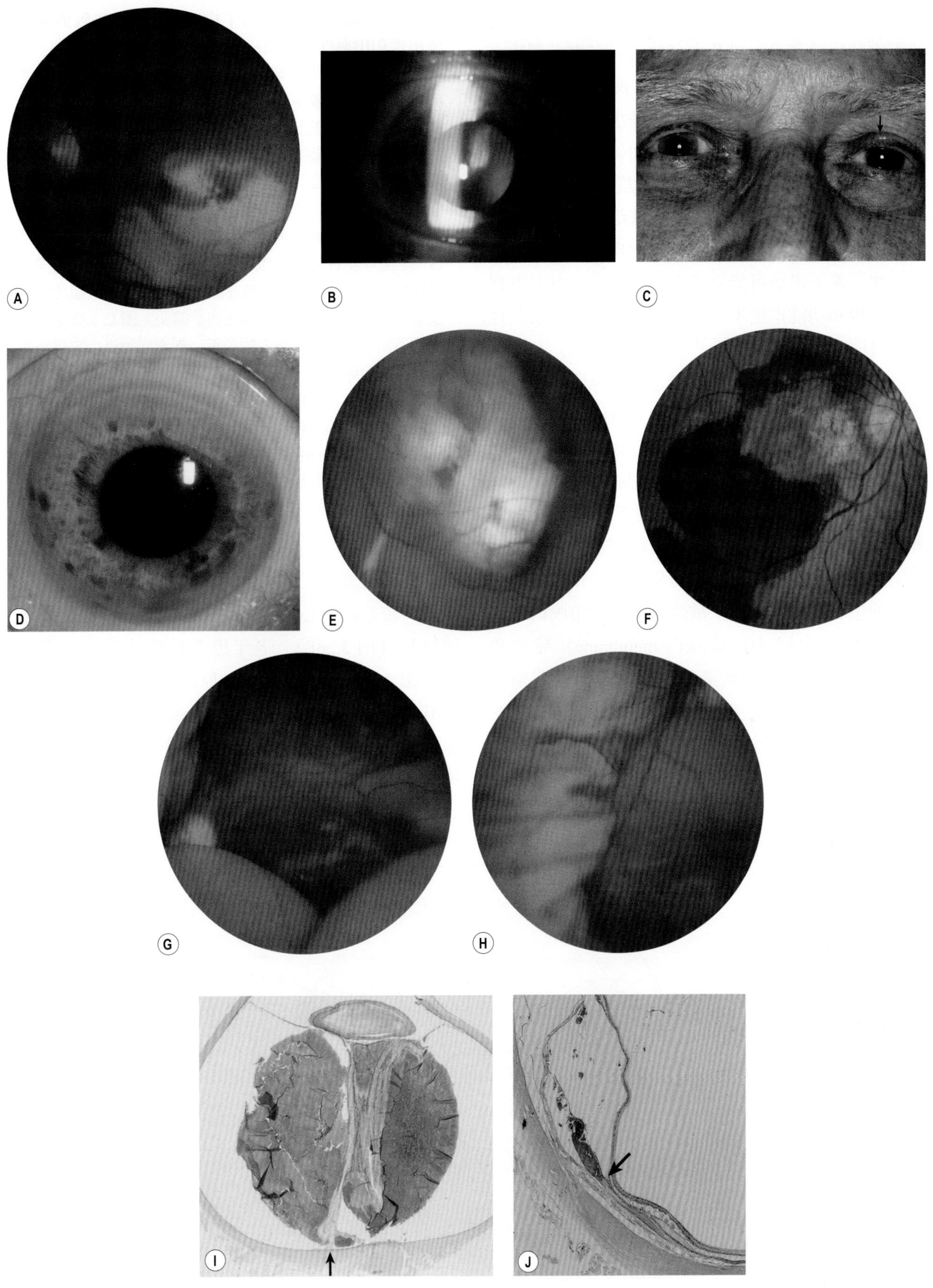

图 3.25

视网膜下及色素上皮层下的出血典型地完全遮蔽下方脉络膜荧光，以及大多数或所有来自新生血管复合体的荧光渗漏（图 3.24）。视网膜下的荧光缺失可用于鉴别一个暗色的出血性小丘和脉络膜黑色素瘤，后者由于血管靠近其表面，往往表现出晚期荧光着染（图 3.24E 和 F）。一旦发生色素上皮层下出血，会出现不同程度的血液组织结构，且其上方的色素上皮和视网膜通常会出现广泛变性。相反，视网膜下出血可能会完全性重吸收，对上方视网膜结构和功能产生不同的或常常是极小的永久性损伤（图 3.24A 和 B）[353, 354]。

很多大的出血性黄斑脱离患者会经历短暂性的周边视力丧失，多数情况下是由于血红蛋白弥散所致，而不是由于出血性脱离发生后数周或数月全血进入玻璃体腔所致[200]。眼底会被完全遮挡而不可见达数月（图 3.26A~E）。视网膜下出血对视网膜外屏障结构造成损伤后，血红蛋白穿过相对完整的视网膜向前扩散这一过程，与那些发生在大量前房出血的患者，血红蛋白扩散跨越损伤的角膜内皮层及角膜后弹力层（Descemet's membrane）导致角膜血染的过程类似。血液降解产物不但会着染玻璃体，而且着染虹膜基质。这会导致玻璃体棕黄变色，并在浅色人种中呈现明显的异色性（图 3.26B 和 C）。通常 3~6 个月或更久后，当血色素被吞噬后，虹膜恢复其正常颜色，玻璃体透明，周边视力恢复。较差的中心视力和大片盘状瘢痕往往是最终的结局（图 3.26E）。老年患者玻璃体出血，常常要考虑 AMD 是一个可能的原因[200, 355, 356]。对侧眼 AMD 的表现是正确诊断的一个重要线索。超声影像显示患者黄斑区大量不均匀回声有助于排除玻璃体出血的一些其他病因。

图 3.26 赤道前 I 型色素上皮下新生血管导致的大量渗出性和出血性视网膜及视网膜色素上皮脱离。

A~C：83 岁女性，黄斑区玻璃膜疣，由于一个大的周边渗出性出血性视网膜下新生血管复合体（图 A 和图 B）产生的视网膜下脂性渗出向后部扩展，引起双眼中心视力丧失。激光光凝及透巩膜冷凝成功地破坏了新生血管，并使黄斑下渗出吸收（图 C）。

D~F：87 岁男性，伴有最轻微的黄斑变性，多处周边部视网膜及色素上皮出血性脱离。

G~J：老年女性，组织病理学结果，最初眼底镜下有同样表现如图 D~ 图 F，临终前在医院发现她出现大量色素上皮层下、视网膜下及玻璃体出血。箭头（图 G）标明色素上皮下新生血管网及出血的位置。赤道部附近，来自新生血管网的出血沿着 Bruch 膜内侧分布（白色箭头，图 H），导致色素上皮（黑色与白色箭头）出血性脱离。注意色素上皮下新生血管网的血管破裂（黑色箭头，图 I），位于 Bruch 膜内侧（白色箭头）。图 J 表示同一只眼中的另一个区域色素上皮下新生血管网（黑色箭头）位于 Bruch 膜内表面（白色箭头）。

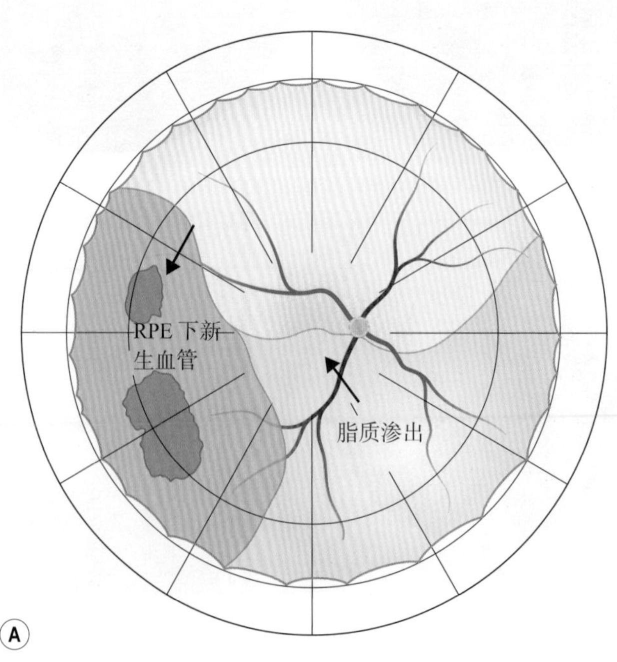

图 3.26 A

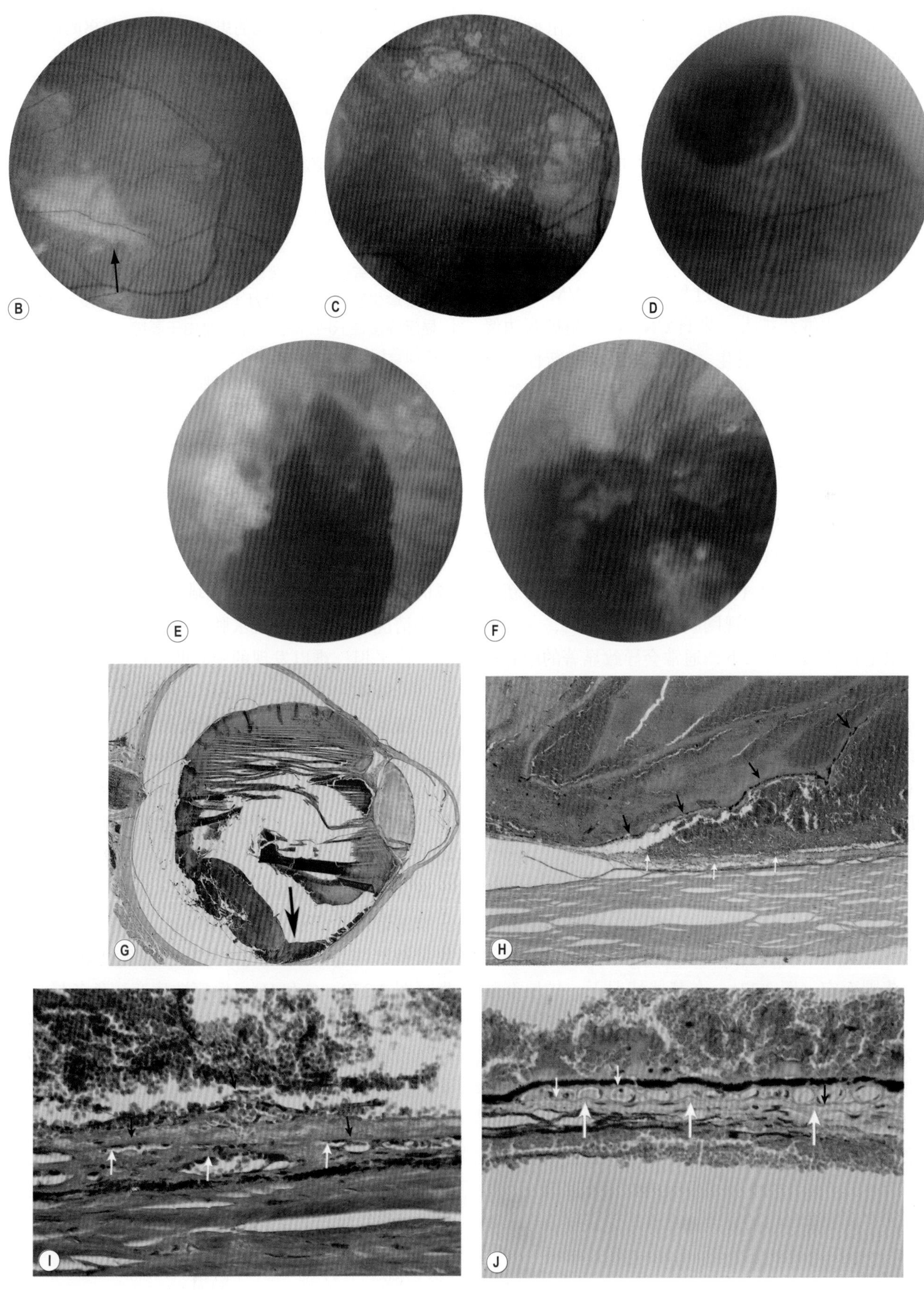

图 3.26（续）

对于中至大面积色素上皮及视网膜出血性脱离的患者，由于出血至少遮盖了视野中部分的CNVM，因此激光光凝治疗常不能奏效。在某些案例中，如果出血出现在CNVM的一个边缘，并且CNVM的形态提示它在出血下方不会延伸至很远，那么使用长波长激光光凝CNVM可能有一定价值。

慢性渗出及出血阶段

一旦渗出和出血的过程开始，CNVM通常以同心的方式继续扩大。来自CNVM外侧扩张边缘的血细胞渗出常常发生，并在其边缘间断性出现视网膜下出血斑点（图3.27A）。即使生物显微镜下检查没有出血，眼底荧光造影中可见RPE下血管膜边缘处呈现不规则荧光暗区，可能是血液降解产物积聚该处所致。在脉络膜新生血管周边区域，常出现外层视网膜和视网膜下腔黄色渗出，是由于水分被视网膜和脉络膜的正常血管组织吸收后脂质成分沉淀所致（见第46~47页）。扩张的新生血管复合体造成上方视网膜外层营养障碍，一旦膜组织生长进入中心凹下，通常会导致显著的中心视力下降，但不总是必然现象。新生血管退化的过程可能出现在其发展的任何阶段，通常是在几年内发生。由于延伸到视网膜无毛细血管区的CNVM引起脱离，约70%患眼在1年内的视力为20/200或更低[308]。

瘢痕阶段

新生血管复合体最终发生退化，伴随不同程度的视网膜下瘢痕组织，主要由出血和渗出持续时间及范围而定（图3.27）。在某些情况下，扩展至整个黄斑区域的新生血管可能与最小的反应性增生及RPE纤维化生有关，并且退化后大的新生血管膜很难甚至不能在生物显微镜或血管造影中观察到。有时，退化膜上较大的放射状血管主干呈现红色血管，叠加于部分黄色的脉络膜大血管之上（图3.27D~F）。退化的新生血管膜内血流速度缓慢，妨碍其在血管造影中的显像。血管造影仅仅表现出斑驳的或早期高荧光的圆形区域，很少甚至无染色。某些情况下，囊样黄斑水肿及退行性病变可能出现在一些平坦、难以发现的中心凹附近的新生血管膜上（见第42~43页）。

随着一个RPE和视网膜大的出血性脱离的进展，RPE下方血液降解通常会导致棕色或黄色RPE下团块形成（图3.24E）。环绕RPE脱离周围，视网膜下腔的血液通常需要一段较长的时间才能出现明显变色和血液降解（图3.27A）。随着脉络膜新生血管及成纤维细胞进一步内生，RPE下血液和渗出物的组织逐渐形成（图3.27G）。最终，渗出性团块可被纤维组织所取代，伴有不同程度的RPE增生（图3.27B，C和H）。瘢痕性病变颜色各异，从白色到棕色甚至黑色不等，可能被误认为是脉络膜黑色素瘤（图3.27B）。在这些陈旧性盘状瘢痕内，常形成视网膜循环和其下脉络膜循环的吻合支（图3.27C）[200, 357, 358]。通常对侧眼中会有发生类似形状和大小的盘状脱离的倾向[359]。盘状脱离的瘢痕阶段，荧光血管造影表现多种多样，其中一些可能类似于脉络膜肿瘤产生的图像。

图3.27 伴随玻璃膜疣的患者盘状黄斑脱离的修复期和瘢痕期。

A：RPE及视网膜出血性脱离部分吸收。注意RPE下方血液降解（箭头）表现。RPE脱离周围的视网膜下出血几乎没有变化（图G）。

B：部分组织化色素性视网膜下盘状团块（箭头），类似于脉络膜黑色素瘤。

C：伴有视网膜脉络膜吻合的大片白色纤维血管盘状瘢痕（箭头）。

D~F：伴有细胞外色素聚集的双侧视网膜色素上皮斑片状纤维增生及弥漫性萎缩灶（图D和图E）。自发荧光图像显示弥漫性RPE缺失，部分是由于萎缩，部分是由于纤维血管组织收缩（图F）。

G：患者RPE及视网膜出血性脱离的光学显微镜下照片与图A类似。RPE下血液的降解程度大于视网膜下。

H：RPE及视网膜出血性脱离后的色素性血管化视网膜下瘢痕的光学显微镜照片。注意纤维血管瘢痕上方外层视网膜变性及RPE的变性和增生。箭头指示Bruch膜。

（C，引自Gass[283]；G和H，引自Gass[200]）

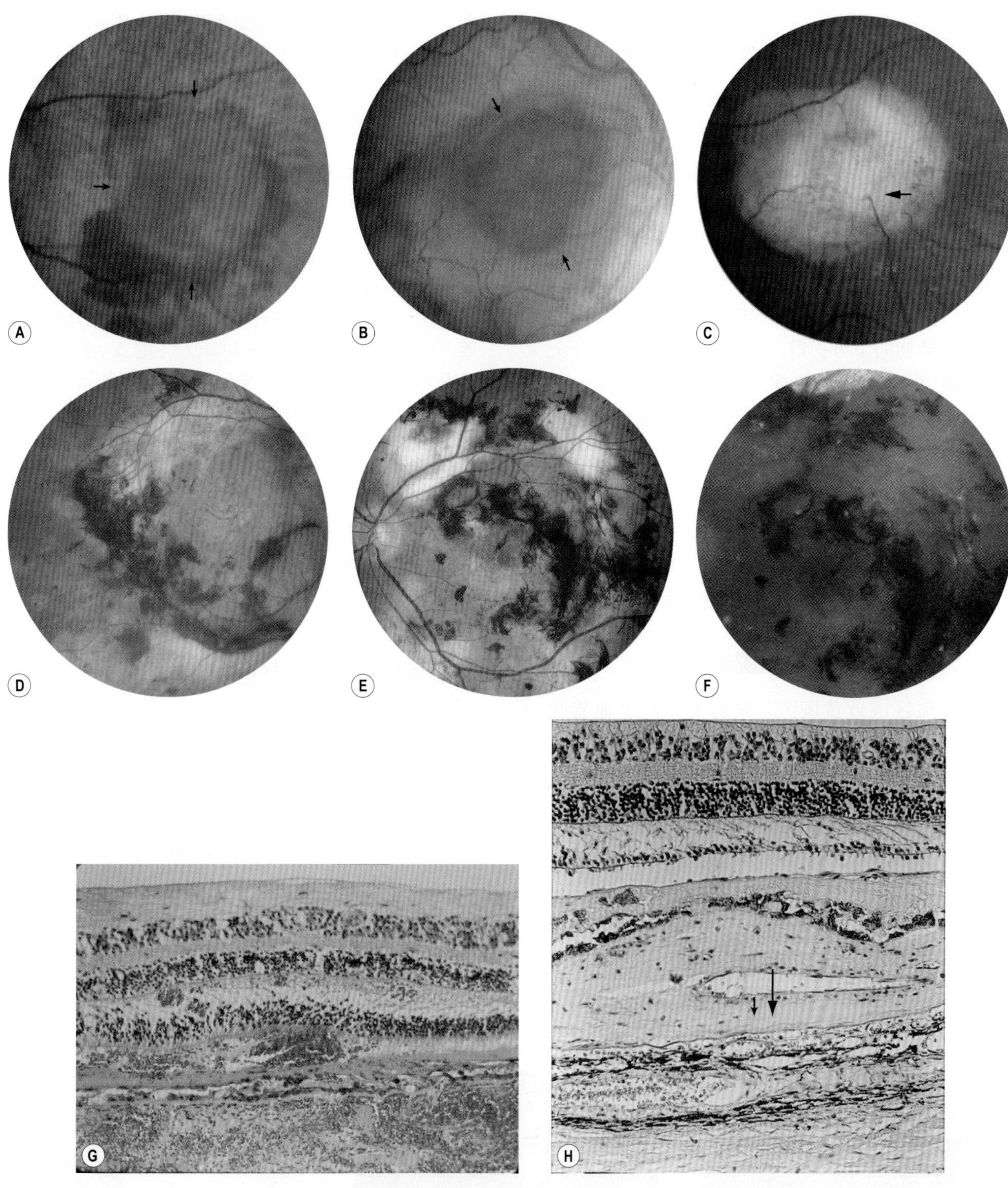

图 3.27

大量渗出性视网膜脱离（老年 Coats 综合征）

在伴有玻璃膜疣的大多数患者中，盘状脱离的范围多局限于黄斑区而周边视力得以保存。然而，少数患者可能表现出缓慢进展的渗出性视网膜脱离，脱离范围超过黄斑区则导致周边及中心视力的严重下降（图 3.28 D~J）[200, 360, 361]。可发生多灶性异常脉络膜新生血管以及 RPE 和视网膜浆液性脱离[200, 362]。大量的黄色渗出物沉积在视网膜下腔及外层视网膜。它通常最初向下方扩散。眼底表现可与继发于先天性视网膜毛细血管扩张症（年轻患者中，Coats 综合征的最常见病因）所致的大片黄色渗出性视网膜脱离的年轻患者眼底改变类似。在这部分老年患者中，引起这种不寻常程度的脉络膜渗出原因尚不清楚。这类渗出最终会自发性吸收，但在 RPE 及视网膜层留下显著的广泛退行性改变。视网膜新生血管及玻璃体出血可能是慢性渗出性脱离的并发症。

大泡性浆液性视网膜脱离

黄斑区或近黄斑区，来自大片高度血管化的 RPE 脱离或盘状丘状的慢性浆液性渗出所导致的大泡性浆液性视网膜脱离者非常少见（图 3.28D~J）。针对纤维血管性 RPE 脱离的长时程、适当强度、大尺寸的激光光凝，有时使用光动力疗法和抗 VEGF 治疗可能使得视网膜复位并恢复动态视觉（图 3.28）。

盘状瘢痕的继发性出血

在陈旧性盘状瘢痕边缘可出现继发的 RPE 渗出性或出血性脱离，这个发生在瘢痕附近的病灶，有时可能使医师怀疑是黑色素瘤而摘除眼球（图 3.25F 和 I）[200]。

图 3.28　年龄相关性黄斑变性引起的大片渗出性视网膜脱离（Coats 综合征）。

A 和 B：患者的右眼存在大片盘状脱离和视网膜下以及视网膜内脂性渗出，并向下延伸至锯齿缘。

C：伴有年龄相关性黄斑变性的一名老年患者，病理切片提示视网膜下大量脂质蛋白渗出，覆盖在黄斑区及视盘附近大片脉络膜新生血管复合体之上。

D~J：74 岁老年男性，右眼黄斑外大片橘色组织化的色素上皮（RPE）脱离导致的大片大泡性渗出性视网膜脱离（箭头，图 D~ 图 H），其左眼因年龄相关性黄斑变性并发类似的大量渗出性视网膜脱离，继发新生血管性青光眼而失明。注意组织化的 RPE 脱离位于白色盘状瘢痕颞侧，有极少的荧光染色（箭头，图 E~ 图 G）。氩激光光凝治疗组织化 RPE 脱离的表面（箭头，图 I），治疗后 4 个月大泡性视网膜脱离成功复位，动态视力得以恢复（图 J）。

脉络膜新生血管其他并发症

玻璃体出血

最初来源于 CNVM 的出血可能剖开一条通道进入视网膜内，生物显微镜下会看作局部视网膜内出血。此类出血可能非常剧烈，血可能突破视网膜进入玻璃体腔，而导致大量的玻璃体出血（图 3.01）[200, 355, 356]。探究这种血液通过视网膜缺口的过程，与玻璃体血染不同，后者作为一个迟发现象，常常发生在伴有 RPE、视网膜大量出血性脱离的患者（参见前述）。

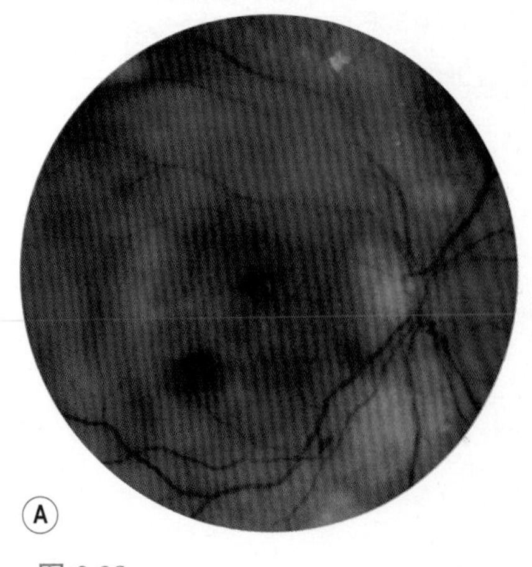

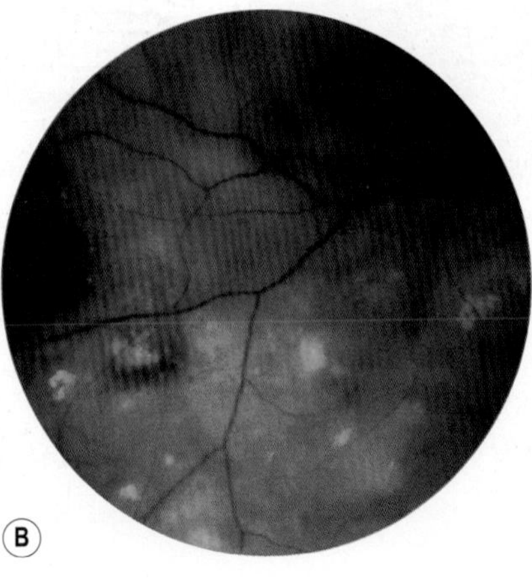

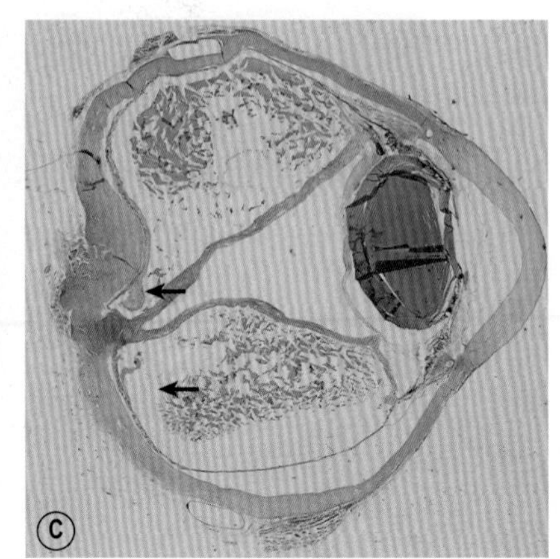

图 3.28

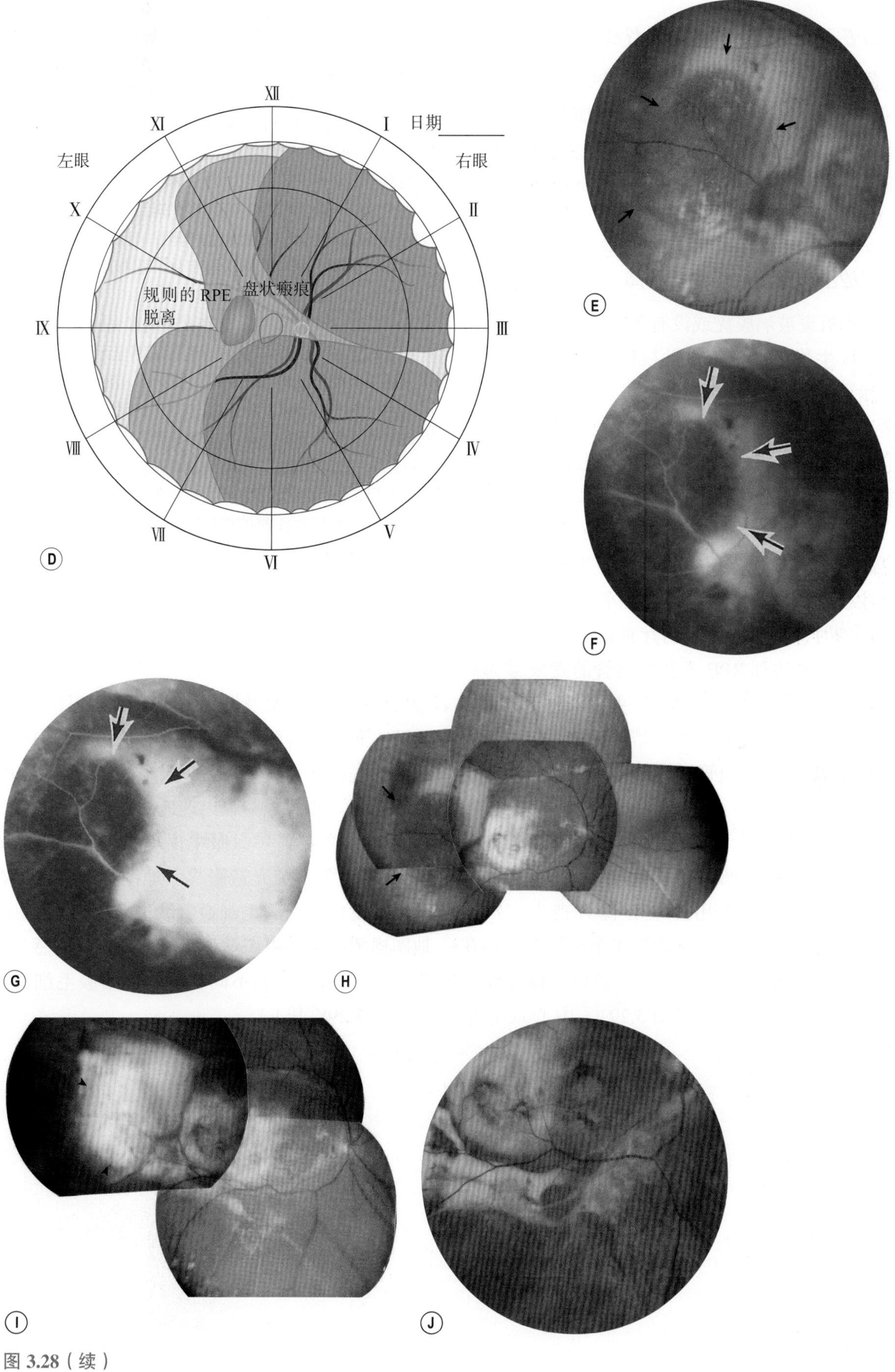
XII
XI
I
日期
左眼
右眼
X
II
规则的 RPE
脱离
盘状瘢痕
IX
III
VIII
IV
VII
V
VI
D
E
F
G
H
I
J

图 3.28（续）

RPE及视网膜的大量出血性脱离

黄斑区的CNVM导致的出血极少会导致RPE、视网膜或脉络膜大量脱离，以及玻璃体出血、闭角型青光眼和失明[363]。此类情况更易见于接受过抗凝治疗或者患有影响凝血机制的系统性疾病患者(图3.25G~I)[200]。

周边渗出及出血性盘状脱离

伴有黄斑玻璃膜疣或没有AMD征象的老年患者，会发生浆液性或出血性视网膜脱离，这是继发于赤道部或赤道前部的1个或多个RPE下新生血管，通常在眼球颞侧(图3.26)。由于脱离不常见于周边部，大范围浆液性或黑色出血性RPE脱离可能被误认为脉络膜黑色素瘤[200, 362, 364]。许多患者的对侧眼颞侧存在周边部RPE下新生血管。此类脱离常常无须治疗而自发吸收。当合并大泡性渗出性视网膜脱离或由于新生血管网的黄色渗出累及黄斑时，光凝或冷凝治疗可能会有益处(图3.26A~C)。周边部RPE下新生血管的发展常为周边眼底正常衰老过程的一部分，主要来源于睫状体而非脉络膜(图3.26)[251, 255, 365](见第138页：周边特发性RPET新生血管讨论)。

地图状或中心晕轮状RPE萎缩

尽管大多数玻璃膜疣的患者由于并发脉络膜新生血管，导致有用的中心视力丧失，然而5%~10%的中心视力丧失是由于1个或有时多个在后极部的边缘锐利的RPE和视网膜地图样萎缩所致[200, 250, 252, 307, 317, 320, 366, 367](图3.29)。中心或旁中心玻璃膜疣的脱水及钙化结晶往往是地图样萎缩开始的前兆。随着萎缩区域的向心性扩大，中心视力缓慢地进行性丧失。在另一眼中，经常可见相似的萎缩图案。然而，一眼出现地图样萎缩的患者，大约有20%会在另一只眼中出现脉络膜新生血管及其并发症[200]。荧光造影显示地图样萎缩区域存在不同程度的脉络膜毛细血管缺失(图3.29G和H)。地图样萎缩区的组织学显示局部视网膜光感受器细胞及RPE的丢失和不同程度的脉络膜毛细血管萎缩(图3.29K和L)。

图3.29 黄斑玻璃膜疣患者的地图样萎缩。

A~C：63岁男性，在6年期间眼底地图样萎缩逐渐扩大，图A时视力为20/60，图C时为20/200。可见玻璃膜疣形态变化及部分钙化灶（箭头）。

D~F：1970年，61岁女性，双眼底表现为大的玻璃膜疣和一个RPE浆液性脱离（箭头，图D）。注意大玻璃膜疣融合形成的RPE脱离扇形边界。双眼视力为20/30。右眼RPE脱离区域边缘接受了激光治疗。左眼RPE脱离区域自发性复位，转变为地图样萎缩，且在1974年（图E）至1985年（图F）无明显变化，双眼底情况基本相同且视力为20/50。

G~J：71岁老年女性，伴有大玻璃膜疣的RPE地图样萎缩。对侧眼可见同样变化。造影早期显示地图样萎缩区域内脉络膜毛细血管部分保留（图H）。造影晚期显示脉络膜染色（图I）。数年后，多数玻璃膜疣消退，地图样萎缩区域扩大。可见部分钙化的玻璃膜疣（箭头）。

K和L：65岁男性，伴有玻璃膜疣的地图样萎缩。去世前4个月，右眼视力3/200，左眼视力20/80。组织病理切片发现，在相对正常的视网膜脉络膜组织和视网膜外层及RPE缺失带之间存在一个锐利的边缘（图L）。地图样萎缩区域存在部分脉络膜毛细血管闭塞。

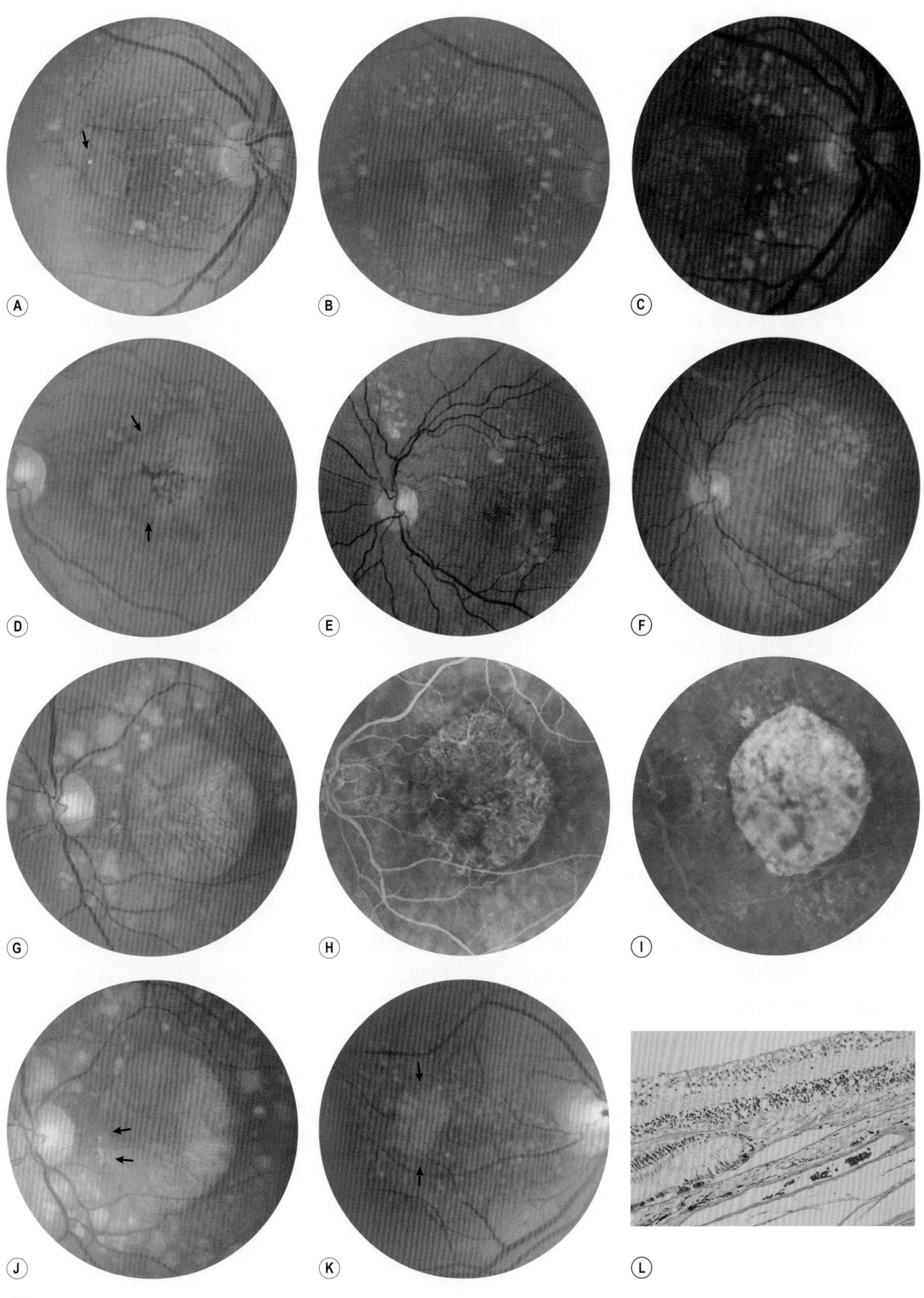

图 3.29

此类界线明显的萎缩区域的发病机制尚不清楚。脉络膜毛细血管的部分阻塞和萎缩，是否是其上 RPE 及视网膜萎缩的主要原因或结果尚不明确。RPE、视网膜及脉络膜毛细血管的地图样萎缩均为眼底镜下体征，与诸多其他疾病有关，包括 Sorsby 中心晕轮状脉络膜硬化、基底层玻璃膜疣、Stargart 病、Best 卵黄样黄斑营养不良、视锥细胞营养不良、杆锥细胞营养不良、氯喹视网膜病变、ICSC 及创伤性黄斑病变。在 AMD 患者中，地图样萎缩形成至少通过以下三种途径：①除黄斑区玻璃膜疣外无前期病变。②继发于急性 RPE 撕裂（见第 106~109 页）。③继发于长期浆液性 RPE 脱离吸收后。

预后 大多数存在黄斑区玻璃膜疣的患者，不会出现中心视力明显丧失。第一只眼出现中心视力下降的平均年龄约为 65 岁 [210, 259, 318, 368]。之后，每年对侧眼中心视力下降的比例占 5%~10%。因此多数一只眼视力下降的患者将不会经历另一只眼视力下降。然而，AMD 仍然是美国及英国人群中无法手术的导致法定盲的主要原因。

图 3.30 渗出性老年性黄斑变性治疗。
A~G: 67 岁男性，伴有切迹的浆液性 RPE 脱离，视力下降至 20/50，可通过远视矫正至 20/25。血管造影证实浆液性脱离上缘有一个高荧光点（图 B 和图 C）。光学相干断层成像显示 RPE 脱离附近的视网膜下纤维组织（SRF）（图 D）。患者在随后 3 年内进行了 26 次雷珠单抗治疗。在进行第 15 次注射后，患者出现表皮葡萄球菌性眼内炎，行玻璃体腔抗生素注射及地塞米松激素注射。炎症持续，3 天后行睫状体平坦部玻璃体切除术和晶状体切除术。由于持续存在的轻度 SRF，继续进行了 11 次玻璃体腔雷珠单抗注射治疗共计 26 次。两三年后，患者视力始终为 20/25。PED 持续存在，无 SRF（图 F 和图 G）。视网膜厚度较好，因而视力也维持在 20/25。与此同时，该患者左眼也出现混合性浆液性 / 纤维血管性色素上皮脱离，并接受 11 次雷珠单抗注射。左眼经过远视矫正后，尽管存在中心凹外的色素上皮撕裂，视力仍维持在 20/20。
H~L: 82 岁女性，因视网膜下出血而行睫状体平坦部玻璃体切除及气体交换术后 1 周，发现隐匿性血管膜伴有晚期点状染色（图 I 和图 J）。可见中心区出血被清除（图 H）。患者继续接受抗 VEGF 药物注射治疗，2 次注射后，出现一个新发的更大的视网膜下血肿（图 K）。再次行玻璃体切除及组织纤维蛋白溶酶原激活剂（tpa）注射治疗，清除颞侧和下方出血（图 L）。患者维持了数月的中等程度视力，尽管持续接受治疗，但最终发展为盘状瘢痕。

病原学及发病机制

由于我们目前对于 AMD 和黄斑变性的病因知之甚少，导致我们无法改变其自然进程。关于病因仅仅能确定的重要因素是此病与年龄、种族和遗传有关 [185, 212, 369]。2005 年左右关于 AMD 相关基因学研究——补体因子 H（三组 AMD 患者 43%~50% 出现变异）取得了突破性进展 [370-372]。从此以后，其他基因风险因子，包括 ARMS2（*HTRA1*）、补体因子 B（C2）（译者注：补本因子 B 的英文缩写应为 CFB）和 C3 均被发现和 AMD 发病存在多种联系 [373-379]。*Fibulin 5* 和 *ABCA4* 在不到 5% 的 AMD 患者中被发现是危险因素 [380-386]。补体因子 H 变异在不同人群中被广泛研究，且被证实为 AMD 最普遍的相关因子。然而，初步数据表明 *ARMS2* 在呈现 AMD 严重性方面更具特异性。补体激活是炎症和修复的结果，这可能是促进玻璃膜疣形成的潜在机制 [387, 388]。

其他可能导致或加重 AMD 的环境健康及生化因素可能为：暴露于阳光下 [389-396]、吸烟 [397-399]、女性激素置换治疗 [400]、系统性高血压病 [401]、抗凝治疗 [402, 403]、暴露皮肤表面真皮弹性组织变性 [404]、血浆类胡萝卜素缺乏 [397, 398]、血清胆固醇水平 [405] 和锌铜含量上升 [397, 398]、血清中硒 [406] 和血浆铜蓝蛋白缺乏 [345, 407]、血细胞比容升高 [408]、白细胞计数升高 [408]、远视眼 [409]、巩膜硬度增加 [410]、视网膜及视网膜星形胶质细胞自身免疫抗体下降 [411, 412]、RPE 细胞过氧化氢酶水平下降 [244]、脉络膜视网膜复合体中透明质酸水平下降 [413]，以及抗凝药物使用 [403]。关于 AMD 与基因和环境因素有关的发病机制研究有很多发现，也有很多亟待阐明，这些已超出这部分临床内容。

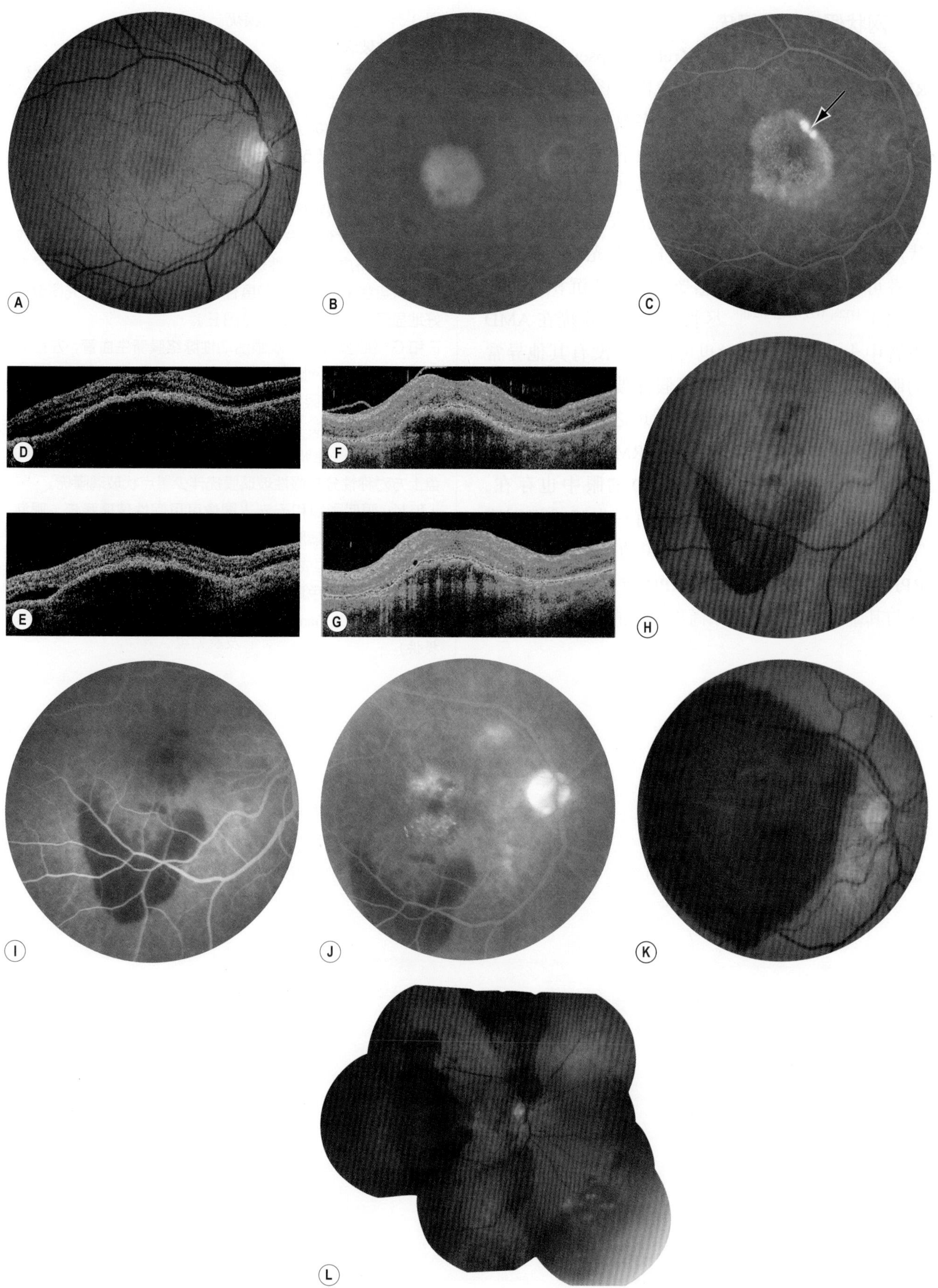

图 3.30

网状假性玻璃膜疣

网状假性玻璃膜疣（reticular pseudodrusen，RPD）（图 3.31）是一种微黄色网状图形病变，在无赤光或蓝光下观察最佳，大多数跨越颞上血管弓，但也可见穿过黄斑、跨过颞下方血管弓和鼻侧到达视盘[292, 412a, 412b, 412c, 412d]。早期，RPD 由数个细点状的黄色斑点组成，随后逐渐发展为交织的网状形态。荧光造影中不常见，自发荧光可见，OCT 检查可发现 RPE 层和光感受器之间的沉积物（图 3.31L）[412e, 412f, 412g, 412h]。尽管假性玻璃膜疣在 AMD 患者中十分常见，有时也可出现在没有其他异常的眼底。尽管一些论文描述假性玻璃膜疣为晚期 AMD（多数有新生血管）的表现之一，但是作者观察的假性玻璃膜疣存在于 ARMD 的各个阶段（图 3.31H~K），甚至在无 ARMD 的眼中也存在。RPD 的发生率被低估，特别在有白内障或视网膜下液体时，或早期发展形成交织的网状形态之前，RPD 可能被忽视。现阶段，RPD 与 AMD 严重程度或与其基因标志物的关系尚不完全清楚。

图 3.31　网状假性玻璃膜疣。

单眼假性玻璃膜疣。

A 和 B：82 岁男性患者，右眼眼底中心凹处主要为中等玻璃膜疣 [2 级年龄相关性黄斑变性（AMD）] 以及黄斑区上方的假性玻璃膜疣（图 A）。左眼存在隐匿性脉络膜新生血管膜（CNVM）（5 级），不伴假性玻璃膜疣（图 B）。

晚期 AMD 双眼对称性假性玻璃膜疣。

C~E：77 岁女性，右眼视力 20/70，左眼视力 20/50。双眼对称分布广泛的假性玻璃膜疣（图 C 和图 D）。同时右眼伴有盘状瘢痕，左眼隐匿性 CNVM，左眼无赤光图像很好地显示了假性玻璃膜疣（图 E）。

F 和 G：90 岁女性，双眼活动性脉络膜新生血管，左眼底隐匿性脉络膜视网膜吻合（视网膜内出血，图 G）。假性玻璃膜疣分布于双眼黄斑上方，跨越颞上方血管弓，向鼻侧延伸至视盘（箭头）。

H 和 I：双侧假性玻璃膜疣伴轻度 AMD（1a 级）。双眼视盘上方对称性分布假性玻璃膜疣伴少量点状玻璃膜疣。

J 和 K：眼底彩照和无赤光图像可见假性玻璃膜疣，眼底彩照仅见中等玻璃膜疣。

L：光学相干断层成像上显示位于光感受器层的假性玻璃膜疣，位于视网膜色素上皮层上方（箭头）。

（A 和 B，由 Dr. Franco Recchia 提供；C~E，由 Dr. Paul Sternberg 提供）

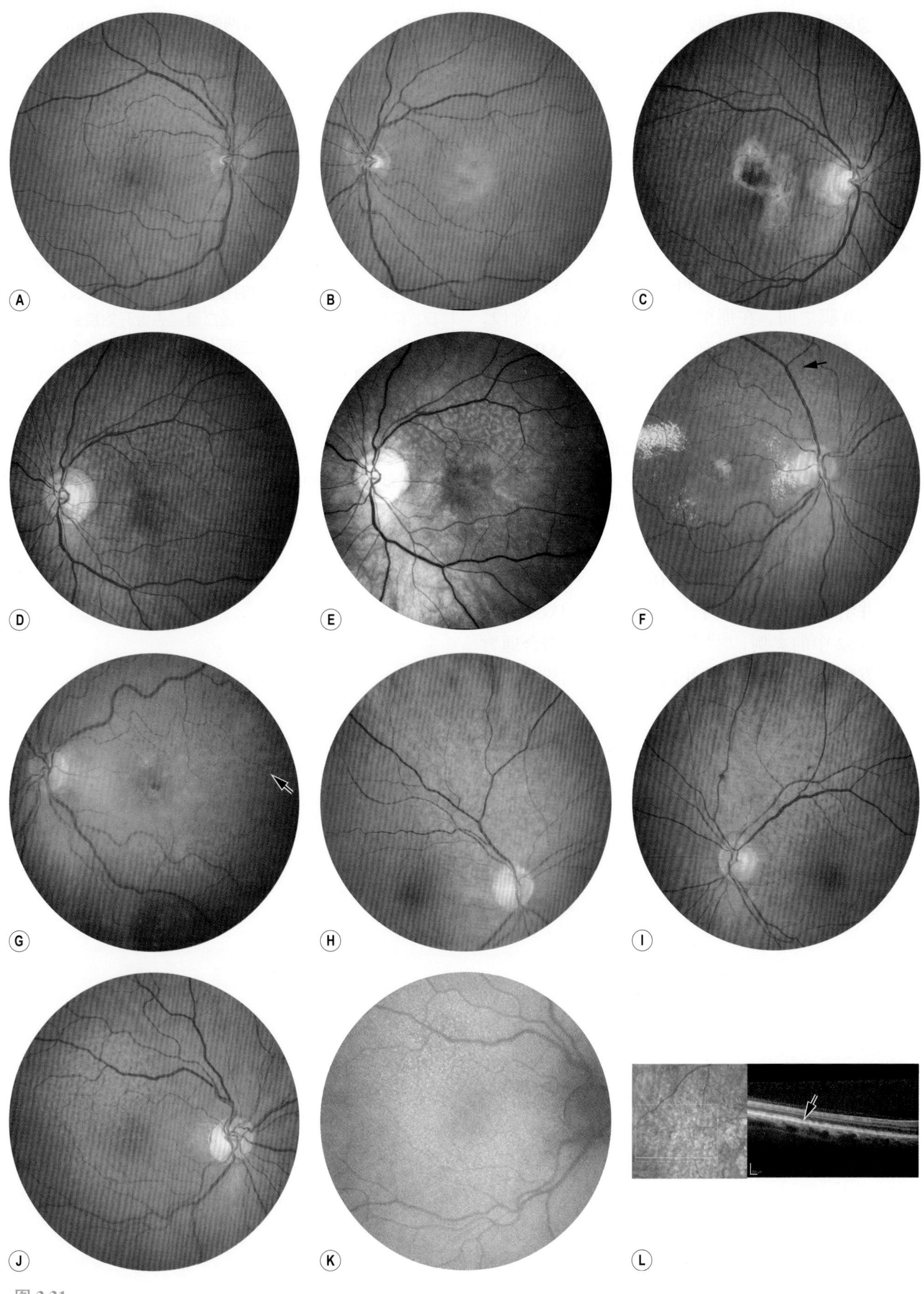

图 3.31

隐匿性脉络膜视网膜吻合

由于 Soubrane 和 Coscas 的研究工作，我们注意到，伴有玻璃膜疣及其他年龄相关性黄斑变性改变的患眼出现小的视网膜内出血，是隐匿性脉络膜视网膜吻合的一个征象[292]。自从 Yannuzzi 创造了视网膜血管瘤样增生（RAP）这一术语后，关于脉络膜视网膜吻合的起始位置和演变的争论不断[412i]。Yannuzzi 描绘了这种血管畸形，起源于内层视网膜，垂直向下朝 RPE 生长，最终到达 RPE 和 Bruch 膜之间，在那里水平扩展。在这一阶段，可见色素上皮脱离。其他学者则认为，AMD 导致光感受器细胞丢失，使内层视网膜血管更接近病变的 RPE/ 脉络膜毛细血管复合体，因而诱发桥接血管生长，与那里可能已经存在的隐匿性脉络膜新生血管吻合[412j]。以我们目前的认识，可能两种机制在不同病变中发挥着不同作用，可以这么说，这些眼睛的治疗是困难的；激光光凝、PDT 及抗 VEGF 治疗均曾使用过。如果我们在早期发现该病变存在，并给予抗 VEGF 治疗，可获得最好的效果（参见图 3.32 中的案例）[412k, 412l, 412m]。隐匿性吻合通常双眼发病，在对侧眼寻找小的局灶性视网膜出血非常必要[412j]。

图 3.32　隐匿性脉络膜视网膜吻合（occult chorioretinal anastomosis，OCRA）。

A~I: 80 岁老年女性，右眼视物变形，视力 20/200。右眼底渗出性年龄相关性黄斑变性及隐匿性脉络膜新生血管膜。左眼视力 20/20，无赤光图像，经仔细检查发现两处（一处比另一处略小）视网膜内层点状出血，位于中心凹颞侧（图 A 和图 B，箭头）。光学相干断层成像（OCT）扫描红色出血处，发现一视网膜内通道延伸向视网膜色素上皮（图 C）。由于阴影存在，该通道的其余部分不可见。视网膜专家建议患者行玻璃体腔注射贝伐单抗，但患者未接受。3 个月后，眼底出血更加明显，视力仍维持在 20/20（图 D，箭头）。OCT 显示有交通血管。患者开始接受每月贝伐单抗注射治疗，红色病损区域逐渐变小；另一个病灶在 4 个月后消失（图 F）。6 个月（图 G）和 18 个月后（图 H）OCT 显示仅存在轻微的视网膜内病损。2 年后，由于白内障存在，患者视力稳定在 20/25 左右（图 I）。此图拍摄后 1 个月，患眼出现活动性渗漏并接受贝伐单抗注射治疗，经过 6 次注射治疗，新生血管膜及视力趋于稳定，视力保持在 20/30。

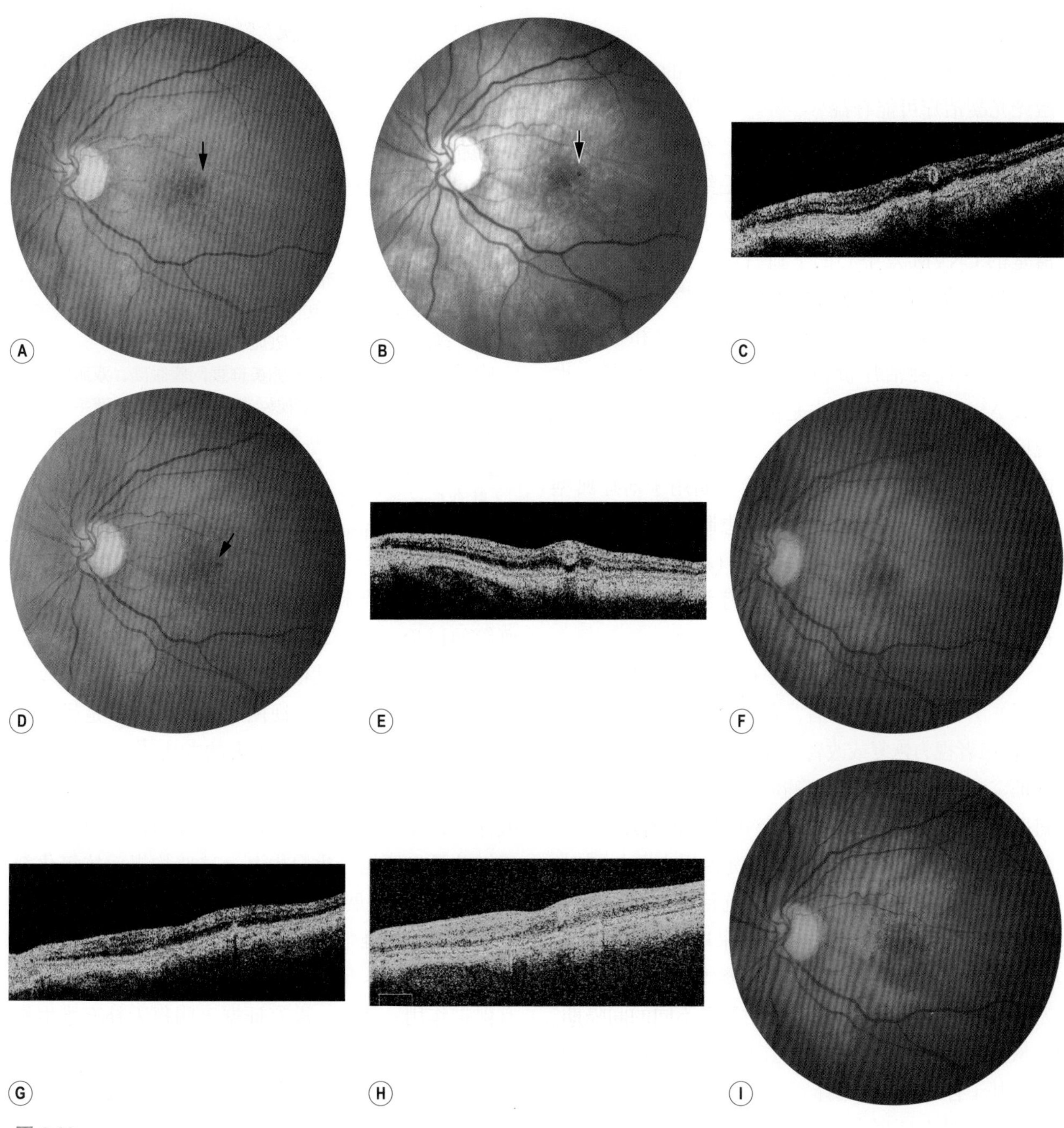

图 3.32

治疗

许多学者曾报道对于AMD并发的新生血管，激光光凝治疗可能有益[127, 128, 133, 175, 210, 246, 284, 319, 324, 331, 358, 365, 414-439]。随机对照临床试验已充分证实，对于AMD患者合并中心凹周围（无毛细血管区域外）、旁中心凹（在无毛细血管区但不在其中心）的边界清楚的CNVM及中心凹下血管膜，氩蓝绿激光和氪红激光治疗有一定价值[205, 206, 332, 434, 440-449]。

这些研究同样证实了针对持续性和复发性CNVM的光凝治疗价值[422, 450, 451]。不幸的是，大多数AMD患者视力丧失是由于不明确的或广泛的视网膜下新生血管病灶引起，这种情况没有治疗指南[278, 452]。2000年，光动力治疗开始用于治疗典型性中心凹下CNVM。约54%的患眼表现为视力稳定或小于15个字母的视力下降（严重视力下降）；然而超过7%~9%的患者，该治疗没有恢复或改善视力。

自从眼内注射雷珠单抗（抗VEGF抗体的Fab片段）开始，治疗2年后，高达38%的新生血管性AMD患者视力恢复或改善。MARINA和ANCHOR试验证实该治疗针对经典及隐匿性CNVM的成功[453-458]。自此，贝伐单抗（VEGF的完整抗体）在治疗新生血管性AMD患者时，同样成功地稳定及提高视力[459-463]。如今，使用雷珠单抗及贝伐单抗治疗新生血管性AMD成为标准治疗方法。有人采取抗VEGF药物注射联合光动力治疗，以减少玻璃体腔注药的频率。基于经验和几项研究结果，注射可有不同的间隔期。一般起始接受至少4个月的连续注射，随后的注射间隔基于各个医师的选择。

几乎没有证据支持激光治疗可减少或消除玻璃膜疣，也没有关于此治疗的有效性的临床试验。

AMD并发症的手术治疗

经睫状体平坦部的玻璃体切除术，是清除无法自行吸收玻璃体积血的有效方法（图3.30H~L）[464]。玻璃体切除术在清除黄斑区大量视网膜下积血，尤其是联合组织纤溶酶原激活物使用时有一些效果[464-468]。在恢复和保存视功能方面，手术切除RPE下CNVM与激光光凝治疗相比没有优势[280, 282, 469-476]。两种治疗均可导致新生血管膜区域的视网膜功能永久丧失（参见手术切除治疗Ⅰ型及Ⅱ型脉络膜新生血管的讨论，第2章）。手术切除中心凹下血管膜后，RPE移植术或其他改进的手术技巧，有望改善视力[282, 472, 477]。黄斑区视网膜手术转位，是另一种可能恢复AMD患者中心视力的方法[478]。

由于光感受器外段膜中高浓度的多不饱和脂肪酸存在，视网膜对于氧化应激高度敏感，由于暴露于短波长光可能产生自由基，这些均提示抗氧化剂在延缓AMD进展中存在一定价值[479, 480]。有证据表明，血清中的维生素E水平升高和抗氧化指标（包括抗坏血酸、α-生育酚和β-胡萝卜素）对AMD具有保护作用。然而，没有证据表明每天补充维生素或矿物质对预防或改善AMD有显著意义[237, 480-484]。年龄相关性眼病研究（The Age-Related Eye Disease Study）发现，接受抗氧化维生素、锌和铜治疗的患者中约29%非渗出性AMD病程被延缓。一些试验研究表明，低剂量外线束放射对治疗中心凹下新生血管可能有一定价值[485, 486]。患者察觉黄斑区脱离的早期症状，及时寻求眼科医师就诊检查（发病后数天内），是防止这种疾病视力丧失的最佳方法。应指导患者使用Amsler方格表和近视力表，并告知及时检查的重要性[487, 488]。外伤、眼内手术和抗凝剂在这些患者中促进渗出和出血的作用尚不确定[489,490]。

大多数双眼失去中心视力的患者，可通过使用任何1个或几个多样化的低视觉辅助设备而获益[473, 491, 492]。

图3.33 基底层玻璃膜疣。

A和B：28岁女性，视力20/20。血管造影动静脉早期（图B）提示多发性点状玻璃膜疣，图A上不明显。

C~I：70岁女性，双眼视物变形。左、右眼视力均为20/40。箭头所示局限性视网膜脱离及黄色视网膜下渗出（图C）。左眼底发现类似表现。血管造影提示右眼众多均匀的基底层玻璃膜疣早期高荧光、较大的不同大小典型玻璃膜疣及视网膜下渗出物晚期荧光染色（图D~图F）。左眼血管造影提示早期局灶着染（箭头，图G）及晚期视网膜下渗出着染（图G和图H）。36个月后，右眼视网膜下液自行吸收（图I），视力20/30。

J~L：58岁女性，由于类卵黄样视网膜脱离，双眼视力下降1年余（图J）。注意视网膜下黄色渗出的液平。视力20/200。眼电图检查正常，血管造影提示视网膜下渗出及基底层玻璃膜疣着染（图K和图L）。

（引自Gass等[494]，经*The American Journal of Ophthalmology*许可出版；The Ophthalmic Publishing Co. 版权所有）

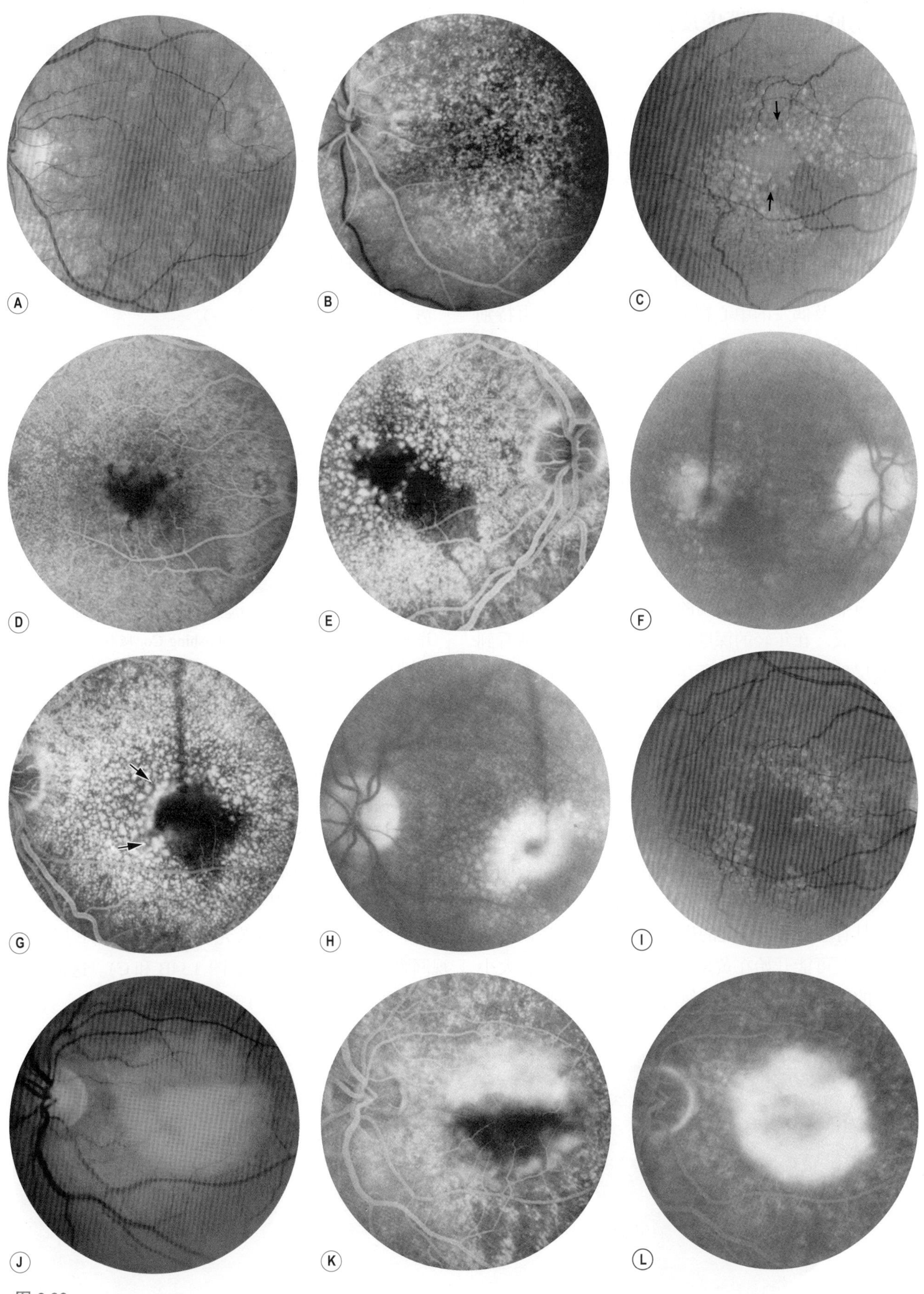

图 3.33

基底层玻璃膜疣及黄斑变性

越来越多的证据支持 RPE 基底膜结节性增厚的概念，这是可能出现在成年早期并且在黑种人、拉丁人和白种人中发病概率相同的均匀小圆形玻璃膜疣，有明显不同的图案（图 3.33；图 3.34A~E；图 3.35A~J）[493-497]。这些特殊的基底层或表层玻璃膜疣，易导致患者，尤其是白种人，在 60 岁以后产生典型的或渗出性、大小不同的玻璃膜疣，以及偶发的中心视力下降，这通常是由特别的卵黄样渗出性黄斑脱离引起（图 3.33；图 3.34A；图 3.35F）[494]。基底层玻璃膜疣的大小通常为 25~75 μm，呈现为离散的圆形、略微凸起的、黄色的视网膜下结节，最初可能随机散布在年轻成人的黄斑区域，但后来常逐渐增多，并且在一些患者中形成 15~20 个玻璃膜疣组成的簇群。这些簇可依次排列成紧密编织的图案，使整个黄斑和近黄斑区域在生物显微镜下呈现橘皮样外观。这种图案比在弹性假黄瘤（PXE）中看到的更粗糙，由更多离散的斑点组成。在年轻的深肤色女性患者中更容易看到基底层玻璃膜疣。相比于生物显微镜，通过血管造影更容易发现此类病变。它们在动静脉早期阶段呈现离散荧光，许多患者的眼底呈现“满天星”样或“银河”样图案（图 3.33B，D，E 和 G）[493, 494]。基底层状玻璃膜疣荧光早期消退，与渗出性玻璃膜疣相比，显示出不太强烈的荧光（图 3.33D~F），在自发荧光成像中，这些点状玻璃膜疣显示出一个低自发荧光中心，被环形高自发荧光包绕（图 3.35A~J）。

具有基底玻璃膜疣的患者，特别是 50 岁以上的白种人，可能开始在黄斑中心凹形成叠加的、大小不一的渗出性玻璃膜疣。他们可能会出现视觉丧失，通常由单眼或双眼的黄色浆液性渗出性视网膜脱离引起（图 3.33C 和 J；图 3.34A；图 3.35F）。当形成分散的伴有密集黄色的轮廓时，这些脱离可能类似在 Best 卵黄样营养不良、成人卵黄样黄斑中心或图形营养不良的患者中看到的病变（图 3.33J；图 3.34A）。他们可能被误认为是浆液性 RPE 脱离。在血管造影的早期阶段，黄色视网膜下液遮挡背景脉络膜荧光。随后，多个逐渐扩大的荧光着染点通过 RPE 层进入视网膜下液（图 3.33E~H；图 3.34B 和 C）。这种形态可能被误认为脉络膜新生血管。

图 3.34　基底层玻璃膜疣。

A~C：54 岁女性，光线转变适应困难 2 年，卵黄样黄斑脱离。双眼视力均为 20/30。双眼均存在相似的卵黄样黄斑区病灶。血管造影显示基底层玻璃膜疣。

D：显示结构：1，典型的渗出性玻璃膜疣，伴 RPE 脱离，Bruch 膜内胶原区，到细胞外基质基底膜厚度正常；2，由 RPE 基底膜的结节状增厚组成的基底层玻璃膜疣；3，合并基底层及典型或渗出性玻璃膜疣；cc，脉络膜血管层。

E：合并基底层及渗出性玻璃膜疣的电子显微镜图片。两个相邻区，RPE 基底膜结节状增厚区域（bm，小箭头）和其正常厚度基底膜（大箭头）从 Bruch 膜的胶原弹力处脱离，脱离处为无定型物质（am）。

Ⅱ 型膜增生性肾小球肾炎（MPG）患者的表皮和钙化玻璃膜疣。

F~I：50 岁男性，Ⅱ型 MPG 患者，36 岁及 39 岁时接受肾移植手术，诉视物模糊 2 个月余。右眼视力 20/200，左眼视力 20/20。注意不同大小的玻璃膜疣，一些有钙化。血管造影提示为表皮玻璃膜疣（图 H 和图 I）。

J 和 K：19 岁男性，幼年时发现糖尿病，伴有Ⅱ型 MPG 肾病综合征。右眼视力 20/20，左眼视力 20/25。注意细小基底层玻璃膜疣呈簇状（箭头）及轻度糖尿病视网膜病变。

L：病理切片提示，患眼基底层沉积位于 RPE 基底部（箭头）。

（D 和 E，引自 Gass[494]；经 *The American Journal of Ophthalmology* 许可出版；The Ophthalmic Publishing Co. 版权所有；L，由 Ralph Eagle 提供）

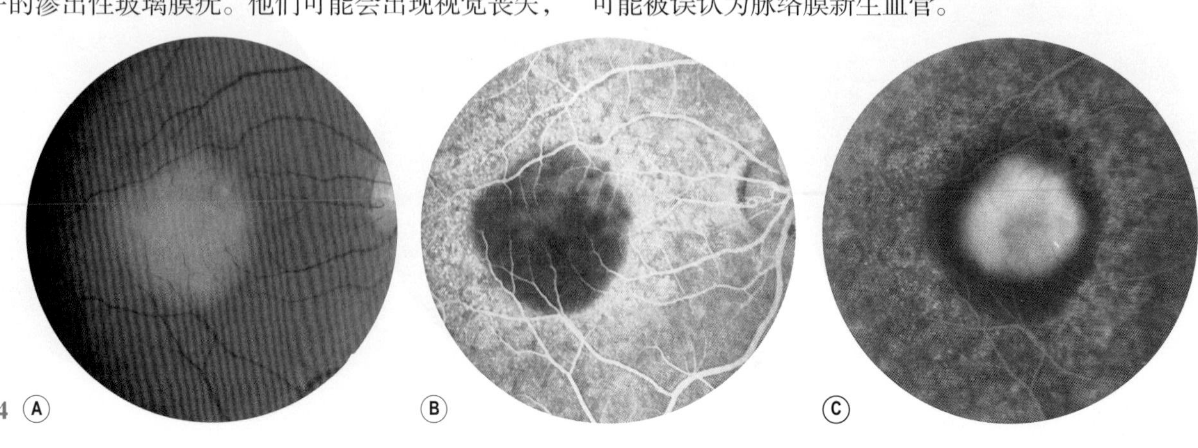

图 3.34

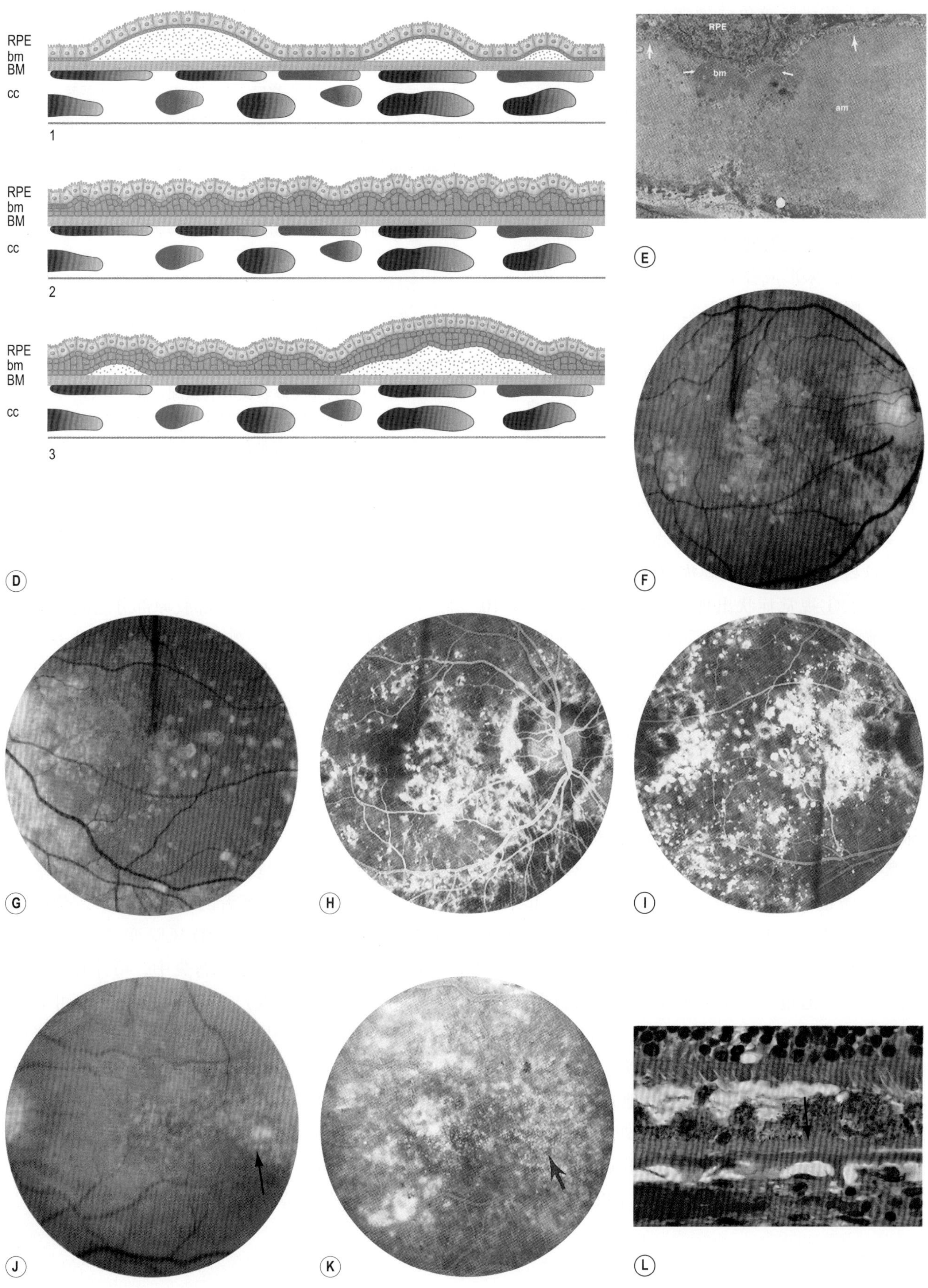

图 3.34（续）

形成黄斑区黄色浆液性渗出性脱离的老年患者，通常数月可保持20/30~20/50的视力，视网膜下液也没有变化。部分患者视网膜下液自发吸收，视力恢复良好（图3.33I）。视网膜复位后，脱离区域的玻璃膜疣常常消失或变得不明显。在脱离缓解后，有许多患者RPE发展为地图样萎缩，视力较差（图3.35F~H）。一些患者可能出现脉络膜新生血管和浆液性出血性盘状脱离。后一种并发症有时可能发生在未形成叠加的渗出性玻璃膜疣的中年患者中。眼电图和视网膜电流图是正常的。目前，大多数患者的兄弟姐妹和后代都没有表现出这种疾病的迹象。然而，该病在少数病例中发生于其他家族成员[496]。它可能是一种遗传性营养不良，主要引起RPE基底膜形成结节状及进行性增厚，类似于Fuchs营养不良中角膜内皮基底膜的变化（图3.34D）。这些结节可能年轻时开始发生。

除了黄色视网膜下渗出物的发生频率差异之外，这些基底层状玻璃膜疣和AMD患者的其他差异包括：①视觉症状出现频率较低，平均早5~10年检测到。②症状出现后视力丧失的速度较慢。③更容易发生视力的自发性改善。④地图样萎缩发病率较高。⑤脉络膜新生血管和RPE大量渗出性脱离的发生率可能较低。⑥保留有用中心视力，预后较好。

通过光学和电子显微镜对基底层状玻璃膜疣的临床病理学研究表明，基底层状玻璃膜疣是由RPE基底膜弥漫性增厚形成结节引起的（图3.34E）[494, 495]。光学显微镜下，尽管表皮玻璃膜疣外观看起来与典型或渗出性玻璃膜疣明显不同，后者是局灶的RPE脱离，有相对正常的基底膜厚度，Russell等人[190, 227, 231]通过无定型和颗粒物质、细胞质处理、弯曲纤维免疫组化分析显示，表皮玻璃膜疣的成分与渗出性玻璃膜疣的成分相似。早在1856年，Müller[497]及其后的Coats[498]和其他光学显微镜专家认识到Bruch膜由内部表皮区和外部弹性区组成。他们提出，所有玻璃膜疣均代表Bruch膜的表皮层或内层部分的局部增厚，这层由RPE分泌而不是外弹性区分泌。直到电子显微镜出现才意识到典型或渗出性玻璃膜疣是位于RPE相对正常的基底膜（基底层）和Bruch膜内部胶原部分之间的细胞外物质沉积[190, 227, 232, 499, 500]。在所有年龄段的多数患者的黄斑区域中，一些均匀的小点状黄色结节很可能是基底层状玻璃膜疣，并且一些患者继续发展为渗出性玻璃膜疣和晚期视力丧失（图3.35K和L）。在生物显微镜下，不可能将1个或几个基底层玻璃膜疣与小的典型硬性玻璃膜疣或RPE细胞的局灶性脂质化区分开来。

最近在基底层状玻璃膜疣患者中进行的基因研究发现，在30个先证者的5个家族中，杂合子Tyr402H是*CFH*基因的AMD风险变异[501]。同一变异在2型膜增生性肾小球肾炎中，可伴有玻璃膜疣的特征（图3.34F~K），这表明CFH变异可能增加玻璃膜疣形成的共同风险，与2型膜增生性肾小球肾炎玻璃膜疣或表皮玻璃膜疣相比，其他遗传或环境风险因素决定了渗出性玻璃膜疣的发生[502]。

显性遗传性疾病，如表皮玻璃膜疣北卡罗来纳州黄斑营养不良、Malattia levantinese和Sorsby眼底营养不良在第5章中讨论。

图3.35 表皮玻璃膜疣及自发荧光。

A~E：48岁女性，双眼视力均为20/20，中心凹及视盘鼻侧有边界清楚的表皮玻璃膜疣。双眼致密的玻璃膜疣看起来像多个戒环，中心暗区，高自发荧光外环状图案（图B和图C）。强曝光下看戒环更加形象生动（图D和图E）。

F~J：45岁男性，双眼广泛的表皮玻璃膜疣，中心凹卵黄样脱离。曾被诊断为脉络膜新生血管而接受光动力治疗。4年内视力从20/100下降至20/400；与此同时，黄斑区黄色物质自行吸收，残留下中心地图样萎缩区域（图G）自发荧光提示除地图样萎缩区域外，无数的自发荧光暗点被环形高荧光包绕（图H）。左眼视力下降至20/100，伴有中心凹斑片状视网膜色素上皮缺失，眼底彩照和自发荧光图像有类似的玻璃膜疣。

K和L：84岁女性，渗出性玻璃膜疣，一些很大病灶的（图K）自发荧光类似表皮玻璃膜疣，提示这种“环形外观”可能与玻璃膜疣的紧密性及其清晰边缘有关，而不仅仅是表皮玻璃膜疣本身典型表现（图L）。注意大玻璃疣也具有环形外观（箭头）。

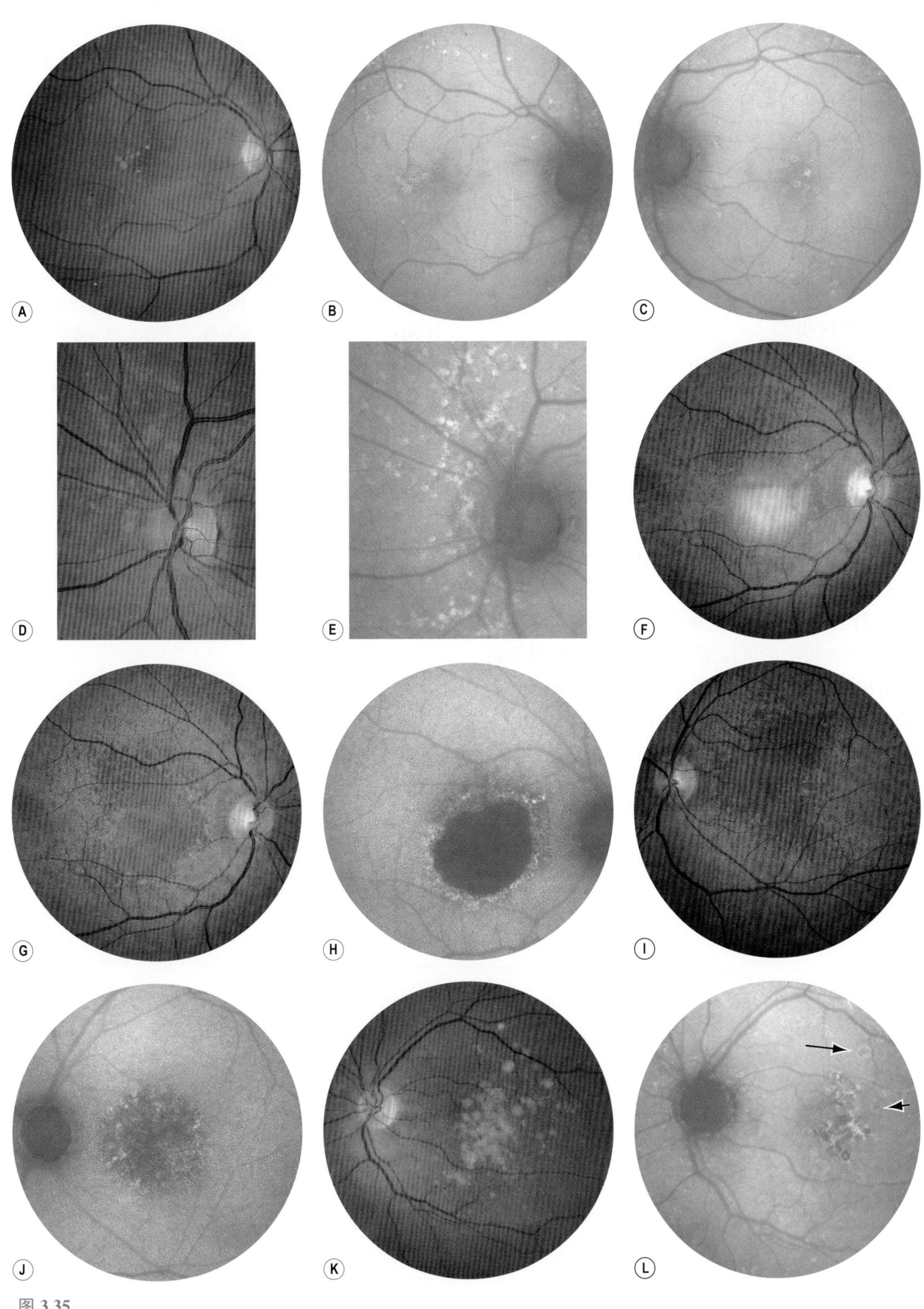

图 3.35

特发性脉络膜新生血管

由继发于脉络膜新生血管引起的黄斑浆液性和出血性脱离，患者会出现中心视力丧失（图3.36A~C），脉络膜新生血管可出现在黄斑区和视盘边缘（图3.36D~F；图3.37；图3.38），不常见于黄斑旁（图3.36G~K）或眼底周边部（图3.37；图3.38），且没有任何其他眼内疾病[503-512]。

黄斑区类型

当儿童、年轻人或中年人的黄斑区形成脉络膜新生血管时，通常会呈现色素环状或灰色小丘样，类似于POHS（Ⅱ型视网膜下新生血管）的描述表现（图3.36A~C）。Gass指出，黄斑区的特发性新生血管膜没有性别倾向。尽管这些新生血管膜的原因尚不清楚，但在美国东半部观察到的许多年轻患者中的这种位于黄斑的病变可能代表POHS的一个顿挫型，而那些发生在50岁或以上患者中的病变更可能代表年龄相关性黄斑变性的一种顿挫型[513]。

3个被切除的黄斑下特发性新生血管膜的超微结构特征与POHS患者的相似[511]。Spitznas和Böker研究了151只特发性脉络膜新生血管患眼，排除了所有6 D以上的近视眼。他们发现新生血管形成的概率与近视程度成正比[509]。

图3.36 **特发性视网膜下新生血管。**

A~C：45岁健康女性，右眼视物模糊，右眼有不明原因的Ⅱ型视网膜下脉络膜新生血管膜（图A）。周边部未见瘢痕，左眼正常。血管造影发现一个1.5个视盘直径大小的血管膜（箭头，图A和图B），可能延伸入中心凹。患者被安排手术切除血管膜，但决定推迟手术。6个月后当她复诊时，视力恢复至20/30，视网膜下出血及渗出已消失，新生血管膜已收缩至一个小范围，位于无毛细血管区外（箭头，图C）。

D~F：66岁白种人女性，双眼特发性视盘旁视网膜下新生血管（箭头）。左眼视盘旁小的新生血管膜，极轻微黄斑变性表现。该渗出性脱离自发吸收。7年后，该患者双眼黄斑区形成少量玻璃膜疣，视力20/30（图E）。自初次检查后12年，该患者眼底形成大的复发性新生血管膜（箭头，图F）。

G~K：76岁女性，不明原因的视网膜下－色素上皮新生血管复合体（箭头，图G和图H）位于黄斑外颞侧，伴有渗出性视网膜脱离和中心视力丧失。8年前可见该区域存在一大片瘢痕。左眼正常。血管造影提示广泛分布的边界不清的视网膜下新生血管（图I）。加强光凝治疗后（图J）渗出性脱离吸收，4年后该患者视力为20/40（图K）。

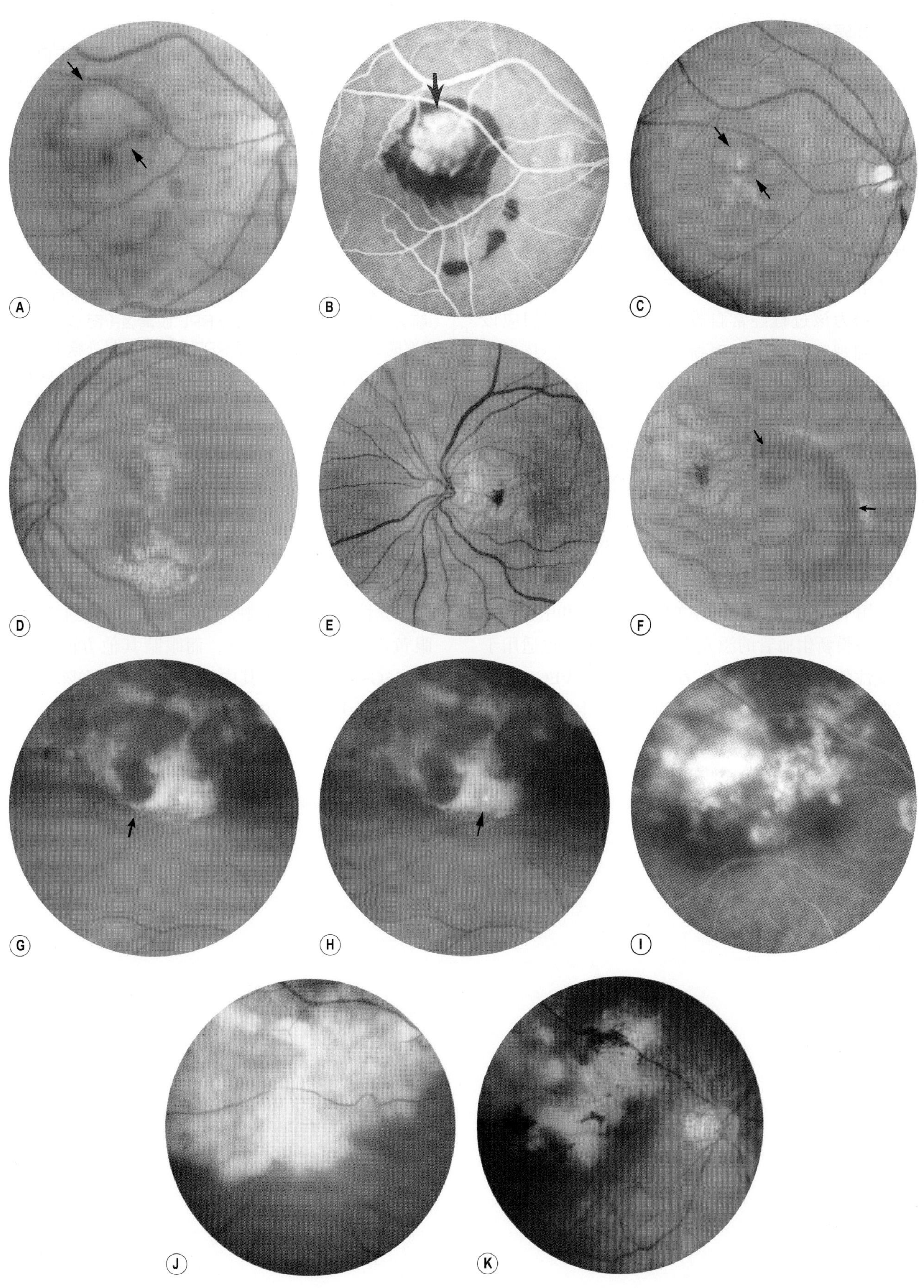

图 3.36

视盘旁类型

虽然特发性视盘旁脉络膜新生血管可能发生在所有年龄段，但60~70岁女性最常见（图3.36D~F）[192, 507]。在高加索人中，它通常为单个部分组织化的视盘旁新生血管网，从视盘向外延伸到黄斑区域。在其颞侧它通常被浆液性或黄色视网膜下渗出物包围，伴或不伴视网膜下出血。对侧眼中，生物显微镜或血管造影中常发现视盘边缘处有小脉络膜新生血管簇存在。后者的视觉预后相对较好，因为该过程经常自发消退。然而，它们应该被仔细观察，如果发现新生血管膜的进展超过中点指向中心凹的中心，则应该考虑进行激光治疗。病理学实验室经常发现在不伴出血或渗出的情况下的RPE下新生血管形成，这是老年患者眼中偶然可见的视盘旁和颞侧周边区域的（图3.18D；图3.26）[251, 365]新生血管，这些血管可能被认为是正常衰老过程的一部分，是许多有症状的视盘旁和周边特发性新生血管膜的根源。

用于AMD和POHS相关的中心凹外和中心凹旁的脉络膜新生血管的激光光凝治疗指南，也适用于特发性脉络膜新生血管患者。最近，抗VEGF抗体越来越常用于治疗所有类型的脉络膜新生血管[513]。

图3.36（续）。
L~Q：50岁女性，由隐匿性视盘旁RPE下新生血管膜（箭头，图L）引起的大的伴有切迹的视网膜色素上皮（RPE）浆液性脱离，伴有弹性假黄瘤的皮肤改变。她的右眼有血管样条纹。视力为20/30。可见隆起的RPE细小斑驳外观和RPE（图L）脱离边缘的锐利轮廓。围绕RPE脱离基底部，视网膜有极小的浆液性隆起。没有明确可见的血管样条纹。荧光素注射后几分钟，RPE下渗出物有微弱的染色。1小时血管造影显示RPE下渗出（图N）的弥漫性染色。这种染色的缓慢发展表明在RPE下空间中可能存在高浓度蛋白和血色素。注意切迹区域没有染色（箭头，图N）。6周后，沿着RPE脱离区（图O）的边缘形成了环状沉积物。这是RPE脱离下方某处脉络膜新生血管形成的明确证据。在图D后8天，患者出现RPE脱离区域出血的证据（图P；注意出血液平：箭头）。很多个月后有明显的新生血管干（箭头，图Q），RPE脱离已经塌陷。

少见的类型

孤立性视网膜下血肿和盘状肿块可能发生患者一眼黄斑区外的任何地方，而眼睛其他方面正常（图3.36G~K）[514, 515]，其中许多可能出现在陈旧的炎症后或创伤性瘢痕中，隐藏在盘状脱离下。

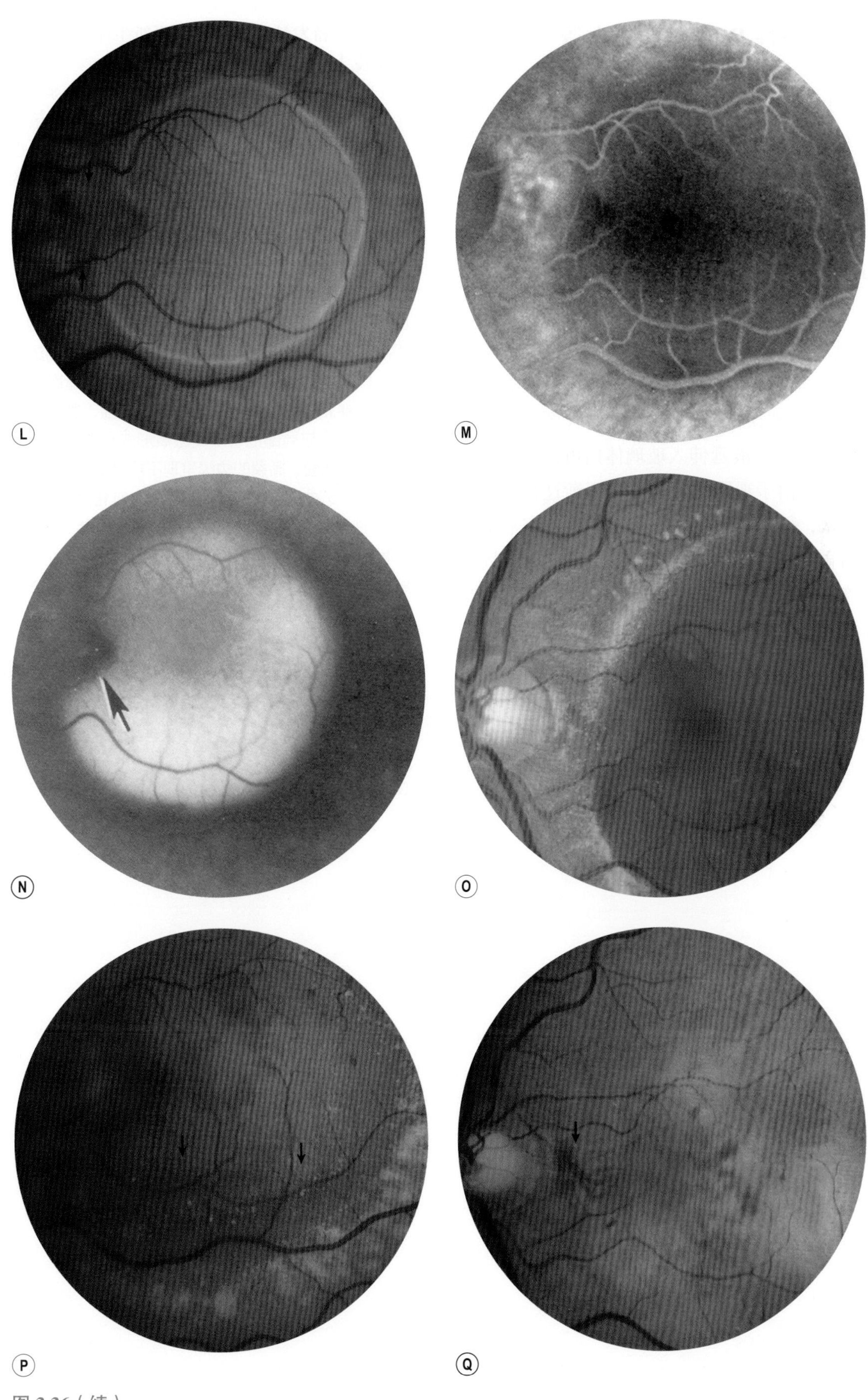

图 3.36（续）

周边特发性 RPE 下新生血管

色素上皮和视网膜下方的多灶性出血区域可能发生在赤道前方，通常发生在老年患者眼底的颞半侧[355, 362, 504, 505, 514-518]。这些患者可能伴或不伴有 AMD 的证据（图 3.28；图 3.37）。这些出血可能继发于新生血管，位于 RPE 下 Bruch 膜的内胶原带，尸检眼中大约 43% 位于锯齿缘附近，特别是在颞侧区域[251, 365]。这些血管来自邻近的睫状体平坦区域[355]。此类外周出血引起的视网膜下瘢痕常常在常规眼科检查中被发现。大的 RPE 下血肿或纤维血管肿块可能被误认为是黑色素瘤（图 3.26；图 3.37）。视网膜下血液延伸入玻璃体内可使患者于眼科就诊检查。由于视网膜下渗出物逐渐迁移向后进入黄斑区域，偶尔会出现中心视力丧失。突然的视力丧失可能是由于大片的浆血性 RPE 脱离从周边新生血管复合体的后缘延伸到黄斑区域，可能发生 RPE 撕裂（图 3.37）[338, 339, 504, 505]。没有视力障碍的无症状患者可以随访，大多数人最终出血会自发地消退。如果病情发展，经巩膜冷凝术、激光光凝和抗 VEGF 治疗可有效控制出血和渗出（图 3.37J 和 K）。

图 3.37 特发性周边部脉络膜新生血管导致视网膜色素上皮大片撕裂及中心视力下降。

A~D: 67 岁女性，左眼黄斑区域颞侧的大量浆液性视网膜色素上皮（RPE）脱离和 RPE 撕裂，在双眼颞侧周边有视网膜下和 RPE 下出血。可见图 A 中的赤道出血向后延伸到右眼黄斑的颞侧边缘。在左眼黄斑颞侧，大的周边浆液性 RPE 脱离的后缘，存在蛇形 RPE 撕裂（箭头，图 B）。血管造影显示撕裂区域（图 C 和图 D）出现显著的高荧光。4 年前，由于轻链疾病相关的肾功能衰竭，她接受了肾移植手术。

E~G: 67 岁男性患者，发生自发性视网膜色素上皮撕裂。眼底照片可见位于视网膜下的黄白色病灶颞侧边缘撕裂卷曲，撕裂下方可见视网膜深层出血。荧光造影可见撕裂后脉络膜裸露区域早期呈现背景荧光增强，黄斑区表现为低荧光，可能与局部色素上皮瘢痕形成有关。晚期可以看到脉络膜大血管；撕裂的边缘呈现不规则的锯齿状。

H 和 I: 75 岁女性患者，诊断新生血管性年龄相关性黄斑变性，接受了 3 次抗 VEGF 治疗。转诊时，光学相干断层扫描血管成像（optical coherence tomography angiography，OCTA）发现右眼已有视网膜色素上皮撕裂。OCT 脉络膜层 Enface 图像，可见白色区域为色素上皮撕裂后上皮缺失的高反射区域，撕裂的另一侧，显示一个低反射区域（图 H）。OCTA 提示撕裂与脉络膜新生血管膜收缩相关，箭头显示此处的新生血管（图 I）。

J 和 K: 特发性周边脉络膜新生血管伴有延伸入黄斑的渗出性（图 J）视网膜脱离，经光凝术成功治疗（图 K）。

(A~D，由 Dr. Nancy Kirk 提供)

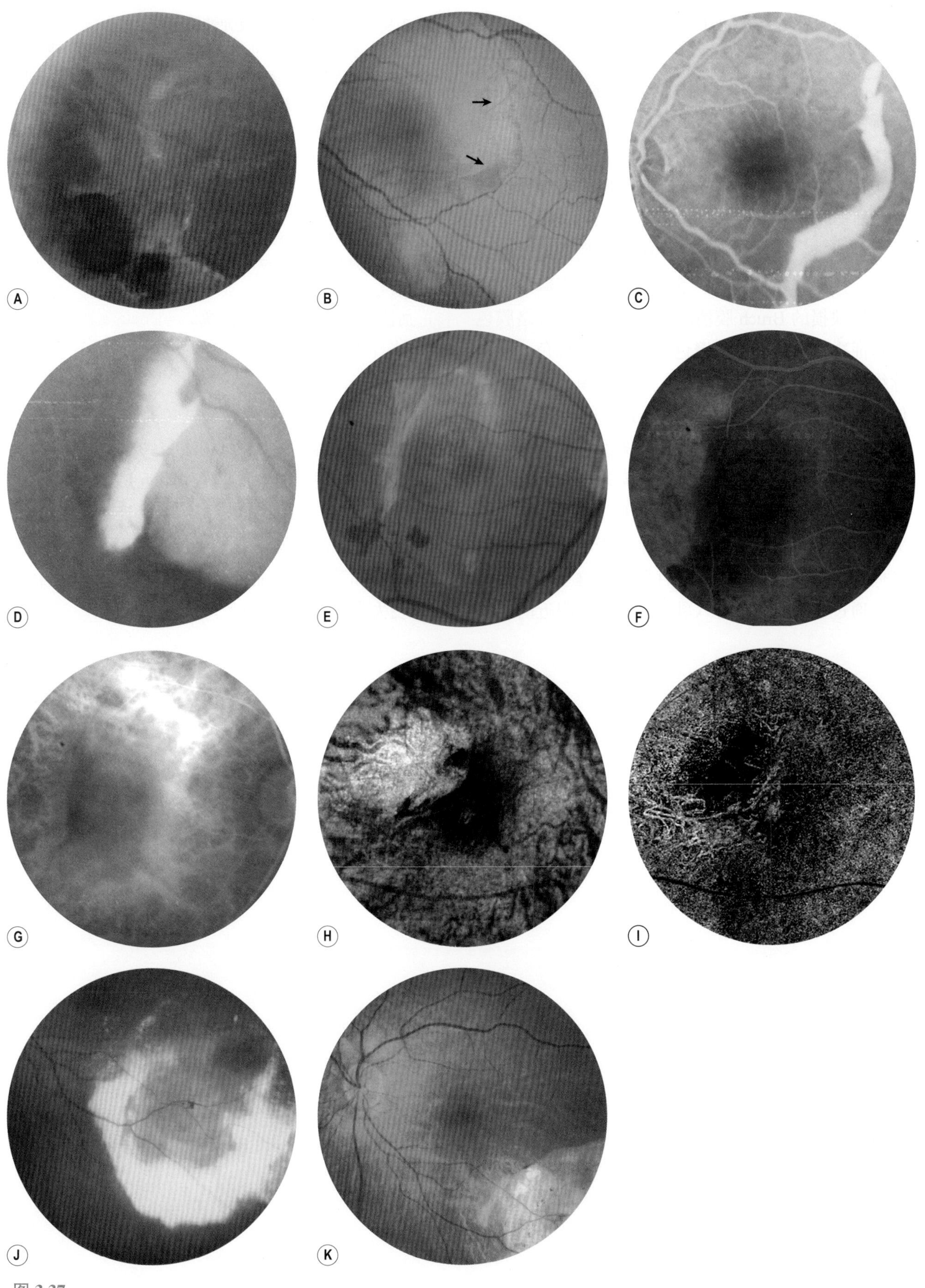

图 3.37

血管样条纹和相关疾病

血管样条纹是不规则的、辐射的、锯齿状的、逐渐变细的线纹，从视盘周围延伸到周边眼底[519-524]。选择术语“血管样”是因为检眼镜下这些条纹与血管相类似。它们是由 Bruch 膜内胶原带和弹性纤维区线性裂纹状裂开引起的（图 3.38~ 图 3.43）[525, 526]。在视盘附近，它们通常通过 Bruch 膜的圆周状断裂相互连接。在疾病早期，条纹颜色透过变薄的 RPE 和线状缺损的 Bruch 膜清晰可见，颜色由脉络膜色素特征决定，通常呈红橙色到深红色或棕色。来自脉络膜的纤维血管增生可通过 Bruch 膜裂纹生长并使周围的 RPE 隆起（图 3.40G~I）。这会导致条纹模糊，并在某些情况下完全遮挡条纹边缘。随着条纹延伸入黄斑区，增殖性变化通常表现明显，并且它们可能与缓慢进展的黄斑改变和中心视力丧失有关。然而，突然的视力丧失更常见于脉络膜新生血管周围区域的浆液性和出血性脱离，这些新生血管已经通过血管样条纹进入乳斑束区内或附近的 RPE 下或视网膜下腔（图 3.39A 和 G；图 3.41A~C）。偶尔患者会在这些新生血管膜的附近形成大面积的 RPE 浆液性脱离（图 3.42A）[527]。由于血管样条纹的患者 Bruch 膜较脆，它们可能因细微创伤继发脉络膜破裂和黄斑下出血（图 3.39E 和 F），导致中心视力丧失[521]。

图 3.38 血管样条纹症及弹性假黄瘤。

A~C：25 岁男性患者，视力正常。值得注意的是，眼底视盘下方色素沉着块及多发白色视网膜下结晶体（图 A 和图 B，箭头）。血管造影显示沿着血管样条纹的不规则强荧光（图 C）。

D 和 E：大片色素性血管样条纹。注意左黄斑颞侧橘皮样改变（图 E）。

F：血管样条纹（顶端箭头），多发钙化的玻璃膜疣状结构（底部箭头），橘皮样改变。

G 和 H：网状黄斑营养不良，血管样条纹及结晶样小体（箭头）。

I：血管样条纹及视盘处玻璃膜疣。

J 和 K：肘前窝及颈部弹性假黄瘤。

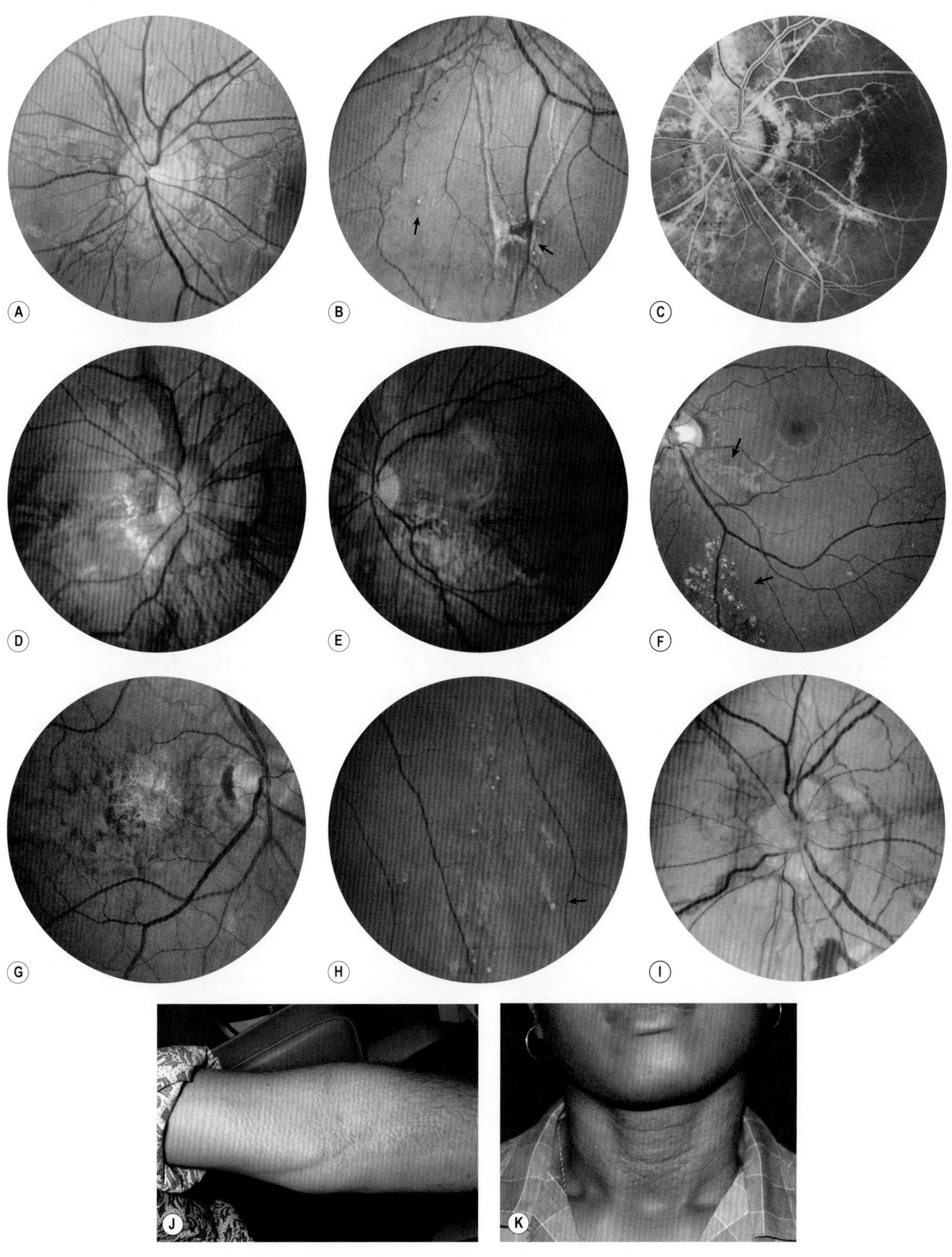

图 3.38

血管造影早期阶段，血管样条纹可能表现出不规则的高荧光，晚期阶段可能出现不同程度的着染（图 3.38C；图 3.39F；图 3.42H；图 3.43D）[524, 528, 529]。在一些脉络膜色素较重的患者中，血管造影中几乎看不到轮廓分明的血管样条纹（图 3.39D）。对于其他患者，在肉眼可见之前，血管造影可能有助于发现沿着小血管样条纹的 RPE 改变。血管造影对于检测脉络膜新生血管形成也有一定价值（图 3.39B，D 和 I；图 3.41）。然而，在一些隐匿性脉络膜新生血管病例，血管造影可能无法显示新生血管（图 3.42A~F）。

组织病理学上，血管样条纹是 Bruch 膜中的离散线性断裂，通常表现为广泛的钙化变性（图 3.43G）[522, 525, 526, 528]。这可能与脉络膜毛细血管的变化有关，与黄斑玻璃膜疣患者中所见相似。单独的纤维组织、毛细血管增生或两者都可以从 Bruch 膜裂纹缘周围的脉络膜生长到 RPE 下腔中。这些毛细血管是此类患者发生浆液性和出血性脱离的原因。

图 3.39 **血管样条纹及弹性假黄瘤。**

A 和 B：弹性假黄瘤患者，脉络膜新生血管形成（箭头，图 A），从血管样条纹边缘延伸并引起黄斑下出血。血管造影显示新生血管网（箭头，图 B）。

C 和 D：35 岁男性弹性假黄瘤患者，有明显的血管样条纹，由于黄斑浆液性脱离导致中心视力丧失（箭头，图 C）。血管造影显示源于血管样条纹部位的脉络膜新生血管膜（箭头，图 D）。值得注意的是，在该患者沿着血管样条纹的纹路处，造影几乎未见改变。

E 和 F：28 岁女性，弹性假黄瘤病史，眼底多发性血管样条纹，左眼受轻微打击后出现视网膜下出血。注意在中心凹鼻侧缘的垂直脉络膜裂伤和部分再吸收的视网膜下血液（图 E）。荧光素血管造影显示沿血管样条纹的不规则荧光和脉络膜破裂区的强荧光（图 F）。由弹性假黄瘤引起的 Bruch 膜的脆性可能是造成相对轻微创伤后脉络膜破裂的原因。该患者随后恢复了正常的视力。

G~L：这名中年妇女的右眼视网膜下新生血管（箭头，图 G 和图 I），患有弹性假黄瘤、血管样条纹和图形营养不良（图 G 和图 H）。激光光凝治疗（图 K）成功地消除了新生血管（图 L）。

Clarkson 和 Altman[519] 研究发现，在 50 名患有血管样条纹患者的诊断检查中，有 25 例（50%）能够确立一个相关的系统诊断。其中 17 例患者诊断为 PXE，5 例患有 Paget 病（Paget’s disease），3 例患有镰状细胞血红蛋白病。有证据表明，血管样条纹发病机制上可能与 Ehlers-Danlos 综合征相关[530]。对于血管样条纹患者偶尔发生的许多其他疾病，少有令人信服的证据[531]。

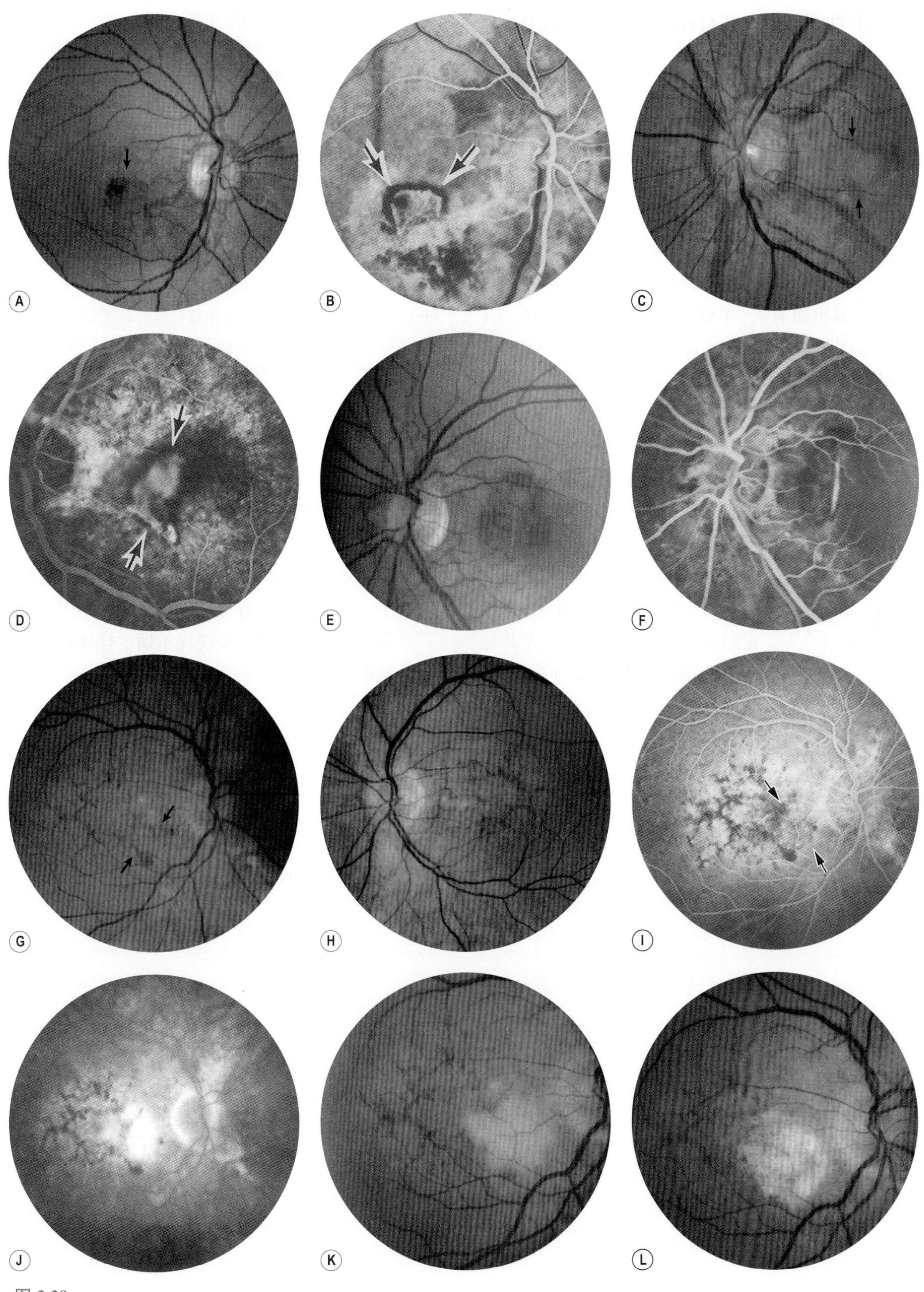

图 3.39

弹性假黄瘤（Gronblad-Strandberg 综合征）

弹性假黄瘤（pseudoxanthoma elasticum，PXE）是一种全身性疾病，因皮肤有相应改变而命名，其特征是形成融合的黄色丘疹，在颈部、肘前窝和脐周区域的皮肤弯曲面上形成“拔毛鸡”外观[519, 532-536]。组织学上，这些变化是由真皮弹性组织的变性和钙化引起的。这些变化可能与四肢大动脉的不成熟钙化和胃肠道出血有关。PXE 是一种遗传性疾病，其致病基因是腺苷三磷酸结合域、亚家族 C（CFTR/MRP）、*ABCC6*（member 6）基因和编码多药耐药相关蛋白 -6（*MRP6*）[537]。除了条纹外，这些患者的其他相关眼底镜检查结果包括以下内容：

- 橘皮样色素改变：在 RPE 水平上由多个、模糊、融合、黄色病变引起的眼底广泛的斑驳区域，这与橙色皮肤改变（peaud'orange）相似[538-540]。这些在儿童时期眼底中，在血管样条纹形成之前可能就表现突出（图 3.38E 和 F）[538, 540]。它们通常在中周部眼底，尤其是老年 PXE 患者的颞侧较明显。在与 Paget 病和镰状细胞病相关的血管样条纹的患者中较少见[519]。造成这种情况的组织病理学改变尚不清楚。这些病变在荧光血管造影中变化微小，但可在吲哚菁绿造影中呈弥散的斑点状高荧光改变，这一发现提示橘皮样外观可能是由 Bruch 膜水平的改变引起的[541]。

图 3.40 **弹性假黄瘤和图形营养不良。**
A 和 B：男性，有血管样条纹和弹性假黄瘤，眼底细点状棕色色素斑，黄斑粉碎型图形营养不良（图 B）。
C：弹性假黄瘤和血管样条纹的患者，在黄斑处蝴蝶形改变及眼底血管弓附近黄素斑型图形营养不良（箭头）。

一种图形营养不良到另一种的转变。
D 和 E：初始眼底粉碎型图形营养不良，具有颗粒状褐色斑点（图 D），在 5 年后发展成黄色卵黄样型营养不良（图 E）。
F 和 G：图形营养不良广泛分布，甚至在黄斑外。
H~L：这名 48 岁的男性患者患有视神经玻璃膜疣、血管样条纹、蝶形营养不良和双眼进行性自发性视网膜色素上皮萎缩。图形营养不良的斑点显示出明亮的自发荧光（图 I 和图 K）。

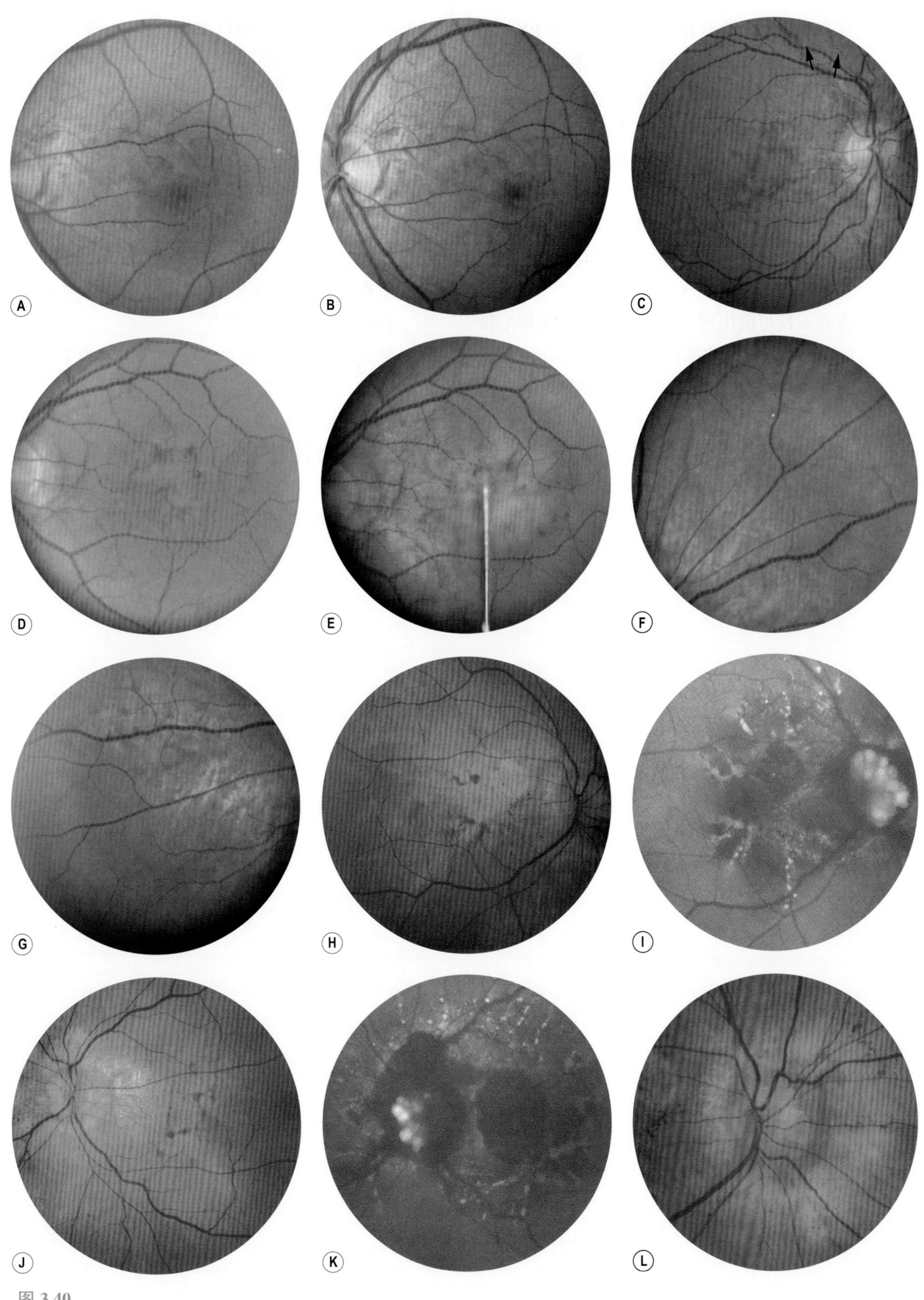

图 3.40

- 黄斑图形营养不良：大约65%的PXE患者可能形成双眼黄斑图形营养不良[542]。最常表现为网状或网状与多个点状色素斑（fundus pulverulentus）的组合（图3.38G；图3.39G和H；图3.40A~D）[543-545]（参见图形营养不良的讨论，第5章）。还见于其他较少见类型的图形营养不良，包括卵黄样（图3.40E）、蝴蝶样（图3.40H~K）和眼底黄素斑类型（图3.40C，箭头）[542]。图形营养不良可能出现在随访期间（图3.40A和B）或随着时间的推移从一种类型进展到另一种类型（图3.40D和E）。血管造影中色素紊乱通常比眼底镜下更明显。
- 局灶性萎缩性色素上皮病变：多个小的、圆形的、黄色的或略带粉红色的RPE萎缩性病变，以及散在穿孔样的白色瘢痕伴有不同含量的色素，与POHS中所见相似，通常发生在这些患者的周边眼底中。此类改变有时被称为"三文鱼斑"[523]。
- 结晶体：多个圆形的、小的、视网膜下的结晶体，通常出现在中周部眼底或视盘旁，特别是下方（图3.38B，F和H），占75%[521, 546]。这些总伴随着一些RPE的萎缩变化。在某些情况下，RPE变薄的"尾部"位于结晶体之后，使其具有"彗星"的外观（图3.38B和H）。

图3.41 弹性假黄瘤：进展与脉络膜新生血管。
A~G：48岁男性，患弹性假黄瘤，曾在黄斑外沿血管样条纹的两处脉络膜新生血管行激光光凝术（箭头）。该患者出现新生血管膜复发（图A~图C）而接受3次光动力治疗。与此同时，距新生血管膜较远的RPE层自发性变薄和萎缩（箭头），面积逐渐扩大（图A~图C，图E和图G）。图G的自发荧光图像清晰显示了RPE萎缩区域。

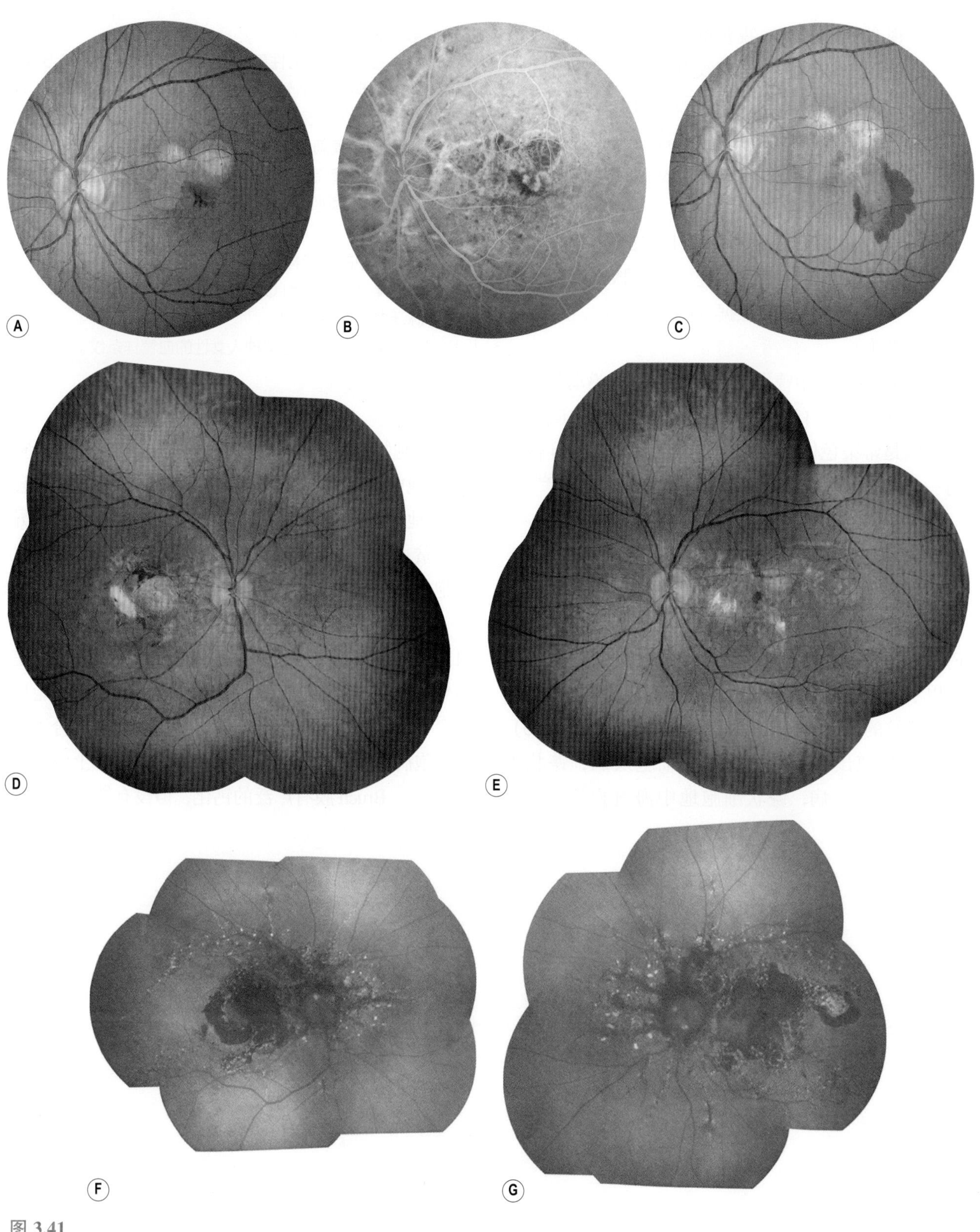

图 3.41

- 视盘的玻璃体：视盘的玻璃体（玻璃膜疣）在约5%有血管样条纹和PXE[543, 546-548]的患者中发生（图3.38I；图3.40H，J和L）。它并不像人们所认为的那么普遍。视神经病变引起的急性视力丧失可能发生在这些存在玻璃体的患者中。
- 进行性RPE萎缩：色素上皮的自发性萎缩发生在血管样条纹附近，没有脉络膜新生血管存在或收缩的证据（图3.40A~C，E和F，箭头）。

在PXE患者中曾发现在睫状体视网膜动脉和视网膜动脉之间伴有先天性交通[549]。PXE的遗传类型可以是常染色体显性遗传或隐性遗传。Gass曾见到一名患者的母亲和两名舅舅患有Paget骨病[550]。

图3.42　血管样条纹。

A~C：这名42岁的男性患者主诉两眼视力逐渐下降5年。在黄斑部有典型的血管样条纹（箭头，图A和图B），双眼眼底粉碎型图形营养不良，几处自发视网膜下纤维组织增殖，无脉络膜新生血管形成的证据（箭头，图B和图C），荧光素血管造影有助于发现血管样条纹和图形营养不良（未呈现）。颈部皮肤表现出典型的弹性假黄瘤改变。

镰状细胞病中的血管样条纹。

D和E：伴有镰状细胞C病黑种人患者的血管样条纹。注意静脉迂曲。

F：41岁镰状细胞C病黑种人女性的血管样条纹。

镰状细胞病和其他血红蛋白病

据估计，1%~2%镰状细胞血红蛋白病的患者会出现血管样条纹（图3.40J~L；图6.59E和F）[519, 564-574]。这些患者的血管样条纹很少发生在25岁以下。黄斑浆液性和出血性脱离不常发生在患有血管样条纹的镰状细胞患者和黑种人患者中（图3.55)。条纹已报道出现在纯合子镰状细胞疾病，镰状细胞血红蛋白C病，镰状细胞地中海贫血[572, 575, 576]，镰状细胞特质[569, 577]，血红蛋白H病[578]，纯合子重型β-地中海贫血[579, 580]、中间型β-地中海贫血、轻型β-地中海贫血[581-583]，Ⅰ型先天性红细胞生成异常性贫血[584]和遗传性球形红细胞症[531]。某些镰状细胞贫血患者可同时患有PXE和血管样条纹[575]。

在镰状细胞贫血患者中，由于血液过度分解引起的Bruch膜中铁－钙复合物的沉积被认为是导致镰状细胞病中膜脆性和血管样条纹的可能原因[523, 573]。然而，在一名63岁男性患者患有纯合子镰状细胞病和血管样条纹的眼中，组织病理学上没有被证实[571]。Bruch膜有广泛的钙化，但没有铁沉积。

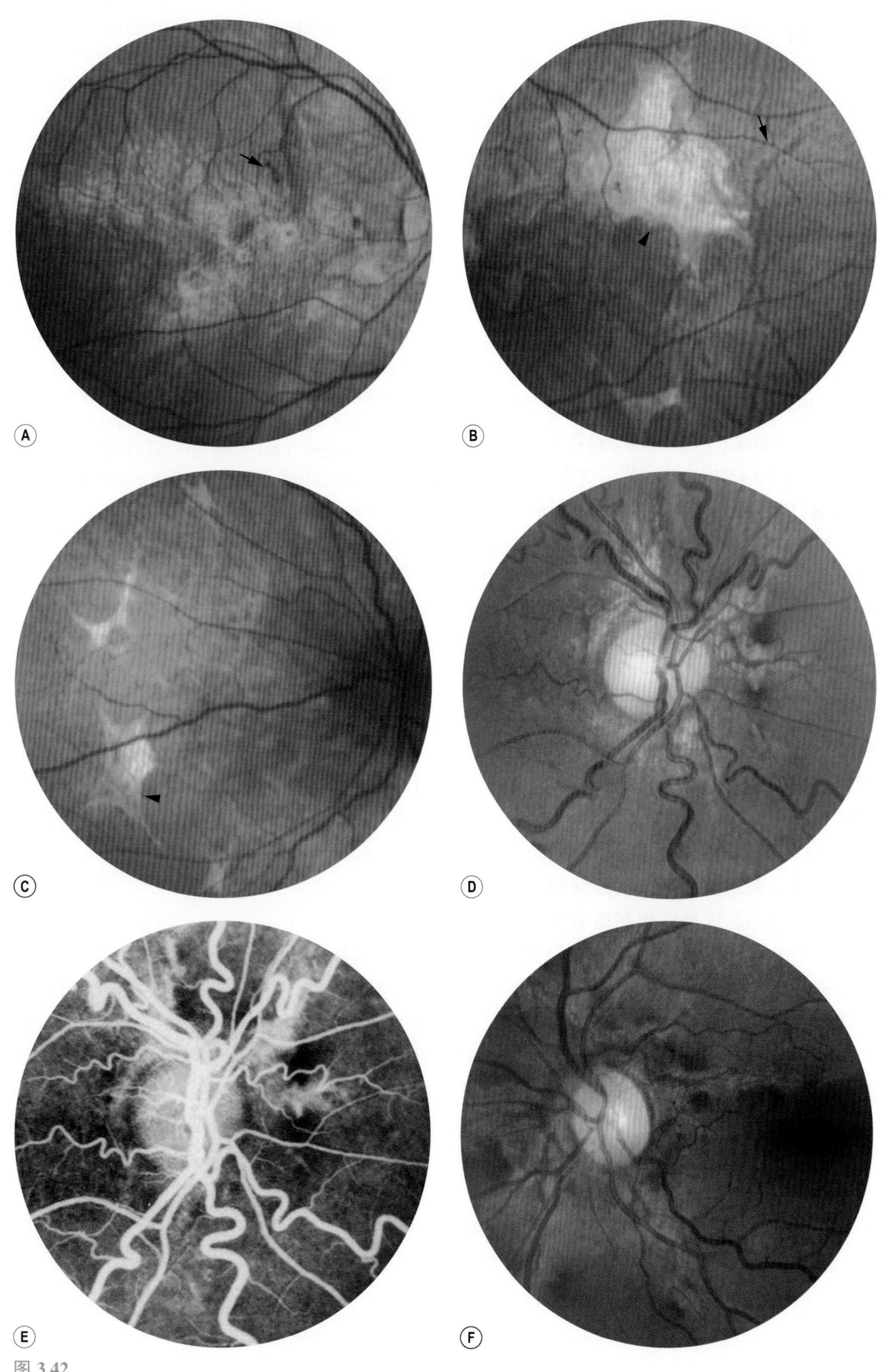

图 3.42

Paget 病

Paget 病是一种慢性、进行性疾病，在一些病例中是遗传性疾病，其特征是骨骼增厚、稀疏和畸形。该疾病可以局限于少数骨骼，也可能是普遍发生的。后者通常在 40 岁之后，患者会出现颅骨肿大、长骨畸形、脊柱后侧凸和听力丧失（图 3.43）。轴向骨架受影响最大。这些情况通常无症状，但可能与骨痛、骨关节炎、病理性骨折和神经压迫综合征有关。继发于颅骨受累而出现眼球突出和正常压力脑积水是罕见并发症[551-554]。这些患者，特别是颅骨受累的患者，可能发展为 Bruch 膜的广泛钙化、不规则的血管样条纹、严重的脉络膜新生血管形成和盘状瘢痕（图 3.43）[519, 525, 555-559]。大约 10% 或更少的 Paget 病患者会出现血管样条纹[519, 555, 556, 558]。最早发病和严重骨累及的患者最有可能形成血管样条纹和脉络膜新生血管。其中一些患者表现出中周部 RPE 斑点状（橘皮征）改变，与 PXE 中所见相似。视觉丧失最常由脉络膜新生血管形成引起，但也可由视神经萎缩引起，而视神经萎缩不能仅仅基于骨压缩来解释[560]。脉络膜新生血管是 2 型，在视网膜下生长，类似那些在 PXE、POHS 和其他脉络膜视网膜瘢痕中所见，而不同于 AMD 的新生血管生长在 RPE 下。

Paget 病在高加索人中更常见，特别是在英国以及澳大利亚、新西兰和南非及西欧和南欧的英国移民中。据报道，这种疾病在斯堪的纳维亚半岛、印度、中国、日本和东南亚罕见。已经在 4 个基因中发现了突变：最重要一个基因是 Sequestome 1（*SQSTM1*），它是 NF-κB 信号通路中的支架蛋白[561]。有一些证据表明慢性病毒感染如与麻疹（副黏病毒）有关，也与呼吸道合胞病毒有关，可能是 Paget 病的触发因素之一[557]。其他可能的诱因包括钙的饮食缺乏和骨骼的重复机械负荷。双膦酸盐可减少骨质周转，有助于缓解骨痛。

曾从一名 51 岁 Paget 病患者的眼眶中取出骨外来源的眼眶骨巨细胞瘤。眶骨的肉瘤转化也被报道过[562, 563]。

图 3.43 血管样条纹和 Paget 病：临床病理学相关性。
A~H：61 岁男性，患有 Paget 病，左眼中心视力下降。以前因黄斑出血，他右眼失去了中心视力。可见右侧增大的颅骨、扩张迂曲的颞动脉和助听器（图 A）。在血管样条纹区域（图 B 和图 C）中，脉络膜新生血管形成继发的黄斑浆液性脱离。图 B 中可见明显的条纹（箭头）。由箭头指示的该部位条纹的组织病理学在图 G 中示出。血管造影显示沿着条纹的高荧光和在乳斑束区中的大脉络膜新生血管膜（CNVM）（箭头，图 D）。氙光凝治疗 CNVM（图 E）。视网膜下液体消退。然而，15 周后（图 E），又出现脉络膜新生血管（箭头，图 F）。患者后来去世，眼睛进行尸检。图 B 中描绘的血管样条纹的组织病理学显示 Bruch 膜破裂（箭头），视网膜色素上皮（RPE）变薄，RPE 下纤维状嗜酸性物质的沉积，以及脉络膜血管突出到破裂区形成疝样（图 G）。断裂周围的脉络膜毛细血管有一些萎缩。Von Kossa 的钙染色显示 Bruch 膜和脉络膜毛细血管周围的胶原组织广泛钙化（图 H）。可见萎缩的视网膜和扁平血管化视网膜下瘢痕。
I 和 J：55 岁医师，患有 Paget 病，色素性血管样条纹和黄斑下脉络膜新生血管形成。
（A~H，引自 Gass 和 Clarkson[525]）

罕见的相关疾病

血管样条纹可能发生在无 β- 脂蛋白血症的患者[585-587]。个别病例报道了与垂体瘤、家族性结肠息肉、RPE 先天性肥大以及面部血管瘤病的 Sturge-Weber 综合征相关的血管样条纹[588-591]。

治疗

应提醒血管样条纹的患者注意相对轻微的眼部挫伤有导致脉络膜裂伤的潜在风险。当此类患者 50 岁以后时，因继发脉络膜新生血管，他们有自发形成浆液性和出血性视网膜脱离的风险。如果没有在无毛细血管区内扩展，激光治疗可以成功地消除新生血管（图 3.39G~L）[567, 574, 592-598]。由于 Bruch 膜的多次断裂，可能会发生其他新生血管膜。最近，使用玻璃体腔内注射贝伐单抗和雷珠单抗的抗 VEGF 治疗已经取得了成功，并且可以避免激光进一步破坏 Bruch 膜，因而更安全[599-602]。

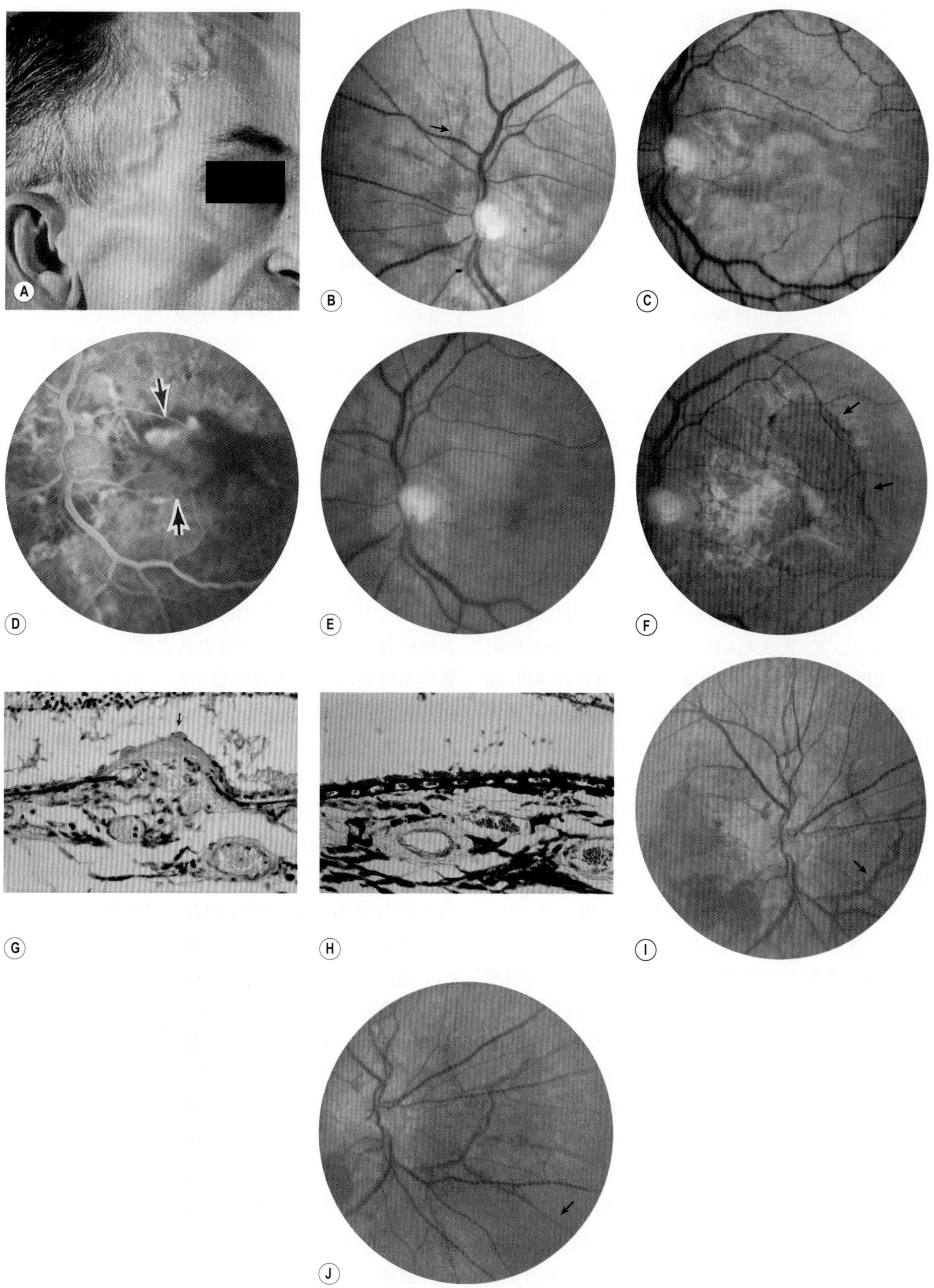

图 3.43

近视眼的脉络膜变性

眼球逐渐延长（病理性近视）的患者在黄斑区域形成脉络膜和RPE变薄。这可能与视盘倾斜、视盘周围脉络膜视网膜萎缩、后巩膜葡萄肿、色素上皮和脉络膜萎缩的回旋区以及漆裂纹的发展相关（图3.44；图3.45）[528, 603-607]。漆裂纹是由Bruch膜的自发性局部线状断裂引起的。这种断裂可伴有小的视网膜下出血，与脉络膜新生血管形成无关（图3.44D）[608-610]。这些视网膜下出血通常是在年轻患者的常规检查中发现的，常在漆裂纹的部位且在漆裂进展之前即刻出现。漆裂纹通常从脉络膜色素上皮萎缩的1个或几个区域以网状形式向外辐射（图3.44A和B）[611]。尽管RPE和脉络膜有广泛的萎缩性变化，但视力可能很好。

大多数患者在他们50岁或以后开始出现中心视力的缓慢进行性丧失，与近视退行性变化相关。中心视力的快速丧失通常是由于脉络膜新生血管导致上方小范围渗出性和出血性黄斑脱离引起的（图3.44C，E，F；图3.45A）。这可能发生在漆裂纹附近、RPE的地图样萎缩区域，或者通常在RPE和脉络膜的广泛衰退区。新生血管膜和脱离区域通常较小，靠近黄斑中心区。新生血管膜在生物显微镜下特征性地显示为伴有色素沉着边缘的微弱灰色半透明斑块（图3.44C和E；图3.45A）。如果伴有视网膜下出血，当血液清除时，可能会形成一个较小的相对回丘形的RPE增殖团块（图3.44G和H）。这个色素凸起可能会使CNVM变得模糊不清[528]。

近视眼中脉络膜新生血管复合物相对较小，可能与稀薄的脉络膜血供减少有关。由于盘状病变较小，在脉络膜新生血管形成后，这些患者中保留20/200或更好的视力的概率高于正视眼和老年性黄斑变性患者[608]。Förster[612]和后来的Fuchs[604]描述了一凸起的圆形色素病变，常在中年近视人群的黄斑中出现（Förster-Fuchs斑）。临床和组织病理学上，这种病变的大小通常约为视盘直径的1/2，由从脉络膜局部向内生长的纤维血管组织和RPE的增殖（图3.44G；图3.45D）组成[528]。在近视变性的脉络膜新生血管形成中，有关组织病理学的了解有限[528, 613, 614]。在这些患者中，罕见浆液性RPE脱离，而在中年患者中发生脉络膜新生血管的频率比老年患者高，这表明大多数患者这种来自脉络膜的新生血管更容易进入视网膜下腔（Ⅱ型新生血管）而不是进入RPE下（Ⅰ型）（图3.45D）。荧光素血管造影可能显示这些患者的脉络膜和视网膜血流异常缓慢。血管造影有助于识别和定位发生浆液性和出血性黄斑脱离的患者中脉络膜新生血管的部位（图3.44F；图3.45B和C）。

在有后巩膜葡萄肿的近视患者，渗出性黄斑脱离必须与黄斑裂孔或微小的常为圆形的黄斑旁视网膜裂孔引起的局限性脱离明确鉴别（图3.44K和L）。通常需要借助生物显微镜去发现这些孔。荧光素血管造影有助于区分这种孔源性脱离与渗出性脱离。在前一种情况下，没有脉络膜荧光渗漏的表现。这些脱离相对稳定，并且在某些情况下可能会自发消退[615]。在没有视网膜下新生血管、视网膜裂孔、视盘小凹或血管造影显示RPE水平渗漏的情况下，一些伴有视盘旁和黄斑区后巩膜葡萄肿的近视患者也可能出现浅的慢性浆液性脱离（图3.44J）。这种浅的、表面光滑、在某些病例凹陷的视网膜脱离的原因尚不确定，但它可能是由于后巩膜葡萄肿存在时隐匿性玻璃体牵拉引起的。经高分

图3.44 高度近视眼眼底改变。

A：漆裂纹（箭头）。

B和C：小漆裂纹（箭头，图B）5个月后继发小的Ⅱ型视网膜下新生血管膜，周围有色素晕。

D：小范围视网膜下出血（箭头）随后消失，且没有视网膜下新生血管出现。

E和F：视网膜下新生血管（箭头）。

G：视网膜色素上皮和脉络膜地图样萎缩边缘的色素性盘状瘢痕（箭头）。

H和I：13年自然病程，呈现视盘旁视网膜脉络膜地图样萎缩的进展。可见小范围色素样盘状瘢痕消失（白色箭头）及类似视盘的局部后巩膜葡萄肿形成（黑色箭头）。

J：特发性视网膜脱离伴后凹形黄斑区后巩膜葡萄肿（箭头），该患者近期右眼视物模糊。生物显微镜及荧光血管造影未提示脱离原因，可能与玻璃体-视网膜牵拉有关。

K：右眼继发于黄斑裂孔的孔源性黄斑区视网膜脱离，该患者双眼存在视盘旁及黄斑的后巩膜葡萄肿。

L：黄斑区及黄斑旁区的孔源性视网膜脱离，视盘旁附近一小的圆形视网膜裂孔（箭头）。

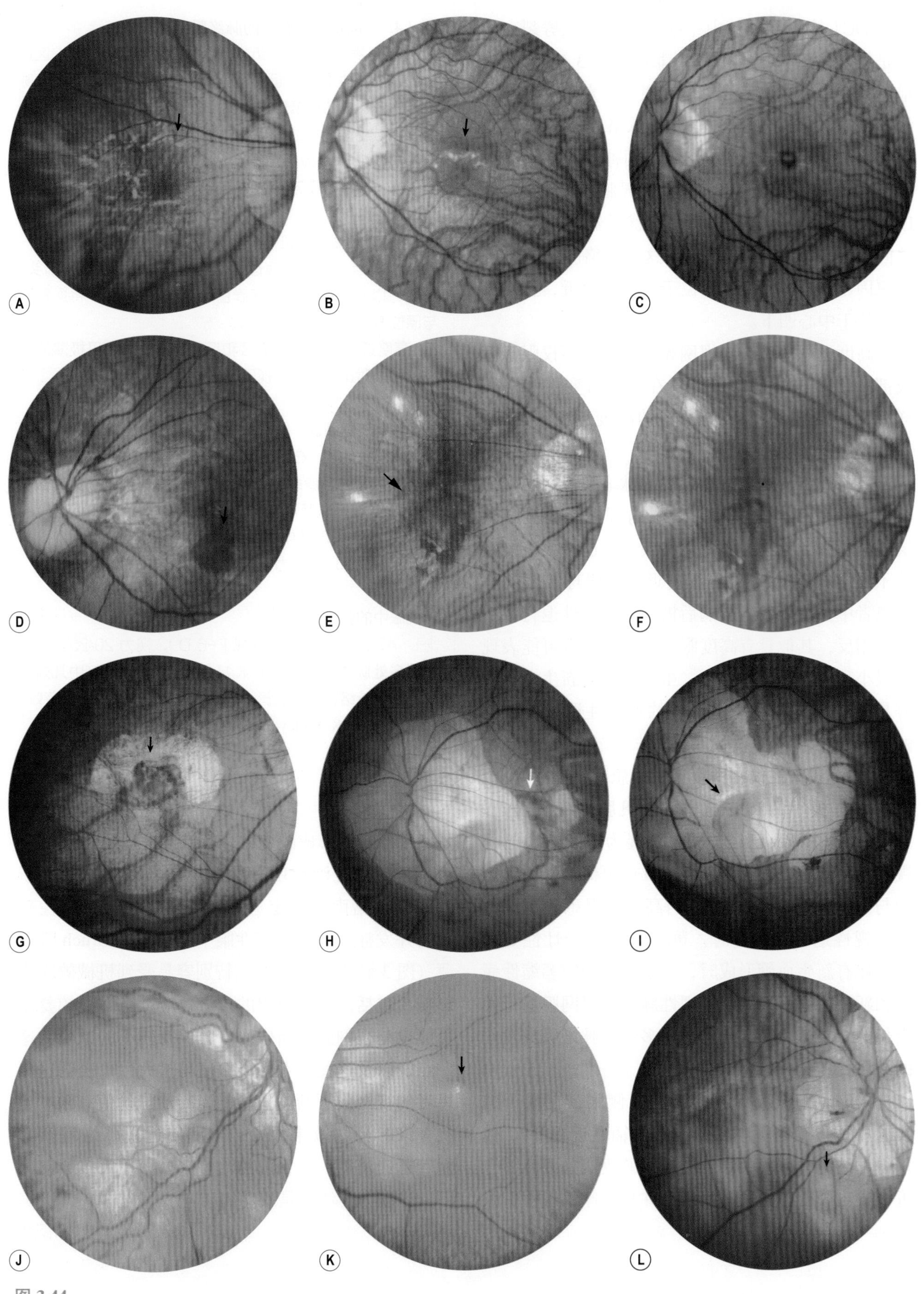

图 3.44

辨率 OCT 检查发现其中一些可能是黄斑劈裂，而不是视网膜脱离，抑或两者兼有（图 3.45H 和 I）。最近，在主诉视物变形的近视患者中发现了局部脉络膜凹陷，被命名为单侧近视脉络膜凹陷或扩张（图 3.45J~L）。谱域 OCT 表现出两种外观中的一种：脉络膜凹陷包含视网膜外层至外界膜（图 3.45K 和 L），或者它仅包含 RPE，在光感受器细胞和 RPE 之间有一个光学空区 [616, 617]。这类脉络膜凹陷的确切原因至今未知；它通常位于中心凹附近，且并不总是位于中心凹下。

高度近视的脉络膜视网膜变化可能不仅限于后极部。15%~30% 的眼可能存在鹅卵石变性和格子样视网膜变性 [614, 618]。与严重的高度近视眼相比，格样变性在轻度者中更常见 [618]。

目前尚不清楚进行性近视的脉络膜视网膜变性改变是否仅仅是继发于正常眼内压引起的巩膜外层逐渐扩张的生物力学变化，或者是遗传决定的营养不良 [619]。在仅有中等程度近视和眼球扩大的一些患者中，可能发生影响后极部的近视性退行性变化。相反，其他具有高度眼球扩大的患者可能表现出很小程度的退行性变化。虽然脉络膜新生血管更容易发生在眼底有一定程度的近视性退行性变化的眼中，但它并不仅仅与眼轴长度或退行性变化有关 [620]。我曾在仅有中度近视的患眼中观察到它，而患者有极小的 RPE 退变或后巩膜葡萄肿表现。Spitznas 和 Böker 已经证明，发展为特发性后极部视网膜下新生血管的概率在 6 D 或更低的近视患者中与近视程度成正比 [509]。当高度近视患者不伴其他近视性退行性改变时，黄斑 RPE 的局灶性萎缩病变伴有新生血管形成时，可能无法确定萎缩性病变和新生血管是局灶性近视性脉络膜视网膜退行性变化的结果，还是既往无症状多灶性脉络膜炎发作的结果。

Funata 和 Tokoro 通过遮蔽同侧眼，在猴子的实验中诱导出与巩膜变薄相关的轴性近视 [621]。他们得出结论，巩膜中原纤维形成的改变是眼睑缝合近视中巩膜变薄的关键特征，并且眼球的轴性扩张是由于原纤维形成改变结合机械扩张所致。

激光光凝治疗由其他疾病引起的视网膜下新生血管的指南不一定适用于治疗这种近视变性患者的并发症。在近视变性眼中脉络膜和 Bruch 膜极薄（图 3.45H），使得它们特别容易受到机械效应的影响，包括由光凝引起的机械效应。脉络膜的萎缩可能也是视网膜下新生血管膜保持较小的原因。这一点，以及这些患者光凝瘢痕易扩大性，表明这些患者的视网膜下新生血管的光凝治疗价值有限 [622]。抗 VEGF 药物效果很好，可促使近视脉络膜新生血管迅速消退，是目前的治疗选择。在大多数情况下，光动力疗法也是成功的。

图 3.45 高度近视眼中的脉络膜新生血管。

A~C：30 岁男性，高度近视患者，脉络膜视网膜萎缩区边缘脉络膜新生血管引起的黄斑浆液性脱离。可见萎缩性脉络膜病变上缘的色素环（箭头，图 A）。血管造影显示在中心凹区域（图 B）的无毛细血管区的颞侧缘上有小脉络膜新生血管膜（CNVM；箭头）。CNVM 及其滋养血管用氩激光光凝（图 C）治疗。光凝治疗 2 年后，患者的视力为 20/20。

D：高度近视眼的黄斑视网膜下Ⅱ型纤维血管膜（Förster-Fuchs 斑点）的组织病理学。可见纤维血管斑块（箭头）后面衬以一层倒转的视网膜色素上皮（RPE），将血管膜与原位 RPE（Ⅱ型）分离。

E：高度近视眼中的黄斑区和后部葡萄肿。可见极薄的脉络膜和相对正常的上方视网膜感觉层。

近视性黄斑劈裂。

F~I：48 岁女性，右眼视力 20/30，左眼视力 20/50+，伴后巩膜葡萄肿、漆裂纹以及近视性弧形斑。左眼黄斑区有近视性劈裂，以及明显的外丛状层及神经节细胞层延伸（图 I）。后极部玻璃体仍附着，无明显牵拉。1 年后，光学相干断层成像以及视力无明显改变。

近视眼中的脉络膜凹陷。

J~L：47 岁亚裔女性，近视（-6 D），视力 20/25。眼底发现多处脉络膜凹陷（扩张）（图 K 和图 L）。其中几处病灶发展为脉络膜新生血管，抗血管内皮生长因子治疗有效。(J~L，由 Dr. K. Bailey Freund 提供)

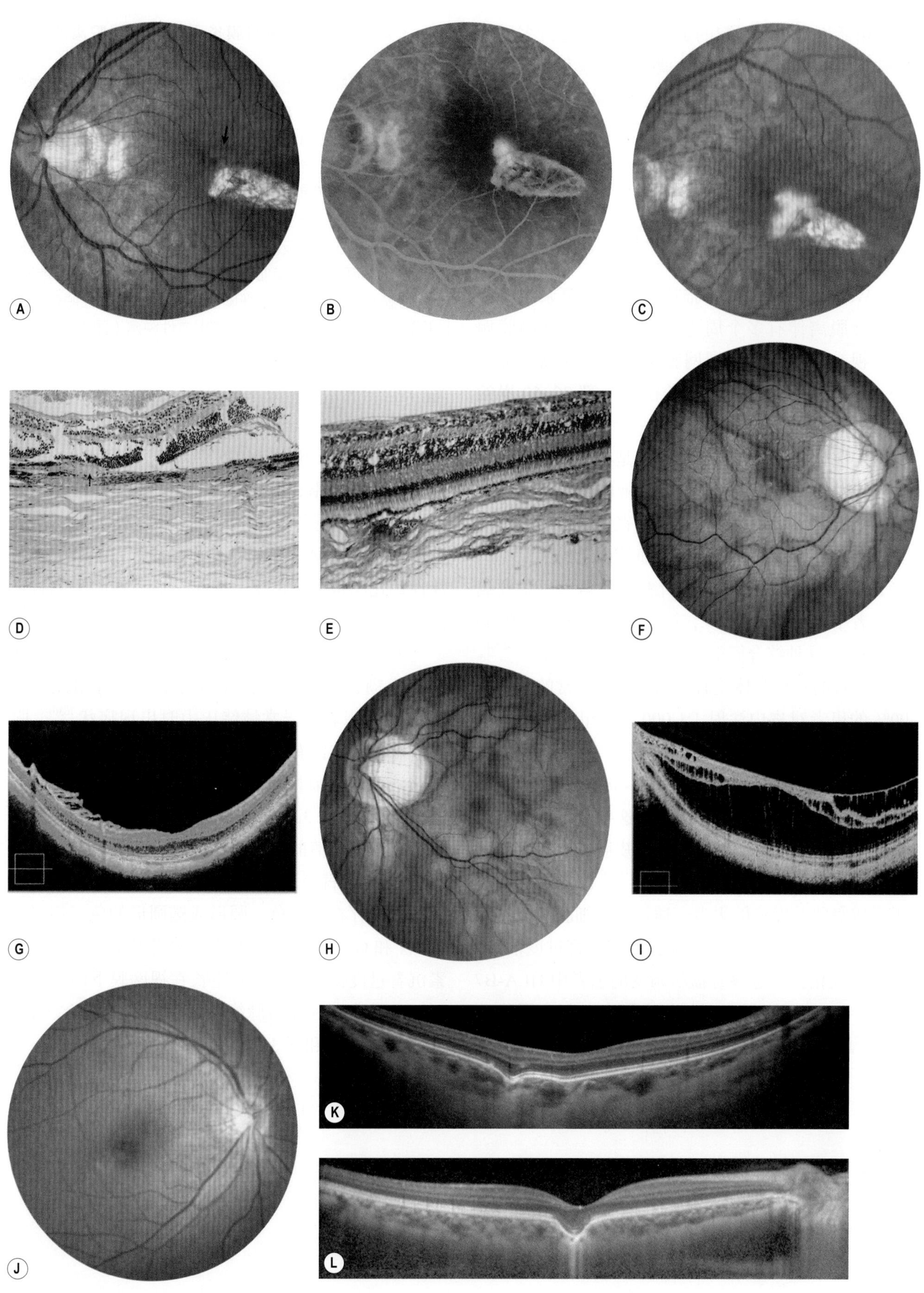

图 3.45

由后极部小孔引起的黄斑脱离，可通过多样的特殊巩膜扣带手术技术、玻璃体切除术和玻璃体内注射空气或气体而完成修复（图 3.44J~L）[623]。几乎没有证据表明巩膜加固手术可预防或减轻脉络膜变性和新生血管形成[624]。

拟眼组织胞浆菌病综合征

Woods 和 Wahlen[625] 描述了一种黄斑浆液性和出血性脱离伴有多个周边萎缩性脉络膜视网膜瘢痕和视盘周围脉络膜视网膜瘢痕形成的临床综合征，这种疾病通常发生在美国东半部 20~50 岁的健康人群中（图 3.46~ 图 3.53）[626]。有大量证据表明多发性脉络膜视网膜瘢痕可能是在黄斑脱离和视觉症状发生前多年，由于轻度或亚临床全身感染荚膜组织胞浆菌所致。中心视力的丧失是多年后由于其中 1 个瘢痕发生脉络膜新生血管引起的[625,627-637]。在 Bascom Palmer 眼科研究所看到的第一只眼发病的患者平均年龄为 40 岁，第二只眼发病大约在 44 岁[633,638]。这种综合征很少发生在黑种人身上[636,639]。

患者的一般身体检查结果通常是正常的。大约 90% 的患者对皮内注射 1:1 000 荚膜组织胞浆菌素显示出阳性皮肤反应。大多数患者表现出 3+~4+ 反应。补体固定抗体仅在 16%~68% 的病例中可见[640]。Check 和同事[641] 证明，这些患者组织胞浆菌抗原酵母期的淋巴细胞刺激比皮肤试验或血清抗体试验更敏感。Ganley 及其同事[642] 已经证实，对于形成盘状并发症的患者，通过淋巴细胞转化技术表明对组织胞浆菌抗原的细胞免疫应答过度活跃。与健康人相比，这些有盘状病变的患者中 HLA-B7 和 HLA-DRw2 抗原出现的频次更高。仅有周边萎缩性瘢痕的患者也有高发的 HLA-DRw2，但不是

图 3.46　由局灶性脉络膜炎引起的盘状脱离的发病机制。

局灶性脉络膜炎。图 A，损害脉络膜毛细血管、视网膜色素上皮（RPE）和 Bruch 膜，并引起渗出性视网膜脱离。图 B，或Ⅱ型视网膜下新生血管形成和出血进入视网膜下腔。图 C，这三个阶段中的任何一个都可能缓解，留下 RPE、Bruch 膜和脉络膜局部萎缩灶（图 D），或者，在视网膜下出血的情况下，留下盘状瘢痕。图 G，在没有进一步炎症或在炎症反复发作的影响下，萎缩性脉络膜瘢痕（图 D）周围的脉络膜血管可以失代偿并引起浆液性渗出、脉络膜新生血管形成和视网膜的一过性浆液性脱离（图 E）。这反过来可能导致视网膜出血性脱离（图 F）和盘状瘢痕（图 G）。

HLA-B7[643-647]。这种 POHS 患者与 HLA-DR2 的关系，在多灶性脉络膜炎和全葡萄膜炎患者（假性 POHS）未发现[647]。胸部 X 线常常发现组织胞浆菌病已愈的证据。有时可以发现肝脏和脾脏中的局灶性钙化。很少有证据表明存在活动性肺组织胞浆菌病。

大多数患者的起始症状，是一只眼突然出现视物模糊、视物变形、视物变小和阳性暗点。多达 25% 的患者在异常情绪压力时出现症状[630]。眼前节和玻璃体没有炎症迹象。累及黄斑的视网膜局部浆液性或出血性脱离最常见（图 3.46B 和 C；图 3.47A 和 G；图 3.49C 和 G）。通常在中心凹旁区域中存在边界不清的圆形或椭圆形，略微隆起的浅灰色视网膜下病变，其外观各异。在这个浅灰色区域内经常存在深灰色、圆形或椭圆形的色素环（图 3.47A 和 G）。POHS 患者伴随脉络膜新生血管的色素沉着过度提示新生血管生长在视网膜下而非 RPE 下（参见Ⅰ型和Ⅱ型脉络膜新生血管的讨论，第 2 章以及图 3.46 和图 3.52）。

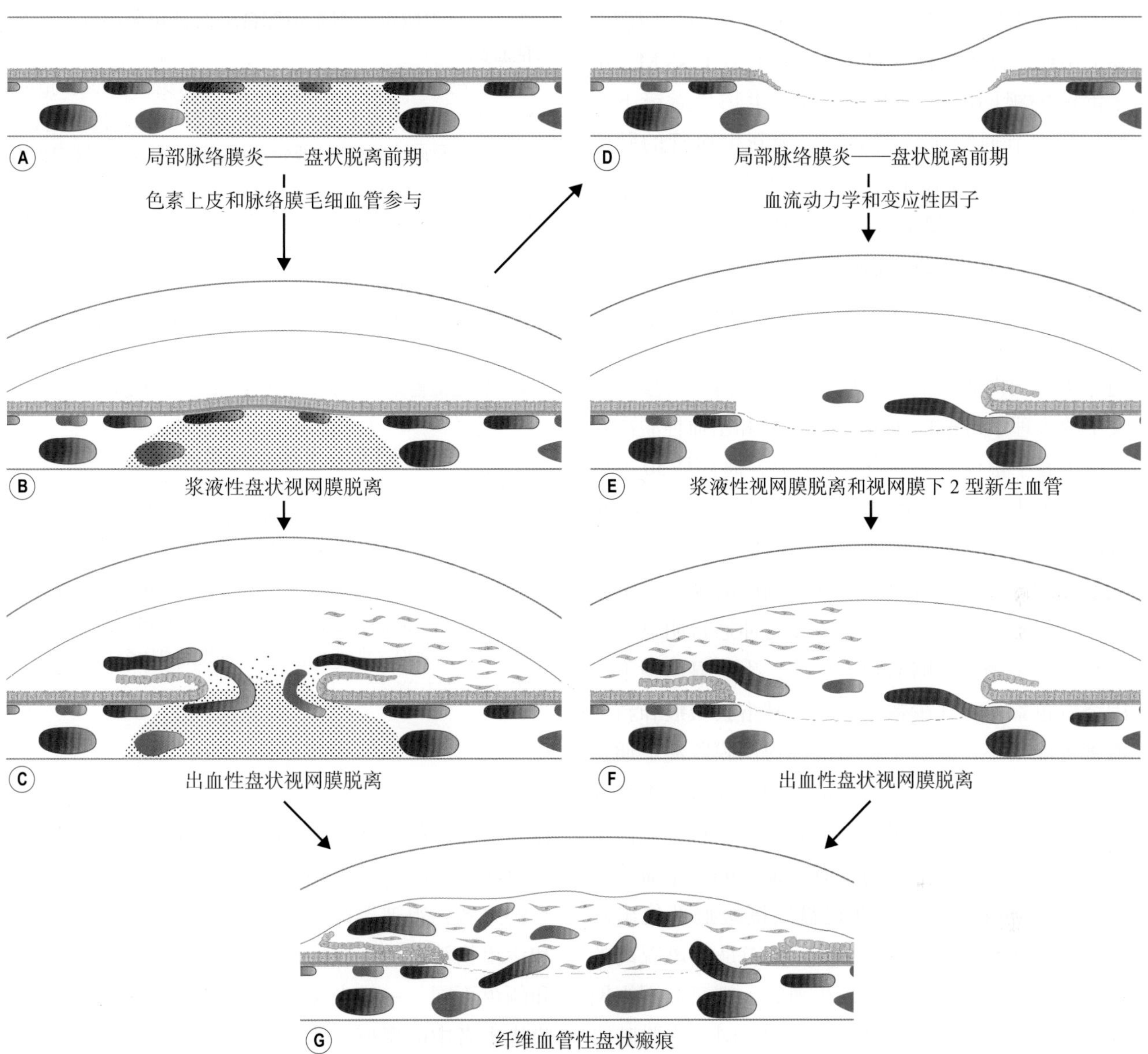
A
局部脉络膜炎——盘状脱离前期
色素上皮和脉络膜毛细血管参与
B
浆液性盘状视网膜脱离
C
出血性盘状视网膜脱离
D
局部脉络膜炎——盘状脱离前期
血流动力学和变应性因子
E
浆液性视网膜脱离和视网膜下 2 型新生血管
F
出血性盘状视网膜脱离
G
纤维血管性盘状瘢痕

图 3.46

在这些暗晕的边缘周围可能存在不同量的视网膜下出血。该色素样光晕表明可能存在CNVM，由于混浊的视网膜下渗出的存在，生物显微镜下观察，其细节通常比较模糊。出现新生血管的脉络膜视网膜瘢痕偶尔可见于病变的下方或边缘（图3.47A和F；图3.52A）。在某些情况下，存在较大的椭圆状、圆形或舌形的弥漫青灰色膜或堆代替色素环（图3.47F）。色素环或堆是由于RPE的反应性增殖引起的，因为其尝试围绕并包裹在局灶性瘢痕边缘进入视网膜下的脉络膜新生血管薄片（参见后文中的病理学讨论）。RPE的渗出性和出血性脱离在这些患者中很少发生。当它发生时，通常是50岁或以上的患者。在POHS中，渗出和出血主要发生在视网膜下方而不是RPE下方。CNVM可能被限制在色素环的区域，或者向外延伸到周围的视网膜下空间中。新生血管膜的这种进一步延伸通常明显表现为灰白色半透明或略有色素的膜，生物显微镜下可围绕着色素晕。在少数患者中，脉络膜瘢痕和新生血管可能很小，以至于在浆液性视网膜脱离下通过生物显微镜无法看到。血管造影的表现可能类似在ICSC患者中的表现。在某些情况下，视网膜脱离覆盖萎缩性脉络膜瘢痕，而没有可证实的新生血管膜（图3.47D和E）[629, 648]。在视盘周围瘢痕部位出现的舌形新生血管膜（图3.40L）可能是黄斑脱离的原因。有时不伴视网膜下新生血管，视盘周围视网膜脱离和视盘水肿也可发生[649, 650]。同一只眼睛可能存在覆盖CNVM的多个视网膜脱离部位。偶尔，在周边脉络膜视网膜瘢痕的边缘发生浆液性和出血性视网膜脱离。图3.50（图A和图B）显示了这样一例患者，曾被误诊为黑色素瘤。在视网膜下血液和渗出物消退后形成的盘状黄斑瘢痕的大小、形状和颜色不同。一般来说，它们的直径小于老年玻璃膜疣患者中的瘢痕。然而，偶尔它们的大小可能超过2个视盘直径。

图3.47 拟眼组织胞浆菌综合征的黄斑浆液性及出血性脱离。

A~C：左侧黄斑浆血性视网膜脱离。可见灰色瘢痕周围的微弱色素晕和出血（图A），视网膜下新生血管膜（箭头，图B）以及周边脉络膜视网膜瘢痕的线性、融合性沿赤道分布的瘢痕（图C）。

D和E：视网膜复发性浆液性脱离（箭头，图E），在局灶性萎缩性脉络膜视网膜瘢痕周围，没有其他证据显示视网膜下新生血管形成。

F：浆液性视网膜脱离，由发生在中心凹外脉络膜视网膜瘢痕引起的（大箭头）较大的中心凹下色素沉着的Ⅱ型视网膜下新生血管膜（小箭头）所致。该患者很适合手术切除膜（图3.52A~F）。

G~I：28岁女性（图G和图H），黄斑中心脉络膜新生血管膜（CNVM）继发黄斑出血性脱离，自发消退。视力为20/200。12年后（图I）尽管有中心凹下瘢痕，但视力仍为20/30（图3.53）。

J~L：45岁女性，伴有大片中心凹外CNVM（箭头，图K）的黄斑浆液性和出血性脱离，自发消退。患者的视力最初为20/200。血液和渗出物吸收后18个月，视力为20/40（图L）。

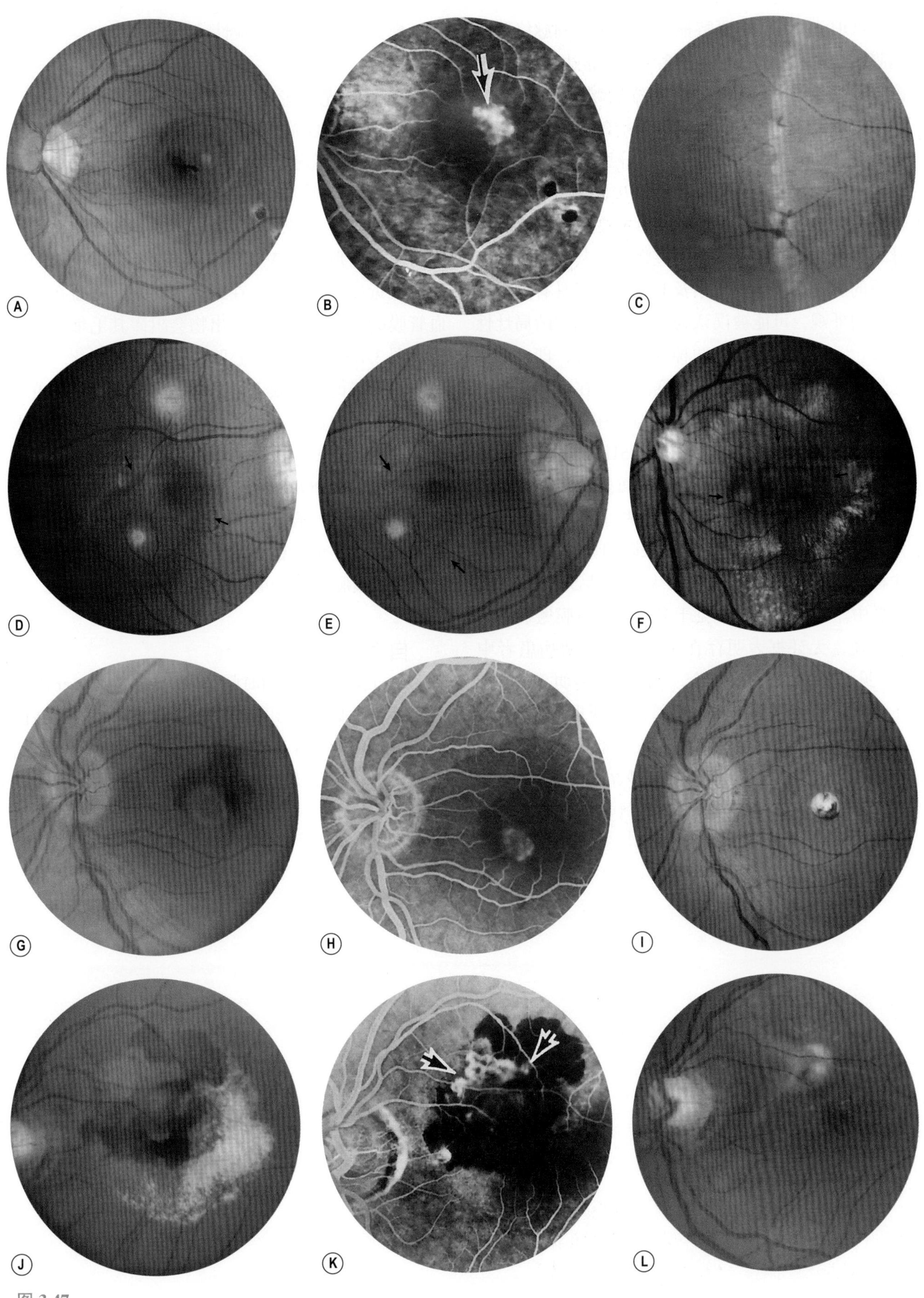

图 3.47

POHS 的其他重要特征包括视盘周围脉络膜视网膜瘢痕和散在分布眼底的多个、通常边界锐利的、圆形或椭圆形、局灶性白色萎缩性瘢痕（图 3.47A 和 C；图 3.51F 和 G）。局灶性瘢痕的大小和色素沉着程度不同。大多数是 1/4~1 个视盘直径或更小。有一些累及脉络膜和 RPE 的全层厚度，在生物显微镜下呈现白色、穿凿样、萎缩性病变的外观。大的脉络膜血管可能穿过其中一些病变。其他病变位于更深的脉络膜中并较少累及 RPE。它们具有更黄或橙色的外观，可能被误认为是脉络膜浸润的局灶性结节。一些病变显示这两种变化的组合，即由橙色光晕环绕的局灶性萎缩性病变。尽管在这些病变中通常不存在明显的 RPE 增殖，但是在病变内或边缘可能出现黑色素（图 3.47A；图 3.51F）。病变可能位于眼底的任何位置。有时，它们可呈曲线排列在赤道附近（图 3.47C）[627, 651]。在某些患者中，连续的色素脱失带可能在 1 个或所有象限的赤道周围延伸。这种病变的赤道分布可能发生在多达 5% 的 POHS 患者中。相似的条纹也见于多灶性脉络膜瘢痕、玻璃体炎，无证据表明存在于组织胞浆菌病患者中（参见假性 POHS 的讨论，第 916~920 页）[652-655]。在没有任何视网膜下新生血管形成证据的情况下，少数 POHS 患者的急性视觉症状可能与视盘肿胀和盲点增大有关[649, 650]。此类症状和视盘水肿通常会自发消退并留下视盘旁瘢痕改变（参见后续章节中关于模拟视盘水肿的反应性病变的讨论）。

血管荧光造影

血管造影通常显示视网膜下灰色或色素环病变区域中的车轮或海扇形 CNVM 的证据（图 3.47B，H 和 K）。新生血管膜可以局限于色素环的区域，或者可以延伸到其边界之外。高质量的早期立体血管造影对于准确判断 CNVM 的位置、大小和到中心凹中心的接近度是必要的。在某些情况下，覆盖在新生血管膜的血液或混浊的渗出物会阻碍其毛细血管结构（图 3.47K），其与中心凹邻近度的可视化。围绕新生血管膜的视网膜下渗出液呈强荧光染色。黄斑脱离的各种出血性和盘状瘢痕阶段荧光素血管造影特征与 AMD 患者中描述的相似。除非他们 60 岁或以上，在患有 POHS 的患者中很少出现 RPE 浆液性脱离血管造影的表现。荧光素从脉络膜毛细血管以及球后血管扩散，在局灶性和视盘周围萎缩性脉络膜视网膜瘢痕内着染巩膜和视网膜下组织[630, 633, 638]。

自然病程及预后

在过去的 17 年的时间里，Bascom Palmer 眼科研究所通过眼底照相图和荧光血管造影术研究并记录了一系列 POHS 患者的眼底变化，以确定黄斑病变的自然病程以及广泛分布的萎缩性脉络膜视网膜瘢痕[630, 633, 638]。

图 3.48 **因涉及第三方版权删除。**

一旦发生黄斑脱离，视力预后取决于多方面因素。CNVM与中心凹中心的距离是唯一的最重要因素。在视网膜脱离后，CNVM可能不会生长，或者它可能以圆形图案扩展，从Bruch膜缺损中舌状突出少见。从Bruch膜缺损延伸，新生血管膜通常不会超过1个视盘直径，无论是自发性（图3.47G~I；图3.49K和L；图3.53）还是在光凝治疗后（图3.49C~F和G~I）。只要视网膜下CNVM不在中心凹下方生长，浆液性或出血性黄斑脱离的患者都可能在视网膜复位后恢复良好的中心视力。一般而言，CNVM距中心凹中心以外1个视盘直径的患者具有相对良好的短期和长期预后。这包括那些继发于暂时从视盘边缘生长的视网膜下新生血管导致黄斑脱离的患者[656]。由于可能发生复发性脱离，并且可能与新生血管膜的进一步生长相关，即使脱离发作1次后，视网膜成功复位，在中心凹的1个视盘直径内有新生血管膜起源的患者也应更加谨慎地监测预后。然而，即使存在中心凹中心下方延伸的CNVM，有些患者仍可以恢复并保持良好的视力多年（图3.47F；图3.53）[657, 658]。在某些情况下，这种恢复需要数月时间。

复发性脱离的频率和脱离的持续时间也是视力预后的重要因素。从CNVM部位延伸到中心凹中央区域的色素上皮萎缩，眼底和荧光造影表现散在的高荧光区，通常是由先前长期的浆液性或出血性黄斑脱离造成对上方视网膜的永久性损伤。

在抗VEGF治疗之前，有关自然病程的多项研究发现，位于无毛细血管区域外的浆液性脱离和脉络膜新生血管形成的患者，受累眼有60%~70%的机会保留20/40或更好的视力[630, 659-662]。如果新生血管膜在无毛细血管区内延伸，小于或等于15%的概率保留有20/40或更好视力。

随访研究显示，其中一些患者继续出现新的瘢痕，以及旧瘢痕的外观和大小也会发生变化（图3.49A和C）[627, 630, 633, 636, 638, 660, 663-669]。在少数情况下，小病灶可能会消失。在迈阿密的后续研究中，约20%的患者显示黄斑区域的1个或多个瘢痕的大小增加，并且平均随访8.4年，9%黄斑正常的患者通过生物显微镜和血管造影在黄斑区发现有新的萎缩性瘢痕[633, 638]。

图3.49 拟眼组织胞浆菌病综合征的光凝治疗。

A~F：39岁的患者，初诊时无症状。黄斑有一非活动性瘢痕（箭头，图A）。5年后因脉络膜新生血管膜引起视物模糊而复诊（箭头，图C和图D）。他接受了氩激光治疗（图E和图F）。图F时的视力为20/20。注意在观察期间视盘周围瘢痕的变化。

G~I：26岁男性患者，右眼眼底旁中心新生血管膜（箭头，图G）和相邻的瘢痕，进行了氩激光治疗（图H）。治疗后38个月，他的视力为20/15（图I）。在右眼观察期间，他的左眼视力从20/200（图K）自发地改善到20/50（图L）。

J~M：48岁女性，3个月前接受了一次光动力疗法治疗中心凹下新生血管膜。脉络膜新生血管形成的色素环位于中心凹下方，伴有斑点状出血。拟眼组织胞浆菌综合征典型的视盘周围萎缩，视力为20/80（图J）。造影（图K）显示经典的花边样荧光图案。在连续3个月每月1次注射贝伐单抗（图L和图M）后，膜退化并保持无活动性。

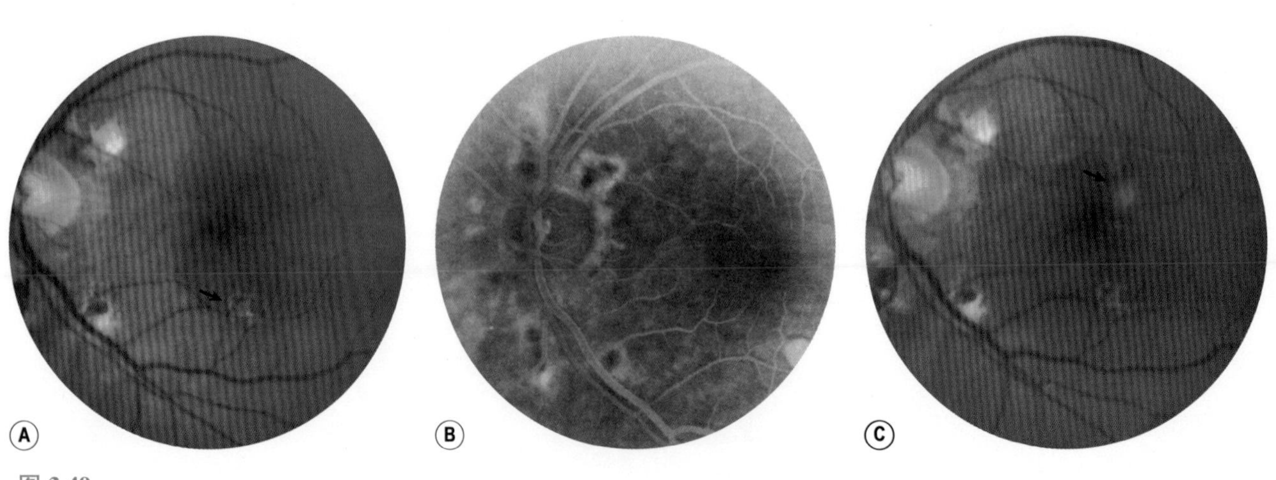

图3.49

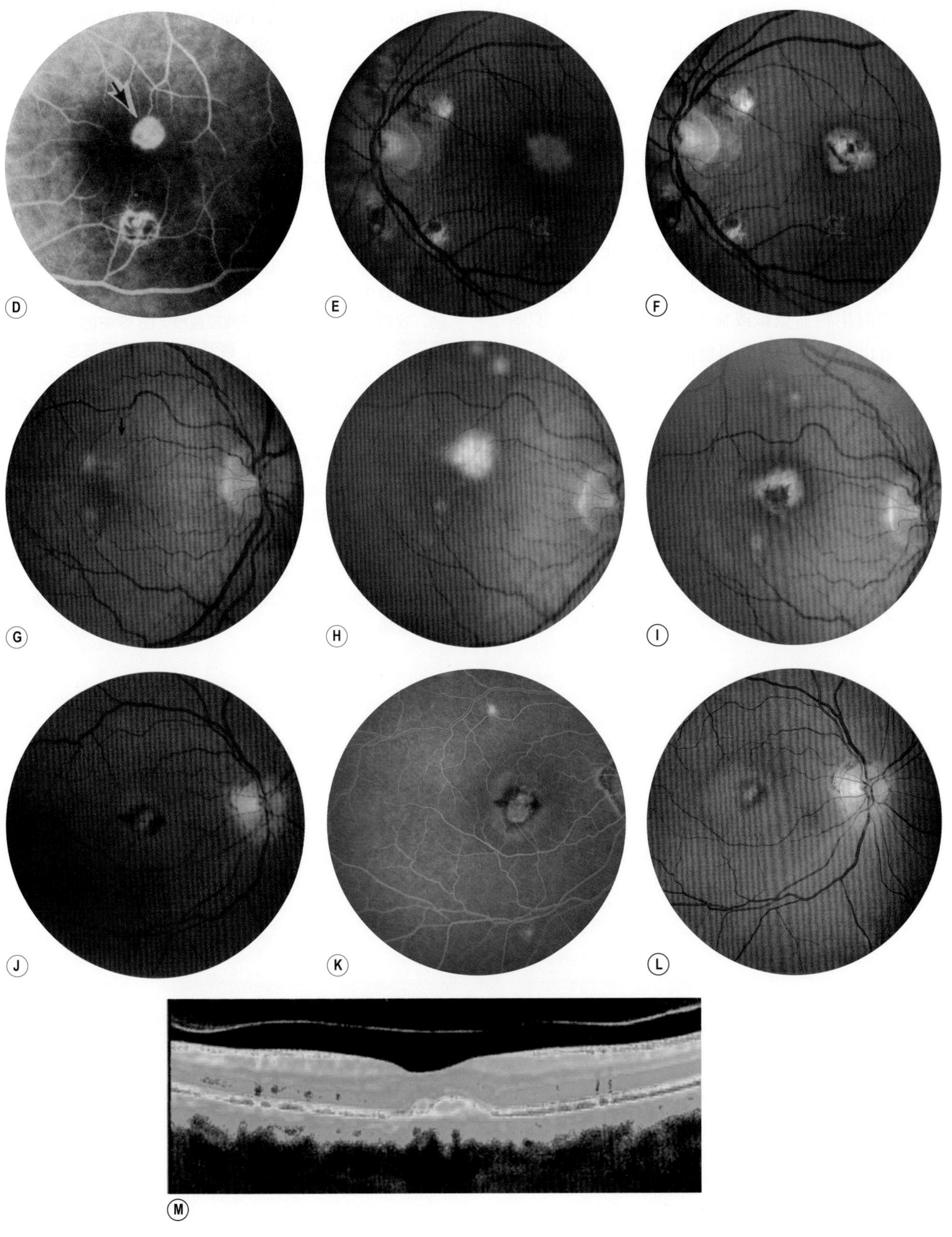

图 3.49（续）

在迈阿密观察的患者生存表分析显示，12% 的患者 5 年内第二只眼将出现症状，22% 在 10 年内第二只眼将出现症状[633]。在黄斑瘢痕患者中，由于视盘旁或黄斑形成的脉络膜新生血管而引起的第二只眼出现症状的相对风险是无黄斑瘢痕患者的 2 倍。黄斑（不包括视盘旁）新生血管膜出现症状的风险是 3.5 倍。第一只眼出现症状的患者应该对另一眼行几次早期眼底血管造影检查，以排除在生物显微镜下可能未查见的黄斑瘢痕。曾有 42 例患者在初诊时生物显微镜或血管造影没有瘢痕，只有 2 例患者由于新发的黄斑瘢痕而发生黄斑脱离。

图 3.50　拟眼组织胞浆菌病综合征引起的假瘤。

A 和 B：大的黑色周边视网膜下出血（图 A），最初被误诊为脉络膜黑色素瘤。由周边脉络膜新生血管膜（箭头，图 B）引起，在出血部分吸收后几个月变得明显。

C~F：由于视力进一步下降，患者复诊时发现右眼盘状瘢痕（图 C）。盘状病变扩大，并伴有视网膜下渗出。在 6 个月的观察期间，它继续扩大，曾担心瘢痕中出现了黑色素瘤（图 D 和图 E）。3 个月后，病变开始自发缩小（图 F）。

G~J：1986 年 3 月在田纳西州一名 23 岁女性患者的常规眼科检查中发现的一种反常的肥厚性瘢痕（图 G）再次活动，双眼有多灶性脉络膜视网膜瘢痕。图 G 中的多个白点是伪影。前期无明显症状，直到 1992 年 3 月该患者右眼中心视力下降。她的视力是 20/400。可见黄斑的星状和多叶状脉络膜视网膜隆起病变（大箭头，图 H 和图 I）和多灶性脉络膜视网膜瘢痕（箭头）在轻度肿胀的视盘鼻上方。包含右上叶（右大箭头，图 I）的组织似乎位于视网膜色素上皮之后。在用皮质类固醇治疗后，黄斑星状和隆起病变周围的视网膜脱离消退。当 1994 年 9 月最后一次就诊时，鼻上方有一个多叶状隆起的白色瘢痕（图 J）。黄斑趋于正常，但她的视力是 20/200。

K 和 L：拟眼组织胞浆菌病综合征的患者中的假性视盘毛细血管瘤。

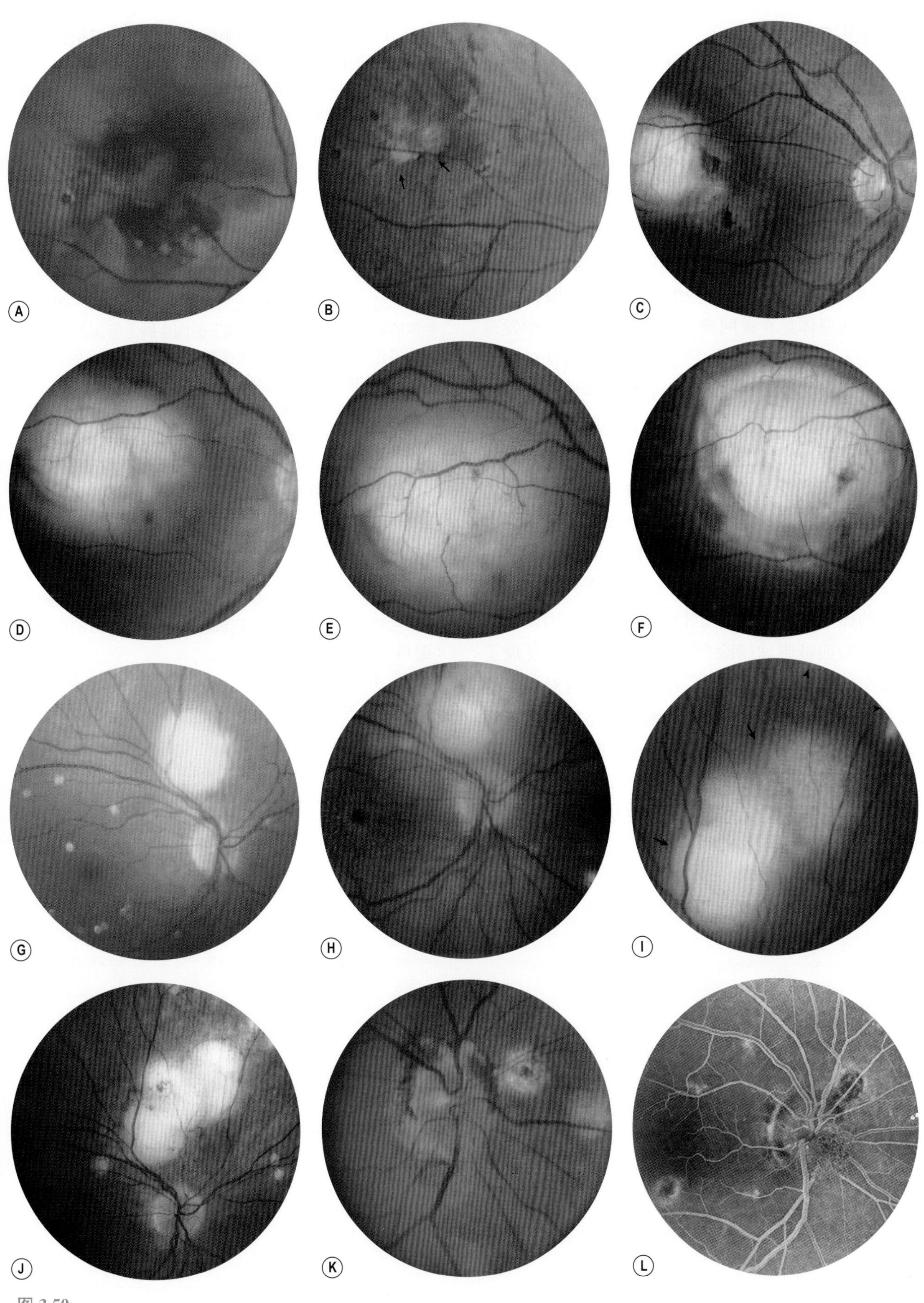

图 3.50

组织病理学

在系统性组织胞浆菌病患者中，荚膜组织胞浆菌已几次在人眼的组织病理学上得到证实，但在摘除眼球时，没有患者已知有典型的 POHS 的临床表现[629, 631, 670-679]。这种病原体曾在 POHS 患者的三个眼组织中被描述过，但有人怀疑所发现的结构是荚膜组织胞浆菌[680-683]。有一例报道外源性组织胞浆菌病眼内炎发生在一例玻璃体棉芯综合征患者的白内障摘除术后[675]。在一些组织胞浆菌病眼内炎病例中，病原体是在视网膜、玻璃体和睫状体中发现的，而不是脉络膜[671, 672, 675]。在一例获得性免疫缺陷综合征（艾滋病）患者中，有多灶性白色视网膜和视网膜下病变，这种病原体在视网膜和视神经以及葡萄膜中被发现[679]。图 3.51（图 A~ 图 C）描绘了一名死于广泛播散组织胞浆菌病的 14 岁男孩的多发性脉络膜肉芽肿的临床及组织病理学表现[631]。这代表早期的肉芽肿阶段，临床上很少见。图 3.51D 描绘了一名健康的 18 岁男性，盘状黄斑脱离继发于大的孤立性组织胞浆菌脉络膜肉芽肿，因误诊为眼内肿瘤而被眼球摘除[627, 676]。在肉芽肿中发现了荚膜组织胞浆菌[627, 634, 676]。几年后该患者对侧眼检查发现 POHS 典型的多发性萎缩性脉络膜视网膜瘢痕[676]。人们只能推测患者在眼球摘除时是否双眼有活动性肉芽肿。仅鉴于黄斑肉芽肿的异常大小，该患者可能是在疾病的感染阶段被发现。

图 3.51　播散性全身组织胞浆菌病和拟眼组织胞浆菌病综合征的组织病理学发现。

A~C：一名 14 岁男孩的眼底彩图，伴有播散性全身性组织胞浆菌病和两个局灶性脉络膜浸润（图 A）。图 A 中所示患眼的组织病理学检查，显示局灶性脉络膜组织胞浆菌肉芽肿（图 B）。可见上方视网膜色素上皮的破坏和周围脉络膜和视网膜中极小的炎症征象。特殊染色显示组织胞浆菌（*Histoplasma capsulatum*）（箭头，图 C）。

D：一名 18 岁男孩，荚膜组织胞浆菌继发性大的局灶性脉络膜肉芽肿，被误诊为眼内肿瘤而摘除眼球。注意肉芽肿已经通过 Bruch 膜和色素上皮侵入视网膜下腔。一圈充满色素的巨噬细胞围绕在视网膜下的肉芽肿（箭头）。在该病变内鉴定出荚膜组织胞浆菌病原体。随后在对侧眼睛中观察到典型的拟眼组织胞浆菌病综合征的瘢痕。

E：一名 32 岁男性患者，因局灶性非肉芽肿性脉络膜炎（箭头）引起视网膜浆液性和出血性脱离。由于疑诊眼内肿瘤，眼球被剜除。对侧眼的眼底检查显示有散在病变，与拟眼组织胞浆菌病综合征表现相符。在该病变中未发现病原体。

F 和 G：59 岁男性患者的局灶性萎缩性脉络膜视网膜瘢痕的临床病理相关性，该患者有双眼拟眼组织胞浆菌病综合征的典型表现。可见在视网膜细胞（可能是星形胶质细胞）向下生长的区域周围，淋巴细胞浸润进入下方的脉络膜（图 G）。

（A~C，引自 Klintworth 等[631]，©1973，美国医学会。版权所有。D，引自 Gass[627]，Maumenee 和 Ryan[705]；E，引自 Gass[628]）

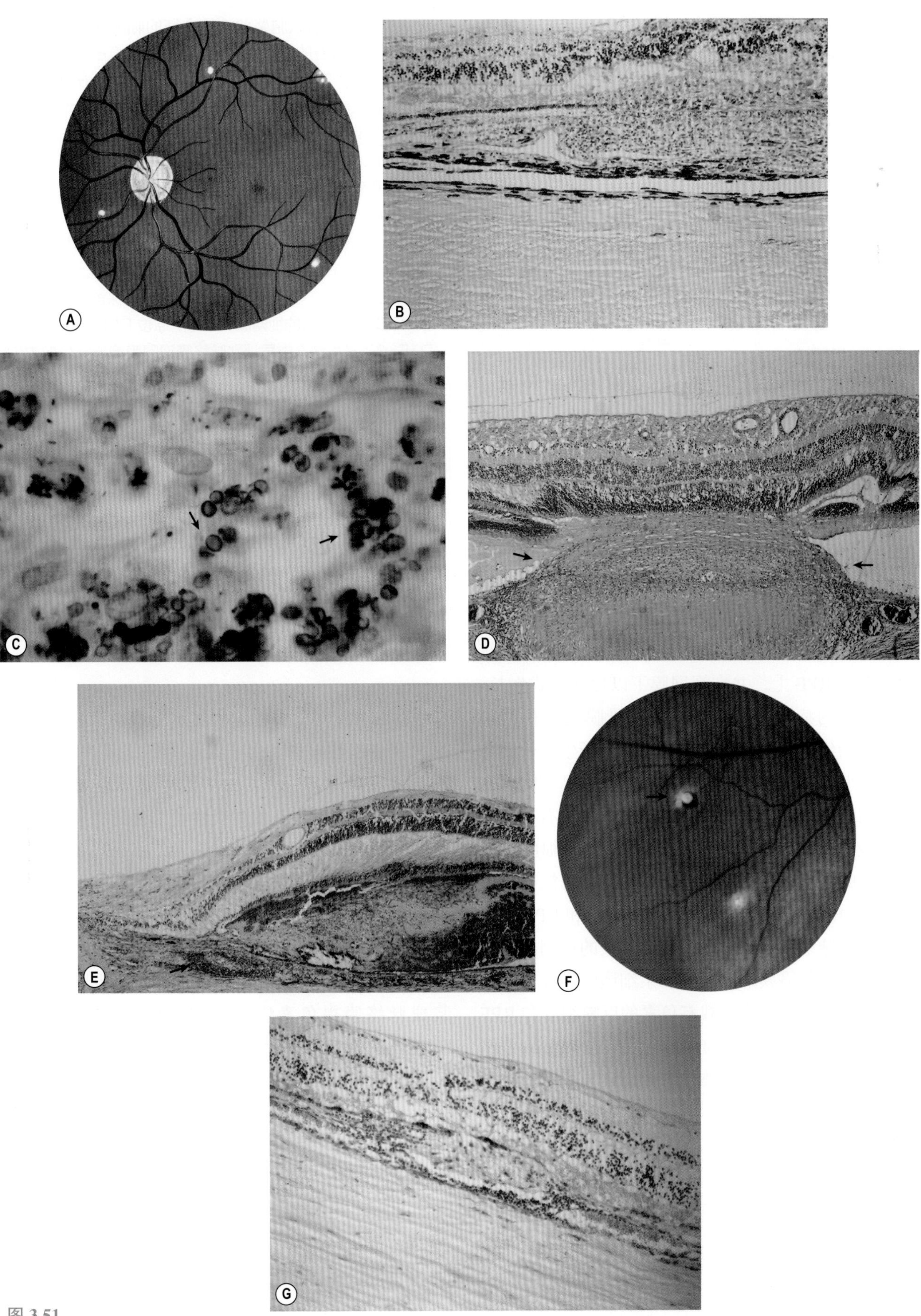

图 3.51

图 3.51（图 F 和图 G）描述了一例具有典型 POHS 眼底特征的患者，该患者几年前曾光凝治疗失败，尸检时临床和组织病理学发现眼球的萎缩性脉络膜视网膜瘢痕[628]。几个萎缩性周边瘢痕组织病理学检查显示，局灶性淋巴细胞浸润（可能是星形细胞增生）围绕视网膜组织结节，结节填充了下方脉络膜和 RPE 的局灶性缺损区。在双眼的大的盘状黄斑瘢痕区域中仅有极小的炎症反应（图 3.52G 和 H）。其他作者也证实了这些患者视盘周围和周边萎缩性瘢痕有相似的脉络膜淋巴细胞浸润[682,684-686]。

POHS 和活跃生长的 CNVM 患者，眼组织病理学检查发现Ⅱ型视网膜下脉络膜新生血管形成（参见关于脉络膜新生血管形成类型的讨论，第 2 章）。新的毛细血管和纤维细胞，在脉络膜视网膜瘢痕和淋巴细胞浸润部位，起源于脉络膜，通过 Bruch 膜、脉络膜毛细血管和 RPE 的缺损，生长到视网膜下腔（图 2.11；图 2.12；图 2.46C，E 和 F；图 3.52A~C）。因为这些患者大多数是年轻或中年人，其 RPE 牢固地黏附于 Bruch 膜，所以纤维血管膜覆盖在 RPE 上，并在视网膜下以片状方式生长。在 POHS 的症状阶段，在新生血管膜进入视网膜下间隙的位置和其进展边界的前方，新生血管诱导 RPE 反应性增生。RPE 细胞单层排列，基部附着在扩张膜的外表面。这些活跃的新生血管伴有视网膜下浆液性渗出或出血。如果增殖的 RPE 细胞成功覆盖膜的前表面，渗出可能会停止，膜可能会退化（图 3.53）。图 3.51E 描绘了在 Bruch 膜和 RPE 破坏区内发生脉络膜新生血管而形成的大的视网膜下血肿，覆盖在脉络膜淋巴细胞和浆细胞的局灶性结节上。结节不含病原体。载有色素的巨噬细胞和 RPE 的增殖包围 Bruch 膜中的缺损，增殖的 RPE 细胞倒置层沿着新生血管复合体的外表面延伸。在周边眼底中存在几个局灶淋巴细胞性脉络膜炎和其上方的视网膜萎缩性瘢痕。由于误诊为脉络膜黑色素瘤，该眼球被摘除。后来在对侧眼眼底检查显示存在与 POHS 相符的散在的局灶性萎缩性脉络膜视网膜瘢痕[676]。

图 3.52 拟眼组织胞浆菌病综合征的临床病理关系。
A~C：色素沉着的Ⅱ型视网膜下新生血管膜被误认为脉络膜黑色素瘤。箭头（图 A 和彩色板 V-1）表示在有色素晕环绕的陈旧瘢痕部位起源的新生血管膜。在局灶性瘢痕水平的水平切片的组织病理学检查（箭头，图 A）显示新生血管从脉络膜（弯曲箭头，图 B）向内生长进入视网膜下腔。可见纤维血管膜边缘的增生性视网膜色素上皮（RPE）（直箭头），其前表面由变薄的 RPE（空心箭头）覆盖，在其后表面由倒置的 RPE 层覆盖。视盘水平面的切片显示大的视网膜下纤维血管膜（箭头，图 C）后表面上内衬以一层倒置的 RPE。可见视网膜光感受器部分保留，纤维血管膜稀疏黏附于上方的视网膜和下方的原位 RPE。
D~F：30 岁女性，由局灶性脉络膜视网膜瘢痕部位向内生长的脉络膜新生血管引起的中心视力丧失，手术切除Ⅱ型中心凹下新生血管膜（图 D）。视力为 20/80。通过黄斑颞侧视网膜造孔，用镊子抓住新生血管膜并拖曳出来（图 E）。可见黄斑中心的正常 RPE（箭头）。几周后，视力恢复到 20/20。可见陈旧脉络膜视网膜瘢痕（箭头）和颞侧切开瘢痕。
G 和 H：拟眼组织胞浆菌病综合征患眼中，色素性盘状瘢痕的临床病理关系（图 3.43F 和 G 中所示相同患者）。组织病理学检查显示由于 RPE 的倒置层（上箭头），视网膜下纤维血管瘢痕与 Bruch 膜和原位残余 RPE 分离（下箭头），证据显示Ⅱ型脉络膜新生血管形成。

与发生在人眼中的脉络膜病变类似，已在感染荚膜组织胞浆菌的动物中实验性诱导发生[677-692]。在黄斑或视盘旁瘢痕附近发生的淋巴细胞浸润加剧，有时可引起反应性血管和 RPE 增生肿大，伪装成脉络膜黑色素瘤（图 12.14H~L；图 3.50C~J；图 3.52A~C）或良性错构瘤（图 3.50K 和 L；图 12.14F 和 G）。

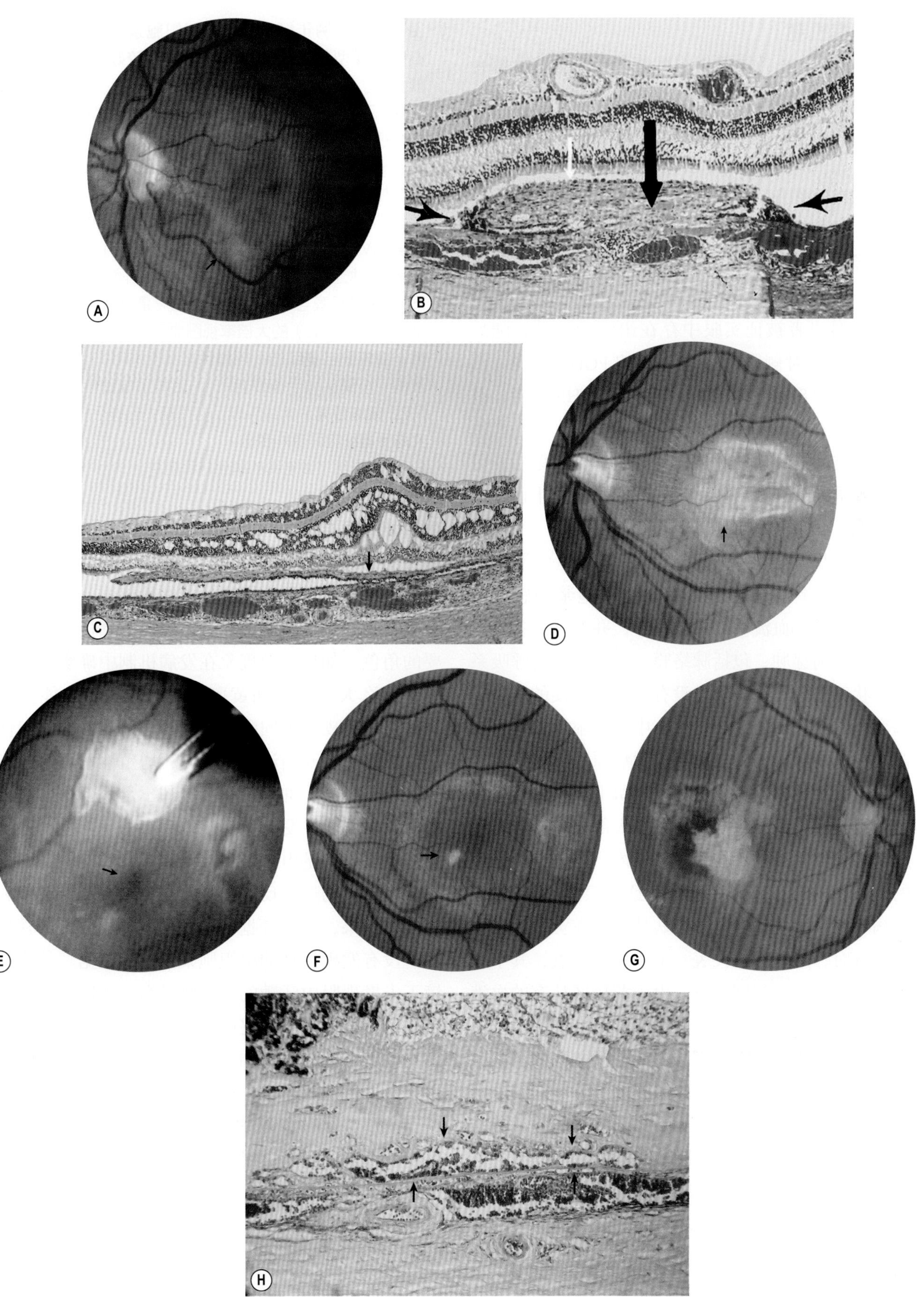

图 3.52

发病机制

在美国，支持荚膜组织胞浆菌是这类临床综合征病因的证据包括：①相关发病者90%~95%的组织胞浆菌素皮肤试验阳性。②这些患者中可证实淋巴细胞刺激和转化为组织胞浆抗原的发生率很高。③在组织胞浆菌病流行的地区与此疾病流行有很好的相关性，非流行区则没有相关性。④放射影像学常常发现组织胞浆菌病的典型多发肺部瘢痕表现。⑤ Walkersville 流行病学研究[693]。⑥至少有一名患者被证实眼中存在组织胞浆菌，随后观察发现在对侧眼中形成典型的POHS表现（图3.51D）。⑦ 8例有典型多灶瘢痕的POHS患者，其中有6例在多年前患有全身性组织胞浆菌病[694]。⑧灵长类动物颈内动脉注射荚膜组织胞浆菌后，可实验性诱导POHS出现，包括视网膜下新生血管的形成[627, 628, 630, 642, 673, 694-698]。

这种疾病的发病机制尚不确定，但以下是一些假说：急性原发性肺部荚膜组织胞浆菌感染期间，这些患者血流中散播病原体，并在全身各处形成多个小肉芽肿，包括脉络膜。除了轻微的呼吸系统症状，患者在这一阶段没有症状。原发的脉络膜病变非常小，即使它们发生在中心凹附近，也很少产生视觉症状。因为人类对这种病原体有很强的抵抗力，所以它很快就被破坏了，留下微小的萎缩瘢痕，被超免疫组织包绕。很可能大部分的局灶瘢痕起初都是亚临床的。在一段时间内，围绕这些病灶的复发性淋巴细胞浸润会诱发这些瘢痕逐渐扩大，使病灶在检眼镜下可见。当病灶出现在黄斑区和视盘附近时，这些瘢痕代表一个小抵抗位点，其中脉络膜循环暴露于视网膜下。由于黄斑区特有的血液供应的血流动力学压力，这些患者更容易出现浆液性渗出、脉络膜新生血管和浆液性出血性的盘状脱离。此类瘢痕周围的淋巴细胞浸润加重可能是这些并发症促发的重要因素。

在明显不活跃的局灶脉络膜视网膜瘢痕附近（图3.51F和G）及伴有活跃生长的视网膜下新生

图3.53 **一例年轻女性拟眼组织胞浆菌病综合征，中心凹下Ⅱ型新生血管自发消退伴有较好视力，临床病理关系。**

A~E：27岁女性，旁中心凹视网膜下新生血管膜引起的中心视力丧失（箭头，图A）。视网膜下出血和渗出自发消退。8年后，该患者左眼黄斑区浆液性和出血性脱离复发，并且血管造影显示新生血管膜延伸至中心凹下（图B和图C）。她的视力是20/70。脱离自发复位，她视力恢复至20/25，视力稳定9年后，她因转移性癌症去世。组织病理学检查显示薄的萎缩性中心凹下纤维血管膜（箭头，图D）。视网膜与纤维血管膜的分离是人为因素导致。纤维血管膜（图E）的大倍率视图显示除了它与脉络膜连接外，血管膜被萎缩的视网膜色素上皮（RPE）层（箭头）包围。小箭头表示原位RPE与附着于血管膜上方倒置的RPE细胞分离。大箭头表示血管膜中的硬化和血管闭塞。光感受器细胞层有些变薄。

F：该图总结了该患者的眼底病程演变。

血管膜的瘢痕中，局灶性淋巴细胞性脉络膜炎被发现（图3.51E；图3.52A~C），支持了这一理论，即过敏现象可能不仅在渐变的萎缩性瘢痕，还有在刺激脉络膜新生血管形成和黄斑脱离中都扮演一个重要的角色。如果过敏现象在发病机制中确实是重要的，那么大多数早期黄斑区脱离的患者未能显示出对强化的皮质类固醇疗法的明显反应是令人担忧的。然而，在开始治疗的时候，增殖性血管改变可能已充分进展，抑制过敏反应却不足以阻止或减缓渗出和出血性并发症。

黄斑病变是由血管失代偿和（或）以前的脉络膜瘢痕部位的过敏反应引起，而不是感染性肉芽肿的直接结果，支持证据包括：①在这些患者的其他部位没有发现活动的组织胞浆菌病的证据。②检眼镜下未发现眼内活动的脉络膜浸润。③这些病变对抗真菌治疗失败。④皮质激素治疗失败并加重这种病变[699]。⑤第二只眼在脉络膜瘢痕部位发生出血性浆液性盘状脱离时，这些瘢痕通常在第一眼脱离时已出现。在一些POHS患者妊娠期间，通常在妊娠晚期，黄斑脱离进展是支持血管失代偿的进一步证据。

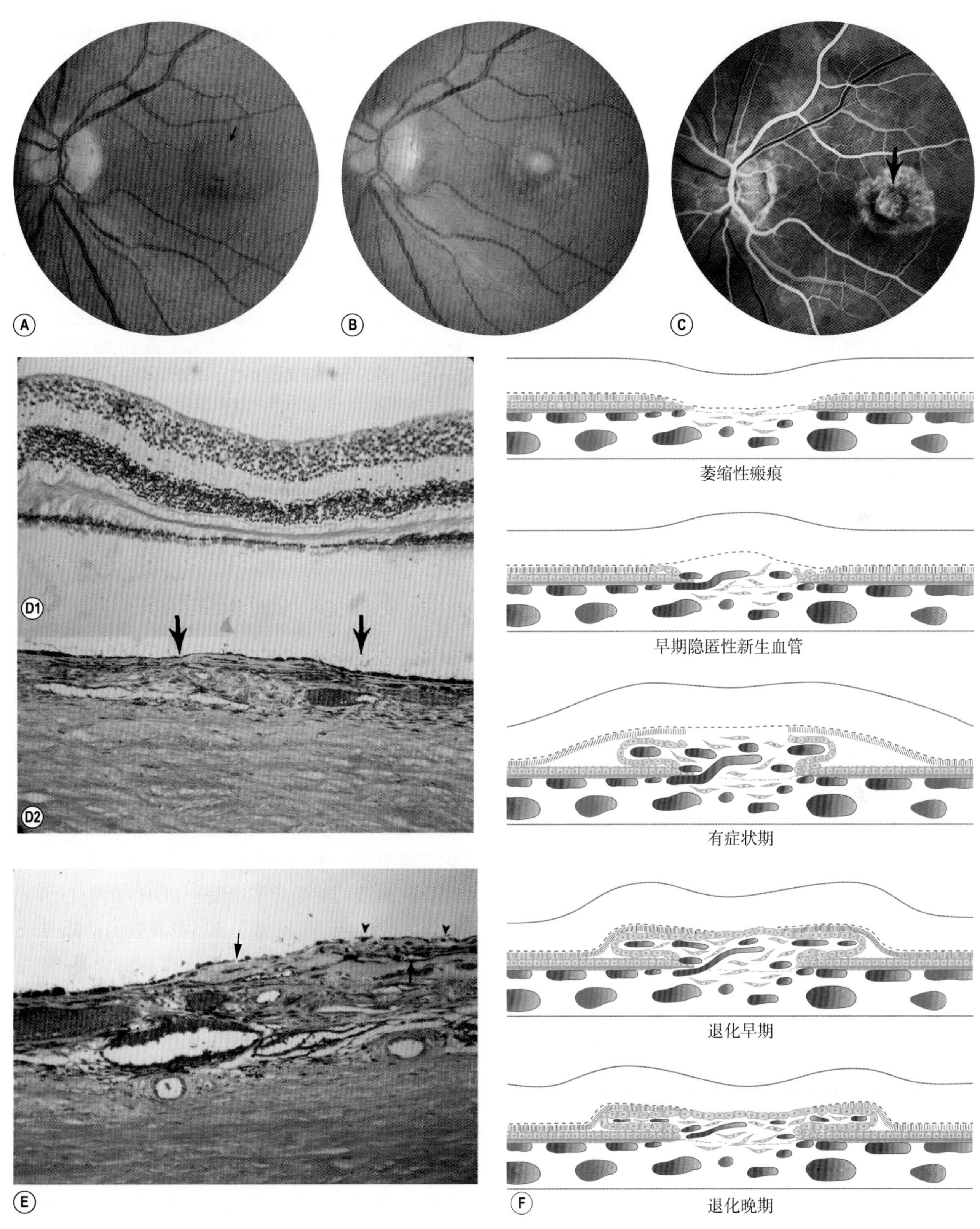

图 3.53

鉴别诊断

在非组织胞浆菌病流行区域中，也有 POHS 典型表现的患者被报道，毫无疑问是由其他病原体引起的，如球孢子菌属（图 10.17A~F；图 10.18 A~C）[700]。临床医师必须重点关注黄斑外的发现，以区分 POHS 和其他疾病，如全葡萄膜炎和多灶性脉络膜炎（参见假性 POHS 的讨论，第 916 页）、弥漫性的单侧亚急性神经视网膜炎（见第 804 页）、白点状脉络膜视网膜炎（见第 966 页），以及由弓形虫病引起的多灶性瘢痕（见第 788 页）。

诊断

对 POHS 的诊断基于临床特征。皮肤对组织胞浆菌抗原反应和血清检查，包括补体结合、免疫扩散和菌丝体抗原识别，限于对临床表现异常患者的确诊。

治疗

目前对 POHS 的治疗是不满意的。虽然有一定的理论价值，但迄今几乎没有证据支持口服和 Tenon 囊下注射皮质类固醇的实际价值。它们的使用应该局限于那些近期丧失中心视力，且病变并没有显示 CNVM 的典型特征的患者。在这种情况下，作者在几周内每天使用 40~100 mg 的泼尼松，然后继续隔日服用几周。如果没有明显的反应，剂量应该迅速减少，甚至停止服用。如果出现明显的治疗反应，则可以采用剂量递减的长期疗法。

激光光凝曾被提倡用于治疗 POHS 的新生血管病变（图 3.49 C~F，G~J）[127, 444, 635, 701-712]。黄斑激光光凝研究（MPS）表明 CNVM 强化光凝可有效预防严重的视力丧失达 6 行或以上，以下 POHS 患者适用：①密集的氩激光光凝用于覆盖整个位于无毛细血管区之外的 CNVM。②未延伸至黄斑中心的旁中心凹 CNVM 的氪激光。③在光凝后持续存在或复发的新生血管的氪激光（图 3.49）[444, 663, 701, 703, 713, 714]。在旁中心凹和中心凹外有新生血管的 POHS 患者，光凝作用的长期效果很好。在 MPS 研究中，CNVM 的持续性和复发率分别为 23% 和 8%。这两种情况都与严重视力丧失的发生率有关。

外科手术切除在中心凹下方延伸的Ⅱ型视网膜下新生血管膜，使一些 POHS 的患者恢复了良好的视力（图 2.11；图 2.12；图 3.52 A~F）[282, 469, 476, 715-720]。

最适合手术切除的是近期在无毛细血管区外的可识别瘢痕所产生的有中心凹下膜延伸的患者。光动力疗法也成功地治疗了继发于 POHS 的中心凹下膜[721, 722]。然而，一种更安全、更有效的治疗方法是引入抗 VEGF 疗法，可治疗大多数的中心凹外、近中心凹和中心凹下血管膜[723, 724]。治疗方案是注射贝伐单抗或雷珠单抗，首先完成每月 1 次，大约注射 4 次。重复治疗只在某些情况下是必要的，并且可以根据需要进行。有时仍会考虑手术切除一个近视盘的新生血管膜。

在一只眼或两只眼中保留有用的中心视力的患者，应该指导他们经常使用 Amsler 表格和近视力卡，如果检测到变化，及时检查是很重要的[725]。

图 3.54 特发性息肉样脉络膜血管病变——复发性大的视网膜下出血。

A~F: 50 岁的非洲裔美国妇女，右眼突发视力下降为指数。眼底发现一大片黄斑区视网膜下出血，血管造影显示除了一小部分的灌注外，大部分荧光遮蔽。6 个月后，她的视力恢复至 20/400，对侧眼为 20/200。视网膜下的积血大部分消失，但是在黄斑上方可见纤维性部分收缩的息肉。同时也观察到视网膜上的脂质和视网膜脉络膜的星状褶皱（图 C）。她的随访依从性很差，2 年后复诊，左眼视力得到了改善，达到了 20/40。2 年后出现数个息肉样变和黄斑下方视网膜下出血（图 D 和图 E），再 2 年后出血和息肉病灶已消失，这只眼的视力是 20/150，左眼 20/40（图 F）。

G~I: 65 岁的非洲裔美国女性，高血压病史，左眼 15 年前曾有出血史，视力受损。她右眼视力为 20/20，左眼视是为 20/400。在视盘颞侧有小的橘红色结节，颞上方有几个玻璃膜疣（图 G）。吲哚菁绿的血管造影证实了息肉样变（图 H）；左眼黄斑区盘状瘢痕（图 I）。

激光治疗息肉样病变。

J~L: 58 岁男性，有非洲裔美国人和高加索人血统，在观察到息肉样变时，已有渐进的脂质沉着和浅的视网膜下液（图 J）。中等强度的氩绿色激光（长时间，低到中等能量）治疗中心凹外息肉样变。3 个月后，液体已经重吸收，脂质渗出减少（图 L）。

伪装黑色素瘤、错构瘤和视盘水肿的反应性病变

正如前面提到的，在周边部和中心位置的脉

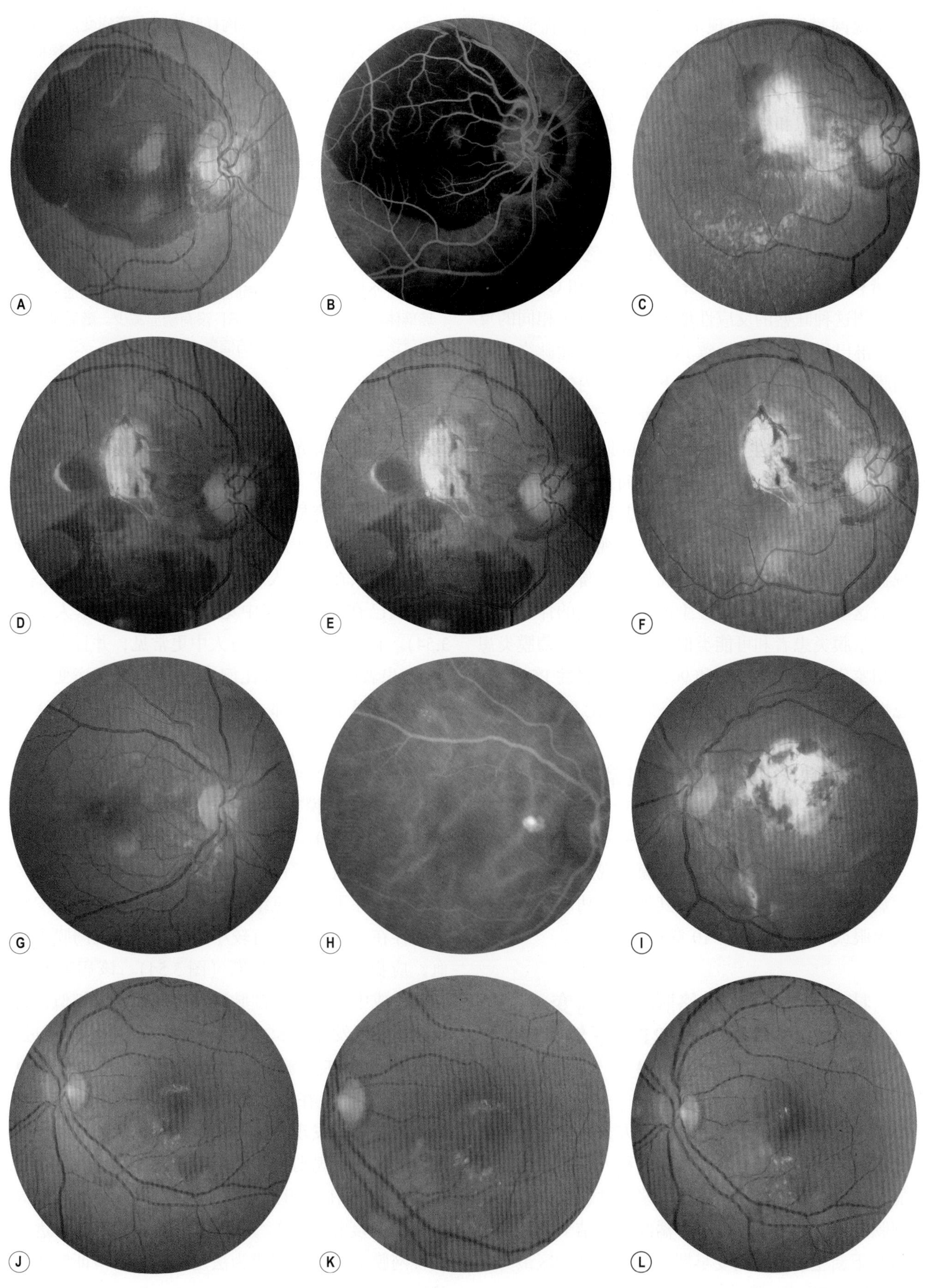

图 3.54

络膜视网膜瘢痕中出现的视网膜下新生血管，导致大的视网膜下血肿可能会伪装为脉络膜黑色素瘤。此外，活动性视网膜下纤维血管、视网膜神经胶质血管组织和视网膜色素上皮细胞的增殖可类似于脉络膜黑色素瘤（图 3.50A~J；图 12.14H~L）、脉络膜错构瘤等表现，例如海绵状血管瘤和骨瘤（图 3.50G~J）和视网膜错构瘤，例如毛细血管瘤（图 3.50K）、星形细胞瘤以及视网膜和色素上皮联合型错构瘤（图 3.50K 和 L；图 12.14F 和 G）[726-729]。据推测这种旺盛的反应性增殖刺激是由于相同的反复性淋巴细胞反应，导致 POHS 中局灶性脉络膜视网膜瘢痕增大。极少数情况下，肿块内的荚膜组织胞浆菌的增殖可能引起肿块样病变[726]。正如 POHS 中视盘旁瘢痕发生频率所预期的那样，这些反应性肿瘤在该区域发展有一定的倾向性。除了发展较慢的视盘旁假性肿瘤外，POHS 患者可能出现急性视觉症状，通常是颞侧视野暗点和视盘肿胀，类似视盘炎、视盘水肿或视神经视盘的肿瘤浸润[649, 650]。后面这些患者必须与急性生理盲点扩大的伴有多灶性脉络膜炎患者和可能类似 POHS 的全葡萄膜炎患者相鉴别（参见第 916 和 908 页关于假性 POHS 和急性带状隐匿性外层视网膜病变的讨论，第 11 章）。

免疫缺陷患者的组织胞浆菌性视网膜炎脉络膜炎

多发性活动性白色的视网膜、视网膜下和脉络膜病变可能发生在艾滋病或其他免疫功能缺陷患者的单眼或双眼（参见第 10 章）。

特发性息肉样脉络膜血管病变（深色人种的多灶特发性 RPE 下新生血管，后部葡萄膜出血综合征）

尽管新生血管在黑种人、东方人和深色人种中更少，但这些患者（大多数是黑种人中年妇女）可能会出现多灶性和反复发作的浆血性色素上皮和视网膜脱离，伴有多个通常为橘红色的结节或斑块样 RPE 下新生血管，病变早期通常在视盘旁区最为突出（图 3.55）[505, 506, 510, 512, 730-732]。很多此类 RPE 下血管瘤样病变，荧光造影极少有灌注表现以及晚期染色（图 3.55）[510, 732]。在那些有症状性出血的反复发作患者中，容易发生玻璃体出血。对于出现致密玻璃体出血的中年或老年黑种人女性，应考虑这种疾病。自从在有色人种中首次描述这种疾病以来，该疾病已在所有种族中见到，包括高加索人（图 3.54）。它在日本人和东方人中更常见，并且在他们 AMD 患者中占了很大比例[733-737]。息肉样病变可能不多并局限于后极部，或者在周边，亦或者广泛分布（图 3.55）。

息肉样病变通过吲哚菁绿血管造影可清晰显影，位于脉络膜毛细血管内或脉络膜较深处（图 3.54；图 3.55H）。当在更深的脉络膜中或者在扩张动脉瘤内的血流缓慢时，它们不易在荧光血管造影中看到。除了橘红色结节外，如果多个色素上皮脱离的存在，特别是伴有较小的或较大的视网膜下出血，应提示 IPCV 的诊断（图 3.54）。该病变有时会模仿成中心性浆液性脉络膜视网膜病变相似，在持续性或复发性 ICSC 应怀疑 IPCV[733, 738, 739]。最近，高分辨率 OCT 能够在脉络膜毛细血管中分辨出息肉样变[740, 741]。在发生玻璃体出血的眼中，超声检查可能有助于发现在这些患者的黄斑区和黄斑区外可能有广泛不规则隆起的 RPE 下纤维血管斑块[732]。Perkovich 等在一组患者中发现了该病与系统性高血压的高度相关性[732]。曾有一名患者因双眼进行性视网膜下纤维化而成为法定盲，经活检证实为结节病。

图 3.55 广泛的特发性息肉样脉络膜血管病变。

A~H：一名 70 岁的白种人女性患者，因双眼视物模糊加重 5 个月而被送诊。她的右眼视力是 20/50，左眼数指。两只眼睛都有多处 RPE 脱离和视网膜下出血（图 A，图 C，图 D，图 G 和图 H，箭头）。右眼比左眼（图 G 和图 H）有更多脉络膜视网膜瘢痕和视网膜下纤维化（SRF）。左眼黄斑区有视网膜下液。血管造影显示双眼（图 B 和图 F）中 RPE 脱离的快速荧光充盈，吲哚菁绿造影显示息肉样病变（图 E）。中心凹颞侧的 RPE 脱离用局灶性激光治疗；3 周后，她的视力提高到 20/50，视网膜下液吸收。再过了 1 个月后，RPE 脱离周围有新的视网膜下出血。尝试玻璃体内注射贝伐单抗，SRF 没有明显减少。随后她在当地就诊，没有进一步的随访信息。

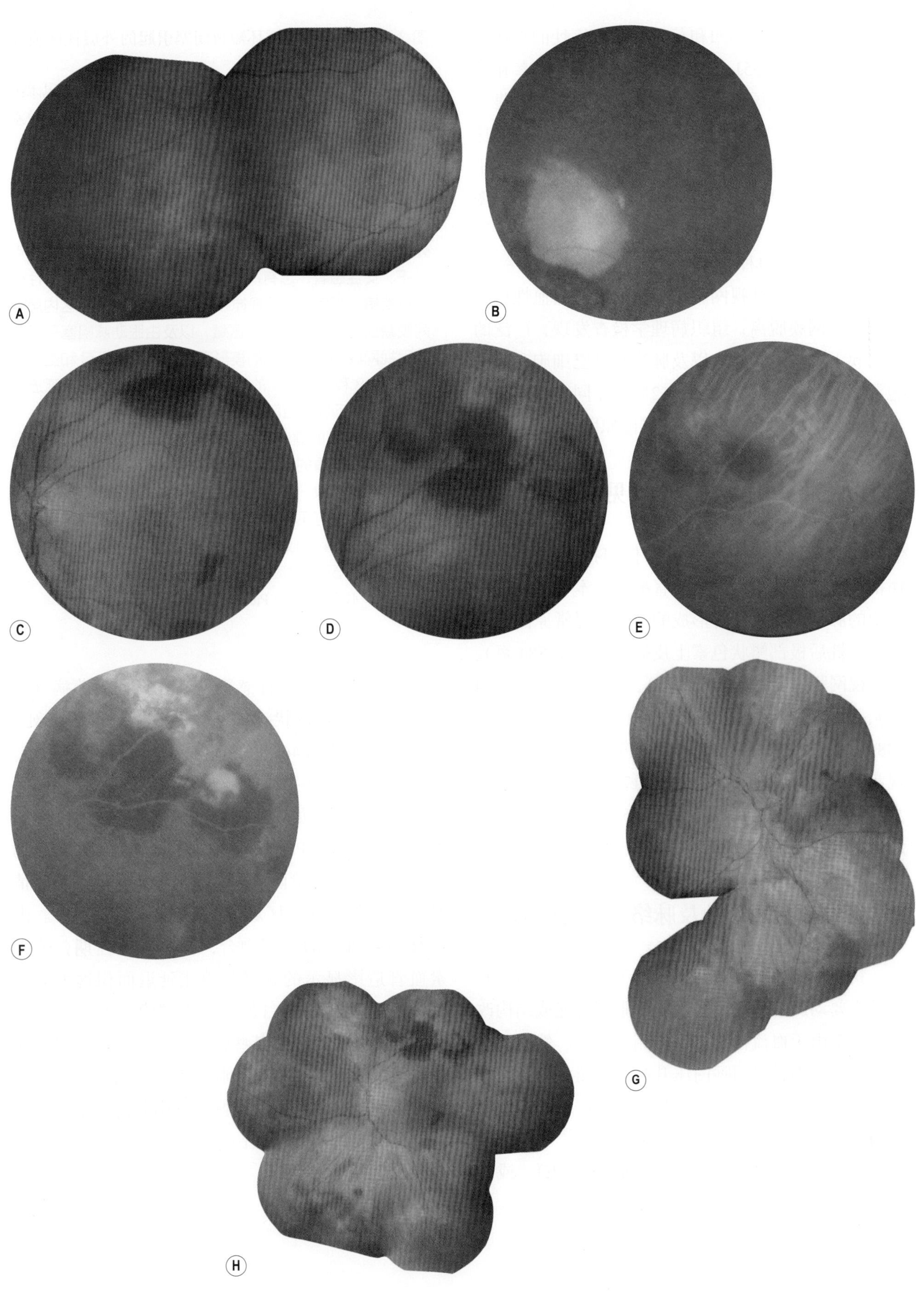

图 3.55

治疗包括对中心凹和黄斑外息肉病灶的直接激光光凝术（图 3.55J~L）。应注意使用低功率和长时间的绿色激光缓慢光凝病灶并避免出血。对靠近中心凹的息肉，在使息肉萎缩方面，光动力疗法比抗 VEGF 药物更为有效。虽然大片的视网膜下出血可见，但是大多数可以吸收且没有后遗症（图 3.55D~F）。

一名 58 岁白种人男性患者，随访 6 年，一只眼中多灶性特发性视网膜下新生血管、出血性色素上皮和视网膜脱离，组织病理学检查发现，广泛的视网膜下纤维血管增生以及脉络膜淋巴细胞和浆细胞浸润[731]。最近有人提出 I62V 的非同义变异是日本患者 IPCV 的因果多态性的可能原因[742]。

脉络膜新生血管的不常见病因

作为对损伤的继发反应，任何损害 RPE 的疾病都可能导致脉络膜新生血管形成。本书其他部分讨论的脉络膜新生血管形成的一些不寻常原因有急性多灶性后极部鳞状色素上皮病变（见第 884 页）、风疹视网膜病变（见第 858 页）、Best 病（见第 224 页）、葡萄膜炎、孔源性视网膜脱离分界线（见第 638 页）、脉络膜视网膜皱褶（见第 206 页）、光凝、视盘缺损和小凹（见第 1168~1170 页）、慢性视盘水肿（见第 1202~1204 页；图 15.17D~H）和视神经盘的玻璃体（见第 1176 页）。

急性睫状短动脉及脉络膜动脉阻塞

我们很少有机会看到患者由于睫状短动脉或脉络膜主要动脉的局部闭塞而导致眼部功能或结构改变，这是由于血流存在有许多侧支通路。然而，偶尔会有患者因长时间眶内压升高引起睫状动脉阻塞导致视力丧失（图 3.56A，B 和 J~L）；系统性血管疾病，例如巨细胞动脉炎（图 3.57）[743-748]、结节性动脉周围炎[749]、恶性高血压（图 3.56C~E），或镰状细胞病[750]、血栓性感染性动脉炎如藻菌病（毛霉菌病）[751]和带状疱疹（参见急性视网膜坏死）（图 10.43；图 10.46）[752-754]；栓塞[755, 756]；发热[757]。在涉及巩膜后部手术，后睫状动脉阻塞可能作为并发症发生，例如用以缓解视网膜中央静脉阻塞的巩膜环的 Vasco-Posada 分节法[758]。虽然睫状后动脉血供通常在视盘两侧有颞鼻侧分布，但在某些情况下，睫状循环的区域分配可能是水平的[759]。由于脉络膜血管的丰富吻合，在梗阻急性期，荧光素血管造影显示的脉络膜灌注延迟面积远大于眼底镜下所观察到的白色外层视网膜缺血面积（图 3.56C~H）[760, 761]，在某些情况下，这种脉络膜低灌注可能眼底无明显变化。脉络膜丰富的血管吻合网解释了为什么由于睫状动脉阻塞引起的色素上皮和外层视网膜的多灶性灰白色缺血性病变，在临床上很少发生[759]。

图 3.56 由脉络膜循环短暂闭塞引起的外层视网膜缺血性变白和梗死。

A 和 B：37 岁男子，白内障超声乳化术后 1 天，可见术眼有一个较大的中心暗点。14 个月后，视力为 20/25。致密的旁中心暗点导致数指视力，与 RPE 紊乱（图 A 和图 B）区域相对应。

由眶内出血导致脉络膜和视网膜循环短暂闭塞引起的内、外层视网膜梗死。

C~F：女性患者，患有严重的高血压和动脉粥样硬化性心血管疾病，眼底缺血性视神经病变（图 D），黄斑区内层视网膜缺血性变白的斑片状区域，以及由眼动脉阻塞引起的外层视网膜缺血性变白的楔形区域（箭头，图 C 和图 D）。注意在 48 秒（图 E）的脉络膜和视网膜动脉灌注延迟和晚期外层视网膜缺血区域的染色（图 F）。

G 和 H：19 岁的健康女性，鼻整形术全身麻醉后，在唤醒后有疼痛，严重的眼睑肿胀和右眼失明，因脉络膜和视网膜循环阻塞所致。在这些照片时间点之后 5 周，她的右眼视力无光感。可见视神经萎缩、视网膜血管狭窄和周边眼底 RPE 的严重斑驳状和萎缩的节段性楔形区。血管造影显示视网膜循环时间延迟和 RPE 弥漫性改变。

（A 和 B，引自 Gass 和 Parrish[776]）

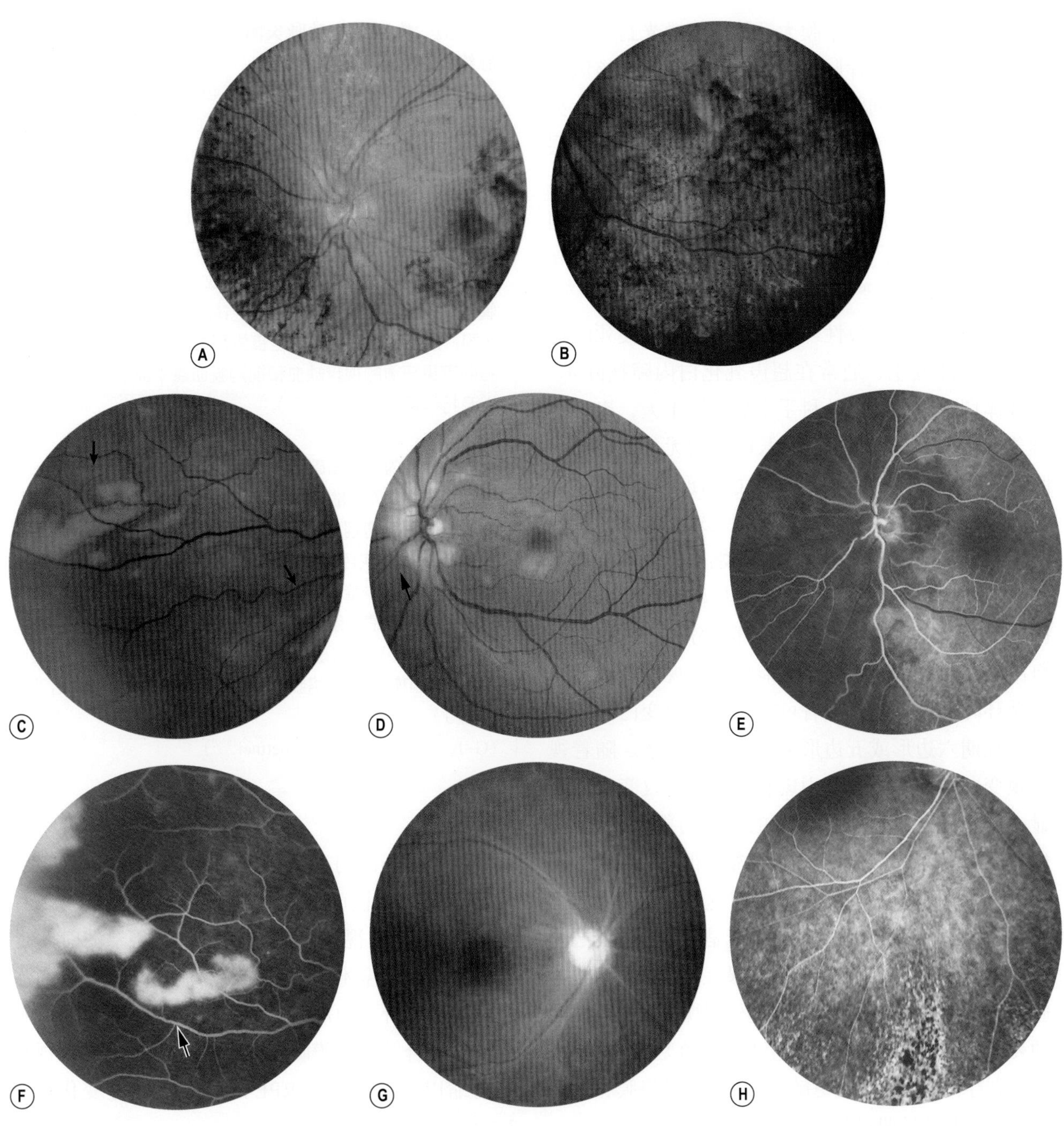

图 3.56

在一个或多个脉络膜大动脉的氪激光封闭区域附近，可以看到大片脉络膜灌注延迟，而在该区域没有任何外层视网膜缺血性变白或视网膜功能永久性损伤的表现[762-764]。孤立的三角区或多灶性外层视网膜缺血性变白，继发脉络膜视网膜萎缩，更容易发生在眼底中周部一个大脉络膜动脉闭塞后，因为那里动脉吻合支较少（图 3.56C~H）（参见第 6 章；图 9.15A~F）[765-774]。

后极部视网膜急性外层视网膜缺血性梗死的特殊情况可能发生，通常在超声乳化白内障摘除术、玻璃体切除术或神经外科手术后的第 1 天，患者主诉急性视力丧失，是由于较长时间的无心施加于眼睛的压力导致[746, 772, 775-779]。眼底检查所示可能被误诊为视网膜中央动脉阻塞。注意是外层而非内层视网膜变白。白色改变延伸到黄斑之外，但不会到达赤道部。多个散在的白色斑片将后极部弥散变白的区域与视网膜相对正常的前半部分分开，有樱桃红斑出现。荧光素血管造影可能显示无视网膜或脉络膜循环时间的异常，或者可能在视网膜变白区域表现出晚期六边形或五边形荧光素染色图案。随着视网膜变白的消退，RPE 中斑驳的椒盐样改变逐渐明显（图 3.56A 和 B）。中心凹的 RPE 可能保持正常。患者可以恢复一个较小的中心视岛和很好的视力，还可保留周边视野的宽阔区域。尽管这些变化的发病机制尚不确定，我们推测该病变可能是在手术过程之前或期间眼内压升高时间过长的结果。压力升高期间和脉络膜视网膜循环闭合足以引起外层视网膜的缺血性梗死而不是内层视网膜。外层视网膜在后极部最厚，对氧剥夺比内层视网膜更敏感，并且在脉络膜和视网膜循环闭塞延长期间更容易发生梗死。

图 3.57 由巨细胞动脉炎阻塞眼动脉的主要分支导致脉络膜视网膜和视神经缺血。

A~D：一名 73 岁女性患者双眼急性视力丧失，缺血性视神经病变，睫状视网膜动脉分布区的棉绒斑和缺血性脉络膜病变（图 A）。血管造影显示脉络膜（图 B 和图 C）灌注延迟，内层视网膜以及乳斑束和黄斑区视网膜色素上皮的晚期染色（图 D）。颞动脉活检发现颞动脉炎呈阳性。

E 和 F：一名 78 岁的男性患者诉不适、体重减轻、下颌畸形和双眼视力完全丧失，双侧缺血性视神经病变、脉络膜和视网膜病变。在拍摄眼底照片（图 E 和图 F）拍摄前 2 周，该患者右眼突然完全丧失视力，第二天左眼亦失明。右眼可见严重的视盘缺血和视网膜血管中血液淤塞（图 E）以及持续樱桃红斑（图 F）。

弥散性血管内凝血障碍导致黄斑下脉络膜出血。

G~J：这名 27 岁的女性患者患有厌食、腹痛、关节痛、发热、腹泻和奇怪的神经系统症状，双眼视力丧失伴有后极部脉络膜黄灰色斑片和出血（箭头，图 G）。她患有进行性血小板减少症、低纤维蛋白原血症和纤维蛋白溶解加速并死亡。眼睛的组织病理学检查显示脉络膜增厚（箭头，图 H），由累及黄斑颞半侧的脉络膜内出血引起。脉络膜毛细血管和较大的脉络膜动脉广泛血栓性闭塞（箭头，图 I 和图 J）。

（G~J，引自 Samples 和 Buettner[810]）

由于中心凹的视网膜较薄，对瞬时缺氧易感性较小。这个假设已经在鹰猴实验中进行了测试和验证[746]。如果视网膜和脉络膜循环阻塞的时间足够长，眼睛完全不可逆地失明，眼底出现广泛而深厚的视网膜外、内层均缺血性变白和视盘缺血性肿胀。这种合并视网膜睫状动脉的闭塞，会导致视神经萎缩以及视网膜和 RPE 的严重萎缩性变化（图 3.56C~H）。

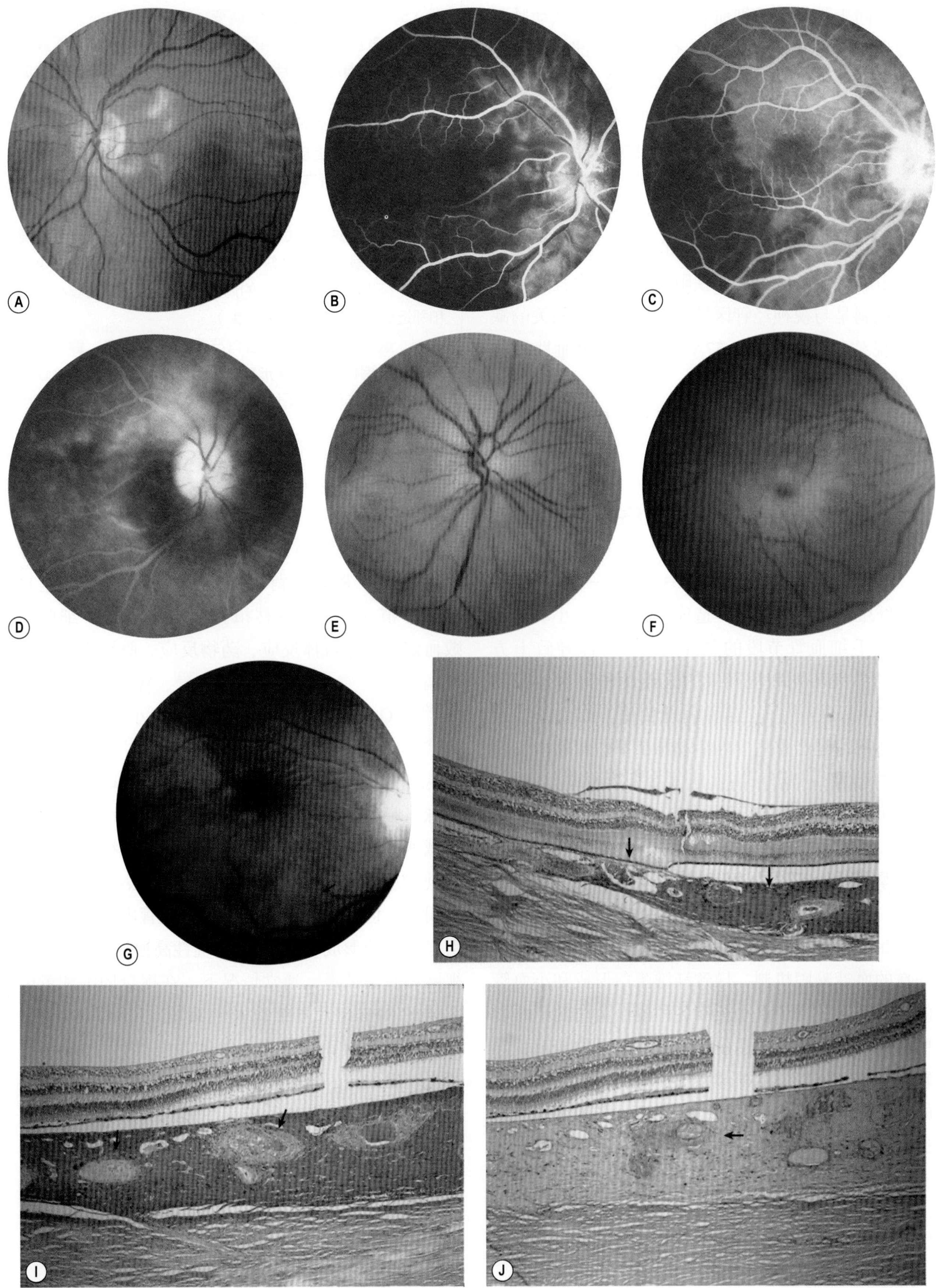

图 3.57

不同于脉络膜毛细血管闭塞所致，睫状动脉阻塞导致的缺血性视网膜病变（参见下一部分内容的讨论）很少与渗出性视网膜脱离相关。在这方面，RPE 缺血性坏死区域的灌注压降低以及脉络膜和视网膜毛细血管内皮对低氧损伤的抵抗可能是重要的因素。实验证据表明，中央视网膜动脉阻塞持续长达 1 小时，视网膜仍对永久性缺血性损伤具有一定抵抗力（参见视网膜动脉闭塞的讨论，第 6 章）。

由睫状短动脉短暂性梗阻引起的视力丧失的另一个机制是与视神经管区域视神经低灌注相关的缺血性视神经病变（图 3.57A~F）（参见缺血性视神经病变的讨论，第 15 章）。

彩色多普勒成像为我们提供了一种评估眼眶血流的新的有用方法 [780]。

图 3.58 高血压性脉络膜病变。
A：该患者由于高血压和严重肾病，双侧渗出性视网膜脱离。他在拍摄这张照片不久后去世，他的眼球是在尸检时获得的（图 E）。
B~D：患者有慢性严重高血压和肾病病史（图 B 和图 C），眼底视网膜色素上皮（RPE）变性和色素块（Elschnig 斑点；箭头）。血管造影提示大脉络膜血管血栓形成（箭头，图 D）。
E：图 A 中眼球的组织病理学检查显示渗出性视网膜脱离和 RPE 的多个局灶性缺血性梗阻，下方纤维蛋白血小板闭塞（纤维蛋白样坏死）的局灶区域，累及脉络膜小动脉和邻近脉络膜毛细血管（箭头）。
F~H：这名 43 岁女性患者有严重高血压病史，颞上支视网膜动脉粥样硬化斑块形成，中度视神经萎缩和血管造影中细微珍珠样斑点（Elschnig 斑点）（箭头）。可见脉络膜灌注的延迟。

毛细血管前小动脉和脉络膜毛细血管急性阻塞

纤维蛋白血小板血栓造成毛细血管前小动脉和脉络膜毛细血管节段的急性闭塞，可能导致上方 RPE 的急性坏死和视网膜的浆液性和出血性脱离（图 3.57G~J）[781-787]。这种病理变化，称为纤维蛋白样坏死，是严重痉挛性小动脉狭窄引起的血管壁损伤的结果，与严重高血压（参见第 6 章）、胶原血管疾病（参见第 11 章）或 DIC 有关。

弥散性血管内凝血功能障碍

在 DIC 中，各种来源的促凝血剂激活内在和外在的血液凝固机制，导致纤维蛋白形成和小血管的广泛闭塞。由于血小板和各种凝血蛋白的不断利用和纤溶酶系统的激活引起的凝血因子的消耗，导致肾、肝、肺、中枢神经系统、胃肠道和葡萄膜中的出血，休克和广泛的血管内凝血。多种疾病可通过将促凝血酶原激酶释放到循环中来刺激血管内凝血机制。这些疾病包括恶性高血压、妊娠严重毒血症 [788-795]、胎盘早剥 [796]、癌症（尤其是白血病）、器官移植（尤其是肾移植）[797, 798]、烧伤、细菌性败血症、抗原抗体反应、药物反应、胶原蛋白血管疾病 [783, 799-802]、淋巴肉芽肿病 [803]、Wegener 肉芽肿病 [803]、Goodpasture 综合征 [804]、血小板减少性紫癜 [805]、血栓性血小板减少性紫癜 [806-813] 和家族性异常纤溶酶原血症 [814]。血液从脉络膜动脉排空流入脉络膜毛细血管的大的窦状网络中，由于血流快速减速，因此血栓更容易形成于脉络膜循环，而不是视网膜循环 [783]。DIC 患者偶尔会发生视网膜血管闭塞，但在大多数情况下是由血管内以外的因素引起的血栓形成 [815]。治疗系统性高血压和 DIC 后，视网膜脱离消退，通常情况下，在视盘周围和黄斑区域的 RPE 斑片萎缩以及色素团（Elschnig spots）常常最为明显，遗留为永久性瘢痕 [784, 785]。珍珠样斑点（Elschnig spots）可能难以与一些患有双眼多灶性的病变区分，如粉碎型图形营养不良，或继发性慢性复发 ICSC。

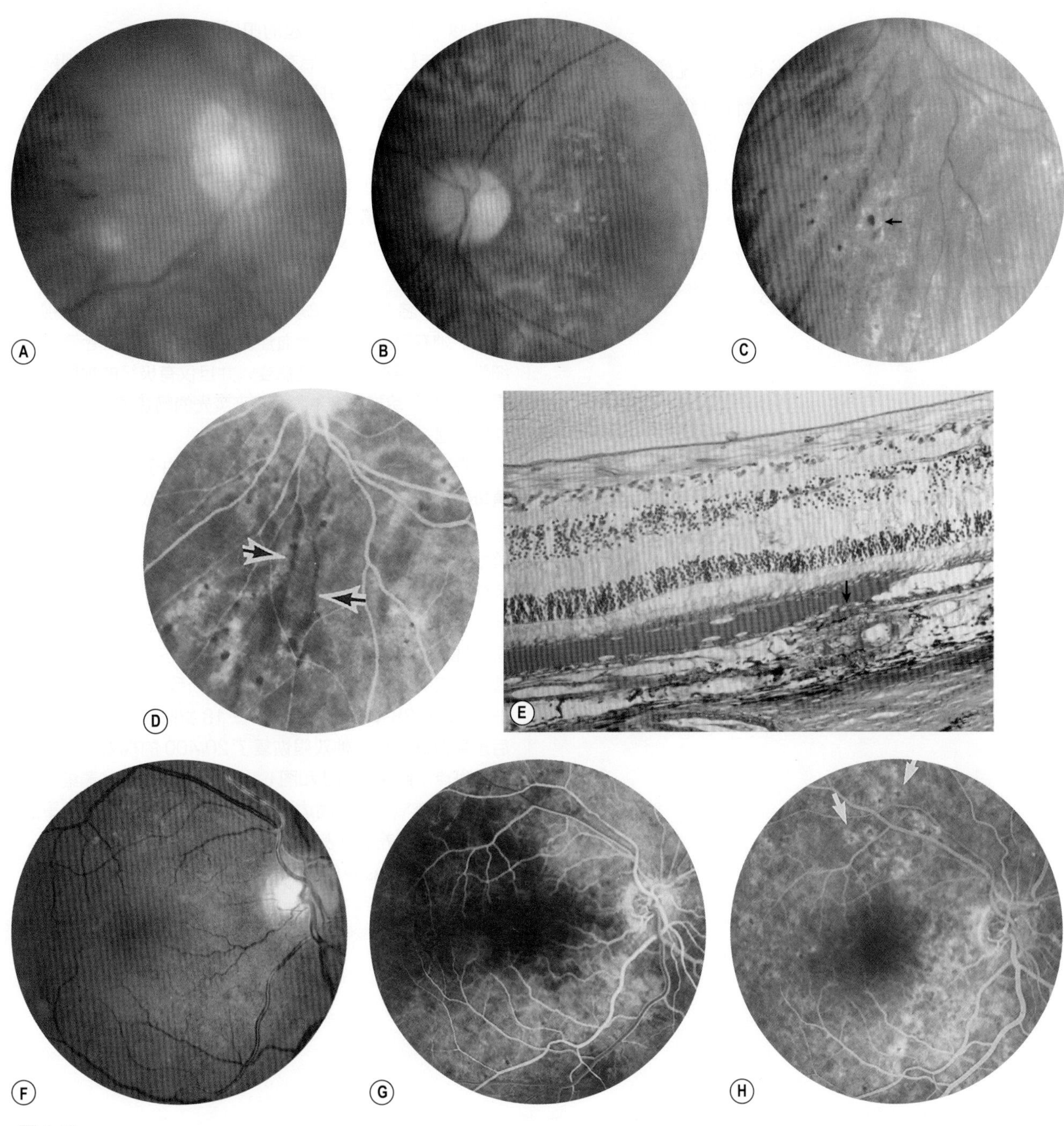

图 3.58

恶性高血压

恶性高血压患者可能继发视网膜脱离，是由于脉络膜动脉和毛细血管急性多灶性纤维蛋白血小板闭塞和坏死，以及上方 RPE 的坏死所致（图 3.58；图 6.26~ 图 6.28）[784, 785, 816]。在视网膜脱离复位后，常留下珍珠样斑点（Elschnig spots）、不规则的色素上皮萎缩，以及血管造影中脉络膜血管阻塞的表现（图 3.58C，D 和 H；图 6.28）[784, 785, 817]。

图 3.59 妊娠毒血症引起的眼底改变。

A：一名年轻女性患者患有严重的视网膜前出血和视网膜脱离，几天后因子痫并发症而死亡。

B 和 C：这名 42 岁的海地妇女妊娠第 35 周因高血压和全身性癫痫发作住院。在剖宫产分娩后 3 天，她出现双侧大泡性视网膜脱离导致视力丧失。可见视网膜脱离（图 B）下视网膜色素上皮（RPE）缺血性梗死的斑片状白色区域（箭头）。血管造影显示 RPE 水平的多个渗漏区域（图 C）。

D 和 E：一名 29 岁的母亲在分娩后不久发生急性双侧视力下降。她有严重的妊娠毒血症。分娩后 3 天，在色素上皮细胞水平上存在多个白色病变，并且仅有极轻的视网膜脱离（图 D）。早期血管造影显示无荧光的网状图案（图 E）。晚期明显多灶性染色（箭头）。

F 和 G：这名无症状的 63 岁女性患者由于怀疑是遗传性黄斑营养不良而被转诊。视力是 20/20。数年前，在她的第二个孩子出生之前，由于严重的妊娠毒血症引发双眼短暂性视力下降，眼底有多个珍珠样斑点（箭头）和黄色树枝样图案。

H 和 I：50 岁女性，无症状，眼底有 RPE 变化，被误诊为遗传性黄斑营养不良。就在她最后两个孩子分娩之前，她曾经历双侧视力下降，系妊娠毒血症所致。

J~L：这名 38 岁的女性患者，在 18 岁时曾因子痫在分娩后短暂双眼失明。她双眼恢复了 20/400 的视力。可见珍珠样斑点（箭头，图 J 和图 L）、色素上皮的网状萎缩、视网膜动脉变窄，以及周边视网膜内色素迁移，类似严重的视网膜毯层营养不良表现。

（A~L，引自 Gass 和 Pautler[819]）

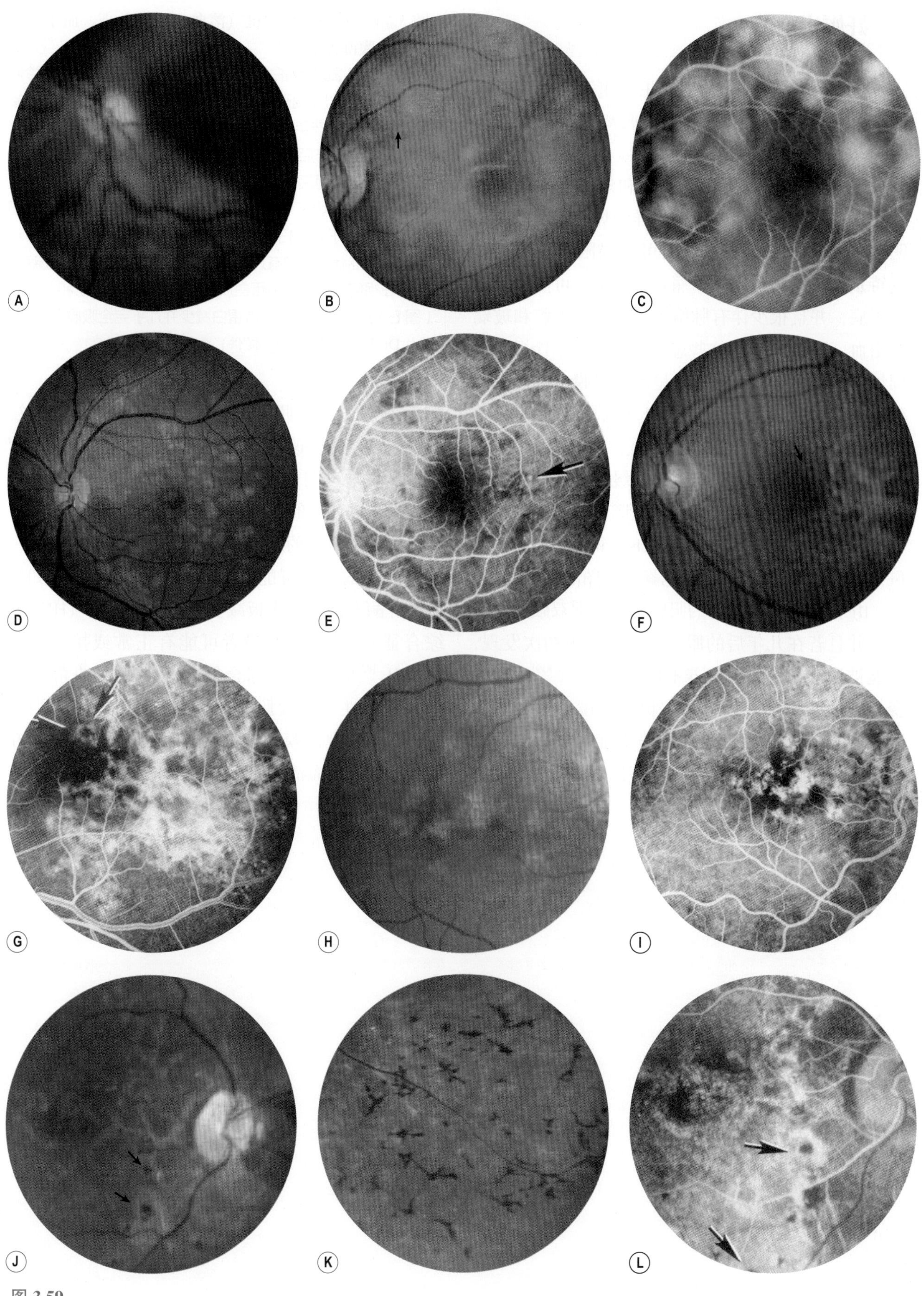

图 3.59

妊娠毒血症

1%~2% 患者妊娠晚期发生严重高血压、蛋白尿和水肿，会因浆液性视网膜脱离引起视力丧失（图 3.59A 和 B）[789, 790, 792-795, 818-823]。这通常发生于分娩前或分娩后即刻。由于 RPE 和外层视网膜局灶性坏死引起的黄白色斑片分支样病灶可能明显或不明显（图 3.59B 和 D）。脱离可能局限于黄斑，或者特别是在癫痫发作（子痫）患者中，可能累及整个眼底，并且很少伴有脉络膜、视网膜下腔和玻璃体出血（图 3.59A）。这些患者可能伴或不伴视网膜棉绒斑和出血。血管造影可呈现脉络膜节段性灌注延迟，以及视网膜下黄白色斑块区域处的 RPE 的多个针点样渗漏（图 3.59C 和 E）。在分娩及治疗高血压后，多数患者的脱离可迅速缓解，并且视功能的恢复相对完全。视盘旁和黄斑区常遗留不规则的分支状图案、色素沉着斑点（Elschnig 斑点）、黄色斑片和相互连接的 RPE 脱色素线（图 3.59F，H 和 J）。由于 RPE 梗死引起的眼底改变常常双眼呈对称性，并且若在几年后的眼科常规检查中初次发现，可能被误认为是黄斑营养不良的表现 [818, 819]。这些变化在血管造影中表现通常比检眼镜下更为明显（图 3.59E，G，I 和 L）。严重毒血症的患者可由于继发浆液性和出血性的全视网膜脱离，出现严重的视力丧失以及失明，随着恢复，遗留有 RPE 和视网膜广泛退行性改变，伪装成弥漫性毯层视网膜营养不良表现（图 3.59J~L）[819]。由于毒血症引起的变化是非进展性的，因而正确诊断很重要。

妊娠毒血症的原因尚不清楚。一些出现双侧视网膜脱离的患者可能有 DIC 的其他表现，例如溶血、肝酶升高、血小板减少和上腹部疼痛（HELLP 综合征）。其中一些患者可能有正常或接近正常的血压 [824]。HELLP 综合征与视网膜中央静脉阻塞、浆液性视网膜脱离（图 3.60）、玻璃体出血、Purtscher 样视网膜病变和枕部梗死有关 [825-834]。在这些女性患者血清中已发现 VEGF 水平升高 [835]。

图 3.60 HELLP 综合征（溶血、肝酶升高、血小板减少和上腹部疼痛）。

A~E：这名 28 岁的白种人女性患者在妊娠 37 周时被诊断出患有 HELLP（肝酶升高和血小板降低）综合征，并接受了紧急剖宫产手术。她需要进行临时血液透析以治疗肾功能衰竭。在产后第一天，她发现右眼视物模糊。未在眼科会诊。在 2 个月后检查时，双眼视力提高到 20/25。视网膜有交织的视网膜下纤维蛋白斑块，边缘呈扇状（图 A 和图 B）。光学相干断层扫描显示病灶位于视网膜下。我们推测，当她出现症状时，曾有广泛的渗出性视网膜脱离，由于病情缓解在视网膜下遗留有蛋白质物质。3 周（图 D）和 3 个月（图 E）后，视网膜下纤维蛋白减少并几乎完全吸收。

（由 Dr. David Weinberg 提供）

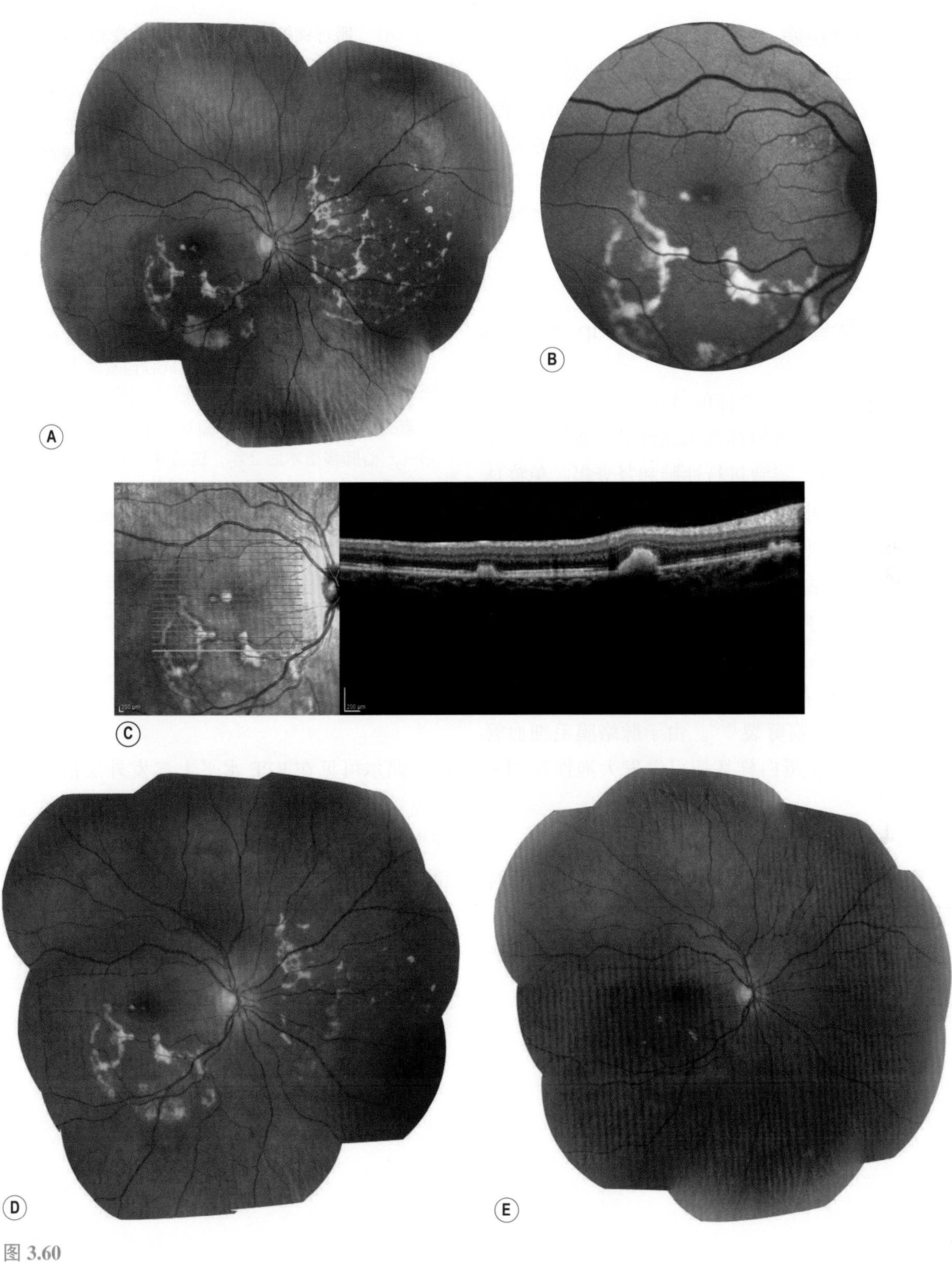

图 3.60

胶原血管疾病

播散性红斑狼疮[799, 800]、多发性结节性炎症[801, 811]、播散性硬皮病、皮肌炎和复发性多软骨炎的患者，可能由于脉络膜血管的纤维蛋白样坏死而出现黄斑的浆液性脱离（图 2.14）。他们可能伴或不伴有眼底血管受累的证据。他们可能伴有或不伴有系统性高血压。

肺出血肾炎综合征（Goodpasture's syndrome）

肺出血－肾炎综合征的特征系由于出血性肺病（咯血）和迅速进展性肾小球肾炎（血尿）的症状和体征的发作，导致进行性肺和肾衰竭。免疫球蛋白 G 线状沉积在肾小球、肺和脉络膜血管的基底膜[804]。血循环基底膜抗体经常被检测到。拮抗 Goodpasture 抗原的自身抗体是 α3（Ⅳ）胶原链的非胶原结构域的一部分。约 75% 的患者在第一年内死亡。约 10% 的患者出现散在的视网膜出血和渗出；在一名患者中可见双侧视盘旁视网膜下新生血管和周边视网膜劈裂[836]。由于脉络膜毛细血管和上方 RPE 纤维蛋白样坏死可继发大泡性视网膜脱离[837, 838]。

系统性坏死性血管炎（Wegener 肉芽肿病和淋巴肉芽肿病）

在 Wegener 肉芽肿病和淋巴肉芽肿病[803]患者中，偶尔可见在 RPE 水平上多发外层白色病变伴有视觉丧失，类似急性后部多灶性鳞状色素上皮病变[839]。视网膜和脉络膜动脉闭塞、浆液性视网膜脱离、视网膜分支和中央静脉阻塞、严重视网膜炎和葡萄膜炎、巩膜炎和巩膜脉络膜肉芽肿伪装成脉络膜肿瘤，是这些患者的其他后节表现[839-848]。

图 3.61 器官移植脉络膜视网膜病变和渗出性视网膜脱离。

A~C：肾移植手术后 5 个月，这名 51 岁男子发现双眼旁中心暗点和视物模糊。白内障摘除术后，他的双眼视力恢复到 20/20，但他的旁中心暗点仍然存在。双眼旁中心都存在黄色斑点和视网膜色素上皮（RPE）中断（图 A）。这些区域在血管造影中呈强背景荧光（图 C 和图 D）上的无荧光豹斑状图案。

D~F：心脏移植手术 2 年后，这名 68 岁的男性患者右眼发生视物模糊和视物变形，伴有浆液性视网膜脱离，逐渐扩大的 RPE 损伤区域，与图 A~ 图 C 中患者相似。在图 D~ 图 F 拍摄时，他的视力从 20/60 自发地改善到 20/30，并且大部分视网膜下液体已经消退。晚期血管造影显示荧光素的针尖样渗漏（箭头，图 F）。左眼未受影响。

G~L：心肺移植术后 2 年，这名 47 岁男子出现轻微的视力障碍。当时的检查显示了双眼黄斑旁中心破坏和 RPE 色素团块（图 G 和图 H）伴有局部浆液性视网膜脱离。血管造影显示双眼的豹斑图案和局部针点染色。14 个月后，色素上皮病变和大泡性视网膜脱离进展到黄斑区。在整个后极部中出现广泛黄色斑点图案，类似于眼底黄色斑点症（图 J~ 图 L）。

（A，C 和 G~L，引自 Gass 等[797]，©1992，美国医学会。版权所有）

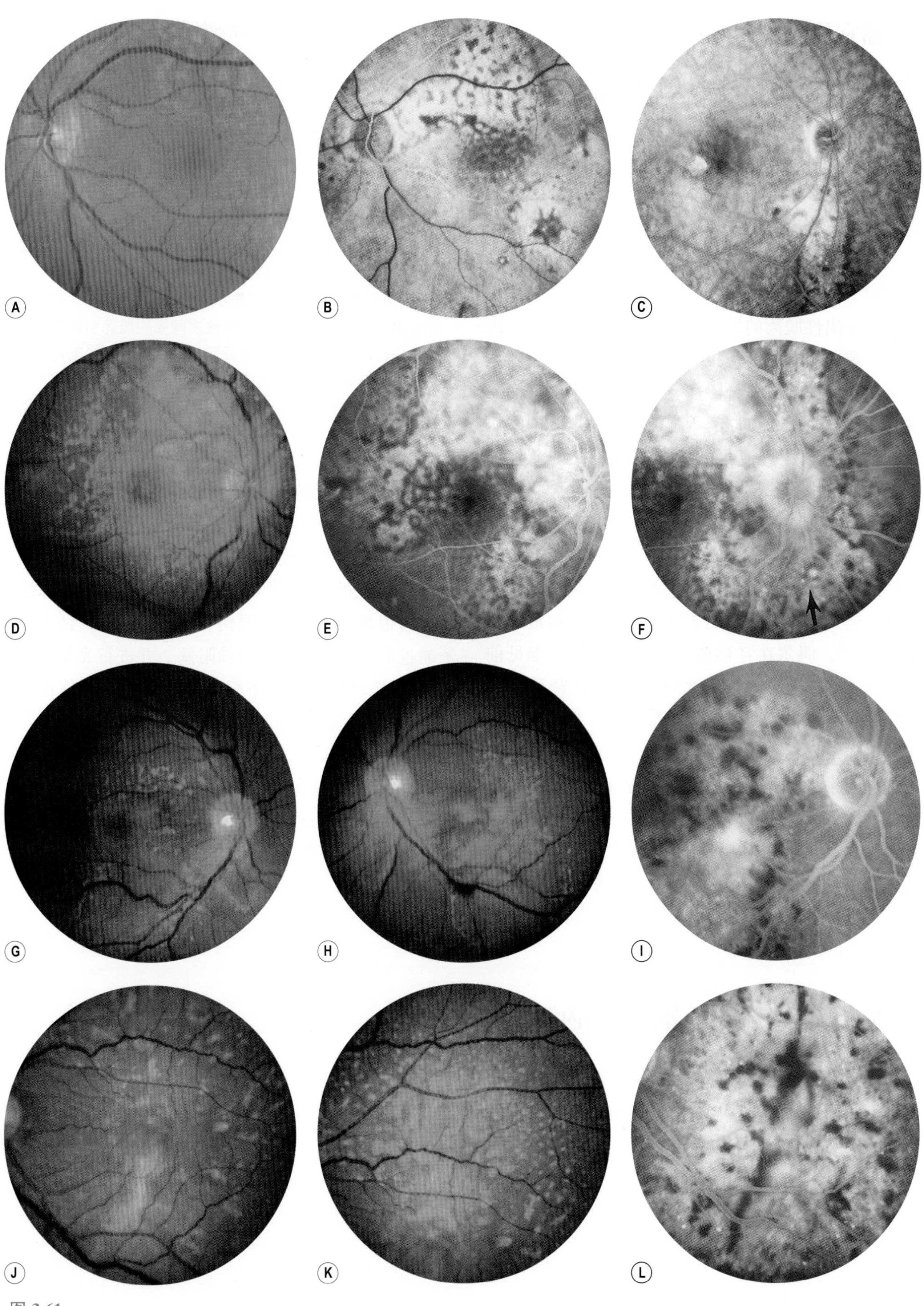

图 3.61

器官移植和血液透析

肾脏、心脏和心肺移植后的患者可能会出现浆液性视网膜脱离引起的视力丧失，在双眼眼底后极部有橙色 RPE 聚集和 RPE 脱色素的豹斑图案区域（图 3.61）[797]。荧光血管造影突显了这些 RPE 的变化，在疾病的渗出期，显示色素上皮损伤区多发针尖样荧光渗漏灶（图 3.61B，C，E，F，I 和 L）。视网膜下液通常在数周或数月内自发消退。复发较常见。渗出性脱离的发生与移植物排斥的临床表现未必一致。所有患者均接受口服皮质类固醇、环孢霉素和硫唑嘌呤的联合治疗。这些药物中的任何一种或组合，特别是皮质类固醇，可能是重要的致病因素[48]。色素上皮变化的特征提示 RPE 的急性损伤，可能是由于局部血管内凝血障碍影响脉络膜毛细血管引起的。

移植患者可能发生与严重 ICSC 患者类似的多灶性浆液纤维蛋白性视网膜色素上皮脱离和视网膜脱离，通常双眼发病，见于肾衰竭而接受血液透析的患者[66]，偶尔在肾移植后[48, 67, 68, 798, 818]（参见前文有关 ICSC 的讨论，第 82~84 页）。在肾移植术后发生时，移植后很快出现眼部症状，推测在术前正接受血液透析。除了一名患者外，这些在接受血液透析时发生眼部症状的患者，所有在肾移植后出现症状的患者都正在接受全身性皮质类固醇激素治疗，这可能加重或引起 ICSC 表现[48, 66]。降低皮质类固醇的剂量和激光治疗中心凹外的 RPE 脱离可能有助于缓解视网膜脱离[66]。低通量光动力疗法对于广泛渗漏的患眼有用。

脉络膜毛细血管的外源性和内源性栓子阻塞

由于侧支血流的多路径特点，脉络膜毛细血管的栓子阻塞，无论是由批量外源性栓塞物质引起（如眶周注射后的皮质类固醇制剂），还是来自颈动脉的纤维蛋白血小板或胆固醇栓子，很少会导致视网膜有症状的损伤[756]。在实验中，单纯栓塞脉络膜血管很难产生视网膜损伤和视网膜脱离。注入栓子通过涡静脉逆行导致静脉阻塞，并进行光凝物理破坏 RPE 以及闭塞脉络膜血管是用于实验性地制造渗出性视网膜脱离的技术[849]。

通过激光激活血管内孟加拉红造成光动力损伤，可以在猫眼实验中产生浆液性黄斑脱离[850]。组织病理学上，这种脱离与脉络膜毛细血管和视网膜血管的闭塞有关。

图 3.62 蛋白异常血症和浆液性黄斑脱离。

A~D：一名患有 Waldenström 巨球蛋白血症（Waldenström’s macroglobulinemia）的 63 岁男性患者，双眼中心视力丧失，双眼黄斑局部浆液性视网膜脱离（箭头，图 B）。在周边（图 A）存在散在的视网膜出血，但是很少有证据显示视网膜静脉扩张。双眼视力为 7/200。血管造影显示一些散在的轻度视网膜微血管改变病灶，但在视网膜或视网膜色素上皮（图 C 和图 D）水平上没有染色迹象。1 周后，在血浆置换术后，浆液性黄斑脱离已经消退，视力提高到 20/200。

E~I：这名患有糖尿病和多发性骨髓瘤的女性患者，由于双眼黄斑（箭头，图 E）的浆液性视网膜脱离而引起中心视力丧失。她有轻微的糖尿病视网膜病变病史。脱离持续存在并且与糖尿病视网膜病变（图 F 和图 G）增加有关。血管造影显示背景性视网膜病变和视网膜下液的强荧光染色。

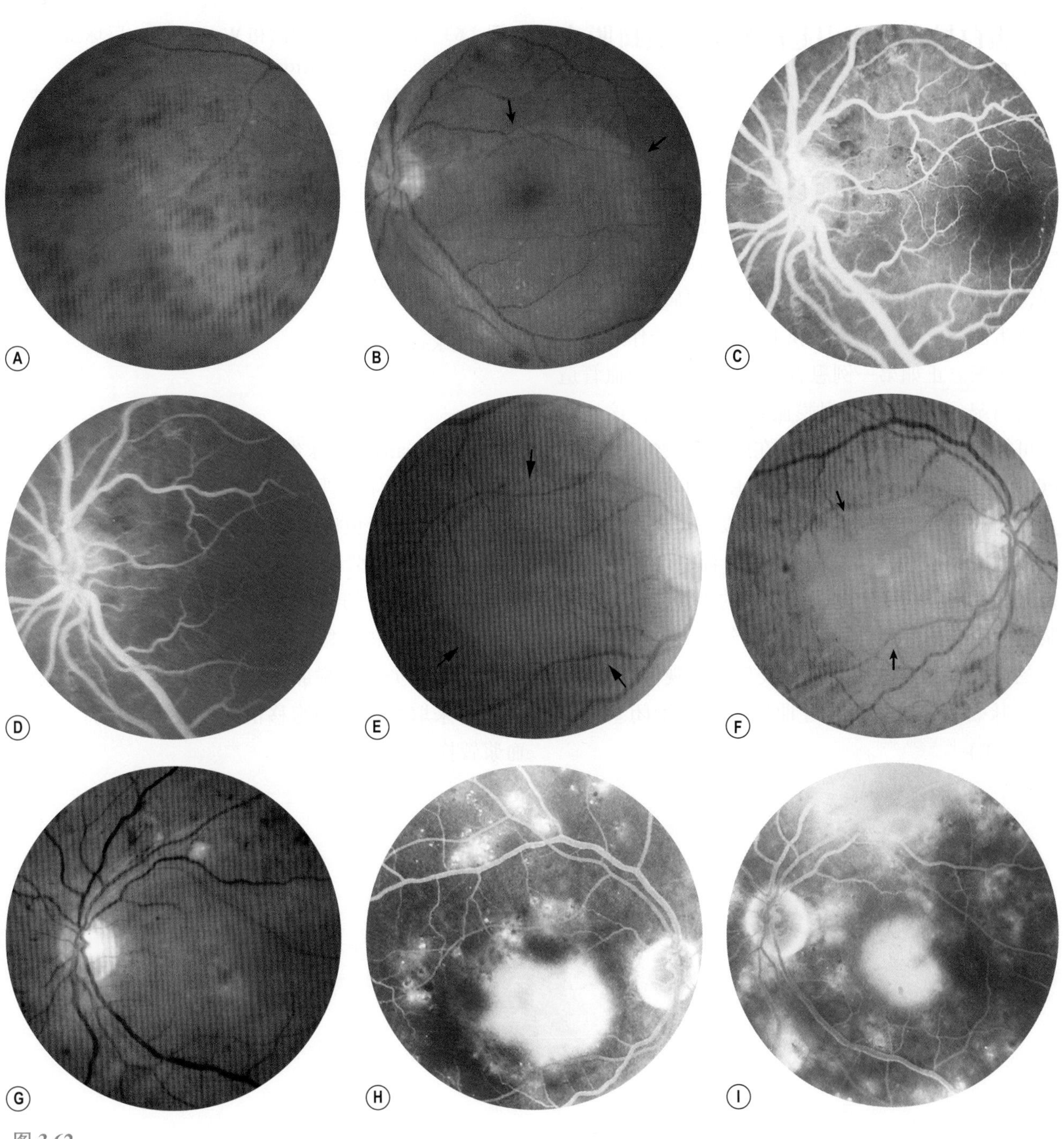

图 3.62

蛋白异常血症引起的浆液性黄斑脱离和视网膜病变

一位 Waldenström 巨球蛋白血症患者发生黄斑区视网膜浆液性脱离引起的双眼中心视力丧失，荧光血管造影无任何证据表明血 – 视网膜内或外屏障的渗透性改变（图 3.62A~D）。血浆置换术后 1 周，双眼视网膜复位。推测这些患者高水平的异常血清蛋白，可能进入视网膜下并由于渗透作用导致液体积聚。正如第一例患者情况所示，即使血管造影没有显示 RPE 或视网膜血管内皮改变，该病变也可能发生（图 3.62A~D）。在患有多发性骨髓瘤、POEMS 综合征（参见下文）和良性单克隆丙种球蛋白病的患者中也观察到类似的没有荧光素渗漏的浆液性视网膜脱离 [851-858]。这些患者中许多也患有糖尿病视网膜病变，由于糖尿病的血管渗漏，这个浆液性脱离的额外机制可能会被忽略。这些患者的高黏血症和继发贫血的其他表现包括视网膜出血、微动脉瘤、静脉扩张和迂曲以及小血管闭塞（图 3.63A~E）[853, 859, 860]。

图 3.63 **浆液性黄斑脱离和 Waldenström 巨球蛋白血症（Waldenström's macroglobulinemia）。**

A~K：男性糖尿病患者，中度非增殖性糖尿病视网膜病变，有双眼黄斑脱离（图 A 和图 B）。血管造影显示了微动脉瘤，但没有显示视网膜下液，尽管光学相干断层扫描（图 F 和图 G）证实有视网膜下液。患者遵医嘱观察几个月后，双眼黄斑下液（图 H 和图 I）增加。6 个月后（图 J 和图 K）渗出性脱离进一步增加，提示蛋白异常血症。他被诊断患有 Waldenström 巨球蛋白血症，并开始接受化疗和血浆置换术。

（由 Dr. Karen Gehrs 提供）

Waldenström 巨球蛋白血症是一种 B 细胞淋巴增生性疾病，伴有骨髓和淋巴组织的淋巴浆细胞浸润，以及单克隆免疫球蛋白 IgM 分泌到血清中。临床表现为继发于骨髓和髓外部位的浸润和 IgM 水平升高。临床表现的特征为全血细胞减少症、器官肿大、神经病变和高黏血症效应。治疗策略复杂，涉及化疗药物如环磷酰胺、利妥昔单抗、地塞米松。最终需采取自体干细胞移植和支持疗法治疗贫血，血浆置换治疗高黏血症。

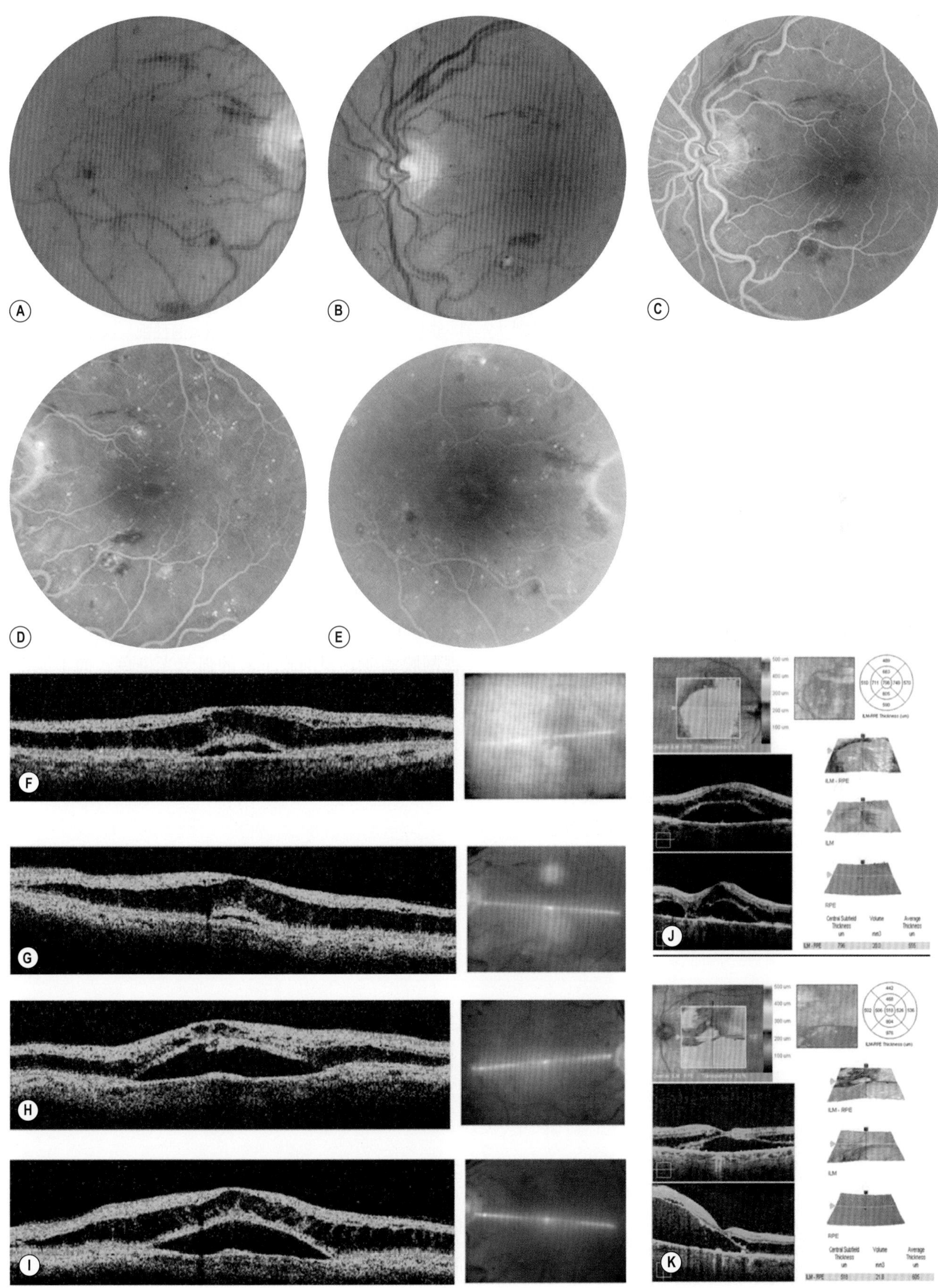

图 3.63

多发性骨髓瘤是B细胞相关恶性肿瘤，伴有骨髓中异常浆细胞的单克隆扩增产生过量的免疫球蛋白。临床表现为M蛋白过度生成导致肾衰竭，系统性淀粉样变性或由于多克隆免疫球蛋白减少而反复的细菌感染；或由于过量的浆细胞增殖导致溶骨性损伤、骨质疏松症、骨折、贫血和髓外浆细胞瘤。治疗包括高剂量化疗和干细胞移植、贫血的支持疗法和高黏血症的血浆置换。

POEMS是一种罕见的多系统病变的首字母缩写词，浆细胞异常表现为多神经病变、器官肥大（脾、肝、淋巴结）、内分泌病（肾上腺、甲状腺、垂体、甲状旁腺、性腺、胰腺）、M蛋白相关的皮肤改变（色素沉着过度、多毛症和血管瘤）。该病亦可发生继发性硬化性骨病变。它们具有全身水肿和双眼视神经盘水肿症状，并且患者体内VEGF水平较高。眼部特征是双眼视网膜出血、浆液性视网膜脱离、囊样黄斑水肿和视盘水肿[854, 861-864]。通过自体外周血干细胞移植治疗降低VEGF水平和改善全身情况。在全身或眼内注射VEGF抗体后，患者病情可能会暂时稳定[862]。

由Leonard Joffe博士提供的病例，Gass回顾了另一名患有多发性骨髓瘤和糖尿病的患者的图片，在黄斑区域出现视网膜的慢性浆液性脱离（图3.61E~I）。与前一病例不同，血管造影显示糖尿病视网膜病变和视网膜下液的强荧光染色，尚不能确定视网膜下液中荧光素的来源。

图3.64　葡萄膜渗漏综合征。

A~F：一名健康的13岁女孩，结膜血管扩张（图A）和大泡性视网膜脱离（图B），有周边睫状体脉络膜脱离和色素上皮的豹斑表现（图C）。对侧眼（图D）也有类似的发现。视力为数指。超声检查显示后极部脉络膜弥漫性增厚（箭头，图E和图F）。

G~L：42岁的西班牙裔男性，曾经历黄斑浆液性脱离的反复性发作（图G）。血管造影显示出弥漫性高荧光和一些染色区域（箭头，图H）。他被误诊为患有特发性中心性浆液性脉络膜视网膜病变。2年后，血管造影观察到明显的豹斑样改变（图I和图J）。玻璃体中有细胞，周边睫状体脉络膜脱离。6个月后，由于双侧大泡性视网膜和睫状体脉络膜脱离（图K），他成为法定盲。在板层巩膜切除术和巩膜切开术后10周，未引流视网膜下液，脱离已复位（图L）。10年后，未发现有脱离复发表现。

（A~G和J，引自Gass和Jallow[869]；I，引自Gass[890]）

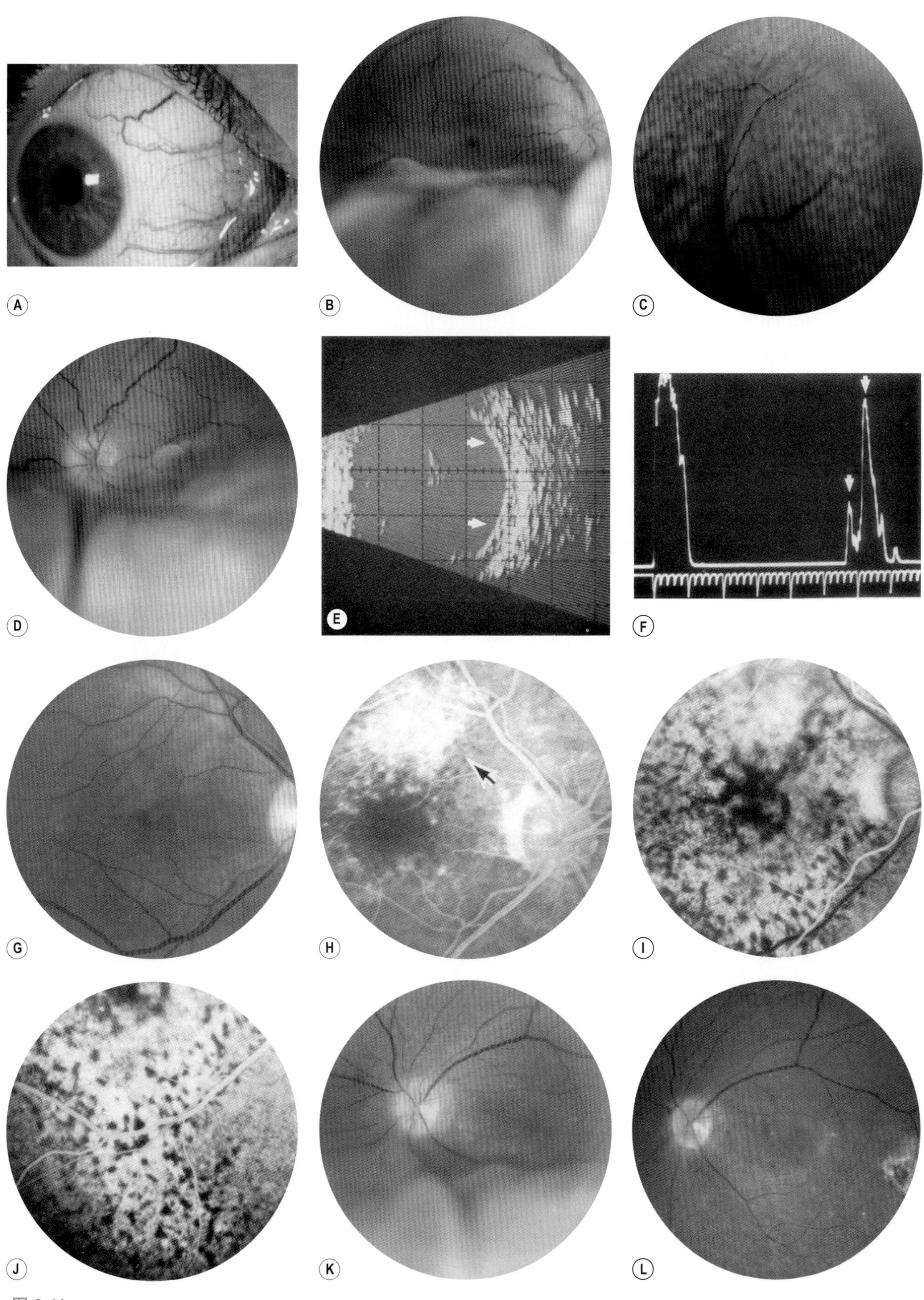

图 3.64

特发性葡萄膜渗漏综合征

IUES的患者，大多数是眼睛正常大小的健康中年男性，表现为单或双眼视力丧失，病因主要为脉络膜和睫状体脱离，其次是视网膜的浆液性脱离所致（图3.64~图3.67）[865-876]。患者可能因下方视网膜脱离出现上方视野缺损，或者因黄斑浆液性脱离而出现视物变形和视野阳性暗点。通常存在大结膜静脉的扩张（图3.64A）。另外眼前段通常没有炎症体征。Schlemm管（Schlemm's canal）可能有出血。患眼眼压是正常的。玻璃体中通常可观察到一些细胞。最初，浆液性视网膜脱离可能局限于黄斑区，除非进行超声波检查，否则脉络膜和睫状体脱离可能被忽略（图3.64E和F；图3.65J；图3.66A和C)。其他患者表现出视网膜大泡性脱离以及周边脉络膜和睫状体的浆液性隆起（图3.64B~D和K；图3.65；图3.66)。典型的表现是视网膜下液会出现明显移动，这是由于它非常高的蛋白质浓度所致，是正常血浆中的2.5~3倍[876-879]。荧光素血管造影可能发现早期RPE的轻微改变，但通常不会在视网膜浆液性脱离之下显示散在的渗漏。这种疾病最初可能仅影响一只眼睛。通常在数周、数月或数年后在第二只眼中发生类似的脱离。这些患者对全身性皮质激素治疗或抗代谢药治疗无反应。巩膜扣带和视网膜下液引流通常会失败并且可能因出血而复杂化。真性小眼球中的涡静脉减压术已被证明是成功的[880, 881]。由于缓解和恶化，患者通常有较长的病程。最终形成了RPE的不规则聚集和变薄的豹斑状图案，在血管造影中最易观测到（图3.64B，C，H，I和J；图3.65L；图3.66E，F和H)。黄褐色色素团块是明亮的自发荧光，提示该物质很可能是脂褐素和其他脂蛋白荧光团（图3.65；图3.66)。以上眼部特征可以在治疗前的眼中观察到，并且一旦手术干预导致脉络膜和视网膜脱离缓解，此类特征就变得更加突出（图3.65；图3.66)。在少数患者中，黄斑区会形成视网膜下黄色斑点和外层视网膜脂质渗出。一些患者中可能形成严重的脉络膜视网膜变性和视野丧失。这些患者中大多数是远视，如果仔细回顾检查，他们的远视在之前的数年中是逐渐增加的。

图3.65 葡萄膜渗漏综合征。

A~F：69岁男性，远视（+5.0 D)，患有双眼渗出性年龄相关性黄斑变性，先前玻璃体内注射贝伐单抗治疗，出现进行性渗出性视网膜脱离，视力下降至手动2个月余。此外还可见周边部脉络膜脱离（图A，图C和图D)。自发荧光成像显示在附着的视网膜区，有自发荧光增加和减少的斑驳改变，脱离的视网膜区域则没有荧光（图B)。随着3个巩膜开窗后，脉络膜和视网膜脱离缓解，伴有高自发荧光斑点（图E）的增加。它们以黄褐色（图F）团块物质出现于视网膜色素上皮前。

G~H：蒙太奇颜色和自发荧光图像显示伴有黄棕色色素团块（图G和图H）的复位视网膜。

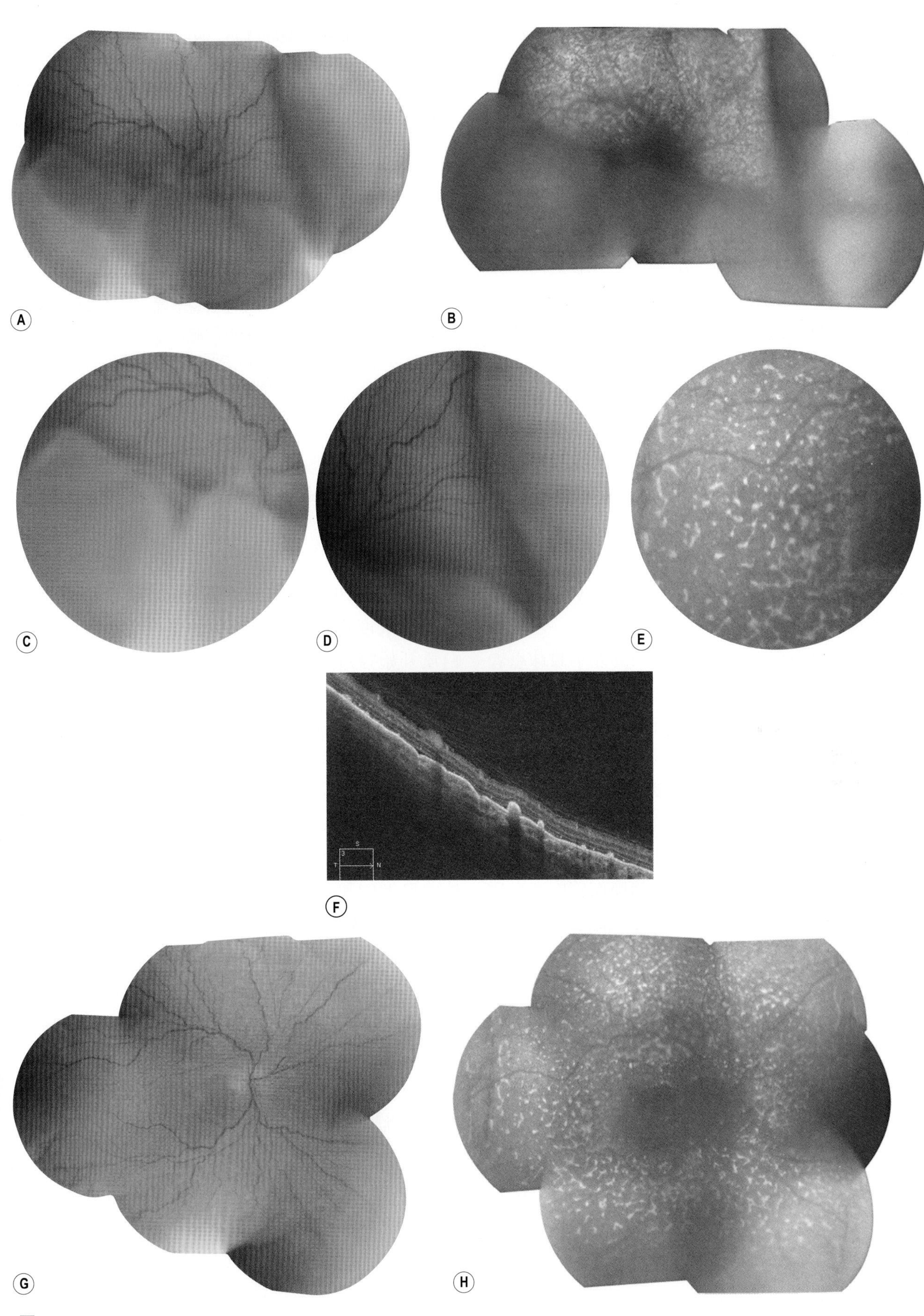

图 3.65

组织病理学上，眼内的脉络膜和睫状体内积聚有富含蛋白质的细胞外渗出物，脉络膜、睫状体和视网膜的浆液性脱离，脉络膜血管充血，极少炎症表现，视神经周围的蛛网膜下腔扩张（图3.67A~C）[869, 874, 882]。巩膜纤维之间发生黏多糖的异常积聚[882-884]。在组织化学层面，某些情况，这种积聚物主要由硫酸蛋白皮肤素和少量硫酸蛋白软骨素组成。巩膜细胞组织培养已证实细胞内糖原样沉积[884]。巩膜蛋白聚糖异常，巩膜纤维蛋白增加，巩膜纤维扭曲和磨损已在真性小眼球巩膜中被描述[883, 885-889]。

IUES 的原因不明。Forrester 等认为这可能是由巩膜结构的先天性异常引起的，伴有巩膜内多年来异常量的细胞外黏多糖的积聚和涡静脉发育不全[867, 869, 890]。Forrester 等提出，IUES 可能是一种眼部黏多糖病的表现形式，在蛋白质皮肤素合成和（或）巩膜成纤维细胞降解方面存在主要缺陷[882]。对一例 Hunter 综合征和 Maroteaux-Lamy 综合征患者的葡萄膜渗漏的观察（MPS Ⅵ型），进一步提示巩膜黏多糖的异常可能是 IUES 和真性小眼球患者睫状体脉络膜渗漏的重要原因[891]。真性小眼球中的巩膜增厚和涡静脉阻塞已被证实是葡萄膜渗漏综合征的发病机制[877, 880, 881, 892-896]。

以下假设曾被提出解释特发性葡萄膜渗漏中葡萄膜的浆液性脱离：随着变厚的异常的巩膜老化，特别是在男性患者中，眼睛失去了应对蛋白质的能力，这些蛋白质正常会少量从脉络膜血管中逃逸到细胞外间隙[890]。淋巴系统的主要功能之一是提供一种将血管外成分中的蛋白质返回血管系统的方式[897]。在眼睛中巩膜传导通道可能作为淋巴通道，用于促进脉络膜和睫状体中的血管外蛋白进入眼周组织[898]。厚的黏多糖－浸润的巩膜老化改变以及涡静脉发育不全，对这些通道的侵蚀，使眼睛容易发生涡旋静脉阻塞和葡萄膜血管外蛋白及水的过度积聚（图3.67D3）。当脉络膜和睫状体中的血管外蛋白质浓度接近血管系统中的蛋白质浓度时，蛋白质开始穿过 RPE 进入视网膜下形成大泡视网膜脱离。视网膜下液中的蛋白质超浓缩至血管系统中的2~2.5倍。这可能导致：①视网膜下液明显移动。② RPE 的豹纹样外观。③偶尔视网膜下和视网膜内脂蛋白的黄色沉淀。④视神经旁脑脊液的蛋白质水平升高，引起视神经旁蛛网膜下腔的继发扩张。来自该区域的蛋白质的向后扩散可能解释了为什么这些患者的腰穿结果显示约50%的患者的脑脊液蛋白水平升高，而脑脊液细胞数呈无明显改变。巩膜上静脉扩张和 Schlemm 管中出血，通常是存在慢性涡静脉阻塞的前段表现。大多数导致睫状体脉络膜水肿或脱离的疾病的眼压低于正常值，因为房水的葡萄膜巩膜外流阻力降低[893, 899, 900]。典型的正常眼压型特发性葡萄膜渗漏综合征患者，可能是由于葡萄膜巩膜外流阻力较正常增加所致。

图 3.66　葡萄膜渗漏综合征：病理和治疗。

A 和 B：葡萄膜渗漏综合征患者的组织病理学发现。可见肿胀的周边脉络膜（图 A）浆液性脱离，没有炎症迹象，浆液性视网膜脱离，脉络膜充血和蛛网膜下腔扩张（箭头，图 B）。

C：另一名葡萄膜渗漏综合征患者的组织病理学发现。通过周期性希夫酸阳性（箭头）的蛋白质渗出物提示巩膜增厚、脉络膜增厚，以及视网膜下蛋白质性渗出物下方的内层脉络膜和色素上皮的褶皱。

D：血管外蛋白的经巩膜移动（点画）的途径图（箭头）。1，在正常眼睛中发生局灶性血管渗漏；2，无晶状体眼，伴有短暂的术后睫状体脉络膜脱离，可能需要数天或数周才能缓解；3，特发性葡萄膜渗漏综合征由于巩膜异常引起的蛋白质渗出和葡萄膜静脉流出的抵抗力增加。

E：治疗慢性葡萄膜渗漏的手术技术图。注意在每个象限中没有引流视网膜下液，进行板层巩膜切除术和巩膜切开术（箭头），避开涡静脉子午线。

（A 和 B，引自 Verhoeff 和 Waite[874]；D 和 E，引自 Gass[890]）

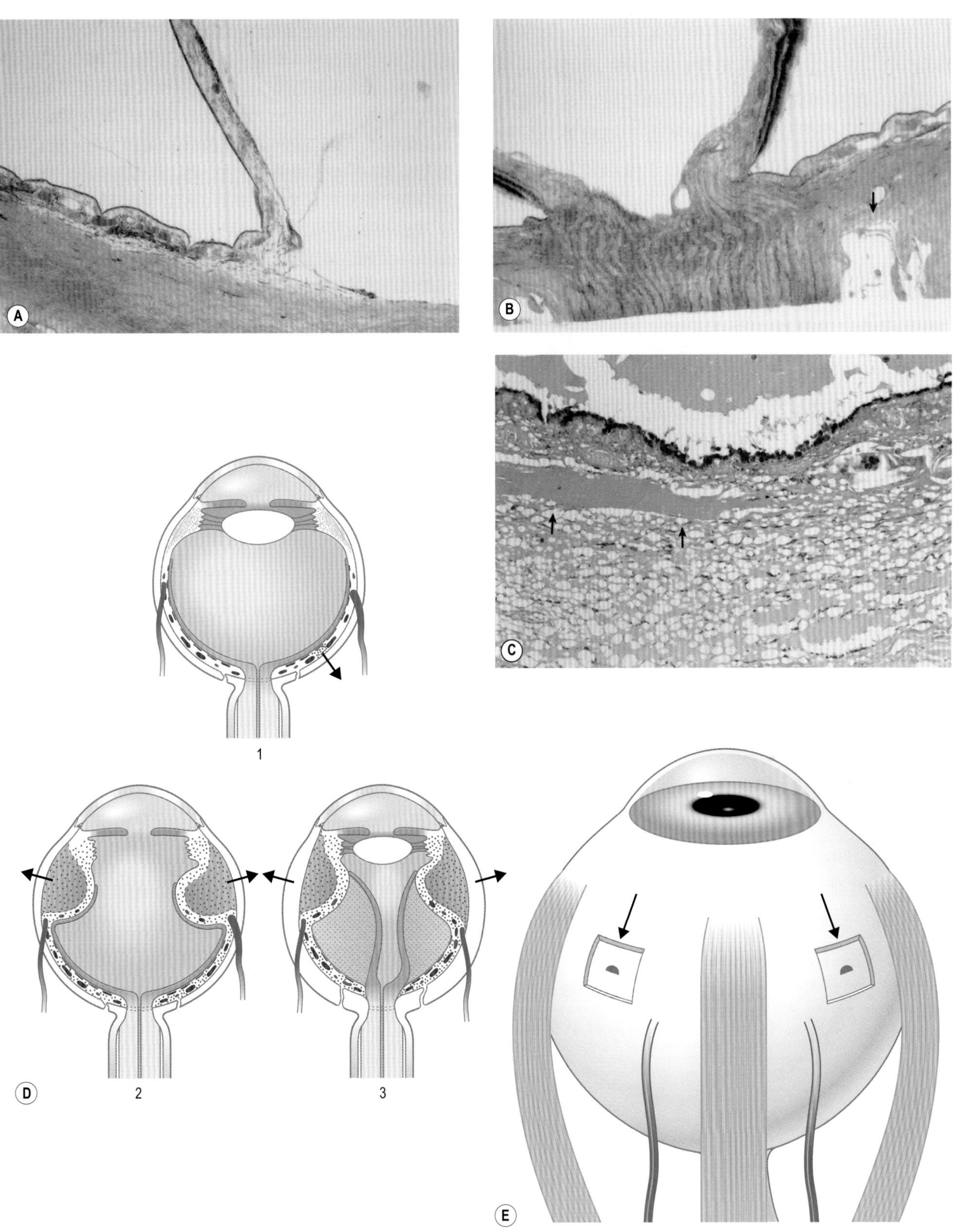

图 3.66

在疾病的早期阶段超声检查显示巩膜、脉络膜和睫状体增厚，其可能发生在眼底的任何可见变化之前。在视网膜脱离发生之前和之后，这种增厚始终存在[890, 901, 902]。超声下可见由于细胞外液导致后极部的脉络膜增厚，这一点对于做出葡萄膜渗漏的诊断以及可做巩膜开窗术之前是必要的证据。超声检查也可能显示视神经鞘扩张（阳性 30° 试验）（图 3.67B）。在一些情况下还可以通过计算机断层扫描检测葡萄膜增厚，并且最近可通过 Spectralis OCT 增强深度成像（EDI）检测脉络膜的厚度[903]。

在赤道或略微在赤道前方的节段性、厚度适中的巩膜切除术是治疗方法之一，应注意避开任何涡静脉的子午线附近，在没有脉络膜穿孔的前提下，全层巩膜切口已成为 IUES 和真性小眼球的有效治疗方法（图 3.67E）[890, 891, 904-907]。在结膜关闭前在巩膜切除区域内使用巩膜外滴注皮质激素可能会降低巩膜切除组织再生和睫状体脉络膜脱离复发的机会。

涡静脉减压和巩膜切除术已被证明可成功治疗真性小眼球的葡萄膜渗漏[880, 881, 908]。作者认为单纯巩膜切除是手术有效的唯一原因，涡静脉减压是不必要的且增加了操作的并发症。这一观点最近得到了 Jin 和 Anderson 研究的支持[906]。

葡萄膜渗漏的继发原因包括真性小眼球[880, 881, 892, 893, 896, 901]、硬脑膜动静脉瘘[909, 910]、巩膜炎[911]、Harada 病、葡萄膜良性反应性淋巴样增生、梅毒性脉络膜视网膜炎[911]、颈动脉阻塞（图 6.13D~I）、眼眶蜂窝织炎、葡萄膜弥漫性肿瘤[912]、氧气吸入治疗、手术或其他眼外伤[913]、伤口渗漏[870, 878, 906, 914-916]、眼内手术时[916-918]和光凝术后发生浆液性脉络膜脱离[919]。任何原因的睫状体脉络膜脱离后都可能发生闭角型青光眼[893]。有真性小眼球和一个毯层视网膜变性的家族成员可能出现葡萄膜渗漏[920]。作者见过两名患有真性小眼球、视网膜色素变性和双眼葡萄膜渗漏的兄弟姐妹，另一名患有真性小眼球和视网膜色素变性的患者，由于怀疑慢性葡萄膜渗漏综合征而考虑进行巩膜切除术。患者没有葡萄膜渗漏的临床或超声证据。患者的视网膜电流图实际上已经熄灭了。

一些患者在巩膜开窗术后长期随访显示，一些表现有进行性脉络膜视网膜变性改变，而没有葡萄膜渗漏复发证据。目前尚不清楚这是否可能是由于轻度慢性复发性渗漏引起，或可能是由于同样的黏多糖代谢异常影响这些患者的巩膜所致。

图 3.67 **特发性葡萄膜渗漏综合征。**

A~L：80 岁的白种人女性，诉双眼视力逐渐下降，左眼比右眼明显视力下降超过 3 个月。诊断为左眼脉络膜脱离并开始口服泼尼松 60 mg。她有乳腺癌病史，5 年前接受过乳房切除术。她的右眼视力为 20/30，左眼为 20/100。右眼后极部有一些黄橙色点状物，周边脉络膜渗出（图 A）。左眼整个眼底有几个小的黄点，360° 周边脉络膜渗出和下方渗出性视网膜脱离延伸到下方血管弓（图 B，图 C 和图 J）。荧光造影显示左眼弥漫性豹斑改变，低荧光线条对应脉络膜脱离的赤道部脉络膜褶皱（图 D 和图 E，箭头）。黄色斑点是高自发荧光，脉络膜和视网膜脱离是低自发荧光。超声证实浆液性脉络膜（图 G）和视网膜脱离（图 F）。左侧黄斑的光学相干断层扫描显示黄斑区视网膜内和视网膜下液，以及右侧黄斑视网膜内液。她在左眼的 3 个象限进行了巩膜开窗手术，脉络膜渗漏在一夜间缓解，但是浆液性视网膜脱离的缓解超过 8 周。巩膜开窗术后 3 个月左眼没有视网膜下纤维化，可见橙棕色色素上皮团块增加，呈现明显的高自发荧光（图 K）。

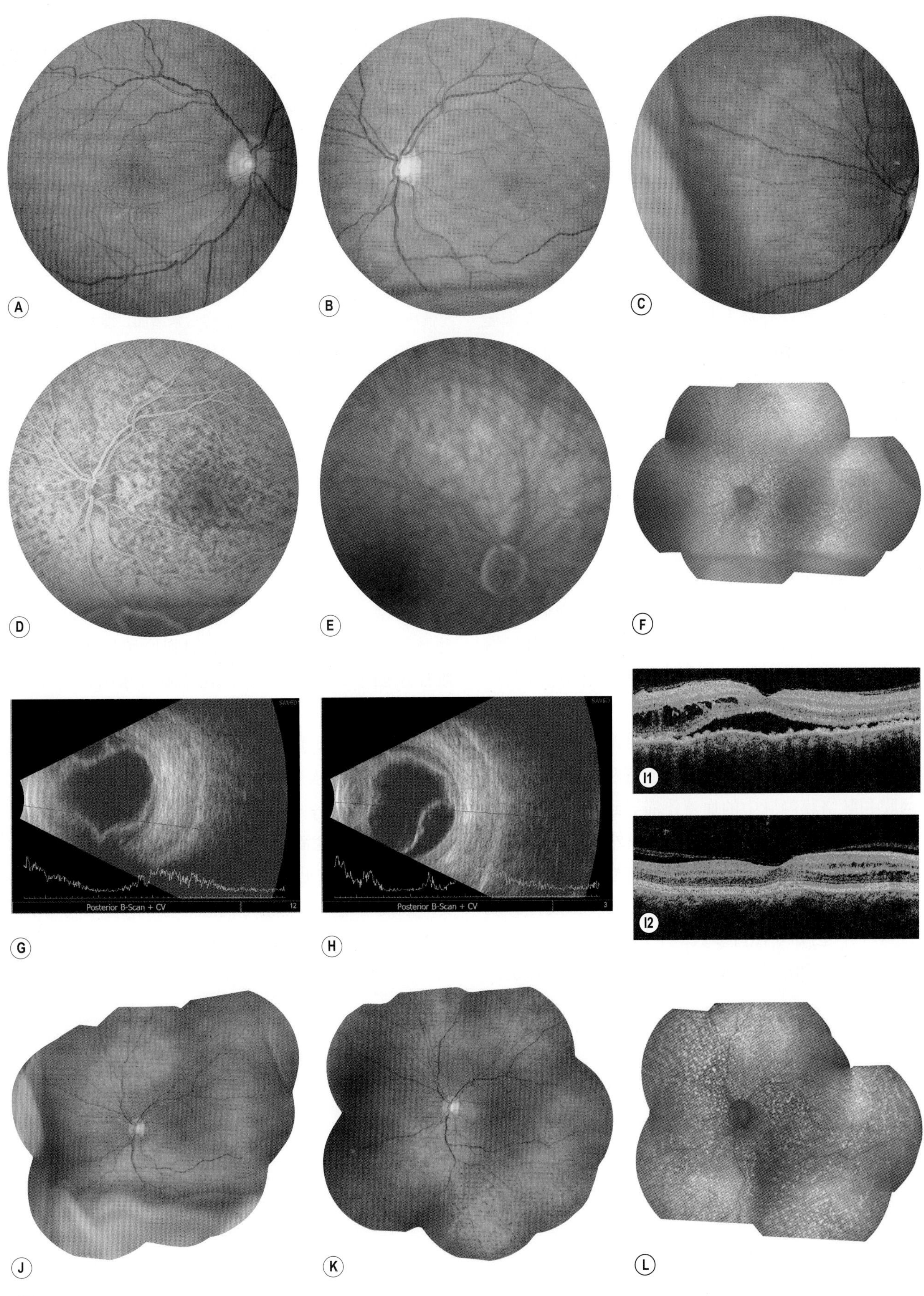

图 3.67

IUES 的鉴别诊断包括伴有睫状体视网膜脱离的孔源性视网膜脱离、葡萄膜炎性假瘤、弥漫性无色素性黑色素瘤或转移癌、双侧弥漫性葡萄膜黑色素细胞增生（见第 1202 页）、Harada 病（见第 926~930 页）、ICSC，特别是如果并发于类固醇激素治疗导致的大量渗出性视网膜脱离（见第 76 页）[866]、交感性眼炎（见第 932 页）和后巩膜炎（见第 944 页）。超声检查对做出正确诊断特别有价值。在葡萄膜渗漏综合征患者中经常形成的豹斑样色素沉着，外观上与发生在一些全身性大细胞淋巴瘤（见第 1078 页，图 13.34D~J）、白血病（见第 1136 页），或双侧弥漫性葡萄膜黑色素细胞增生（见第 1114~1116 页），以及器官移植性脉络膜视网膜病变患者中的类似（见第 186 页）。

图 3.68　原发性肺动脉高压。

A~J：这名 25 岁的白种人男性患者患有终末期原发性肺动脉高压，在肺移植前 1 周出现左眼视物轻度变形，被诊断为中心性浆液性脉络膜视网膜病变。肺移植后 2 周，他的视力进一步下降至 20/400。右眼保持在 20/20。左眼底显示浆液性视网膜脱离（图 A 和图 B）。荧光素和吲哚菁绿血管造影显示中心凹轻度窗样缺损（图 C 和图 D）。光学相干断层扫描证实了视网膜内和视网膜下液（图 E）。诊断为移植物抗宿主病可能的中心性浆液性脉络膜视网膜病变。类固醇激素药物减量。他的症状恶化累及右眼视力到 20/60，双眼视力进一步降至 20/200。患者出现皮疹，病情严重。这时，他的口服类固醇激素增加。视力在 2 周内改善至 20/50 和 20/70，并且在约 6 周内在两只眼中进一步提高至 20/20。视网膜和脉络膜液体消退（图 F~ 图 I）。由于他的症状在肺移植之前开始并且对皮质类固醇激素治疗有反应，因此诊断为继发于原发性肺动脉高压的浆液性视网膜和脉络膜渗漏。

（由 Dr. Colin McCannel 和 Yannuzzi Lawrence J. 提供。引自 The Retinal Atlas，Saunders 2010，978-0-7020-3320-9，p.756）

原发性肺动脉高压

原发性肺动脉高压是一种罕见的特发性肺毛细血管闭塞导致右心衰竭的致命疾病。眼部症状并不常见，但若出现则表现如结膜和巩膜外血管扩张、渗出性脉络膜和视网膜脱离（图 3.68），或静脉淤滞视网膜病变，有时进展为视网膜中央静脉阻塞[921-925]。一例急性闭角型青光眼曾被报道[926]。典型低阻力肺血管床的阻力增加，导致右心衰竭。这又将较高的静脉压传导至头颈静脉、肝血管和外周静脉。视网膜和脉络膜静脉中的血流停滞导致静脉淤滞视网膜病变和脉络膜积液及突出的巩膜外血管。

原发性肺动脉高压的家族遗传性占 10%（家族性肺动脉高压）；其余的是散发性的（特发性肺动脉高压）。已知女性占多数，平均年龄为 36 岁。在一些家族性和散发病例中发现了种系骨形态蛋白受体Ⅱ型基因突变[927]。毛细血管前小动脉和小肺动脉管腔被细胞和肌成纤维细胞增殖形成的原位血栓所阻塞，导致血管重塑，肺动脉压升高[928]。肺动脉高压继发原因较常见，包括结缔组织疾病，如硬皮病、系统性红斑狼疮、类风湿关节炎、混合结缔组织疾病、人类免疫缺陷病毒（human immunodeficiency virus，HIV）感染、肝硬化、门静脉高压症、食欲抑制剂的使用[929]。由于这种情况在女性中很常见，因此应寻求食欲抑制剂的使用史。以前，仅靠药物治疗的患者在确诊后 2~3 年内死亡。较新的药物和支持疗法延长了生存期[930, 931]。最近肺移植的成功改善了发病率和预期寿命[932, 933]。

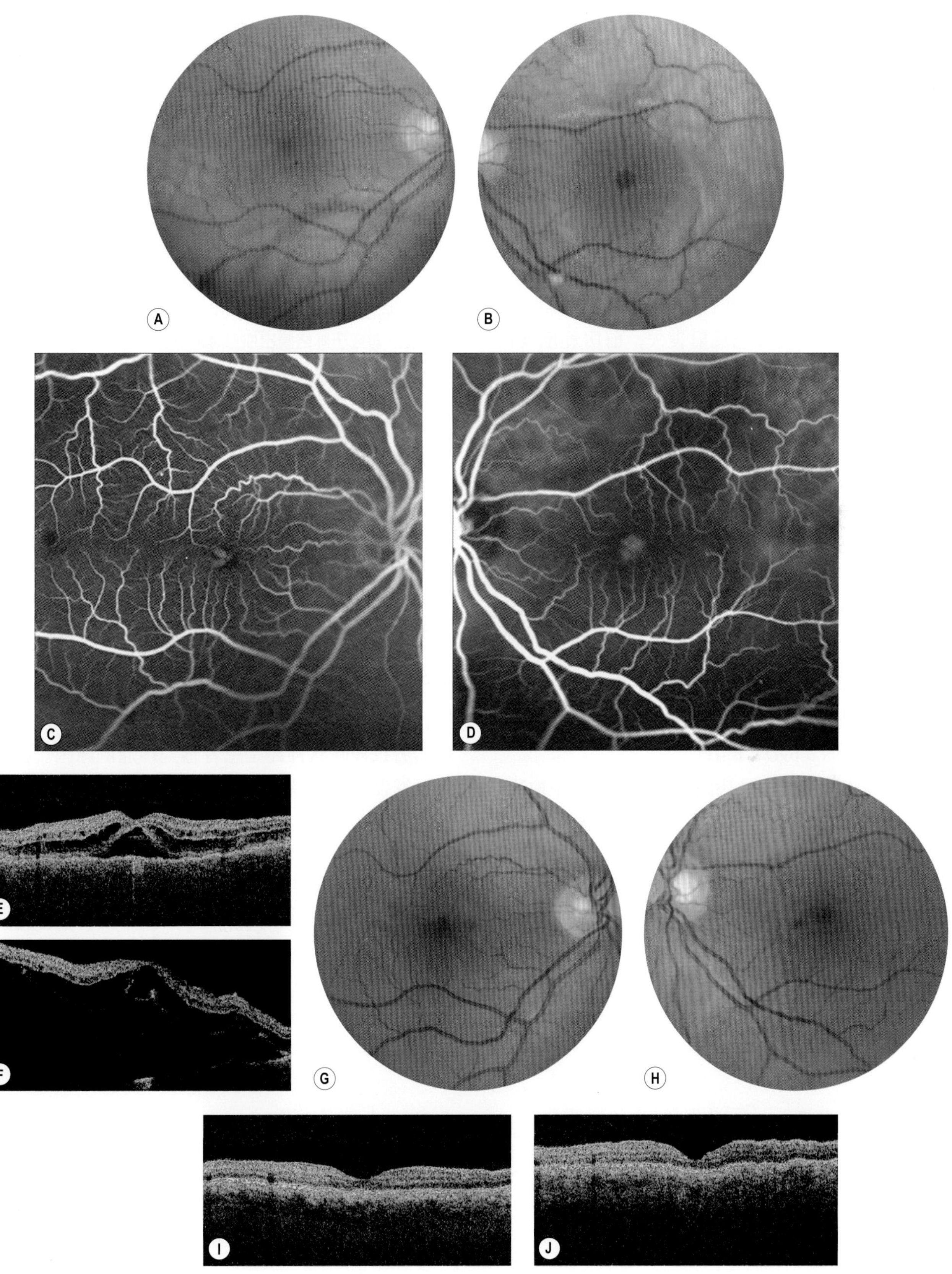

图 3.68

脉络膜上腔出血

脉络膜血管的自发性出血可导致各种临床表现。当在眼内手术过程中发生时，出血可能非常剧烈并引起驱逐性出血。发生自发性手术中脉络膜上腔出血的风险因素有：青光眼病史，术前眼压升高，眼轴长度增加，年龄较大，无晶状体，后囊破裂，全身动脉粥样硬化，心血管疾病，糖尿病，术中脉搏升高 [934]。脉络膜上腔出血的临床症状包括：疼痛，眼压升高，红色反射丧失，前房逐渐变浅，眼底光滑的大泡样暗色隆起团块。如果术后发生出血，通常在低眼压期间，出血可能会引起外形类似葡萄膜渗漏中的睫状体脉络膜脱离，但通常颜色更深（图 3.69A~C）[935]。透照法可明显区分浆液性与出血性脉络膜和睫状体脱离。在某些情况下，特别是在白内障摘除后，脉络膜上腔出血可能保持在局部并伪装成脉络膜黑色素瘤、大脉络膜痣或视网膜下色素上皮血肿 [936-939]。荧光血管造影显示病灶中心的脉络膜背景荧光无遮挡，一些相对无荧光区围绕其边界，通常是覆盖于脉络膜上腔血肿的脉络膜视网膜皱褶。超声检查显示病灶回声空洞，无脉络膜凹陷征（图 3.69D，F~H）。

脉络膜上腔出血的病因和发病机制似乎取决于眼内压的变化。引发出血的主要事件被认为是低眼压，导致浆液渗漏流入脉络膜上腔，其拉伸并撕裂长或短睫状后动脉，导致出血。由于血液快速积聚然后拉伸睫状神经是患者感到疼痛的原因。据推测，继发于相关系统性血管疾病的坏死可能导致血管壁完整性削弱，促进血液外渗 [935, 940-942]。

图 3.69　脉络膜上腔出血。

A~C：这名 74 岁的女性患者在接受眼内晶状体置换术后 1 天，眼睛受到碰撞。在重新放置移位的晶状体时，观察到眼底红光反射的变化。她已发生术中脉络膜出血，第二天拍照时视力是手动（图 A~ 图 C）。经保守治疗，随着时间的推移，出血吸收，视力最终恢复到了 20/20。

D 和 E：当这名 79 岁的患者接受白内障手术时，发现半月形棕色反射。他的后囊在手术过程中破裂，放置前房晶状体并快速闭合切口。当第二天检查时，他有一个较大的颞上方脉络膜上腔出血，遮蔽黄斑，被超声证实（图 D）。10 天后出血被引流，然后可以进行眼底照相。自发荧光图像显示对应于脉络膜出血后缘的脉络膜视网膜褶皱的暗线和亮线改变（图 E）。

F 和 G：这名 80 岁女性患者青光眼手术后脉络膜上腔出血（图 F），间隔 4 天显示大小减少了近 50%（图 G）。

H：这名 79 岁男性患者患有大量脉络膜出血，因外伤性白内障摘除后视网膜脱离，他接受了玻璃体切除术和巩膜扣带术。他的巩膜在上半部非常薄，必须小心地放置扣带缝线。手术结束时视网膜平伏，放置 20%SF_6 气体。在术后第 1 天，他没有主诉夜间疼痛；气体完全消失，眼球充满了脉络膜血液（图 H）。由于上方新发的巨大视网膜撕裂进展，眼内情况很差。

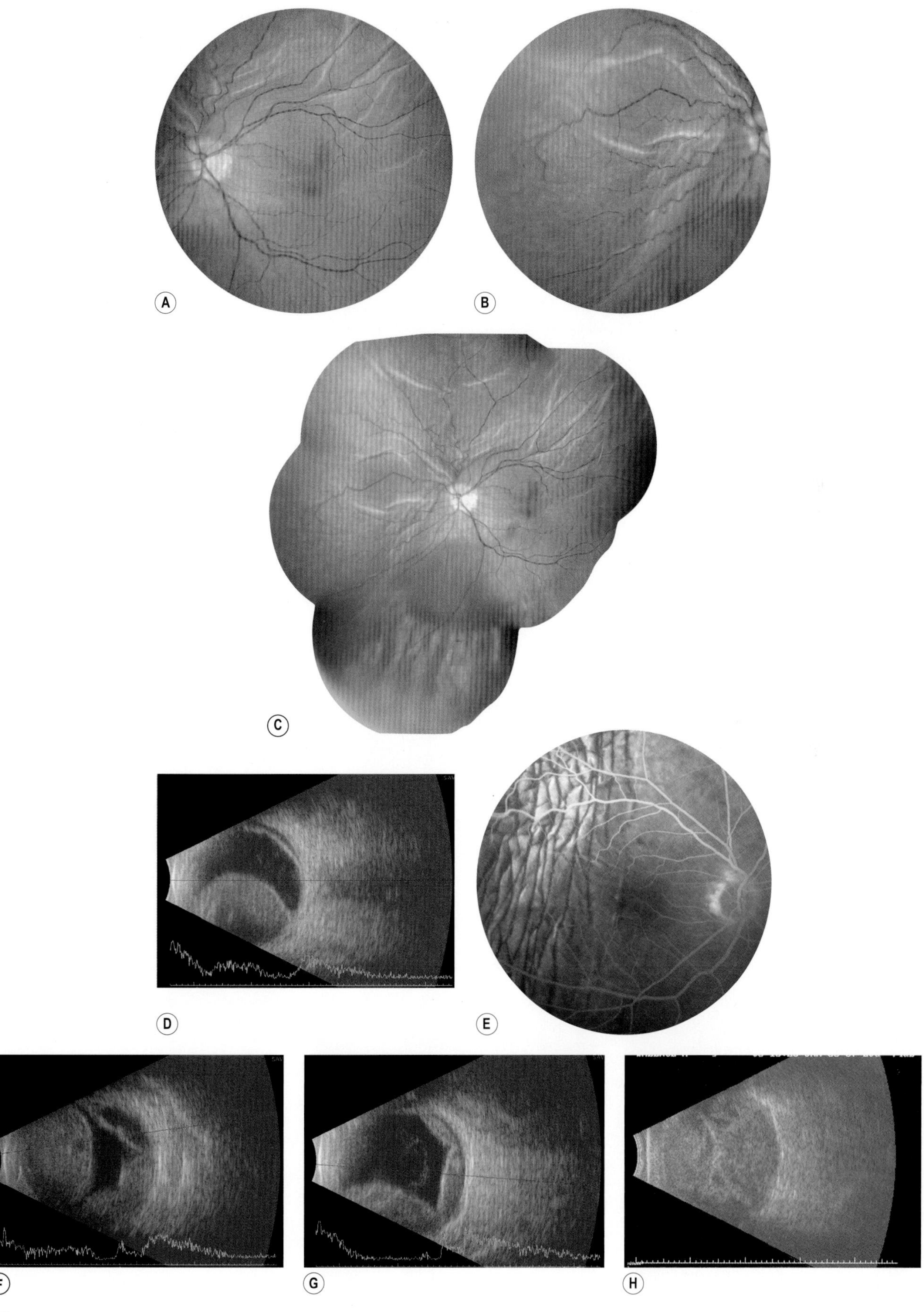

图 3.69

第 4 章

脉络膜和视网膜皱褶

Folds of the Choroid and Retina

脉络膜视网膜皱褶

导致巩膜内表面面积减小的任何情况（如巩膜增厚或巩膜收缩）都会导致脉络膜、Bruch 膜、视网膜色素上皮（RPE）和外层视网膜产生皱褶或皱纹[1-12]。如果没有巩膜增厚或收缩，由于巩膜压陷或眼眶肿瘤压迫巩膜则不会引起脉络膜视网膜皱褶。脉络膜自身充血、炎症或肿瘤浸润引起的脉络膜增厚有时会引起脉络膜视网膜皱褶[13-15]。术语“脉络膜皱褶”“脉络膜条纹”，或更准确地说，将“脉络膜视网膜皱褶”用于那些在检眼镜、生物显微镜和荧光素血管造影中表现出特征形态的眼底皱褶（图 4.01~图 4.05）。图 4.01F 和图 4.03E 的光镜照片以及图 4.02B 和 C 的示意图，展示了这些皱褶的组织病理学构型[5, 11, 16]。

急性获得性脉络膜视网膜皱褶发生时，由于皱褶引起感光细胞扭曲会引起视觉功能障碍。而大多数慢性特发性皱褶的患者通常无症状且视力很好，即使 Amsler 方格表也检测不到视物变形的症状（图 4.01A~D）。脉络膜视网膜皱褶通常在眼后极部产生交替的黄黑条纹（图 4.01）。这些折叠可能是水平、倾斜或垂直走向（图 4.01），彼此大致平行。有时皱褶表现不规则（图 4.01H）或辐射状（图 4.04D~F）。皱褶存在时间越长，它们在眼底的表现就越明显。裂隙灯下显示皱褶的抬高部分或顶部呈现黄色，而折叠之间相对窄的凹陷部位则表现为较暗的外观。视网膜，尤其外层的皱褶，与脉络膜和 RPE 皱褶的轮廓可能并不一致。黄斑区视网膜通常形成星状皱褶。

脉络膜和 RPE 的折叠引起脉络膜背景荧光出现造影的特征改变（图 4.01；图 4.03~图 4.06）。图 4.02 用示意图描绘了在 RPE 和脉络膜中发生的组织病理学变化，解释了脉络膜视网膜皱褶的不同血管造影表现模式。聚集的脉络膜和 RPE 皱褶的顶部对应高荧光条纹，动脉期就很明显。高荧光的出现主要由于此处 RPE 细胞相对正常或轻微变薄，染料聚集于顶部下方脉络膜内，被入射的蓝光和反射的黄绿色光激发，RPE 吸收和遮蔽效应与褶皱底部相比较弱。整个造影过程中荧光强暗的分布保持不变，但荧光强度在 1 小时内会随着背景荧光逐渐消失。皱褶的凹陷部位则表现为低荧光。在某些情况下，脉络膜皱褶相当宽，它们之间的凹陷可能很窄（图 4.03B；图 4.04B）。这种情况下，我们在血管造影中会发现，正常或稍微增强的背景脉络膜荧光背景中出现狭窄的暗线（图 4.01E；图 4.03B）。吲哚菁绿血管造影也证明了这些暗线的存在；ICGA 呈现的条纹似乎比在荧光素血管造影更宽[17, 18]。

图 4.01 特发性脉络膜视网膜皱褶。

A~C：这名 49 岁的男性患者患有双眼特发性皱褶（图 A）。他主诉阅读困难。视力为右眼 20/20，左眼 20/25。每只眼睛屈光不正，远视力从 -0.25 变化为 +0.75，并且双眼还有 +2.25 的老视。看 Amsler 方格表没有扭曲。立体血管造影显示与黄色升高的皱褶相对应的高荧光（图 B 和图 C）。

D 和 E：双眼特发性皱褶。血管造影显示皱褶，视网膜色素上皮纤维化生和模拟血管样条纹的退行性变化（箭头，图 E）。

F：脉络膜视网膜皱褶的组织病理学（箭头）。请注意基底膜的增殖改变和重叠。

G：垂直方向的皱褶。

H：不规则方向的皱褶。

I 和 J：由于右眼出现了脉络膜新生血管膜，这名有双眼特发性皱褶的女性患者出现了视物模糊（箭头，图 J）。

K 和 L：这名女性患者左眼发生了浆液性黄斑脱离，血管造影（图 L）显示局灶性渗漏，但没有明确的视网膜下新生血管的证据。

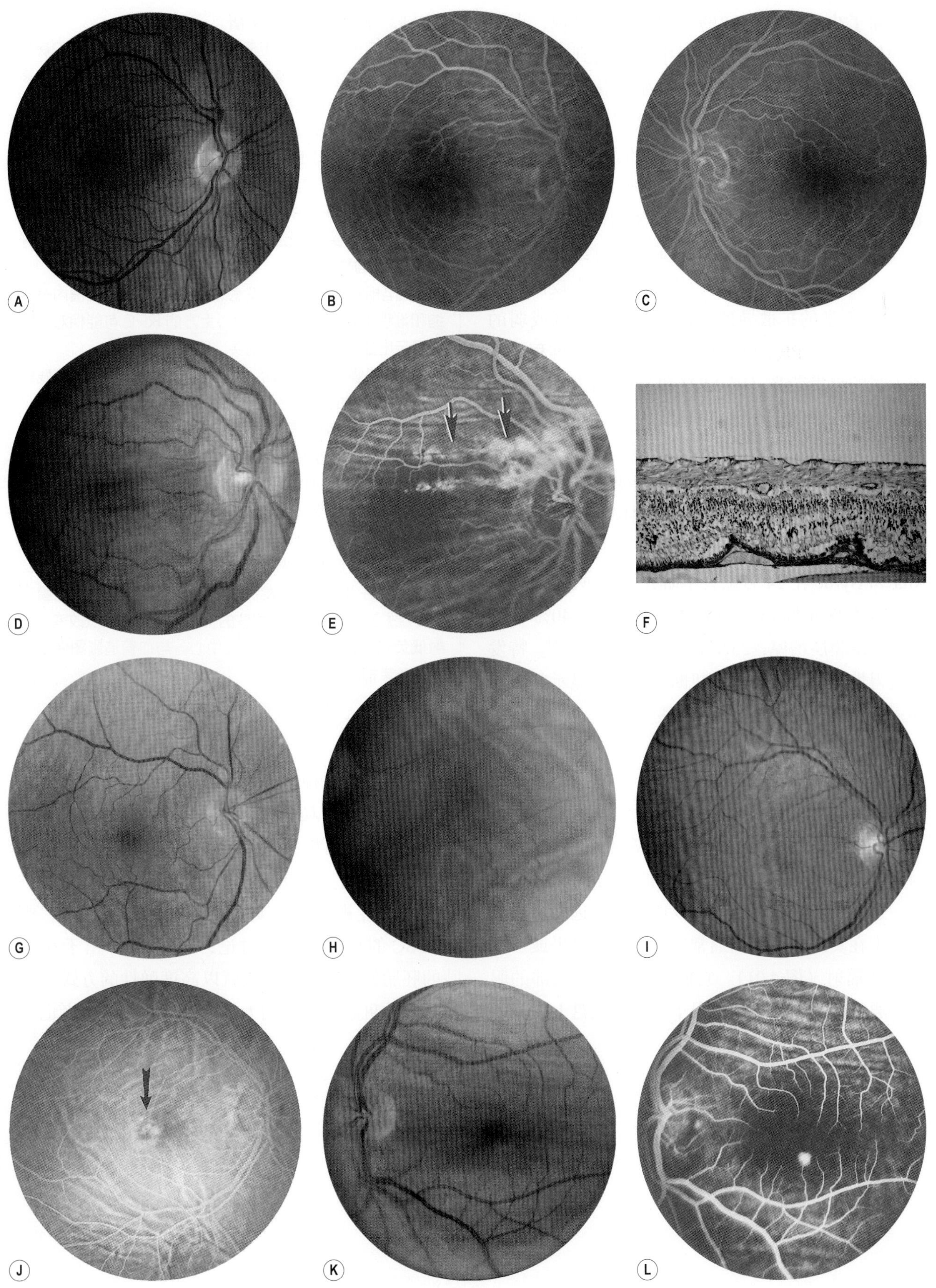

图 4.01

除了少数非常轻微的皱褶可能被忽视，大多数的皱褶都可以在血管造影中被检测到。血管造影还有助于检测继发的 RPE 增殖和化生改变（图 4.01E）、玻璃膜疣形成、局灶性 RPE 渗漏，以及偶尔沿着这些皱褶发生的脉络膜新生血管（图 4.01I 和 J）[19]。血管造影也可用于区分脉络膜和 RPE 的皱褶与视网膜皱褶，因为视网膜皱褶不改变背景荧光（图 4.06E 和 I）。自发荧光显示的脉络膜视网膜皱褶，明暗分布与血管造影相反。色素上皮的拉伸和 RPE 色素的扩散导致皱褶顶端呈现暗区或弱的自发荧光，而凹陷部位色素上皮中色素的堆积，表现为强的自发荧光（图 4.02J 和 K）。自发荧光是快速和非侵入性的，在皱褶和随访中可以替代荧光血管造影。它特别适用于在如低眼压矫正后、脉络膜脱离缓解后这些场景中监测皱褶的变化。

超声检查常显示在广泛的脉络膜视网膜折叠区域有后巩膜和脉络膜的变平和增厚（图 4.04G）[20, 21]。Atta 和 Byrne 在 24 名患者中研究了 31 只有皱褶的眼睛，发现 60% 以上的眼球后壁扁平，40% 有视网膜脉络膜层增厚，25% 有视神经鞘扩张 [20]。特发性获得性皱褶患者的计算机断层扫描也显示眼球后部扁平和视神经鞘轻度至中度变大 [21, 22]。

图 4.02 脉络膜视网膜皱褶。
由脉络膜和视网膜色素上皮（RPE）皱褶引起的组织病理学和荧光素血管造影变化的示意图。每张图中的黄色代表脉络膜中的荧光素染料。
A：RPE 与脉络膜（CH）和巩膜（SC）的正常关系。
B：Bruch 膜和 RPE 轻微皱褶，可能对背景脉络膜荧光产生很小的影响或没有影响。
C：脉络膜和 RPE 中更明显的皱褶。皱褶顶部的 RPE 相对较薄（左箭头），比皱褶凹陷部内被挤压的 RPE 能更好地传递背景脉络膜荧光（右箭头，图 4.01A~C）。
D：凹陷相对狭窄的脉络膜宽皱褶。RPE 在凹陷槽内有压缩和堆积（右箭头）。皱褶中心上方的 RPE 可能相对正常或显示出部分脱色素（左箭头，图 4.01D 和 E）。
E：在脉络膜皱褶消退后，高色素线（箭头）可能还残留在先前凹陷槽的区域，并在血管造影上表现为暗线。
F 和 G：一名 58 岁男性患者患有继发肾移植的双侧特发性皱褶和器官移植后视网膜病变。请注意右眼中的橙色斑点（箭头）。颞上血管弓处因渗漏进行了局灶激光治疗。
H 和 I：1 年后的荧光血管造影显示右眼交替的亮暗线和因激光光凝造成的 2 处低荧光。
J 和 K：亮的自发荧光线对应于双眼血管造影上的暗线。继发于慢性 ICSC（特发性中心性浆液性脉络膜视网膜病变）/ 器官移植后视网膜病变的视盘周围色素上皮改变：辐射低荧光围绕着亮的自发荧光中心，与血管造影图像上的明暗条带相反。

脉络膜视网膜皱褶的原因

特发性脉络膜视网膜折叠

特发性脉络膜视网膜皱褶最常见于男性患者，因为老视或者正常或近似正常的视力而被偶然发现。这些患者通常具有 1~6 D 或更深的远视。当皱褶发生在黄斑区，它们通常表现为大致水平或从视盘向外辐射（图 4.01）。它们可能累及后极部的眼底。通常情况下，它们仅限于黄斑和视盘上方或下方的区域。在这种情况下，皱褶走行通常是不规则的斜线。皱褶在双眼的分布通常是对称的。在某些情况下，皱褶可能只发生于一只眼睛。部分患者在随访中又出现对侧眼皱褶。患者有时合并特发性中心性浆液性视网膜病变（ICSC）（图 4.02F~K；参见 ICSC 的相关发现的讨论，第 3 章）。由于在眼睛的胚胎发育时，脉络膜就以高度弹性的方式适应发育中的巩膜，考虑到大多数高度远视的患者也并

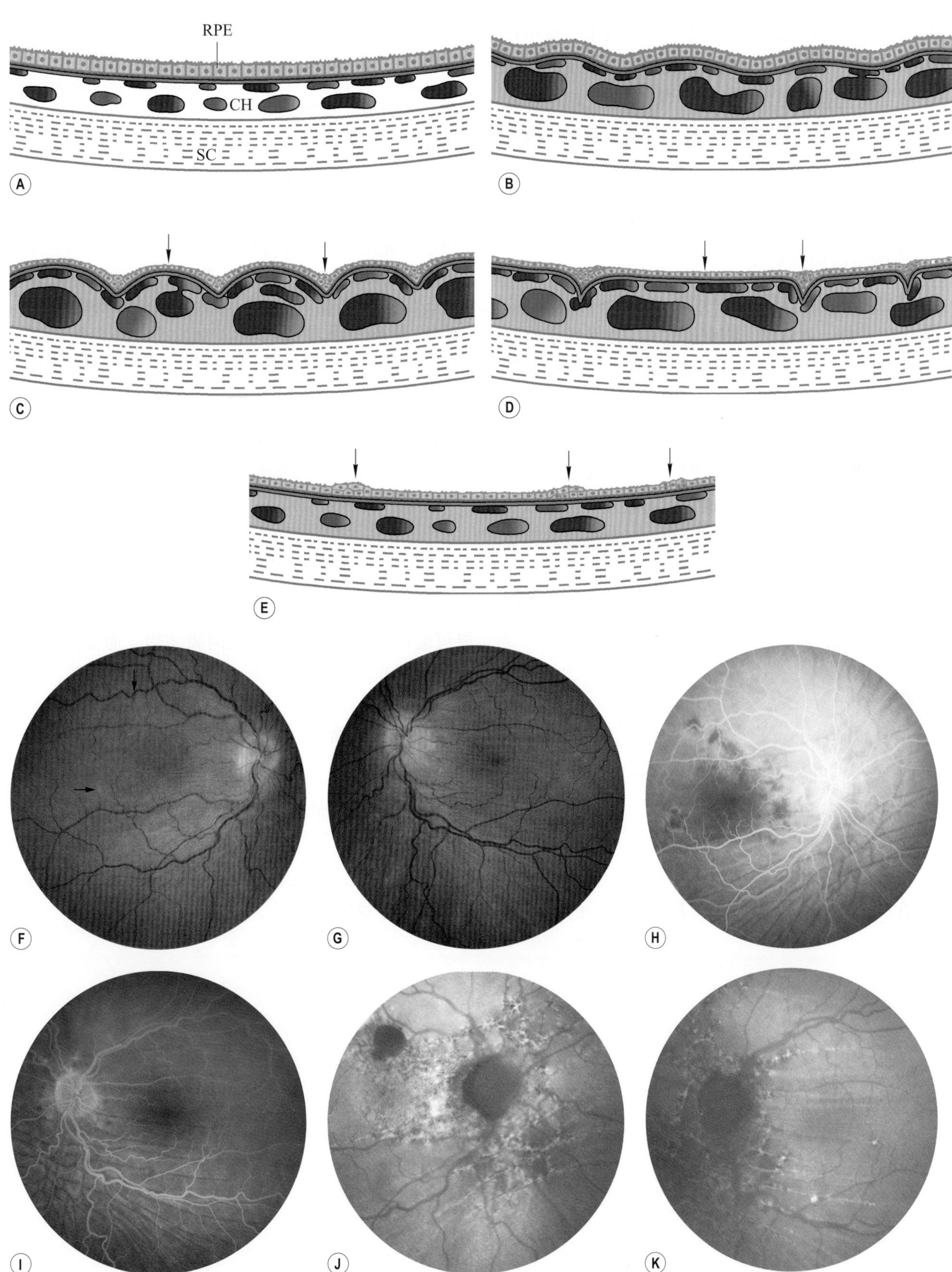

图 4.02

没有脉络膜视网膜皱褶，因此这些皱褶多半是后天获得的[4, 9, 22-24]。一些患者的视力变化突然发生，提示在某些情况下，没有任何其他眼眶炎症反应表现的情况下，巩膜可能会突然发生缩短[8, 24]。在胎儿晚期或儿童期的某个时段，无症状的炎症是导致巩膜纤维束收缩的可能原因[4]。这就可以解释远视、后巩膜变平，以及在炎症后皱褶永久残留的现象。

眼球后占位性病变

良性和恶性眼眶肿瘤，包括 Erdheim-Chester 病、眼眶淋巴管瘤、血管瘤、眼眶假瘤等，以及用于修复眶壁骨折的眼眶植入物，可能仅引起眼球压痕或在某些情况下引起巩膜水肿、脉络膜充血和脉络膜视网膜皱褶（图 4.04A 和 B）[8, 25-27]。这些皱褶的图案和位置不一定有助于定位肿瘤的位置[25]。球后肌锥内肿瘤可诱发远视，而肌锥外肿瘤通常引起散光。由眼球后占位偶可并发视网膜微细皱褶，与广泛黄色脉络膜视网膜皱褶需要鉴别。视网膜皱褶在血管造影中没有变化。如果球后肿块被移除或以其他方式成功治愈，脉络膜视网膜皱褶通常会消失（图 4.03A~C）[8]。

巩膜炎症

甲状腺眼病的巩膜增厚和炎症、眼眶炎性假瘤和类风湿性后巩膜炎可引起脉络膜视网膜皱褶（图 4.03A~C）。

巩膜扣带术

在孔源性视网膜脱离巩膜扣带术附近的巩膜增厚可能偶尔会引起脉络膜视网膜皱褶，通常位于扣带的后斜面附近。

图 4.03　继发性脉络膜视网膜皱褶。

A~C：脉络膜视网膜皱褶和视盘水肿存在于患有严重甲状腺突眼的中年妇女。另一只眼也存在类似的改变。血管造影所显示的暗线（箭头，图 B），对应于相对宽的脉络膜皱褶之间的凹槽。视神经盘上有一些毛细血管的扩张。16 年后（图 C），眼球突出、脉络膜视网膜皱褶和视盘水肿已消退。

D 和 E：脉络膜视网膜皱褶和位于黄斑区上方的脉络膜恶性黑色素瘤（箭头，图 D）。脉络膜的组织病理学切片（图 E），此块组织刚好位于黑色素瘤外侧，请注意色素上皮、Bruch 膜和内层脉络膜组织的折叠构型。皱褶顶部（箭头，图 E）对应于图 D 中的亮线。邻近肿瘤区域的脉络膜高度充血。患者还有轻度巩膜炎。

F~I：一名 73 岁男性患者，在白内障手术期间出现局部脉络膜上腔出血，颞侧脉络膜出血后出现垂直方向皱褶。血管造影和自发荧光成像显示交替的暗线和亮线，两种影像图片的明暗区正相反。在光学相干断层扫描中可见视网膜色素上皮和脉络膜上的脉络膜视网膜皱褶。请注意出血部位的脉络膜抬高。

脉络膜肿瘤

脉络膜肿瘤，特别是恶性黑色素瘤和转移性癌，可能导致肿瘤基部周围的脉络膜和视网膜皱褶（图 4.03D~F）[4, 11, 26]。由于肿瘤的扩张使其周围脉络膜机械移位，以及血管充血，脉络膜水肿和巩膜增厚引起了这些皱褶[11]。

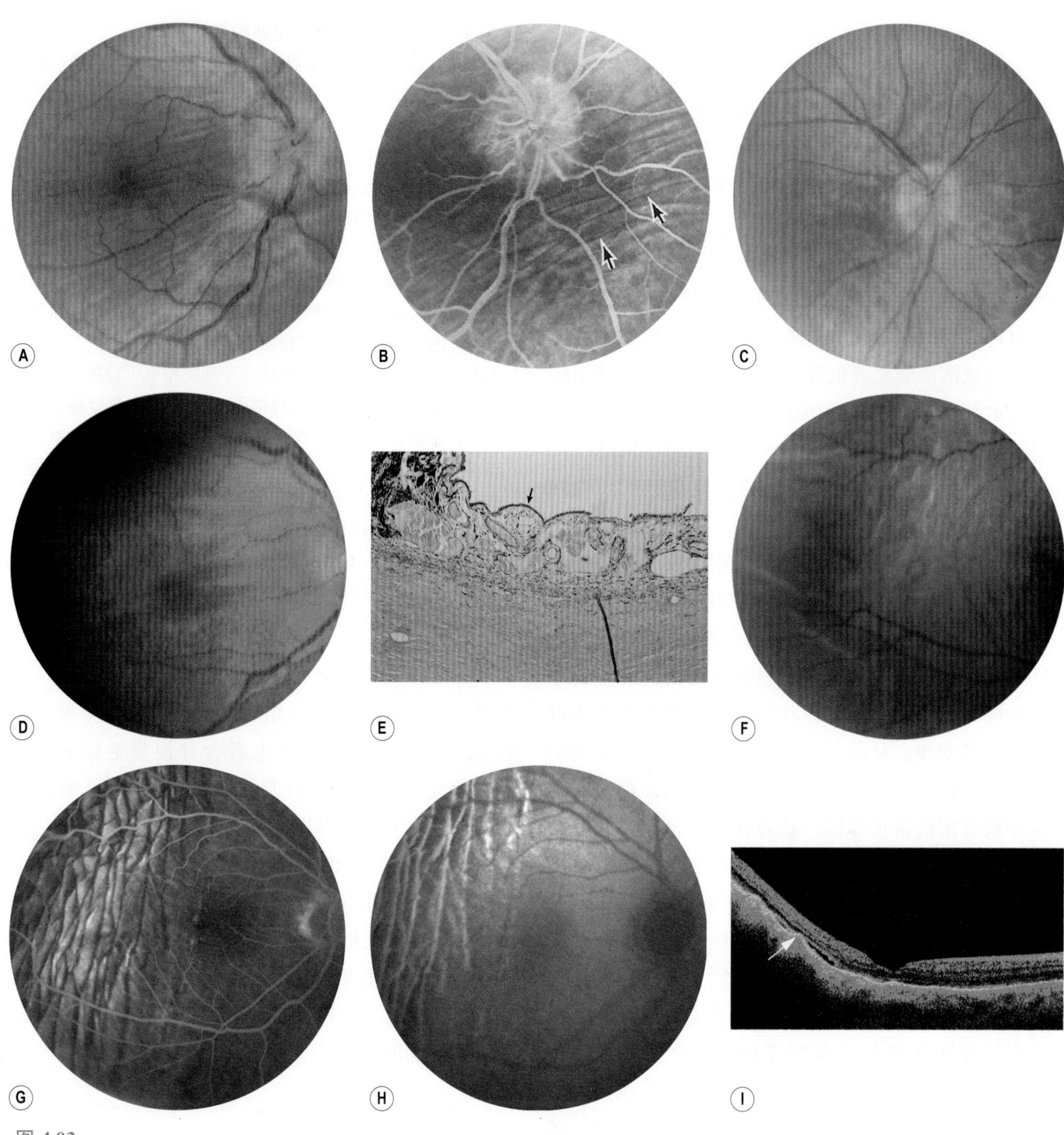

图 4.03

图 4.04 **继发性脉络膜视网膜皱褶。**

A 和 B：由嗅神经母细胞瘤眼眶浸润引起的脉络膜视网膜皱褶。立体血管造影显示除了许多基底层状玻璃膜疣之外的皱褶。

C~E：年龄相关性黄斑变性男性患者，渗出性视网膜色素上皮（RPE）脱离下方的脉络膜新生血管膜（CNVM）收缩引起的放射状脉络膜视网膜皱褶。血管造影显示皱褶和胶质化的新生血管膜（图 D 和图 E）。

F 和 G：丝裂霉素青光眼术后患者低眼压引起的脉络膜视网膜皱褶。请注意视网膜静脉的轻微迂曲。超声检查显示眼球后壁明显扁平和充血的脉络膜。

H 和 I：低眼压患者的放射状、不规则和水平皱褶。光学相干断层扫描显示皱褶累及脉络膜、RPE 和光感受器。

J~L：患有原因不明的双眼缺血性视神经病变的 60 岁女性患者，其眼底有水平的脉络膜视网膜皱褶。尽管全身强化使用皮质类固醇治疗，但仍发生了双眼视神经萎缩，11 个月后视力降至 20/400（图 I）。

（F 和 G，由 Dr. Jeffrey Kammer 提供；H 和 I，由 Dr. Paul Sternberg，Jr. 提供）

低眼压

伤口渗漏、睫状体脱离或由青光眼滤过术后过度引流引起的低眼压，患者将进展为中心视力丧失，脉络膜、RPE 和视网膜可产生明显的不规则皱褶 [2, 5, 28, 29]。初期这些皱褶很宽，边界模糊。它们倾向于从视盘颞侧以分支方式向外辐射，而在视盘鼻侧，它们倾向于以同心圆或不规则排列（图 4.04F 和 H）。眼球移动时，视神经对鼻侧的牵引力可能是导致皱褶形态差异的原因 [30]。视盘周围的脉络膜广泛水肿，加上视盘周围的视网膜皱褶一起，与典型的视盘水肿表现非常类似。视网膜神经层则产生与脉络膜和 RPE 皱褶不平行的不规则皱褶。视网膜神经层通常形成中心凹周围的一系列放射或星状皱褶（图 4.04H）。星状视网膜皱褶的发生是由于后巩膜壁增厚、脉络膜充血，中心小凹周围的视网膜移位。视网膜血管发生扭曲，有时会充血，但很少见到囊样黄斑水肿。大多数患者视力丧失的主要原因是视网膜中央皱褶。睫状脉络膜水肿和脱离还可引起前房变浅。从前，白内障摘除、虹膜切除术中以及青光眼术后伤口渗漏或睫状体分离，都是低眼压导致皱褶的常见原因。随着伤口闭合技术和控制性小梁切除术的进步，20 世纪 80 年代，低眼压性黄斑病变发生率显著降低了。丝裂霉素 C 和 5- 氟尿嘧啶提高青光眼滤过术的有效性的同时，低眼压性黄斑病变的发生率又有所增加 [31, 32]。对睫状体分离引起的慢性低眼压患者，通过手术可以修复，但是有发生永久性虹膜前粘连和顽固性青光眼的风险。早期识别低眼压的特征性眼底改变并找到原因很重要，手术去除病因后，视力通常有所改善。随着眼压恢复正常，脉络膜皱褶会变扁平甚至完全消失。然而在长期低眼压的情况下，由 RPE 变化引起的永久性、不规则色素线会依然存在。这些变化通常出现在鼻侧和黄斑区。低眼压早期，荧光素血管造影显示，对应于脉络膜皱褶顶部的背景脉络膜荧光不规则增强，有些患者合并视盘毛细血管渗漏，但是视网膜毛细血管往往保持完整 [5]。在恢复正常眼压后和脉络膜视网膜皱褶程度显著改善后，血管造影可以证实 RPE 的永久性改变。大多数急性低眼压发生后，并不会发生脉络膜视网膜皱褶，机制不明确。黄斑病变最常见于年轻的近视患者身上 [32]。可能是由于年轻患者的巩膜更容易肿胀和收缩，从而减少眼内容量并导致相对多余的脉络膜和视网膜产生皱褶。皱褶的形态不能仅基于葡萄膜水肿来解释 [29]。

脉络膜积液

如果浆液性和出血性脉络膜脱离同时发生，抬高的脉络膜上方也可见脉络膜皱褶。脉络膜容积的快速上升使视网膜和其后方的脉络膜形成与抬高处相平行的皱褶（图 4.03F~H；参见第 3 章）。

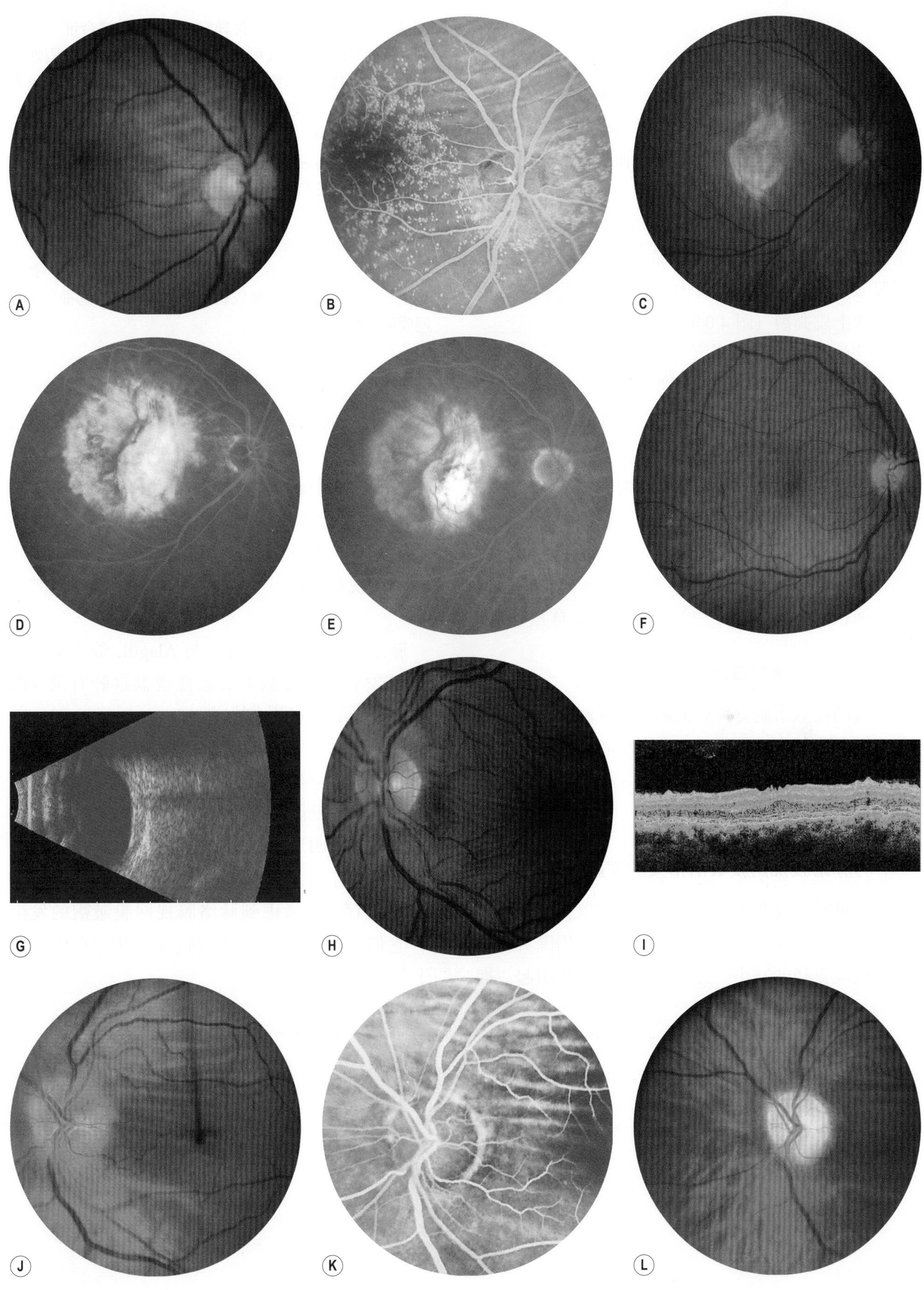

图 4.04

图 4.05 **患有肝动脉发育异常（Alagille 综合征）的父亲和两个儿子，眼底可见脉络膜视网膜皱褶、假性视盘水肿、视盘旁脉络膜视网膜萎缩和周边视网膜色素上皮（RPE）条纹状色素减退。**

A~D：请注意 45 岁父亲的狭长脸相，水平脉络膜视网膜皱褶（箭头，图 B 和图 D），以及周边眼底中 RPE 的条纹状色素减退（图 C）。

E 和 F：6 岁的儿子。请注意脸相较长，假性视盘水肿和轻度脉络膜视网膜皱褶（箭头，图 F）。

G~I：13 岁的儿子。请注意视盘旁的色素上皮改变，鼻侧视盘边缘抬高和 RPE 条纹状色素减退。三位的视力和视网膜电图都正常。

脉络膜新生血管

RPE 下脉络膜新生血管复合体和 Bruch 膜的收缩可能会引起膜周围的放射状脉络膜视网膜皱褶（图 4.04C~E）[33, 34]。RPE 下新生血管浅表部分收缩可能会使位于新生血管复合体上的 RPE 产生平行有色素皱褶（参见年龄相关性黄斑变性中隐匿性脉络膜新生血管的讨论，第 3 章）。放射状脉络膜视网膜皱褶还可见于抗血管内皮生长因子药物治疗后的色素上皮撕裂（图 4.04C~E）[35]。

Vogt-Koyanagi-Harada 综合征

Harada 病的初期脉络膜充血和增厚，可见脉络膜皱褶或条纹 [13, 14, 36]，之后发生渗出性视网膜脱离。当患者只有一只眼出现症状时，对侧眼中常可观察到这些条纹，随着疾病进展，视网膜下液形成的囊袋外周也看到这些条纹。区域扫描光学相干断层成像（OCT）可显示 RPE 层上的这些波动，一旦视网膜变平就会消失 [13, 36]（参见第 11 章）。

局灶性脉络膜视网膜瘢痕

视网膜脉络膜交界处的脉络膜视网膜瘢痕收缩可引起辐射状皱褶。Johnson 等报道过 1 例可能继发于手术显微镜撞击的外伤病例，瘢痕辐射状皱褶的演变 [37]。

与脉络膜视网膜皱褶相关的视盘疾病

后巩膜的改变不仅导致巩膜收缩以及变平导致的脉络膜视网膜皱褶，也可能引起视盘周围巩膜环和硬脑膜直径的减小。这种变化会进一步引起“拥挤的视盘”外观或假性视盘水肿（图 4.04A 和 B），并使他们更易于发生视盘透明小体（玻璃膜疣）、视盘旁视网膜下新生血管、缺血性视神经病变（图 4.04J~L）和视盘水肿 [38]。假性视盘水肿、缺血性视神经病变 [39, 40] 和视盘玻璃膜疣 [41] 的病理机制研究表明，视盘直径小可能本身和视网膜脉络膜皱褶无关。

脉络膜视网膜皱褶可能与 Alagille 综合征（动脉肝脏发育不良）患者的假性视盘水肿有关（图 4.05；参见第 5 章）[7, 42-47]。

黄斑区水平方向汇聚于视盘鼻侧的脉络膜视网膜皱褶曾被认为与继发于颅内压升高的视盘水肿有关 [48-51]。但是视盘水肿如何在远离视盘的部位引起皱褶，机制不明。实际上，视盘水肿缓解后这些皱褶可能持续存在，因此，它们可能在视盘水肿发生前就已经存在。考虑到脉络膜视网膜皱褶的发生率，它们可能仅仅是与其他病变合并存在而并无“因果关系”。

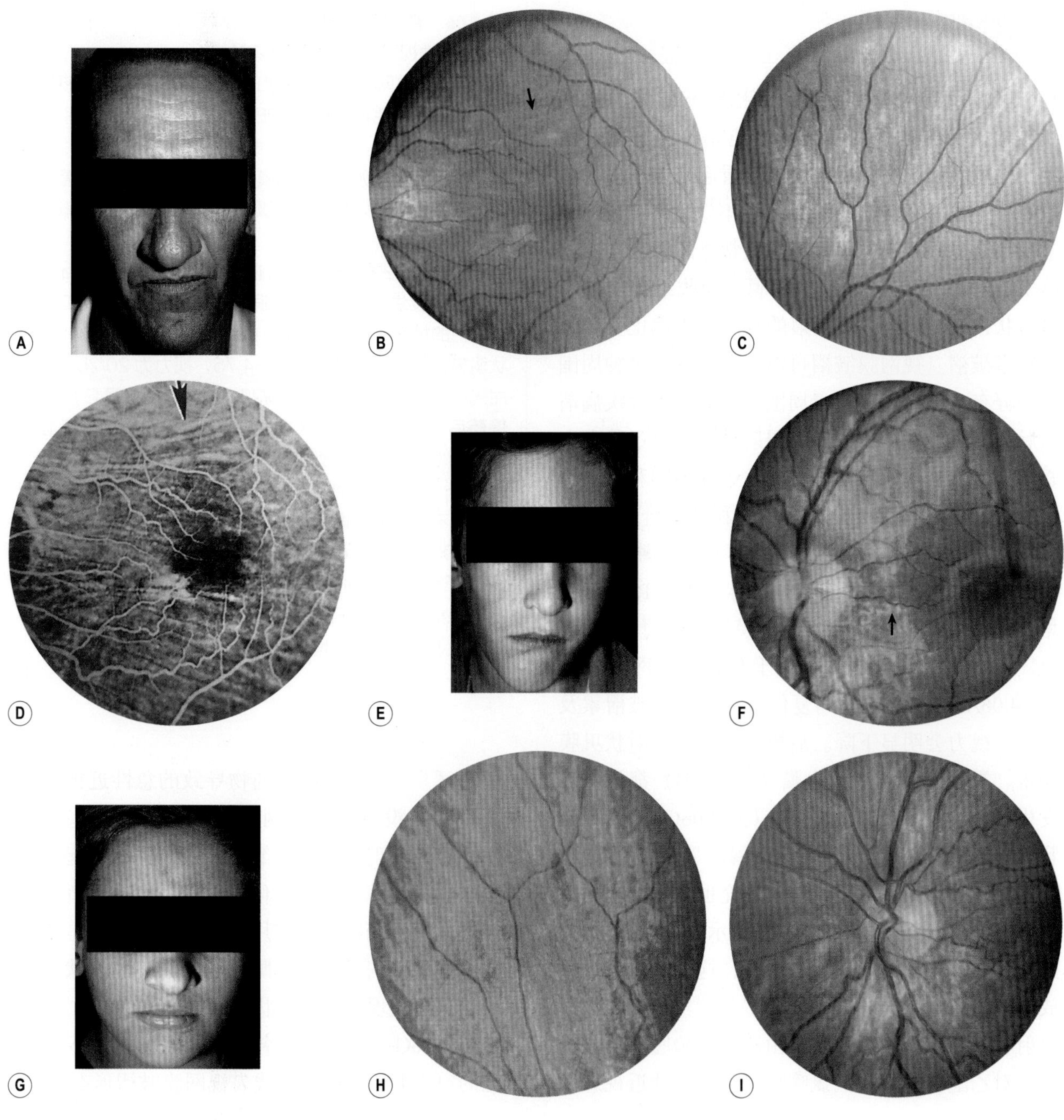

图 4.05

视网膜皱褶

仅涉及视网膜神经层的皱褶应与脉络膜视网膜皱褶区分开。视网膜皱褶可能在各种情况下发生，并可能和脉络膜视网膜皱褶看起来差不多（图4.06）。它们一般比较狭窄，颜色不像脉络膜视网膜皱褶那么显眼。视网膜前膜是最常见的原因（参见第7章），前膜导致内层视网膜表面收缩，向外呈辐射状；脉络膜视网膜瘢痕的视网膜收缩也可导致视网膜皱褶。视网膜皱褶可以在急性视盘水肿周围同心分布，当视盘和视盘周围脉络膜的炎性疾病消退后，也可产生从视盘向外辐射皱褶。位于黄斑中心的放射状视网膜皱褶，可发生于葡萄膜和巩膜增厚相关的各种情况（例如葡萄膜积液综合征）、脉络膜弥漫性炎症细胞浸润、巩膜炎和低眼压（图4.04H和I）。这些不一定与外层脉络膜和RPE皱褶相关（参见前文对脉络膜视网膜皱褶的讨论）。黄色、不规则的宽皱褶，常见于孔源性视网膜脱离（图4.06A）。视网膜脱离复位术后，如果皱褶累及黄斑，视力会明显下降。后极部放置的放射状巩膜扣带、视网膜下膜和增生膜（图4.06B）都是术后发生视网膜皱褶的常见原因（图4.06C）[52-55]。睫状体平坦部玻璃体切除术后的患者，如果裂孔非常周边，气液交换不完全，气体填充也可引起视网膜皱褶（图4.06C）。图4.06D~F显示了急性发作的药物（氯噻酮）诱导性近视患者，这是引起一过性放射状视网膜皱褶的少见原因[4, 56, 57]。类似的水平放射状视网膜皱褶还发生于由乙氧苯唑胺、乙酰唑胺、对乙酰氨基酚和氢氯噻嗪引起的急性近视患者的黄斑区[58-62]。在某些由药物导致的急性近视病例中，医师并没有描述视网膜的变化[63]。这些患者发生一过性放射状视网膜皱褶，表明药物引起了黄斑下水肿，使黄斑向前移位，理论上应导致暂时远视。然而由于药物更大作用于眼前段，尤其是睫状体水肿导致前房角变窄、睫状小带松弛和晶状体曲率增加从而表现为近视症状。

图4.06G~I显示了一名健康年轻男性的双眼内少见的、不明原因的同心浅表视网膜皱褶形态。

图 4.06　视网膜皱褶。

A：孔源性视网膜脱离后视网膜皱褶。

B：孔源性视网膜脱离巩膜扣带术后，由视网膜下膜（箭头）和视网膜色素上皮（RPE）成纤维化（PVR）引起明显视网膜皱褶。

C：患者玻璃体切除术和巩膜扣带术后由视网膜后滑动引起的视网膜皱褶。请注意在颞侧视网膜下有2滴全氟化碳液体（重水）。

D~F：一名22岁的女性患者在分娩后每天服用5 mg氯噻酮2周，发生了急性近视，眼底可见从黄斑区（图D）向外辐射的精细的视网膜皱褶。她的裸眼视力是20/200。睫状肌麻痹后，右眼屈光度为−4.75，视力为20/25，左眼屈光度为−3.75，视力为20/20。血管造影（图E）正常。停药后24小时内，裸眼视力恢复到20/15，视网膜皱褶也消失（图F）。眼压始终正常。

G~I：一名20岁男性患者主诉双眼视力下降，眼底显示少见的、不明原因的同心浅表视网膜皱褶形态。双眼视力均为6/200。另一只眼中也存在类似的视网膜皱褶形态。荧光血管造影正常。神经系统检查无特殊。视网膜电图正常。视觉诱发反应低于正常。

（C，由Dr. Baker Hubbard提供）

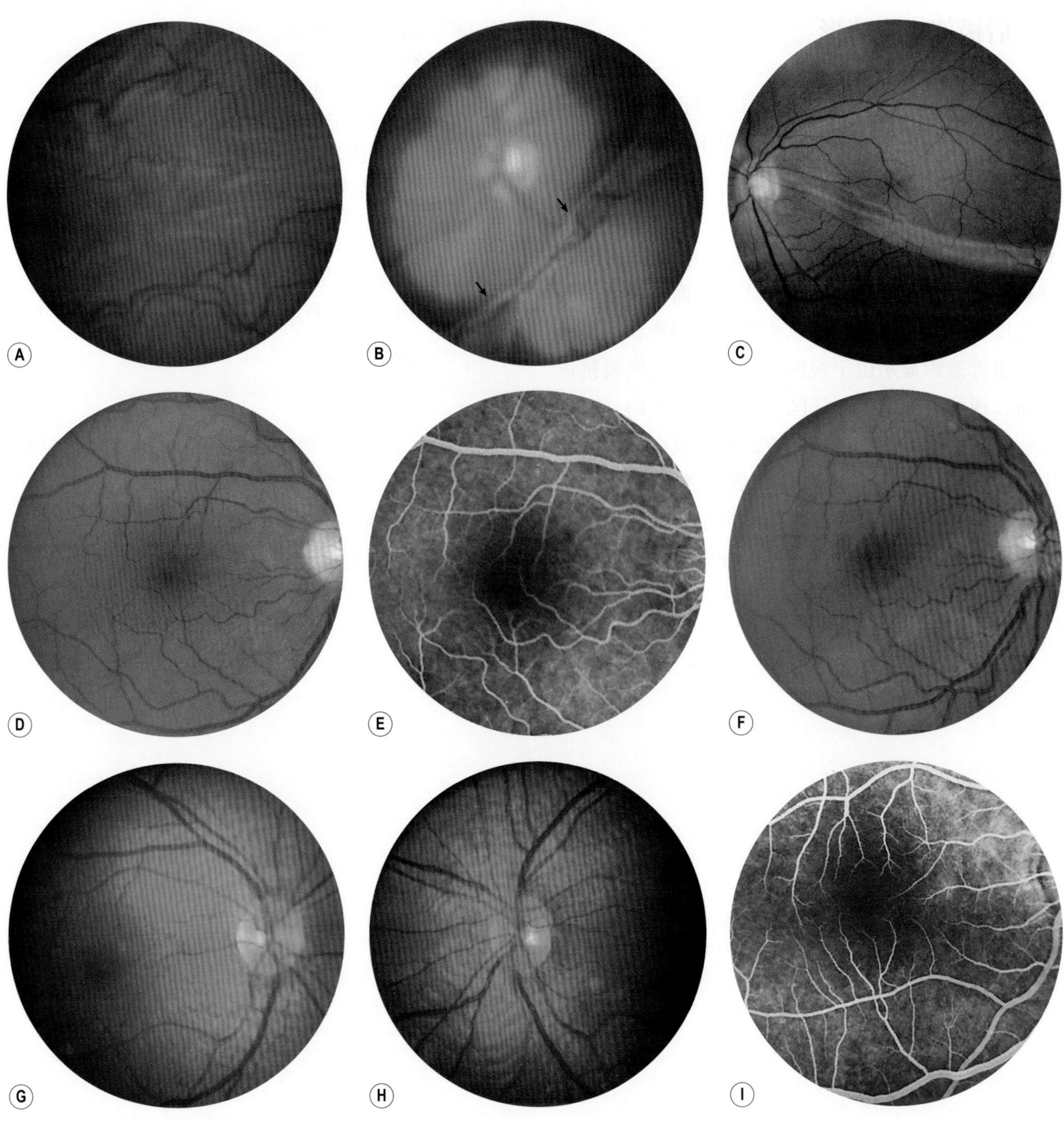

图 4.06

后极部小眼畸形

先天性眼球后段缩短和前段相对正常（后极部小眼畸形）的患者双眼均可出现位于视盘黄斑区抬高的视网膜皱褶（图 4.07A~D）[64-68]。这类患眼是高度远视的（通常大于 +10.00 D），并且不能矫正到正常视力（20/30~20/400）。角膜直径和前房深度在正常临界范围内，从晶状体后表面到视盘的眼球长度缩短。超声检查可以测量这一距离，从而确诊。血管造影显示由于视网膜皱褶处的视网膜挤压拥挤，视网膜无毛细血管区（图 4.07E 和 F）消失。该病以常染色体隐性遗传的方式散发或在兄弟姐妹中发生[69, 70]。胚胎学上，视网膜由神经外胚层形成，中胚层形成脉络膜和巩膜。由于在这种情况下中胚层的异常缺乏，正常大小的神经外胚层为了迎合缩短的中胚层，而使多余的视网膜形成皱褶。并发症包括由于巩膜增厚引起的葡萄膜积液[71]，少数患者可有双眼黄斑裂孔[72]。该病在世界范围内均有发生，没有种族差异[69-77]。OCT 可以很容易地显示出皱褶形态，并证实皱褶只累及神经视网膜层（图 4.07G 和 H）。

图 4.07　后极部小眼畸形。

A~F：22 岁的伊拉克男性，自幼双眼视力不佳。他的父母是表兄妹，患者其他兄弟姐妹有类似症状。视力 20/70 −2 和 20/200。角膜直径正常，眼轴短，高度远视。他的右眼屈光 +10.75+1.00X180，左眼屈光 +12.50+2.00X170。双眼都有典型的视盘黄斑区皱褶（图 A~ 图 D），血管造影显示黄斑中心凹无血管区消失（图 E 和图 F）。

G 和 H：OCT 显示皱褶只累及神经视网膜层，没有影响到色素上皮和光感受器层。

（A~H，由 Dr. William F. Mieler 和 Dr. Felix Y. Chau 提供）

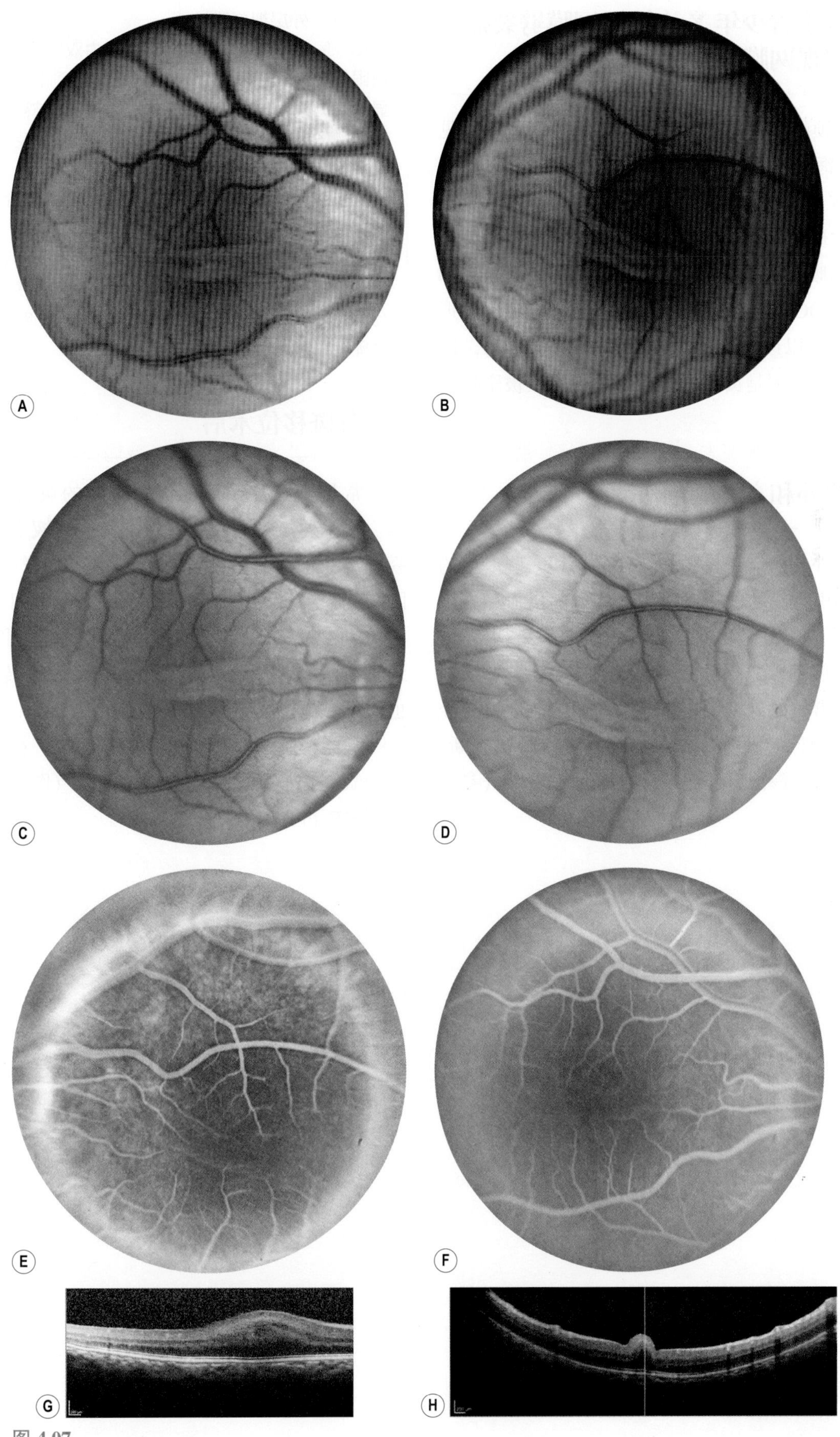

图 4.07

继发于青少年 X 连锁视网膜劈裂症的外层视网膜皱褶

X 连锁的青少年视网膜劈裂的一些病例中可见“飞翔的海鸥”样皱褶 [78-80]（图 4.08A，C 和 D）。它们最常见于黄斑的颞侧，仅有 1 例报道可见皱褶累及黄斑旁各个方向。时域 OCT 证实皱褶位于外层视网膜（光感受器和外丛状层）（图 4.08E 和 F）。高清 OCT 应该能更好地显示出这些皱褶的形态。皱褶可以改变方向甚至消失（图 4.08G），因此我们推测皱褶是黄斑劈裂后邻近视网膜被牵拉而形成。

非意外和意外的创伤

非意外创伤（摇晃婴儿综合征）和一些严重的意外创伤引起广泛的视网膜出血、颅内出血和严重的颅内压升高后，常可见黄斑旁视网膜皱褶 [81-84]。虽然最初仅见于非意外创伤，皱褶发生在黄斑穹顶状视网膜劈裂的外围，严重升高的颅内压通过神经鞘传递压力，导致所有层中的视网膜血管被挤断，出血和血管外渗液引起继发性视网膜劈裂 [84]（参见第 8 章）。

图 4.08　外层视网膜皱褶。

A~C：同胞 1。17 岁男性，3 个月内双眼视力急剧改变，右眼从 20/25 到 20/50，左眼从 20/25 到 20/70。双眼都显示黄斑劈裂，伴有精细的放射状视网膜皱褶。黄斑颞侧呈现“飞翔的海鸥”状的外层视网膜波纹。荧光血管造影几乎没有显示出与皱褶相对应的变化（箭头）。

D：同胞 2。15 岁的弟弟在 11 岁时出现类似的眼底中心凹劈裂和外层视网膜皱褶。

E 和 F：光学相干断层扫描证明了同胞 1 的外层视网膜皱褶。

G：同胞 2 的外层视网膜皱褶在 15 岁时消失了。

（A~G，引自 Agarwal 和 Rao[79]，©2007，美国医学会。版权所有）

黄斑移位术后

常见于治疗黄斑变性和瘢痕的黄斑局部移位术。手术通过视网膜下注射平衡盐溶液来造成视网膜脱离并重叠缩短巩膜，然后用空气或气体压平视网膜 [85-87]。这种操作使黄斑区视网膜向下方移动，移位到 RPE 相对正常的区域。多余的视网膜会导致视网膜皱褶发生 [85, 87-89]。切开后黄斑转位术后，也偶见皱褶。

与累及脉络膜和 RPE 的皱褶不同，神经视网膜层的皱褶在血管造影上表现不明显（图 4.06E 和 I，图 4.07E 和 F）。

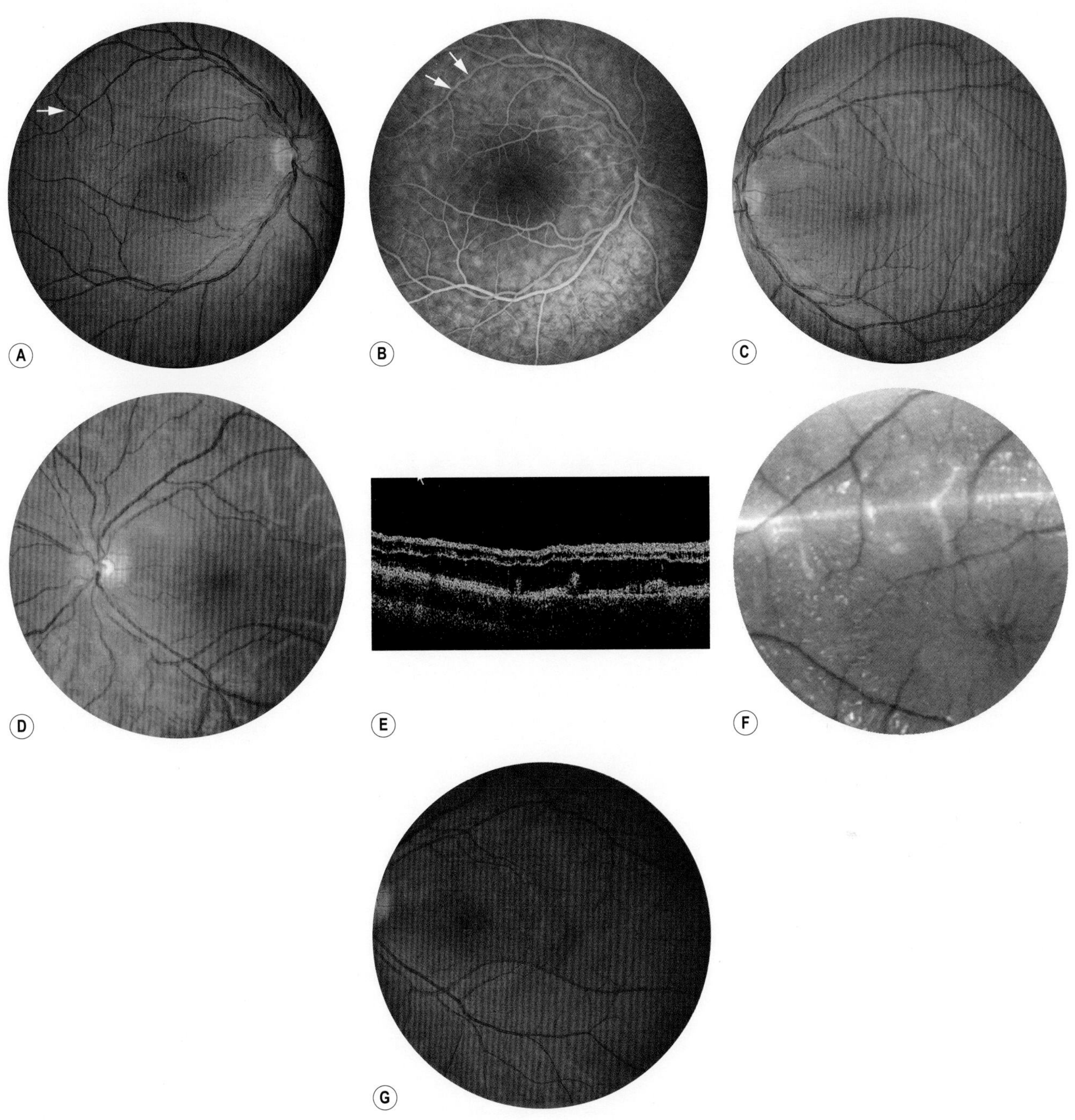

图 4.08

第5章

影响色素上皮和视网膜的遗传性营养不良疾病

Heredodystrophic Disorders Affecting the Pigment Epithelium and Retina

有些遗传性营养不良疾病首先影响视网膜色素上皮（RPE），继发视网膜改变（例如，Best病）。而另一些如视网膜色素变性既影响视网膜色素上皮也影响视网膜感光细胞；还有部分疾病主要累及视网膜感觉层（例如，锥细胞营养不良和鞘脂类代谢障碍）。有些主要影响中心视力，而另一些则可能影响大部分视野。还有一些与玻璃膜疣和盘状脱离相关的遗传性营养不良疾病同时累及RPE和视网膜（显性遗传性渗出性玻璃膜疣、基底层状玻璃膜疣、北卡罗来纳州营养不良和黄斑葡萄肿）。

Best病

Best病（卵黄样黄斑营养不良）是一种常染色体显性遗传性疾病，外显率和临床表现不完全相同[1-27]。瑞典和爱荷华州的研究连锁分析已将Best病基因定位于染色体11q13[28-30]。BVMD致病基因于1998年被Petrukhin及其同事克隆并命名为*Bestrophin1*（*BEST1*）基因[31]。它由11个外显子和585个氨基酸组成，跨越15 k碱基的基因组DNA。该基因主要在RPE细胞中表达，bestrophin蛋白主要位于RPE的基底外侧质膜上，细胞其他部分少有分布。该蛋白质被认为是细胞内Ca^{2+}依赖性Cl^-通道和HCO_3^-通道[32-35]。异常bestrophin1对RPE离子传递的破坏可能是造成患者和Best病基因携带者在眼电图（EOG）中没有光峰反应的原因[14, 19, 26, 36, 37]。因此，该疾病首先影响RPE。

图 5.01 Best病。

A~C：这名27岁的患有Best病的男子21年随访期间的眼底改变。4岁时，眼底表现基本正常（图A）。7岁时，双眼黄斑区（图B）出现典型的卵黄样病损。双眼的视力为20/30，近视力J-1。在27岁时，他的右眼视力为20/30，左眼为20/25（图C）。

D~F：显示患者（图A~图C）的兄弟。10岁时，眼底出现部分杂乱的卵黄样病变（图D）。右眼视力是20/15。患者12岁复诊时主诉右眼视物模糊，发现黄斑下出血（图E）。血管造影显示并发脉络膜新生血管。30岁时，右眼视力20/50、左眼视力20/20。图F显示视网膜下白色瘢痕。

G和H：一名患有Best病的19岁男孩，主诉双眼视物模糊，他的眼电图检查结果均为双眼1.00。4个月后，卵黄样病变和周围视网膜脱离（图G）消失（图H）。视力是20/20。

I和J：13岁的女性患者，患有双侧对称的卵黄样黄斑病变，视力20/15。血管造影显示双眼病变区的少量荧光（可能是对应于卵黄样病变的假荧光）（图J）。

K和L：9岁男孩双眼患病（图K），显示他的右眼、男孩祖父（73岁）的右眼（图L）都有卵黄样病损，祖父的左眼黄斑已有瘢痕形成。

（G和H，由Dr. Mark J. Daily提供；K和L，由Dr. Michael. W. Hines提供）

前卵黄样期或携带者阶段

尽管早在出生后第一周部分患者眼底就可观察到卵黄样病变，大多数患者的眼底在出生后早期数月或数年内可能完全正常（图5.01A；图5.02A）。许多携带者从未表现出眼底的变化。

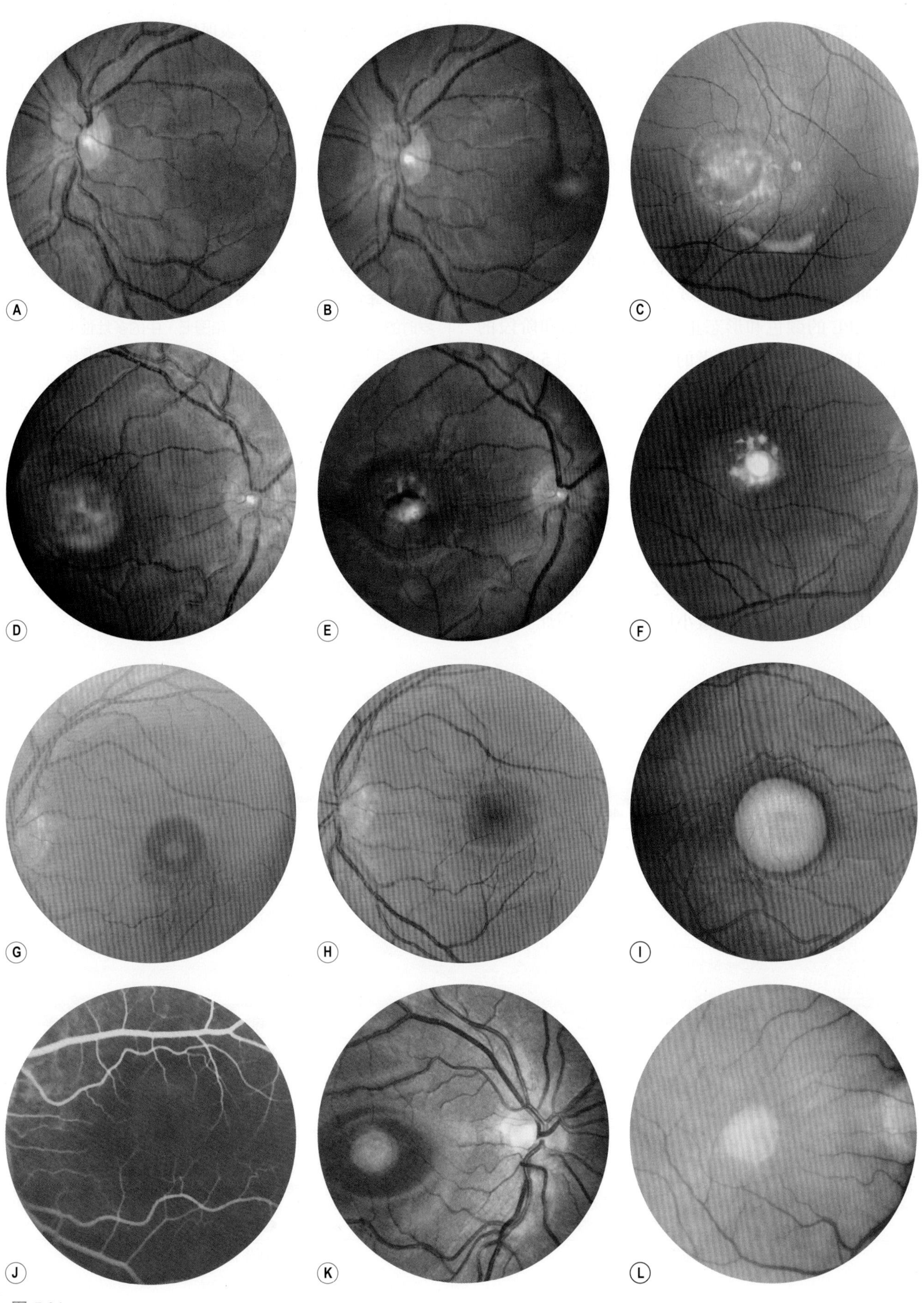

图 5.01

卵黄样期

在婴儿期或儿童早期，患者眼底发生局灶性视网膜下病变，类似单面煎蛋的蛋黄（图 5.01B 和 I；图 5.02A；图 5.03G）。在这个阶段，多数患者视力正常。眼底镜和立体摄影显示视网膜下方不连续病变，其大小为 0.5~2 PD，黄色，通常为圆形或椭圆形。在疾病早期，此处视网膜尚平伏。随着堆积在光感受器外节层、视网膜下间隙和 RPE 层内黄色物质数量增加，病变区域出现隆起[32, 38]。病变周围的 RPE 的颜色和形态正常。不同大小和阶段的病损可能存在于同一患者的不同眼中（图 5.03A 和 B）。病变最初可能只累及单眼。有些患者对侧眼视力可能终身均保持接近正常（20/20）[39]。卵黄样病变偶尔会自行消失（图 5.01G 和 H）。病变可位于黄斑外，也可多发（图 5.04）[40]。在少数患者中，它们可能特别大且呈现为地图样（图 5.04G~I）。一些患者可能在整个眼底的 RPE 中显示出黄色细微斑驳的改变（图 5.03F）。图 5.04A~F 显示受影响家族成员眼底均有数个微小局灶性黄色病灶。这些黄色点状病变可能是某些家庭成员中该疾病的唯一表现[12]。

图 5.02 Best 病——临床表现各期示意图。

A：Best 病组织病理学变化假说示意图。前卵黄样期（图 5.01A）。阳光侧向上的卵黄样阶段（图 5.01G）。RPE 细胞（箭头）黄色色素扩散。卵黄期（图 5.01D；图 5.03D）。视网膜下的黄色色素破坏 RPE，光感受器萎缩。视网膜浆液性脱离可发生在卵黄期（图 5.01G；图 5.04A 和 B）、萎缩或新生血管期（图 5.03E）。萎缩期。脉络膜新生血管形成和瘢痕期（图 5.03F）。

B 和 C：36 岁男性，双眼视力分别为 20/80 和 20/200，右侧出现卵黄样病变伴有假性积脓，左眼出现萎缩性病变。

D~G：年轻女性，7 岁时被查出患有双侧黄斑病变。在 10 岁时的照片显示黄斑（图 D 和图 E）中的多灶性卵黄样沉积物。11 年后，在 21 岁时，黄色物质增加，双眼出现部分煎蛋样病灶（图 F 和图 G）。24 岁时的最佳矫正视力是右眼 20/40 和左眼 20/25。EOG 显示右眼的 Arden 比例为 1.26，左眼为 1.40。

（B 和 C，由 Dr. Paul Sternberg 提供；D~G，由 Dr. Edward Cherney 提供）

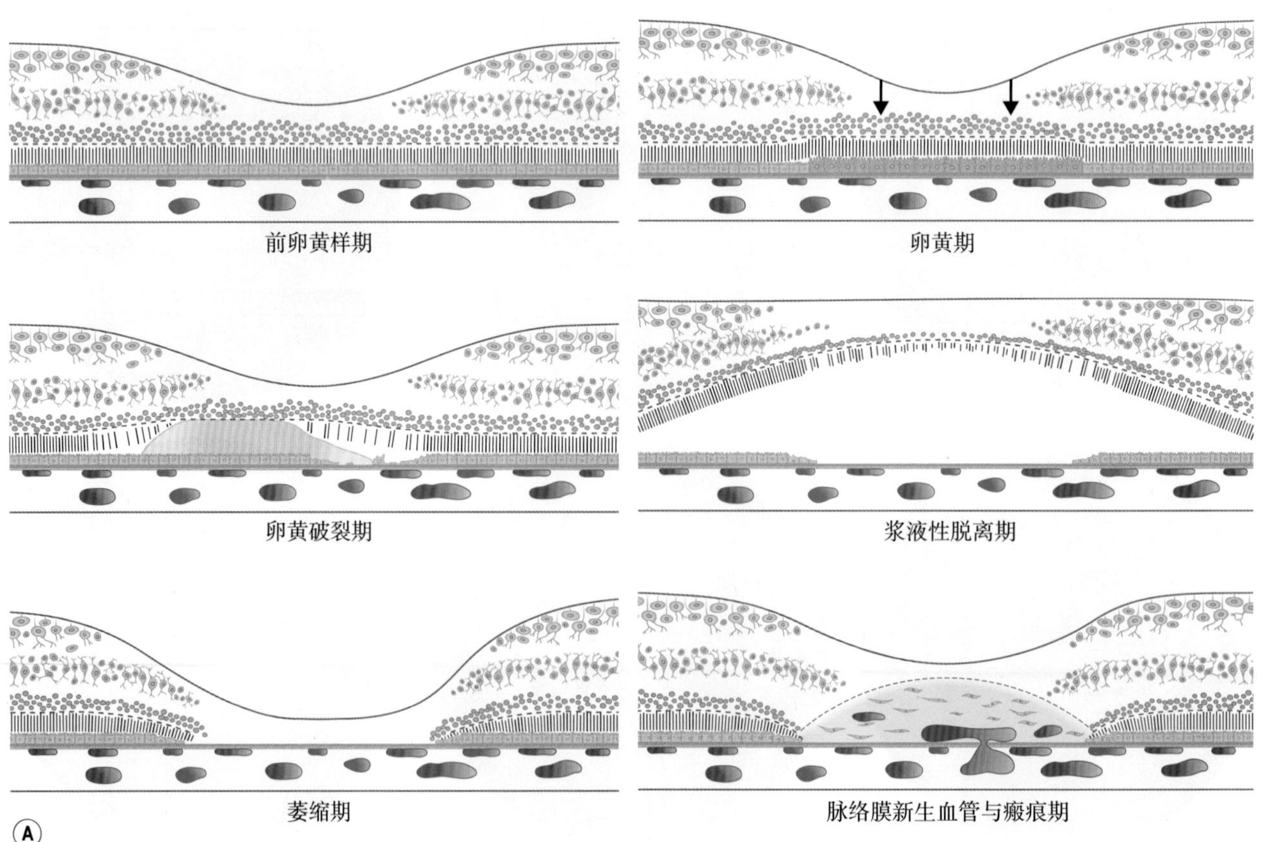

图 5.02

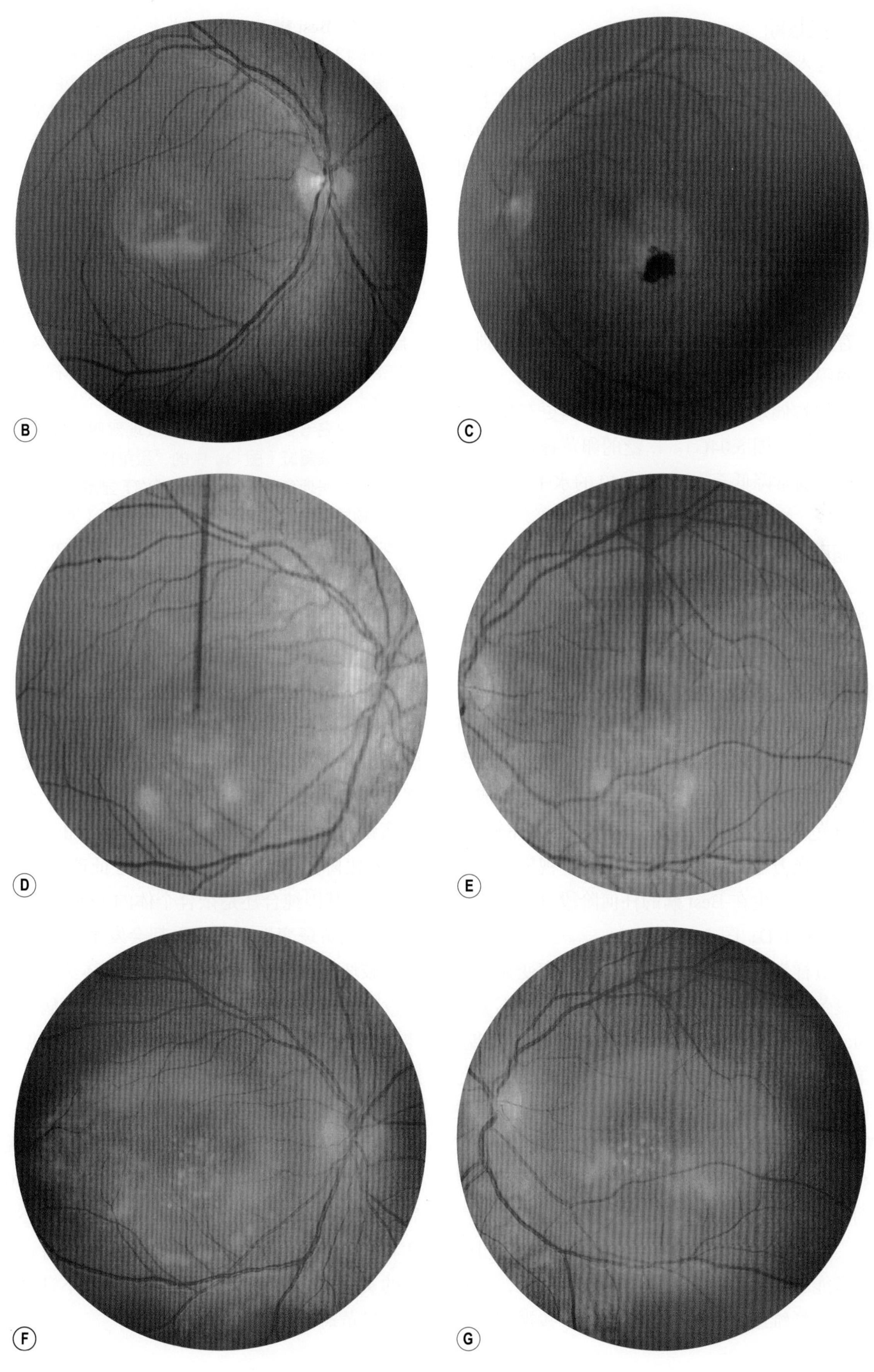

图 5.02（续）

假性积脓期

患者进入青春期后，开始出现黄色病损破裂的迹象（图 5.01D；图 5.03A 和 D）。位于视网膜下的黄色物质可能部分被 RPE 细胞吸收，而较重的物质下沉形成液平。嘱患者头部倾斜 60~90 分钟，可能观察到视网膜下沉积物的移位[11]。RPE 开始变薄，偶尔在病损的上方发生色素聚集。

“炒蛋”期

随着卵黄样病变的进一步破坏，多个不规则的黄色视网膜下沉积物产生类似于炒蛋的图像。多灶性黄色沉积物偶尔可以在这些病变周围更有序地呈环形分布排列（图 5.04G）。广泛的卵黄样病变的情况下，视力通常降低至 20/30~20/40 的水平。

萎缩期

最终所有黄色色素都可能消失并留下椭圆形的 RPE 萎缩区（图 5.03F）。

图 5.03 Best 病。

A~C：13 岁的黑种人女孩，家族中兄妹三人患有 Best 病，右眼可见部分“炒蛋样”病灶，左眼可见小的盘状瘢痕和浆液性脱离（图 A 和图 B）。右眼视力为 20/20，左眼视力为 20/40。血管造影动静脉相显示出脉络膜新生血管膜的证据（箭头，图 C）。

D 和 E：14 岁男孩，Best 病卵黄样期。注意病变上部的黄色物质开始减少，下方黄色沉积物出现分层。血管造影（图 H）显示在下方黄色物质的上部，而非下部，表现为荧光。血管造影晚期可见明显荧光素渗漏。

F：图 D 患者的 37 岁母亲，视力为 20/300。注意视网膜下纤维瘢痕和周边视网膜色素上皮萎缩。瘢痕外的后极部密布细小斑驳的黄色病灶。血管造影显示视网膜下瘢痕着染。

G~L：这名 8 岁女孩 4 岁时被发现双眼黄斑均有卵黄样病变。右眼黄斑（图 G）中的“蛋黄样”病损，在自发荧光检查中呈现高荧光（图 H），OCT 显示视网膜下大量高反射物质沉积但是未见内层视网膜损伤（图 I）。左眼具有“炒蛋样”表现（图 J），纤维瘢痕的自发荧光呈现不规则的高荧光（图 K），OCT 可见纤维瘢痕与视网膜下液，提示可能并发视网膜下新生血管（图 L）。

（G~L，由 Dr. Franco Recchia 提供）

瘢痕和脉络膜新生血管期

许多患者眼底出现 1 个或多个白色视网膜下纤维灶，有时伴发脉络膜新生血管和出血性脱离（图 5.01E；图 5.03B，C 和 J）[6, 12]。患者最终发展成白色或部分色素盘状瘢痕（图 5.01F；图 5.03F）。此期患者中心视力通常为 20/100 或更低，视网膜的浆液性脱离可能发生在 Best 病的任何阶段（图 5.01G；图 5.03A，B 和 D；图 5.04A 和 B）。

在卵黄样期，血管造影的早期显示病变完全遮蔽脉络膜荧光（图 5.01J）[12, 18]。脉络膜荧光不会出现像 Stargardt 病那样被广泛遮挡。血管造影晚期，卵黄样病损处无荧光或疑似弱荧光。可能的原因包括：来自病变表面玻璃体荧光反射，不匹配的激发和屏障滤光片，以及黄色病变的自发荧光。随着黄色色素因重力向下沉积，其余区域的造影显示继发于视网膜脱色素的早期窗样缺损和晚期着染（图 5.03E）。萎缩性病变周围通常存在狭窄的低荧光区。血管造影能够检测到并发的脉络膜新生血管，并显示视网膜下纤维组织（图 5.03C）。在一些视网膜下纤维组织的斑块内可能存在隐匿性脉络膜新生血管。

Best 病患者外周视野，视网膜电图和暗适应检查结果正常。疾病晚期，色觉可能会轻度受到干扰。EOG 明显异常，明暗比通常低于 1.55[8, 14, 19]。疾病携带者的 EOG 通常会产生低于正常的结果。Arden 比降低被认为是 Best 病特征改变，因为无论 *Best1* 基因纯合还是杂合个体的 EOG 都有相应变化。晚期黄斑变性患者几乎都会发生血－视网膜外屏障破坏，但是在 Best 病患者玻璃体荧光光度检查却没有发现有屏障改变的证据[15]。Best 病是常染色体显性遗传病，白种人群多见，偶尔也会见于非洲裔和亚裔人群（图 5.03A~C）[41]。

视力预后：多数患者可以维持 60 年较好视力[5]。大多数患者至少一只眼睛终身保持阅读视力。视力丧失进展缓慢，大部分发生在 40 岁以后[16]。视网膜下新生血管出血可能导致中心视力急性和永久性丧失（图 5.01E）。Best 病患者、成人发病的黄斑中心凹营养不良或图形营养不良患者，偶尔并发黄斑裂孔[39, 41, 42]。

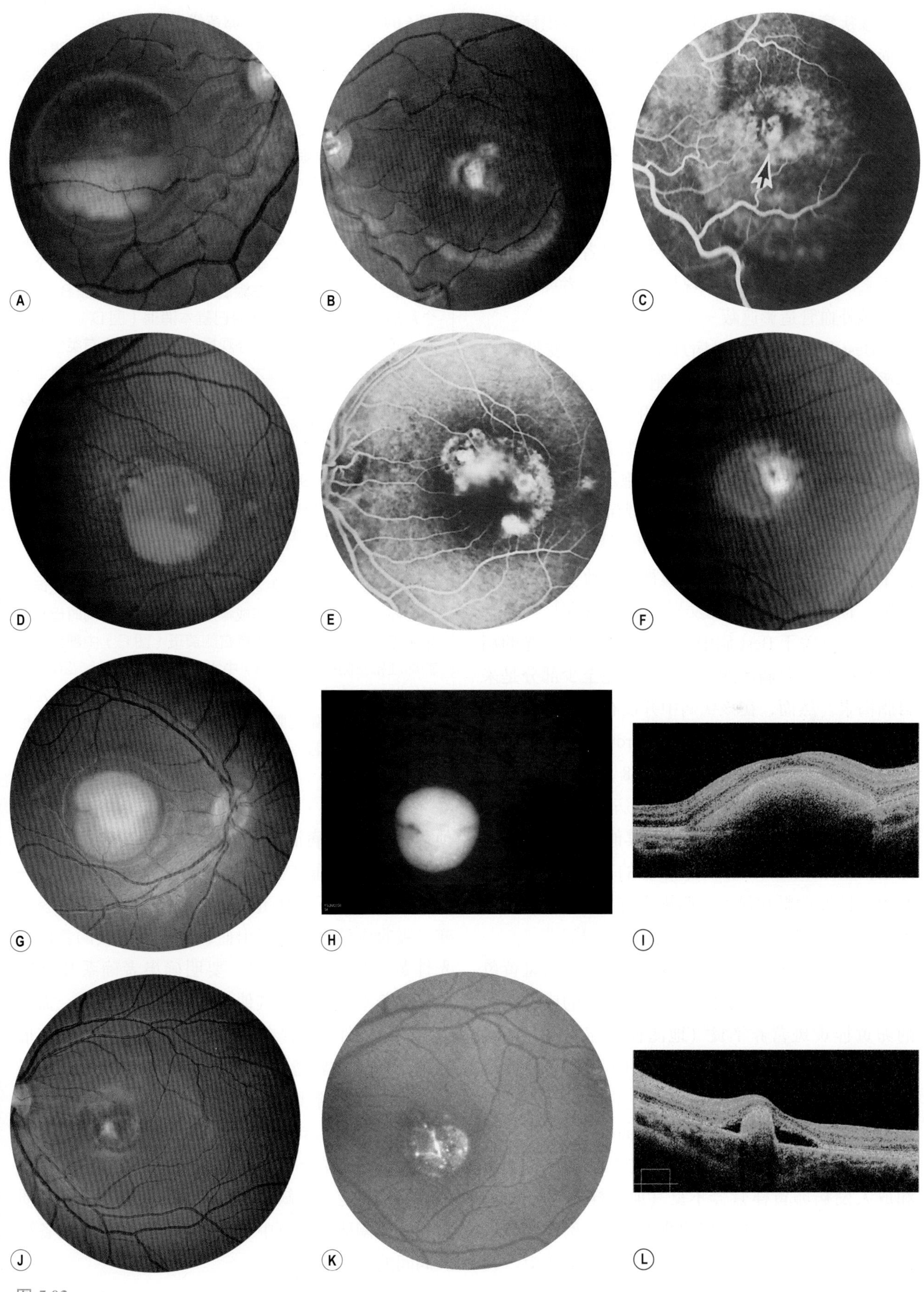

图 5.03

该疾病的卵黄样或假性积脓阶段的组织病理改变尚不清楚[1, 13, 27, 43]。一项组织病理学报告涉及相对较早的“炒蛋期”[1]。一份报告涉及一名69岁男性患者，他的一只眼患有轻度黄斑色素改变，另一只眼为晚期黄斑变性改变[43]。这些报告中的结果显示了RPE异常的演变与RPE内脂褐素颗粒异常积聚和巨噬细胞视网膜下浸润是一致的。然而，这些研究都没有显示出类似Stargardt病患者广泛存在的脂褐素沉积特征，这一发现与Best病患者卵圆形病变区域外血管造影遮蔽一致。

Best病的其他组织病理学发现包括变性的光感受器的内节中和Müller细胞中的高碘酸–席夫（PAS）染色阳性，酸性黏多糖阴性，电子致密，细粒状物质，该物质最近被鉴定主要为A2E[44]；在光感受器细胞丢失的区域，RPE细胞下方和正常脉络膜毛细血管区域有异常纤维状物质沉着[13]。基底膜破裂和脉络膜新生血管形成已得到病理证实[1, 13]。一个研究小组作者认为视网膜神经层改变可能是原发的，而RPE改变为继发[13]。这些研究[7, 32, 38, 45]，以及Miller关于Best病中卵黄样病变自发荧光的病例观察，都证明病灶的黄色色素可能至少部分是来自脂褐素。然而，在该疾病中并没有荧光素血管造影证据，能证明Best病像Stargardt病那样，存在弥漫性脂褐素沉着（见第262~268页）。对一名86岁*BEST1*纯合子患者的基因组织病理学检查显示，RPE细胞内存在脂褐素沉着以及其他RPE颗粒，如黑色脂质体。该眼和另一名81岁的基因杂合子患者眼组织提取的颗粒显示，脂褐素主要由A2E组成，类似其他*ABCR*转运基因异常引起的疾病[44]。

Best病的卵黄期应与其他引起孤立性黄斑黄色性病变的疾病相区别；例如，遗传为主的成人发病的卵黄样黄斑营养不良（地图样萎缩）（图5.06~图5.08）、基底膜网状玻璃膜疣（图3.29）、急性渗出性卵黄状黄斑病变（图11.30；图11.31），以及具有大中央斑点的黄斑病（Stargardt病）。黄色病变的早期发展和进行性卵黄样改变是区分Best病和成人发病卵黄样营养不良（地图样萎缩）的重要依据，因为后者也可能出现在1/3病例中，显示EOGs低于正常值，而且两者都可能有家族史。其他可能与Best病混淆的4个黄色病变包括：局灶性浆液性含有血红蛋白血液色素的RPE脱离，一些伴有视网膜下纤维蛋白的中央性浆液性视网膜病变，吸收中的视网膜下出血，以及异常大的急性日光性黄斑病变的病灶[46]。要明确患者确系Best卵黄样营养不良而不是其他类型黄斑营养不良，需要符合以下条件：①存在一种公认的Best病典型多形性病变。②主要遗传方式。③EOG中度至严重降低。④Best病常见疾病的发病和自然病程[21]。没有以上表现，Best病的诊断值得商榷[2, 42, 46, 47]。符合上述特征，结合*BEST1*基因的检测，能够明确诊断。未来特定基因缺陷的鉴定和卵黄样物质的性质将有助于阐明在黄斑中表现出类似黄色病变的各种疾病间的病理联系[28, 48]。

图5.04 **Best病中多发性卵黄样病变。**

A~E：这名25岁的医师主诉有轻微视觉模糊。右眼视力为20/20，左眼视力为20/15。注意在双眼后极散布的多个轻微隆起的病灶（图A和图B）。临床上，这些病灶类似视网膜色素上皮细胞（RPE）的浆液性脱离。注意大的中央病变中界限不清的黄色物质。晚期血管造影（图C）显示左眼没有中央病变荧光染色。旁中心病变的轻微荧光可能是由假荧光引起。患者的眼电图结果异常（右眼1.1和左眼1.3）。在这些照片拍摄几个月后，他自觉症状消失，并保持了大约1年左右，再次出现症状，约6个月后，症状又再次消失。左眼底照片是在图A和图B后21个月拍摄的，显示中央病变已基本消退（图D）。其他病变看起来更小、更离散，外观呈黄色。右眼也有类似的发现。此时他的右眼视力为20/30，左眼为20/15。血管造影（图E）显示RPE在中心凹区域以下变薄。旁中心病变显示背景荧光遮蔽。

F：患者15岁姐姐的左眼底如图A~图E所示。注意后极的多个面积较小的散在黄色病变（箭头）。另一名兄弟和父亲眼底也可观察到类似的黄色斑点。三人眼电图都有明显降低。其他兄弟姐妹以及母亲的眼底和眼电图检查结果正常。

G~I：一名46岁女性患者患有多灶性卵黄样病变，主诉视物模糊2年。她的母亲在成年后期视力下降，同时母亲的表亲有黄斑变性病史。注意右侧黄斑（图G）中部分破坏的病灶和左侧黄斑（图H）中大的非破坏性病灶。20个月后，黄斑中央病灶扩大（图I）。右眼视力为3/200，左眼视力为20/40。她的眼电图结果异常，而视网膜电流图检查结果正常。血管造影显示完整的卵黄样病变无荧光增强。

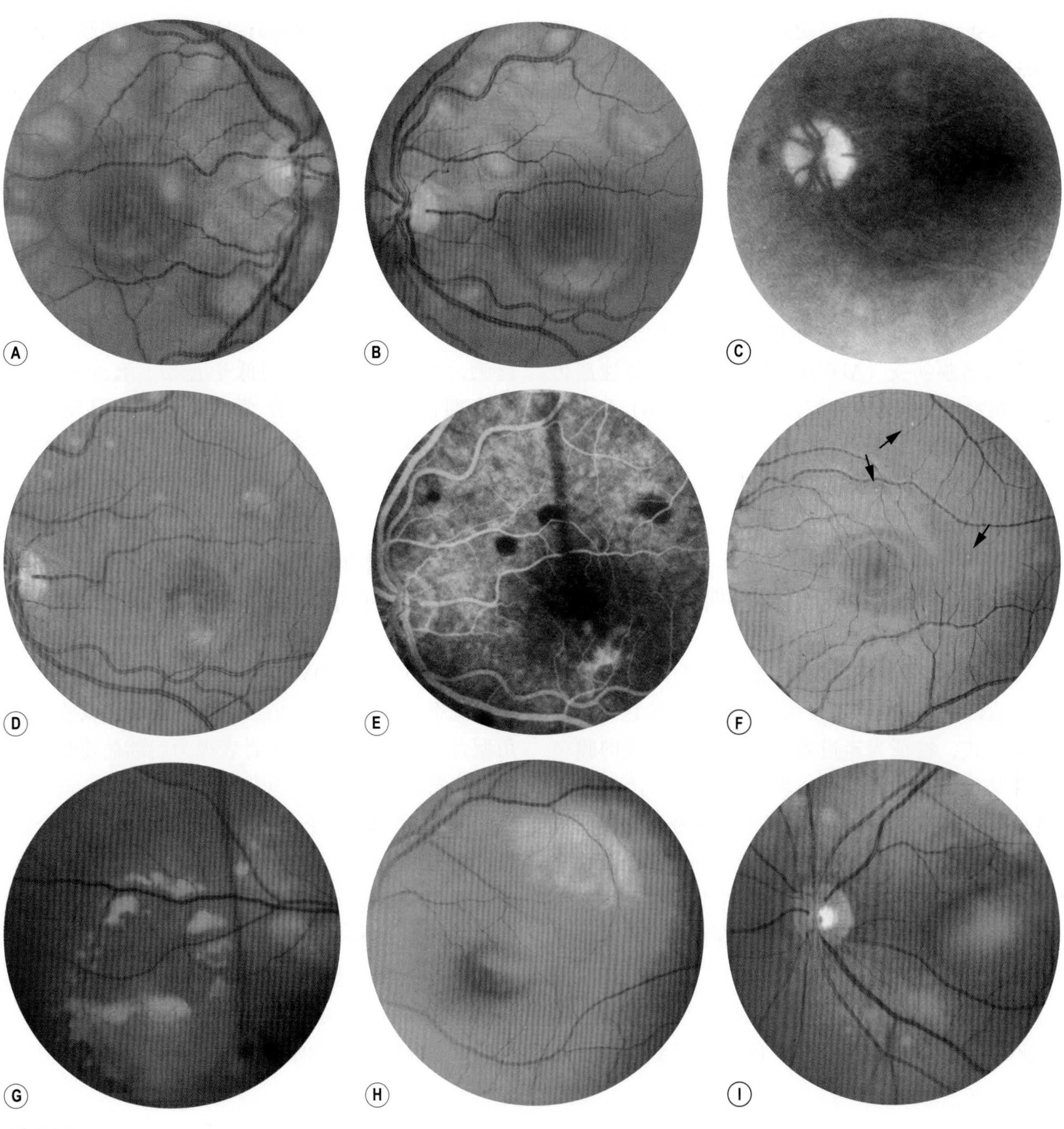

图 5.04

Best 病患者可能出现多灶性卵黄样病变（图 5.03）[12, 40]。大多数患有多灶性卵黄样病变的患者没有 Best 病的其他证据（参见下一部分内容）。病灶的大小可能不同。有些可能是多个视盘直径或更大尺寸，并且边界通常不规则（图 5.04G~I）。这些较大的病灶经常表现出部分消退或中断。黄色色素的多个圆形斑点可以在部分破坏的病变的周边附近呈圆形或椭圆形分布排列（图 5.04G）。

Best1 基因也与常染色体显性遗传性玻璃体视网膜脉络膜病变（ADVIRC）、常染色体显性遗传性小角膜锥杆细胞变性综合征（ADMRCS）和常染色体隐性遗传性视网膜病变（ARB）有关，所有这些都具有外层视网膜病变的特征，提示该基因可能参与眼部发育[32]。

常染色体显性玻璃体视网膜脉络膜病变

ADVIRC 是由 Kaufman 及其同事于 1982 年描述的遗传性色素营养不良疾病[49]。为常染色体显性遗传模式，特征为赤道附近 360° 周边部视网膜色素性病变，后边界明显（图 5.05C~E）。边界处常可见与视网膜表面玻璃体细胞和纤维变性聚集形成点状白色混浊。通常还可见周边视网膜小动脉狭窄和闭塞、视网膜新血管形成、脉络膜萎缩和早发性白内障的证据。囊样黄斑水肿的存在则提示发生了血－视网膜屏障破坏[32, 49, 50]。

这些患者通常没有夜盲症状。视网膜电图（ERG）正常或仅略微下降。EOG 可受到不同程度影响，Arden 比从正常到低于正常。有一些患者有晚期锥细胞营养不良[51]。基因缺陷已定位于 *BEST1* 基因，为错义突变或跳过染色体的长臂的外显子[32, 52, 53]。

图 5.05　常染色体显性遗传性玻璃体视网膜脉络膜病变。

A~H：一名 47 岁的 Huguenot 血统女性患者，视力渐进性模糊和眩光 1 年。否认相关家族史，体健。右眼视力为 20/25，左眼视力为 20/40。双眼存在轻度后囊下白内障。双眼后极均正常（图 A 和图 B）。中周边眼底有视网膜色素上皮（RPE）呈骨细胞样分布，色素紧密排列，并且双眼对称（图 C~ 图 E）。荧光血管造影在后极正常；外周显示弥漫性透见高荧光，中间穿插色素沉着导致的荧光遮蔽。

常染色体显性遗传性小角膜锥杆细胞变性，白内障伴后巩膜葡萄肿

一部分具有 ADVIRC 全部或部分特征的患者也可能患有小角膜和浅前房，伴有亚急性或急性闭角型青光眼。其中一些患者表现为后部葡萄肿，其中部分患者是近视[54]。常染色体显性遗传，该基因也归因于 *BEST1* 突变[32, 52]。所有 ADMRCS 综合征患者的 EOG 异常。全视野 ERG 可能显示低于正常的明视和暗视反应。随着时间的推移，这些患者表现出进行性 ERG 改变，伴有严重视杆和视锥光感受器功能障碍，这与 ADVIRC 患者相对稳定不同。ADMRCS 综合征通常比 ADVIRC 更严重。但是，有些家庭成员有重叠的表现[32]。

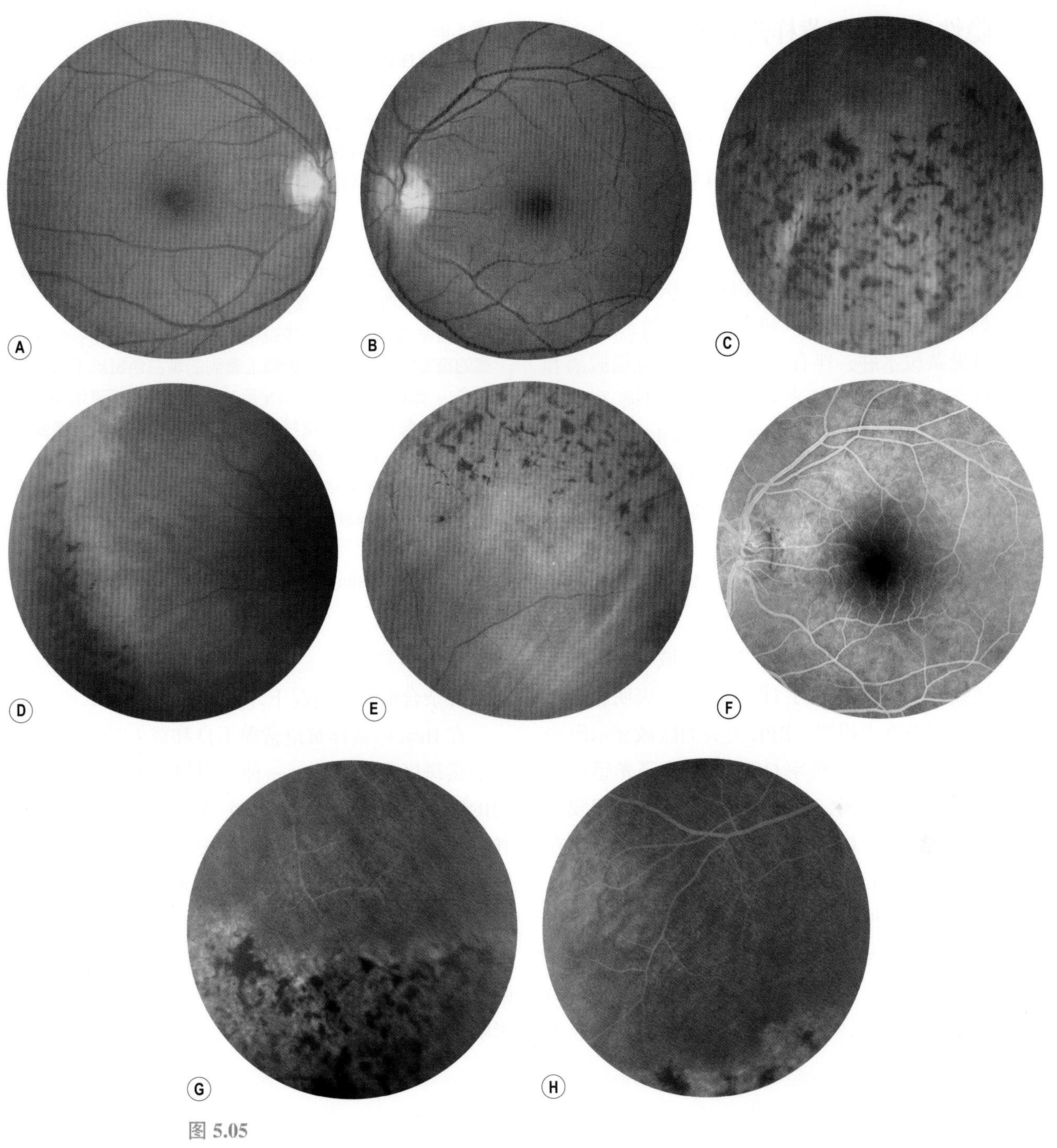

图 5.05

隐性遗传性卵黄样营养不良

在 2008 年 Burgess 等人描述了这种情况 [55]。通常从发病年龄为 4~40 岁的中心视力开始丧失，平均发病年龄约为 25 岁。几年内双眼视力通常会降至 20/60 以下。患者一般为远视、浅前房，有时可发生亚急性或急性房角关闭。眼底检查显示不规则 RPE 改变，伴有视网膜下白色沉积物，累及整个视网膜范围，多见黄斑和中周部（图 5.05I~L）。偶尔可见黄斑水肿，伴有视网膜神经感觉层脱离和视网膜下液；可以通过光学相干断层扫描（OCT）检查明确。患者可能不会表现为典型卵黄样病变特征，直接演变为萎缩性瘢痕，导致视力进一步下降 [55]。EOG 严重下降甚至熄灭。局部 ERG 显示黄斑明显异常，提示黄斑功能障碍。全视野 ERG 显示杆锥反应降低或延迟，提示全部视网膜光感受器功能障碍。血管造影检查可见 RPE 萎缩和视网膜水肿导致广泛斑片状高荧光。这些区域与眼底自发荧光增强的区域是对应的（图 5.05L），表明脂褐素在色素上皮细胞中积聚。RPE 丢失的区域显示眼底自发荧光降低。高分辨率 OCT 显示黄斑光感受器从色素上皮细胞脱离，光感受器层破坏但视网膜内层仍然存在（图 5.05M）[32, 55]。杂合突变的患者在临床和电生理学上可完全正常。

上述所有三种情况都是由 *BEST1* 基因的突变引起的，该基因是导致 Best 卵黄样黄斑营养不良的同一基因。Best 病，ADVIRC 和 ADMRCS 综合征为常染色体显性遗传，而 ARB 一般在 *BEST1* 纯合子或复合杂合突变的情况下才发生。

图 5.05（续）。
隐性遗传性卵黄样营养不良。
I~M: 30 岁女性患者的眼底照片，她在 *BEST1* 基因中携带 2 个纯合的无义突变。右眼视力为 20/32。黄斑中央可见模糊的圆形黄色病灶。病灶周围有一些黄白色斑点。此外，在视网膜血管拱环周围可以注意到模糊的萎缩性低色素区域（图 I）。荧光素血管造影显示整个眼底弥漫性斑片状高荧光，同时伴随 RPE 的轻度弥漫性萎缩。在黄斑中心凹周围存在类似的高荧光变化，以及中心凹（图 J 和图 K）下方的视网膜下小瘢痕染色。
眼底自发荧光成像显示黄斑中央有轻微自发荧光变化。明亮的自发荧光点对应检眼镜上看到的黄白色斑点（但数量更多）。因此，这些病变似乎反映了视网膜脂褐素增加。在视网膜血管拱环附近及其他区域，注意到自发荧光增强和降低的细小不规则斑点区域（图 L）。
SDOCT 通过黄斑的水平扫描显示高反射物质——可能是轻微增厚的视网膜和 RPE（图 M）之间脱落的光感受器外节。
（A~H，由 Dr. Ranjit Dhaliwal 提供；I~M，由 Dr. Camiel Boon 提供）

在 Best 卵黄样黄斑营养不良和成人发病的黄斑中心黄斑区营养不良（一种类型的营养不良）中发现的几乎所有突变都是错义突变。而导致 ADVIRC 和 MRCS 综合征的突变为剪接突变，导致阅读框内缺失或重复 [32, 53, 55]。ARB 的无效表型是由纯合或复合杂合无义或错义的 *BEST1* 突变引起的 [32, 56]。可变表现和外显率可能是这些病症表型广泛变异的原因。它们可能还依赖于其他遗传或环境修饰因子来影响疾病的特征表现。

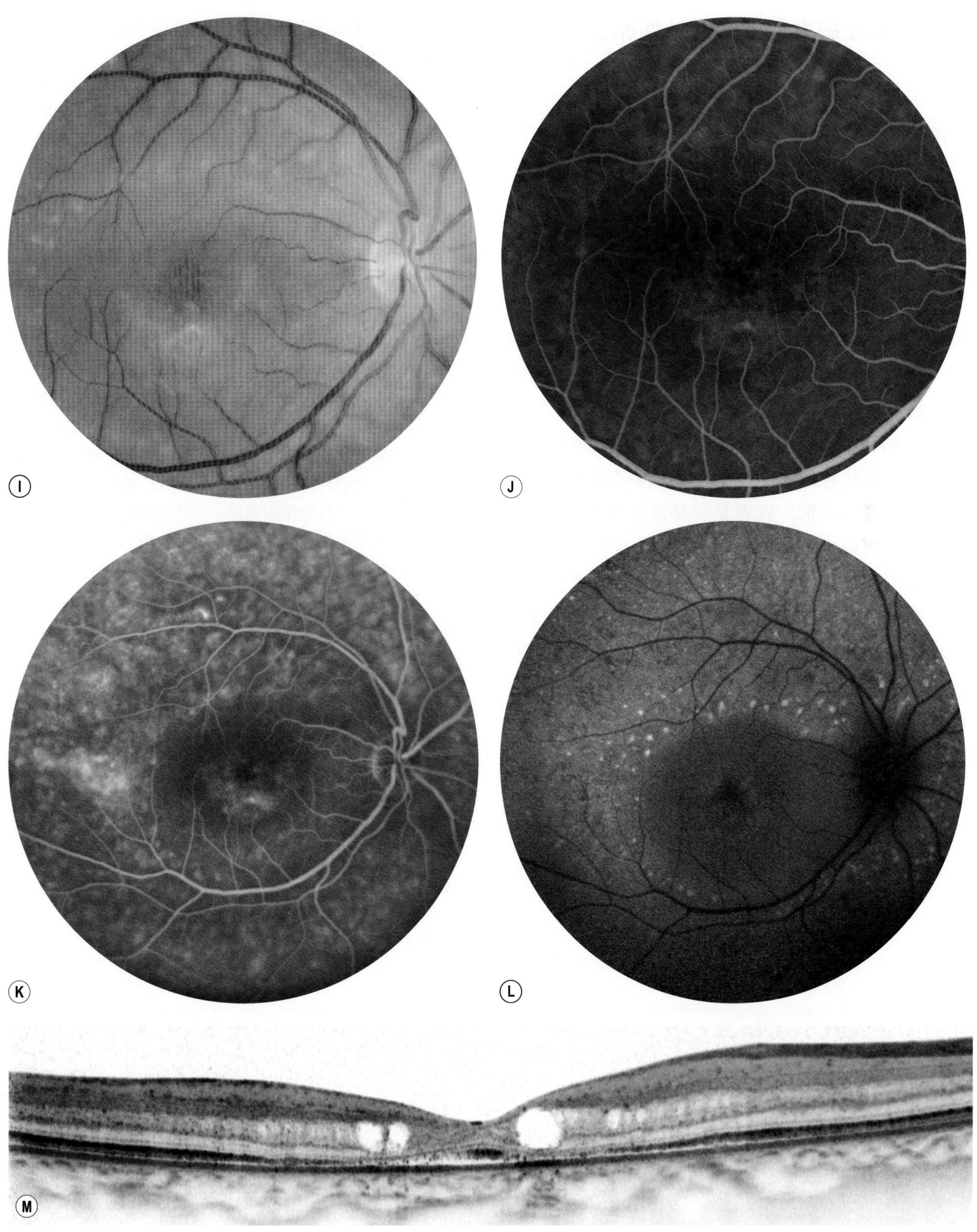

图 5.05（续）

非 Best 病患者中的多灶性卵黄样病变

在 Gass 博士的经验中，具有与 Best 病相同特征的多灶性卵黄样病变最常出现在具有正常 EOG 表现和正常家族史的患者中（图 5.06；图 5.07）。荧光素血管造影通常表现出黄色病变的无荧光（图 5.06C 和 L；图 5.07H）。然而，偶尔黄色病灶表现出早期高荧光（图 5.07J）。与 Best 病一样，黄色病灶可能消失（图 5.07A~D）。多灶性卵黄样病变患者正常 EOG 出现频率和阴性家族史表明，大多数患者并非 Best 病或黄斑图形状营养不良。虽然仅仅缺乏家族史并不能完全排除这些诊断，因为也有 Best 病和图形状营养不良的患者从未发现相关症状。这种情况主要应该和急性渗出性多灶性卵黄样黄斑病变进行区别，后者是一种急性炎症性疾病，可见于不明原因的患者[57-59]以及 ARB[32, 55]和副肿瘤性卵黄样黄斑病变[60, 61]。Deutman[17]报道了一例中心视力丧失多年的患者，与外周和黄斑卵黄样病灶相关，同时伴有与锥杆细胞营养不良类似的视网膜电图改变。该患者可能患有常染色体隐性遗传性 Best 样病变。

图 5.06 具有正常家族史的多灶性卵黄样病变的成年患者。

A~C：39 岁的健康黑种人，有 4 个月的视物变形史，右眼视力为 20/30，左眼视力为 20/25。右眼黄斑病灶（图 A）是低荧光的（图 C）。黄色病灶无荧光。他的眼电图检查结果为正常（右眼为 1.88，左眼为 1.87）。

D~F：34 岁男子，主诉左眼的视物模糊 5 个月。双眼视力均为 20/20。双眼有多个卵黄样病灶。大的卵黄样病灶涉及左侧黄斑（合成照片，图 D）。左眼视盘的鼻侧可见液体积聚（箭头，图 D）和黄斑大病灶的血管造影（立体血管造影，图 E 和图 F）中。无家族史。他的双眼眼电图 Arden 比为 1.6。

G~L：这名 54 岁的男子自觉右眼视物模糊。否认相关家族史。右眼视力为 20/40，左眼视力为 20/40。双眼有多个卵黄样病灶（图 G 和图 H）。他的眼电图检查结果低于正常（右眼为 1.5，左眼为 1.4）。他的视网膜电流图检查结果正常。他的色觉严重异常。7 年后，右眼的病灶部分破坏（图 I），并且他左眼黄斑（图 J）中央也出现了卵黄样病变。右眼视力为 20/20，左眼视力为 20/40。血管造影显示，双眼破裂的病灶均为高荧光（图 K 和图 L）。左眼未破裂的病灶是非荧光的（图 L）。在 60 岁时存在多个大的“太阳蛋样”病变以及没有累及家庭成员的家族史，都不符合典型 Best 病特征。

（G~L，由 Dr. Stephen J. Ryan，Jr 提供）

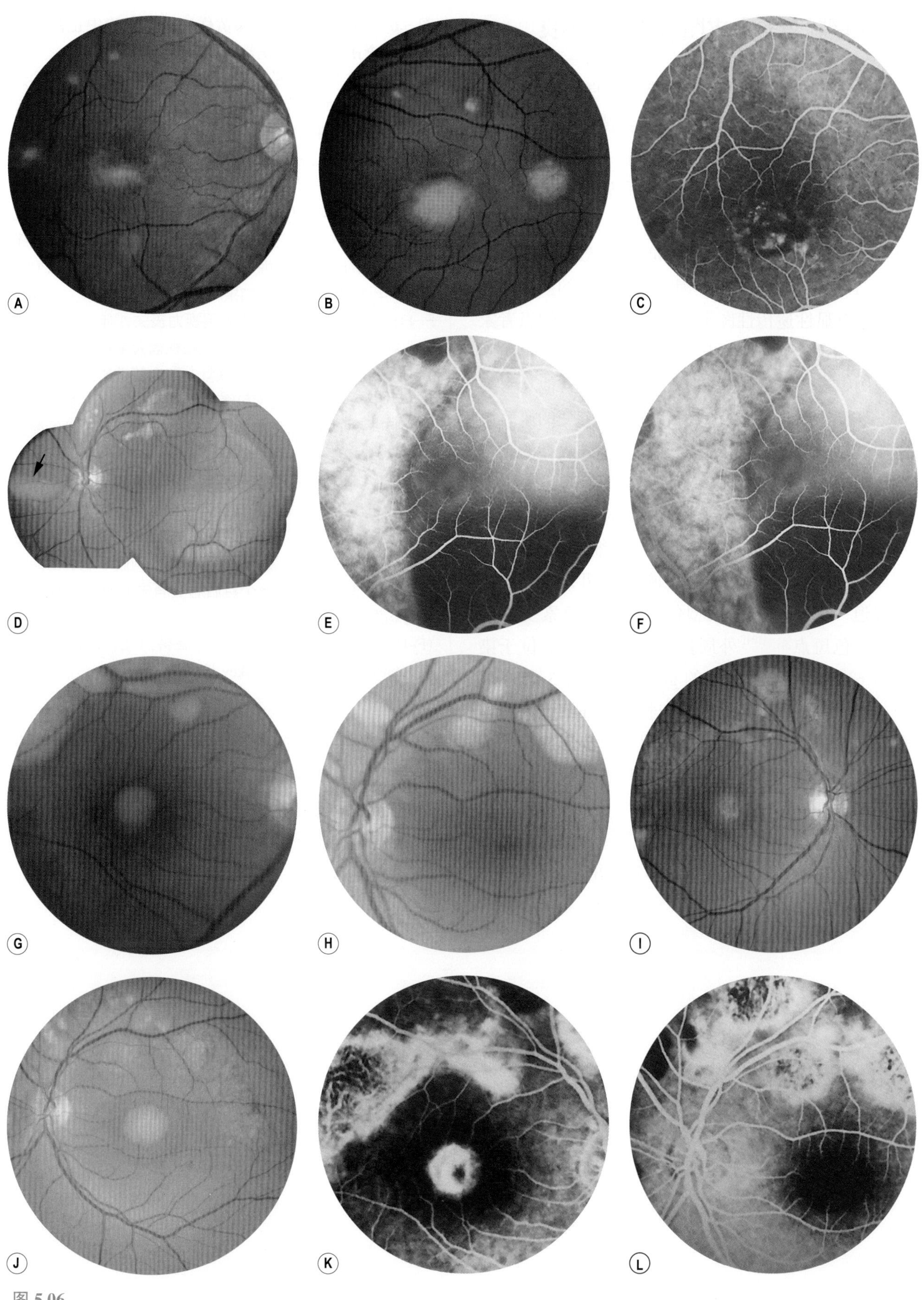

图 5.06

视网膜色素上皮图形状营养不良

视网膜色素上皮图形状营养不良通常中年发病，中心视力轻度下降，伴有各种黄斑区黄色、橙色或灰色色素沉积 [21, 47, 62-100]。预后一般较好，至少一只眼的中心视力可保持到成年后期。EOG 可能略微或中度下降。ERG 通常是正常的。这些营养不良通过常染色体显性遗传。外周蛋白 /*RDS*、慢基因（Pro 210 ARG）和 *RDS* 基因密码子 167 的突变，首先在具有显性遗传性图形状黄斑营养不良的患者家系中得到证实 [101-105]。此后在家族和散发性营养不良病例中发现了外周蛋白 / *RDS* 基因的其他几个突变 [98-100]。重要的是，在具有相同基因突变的家族中通常存在不同表型 [34, 106-110]。除了与不同表型的营养不良相关，外周蛋白 / *RDS* 基因突变还与中央晕轮状脉络膜营养不良、常染色体显性遗传性视网膜色素变性、常染色体显性视锥和锥杆细胞营养不良、白点状视网膜炎和色素性视网膜炎相关 [109, 111-114]。曾报道一家系变异的表型包括视网膜色素变性和眼底黄色斑点症 [104] 外周蛋白 / *RDS* 基因定位于染色体 6p21.2，跨越 26 k 的 gDNA，包含 3 个外显子。外周蛋白 / *RDS* 的基因产物是锥杆细胞内的整合膜蛋白外周蛋白 / *RDS*，作用于膜盘形成、排列和脱落管理在光感受器外部区段形态发生中起重要作用。

基于色素分布的模式，营养不良被细分为至少 5 个亚组。一些患者会在双眼中显示出不同的模式。患者可以在一段时间内显示从一种模式到另一种模式的进展。一些家系显示后续部分描述的任何组合或所有 4 种眼底变化模式 [98, 115, 116]。由于这些原因，这些疾病可能是密切相关的，也有可能是一种疾病的不同表现形式。

图 5.07 **成人型多灶性卵黄样病变，家族史正常，眼电图检查正常或低于正常。**

A~E：1973 年，这名 40 岁男子因为暗适应困难就诊于当地医院。双眼的视力均为 20/20。双眼眼底均有黄色病灶。眼电图检查结果正常。2 年后，他的视力降低到右眼 20/25 和左眼 20/80。双眼的旁中心区域存在多个地图样黄橙色病变，左眼黄斑中存在瘢痕（图 A 和图 B）。2 年后，眼底没有改变（图 C）。到 1984 年，所有的黄橙色沉积物都消失了，留下了视网膜色素上皮细胞的地图样萎缩（图 D 和图 E）。他的视力为右眼 20/25 和左眼 20/200。1995 年 1 月，他的检查结果没有改变。

F~H：这名 44 岁的女性患者因视力丧失 1 年而就诊。她的双眼视力是 20/40。双眼黄斑和视盘旁毛细血管区（图 F 和图 G）存在多灶性黄色病灶。在血管造影上，这些病灶中央是无荧光区，周围包绕高荧光环（图 H）。视网膜电图、眼电图、暗适应和色觉均正常。16 个月后，她的检查结果没有改变。

I~L：这名健康的 20 岁男子双眼自觉中央暗点。多个黄色病变散布在双眼的黄斑和视盘旁毛细血管区域（图 I）。这些病变显示早期高荧光和晚期荧光着染（图 J）。2 个月后，每个黄色病变（图 K）周围出现视网膜下液。他的眼电图双眼低于正常。18 个月后病变消失（图 L），双眼的视力均为 20/15。

（F~H，由 Dr. Richard E. Goldberg 提供；I~L，由 Dr. Robert N. Johnson 和 Patrick J. Caskey 提供）

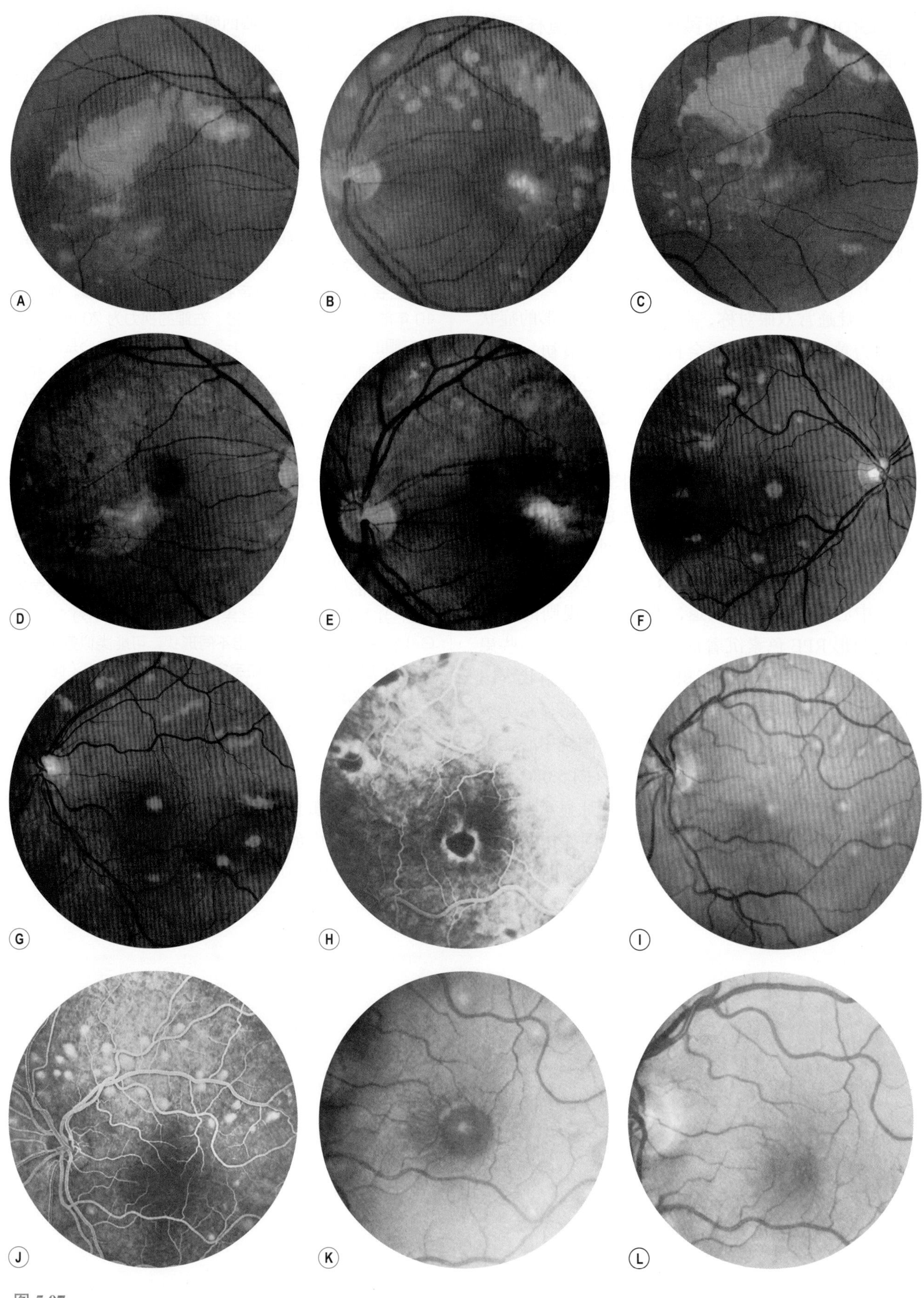

图 5.07

Group 1：成人型黄斑中心凹卵黄样营养不良

成人型的黄斑中心凹卵黄样营养不良患者具有以下临床特征：①单眼或双眼视觉无症状或轻度视物模糊和视物变形，通常发病年龄在30~50岁。②对称，孤立，通常1/3~1个视盘直径大小，圆形或椭圆形，稍隆起的黄色视网膜下病变，常有中央型色素斑（图5.08~图5.10）。③在旁中心区域可能伴或不伴小的黄色斑点[62-64, 66, 68, 70-72, 78, 80, 81, 83-86, 91, 96]。尽管病灶通常双眼对称，但视物模糊和变形的症状通常为单侧。症状可能会自行改善。最初，黄色病灶也可能仅存在于单眼。大多数中心凹病变大小约为1/3个视盘直径，偶尔它们可能更大并被误诊为Best卵黄样黄斑营养不良的"太阳蛋"期或被误认为双眼RPE的浆液性脱离（图5.09）。黄色中心凹病变通常形成中央灰色或橙色色素块，生物显微镜下显示有色素播散到后极部视网膜神经层的证据（图5.08A和B；图5.09D；图5.10A和B）。之后，中心凹病变颜色减退，并留下不规则的椭圆形或圆形RPE色素沉着区域（图5.08E）。一些患者最终形成旁中心黄色沉积物，通常呈辐射状（图5.08D~F）。在疾病早期，荧光素血管造影显示无荧光病灶（图5.09C），或者更典型地，围绕中心无荧光斑点（晕）小的不规则高荧光环（图5.08C和I；图5.09F）。一些中心凹外的小黄色病灶显示散在的高荧光染色，如同玻璃膜疣样改变（图5.10C），其他和中心凹病灶类似，表现为无荧光或周围有荧光晕。病变的黄色和灰色成分显示明亮的自发荧光，晚期病变中的脱色素RPE则表现为低自发荧光（图5.11K和L）。

图5.08 成人型黄斑中心凹卵黄样营养不良。

A~C：这名30岁的白种人女性患者在检查前6周右眼出现视物变形和明确的暗点。到检查时症状有所改善。右眼视力为20/25和J-1，左眼视力为20/50和J-1。在于中心凹区域存在具有中央色素块的黄色病变，呈对称，略微隆起，椭圆形，离散，1/3个圆盘直径大小（图A和图B）。在左眼的旁中心区域有几个小的黄色沉积物（箭头）。她的眼电图检查结果均低于正常值（双眼均为1.4）。血管造影显示以每只眼睛的中心凹为荧光环状（图C）。中周部有黄色病变荧光染色（箭头）。

D：这名患者54岁的母亲右眼照片图A~图C。她自觉10年前左眼视力有轻度变形。右眼的视力为20/40，J-2和左眼的视力为20/30和J-2。在中心凹的中心是一个不规则的圆形脱色素区域，周围有多个淡黄色沉积物。在黄斑区域外周存在一些沉积物（箭头）。她的眼电图检查结果低于正常（右眼为1.22，左眼为1.40）。血管造影结果与图C中相似。

E和F：在图A~图C中所示的患者的70岁的外祖母首次自觉症状是30年前左眼阅读有轻微的困难。从那时起，症状保持不变。右眼无症状。她双眼的视力是20/40。注意中心区域的视网膜色素上皮为脱色素（箭头，图E）和微弱可见的外周斑点。血管造影显示不规则的网状高荧光（图F）。她的眼电图检查结果低于正常（双眼均为1.0）。

G~L：中央黄色病变呈现出不同形状，可能类似各种无生命或有生命的物体，例如宇宙飞船（图G）、鸡（图H和图I）、翻车鱼（图J）、飞机（图K）和木马（图L）。注意黄色的旁中心斑点。

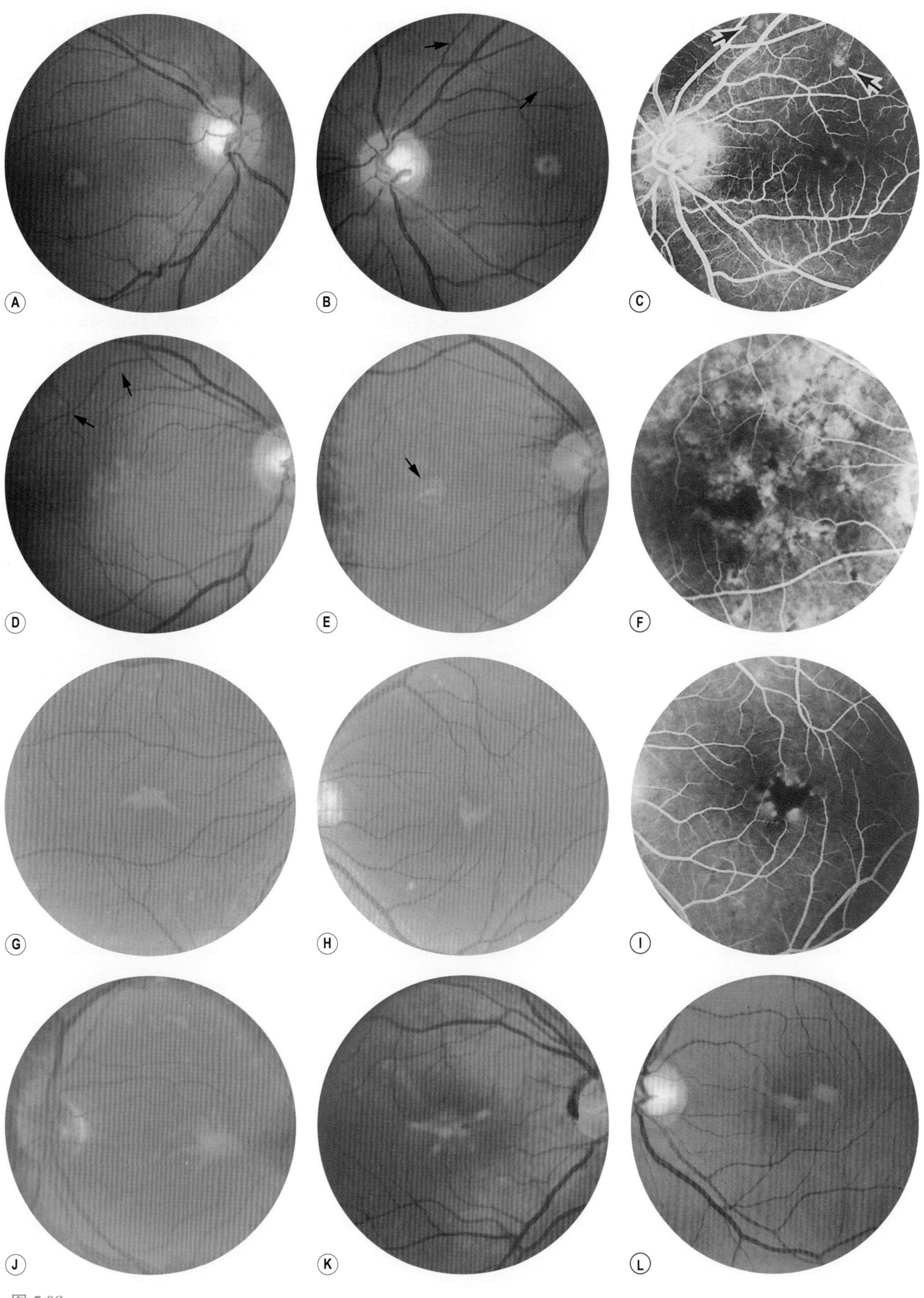

图 5.08

在 Bascom Palmer 眼科研究所的一个家系（图 5.08A~F）中，在女性患者中连续三代观察到这种形式的营养不良。这个家族最初由 Gass 于 1974 年报道为具有特殊的黄斑中心凹营养不良，后来被称为成人发病的卵黄样黄斑中心凹营养不良[83, 84]。最近，其中两名患者的外周蛋白 *RDS* 基因突变已得到证实[103]。另外两名成人型黄斑中心凹营养不良患者的母亲都显示眼底存在蝴蝶样萎缩（图 5.12A~G）。

图 5.09　成人型卵黄样黄斑中心凹营养不良有关的大卵黄样病灶。

A~F：这名 51 岁女性患者，双眼视力 20/80。双眼黄斑（图 A 和图 B）中心均有略微隆起的黄色病变。血管造影显示病变无荧光着染（图 C）。3 年后同一患者的眼底检查（图 D 和图 E）。注意病变中心的色素。视力为 20/60。血管造影现在显示以中心凹（图 F）为中心的不规则高荧光环。在同一时间段内左眼黄斑也发生了类似的改变。患者没有黄斑变性的家族史。她的眼电图检查结果正常。

G~L：这名 68 岁女性患者，双眼视力是 20/50。注意大的卵黄样病变（图 G 和图 H）。她的眼电图检查结果正常（右眼为 2.8，左眼为 3.5）。左眼病变最初是无荧光的（图 I）。然而，晚期相（图 J，图 K 和图 L）表明可能存在隐匿性脉络膜新生血管。

(A~F，引自 Gass[83])

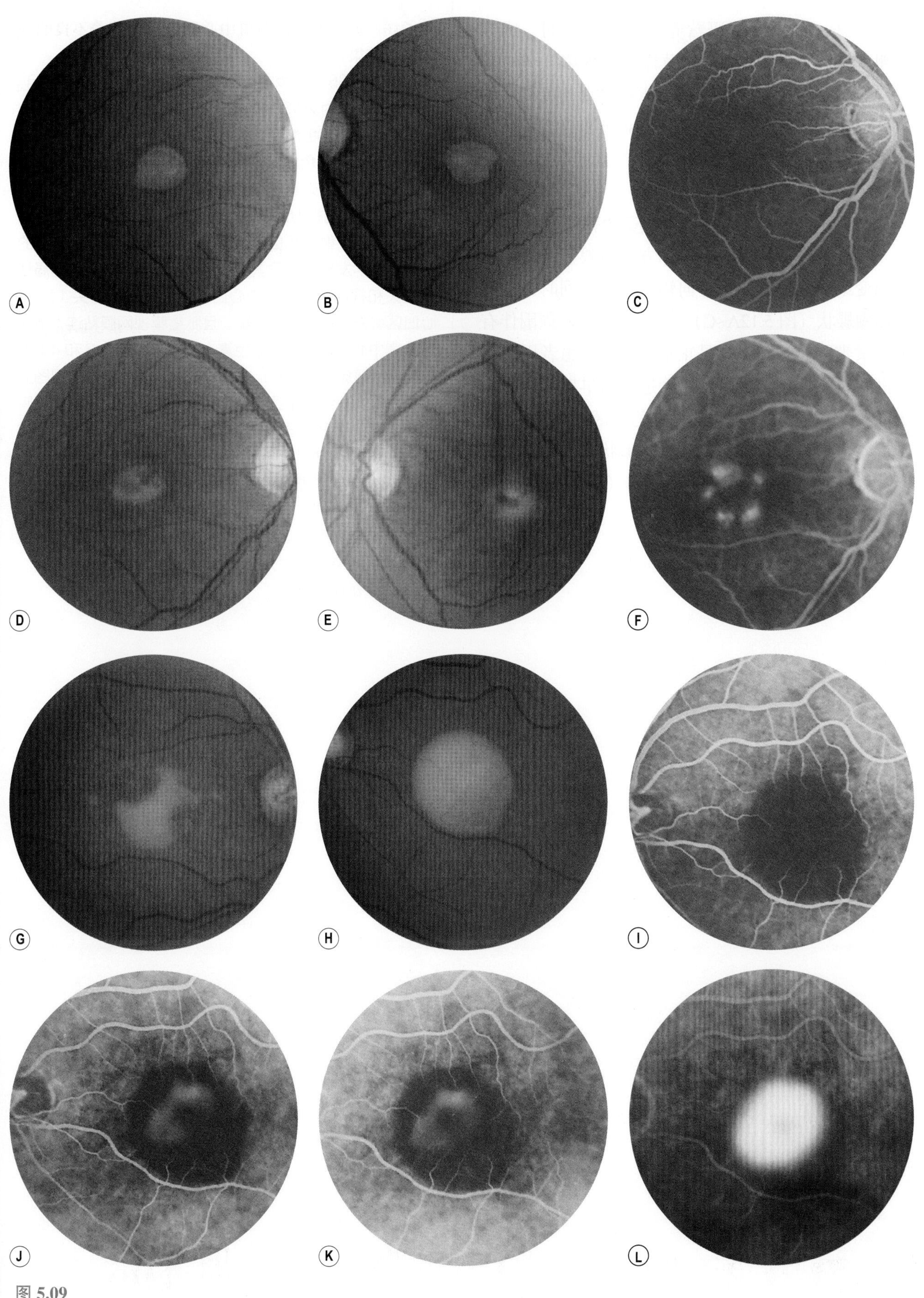

图 5.09

与Best卵黄样黄斑营养不良患者不同，成人型卵黄样营养不良患者的卵黄样病变通常出现在40岁以后且较小。在病变中很少能观察到黄色病灶的破裂分层现象。一些家系中，Best病和成人发病的卵黄样营养不良的特征存在重叠[117]。

Group 2：蝴蝶形色素上皮营养不良

当灰色或黄色色素以对称方式局限于黄斑中心非病变组织，呈现三角方向辐射图案排列时，常被比作蝴蝶状（图5.12A~C）[73, 82, 90]。色素图周围伴有脱色素带。视盘和血管是正常的。一些患者周边部有网状色素性玻璃膜疣。血管造影的早期阶段显示出高荧光，勾勒出黄斑无荧光色素区（图5.12C）。图形营养不良的中央黄色病变的形状差异很大，可以类似各种无生命或有生命的物体（图5.08G~L）。

图5.10 成人发病的黄斑中心凹卵黄样营养不良的临床病理结果。

A~F：这名66岁的女性患者双眼视力逐渐下降4个月。她的右眼视力为20/30和J-1，左眼为20/40和J-2。注意黄斑中心凹黄色病变，以及旁中心区域，散在的、小的中央黑点状的黄色病灶（图A和图B）。血管造影显示中央黄斑区域有荧光素环和旁中心小病灶的高荧光（图C）。1年后，患者的视力因白内障而略有下降。眼底没有变化。患者因肝癌，很快死亡，双眼进行病理检查。右眼黄斑的组织病理学发现（图D）显示视网膜光感受器元件的局灶性丢失和视网膜色素向中心凹区域的迁移（箭头1），中心凹区域充满色素细胞聚集，且脉络膜视网膜粘连（箭头2），旁中心区域的视网膜色素上皮变薄（箭头3和4）和局部玻璃膜疣（箭头5）。黄斑小凹（图E）的高倍视图显示了色素负载细胞和钙小体（箭头）的团块。注意脉络膜毛细血管和毛细血管间的轻微增厚。高倍视图下，典型玻璃膜疣（图F）对应于一个小的黄色旁中心病变。

G~J：81岁女性患者和她57岁的女儿，视网膜部分褪色的中央病变（图G和图H）有黄色斑点（图I和图J）的双侧蝴蝶样图案。女儿的视力右眼为20/40，左眼为20/50，母亲双眼视力为20/70。

（A~F，引自Gass[83]）

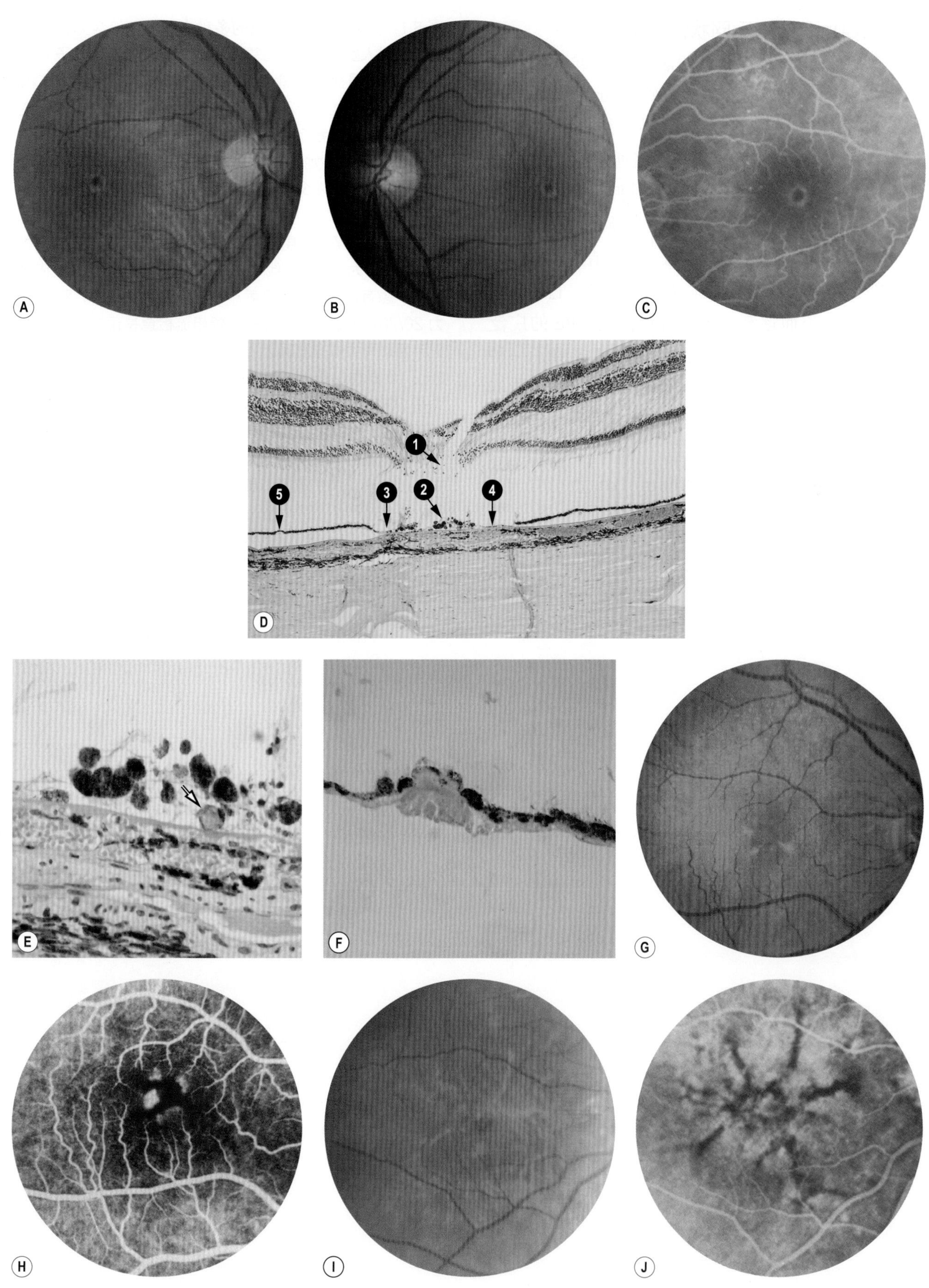

图 5.10

Group 3：RPE 网状营养不良

在患有网状营养不良的患者中，黄色色素的图案以高度规则的方式延伸到黄斑的周围，这种图案被比作粗糙打结的渔网或细铁丝网（图5.12J~L）[67, 74, 77, 88, 89, 94]。它的进展通常始于中心凹区。网状结构从黄斑向各个方向延伸4个或5个视盘直径。网眼通常小于1个视盘直径。眼底中周部和周边部在疾病早期不受影响。网状结构在血管造影可能比检眼镜检查更明显（图5.12H）。它通常会随着年龄增长而逐渐消退，并可能被RPE的广泛萎缩性变化所取代。Mesker及其同事报道了一种类似的但是更为粗糙的色素网状结构[74]。网状营养不良患者可以是常染色体隐性遗传或常染色体显性遗传。

图5.11　图形状营养不良的多种表现。

A~C：成人型卵黄样黄斑营养不良家系。28岁的儿子（图A）右眼明显视物模糊，双眼黄斑有小的局灶性卵黄样病灶。右眼视力为20/20，左眼视力为20/15。双眼的眼电位比为1.6。患者51岁的母亲患有双眼蝴蝶状营养不良（图B和图C）。她的右眼视力是20/25，左眼是20/30。患者81岁的外祖父有双眼RPE地图样萎缩，视力低于20/200。

D和E：一名73岁男性患者眼底尘状营养不良，视力下降3年。视力为20/25。他的周边部有明显的网状色素变化。

F~H：患有视网膜网状营养不良的年轻女性患者，双眼视力20/20。她的眼电图和视网膜电流检查是正常的。两个兄弟姐妹有类似的发现。

I~L：10岁男性患儿，主诉很难看清黑板。他的未矫正视力是20/15和20/20。双眼视网膜均显示蜂窝状或铁丝网状图形营养不良（图I和图J）的对称外观。过度色素沉着的视网膜色素上皮显示出增强的自发荧光（图K）。黄斑中心凹具有正常的轮廓，具有完整的内节－外节连接结构（图L，右眼）。

（F~H，由Dr. Lee S. Anderson提供；I~L，由Dr. Scott Brodie提供）

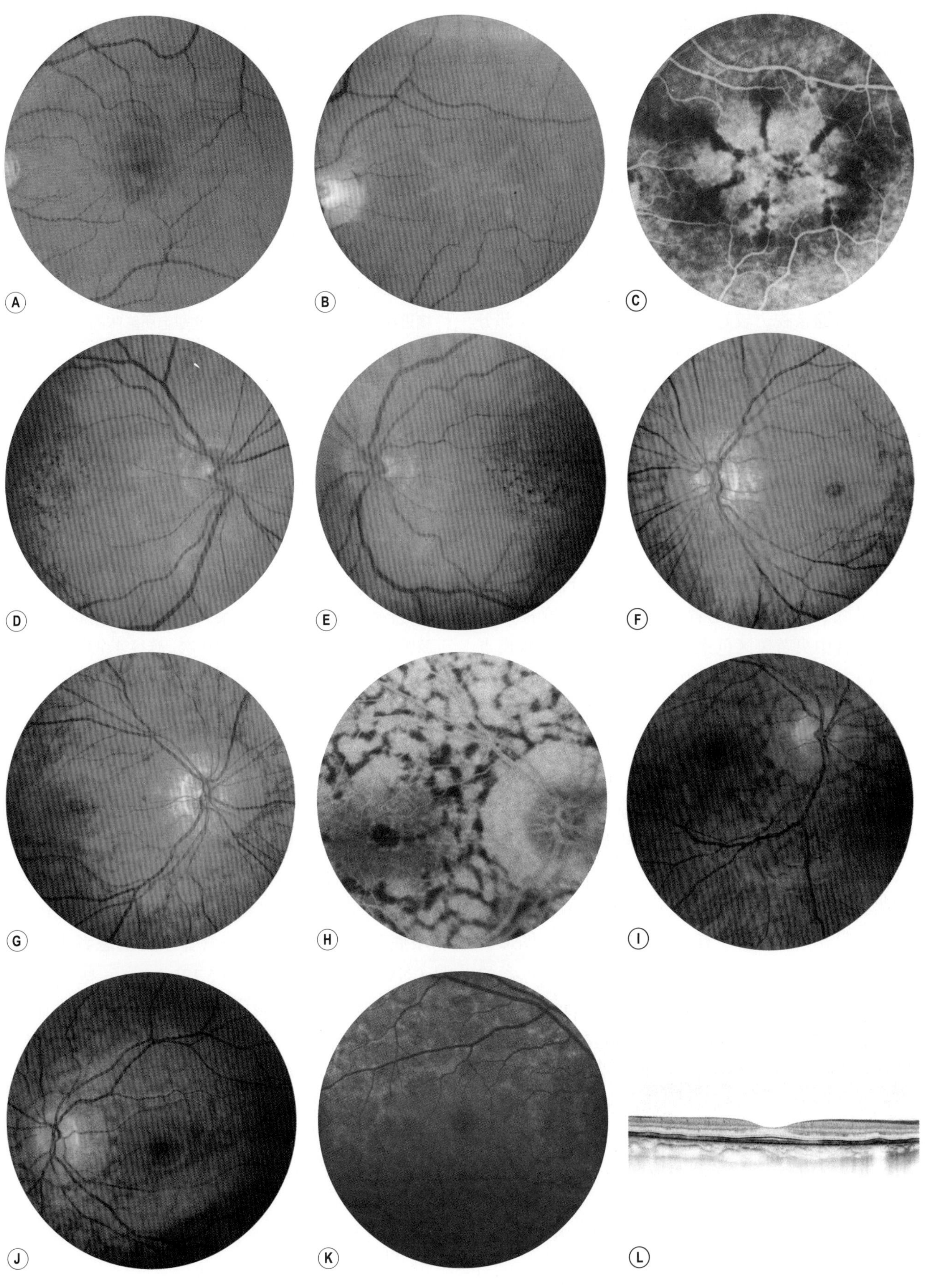

图 5.11

Group 4：类眼底黄色斑点症的多焦点图形营养不良

一些患者中，黄色病灶呈中心或偏心地发展多个不规则或三重放射状，并且在一些情况下，这些病灶部分以三重放射状方式广泛分散和相互连接，类似于眼底黄色斑点症（Stargardt 病）[118-120]。这些患者荧光血管造影不显示因脂褐素沉积导致的暗脉络膜，最近也有被报道为显性遗传性眼底黄色斑点症（见第 268 页）。与大多数眼底黄斑病患者不同，这些患者通常视力较好，且预后更佳。然而，部分表型特别显著的患者可显示黄色物质的逐渐消失以及 RPE / 光感受器变薄和萎缩导致岛状或汇合的地图样萎缩（图 5.13）。脉络膜新生血管很少发生（图 5.13）。对此类图形状黄斑营养不良患者眼睛进行组织病理学和电镜观察，表明斑点不是由脂褐素储存异常引起的（图 5.13G 和 H）[120]。

Group 5：黄斑粗色素斑（粉尘样眼底）

眼底血管样条纹患者通常表现出轻度视力丧失，伴有中央黄斑区色素上皮明显粗糙、点状斑点（图 5.12D~G）[65, 72, 76]。在作者的经验中，这种模式最常见于弹性纤维假黄瘤患者[116]。

将患有图形状黄斑营养不良的患者细分为五组是比较常规的临床分型，但是我们必须要认识到一些患者的眼底发现并不完全能划分到哪一组。有些患者可能会在一只眼睛中显示一种模式，而在另一只眼睛中显示另一种。其他人可能会出现 1 个或多个偏心的辐射状黄色或黑色色素病灶。有些人在病程早期只在一只眼睛中有 1 个或多个病变。图形状黄斑营养不良患者的眼底表现以及辐射样色素的不对称分布，必须与复发性特发性中心性浆液性脉络膜视网膜病变、器官移植视网膜病变、高血压脉络膜病引起的 Elschnig 斑点（可见于患有妊娠毒血症的患者）相鉴别（参见第 3 章；图 3.57；图 3.58）。所有亚型的显性遗传型营养不良中，视觉预后较好[85, 121]。晚期地图样萎缩（图 5.11I 和 K）和脉络膜新生血管化可能发生在任何亚组中，是造成视力丧失的主要原因。脉络膜新生血管形成较少发生[102]。Gass 观察到单独的卵黄样、蝴蝶图案和眼底黄色斑点症型黄斑营养不良的患者中最常见 CNV（图 5.11A~H；图 5.12I~L）。一些（不是大多数）报告粉尘状眼底可能与视网膜下新生血管有关[122]。缺乏血管造影的暗脉络膜的证据和良好的视觉功能提示视网膜营养不良而不是黄斑斑点症[118, 120]。极少数患者还可能继发黄斑裂孔导致视力丧失[123]。Gass 观察到患者双眼发生黄斑裂孔，该患者多年前曾确诊成人型黄斑中心凹营养不良。

图 5.12 类似眼底黄色斑点症的图形状黄斑营养不良。
A~C：这名 53 岁的妇女双眼视力 20/20。她的视网膜电图和眼电图检查结果正常。没有眼病家族史。双眼的血管造影图（图 B 和图 C）显示多焦点星状低荧光病变，周围有高荧光，无背景荧光弥漫性减弱的迹象。
D~H：一名 51 岁男性患者的临床病理表现，视力正常，眼底图片类似黄色斑点症。注意周边部的斑点和黄斑中央的正常外观（图 D~ 图 F）。光镜和电镜显示视网膜色素上皮（RPE）有细微的局部扩张和轻微的色素沉着。偶见细胞膨胀，在相邻的 RPE（图 G 和图 H）之上延伸的圆顶状的无色素的顶端。RPE 不能被高碘酸 - 希夫或酸性黏多糖进行染色。电子显微镜显示这些胞质膨胀的 RPE 细胞含有小泡膜物质（图 H）。
I~L：一名来自特立尼达的 55 岁妇女，为非洲、中印度及法国的混血后裔。她的左眼视力下降到 20/100。双眼眼底均表现为广泛的眼底黄色斑点症型黄斑营养不良，延伸到黄斑拱环之外，并且在大部分病变中丢失了卵黄样物质。双眼黄斑均显示地图样萎缩，左侧为脉络膜新生血管形成（图 I）。荧光素血管造影证实了中心凹下脉络膜新生血管膜位于地图样萎缩的中心，后期相（图 J 和图 K）的荧光增强。注意没有深色脉络膜和在中央的色素遮蔽而外围的高荧光晕，典型的眼底黄斑斑点型营养不良。右眼具有类似的眼底改变，没有脉络膜新生血管膜。她每个月接受玻璃体内注射贝伐单抗，每月 1 次，连续 4 个月，然后每 2 个月注射 1 次，前后共注射 8 次。她的左眼视力提高到 20/40，并在 3 年后的最后 1 次随访中继续保持稳定。自发荧光成像显示黄色斑点的自发荧光增加和萎缩斑点的自发荧光减少（图 L）。

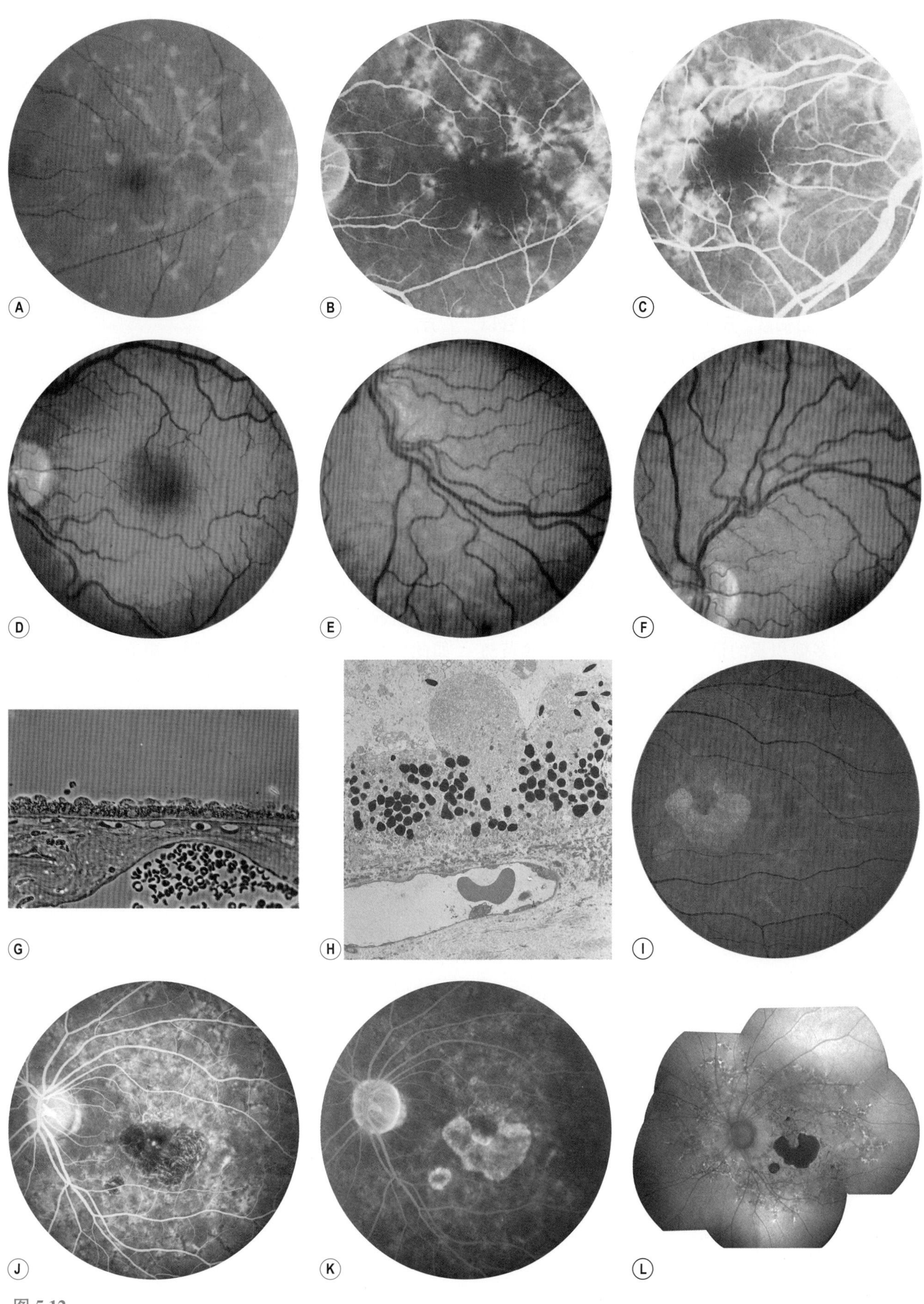

图 5.12

双眼发病的眼底单个黄色中心凹病灶患者组织病理学检查（图 5.10A~F）显示双眼中心凹区域的视网膜光感受器元件局灶性丢失和萎缩以及 RPE 部分丧失[83]。生物显微镜下观察到中央色素斑是由一大块含有色素的细胞和位于视网膜和 Bruch 膜之间的细胞外黑色素延伸到视网膜外层造成的。在围绕该中心色素团块的环状区域中，萎缩的 RPE 和 Bruch 膜之间存在一层厚厚的微粒状，嗜酸性 PAS 染色阳性物质。荧光显微镜显示在该损伤 RPE 细胞内无异常脂褐素。Bruch 膜和脉络膜毛细血管以及病变下方脉络膜大血管均在正常范围内。眼科检查中看到的旁中心黄色斑点是典型的玻璃膜疣（图 5.10F）。

对另外两名几乎相同病变患者的眼睛进行组织病理学检查，结果相似[71, 124]。然而，在一例病例中，显示出高浓度脂褐素可能是导致中央黄色病灶的原因[71]。在一名 51 岁男性患者的双眼的组织病理学和超微结构检查发现，眼底多发黄色斑点，正常黄斑和视力，但 RPE 中没有脂褐素储存或酸性黏多糖积累的证据——这些都是眼底黄斑斑点症的特征性表现（图 5.13D~H)。增大的 RPE 细胞的聚集增加，具有管状囊泡外观的脂质膜累积，扩张的顶点是造成斑点的原因（图 5.13G 和 H）[120]。虽然临床上看起来与 Stargardt 病和黄斑斑点症眼底相似，但并非由 RPE 中的局灶性脂褐素储存引起。对于 Best 病的卵黄样病变，情况也是如此。与 Stargardt 病患者不同，患有 Best 病和成人型黄斑中心凹卵黄样营养不良的患者血管造影特征不会显示正常背景脉络膜荧光遮挡（通常是由于脂褐素物质在 RPE 层弥散性沉积引起的“暗脉络膜征”)。

图 5.13 图形状营养不良的并发症。

脉络膜新生血管膜（CNVM）。

A~H：这名 75 岁女性患者双眼有孤立性卵黄样病变病史，左眼出现脉络膜新生血管膜，视力下降至 20/100（图 A 和图 B）。她左眼接受了光动力疗法，导致盘状瘢痕。15 个月后，随着卵黄样病变的增大和中心色素的重组（图 C），右眼视力下降至 20/40。血管造影显示黄色物质（图 D 和图 E）的荧光着染。4 个月后，她的视力降至 20/100；她现在显示 CNVM，伴有视网膜下液和出血（图 F）。血管造影显示经典型 CNVM 具有早期花边样外观和晚期荧光渗漏（图 G 和图 H）。右眼也接受了光动力疗法，但疗效有限。

地图样萎缩。

I~L：这名 65 岁男性患者的右眼视力为 20/70，左眼视力为 20/20。有一个地图样萎缩小岛对应于中心凹病变中黄色色素的丧失（图 I 和图 J）。自发荧光显示自发荧光减少与视网膜色素上皮（图 K）的丢失一致。左侧卵黄样病变显示高荧光（图 L）。

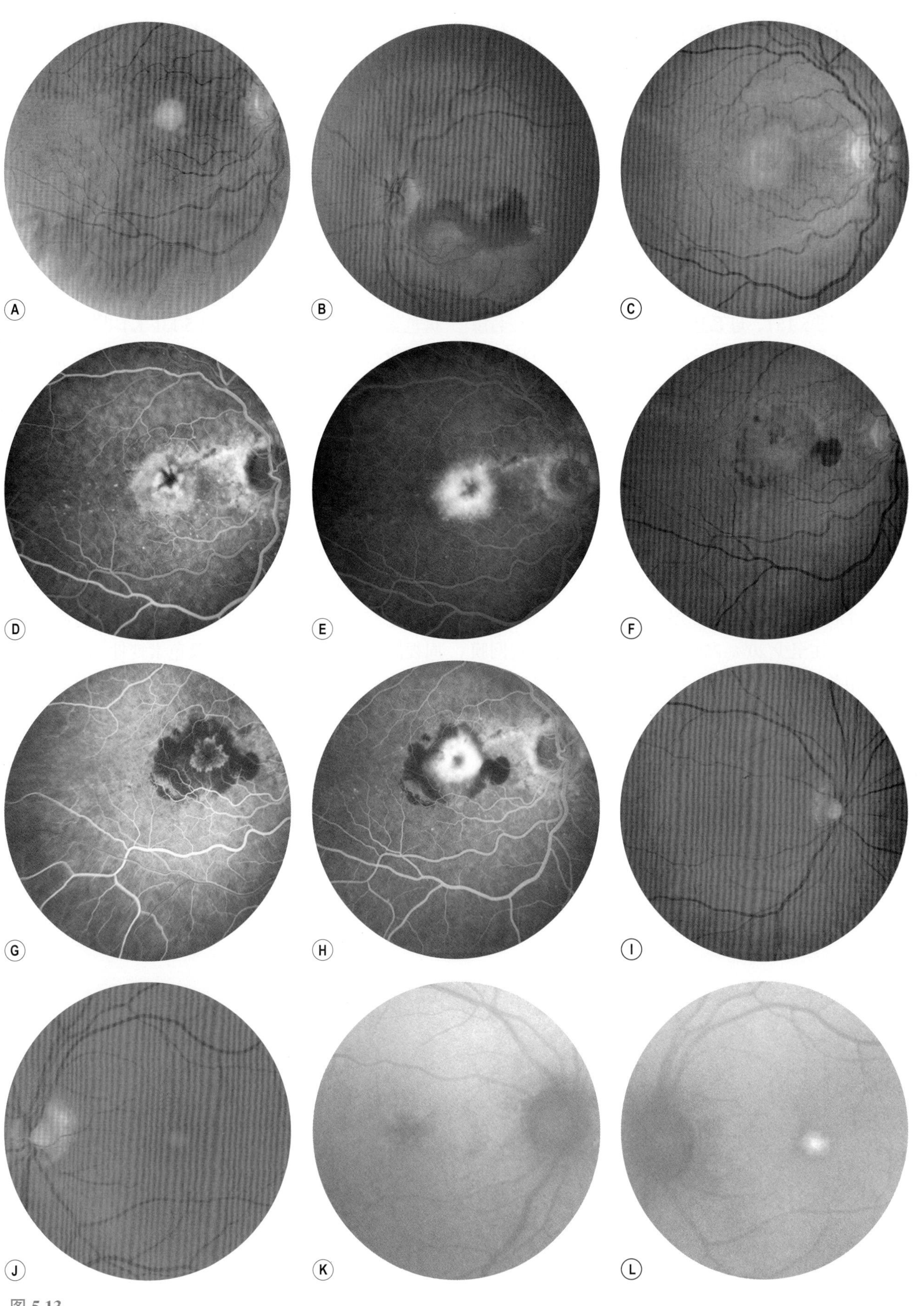

图 5.13

与图形状黄斑营养不良相关的系统性疾病

70% 的弹力纤维性假黄瘤患者会发生典型的图形状黄斑营养不良表现（参见第 3 章；图 3.38G~L）[116]，包括五种常见类型[116, 125-127]（图 3.40），最常见的是粉尘状眼底。在多种其他系统疾病的患者中也可观察到图形状黄斑营养不良（图 5.14），包括肌强直性营养不良患者、Kjellin 综合征（遗传性痉挛性截瘫）（图 5.15）、母系遗传的线粒体肌病和一名患有 McArdle 病的患者，这是一种糖原贮积病，其中肌磷酸酶缺乏会抑制横纹肌利用其储存糖原的能力[128]。

肌强直性肌营养不良症

肌强直性肌营养不良症（myotonia atrophica）是一种以肌强直为特征的遗传性家族性疾病，具有选择性肌肉萎缩、秃发、睾丸和卵巢萎缩、早衰和白内障；在至少 20%~25% 的患者中存在一些视网膜变性相关证据[129-138]。在已经报道的各种眼底改变，其中大多数涉及各种图形状黄斑营养不良，包括黑点状和粉尘状、星状（图 5.14A~F）、蝴蝶状和网状色素沉着，玻璃膜疣（图 5.13I~K）[134, 136, 139, 140]。大多数患者有轻度视力损伤。在周边眼底有报道发现辐射状或格子状的色素聚集和黄色斑点[136, 139]，还可能发生小动脉狭窄。Burian 和 Burns[131] 在该病患者中发现 b 波低平和 a 波降低，尽管没有出现任何眼科相关的可见明显变化。他们还表现出暗适应异常。无症状患者早期常有黄斑中心凹色素密度改变[141]。组织病理学证据表明周边视网膜变性伴有色素向视网膜迁移以及一些色素向黄斑区外层丛状层的迁移[137]。其他作者曾报道黑色素沉着症和外周视网膜血管微血栓形成以及色素变性。一些作者认为这些患者曾经接受奎宁治疗是导致眼底改变的原因。

图 5.14 肌强直性营养不良患者相关的图形状营养不良。
A~C：这名 43 岁患有肌强直性营养不良的男性患者患有轻度白内障、耳聋和图形状黄斑营养不良。视力为 20/30。双侧压平眼压为 6 mmHg。双眼的荧光素血管造影显示线状色素遮蔽线的周围的高荧光晕。
D~F：白内障摘除术后左眼眼底外观显示部分蝴蝶型营养不良（图 D），其在血管造影上类似于先前由高荧光（图 E 和图 F）包围的色素线性遮挡的患者。

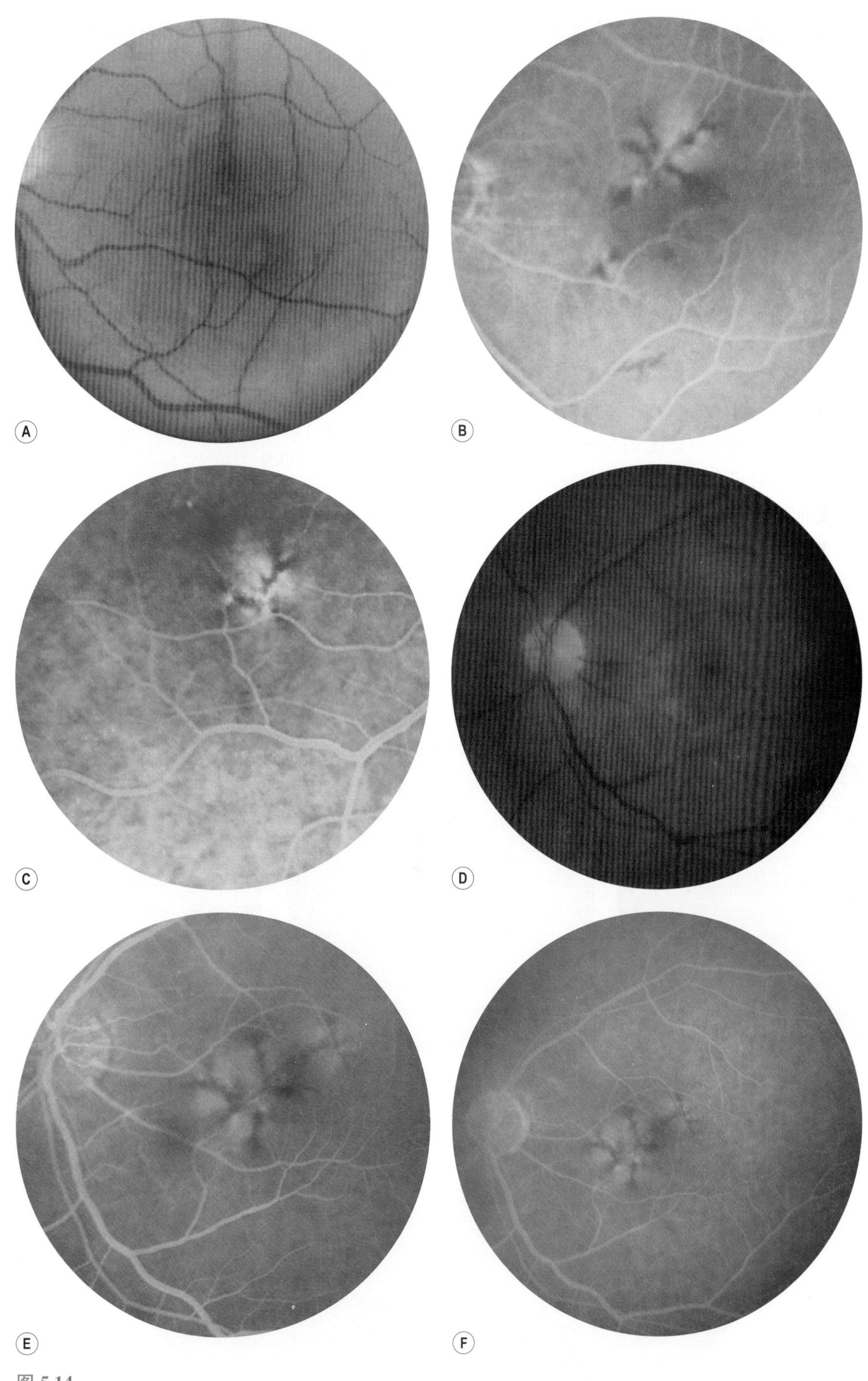

图 5.14

Kjellin 综合征（遗传性痉挛性截瘫）

Kjellin 综合征是一种常染色体隐性综合征，其特征为缓慢进行性痉挛性下肢瘫痪和痴呆[142, 143]。部分患者表现为视网膜图形状营养不良，最常见的是黄色斑点型（图 5.15）。斑点静止或非常缓慢进展，患者随访 5 年内未发现变化（图 5.15A，B，K 和 L）。荧光素血管造影显示中央黄色物质的遮挡，周围有高荧光晕，非常典型的孤立型营养不良的外观[144]。自发荧光显示黄斑中物质的明亮荧光（图 5.15H 和 I）[144]；此外，色素上皮显示黄斑外广泛的网状型的高荧光（图 5.15H 和 I），其重要性尚不清楚。OCT 显示物质积聚在 RPE 内部和上方（图 5.15J1 和 J2）。这种斑点和 RPE 改变与视力明显损伤无关，表明细胞缓慢破坏可能导致了黄色物质沉积。

各种母系遗传的线粒体疾病中有报道类似于图形状营养不良的卵黄样病变，包括母系遗传性糖尿病和耳聋（maternally inherited diabetes and deafness，MIDD）、线粒体肌病、脑病、乳酸性酸中毒和卒中样发作（mitochondrial myopathy，encephalopathy，lactic acidosis，and stroke-like episodes，MELAS）、肌阵挛性癫痫、红脆纤维（myoclonic epilepsy，red ragged fibers，MERRF），以及更广泛的色素变化，包括 Kearns-Sayre、神经源性肌无力、共济失调性视网膜色素变性（neurogenic muscle weakness，ataxia retinitis pigmentosa，NARP）和 Danon 病（见后文所述）。

图 5.15 Kjellin 综合征（遗传性痉挛性截瘫）和图形状营养不良。

A~L：这名 44 岁患者患有进行性共济失调 10 年，痉挛性截瘫。在 2003 年首次检查时，视力可以矫正到 20/20。两只眼睛都显示出黄色的三叶状斑点，其中一些带有棕色色素，分布在后极部（图 A 和图 B）。荧光素血管造影显示中央无荧光，具有典型的图形状营养不良（图 C~ 图 E）的高荧光晕。2008 年，自发荧光成像显示中央增加的自发荧光对应于棕色色素沉着。此外，在延伸至赤道的鼻侧视网膜中存在格子状自发荧光变化，与在眼底照相（图 F~ 图 I）上看到的轻度色素变化对应。光学相干断层扫描显示这些病变为视网膜色素上皮（图 J1 和图 J2）的增厚。他的病变和视力保持稳定超过 7 年（图 K 和图 L），表明病情几乎不进展。

（A~D，引自 Yannuzzi，Lawrence J.，The Retinal Atlas，Saunders 2010，978-0-7020-3320-9，p.112）

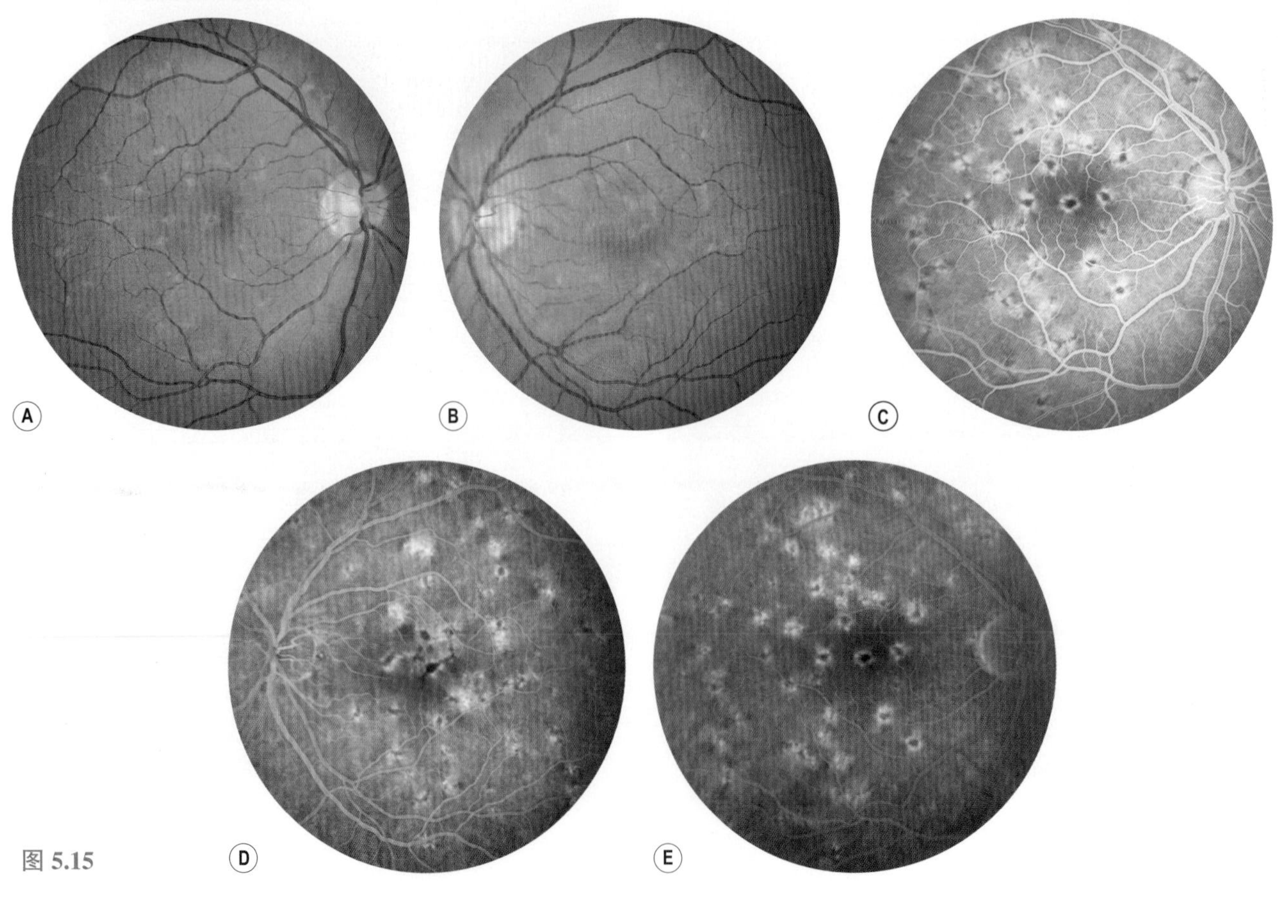

图 5.15

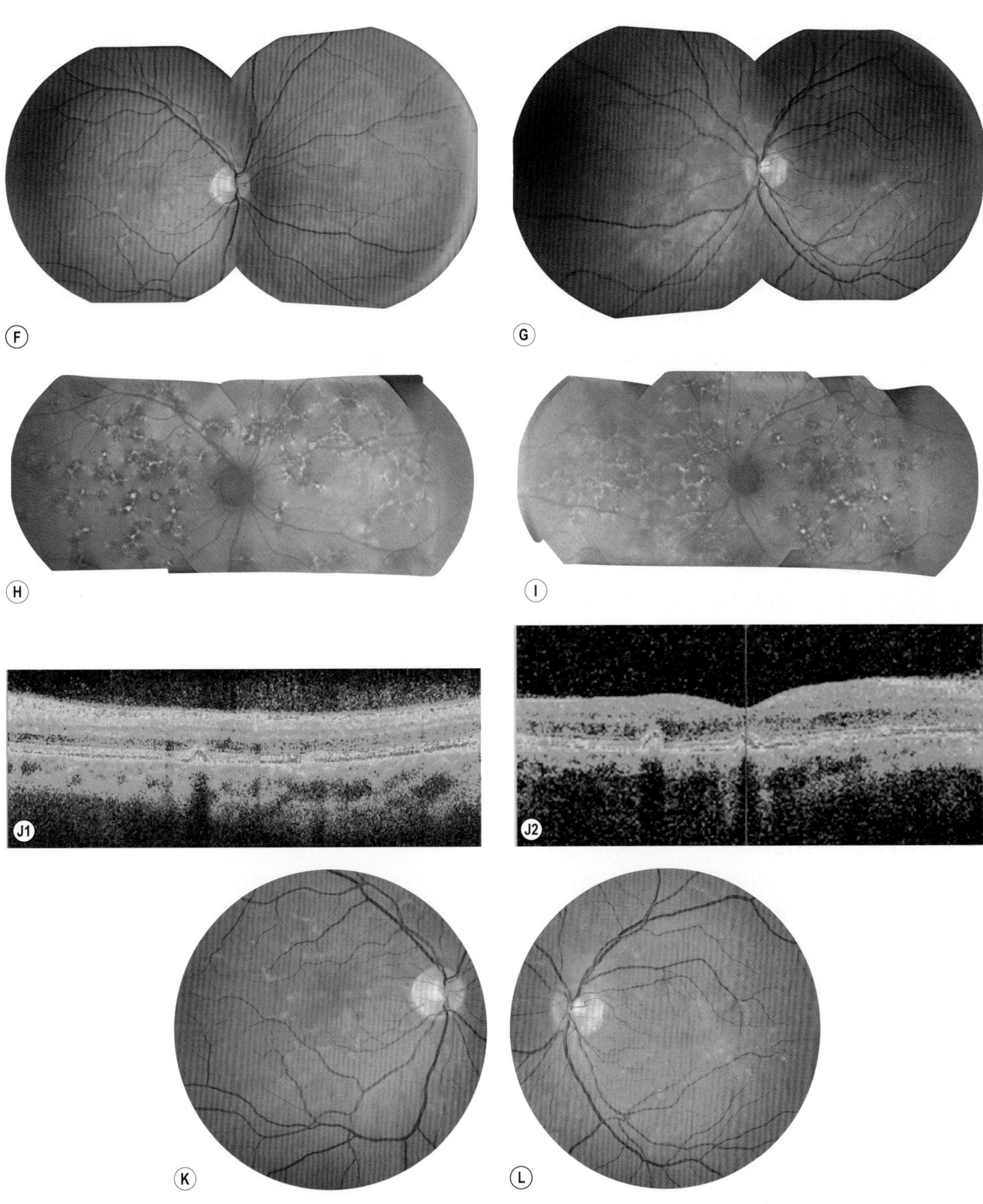

图 5.15（续）

MIDD、MELAS、MERRF 中的图形状黄斑营养不良

线粒体 DNA 遗传自母亲。线粒体缺陷影响高耗能器官，例如中枢神经系统、眼睛、内耳、骨骼和心肌。线粒体 DNA 中的点突变 A3243G 引起 MIDD 和 MELAS。虽然在一些患有 MIDD 和 MELAS 的患者中可能存在不同程度的重叠，但是相同的突变导致不同表型的确切原因尚不完全清楚[145]。受影响的个体可能存在临床的广泛范围内特征。该疾病的严重程度和家系特征可能差异很大。异质性程度（细胞同时含有突变的和正常的线粒体 DNA）可能决定三种综合征之间和同一家族中个体之间的表型变异性。

A3243G 线粒体突变可见于广泛的线粒体脑肌病，包括 MELAS 或 MELAS / MERRF 重叠综合征。据推测，线粒体功能障碍导致三磷酸腺苷的减少，反过来导致离子不平衡，导致内耳中毛细胞和血管纹的死亡。由于 A3243G 突变导致 MIDD 女性颞骨的尸检组织病理学检查发现弥漫性外毛细胞缺失、血管纹严重变性，以及螺旋神经节细胞减少。类似的组织病理学报道发现也与 MELAS 中的 A3243G 突变相关，但也注意到腹侧耳蜗核中神经元和神经胶质的显著丧失[146]。

在该疾病谱中看到的图形状黄斑营养不良具有多种表型（图 5.16；图 5.17）[146-152]。包括：Ⅰ型，黄斑中的几个点状色素点；Ⅱ型，蝴蝶或网状图案，荧光素血管造影显示荧光减少区域周围的典型高荧光晕；Ⅲ型，在某些眼中多焦点或连续的黄斑周边 RPE 萎缩。斑点自发荧光显示增强（图 5.17E）（类似于黄斑斑点症的图案），而 RPE 萎缩区域显示自发荧光减少（图 5.17J 和 L）。

图 5.16　母系遗传性糖尿病和耳聋（MIDD）、线粒体肌病、脑病、乳酸性酸中毒和卒中样发作（MELAS）以及肌阵挛性癫痫、红脆纤维（MERRF）的图形状营养不良的病程进展。

A~C：一名 51 岁女性患者，她于 2001 年主诉视物模糊病史 5 年，她在阅读时称部分词语消失。双眼视力均为 20/20。发现她的线粒体 DNA 有 A3243G 突变阳性。既往病史包括 31 年的胰岛素依赖性糖尿病史，听力和耳鸣减少 6 年，平衡困难，周围神经病变，心肌病，虚弱和疲劳。她的母亲患有糖尿病和耳聋。患者的姐姐没有糖尿病、听力丧失或眼睛问题，并否认其他疾病，没有进行突变检测。患者 29 岁的儿子除了曾有阑尾切除术外没有任何系统性疾病史。他的眼底自发荧光显示眼底正常，有近视。患者 27 岁的女儿眼底和自发荧光检查正常，但有偏头痛和疲劳史。两名子女均为 A3243G 突变阳性。两只眼都有轻微的 NPDR。血管造影显示视网膜病变区的窗样缺损、微动脉瘤高荧光和视网膜下色素块（图 A 和图 B）的荧光遮蔽。眼底自发荧光显示萎缩区域的自发荧光减少，周围斑点区域的自发荧光增加，自发荧光降低的区域比眼底检查更大（图 C）。

D：该患者于 1996 年首次就诊，当时 43 岁，双眼可见黄斑色素性异常，被诊断为图形状营养不良。双眼视力都是 20/20。既往病史，自 25 岁以后，听力损失和耳鸣严重；没有糖尿病病史。在 2000 年 47 岁时，她患上轻微脑血管意外，后来发生了癫痫发作。由于其他医学问题进展，进行了线粒体 DNA 测试。患者有 A3243G 突变。母亲有阳性糖尿病家族史。眼底显示视网膜色素上皮轻微斑点改变，双眼周边部有轻度色素聚集；没有萎缩（图 D）。

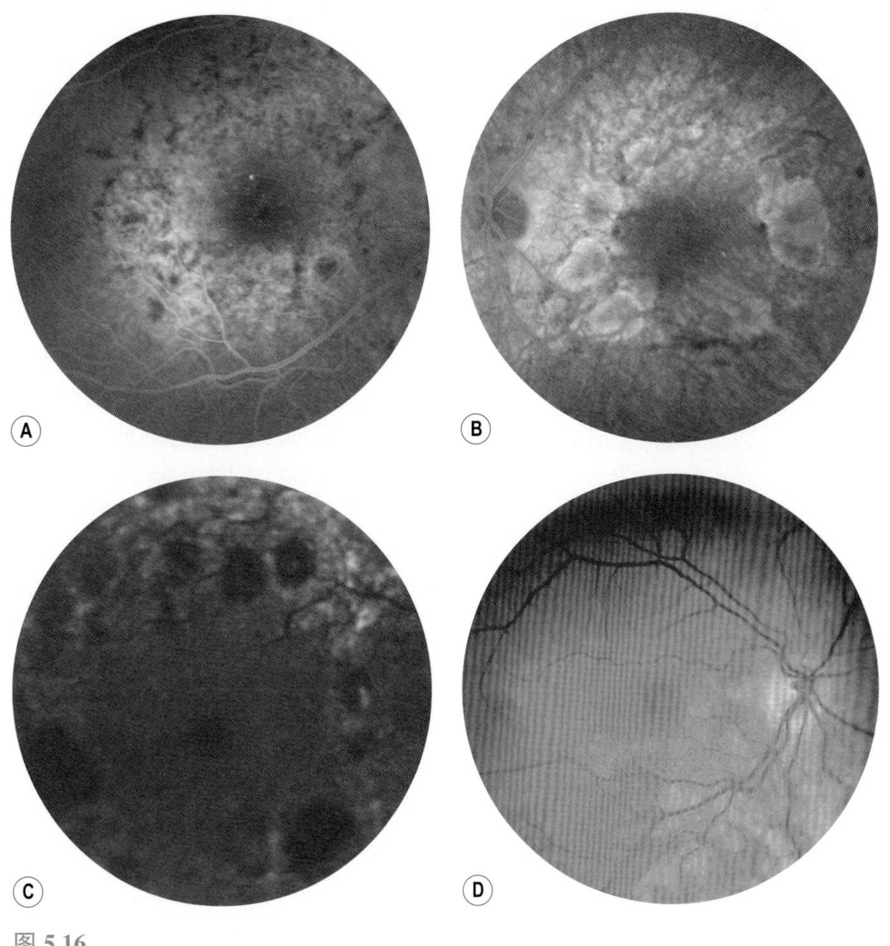

图 5.16

Rath 等[148]将 MIDD A3243G 突变相关性黄斑营养不良分类为：

- 1 型：连续或不连续的黄斑中心凹旁的地图样萎缩。
- 2 型：伴有斑块的图形状营养不良和各种 RPE 萎缩。

表型可能随着年龄而变化，随着时间的推移，地图样萎缩增大[149]。

图 5.16（续）。

E~K：这名患者于 1994 年首次就诊，当时 43 岁，有旁中心暗点及明暗适应困难。双眼视力均为 20/20。既往病史，持续 4 年的糖尿病，胰岛素依赖 2 个月，病史是明确的。在 1996 年听力损失开始。1994 年的眼底照片揭示了中心凹周边的圆周样的地图样萎缩（图 E 和图 F）。在 2001 年（图 G），双眼的视力为 20/30，黄斑萎缩进展明显。2007 年的眼底自发荧光显示在萎缩区域内自发荧光减少，周围区域有斑点的高自发荧光，其面积大于临床检查估计范围。患者母亲的眼底自发荧光（图 J 和图 K），眼底看起来大致正常，显示自发荧光的细微斑点在中心凹周边的圆形分布。有趣的是，患者的母亲的血液测试为 A3243G 线粒体 DNA 突变阴性；没有进行肌肉活检。通常随着人的年龄增长，检测外周血中突变的效率会降低；当然，这也可能是患者自己的一个新突变，但不太能解释的是母亲存在眼底自发荧光异常。母亲同时还有成人发病的糖尿病病史，没有听力损失。

（由 Dr. Pamela Rath 和 Dr. Alan Bird 提供；E~G 引自 Rath 等[148]）

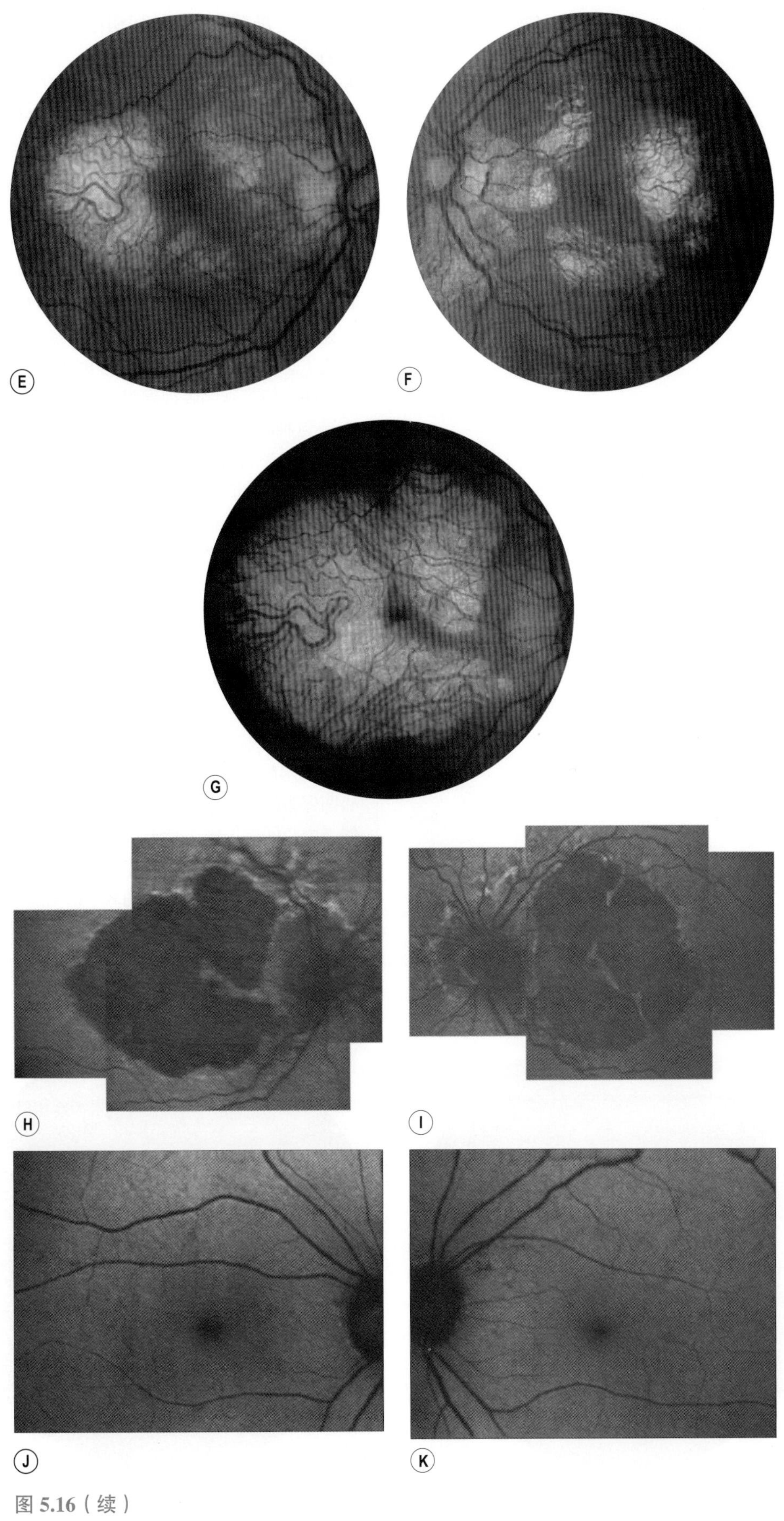

图 5.16（续）

图 5.17　母系遗传性糖尿病伴耳聋（MIDD）的图形状营养不良。

A~F：47 岁的患者第一次检查（图 A~ 图 C）和随访 3 年后（图 D~ 图 F）的视网膜病变的进展。她携带线粒体 m.3243A>G 突变，之前被诊断为神经性听力损伤和糖尿病。在随访期间，尽管她主诉中心视力丧失，视力还是基本保持稳定（20/40）。该患者显示黄斑和周围毛细血管色素改变。中心凹附近，观察到自发荧光增强的卵黄样病变（图 A）和一些卫星病灶（图 B）。由于脉络膜荧光遮挡，病变在血管造影上为低荧光，并且被高荧光的轻度萎缩区（图 C1）包围。在视网膜神经层和视网膜色素上皮细胞（图 C2）之间观察到高反射物质。3 年后，卵黄样物质消失，留下脉络膜视网膜萎缩区，开始侵入中心凹（图 D）。这种脉络膜视网膜萎缩导致了自发荧光明显减少。一些卫星病变消退，而另一些病变变得更大，自发荧光更强（图 E）。血管造影（图 F1）上观察到界限清晰的窗样缺损高荧光。在光学相干断层扫描中，先前的卵黄样病变的萎缩区域中观察到光感受器 – 视网膜色素上皮层反射不规则消失。中心凹处外层视网膜结构也出现异常，但仍然相对完整（图 F2）。

G~L：55 岁患者的视网膜检查报告，无症状且双眼视力均为 20/20。几年前被诊断为糖尿病，不伴耳聋。在诊断出视网膜表型后，通过检测 m.3243AG 线粒体突变证实为 MIDD。眼底镜检查显示右眼中心凹包绕广泛的马蹄形脉络膜视网膜萎缩区（图 G）。在左眼（图 H）中观察到中心凹保留的病灶。由于脉络膜视网膜萎缩，正常自发荧光的“中心凹岛”被大片无自发荧光区包围。在这个萎缩区域之外，注意到各种斑点的自发荧光（图 I 和图 J）。左眼血管造影除了未被色素（图 K）遮挡的区域，显示不规则透射高荧光。4 年后，脉络膜视网膜萎缩扩大，保留的中心凹区域（图 L）越来越小。

（由 Dr. Camiel Boon 提供）

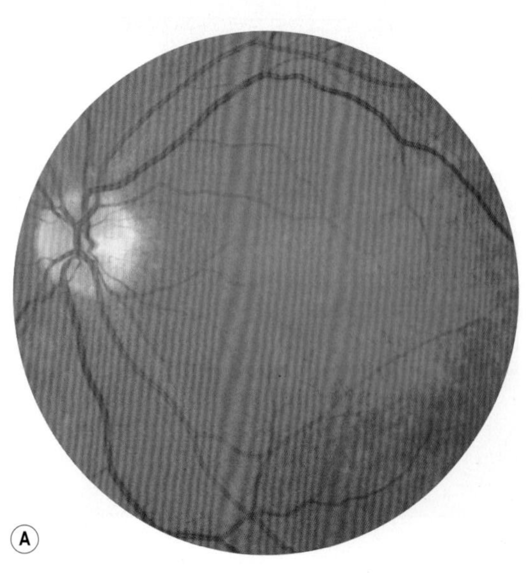

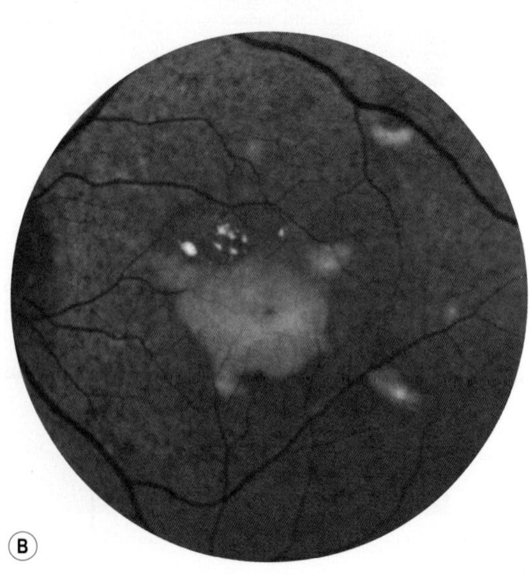

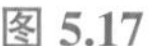

图 5.17

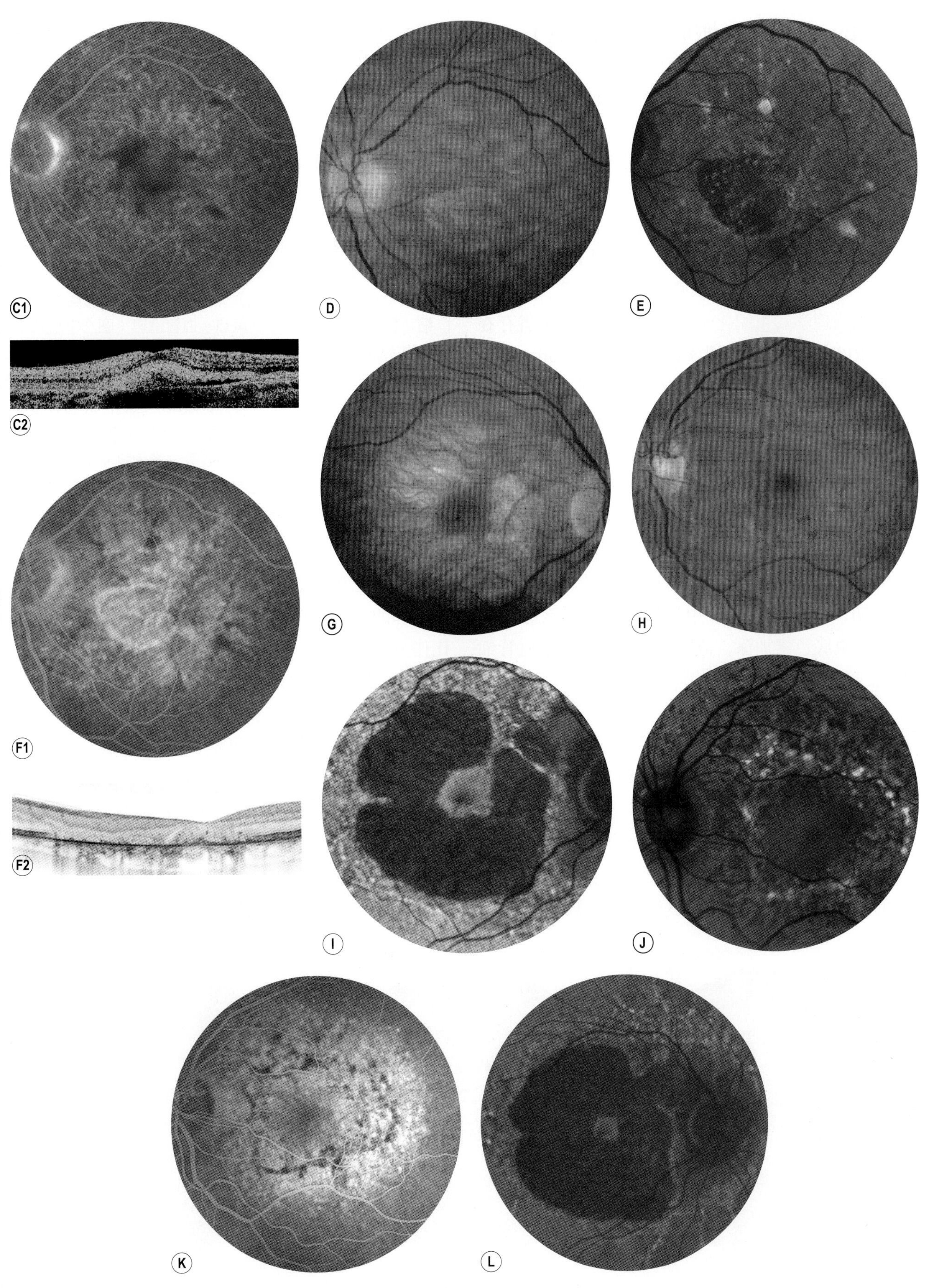

图 5.17（续）

Stargardt 病（眼底黄色斑点症）

1909 年，Stargardt 描述了来自两个家庭的 7 名患者典型的常染色体隐性遗传病，视力丧失始于 20 岁之前，开始眼底正常，后期伴有严重的黄斑萎缩和黄色的深层斑点[153]。Rosehr 在 50 年后检查了 Stargardt 的两名患者并发现他们具有良好的周边视力[154]。1965 年，Franceschetti 描述了类似的患者，但是斑点延伸到眼底周边部[155, 156]。近年来的组织病理学和组织化学研究证明了这些患者存在影响 RPE 的弥漫性脂褐素存积[157-162]。Stargardt 病和眼底黄色斑点症是目前在文献中可互换使用的名称，笔者认为这是一种疾病的不同表现。大多数作者并没有将 RPE 中脂褐素储存的荧光素血管造影证据作为诊断 Stargardt 病和黄色斑点症的唯一依据，尽管大多数作者都认为大多数患者都有这一证据。本文作者更倾向于规范 Stargardt 病和黄色斑点症的诊断，以描述同一疾病的不同阶段，这些患者在早期，即可发生 RPE 中过量储存脂褐素导致卵黄样或眼底色素加深，造影上无法显现脉络血管细节（“暗” 脉络膜）[155-157, 160, 162-178]。

患有 Stargardt 病的患者，通常在儿童期或成年早期视力开始下降，与最初的斑点或 RPE 萎缩改变可能并不相关（图 5.18A 和 B；图 5.19A 和 B），而与黄斑萎缩性改变和特殊淡黄色 RPE 斑点的出现相关（图 5.18C，F，H 和 I）。它们看起来与玻璃膜疣有些相似，但应该区别开来。这些斑点的大小、形状和分布各不相同。与玻璃膜疣不同，它们通常不是圆形、椭圆形和圆顶形。当位于中周部的时候，它们通常呈三角形或网状图案，被比作分叉的鱼尾。当它们开始褪色时，颜色从黄色变为灰色，部分原因是 RPE 内物质吸收，它们可能看起来更大、更聚集。荧光素血管造影对于区分 Stargardt 病（黄色斑点症）中的斑点与玻璃膜疣是非常重要的。虽然玻璃膜疣显示出与其大小完全对应的高荧光模式，黄色斑点症的黄色斑点或因细胞内脂褐素积存显示是无荧光，或者显示因 RPE 细胞的破坏或萎缩而出现不规则的荧光模式（图 5.18G；图 5.19H）[179]。

图 5.18 Stargardt 病。

A~C：1979 年，这名 15 岁的白种人男性患者有一个旁中央暗点。他的视力是 20/20。除了深橙红色（朱红色）外，眼底是正常的（图 A）。血管造影（图 B）显示出“沉默”的脉络膜和微弱的高荧光环。1991 年，他的视力为 20/200，多个斑点（图 C）明显。

D~G：这名 16 岁女性患者因不明原因的双眼视力下降，双眼 20/200，被怀疑患有脑瘤。眼底似乎正常（图 D）。神经系统检查和颅骨 X 线片检查正常。血管造影（图 E）显示中央黄斑区域有微弱的高荧光环，没有脉络膜荧光遮蔽的证据。1 年后（图 F），视网膜色素上皮细胞明显萎缩，黄斑区域出现多个小斑点。血管造影（图 G）显示中央更大的高荧光和其他部位的脉络膜荧光遮蔽的证据。

H~L：这名 40 岁的男性患者在过去的 7 年中进行了随访，双眼视力 20/20。除了中心凹，双眼后极有广泛的黄色梭形斑点与地图样萎缩小岛（图 H 和图 I）。朝向周边部的黄色斑点是高荧光；那些向中心丢失黄色物质的斑点是低荧光的；RPE 丢失的小岛是无自发荧光的（图 J 和图 K）。光学相干断层扫描将斑点定位于视网膜色素上皮（图 L）。

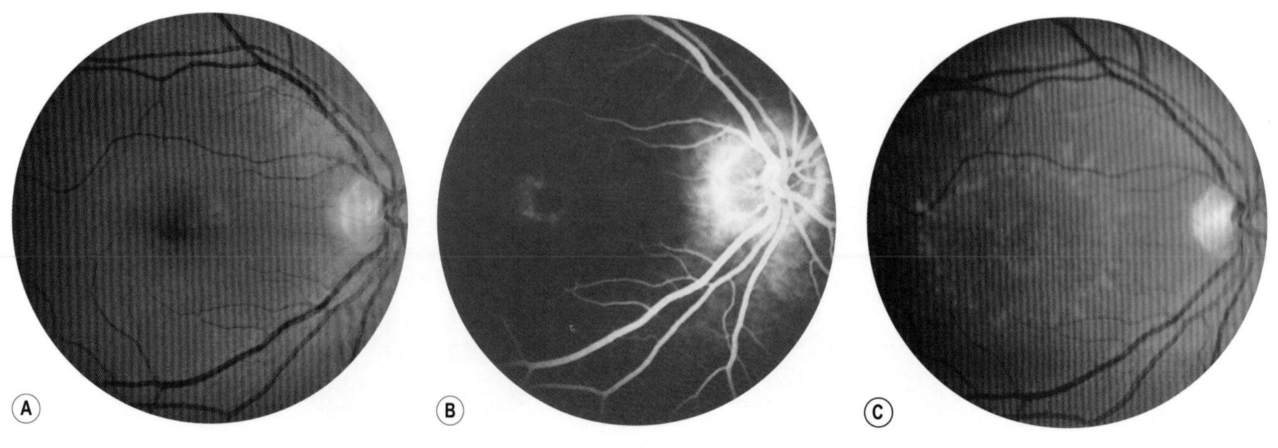

图 5.18

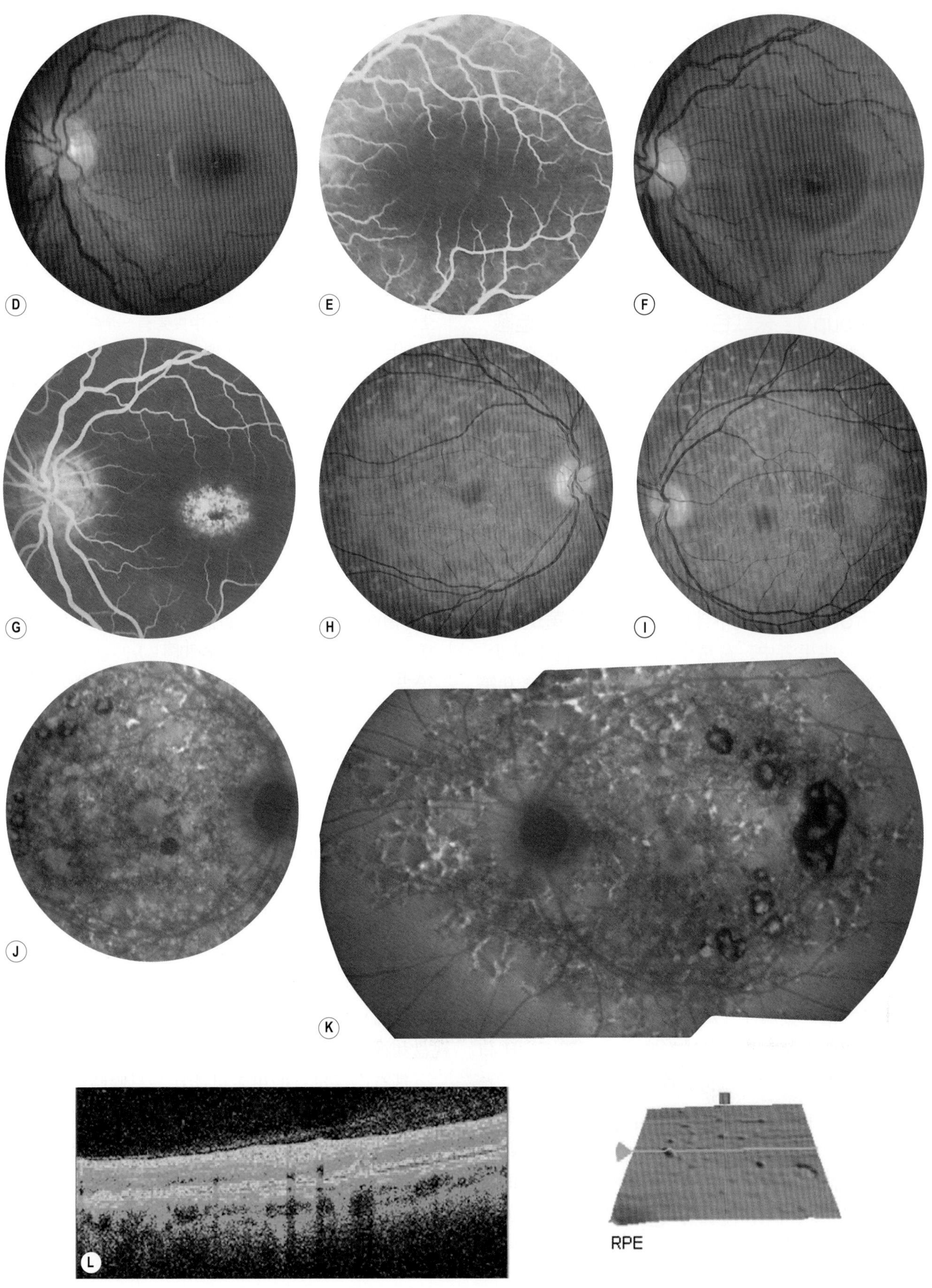

图 5.18（续）

大多数患有这种疾病的患者在儿童期或青年期首先出现中心视力下降。也有部分患者在中年或以后才出现症状。中心视力丧失可能伴有明显锥体功能障碍的症状和电生理学证据[165, 180]。同样，一些患者，特别是那些发展到周边部斑点的患者，可能会出现视杆和视锥功能障碍的证据[171]。在此基础上，根据眼底和荧光血管造影的发现，Stargardt 病患者可以细分为以下几组。

Group 1：朱红色眼底和脉络膜荧光遮蔽

一些视力低于正常的患者具有相对正常的眼底，主要在大多数白种人患者发现，重度色素沉着的 RPE，呈朱红色，眼底检查中挡住了脉络膜的大部分细节（图 5.18A 和 B；图 5.19A 和 B）。血管造影显示在脉络膜微弱荧光的暗背景上显示视网膜血管。在某些情况下，视网膜毛细血管似乎比正常情况更加扩张。

Group 2：伴或不伴斑点的萎缩性黄斑病变

在一些患者中，黄斑中色素脱失可能非常少，只有血管造影才能证实（图 5.18E）。这些患者和第 1 组患者可能被误诊为有功能性疾病或患有累及视神经通路的病变。特别是在幼儿中，斑点可能不存在或非常小，并且数量有限（图 5.18F）。同样，此时朱红色眼底和暗脉络膜的血管造影可能不会出现（图 5.18D 和 E）[181]。随访中逐渐可以观察到斑点以及 RPE 中弥漫性脂褐素积存（图 5.18F 和 G）。斑点可以局限于黄斑或可以延伸到眼底的中周部。RPE 在中央黄斑区域的萎缩程度和模式各不相同，并不总是与视力丧失的程度相关。RPE 可能仅显示其颜色变淡、金属样外观或明显地图样萎缩。弥漫性椭圆形或牛眼图形的萎缩经常发生（图 5.18H 和 I；图 5.19J~L）。斑点内的脂褐素可以解释自发荧光增强，周围包绕来自相邻萎缩性 RPE 的低自发荧光。自发荧光模式与慢性特发性中心性浆液性脉络膜视网膜病变、线粒体肌病和图形状营养不良的斑点需要鉴别。和线粒体肌病的患者不同，患有黄斑斑点症的患者在视盘和中心凹处显示自发荧光减少（图 5.18J 和 K）。眼底出现“牛眼征”的患者常常视力正常伴有环形暗点。部分此类患者保留 20/20 视力直至 40 岁或以上（图 5.20G~L）。不同程度的 RPE 的萎缩环绕并在斑点之间延伸。血管造影总是比检眼镜更明显（图 5.19H）。如果斑点的数量和 RPE 萎缩的范围很大，那么典型的 Stargardt 病的血管造影深色脉络膜征可能在后极部不明显，但是常常在视盘周围区域可保留。第 1 组和第 2 组患者的视盘和视网膜血管是正常的。

具有广泛斑点的患者可能在一只眼睛或偶尔双眼中形成一个偏心明确的反应性 RPE 聚集区，包括 RPE 肥大、增生、纤维化生和萎缩（图 5.19D）。密集型斑点的患者偶尔会发生视网膜下新生血管形成和黄斑的盘状脱离[122, 166, 168]。

图 5.19 伴有周边部斑点的 Stargardt 病。

A~G：显性或伪显性遗传的 Stargardt 病（黄斑斑点症）。一名 7 岁女孩，视力为 20/50，有朱红色眼底和脉络膜荧光遮蔽的血管造影证据（图 A 和图 B）。她后来进展为黄斑斑点症。她 8 岁时（图 C），她的兄弟也有朱红色但正常的眼底。5 年后，他在黄斑和中周边眼底出现斑点，并在黄斑中有视网膜色素上皮细胞（RPE）的萎缩。在进行检查的几周内，兄弟右眼被躲避球击中。他自觉视力没有变化，但 2 个月后，证据表明黄斑下方 2.5 个视盘出 RPE 有改变（箭头，图 D）。1 个月后，有证据表明视网膜下新生血管形成，包括少量视网膜下血和纤维化生及 RPE 增生。在他的左眼黄斑颞侧，他中央旁有一个特殊的 RPE 地图样萎缩的区域，类似于图 J~ 图 L 所示患者的描述。另一名 12 岁的弟弟和他们 30 岁的母亲（图 E）有轻微的视力丧失，伴有广泛的斑点和中央 RPE 萎缩。以前受影响的世代没有记录。

F~H：在这名年轻女性患者中，注意到两个不寻常的 RPE 地图样萎缩区域正位于左眼黄斑的颞侧（箭头）。

I~L：这名非洲裔美国男性患者右眼视力为 20/20，左眼视力为 20/30。在双眼（图 I 和图 J）的黄斑中观察到三叶黄色斑点以及地图样萎缩的小岛。较老的中央病灶显示自发荧光减少，表明黄色物质的损失和 RPE 的萎缩，而更多的外周斑点显示自发荧光增加来自 RPE 内脂褐素。地图样萎缩区域没有自发荧光（图 K 和图 L）。

（A~E，由 Dr. Gary E. Fish 提供；I~L，由 Dr. James Otey 提供）

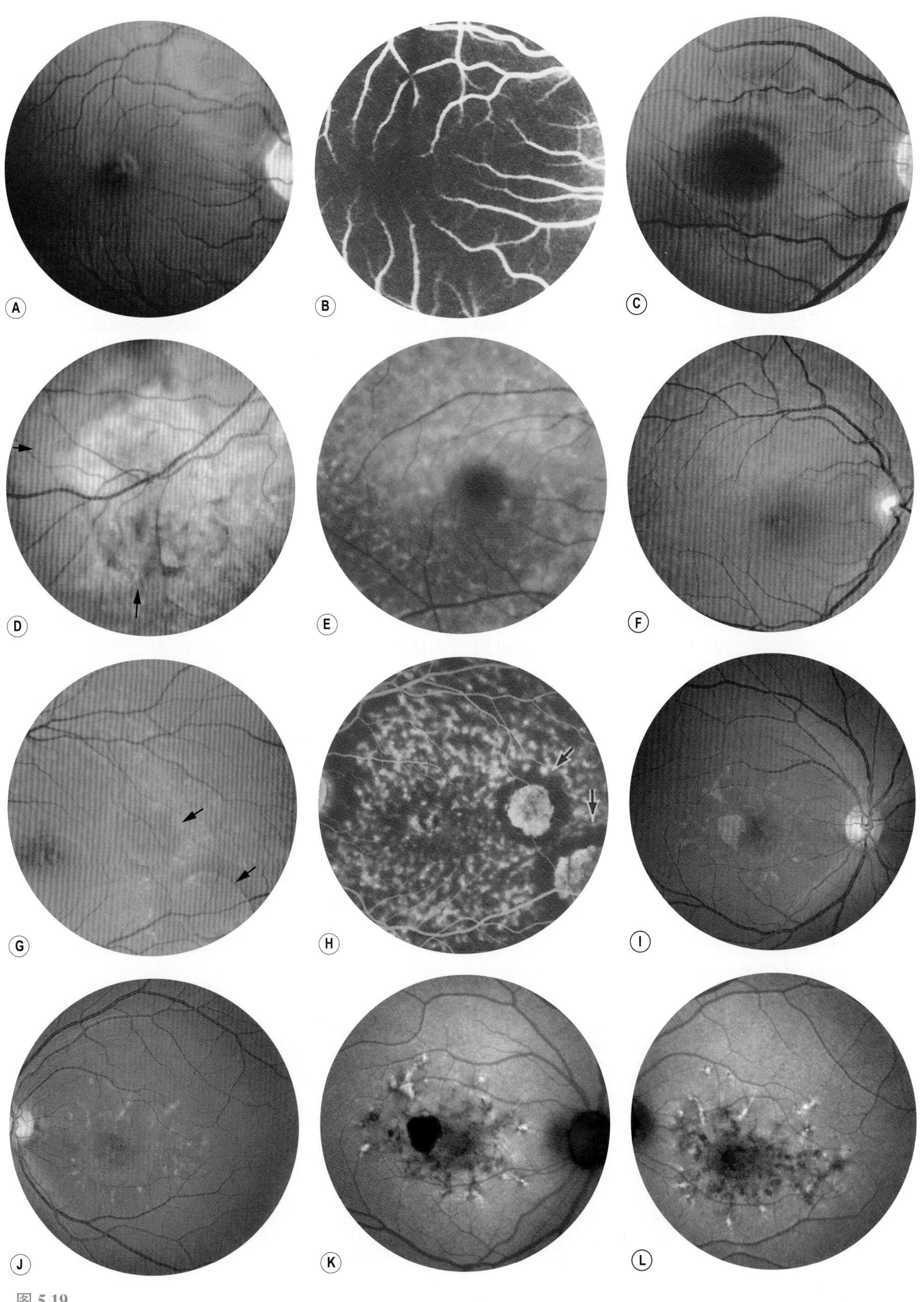

图 5.19

色觉测试显示轻度的红绿色色盲。许多患者表现出视杆细胞暗适应延长和后期选择性的视杆恢复延长[162, 167, 182]。ERG检查结果多为正常或轻度异常。在某些情况下，EOG低于正常。一些患者可能会出现畏光、色觉丧失和视锥营养不良的视网膜电图表现。

Group 3：黄斑萎缩伴晚期表现及视网膜色素变性的症状

第3组患者与第2组患者相似，但此外还显示视网膜色素变性的症状和临床表现，包括夜盲症、RPE色素弥漫性缺失、视网膜血管狭窄，以及明暗视ERG异常[165]。

图5.20 黄斑斑点症的广泛斑点。

A~F：这名30岁的男性患者双眼广泛受累，双眼病变几乎延伸至赤道（图A~图D）。注意大多数病灶的自发荧光减弱，除了显示自发荧光增加的前部病灶，表明视网膜色素上皮细胞的进行性萎缩和脂褐素含量（图E和图F）的丧失。他的视力是右眼的数指和左眼的20/30。

黄斑斑点症斑点的演变和正常视力。

G~L：这名21岁的年轻男性患者在2004年没有症状，并且在常规的检眼镜检查中发现了这些斑点。他有一个朱红色的眼底，后极没有可见的脉络膜血管和黄色斑点，有些在黄斑上方处有中央色素沉着并且高于视盘。无赤光图像更好地显示了斑点。

I和J：5年后，分布在双眼（图K和图L）的整个后极和鼻腔的斑点显著增加。每只眼睛的视力仍然是20/20。

（A~F，由Dr. Franco Recchia和Dr. Brad Kehler提供）

Group 4：斑点与黄斑萎缩无关

患者可能具有旁中心和中央斑点，检眼镜和血管造影证据很少发现这些斑点与RPE萎缩有关。如果斑点尚未累及中心凹，视力可能完全正常。大部分黄斑区有大斑点的患者视力异常。荧光素血管造影显示暗脉络膜，斑点遮蔽背景荧光，在斑点周围的小区域内有小片高荧光。如果缺乏其家系信息，以及暗脉络膜的证据，可能很难或不可能将第4组中的某些患者与具有显性遗传性图形状黄斑营养不良的患者区分开来[183, 184]。

虽然眼底发现和视力丧失的程度和速度通常是对称的，但是部分患者的萎缩性变化和视力丧失可能在一只眼睛中更明显。一般而言，视力丧失的发生，比例和严重程度在家庭成员中相似，当然总有不符合这一规律的患者。通过生存曲线分析和横断面分析95例Stargardt病患者，视力随年龄增长而改变的情况，Fishman及其同事发现，至少一只眼睛保持视力为20/40或更高的概率在19岁时为52%，29岁为32%，39岁为22%[185]。视力降至20/40水平后，可迅速下降并最终稳定在20/200。对这些患者的低视力矫正非常成功[186-188]。

大量证据表明，Stargardt病和黄斑斑点症是相同的疾病，后者可能代表脂褐素储存和RPE损伤的更严重和广泛的阶段（图5.14A~F）。广泛斑点（黄斑斑点症）的患者视力丧失的发病年龄和视力丧失的严重程度通常更高[164]。眼电图和视网膜电流图检查结果更有可能在患有或注定出现眼底广泛的斑点和更广泛的视网膜营养不良的其他体征和症状的患者中出现低于正常值[164, 169, 171]。电生理学检查可能具有一定的预后价值，特别是在只有极小斑点的年轻患者中。

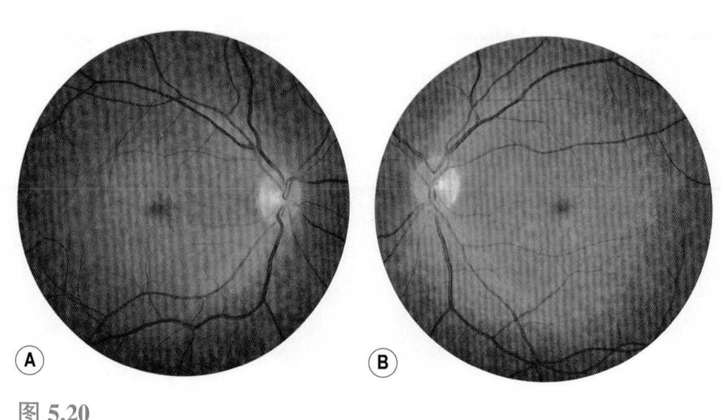

图5.20

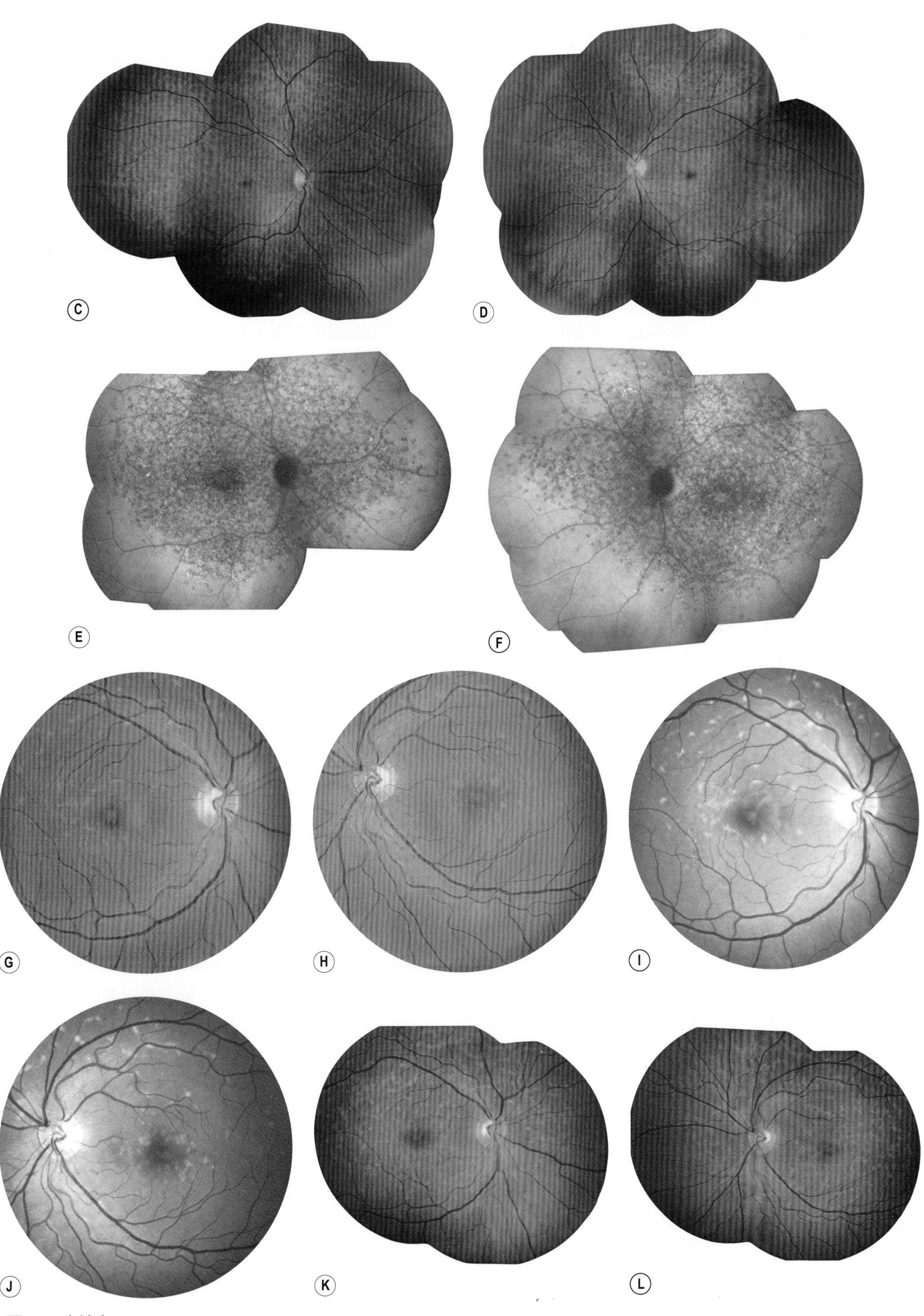

图 5.20（续）

组织病理学检查显示赤道后的 RPE 细胞增大，充满致密的 PAS 阳性物质，它的超微结构、自发荧光和组织化学特性，与脂褐素的异常一致（图 5.21）[157-162, 189]。脂质主要位于眼底后极部。扫描电子显微镜证实 RPE 细胞显著肥大的局灶区域以及含有脂褐素的细胞聚集是造成无荧光黄色斑点的原因（图 5.21I 和 J）[159, 160]。图 5.21E~G 是典型的病理照片，显示两姐妹的其中一名一只眼，具有黄色斑点相关的 RPE 地图样萎缩改变，这些是 Stargardt 病特征性变化。在患有早期 Stargardt 病的 16 个月男孩眼中，RPE 细胞中相对脂褐素较少，在 9 岁时，他的另一只眼睛在血管造影中显示出后极部局限暗脉络膜。图 5.18D~G 中所示儿童的血管造影变化支持了 RPE 的脂褐素沉积障碍是一个持续过程，并且早期可能无法在临床上检测到[181]。Birnbach 等人提出全反式视黄醇脱氢酶，一种光感受器外段酶，可能在这些患者中有缺陷[161]。

广泛斑点患者，脂褐素沉积在 RPE 细胞导致显著的充血和肥大，似乎使他们易于形成 1 种或多种局部的 RPE 反应性和肥大性斑块（图 5.19D）。作者已经在 8 名患者中观察到这些与黄斑斑点症相关 RPE 病变。至少一名患者中，观察到病变在被球击打头部后进展（图 5.19D）。可能是由于在挫伤的情况下，脂褐素沉积的 RPE 肿胀可能使外层视网膜更早发生损伤。1995 年的视网膜协会会议上，Richard Ober 博士报道了一名患有黄色斑点症的患者，持续钝性创伤和 Berlin 水肿，局限于黄斑区域，该眼有黄色斑点症的典型外观。数周后，患者受损眼中出现广泛 RPE 退行性变化和视网膜下纤维化。Del Buey 等报道，一名年轻女孩软木塞损伤了具有黄色斑点症的眼睛后，迅速出现了类似的严重退行性变化[190]。

多数黄色斑点症的患者，遗传方式为常染色体隐性遗传。然而，一些家族中有类似的表型，却显示出显性遗传的特征（图 5.19A~G）[159, 191]。作者只见过一个这样的家族，并且由于只证实了两代的参与，不能排除隐性遗传的可能（图 5.19A~G）。在具有显性遗传性黄斑斑点症的家族中，基因突变定位于 1 号染色体的短臂和染色体 13q34[184, 192]，并且与染色体 6q 连锁[183]。后一家族的患者未显示脂褐素沉积的血管造影证据。作者认为，具有类似黄色斑点症分布的斑点，无暗脉络膜，常染色体显性遗传以及视觉预后更好的患者，更适合归类为图形状营养不良而非 Stargardt 病。同样，作者更倾向于将没有斑点和没有暗脉络膜的隐性遗传性萎缩性黄斑营养不良患者归为“未分类”型而不是 Stargardt 病[193]。

图形状营养不良不是唯一需要鉴别的疾病。特发性葡萄膜渗漏、弥漫性双侧葡萄膜黑色素细胞增生（参见第 13 章）、肾脏或其他器官移植和慢性中心性浆液性脉络膜视网膜病变（参见第 3 章）、胶原血管疾病（参见第 3 章）和大细胞淋巴瘤（参见第 13 章）等患者的单眼或双眼可在几周或几个月内出现类似的斑点（参见第 3 章）[194]。

图 5.21　Stargardt 病的临床病理表现。

A 和 B：Stargardt 病患者 9 年内地图样萎缩的进展。

C：患有 Stargardt 病的年轻女性患者，视网膜色素上皮（RPE）大面积地图样萎缩。注意中央病变边缘附近的斑点。她的姐姐有相同的发现，死于癌症，她的眼睛是在尸检时获得。

D~G：图 C 中所示患者姐妹的 Stargardt 病的组织病理学。检眼镜检查，两个姐妹都在黄斑区域中具有 RPE 的地图样萎缩和包绕的斑点（图 C）。注意扩大的 RPE 细胞在眼底后极部充满脂褐素性色素（图 D）；对 RPE 进行用高碘酸 - 希夫（PAS）染色为阳性（图 E）；中央黄斑区域外层视网膜和 RPE（箭头）丢失（图 H）；赤道附近的 RPE 接近正常的外观（图 G）。

H~J：从患有广泛斑点（黄斑斑点症）的 24 岁男性患者获得的眼球，进行扫描电子显微镜（图 I）和光学显微镜（图 J）检查，显示斑点是由 RPE 细胞的局灶性肥大引起的具有 PAS 强阳性、颗粒状、具有非正常的脂褐素特性自发荧光物质。

K：在后极（上图）中含有 PAS 阳性颗粒的弥漫性肥大 RPE，与具有较少 RPE 黑色素体的周边部相比，存在更多 RPE 黑色素体。

（C~G，由 Dr. Robert P. Shaver 提供；H~J，引自 Eagle 等[160]；K，由 Dr. Ralph C. Eagle Jr. 提供）

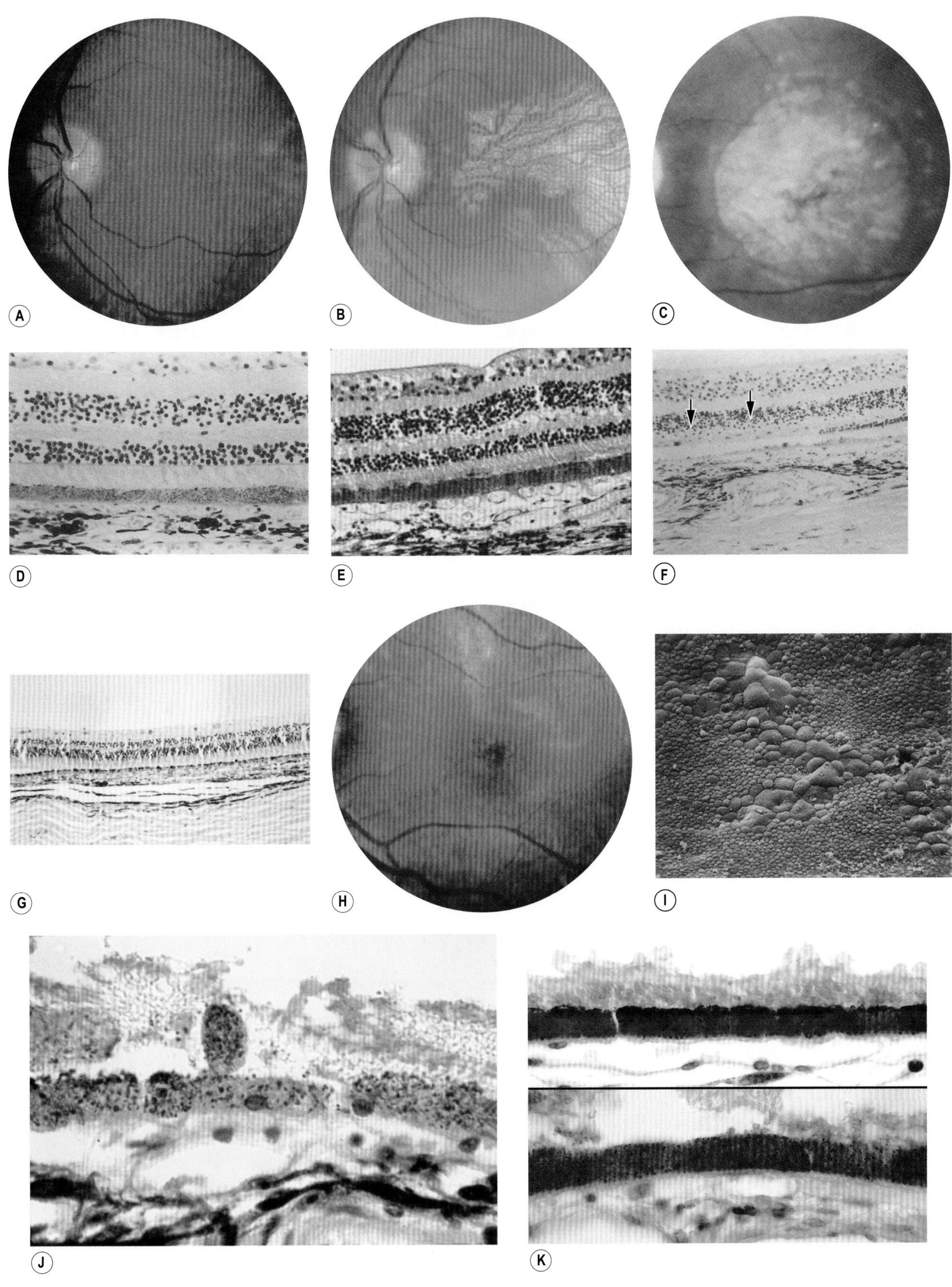

图 5.21

与玻璃膜疣或斑点无关的常染色体显性中心性晕轮状脉络膜营养不良

这种遗传性营养不良的特征是在黄斑区域出现细小斑驳的色素沉着，通常在儿童晚期或成年早期没有任何症状（图 5.22A，B，G 和 H）。视力、视野、ERG 和暗适应在病程早期多为正常。多焦 ERG 显示异常的中心功能，晚期有时表现出更广泛的视锥和视杆状功能障碍[195, 196]。EOG 可能降低。荧光素血管造影有助于早期检测黄斑区域的色素变化，最终呈现牛眼样外观（图 5.22B，I 和 J）。随着病程进展，轮廓逐渐清晰，牛眼样椭圆形或圆形区域 RPE 地图样萎缩扩大，但没有任何斑点或玻璃膜疣，患者在 40~50 岁出现视力缓慢减退（图 5.22C，F，G 和 H）。临床表现可分为 4 期（图 5.23）。发病早的家庭（图 5.22G~J）视力更容易受损[197]。RPE 地图样色素沉着区域同心性扩大，但通常不超过 3~4 个视盘直径。一些患者，除了黄斑变化，周边毛细血管区域的 RPE 也可发生地图样萎缩。当患者年龄超过 50 岁，RPE 萎缩区域内大脉络膜血管的红橙色被黄白色代替（图 5.22F，K 和 L）。偶可发生浆液性和出血性盘状脱离。即使年龄大于 70 岁，或者 80 岁，视力的范围也可以保持在 20/100~20/200 内。视盘、视网膜血管和黄斑区域外的 RPE 外观一般正常。

图 5.22 **与玻璃膜疣或斑点无关的常染色体显性中央晕轮状脉络膜和视网膜色素上皮（RPE）营养不良。**

A 和 B：一名 19 岁男孩，视力为 20/15，中央 RPE 变化很小。血管造影（图 B）显示黄斑中心色素减少。

C~E：图 A 患者父亲，46 岁，视力为 20/70。中央暗点正对应于双眼 RPE 萎缩的区域（图 C）。血管造影动静脉期显示中央脉络膜大血管和小血管充盈延迟（图 D）。造影剂注射后 20 分钟，血管造影显示脉络膜染色，在中央病变周围最明显（图 E）。

F：图 A 患者 74 岁的祖父。注意脉络膜大血管管壁变白。他视力是 20/100。图 A 患者有两个兄弟姐妹患病。图 A 和图 C 中所示患者眼电图结果中度异常，ERG 表现正常。这个家族的几个成员也有 von Hippel-Lindau 病。

G~J：这名健康的 18 岁女子双眼视力均为 20/15。双眼黄斑区有斑块状色素上皮脱色和斑驳的高荧光。她的眼电图、视网膜电图和色觉测试结果正常。三个兄弟姐妹患有黄斑变性。

K 和 L：图 G~ 图 I 患者的 46 岁的母亲，自觉从 24 岁开始的视力丧失。她的双眼视力是 10/200。视杆和视锥视网膜电图和眼电图检查结果均为中度异常。这名患者的母亲、两名母系阿姨、两名母系叔叔和外祖母患有黄斑变性。

最初，相对（但后来是绝对的）中心暗点对应 RPE 萎缩区域，周边视野大致正常。荧光素血管造影显示 RPE 萎缩区域内脉络膜毛细血管的不同程度的丧失，与视觉功能的丧失程度相关[198]。在整个疾病过程中，通常极少存在脉络膜大血管萎缩的证据。

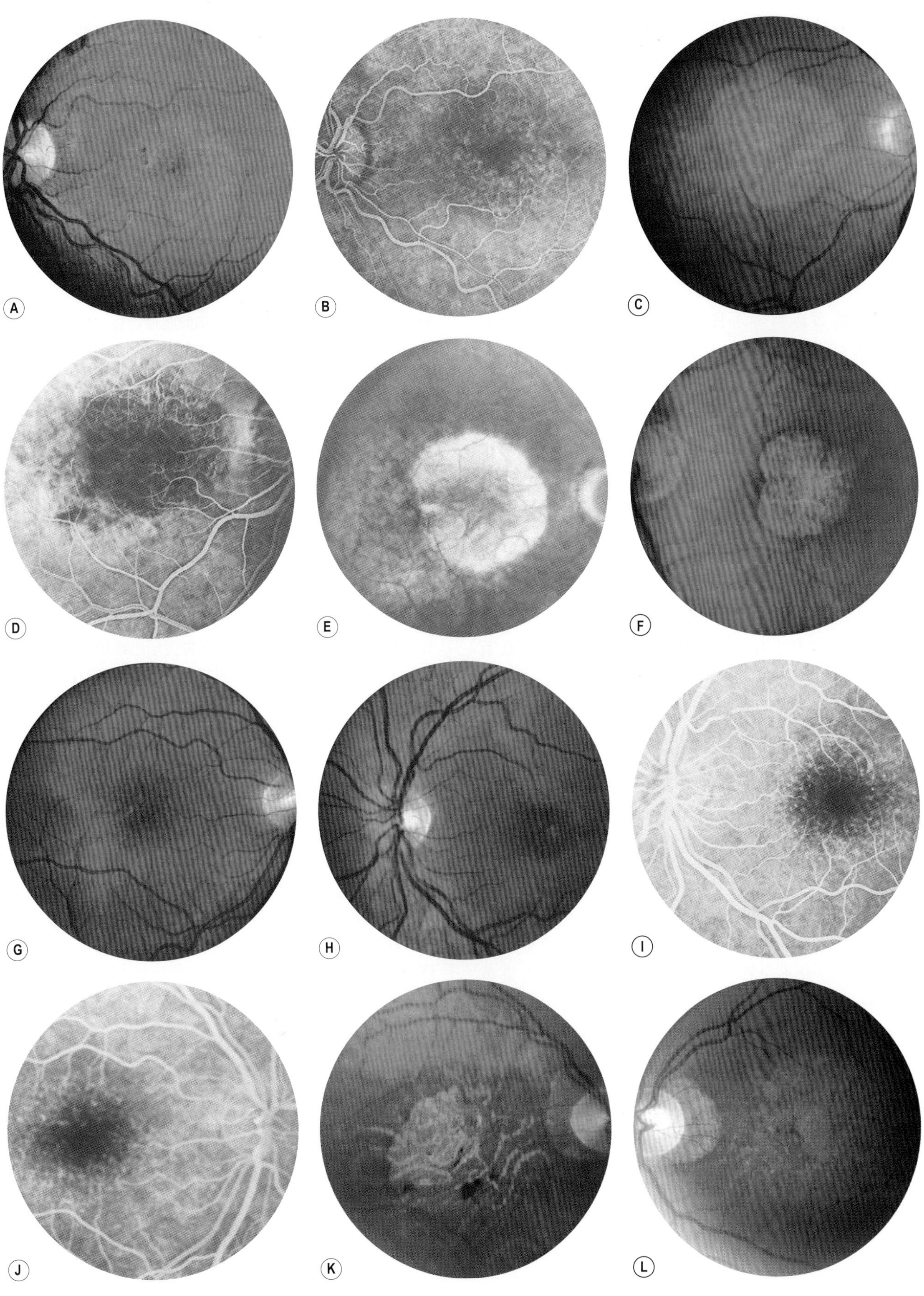

图 5.22

此类显性遗传性中央晕轮状脉络膜视网膜营养不良发病率极低，并且在文献中经常与发生RPE地图样萎缩相关的各种其他更常见疾病混淆。RPE和脉络膜中央晕轮状或地理性萎缩属于非特异性改变，可见于：①与黄斑缺失相关的家族性黄斑营养不良。②中央晕轮状RPE营养不良[199]可能与①相同疾病。③与老年性黄斑变性和盘状脱离相关的显性黄斑玻璃膜疣（图3.46）。④基底膜层状玻璃膜疣。⑤与Stargardt病或黄斑斑点病有关的常染色体隐性遗传黄斑营养不良（图5.13；图5.14）。⑥锥体和锥杆营养不良的中央晕轮状萎缩（图5.16）。⑦继发于近视退行性改变的中央晕轮状萎缩（图3.34）。⑧各种原因继发于RPE和视网膜浆液性或出血性盘状脱离的中央晕轮状脉络膜和RPE萎缩疾病，如特发性中心性浆液性脉络膜视网膜病变或脉络膜炎[200]。常染色体显性遗传性中央晕轮状脉络膜营养不良，与其他引起色素上皮萎缩的“牛眼”征的疾病（参见“良性”同心环状黄斑营养不良，第284页；氯喹和羟氯喹毒性）也可能混淆。

在1953年，Sorsby和Crick描述了5个患有“中央晕轮状脉络膜硬化症”的患者家系。只有1个或2个家庭有显性遗传的证据[201]。其中几名患者有斑点或玻璃膜疣，不能除外Stargardt病或老年性黄斑变性。一名患者的组织病理学检查显示脉络膜和RPE萎缩，但没有脉络膜血管硬化的证据[202]。在迈阿密，有一个连续三代患有中央晕轮性黄斑营养不良的家系，同时还患有常染色体显性遗传的von Hippel-Lindau病（图5.22A~F）。Mansour报告了三个兄弟都患有中央晕轮状脉络膜营养不良和假性软骨发育不全脊柱发育不良，两者都是常染色体显性遗传异质性疾病[197]。两种罕见疾病的关联，可能是常染色体显性遗传（一个亲本中的生殖细胞镶嵌）或由父母或祖父母近亲关系（新综合征）引起的常染色体隐性遗传，更可能是一种真正的关联而不是简单的巧合[197]。染色体6上外周蛋白/*RDS*

图5.23 中心性晕轮状脉络膜营养不良的分期。

A~C：Ⅰ期中心性晕轮状脉络膜营养不良（CACD），39岁无症状患者，视力为20/20。*PRPH2*基因中携带p.Arg142Trp错义突变。眼底照片显示色素减退的旁中心凹区域（图A），对应增强的自发荧光区域（图B）。在光学相干断层扫描（OCT）水平通过中心凹下方这些区域，显示神经视网膜层最外侧破坏和增厚，定位于光感受器外节（图C）。

D~F：2期CACD，60岁患者视力20/20（p.Arg142Trp *PRPH2*突变）。主诉轻度视物变小。黄斑观察到轻微萎缩的色素减退卵圆形区域（图D）。荧光素血管造影显示病灶轻度强荧光。眼底自发荧光显示卵圆形病变，具有自发荧光降低的颗粒区域和一些自发荧光增强斑点（图E）。2期CACD中，自发荧光增加的斑点区域占主导地位。通过该病变的SD-OCT水平扫描显示在中心凹下方的神经感觉视网膜和视网膜色素上皮之间高反射物质的累积。这种高反射物质可能对应于病变的光感受器外节聚集。该区域之外可见光感受器层的破坏，其中一些超反射斑点可能对应异常光感受器外节物质（图F）的团块。

G~I：3期CACD，47岁的患者，携带*PRPH2*基因中p.Arg142Trp突变。视力为20/25，患者报告视力轻度下降。在中心凹外可见一个界限清楚的脉络膜视网膜萎缩区域（图G）。眼底自发荧光上显示萎缩区域显示为无自发荧光。除此之外，受影响较轻的区域显示出颗粒样改变自发荧光（图H）。SD-OCT水平扫描显示，脉络膜视网膜萎缩区域对应于神经视网膜外层变薄，光感受器层明显变薄，以及视网膜色素上皮层变薄。此区域外，结构轻度紊乱和变薄（图I）。

J~L：4期CACD，49岁患者视力为20/200（*PRPH2*中的p.Arg142Trp突变）。眼底镜检查显示有明显的局部脉络膜视网膜萎缩，包括中心凹，伴有一些色素团块（图J），这种萎缩对应无自发荧光区域。在病变（图K）边缘处观察到一些残留的高自发荧光。在荧光素血管造影中，通过视网膜色素上皮窗缺损可见脉络膜血管。病变边界显示部分着染（图L）。

（由Dr. Camiel Boon提供）

基因的突变是常染色体显性中央晕轮状脉络膜营养不良的最常见原因，虽然这种疾病具有遗传异质性[113, 203-205]。迄今已发现5种不同突变，最常见的是精氨酸195亮氨酸突变[204, 206]。

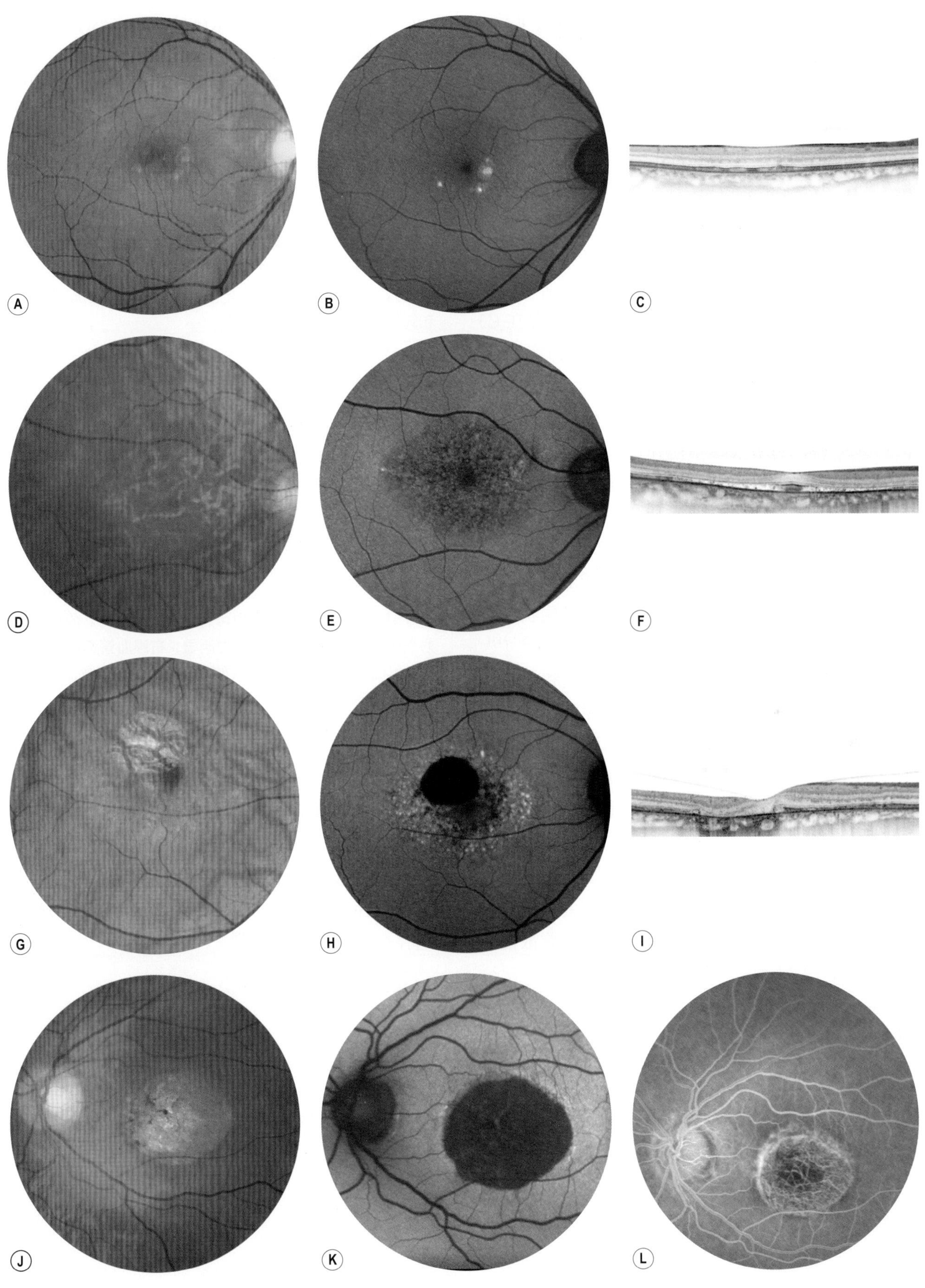

图 5.23

与Ⅱ型毛细血管膜（膜增生性）肾小球肾炎相关的基底膜疣

系膜毛细血管肾小球肾炎（mesangiocapillary glomerulonephritis，MCGN，MPGN）是以系膜细胞增生和肾小球基底膜改变为特征的肾脏病变[207-214]。MCGN 根据肾小球沉积物的定位和组成进行分类：Ⅰ型沿着肾小球基底膜的内皮下电子致密沉积物，肾小球内存在补体和免疫球蛋白；Ⅱ型具有电子致密带状物质，在肾小球基底膜的致密板中存在 C3 而不存在免疫球蛋白（也称为致密沉积物病）；Ⅲ型，沉积物同时包含Ⅰ型和Ⅱ型沉积物，位于上皮下和内皮下位置。该疾病其他相关特征包括慢性低补体血症、脂肪营养不良和更高的糖尿病发病率。Ⅰ型发病率是Ⅱ型的 2 倍，并且病情较轻。Ⅱ型通常儿童期或成年早期发病，往往是一种持续性进展疾病，即使进行肾移植后也常复发。MPGN 包括 4%~7% 的患有特发性肾病综合征的患者。Ⅱ型 MCGN 患者的黄斑区经常出现基底膜层状玻璃膜疣和较大的典型玻璃疣（图 5.24A~F）[207-213]。随着年龄增长和病程持续，沉积物数量和大小逐渐增加[215]。虽然大多数患者无视觉症状，但有些患者可能在早期出现脉络膜新生血管[210, 212]。Ⅱ型 MCGN 患者伴有部分脂肪营养不良者，眼底发病率更高[207]。那些经历过肾移植的患者可能会出现器官移植视网膜病变的迹象，伴有渗出性视网膜脱离、视网膜色素上皮斑点或浆液性色素上皮脱离[215, 216]。这可能会改变眼底表现。一名患有玻璃膜疣的患者的电镜显示，RPE 基底膜中的弥散性和局灶性沉积物与肾小球中发现的相似[207]。这些沉积物的性质未确定。在少数患有 MPGN 的患者中观察到补体因子 II（CFII）基因中的多种突变Ⅱ。*CFH* 纯合或复合杂合突变导致血浆 CFH 缺乏，补体替代途径激活不受控制，导致 Bruch 和肾小球中普遍存在的 C3 沉积[217-219]。

图 5.24 Ⅱ型膜增生性肾小球肾炎（MPGN）患者的表皮和钙化玻璃膜疣。

A~D：Ⅱ型膜增生性肾小球肾炎（MPGN）患者的表皮和钙化玻璃膜疣。一名 50 岁男性患者，由于Ⅱ型 MPGN 而在 36 岁和 39 岁时进行肾移植，他主诉视物模糊 2 个月。右眼视力为 20/200，左眼为 20/20。注意各种大小玻璃膜疣，其中一些似乎有钙化。血管造影显示表皮玻璃膜疣（图 C 和图 D）。

E 和 F：一名患有儿童期发病的糖尿病和肾病综合征的 19 岁男性患者，伴有Ⅱ型 MPGN。右眼视力为 20/20，左眼视力为 20/25。注意微小的基底膜层状玻璃膜疣（箭头）和轻度糖尿病视网膜病变背景。

放射状基底膜玻璃膜疣（malattia leventinese）。

G~L：来自田纳西州的一名 84 岁白种人男性患者从 40 岁开始诊断为年龄相关性黄斑变性。双眼视力为 20/400。中等程度白内障。结节样玻璃膜疣分布在黄斑和视盘鼻侧。中心凹显示细胞外色素和萎缩。颞侧玻璃膜疣较小并以放射状方式排列。他还有陈旧性颞上分支视网膜静脉阻塞（图 G 和图 H）。该患者 48 岁的女儿陪伴他并也接受了检查。她的视力右眼为 20/50，左眼为 20/60。双眼黄斑中心凹均显示中央纤维化，周围有几个小的玻璃膜疣，颞侧呈放射状排列，视盘鼻侧也可见（图 I 和图 J）。放射状排列在无赤光图像（图 K）上更明显；右眼血管造影显示中央纤维的晚期染色（图 L）。他们在瑞士没有亲戚，但家族可以追溯到英国。

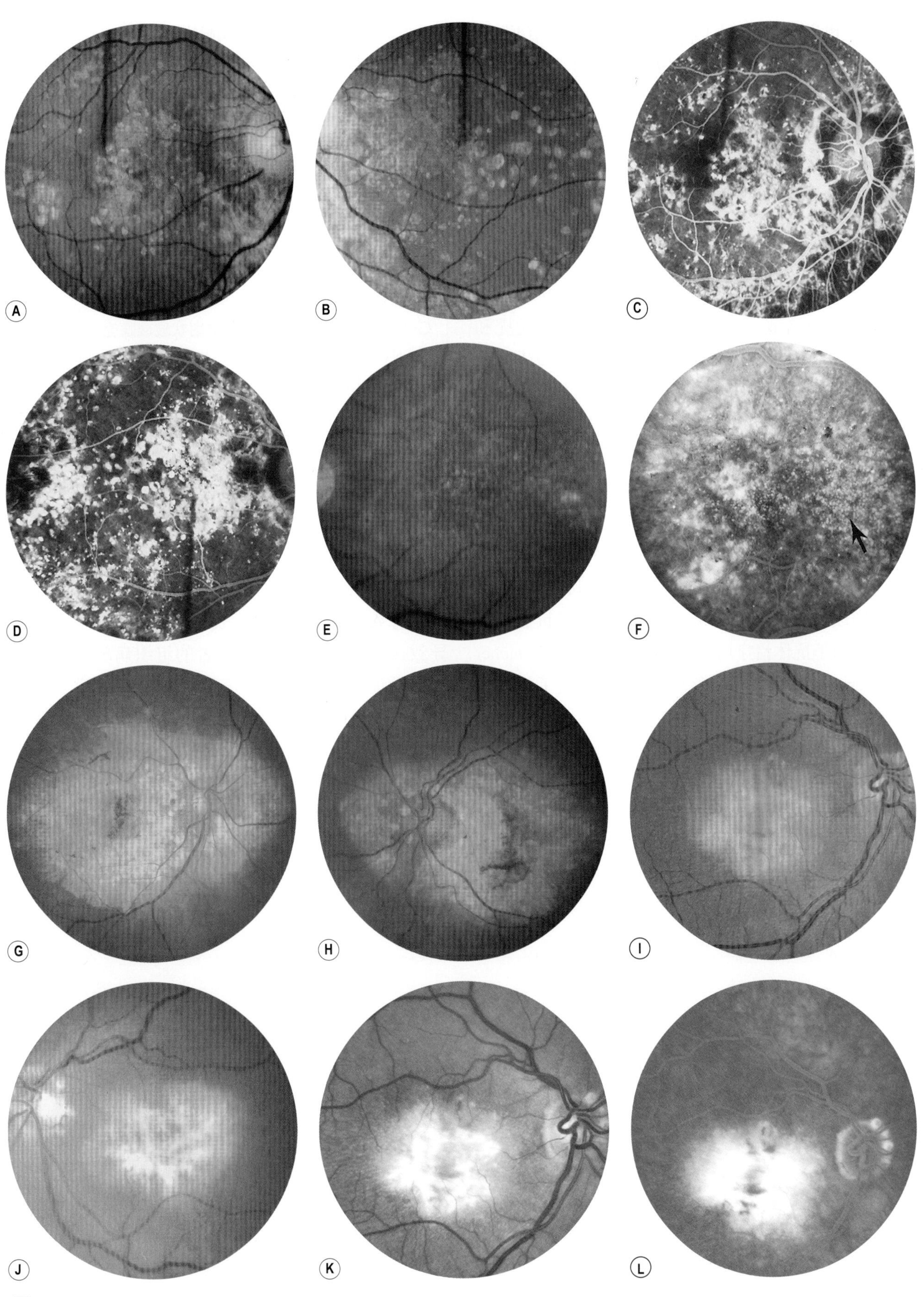

图 5.24

显性遗传的放射状基底层玻璃膜疣（Doyne蜂巢状黄斑营养不良）

此病最早被报道发现于瑞士 Levantine 山谷的一个家系，是一种显性遗传性疾病，以大量细长的呈放射状分布的基底层小玻璃膜疣为特征 [220-224]。后来发现该病症与 Doyne 在 1899 年描述的显性遗传蜂窝状视网膜营养不良是同一疾病 [225]。通常放射状图案在黄斑区颞侧区域最为突出，并且通常伴有较大的结节，有时为乳头状、伴玻璃膜疣和不规则的视网膜下纤维组织化生和 RPE 增生（图 5.24G~J）。视网膜下纤维组织伴 / 不伴血管化。尽管有纤维化，视力通常很好。放射状玻璃膜疣显示早期弥散荧光，类似于基底层玻璃膜疣（图 5.25B，C，F 和 I）。吲哚菁绿血管造影中，病变早期遮蔽荧光，后期中心玻璃膜疣边缘呈低荧光 [226]。高分辨率 OCT 显示 RPE 和 Bruch 膜之间的锥形沉积物，以及晚期继发外核层破坏 [227, 228]。已知脉络膜新生血管形成，采用手术切除，光动力疗法和抗血管内皮生长因子抗体治疗均可有效控制 [229, 230]。Streicher 和 Krcméry[231] 和 Dusek 及其同事 [232] 报道了放射状基底层玻璃膜疣患者的显性遗传谱系。此病典型表现是结节性玻璃膜疣填充黄斑区和视盘鼻侧，但在一些家系中可见表型异质性，玻璃膜疣较少，而以纤维化为主，而不是玻璃膜疣为主（图 5.26E 和 F）[225, 233]。这种情况是 *EFEMP1* 基因（Arg345Trp）的突变造成 [234-236]。有一个家系临床诊断为此疾病，但没有 Arg345Trp 突变，表明其他基因缺陷也可能导致这种表型 [233]。一名患者的组织病理和电镜检查结果证明这些玻璃膜疣是由 RPE 基底膜增厚引起（图 3.29J 和 K）[232]。Gass 博士接诊过北卡罗来纳营养不良的家系中的一名成员，眼底存在一个小的放射状玻璃膜疣区（参见下一部分内容）。有趣的是，在迈阿密检查的 6 名具有放射状基底层玻璃膜疣的患者中，只有 1 名患者有黄斑变性家族史（图 5.25D~F）[221]。

图 5.25　放射状基底层玻璃膜疣。

A~C：一名 31 岁男子主诉视物变形 4 个月，没有家族史。右眼视力为 20/15，左眼视力为 20/40。双眼都存在放射状玻璃膜疣和视网膜下瘢痕（图 A）。双眼血管造影显示在早期动静脉期（图 B 和图 C）放射状玻璃膜疣荧光着染。有证据表明左眼视网膜下新生血管形成（图 B）。

D~F：一名 43 岁女性放射状玻璃膜疣患者，暗适应能力差 10 年和视物模糊 1 年。她的哥哥有类似视力问题，母亲和外祖母因黄斑变性而成为法定盲。患者视力为右眼 20/30，左眼 20/70。注意图 D 中患者显著的瘤样结构和中央玻璃膜疣钙化证据。

G~I：一名 43 岁女性患者的放射状玻璃膜疣，无家族史。右眼视力为 20/40，左眼视力数指。注意双眼中增生的视网膜色素上皮（RPE）瘢痕。

J 和 K：组织病理学图 J 和图 K 电镜检查结果显示显性遗传的放射性玻璃膜疣患者的大型多结节和乳头状基底层玻璃膜疣（箭头）。注意图 K 中乳头状增厚的 RPE 基底层（BL）。与图 G 的显著隆起玻璃膜疣相比较。注意图 J 中视网膜光感受器丧失和视网膜下纤维变性。

（J 和 K，引自 Dusek 等 [232]）

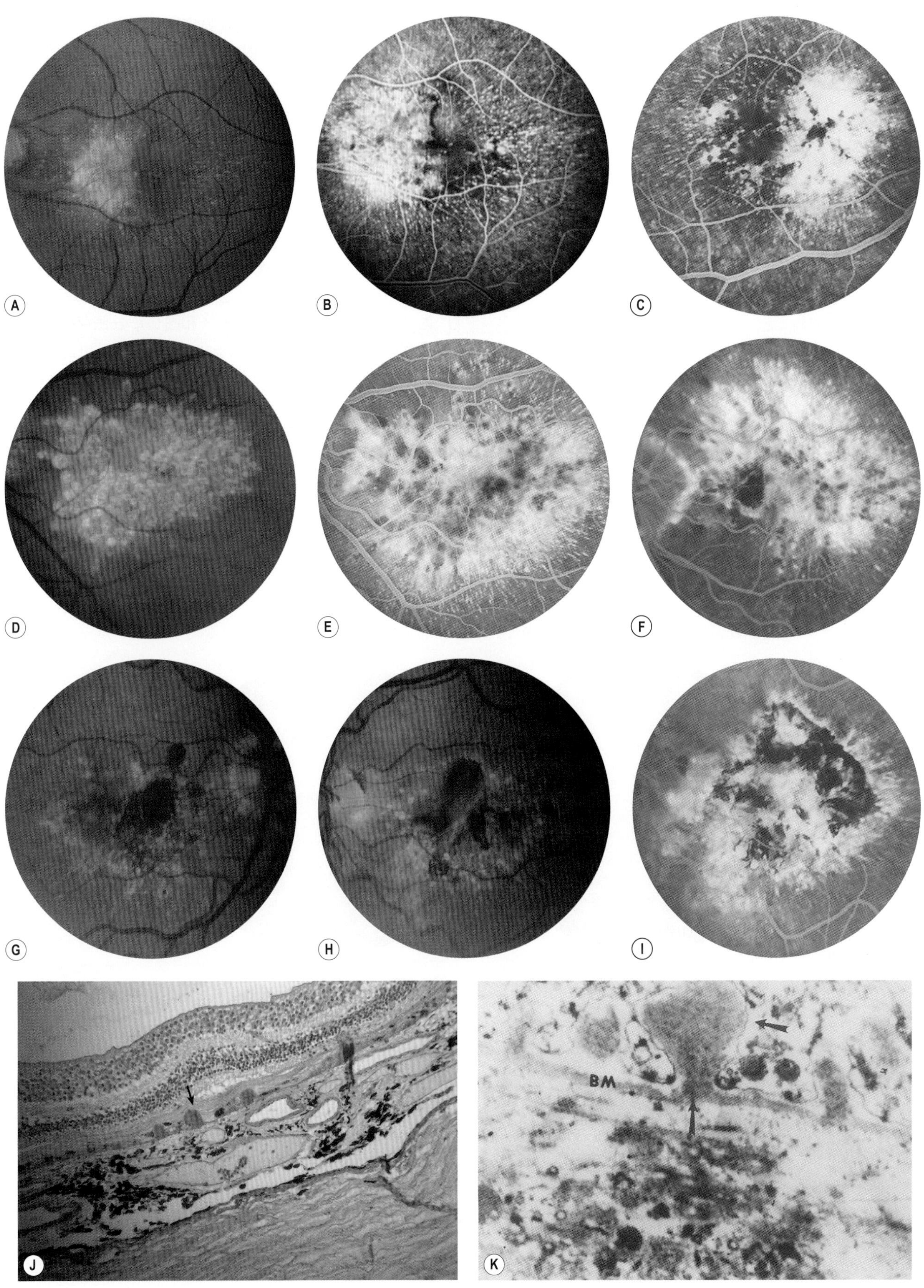

图 5.25

图 5.26　放射状基底层玻璃膜疣的各种表型。

A 和 B：患有图 5.25 放射状基底层玻璃膜疣患者的右眼和左眼显示病变的对称外观，包括结节性玻璃膜疣、色素团块和颞侧放射状排列的玻璃膜疣。

C~L：4 个兄弟姐妹中 2 个姐妹表型极大不同。64 岁的妹妹在 40 岁左右出现症状，双眼视力为 20/200。结节性表皮状玻璃膜疣包围的中央黄斑萎缩，延伸至视盘鼻侧，双眼视盘颞侧放射状分布（图 C 和图 D）。结节性玻璃膜疣呈高自发荧光，中央萎缩区域是低自发荧光（图 E 和图 F）。OCT 显示与双眼玻璃膜疣相对应的结节性和融合性 RPE 沉积物（图 G~ 图 J）。66 岁的姐姐双眼视力为 20/40，表型相对温和（图 K 和图 L），左眼存在放射状图案排列小玻璃膜疣，类似于北卡罗来纳州黄斑营养不良的网状玻璃膜疣（图 5.27 A 和 B）。他们的舅舅被诊断为 Doyne 蜂窝状营养不良；他们的母亲直到 80 岁去世时也没有症状。两个姐妹的女儿和儿子在 32 岁和 34 岁检查时没有发现病变。

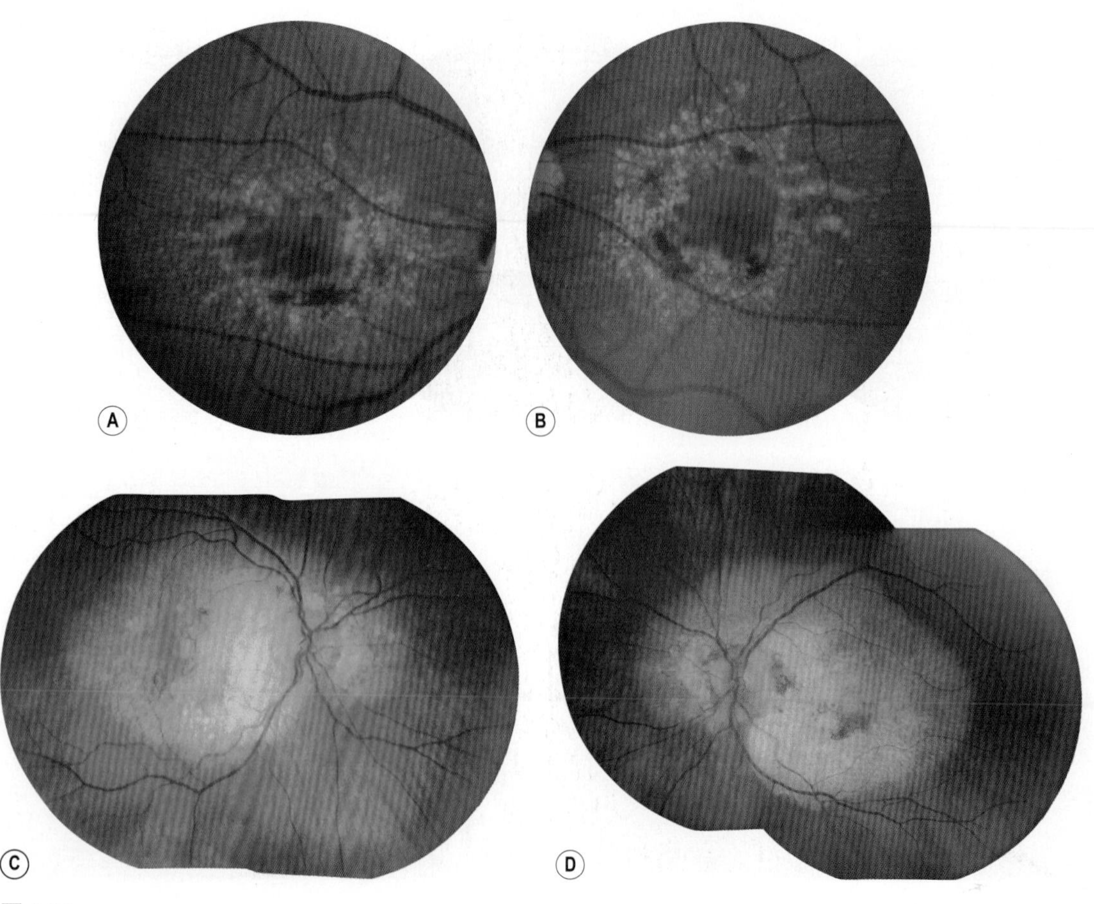

图 5.26

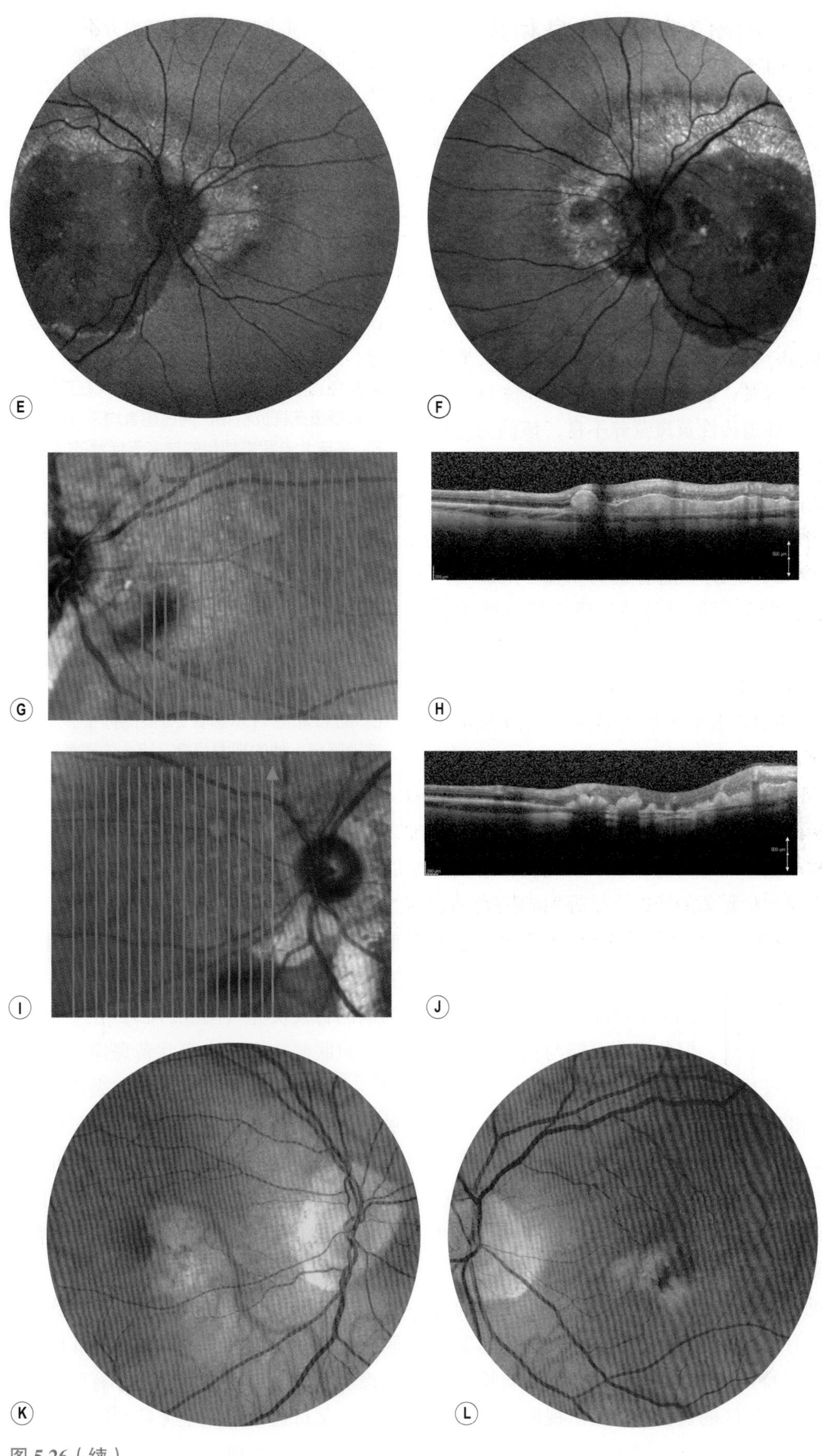

图 5.26（续）

北卡罗来纳州黄斑营养不良和其他黄斑葡萄肿（缺损）

北卡罗来纳州黄斑营养不良是一种常染色体显性遗传性疾病，具有完全外显率。其发病时间处于婴儿期并且可能在产前，病情通常稳定，但是表型高度可变，包括玻璃膜疣样改变、盘状病变伴有脉络膜新生血管形成、黄斑葡萄肿和周边部玻璃膜疣。视网膜电图、ERG和色觉是正常的。Lefler等[237]和Frank等[238]报道了一个来自北卡罗来纳州西部的大型家系，由7个世代的545个家族成员组成，具有显性遗传性黄斑营养不良，该病为进行性，通常在婴儿期开始并十几岁时达到最大严重程度。他们认为分散的玻璃膜疣和具有正常视力的黄斑色素变化是最早的眼底变化（阶段1）（图5.27A和B；图5.28B，E~L）。随着视力下降到20/50左右，玻璃膜疣数量增加以及玻璃膜疣样病灶融合(第2阶段)。许多患者眼底改变停留在玻璃膜疣阶段，视力可能保持正常。部分家庭成员的视力可逐渐下降至20/200水平，某些案例可发展至黄斑区脉络膜、RPE和视网膜几乎全部萎缩（第3阶段）。尽管Lefler和Frank的照片似乎显示出葡萄肿与这些严重变化相关，但他们没有特别指出这种变化。他们也没有描述周边部玻璃膜疣或脉络膜新生血管形成和盘状脱离的证据，尽管他们描述了一名患者以及我们的一名患者显示出可能存在此类并发症[239]。视网膜血管、周边视野、色觉、ERG和EOG正常。一般医学检查无特殊发现，有时伴有转运型氨基酸尿症，但此病也可能与黄斑病变无关，只是也通过显性遗传获得。Small等[240]研究，最初Lefler和Frank报道中提及的15名患者，除了1名患者的1只眼睛外，其余视力和眼底表现稳定超过10年，从而证实了该疾病的相对非进展特点。此外，他们还注意到少数患者的周边部视网膜存在黄色玻璃膜疣样改变。

Gass见过来自北卡罗来纳州西部3个家系的成员，他们具有Lefler及其同事和Frank及其同事报道的所有临床特征（图5.27）。和典型玻璃膜疣类似，眼底可见黄斑区的黄色斑点是由视网膜色素上皮脱色素的非结节样隆起（图5.27A，B，F和L）。其中一名患者，旁中心区域存在放射状排列的玻璃膜疣（图5.27A）。所有玻璃膜疣和中央斑点都显示为高的自发荧光（图5.27C）。在一个家系中，母亲在一只眼睛中显示出盘状黄斑瘢痕（图5.27D）。在另一个家庭中，祖母和她姐姐表现为大的局部葡萄肿样的视网膜和脉络膜缺损区域，明显萎缩的脉络膜和视网膜，视力良好，没有高度近视（图5.27G，H，J和K）[239]。儿子和孙子在黄斑区表现为不同程度的玻璃膜疣样变化。与之前作者报道病例不同，我们发现一些患者在眼底周边部存在玻璃膜疣。在Small报道的患者中还观察到了放射状玻璃膜疣（图5.03B和F；图5.28G和H）[240]。玻璃膜疣患者多数无自觉症状，除非有脉络膜新生血管的形成。父母通常是完全无症状的，多数是在孩子出现症状时偶然发现（图5.28）。

图5.27　北卡罗来纳州黄斑营养不良。

A~C：18岁女性，双眼没有症状（图A和图B），黄斑区视网膜色素上皮（RPE）水平的特殊黄白色病灶，视力20/20。血管造影显示出在动脉期（图C）中明显的高荧光，并且在血管造影整个过程中没有变化。注意黄斑颞侧区域的病变微弱可见的放射状排列。中央RPE脱色素融合区域可能是也可能不是由玻璃膜疣样沉积物引起。病变的放射状分布表明它们可能是基底层玻璃膜疣。

D和E：图A~图C中所示患者的母亲，有记忆后视力就低于正常，视力至少在25年内没有改变。右眼视力为20/40，左眼为20/200。注意右眼不规则视网膜下白色瘢痕，黄斑的几个玻璃膜疣（图D）和左眼黄斑RPE萎缩以及色素团块（图E）。母亲和女儿在双眼周边部都有许多小玻璃膜疣样沉积物。两名患者均来自北卡罗来纳州西部。

F：来自北卡罗来纳州的这名无症状的7岁女孩正常视力。她的双眼玻璃膜疣改变与图A和图B相似。

G~I：一名57岁女性患者的萎缩性脉络膜视网膜病变，视力一直显著低于正常水平。她注意到近年来视力症状缓慢加重。右眼视力为20/50，左眼视力为20/70。血管造影显示黄斑病变区域仅存少量脉络膜小血管（图I）。

J和K：图G和图H示患者62岁的姐姐。注意视网膜组织的唇样结构（箭头，图J）悬在大的葡萄肿病灶上方。右眼视力为20/80，左眼为20/100。

L：图G和图H示患者20岁的孙子。注意黄斑中多发性玻璃膜疣。他的视力是20/15。该患者的父亲眼底发现了类似病变。所有这些患者在眼底周边部存在多发玻璃膜疣。这个家庭最初来自北卡罗来纳州西部。

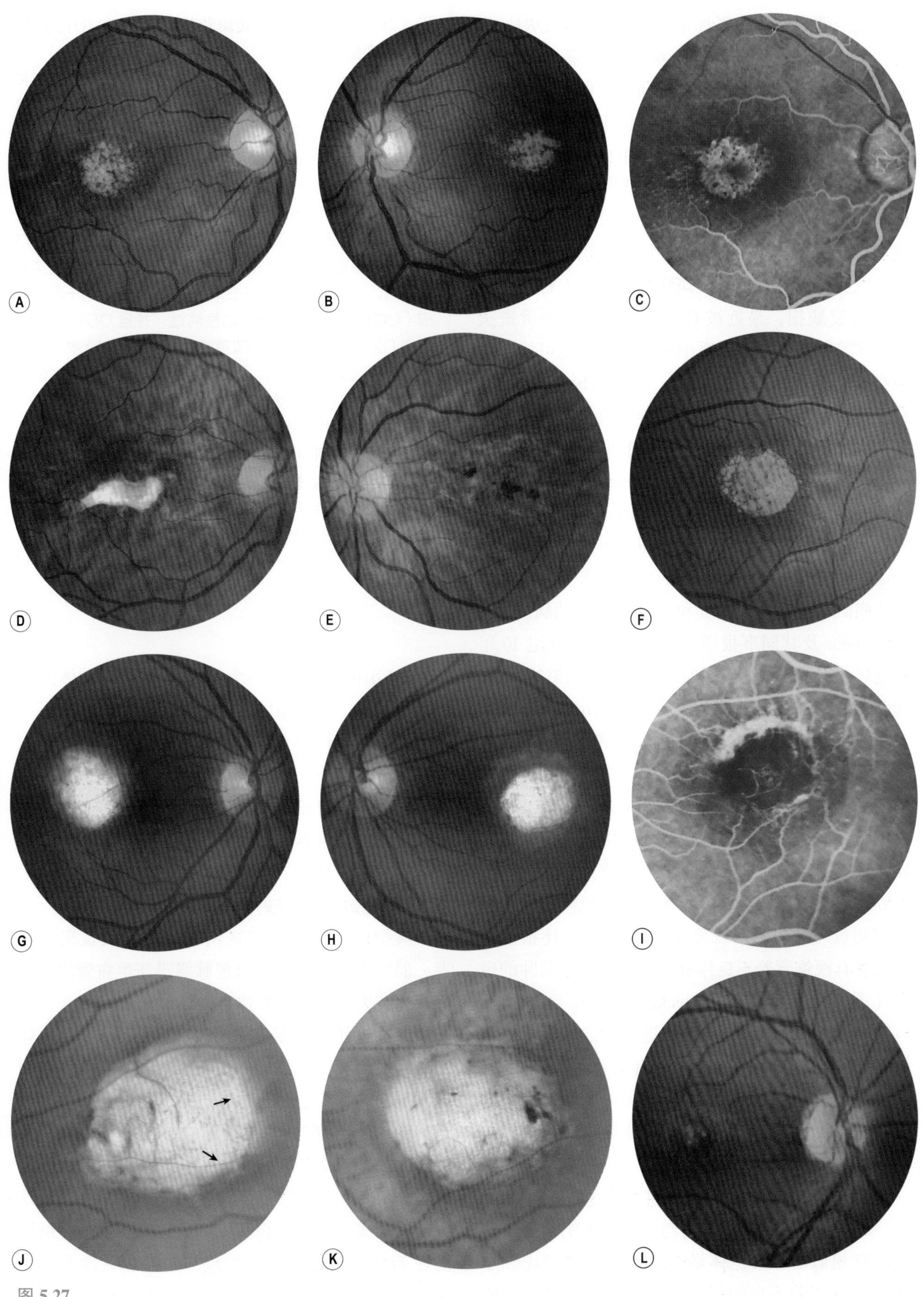

图 5.27

北卡罗来纳州黄斑营养不良基因（*MCDR1*）定位于6q14-q16.2区域，但该疾病的致病基因尚不明确。虽然最初在北卡罗来纳州的居民描述了他们的始祖追溯到3个爱尔兰兄弟，但不仅在除北卡罗来纳州和美国以外的白种人患者中也发现了这种表型，还在非洲裔美国人中也有报道[241-243]（图5.29），伯利兹[244]和韩国等亦有报道[245]。图5.29中描述了芝加哥的一个黑种人家庭，其中有三代人受到影响。

此类先天性葡萄肿黄斑病变（有些人称之为黄斑脉络膜缺损，最近被Goldberg等人称为黄斑火山口[246]），与北卡大家系中所示类似，也可能会出现在具有其他病变的家系中，包括Leber先天性黑蒙[247-249]、进展型锥杆细胞营养不良[248]和骨骼异常[248, 250-258]。已报道的具有类似于北卡罗来纳州营养不良的眼底表现的家谱包括Leveille及其同事报道的一个黑种人家庭[259]、Fetkenhour及其同事报道的病例[260]，以及Miller和Bresnick报道的病例[260]。Small及其同事[262]最近确定的来自北卡罗来纳州的这些病例[237, 238]、Hermsen和Judisch报道的病例[261]、Fetkenhour及其同事报道的病例都是19世纪30年代定居北卡罗来纳州山区的三个爱尔兰兄弟的后裔。19世纪30年代曾经定居在北卡罗来纳州山区。

Gass曾看过一名38岁的母亲和她16岁的儿子，两人双眼中心视力中等程度丧失，大的黄斑区葡萄肿与高度近视无关（图5.30A~F）。母亲ERG、EOG和色觉测试正常。儿子ERG视杆反应明显异常。他们没有已知来自北卡罗来纳州的亲属。Satorre及其同事报道了一个患有常染色体显性遗传性双侧黄斑缺损的西班牙家系[263]。Gass还报道过一名患有视锥营养不良伴有先天性黄斑葡萄肿的患者（图5.32E和F）[264]。Heckenlively等报道了黄斑缺损伴Leber先天性黑蒙和进行性锥杆状营养不良的家系[248]。Gass见过另一名年轻女性，在13年内发展为进行性黄斑变性，同时另一眼进展为大的黄斑葡萄肿（图5.30G~J），没有家族病史。

北卡罗来纳样显性遗传性黄斑营养不良

最近新报道描述了具有与北卡罗来纳州黄斑营养不良相似的常染色体显性遗传性玻璃膜疣和早发性黄斑营养不良的另外3个家族，其中基因座与6q14-q16.2不同。一个是位于5号染色体的四代英国家族，区域p13.1-p15.33，*MCDR3*[265]；另一个为伴有进行性感音神经性耳聋的英国家庭，定位于染色体14q[266]；第三个是一个北美家族，定位于6q14，位于锥杆细胞营养不良7（*CORD7*）和北卡罗来纳州黄斑营养不良（*MCDR1*）基因之间[267]。

图5.28 北卡罗来纳州黄斑营养不良（NCMD）：随访显示病变稳定。

A~F：16岁的女性患者注意到她的右眼中央视物变形和扭曲2个月，并在下一个月逐渐好转。她的右眼视力是20/25，左眼视力是20/20。右眼（图A）中央可见一个隆起的色素沉着病灶，周围有一圈斑驳的视网膜色素上皮（RPE），其中有一些点状玻璃膜疣。左眼可见小的和中等大小的点状玻璃膜疣分布在中心凹内（图B）。检查结果证实了NCMD患者自发消退的2型脉络膜新生血管膜。自发荧光成像显示自发荧光增强的环由一个降低的自发荧光环包围，对应于斑驳的RPE环（图C）。光学相干断层扫描（OCT）显示右眼无活动性病灶，并且OCT（图D1和图D2）无法检测到玻璃膜疣。她的母亲40岁，无症状，矫正视力为20/20，但在双眼中心凹（图E和图F）中显示出相似的小型玻璃膜疣。

G~L：13岁女性患者，在常规配镜中被发现双眼颞侧视网膜紧密分布的细小玻璃膜疣（图G和图H）。4年后，病变没有明显改变，提示病程相对缓慢和稳定（图I和图J）。自发荧光没有特异性，可显示针尖样的低自发荧光。45岁的父亲没有任何症状，但是黄斑区可见类似的玻璃膜疣（图K和图L）；她有一个兄弟，在其他地方检查发现有类似改变。

脉络膜视网膜缺损

典型的颞下脉络膜视网膜缺损累及黄斑的患者，偶可由于缺损边缘出现脉络膜新生血管出现中心视力丧失（图3.31K和L）[268-272]。

参数连锁分析最初将SFD基因定位于染色体22q13-qter[288]。随后，在*TIMP3*（金属蛋白酶组织抑制剂3）中鉴定出5种不同的错义突变和剪接位点突变[288-294]。在英国，所有SFD家族携带相同的Ser181Cys *TIMP3*突变，并提示所有病例都与同一个祖先相关。*TIMP3*编码一组RPE表达的锌－结合内肽酶成员，参与视网膜细胞外基质重塑。最近发现*TIMP3*附近的易感位点与年龄相关性黄斑变性有关，提示存在某些疾病机制的重叠[295]。

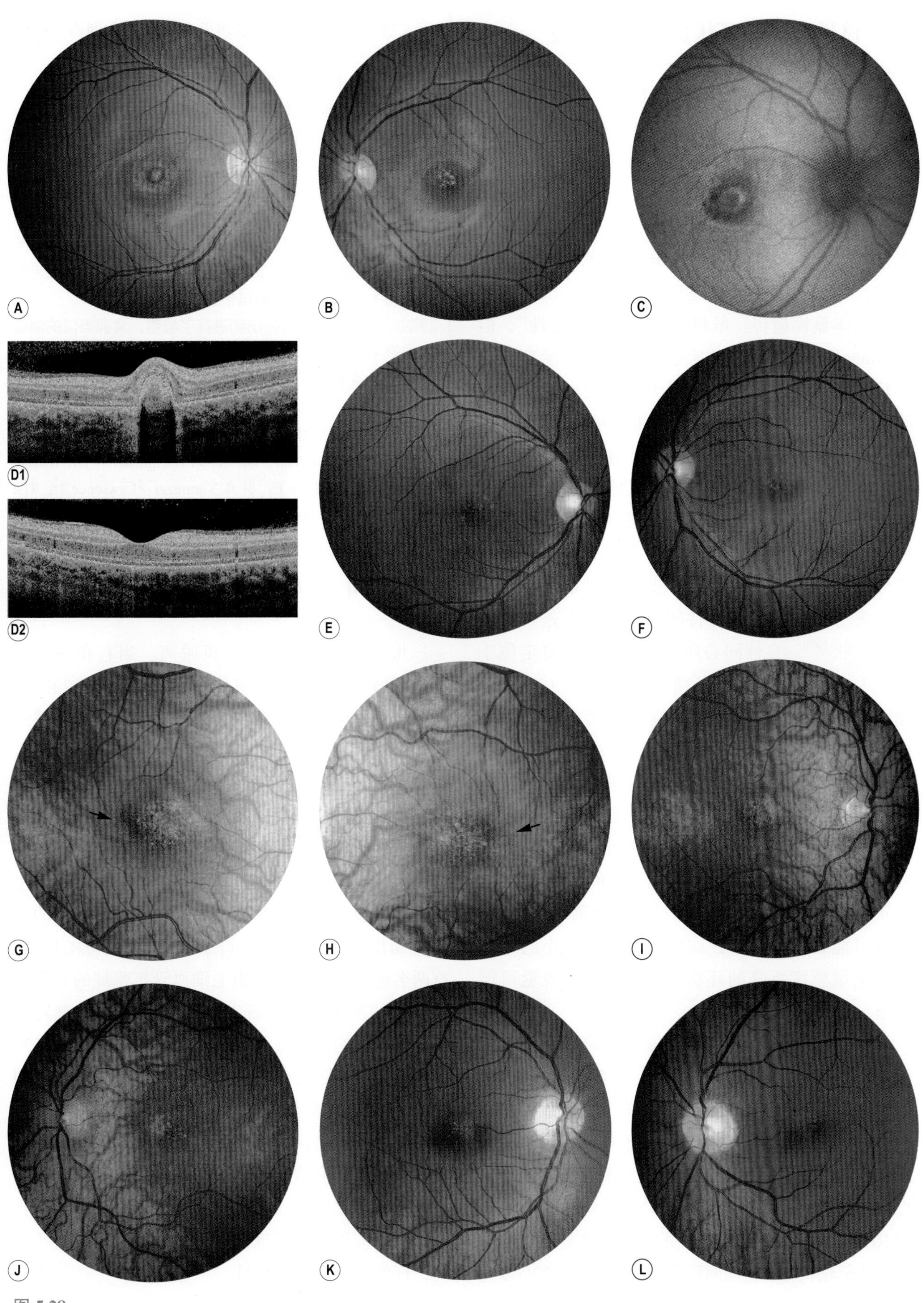

图 5.28

"良性"同心环状黄斑营养不良

1974年，Deutman描述了良性、同心环状黄斑营养不良的患者，主诉旁中心环状暗点，这与患者中央黄斑区域存在不同程度色素沉着、旁中心凹RPE萎缩的牛眼样改变相关[296-299]。视网膜血管可能轻度狭窄，视盘正常，视力正常或接近正常。ERG可能正常或略有异常，EOG可能低于正常，色觉可能存在轻度至中度缺陷。该疾病为常染色体显性遗传。虽然最初被称为"良性"，但Deutman描述近10年的家系随访结果显示良性同心环状黄斑营养不良将进展为更广泛的带状视网膜营养不良，累及视杆和视锥细胞功能[298]。家系部分成员视力逐渐减退、夜盲症和色素异常，以及色素性黄斑病加重和周边部骨细胞样改变增加。电生理检查证实杆锥细胞均被累及。早期视杆功能障碍和夜盲症这些发现提示本病可能为有牛眼样外观的视网膜色素变性。畏光和早期中心视力的丧失等锥杆细胞变性特征性改变则不是本病的典型症状[300]。良性同心环状黄斑营养不良定位于6p12.3-q16，感光蛋白基质蛋白聚糖1（*IMPG1*）基因附近[300]。该病常染色体显性遗传。Miyake等描述了一种ERG倒置（b波小于a波）的牛眼样黄斑病变，4名非亲属男子初始视力正常，随后视力逐渐下降，ERG视锥反应尚存，有轻度至中度色觉缺陷[301]。这些患者非常像良性同心环状营养不良，但是缺乏显性遗传的证据。EOG可异常，随着年龄增长而进一步加重。暗适应也随时间降低，视野可能在早期正常，或显示在围绕一小的中心岛视觉敏感度下降的环状区域。蓝黄色视觉可能受损。

同心环状黄斑营养不良的鉴别诊断包括锥细胞营养不良、锥杆细胞营养不良、脂褐色素沉着症、氯喹视网膜病变与Stargardt病（黄斑斑点症）相关的牛眼样黄斑病变、散发性继发于视力逐渐丧失而无锥细胞营养不良的牛眼样视网膜黄斑萎缩、开窗性斑状黄斑营养不良、继发于玻璃膜疣的旁中心凹的RPE萎缩以及与斑点无关的常染色体显性遗传的中心性晕轮状脉络膜视网膜营养不良（图5.22G~J）。

图5.29 北卡罗来纳州黄斑营养不良的非洲裔美国人家系。

A~D：这名来自芝加哥的非洲裔美国男性患者双眼视力均为20/25，常染色体遗传性黄斑营养不良，四代人发病。双眼局限于中心凹的融合和非融合玻璃膜疣（图A和图B）。荧光血管造影检查可见（图C和图D）病变处窗样缺损。他的母亲和外祖父在1979年检查时发现双眼黄斑病变，然后被诊断为中心性晕轮状脉络膜营养不良。

E~H：上述患者的儿子患有双侧葡萄肿病变（图E和图F），血管造影（图G和图H）显示中央萎缩的脉络膜毛细血管损失，被视网膜下纤维包绕。

I和J：患者一名表哥在纽约进行了检查，发现类似的葡萄肿病变（图I），视力为20/60，表现为低自发荧光，病灶边缘有一高自发荧光环（图J）。该家族其他几个成员在1979—2009年的不同时间进行了检查，也发现其具有玻璃膜疣或葡萄肿表型。为常染色体显性模式。

（由Dr. Daniel Kiernan，Dr. Seenu Hariprasad和Dr. William F. Mieler提供；E和F，引自Yannuzzi，Lawrence J.，The Retinal Atlas，Saunders 2010，978-0-7020-3320-9，p.73）

青少年遗传性盘状黄斑营养不良

儿童不常发生盘状黄斑脱离。当它在一侧发生，而另一侧眼睛中没有任何异常时，通常归因于炎性病变，例如犬弓蛔虫、弥漫性单侧亚急性神经视网膜炎和弓形虫病，或者是创伤后脉络膜破裂。偶尔患有风疹视网膜病变的儿童（图7.27）、睫状体扁平炎（图7.75）以及多灶性脉络膜炎和全葡萄膜炎（伪组织胞浆菌病综合征）可能会出现盘状黄斑脱离。一些患有Best卵黄样黄斑营养不良的患者可能发展为脉络膜新生血管形成，各个阶段的浆液性和出血性盘状脱离（图5.01E；图5.03C）。还有两名患有黄斑旁视网膜毛细血管扩张症的双胞胎儿童曾并发了脉络膜新生血管[273]。然而，继发于遗传性疾病的儿童盘状黄斑脱离很少发生。在1979年巴斯国际荧光血管造影会议上，Alan Bird和Steven Ryan简要介绍了两个家系的多名患儿，发生双眼盘状黄斑病变。在迈阿密，我们观察到几个没有黄斑变性家族史的多名儿童和两个姐妹的不明原因双眼盘状脱离。Bird和Ryan的研究结果表明，临床医师应谨慎诊断继发于炎症原因的双眼盘状脱离，仔细检查其家系成员。

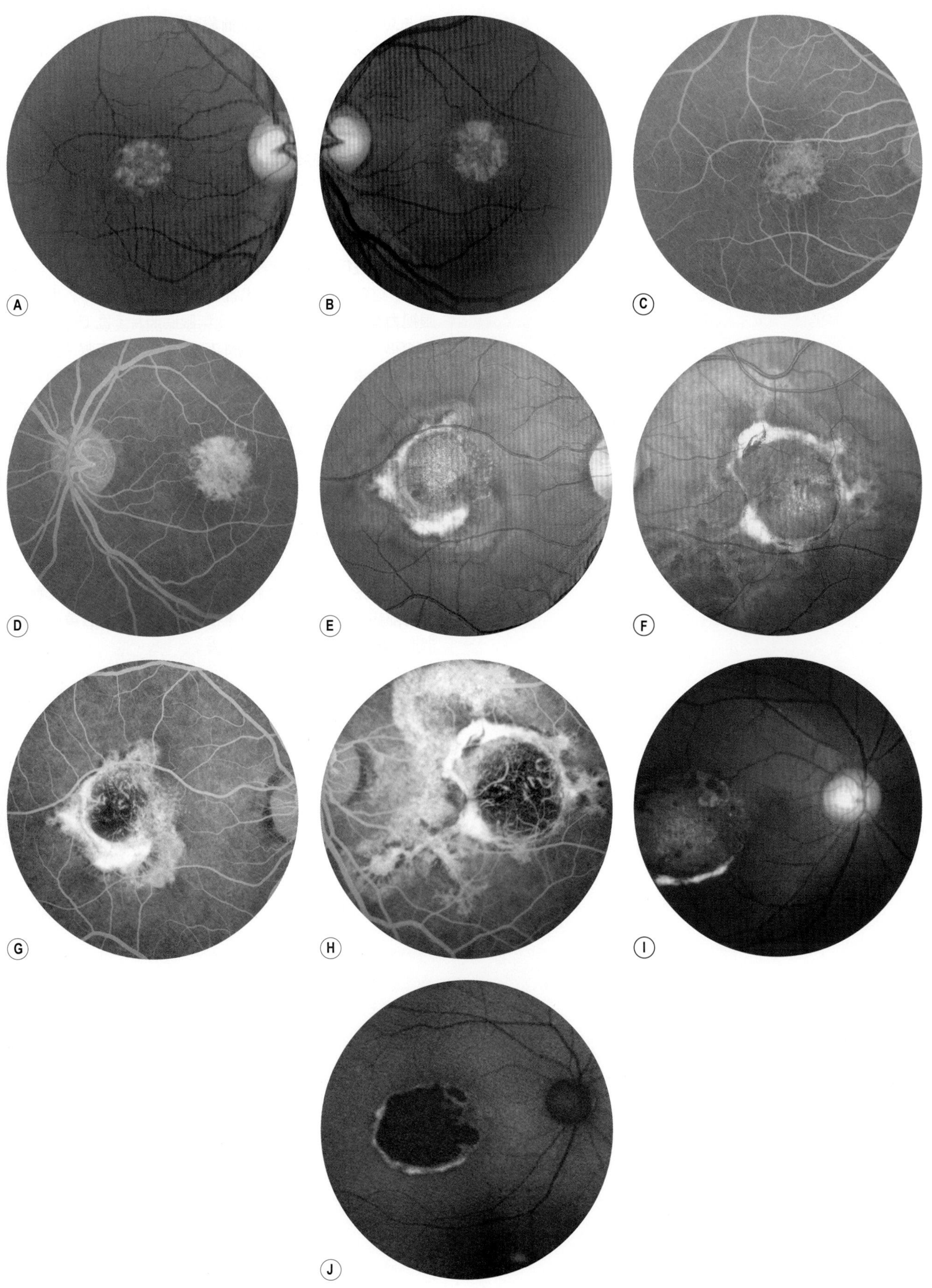

图 5.29

图 5.30 家族性双侧黄斑葡萄肿。

A~F：28 岁的母亲（图 A~ 图 C）和她的儿子（16 岁时）（图 D~ 图 F），没有明显眼部不适。她自觉视近困难 4 年。右眼视力为 20/200，左眼为 20/50。儿子的视力为 20/200，右眼为 J-1，左眼为 20/100，J-1。两人色觉和眼电图检查结果正常。母亲的 ERG 正常。儿子的视杆反应明显降低，锥细胞反应正常。没有其他家族病史。这个家系来自印第安纳州，没有北卡罗来纳州的亲属。

非家族性进行性黄斑营养不良和单侧黄斑葡萄肿。

G~J：这名 43 岁的女性患者右眼视力下降 13 年，近期左眼视力有下降。将摄于 1975 年眼底照片（图 G 和图 H）与 1987 年的照片（图 I 和图 J）进行比较。右眼中注意到视网膜色素上皮（图 G）的地图样萎缩进展为大的葡萄肿（箭头，图 I），左眼的多个地图样萎缩区进展（图 J）。在最后一次检查中，她右眼视力 20/400，左眼 20/25。她没有家族病史。不能辨认大部分 HRR 色板。未进行电生理检查。

与脉络膜新生血管相关的脉络膜视网膜缺损。

K 和 L：这名 35 岁的男性患者患有局限性浆液性脱离，主诉视物变形，这与葡萄肿的上缘（箭头，图 K）荧光着染的局部病灶（箭头，图 L）相关。激光光凝术后黄斑脱离消退，随后脉络膜新生血管复发。

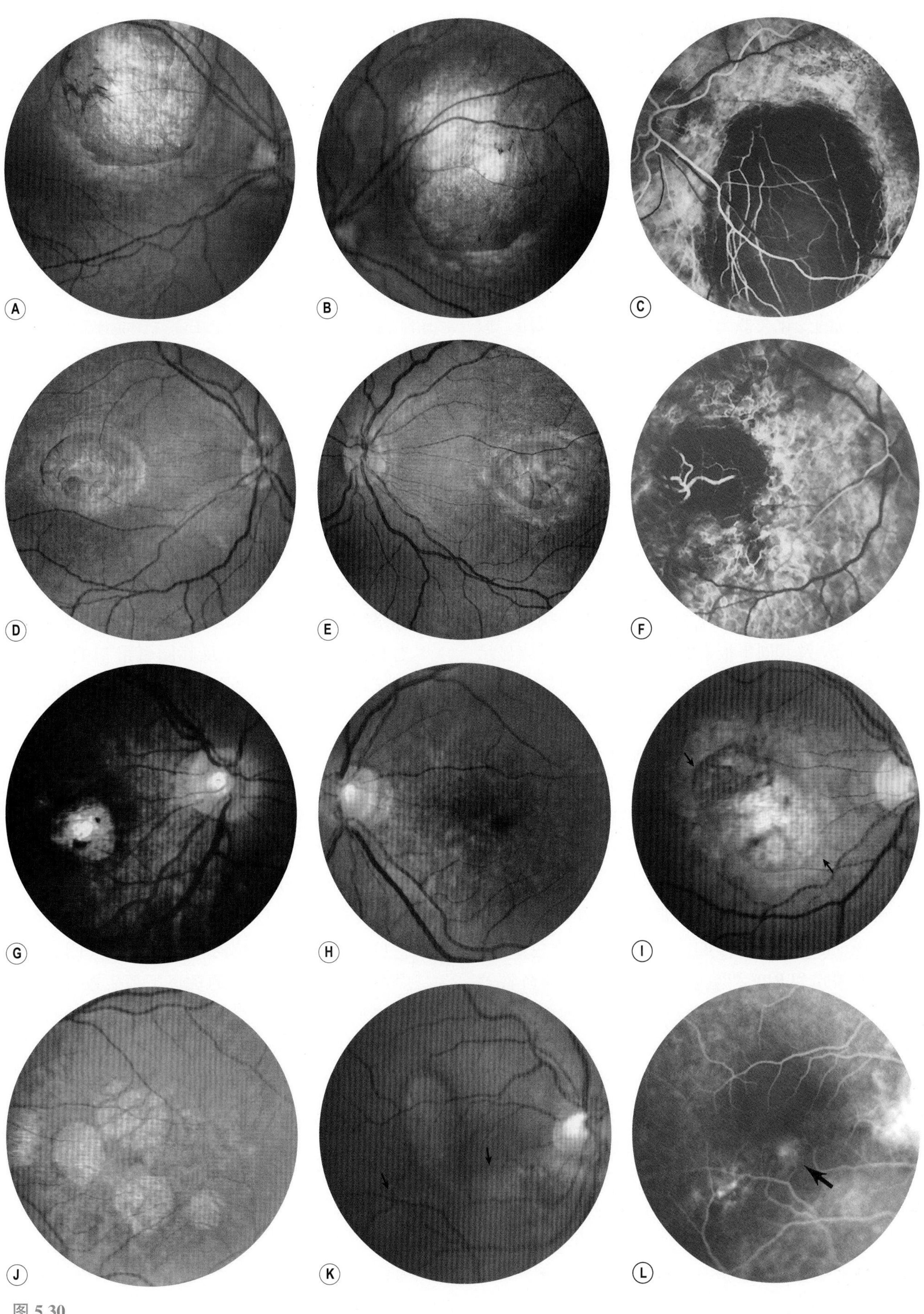

图 5.30

假炎性 Sorsby 眼底营养不良

1949 年，Sorsby 及其同事[274]描述了 5 个主要遗传性黄斑营养不良家族，其特征是通常在 50 岁左右病情进展，出现脉络膜新生血管、视网膜下出血和盘状变性（图 5.31A~F）。此后，周边部脉络膜和 RPE 进行性萎缩，并且在某些情况下导致行动视力丧失。不幸的是，周边部视功能损伤经常被忽略。而该病名称的由来主要是基于广泛的黄斑和黄斑周围的变化类似于炎症后改变。之所以用“假性炎症”可能是因为无法确定其炎症病程：①大多数患者的盘状瘢痕与许多疾病中所见无法区分，包括老年性黄斑变性和血管样条纹。②瘢痕延伸至远离黄斑的区域也可能是非特异性改变，老年性黄斑变性和血管样条纹患者也可能发生。③一些典型的显性遗传性黄斑玻璃膜疣患者可能在 40 岁或更早的时候出现盘状脱离。Ashton 和 Sorsby[275]研究了两个姐妹的眼球标本，并注意到与老年性黄斑变性和弹性假黄瘤患者血管样条纹相似的组织病理学变化。Sorsby 及其同事报告的至少 3 个原发家族显示出玻璃膜疣物质沉积在 Bruch 膜上。其中一个家系（Kempster 血统）有周边部视网膜功能障碍（失去中心视力前长达 25 年的夜视逐渐丧失），整个眼底可见视网膜下黄色物质沉积，三色色觉缺陷，50 岁左右发生的脉络膜新生血管，导致视力丧失。部分患者由于地图样萎缩失去了中心视力[276]。随着年龄增长，黄色物质往往变得不那么明显。对 Kempster 家族 63 岁患者后代的眼球进行光镜和电镜检查，发现 Bruch 膜内有厚厚的沉积物，脂质染色阳性，外层视网膜和 RPE 严重破坏、脉络膜毛细血管萎缩[277]。尽管生前眼底检查没有明显黄色改变，但是 RPE 基底膜和 Bruch 膜内胶原层之间增厚的物质可能是临床上在生命早期所见黄色物质的同源物。但是在 Ashton 和 Sorsby 描述的两个姐妹之一的眼睛组织病理学研究中未观察到这些变化[275]。

Dreyer 和 Hidayat 描述了一个显性遗传性家系的临床和组织病理学发现，该家系成员早期发病，周边和中心视力丧失伴有明显 EOG 变化[278]。组织病理学变化与 Capon 等人观察到的相似[276]，除了没有增厚的 RPE 下沉积物的描述。Hoskin 等人注意到局限于黄斑的融合的黄色沉积物和 Sorsby 的另一个谱系（Ewbank）中的血管样条纹[279]。两个家族的黄色物质与血管造影荧光的出现延迟相关，被作为脉络膜毛细血管灌注延迟的证据。

有趣的是，在 Sorsby 及其同事最初的 5 个家系的后续报告中，发现 2 名患者的典型眼底照片显示血管样条纹和多个细小玻璃膜疣样沉积物，这些沉积物似乎与发生在弹性假黄瘤患者中的橙色变化相同[279]。报告中没有提及是否伴有皮损。Forsius 等[280]报道了一芬兰家系，隐性遗传性假性炎症性营养不良，特征包括视网膜深处类似于白色点状视网膜炎（retinitis punctata albescens，RPA）的玻璃膜疣、血管样条纹和广泛区域脉络膜萎缩，随着疾病进展，色素紊乱。俄克拉何马州报告了一个四代家系，其特点是在 30~40 岁的黄斑下新生血管形成、色素上皮水平的黄色点状沉积物、近视、儿童期开始的夜盲、中间部赤道附近色素聚集和迁移，以及电生理异常[281]。Hamilton 等报道了一个累及七代人的家系，患者在 20~40 岁出现中心视力丧失[282]、眼底黄白色斑点、不典型玻璃膜疣，许多患者伴有盘状脱离[282]。部分发生萎缩性黄斑病变，另一些患者眼底则没有斑点病变。视网膜萎缩和 RPE 延伸至周

图 5.31 Sorsby 眼底营养不良。

A~G：一名 55 岁的女性患者 10 年前因右眼眼底出血，接受激光治疗而被诊断为黄斑变性。她的母亲和外祖母分别在 50 多岁和 60 多岁时被诊断出患有黄斑变性，视力为 20/150。双眼黄斑除了部分萎缩性和部分纤维化的瘢痕外，还有多个面积较大的脉络膜新生血管膜，伴有视网膜下出血和积液。双眼显示（图 A~ 图 D），有大量假性玻璃膜疣样改变延伸至赤道及赤道前。荧光素血管造影显示玻璃膜疣的早期高荧光和对应的脉络膜新生血管膜（图 E 和图 F）荧光渗漏。Goldmann 视野中度缩小。鉴于发病年龄早和明确的家族史，她接受了基因检测，*TIMP3* 突变呈阳性。患者接受了玻璃体内抗 VEGF 抗体治疗。

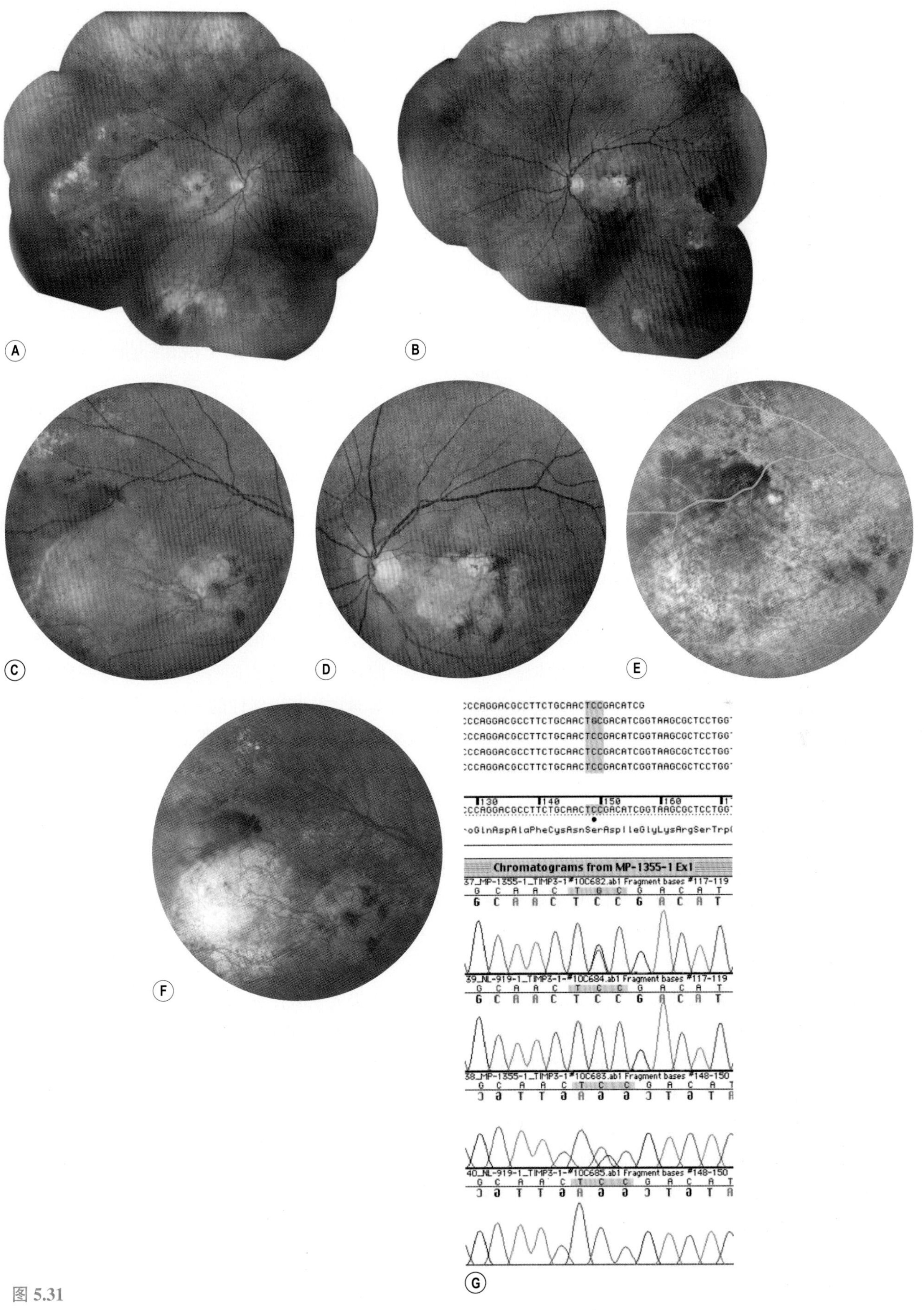
A
B
C
D
E
F
CCCAGGACGCCTTCTGCAACTCCGACATCG
CCCAGGACGCCTTCTGCAACTGCGACATCGGTAAGCGCTCCTGG
CCCAGGACGCCTTCTGCAACTCCGACATCGGTAAGCGCTCCTGG
CCCAGGACGCCTTCTGCAACTCCGACATCGGTAAGCGCTCCTGG
CCCAGGACGCCTTCTGCAACTCCGACATCGGTAAGCGCTCCTGG
130 140 150 160
CCCAGGACGCCTTCTGCAACTCCGACATCGGTAAGCGCTCCTGG
oGlnAspAlaPheCysAsnSerAspIleGlyLysArgSerTrp
Chromatograms from MP-1355-1 Ex1
37_MP-1355-1_TIMP3-1 #10C682.ab1 Fragment bases #117-119
G C A A C T G C G A C A T
G C A A C T C C G A C A T
39_NL-919-1_TIMP3-1-#10C684.ab1 Fragment bases #117-119
G C A A C T C C G A C A T
G C A A C T C C G A C A T
38_MP-1355-1_TIMP3-1 #10C683.ab1 Fragment bases #148-150
G C A A C T C C G A C A T
40_NL-919-1_TIMP3-1-#10C685.ab1 Fragment bases #148-150
G C A A C T C C G A C A T
G

图 5.31

边部。Wu 等人研究了一个显性遗传家族的两个兄弟[283]。兄弟分别为 28 岁和 34 岁，广泛细小的 RPE 颗粒、虹膜反射缺陷、ERG 改变、盘状病变和血管造影显示脉络膜灌注延迟。Balyeat 等描述了一显性遗传的家系，特征是从儿童时期开始的夜盲症、近视、视网膜下新生血管膜和 RPE 水平的黄色点状沉积，中周部和赤道色素聚集和迁移，以及 ERG 异常[281]。Steinmetz 等人描述了一夜间视力不佳的家系，后极部 Bruch 膜水平的弥漫性黄色沉积物[284]。眼科检查所见的正常眼底区域的暗适应变化极小。

术语“假性炎症性眼底营养不良”应该局限于显性遗传的家系，这些家系成员在 40~50 岁或更早发生周边以及中心视功能障碍，与浆液性和出血性盘状脱离相关，而与黄斑玻璃膜疣无关（图 5.31 A~F）[279, 280, 285-287]。

螺旋状视盘旁脉络膜视网膜营养不良（“斑状脉络膜炎”，Sveinsson 脉络膜视网膜营养不良）

这是一种罕见的、独特的双侧常染色体显性眼底病变，其特征是，在没有炎症（匍匐型脉络膜炎）、血管样条纹、近视变性和静脉旁视网膜脉络膜萎缩的证据的情况下，从视盘呈放射状发出的、界限明显的翼状或螺旋状萎缩性脉络膜视网膜病变[302-307]。患者常伴轻度散光[303, 307]。Sveinsson[306]首次在冰岛描述了它的名字“斑状脉络膜炎”；1962 年，因缺乏炎症证据，Franceschetti[304]将其更名为螺旋状乳头周围脉络膜视网膜变性，Sveinsson 在 1979 年重新描述了一四代受影响的家系，显性遗传，病程随着年龄增长而进展[303, 307]。病变可以在出生时即可看到，病程进展缓慢，晚期黄斑受累。病变的地形表明它们可能是由于 Bruch 膜和 RPE 撕裂所致[303]。迄今所有病例均来自冰岛，其中加拿大、丹麦、法罗群岛、德国、挪威、瑞典、瑞士、英国和美国的病例都有来自冰岛的祖先，他们是冰岛家族拓展的成员。为了避免螺旋状视盘周围脉络膜视网膜营养不良等多个名称并存，已经提出更名为“Sveinsson 脉络膜视网膜营养不良”[308]。通过连锁分析将缺陷定位于 11p15 区域[308, 309]。

图 5.31（续）。
视锥细胞营养不良。
H~K：这个 10 岁的男孩没有通过学校视力筛查。屈光矫正后，他的右眼视力提高到 20/50，左眼提高到 20/50。黄斑中有一个椭圆形的牛眼样的改变。眼底颜色正常，可见的脉络膜血管，在临床上可以排除 Stargardt 病。低自发荧光环状包围中心凹的高自发荧光，与锥细胞营养不良典型的牛眼样改变相对应。
（A~G，由 Dr. Edwin Stone 提供；H~K，由 Dr. Robert Estes 提供）

视锥细胞营养不良（视锥细胞发育不良）

无进展性或最小进行性视网膜退化（非进展性视锥细胞发育不良）相关的视锥系统发育不良或酶缺陷相关导致视锥系统进行性恶化（视锥细胞营养不良），均可导致视锥细胞功能障碍。

非进展性视锥细胞发育不良

先天性全色盲

先天性全色盲是相对罕见的，患者出生时视力不佳，眼球震颤，有不同程度的色觉丧失和畏光。这种情况通常是非进展性的。随着时间推移，眼球震颤可能会改善并变得不那么突出。眼底检查正常，但偶尔会出现周边部色素改变或牛眼样黄斑病变。大多数患者是远视眼。ERG 显示正常的视杆功能，但无视锥功能。

全色盲（典型的全色盲或视杆色盲） 完全的全色盲的发病率约为 1/30 000。它是一种隐性遗传性疾病，其特征是完全没有色觉或严重色觉障碍，视力下降，眼球震颤和畏光。视力通常在 20/200 或更差，畏光明显。全视野 ERG 视锥反应熄灭或严重减少。眼底可能显示中心凹反光缺失和黄斑中轻度紊乱的色素沉着。完全单色觉的眼睛组织病理学显示，正常中心凹周围的视锥细胞数量减少了 5%~10%，中心凹外视锥的结构异常[310, 311]。视杆细胞正常。这些患者无法感知色彩，颜色与各种灰度对应。Sloan 全色盲测试可以让患者将各种颜色与灰色阴影进行匹配。这对于具有正常视力或较好的先天性色觉缺陷的患者是不可能做到的。全色盲目前为止已发现 3 个基因。大约 1/4 患

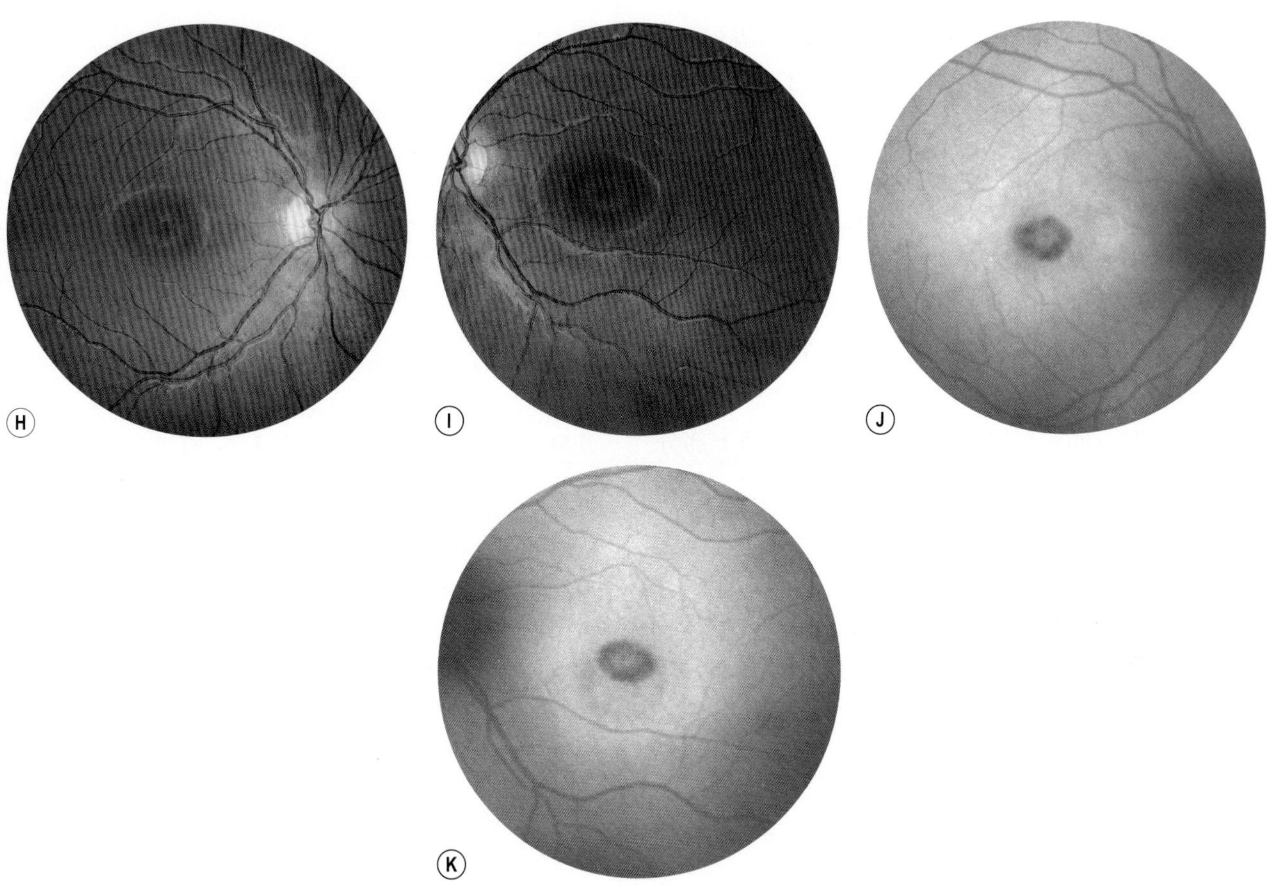

图 5.31（续）

者与 *CNGA3* 突变相关，45%~50% 与 *CNGB3* 突变相关，第 3 个基因 *GNAT2* 在不到 2% 的患者中被发现 [312]。

不全色盲（非典型色盲） 这些患者尽管非正常，但仍具有轻微的辨别颜色的能力，并且与全色盲患者相比具有更好的视力。该病症为常染色体隐性遗传，存在少数中波长和长波长视锥细胞。已经在不完全色盲的患者中发现了 *CNGA3* 突变。畏光比视力障碍更严重。由于极度畏光，这些患者经常佩戴一副以上的太阳镜。红色隐形眼镜有助于部分缓解畏光。

视锥细胞单色视

在这些患者中，3 个视锥系统中的 2 个（S 代表小，M 代表中，L 代表长）不存在或几乎不存在。与蓝色单色视相比，视锥单色视更常见形式是具有红色或绿色视觉。

X 连锁的蓝锥细胞单色视

X 连锁蓝锥细胞单色视的患者通常为男性，视力低于正常，钟摆型眼球震颤，畏光、近视，眼底变化不明显，心理物理学和电生理学证据显示正常的视杆和蓝色锥细胞功能。但是无法检测到红锥和绿锥功能细胞。L- 和 M- 视蛋白基因阵列的突变导致缺乏功能性 L- 和 M- 色素，从而使相应的锥细胞不能激活，已在大多数蓝锥形单色视病例中得到验证 [313, 314]。蓝锥单色视的基因座目前暂位于 Xq28 附近 [315]。

先天性色盲

正常的中波长（M）锥色素被长波长（L）处具有峰值灵敏度的色素取代，会产生绿色色弱。当正常的长波长色素被在较短的中波长处具有峰值灵敏度的色素替代时，会产生红色色弱。绿色盲是由于缺乏绿色锥形色素，缺乏红色锥形色素而引起红色盲。视力和眼底正常。它们也通过 X 连锁遗传，基因缺陷位于 Xq28。先天性蓝色盲，如果存在的话极为罕见 [316]。

图 5.32 视锥细胞营养不良。
A 和 B：这名 51 岁的女性患者主诉视物扭曲和昼盲。她否认色觉异常并且对色觉测试显示正常。家族史是阴性的。视力是 20/20。她的视网膜电图锥细胞反应异常，视杆细胞反应正常。
C 和 D：29 岁男性，锥细胞营养不良，主诉视力丧失和昼盲。注意双眼视网膜色素上皮（RPE）萎缩呈牛眼状。他的视网膜电图显示视锥细胞没有反应和正常的视杆细胞功能。他的眼电图正常。
E 和 F：一名 32 岁男性患者的视锥细胞营养不良或发育不良，当他被诊断有“视网膜裂孔”时，既往病史得知从儿童时期开始，出现视力下降和色盲。在过去 2 年中，视力从 20/80 降至 20/200。双眼对称性中心凹葡萄肿病变。注意视网膜血管的轻微变窄。他的 ERG 锥细胞反应中度异常。杆细胞 ERG 和眼电图正常。Farnsworth-Munsell 100 色相评分显示为三色轴。
G：图 E 患者 28 岁的色盲姐妹。双侧 RPE 萎缩有微弱的黄斑周围环。ERG、EOG 和色觉测试的结果与她的兄弟相同。
H：这名 32 岁男子追述自己 22 岁时出现昼盲，后来逐渐失去中心视力和色觉。视力 20/40。眼底无明显异常。他的视网膜电图和眼电图检查结果正常。他的姐姐和母亲也有类似的主诉。
I：图 H 所示患者的母亲。

锥细胞营养不良伴有 Mizuo-Nakamura 现象（水尾征）。
J~L：迟发性 X 连锁隐性锥细胞营养不良，具有缎带样的光泽和 Mizuo-Nakamura 现象。注意随位置不同 RPE 的颜色变化（图 J 和图 K），暗适应（图 L）后这种现象部分消失。
(J~L，引自 Heckenlively 和 Weleber，© 1986，美国医学会。版权所有 [335])

Goldmann-Favre 综合征

越来越多的证据表明，Goldmann-Favre 综合征可能是遗传决定的视网膜光感受器发育不全，主要影响视锥系统，其中过多的 S- 锥细胞部分取代了其他锥细胞类型（参见第 5 章，第 352 页）。

进行性视锥细胞营养不良

“锥细胞营养不良”这一术语用于描述主要影响视锥系统的遗传性视网膜营养不良 [254, 317-346]。它

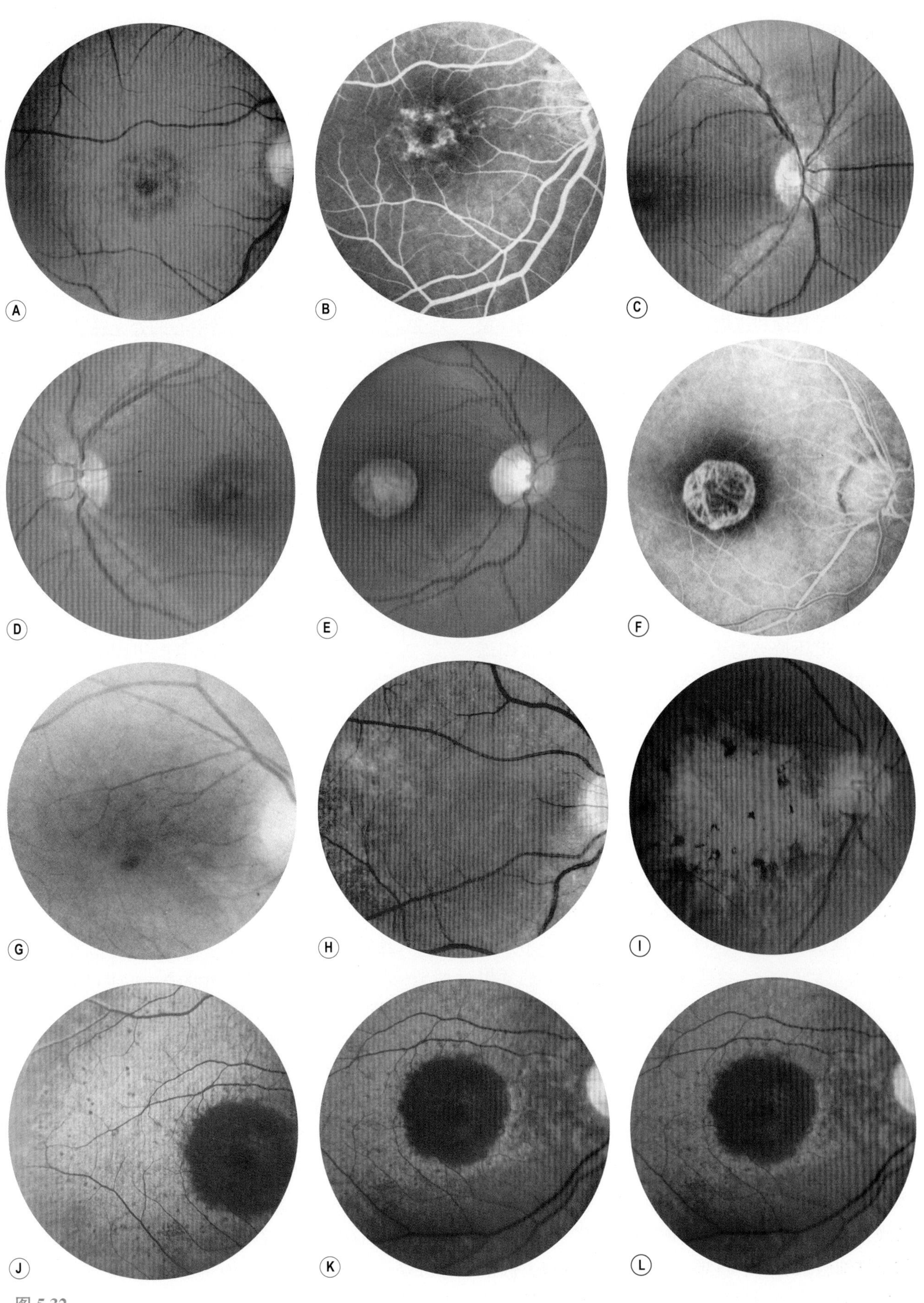

图 5.32

包括一些没有视杆功能受累的患者和以锥细胞缺陷为主的迟发性视杆缺失患者[347]。两种类型都可以在同一个家系中看到。大多数病例为散发性，但是当它们为家系时，大多数为常染色体显性遗传[318, 319, 324, 327, 331, 342, 343]或X连锁遗传。

在X连锁锥细胞营养不良中，女性携带者中发现了色觉检查异常和中心凹色素密度测定结果异常[332]。其他家系的女性携带者中也发现了眼底改变和色觉、ERG及视觉诱发电位异常[320, 333]。发病年龄、严重程度和进展速度在家系间，甚至同一家系内都有所不同。发病年龄从童年到中年或以后不等。临床特征主要包括：①进行性视力丧失。②色觉损害，即使仅有微小的视力丧失。③在明亮照明的情况下视觉功能受损，在暮色或昏暗的照明中视力更好和白天失明（昼盲征）。④最初为正常或接近正常的眼底，随后黄斑中的RPE萎缩经常发展成牛眼样图案。⑤部分患者视盘颞侧苍白。⑥荧光素血管造影证据显示黄斑RPE脱色素（通常是早于眼底可见的改变）。⑦具有中央暗点，但外周视野正常。⑧下降或熄灭的明视ERG以及异常闪烁反应ERG。一些患者可能表现出高于正常的暗视ERG[339, 346]。常染色体显性遗传的部分家系中，蓝锥系统可能发生早期选择性受累[318, 319, 324, 342]。视力差异很大，从早期20/20到晚期20/200或更差。黄斑可能正常（图5.32H），也可能有各种不同表现，包括色素上皮的斑点和团块、公牛眼样的脱色素改变、局灶性脉络膜视网膜萎缩和黄斑葡萄肿（图5.32E和F）[260]。这些患者最常见眼底检查和血管造影表现包括牛眼样RPE萎缩和围绕中心无荧光区的斑点高荧光带，这些改变与氯喹视网膜病变相似（图5.31G和H；图5.32A，C和D）。偶尔视盘颞侧苍白可能是唯一的眼底改变。自发荧光检查可以显示在围绕中心凹中央低荧光的外周环状的高荧光，对应牛眼样征（图5.31I和J）[348]。后天注视性眼球震颤可能存在。一些患者主要累及锥细胞系统周边部分，明视ERG可能略低于正常和色觉能力正常（图5.32A）。部分患者可能会主诉虽然有正常视力，但有进行性白天视物困难[322, 324, 329]。相反，如果锥细胞系统的中心部分受累，则患者视力低于正常，同时有色觉异常，初期明视ERG正常，随着疾病进展，明视ERG逐渐下降。许多患者最终会出现视网膜电图视杆细胞功能异常[349]。严重程度各不相同。严重时，存在不同程度的视盘苍白、视网膜血管变窄和周边视野缺损。通常没有或只有极少数的色素改变。

EOG可能正常或异常。锥细胞营养不良和有类似眼底的视网膜色素变性患者很少有夜盲症。尽管ERG熄灭，但它们可能显示正常或略微异常的暗适应曲线。这种矛盾的表现也可见于氯喹视网膜病变。组织学最早的变化是中心凹处光感受器内外节段的变形与扭曲，随后是细胞核和其他胞体的损伤。在杆细胞受累后ERG发生变化，摘除的患眼组织病理学和超微结构发现，周边部视网膜改变和轻度视网膜色素变性相似[350]。需要和其他前面已经描述的各种牛眼样黄斑病变进行鉴别诊断（见第284页）。

早期即有视觉症状的锥细胞营养不良的患者，病程进展通常更快。通常视力损伤（但不总是）是对称的。视力很少会下降至20/200或以下。

一些锥细胞营养不良的患者除了在光适应条件下电位降低或缺失和明视闪烁频率减少外，还会显示高于正常暗适应的b波幅度（超常ERG视杆细胞反应）[339, 341, 346]，其中部分患者为先天性静止性锥细胞发育不全，而另一些患者则表现为典型的进行性锥细胞营养不良。此型患者常伴有黄斑的色素变化，形成牛眼样改变。最近发现了*KCNV2*突变与之相关，*KCNV2*编码杆和锥细胞电压门控钾通道的亚基[351]。

X连锁视锥细胞营养不良可能具有金色光泽，在暗适应后消失；这被称为Mizuo-Nakamura现象（水尾征）（图5.32J~L）。女性携带者临床表型差异很大，从完全正常到黄斑牛眼样改变都有。X连锁锥细胞营养不良已经被定位到X染色体上的3个基因座。

常染色体显性遗传性锥细胞营养不良或锥杆营养不良与几种突变有关，包括外周蛋白/*RDS*基因突变、*CRX*基因、视网膜鸟苷酸环化酶（*RET-GC1*）基因、鸟苷酸环化酶激活蛋白1（*GCAP1*）基因、*AIPL1*、*GUCY2D*、*PITPNM3*、*PROM1*、*RIMS1*、*SEMA4A*和*UNC11*基因[352, 353]。外周蛋白*RDS*存在于视杆和视锥节段上。*CRX*编码光感受器特异性结构域转录因子。*RET-GC1* 和 *GCAP1* 基因参与环磷酸鸟苷（cGMP）的合成。同一基因内的不同突变和几个基因的突变导致锥细胞营养不良的不同严重程度[98]。

散发型晚发性锥细胞营养不良

患有迟发性散发性锥体营养不良的患者，通常在发病时年龄超过 50 岁，通常在眼底镜检查没有任何异常的情况下，中心或旁中心视力逐渐丧失[317, 330, 354]。在就诊时视力通常正常或接近正常。色觉功能障碍是早期诊断的重要线索，因为最初全视野 ERG 表现可能完全正常[353]。这些患者会被要求进行全面的神经系统检查。对于有不对称的旁中心暗点，或者有幻视相关的快速发作视力丧失病史，需要和急性隐匿性带状外层视网膜病变（参见第 11 章）及隐匿性黄斑营养不良等疾病相鉴别，有时，药物毒性也可能导致急性锥细胞变性损伤[319]。

Stargardt 病亚型（萎缩性黄斑病变，斑点和荧光素血管造影上显示的暗脉络膜）存在典型的锥细胞营养不良类似的昼盲症和 ERG 变化，几乎全部为隐性遗传。

与常染色体显性小脑性共济失调相关的视网膜营养不良主要影响锥细胞系统（脊髓小脑性共济失调 7：SCA 7；参见后面的部分）。已报道的 4 名患者中，有两个除了锥细胞营养不良的典型 ERG 发现外，还有暗适应 b 波抬高[337]。

一些锥细胞和锥杆细胞营养不良的患者可能表现出明亮的绸缎状视网膜反光[335, 340, 355]。Heckinlively 和 Weleber 报道了一种迟发性锥细胞营养不良，X 连锁隐性遗传。患者的后极部呈绿黄色虹彩样 RPE 变化（图 5.32J~L）[335]。这些患者可出现 Mizuo-Nakamura 现象，并且容易发生孔源性视网膜脱离（参见 Oguchi 病；图 5.37）。在一个 X 连锁视网膜色素变性以锥细胞营养不良为主的家系中，Noble 等人观察到儿子有闪烁的金色反光，女性携带者，他的母亲中也有类似于 Oguchi 病的弥漫性金灰色光泽[355]。另一些进行性视力丧失、ERG 正常的家系中，虽然没有 Mizuo-Nakamura 现象，但可发现金色光泽和色素紊乱的现象[356]。

X- 连锁锥细胞变性家族受累成员的基因组 DNA 分析显示红锥色素基因中有 6.5 k 碱基的缺失[323]。在散发性锥细胞营养不良的 2 名患者中，曾发现白细胞中 α-1- 岩藻糖苷酶活性降低[336]。但是其他学者筛查了多种不同类型的锥细胞营养不良的 24 名患者，未发现这种异常[321]。在一些锥细胞营养不良患者的血清中鉴定出抗人视网膜蛋白的抗体[334]。

深色眼镜或缩瞳剂可能有助于缓解锥细胞营养不良患者的畏光症状。

“窗样”黄斑营养不良

透光样黄斑营养不良是一种常染色体显性遗传黄斑疾病，患者通常较年轻，眼底金色光泽的中央黄斑区可见多个红色窗样病灶，仿佛光线可透过（图 5.33A~C）[357-361]。年轻时的多发性旁中心 RPE 脱色素病灶可逐渐进展，到 40 岁左右发展为带状脱色素区域。荧光素血管造影显示与 RPE 变化相对应的窗样缺损，与红色窗样结构无关。视力在成年后期可能会受到轻度影响，范围从 20/20 到 20/30。ERG、EOG 和色觉可能会轻度异常。位于 RPE 和视网膜血管之间的反射光泽可以持续存在，但随着 RPE 改变，中央窗样结构消失。Daily 和 Mets 认为这种疾病可能与黄斑叶黄素的缺陷或异常有关[360]。该疾病被认为应加入牛眼样黄斑病变谱中。

显性遗传性 Müller 细胞营养不良（家族性内界膜视网膜营养不良）

显性遗传性 Müller 细胞营养不良是一种罕见的、以前未报道的疾病，眼底可见视网膜内表面发出明显的反光增强，增厚感、半透明状的多处平行褶皱（图 5.33D~L）[362]。眼底后极部最为显著，也可累及周边。这种显性遗传性疾病，中年之前视力一般无明显损伤，但患者单眼或双眼可发生广泛视网膜水肿而导致视力下降，眼底检查和荧光造影均可见相应改变（图 5.33D~H）。除典型囊样黄斑水肿外，还有另一种表浅的微囊样改变，累及整个眼底后极部。同一家系的 2 名成员进行了玻璃体切除术，但未能改善视觉功能（图 5.33D~I）。一名家庭成员由于发生了玻璃体黄斑牵引，中心视力明显下降。玻璃体切除术不能改变视功能或眼底外观（图 5.33D~H）。组织病理学检查显示这些眼底变化是由视网膜内界膜增厚和不规则收缩，导致浅层视网膜劈裂和内核层囊性结构。所有这些变化都提示 Müller 细胞发生缺陷（图 5.33J~L）。

图 5.33 “窗样”黄斑营养不良。
A~C：一名 32 岁男性患者，疑似显性遗传“窗样”黄斑营养不良。他主诉最近视力下降，视力从 20/20 下降到 20/40。但是该患者没有家族史。色觉和视网膜电图检查结果正常。在眼底照片中可隐约看到黄斑中央区域金属反光内多个小窗样病灶。血管造影显示中央斑驳的高荧光，但没有染色异常。

显性遗传性 Müller 细胞营养不良（家族性内界膜视网膜营养不良）。
D~H：53 岁男性患者，他的妹妹、母亲，以及一位母系表亲，均有特殊的眼底反光改变病史。在患者和他的表亲中，这种改变与视力丧失有部分关联。该患者于 1994 年 1 月接受激光治疗复发的特发性中心性浆液性脉络膜视网膜病变。激光治疗后症状未改善。双眼有明显的反光异常和视网膜血管的扭曲。临床检查和血管造影显示右眼黄斑水肿（图 D 和图 E）。水肿归因于玻璃体黄斑牵引，并且在 1994 年 9 月进行了玻璃体切除术。然而术后眼底外观和视觉功能几乎没有改变。1994 年 12 月，他的视力右眼为 20/200，左眼为 20/25。右眼无法辨认 HRR 色盲检查板，左眼检查几乎完全正确。眼底镜下右眼后极部和左眼较小范围视网膜内表面平行分布多个褶皱（图 F）。右眼可见囊样黄斑水肿和蔓延至整个黄斑区域的浅层视网膜囊肿。荧光造影显示视网膜毛细血管（图 G 和图 H）渗漏有部分改善。除了与中心性浆液性脉络膜视网膜病变相关的局灶性瘢痕外，左眼血管造影正常。他有糖尿病和腕管综合征病史。
I：注意到他的姐姐眼底改变相同但不太突出，视力正常。
J~L：尸检获得患者母亲的眼睛。生前右眼偏盲，杯状视盘，正常眼压病史。大体检查，发现视网膜表面有反射增强。组织病理学检查显示视网膜内界膜的增厚和起伏（箭头，图 J~ 图 L），多个浅表性劈裂腔将内界膜与神经纤维层分开，神经节细胞萎缩，内核层可见囊性结构。弹性组织、淀粉样蛋白和黏多糖的染色均为阴性。
（A~C，引自 Daily 和 Mets，© 1984，美国医学会。版权所有[1246]）

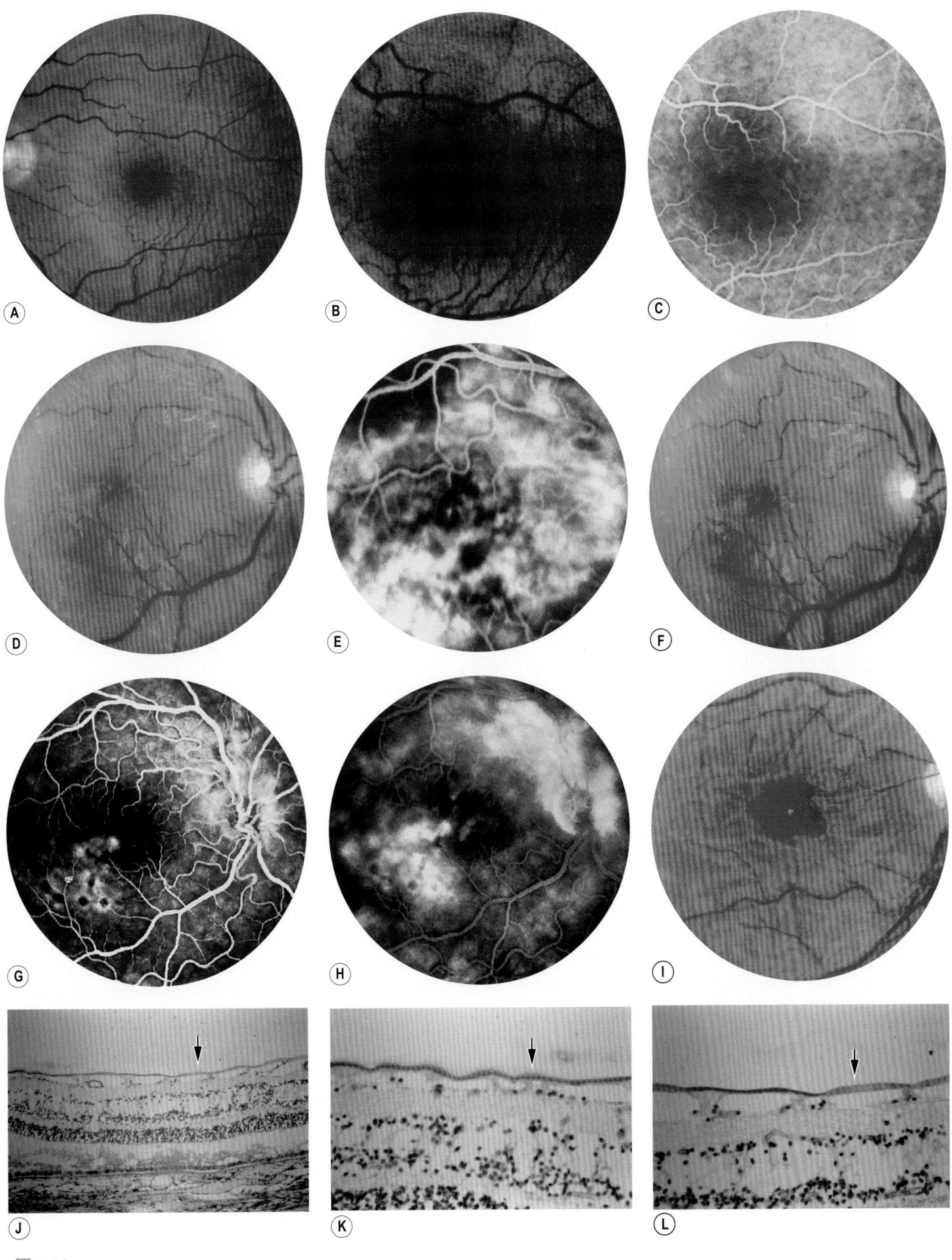

图 5.33

星状黄斑营养不良

图 5.34A~C 描绘了一名年轻女性的检眼镜和血管造影结果，双眼中心凹均有醒目的七角星状结构 [363]。视力为 20/20。无家族史。本病可能是一种视力预后较好的黄斑中心凹营养不良或发育不全。

Sjögren-Larsson 综合征

Sjögren-Larsson 综合征是一种常染色体隐性遗传的神经皮肤综合征，具有以下临床特征：①先天性鱼鳞病。②先天性低度平静性精神缺陷。③对称性痉挛性瘫痪，腿部最大限度受累。④抽搐。⑤牙齿和骨质发育不良。⑥病理性出汗。⑦眼距增宽。⑧预期寿命缩短。⑨黄斑病变，特征为白色闪光样斑点和黄色色素变化，类似 Best 卵黄状营养不良（图 5.34D 和 E）[364-367]。大多数患者有黄斑改变，并且为致病性。闪光样斑点可能位于视网膜内层（神经节细胞和内丛状层），在 1~2 岁时可出现，并随年龄增长而加重，通常存在畏光。荧光素血管造影中，中心凹和周围区域显示高荧光。结晶物不能遮蔽荧光，但呈高自发荧光 [368]。除了视网膜内层结晶物外，OCT 可见微囊样结构，类似特发性黄斑中心凹旁毛细血管扩张症 2 型 [369]。van der Veen 等人用黄斑色素仪和自发荧光检查发现黄斑色素水平降低 [370]。部分患者曾行 ERG 和 EOG 检查，结果正常 [368,369,371,372]。该综合征患者特别缺乏脂肪醇氧化还原酶的脂肪醛脱氢酶组分，其作用是催化中链和长链脂肪醛氧化成相应的脂肪酸。在患者和携带者的皮肤成纤维细胞中均可检测到这种缺陷 [365]。

图 5.34 星状黄斑营养不良。
A~C：38 岁黑种人女性，主诉轻微视力改变。家族史和既往病史均正常。视力是 20/20。注意特殊的星状病灶，由双眼中心凹辐射出的 7 条细小的不规则暗线组成。血管造影显示没有视网膜色素上皮细胞（RPE）改变。

Sjögren–Larssen 综合征。
D 和 E：注意这名 31 个月大的黑种人男孩的黄斑的黄色沉积物和细小结晶（精神和运动迟缓，鱼鳞病，全身无力和痉挛状态）（图 E）。视网膜小动脉略狭窄。

Aicardi 综合征。
F~H：2 岁女孩，右眼患有小眼眶和眼眶囊肿，左眼虹膜缺损，胼胝体缺失，继发于导水管狭窄的脑积水，以及精神运动障碍与精神发育迟滞。出生时检测到脉络膜和 RPE 萎缩性斑块，最初被解释为可能由巨细胞包涵体疾病引起的脉络膜视网膜瘢痕。

Alport 综合征的斑点状视网膜。
I~L：这名 30 岁男性患者患有听力障碍，前圆锥形晶状体（图 D）和肾炎，双眼黄斑区（图 E 和图 F）多处斑点。血管造影（图 G）显示没有与斑点对应的改变，提示斑点位于视网膜内层而不是 RPE 水平。视力 20/25，视网膜电图和眼电图正常。

（D 和 G，由 Dr. Randy Campo 提供；H 和 I，引自 Gilbert 等 [364]，© 1968，美国医学会。版权所有）

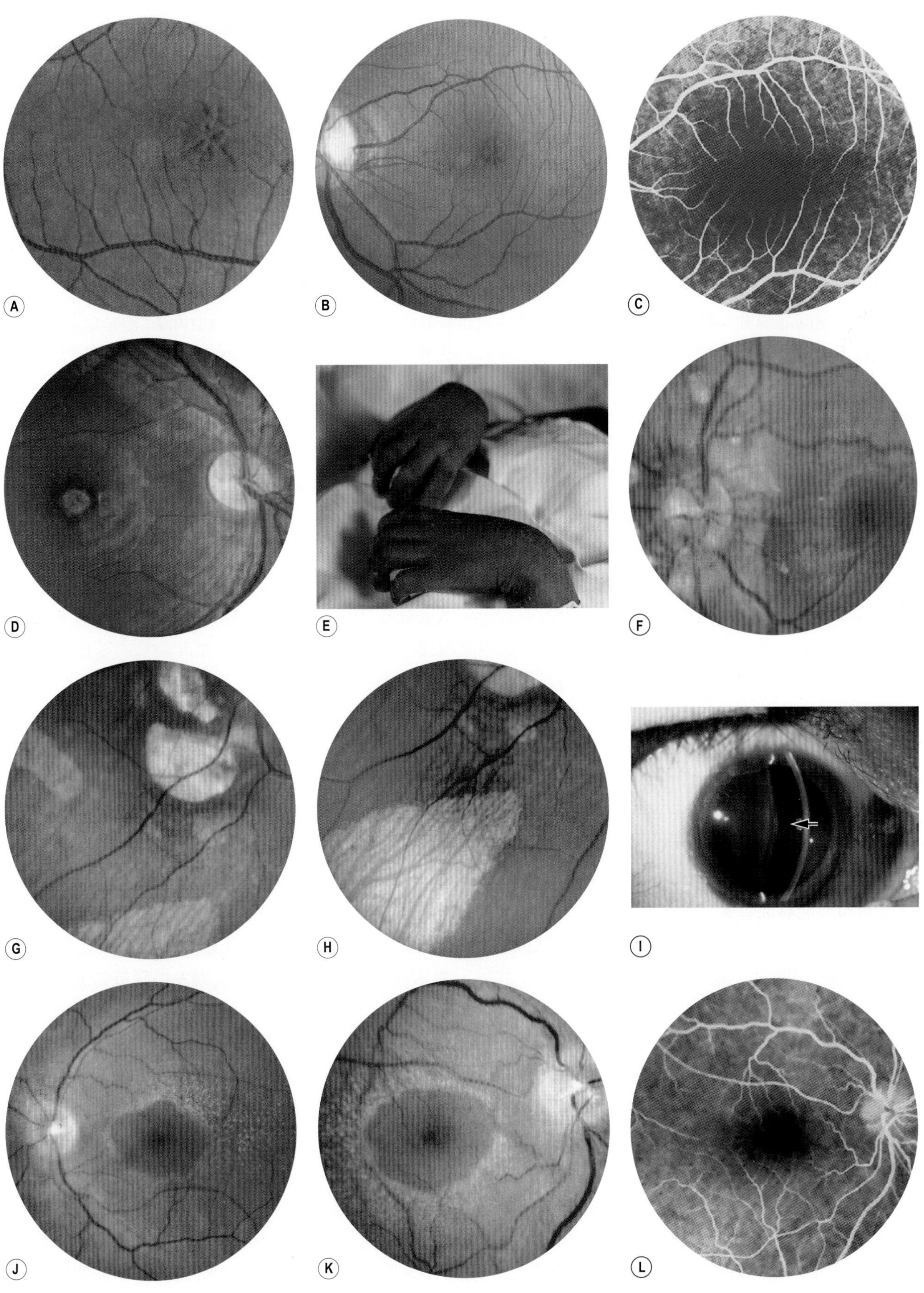

图 5.34

Aicardi 综合征

Aicardi 综合征的主要特征是婴儿痉挛、胼胝体发育不全、特征性脉络膜视网膜病变，以及其他可能与眼部异常相关病变，包括小眼球、视神经和脉络膜缺损、巩膜扩张、持续瞳孔膜和从视盘延伸的胶质组织[373-384]。其他相关临床表现包括精神发育迟滞、全身性癫痫发作、张力减退、大脑畸形，包括小头畸形、多发性纤维化、脑室周围和皮质内灰质异位、室间隔囊肿、脉络丛乳头状瘤和囊肿、大脑半球不对称、皮质萎缩、松果体囊肿、蚓部异常与小脑发育不全[383, 385-389]。肋锥骨上端缺损如脊柱侧凸、半椎体、阻滞椎体、融合椎体、肋骨缺失或分叉以及颅骨连接是常见的表现[386, 390]。特征性眼底病变是界限清楚、圆形、白色病灶，边缘色素沉着，大小从视盘 1/10 直径到视盘正常大小的 2 倍不等（图 5.34F~H）。它们通常为双侧对称分布，聚集在视盘周围，随着病灶向眼底周边延伸，大小和数量减少。视网膜电图可能正常或轻度改变。组织病理学显示这些病变与 RPE 色素脱失和缺陷以及脉络膜萎缩有关[375, 377, 391]。脉络膜视网膜病灶可能是发育不全而不是进行性营养不良，因为一般在随访中不会看到新病灶。文献记载了病灶有进行性色素沉着[392]。Aicardi 综合征只发生在女性，除了单卵双胞胎中的一例不一致外，没有家族病例报告[393]。Klinefelter 的 47，XXY 男性中很少有报道[394, 395]，除了一个报告 46，XY 男性[396]。迄今为止没有研究能够证明 X 染色体存在缺陷，因此看来这种变化发生在受精后。曾有作者试图在 Xp22 和 Xq28 区域找到突变，未成功[390, 397]。

Alport 综合征

Alport 综合征与涉及编码Ⅳ型胶原蛋白的 *COL4A3*，*COL4A4* 和 *COL4A5* 基因的遗传异常有关。该蛋白质常见于肾小球、耳蜗、视网膜、晶状体囊膜和角膜的基底膜。肾小球基底膜不规则增厚和拉伸。免疫组织化学染色显示 A5 链缺失。携带者女性不同组织中可能存在 X 染色体可变性失活，并表现出一些特征[398, 399]。这些患者表现出血尿、耳聋和进行性肾功能障碍。该病症首先由 Cecil Alport 于 1927 年描述。频率为 1:5 000。占儿童终末期肾病的 2.1%，男性患者占 85%。受影响的男性比女性更容易耳聋并发生肾功能衰竭。

图 5.35 Alport 综合征合并黄斑孔。

A 和 B：一名 34 岁的男性患者，有肾移植病史和听力障碍。眼底后极部有多发斑点，符合 Alport 综合征特点。患者后来发生外伤性白内障，需要白内障手术并配置人工晶状体。此后被发现黄斑上有数个小孔，这些小孔融合成一个巨大的裂孔。

C 和 D：另一名患者的左眼视网膜内斑点，最终形成一个大的黄斑裂孔。

E~I：一名 22 岁印度男性患者双眼视力逐渐下降，伴有肾功能不全和耳聋加重。他的父母和姐姐都是无症状的。他的视力为 20/50 和 20/60。由于晶状体囊内出现微裂而导致的双眼前锥晶状体伴局限性白内障（图 E 和图 F）。双侧对称性黄斑点可见于浅层视网膜，可能位于内界膜水平，提示 Müller 细胞（图 G 和图 H）的底板异常。光学相干断层扫描显示斑点是在内界膜的正下方。在白内障手术后，双眼的视力恢复到 20/20。

（A~D，由 Dr. David Weinberg 提供。引自 Yannuzzi，Lawrence J.，The Retinal Atlas，Saunders 2010，978-0-7020-3320-9，p.122）

它与以下眼部发现有关：球形晶状体；晶体圆锥（图 5.35E 和 F）；前囊或后囊下白内障；后部多形性角膜营养不良；多发性、小直径（20~50 μm）、黄斑中心旁的浅层视网膜周围点状黄白色病变（图 5.34J，K；图 5.35A 和 C，G 和 H）；以及位于眼底中周部视网膜血管深处的融合和簇状、点状黄白色病变[400-414]。黄斑部病变可能出现在儿童早期，随着年龄增长，35% 患者病变更为明显[407]。除了高血压和肾功能衰竭可能引起继发血管造影或电生理改变外，眼底病变本身一般不会有血管造影或电生理异常[404, 406, 408, 410, 414]。RPE 可能存在与外周病变相关的斑点状窗缺损区域。这些病变的性质尚不清楚。已知这些患者可能由于 Müller 细胞基底膜缺陷而形成巨大的黄斑裂孔（图 5.35A~D）[415]。前部豆状核变性是 Alport 综合征的特征性改变。由于后弹力膜缺陷导致后部多形性角膜营养不良偶有发生。据报道，这些患者在肾功能不全终末期可检出 Bruch 膜内 drusen、黄斑区 RPE 变性和浆液性视网膜脱离。

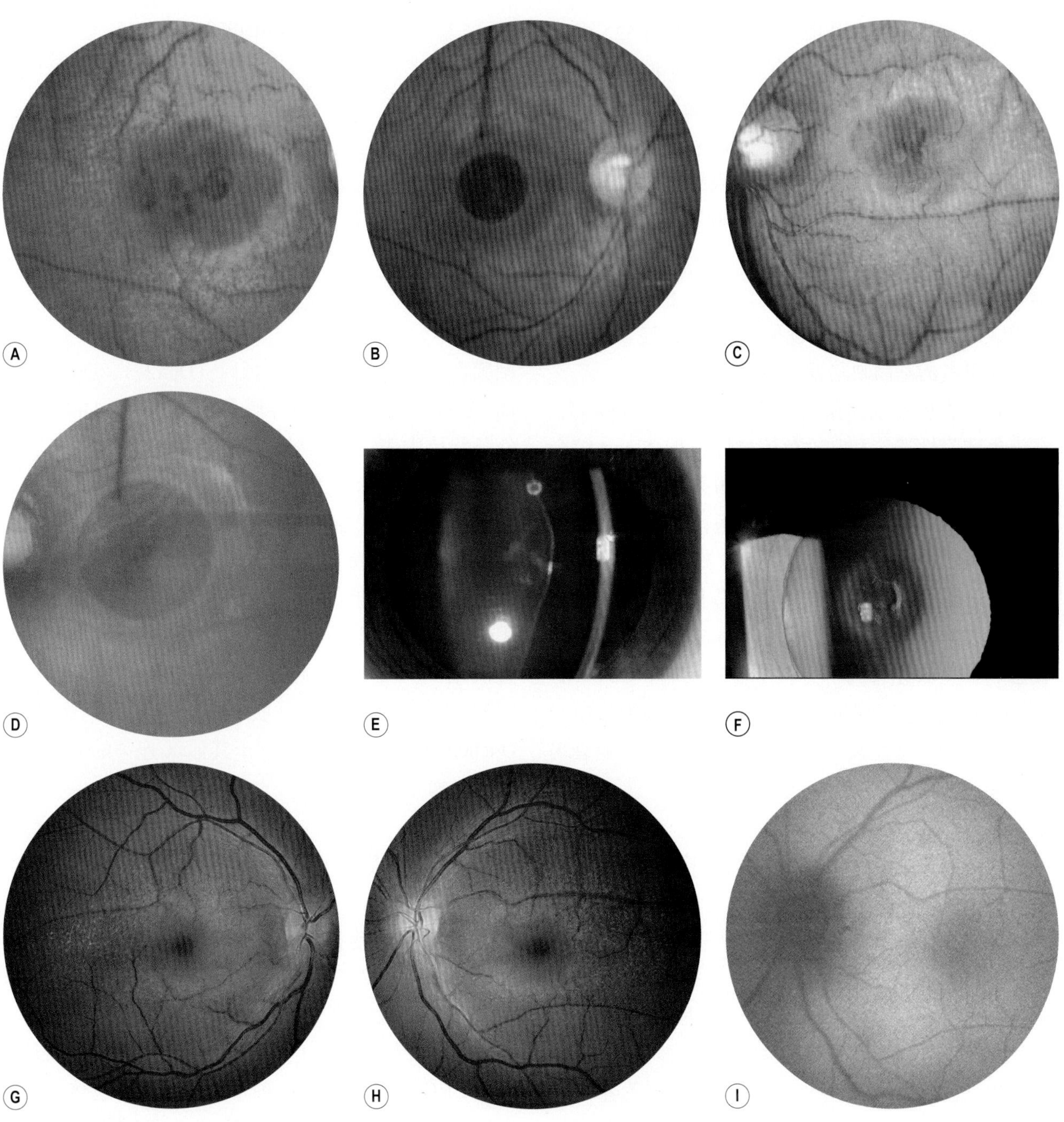

图 5.35

由于这些患者有其他部位的基底膜异常，尤其是肾小球的基底膜，因此有可能中周部病变表现为 RPE 的基底膜结节状增厚（基底层玻璃膜疣；参见第 3 章），并且黄斑中的浅表病变与 Müller 细胞或视网膜星形胶质细胞的基底膜异常有关。Gehrs 等人提出视网膜斑点可能由Ⅳ型胶原的异常亚型 α5 组成，它是肾小球基底膜的主要结构成分[404]。编码该蛋白的基因已定位于 Xq22 的同一位点（*COL45A*），其中遗传连锁研究已将 X 连锁 Alport 综合征患者的基因缺陷置于该位点[416]。

胶原基因突变已被描述为造成 X 连锁（*COL4A5*）、常染色体隐性遗传和常染色体显性遗传 Alport 综合征的原因（*COL4A3/COL4A4*）。相关疾病，良性家族性血尿是一种常染色体显性疾病；约 40% 的病例与 *COL4A3/COL4A4* 位点共分离，这是常染色体显性 Alport 综合征的相同位点。有些良性家族性血尿可能代表常染色体隐性遗传性 Alport 综合征的携带状态。Ⅳ型胶原肾病本身就是单独疾病，*COL4A3/COL4A4* 突变的表型可根据基因强度表现为从单一症状性血尿（良性家族性血尿）到严重肾功能衰竭（Alport 综合征）[417]。

Duchenne 型肌肉营养不良与 Becker 肌营养不良

Duchenne 肌营养不良症是一种致命的 X 连锁隐性遗传疾病，其特征是进行性近端肌肉无力、行走失控和早逝。95% 的患者在 12 岁时使用轮椅，20 岁时死亡率为 95%。该疾病的肌营养不良蛋白基因定位于 Xp21。dystrophin（抗肌萎缩蛋白）是 Duchenne 肌营养不良症的基因产物，是一种 427 kDa 的膜下细胞骨架蛋白，已经鉴定出许多 dystrophin 相关蛋白，例如抗肌萎缩蛋白相关蛋白、肌萎缩蛋白聚糖、肌膜蛋白聚糖、互生蛋白和肌养蛋白。dystrophin 和 dystrophin 相关蛋白是骨骼、心脏和平滑肌以及外周和中枢神经系统（包括视网膜）的非常重要的蛋白质。dystrophin 和 β-dystroglycan 定位于视网膜光感受器末端；它们的缺乏导致感光细胞和 ON 双极细胞之间的异常神经传递。dystrophin 在可变组织中具有 7 种亚型，视网膜含有全长肌营养不良蛋白（Dp427）、Dp260 和 Dp71。Dp71 定位于内界膜和血管周围，Dp260 在外丛状层中表达。一般认为，肌营养不良蛋白通过与营养不良蛋白相关的蛋白质一起作用，将肌膜与肌肉中的基底膜连接来稳定肌纤维，但其在视网膜中的功能目前尚不清楚。Duchenne 型肌营养不良症患者的暗视野 ERG 振幅低于正常，表现为 ERG 阴性 b 波；其程度可能由基因缺失的是否存在和位置决定[418-421]。黄斑局部色素沉着，但彩色视觉、明视 ERG、视力和眼外肌功能仍然正常，这是将 Duchenne 肌营养不良区别于其他 X 连锁的 ERG 阴性的疾病主要表现[422]。

图 5.36　环状 17 染色体中的斑点状视网膜。
A~D：这名 34 岁的男性患者身材矮小，小头畸形，咖啡色斑点，轻度精神异常，整个赤道后基底（图 A 和图 B）都有黄色斑点，还有环状 17 号染色体（图 D）。他没有视觉主诉。双眼视力 20/30。两个晶状体都有一些皮质斑点。荧光血管造影显示与斑点（图 C）相对应的斑驳的高荧光和无荧光椒盐状图案。他的染色体诊断为 46，XY，r（17）（p13q25），男性环状 17 号染色体。他的家族史是阴性的。

隐匿性黄斑营养不良

隐匿性遗传性黄斑营养不良

Miyake 等人[423]描述了两代中的 3 名患者，其渐进性中心视力丧失、眼底和荧光血管造影正常、轻度或中度色觉缺陷、正常全视野 ERG 和严重影响黄斑 ERG[423, 424]。它是一种常染色体显性遗传疾病，发病年龄多在 20~45 岁，尽管也有报道发现存在 11 岁和 16 岁的患者[425]。和最初描述的认识相比，该病导致视力丧失和病程进展的范围有所扩大。视力从 20/20 到 20/200 均有报道，色觉受到不同程度的影响。一些患者可能没有视力丧失或中央暗点变化，但是大多数患者显示中心视力恶化[426-428]。多焦 ERG 和近期 OCT 检查有助于证实这些发现[426, 427, 429-431]。多焦 ERG 和近期 OCT 检查有助于证实这些发现。所有患者均显示中心凹锥细胞受累，有些患者显示视杆细胞受累程度不一。特征性的多焦点 ERG 发现是在中央环或六边形的振幅减小。振幅随着向周边

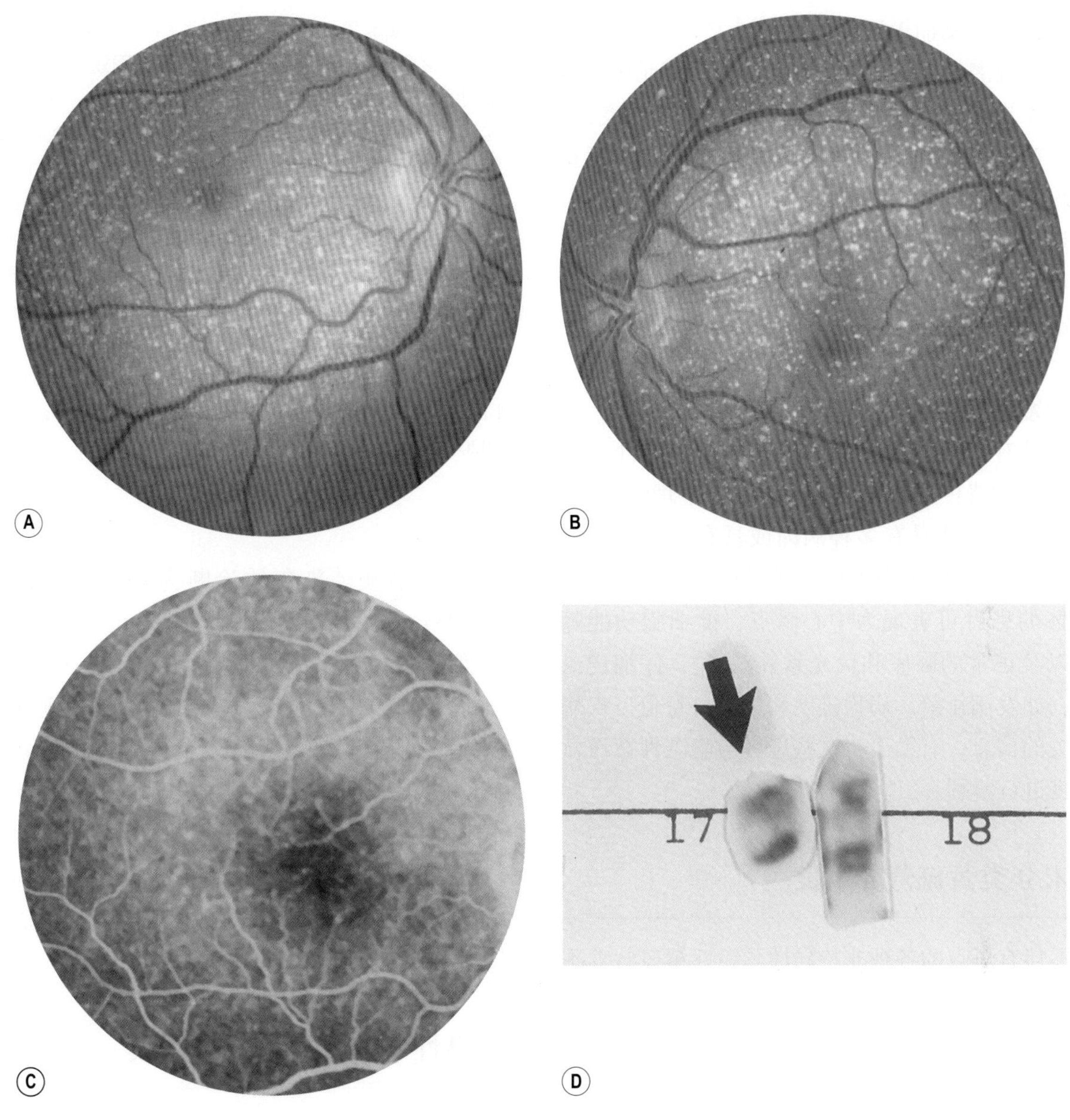

图 5.36

六边形偏心移动而返回控制值[426, 427, 431]。此外，一些研究发现潜伏期延迟，表明前部视网膜元件比锥细胞受累更多。OCT 显示大多数眼的外核层变薄，但是也有一些锥细胞功能差的眼睛外核层厚度正常，提示功能损失而不是结构损失[429, 432]。虽然早期报道来自日本，但病例已经在意大利、欧洲其他国家和美国进行了描述[430, 431, 433]。目前，还没有发现特定的基因缺陷。

散发性隐匿性黄斑营养不良

在没有家族史的患者中观察到与隐匿性黄斑营养不良的遗传形式相同的临床和电生理学表现，表明该病症可能具有多种病因或具有可变的外显率[433]。具有烯醇化酶或其他视网膜元件的自身免疫抗体的患者可表现为中心暗点、锥细胞功能障碍，以及正常的眼底和荧光素外观[434]。仔细记录病史，如发病年龄、病程进展和任何自身免疫疾病的相关的信息，有助于将这些患者与隐匿性黄斑营养不良进行鉴别。

未分类黄斑营养不良

不伴有斑点的各种非特异性萎缩性黄斑营养不良的患者，偶尔会看到脂褐素沉积的血管造影表现，或其他电生理或全身表现[435]。对于这类患者，作者更倾向于将其黄斑营养不良标记为“未分类”而不是 Stargardt 病。

与咖啡牛奶斑点、小头畸形、癫痫、短寿和环状 17 染色体相关的斑点状视网膜

环状染色体是一种染色体缺失类型，它由染色体每条臂末端的断裂和缺失引起，随后是断裂端的结合（图 5.36D）。具有环状 17 号染色体的患者可能具有智力缺陷、癫痫发作、身材矮小、小头和咖啡牛奶斑点，并且在整个眼底后极部的 RPE 层出现明显黄色斑点（图 5.36A 和 B）[436-438]。这些患者都没有神经纤维瘤、Lisch 虹膜结节或神经纤维瘤病家族史。染色体诊断为 46，XY，R（17）(p13q25)。虽然 *NF-1* 基因已被定位到 17 号染色体，但这些患者不太可能有 *NF-1*。有一例患者荧光血管造影结果提示斑点与 RPE 的不规则脱色或变薄有关，某些斑点对背景荧光有局部遮蔽（图 5.36C）[437]。Charles 等人[436] 发现了一些斑点阻断脉络膜荧光的证据，这些斑点被认为在色素上皮的水平上。尽管斑点类似于玻璃膜疣，但它们与玻璃膜疣典型的分散点状高荧光病灶有所不同，表明它们具有不同的形态特征。

图 5.36（续）。
E~J：这名 42 岁的西班牙裔女性患者因双眼间歇性视物模糊而被发现。她因急性髓性白血病住院，并接受泼尼松、阿糖胞苷、柔红霉素、长春新碱、氨甲蝶呤和放射治疗。她的双眼视力正常，双眼 20/20，具有正常的色觉。两眼底均有对称的斑点，在后极较小，类似于黄斑斑点症，向中周较大，并向赤道前延伸。没有家族史；她死于原发病，无法获得组织学结果。眼底外观是家族性良性斑点状视网膜的典型表现，并不是继发于白血病或其药物的影响。
（E~J，由 Dr. Michael Ober 提供。I 和 J，引自 Yannuzzi，Lawrence J. The Retinal Atlas，Saunders 2010，978-0-7020-3320-9，p.128）

良性家族性斑点状视网膜

Sabel Aish 和 Dajani[440]，后来的 McAllister 等人[439]、Audo 等人[441]，报道一种多形白色斑点的美丽图案，散布于整个眼底，与任何视觉缺陷或电生理缺陷无关（图 5.36E~J）。斑点出现在后极部，但在赤道和周边变得更多边形（图 5.36I 和 J）。有人建议形状遵循脉络膜静脉叶状图案，特别是在拱廊之外（图 5.36F 和 G）。斑点表现为高自发荧光，提示荧光团在 RPE 内积累[441]。目前，没有报道斑点、RPE 或光感受器功能的进行性改变，一般可维持较好的功能。斑点图案与 Miyake 和 Harada 报道的两个先天性静止性夜盲家系中的 3 名患者的斑点图案相似[442]。两名患者缺乏暗视 ERG 反应，EOG 反应低于正常和暗适应延迟。

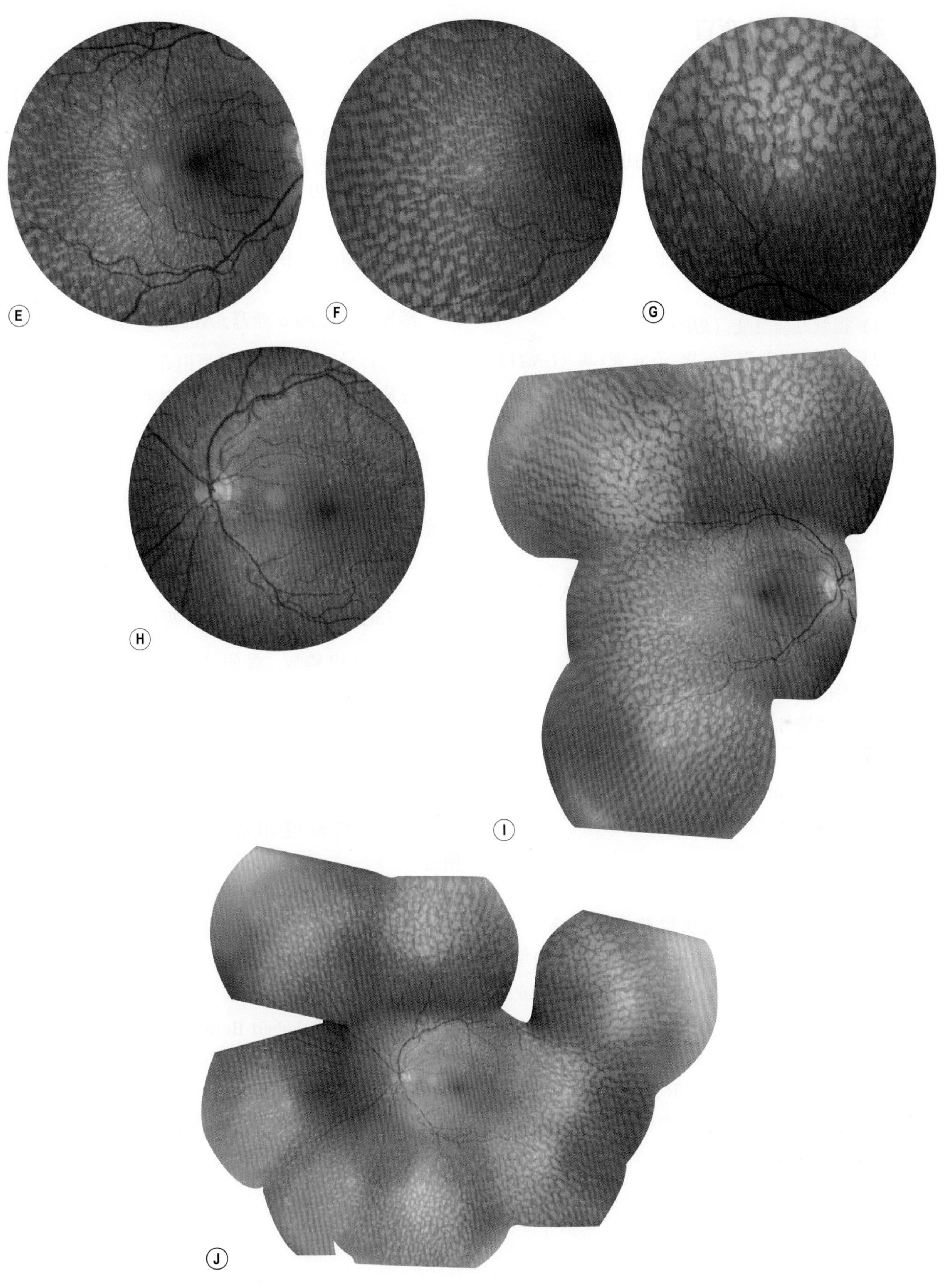

图 5.36（续）

先天性静止性夜盲

先天性、非进行性夜盲症的特征是婴儿期发病，非进展性的夜盲症状，视力良好。这些患者可分为两组：正常眼底和眼底异常的患者。

正常眼底

染色体显性遗传（缺失型暗视 ERG，Riggs 型；Ⅰ型）。

（1）视紫红质突变（*RHO*）。

（2）视杆细胞转导子α亚基（*GNAT1*，Nougaret）。

（3）视杆细胞 cGMP 磷酸二酯酶β亚基（*PDE6B*）。

X 连锁（阴性 ERG，Schubert-Bornshein，Ⅱ型）。

（1）L 型钙通道（*CACNA1F*）不完全 X 连锁静止夜盲症。

（2）未鉴定的基因 Xp11.4-11.3 完全 X 连锁静止夜盲症。

异常眼底

常染色体隐性。

（1）Arrestin（*SAG*：尾口）。

（2）Rhodopsin 激酶（*RHOK*：尾口）。

（3）11-顺式视黄醇脱氢酶（*RDH5*：白点状眼底）。

常染色体显性遗传先天性静止型夜盲

常染色体显性遗传患者视力正常，典型表现为明视反应减弱但波形正常，暗视反应振幅低或熄灭。先天性静止性夜盲的这种 ERG 反应称为 Riggs 反应[443]。延长的暗适应不能改善暗适应 ERG 的振幅。然而，一些家系可能显示 Schubert-Bornschein 型反应（电阴性 ERG），这在先天性静止性夜盲的隐性和 X 连锁家系中更常见。

RHO 突变

迄今，在视紫红质基因中发现了 3 种不同的错义变化：*Gly90Asp*，*Thr94Ile* 和 *Ala292Glu*。夜盲症在大多数患者中是静止的，但是一些 *Gly90Asp* 突变的患者在 35 岁后可能会发生一些骨针色素改变、轻度血管减弱和周围视野收缩。轻度迟发性锥细胞功能障碍也可能发生。

转导子突变的 α 亚基：Nougaret 型

在光转导级联中，转导蛋白介导第二步；光活化的视紫红质与转导蛋白的 α 亚基相互作用。唯一已知的致病突变是 *GYL38 ASP* 改变。视锥细胞灵敏度降低，需要 10 倍以上的强烈刺激，在暗适应中有杆锥反应分离表现，并且视杆细胞在非常明亮的闪光下显示出中等程度的响应。这种反应的机制尚不清楚。这些患者终身都有正常的眼底外观。

Rod cGMP 磷酸二酯酶的 β 亚基：Rambusch 型

Rod cGMP 磷酸二酯酶是光转导级联的第三个成员，由 1 个 α、1 个 β 和 2 个 γ 亚基组成。β 亚基的变化是 *His258Asp*，导致 cGMP 浓度改变影响脉冲传递。他们的眼底正常。

常染色体隐性和单纯性先天性静止性夜盲症

常染色体隐性和单纯形患者可能具有正常或轻度下降的视力，大多数为近视。ERG 通常显示暗适应期间负反应（a 波）逐渐增加，但正反应（b 波）没有类似增加。这种在先天性静止性夜盲中的电负性 ERG 被称为 Schubert-Bornschein 型，它可能出现在 X 连锁和隐性家系中[443]。Miyake 等根据杆状 ERG 和（或）心理物理暗适应评估进一步细分这组患者：一组（完全型）缺乏视杆功能，另一组（不完全型）显示视杆功能[444]。

X 连锁先天性静止性夜盲症

这些患者通常近视，大部分视力低于正常。除了近视改变外，眼底无明显变化[445-450]。视网膜电图改变包括正常至接近正常的明视反应和几乎无法记录或不可记录的暗视反应[445, 451, 452]。暗适应研究典型地显示视杆阈值升高。在大多数患者中，ERG 振荡电位的振幅降低[451]。X 连锁型先天性静止性夜盲家系中大多数杂合子（携带者）女性无症状[445]。那些有症状和电生理学改变的患者几乎都是无症状携带者母亲的女儿[453]。患病男子的女儿很少表现出先天性静止性夜盲的症状或体征。X 染色体不平衡是女性出现这种疾病的最有可能的原因。在 *DXS7* 位点附近的 X 染色体短臂[455]上发现了该病的基因位点，在 X 染色体短臂上的 *OTC* 和 *TIMP* 之间的区域[454]Xp21，在 Li 28 的远端[456]。

患有先天性静止性夜盲症的患者可能表现为婴儿期失明，伴有明视和暗视 ERG 显著下降[457]。有可能被误诊为 Leber 先天性黑蒙。ERG 检测视觉反应需要 6~12 个月才能完全成熟。在先天性静止性夜盲中，这些患者明视条件下的视力可能在出生后第 1 年有所改善，进行 ERG 随访对检测这种视力改善可能有帮助。

Oguchi 病、眼底白点病和 Kandori 病是常见的先天性静止性夜盲与眼底改变相关的疾病。

Oguchi 病

Oguchi 病是一种视力、视野和色觉正常的先天性静止性夜盲[453, 458-462]。在光适应状态下，眼底镜显示出青白色或金黄色（图 5.37A 和 B）。它可能局限于后极或外周，或者同时累及。RPE 改变会掩盖脉络膜脉管系统细节。视网膜血管凸出，动脉和静脉的颜色可能相似。眼底在暗适应后 30 分钟至几小时内达到正常颜色（Mizuo 现象）（图 5.37 F）[459, 461]。荧光素血管造影显示正常结果（图 5.37 E）。暗适应显示延迟二次适应（Ⅰ型），极少数没有二次适应（Ⅱ型）。ERG 表现出低于正常的视杆反应，通常在持续适应后持续存在。Oguchi 病类似于眼底白点状营养不良，在长期暗适应后存在心理物理功能的可逆性，但它不同于与近视相关的 X 连锁先天性静止性夜盲，在近视中不会发生这种适应。组织病理学研究显示，在从视盘向颞侧延伸 20° 的区域，存在异常的大视锥细胞，感光细胞和真正 RPE 之间还有一层额外的颗粒状色素[460]。Yamanaka[462] 未能找到在 RPE 和光感受器之间有明显层状结构的证据。De Jong 等人在 4 例 X 连锁视网膜劈裂症患者中，推测 Mizuo-Nakamura 现象可能是由于视网膜 Müller 细胞清除钾能力降低而导致视网膜细胞外钾过量引起[463]。

该病为常染色体隐性遗传，突变主要见于抑制蛋白基因，偶见于视紫红质激酶基因[464, 465]。

局限于黄斑区的金色光泽和 Mizuo 现象也可能出现在一些进行性、晚发性 X 连锁锥细胞营养不良（图 5.32J~L）和 X 连锁视网膜劈裂的患者中，需要进行鉴别[463]。

非进展型白点状营养不良（眼底白点症）

非进展型白点状营养不良患者主诉夜盲症状，但是视力、视野和色觉正常。眼底检查显示在视网膜色素上皮（RPE）的水平上有大量的离散分布、小的白色斑点（图 5.38）[466-469]。这些病变在赤道后区域具有最大密度，但通常不累及黄斑中心（图 5.38）。斑点数量随时间普遍增加[469]，但老年人中一些斑点会随着时间推移消失[470-472]。视盘和视网膜血管正常。ERG 通常是正常的，但当它异常时，可以在长期暗适应后趋于正常水平。EOG 可以下降，同样经过长时间暗适应后可恢复正常。暗适应阈值明显升高，如果试验持续数小时或更长，则恢复至正常绝对阈值水平[450]。在电生理测试之前，隔夜测试是实现长时间暗适应的有效途径。荧光素血管造影显示整个眼底中周部有斑驳荧光图案。一般而言，高荧光区与白点之间没有相关性。血管造影可显示黄斑区 RPE 改变，偶尔一些患者可能由于锥细胞营养不良或萎缩性黄斑病变而失去中心视力（图 5.38B 和 C）[472, 473]。斑点不表现为自发荧光增强，表明这些变化可能不是在色素上皮细胞，而是光感受器层外节。高分辨率 OCT 证实这些斑点对应于光感受器外节的穹顶状混浊，并与 RPE 细胞连续[474]。该病显示常染色体隐性遗传，为 11-顺式视黄醇脱氢酶（*RDH5*）基因缺陷，这种酶在 RPE 细胞中负责产生 11- 顺式视黄醛，后者被转运到视杆和视锥细胞中作为视紫红质和视锥蛋白的发色基团[475, 476]。迄今，在眼底白点症患者中共发现了 19 种不同突变。

图 5.37 Oguchi 病。
A~F：这名 46 岁的黑种人妇女视力正常。注意明适应状态下金色的眼底（图 A~ 图 D）。她的眼电图检查结果正常。视网膜电图显示 B 波减弱，杆功能降低。血管造影（图 E）正常。1 小时暗适应后右眼眼底照片（图 F）。注意视网膜色素上皮的颜色正常。

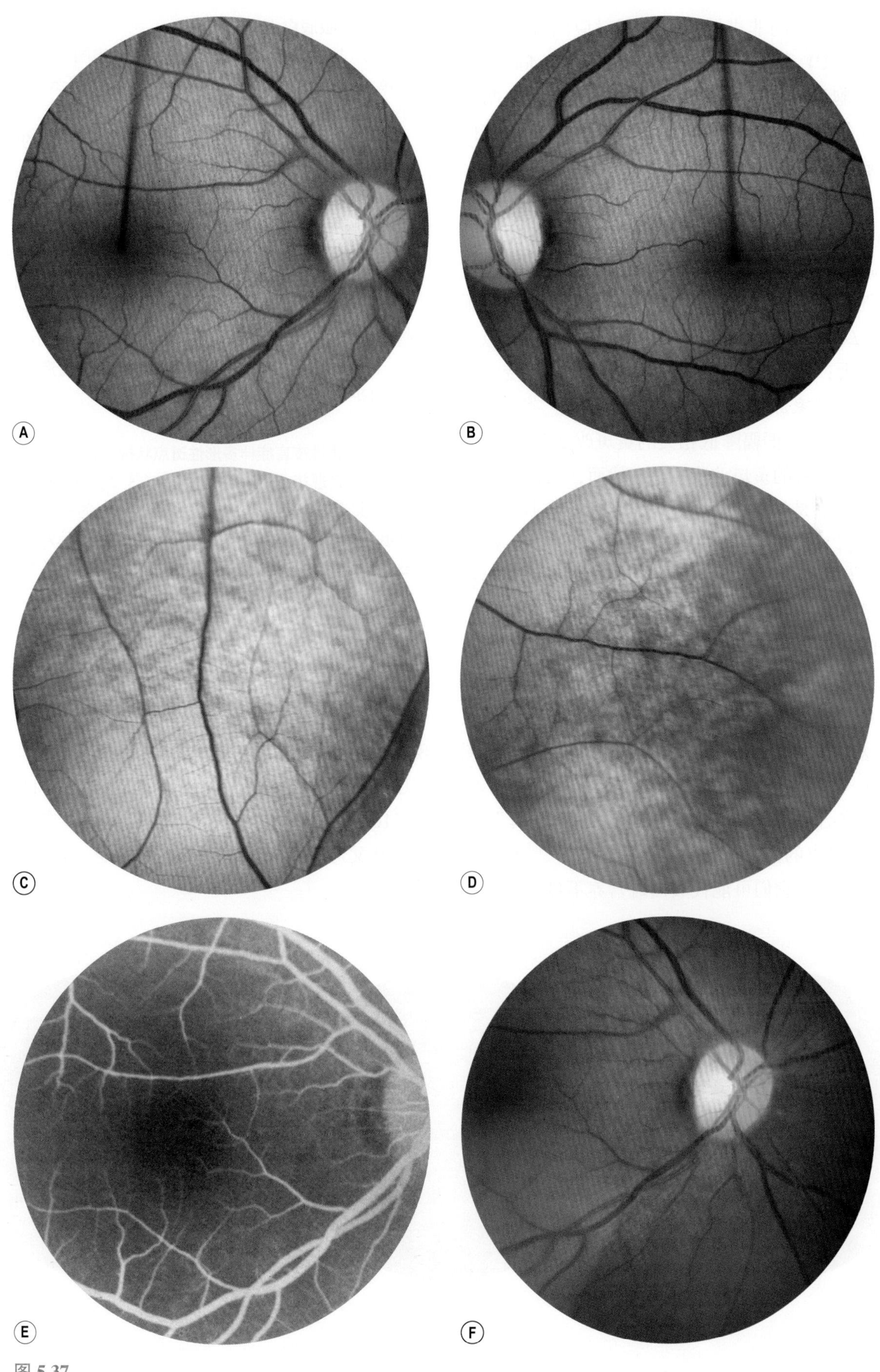

图 5.37

这种典型的非进展疾病比其对应的 RPA[477-479]（图 5.38B~C）和 Bothnia（图 5.44）以及 Newfoundland 杆锥细胞营养不良（图 5.45）更为常见。这两种疾病在年轻患者中鉴别可能是困难的[267]。偶尔两种疾病都可能发生在同一个家族中[477, 480]。RPA 显示进行性夜盲、骨细胞样色素改变以及从 30 岁开始的血管狭窄。有些患者，尤其是来自日本（38%~43%），除了白点底的斑点外，还有黄斑或视锥细胞营养不良，大多数这些患者都有白点状眼底的 *RDH5* 基因突变[472, 481-484]。黄斑部受累的患者年龄较大；是疾病经过长期进展后的功能改变？抑或这些不同家族中来自共同的日本祖先[472]。此类与锥细胞 ERG 振幅降低相关的黄斑改变与 Bothnia 营养不良患者的黄斑改变相似；然而，两种情况下的基因缺陷是不同的（参见 Bothnia 营养不良，下文）。可以想象，由于这两种突变都参与 11- 顺式视黄醇代谢，因此它们引起的代谢紊乱具有一些相似或重叠。

眼底白点症应与维生素 A 缺乏症相关的获得性夜盲症（图 9.12A~F）[468] 相鉴别，以及结晶样视网膜营养不良（图 5.46）、草酸盐症（图 5.67）、胱氨酸贮积症（图 5.64）、角黄素视网膜病变（图 9.10）、基底层玻璃膜疣（图 3.31；图 3.32）和 Alport 综合征（图 5.35）。具有较大"规模"或"蚕形"斑点的家系具有[442]或不具有[439, 440]相似的电生理发现，它们可能代表白斑营养不良的不同表现。Hayashi 等在患有夜盲和眼底病变的 3 岁先证者中发现了 *RDH5* 基因的复合杂合突变 p.V177G 和 p.L310delinsEV，与良性斑点视网膜相似[485]。他的无症状父母和祖父母各携带 1 个突变，为常染色体隐性遗传。

图 5.38　眼底白点症。

A 和 B：14 岁女性，视力正常，视网膜电图正常，眼电图异常。中央和外周视野正常。暗适应研究显示视杆熄灭。小点状混浊几乎延伸到锯齿缘（图 A 和图 B）。15 岁和 17 岁两兄弟有相似发现，均有夜盲症状。12 岁的妹妹眼睛正常。血管造影显示斑驳状高荧光图案，表明除黄斑区外，视网膜色素上皮（RPE）脱色素。一些点状斑点遮蔽了脉络膜荧光，而另一些则没有。

C：33 岁男性，眼底白点症，伴双侧黄斑营养不良。双眼视力均为 20/40。他的眼电图检查结果正常。他的视网膜电图表现为中度异常的视杆功能和正常的视锥功能。暗适应 50 分钟后，视网膜电图正常。他的 Farnsworth Munsell 100 色相试验显示蓝黄色缺陷。血管造影显示黄斑部 RPE 萎缩的证据。

遗传性静止性夜盲症伴多形性斑点状视网膜。

D~J：这名现年 33 岁的女性患者（3 个兄弟姐妹中的第 2 个），父母在她幼年时注意到她在黑暗中的视觉行为与她姐姐不同。33 岁时，视力为 20/20，眼底显示对称的点状白点，分布于周边部，并出现牛眼状黄斑病变（图 D~ 图 H）。6 年后（图 I 和图 J）患有静止性夜盲症的视力和眼底外观无变化。

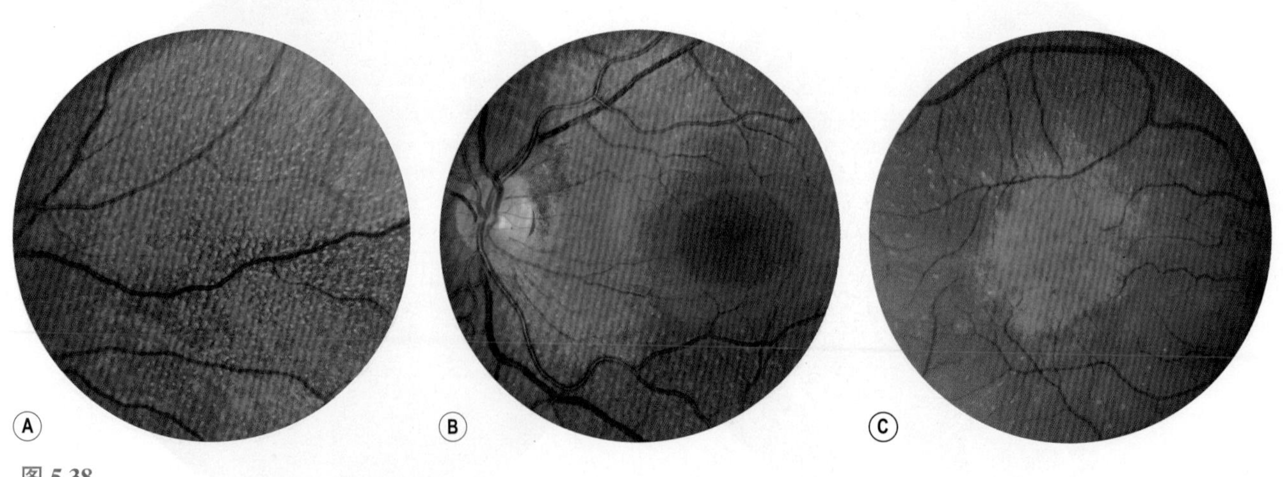

图 5.38

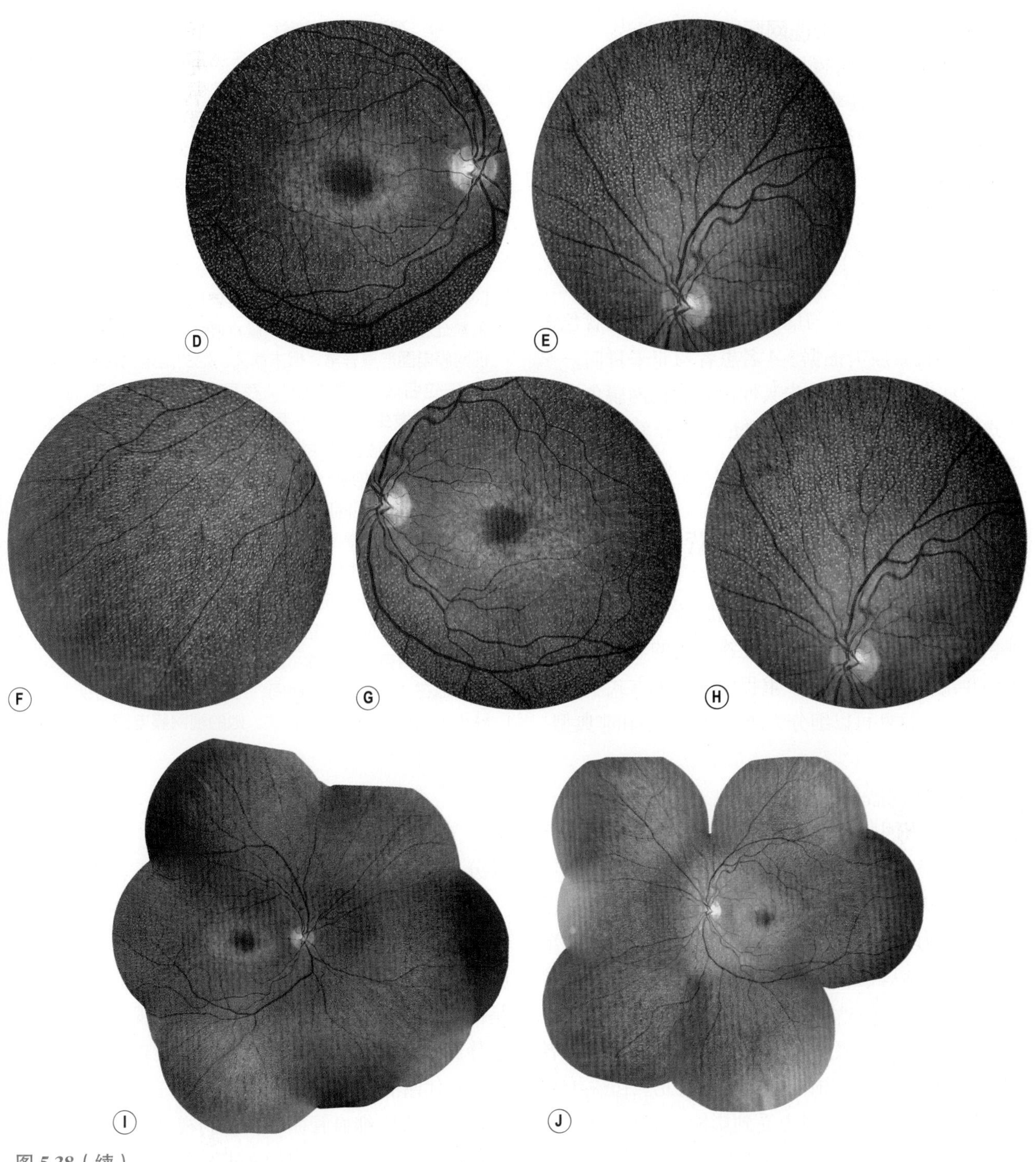

图 5.38（续）

Kandori 斑点状视网膜

Kandori 斑点状视网膜 [449, 486]，是一种很罕见的非典型的先天性非进展性夜盲症；在 4 名患者中被描述为具有清晰界定、脏黄色、不规则的相对大斑点或斑点状 RPE 萎缩，分布于黄斑和赤道之间的赤道区域。黄斑不累及。视网膜血管和视神经均正常。暗适应延迟，但在 30~40 分钟内恢复正常。视力、视野、EOG、ERG 和视觉诱发电位均正常。荧光素血管造影显示与周围病变对应的视网膜色素上皮局部色素脱失证据。4 名患者均非来自同一家系。这些患者的斑点与先天性白化病视网膜色素上皮斑点相似。这被认为是 RPE 先天异常，通常与夜盲症无关（图 12.05）。

视网膜色素变性（杆锥营养不良）

色素性视网膜炎、毯状视网膜营养不良和原发性色素性视网膜营养不良可互换使用的名称，包括发病年龄、进展速度、严重程度和遗传方式不同的多种疾病。这些可以细分为两大类：典型和非典型。

典型视网膜色素变性

“典型视网膜色素变性”是指那些遗传性营养不良的患者，特征为儿童或青年期出现夜盲以及周边视野的进行性缩小，从中央带状环暗点开始，保留中心视力，中年或晚年常出现严重视力丧失甚至失明（图 5.39~ 图 5.41）[487-533]。在疾病早期，最常见症状是头痛（53%）和幻视（35%）[534]。幻视是死亡或崩解的光感受器表现出的自发电冲动。患者把它们描述为微小的闪光或金色闪光。10%~15% 的患者可能直到中心视力受到影响才意识到症状。他们临床症状变异很大，可能会注意到压力下视力恶化。近视发生率很高 [492]。最早的眼底镜改变包括视网膜色素上皮的灰绿色改变、出现绒毡层样反射、视网膜色素上皮脱色素、视网膜周围血管轻度狭窄，以及色素迁移到在中周环形区域中呈骨细胞样分布。

该环形区域在前后方向上逐渐扩展，并且出现视网膜血管进一步缩窄、视盘蜡状苍白、视网膜前膜继发视网膜内表面闪烁样反射和皱褶。视盘苍白是由于视盘表面星形胶质细胞增生。视网膜动脉和小静脉狭窄是视网膜自动调节的继发现象。视网膜中最具代谢活性的细胞——光感受器丧失，导致营养物从脉络膜毛细血管循环扩散到视网膜内部，减少对内层视网膜新陈代谢的需求，继发视网膜的动脉和静脉变窄。后极性白内障和细小的玻璃体混浊或细胞常发生 [492] 可能加重了视力损伤。传统上，黄斑被描述为相对正常，并且直到疾病的后期，视力都很好。最近研究显示，50% 或更多的患者在初次就诊

图 5.39　视网膜色素变性。

A~D：8 岁男孩，患有夜盲，可见囊样黄斑水肿。注意视网膜小动脉狭窄（图 A）。视力为 20/30。视网膜电图熄灭。眼底周围（图 B）显示轻微的骨细胞样色素改变。早期血管造影（图 C）揭示了视网膜色素上皮的广泛色素脱失的证据。注意在中心凹区域的非荧光交叉。这可能是由视网膜黄色叶状色素的中心压迫引起的大中央视网膜囊肿。1 小时血管造影（图 D）显示黄斑中荧光素微弱染色的证据。

E 和 F：42 岁女性，夜盲、中度玻璃体细胞数和视网膜内色素迁移较少，广泛性视网膜水肿和囊样黄斑水肿。她的视网膜电图严重异常，但未熄灭。她的姐姐也有类似症状。

G~I：这名 37 岁男性患者，夜盲症病史 8 年，在 1984 年发现右眼发生视网膜下毛细血管扩张的证据（图 H 和图 I）。注意视网膜血管狭窄（图 G）。由于持续性渗出性视网膜脱离，他于 1990 年接受经巩膜冷冻治疗。

J~L：2 例典型视网膜色素变性、玻璃体细胞和囊样黄斑水肿的观察期中，患者右眼出现周边视网膜毛细血管扩张和视网膜下渗出。14 岁时初次检查时没有视网膜毛细血管扩张，18 岁（图 K）时发生了毛细血管扩张。黄斑和黄斑周围视网膜上视网膜血管广泛荧光素渗漏。图 K 的渗出在 3 年的时间内自发地清除（图 L）。尽管存在慢性囊样黄斑水肿，她在 18 年的观察期间，她仍保持 20/40 的视力。她经历了周边视力的逐渐丧失。她的视网膜电图在初次检查时已经熄灭。

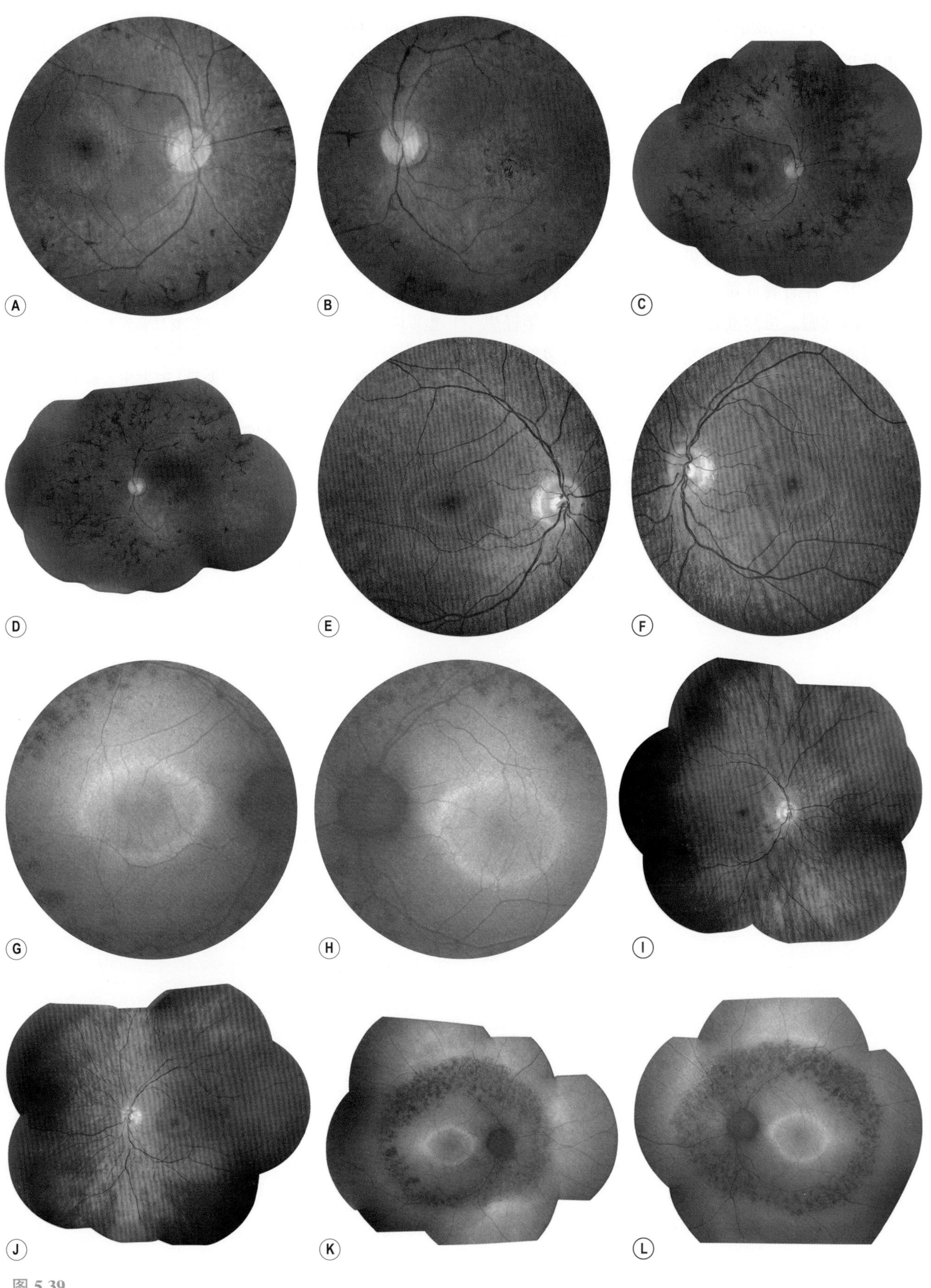

图 5.39

时具有黄斑改变的眼底检查和血管造影证据，包括囊样黄斑水肿（图 5.42A~D）[491, 498, 499, 514, 517, 519, 520, 528, 535-538]、视网膜前膜[509, 514, 517, 539]和 RPE 萎缩性改变。大多数色素性视网膜变性患者均有不同程度的黄斑前膜改变[509]。囊样黄斑水肿，以作者的经验，只有不到 10% 的患者在临床检查中可见。Fetkenhour 及其同事[520]回顾性研究 58 例患者发病率高达 70%，可能中心视力丧失的患者更容易被转诊，并纳入影像学研究。伴有囊样黄斑水肿的患者在玻璃体中常有更多的细胞。虽然囊样黄斑水肿发生率在年轻患者中可能较高，但色素改变较少。对于大多数仅在血管造影中心区域可见轻度黄斑水肿的患者，视力较好。当囊肿在生物显微镜下可见时，患者主诉视力丧失，视力通常会降低到 20/40 以下。一些慢性黄斑水肿的患者可以长期保持良好的视力（图 5.42A~D）。大多数黄斑水肿患者有 1 级或 2 级的玻璃体细胞。某些患者 Snellen 视力与黄斑 RPE 萎缩性改变有关。这种现象在黑种人患者中比白种人患者更常见[538]。

图 5.40　视网膜色素变性伴 Coats 型反应。

A 和 B：这名来自伊拉克的 40 岁女子主诉在夜间视物困难超过 5 年。视力为 20/20。视野缩小到中心 20°。双眼视神经苍白，血管弥漫性狭窄，除了黄斑外视网膜色素上皮萎缩，骨针色素迁移，为典型视网膜色素变性（图 A 和图 B）。

C 和 D：这名 37 岁男性患者有 8 年夜盲症病史，在 1984 年发现右眼视网膜下毛细血管扩张的证据（图 C 和图 D）。注意视网膜血管狭窄。由于进行性渗出，他于 1990 年接受经巩膜冷冻治疗。

E 和 F：视网膜周边毛细血管扩张症的发展观察期见，典型视网膜色素变性、玻璃体细胞和囊样黄斑水肿患者右眼出现视网膜下渗出。视网膜毛细血管扩张在 14 岁时初次检查时不存在，但在 18 岁（图 E）时发生。黄斑和周边部视网膜血管广泛荧光素渗漏。图 E 的渗出物在 3 年（图 F）期间自发地清除。尽管存在慢性囊样黄斑水肿，但在 18 年的观察期间，她仍保持 20/40 的视力。她经历了周边视力逐渐丧失。她的视网膜电图在初次检查时呈熄灭状。

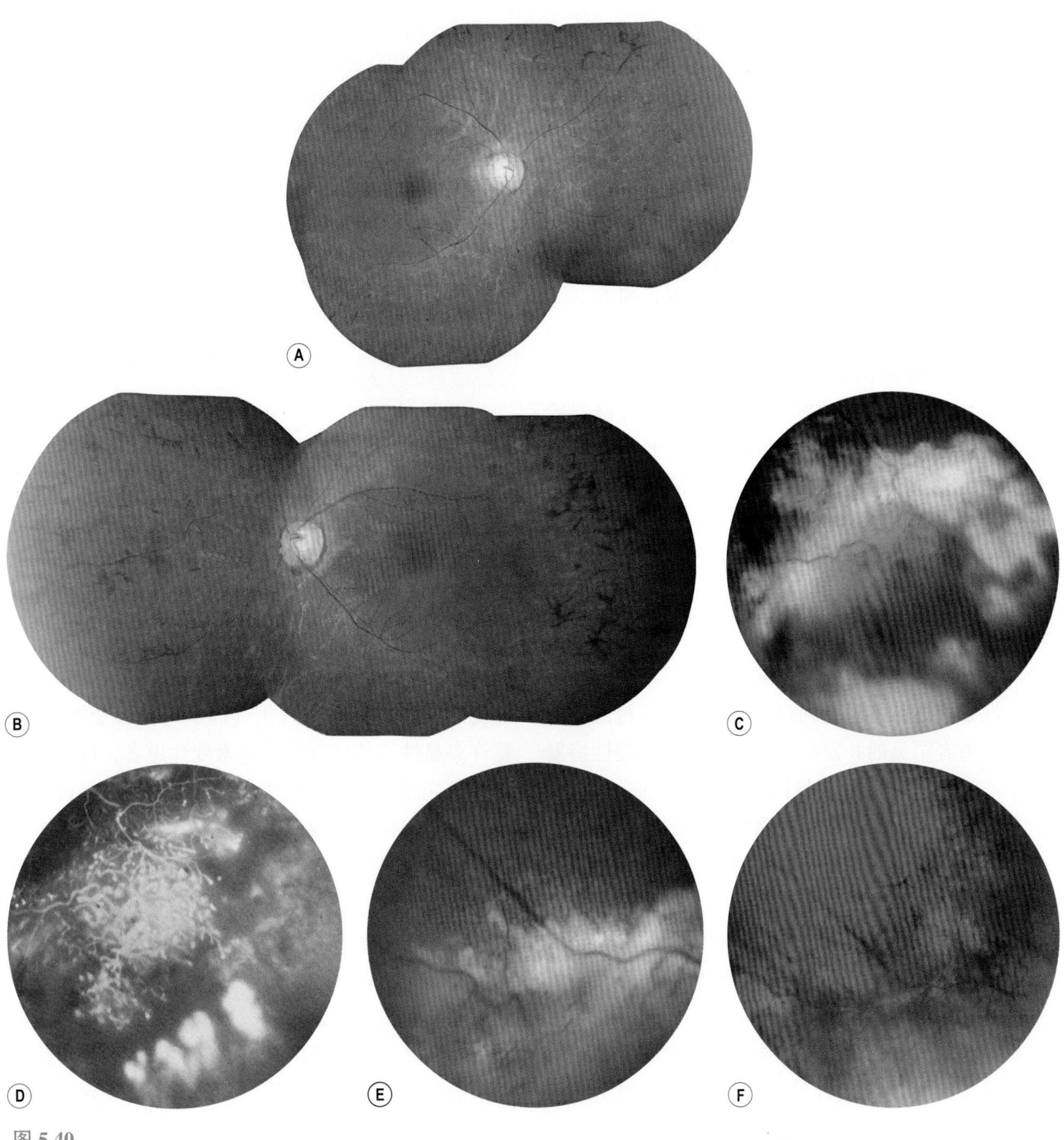

图 5.40

图 5.40（续）。
G~L：这名 22 岁的女性患者是一个常染色体显性遗传视网膜色素变性的家族成员。她的双眼中度严重的视网膜色素变性（图 G），伴有囊样黄斑水肿，在血管造影（图 H）上可见。光学相干断层扫描证实了双眼黄斑（图 I1 和图 I2）中囊肿的存在。下方眼底表现为毛细血管扩张，伴有脂质渗出和视网膜脱离（图 J~ 图 L）。双眼进行了数次激光治疗，右眼几乎全部脂质渗出消失，但左眼尽管多次激光治疗，仍有持续渗漏，血脂渗出仍到达中心凹。她的视力保持在右眼 20/100，左眼 20/400。

荧光血管造影经常可以观察到合并视网膜和视神经毛细血管扩张；视网膜毛细血管渗漏可能局限于黄斑区或血管弓附近的旁中心区，甚至累及整个眼底。黄斑水肿的患者中，大多数表现为多囊型染色，为典型囊样黄斑水肿。然而，在某些情况下可以表现为无染色、轻微染色或间歇性染色（图 5.42）。荧光素染色是来自视网膜毛细血管渗漏还是来自异常 RPE 的脉络膜毛细血管渗漏？目前还不能确定 [534, 540, 541]。荧光素血管造影通常显示视网膜循环时间增加和 RPE 萎缩导致的窗样缺损。在一些患者中，较晚发生 RPE 萎缩，可见下方脉络膜毛细血管也有萎缩。在其他方面，弥漫性背景脉络膜荧光的形成，提示 RPE 萎缩下方的脉络膜毛细血管是完整的。自发荧光研究显示，受累 RPE 和周边部的自发荧光减少，黄斑区出现环状高自发荧光区，表明局部 RPE 细胞代谢活性和脂褐素积累增加（图 5.39G，H，K 和 L）。

复发性浆液性视网膜色素上皮脱离，与特发性中心性浆液性脉络膜视网膜病变相同，是视网膜色素变性患者罕见的并发症。这些患者应与慢性特发性中心性浆液性脉络膜视网膜病变患者进行鉴别，后者偶尔出现类似于扇形视网膜色素变性的色素改变，可能由于浆液性视网膜脱离周边区长期受累引起（图 3.06；图 3.07）。

视网膜色素变性患者的眼组织病理学检查显示视网膜光感受器元件变性、视网膜色素上皮脱色素、视网膜色素上皮细胞迁移向上至视网膜（特别是在血管周围区域）、视网膜血管壁透明化和增厚、整个视网膜弥漫性萎缩和神经胶质增生（图 5.41G~J）[509, 527, 539, 542-546]。这些变化通常在中周边眼底最突出。在这些变化的早期，RPE 和脉络膜毛细血管得以保存。此后随着 RPE 萎缩，脉络膜毛细血管可能有部分闭塞。色素上皮和视网膜变性可能是导致脉络膜毛细血管萎缩的最重要因素 [547, 548]。随着病灶向后极部扩散，视盘出现胶质增生，纤维细胞胶质膜延伸到视网膜前表面（图 5.41H）[509, 539]。在黄斑萎缩区，光感受器细胞、外界膜有局灶性丢失，随后 RPE 变性，下层脉络膜毛细血管出现萎缩（图 5.41G）。

在一个视网膜色素变性患者中，发现存在外核层与外丛状层的较大囊性结构和位于内核层围绕中心区域的较小囊肿，类似于无晶状体眼囊样黄斑水肿 [519]。在 41 例遗传性视网膜色素变性患者的黄斑研究中，Stand 等人 [549] 发现了一些神经节细胞和相邻光感受器细胞损伤证据（提示跨突触变性）。但是许多显性遗传性视网膜色素变性患者，即使存在明显的光感受器细胞丢失（图 5.41J），仍有许多神经节细胞保留。对视网膜色素变性患者玻璃体的超微结构研究表明，玻璃体内存在 RPE 细胞、葡萄膜黑色素细胞、视网膜星形胶质细胞、淋巴细胞和巨噬细胞样细胞 [550-552]。

Kolb 和 Gouras 根据电镜研究提示，视网膜色素变性患者视网膜血管周围聚集的黑色素细胞可能是葡萄膜黑色素细胞 [545]。然而，很难解释为什么很少参与反应的葡萄膜黑色素细胞会迁移到视网膜和玻璃体。可能解释的是，RPE 细胞经历转化，形成拟葡萄膜黑色素细胞。这些 RPE 细胞在视网膜血管周围积聚倾向解释了在眼科看到的骨小体样色素改变。Newsome 和 Michels 发现视网膜色素变性的主要玻璃体细胞类型是淋巴细胞，其中大多数是 T 细胞 [552]。玻璃体细胞在视网膜色素变性发病机制中的作用尚未明确。玻璃体中 T 细胞存在很大程度上可能是视网膜色素变性中血－眼屏障破坏的结果 [553]。

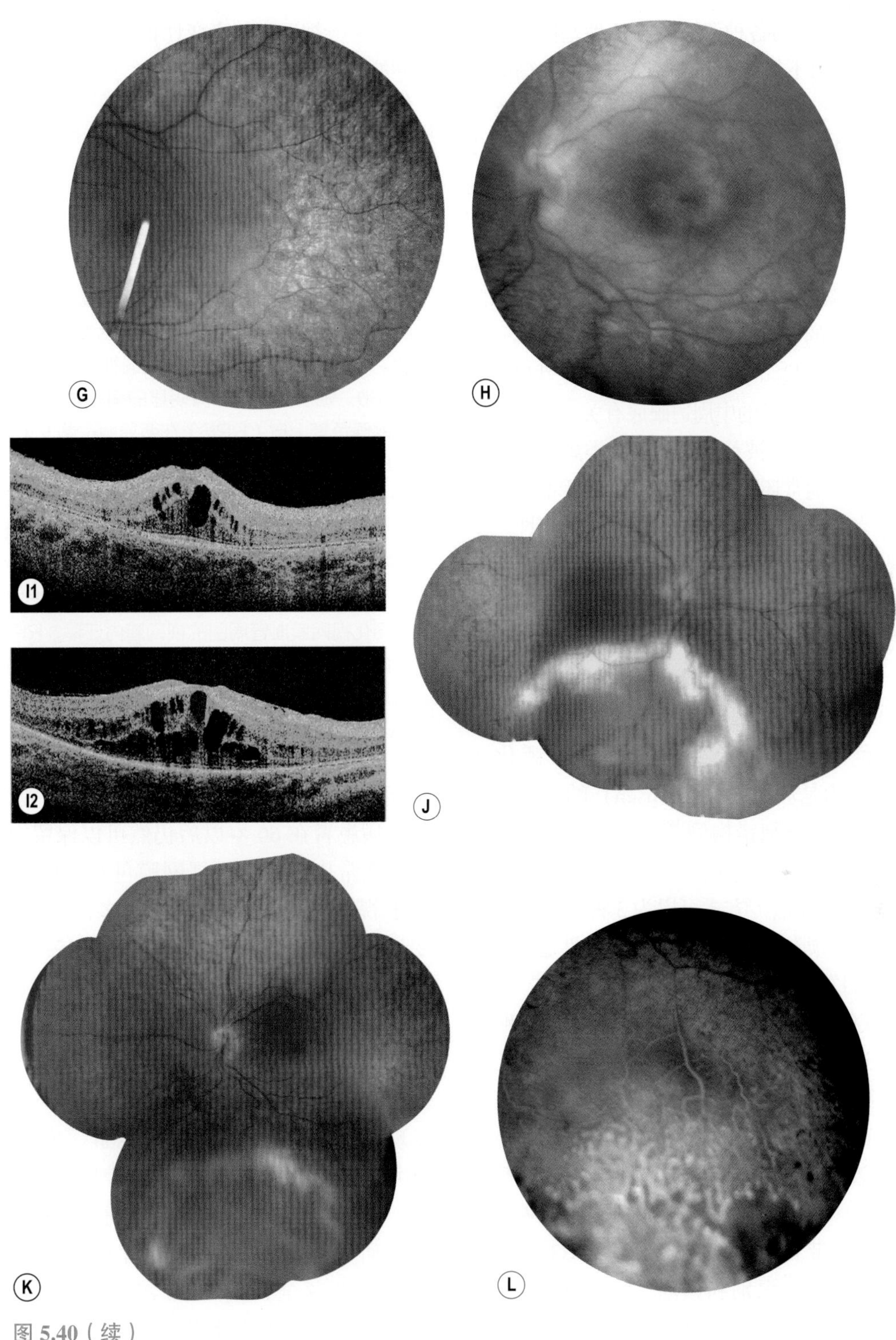

图 5.40（续）

视网膜色素变性的各种亚型由于各种基因缺陷可表现为RPE改变的不同表型。例如一类具有Crumbs同系物1（*CRB1*）或*CRUMB*基因缺陷视网膜色素变性的患者（图5.43G和H）。一些患者表现为色素上皮细胞迁移很少，称为无色素性视网膜色素变性（sine pigmenti）。常染色体隐性遗传视网膜色素变性患者的症状和发病较早。女性是X连锁携带者，可能不同程度受累。有时仅局限累及，偶尔广泛累及。在X连锁隐性视网膜色素变性的女性携带者中，细胞不规则离子化导致了不同程度的症状。中心外视网膜色素变性患者的大部分发现与围绕血管弓的中周边眼底有关。节段性视网膜色素变性于1937年被首次报道。此类患者除光感受器损伤区域外，通常还可见具有细小的光泽晶状颗粒沉着。一些患者可以从锥细胞变性发展到锥杆变性。

典型视网膜色素变性的相关发现包括先天性耳聋（Usher综合征），其可能与中枢神经系统异常的其他证据有关，也可能无关[529, 554-556]，例如白癜风[508, 526, 533, 554, 557]和视神经盘内钙化性结节性玻璃膜疣[494, 497, 525, 558]。

视网膜色素变性患者视神经盘上的钙化小体[495, 558]，被认为是玻璃膜疣（drusen）的一种，也有作者认为是星形细胞错构瘤[494, 497, 525]。现有证据更支持前者。

视网膜色素变性遗传方式可以为3种经典模式中的任何1种。X连锁隐性遗传和常染色体隐性遗传方式的患者更易早期发病，病情较重[316, 347, 349, 351, 456, 504, 516, 559]。显性遗传家族的患者症状一般较轻，但是也有明显例外[560]。X连锁疾病患者通常在30~40岁时几乎失明，而许多患有常染色体隐性疾病或没有疾病家族史的患者直到45~60岁时仍保持较好的中心视力[516, 531]。X连锁视网膜色素变性患者中存在精子轴突的改变[561, 562]。几乎100%的X连锁视网膜色素变性的女性携带者可以根据眼底和ERG改变之一或同时通过两者被识别和诊断[563]。眼底改变包括黄斑缎带样反射、周边部视网膜变性孤立区域，偶尔也有广泛的视网膜变性[563]。

一些作者将显性遗传性视网膜色素变性患者细分为两个主要亚组：一类具有弥漫性色素沉着，向心性视野丧失，ERG熄灭；另一类主要为区域性色素沉着，扇形性视野丧失，ERG可能部分保存[515, 521, 560, 564-567]。随着年龄增长，第一类患者视力逐渐下降，能够保持每10年20/40或更高视力的比例显著下降，而后者则进展较慢，在50岁之前，

图5.41 视网膜色素变性和中心性浆液性脉络膜视网膜病变。

A~C：双眼复发特发性中心性浆液性视网膜病变，以及视网膜色素上皮的多发性浆液性脱离（RPE：箭头，图A和图C），发生在这名30岁患有无色素性视网膜色素变性和视网膜电熄灭的妇女身上。

迟发性视网膜色素变性。

D~F：长期存在的“晚发性”视网膜色素变性发生在这名66岁的妇女身上，她直到这些照片拍摄前3个月才出现症状。她的家族史是阴性的。她的视力为右眼20/25和左眼20/80。她双侧的视野有明显的同心收缩。血管造影显示，视网膜色素上皮（RPE）在两只眼（图E和图F）的中央黄斑区相对保留，视网膜内染色较轻。

G~J：视网膜色素变性的组织病理学。黄斑区（图G）光感受器细胞层广泛萎缩，变薄至1个细胞厚度（箭头），RPE轻度变性，脉络膜毛细血管轻度变性。中周眼底（图H和图I）显示视网膜广泛胶质增生和视网膜萎缩，RPE在硬化视网膜血管周围的视网膜内迁移，RPE和脉络膜毛细血管萎缩（下箭头），以及细胞性视网膜前膜（上箭头，图I）。高倍视图视野显示玻璃细胞充满黑色素（图J）。

（A~C，引自Lewis[502]）

可能有90%以上患者能够保持较好视力，部分显性疾病患者在60岁以后仍然可以保留中心视力。

在常染色体显性视网膜色素变性的家系中，定位于视紫红质基因的患者较多，基因发生各种突变[523, 524, 564, 567-578]。有证据表明，还有一些显性视网膜色素变性病例是由于6号染色体上的视网膜变性缓慢基因（*RDS*）突变所致[579]。Rosenfeld等报道一个常染色体隐性视网膜色素变性家系携带了视紫红质基因缺陷[580]。在X连锁视网膜色素变性患者中尚未发现明显的突变[554, 581]。Jacobson等发现不同视紫红质突变患者的视网膜功能障碍表型有明显差异[567]。

一项与系统性疾病无关的视网膜色素变性自然病程研究显示，基线可检出ERG反应的患者中，77%的患者全视野ERG波幅在3年期间显著下降[531]。531名患者平均每年损失16%~18.5%的剩余ERG波幅，以及每年约4.6%的残余视野。

除早发性常染色体显性视网膜色素变性伴小眼球者[582]、Leber先天性黑蒙症[583]、保留动脉旁RPE者外，大多数视网膜色素变性患者均有近视（图5.43G和H）[584]。

许多退行性眼病包括视网膜色素变性，都检测到自身免疫应答，但它们在视网膜色素变性发病机制中的作用尚不清楚[585-588]。

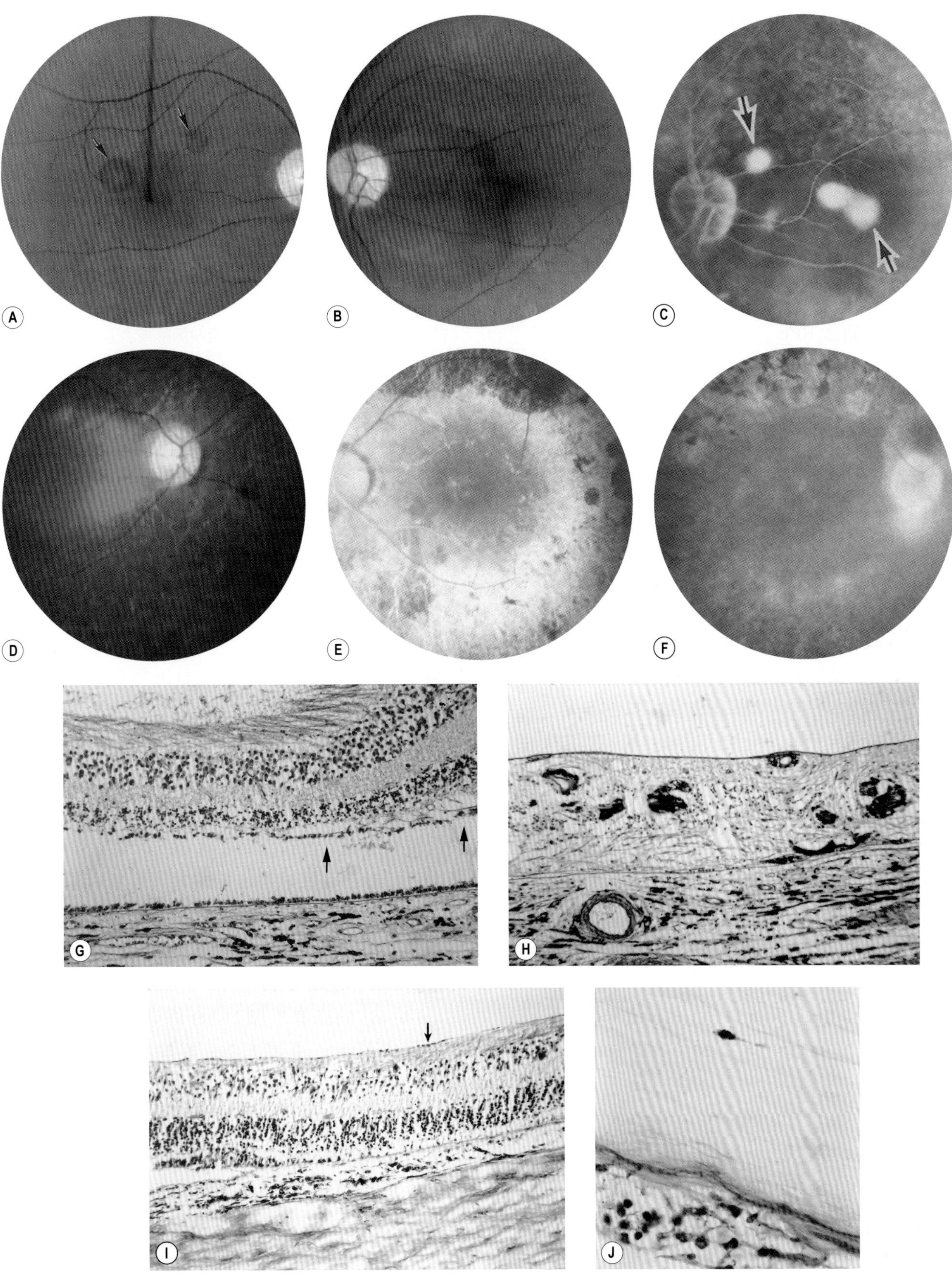

图 5.41

目前尚无有效治疗方法来减缓视网膜色素变性患者视觉功能的丧失。一项针对视网膜色素变性补充维生素A（15 000 U/d）和维生素E（400 U/d）的随机试验表明，维生素A在抑制ERG波幅下降方面具有有益的作用，但是它没有减缓患者视野的丧失[589-592]。试验结果同时表明了维生素E对视网膜色素变性的病程有不利影响。口服乙酰唑胺、甲唑胺和局部应用多唑胺治疗视网膜色素变性患者的慢性囊样黄斑水肿在一些病例中有效，机制可能是通过刺激RPE泵功能而促进水肿消退[518, 593]。部分病例视力有所提高，但血管造影荧光素渗漏程度没有明显改善。在一小部分视网膜色素变性患者的研究中，格栅激光治疗囊样黄斑水肿被证明无效，并且这种治疗可能危及患者仅存的部分视野[594, 595]。视网膜组织移植和基因治疗对于视网膜色素变性和黄斑变性疾病有一定的价值。经巩膜将RPE移植到动物视网膜下空间，可延缓移植物附近的感光细胞变性。使用病毒载体将矫正基因转移至视网膜下是另一种可能的治疗策略[596]。组织生长因子可抑制或减缓动物遗传性视网膜变性的速度[522]。对同时患有糖尿病和视网膜色素变性患者的研究表明，后者对糖尿病增殖性视网膜病变的发展具有保护作用，视盘和视网膜新生血管仅偶尔发生[597-599]。当糖尿病合并视网膜色素变性发生视网膜新生血管时，它通常在灌注和非灌注视网膜交界处向外周发展。视网膜色素变性与孔源性视网膜脱离存在负相关[600]。快速和广泛开展基因分型和基因治疗可能在不久的将来为这些患者带来新的治疗方法。

视网膜电图、暗适应研究、明/暗适应视野检查有助于视网膜色素变性患者的诊断、分类和随访[601]。

Usher综合征

Usher综合征是一种常染色体隐性遗传聋性疾病，伴有视网膜色素变性的典型特征（图5.42G~J）。囊样或萎缩性黄斑病变在Usher症患者中比典型的视网膜色素变性患者更早出现，Ⅰ型（62%）比Ⅱ型（32%）更常见，这很可能是由于前者更严重和更早受累[602]。Von Graefe在1858年首次描述了这种疾病，而英国眼科医师Charles Usher注意到了这种疾病的遗传特性。

Usher综合征可分为三型。Ⅰ型和Ⅱ型较为常见。Ⅰ型先天性感音神经性耳聋导致舌前性耳聋和言语障碍。表现为耳聋、前庭症状和儿童期发病的视网膜病变。Ⅱ型的特征是部分或严重耳聋，非进展性，没有前庭症状和较轻的晚发性视网膜病变。Ⅲ型少见，其中进展性耳聋开始于20~40岁，成人期发生视网膜病变和远视散光[603]。除了听力进行性恶化，Ⅲ型与Ⅱ型相似。

3%~6%的患有Ⅰ型Usher综合征患者有严重的学语前耳聋。Ⅱ型Usher更常见，约占2/3的患者。Ⅲ型构成不到20%。早期所有人群中ERG已经熄灭。有时，Ⅱ型Usher也可出现小脑萎缩，导致共济失调。Ⅲ型与精神症状和磁共振成像（MRI）改变相关[604, 605]。这种疾病在遗传和临床上具有异质性，至少9个基因位点已经被鉴定出来。Ⅰ型Usher有6个不同的基因，分别定位于14q32、11q13、11p15、10q、21q21和10号染色体。Ⅱ型Usher的突变基因已被定位到1q41，3p和5q，其他还在验证[606]。

图5.42　视网膜色素变性：囊样黄斑水肿（CME）对乙酰唑胺的反应。

A~F：这名35岁的非洲裔美国男性患者的最佳矫正视力，分别为20/80和20/70。除了周边色素性视网膜病变，双眼黄斑（图A和图B）内还有一个大的中央囊肿，周围环绕着几个小囊肿。光学相干断层扫描显示每只眼（图C和图D）囊样黄斑水肿。口服乙酰唑胺250 mg，每天3次，耐受良好。8周后，视力分别提高到20/40和20/30，双眼（图E和图F）囊肿明显减少。以同样的剂量继续服用乙酰唑胺2个多月，在接下来的3个月里逐渐减量。当他停用乙酰唑胺，CME复发，从那时起他就一直服用维持剂量。右眼的囊肿持续存在，但左眼维持消退。

Usher综合征。

G~J：一名68岁男性患者因为Usher综合征随访20多年。在过去20年里，他的视力一直保持在手动。双眼均有广泛视网膜萎缩，包括黄斑骨小体样视网膜色素上皮（RPE）迁移（图G和图H）。他64岁的弟弟双眼都有20/400的视力。双侧视神经呈现苍白；血管狭窄，每只眼睛都有广泛的色素迁移（图I和图J）。黄斑有一些RPE保存，维持了20/400的视力。

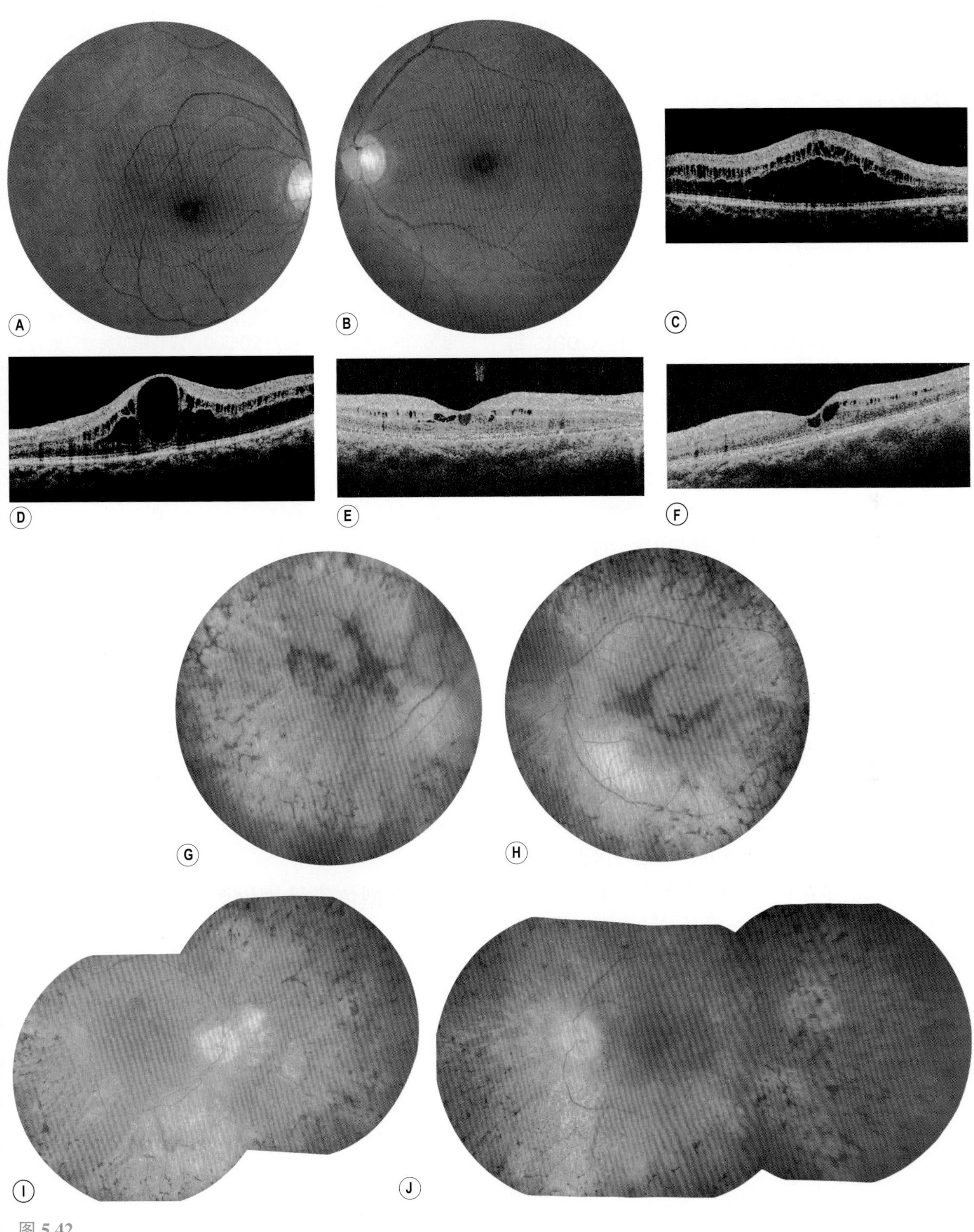

图 5.42

人工耳蜗植入可帮助重度耳聋儿童学会讲话。由于耳聋和色素改变，Usher综合征可能被误诊为风疹病毒视网膜病变。然而，ERG将有助于明确Usher综合征的诊断。其他与耳聋和色素性视网膜病变相关的综合征，包括婴儿Refsum病、成人Refsum病、Cocayne综合征、Bardet-Biedl综合征、Alstrom病、Flynn-Aird综合征、Friedreich共济失调和Kearns-Sayre综合征。

典型的色素性视网膜营养不良伴Coats综合征

一些典型的散发性或家族性视网膜色素变性患者，通常在成年期间，可能会出现视网膜下黄色渗出，主要来自周边视网膜血管，并呈现出Coats综合征图像（图5.40C~F和G~L）[487, 488, 493, 500, 503, 507, 511, 513, 607-609]。渗出性视网膜脱离可局限于周边眼底，也可能是广泛的，并延伸到后极。偶尔可能发生全视网膜脱离[609]。在视网膜色素变性典型的背景上，视网膜血管出现不规则毛细血管扩张，偶尔伴有视网膜毛细血管的血管瘤样增生，通常出现在周边眼底。荧光血管造影可显示视网膜渗出性视网膜脱离区域内、外毛细血管渗漏的广泛证据。囊样黄斑水肿通常存在。渗出可能是自限性（图5.40E和F），或渐进性发展并导致视力丧失。这些患者需要光凝和冷冻治疗来控制渗出（图5.40J~L）。这种渗出性反应也可能是这些患者节段性视网膜胶质大量增生的原因[610]。组织病理学发现一例显示脉络膜血管与上覆的渗出性视网膜交通的证据[513]。目前尚不清楚这种交通是否对引起视网膜渗出至关重要，或者为长期渗出性视网膜脱离后的继发反应。

血管造影证据显示视网膜血管渗漏或局限于黄斑区，或涉及整个眼底，可见于除视网膜色素变性外[490, 491, 511]各种其他视网膜营养不良、锥细胞营养不良、锥杆细胞营养不良、Stargardt黄斑营养不良和家族性渗出性玻璃体视网膜病变。视网膜色素变性患者的大量黄色渗出性脱离可能代表视网膜血管通透性存在异常严重的改变，在视网膜色素变性的任何遗传模式中均可发生。双侧发病、成人发病和无性别倾向强烈提示，视网膜色素变性患者的这种渗出性反应与先天性视网膜毛细血管扩张症无关，先天性视网膜毛细血管扩张症是Coats综合征最常见的病因。Gass博士观察到，在一名患者的随访期间发生了由创伤引起的单侧局部区域假性视网膜色素变性。65%的Coats型视网膜色素变性患者中发现*CRB1*基因突变。也有报道4岁患者和Ⅱ型Usher综合征患者中也合并观察到Coats样改变[611, 612]。

图5.43　视网膜色素变性伴周边视网膜异常改变。

A~C：一名32岁男性患者患有夜盲症、进行性周边视力丧失，视网膜色素上皮（RPE）水平多发性、离散、圆形的点状白斑。这些斑点在中周区更多、更小，其中RPE和视网膜有更严重的萎缩改变。注意视网膜血管的狭窄（图B）。血管造影显示广泛的色素脱失的RPE，外周更明显（图C）。

D~F：患有夜盲症女性患者，有特殊的血管周围和地图样分布的视网膜下白色病变（图F~图H），以及毯层视网膜变性的证据。

G~H：患有夜盲症的8岁健康男孩外周色素上皮和Oguchi样金属反射，5岁时开始进行性视力丧失，视网膜电图消失。他的双眼视力20/200。没有眼球震颤。他有3个正常的兄弟姐妹。家族没有近亲婚史。

I~L：一名34岁女性患者的三维网状白色视网膜毛细血管网（图J~图L），其终身患有夜盲症，周边视野严重丧失，视网膜电图熄灭。她有一名患有同样眼部疾病的姐姐。右眼视力为20/60，左眼视力为20/50。双侧视网膜电图均熄灭。

非典型色素性视网膜营养不良

“非典型色素性视网膜营养不良”这一术语，其实与典型的视网膜色素变性密切相关，在某些情况下是该疾病的不完全形式。

Leigh综合征（NARP综合征）

Leigh综合征是婴儿期或儿童期的遗传性神经退行性疾病，其特征为发育迟缓、精神运动退化、脑干功能障碍、乳酸酸中毒和脑干基底节对称性坏死性病变。临床病程多变，大多数病例预后不良，进行性神经恶化导致几个月或几年内死亡。明确诊断取决于MRI变化，描述为壳核和脑干的高信号病变。

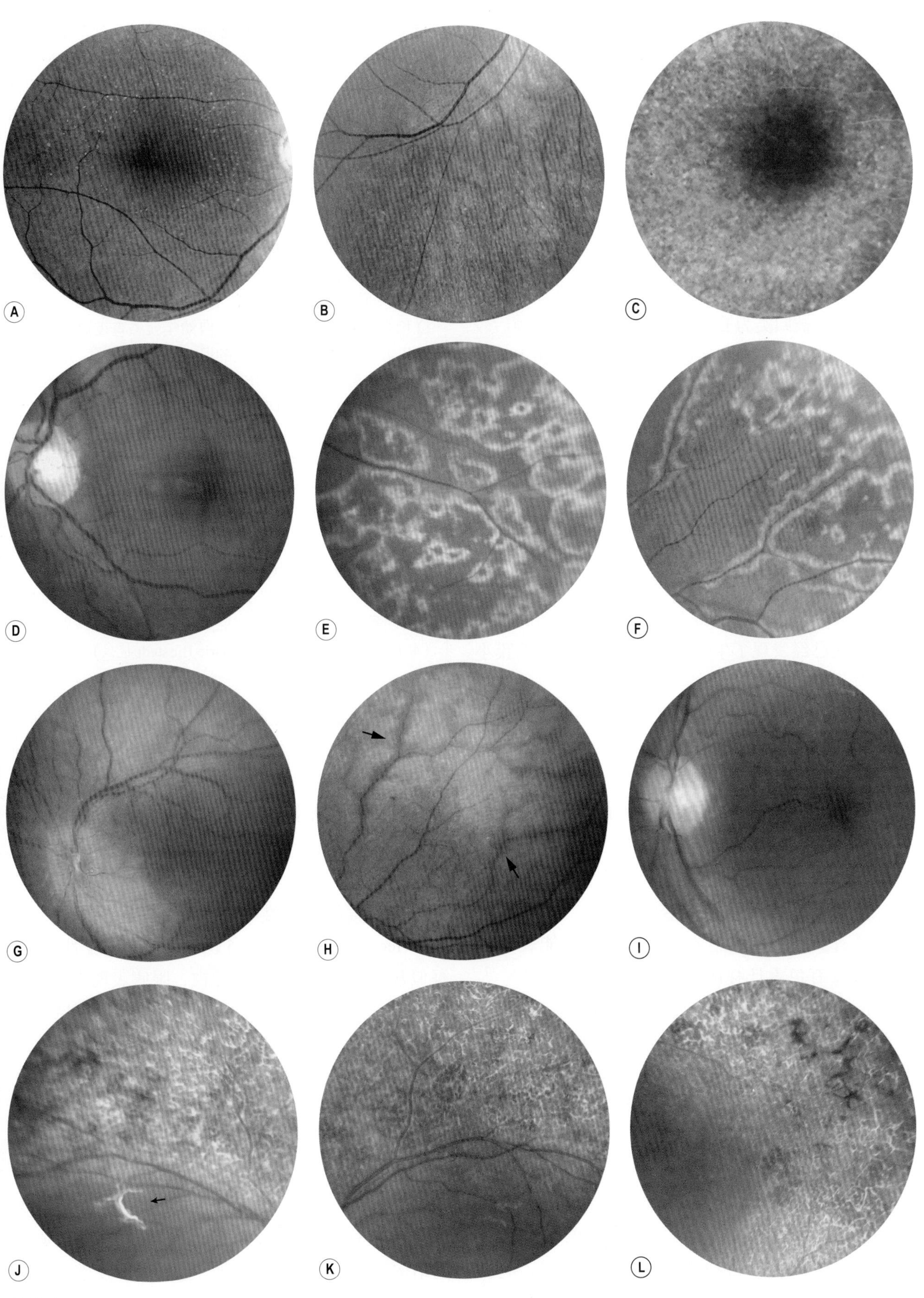

图 5.43

NARP 综合征通常由包括丙酮酸脱氢酶和呼吸链的复合物 1，2 和 4 在内的线粒体酶缺陷导致。在大多数情况下，这些缺陷是由于核基因和复合物 PDHA1 和 SDHA 的编码亚单位的突变，这些蛋白质与 SURF1 和 LRPPRC 等复合物的组装有关。此外，线粒体 DNA 突变也是 Leigh 综合征的重要原因。T8993C 线粒体 DNA 突变是 Leigh 综合征的原因之一 [613-615]。

这些综合征的临床表现是多变的，一些患者的表型较轻。这些患者的表型不完全符合 Leigh 综合征的全部标准，被归类为 Leigh 样综合征，他们的预后较好，但生化和分子诊断率低于 Leigh 综合征患者。线粒体 DNA 突变的表型变异是由于线粒体 DNA 突变的异质性或变异效应所致 [616]。编码三磷酸腺苷合成酶复合体 5 亚单位 6 的 *MT-ATP6* 基因是 NARP 中最常见的 DNA 基因突变。*T8993* 基因突变是最常见的突变 [614]。

已经发现一些患者的病情在 16~18 岁之后显著改善 [617]。这可能是由于在这些患者中观察到的突变负荷随年龄增加而减少，这些患者的眼部改变是多种多样的。在一名 8 个月大的 Leigh 病的婴儿患者眼底已经发现了牛眼征表现。此外，视网膜小动脉弥漫性狭窄伴视盘持续性苍白 [618]，与光感受器的弥漫性损失一致。视神经萎缩、眼球震颤、斜视、眼肌麻痹以及发育迟缓、张力减退、癫痫发作和精神运动性消退都是 Leigh 病的特征。当有神经系统受损表现的婴儿眼底检查发现牛眼样黄斑病变，对其进行鉴别诊断时应当考虑 Leigh 病。

图 5.44 Bothinia 营养不良。

A：一名 15 岁的男性患者，从小患有夜盲症，双眼视力为 20/20。双侧视野对称，无法检测到视杆细胞反应，视杆和视锥混合反应较差，视锥反应低于正常。左眼显示出均匀的白点，类似于眼底白色症的斑点（图 A）。焦距和明视振幅的严重降低可使其与眼底白点症相鉴别。

B 和 C：这名 16 岁女性患者的双眼视力为 20/30，自童年以来就患有相对的环状暗点，并患有夜盲症。她的视杆反应、视杆和视锥混合反应无法检测到，视锥反应低于正常。右眼眼底显示散布的闪闪发光的白点，其间点缀着色素点（图 B 和图 C）。

D 和 E：这名 26 岁女性患者自幼年就患有夜盲症，并逐渐丧失中心视力，两只眼睛的视力均为 20/200。她显示出 Bothinia 营养不良的老年表型，其眼底色素沉着呈弥漫性改变（图 D），地理样萎缩的外围区域类似于旋涡萎缩（图 E）。她的视野显示出中央和中央旁相对暗点。视杆和混合反应无法检测到，并且视锥反应很低。

F 和 G：一名 36 岁的妇女在黄斑内有明显的斑点状白色，在黄斑外散布着斑驳的色素上皮（图 F 和图 G）。她的视力右眼为 20/100，左眼为数指。她有双侧中央暗点，且视杆和视锥反应无法检测到。

H：一名 42 岁女性患者，双眼视力均为 20/200，视杆和视锥电生理图未检出，眼底及中心凹萎缩处均出现白点（图 H）。

（由 Dr. Ola Sandgren 和 Dr. Marie Burstedt 提供）

无色素型视网膜色素变性

患有典型视网膜色素变性的患者可能表现出很少或没有色素迁移的证据（图 5.39E~J）[619, 620]。Pearlman 和他的助手 [620] 已经提供的证据表明，缺乏色素迁移代表了典型的视网膜色素变性的初始阶段，表现为症状持续时间短，夜盲程度较轻，视网膜电图 b 波损害也较轻。一些患者最初症状表现为继发于囊样黄斑水肿的视力下降，或类似弓形暗点的视野缺损，因此这些患者可能被误诊为神经系统疾病或青光眼。眼底检查发现视神经盘苍白、视网膜前膜改变继发的闪光反射、改变的 RPE 呈绿色或灰色带状反射，以及视网膜小动脉轻度变窄，应引起临床医师的警觉，应及时询问有无夜盲症状并进行电生理检查。荧光素血管造影有助于发现检眼镜上不太明显的视网膜色素上皮脱色区。在组织病理学上，这些改变与典型的视网膜色素变性相似，但没有典型的视网膜色素变性严重。有证据表明，色素迁移到视网膜，但数量不足以用检眼镜检测。

视网膜色素变性中动脉旁 RPE 保留

Heckenlively 报道了 5 例视网膜色素变性患者，疑似常染色体隐性遗传，远视，眼底表现为严重的色素上皮和视网膜萎缩，而动脉旁视网膜区域 RPE 被保留（图 5.43G 和 H）[584-621]。在各种常染色体隐性视网膜营养不良中，已经报道了 *CRB1* 基因的突变，包括保留小动脉旁 RPE 的视网膜色素变性 [622]、伴有 Coats 样渗出性血管病变的视网膜色素变性、早期 RPE 伴有保留的动脉旁路 RPE（PPRPE）和 Leber 先天性黑蒙 [623]。果蝇和脊椎动物视网膜中 *CRB/CRB* 复合体成员功能的丧失似乎会导致典型的结构紊乱和光诱导的退化。这种改变发生在 RPE 和光感受器水平，也发生在 Müller 细胞。

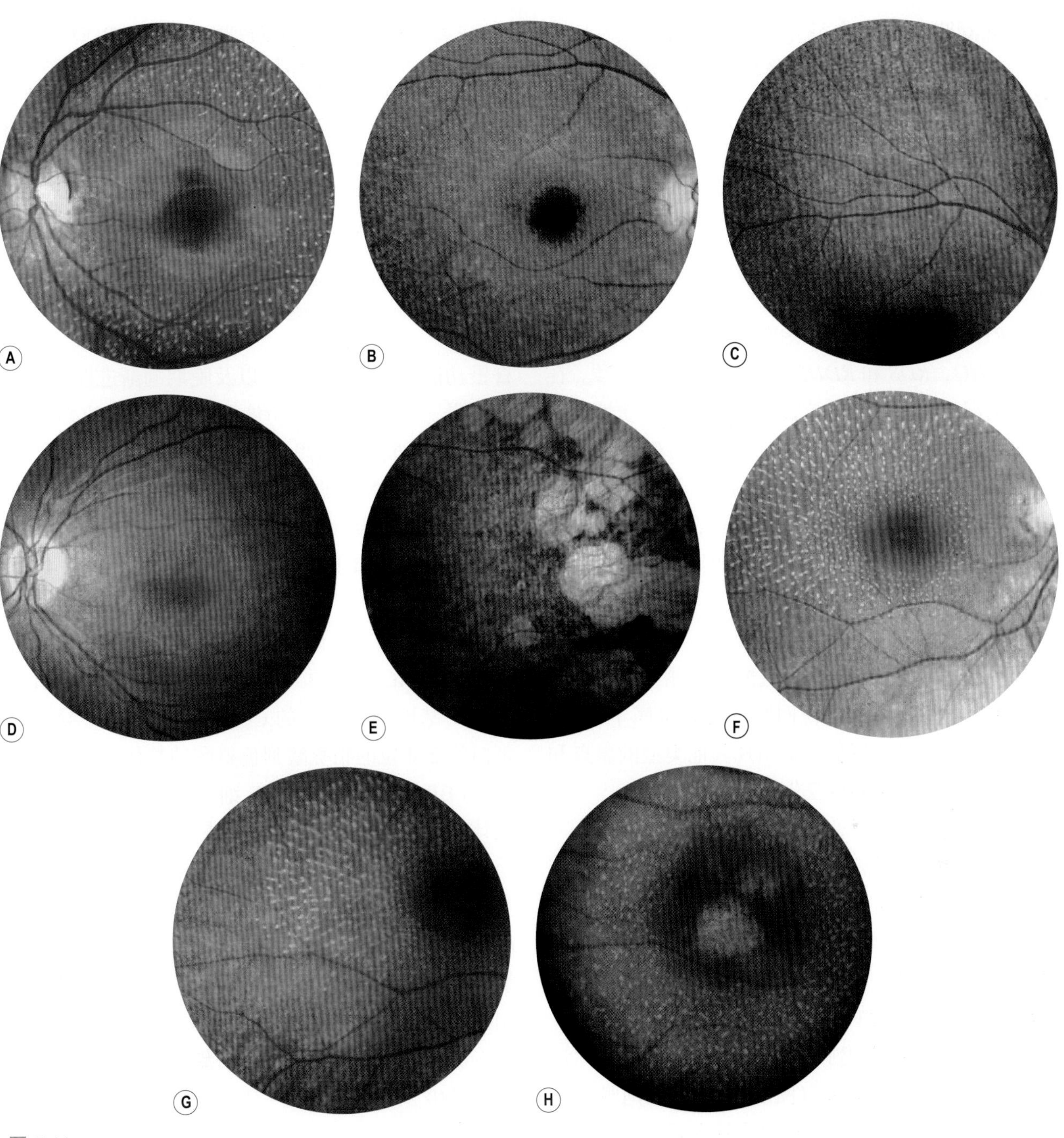

图 5.44

视网膜白点综合征（RPA）

RPA 主要是常染色体隐性遗传（少数显性遗传）[624]，眼底可见多个灰色或白色小点，类似于眼底白斑。斑点局限在黄斑外（未到达周边）。临床表现为进行性夜盲症、视网膜血管变窄、周边视野丧失，以及毛刺样色素的出现，使其与眼底白斑相区别（图 5.43A~C）[467, 599, 625-627]。存在这些疾病的中间形式。

RPA 主要与 *RLBP1* 突变有关[480, 628-633]，偶尔也与 *RHO*、*RDS* 和 *RDH5* 基因突变有关[624, 634]。在这种情况下，虽然存在广泛的基因遗传异质性，但表型一致性也在合理范围内。已发现 *RLBP1* 基因中的各种突变，并且在一些病例中，没有已知的突变[630]。Bothnia 营养不良、NFRCD 在许多特征中非常类似于 RPA，前者受影响的基因是 *RLBP1*[635-639]；然而，这些突变与 RPA 已知的突变不同。

鉴别诊断包括基底层玻璃膜疣、黄斑斑点症、脂蛋白血症、草酸病、胱氨酸病、滑石粉栓塞、Alport 综合征、角黄素视网膜病变和眼底干眼症。视网膜色素变性患者偶尔会出现其他类型的斑点和周边视网膜的特殊颜色变化（图 5.43D~L）。

Bothnia 营养不良

发病于儿童早期，夜盲症状可出现于视网膜表现异常前。青少年和年轻人中可见 RPA 的点状白点（图 5.44A）。接下来发生黄斑色素沉积（图 5.44B 和 C）和黄斑萎缩性改变（图 5.44D 和 H）。其次是中心旁和中周圆形脉络膜视网膜萎缩性病变，类似于回旋状萎缩（图 5.44E）和视网膜血管变窄。偶尔也会发生广泛的以骨针形式呈现的色素上皮迁移。视力会随着年龄的增长而逐渐下降，到了 40 岁时会出现法定盲。那些视力从未超过 20/80 的人会出现眼球震颤。早发性白内障并不是一个特征。荧光素血管造影显示 RPE 萎缩导致斑驳透见荧光[640]。

在年轻患者中视野是正常的；在青少年或年轻人中逐渐增加的中心暗点发展，最终只留下周边部的岛状视野。色觉早期受到影响，随着年龄的增长而恶化。暗适应研究显示杆和锥功能的异常，并逐渐恶化。视网膜电图显示振幅降低，并且早期视杆和杆锥功能的潜伏期延长，以及晚期的渐进性视锥功能障碍。突变杂合子的个体显示接近正常的 ERG 振幅和潜伏时间。所有患者的 EOG 均低于正常[640-642]。

图 5.45　纽芬兰视锥、视杆细胞变性（NFRCD）。 A 和 B：这名 47 岁的男性患者在 1993 年接受了反射亢进和步态异常的检查。到了 2000 年，他的步态紊乱症状恶化，并且记录到视网膜变性的发生。2001 年的磁共振成像中发现了小脑和脑萎缩，到了 2007 年，痉挛状态限制了他的活动，仅能借助轮椅进行。他的眼底检查发现在整个视网膜（早期阶段）都有白点状改变，伴有视网膜色素上皮细胞 / 脉络膜毛细血管萎缩（图 A 和图 B）。他的一位姐妹有着与他相似的病史和表现，另外两位兄弟和父母没有受到影响。他的视网膜电图低平，锥细胞反应减弱。

这是一种特殊的常染色体隐性遗传性视锥、视杆营养不良，最初发现于瑞典北部 Vasterbotten 县的 Bothnia Occidentalis 地区，患病率较高，约每 4 500 人中有 1 人患病。该病症定位于染色体 15q26 的 *RLBP1* 基因突变，该基因编码人的细胞视黄醛结合蛋白（CRALBP）。Bothnia 营养不良影响的患者是 *RLBP1* 基因外显子 7 的 C-T 转换纯合子，导致该蛋白第 234 位的精氨酸到色氨酸的替代（R234W）。CRALBP 蛋白存在于 RPE 细胞、Müller 细胞、睫状体色素上皮、虹膜外层上皮，角膜、视神经和松果体中。在 RPE 中，它作为内源性视黄醇，如参与视觉周期的 1，1- 顺式视黄醇的载体蛋白。*RLBP1* 基因的缺陷导致 1，1- 顺式视黄醛的结合缺陷，从而阻止其再生，并随后丧失视杆功能[637]。相对于野生型 CRALBP，*R234W* 突变细胞显示出对光诱导的光致异构化抗性增加了 5 倍，这是由于由 *R234W* 释放 11- 顺式 - 视黄醛引起了意外的多米诺骨牌样结构重排，从而导致 Bothnia 型视网膜营养不良发生[635]。

RLBP1 基因的其他突变也被报道过：来自印度和来自沙特阿拉伯的患者中发现第 5 外显子中的 *R150Q* 突变，来自欧洲血统的小家系中发现 3 个额外突变和 2 个剪接点突变，其中一个导致了 NFRCD。除起病较早、进展较快的 NFRCD 外，这些患者大多出现视网膜白点样改变，外周视网膜退行性变化和黄斑病变，并且类似于 Bothnia 营养不良的表型，发病较早，进展较快，目前尚未发生黄斑萎缩[638, 639, 641]。

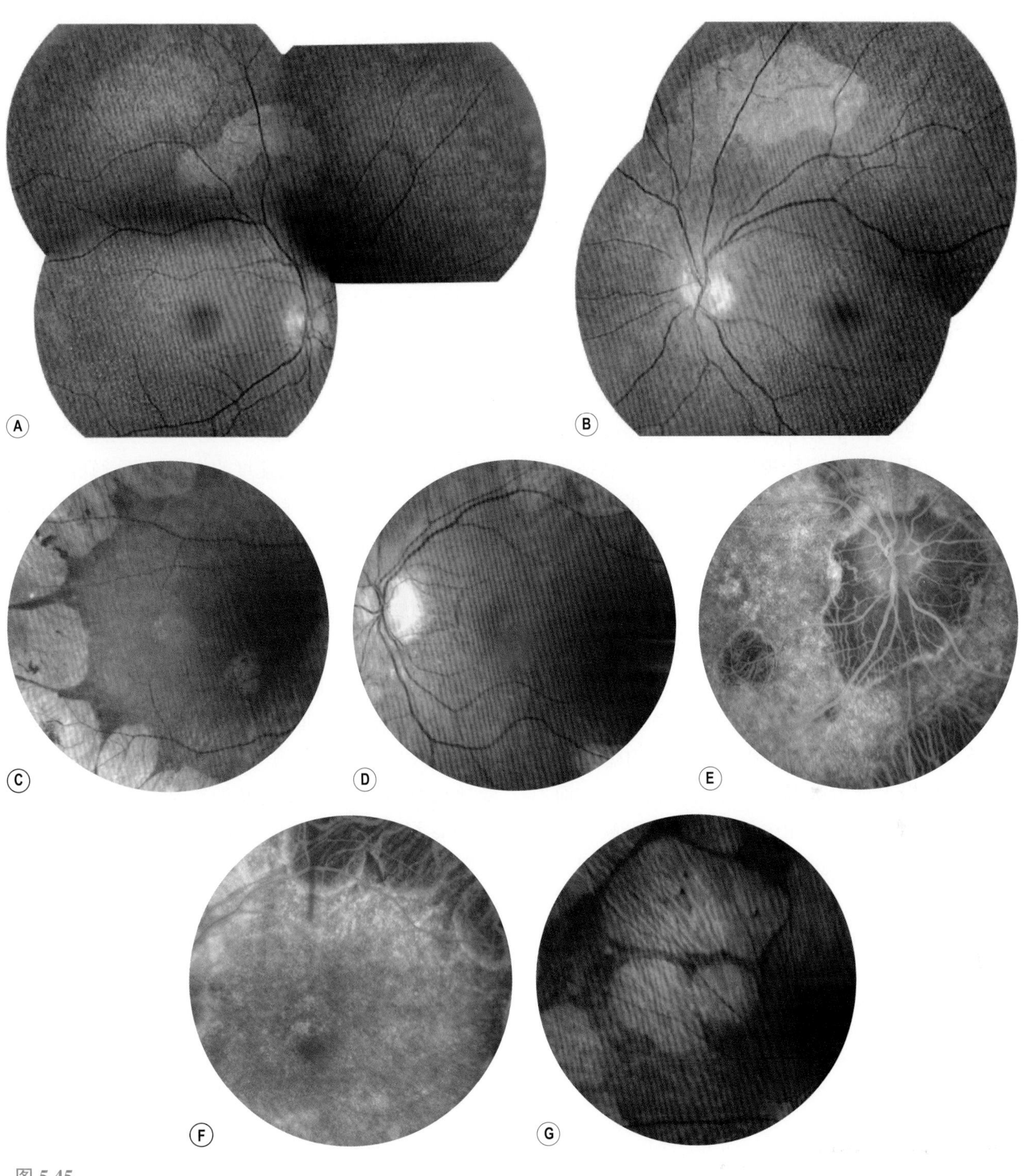

图 5.45

纽芬兰锥杆细胞营养不良

这种疾病的症状从婴儿期开始，首先出现夜盲症，随后在儿童期逐渐丧失外周视力、中心视力和色觉，最终导致患者在20~40岁严重视力丧失。部分患者后极部和中周部可见几个类似于斑点状白斑/白点状眼底和Bothnia营养不良的白点。与早期发生黄斑受累的Bothnia视网膜营养不良不同，NFRCD中的黄斑正常或发现“捶打青铜（beaten-bronze）”样萎缩。在年轻患者中观察到类似于RPA的白色斑点在黄斑周围形成环状，并且随着时间的推移，赤道部RPE呈扇贝状边缘地图样萎缩会进一步发展（图5.45A和B）[638]。眼底表现在外观上类似于早期回旋状视网膜萎缩、无脉络膜症和Bothnia视网膜营养不良，然而患者的血浆鸟氨酸水平是正常的。尚未有该病患者并发白内障、青光眼的记录，并不是所有患者都伴有近视。眼底未观察到骨针样色素沉着，视盘一般正常，到晚期可能会出现视盘苍白且仅观察到轻度视网膜血管变细（图5.45 G~K）[638]。

ERG中的视杆细胞反应在疾病早期选择性下降，进展期ERG视杆和视锥反应均熄灭。早期视野缺损表现为接近固视点的环状暗点，而不是经典视网膜色素变性中的中周部视野缺损（图5.45L）。虽然中心视野可能小于5°，但中心视力可达20/20~20/60。环形暗点变宽并成为完整的中心暗点的速率是疾病进展速度的指标。色觉缺陷最初表现为轻度的红色/绿色辨色力下降，伴或不伴蓝色/黄色缺陷，但这个过程发展很快，最终导致色觉完全丧失。然而也有例外，一些患者在30~40岁时只有轻度至中度的色觉缺陷[638]。

大多数受影响的患者居住在纽芬兰半径10英里（16 km）的范围内。这里的大多数居民是在18世纪中期从英格兰西南部迁徙过来的，直到最近，这里的人口仍然相当孤立。两个*RLBP1*剪接头突变导致NFRCD，而*RLBP1*的错义突变造成RPA、Bothnia视网膜营养不良和常染色体隐性视网膜色素变性[629, 637, 638, 640]。

图5.45（续）。

C~L：该NFRCD患者的双眼都发现了外周和赤道部视网膜腔隙性萎缩（中期；图C和图D）。视网膜血管荧光造影显示黄斑区的“虫蚀样”视网膜色素上皮改变和腔隙性萎缩区域的脉络膜毛细血管消失。复合图像显示双眼赤道部视网膜萎缩的程度和分布（图G~图I）。5年后，双眼的腔隙性萎缩似乎都较为稳定，都没有发展到黄斑（图J和图K）。视野缺损对应于疾病早期伴有环形暗斑的腔隙性萎缩，但是当疾病进展并且萎缩延伸至黄斑时仅剩余颞侧视野（图L）。

（由Dr. James Whelan提供）

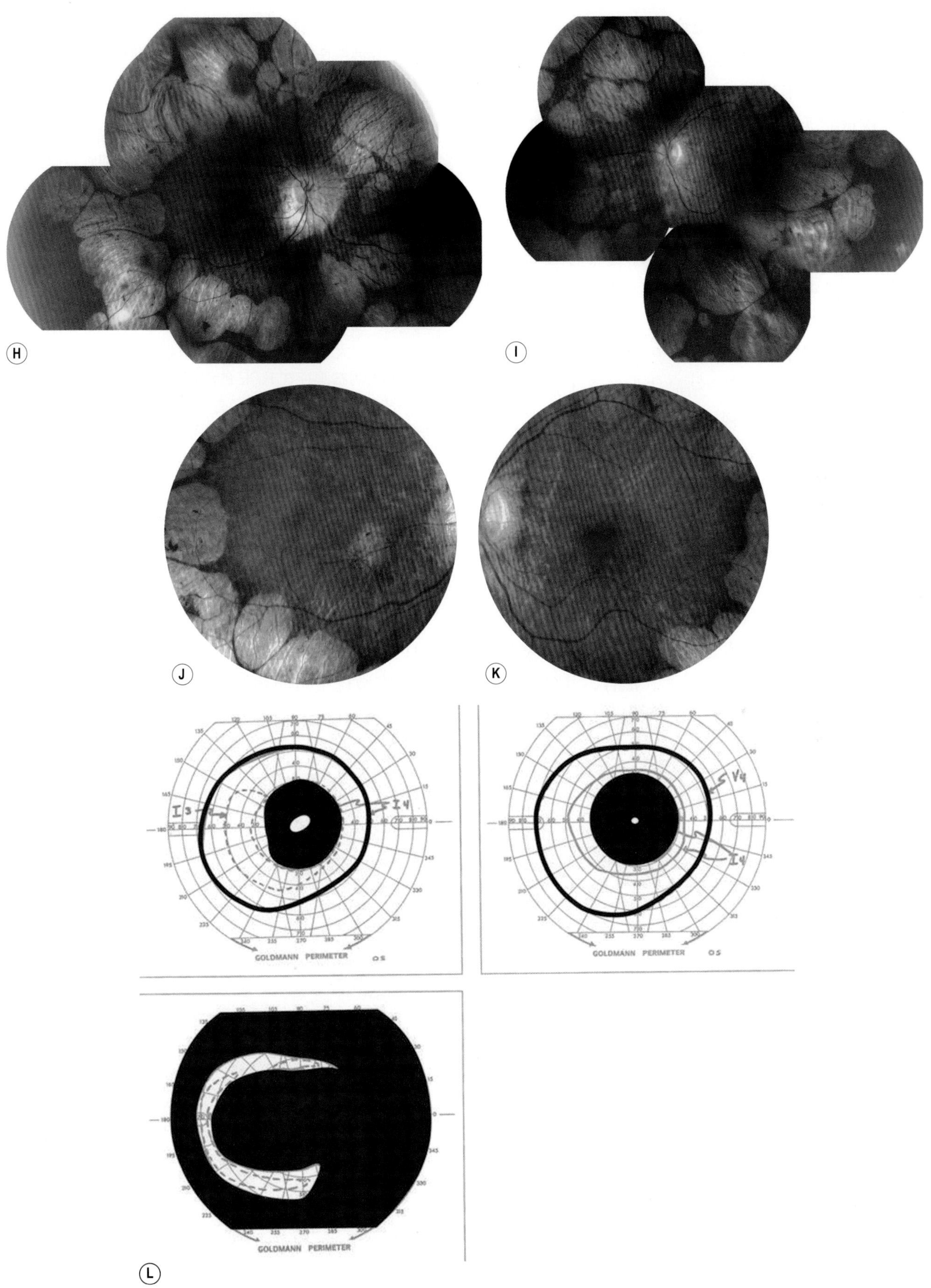

图 5.45（续）

Bietti 结晶样视网膜变性

Bietti 结晶样视网膜色素变性的患者通常是男性，最初在中年起病，表现为缓慢进展性视力丧失，多与夜盲症无关 [643-653]。在疾病的早期阶段，眼底检查显示出明显的眼底改变，其特征是散布在后部眼底的闪烁结晶样改变（图 5.46A，B，H 和 I）。它们位于视网膜的所有层，可在 OCT 上确认 [654-657]。

后部眼底中 RPE 地图样萎缩通常存在于多个区域（图 5.46; 图 5.47）。自发荧光成像显示，RPE 损失区域对应的自发荧光减弱，色素点对应的点状自发荧光增强，可能是来源于 RPE 增生和极少量的结晶体的超荧光 [655]。结晶体在色素上皮萎缩区域不太明显。视盘和视网膜血管通常是正常的。可能伴有角膜边缘结晶样变性，其特征为角膜缘周前基质层中存在的闪亮的黄色或白色、圆形、多边形或针状结晶体样改变 [644, 646, 650, 653]。这些结晶体可能在疾病晚期变得更加突出 [653]，角膜缘结膜和角膜活检显示这些晶体是成纤维细胞内的复杂脂质包裹体 [658]，视网膜电图和眼电图检查结果一般为异常。血管荧光造影显示色素上皮萎缩区域的脉络膜毛细血管萎缩。这些区域逐渐扩大、汇合，并延伸到周边眼底。疾病的进展速度和严重程度是不同的。图 5.46H~L 显示了一名黑种人妇女，其疾病进展迅速。大多数已报道的病例为意大利或东方人，特别是中国人和日本人 [654, 659-663]。

图 5.46　Bietti 结晶样视网膜变性。

A~D：非典型性色素性视网膜营养不良伴有广泛的视网膜下结晶沉积发生于一名 54 岁的意大利血统男性患者，这名患者最近双眼视野都出现旁中心暗点异常。他的视力正常。注意在视网膜色素上皮（RPE）地图样萎缩区域中结晶沉积物的相对缺乏（图 A 和图 B）。他的视野缺陷对应于 RPE 萎缩的区域。角膜和结膜是正常的。眼电图正常，视网膜电图显示双眼视杆和视锥反应电位异常。他过去并没有值得注意的特殊病史。他的血清鸟氨酸和尿草酸盐水平正常。没有视力丧失的血亲和家族史。

E~G：这名 34 岁的黎巴嫩男子视力下降多年，没有相关家族史。视力为右眼 20/70 和左眼 20/50，后极部眼底可见（图 E）大量结晶体样改变，角膜可见微小的结晶体。有证据表明右眼存在 RPE 的早期地图样萎缩（图 E~ 图 G）。注意到中央脉络膜毛细血管无灌注（箭头）和整个黄斑中 RPE 脱色素（图 F 和图 G），视网膜电图显示视锥细胞波形振幅轻度降低。

H~L：这名 15 岁的女性患者在整个赤道后视网膜有许多大小不同的结晶样沉积物。3 年半之后，她出现了严重的视力丧失，色素上皮萎缩，结晶样沉积物减少，以及脉络膜血管变细。注意在血管荧光造影（图 K 和图 L）中脉络膜毛细血管明显减少。

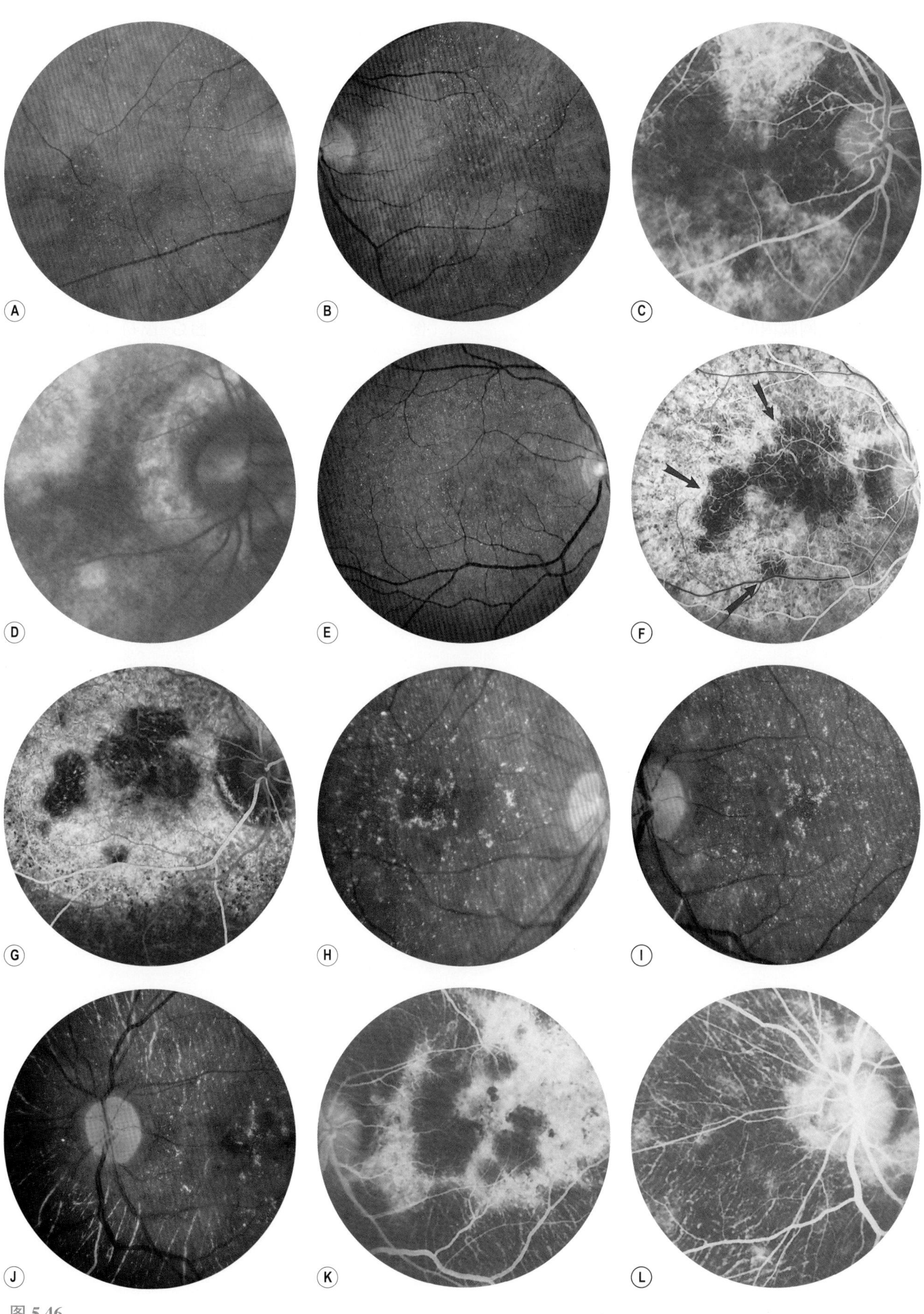

图 5.46

Bietti结晶样视网膜变性的遗传模式是常染色体隐性遗传，致病基因是*CYP4V2*，属于细胞色素P450半硫醇盐蛋白超家族，负责氧化代谢途径中的各种底物。*CYP4V2*基因中的几个突变已经描述过[662-665]。Bietti结晶样视网膜营养不良患者的培养细胞和外周淋巴细胞被发现具有异常高的甘油三酯和胆固醇储存，并且标记的脂肪酸前体的代谢减少，这表明Bietti结晶样营养不良可能由脂质代谢异常引起[654, 658, 664]。视网膜内晶体的性质尚不清楚，但推测与视网膜内的包裹体相似或相关。

图5.47 **Bietti结晶样视网膜变性。**

A~D：这名47岁的德国血统的老年妇女在夜盲症中度过了10多年。她的视力为右眼20/40，左眼20/100。视网膜色素上皮细胞（RPE）和毛细线虫的弥漫性萎缩可见于后极，双眼均有闪亮的黄白色结晶。荧光素血管造影显示弥漫性脉络膜视网膜萎缩，具有保留RPE和脉络膜毛细血管的斑块（图B~图D）。

E~I：一名主诉畏光和夜盲的西班牙裔妇女，双眼视力分别下降到20/40和20/100。Ishihara测试的颜色视觉在右侧减少到2/12，在左侧减少到0/12。两只眼都显示出中央RPE / 脉络膜毛细血管萎缩，整个眼底都有闪亮的晶体（图E和图F）。在血管造影（图G~图I）上观察到脉络膜毛细血管和RPE损失。

（由Dr. Brian Berger提供）

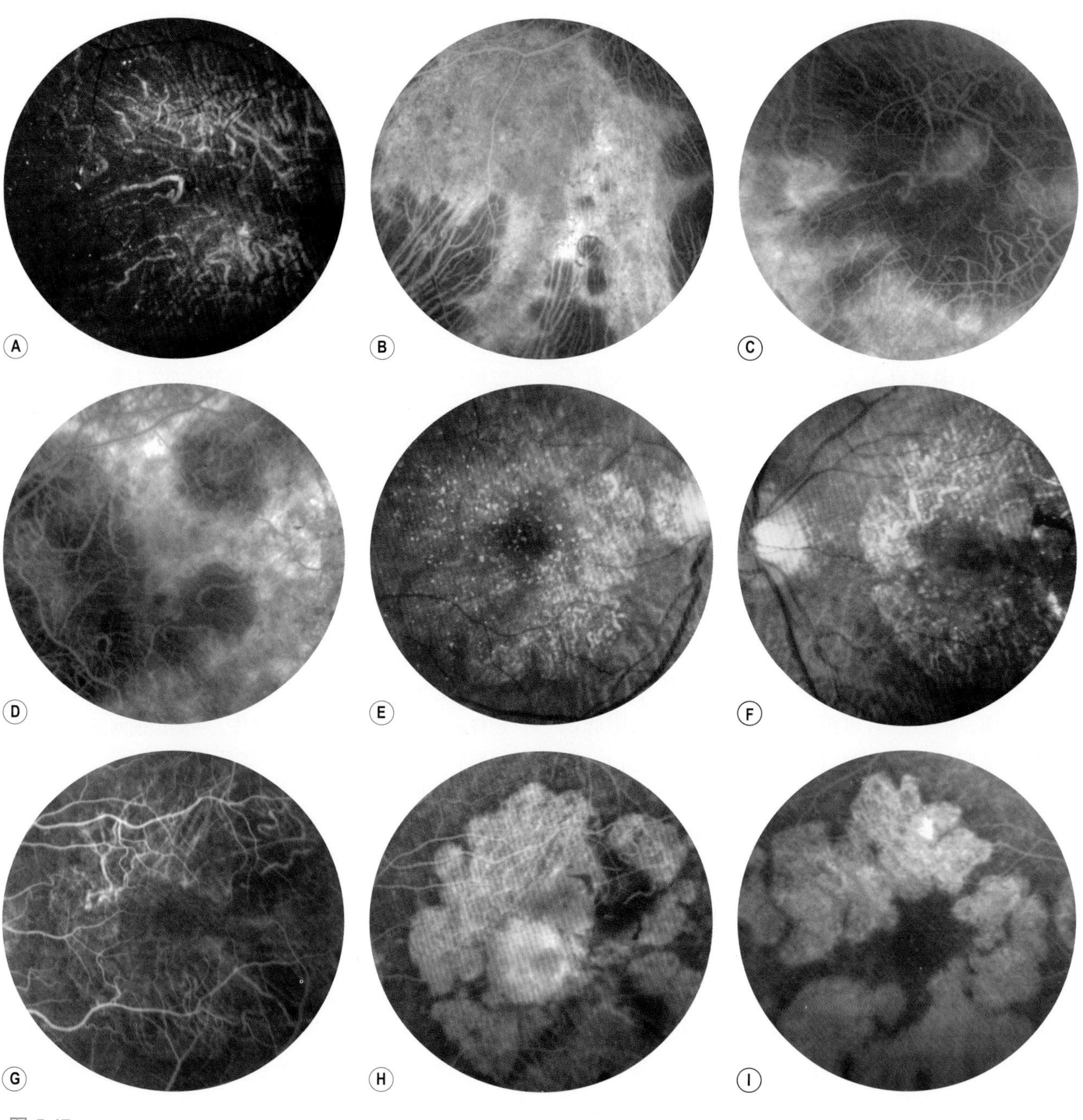

图 5.47

Leber 先天性黑蒙（婴儿视网膜色素变性，视网膜神经上皮发育不全）

Leber 使用“先天性黑蒙”这个名称来描述一种常染色体隐性遗传性疾病，其特征是出生时失明或视力低下，不能固视，伴眼球震颤、瞳孔对光反射迟钝，偶有畏光，指压眼球阳性和远视，这些患者后来可发展为视网膜色素变性[256, 583, 666-682]。Leber 先天性黑蒙的患者常是远视，与视网膜色素变性患者不同，后者通常是近视的。因为有越来越多的证据表明，许多患有先天性黑蒙患者的视网膜发育不全，与进行性视力丧失的关系较小。将这些患者分成两组，一组患者相对正常，另一组患者除了先天性失明外，还有全身相关的先天性疾病，包括精神运动迟缓、智力迟缓、脑积水、耳聋、癫痫、心肌病、肌肉萎缩、颌面骨畸形、侏儒症和其他骨骼异常[512, 683-685]。有可能这组中的一些患者可能具有婴儿期起病的进展性视网膜病变。

大多数 Leber 先天性黑蒙的患者出生时是正常的。然而，一些患者可能表现出发育不良的眼底改变，包括假性视盘水肿（图 5.48A）、视盘苍白（图 5.48D）[686]、视盘发育不全（图 5.48D）[677]、黄斑缺损[248, 256, 674]和脉络膜视网膜缺损（图 5.48E 和 F)。各种色素上皮和视网膜变化在儿童早期会进一步发展并持续到成年期。这些包括椒盐样色素沉着[670]、淡黄色斑点[669, 675, 677, 679, 687]、“大理石”样花纹状眼底(图 5.48 C 和 I)[687]，分布于视网膜血管外的界限分明的黄色病变[669, 675, 681]、钱币色素病变（图 5.48 C)[688, 689]、视网膜色素变性[674]、脉络膜缺损[675]、回旋状性萎缩[670]、黄斑缺损[248, 256, 683]和牛眼黄斑病变[677, 690]。多种进行性脉络膜视网膜退行性变化与血管狭窄相关，最终发展为视神经萎缩（图 5.48B 和 C)。仅少数病例偶尔出现视网膜色素变性的典型骨针状色素改变。白内障和圆锥角膜是晚期并发症。

大约 75% 的患者 ERG 波形熄灭，其余患者 ERG 明显异常。对于有不明原因视力丧失的婴儿，ERG 是鉴别 LCA 与其他先天性失明原因的关键[676]。荧光素血管造影可能显示眼底检查无法发现的 RPE 萎缩的证据，以及视神经水肿的证据。

LCA 通常是常染色体隐性遗传，也有显性遗传的报道。迄今已显示有 10 个视网膜相关基因的突变可导致 LCA，即 *AIPL1*、*CRB1*、*CRX*、*GUCY2D*、*RDH*、*RPE65*、*RPGRIP1*、*TULP1*、*IMPDH1*，以及最近报道的 *CEP290*。由于引起 LCA 的基因数量的增加，很难在分子基础上对 LCA 患者进行分类来评估表型基因型相关性。*RPE65* 基因缺陷的患者正在接受基因治疗临床试验。LCA 患者的长期随访研究表明，虽然眼底表现的进展贯穿整个人生，但大多数患者的视觉功能可以保持相对稳定[683, 691]。功能丧失最有可能发生在黄斑缺损患者和晚年患有圆锥角膜和白内障的患者。LCA 患者大多具有正常的认知功能，但多数患者在标准智商测试中表现不佳[692]。

在儿童期，组织病理学变化主要包括视杆、视锥细胞发育缺陷或消失（图 5.48J）[672]。这些变化之后是所有视网膜病变进展和 RPE 的退行性变化与视网膜色素变性相似（图 5.48K）[668]。

图 5.48 Leber 先天性黑蒙。

A：这名 2 岁女孩的双眼视力仅有光感。眼底检查注意到视盘异常。视网膜电图熄灭。她的屈光状态是 + 4.50。

B 和 C：这名 8 岁的男孩右眼视力为手动，左眼有 20/70。注意到视网膜色素上皮（RPE）广泛地图样萎缩区域以及周边视网膜的色素的圆形聚集。他的视网膜电图熄灭。

D：这名男孩有视盘发育不全、明显的视网膜血管狭窄、眼球震颤、夜盲症，视网膜电图熄灭。

E 和 F：这名 14 岁的男孩自出生起双眼视力较差伴夜盲，眼底检查可见视网膜血管明显变窄、黄斑区的斑点状色素沉积（图 E)，视野范围缩小，ERG 熄灭，且伴有双眼下方视网膜脉络膜缺损（图 F)。他的视力为右眼 20/40，左眼 20/50。一名表亲有不明原因的视力不佳病史。在 25 岁时他的症状体征与男孩相似，但他的视力为双眼 20/200。

G~I：这名妇女左眼有 Coats 病病史，伴有眼球震颤以及自出生起明显的视力下降。她双眼的视网膜血管明显狭窄，RPE 广泛变性伴点状 RPE 增生（图 H 和图 I)。左眼下方视网膜广泛渗出性脱离且视网膜毛细血管扩张（图 G 和图 H)。图 G 和图 H 中的箭头表示视盘。

J：一名患有 Leber 先天性黑蒙及着色性干皮病的 12 岁男孩的眼球组织病理学检查，这名患者因圆锥角膜发生了自发性角膜穿孔。注意到视网膜光感受器单层结构，黄斑区视杆细胞外节（箭头所指）消失。中周边视网膜显示神经胶质增生造成正常视网膜结构的破坏。

K：一名患有 Leber 先天性黑蒙的 12 岁男孩眼球的组织病理学检查，这名患者因圆锥角膜发生了自发性角膜穿孔。注意周边视网膜中注意到明显的变性和神经胶质增生，RPE（左箭头）向视网膜的迁移，以及视网膜下方视网膜下 RPE 增生的局灶性区域（右侧箭头)。

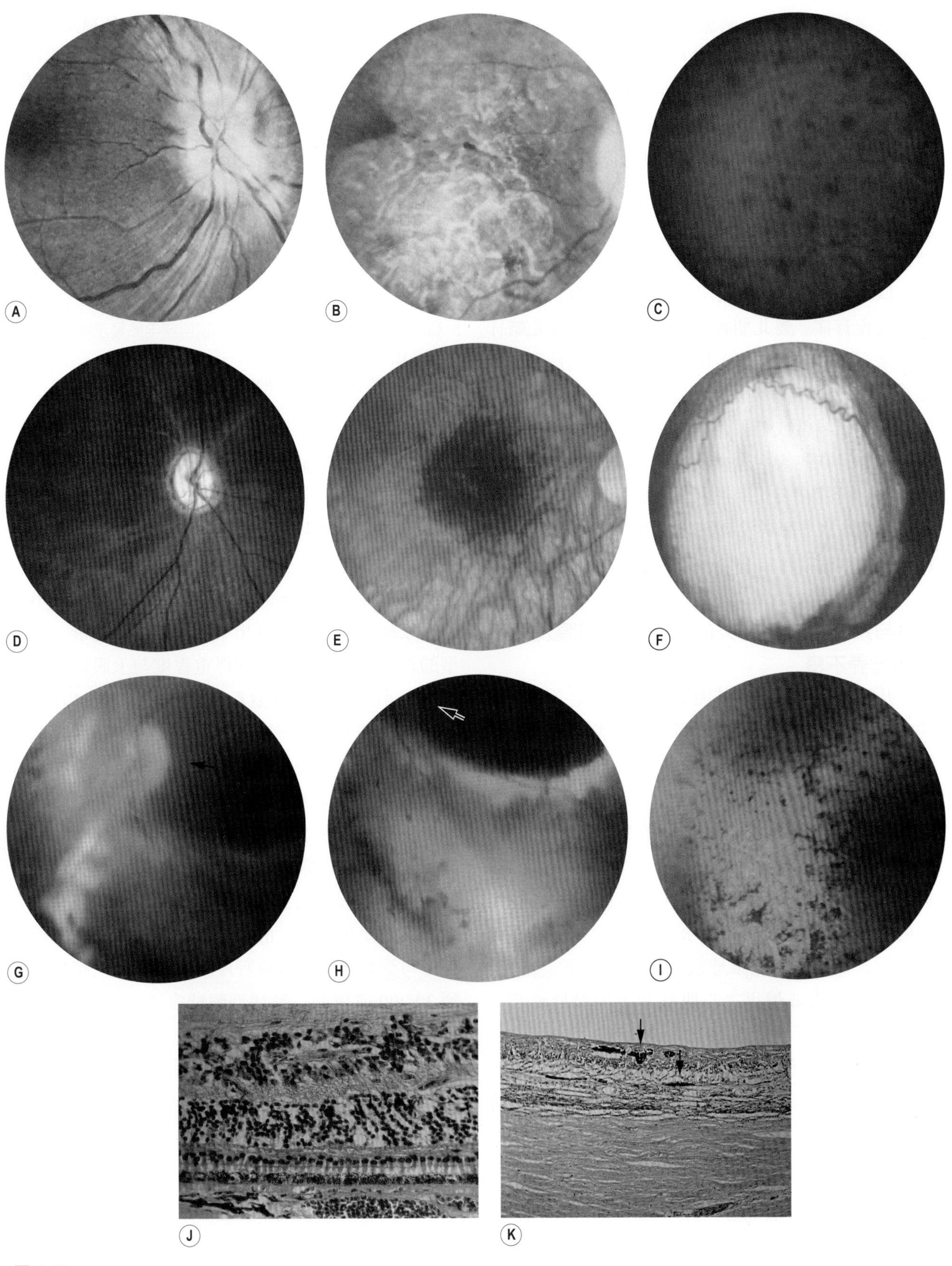

图 5.48

大多数患有 LCA 的患者的自然病程表明，它是视网膜发育不全而不是进行性的视网膜变性。在这些患者中观察到的进行性眼底和组织病理学改变都可以归因为：出生时视网膜感光细胞广泛缺失，引起视网膜和上皮细胞中发生反应性变化。这些反应性变化包括：色素上皮的变性、增殖和视网膜内迁移；视网膜血管变细；视网膜神经胶质细胞增殖；神经节细胞的跨突触变性。

LCA 的鉴别诊断包括皮质盲、全色盲、先天性静止性夜盲症、婴儿期视网膜色素变性和婴儿蜡样脂褐素沉积症。视网膜电图在确定视网膜是否受到影响以及受影响程度方面非常重要。ERG 在 LCA 中可能严重异常或熄灭，但它在皮质盲中没有受到影响，并且在先天性静止夜盲症中仅受轻度或中度影响。它可能在婴儿期视网膜色素变性中早期受到严重影响。这些患者没有眼球震颤，视力相对较好，没有高度远视，这是 LCA 的非典型特征 [512, 583]。

与系统性疾病相关的新生儿视网膜发育不全和营养不良

几种定义明确的单基因缺陷和其他定义不明确的疾病中，其中视网膜功能障碍是可影响其他器官的系统性疾病的一个方面。这些包括 Zellweger 脑型肝－肾综合征（见第 381 页）、Saldino-Mainzer 综合征、Senior-Loken 综合征（见第 374 页）、Joubert 综合征（见第 382 页）和 Arima 综合征（见第 382 页）。与 Leber 先天性黑蒙不同，远视不是这些疾病的特征。Russell-Eggitt 等报道了 4 个家系中的 7 名成员，伴有新生儿眼球震颤、视力低下、畏光、ERG 严重异常或熄灭、心肌病和短期肥胖症 [685]。其中 6 例发生了危及生命的心脏衰竭，2 例死亡。尸检时肌肉检查没有明显改变。Mrak 等报道先天性肌萎缩伴有 Leber 先天性黑蒙，肌张力减退，运动迟缓，有 A 带增宽或涂抹的组织学证据 [684]。

图 5.49 **一个患有慢性进行性显性遗传性视网膜变性的家系。伴眼球震颤、近视、小角膜、S 形下眼睑畸形、各家庭成员视力丧失程度不同，可见视野缺损、视网膜变性、视盘苍白，视网膜电图异常。**
A~C：10 岁大的黑种人女孩有眼睑畸形、视盘水肿，以及近端毛细血管和周边视网膜色素上皮和视网膜萎缩。她的视网膜电图是正常的。
D 和 E：图 A 患者 28 岁的哥哥。视网膜电图显示视杆和视锥细胞功能严重异常。
F：图 A 患者的父亲，51 岁。他的视网膜电图记录不到波形。
G：图 A 患者的阿姨，56 岁。视网膜电图显示中度异常的视杆和视锥细胞功能。
H 和 I：图 G 患者 8 岁的孙子。

稳定或缓慢进展的显性遗传性视网膜营养不良

在 Bascom Palmer 眼科研究所观察到的一个黑种人家族连续三代表现出早发性、缓慢进展、非典型的视网膜色素变性，其严重程度与上眼睑的 S 形畸形、小角膜和闭角型青光眼相关（图 5.49）[693]。一些家庭成员仅表现出轻微的 RPE 和视网膜退行性改变而不伴有视力下降。其他人有更严重中心和周边视力下降。该家族具有显性遗传性 RPE 营养不良的一些特征，具有不同的表型和完全外显率，其特征为近视、眼球震颤和由 Noble 及其关联报告的不同严重程度的 RPE 营养不良 [694]。在一些患者中，眼底变化是轻微的并局限于黄斑。变化的严重程度与受累程度或近视程度无关。视力从接近正常到 20/200 或更差。钟摆型眼球震颤与视功能无关。所有患者均存在视网膜电图改变，但从轻度到重度不等。这些家庭的患者可能被认为患有显性、病情较轻的 Leber 先天性黑蒙。

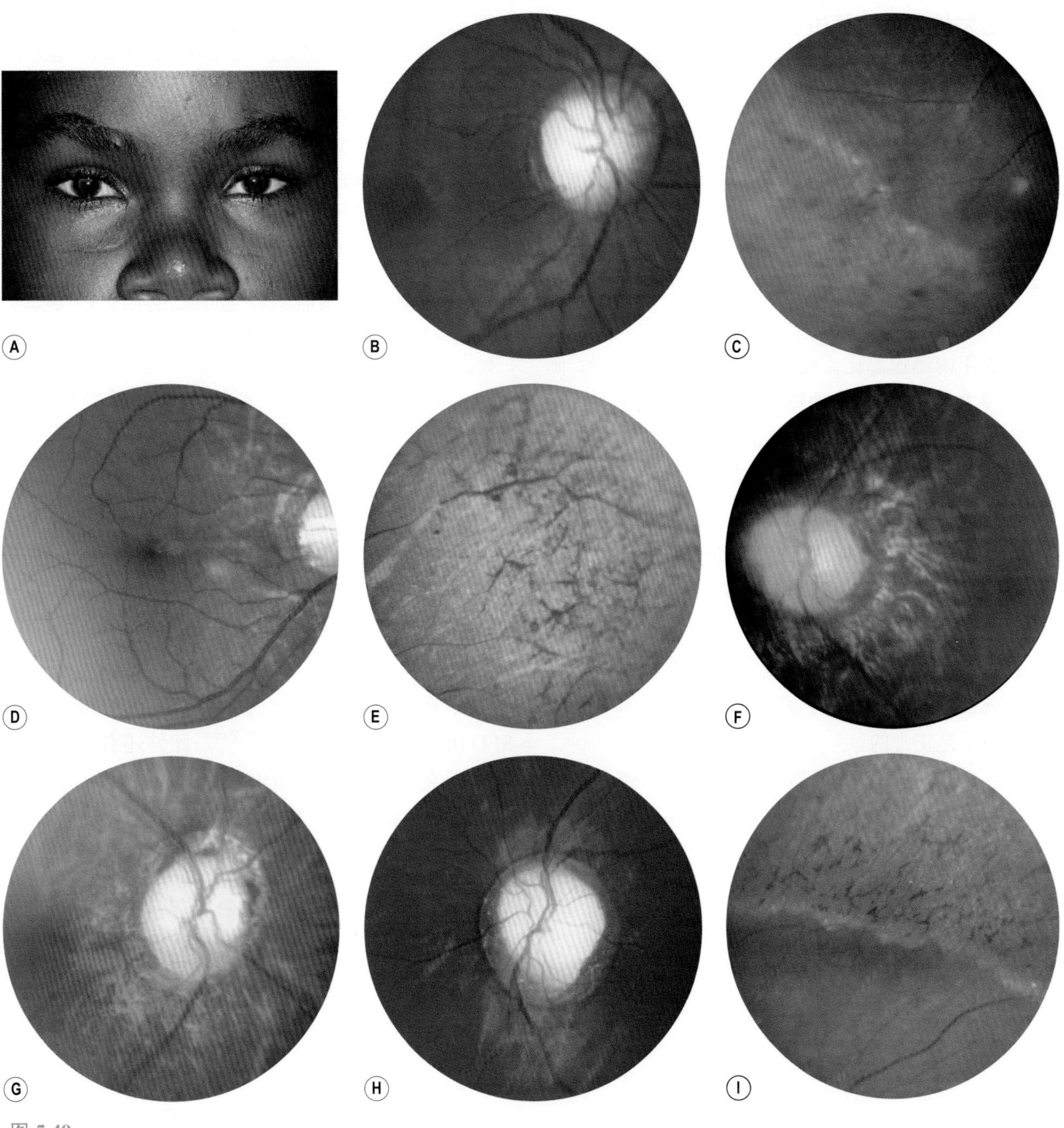

图 5.49

迟发性视网膜黄斑变性

具有苏格兰血统的患者首先被描述为具有这种常染色体显性遗传的病症[695]。他们 50 岁前症状都是不典型的并且具有正常的眼底。夜盲的症状从五六十岁开始，并在几年内迅速发展。早期视网膜变化包括遍及眼底的“玻璃膜疣样”黄色点状改变，代表 RPE 下沉积物（图 5.50C）。很快，RPE 萎缩岛随之而来，留下了具有扇形边缘的 RPE 间隙（图 5.50D，E 和 J~L）。患者的光感受器功能在平均 5 年内迅速恶化，使患者的视野严重受损；随着黄斑 RPE 进一步呈地图样萎缩，中心视力逐渐下降。在眼底的某些部位可能存在保留 RPE 的不完整区域（图 5.50D，E，K 和 L）。在疾病的早期，暗适应受到影响。视网膜外观类似于回旋状萎缩；然而，在患有回旋状性萎缩的患者中，地图样萎缩岛开始于外周并且缓慢地向后极进展，而在迟发性视网膜黄斑变性（late-onset retinal macular degeneration，LORMD）中地图样萎缩岛在早期即可出现在后极部视网膜，并且患者鸟氨酸和其他氨基酸水平是正常的。

一些患有异常长和晶状体前附着小带的患者已被描述[696]。组织学、电子显微镜和免疫组织化学显示在 RPE 下沉积有与年龄相关性黄斑变性和 SFD 沉积相似的成分[695, 697-700]。此外还有酯化（油红 O 染色）和未酯化胆固醇的累积，类似于动脉粥样硬化斑块的含量。基因缺陷已定位于 *CTRP5*。

图 5.50 迟发性视网膜黄斑变性（LORMD）。

A~H：这名 62 岁的德国女性患者在过去 5 年里一直被夜盲困扰着。5 年前，验光师对她进行最后一次检查。她的验光师注意到未见过的视网膜变化。从童年开始，她的右眼就是弱视，右眼视力 20/20，左眼视力 20/50。在后极（图 A 和图 B）和颞侧（图 D 和图 E）视网膜可以观察到几个萎缩斑并朝向周边扩大。鼻侧视网膜可见玻璃膜疣。在血管荧光造影上可观察到窗样缺损，并且病变渗漏区域呈现低自发荧光。视野显示外周缩小，视网膜电图显示双眼视杆和视锥细胞波形振幅严重降低。她的父亲在晚年生活中视力不佳；她有两个同胞家族成员，没有视力障碍；她的两个儿子分别为 32 岁和 34 岁，也没有相关症状。

I~L：这名 60 岁的西班牙裔男性患者夜盲和中心视力下降 5 年。他的表兄弟中有几个人视力不佳；没有关于他自己的兄弟姐妹的病史。他的视力分别为 20/100 和 20/80。视网膜色素上皮细胞（RPE）/ 脉络膜毛细血管萎缩的圆形斑可见于中心凹的周围，并弥漫在双眼下方眼底（图 I~图 L）。可观察到斑片样色素迁移和聚集；LORMD 中存在典型的 RPE 保留的扇形区域。

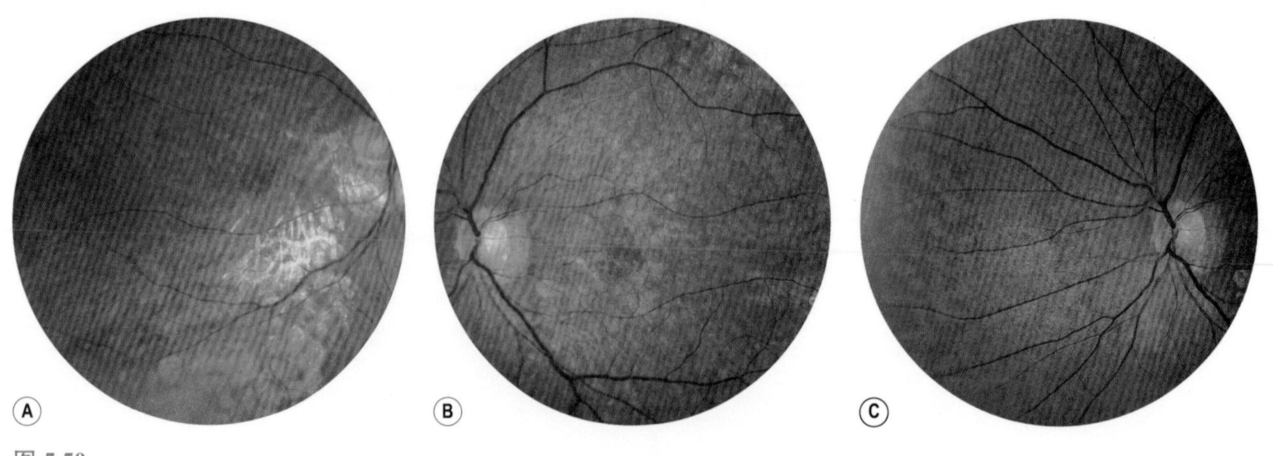

图 5.50

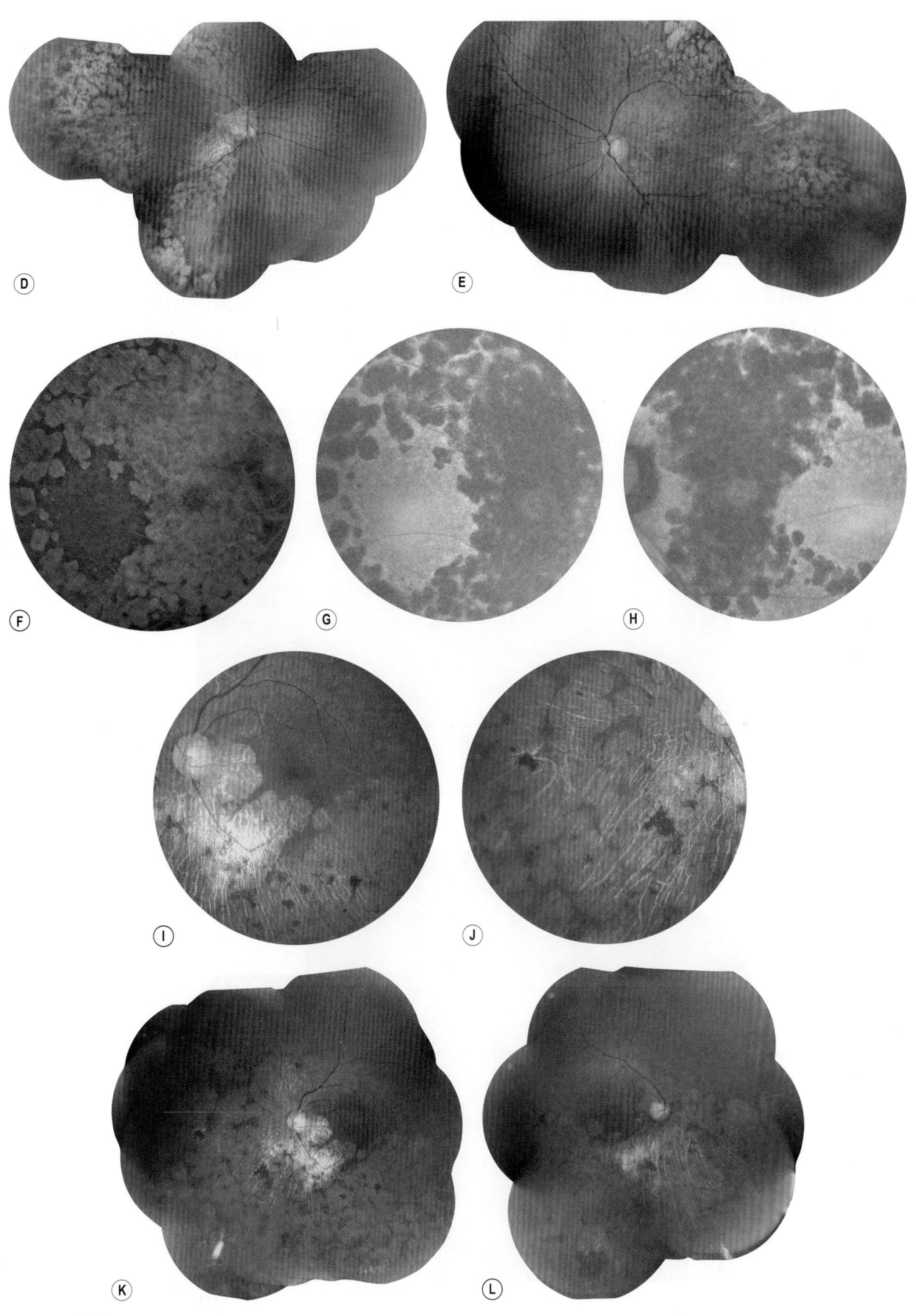

图 5.50（续）

伴随假性玻璃膜疣样外观的广泛黄斑萎缩

Hamel 等人描述了 18 名患者，他们在 50 岁之前发病，眼底表现为萎缩性黄斑病变范围迅速增加，累及整个后极部到达拱环，类似于年龄相关性黄斑变性的地图样萎缩（图 5.51）[701]。在所有这种垂直方向发展的萎缩性黄斑病变的患者病例中，眼底检查发现在整个视网膜后极和赤道部都发现了许多玻璃膜疣样沉积物（类似网状假性疣）（图 5.51A~C）。所有患者在周边下方视网膜都存在铺路石样变性。没有患者形成脉络膜新生血管，并且该疾病不是家族性的。

图 5.51 伴有假性玻璃膜疣的黄斑萎缩。

A~F：这名 54 岁的白种人妇女有老年失明的家族史。症状发作始于 50 岁，伴有夜盲、明显畏光、远距离阅读和面部识别困难。她的视力是右眼：20/40，屈光状态为 −3.25 sph −1.25×170°；左眼：20/400，屈光状态为 −4.00 sph −1.25×180°。右眼眼压为 13 mmHg，左眼眼压为 12 mmHg。在 Goldmann 视野检查中，她有双侧中心绝对暗点（图 E 和图 F），并且暗适应延迟。双侧较大的黄斑萎缩在垂直轴上具有最大直径，并且在中间位置观察到许多（图 A 和图 B）。光学相干断层扫描显示视网膜外层萎缩（图 D）。假性玻璃膜疣没有自发荧光（图 C），并且在血管造影或光学相干断层扫描中不可见。

（由 Dr. Christian Hamel 提供 [701]）

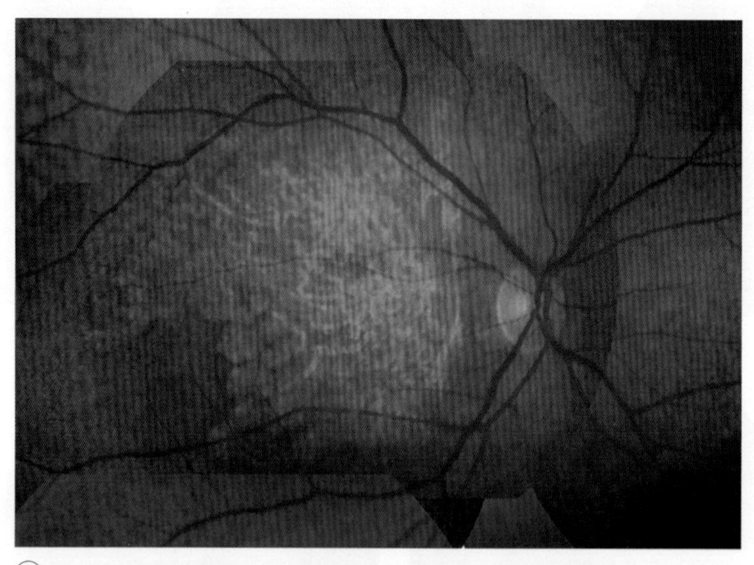

A

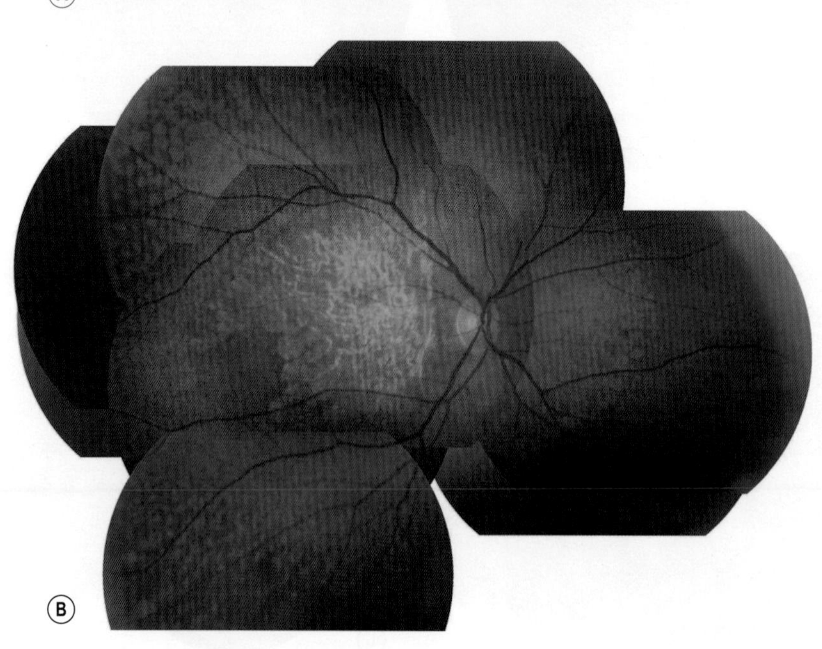

B

图 5.51

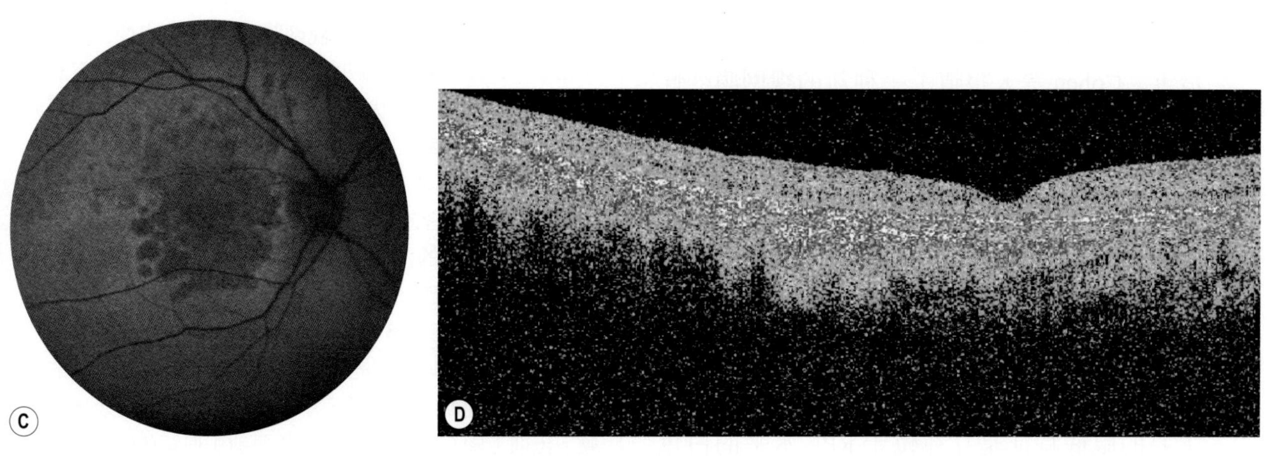
C
D

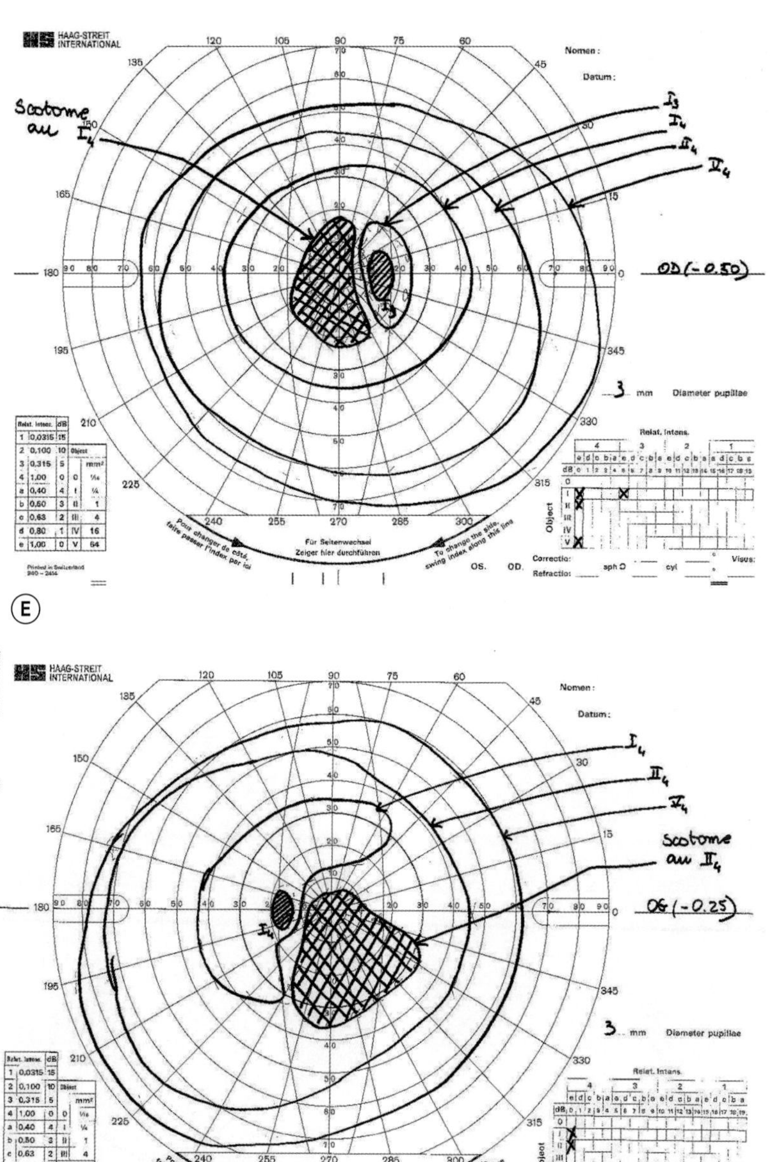
HAAG-STREIT INTERNATIONAL
Nomen :
Datum :
Scotome au I_4
OD(-0.50)
3 mm Diameter pupillae
Für Seitenwechsel Zeiger hier durchführen
Pour changer de côté, faire passer l'index par ici
To change the side, swing index along this line
E
Scotome au II_4
OG(-0.25)
F

图 5.51（续）

西印度群岛纹样视网膜色素上皮病变

最近，Cohen 等人报道了一种新的视网膜变性（图 5.52）（2010 年 2 月在黄斑学会年会上发表）。报道中所有患者均为黑种人或有黑种人血统，起源于法国西印度群岛的马提尼克岛。这种疾病影响了整个家庭，包括一个 86 岁的母亲和她的四个孩子。另外两名患者被诊断出患有这种疾病，一名与这个家庭有血缘关系（表亲），另一名没有血缘关系，但来自相同的地理区域。

主要的眼底特征是存在位于 RPE 水平的白色网状改变在黄斑区域聚集，但也存在于赤道部，类似于干泥浆裂纹（图 5.52A~C）。在黄斑或周边的网状图案内可以观察到一些色素。自发荧光模式是多种多样的，白线为弱自发荧光（图 5.52D）。荧光素血管造影显示早期相有强荧光网状结构，晚期染色（图 5.52E~H）。吲哚菁绿血管造影也显示晚期相的网状图案（图 5.52I）。在 OCT 上，RPE 出现波纹，呈现裂纹状外观（图 5.52J）。这种疾病的病因尚不清楚，无论是后天的还是营养不良的情况。两名患者出现的视网膜下出血可能与息肉状脉络膜血管病相关。两名患者还有盘状黄斑瘢痕，可能继发于出血和（或）脉络膜新血管形成。电生理学和基因测试正在进行中。

图 5.52　西印度群岛纹样视网膜色素上皮病变。

A 和 B：患者右眼和左眼的复合体，视网膜色素上皮的皱褶波纹呈现为白色网状，在黄斑区域更密集，但延伸至赤道部，与干泥裂纹相似。在中心凹和周边的波纹有轻度色素沉着。

C~I：第二名患者的左眼显示明显的裂纹样改变（图 C）。自发荧光是可变的；大多数裂纹样改变对应于低自发荧光，表明视网膜色素的位移使得它（RPE）的色素远离裂纹（类似于在脉络膜褶皱中看到的那样）（图 D）。荧光素血管造影显示裂纹区域高荧光，再次表明 RPE（图 E）中的染色相对缺乏晚期染色（图 F）。同一患者的右眼显示出视网膜下出血（图 G 和图 H）的脉络膜新生血管化的证据。吲哚菁绿血管造影显示晚期帧的网状图案，但不太明显（图 I）。光学相干断层扫描显示 RPE 出现裂纹，呈现皱褶的外观（图 J）。电生理学和基因检测正在进行中。

（由 Drs.SY Cohen，A Jean-Charles 和 H Merle 提供）

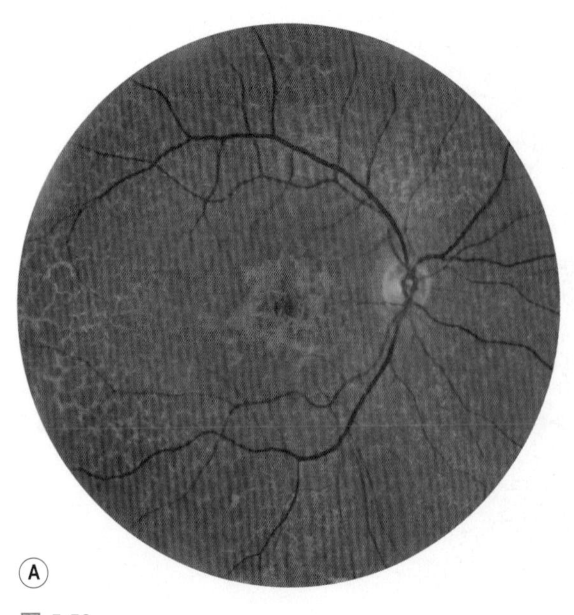

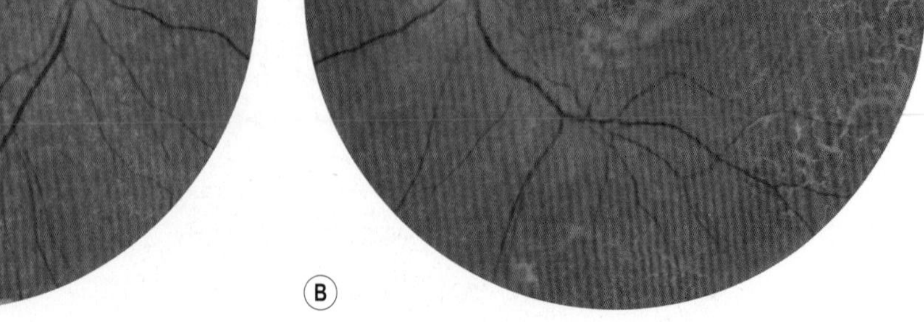

图 5.52

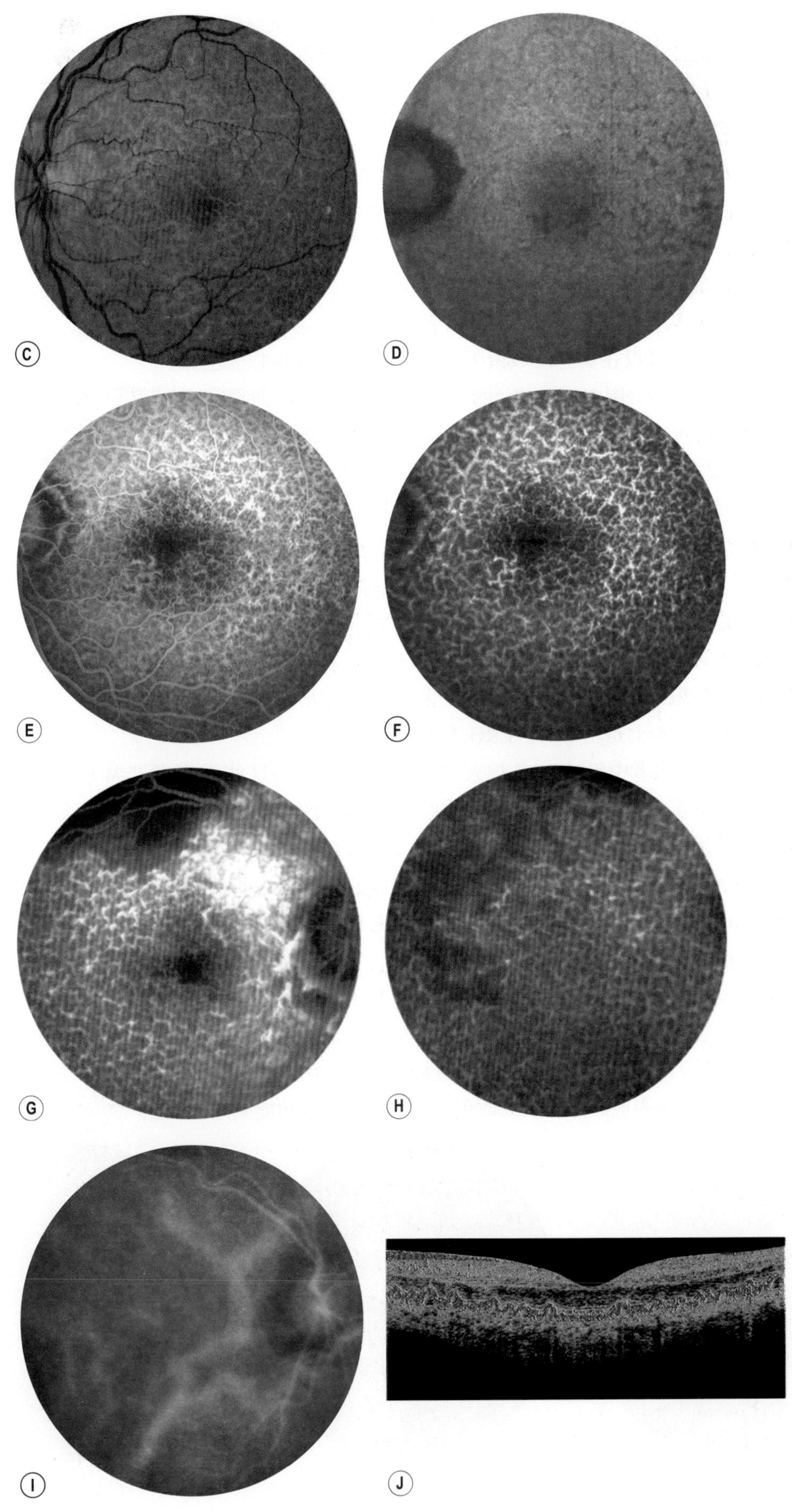

图 5.52（续）

无脉络膜症

无脉络膜症是一种 X 连锁的隐性遗传性脉络膜视网膜障碍[702-712]。这可能与之前一些作者报道的 X 连锁脉络膜硬化症相同[713]。男性患者通常在 10~30 岁出现夜盲症状。几年后，他们意识到周边视野的丧失。中心视力仅在中年或晚年才会受到影响。RPE 斑驳的脱色素可能是最初唯一的发现。然而，大片的 RPE 和脉络膜萎缩斑从赤道部逐渐发展，并在前后方向逐渐扩散。最终患者仅在黄斑区域留下一个相对正常的脉络膜和 RPE 岛（图 5.53I 和 J；图 5.54F 和 L）。脉络膜新生血管可能很少发生[709]。

在疾病的晚期阶段可伴有视网膜血管狭窄和视神经萎缩。疾病晚期的荧光素血管造影表明视网膜和脉络膜循环减慢，脉络膜血管系统和 RPE 明显减少，但 RPE 和脉络膜血管相对保留，包括中央黄斑区的脉络膜毛细血管（图 5.53E）。血管造影通常表明存在许多脉络膜血管，这些脉络膜血管在眼底镜下可能很难看到。一些患者在暗适应中表现出严重的明视功能损害。色觉基本上是正常的。ERG 在疾病早期出现异常，通常在患者中年时 ERG 熄灭。

女性携带者表现出正常的视力、视野、暗适应检查和视网膜电图结果，但也有少数例外，表现出特征性的 RPE 斑驳和脱色，最明显的是中周部（图 5.53B 和 C，G 和 H；图 5.54E 和 K）。携带者眼底的色素颗粒外观被描述为不规则的方形。色素改变与视神经盘或视网膜血管的异常无关。这种眼底类似于风疹视网膜病变（图 7.27）和硫利达嗪引起的中毒性视网膜病变（图 9.02A），但不同于一些 X 连锁视网膜色素变性携带者的眼底彩虹样条纹改变。

图 5.53　无脉络膜症。

A：一名 33 岁男性患者，右眼视力为 20/40，左眼视力为 20/200，两只眼的脉络膜和视网膜色素上皮（RPE）均有广泛萎缩。中心有一些 RPE 残留（箭头，图 A）。视网膜血管变窄。

B 和 C：一名拥有正常视力的 9 岁女孩是无脉络膜症携带者，眼底可见 RPE 广泛斑驳样改变。她的父亲患有无脉络膜症。她的眼电图和视网膜电图检查结果正常。

D 和 E：患有无脉络膜症的一名 34 岁男性患者。右眼视力为 20/25，左眼视力为 20/20。他的视网膜电图已经熄灭了。他的兄弟同样患病，两个姐妹的眼底存在色素变化，但她们的视觉功能正常。

F~J：这名 34 岁的女性患者主诉她的右眼有轻度隐匿性视网膜病变。右眼视力为 20/25，左眼视力为 20/20。她父亲有长期存在的夜盲症相关的“视网膜色素变性”病史。她双眼都有斑点样色素沉着，类似于“黏土裂纹”（图 F~图 H）。她的双眼视野和视网膜电图均正常。她被诊断为无脉络膜症携带者，并要求父亲进行评估。她的父亲眼底存在弥漫性色素缺失，仅保留了中心凹的 RPE，且伴有视网膜动脉狭窄，视野严重受限，每只眼睛的视力为 20/60（图 I 和图 J）。这些是无脉络膜症的典型表现。

（L~J，引自 Yannuzzi，Lawrence J.，The Retinal Atlas，Saunders 2010，9780-7020-3320-9，p.148）

鉴别出这些携带者非常重要，因为他们的儿子有 50% 的机会患有无脉络膜症，他们的女儿有 50% 的概率成为这种携带者。已知一些女性携带者特别是在晚年时期表现出无脉络膜症的临床特征，是由于 X 染色体的不规则失活（lyonization 作用）。

在患有无脉络膜症的患者中没有发现相关的已知的系统性疾病，除了一名男性患者伴有多指畸形，这是由于他父亲携带多指的常染色体显性遗传性基因引起的。他的生长发育和心理均正常，没有发现性腺功能减退的证据[714]。

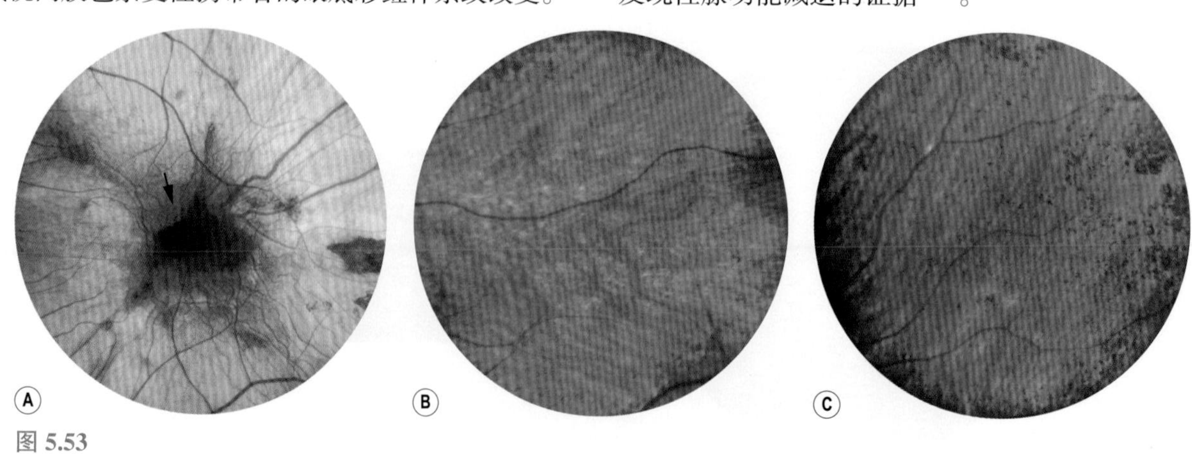

图 5.53

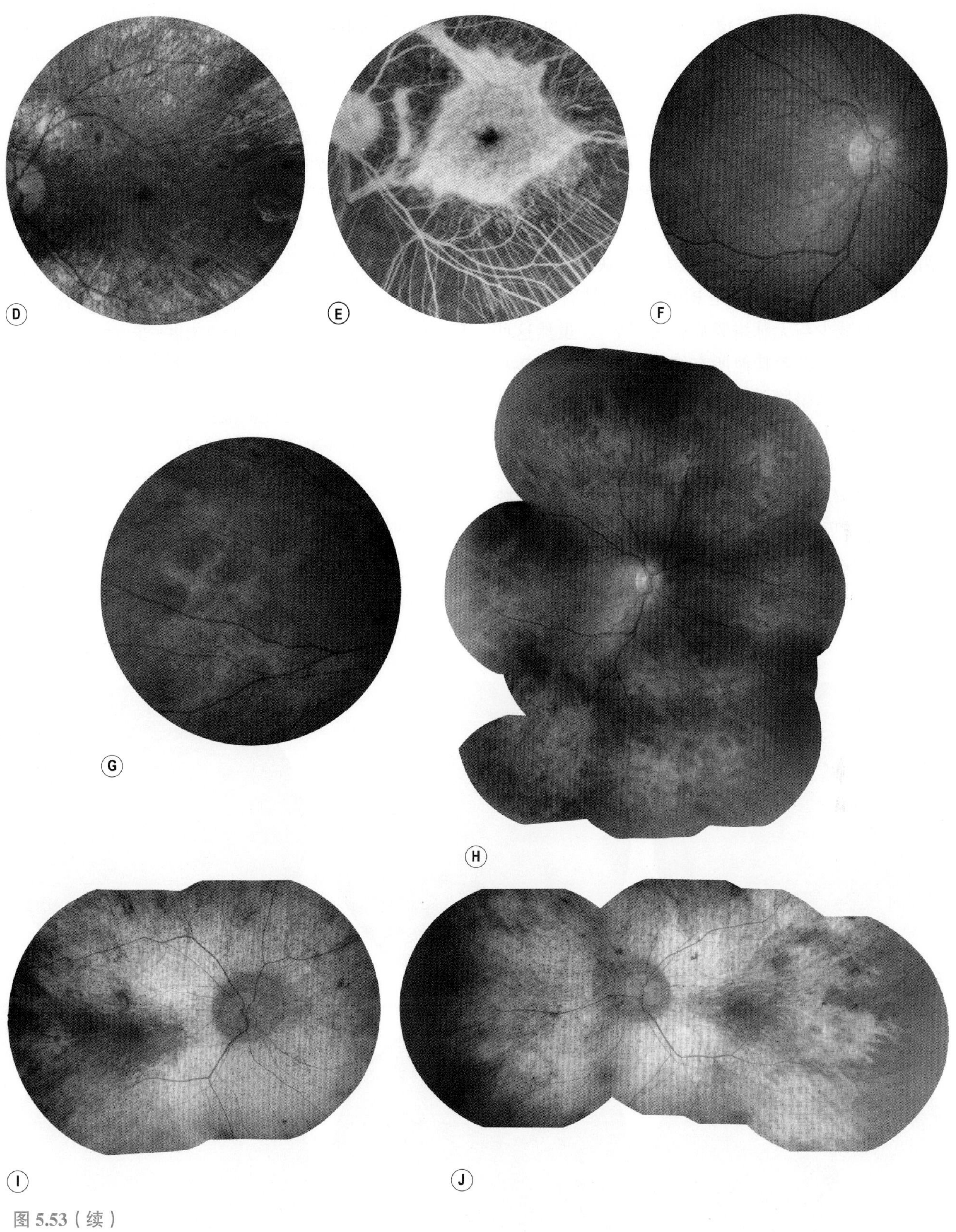

图 5.53（续）

无脉络膜症是由定位于 X 染色体长臂的 *CHM* 基因突变引起的（Xq21.2）。该突变影响 Rab 护送蛋白异构体 I（REP-1）的产生，该蛋白之前被称为 Rab 香叶基转移酶（GGTase）的组分 A，GGTase 在 Rab 蛋白的激活中起关键作用，Rab 蛋白负责调节细胞外泌和内吞通路。它们控制分泌和内吞途径的蛋白质运输。无脉络膜症与 *CHM* 基因的几种类型的突变有关，包括点缺失、大碱基缺失、剪接位点替换和易位等，特别是 REP-1 优先结合激活的 Rab27a 的减少与无脉络膜症有关 [715-718]。虽然这些无脉络膜症的患者其他所有细胞中也缺乏 REP-1，但视网膜和脉络膜是唯一受影响的结构；人们认为，与 REP-1 相似的 REP-2 大约占 75%，足以激活视网膜和脉络膜外细胞中的 Rab 蛋白 [719]。

妊娠期绒毛组织的 DNA 分析可以在产前排除无脉络膜症 [720]。

晚期病变的组织病理学检查揭示了脉络膜、RPE 和视网膜萎缩，同时黄斑和周边部相对保留 [704, 705, 707, 710, 712, 721]。在超微结构上，RPE 和外层视网膜巨噬细胞内的曲线三层结构类似于无 β 脂蛋白血症 [710]。

图 5.54　无脉络膜症。

A~L：一名 15 岁男孩在验光师办公室进行的一次常规 Humphrey 视野检查中，发现存在轻度视野狭窄。双眼视力均为 20/20。每只眼睛的眼底都有弥散性色素缺失，不累及中央黄斑。在眼底到处都可以看到小的色素块（图 A~图 C）。他的 8 岁同父异母兄弟双眼也没有症状，但每只眼睛的中心凹处有细小的色素沉着，中周部眼底和前节有中度的色素缺失（图 D）。他们的 40 岁母亲无症状，视力为 20/20，眼底外观几乎正常（图 E）。他们 75 岁的外祖父由于晚期青光眼失去了右眼，左眼底完全没有色素，视网膜血管变窄，视力为 20/400。3 年后的眼底检查显示，两个同父异母的弟弟的视网膜色素进一步流失（图 G~图 J），其母亲的色素正常（图 K），而其祖父的视网膜色素完全缺失（图 L）。

（G 和 H，引自 Yannuzzi，Lawrence J.，The Retinal Atlas，Saunders 2010，978-0-7020-3320-9，p.147）

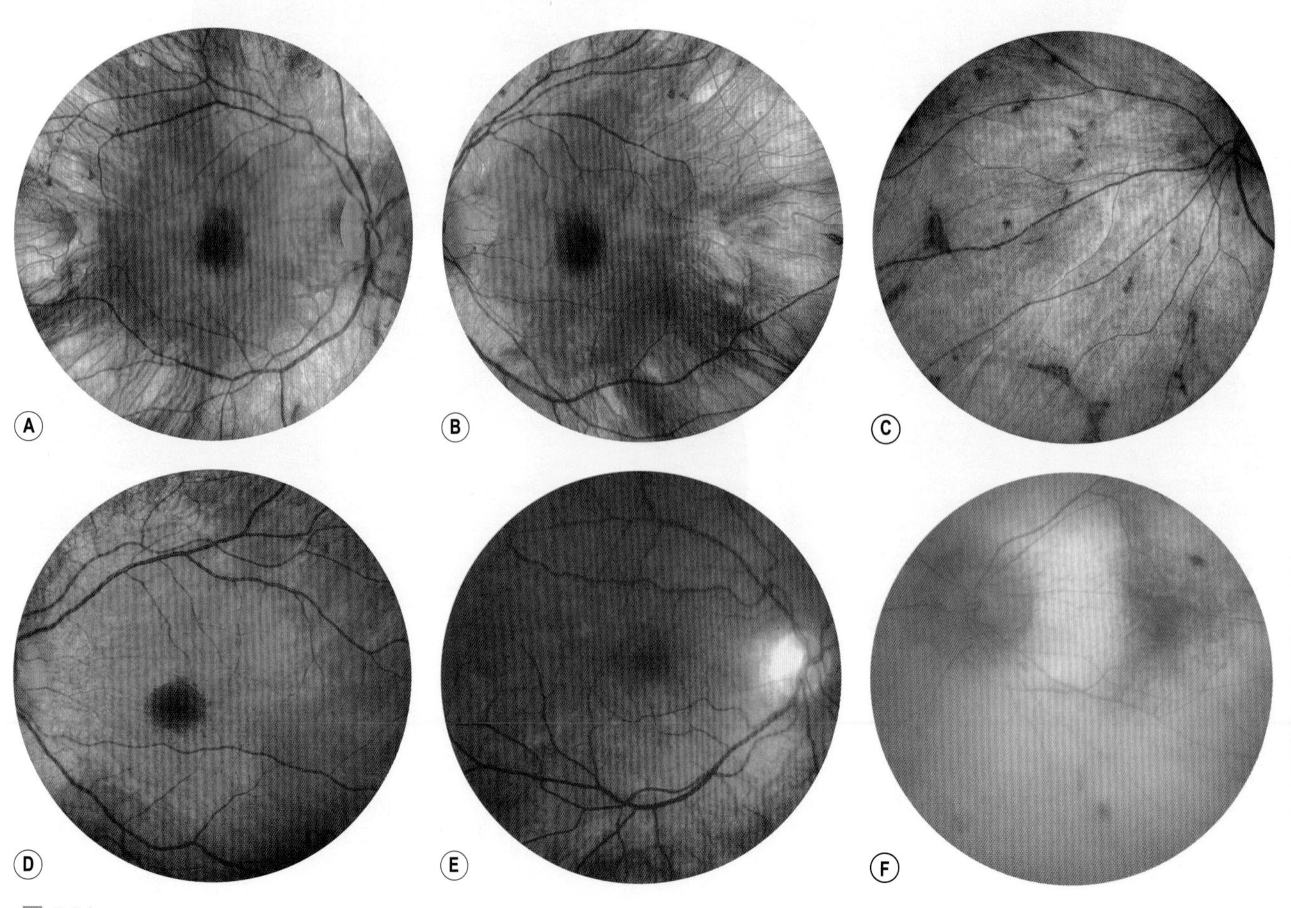

图 5.54

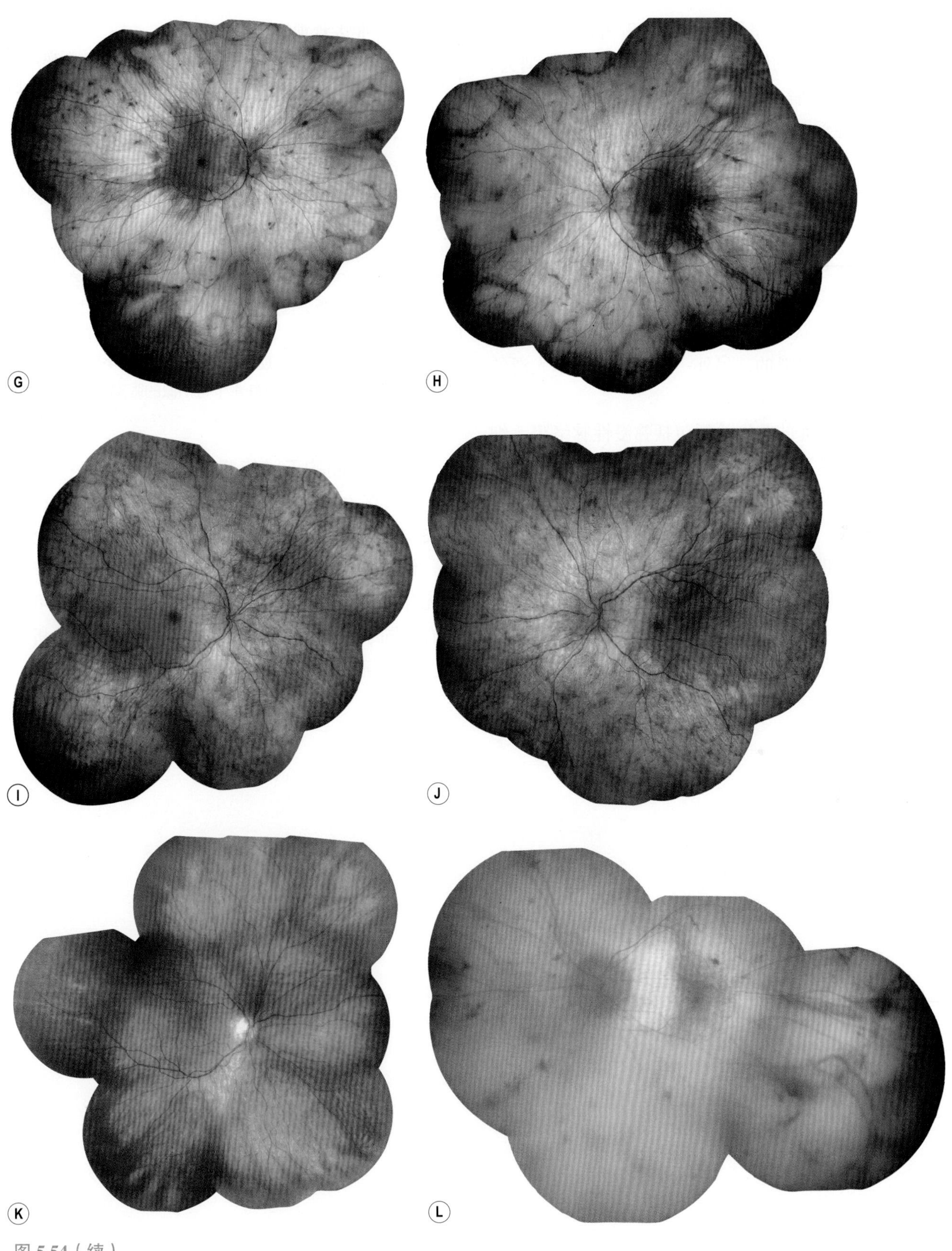

图 5.54（续）

有症状的无脉络膜症女性携带者的视网膜显示，在严重变性的区域，光感受器外节完全消失，光感受器核萎缩，内视网膜萎缩夹杂着接近正常的区域。在受影响的区域，RPE表现出严重的变性、变薄、色素凝块和上皮下碎片的沉积，脉络膜去色素化。用视锥细胞视蛋白和视紫红质抗体标记显示视锥细胞和视杆细胞受到严重影响。在超微结构上，在黄斑中RPE顶端微绒毛和基底折叠缺失，RPE基底面和脉络膜上可见由分布较广的胶原纤维组成的带状纤维。Bruch膜上充满了小泡样的结构，有些是光滑的，另外一些有鬃毛样不光滑的特征[722]。

无脉络膜症的鉴别诊断包括弥漫性脉络膜毛细血管萎缩，这种疾病在某些情况下是显性遗传[723]和脉络膜回旋状萎缩，与高鸟氨酸血症常染色体隐性遗传有关[724]。图5.55显示了两名无亲属关系的疑似无脉络膜症患者女性的眼底图片，她们均有视力下降和亲属患病的病史。如果无法确诊无脉络膜症，那么进一步行氨基酸分析、遗传方式和患者母亲的眼底检查非常重要。

图5.55 非X连锁的无脉络膜症。

A~F：这名58岁的白种人女性患者从48岁时出现视力下降。近5年内视力下降较稳定。她一个妹妹有着同样的眼部病史，两位兄弟的眼部正常。患者的右眼视力为20/50，左眼为20/200。她双眼的手指计数周边视野检查正常。赤道附近的脉络膜和视网膜看起来正常。她的视网膜电图显示，双眼视杆细胞波幅显著下降，时间延迟，视杆细胞幅度少量减少，时间延迟。

G~H：这名58岁的拉丁女性患者是没有临床症状的，当她44岁时被告知她患有视网膜色素变性时，她注意到她自53岁以来出现渐进性严重的视力下降。右眼视力是手动，左眼视力是20/200。Goldmann视野计揭示了双眼保留一些周边视野。眼底发现几乎与图A~图F中显示的相同。在她的10个兄弟姐妹中有4个有相似的眼部发病史。

非X连锁的无脉络膜症

有几名女性患者被发现患有弥漫性脉络膜视网膜萎缩（图5.55），没有X连锁无脉络膜症的家族史。他们没有Turner综合征（XO）病史，父亲不是无脉络膜症患者，母亲也不是携带者。他们可能患有不同于无脉络膜症的疾病，未来的遗传分析可能会得出原因。

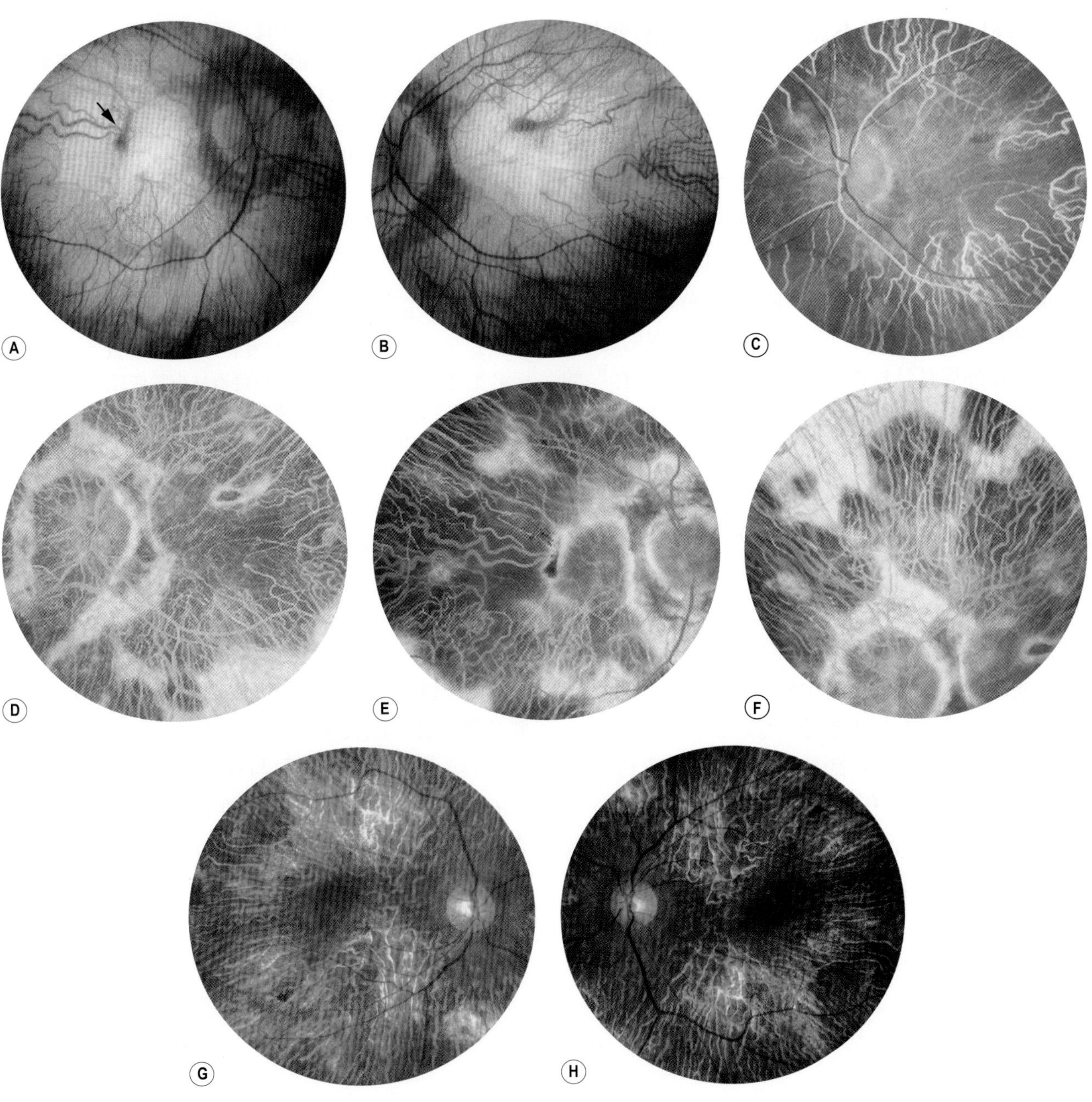

图 5.55

锥杆细胞营养不良（视网膜色素变性）

早期发生的中心视力和色觉损伤以及夜盲的发展是锥杆细胞营养不良的特征[243, 347, 507, 725-731]。症状可能直到成年时才开始发生（图 5.56A）。最初，一些患者可能只表现出锥细胞营养不良的临床和电生理学证据（见第 290 页）。这时黄斑区的 RPE 可能是正常的（图 5.56F 和 G）。随后发生黄斑区色素斑点伴随视网膜血管的轻微变窄，色素改变的进展，伴或不伴外周骨针样改变。类似中央“牛眼样”的色素紊乱经常发生于视盘的颞侧苍白和视盘毛细血管扩张之后（图 5.56A，B，E 和 H）[507]。然而，ERG 通常显示明显异常或视锥细胞反应和视杆细胞反应减少。ERG 可能会熄灭。EOG 波形是平坦的。这些患者可表现出严重的色觉异常。根据视锥细胞与视杆细胞 ERG 波幅下降的相对严重程度，将这些患者进行分组，可能有一定的价值[732, 733]。玻璃体荧光光度法在这些患者中发生异常的可能性低于典型的视网膜色素变性患者[729]。

锥杆细胞营养不良是一组异质性遗传性疾病。它们可以由所有三种主要模式遗传。锥杆细胞营养不良的 4 个主要致病基因是 *ABCA4*（导致 Stargardt 病和 30%~60% 的常染色体隐性锥杆细胞营养不良）、*CRX* 和 *GUCY2D*（均为导致许多常染色体显性锥杆细胞营养不良和视锥细胞营养不良的病例），以及 *RPGR*（导致大约 2/3 的 X 连锁视网膜色素变性，以及未确定比例的 X 连锁锥杆细胞营养不良）[734]。RPGR 偶尔与神经系统疾病有关（图 5.56F~I）。Rabb 等人报道了锥杆细胞营养不良患者的临床病理结果[735]。这些也可能是 Bardet-Biedl 综合征和 SCA 综合征的一部分。通过光镜和电镜研究发现狒狒和 Rdy 猫可发生类似疾病[725-727, 736]。锥杆细胞营养不良的缺失定位于 18q211[737]。

图 5.56　锥杆细胞营养不良。

A~C：这名 31 岁男性患者患有迟发型锥杆细胞营养不良，有 27 年的夜盲症史和 1 年的视力下降史。28 岁时的视力为 20/20，现在右眼为 20/400（图 A），左眼为 20/20（图 B）。他的视网膜电图结果显示视锥、视杆细胞反应严重异常。

D 和 E：一名 12 岁男孩患有早发型锥杆细胞营养不良，视网膜有外周骨针样改变，视网膜电图记录不到。他的视力是 20/200。一个兄弟有类似的表现，可见视网膜色素上皮（RPE）萎缩形成的牛眼样改变。

F~I：锥细胞营养不良，可能发展为锥杆细胞营养不良。一名 17 岁的女性患者患有进行性脊柱小脑变性和痉挛性四肢麻痹。她从 14 岁开始逐渐视力下降。目前她的视力是 20/200。视网膜电图显示视锥细胞功能明显异常，视杆细胞功能正常。她的眼底检查（图 F）和血管荧光造影（图 G）在正常范围内。22 岁时，她的视力进一步下降，视网膜血管变窄伴广泛的 RPE 变化（图 H）。血管荧光造影（图 I）显示双眼黄斑区牛眼样高荧光和 RPE 弥漫性萎缩的证据。

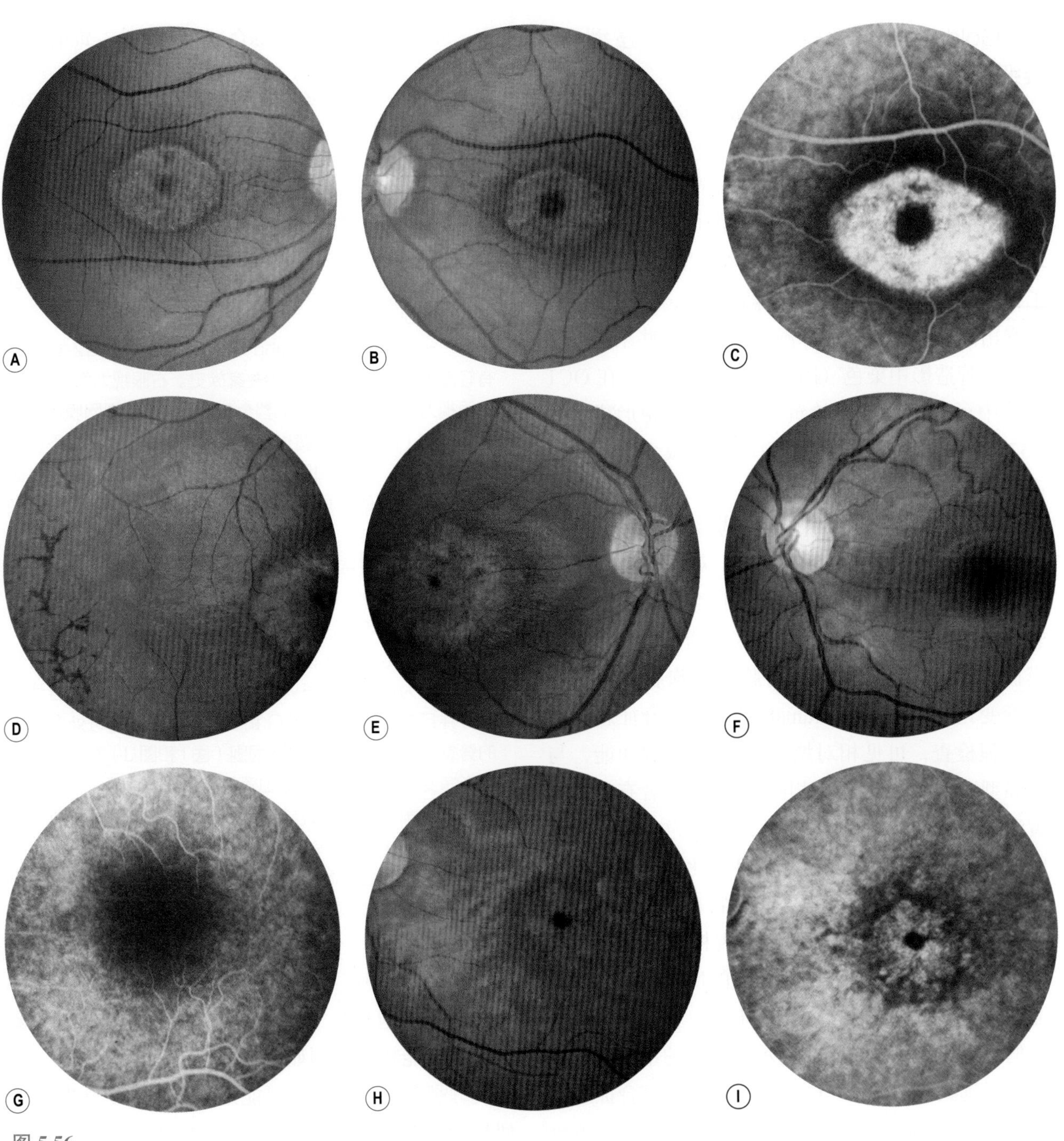

图 5.56

Goldmann-Favre 综合征（增强型 S- 锥细胞综合征）

Goldmann-Favre 综合征（玻璃体视网膜变性）是一种常染色体隐性病，其特征是夜盲，不典型的周围性色素营养不良，中心性和周围性视网膜劈裂，早期并发白内障，光学空洞的玻璃体，偶有玻璃体带，通常记录不到的明显异常 ERG[738-744]。除了视网膜血管变窄和视盘蜡样苍白外，黄斑由于表面突出的囊样改变造成弥漫性增厚，这些未能在荧光素血管造影中染色（图 5.57C，E 和 F）。在 OCT 检查中可以确认巨大的黄斑劈裂和囊肿形成（图 5.57J~L）。有报道称口服乙酰唑胺可减少增强型 S- 锥细胞综合征患者的黄斑水肿。

有发生夜盲症和不伴有黄斑劈裂的外周视网膜劈裂的病例[745]。在一个病例中，对周边视网膜活检标本进行病理学检查，显示视网膜感受器层发生非特异性变性，视网膜血管基底膜增厚，多个视网膜血管闭塞区域，视网膜前胶质细胞膜和脉络膜血管变化[744]。一些 Goldmann-Favre 综合征患者的电生理检查，可见相对增强的 S- 锥细胞功能，与增强型 S- 锥细胞综合征相同[746-750]。后者有夜盲和黄斑病变（通常是囊样改变），表现为在血管拱环区域发生部分黄色斑点的退行性变化，相对轻微的视野缺损，进展缓慢，以及一个特征性的 ERG[750]。暗适应 ERG 显示对通常会激活视杆细胞的低强度刺激没有反应，但对高强度刺激的反应却很大。大而缓慢的波形在明适应下保持不变，并且与光波平衡的短波长和长波长刺激显示出惊人的不匹配，灵敏度远远大于长波长。Goldmann-Favre 综合征患者和 S- 锥细胞综合征患者（其中一些患者没有黄斑劈裂）可能不是两种不同的疾病，而仅仅是一种具有单一视网膜功能障碍模式的视网膜退行性疾病的两种不同表型。患有这两种综合征表现的患者已在同一家族中观察到[748]。有证据表明，患有增强型 S- 锥细胞综合征的患者伴有视网膜发育不全，这可能在视网膜早期发育过程中发生。并导致在本来应该是 L/M- 视杆细胞和视锥细胞的地方形成更多的 S 形锥细胞[746]。增强型 S- 锥细胞综合征的许多临床和功能特征，例如负波形、振荡电位下降、视网膜劈裂和玻璃体改变可能是视网膜的复杂发育序列早期异常的后果[746]。图 5.57A~F 中所示的两名患者都报告了该图谱的先前版本中，这两位作为 Goldmann-Favre 综合征的例子被召回，并且两者都有增强型 S- 锥细胞综合征。

NR2E3 中的突变，其编码感光体核受体参与增强型 S- 锥细胞综合征、Goldmann-Favre 综合征和丛集性色素上皮病变[751-757]。

图 5.57　Goldmann-Favre 综合征（增强型 S- 锥细胞综合征）。

A~C：这名 19 岁男孩的右眼视力为 20/50，J-1，左眼为 10/200。他有一个中间带状暗点。整个黄斑区域存在广泛的劈裂和大的囊样改变（图 A）。视网膜色素上皮细胞萎缩的区域广泛，与色素的一些迁移和视网膜血管的狭窄有关（图 B）。没有外周视网膜劈裂。荧光血管造影（图 C）正常。在血管造影晚期没有荧光渗漏。他的视网膜电图显示缺乏明视反应和显著异常的暗视反应。他的色觉正常（Farnsworth D-15）。

D~F：一名患有 Goldmann-Favre 综合征的 12 岁男孩有轻度视力下降。他没有相关家族史。右眼视力为 20/40，左眼视力为 20/100。他的整个黄斑区域都有视网膜增厚和囊样改变（图 D）。在黄斑区域中有不明确的视网膜下白色斑点（箭头，图 D 和图 E）。血管造影显示与斑点相对应的局部高荧光的区域（箭头，图 E 和图 F）。没有证据表明有视网膜内染色。电生理显示严重异常的视杆和视锥功能。眼电图检查结果明显异常。8 年后眼底没有变化。右眼视力为 20/400，J-3；左眼视力为 20/300，J-2。

G~L：这名现年 30 岁的男性患者，在 19 岁时经由 Gass 博士检查，他 10 年前在黑暗中下车进入灌木丛。当时他双眼诊断为青少年黄斑劈裂。在右眼黄斑处有一个盘状瘢痕，并且在 30 岁时（图 G 和图 H）在左眼黄斑处有广泛的劈裂。他每只眼睛的拱环周围（图 I 和图 J）有着色的卵圆形病变（箭头）。视网膜血管具有合理的直径，并且在任一只眼中都看不到骨针状色素迁移。Gass 博士诊断他为 Goldmann-Favre 综合征（增强型 S- 锥细胞营养不良）。光学相干断层扫描显示来自右眼的复杂脉络膜新生血管膜的瘢痕，其中左侧黄斑区病变延伸至拱环（图 K 和图 L）。

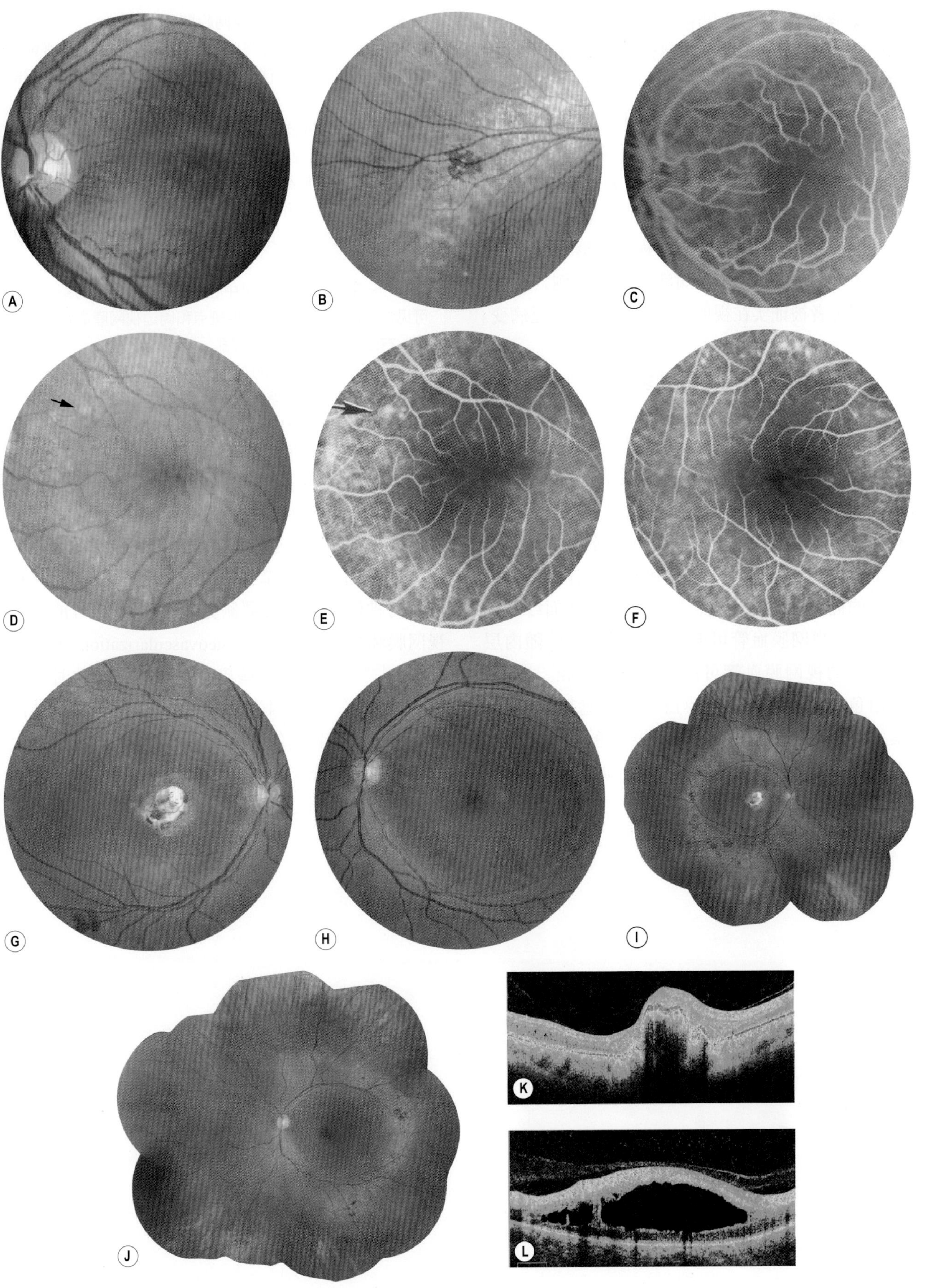

图 5.57

家族性黄斑中心凹视网膜劈裂症

黄斑中心凹视网膜劈裂症，其特征是在视网膜浅层形成网状放射性囊性改变，并且通常局限于中心凹区域，是X连锁青少年视网膜劈裂的标志，应该与黄斑劈裂相区别，黄斑劈裂由更多较大的粗糙囊腔组成，可能延伸到大部分黄斑区域，是Goldmann-Favre综合征的标志。除了极少数例外[758, 759]，家族性黄斑中心凹视网膜劈裂症仅在男性中发现[758, 760-776]。黄斑病涉及所有病例，并且涉及许多患者被证实在视网膜和RPE存在广泛病变。

X连锁先天性视网膜劈裂症

X连锁先天性视网膜劈裂症的一个持续特征，是在出生时或之后不久出现特征性的黄斑病变，称为“中心凹劈裂”，存在于所有受影响的男性患者中（图5.58 A，C，G，J和L）。只有50%的患者有外周视网膜劈裂或相关发现的证据，大部分位于颞下象限（图5.58 A，B，J和K）。在内层中可能有大的椭圆形或圆形孔，形成“玻璃体面纱”（图5.58B）。视网膜血管可能会或可能不会伴随内层。无支撑的视网膜血管可能进入玻璃体腔。半透明灰白色树状卷轴，视网膜血管呈被遮挡的树状图案（图5.58H），视网膜表面的银灰色闪光斑块，血管周围袖带，脉络膜视网膜瘢痕，玻璃体脱离，视网膜内灰白色斑点（图5.58G），视网膜内血性囊肿，以及可能存在近期或陈旧的玻璃体出血等其他发现。鼻侧视网膜牵拉可能存在于婴儿期，并被认为与神经纤维层的颞侧劈裂有关[777]。可能发生视网膜和视盘新生血管（neovascularization of disc，NVD）[776-778]。通常这些患者在早期上学的时候就可以被发现，可以因为阅读困难或是因为玻璃体出血的症状。患者偶尔可能在早期就会察觉，因为大面积的劈裂部分或完全阻碍了瞳孔空间。

图5.58 X连锁青少年视网膜劈裂。

A和B：一名男孩眼底照片显示典型的辐射状内层视网膜囊肿伴中心凹劈裂，伴有周围视网膜劈裂和视网膜内层的大裂孔。

C和D：一名24岁男性患者的黄斑中心凹劈裂，他首先注意到5岁时出现视力下降，视力为20/30。血管造影显示视网膜色素上皮细胞很细小的变化。

E和F：一名患有孔源性视网膜脱离的7岁男孩，出现类似中心凹视网膜劈裂的黄斑囊样改变，这些在巩膜扣带术后消失。

G~I：一名14岁男孩黄斑中心凹和周边视网膜劈裂，眼底可见广泛的视网膜内灰白色斑点和周边视网膜血管鞘状闭塞。右眼内层视网膜有大裂孔。

J~L：对于年龄15岁的X连锁青少年视网膜劈裂患者进行了22年的随访，首次观察到视网膜裂孔（图J和图K）时双侧视力为20/60。最后一次检查的视力是右眼20/200和左眼20/80。眼底（图L）的变化微乎其微。

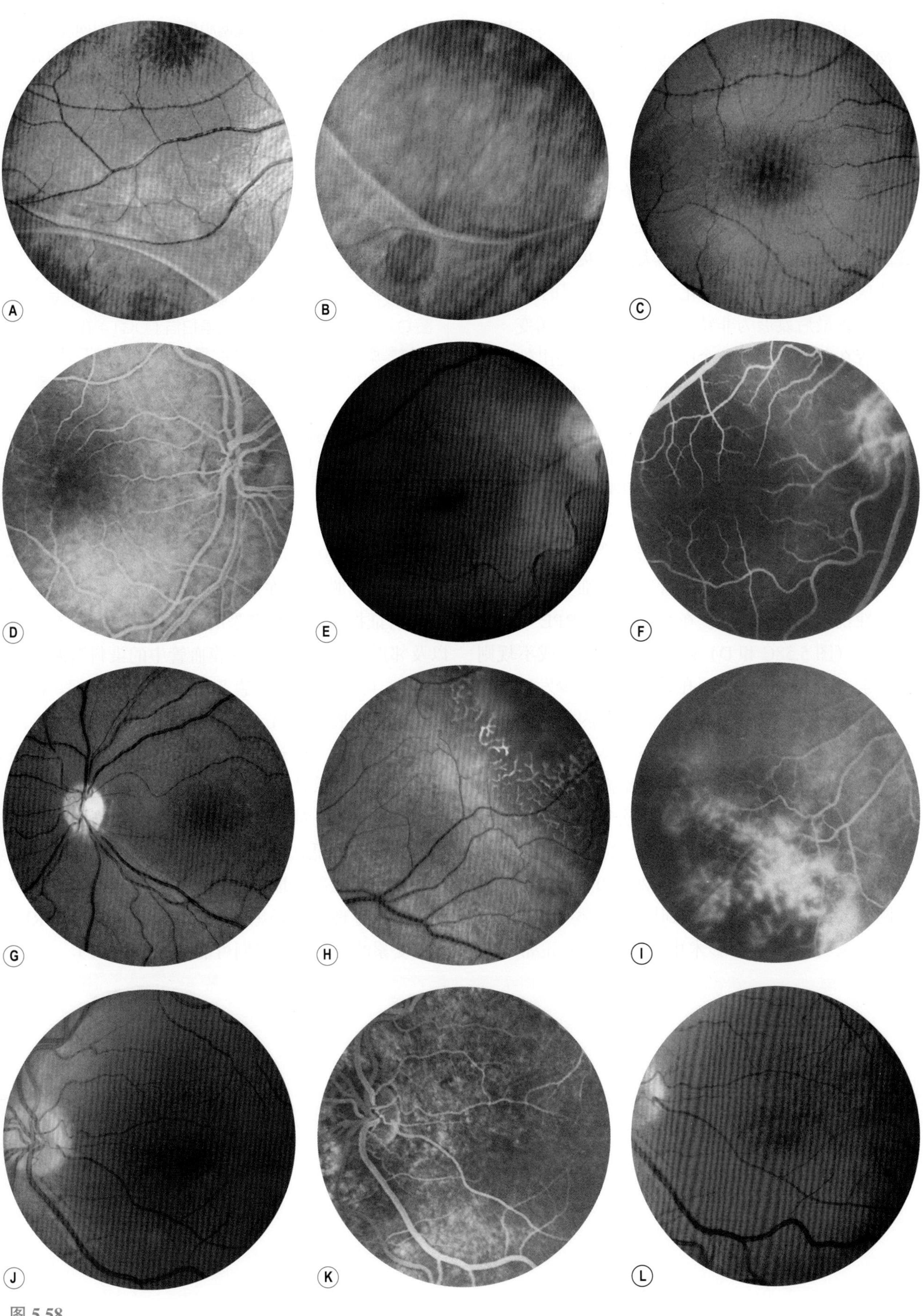

图 5.58

在生物显微镜下，中心凹劈裂呈现出特征性的图像，表现为星状排列的表浅小囊肿，并以中心凹区域为中心呈放射状（图 5.58A，C，G，J 和 L；图 5.59C，E，F 和 G）。中央囊肿常呈梭形。额外的囊肿在周边更加明显。这与视网膜内部厚度升高有关。视网膜表面出现特殊的光泽。这有时可能会出现金色的绒毛反射和 Mizuo-Nakamura 现象 [779]。最终，囊肿壁可能会聚结并形成一个大的中央劈裂腔。在一些成年病例中，囊性变化消失，其下层的 RPE 改变消失，最后发展为非特异性萎缩性黄斑病变。一些患者在黄斑颞侧或整个眼底范围内表现出外层视网膜皱纹。这些皱纹在感光细胞层和外丛状层处，并且随着时间的推移其方向和形状会发生改变，有时可能会完全消失。图 5.59 显示了两个兄弟。有症状的弟弟在 5 年皱纹消失（图 5.59B 和 K）。一个假设是，劈裂腔的高度和紧张度的变化会对颞侧视网膜产生作用力，从而产生这些皱纹 [779a]。

一些患者出现视网膜血管逐渐变细并且外周部色素性视网膜营养不良。在童年时期，RPE 可能是正常的（图 5.58C 和 D）或可能是弥漫性或不规则脱色素（图 5.58J 和 K）。孔源性脱离很少发生，并且可能发生自发的复位。在劈裂区域内的浅表视网膜新生血管簇的破裂可能导致玻璃体出血或出血进入周边视网膜囊肿 [773]。大多数玻璃体出血自发消退。视神经盘上的异常血管环或分支是常见的。X 连锁青少年视网膜劈裂大多数变化都发生在 20 多岁 [780]。视力通常稳定在 20/50~20/100。只有当外周视网膜劈裂存在时才会影响到周边视野。

在荧光素血管造影术中，眼底多为正常（图 5.58D）。一些患者可能是弥漫的斑驳状高荧光，表明整个视网膜内存在广泛的色素变化（图 5.32J 和 K）。有证据表明外周劈裂的患者可能会在劈裂区域以及邻近区域内显示视网膜血管中的染料泄漏（图 5.58I）。可能存在视网膜节段未灌注的证据。OCT 证实了劈裂腔由垂直支柱相互隔开成小室结构（图 5.59H1 和 H2）。暗适应通常正常或轻微改变。视网膜电图通常显示异常的 b 波振幅和正常的 a 波振幅、b 波潜伏期和绝对期延长、由视杆或视锥细胞产生的振荡电位降低，以及 30 Hz 闪烁响应降低 [781, 782]。这些发现可能部分取决于发病的严重程度和患者的年龄。电生理在年轻患者中通常是正常的。在 RPE 严重受累的患者中，它们可能是低于正常的。

图 5.59 X 连锁青少年视网膜劈裂和外层视网膜皱纹。 该 12 岁男性患者（同胞 A）双眼最佳矫正视力为 20/60。双眼中心凹都有囊性变化，右眼（图 A）比左眼更明显。此外，左眼劈裂腔颞侧的外层视网膜皱纹形如“飞翔的海鸥”（图 B）。他母亲的眼睛检查正常。他的视力在 5 年中逐渐恶化到 20/200。5 年后，大他 2 岁的哥哥（同胞 B）发现视力迅速变化，隐形眼镜矫正视力无法大于 20/40。他的右眼出现中心凹视网膜劈裂，并有类似的外层视网膜皱纹（图 C 和图 E）。荧光素血管造影未检测到劈裂腔，而皱纹呈弱荧光（图 D，箭头）。在接下来的 1 年中，右眼皱纹形状改变，并且在左眼中开始出现（箭头，图 F 和图 G）。双眼黄斑光学相干断层扫描（OCT）在多层中显示劈裂腔（图 H1 和图 H2）。通过皱纹的 OCT 显示它们位于外层视网膜，并进展到感光细胞层和外界膜（箭头，图 I1 和图 I2）。同胞 A 现在左眼的视网膜皱纹已经消失，但双眼的劈裂分布更广（图 J 和图 K），OCT 显示左眼的劈裂腔扩大（图 L）。

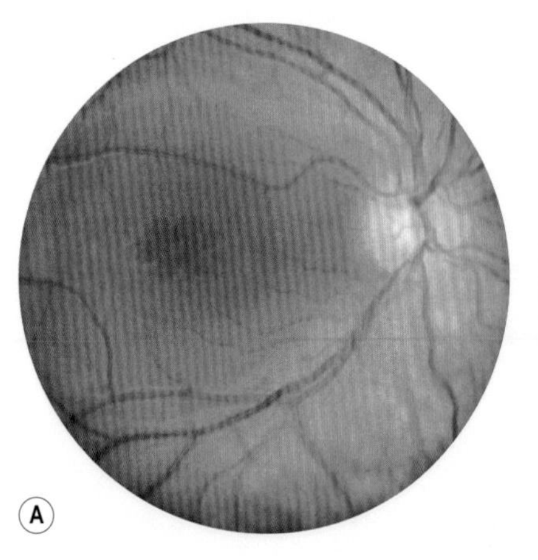

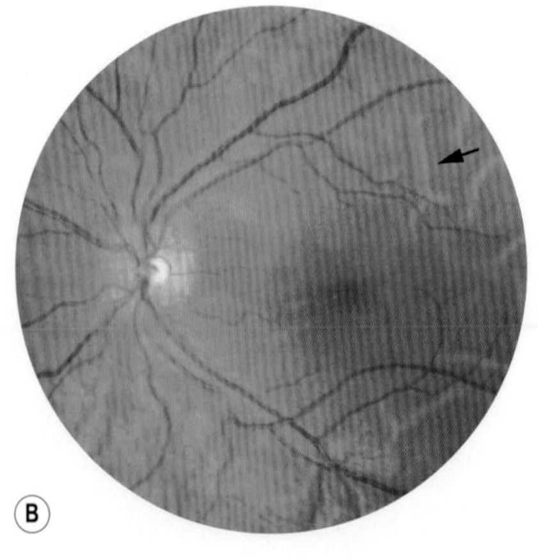

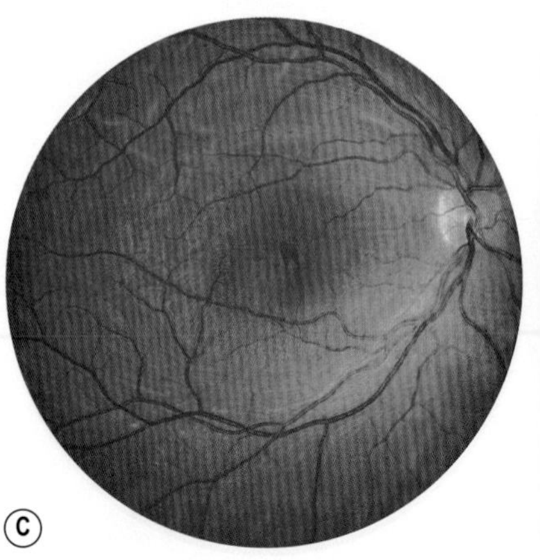

图 5.59

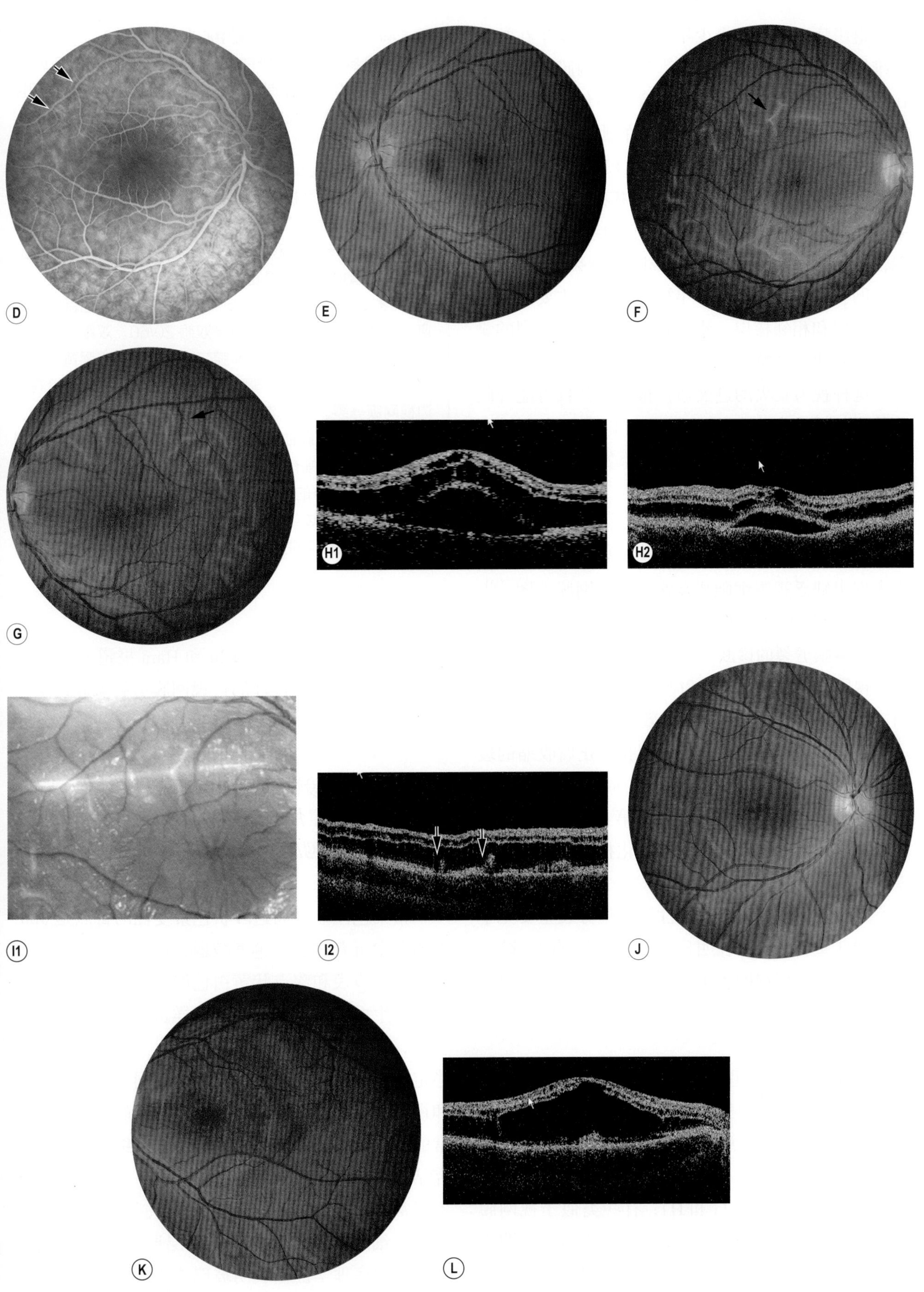

图 5.59（续）

组织病理学上，青少年视网膜劈裂发生在神经纤维层和神经节细胞层[760, 762, 783]。视网膜的内界膜在劈裂区域变薄。内层可以包含或不包含视网膜血管。目前，没有关于中心凹劈裂的典型早期阶段的病理学表现。组织病理学发现和ERG影响b波的异常，表明Müller细胞参与这种疾病[760, 783]（参见第474页关于婴儿黄斑囊样病变的组织病理学表现，其宏观上类似于中心凹视网膜劈裂）。与老年性视网膜劈裂不同，青少年视网膜劈裂主要发生在外丛状层和相邻核层，浅表青少年视网膜劈裂的囊腔不含酸性黏多糖。

这种视力丧失的进展通常很慢，并且可能与眼底外观的微小变化有关（图5.58J和L）。外周劈裂通常不会进展，并且在一些情况下发生内层和外层的自发重新叠加。

女性携带者没有眼底变化[767]。Arden等报道了纯合的X连锁青少年视网膜劈裂的鉴别：所有患者均表现出缺乏视锥细胞相互作用的视网膜电图[781]。连锁DNA探针已经被用于携带者检测和X连锁先天性视网膜劈裂的诊断[772]。

视网膜劈裂基因*XRLS1*突变是造成该病症的原因，包括缺失、错义突变和无效突变。

黄斑劈裂可能是由于黄斑裂孔中止后收缩的玻璃体皮质凹陷所引起的内界膜的局灶性收缩（图12.14J~L），与婴儿囊样病变（见第474页）和孔源性视网膜脱离患者内视网膜的变化相类似（图5.32E和F）。

累及黄斑的周边部大疱性视网膜劈裂主要见于婴儿和儿童，并且存在明显的自发消退倾向。防止劈裂蔓延或内层视网膜重新附着的预防性治疗通常是不必要的，可能会导致严重的并发症[784]。

非X连锁中心凹视网膜劈裂

据报道，患有典型的中心凹劈裂的女性伴有外周视网膜劈裂[785]及常染色体显性遗传的家族史证据（图5.60）[7, 59, 786]。中心凹囊性变化的模式是可变的（图5.60A，B，G和H）；有些类似于视网膜色素变性患者的囊样水肿，而其他人则有在透明空腔之间有更多垂直方向的组织柱（图5.61）。Lewis和同事报道了父母是非近亲结婚的3个女儿的典型中心凹劈裂[758]。Yamaguchi和Hara报道一个可能的常染色体隐性遗传性周边视网膜劈裂家族，不伴黄斑中心凹劈裂[788]。

图5.60 非X连锁的黄斑中心凹劈裂。

A~C：19岁女性，黄斑中心凹劈裂，右眼视力为20/20，左眼为20/40。血管造影正常（图C）。她的家族史是阴性的，视网膜电图是正常的。

D~I：一对兄妹中的家族性黄斑中心凹劈裂。在6岁时妹妹首次被发现黄斑病变。在15岁时，右眼的视力为20/30。她有轻度视网膜前膜改变和双眼囊样黄斑改变，这与右眼视网膜色素上皮（RPE）水平的变化有关（图D和图E）。玻璃体可见少量细胞，未见睫状体平坦部渗出。眼底荧光素血管造影是正常的（图F）。视网膜电图正常。她21岁的哥哥最近5年出现逐渐视力下降。他否认了夜盲症或者昼盲症。他的视力是双眼20/60。双眼存在少量玻璃体细胞，轻度视网膜前膜变化，以及在双眼黄斑中心（图G和图H）较小的囊肿包围的大的中心囊肿。没有周边视网膜劈裂。血管造影显示双眼中央局部窗样缺损高荧光（图I）。视网膜血管和RPE似乎正常。视网膜电图显示视杆和视锥波幅有所下降。

J~L：这名63岁的女性患者患有双侧黄斑中心凹劈裂（图J和图K）和周边视网膜劈裂。血管造影未记录（图L）。她的家族病史是阴性的。

局部或节段性视网膜色素变性

常染色体显性周边环状色素变性（常染色体显性玻璃体视网膜色素变性，参见第232页第5章ADVIRC）

常染色体显性周边环状色素变性的特点是360°的粗色素沉着过度和色素减退，近似于赤道形成尖锐后缘，浅表和深点状黄白色混浊，视网膜血管萎缩，新生血管形成和转移，囊样黄斑水肿，脉络膜萎缩，玻璃体变性和白内障[788-791]。它是一种相对稳定的疾病，与视网膜色素变性不同，它的夜盲症和视野丧失是相对最小的。ERG在年轻患者中是正常的，在老年患者中是中度异常的。组织病理学研究结果显示其与视网膜色素变性有一些相似之处。不寻常的发现包括多个区域视网膜感受器细胞消失以及由细胞碎片和Müller细胞层形成的广泛的膜。没有组织病理学证据表明玻璃体或脉络膜主要参与该病症的发病机制。

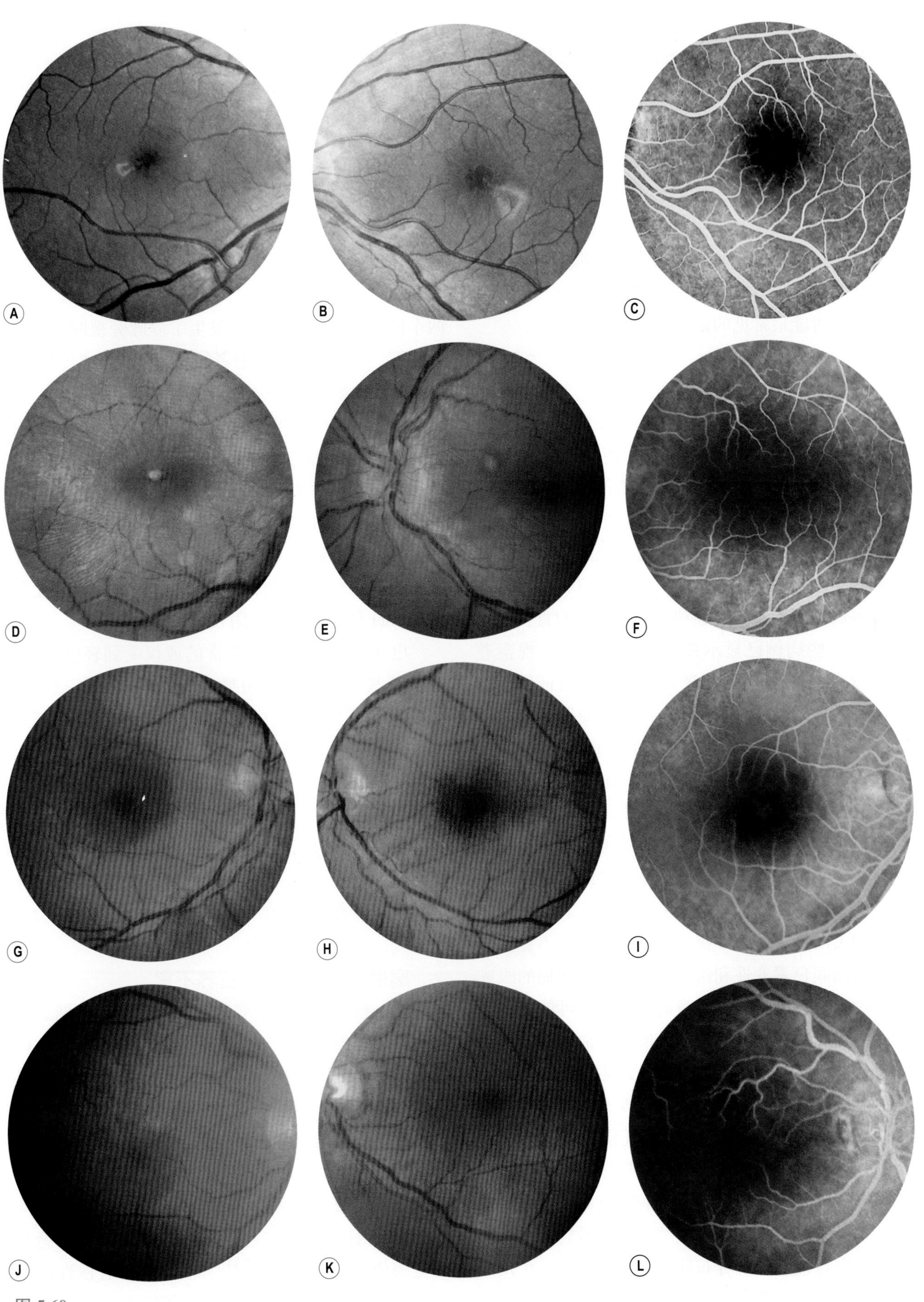

图 5.60

后部环形（旁中心，旋涡状，视盘周围）色素性视网膜营养不良

这种疾病有多个名字，特征是有色素萎缩在环绕后极的环状区域内发展，伴或不伴视网膜内色素迁移（图 5.62A~F）[792-797]。这些患者有正常的视力。ERG 通常是亚正常的并且可以熄灭。当这种情况与色素向视网膜迁移无关时，它被称为环状脉络膜硬化[798]。大多数患者的进展似乎很慢[793, 797]。其遗传方式可能最常见的是常染色体隐性遗传。

静脉旁视网膜脉络膜萎缩

有静脉旁视网膜脉络膜萎缩的患者，其中许多是无症状的并且具有正常的视功能，显示 RPE 萎缩形成边界清晰的醒目区域，主要沿着视网膜静脉发展（图 5.62G）[799-809]。这些改变可以向后延伸并与视神经盘周围的萎缩区域汇合。色素经常迁移到视网膜中以包围视网膜静脉。条件是双向对称的。在大多数患者中，视神经和视网膜血管的直径是正常的。一些病例已显示视网膜血管变细、视盘苍白、黄斑中 RPE 变化和视力低于正常的证据。在迈阿密看到的一个男孩偏心黄斑葡萄肿（图 5.62 G）。Chen 等人描述了与色素性静脉萎缩相关的双侧黄斑区血栓形成[810]。荧光素血管造影概述了 RPE 萎缩的区域，并且在某些情况下可能证明了脉络膜血管萎缩的证据。自发荧光成像显示低自发荧光对应于正常或等荧光区域周围的萎缩区域，其外有高自发荧光的环[811, 812]。这种外观见于与光受体损失相关的各种营养不良，包括锥体营养不良、节段性视网膜色素变性和锥杆营养不良。增加的眼底自发荧光，RPE 细胞中过量的脂褐素，可能是由于光感受器外部区段的异常高转换或正常或改变的吞噬分子底物的 RPE 溶酶体降解受损所致。随着受累区域的扩大，在不同视网膜营养不良均可见的这种眼底增强的自发荧光弧随时间迁移。

在连续世代的同胞中可发生静脉旁视网膜脉络膜萎缩[800, 802, 813]。一些静脉旁视网膜脉络膜萎缩病例可能是炎症性疾病的结果[814-816]。Gass 看到一例患者最初出现急性广泛的分布脉络膜视网膜炎，在几年的时间里发展到严重的典型的匐行性脉络膜炎。在

图 5.61 非 X 连锁黄斑劈裂。
A~F：这名 60 岁的女性患者每只眼睛都有 20/25 视力最佳矫正视力。对中心凹的仔细检查显示，每只眼睛中的中心凹颞侧有微弱的黄色斑点，但在照片上没有很好地捕获。光学相干断层扫描显示双眼颞侧黄斑仅有轻度增厚和囊肿。介入的支柱在黄斑中倾斜取向并在颞侧视网膜中垂直方向（图 A~ 图 D）。没有视网膜劈裂家族史。她口服乙酰唑胺治疗超过 3 个月，双眼劈裂腔高度（图 E 和图 F）仅有轻微变化。她保持 20/25 的视力并停用乙酰唑胺。
（由 Dr. Edward cherney 提供）

两个同卵双胞胎中的一个发生了静脉旁视网膜脉络膜萎缩，这证明了一些患者的病因可能与遗传无关。男性受到的影响大于女性，比例约为 4:1[817, 818]。

尚未建立明确的遗传模式[819-821]。*CRB1* 基因内的突变已在多种群体发现；与 *CRB1* 突变相关的其他病症包括一些 Leber 先天性黑蒙、早发性视网膜炎（PPRPE，RP12）和与 Coats 样血管病变相关的色素综合征。似乎 *CRB1* 的丧失导致光感受器的移位和所有神经层的局灶性变性，这归因于光感受器和 Müller 细胞之间的黏附丧失。

电生理检查通常是正常的或仅受到轻度影响，但在某些情况下可能明显受到影响[808, 809]。然而，在某些情况下，疾病可能会进展并导致严重的视力丧失。在一项对 15 名患者进行的研究中，剩余视野和 ERG 振幅的平均变化比典型视网膜色素变性患者慢得多[817]。

鉴别诊断包括血管样条纹，螺旋周围毛细血管脉络膜视网膜变性，放射状晶格样视网膜变性和脉络膜视网膜炎。

扇形色素性视网膜营养不良

在一些患者中，眼底检查发现色素性视网膜营养不良的证据可能伴或不伴有骨针样色素迁移，可能局限于眼底的一个部位，最常见的是鼻下象限（图 5.62H 和 I）[822-830]。这种疾病通常发生在可能有轻度夜盲症状的成年患者身上。它们通常显示疾病进展缓慢，很少进入致残阶段。视力通常是正常的。色素变化区域的视网膜小动脉变窄。视野缺陷通常与 RPE 萎缩区域相对应。然而，整个视网膜的绝对视觉阈值可能会提高[828, 831]。偶尔可伴有慢性闭角型青光眼、黄斑裂孔和渗出性血管病变[832-835]。

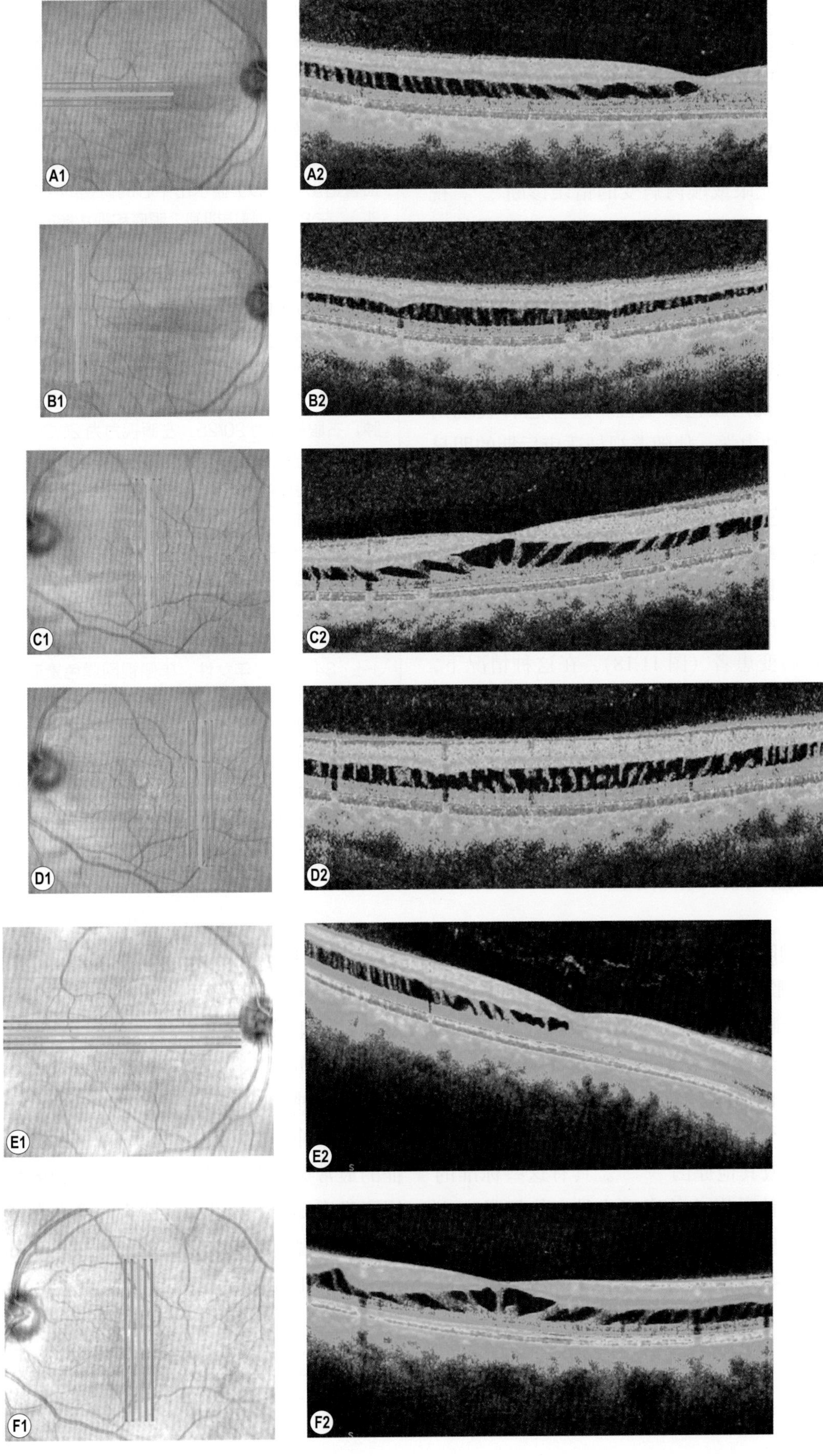

图 5.61

青少年肾功能减退和部分扇形色素性视网膜营养不良相关[836]也证实了正常外观的视网膜中，视网膜的组织病理学和代谢可出现异常[826, 829]。在一些患者中，受影响区域显示眼底最低限度的RPE变化，视野缺损提示神经纤维束缺陷或双侧颞侧偏盲可能会导致青光眼或颅内病变的错误诊断[837]。视网膜电图可显示视杆、视锥或综合功能障碍的证据[825]。荧光血管造影有助于检测可能会被眼底检查忽视的RPE萎缩区域。大多数病例是散发性的，但常发生常染色体隐性遗传和显性遗传[829, 830, 838, 839]。因此，在一些家系中，视杆蛋白突变导致常染色体显性遗传扇形视网膜色素变性。这些患者表现出异常的暗适应动力学，伴随着视杆适应后期的明显延长[839]。

患有扇形色素性视网膜营养不良的患者，应与长期浆液性脱离相关的骨针色素沉着的患者明确区分，例如某些患有严重的特发性中心性浆液性脉络膜视网膜病变的患者（图3.06）和急性隐匿性带状外层视网膜病变患者（图11.18），在这种情况下，色素变化的分布通常是不对称的，虽然部分扇形视网膜色素变性可能偶尔单侧发生，但限制在一只眼睛时的色素变化更可能是创伤的结果（图8.02D~F；图8.03L）；以前长期存在的视网膜脱离与视网膜裂孔、脉络膜血管瘤（图14.16）或脉络膜痣相关；或之前发生的脉络膜大动脉闭塞。

图5.62 局部形式的色素性视网膜营养不良。

A~D：一名63岁男性患者的环状色素性视网膜营养不良，主诉18个月的夜盲症。他的家族史是阴性的。右眼视力为20/20，左眼视力为20/200。色觉测试明显异常。他的视网膜电图研究显示视杆和视锥功能失调的中度异常。注意黄斑周围的视网膜色素上皮萎缩环（图A~图C）。左眼血管造影（图D）显示出中心的微弱的牛眼状高荧光（箭头），在8年的随访期间，眼底和视功能的变化很小。

E和F：相同的双胞胎女性发生轻度视力下降与青少年时期的黄斑中心劈裂有关。视网膜劈裂在20多岁时出现，他们在30岁时（图E和图F）中形成了一种节段性的环状营养不良的色素上皮萎缩。她们的视力是双眼20/20。视网膜电图在正常范围内。

G：一名14岁拉丁男孩的静脉旁视网膜萎缩和黄斑葡萄肿，右眼视力为20/25，左眼视力为20/200。他的视网膜电图检查显示视杆和视锥功能严重异常。他的家族史是阴性的。两只眼睛都出现了类似的情况。这是在4岁时观察到的，并且在过去5年中的照片仅显示眼底外观的微小变化。

H和I：一名47岁男性患者涉及鼻侧一半眼底的节段性视网膜色素变性伴有双眼颞侧偏盲（图H）。他的姑母患有视网膜色素变性。视力是20/20，眼底的颞侧部分都是正常的（图I）。他的视锥细胞和视网膜电图检查结果中度异常。

J~L：34岁的老年女性，单侧视网膜色素变性，在出现右眼视网膜新生血管膜引起的右眼中心视力急剧丧失之前无症状（箭头，图J）。除了典型的假性黄瞟呤，伴有血管样条纹和双眼的橙色变化外，她的视网膜血管明显变窄，并且左眼广泛的360°骨细胞变化（图L）。视网膜电图在右眼中是正常的，在左眼中是严重异常的。视力为右眼20/30，左眼20/20。

单侧视网膜色素变性

单侧视网膜色素变性的诊断应仅在下列情况下进行：①有功能性视网膜图像和检眼镜证据表明一只眼睛出现原发性色素变性。②视觉功能、ERG和另一只眼睛也不同。③为了排除第二只眼的延迟受累，随访至少需要5年。④排除受影响眼睛的炎症、创伤或其他原因[841-843]。具有这些标准的患者很少有其他受影响的家庭成员，他们眼底变化可能是由某些获得性疾病引起的，而不是由主要遗传决定的萎缩引起的（图5.62J和K）[842, 843]。X-连锁视网膜色素变性的女性携带者在莱昂化（lyonization）作用的过程中可出现单侧视网膜色素变性，使正常的X染色体失活。在大多数情况下，炎症、创伤以及脉络膜和视网膜血管闭塞合并可能是造成这种情况的原因。在美国东南部，弥漫性单侧亚急性神经视网膜炎是单侧视网膜炎猪蹄样综合征的最常见原因（图10.28）。急性隐匿性带状外层视网膜病变和多灶性脉络膜炎和全葡萄膜炎患者也可能出现视网膜炎典型的单侧眼底色素性改变（图11.18；图11.19）。

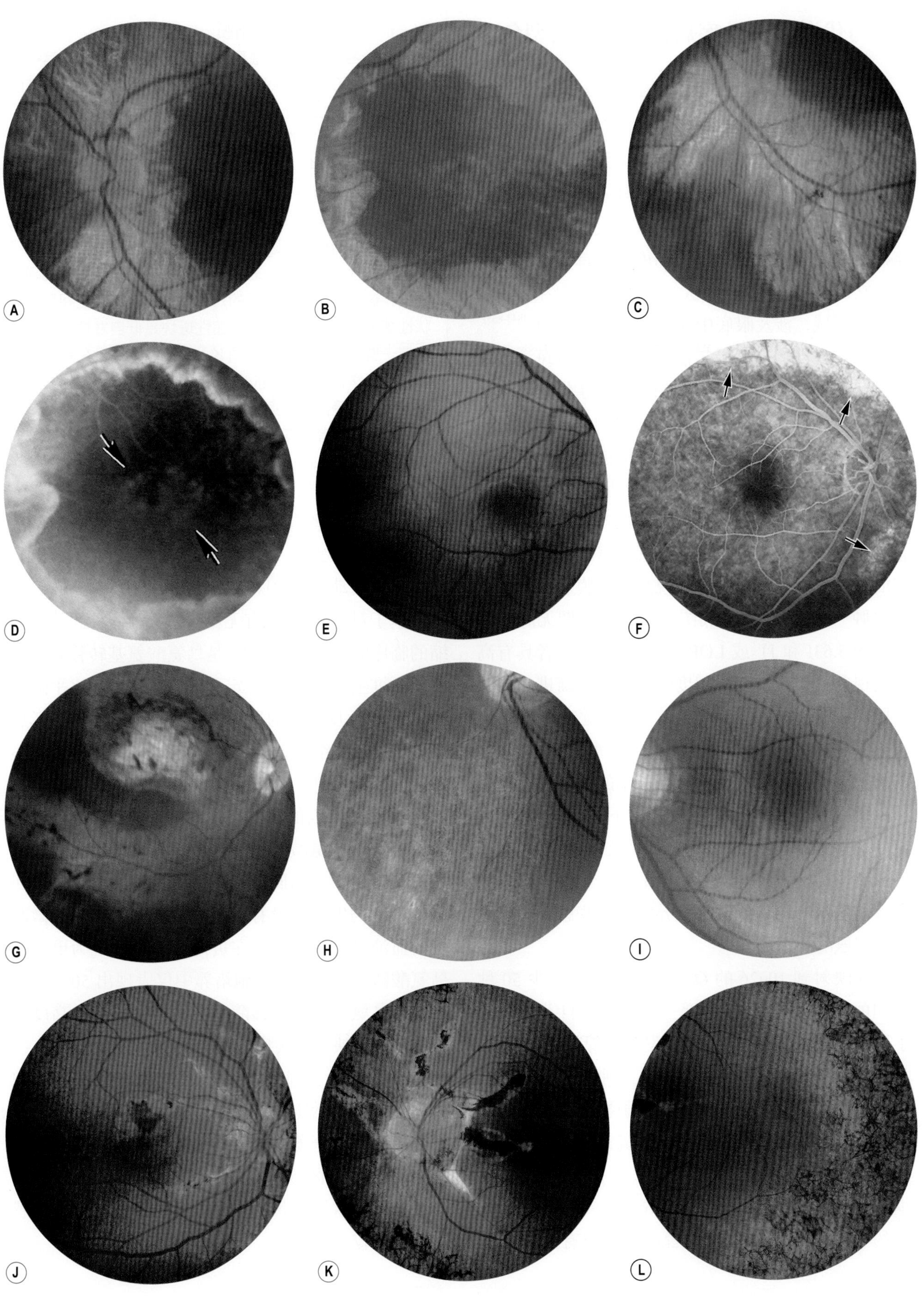

图 5.62

与代谢和神经疾病相关的非典型色素性视网膜营养不良

回旋状脉络膜萎缩

回旋状脉络膜萎缩是一种罕见的隐性遗传性脉络膜视网膜营养不良，是由线粒体基质酶鸟氨酸氨基转移酶的全身缺乏引起的先天性代谢异常。这种疾病出现在儿童时期，近视和夜盲是首发的临床症状。它在早期表现为花环状、边缘锐利的脉络膜视网膜萎缩区域，涉及眼底中间（图 5.63A 和 B）[843-865]。这些病变在外周向后极扩散，逐渐涉及黄斑。萎缩区域大小可变，融合形成带有花边的大型萎缩区（图 5.63）。脉络膜视网膜萎缩的机制尚不清楚；肌酐或吡咯 -5- 羧酸盐缺乏对视网膜功能的不良影响可能是一个原因[866]。在不受脉络膜萎缩影响的区域可见细小结晶，如天鹅绒样的 RPE。有些视盘苍白、玻璃体混浊，视网膜血管变窄和白内障在疾病的后期发生。偶尔会出现视盘玻璃膜瘤和囊样黄斑水肿[844, 868]。晚期眼底图可能类似晚期无脉络膜症（图 5.63I 和 J）或 LORMD。大多数患者具有高度近视并且表现出不同程度的夜盲症。渐进的周边视野缺损伴随着眼底的变化[846]。色觉在以后的生活中是正常的。EOG 明显异常。暗视 ERG 通常是濒临熄灭的。在眼底变化可能最小的情况下，儿童早期的视杆和视锥振幅都会严重下降[857]。暗适应显示视杆功能丧失。Takki[844, 845] 及 McCollough 和 Marliss[850-852] 已经证实这些患者的血浆、尿液、脑脊液和房水中的鸟氨酸水平异常。这些患者鸟氨酸酮酸转氨酶缺乏[862]。

在映射到 10q26 的 *OAT* 基因中发现至少 50 种不同的突变[868]。已知的近一半患者来自芬兰。除了眼睛的变化，其他系统性发现包括：①智力下降。②脑电图（EEG）的变化。③肌肉轻微无力。④Ⅱ型肌纤维染色的变化。⑤电子显微镜观察肌肉细胞中的管状内含物。⑥细、稀疏、直发伴微观结构变化。⑦肝细胞线粒体的延长和扩大[869-871]。中枢神经系统涉及回旋状萎缩和高尿酸血症的患者，大约 50% 的回旋状萎缩患者的脑白质有退行性变化。70% 的患者有过早的萎缩性变化，Virchow 空间急剧增加。大约一半的患者在脑电图上显示出异常的背景活动。脑电图和磁共振成像并不匹配。

基于对维生素 B_6 有无反应，分为两种回旋状萎缩的临床亚型，维生素 B_6 是鸟氨酸氨基转移酶的辅因子。维生素 B_6 反应性定义为血清鸟氨酸水平降低 50%。对 B_6 反应性的患者通常比没有反应的患者病情更轻微。体细胞杂交研究表明 B_6 应答者和无应答者之间缺乏互补，这表明这两种形式的回旋萎缩可能代表相同基因的不同等位基因突变体[872, 873]，也显示出使用精氨酸限制性饮食，可减缓因血浆鸟氨酸水平降低引起的回旋状萎缩患者的视力丧失。回旋状萎缩的携带者没有临床症状，但可能有轻微改变的血液鸟氨酸水平，在负荷试验中表现为更慢的鸟氨酸清除，并且在细胞培养中仅表现出 50% 的酶活性。鸟氨酸氨基转移酶基因的突变显示出高度的异质性，反映了该疾病的异质性[854, 874, 877]。

维生素 B_6 反应性回旋状萎缩患者眼球的组织病理学检查显示正常视网膜、视网膜色素上皮和脉络膜的近乎完全萎缩之间的突然过渡与临床上看到的回旋状萎缩区域相对应[876]。线粒体异常在角膜上皮、无色素性睫状上皮中可见明显表现，在光感受器中也较少见[876]。

图 5.63　回旋状萎缩脉络膜。

A~C：一名 25 岁的女性患者患有回旋状性萎缩，其视力为右眼 20/100，左眼 20/80。视杆和视锥细胞视网膜电图被熄灭。她的血清鸟氨酸水平为 753 μmol/L。

D~L：一名 43 岁的母亲主诉夜盲 2 年。她被诊断为视网膜色素变性 30 年。她的视力是双眼 20/20。宽视野照片显示具有正常直径血管（图 D~ 图 G）的网状或鱼网状图案中的外周色素变化。她的血管造影显示对应于色素的低荧光、邻近的高荧光区域（图 H）。她的两个受影响的儿子患有进行性步态障碍，表现出外周的钱币状脉络膜视网膜萎缩，这是两只眼睛之间的对称性，并且彼此之间是回旋状性萎缩（图 I 和图 J）。萎缩性斑块是低自发性荧光，其中有一些增加自发荧光（图 K）的区域，并且在其中也是如此。光学相干断层扫描显示在中间区域保留了色素上皮细胞和光感受器，但损失对应于萎缩区（图 L）。血管造影显示在那些患者中丧失了脉络膜毛细血管。

（D~L，由 Dr. David Sarraf 提供）

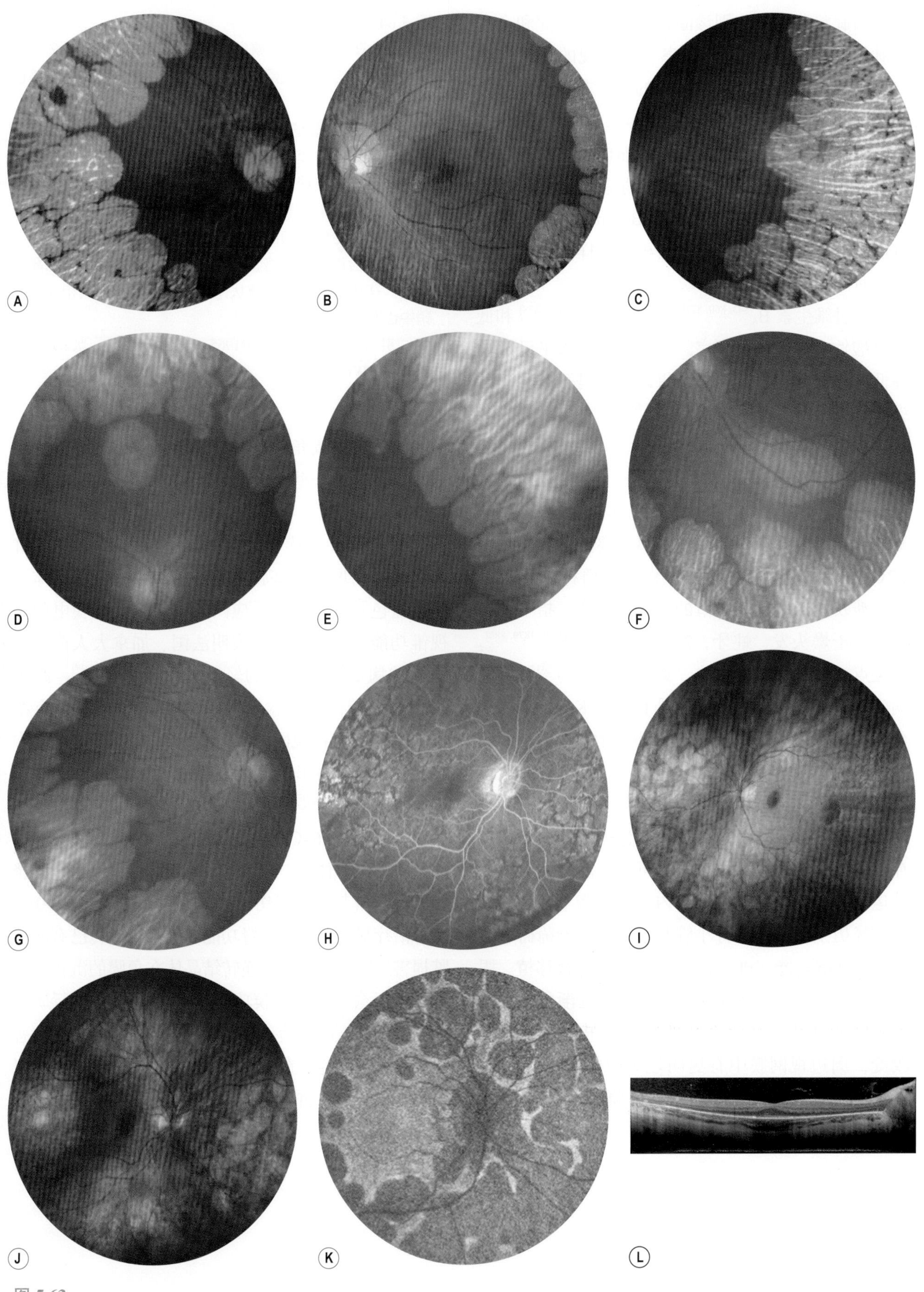

图 5.63

回旋状萎缩的鉴别诊断包括无脉络膜症和全身性脉络膜硬化[724]。在年轻患者中发现的先天性或二期梅毒或其他炎性疾病继发的老年非活动性脉络膜视网膜萎缩的外周汇合区可能与回旋状萎缩相混淆。类似的多个地图样区域的萎缩也发生在亚 RPE 大细胞淋巴瘤的大区域的自发消退之后（参见第13章，第1068页）。NFRCD、Bothnia 营养不良和 LORMD 是其他在中期有大面积地图样萎缩的病症随着时间的推移而进展。

通过维生素 B_6[843, 860, 877]、吡哆醛磷酸盐[878]和低精氨酸饮食[847, 855]的治疗，血液鸟氨酸水平已成功降低。目前，治疗试验的结果即治疗是否有利于延缓病情进展尚无定论[843, 847, 849, 859, 860, 863, 867, 878]。

Hooft 综合征

Hooft 综合征是一种常染色体隐性遗传性色氨酸代谢紊乱，其特征是非典型视网膜色素变性、ERG 熄灭、泛血脂血症、低血糖、精神和生长迟缓、涉及面部和远端关节的红斑性皮疹、指甲发白变色、干燥头发、蛀牙，2 岁时可导致死亡[879, 880]。有斑点或灰色或黄色斑块。黄斑被描述为“被一种蜗牛的黏液所包围[880]。”这是 Bassen-Kornzweig 综合征的变种，但没有脂肪和棘细胞增多症。

胱氨酸病

肾病性胱氨酸病是一种常染色体隐性遗传性储存障碍，其中非蛋白质胱氨酸可溶于溶酶体胱氨酸转运缺陷引起的细胞溶酶体内。在疾病早期，这些患者经历生长迟缓、肾小管和肾小球功能障碍、贫血和甲状腺功能亢进。10 岁前需要进行肾移植。眼部表现通常发生在出生后的第 1 年；逐渐积累在角膜、结膜和虹膜晶体；黄斑区色素上皮黄褐色点状改变，周边视网膜中有更明显斑驳的 RPE 退行性变化（图 5.64A 和 B）[881-890]。角膜结晶皮肤沉积

图 5.64　胱氨酸病。

A 和 B：在被诊断为胱氨酸病的一名肾功能不全的 7 岁女孩中，在脉络膜和视网膜色素上皮中存在一种奇特的黄色结晶物质。

C：一名患有胱氨酸病的 14 岁女性患者在 6 个月大时出现尿路感染。她被诊断出患有 Fanconi 综合征。6 岁时她出现畏光症，并发现角膜中存在多个结晶体。7 岁时在脉络膜中发现高折射沉积物。视力正常。她在 14 岁时由于肾脏移植后发生免疫抑制剂治疗的并发症而死亡。眼睛的组织病理学检查显示脉络膜中存在方形、矩形和银屑状晶体物质。在角膜、虹膜、睫状体、巩膜、巩膜外层和视神经鞘中也发现了这些晶体。

（A，引自 Fellers 等[883]，C，引自 Winter[890]）

开始于浅表外周角膜基质，随后涉及中央和更深层角膜基质。在一些患者的视网膜中可以看到细小的结晶体[883, 885, 887]。肾移植延长生存期后，还会出现额外的眼部并发症[883]，包括畏光、眼睑痉挛、虹膜后粘连、增厚的虹膜基质、晶状体前表面晶体沉积、蓝色觉异常、暗适应阈值升高、视网膜电位和视锥功能受损。有证据表明法国、加拿大人群中的胱氨酸病可能与该病的轻度并发症有关[887]。组织病理学和超微结构检查显示 RPE 和脉络膜内有细胞内晶体，但在视网膜中没有（图 5.64C）。RPE 中胱氨酸晶体的累积可能是这些患者中特征性眼底改变的原因[888]，尽管 Winter 仅在脉络膜中发现了结晶体[889]（图 5.64C）。

在体外和体内，游离巯基半胱胺酸可以将细胞胱氨酸积聚（其为眼损伤的推定原因）减少超过 90%。这种治疗显然可以稳定肾功能，但不会逆转已有的肾脏损害。同样，它不会逆转结晶体在角膜的沉积，并且可能不会逆转视网膜功能障碍[883]。需要进行研究以确定半胱氨酸的治疗是否有利于阻止眼部情况的恶化，这种治疗通常在肾移植成功后停止使用。半胱氨酸滴眼液已用于逆转角膜结晶体沉积[884]。

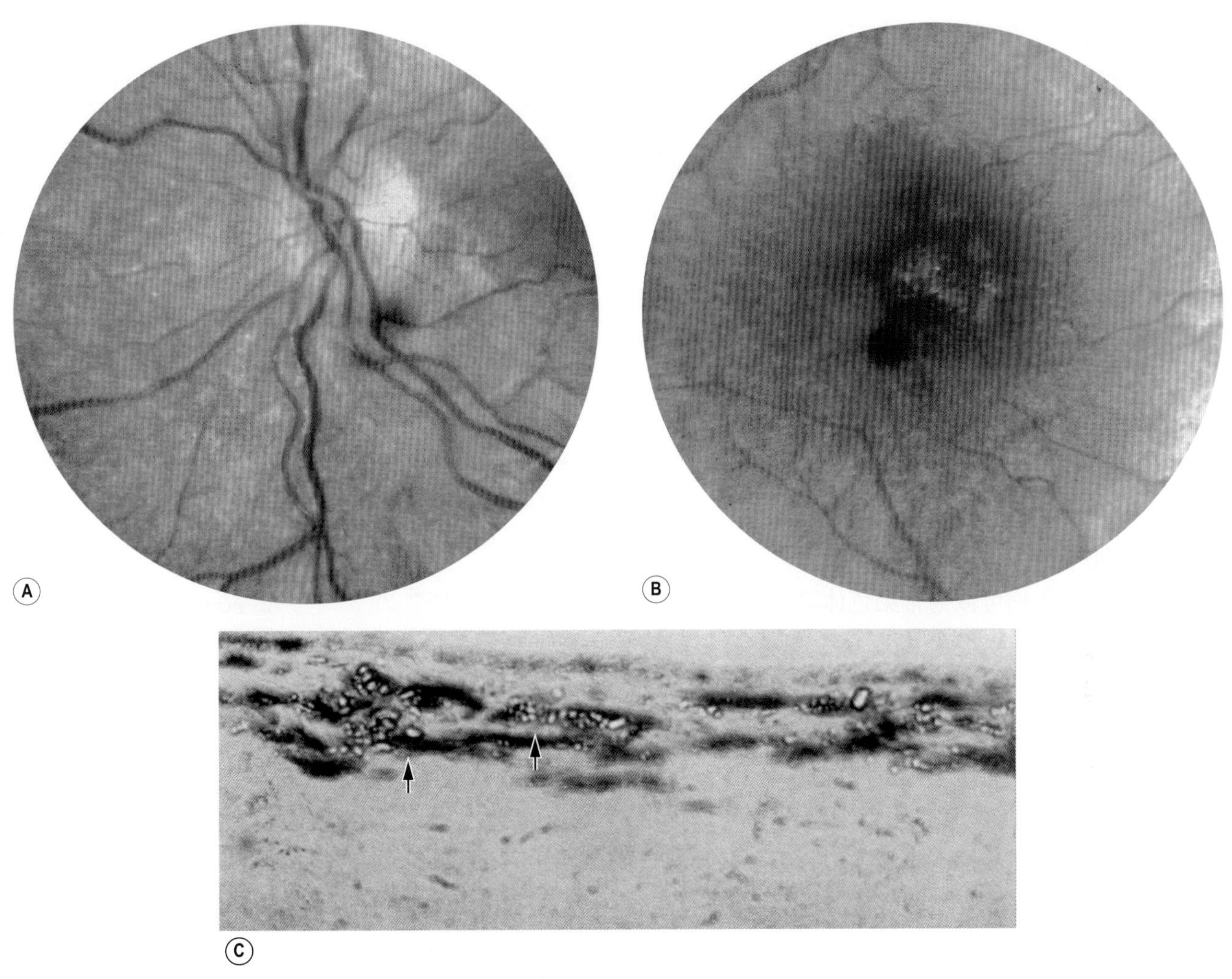

图 5.64

白化病

白化病是一组与先天性氨基酸代谢错误相关，影响黑色素产生的疾病。可能发生的相关缺陷包括眼球震颤，斜视，屈光不正（特别是近视和散光误差），黄斑发育不良（低血浆），耳聋，精神发育迟滞，网状内皮功能不全和凝血缺陷[891-908]。黄斑发育不良的特征在于中心凹抑制和反射的丧失以及缺乏或不明确的无毛细血管区（图 5.65C，E，F 和 H）。然而，一些患者通过荧光素血管造影显示无毛细血管区[909]。突出的视网膜血管可能直接通过而不是围绕发育不良的黄斑（图 5.65E）[892]。

眼皮肤白化病

眼皮肤白化病可以为常染色体隐性遗传或显性遗传（图 5.65A~F）[898, 910, 911]。大多数患有眼科症状的患者具有隐性遗传形式。头发缺乏酪氨酸酶的患者有金白色头发，粉红色皮肤，严重畏光，眼球震颤，低于正常视力，透明、浅色虹膜，弥漫性透光（图 5.65B），眼底没有色素沉着，黄斑发育不良。头发中有酪氨酸酶的患者通常有更多的眼部色素沉着，较少的视觉症状和残疾。酪氨酸酶阴性的眼皮肤白化病的三种亚型包括：①酪氨酸酶阴性白化病。②铂白化病。③黄色突变型。酪氨酸酶阳性眼皮肤白化病的八种亚型包括：①最小色素眼皮肤白化病。②酪氨酸阳性白化病。③褐色白化病。④极少的色素白化病。⑤ Hermansky-Pudlak 综合征。⑥ Chediak-Higashi 综合征。⑦红褐色白化病。⑧常染色体显性遗传的白化病[910, 912-914]。Chediak-Higashi 综合征其他特征包括：与感染和淋巴瘤疾病易感性相关的网状内皮功能不全、淋巴结肿大、肝脾肿大、精神发育迟滞、白细胞中的细胞质内含物，以及儿童时期的死亡（图 5.65K 和 L）[891]。伴随眼皮肤白化病的特征在 Hermansky-Pudlak 综合征中包括：血液凝固缺陷（由谷胱甘肽过氧化物酶活性缺陷引起）和 Cross 综合征（小眼，混浊血管化角膜，骨骼异常，手足徐动症和精神病延迟）[905]。

眼白化病

黑色素生成缺陷主要局限于眼睛的患者可分为三大类：① Nettleship-Falls X 连锁型（三类中最常见的）[898-904, 908-910, 915, 916]。② Forsius-Erikson X 连锁型（Åland Island 病），伴有非典型的红色弱缺陷（图 5.56G~I）[917]。③常染色体隐性遗传型。所有人都有视力受损、半透明虹膜、先天性鼻窦炎、畏光、眼底色素减退和黄斑发育不良。Nettleship-Falls 类型的一些女性携带者显示虹膜反射的斑块区域 RPE 外周照射和粗糙斑点或不规则的条纹变化（图 5.65 J）。受影响的患者和携带者皮肤中存在异常的巨大黑色素体[895, 897, 908]。携带者中的色素镶嵌现象未见于 Forsius-Eriksson 类型中。

在黑种人男性的 X 连锁眼白化病的患者中可能缺乏虹膜透照缺陷和色素减退特征性眼底[894]。视力优于典型的 X 连锁眼部白化病，诊断可能需要进行皮肤活检。除了具有典型的眼底改变之外，这些携带者可能具有交替辐射状轮状图案的虹膜条纹脱色素和色素沉着过度[915]。

组织病理学检查揭示了有关黄斑发育不良的证据，包括眼皮肤和眼部白化病患者缺乏中心凹[895, 897, 902, 916]。神经节细胞层存在整个黄斑，视锥细胞类似于正常的中心凹区域。

关于白化病患者的 ERG，已报道了可变结果。虽然有人认为 a 波和 b 波的 a 波振幅增加和延迟时间较短是眼和眼皮肤白化病患者的特征，也有其他报道称，这些患者大多数 ERG 都是正常的[918, 919]。患有眼白化病的患者应与黄斑发育不良和与无虹膜相关的发育不良的患者相区别[920-922]。闪光视觉诱发电位和 ERG 可能对此有所帮助[918, 919]。

图 5.65　白化病。

A~C：一名 16 岁女孩的眼皮肤白化病，虹膜完全透明。她有眼球震颤。视力为 5/200。她的祖父和他的兄弟有白化病。生物显微镜下没有明确的无毛细血管区或中心凹萎缩（图 C）。

D~F：27 岁左右的拉丁男性患者眼白化病，伴视神经发育不全和视网膜斑点，眼球震颤，视力低下，一生都有轻度远视散光。母亲和祖父是金发碧眼的，但视力很好。

G~I：一名患有 X 连锁白化病的 19 岁男性患者，有眼球震颤，视力 20/70。他有深色头发，棕色虹膜显示出一些透视缺陷，有白化病眼底伴中心凹发育不良。

J：X 连锁眼白化病的无症状女性携带者斑块状和斑驳状的色素上皮细胞。

K：Chediak-Higashi 病中的眼皮肤白化病。

L：Chediak-Higashi 综合征中白色细胞的斑点。

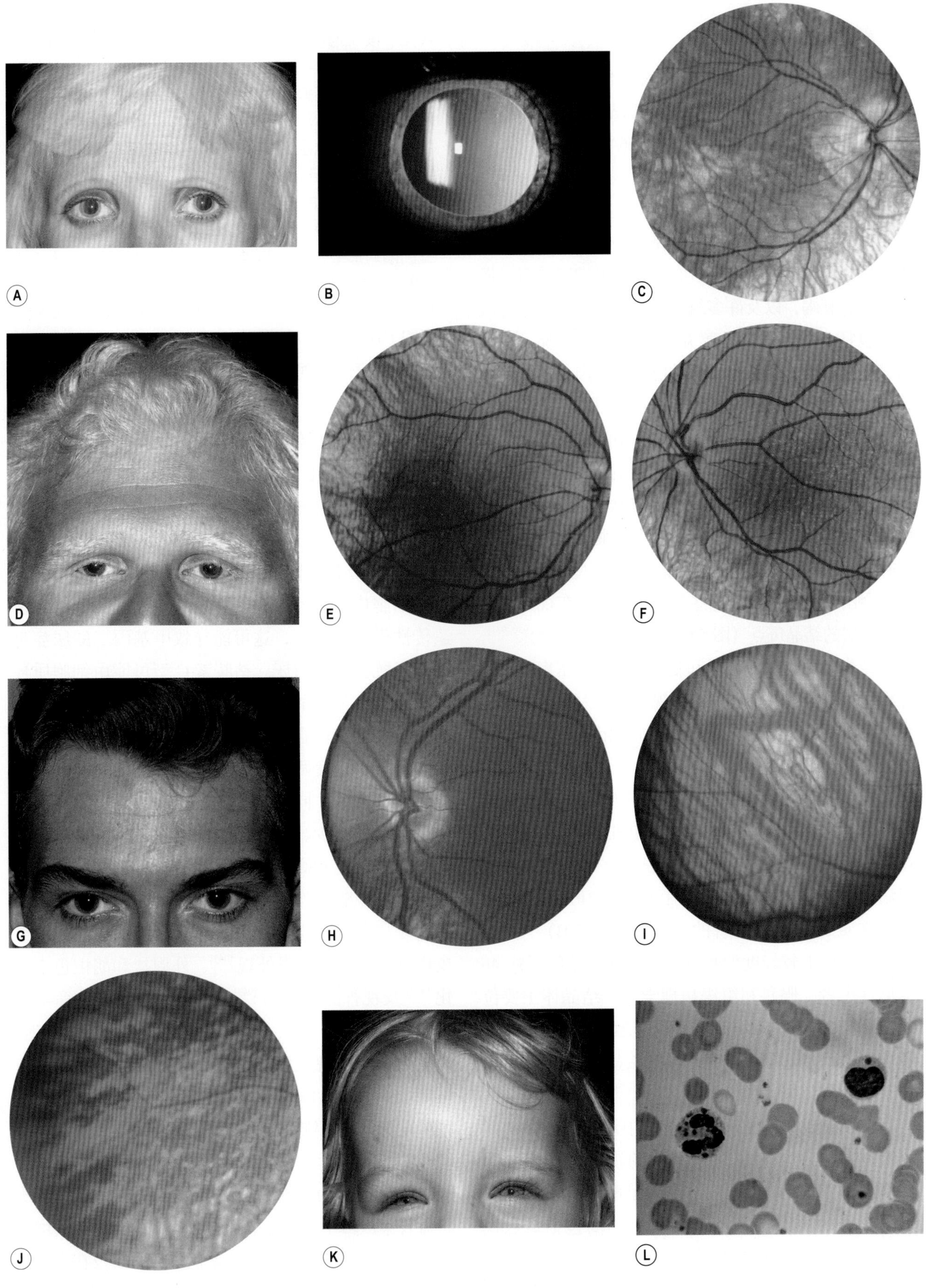

图 5.65

部分眼部白化病

虹膜和眼底的先天性异色症可能单独发生（图5.66D~J）或可能与皮肤和头发的局部先天性色素沉着有关，例如 Waardenburg 综合征（图 5.66A~C）[900, 906, 914]。

原发性遗传性高草酸尿症

原发性遗传性高草酸尿症是一种罕见的先天性乙醛酸代谢错误，其特征为含有草酸钙晚期肾结石、慢性肾功能衰竭，以及许多组织中草酸盐晶体的全身沉积，包括心脏、骨骼、睾丸、中枢神经系统、甲状腺、动脉介质、脂肪组织、淋巴结、肌肉、皮肤和眼睛[923-930]。大约 30% 的患者会表现出视网膜病[931]。有两种类型的遗传性高草酸尿症。Ⅰ型高草酸尿是由细胞质酶肝过氧化物酶体丙氨酸缺乏引起的：乙醇酸氨基转移酶[932, 933]。这些患者尿中草酸盐和乙醇酸的排泄增加。Ⅱ型高草酸尿症是由于 D- 甘油脱氢酶的缺乏引起的，其导致草酸盐的合成增加。只有Ⅰ型患者有症状并且会出现眼部体征。这些包括广泛散布在视网膜和 RPE 各层的结晶斑点（图 5.67）。在黄斑区域[927, 930, 931]，视神经萎缩发生 RPE 增生和肥大的不规则密集团块和纤维化生，范围从小环到几个视盘直径大小的地图样斑块，以及可能发生脉络膜新生血管形成。视神经萎缩患者视力下降较多[931, 934]。

在Ⅰ型原发性高草酸尿症中，生命早期的草酸钙晶体可能主要沉积在后极的 RPE 中[935]。然而，在年龄较大的儿童中，在视网膜上有大量临床和组织病理学晶体，对于动脉周围分布[927]RPE 的肥大和增生在黄斑区域是显著的（图 5.67A 和 B）[927, 935]。在一名临床上较轻度的晚发性家族性高草酸尿症 46 岁男性患者，眼科和组织病理学上，结晶体主要位于视网膜的外丛状和核层，而不是色素上皮和视网膜内层[936]。组织病理学上，草酸盐晶体可见于另一眼和身体组织，包括肾脏组织[927]。

在甲氧戊烷麻醉后并发草酸中毒致急性肾功能衰竭的患者中已经描述了类似的视网膜病变（图 9.09G~I）[937, 938]。通过皮下注射草酸钙，在兔中产生了类似的视网膜病变[938]。鉴别诊断包括斑点视网膜综合征、Bietti 晶体营养不良、胱氨酸病、回旋状萎缩、Sjögren-Larsson 综合征、他莫昔芬视网膜病变、Alport 综合征和滑石粉栓塞。与草酸盐晶体相关的进行性 RPE 变化可以模拟与非典型视网膜色素变性相关的任何疾病。

图 5.66 部分白化病。

A~C：该 13 岁的黑种人女孩是一名 Waardenburg 综合征患者，并患有部分白化病，患有部分性耳聋、白色前额、滑膜炎、内眦颞侧移位以及虹膜和眼底的异色症。她的右眼视力为 20/25，左眼视力为 20/40。她没有睫毛、眉毛的白化，或遗传性皮肤白癜风。左眼虹膜（图 A）和眼底（图 C）色素不足。

D~G：该 20 岁的拉丁裔男性患者双侧视力为 20/20，其虹膜和眼底异色（图 D 和图 E），右耳听力有所下降，胸壁凹陷畸形（图 F），以及一些牛奶咖啡样斑点（图 G）。他的父母是兄妹。眼部异常的家族史为阴性。

H~J：一名 6 岁的黑种人男孩双眼虹膜（图 H）和眼底（图 I）异色症，双眼视力为 20/20。

(D~I，引自 Thompson 和 Curtin[914]，©1994，美国医学会。版权所有)

维生素 B_{12} 代谢的先天性异常

细胞内维生素 B_{12} 至少存在 3 种常染色体隐性遗传性先天性异常，这可能导致甲基丙二酸尿症与同型半胱氨酸蛋白尿。钴胺素 C 型可能由细胞质羟基钴胺素还原酶的缺乏引起，其导致两种活性形式的钴胺素的错误合成以及不存在腺苷钴胺素和甲基钴胺素。这些后两种辅助因子的缺乏导致甲基丙二酸血症和酸尿、同型半胱氨酸及其衍生物的积累和甲硫氨酸的减少。在生命早期，患有钴胺素 C 型甲基丙二酸尿症和高胱氨酸尿症的患者茁壮成长，发育迟缓，癫痫发作，巨幼红细胞性贫血和进展性黄斑病变[939-944]。报告的眼部发现包括黄斑中的色素上皮斑点，进展为牛眼外观[943]、外周盐和胡椒色素变化[942]及视神经盘苍白[943]。大多数患者在生命早期发生眼球震颤，但在一些患者中其发病可能会延迟。大多数患者的视敏度降至 20/200 或更低。瞳孔反应可能缓慢。眼睑阵挛可能很明显[940]。视网膜电位振幅早期降低。视锥细胞可能比视杆细胞更受影响[942]。

组织病理学和超微结构检查 22 个月大的孩子的眼睛显示 RPE 的脱色和黄斑中感光细胞的丧失，乳头状血管束区域中小神经节细胞数量减少，后巩膜增厚伴有酸性和弱硫酸化黏膜的累积多糖，以及在大多数眼组织中透明或颗粒状细胞质中弥散储存的物质[944]。

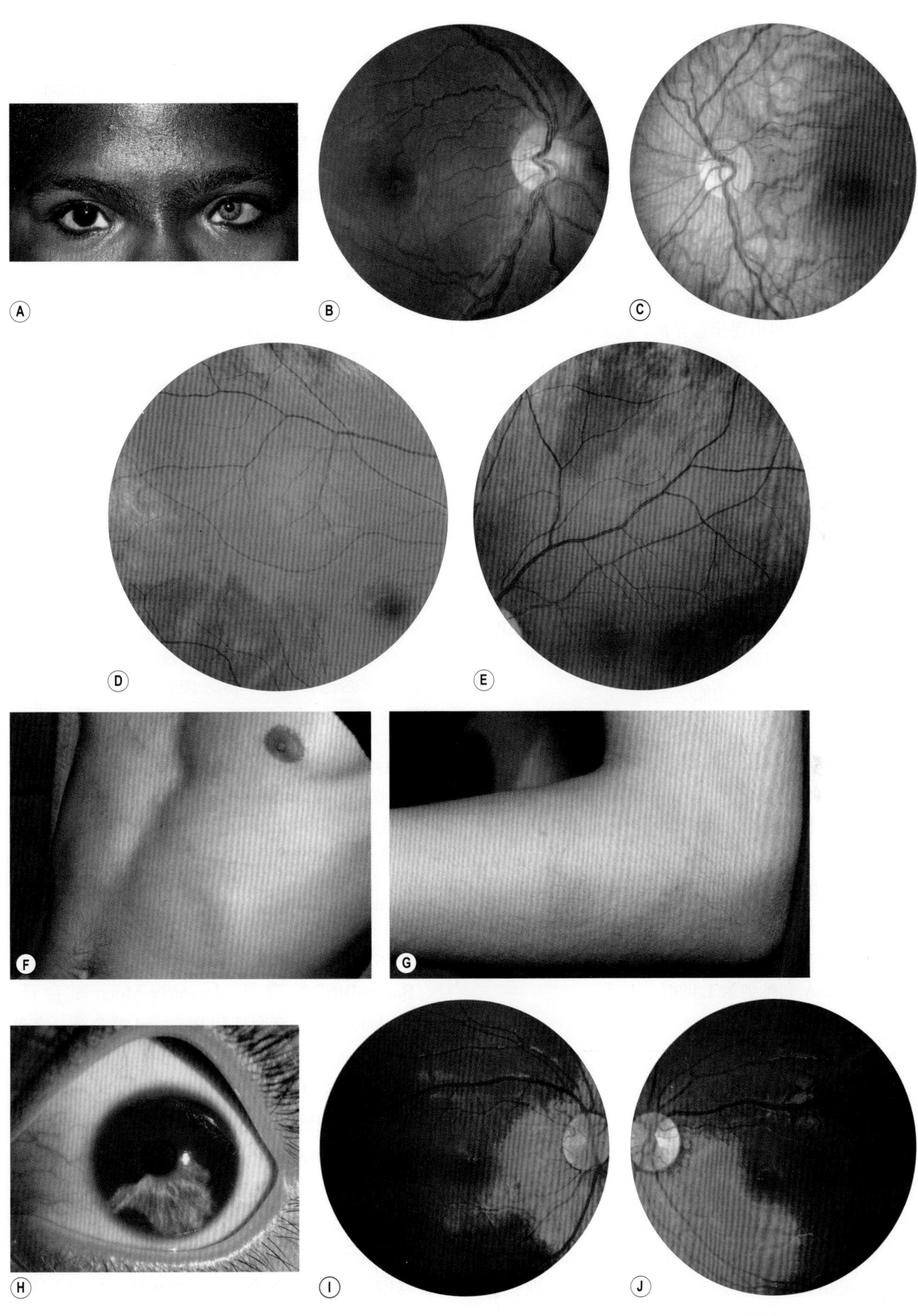

图 5.66

甲基丙二酸尿素钴胺素 C 型

甲基丙二酸尿素与同型半胱氨酸钴胺素 C 型是维生素 B_{12} 代谢中最常见的先天性异常。它是由 *MMACHC* 基因突变引起的常染色体隐性遗传疾病。早发性和晚发性亚组根据其发病年龄来区分 [945, 946]。出生后第一年出现症状的患者比起发病晚的患者更严重。早发型患者表现为生长障碍、嗜睡和进食困难。这些儿童表现出神经系统恶化、多系统病理、全血细胞减少、巨幼红细胞性贫血、认知障碍和进展性视网膜病变。晚发型组出现步态异常、视锥外系症状、精神疾病、痴呆、轻度至中度认知障碍，但没有视网膜脱离。早期诊断病情及应用羟钴胺、维生素补充剂肉碱和维生素 B_{10} 治疗有助于改变疾病的严重程度。

眼部发现进行性黄斑改变，最初中央萎缩和色素沉着过度不断发展，似乎呈现出一种牛眼样黄斑病变（图 5.67G 和 H）。随着时间推移，观察到粗大骨针形成的色素性视网膜病变（图 5.67I）[945-948]。随后发生视神经萎缩。那些迟发型的患者表现出相当好的眼部功能，包括视杆及视锥细胞相关的 ERG 反应。没有发现明显的眼部病理改变。细微的 ERG 或 EOG 变化可能没有功能学差异 [945, 946]。

维生素 A 和维生素 E 缺乏症

维生素 A 和维生素 E 的综合缺乏可能导致患者出现进行性视网膜变性 [949]。Berger 等报道了具有 18 年维生素 E 缺乏病史的患者的这些相同变化，其与常染色体隐性遗传的肝内胆汁淤积相关，主要引起维生素 E 吸收不良 [950]。他们认为维生素 E 缺乏可能是导致视网膜变性的主要原因。这在以前归因于维生素 A 和维生素 E 的混合缺乏。

视网膜纤毛疾病

与光感受器纤毛相关的蛋白质功能的破坏导致多种表型，从独立的视网膜变性到更广泛的表型。系统性关联包括神经感觉性听力丧失、发育迟缓、内脏转位、不育、肢体和手指 / 脚趾发育障碍、大体、肾脏、肝脏和呼吸系统疾病。视网膜纤毛虫病包括视网膜色素变性、黄斑变性、视锥细胞营养不良、视锥杆细胞营养不良、Leber 先天性黑蒙、与 Usher 综合征相关的视网膜变性、原发性纤毛运动障碍、Senior-Loken 综合征、Joubert 综合征、Bardet-Biedl 综合征、Laurence-Moon 综合征、McKusick-Kaufman 综合征和 Biemond 综合征。在这些疾病中发现了相关的突变基因，包括视网膜色素变性蛋白 -1（*RP1*）、视网膜色素变性 GTP 酶调节蛋白（*RPGR*）、视网膜色素变性 GTP 酶调节蛋白相互作用蛋白（*RPGRIP*），以及 Usher、Bardet-Biedl 和肾消耗病基因。与视网膜变性相关的系统性疾病也可能涉及纤毛异常，包括：Alstrom、Edwards-Sethi、Ellis-van Creveld、Jeune、Meckel Gruber、口面指综合征 9 型和 Gurrieri 综合征。将这些情况理解为“纤毛病”可能有助于临床医师识别看似无关的疾病之间的关联，并且高度怀疑可能伴随系统性疾病 [951]。

图 5.67　原发性高草酸尿症。

A 和 B：该 14 岁女性患者转诊以明确黄斑部黑色病变。她 9 岁时视力为 20/20。13 岁时，她因钙化肾缩小而进行了肾脏移植。在拍摄这些照片时，她的视力为 20/50。可以看到许多黄色晶体散布在视网膜全层上。注意它们倾向于分布在动脉周围。在黄斑区存在不规则的地图样黑色视网膜下病变，并伴有腔隙和一些纤维组织。她随后死亡，其组织病理学发现与继发性草酸中毒相似（图 9.09）。

C~F：一名 33 岁的伊朗妇女患有原发性家族性高草酸尿症，在 20 岁时发展为肾结石病。30 岁时必须进行肾透析。那时她患有周围神经病、高尿酸血症、心包炎和迁徙性关节炎。她的一位兄弟进行了肾脏移植。其他 4 名亲属患有肾结石。右眼的视力为 20/25，左眼的视力为 20/30。眼底显示出广泛的视网膜结晶和 3 级高血压视网膜病变（图 C 和图 D）。血管造影显示周围视网膜血管明显丧失（图 F）和广泛的视网膜血管改变（图 E）。

甲基丙二酸尿症。

G~I：这名 18 岁的男性患者数指，每只眼睛 3 英尺。因发生胎儿窘迫，在紧急情况下足月出生。在 6 周龄时，他被发现喂养不良、昏昏欲睡、易怒，在他的尿液中发现了甲基丙二酸，当时眼底也没有发生甲基丙二酸症的征象，维生素 B_{12} 在 MMA 中减少，诊断为甲基丙二酸尿酸、钴胺素 C 型（cbl-C）。9 个月大的时候，他患有眼球肌病，双眼有“牛眼病”，ERG 记录不到。他接受过定向和行动训练，在幼儿园接受盲文识别，有平均智商，高中毕业并进入了社会大学，他学习了盲文，并希望成为一名体育广播和电视统计学家。两人都表现出中央脉络膜视网膜萎缩，周围有色素沉着的 RPE（图 G 和图 H）。其余情况眼底显示弥漫性的 RPE 团块和骨针样改变（图 I）。两只眼睛的视盘都是轻度蜡状苍白。

（A 和 B，引自 Meredith 等 [927]，©1984，美国医学会。版权所有。C~F，由 Dr. Richard A. Lewis 提供；G~I，由 Dr. Alan Kimura 提供）

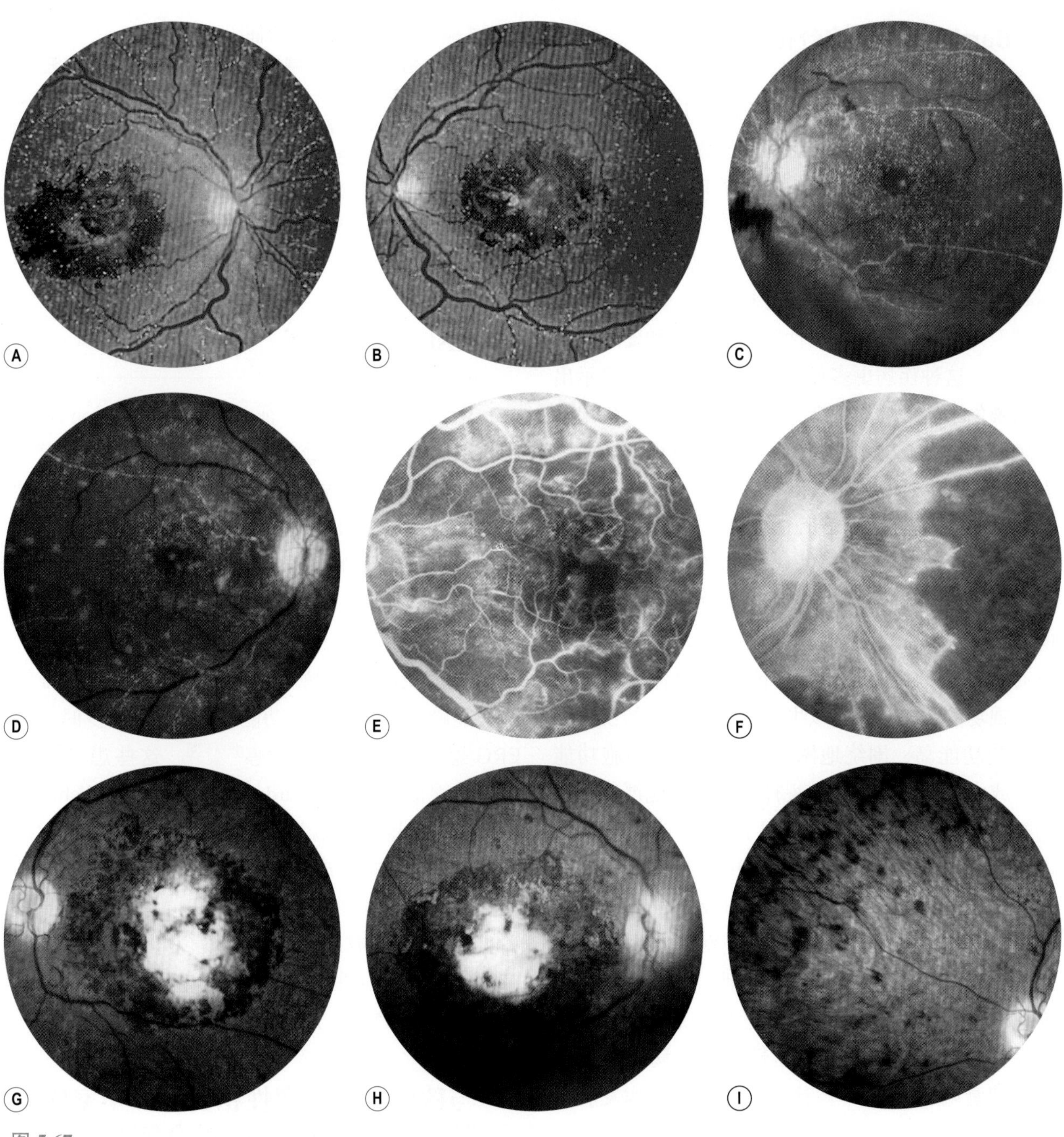

图 5.67

Bardet-Biedl 综合征

Bardet-Biedl 综合征的特征是：①色素性视网膜营养不良。②精神发育迟滞。③先天性肥胖（通常为 Fröhlich 型）。④生殖腺发育不全（男性更常见）。⑤多指或并指（图 5.68）[952-960]。在任何一名患者中，这些症状可能不会全部出现。其他缺陷包括耳聋、眼球震颤、斜视、身材矮小、膝外翻、扁平足、先天性心脏病、囊性肾发育不良和萎缩性肾盂肾炎。这种疾病更多见于男性。眼底经常显示出视网膜色素变性的典型变化，并且可能合并牛眼样黄斑病变（图 5.68A）[958]。可能存在由视网膜前膜引起的视网膜皱褶[958-961]。

荧光素血管造影显示 RPE 萎缩区域的强荧光的证据，并且经常显示造影剂从视盘和黄斑旁区域的毛细血管渗漏，而并未发现囊样水肿（图 5.68 B~D）[958-962]。ERG 显著异常或熄灭。一部分患者没有可测量的周边视野，可能会出现各种不同的中央视功能障碍模式：以牛眼病灶为中心的仅有视锥细胞功能岛，围绕地图样萎缩的视杆细胞功能片，或中央敏感度很好的视杆细胞但功能严重受损的视锥细胞岛[963]。EOG 明显异常[956]。大多数患者在上学阶段的早期能够保留中心视力，许多人从 20 岁开始发展为黄斑病变，以及 20/200 或更低的视力[955]。大约 50% 的人在 20 岁以后失明成为法定盲。大多数患者最终几乎失明。该疾病遵循常染色体隐性遗传方式。过早死亡通常是低位膀胱尿道反流、尿路感染和高血压性血管疾病所继发的肾功能衰竭引起的[958]。这些患者的糖尿病发病率增加[964]。

Laurence-Moon 综合征

Laurence-Moon 综合征患者与 Bardet-Biedl 综合征的症状相似，除了不包括多指和肥胖，并且这些患者会出现痉挛性下肢瘫痪[961, 965, 966]。此外，这些患者表现出广泛的类似于无脉络膜症的脉络膜萎缩。一些患者可能表现出合并两种综合征的特征[961]。在一名患者中发现了下丘脑错构瘤的存在[967]。

图 5.68 Bardet-Biedl 综合征。

A~D：这名 12 岁女孩精神发育迟滞，Fröhlich 型肥胖，多指畸形，夜盲症，无家族史，视力为 20/300。玻璃体细胞很多。她的视网膜电图显示出严重的异常视杆和视锥功能。注意视网膜小动脉狭窄（图 A）。荧光素血管造影（图 B~ 图 D）显示弥漫性轻度色素变化和染色从主要拱环的视网膜毛细血管渗漏。

E 和 F：Fröhlich 型肥胖和另一名患有相同综合征的患者（箭头）。

Alström 综合征

患有 Alström 综合征（Alström-Hallgren 综合征）的患者表现出视网膜变性（婴儿期视网膜营养不良）与肥胖、糖尿病、黑棘皮病、多囊卵巢、性腺功能低下、心肌病和神经感觉性耳聋有关[968-973]。偶尔出现的其他特征包括精神缺陷、秃顶、肝功能不全和高甘油三酯血症[970-974]。肾功能不全是可变的，与年龄相关，可能是最常见的致死原因[975]。患者会出现眼球震颤和畏光、婴儿期严重视锥细胞功能障碍、视杆细胞功能逐渐丧失。5 岁时通常 ERG 熄灭，20 岁时无光感[973-976]。这些患者最初可能被误诊为色盲、Bardet-Biedl 综合征、Leber 先天性黑蒙或锥杆细胞营养不良。伴有婴儿型心肌病和（或）超体重的严重早发性锥杆细胞营养不良的症状应提醒医师注意诊断[977]。病情是隐性遗传的，并且缺陷基因 *ALMS1* 定位于染色体 2pl3。*ALMS1* 基因编码的蛋白质主要存在于纤毛细胞的中心和基体中，这表明它参与纤毛形成、维护和功能[976]。

与毯层视网膜变性相关的少年家族性肾病（Senior-Loken 综合征）

一些常染色体隐性遗传性家族性肾病患者或肾髓质囊性病变的患者可能有相关的视网膜变性[978-986]。肾脏疾病的最早症状是多饮、多尿和夜尿，这是尿浓缩能力受损的原因。肾脏疾病在发展成为尿毒症或贫血症之前几乎没有预警。尿液分析结果基本正常。视网膜变性类似于 Leber 先天性黑蒙、视网膜变性和 RPA。Usher 综合征、节段性视网膜色素变性和 Coats 综合征已在这些患者中报道过[985]。

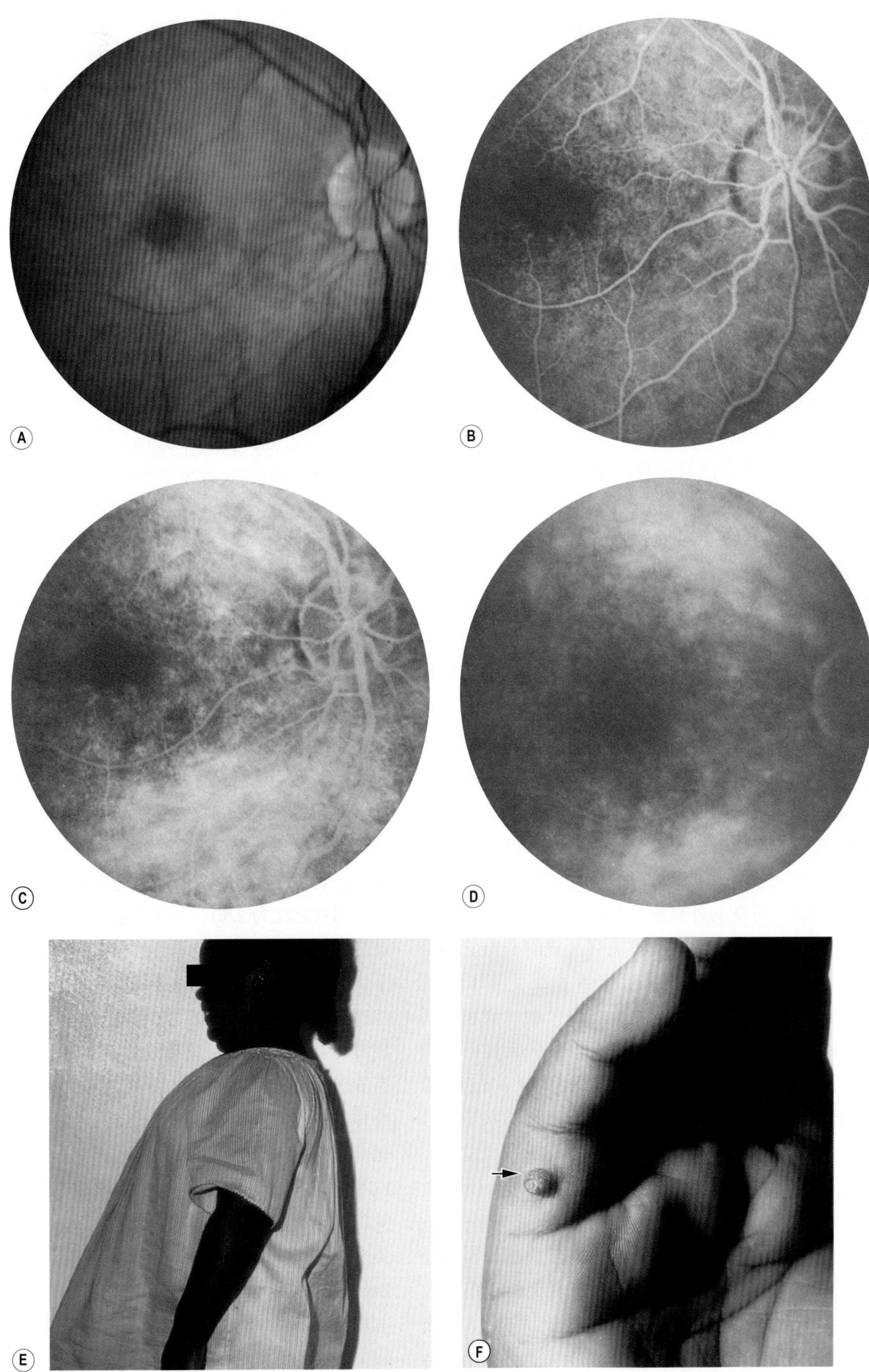

图 5.68

Jeune 综合征

这是一种常染色体隐性遗传疾病，其特征为骨骼异常（短肢结构、短肋骨）、长胸廓伴呼吸功能不全，可导致婴儿死亡，短指，干骺端不规则，多发性、进行性肾脏疾病。患者偶有眼部异常，包括视力下降、畏光、眼球震颤、斜视和异常 ERG[987, 988]。组织病理学检查和电子显微镜检查显示 RPE 轻度改变，视网膜感光细胞明显减少，锥细胞相对保留，外周神经节细胞减少[989]。

肝内胆管发育不良（Alagille 综合征）

Alagille 综合征是一种常染色体显性遗传综合征，其特征为肝内胆管发育不全、新生儿黄疸、瘙痒、心血管异常（特别是肺动脉狭窄）、视锥细胞异常、生长迟缓、性腺功能减退和特征性面容（眼球深陷、轻度眼距宽、头部突出、直鼻子、小而尖的下巴）、声音嘶哑（图 4.05）[990-998]。相关眼部异常在至少 50% 的病例中可见，包括角膜后胚胎环（Axenfeld 异常）[995]、色素性视网膜退变、假性视盘水肿、脉络膜视网膜皱褶（图 4.05）[992, 996]、带状角膜病变、异位瞳孔、内斜视、高度近视和迂曲的视网膜血管。角膜后胚胎环和周边视网膜色素变化是最一致的发现，可能是有助于区分这种良性新生儿黄疸与其他更严重的原因导致的新生儿黄疸。该病症具有可变的外显率，并且在大多数患者中是良性的。然而，有些患者可能有严重的心血管疾病和肾脏并发症，以及由维生素 A 和维生素 E 缺乏引起的进行性神经血管恶化[991, 997]。“胆汁淤积”面容虽然在这种疾病中经常出现，但在先天性肝内胆汁淤积性肝病的患者中也可以看到，与 Alagille 综合征无关[998]。ERG 和 EOG 可能低于正常水平。

无色性色素失禁症

无色性色素失禁症（Ito 黑色素过少症）特征是躯干和四肢（沿着 Blaschko 线）出现类似于色素性失禁患者的过度色素沉着的线状和螺旋状的“大理石蛋糕”条纹，以及中枢神经系统的异常，包括精神运动发育迟缓和癫痫，眼睛、头发、牙齿、指甲、肌肉骨骼系统和内脏的改变（图 5.69）[999-1007]。“无色素性色素失禁症”这个名称不应该与色素性失禁联系在一起，色素性失禁只发生在女性身上（通过 X 连锁遗传，在男性中是致命的）；除了表面上皮肤变化相似之外，它们没有任何关系。无色素性失禁男女均可发生，男女之比为 2.5:1，遗传学上尚不明确[1001, 1002, 1006]。证据记录单基因遗传是不可信的，并且在大多数情况下，同一家族的复发风险可以忽略不计。由 Sybert[1008] 综述的文献报道的 115 名个体的血淋巴细胞、皮肤成纤维细胞和（或）角质形成细胞的核型分析显示有 60 例染色体结构异常。3 例为 46，XX/46，XY 嵌合体，2 例为 46，XX/46，XX 嵌合体。大多数患者是非整倍性或不平衡易位的嵌合体，在同一组织内或组织之间有 2 个或多个染色体不同的细胞系。常见的改变是嵌合体三体性 18，二倍体 / 三倍体，性染色体非整倍体嵌合体，15q 近端微缺失和 12p 四体[985, 1003, 1004, 1006-1008]，在色素性失禁中常见的特征，如皮肤色素变化之前的囊泡空泡期和疣状期，以及导致失明的严重视网膜血管异常（图 6.69）未见。

图 5.69　无色性色素失禁症。

A~E：一名 7 岁的拉丁裔男孩因左眼进行性白内障、右眼轻度视力丧失和左斜视就诊。他是由 37 周妊娠和臀位分娩。先天性异常包括身体右半身肥大，包括舌头（图 D）和上腭、隐睾症和足部畸形。1 个月时眼底发现视网膜色素上皮（RPE）异常，2 岁时出现近视。在 5 岁之前出现了异常的牙列（图 E）、斑秃、耳聋和皮肤色素缺失条纹（Ito 色素缺失症）（图 C）。右眼的视力为 20/50（-6.00 D），左眼视力为手动（-4.50 D）。有双眼皮质性白内障，左眼更重。右眼底显示出视盘异常、粗条纹和 RPE 的变化（图 A 和图 B）。视网膜电图检查结果显示视杆和视锥反应振幅降低。

与髓母细胞瘤相关的 Ito 黑色素减少症。

F~L：这名 19 岁的女性患者接受过一次髓母细胞瘤手术，被发现患有先天性踝关节畸形和沿 Blaschko 线的皮肤色素沉着。在基因测试中发现了 3 号染色体的三体性，这是迄今尚未发现的与髓母细胞瘤相关的基因缺陷。黄斑区存在 RPE 点状脱色素，右眼比左眼更明显（图 F 和图 G），这些区域的自发荧光呈低荧光（图 H 和图 I），并在血管造影上表现为充盈缺损（图 J）。她的双眼视力正常。脱色素条纹出现在她的背部（图 K）、前臂（图 L）和面部。没有内科疾病的家族史。

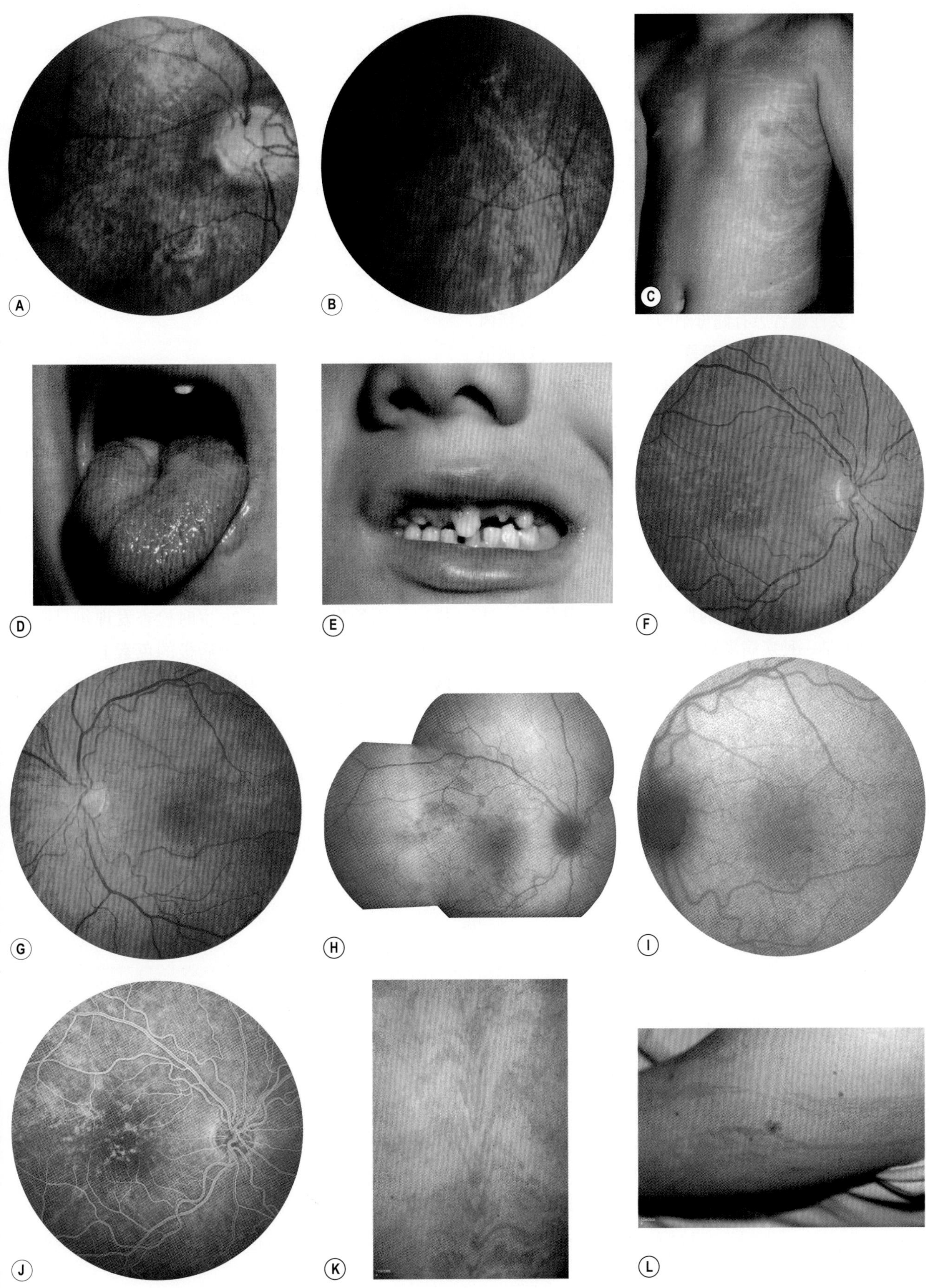

图 5.69

多种眼部异常被报道过，包括斜视、内眦赘皮、缺损、近视、小眼球、角膜不对称、萎缩性虹膜、不规则瞳孔、虹膜异染色、白内障和视网膜脱离等[1006, 1009-1012]。在 Bascom Palmer 眼科研究所就诊的7岁男孩患有失调性黄疸色素沉着症，他的 RPE 和视盘均有异常的条纹状色素减退（图 5.69A~E）[1005]。他还患有双眼先天性白内障、近视和牙异常。已经报道过其他一些病例，眼部变化仅限于眼底色素沉着而没有视觉异常[1013]。我们见到一名18岁女性患者患有髓母细胞瘤，异常面容包括内眦赘皮、宽鼻梁、先天性踝关节畸形，以及双侧第一、第二长脚趾，伴有 Blaschko 线后特别是在面部、背部和手臂的广泛皮肤色素沉着（图 5.69F~L）。她在视觉上无症状，她的眼底显示出 RPE 的斑片状脱色（图 5.69F~J）。她被发现携带部分重复的染色体长臂3［46，XX，dup（3）（q23q27）］。

总的来说，似乎 Ito 黑色素过少症的皮肤变化与多种染色体异常有关，而不是特定的基因缺陷；因此，如 Sybert 所建议的那样，最好将其作为一种特征而不是一种疾病来解决[1008]。

Heimler 综合征

Heimler 等人在 1991 年描述了两个开始于儿童早期的感觉神经性耳聋的兄弟姐妹，与 Beau 线（水平嵴）和白甲病（指尖和脚趾甲上的白色小点）相关。他们的恒牙上的釉质发育不良，臼齿更多见而切牙相对较少（图 5.70G 和 H）[1014]。在所有情况下，初级牙列都是正常的。这种情况被认为是常染色体隐性遗传；随后在2个兄弟姐妹、1个散发病例和1组单卵双胞胎中有3例报道[1015]。Heimler 描述的原始患者最近在26岁时检查发现每只眼睛的视敏度为 20/40，在整个后极的色素上皮水平和两眼的囊样黄斑水肿中均存在广泛的灰白色变化（图 5.70A，B，E 和 F）。色素的上皮变化对应于点状减少和增加的自发荧光（图 5.70C 和 D）。ERG 显示暗视和明视功能轻度下降。

图 5.70 Heimler 综合征。

A~H：这名 26 岁的女性患者是 Heimler 博士报道的，在 1991 年她 6 岁时发现牙齿和指甲异常（图 G 和图 H），当时没有进行眼科检查。现在，两只眼睛都在视网膜后极发生色素上皮细胞变灰，一直延伸到赤道部（图 A 和图 B）。每只眼睛的视敏度为 20/40。光学相干断层扫描显示黄斑中的囊肿 / 劈裂腔（图 E 和图 F）。自发荧光成像显示双眼的高荧光和低自发荧光改变是对称的（图 C 和图 D）。视网膜电图显示视锥细胞反应的幅度略微不正常，并且视杆细胞反应在正常范围内。

（A~H，由 Dr. Irene Barbazatto 和 Dr. Lawrence Yannuzzi 提供）

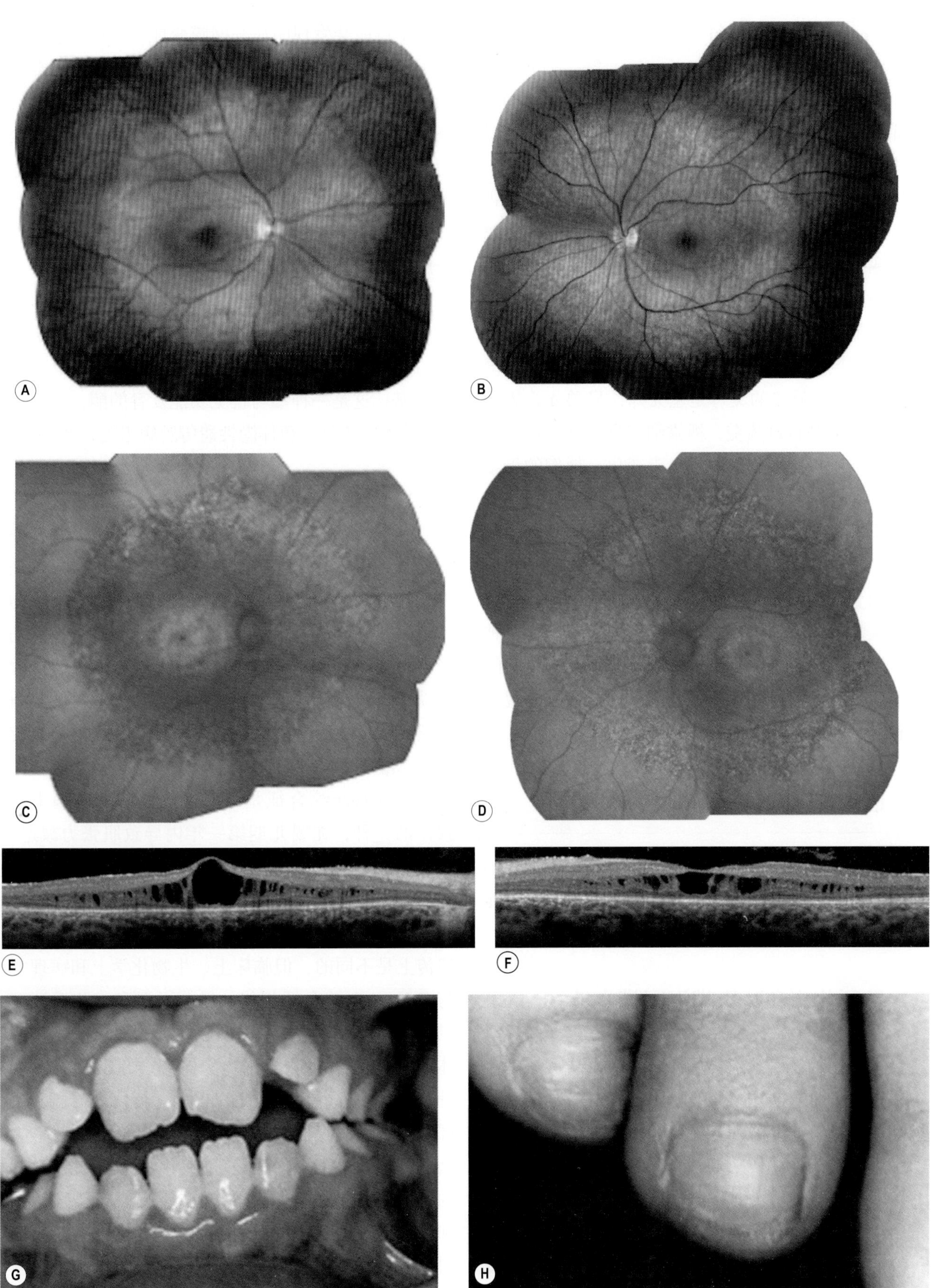

图 5.70

Cockayne 综合征

Cockayne 综合征是一种常染色体隐性形式的侏儒症，与早衰有关，其特征是“小鸟样”面容，即小头畸形、凹陷的眼睛、喙样鼻子、下颌前突、不成比例的长手长脚、肢体挛缩、脊柱后凸、听力丧失、意向性震颤、眼球震颤、共济失调、肌肉僵硬、尿失禁、精神发育迟滞、皮肤色素沉着过度和对光敏感。眼底可见“椒盐样”视网膜萎缩伴视盘蜡样萎缩，视网膜血管狭窄[1016-1019]。患者通常视力较差。视网膜电图检查结果正常或极少异常。法国1个家庭4个兄弟的父母是堂兄妹，兄弟4人表现出远视和双侧黄斑病变，视锥细胞电生理波幅都有所下降。未见视网膜血管或色素变化。他们的母亲表现为单一的左侧毛细血管性色素性视网膜病变，父亲正常[1020]。

在神经病理学发现的基础上，它被认为是一种脑白质营养不良和 Pelizaeus-Merzbacher 病的亚组。这种疾病的基本缺陷尚不清楚。组织病理学显示神经纤维和神经节细胞丧失以及光感受器细胞丧失的证据，色素沉着过度、脱色素以及色素细胞向视网膜和视网膜下腔的迁移[1018]。

遗传性微血管病和视网膜变性

尽管脉络膜视网膜变性、视网膜电图异常和小头畸形最常见于常染色体隐性遗传家族，但也可能发生在具有常染色体显性遗传的家庭中[1021]。

骨硬化病和脉络膜视网膜变性

骨硬化病是一组遗传性代谢疾病，其特征是由于骨吸收不良引起的骨量增加。它又分为青少年型和成年型。婴儿恶性骨硬化病是一种出生时起病的常染色体隐性遗传疾病，除非接受治疗，否则在儿童时期会致死。破骨细胞功能障碍导致骨吸收异常、皮质骨骼缺损增厚、骨折频繁。骨髓扩张进入骨髓间隙引起的血液学异常伴有髓外造血。由于侵入听觉和视神经孔，可能会发生听力和视力丧失、视神经萎缩或进行性视网膜变性[1022-1026]。在检眼镜检查中可能会发现明显视网膜变性、黄斑区色素上皮细胞脱色素和萎缩[1022]，视网膜电图可在正常范围内[1022, 1023]。对于已经表现出视功能较差、视盘较苍白儿童来说，在行视神经孔减压手术前，进行全面的神经放射学和影像学检查以及视网膜电图检查尤为重要。视神经孔可能只显示最低程度的狭窄，并且大多数视力下降可能是由进行性视网膜变性造成[1022]。

同种异体造血干细胞移植使这些患儿的生存和预期寿命都有所增加[1026]。*Tcirg1* 基因（Atp6VOa3）中的突变，其编码的是动力学型质子转运 ATP 酶的 a3 亚基，这是一种参与视觉功能发育的酶，已知可导致半数严重常染色体隐性遗传的病例发生[1025, 1026]。

过氧化物酶体疾病

过氧化物酶体（亚细胞器）的功能失常导致几种儿童眼科疾病。这些疾病分为三组：①过氧化物酶体的缺陷生物发生（Zellweger 综合征、新生儿肾上腺脑白质营养不良和婴儿 Refsum 病）。②多种酶缺陷（肢近端型点状软骨发育不良）。③单一酶缺乏症（X 连锁肾上腺脑白质营养不良、1 型原发性高草酸尿症）。

Zellweger 综合征是三类过氧化物酶疾病中最致命的一种，在婴儿期第一年内导致肌张力减退、癫痫发作和死亡。眼科表现包括角膜混浊、白内障、青光眼、色素性视网膜病和视神经萎缩。新生儿肾上腺脑白质营养不良和婴儿 Refsum 病似乎在遗传上是不同的，但临床上、生物化学上和病理上与 Zellweger 综合征相似，尽管更温和。肢近端型点状软骨发育不良——一种由至少两种过氧化物酶体酶缺乏引起的过氧化物酶体病，在出生时出现骨骼异常，患者很少在1岁以后存活。最突出的眼部表现包括双眼白内障。X 连锁（儿童期）肾上腺脑白质营养不良是由单一过氧化物酶的缺乏引起的，并且在第一个10年的后半期出现行为、认知和视觉退化。视力丧失是由整个视觉通路的脱髓鞘引起的，但外部视网膜不受影响。原发性高草酸尿症1型表现为旁中心凹下视网膜色素增生。经典的 Refsum 病也是一种过氧化物酶体病。

脑肝肾综合征（Zellweger 综合征）

Zellweger 综合征是一种累及多系统的先天性疾病，其特征为严重的中枢神经系统受累（肌张力减退、癫痫发作和精神运动迟缓）、肝间质纤维化（黄疸、肝肿大、低凝血酶原血症和胃肠道出血）、多发肾皮质囊肿、钙化点状骨性骨骺、特征性面容（高额头、小颌骨、扁平眶上嵴和高弓形腭），并且在一些患者中有椎间盘退变的证据[1027-1029]。这些患者中的大多数在出生后 1 年内死亡。组织病理学检查显示类似视网膜色素变性的变化[1028]。超微结构检查显示 RPE 的双叶状包含物。这些患者的眼组织中含有过量的极长链脂肪酸。这些组织病理学和生化学发现类似于新生儿肾上腺脑白质病，一种代谢性神经退行性疾病，其特征为全身性内脏功能障碍、中枢神经系统白质变性和肾上腺功能减退[1031]。

肾上腺脑白质营养不良

肾上腺脑白质营养不良是一组罕见疾病，包括儿童期发病的 X 连锁变异（Schilder 病）、肾上腺脑白质病和新生儿肾上腺脑白质营养不良。患有这 3 种疾病的患者表现出中枢神经系统脱髓鞘、肾上腺皮质萎缩和（或）层状内含物，以及血清中长链脂肪酸水平升高[1031]。新生儿肾上腺脑白质营养不良的特征包括：新生儿期低眼压和癫痫发作，视力丧失，视神经萎缩，白内障，色素性视网膜病变（50%），常染色体隐性遗传模式，多器官中的长链脂肪酸，以及肝细胞过氧化物酶体的大小和数量的减少[1031]。平均死亡年龄为 3 岁。眼睛的组织病理学和超微结构变化包括：神经节细胞和神经纤维层的消失，视神经萎缩，视网膜感光细胞萎缩，囊样黄斑水肿，色素细胞向视网膜的迁移，白内障和视网膜巨噬细胞、色素上皮细胞、感光细胞和玻璃体巨噬细胞中特征性的双叶包涵体[1030, 1031]。

Zellweger 综合征类似于新生儿肾上腺脑白质营养不良，与肾囊肿有关，但没有肾上腺皮质萎缩（见 Zellweger 综合征）。儿童肾上腺脑白质营养不良的特征包括：4~8 岁发病的进行性痴呆，步态紊乱，视力丧失，导致皮肤色素沉着的原发性肾上腺皮质功能不全和肾上腺功能低下症状，X 连锁隐性遗传模式，病理学上肝脏过氧化物酶体正常，到青春期死亡。视力下降是由神经系统脱髓鞘造成，但与神经节细胞变性也可能相关。部分患者出现黄斑色素性改变[1033]。肾上腺脑白质病变与迟发性性腺功能不良（20~30 岁）、痉挛性四肢瘫痪和 X 连锁遗传有关[1033]。

Refsum 综合征（遗传性共济失调性多发性神经炎）

Refsum 综合征是一种以夜盲症、非典型色素性视网膜营养不良、慢性多发性神经病、脑性共济失调和无细胞增多的脑脊液蛋白升高为特征的家族性疾病[1034-1038]。这种疾病在婴儿时期或儿童早期潜伏。Refsum 病的诊断平均在确诊视网膜色素变性延后约 10 年[1034]。经常伴有白内障、鱼鳞病、骨骼异常、心电图异常。一些患者会出现听力损失。瞳孔可能很小而且反应不良。可以发现动眼神经麻痹。随着疾病的进展，ERG 幅度降低。最终因心力衰竭或呼吸麻痹导致死亡。

这是一种隐性遗传性脂质代谢紊乱，其编码过氧化物酶植物酰基辅酶 Aα- 羟化酶的基因发生突变，这导致 α- 氧化植烷酸的功能异常[1037, 1039, 1040]。因此，植烷酸不是内源性产物，主要是由食物中补充植烷酸或其前体——植醇，在尿液、血浆（正常，<1 μmol/L）、身体组织和神经中积聚。已经有两个假说：①植物鞣酸甲基可能会使轴突中的髓鞘脂质层不稳定。②植烷酸可代替磷脂和甘油三酯中的长链脂肪酸，导致受影响组织的功能降低。在眼睛中，在 RPE 中发现了丰富的脂肪染色物质；这可能会导致光感受器的消亡。植烷酸对维生素 A 的酯化作用也可能导致光感受器细胞死亡。低植物酚和植酸的饮食治疗可降低血浆植酸水平，并对神经系统体征有所改善[1034]，也可能延缓视网膜变性的进展[1034-1041]。血浆置换可以帮助降低严重代谢异常的血清植酸水平[1042-1045]。然而，早期诊断对预防神经系统并发症很重要[1034]。

脑－眼肝肾综合征（Arima 综合征）

Arima 综合征包括特征性面容（上睑下垂和宽眼距），伴有眼球震颤、Leber 黑蒙、肌张力减退、精神运动迟缓、小脑蚓部发育不全、婴儿多囊肾、进行性慢性肾功能不全和肝病[1046]。其特征类似于 Joubert 综合征，但后者症状还包括婴儿间歇性呼吸道异常，这可能会危及生命[1046-1047]。

图 5.71　脊髓小脑萎缩（SCA7）。
A~G：这名 36 岁的男性患者在 10 年内双眼视力下降。他有 5 年的步态、肢体和言语共济失调史。他的视力在每只眼睛中都是 20/100，有双侧中央暗区（图 C）。两个中心凹都变薄并伴有红色沉着（图 A 和图 B）。在荧光素血管造影（图 D 和图 E）上观察到窗样缺损，在吲哚菁绿血管造影（图 F）上没有变化。视网膜电图显示视杆和视锥功能减弱。光学相干断层扫描（图 G）上显示中心凹光感受器细胞减少。他的基因检测结果显示 *ATXN7* 基因上的 48 个 CAG 重复序列，与 SCA7 一致。

脉络膜视网膜病变和垂体功能障碍

脉络膜视网膜病变和垂体功能障碍综合征的特征是：严重的先天性或早发性非典型性色素性视网膜营养不良，下丘脑－垂体功能障碍。表现为生长迟缓，性幼稚症，头发异常［包括长睫毛，稀疏细腻的头发，浓密的眉毛（睫毛粗长症）］，未能发展青春期后的头发模式；也可能有较低程度的甲状腺功能减退症[1048-1051]。不太一致的特征包括低出生体重、异常妊娠和精神发育迟滞。患者可能表现出熄灭的 ERG、广泛的视网膜变薄区域和 RPE 的粗糙聚集。

视网膜色素变性和自身免疫性多内分泌腺综合征

在儿童期或成年早期，自身免疫性多发性内分泌病 I 型的患者发生甲状旁腺功能减退症、皮肤黏膜念珠菌病、Addison 病和角膜结膜炎[1052-1054]。这个综合征还可能包括慢性肝炎、吸收不良、恶性贫血、脱发和原发性性腺功能减退症。少数患者可能会出现典型的色素性视网膜炎[1053]。我见过一名患者本人和另一名患者的医学记录。没有吸收不良证据，两者都有正常的血清维生素 A 水平。视网膜色素变性与 I 型自身免疫性多发性内分泌病的偶然关联可能与这两种疾病的基因位点的接近程度有关，在伴有多内分泌病的情况下，已被指定为染色体 21[1054]。Wood 和同事观察到 I 型自身免疫性多发性内分泌病的年轻男性色素性视网膜炎的不对称眼底照片的发展[1055]。他们表现出抗体滴度对视网膜和视神经的显著升高，并假设眼睛症状是自身免疫和综合征的一部分。

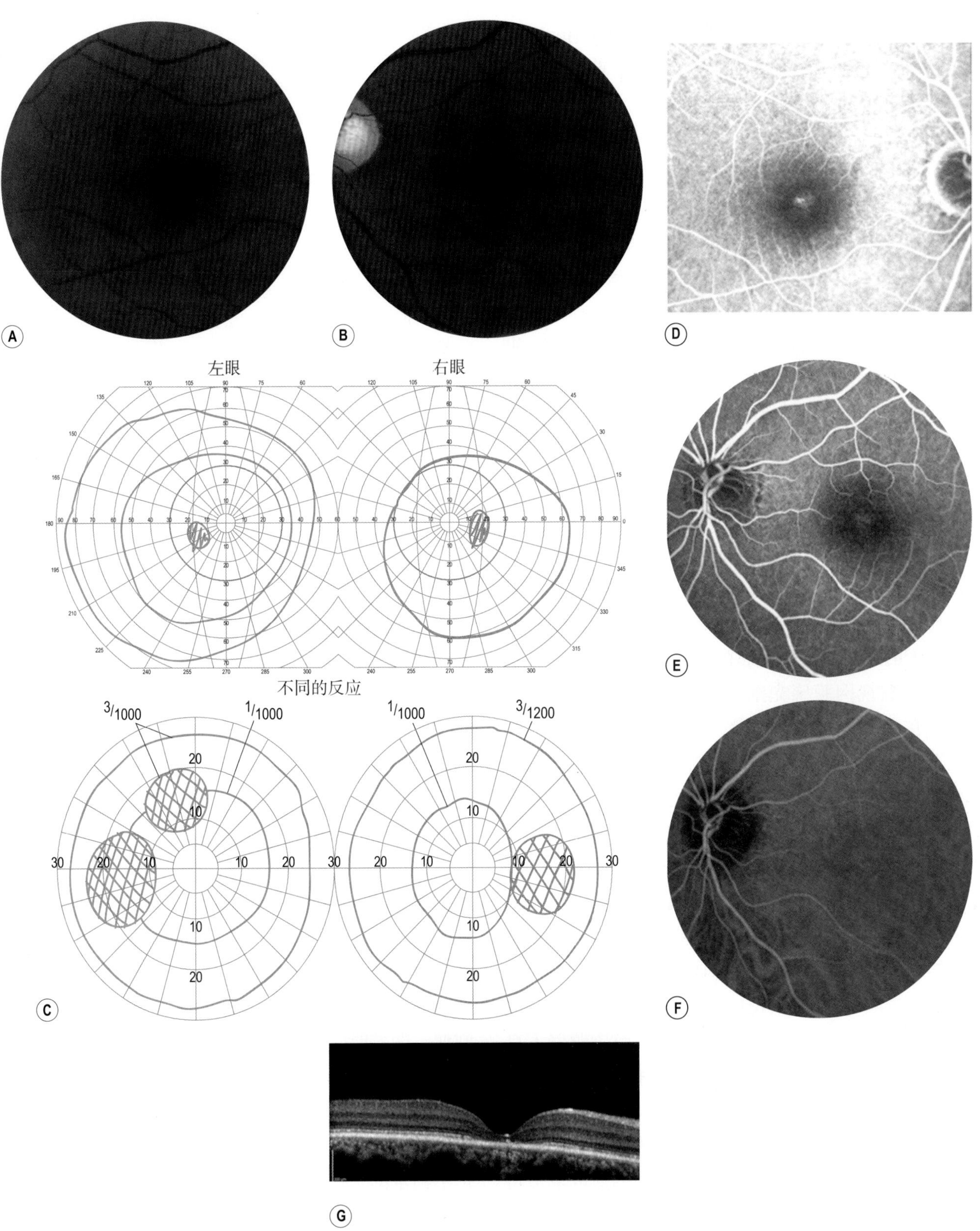

图 5.71

与橄榄体脑桥小脑萎缩、Konigsmark Ⅲ型、Harding Ⅱ型相关的非典型性毯层视网膜色素变性

与小脑性共济失调相关的非典型性视网膜营养不良是一种常染色体显性遗传性疾病，由视网膜和RPE的萎缩性改变引起的中心视力丧失所致，其最初局限于黄斑但逐渐扩散至周围眼底（图 5.56 F~I）[1056-1065]。典型的婴儿型疾病通常伴有色素变化，并且表现出快速进展的过程，常导致患者早期死亡[1066]。儿童期晚期发病较轻，成人发病伴有相对轻度和缓慢进展的小脑变性和黄斑病变[1066]。部分患者可能有视锥、视锥外系和脑干功能障碍。一些患者可能表现出包括肌张力障碍，眼球震颤，核内眼肌麻痹，进行性眼肌麻痹，上睑下垂，以及食管、膀胱和肠功能紊乱。电生理检测早期可能是正常的，但在疾病的后期阶段严重异常。一些患者有进行性眼外肌麻痹。婴儿Ⅲ型橄榄脑小脑萎缩和变性患者的组织病理学及超微结构显示，视网膜变性主要影响视网膜感光细胞层，最大限度累及黄斑区，在多个组织具有显著变异性，包括 RPE 色素沉着，角膜细胞、虹膜睫状体纤维细胞、外层视网膜细胞和色素上皮细胞、结膜中的嗜锇多膜和复合脂褐素包涵体[1057, 1062, 1067, 1068]。这些类似于神经元蜡样脂褐素沉积病（neuronal ceroid lipofuscinosis，NCL）。然而与后者不同的是，其没有曲线状内含物。

对于同时出现神经退行性和视网膜退行性病变的婴儿，应怀疑其患有橄榄体脑桥小脑变性Ⅲ型。这些患者应与婴儿型 NCL、婴儿植烷酸贮积病、无β脂蛋白血症和隐性新生儿肾上腺脑白质营养不良患者区别开来。父母是否具有疾病相关表型和患者共济失调的临床表型，是这种疾病与其他疾病的重要区别。结膜活检有助于确诊，但该方法不能鉴别脂褐素沉积病。具有正常眼底和视力的家庭成员可能会表现出 ERG 变化[1067]。

图 5.71（续）。

H~M：这名 28 岁的非洲裔美国女性患者，有母亲、姐妹和兄弟视力下降的家族病史。她的母亲诊断为多发性硬化症。另一名姐姐的视力正常。她有 2 型糖尿病病史约 5 年。她主诉视力下降，且晚上的视力更好。她是一名 -8.50 的近视患者，右侧有 +3.25 的散光，而左侧有 +5.25 的散光。每只眼睛的视力为 20/200。她的眼底是正常的（图 H 和图 I），HVF 显示双眼的中心暗点。当 2 年后重新检查时，她的眼底表现仍然不明显，双眼视力 20/400，未明确诊断。3 年后，双眼黄斑中心凹发生了牛眼样改变，右眼比左眼更突出，并在接下来的 2 年里继续发展。该变化是低自发荧光（图 K）并且在血管造影（图 L）上显示窗样缺陷的。经过中心凹的光学相干断层扫描证实了中心凹视锥细胞的减少和内视网膜的变薄（图 M）。8 年来，伴随共济失调进展，她只能借助轮椅行动。她和她的母亲在 3p12-13 上检测 CAG 重复阳性，证实了 SCA 7 的诊断。

（A~G，由 Dr. Jose Pulido 提供；H~M，由 Dr. Joel Miller 提供）

脊髓小脑共济失调 7

脊髓小脑共济失调 7（SCA 7）是以进行性视网膜和小脑变性常染色体显性遗传性神经退行性为特征的疾病。SCA 7 患者的临床特征包括早期蓝黄色盲、进行性视力损害、中心视力首先受损。在疾病早期阶段，眼底可能表现正常，然后进一步发展为一种微红色变化伴视网膜变薄（图 5.71A 和 B），能在高分辨率 OCT 图像中辨别。随之发生渐进性 RPE 萎缩，表现为血管造影中出现窗样缺陷（图 5.71D）。在此阶段 OCT 显示黄斑中心凹光感受器细胞完全消失（图 5.71G）。这些变化通常伴有进行性肢体共济失调、构音障碍、扫视运动减慢和眼肌麻痹。随着时间的推移，患者只能长期借助轮椅生活。共济失调蛋白基因在大脑和眼睛中表达。CAG 基因的重复表达导致蛋白质聚集毒性增加，引起所累及的组织发生结构变化。这种重复表达在传代时是不稳定的，这会影响这些患者的孩子的预期。重复次数越多，疾病表现越严重[1069-1071]。

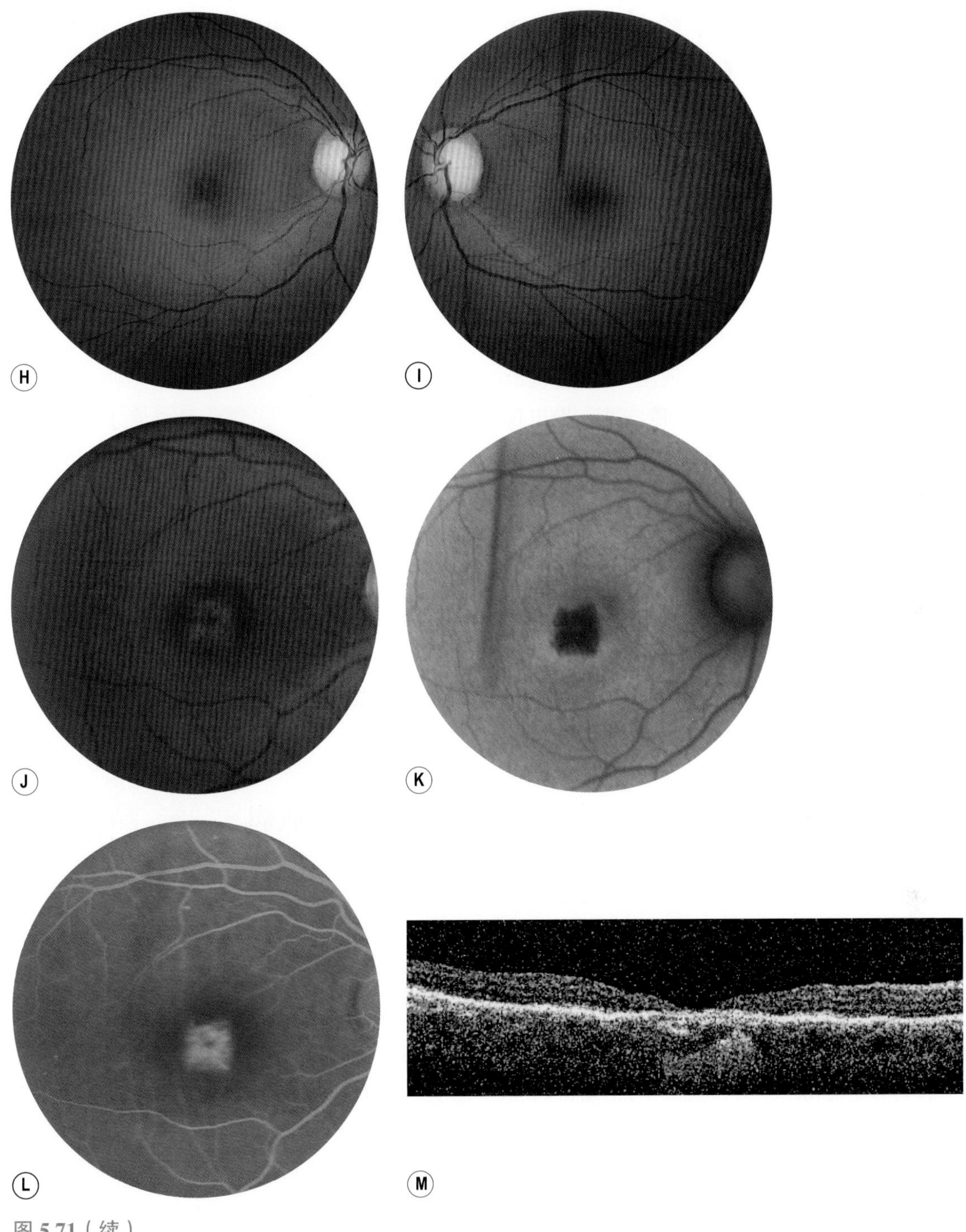

图 5.71（续）

泛酸激酶相关性神经变性疾病（Hallervorden-Spatz综合征）

泛酸激酶相关性神经退行性变，通常被称为Hallervorden-Spatz综合征，特征为早期发病的视锥外系运动障碍（肌张力障碍、肌肉僵硬、舞蹈手足徐动症、共济失调、反射亢进和痉挛）、痴呆、大脑铁沉积，以及不断进展的病程，最终导致患者在成年早期死亡[1073-1077]。这些患者中约有1/4会出现视网膜变性，最初可能仅表现出RPE点状改变，但随后可能显示出斑点样视网膜，进一步出现骨针样改变形成和黄斑区牛眼样环状病变[1078]。有证据表明那些有视网膜异常的患者发病较早，病程更快，且在儿童晚期可发生死亡。一些患者有相关的棘细胞增多症和正常的β脂蛋白水平[1074]。瞳孔异常与Adie瞳孔相反，对光反射差，瞳孔皱褶斑片状消失，部分患者出现扇形虹膜萎缩，可能是由于中脑或附近黑质铁沉积，导致控制虹膜的近端神经纤维变性[1078]。患有Hallervorden-Spatz综合征变体的患者伴有低蛋白脂质血症、棘皮病、视网膜色素变性和苍白球变性（HARP综合征）[1079]。大脑的CT图像可能显示基底神经节混浊，T2加权MRI显示苍白球的特征性异常，我们称之为“老虎眼”征兆（中心亮点更暗）[1077, 1078, 1080]。神经病理学诊断标准包括：①苍白球的对称性部分破坏性病变。②广泛弥散的圆形或椭圆形无核结构（“球状体”），可识别为肿胀的轴突，特别是在苍白球和网状部中有许多。③累及区域的色素的积累，其中大部分含有铁。眼部的组织病理学检查显示感光细胞的缺乏、丛状层和外核层的衰减、正常的视网膜内层，以及RPE中黑色素霉素累积的退行性变化[1074, 1076, 1081]。赤道血管周围有RPE细胞和细胞外色素的沉积[1074, 1081]。该病是继发于编码泛酸激酶2（PANK2）的基因突变的常染色体遗传性疾病，基因突变编码位于染色体20p13上，参与辅酶A的生物合成[1082-1087]。PANK2酶的缺乏使苍白球中的半胱氨酸聚集，导致神经元死亡。引起该区域铁沉积的确切机制尚不清楚[1088]。已知有两种形式——经典型或早发型，具有更严重的表型和更快的进展，以及非典型形式，是一种成人发作缓慢进展的帕金森病[1082]。

图5.72 Kearns-Sayre综合征。
A~C：这名16岁女性患者患有非典型性色素性视网膜变性，外部眼肌麻痹（图A）、完全性心脏传导阻滞、闭经和生长迟缓，可被心脏起搏器缓解Stokes-Adams的发作。她的视力是20/25。视野具有颜色测试目标相关的同心收缩。眼科检查可见不明显的弥漫性色素异常，但在荧光血管造影上很明显。
D~H：这名36岁的黑种人男性患者有心脏传导阻滞合并双眼眼睑下垂持续数年（图D）。注意到鼻侧增生性视网膜色素上皮（RPE）斑块（图E）和黄斑区RPE的点状改变（图F）。血管造影显示高荧光（图G和图H）的粗糙图案。

线粒体脑肌病

线粒体脑肌病是一组临床异质性疾病，该组疾病在线粒体中具有共同的生化和形态学异常。包括Kearns-Sayre综合征、MELAS综合征[1089]和MERRF综合征[149, 1090, 1092]。同时显示2种或3种这组疾病特征的患者被一些人称为具有线粒体脑肌病重叠综合征[1097]。致病的DNA突变已经在患有这些疾病的患者中被定位[1098-1100]。有趣的是，在某些情况下，特定的基因突变可以解释多种表型。两名重叠综合征的患者在核3243位点具有相同的线粒体DNA突变（MELAS突变）[1097]。

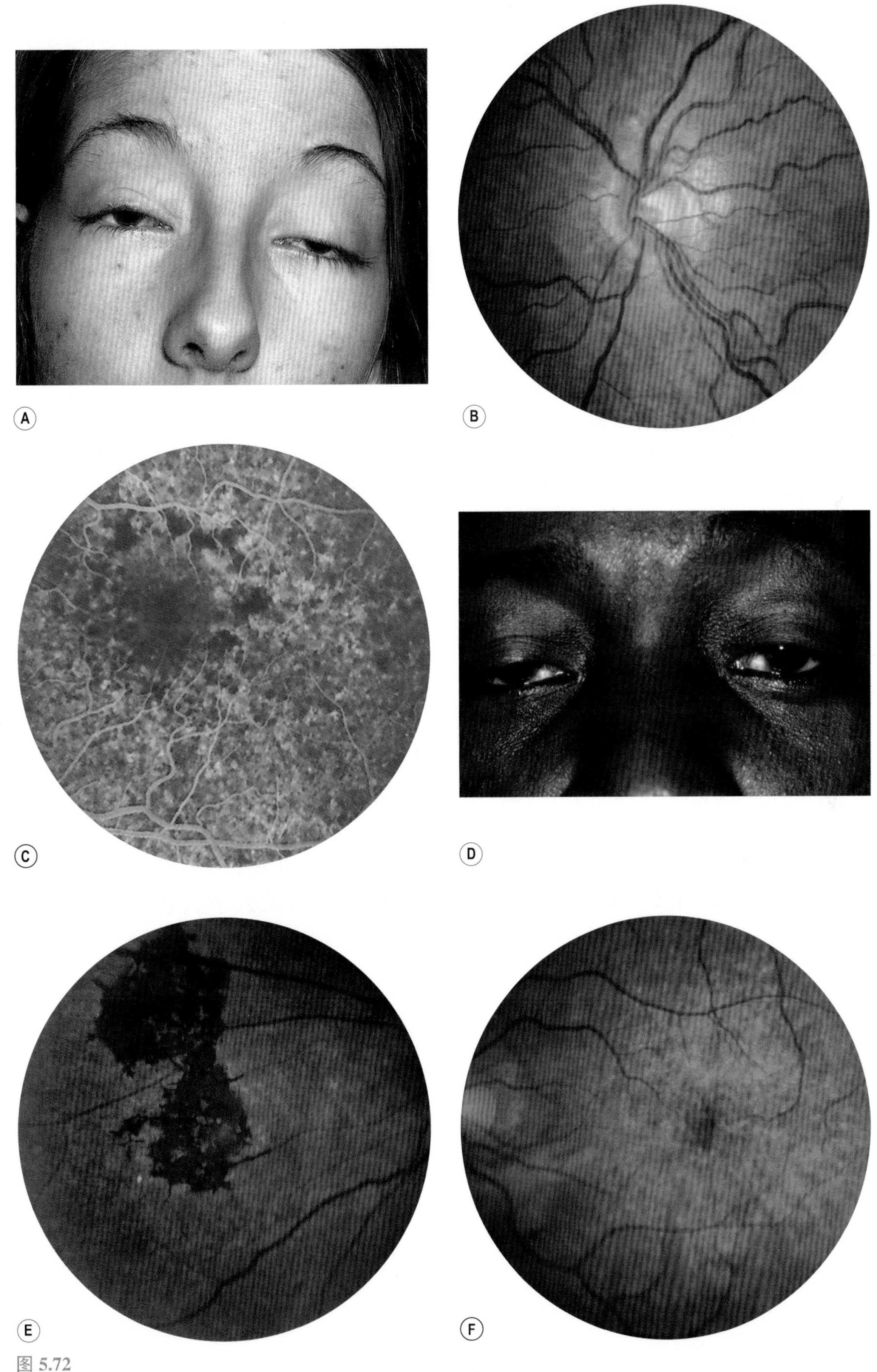

图 5.72

Kearns-Sayre 综合征

Kearns-Sayre 综合征是一种罕见的散发性多系统线粒体疾病，影响中枢神经系统、肌肉和内分泌器官。临床特征包括非典型性色素性视网膜营养不良（图 5.72），外眼肌麻痹伴儿童期早发的眼睑下垂和心脏传导阻滞。可能存在的其他特征包括广泛的肌肉萎缩症、耳聋、前庭功能障碍、脑脊液蛋白升高、侏儒症、性腺功能减退、小脑皮质和皮质脊髓功能障碍、内分泌功能障碍、肾病和角膜病变 [1101-1108]。组织病理学特征为中枢神经系统的“破碎红色”肌病和海绵状变性 [1104]。这些患者通常具有良好的视觉功能，以后可能会发展为一部分中心视力丧失。不到 50% 的患者伴有夜盲症，复视不常见。特征性眼底改变包括存在广泛的盐和胡椒样 RPE 斑点，在黄斑区最显著，并且在毛细血管周围区域中 RPE 脱色素（图 5.72B，E，F，I 和 J）。很少有色素迁移到整个视网膜中的证据。视网膜血管直径正常，视神经盘正常。在以后的生活中，一些患者可能会发展出更接近类似视网膜色素变性的眼底表现，少数病例表现出严重的类似于无脉络膜症样的脉络膜萎缩 [1109]。EOG 可能是正常或低于正常。ERG 可能不正常或熄灭。最近已经报道了一名典型的成人卵黄样营养不良的患者——这一特征与 MELAS/MIDD 患者相似，RPE 有显著影响。在婴幼儿期，眼睛的组织病理学变化可能仅限于不规则的 RPE 色素沉着和脱色素，视网膜下腔巨噬细胞、视杆细胞和视锥细胞轻度消失（图 5.72K），以及眼外肌的营养不良，但是非特异性的（图 5.72L）[1106,1111-1113]。之后可能会出现黄斑区域最严重的 RPE 和感光细胞消失（图 5.72K）。超微结构研究显示在 RPE、光感受器椭圆体、外丛状层和非色素纤毛上细胞基底部分的线粒体增大 [1113,1114]。视网膜下腔出现含有吞噬层状盘的巨噬细胞。临床和组织病理学发现表明，原发性疾病影响 RPE，后极部眼底受影响的程度超过了周边部。对这些患者使用全身性皮质类固醇可能会导致高血糖酸性昏迷和死亡 [1102]。可能会发生一种类似的综合征，但伴有进展性视神经萎缩，且不伴有视网膜营养不良 [1115]。

图 5.72（续）。

I~L：这个 14 岁的男孩患有 Kearns-Sayre 综合征，在 9 岁时出现上睑下垂和限制眼球运动。他的视力和亚正常视网膜电图的发现有轻度下降。黄斑区存在斑驳的色素样改变（图 I 和图 J），在这个浅色眼底中相对不明显。他在死亡前 5 个月出现晕厥发作和心脏传导阻滞，导致上呼吸道感染并发症。他的眼睛是在尸检时获得的。组织病理学检查显示 RPE（图 K）的色素沉着过度和色素沉着的证据。在某些地区，有证据表明视网膜受体元件有一些损失。视网膜和脉络膜不明显。有明显的退行性变化涉及眼外肌（图 L）。在下肢、肩带和横膈膜的肌肉中也发现了类似的变化。

MIDD/MELAS

参见前面的部分。

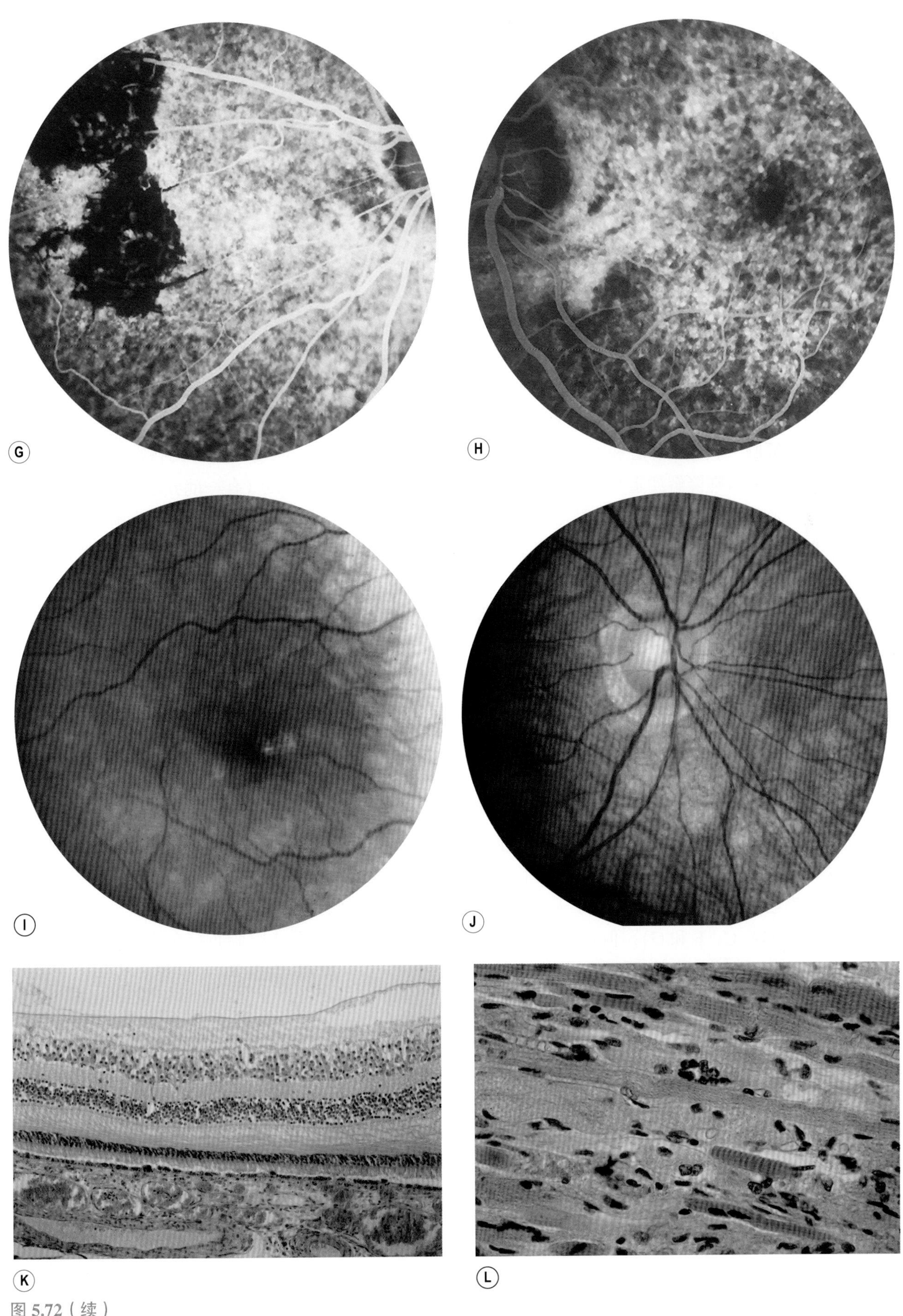

图 5.72（续）

Danon 病

Danon 病是一种罕见的 X 连锁疾病，其特征是心肌病、骨骼肌病和精神发育迟滞[1096,1116,1117]。骨骼肌病一般是轻微的，精神发育迟滞是多变且非进展的，但心肌病是进行性的并且决定了预后。*LAMP2* 基因 Xq24 的突变已被证实是该疾病的原因，细胞病理是溶酶体相关膜蛋白 -2（LAMP2）缺乏引起。溶酶体贮存症发生于这种疾病中，尽管 α- 葡糖苷酶活性正常，肌糖原仍然升高。在骨骼肌和心肌细胞中观察到含有自噬物质和糖原的细胞质液泡。在动物模型 *LAMP2* 缺陷型小鼠中表现为体重减轻，死亡率增加，许多组织器官积聚自体空泡，包括骨骼肌和心肌、肝脏、胰腺、脾脏和肾脏。在肝脏细胞中，长寿蛋白的自噬降解严重受损，心肌细胞超微结构异常，心脏收缩力严重下降[1096]。受影响的男性在早期（2~5 岁）出现疲劳症状，并且表现出进行性肥厚性心肌病和继发性心律失常的证据，最常见的是 Wolff-Parkinson-White。除非进行心脏移植，否则可能由于心律失常或由于心脏重、心室壁增厚和室间隔增厚导致的心力衰竭而突然发生死亡。女性在 40 岁或更晚的时候出现症状（图 5.73 H~J），伴有扩张型心肌病的迹象[1096]。女性患病严重程度较轻可能归结于 X 染色体的不规律莱昂化。

男性患者可出现范围在 20/40~20/60 内的中度视力下降，并且可能伴有夜盲主诉，而女性可能有正常或接近正常的视力。男性患者的视网膜显示 RPE 和脉络膜色素弥漫性丢失，类似于无脉络膜症的眼底（图 5.73A~C，F 和 G），但可能不那么严重。女性表现出环状中周和外周细小点样色素改变（图 5.73H~J），类似于风疹椒盐样眼底，以及无脉络膜症携带者的表现。荧光素血管造影可以更好地描绘色素斑点（图 5.73D 和 E）。受影响男性的视网膜电图低于正常，轻度受影响。晶状体可能会出现星点状或细斑纹状改变。黄斑改变曾在一个病例中被提及，但没有相应的图像。将眼部表现与心脏病病史结合起来，对于诊断非常重要，反过来可以通过及时的心脏移植来挽救患者的生命。

图 5.73 Danon 病。

A~G：这名 35 岁无视觉症状的男性患者被发现视力为 20/20，双眼视网膜色素上皮细胞色素减退（图 A~ 图 C）。血管造影显示点状物遮挡上皮荧光（图 D 和图 E）。3 年后，双眼的眼底外观没有变化（图 F 和图 G）。他的眼科表现是由他进行心脏移植之前进行的医疗检查所发现。

H~J：一名有心脏病和心律失常患者的姐妹，无视觉方面症状，眼底检查显示在后极外更明显的色素斑点。视网膜电图波幅正常，但潜伏时间延长。

（A~G，由 Dr. Susan Malinowski 提供；H~J，由 Dr. Naresh Mandava 提供）

Bassen-Kornzweig 综合征

Bassen-Kornzweig 综合征的特征是非典型性色素性视网膜营养不良（有一部分是白点视网膜色素变性），夜盲症，脊髓小脑性共济失调（Friedreich 型），腹腔综合征，棘细胞增多症，血清胆固醇、甘油三酯和脂溶性维生素水平低，ERG 熄灭和无 β 脂蛋白血症[950,1118-1126]。眼球运动异常包括上睑下垂、斜视、眼球震颤和进行性眼肌麻痹[1125]。

Bassen-Kornzweig 综合征是隐性遗传的，在编码微粒体甘油三酯转运蛋白（MTP）大亚基的基因的 4q22-24 上发生突变。MTP 作为伴侣，有助于脂质转移到载脂蛋白 B[1127]。ApoB-100 是极低密度脂蛋白和低密度脂蛋白（low density lipoprotein，LDL）的必需成分。ApoB-48 是从肠道分泌的，是肠道乳糜微粒的组装和分泌所必需的[867]。患者可以将脂肪吸收到肠黏膜中，但由于缺乏血浆乳糜微粒，因此从该部位去除脂肪存在缺陷。肝脏和视网膜缺乏维生素 A，维生素 A 缺乏导致该综合征中的视网膜变性，该结论得到了大剂量维生素 A 使暗适应阈值和视网膜电图反应恢复的观察结果的支持[1123]。一个小型非对照研究中，大剂量维生素 E 补充剂结合低脂饮食和可溶性维生素补充剂似乎可以预防视网膜病变[1128]。研究表明在 2 岁之前开始补充水溶性维生素 A、维生素 E、维生素 K 可以预防视神经和视网膜变性[897,1119-1122]。一些病变可能仍然会进展，并且不会发生可逆变化。

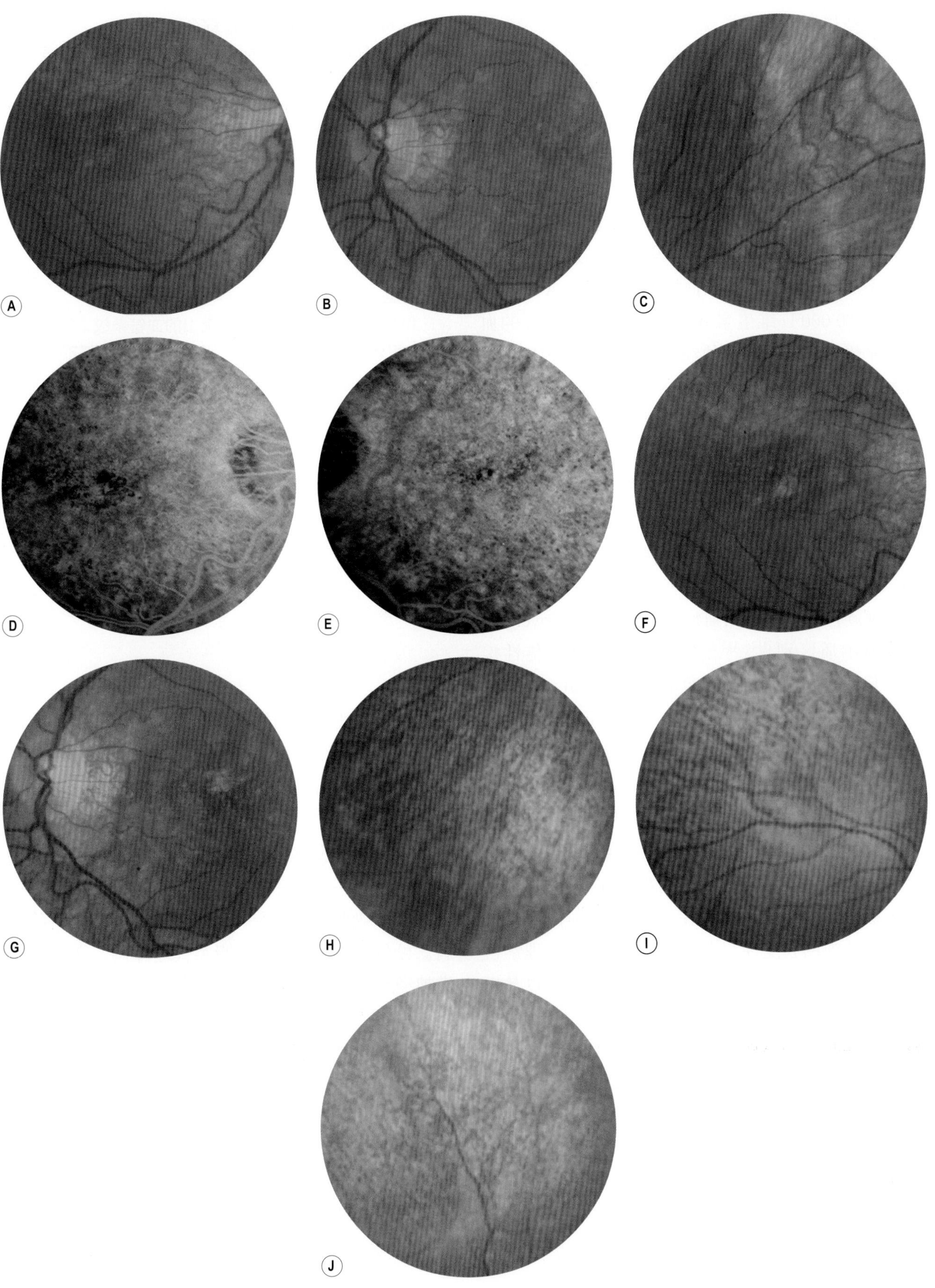

图 5.73

这些患者的色素性视网膜变性通常表现为视神经盘的蜡状苍白、视网膜血管变细，与外周环暗点相关，RPE 萎缩性变化表现为丛状或斑点状上皮改变，而不是骨针状改变。在 Bascom Palmer 眼科研究所看到的 2 个兄弟中的视网膜退行性变化较轻微（图 5.75）。这对兄弟中的 1 个具有良好的视觉功能，同时给予 25 000 U 的水溶性维生素 A 持续 20 年（图 5.74 E 和 F）。他最近发现夜盲进展到使他不得不放弃驾驶的程度。他的血清维生素 A 水平很低。用 50 000 U 维生素 A 治疗后，维生素 A 的血清水平恢复正常，并且他经历了夜盲症状的显著改善和 ERG 的部分改善。

组织病理学上，RPE 中广泛存在光感受器细胞丢失和 RPE 中 PAS 阳性颗粒异常[949, 1124]。电子显微镜观察 RPE 含有异常量的脂褐素和层状内含物[949]。

家族性低 β 脂蛋白血症

家族性低 β 脂蛋白血症与 Bassen-Kornzweig 综合征有本质区别[1126, 1129]。它是一种显性遗传性疾病，其特征是总血浆胆固醇水平低和 LDL 水平低。肝脏维生素 A 运输是正常的，但由于 LDL 缺乏，维生素 E 的运输受到严重影响。患者可能无症状或可能有各种神经系统缺陷，从精神运动性迟缓到多发性神经疾病，主要归因于缺乏维生素 E。在纯合突变的患者中可能出现非典型的色素变性。患有杂合性家族性低 β 脂蛋白血症的患者在 51 岁时出现夜盲症，眼科检查证实她在 75 岁死亡前出现严重的进行性视网膜变性[1129]。她的眼睛组织病理学检查显示光感受器缺失和大量基底线性沉积，以及极少量色素上皮细胞向视网膜迁移。如果早期开始补充维生素 E、维生素 A 和维生素 K，并终身维持，可以限制神经和视网膜变性的发展[867]。

图 5.74 Bassen-Kornzweig 综合征。
A~D：这名 22 岁高度近视的男性患者和他的兄弟有轻度色素性视网膜营养不良，无 β 脂蛋白血症，进行性脊髓小脑变性，震颤，棘细胞增多症和腹腔综合征。他们的父母是表亲。最初检查时，双眼的视力为 20/40。他的眼底显示视网膜色素上皮细胞（RPE）色素沉着的旁边和斑片状周边区域以及视网膜血管（AD）的轻微变窄。视网膜电图显示杆和锥功能略微异常。他的敏锐度到 32 岁一直保持不变。在 46 岁时，他的视力下降到右眼 8/200 和左眼 5/200。他有牛眼样黄斑改变，周边视野中度缩窄，没有夜盲症。周边眼底色浅，没有色素迁移。
E 和 F：他的 19 岁弟弟除了突出的血管条纹（箭头，图 E）和外周金黄色的眼底外，还显示出相似但不太严重的色素变化。在一只眼的周边视网膜显示出大的、扁平的、扇形的、色素减退的病变，可能是 RPE 细胞肥大造成（图 F）。他的视力右眼是 20/25，左眼是 20/40。他的右眼视网膜电图是正常的，左眼显示出中度异常的视杆和视锥反应。他每天服用维生素 A 25 000 U。在 43 岁进行检查时，他的视觉功能和眼底的变化微乎其微。然而，在接下来的 2 年中，他患上了中度严重的夜盲症，对 50 000 U 的维生素 A 反应有效。
（E 和 F，由 Dr. John T Flynn 提供）

神经脂类疾病

术语“神经脂类疾病”用于描述神经元储存疾病。可分为两大类：①鞘脂类代谢障碍。②非糖脂类神经元贮积病，或蜡样脂褐质沉积症。

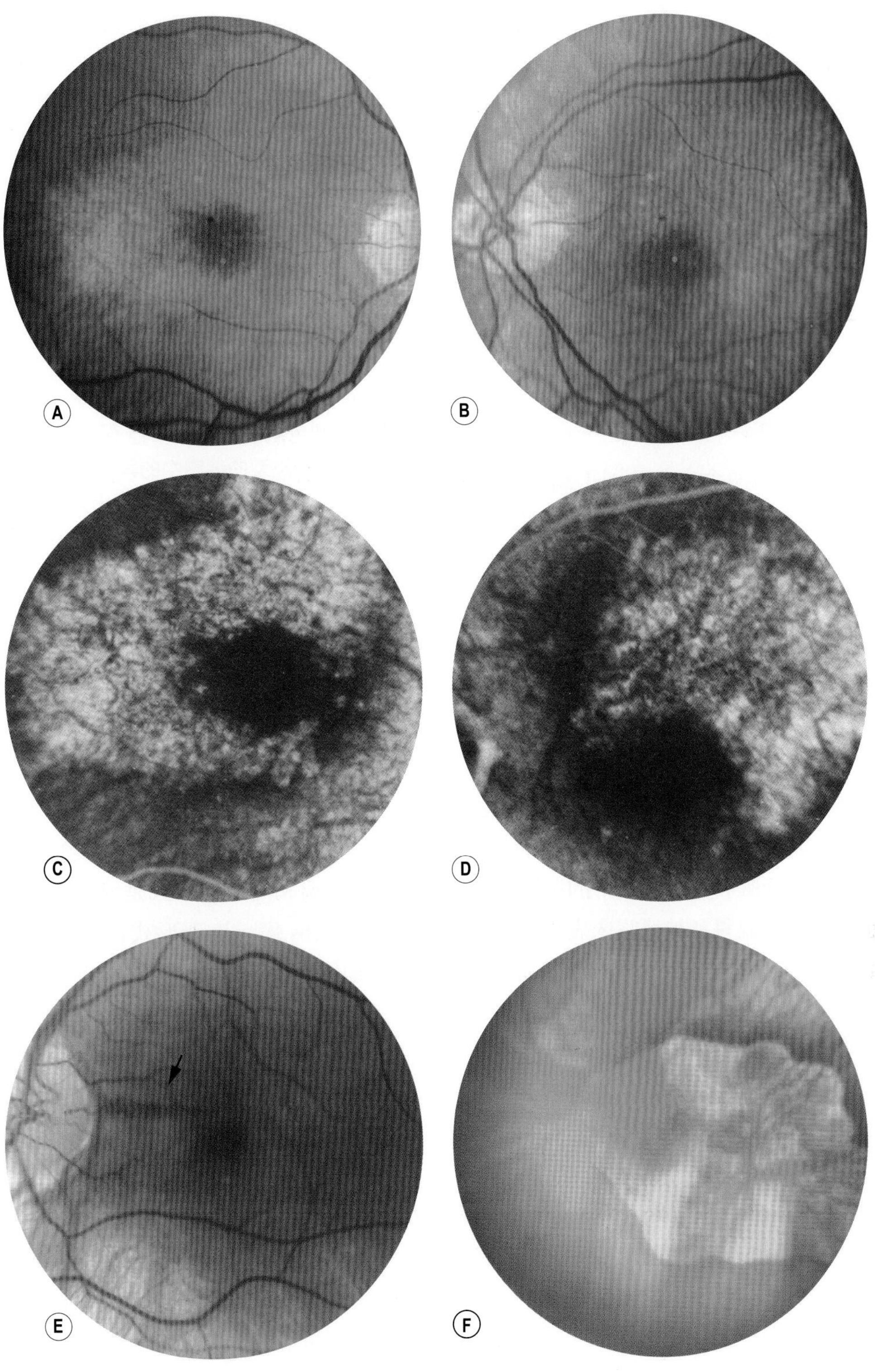

图 5.74

鞘脂类代谢障碍

鞘脂类代谢异常是溶酶体代谢紊乱，涉及神经酰胺与磷脂或糖的共轭衍生物[1130]。特异性分解代谢酶缺陷是正常细胞成分异常积累的原因。酶缺乏的证明使得检测杂合子（携带者）成为可能，从而可以提供产前咨询[1131]。在一些鞘脂中，视网膜神经节细胞内脂质的异常积聚导致这些细胞的混浊，并在眼科学上得到结果，即所谓的樱桃红斑病变（图 5.75A~C）。可能与樱桃红色斑点相关的鞘脂酶包括以下类型。

神经节苷脂沉积症

β- 己糖胺酶系统由两个主要的同工酶组成，β- 外泌氨酸酶（α-β）和 β- 己糖胺酶 B（α-β），以及一种次要的同工酶 β- 己糖胺酶 S（α-α）。这些同工酶由两个亚基 α 和 β 的不同组合形成。α 亚基编码位于 15 号染色体 q23-24 的 *HEX A* 基因中，β 亚基编码位于 5 号染色体 q13.9 上的 *HEX B* 基因中。β 亚基的缺陷导致 β- 己糖胺酶 A 和 B 完全缺失，并且引起 Sandhoff 病，而 a 亚基的缺陷由于缺乏 α- 己糖胺酶 A 和 S 而导致 Tay-Sachs 病。在 Tay-Sachs 疾病中的沉积主要在中枢神经系统中，而在 Sandhoff 疾病中，肝脏、胰腺、肾脏和其他组织中的沉积很多。这两种疾病呈现相同的眼科和神经临床表现[1132-1136]，但在 Sandhoffs 病中还可见器官肿大和骨骼异常。

GM2 神经节苷脂沉积症，I 型

Tay-Sachs 病 尽管患者在出生时看起来正常，但大约 6 个月后他们表现出失明，烦躁和精神运动恶化，2~4 岁时导致死亡。眼球震颤、樱桃红斑和视力不佳早期很突出（图 5.75A）。由于神经节细胞的损失，樱桃红色斑点可能在死亡前不久消退或消失；它伴有进行性视神经萎缩。偶尔会出现角膜混浊和内皮细胞变化[1137, 1138]。在 Tay-Sachs 病中，已糖胺酶 A 组分有选择性缺乏，而在 Sandhoffs 病中几乎完全没有已糖胺酶的 A 和 B 组分。Tay-Sachs 病的发病机制归因于由 β 氨基葡萄糖苷酶 A 缺陷引起的 GM2 三已糖神经酰胺的积累，这是由染色体 15q（1）上的已糖胺酶 A 基因的 α 亚基突变引起的。GM2 三已糖神经酰胺主要累积在视网膜神经节细胞中，其中内部变得混浊，乳白色着色，樱桃红斑。神经节苷脂在灰质中最丰富，大多数临床和病理表现都发生在神经系统中。最常见的形式是婴儿形式，如前所述，在 4 岁时死亡。一种具有晚发性和较慢进展的青少年型也是已知的。最温和的疾病形式是成人亚型，也称为迟发型 Tay-Sachs 病。表现形式包括共济失调、构音障碍、肌肉无力和痴呆。在这种形式中，没有看到樱桃红色斑点，因为累积的神经节苷脂的量较小。最后一种变体是慢性形式，患者存活到成年期。虽然大多数患者具有婴儿形式，但大约有 78 种描述的突变。通过测定血清和患者培养细胞中各个 r3 氨基已糖苷酶同工酶的活性来确认诊断。Tay-Sachs 在 Ashkenazi 犹太儿童中最常见。

使用小分子来减缓糖脂生物合成速率的底物减少疗法在 Tay-Sachs 的小鼠模型中显示出功效。酶替代疗法和基因替代对未来有希望。

图 5.75 鞘脂类代谢障碍。
A：患有 Tay-Sachs 病的婴儿樱桃红色斑点。
B：Tay-Sachs 病中视网膜的组织病理学显示神经节细胞层明显丧失和破坏。脂肪的特殊污渍在剩余的神经节细胞内以及内部视网膜层内显示出脂肪。
C：电子显微照片显示在神经节细胞内用溶解的鞘脂分散溶酶体（×20 000）。
D~F：与一名 6 岁女孩的 Niemann-Pick 病 B 型相关的颗粒状白斑黄晕病变（图 E），具有智力，肝脾肿大（图 D），具有正常视力。注意骨髓中富含脂质的巨噬细胞（图 F）。
G~I：在 21 岁时首次检测到颗粒状白色黄斑晕（图 G），患有外周性多发性神经病的 43 岁患者，双眼视力 20/20，伴有海蓝色组织细胞增多症（图 H）。电子显微镜显示存储在各种类型的细胞中的异质材料的惊人聚集（图 I）。它在内膜成纤维细胞中最为突出。储存材料的外观最像 Niemann-Pick 病中所见。患者的姐姐有类似的发现。2 名患者其他方面都健康。
（C，引自 Yanoff 和 Fine[1171]；D~F，引自 Harzer 等[1144]，©1978，美国医学会。版权所有。G~I，由 Dr. Gordon Harris 提供。D，引自 Yannuzzi，Lawrence J.，The Retinal Atlas，Saunders 2010，978-0-7020-3320-9，p.105）

GM2 神经节苷脂沉积症，II 型

Sandhoff 病 临床表现类似于 Tay-Sachs，具有类似的神经和眼科特征，包括癫痫发作。基于累积的神经节苷脂的量，可以看到婴儿期和晚期的形式。存在肝脾肿大。这种疾病是常染色体隐性遗传，已在世界范围内见到，并不是特别对于德系犹太人[1139, 1140]。

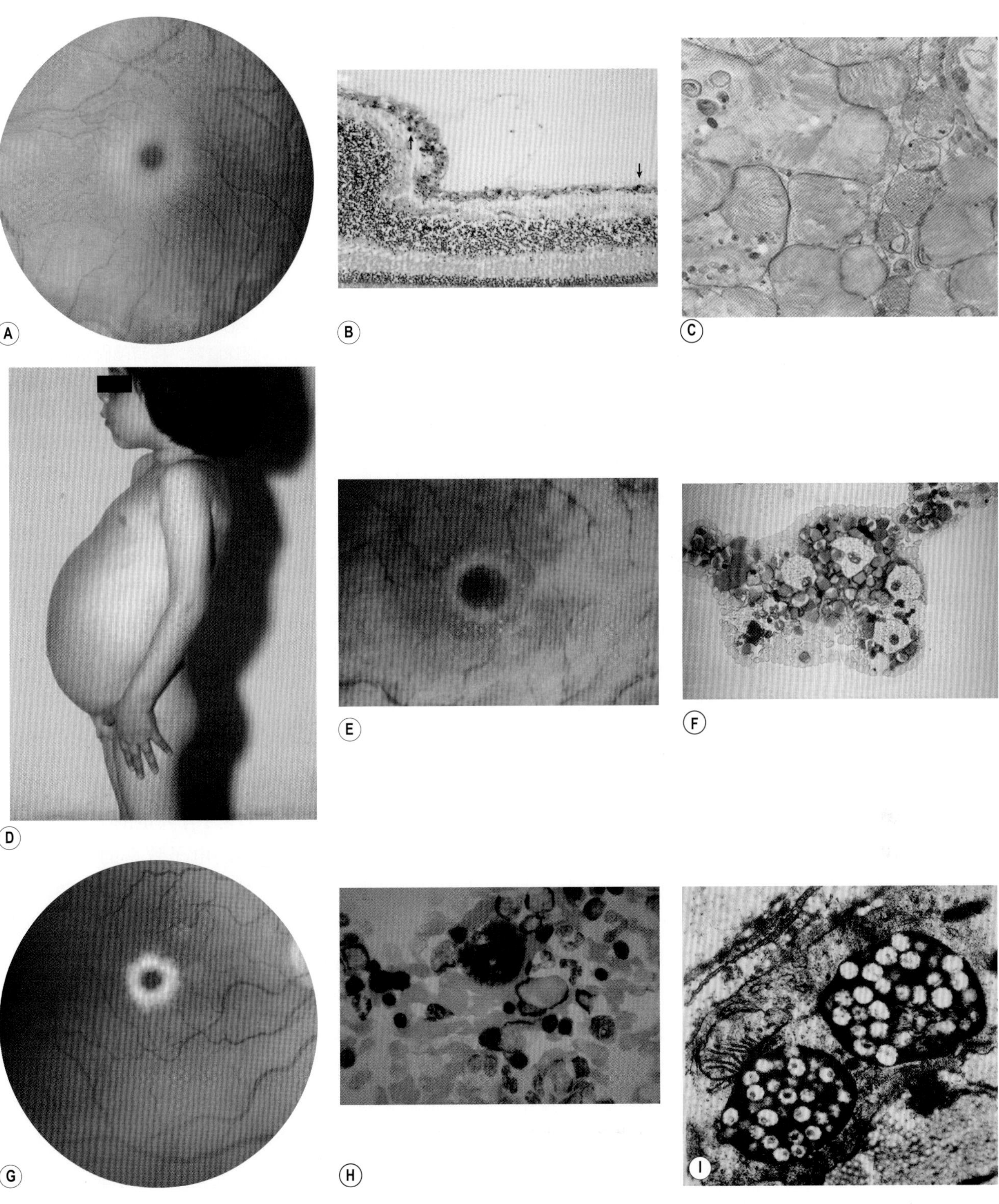

图 5.75

Niemann-Pick 病

Niemann-Pick，一种常染色体隐性遗传病，已被细分为 5 种类型，其临床表现、发病年龄、神经系统受累严重程度和遗传背景不同[1141-1147]。常见的是鞘磷脂酶或同工酶缺陷。黄斑改变仅见于 A~C 型。

Niemann-Pick 病的 A 型（婴儿型）是最常见和最严重的形式。眼科医师特别感兴趣，因为在至少 50% 的病例中出现樱桃红斑、轻度角膜混浊，以及晶状体前皮质或晶状体囊膜呈棕色颗粒状变色。这些儿童的临床病程类似于 Tay-Sachs 病。然而，由于神经节细胞的保存，视力丧失被推迟。这会导致界限不清的白色混浊，进一步延伸到周边并且持续存在于 Niemann-Pick A 型病变中。报告患有这种常染色体隐性遗传病的患者中有 50% 是德系犹太人。随后发生肝脾肿大，进行性神经退行性特征，随后在婴儿期死亡。

B 型是 Niemann-Pick 病的一种非神经病变形式，发生于视力正常、肝脾肿大、高脂血症、间质性肺病和成年期存活率不同的患者（图 5.75D~F）。有些患者可能会出现棕红色的中心凹，周围有颗粒状的灰色光晕，不像典型的樱桃红斑那么明显（图 5.44E）[1141-1143, 1148-1150]。Cogan 等创造了术语“黄斑晕征”来描述这种环状的结晶性混浊的黄斑中心凹周围分布[1141]。黄斑有多层神经节细胞，而中心凹没有神经节细胞。多层神经节细胞中的脂质储存导致灰白色黄斑晕。这一发现存在于几种脂质储存障碍中，包括 Tay-Sachs、Sandhoffs、GM2 神经节苷脂病、半乳糖萎缩症和 α 神经氨酸酶缺乏症[1151]。

图 5.75 G 描绘了发生在 2 个健康状况良好的兄弟姐妹身上的黄斑晕环，直到中年，当他们出现中度严重的外周多神经病变与海蓝色组织细胞增生相关，没有典型的 Niemann-Pick 病泡沫细胞，白细胞和培养的皮肤成纤维细胞中的鞘磷脂酶活性显著耗尽，在腓肠神经活检中，电子显微镜证据表明各种类型的细胞中储存着大量异质物质。内源神经成纤维细胞中以电子致密夹杂物的形式最为突出，有一些片层结构；致密的包裹体含有大量的泡状或空泡状结构，通常中央有细小的电子致密的絮状物质；结构呈同心排列的层状外观；结构具有髓鞘碎片；以及一些类似于斑马体的多层结构。虽然储存的物质的外观与 Niemann-Pick 病最为相似，但临床照片和骨髓活检结果不同于任何形式的 Niemann-Pick 病。

C 型 Niemann-Pick 病发生在非犹太患者身上，是一种较温和的慢性疾病，其特征是早期正常发育，但后来在 5~15 岁进行性精神运动恶化和死亡。有中度的内脏和中枢神经系统受累。有些患者有垂直性眼肌麻痹。樱桃红斑外观较不明显，呈颗粒状，与 B 型相似，视力通常在正常范围内。C 型 Niemann-Pick 病的组织病理学和超微结构研究显示，眼组织中有不同程度的脂质储存[1152, 1153]。

图 5.76 Gaucher 病。
A~C：这名 54 岁女性患者患有成人形式的 Gaucher 病，10 岁时进行了脾切除术。除了双侧髋关节置换退行性关节病外，她的整体健康状况良好。她的双眼鼻和颞缘有明显的黄色斑痣。右眼视力为 20/20，左眼视力为 20/30。注意可变大小的白色沉积物，其中一些位于遍布眼底的视网膜血管之前。黄斑区域（箭头，图 D）存在相对较少的小病灶。

半乳糖唾液酸沉积症。
D 和 E：一名 21 岁女性患者患有樱桃红色斑点——肌阵挛综合征的樱桃红色斑点。她患有慢性进行性神经系统疾病，其特征是视力下降、眼球震颤、构音障碍和肌阵挛痉挛。她的一个姐姐同样受到了影响。除了黄斑毛细血管细节（图 E）的轻微模糊外，血管造影正常。
F：22 岁女性，黄斑区的组织病理学发现，有双侧樱桃红斑、全身性震颤、肌肉无力、抽搐和精神恍惚。在支气管镜上死亡后尸检时获得眼睛。注意，黄斑区域中的神经节细胞被扩大并且包含具有核的偏心位移的嗜酸性粒状胞质内物质。特殊染色显示，在神经节细胞的细胞质中存在高碘酸 - 席夫阳性的抗消化酸物质。这些物质能被油红 O、Luxol 蓝和苏丹黑染色。酸性共聚物的染色是阴性的，伴 / 不伴透明质酸酶和铁染色。
（F，引自 Font[1202]）

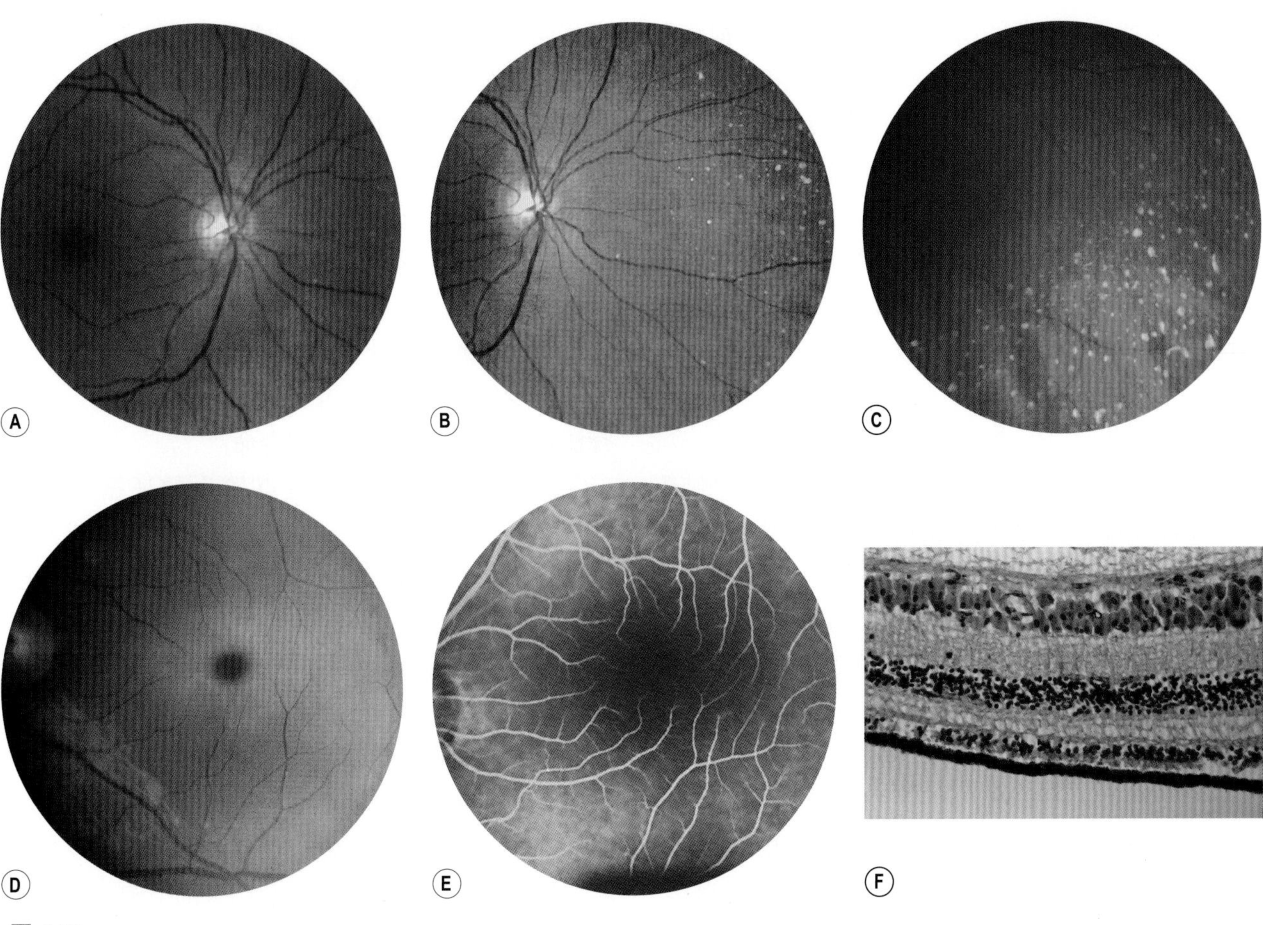

图 5.76

在一些个体中可以看到不同程度的精神病行为，包括侵略和性抑制，以及轻度至中度的认知功能障碍。该疾病作为常染色体隐性遗传而遗传，并且由溶酶体水解酶酸性鞘磷脂酶（ASM）的活性缺乏和随后的鞘磷脂积累引起。表型是可变的；对此的确切原因尚不清楚。除了*ASM*基因中的各种突变外，环境或未知的遗传因素可能有助于表型异质性[1151-1154]。

Landing 病（广义 GM，I 型）

Landing 病是由 β- 半乳糖苷酶 A、B 和 C 缺陷引起的致命性先天性代谢错误[1133, 1155, 1156]，其特征是心动过速发展减少，肝脾肿大，约 50% 的患者出现樱桃红斑，角膜混浊。该疾病被归类为黏脂病，因为它结合了黏液多糖病和鞘脂病的临床和生化标志。

Farber 病（弥散性脂肪肉芽肿病）

Farber 病是一种溶酶体贮积症，临床表现为声音嘶哑、皮下结节、进展性关节病、生长发育迟缓、淋巴结肿大，内脏和神经受累，偶尔发热[1157-1159]。死亡通常发生在 6~18 岁的患者。眼部表现可能包括黄斑中的温和樱桃红色斑点[1157]。神经酰胺的积聚是特征性的，并且继发于溶酶体神经酰胺酶缺乏。组织病理学上，在视网膜神经节细胞内存在糖脂的积累[1158]。已经描述了超微结构、细胞内包涵体和与其他鞘脂类似的结构[1159]。

异色性脑白质营养不良

异色性脑白质营养不良是一种常染色体隐性遗传疾病，是由硫酸酶 A（一种溶血性水解酶）缺乏引起的。由此产生的异染色糖脂（主要是硫苷脂）的溶酶体贮存和髓鞘的降解是导致精神发育迟缓、痴呆、张力过高、共济失调、痉挛、痉挛性四肢瘫痪以及通常发生在幻想中的死亡的原因[1160, 1161]。视神经萎缩不太常见，可能发生周围视网膜灰度或樱桃红色斑点[1160]。

Gaucher 病

Gaucher 病是一种遗传性的常染色体－隐性脂质代谢疾病，其特征在于在网状内皮器官，特别是脾脏、肝脏和骨髓中对鞘脂葡糖神经酰胺的预防作用。已经描述了该疾病的婴儿（2 型）和儿童 / 青春期形式（1 型和 3 型）。婴儿形式的特征在于从大约 6 个月开始进行性心理运动恶化，并且在 2 岁之前发生死亡。该疾病的青少年形式更常见，其特征是脾肿大、贫血、血小板减少、骨病变、肺部特征、主动脉瓣膜和升主动脉钙化，以及结膜色素沉着。青少年类型的死亡年龄是成年早期；最近的酶疗法可延长这些患者的预期寿命[1162]。

这种疾病中樱桃红斑点发生的证据尚不清楚[1163]。在后眼底，特别是位于浅表视网膜或其表面的下部血管拱廊分布的、散在的、离散的白斑已在三种情况下被描述[1163-1166]。Bascom palmer 眼科研究所在患有青春期疾病的患者中见到了类似的点状改变（图 5.76A~C）。她也有过这种综合征以前报道的非常突出的血管痉挛[1167, 1168]。在视网膜中发生在外周角膜、前房角和两个成年兄弟的瞳孔边缘[1169]。光学和电子显微镜显示眼底的这些白斑是由巨噬细胞团块扩张引起的通过许多膜结合的空泡，其中含有管状结构，与其他器官如脾脏、肝脏、骨髓和中枢神经系统中观察到的 Gaucher 细胞的细胞质体相同[1164, 1165, 1170]。一名患有视网膜的中国台湾地区妇女已经描述了血管渗漏和黄斑水肿以及黄斑随后的萎缩性变化[1166]。诊断需要白细胞、成纤维细胞或组织细胞中葡糖脑苷脂酶缺乏的证明，因为临床症状与其他疾病有很多重叠[1160-1163]。输注甘露糖终止的葡萄糖脑苷脂酶的酶学方法有助于减少内脏和血液的表现[1162]。

黏多糖贮积症

黏多糖病是遗传性疾病的异质组，其中酶的缺乏导致干扰硫酸皮肤素、硫酸乙酰肝素和（或）硫酸角质素的降解，导致糖胺聚糖在溶酶体中的积累。相关的系统表现是可变的并且取决于黏多糖病的类型。这些包括肝脾肿大、粗糙褪色、骨骼紊乱、精神恶化、心肺功能异常和最终的早期死亡。某些类型的眼部肿块包括角膜混浊（1 型和 2 型）、色素性视网膜变性、视神经盘水肿、青光眼昏迷和视神经萎缩[1171-1176]。色素性视网膜变性在以下黏多糖病中发生：黏多糖病 1（Hurler 病），黏多糖病 1-S（Scheie 综合征），黏多糖病 1-H/S（Hurler/Scheie），黏多糖病 2（Hunter 病）和黏多糖病 3（Sanfilippo 综合征）[1177]。黏多糖贮积症 1 的特征在于 α-L- 艾杜糖苷酶的缺乏，这是一种酶，用于水解 4p16.3 位点的皮肤素和硫酸乙酰肝素的末端 α-L- 艾杜糖醛酸残基[1178]。

在患有这些疾病的患者中存在视网膜变性的证据通常是很少的。眼底异常包括假性水肿、视盘水肿、黄斑水肿样改变和轻度色素性紊乱。所有三种类型的黏多糖性糖尿病共同的视网膜电图异常是杆锥体营养不良的模式，杆幅度比锥形波幅受影响更大[1117]。组织病理学和超微结构检查显示出不同程度的外层视网膜损伤，类似于在视网膜色素变性[1172, 1179-1183]。黏多糖贮积症 2 型（Hunter）患者可能因浅眼眶及继发性视盘水肿和视神经萎缩而发生突眼。黏多糖症 6 型患者（Maroteaux-Lamy）可能会出现角膜混浊、视盘水肿和青光眼，但尚未描述色素性视网膜病变[1184, 1185]。一名患者出现虹膜睫状体囊肿，每名患者均患有 Scheie 和 Maroteaux-Lamy 综合征[1186]。存储在这些疾病的许多眼部和身体组织中可以发现显示纤维状颗粒和多膜包涵体的物质，并且不能明确诊断为某种特定的黏多糖病。此外，在其他储存障碍疾病中发现了类似的结构，包括鞘脂类与黏脂贮积症[1187]。因此，进一步诊断需要进行皮肤成纤维细胞培养和酶分析等特定研究。

成功的骨髓移植可以改变这些疾病的生化和部分全身表现，并且有初步证据表明它可部分清除角膜云、减轻视盘水肿和稳定视网膜功能[1188]。

黏脂贮积病

黏脂贮积病是一种常染色体－隐性遗传的溶酶体贮积病，与黏多糖病症有一些共同特征，包括 Hurler 样面容、身材矮小、骨骼发育不良、肝脾肿大和多发性骨发育不全，但尿液中没有多余的黏多糖[1189-1191]。这种临床表型早期发作形式的唾液酸病（黏液脂质沉积症Ⅰ），以及Ⅰ细胞疾病（mucolipidosis Ⅱ）和假性 Hurler 多发性营养不良（mucolipidosis Ⅲ）是一个特征。稍后添加 2 种疾病到黏脂贮积病、樱桃红斑肌阵挛癫痫综合征（Ⅰ型唾液酸沉积症）和黏液脂质沉积症Ⅳ，面部外观正常并且没有骨骼发育不良。

在黏脂贮积病Ⅰ、Ⅱ和Ⅲ中已发现酶缺陷并且命名已被更改如下所述[1192, 1193]。新合成的溶血的转运由于高尔基酶尿苷二磷酸（UDP）- N- 乙酰氨基葡萄糖：溶酶体酶 N- 乙酰基葡糖胺 1- 磷酸转移酶的遗传缺陷，溶酶体的体细胞蛋白质受损。黏膜脂肪病Ⅳ的基本分子原因尚不清楚，但正在进行连锁分析以鉴定缺陷基因的染色体图谱位置。这些常染色体隐性遗传疾病的精确诊断依赖于骨骼发育异常的放射学研究、唾液低聚糖的尿液分析、骨髓和皮肤活检标本的形态学研究以及唾液酸酶和 UDP-N- 乙酰氨基葡萄糖的酶学测定：溶酶体酶 N- 乙酰葡糖胺 -1- 磷酸转移酶。

Ⅰ型脂质过多症（樱桃红斑肌阵挛综合征；唾液酸沉积症，Ⅰ型）

樱桃红斑肌阵挛综合征是由神经氨酸酶的溶酶体酶缺乏引起的缓慢进行的常染色体－隐性遗传性储存疾病。该疾病的早发型是一种严重的进行性疾病，其特征是：在 2 岁以前发病，Hurler 样衰退，肝脾肿大，发育迟缓，角膜混浊，视力丧失，视神经萎缩，樱桃红黄斑斑点和白内障[1194]。迟发型影响 7 岁或以上的儿童。它影响非犹太人的个体，持续时间长[1195-1198]。其特点包括：樱桃红色斑点，静止和意图肌阵挛，眼球震颤，视力轻度至中度减少，以及正常的内部情况[1197, 1199, 1120]。图 5.76D 和 E 描绘了晚发型的一个例子。它显示了一名患者的樱桃红斑和血管造影结果，该患者于 1968 年[1196]在 Bascom Palmer 眼科研究所被发现，并且随后与她的姐姐一起被证明有唾液酸糖肽和糖的储存证据。由 α-N- 乙酰基酶缺乏引起的脂肪神经氨酸酶[1194, 1196]报道了组织病理学患有樱桃红色斑点的成年患者可能患有这种综合征的结果（图 5.76F）[1201, 1202]。

黏脂贮积病Ⅰ（唾液酸沉积症，Ⅱ型）

患有黏脂贮积病Ⅰ的患者有类似于Hurler综合征的面容、骨骼异常和低β-半乳糖苷酶活性。肌阵挛不常见。许多患者智力迟钝，有些患有角膜和晶状体混浊，并且有耳聋。几乎所有都有樱桃红色斑点。许多患者都是日本人。

Ⅱ型黏脂贮积病（ML Ⅱ Alpha/Beta，1-Cell病）

出生时的临床表现包括Hurler面容、球状鼻子和厚厚的面团样皮肤。线性增长在1岁时停止。渐进性关节僵硬，多发性骨质疏松症，反复呼吸道感染和充血性心力衰竭，5~8岁时死亡。可能发生角膜混浊和青光眼。特征性组织学表现是在患者成纤维细胞中存在填充有未消化化合物的扩大的溶酶体，也称为包涵体或Ⅰ细胞。受影响的基因是*GNPTAB* 12q23.3。

Ⅲ A型黏脂贮积病（ML Ⅲ Alpha/Beta，Pseudo-Hurler Polydystrophy）

患有Ⅲ型黏脂病的患者在关节僵硬、轻度面部粗糙、年龄低于第三百分位数、脊柱后凸，以及多发性骨质疏松症的X线证据表现出发病的最初几年，与黏多糖病相似。手臂和手部受到最显著的影响[1191]。它们具有较轻的ML Ⅱ alpha / beta形式。该疾病在18岁后稳定，患者可能活到80岁。然而，患者可能患有主动脉瓣关闭不全。由于酶酸性黏多糖和糖脂存在过量的细胞内储存，其在结构上显然分别为纤维状颗粒包涵体和膜层状液泡。角膜混浊和远视散光是通常的眼部特征。可能存在视网膜混浊、表面皱纹视网膜病变和视神经盘水肿。他们可能有相对轻微的视网膜营养不良[1191, 1203]。受影响的基因是*GNPTAB* 12q23.3。

Ⅲ C型黏脂贮积病（ML Ⅲ Variant，ML Ⅲ Gamma）

受影响的基因是*GNPTG* 16p13.3。它有一个较轻的伪Hurler类型的表型。

Ⅳ型黏脂贮积病

Ⅳ型黏脂贮积病患者在出生后不久表现出发育迟缓、精神运动迟缓和全身性肌张力减退[1203]。骨骼异常，肝脾肿大，粗面部特征通常不存在。在早年生活中可能出现斜视、角膜混浊、视神经苍白、视网膜血管狭窄、色素性视网膜病变和熄灭的ERG。光镜和电镜已经证明视网膜光感受器的损失、色素向视网膜的迁移，以及与黏多糖和同心层状体一致的细粒状物质，可能代表磷脂、巨噬细胞、浆细胞、睫状上皮细胞、Schwann细胞、视网膜神经节细胞和血管内皮细胞[1189]。ERG在孤立病例中的变化包括严重减少视杆细胞和视锥细胞介导的反应和电负性的暗视反应[1207]。有报道称，患有轻度表型的患者（均为女孩）仅由角膜混浊组成，没有神经或骨骼改变[1206, 1207]。ML Ⅳ是由*MCOLN1*突变引起的，*MCOLN1*编码580个氨基酸的mucolipin-1蛋白，这是瞬时受体电位家族成员[7-9]。目前，大多数患者都是德系犹太人（80%），其中的突变似乎与在受影响的非德系犹太人中看到的突变不同[1208]。

图5.77 **脂褐素贮积病。**
A和B：这名5岁的白种人女孩抱怨最近视力不佳。她的右眼视力为20/30，左眼为20/40。注意视网膜色素上皮（RPE）萎缩的牛眼图案和图A中左侧黄斑的视网膜血管略微变窄以及图B外周眼底RPE的粗糙斑点。1年前患者无症状。她的视力是20/20，并且眼底出现在正常范围内。在7岁时，患者的视力降低到右眼数指并且左手移动手部。在8岁时，她患上了严重的癫痫发作和眼球震颤。那时她的双眼很轻，两只眼睛投射都很差。
C和D：图A和图B中所示患者的这名8岁的兄弟首先注意到1年的视力障碍。那时的视力是20/50。制作这些照片时的视力是双眼数指。注意视盘苍白、视网膜血管明显变粗、同边眼底粗的聚集的色素颗粒。随后3年中，他进展为视力进一步丧失、全身性癫痫发作、眼球震颤、构音障碍和轻度痴呆。
E和F：死于青少年脂褐质沉着症的儿童黄斑区的组织病理学。注意明显的萎缩涉及中心凹区域（图E）中的所有视网膜层和同一眼睛的外周黄斑区域（图F）。注意神经节细胞的损失和涉及外核层和受体元素的显著退行性变化。在外层中存在含有色素的细胞。

半乳糖唾液酸沉积症（Goldberg-Cotlier综合征）

半乳糖唾液酸沉积症是一种溶酶体贮积病，其特征是由保护性蛋白/组织蛋白酶减少引起的α-神经氨酸酶和β-半乳糖酶A降低，一种保护这些酶免于过早蛋白水解加工的溶酶体内蛋白[1209-1212]。在临床上确认的有三种类型半乳糖唾液酸沉积症。

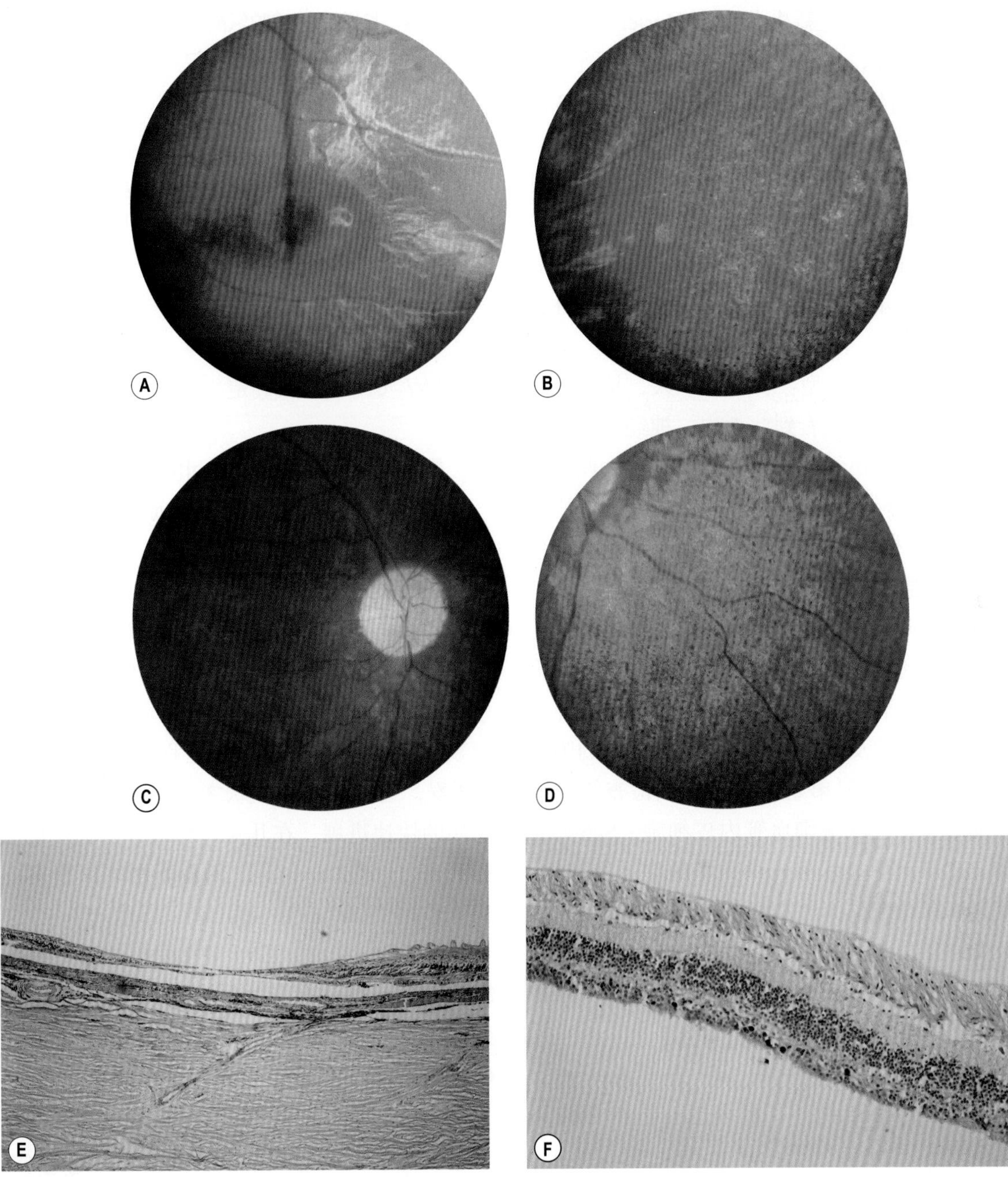

图 5.77

（1）早发婴儿型：新生儿出现 Hurler 样面容，多发性骨质疏松症，进行性神经系统改变，进行性内脏肿大和早期死亡。眼部异常是常见的，1/3 的病例会发生胎儿水肿 [1213, 1214]。

（2）晚发婴儿型：在出生后的前 2 年出现内脏肿大，心脏瓣膜病，伴有或不伴有心肌病，生长迟缓，多发性发育不良，轻度神经损害，眼球变化和血管角化病。疾病进展缓慢：心脏治疗是首要关注的问题 [1215]。

（3）青少年 / 成人型：多为日本人，从 3 岁到成年的任何期间都可以看到此表现。神经、心脏和眼科特征主要为樱桃红斑、肌阵挛和共济失调。角膜混浊、视力下降、粗糙面容和心律失常也可能发生 [1209, 1211, 1212]。樱桃红斑在老年患者中可能会褪色并且相对不明显。

一名患有晚期婴儿形式的 13 岁男孩的眼睛的组织病理学和超微结构检查显示视网膜神经节细胞丧失，残留神经节细胞中脂质和蛋白质物质的异常积聚、视神经萎缩及视网膜和无长突细胞中的胞质内包涵体 [1211]。2 个兄弟姐妹的活组织检查结膜的成纤维细胞、淋巴管毛细血管内皮细胞、Schwann 细胞和上皮细胞中显示出几种类型的胞质内容物。还观察到具有纤维粒状含容物、致密颗粒状物质和油滴的膜结合的小囊泡 [1216]。

神经元蜡样质脂褐素沉积病

Batten 于 1903 年描述了两名患有进行性黄斑营养不良和脑退化的同胞，这是 NCL 的幼年型。应该为这种形式的 NCL 保留名称“Batten 病”。NCL 是一种溶酶体贮积病，涉及脂褐素的沉积，体内的脂蛋白被认为是蜡质和脂褐素等通常与衰老有关的色素 [1217-1231]。术语“神经元”具有误导性，因为许多不同的细胞类型（包括平滑肌、腺体、Schwann 细胞和血管内皮）都含有这种沉积 [1217]。精神运动迟缓、癫痫发作、视力丧失和早产死亡是这一组神经退行性疾病的临床特征。这些患者可以根据发病年龄以及与神经元和其他身体组织中自发荧光色素沉积相关的超微结构发现分为 4 个主要组。这些疾病的遗传方式是常染色体隐性遗传，基因 *CLN1~CLN8* 已被确定 [1232-1234]。

图 5.78　长链脂肪酸脱氢酶缺乏症（LCHAD）。
A~I：对一名近 5 岁的患者进行检查，每只眼睛的视力为 20/40，并且通过眼底照相（图 A~ 图 C）发现细小的色素。照相在 11 岁和 13 岁时重复（图 D~ 图 G），视网膜外观没有明显变化。该患者有 LCHAD 缺陷。她维持低脂肪富含碳水化合物的饮食，并且没有表现出进展性脉络膜视网膜变性。光学相干断层扫描显示来自增加的黄斑中心凹色素上皮色素（图 H 和图 I）的脉络膜阴影。
（由 Dr. Michael Goldbaum 提供）

婴儿组（CLN 7，Haltia-Santavuori 型）

婴儿组患者通常在 2 岁之前出现小头畸形，有严重的神经和视觉症状。婴儿发病的 NCL 由位于 1p32 的棕榈酰蛋白硫酯酶 1 基因 *CLN1* 的突变引起。

迟发婴儿组（CLN2，Jansky-Bielchowsky 型）

严重神经系统疾病的发病，包括共济失调、癫痫发作、言语丧失和发育里程碑的退化，开始于 2~4 岁，通常在视觉症状之前。这些患者通常具有疾病的快速进展，在几年内导致昏迷和死亡。晚期婴儿 NCL 由位于 11 p15 的胃蛋白酶抑制素抗性肽酶 1 基因 *CLN2* 的突变引起。高达 85% 的这些患者在位于 16p12 的 *CLN3* 基因中也具有大约 1 kb 的缺失，其编码具有未知功能的疏水蛋白。13q31-32 处的 *CLN5*，15q21-23 处的 *CLN6* 以及 8p23 处的 *CLN7* 和 *CLN8* 与晚期婴儿 NCL 的某些变体相关。

青少年组（CLN3，Spielmeyer-Sjögren 型）

青少年组患者，由 16p12 的 *CLN3* 基因突变引起，构成这些疾病的主要亚组，通常最初在 6~7 岁的高峰期出现儿童期，因为视觉症状通常是晚期的。精神紊乱，例如近期记忆丧失、发脾气、言语障碍和无法学习，可能在发病时出现，但往往被忽视。眼底检查可能会发现 RPE 的轻微变化。很快他们就出现了牛眼样黄斑萎缩迹象，随着 RPE 的逐渐改变而逐渐减弱。

眼底与视网膜血管狭窄和视神经萎缩有关（图 5.77A~D）[1235]。荧光素血管造影有助于检测疾病的早期征兆。脑电图和视网膜电图可用于在明确的神

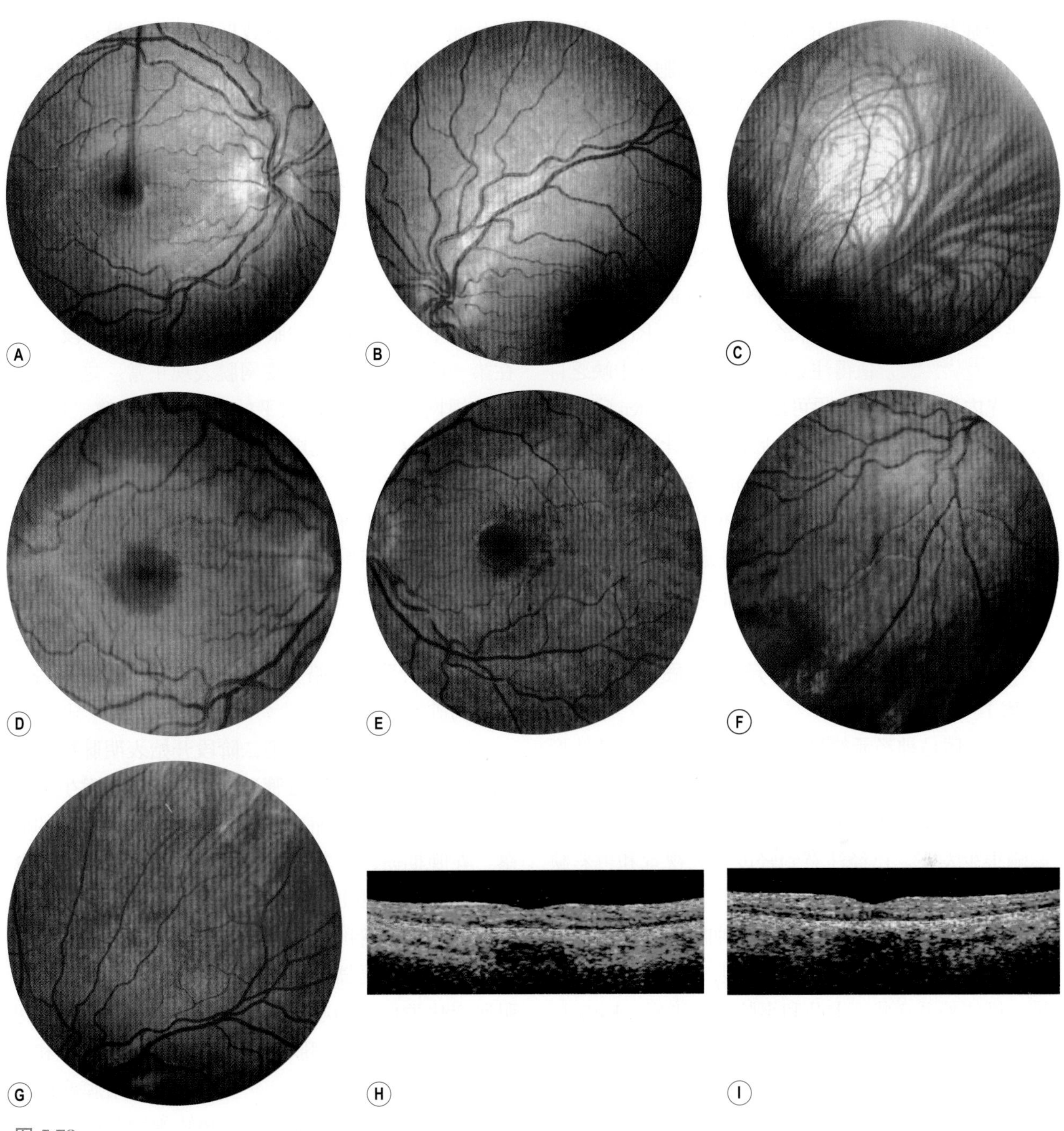

图 5.78

经系统症状发作前做出正确的诊断[1232, 1236, 1237]。诊断结果幼年型包括外周血中的空泡淋巴细胞；活检超微结构显示神经元组织中的细胞内指纹形式。这些患者经历进行性神经系统症状，包括癫痫发作、症状发作后1~2年的高峰发病率、震颤、共济失调、痴呆和瘫痪，通常在20岁时导致死亡。组织病理学检查显示杆和锥细胞，外核层和外丛状层大量消失；在神经节细胞层中积累PAS阳性脂质亚群；视网膜血管狭窄；神经纤维层的神经胶质增生（图5.77E和F）[1220-1223, 1227, 1238]。值得注意的是，光感受器中缺乏自发荧光内含物，表明如果可以开发治疗Batten病的方法，可以挽救光感受器[1238]。后极部变化比前部更加明显，存在广泛的RPE萎缩和色素向全部视网膜的迁移。电子显微镜显示神经节细胞中的曲线体和指纹图谱[1221, 1227, 1231]。三种儿童形式的神经元蜡样脂褐素病在视网膜病理学中的差异，具有定量而非定性的性质[1222]。

Kuf病（成人型神经元蜡样质脂褐素沉积病）

Kuf病是神经元蜡样脂褐素沉积症最罕见的形式（1.3%~10%），并且在遗传中是常染色体显性的。小脑、锥体外系和运动征兆占主导地位。视觉影响很少发生。已经注意到轻度中央视觉和色彩缺乏以及眼平滑肌追随运动受损[1239]。癫痫发作很少见，患者经常伴有痴呆。已知两种临床表型：A型，伴有进行性肌阵挛性癫痫；B型，伴有进行性痴呆，锥体外系症状，上凸和小脑功能障碍。Kufs病（*CLN4*）中存在的分子缺陷仍未知。外周血淋巴细胞的特征性“指状图”、单膜结合的胞质内真空和嗜锇颗粒体的电子显微镜检查是检测四种形式中任何一种的患者和携带者的敏感手段[1219]。

长链3-羟基-酰基辅酶A脱氢酶（LCHAD）缺乏

脂肪酸通过LCHAD酶的β氧化作用在线粒体内代谢。缺乏LCHAD导致低钾血症、肝硬化、心肌病和横纹肌溶解症。此外，还会发生周围神经病变和视网膜病变。LCHAD的缺乏是一种严重的疾病，通常会导致患者在2岁前死亡，除非可以通过低脂肪、高碳水化合物饮食改变自然病程。死亡通常是由于肝脏或心肺功能衰竭造成。早期诊断并且维持低脂肪、高碳水化合物饮食的儿童可有眼部改变。

大型队列研究中的眼部发现分为四个阶段[1240]。在第一阶段，在出生时视网膜表现正常。之后不久发生视网膜色素上皮水平的色素分散（第二阶段）（图5.78A~C）。出现斑驳状脉络膜视网膜萎缩、脉络膜血管和脉络膜毛细血管逐渐闭塞，导致中心视力恶化，通常伴有外周眼底的相对保留（图5.78F和G）（第三阶段）。中央暗点和后巩膜葡萄肿在Ⅳ期发展。发育性白内障，包括核周围的片状混浊、进行性近视、视野和色觉恶化是LCHAD缺乏的发现。ERG异常和脉络膜视网膜病变先于近视和后巩膜葡萄肿发展[1240, 1241]。

荧光素血管造影在第二阶段开始表明脉络膜充盈不良和脉络膜毛细血管逐渐丢失。随后发生大面积脉络膜视网膜萎缩，伴脉络膜毛细血管小叶的脱落。在晚期阶段，在黄斑的大部分区域保留大的脉络膜血管。阶段Ⅱ~Ⅲ影响色觉和暗适应。RPE和脉络膜毛细血管的紊乱可能是这种情况下的主要缺陷，并且光感受器的功能继发性消失。Ⅲ期以后的眼底变化类似于中心性晕轮状状脉络膜硬化症、进行性双焦脉络膜视网膜营养不良、无脉络膜症和病理性近视。在早期阶段，它类似于无脉络膜症的携带状态，或具有细色素斑点的风疹视网膜病变（图10.50）。最终会出现夜盲和中心视力障碍。

该病症以常染色体隐性遗传方式遗传，在LCHAD酶基因中具有*G1528C*突变[1240-1242]。该治疗是早期识别以及低脂肪和高碳水化合物饮食管理，并且存活年龄已经达到31岁[1243]。

第6章

视网膜血管疾病引起的黄斑功能障碍

Macular Dysfunction Caused by Retinal Vascular Diseases

主要影响视网膜动脉、毛细血管和静脉的疾病或任何合并有这三种疾病的状态，都可能导致中心视力丧失。血管成像提供有关视网膜血流改变、正常视网膜血管形态和视网膜血管通透性的信息。此外，在通常只有很少细胞外间隙的视网膜感光层中，立体血管造影提供了精确观察细胞外液伴有血管通透性和细胞破坏导致的细胞外间隙扩张。光学相干断层成像（OCT）增强了在横断面和三维结构中定义这些病变的能力。有关视网膜血管疾病发生的基本病理生理和组织病理变化，以及它们与荧光素血管造影和显微变化的相关性，请参见第2章。

视网膜血管异常

视网膜血管经常发生微小异常，并不影响视力。然而，有些血管异常可能导致视力丧失。

遗传性视网膜动脉扭曲

在有先天性动脉弯曲的家族中，复发性黄斑性出血很常见（图6.01A~C）[1-6]。这些患者的视觉损失可能是自发性的，或在相对较小的创伤后发生（参见第678页Valsalva黄斑病变的讨论，第8章）。视网膜动脉弯曲程度可能随着年龄的增长而增加，尤其是在青春期[7, 8]。视网膜动脉扭曲主要影响黄斑区域的第二和第三级视网膜小动脉，而静脉不受累。荧光素血管造影未能发现任何与出血倾向相关的视网膜血管改变。该病的发病机制尚不清楚。尽管反复出血，但患者视力通常会恢复正常。曾有患者在巩膜扣带术过程中发生视网膜出血的报道[9]。还没有证据表明该疾病患者存在全身出血性因素，后者是一种常染色体显性遗传。家族中有指甲床毛细血管扭曲增加、颈动脉瘤和镜下血尿已被报道[10-12]。先天性视网膜动脉弯曲必须与其他获得性视网膜血管弯曲相关的疾病区分开来，包括多细胞症、白血病、低蛋白血症、镰状细胞病、家族性自主神经异常、黏多糖症和Fabry病。以前在主动脉缩窄患者中报道过的搏动性三维小动脉弯曲，由于早期的手术干预，现在很少发生[13]。

图6.01 视网膜血管异常。

A~C：先天性视网膜动脉弯曲和自发性黄斑出血发生于一名26岁男子，他在举重时右眼中心视力下降。以前他的两只眼睛都有过类似的情况。每次出血消退后，恢复20/20的视力。他有东欧血统，有两个表兄弟，有同样的眼病问题。

D~F：伴有先天性视网膜动脉血管襻的无症状男孩。

G~I：伴有先天性视网膜动脉畸形的一名年轻无症状女性患者，视力为20/20。

J~L：伴有先天性静脉血管襻的一名无症状年轻女性患者。

（A~C，由Dr. Donald J. D'Amico提供）

自发性视网膜出血可发生在多个没有相关的全身性疾病或视网膜动脉扭曲的家族成员中[7]。

遗传性视网膜静脉串珠

Meredith描述了两代人中5个受影响的成员，伴有主要的视网膜静脉和结膜静脉呈香肠样的串珠状改变、视网膜局部梗死、视网膜血管通透性改变，以及在某些情况下的动脉和静脉分布异常[14]。在某些情况下，大的静脉越过水平分界到对侧。3名患者有视网膜和（或）视盘新生血管以及玻璃体出血。一些成员患有肾病（Alport病）和白细胞计数减少。Stewart和Gitter报道了两代人中4名患者，伴有视网膜静脉串珠但没有结膜血管扭曲[15]。受累成员中性粒细胞计数较低至正常，与未受累的成员有显著差异。

婴幼儿视网膜静脉扭曲

在妊娠期间吸烟的母亲所生的新生儿有较高的静脉扩张和扭转的发生率、小动脉的变直和狭窄，以及内出血。这很可能是由于这些婴儿的高血容量和高外周血管阻力共同作用的结果。6个月后所有血管改变都变为正常[16]。先天性心脏病患儿视网膜血管弯曲发生率较高（46%），其中紫绀型心脏病、低血容量、低氧饱和度的患儿发生率较高[17]。

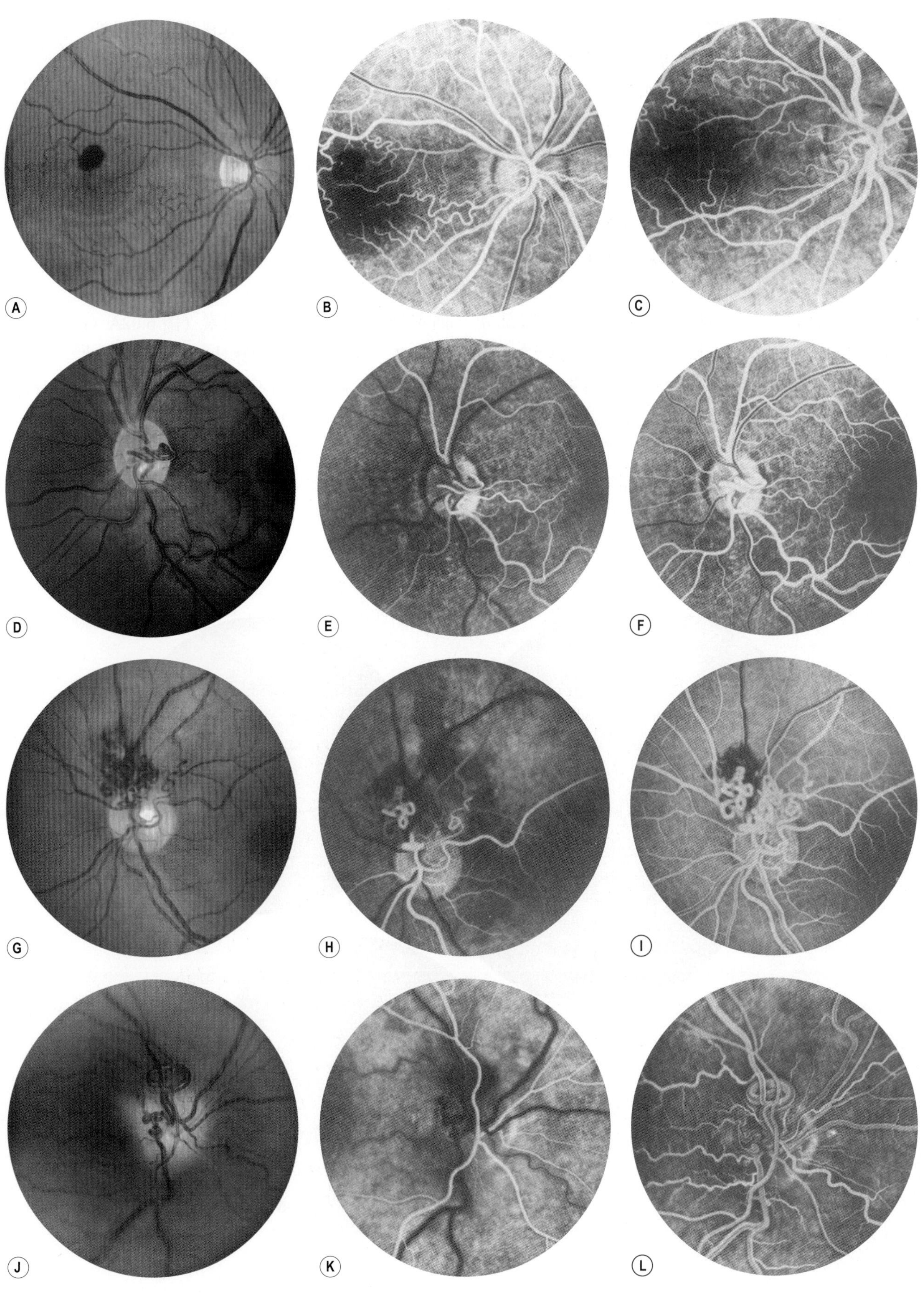

图 6.01

先天性视盘前血管襻

静脉或动脉的环状扩张可能发生在视盘内部和周围（图 6.01D~L）[18-29]。视网膜动脉血管襻比静脉血管襻更常见（4:1）[21]。来自视网膜主要分支动脉、视网膜中央动脉或睫状体动脉的血管襻一般分布在视盘表面或靠近视盘的位置（图 6.01D~F）。它们向前延伸进入玻璃体，由 1 个或多个扭转组成，通常供应 1 个象限的视网膜。这些襻状血管经常在玻璃体内部显示运动，伴随眼底的投影。他们可能会伴有搏动，偶尔发生双侧，并且可能被部分的胶质或纤维鞘包围，可能是家族性的[22, 24]。动脉供应区域的视网膜循环时间可能略有增加。其中，睫状体视网膜动脉血管襻发生率很高，它们通常提供更多的视网膜循环血供[21, 26]。这些患者中有一小部分可能会因为继发动脉环闭塞（图 6.02A~G）[18, 19, 21, 23, 26, 27]、玻璃体出血[20, 21, 27]、一过性黑蒙[21]和前房出血而失去视力。血栓形成或环路扭曲本身就是阻塞的危险因素（图 6.02A~G）。在组织学上，构成环路的动脉具有正常的结构[28]。玻璃体出血的发病机制尚不明确，但可能是由于血管襻底部附近的小血管因其游离不断活动而破裂所致。

先天性乳头前静脉血管襻（图 6.01J~L）和视网膜大血管应与因视网膜静脉阻塞（图 6.81J 和 K）和视神经脑膜瘤（图 15.16）引起的获得性静脉侧支进行鉴别（图 6.81J 和 K）。

图 6.02 乳头前环伴有分支视网膜动脉闭塞。

A~G：这名 17 岁的女性患者左眼突然出现颞侧视野缺损。她有镰状细胞特征的病史，但其他正常。她的双眼视力都是 20/25。乳头前环从视盘发出，并伴有继发于视网膜分支动脉闭塞的鼻上方视网膜变白。视网膜颜色在 4 周后恢复，但视野缺损仍存在。血栓性闭塞从环到视网膜鼻上分支的动脉被标注（箭头）。

（A~G，由 Dr. Franco Recchia 提供）

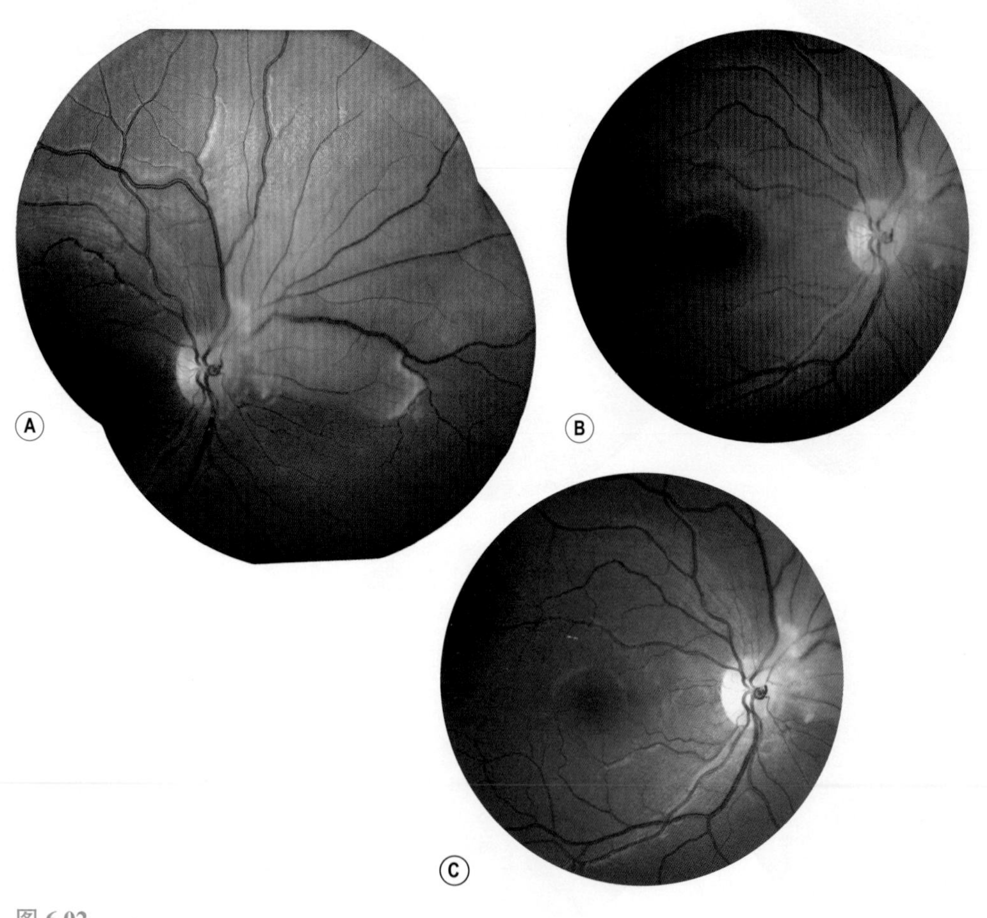

图 6.02

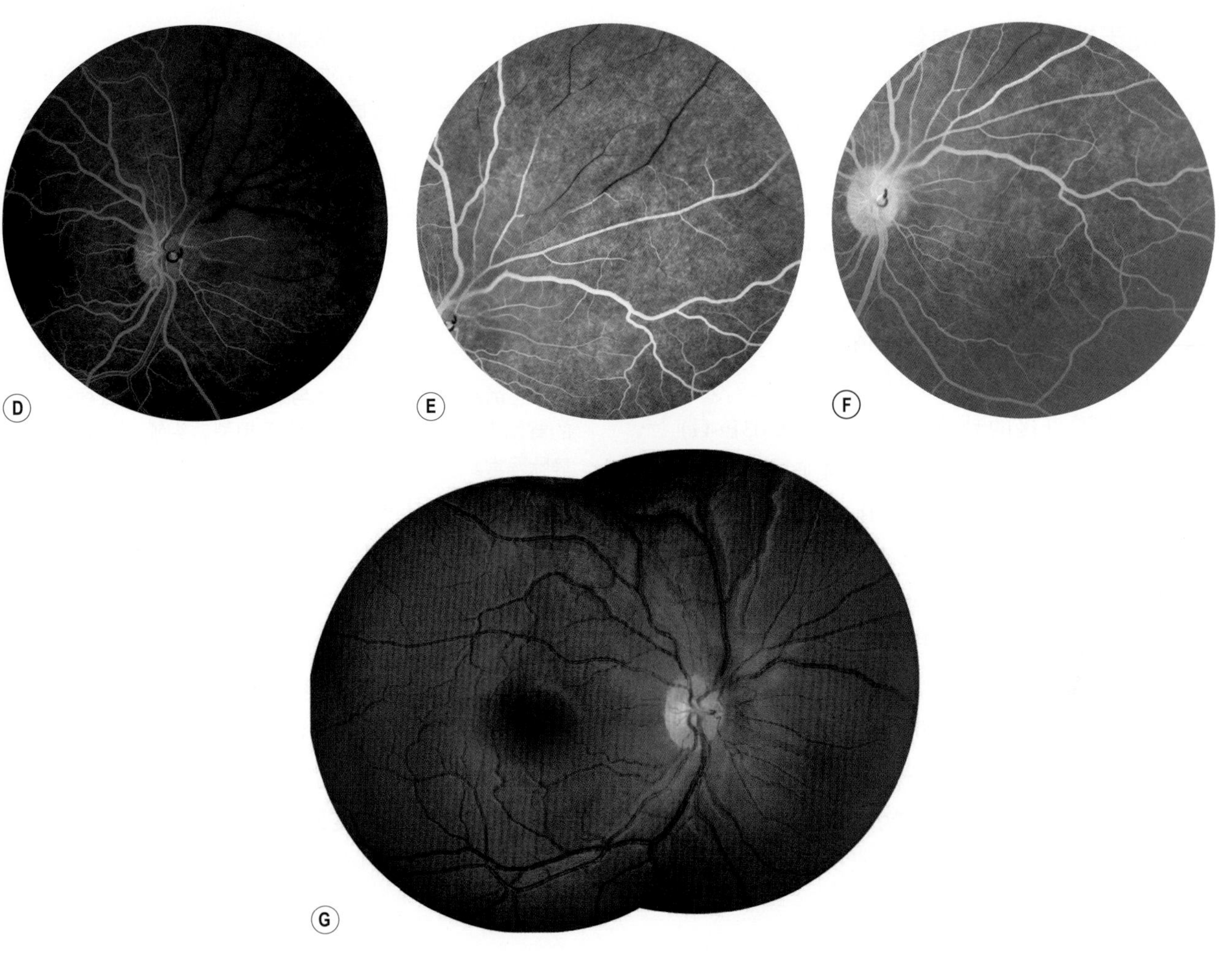

图 6.02（续）

先天性视网膜大血管及动静脉交通

一个大的畸变视网膜血管，通常是静脉而不是动脉，可能从视盘延伸到中央黄斑区，在那里它通常通过水平中缝发出分支（图 6.03A~I）[30, 31]。在一些患者中，动脉和静脉都受到影响，视功能通常正常。荧光血管造影显示血管通透性没有改变，但可以发现小的毛细血管无灌注区和局部毛细血管扩张（图 6.03C 和 D）。在某些情况下，分隔扩张的动脉和静脉的毛细血管床可能完全正常。另一些情况则发生了直接的动静脉吻合（图 6.03E~G）[32]。据报道，在蹦极后由于血液流变或通透性改变会加速视功能损伤（图 6.03A 和 B，E~G）。这些畸形通常累及一只眼的单个或多个部位。乳斑束和颞上象限容易受累[33]。男女均可发生。异常表现往往在常规体检中被发现。视网膜大血管同时可伴发结膜和口腔的类似血管异常（图 6.03J~L）。视网膜大血管症应与大直径视网膜血管（动脉或静脉）相关的疾病［如 Coats 病、视网膜毛细血管瘤、家族性渗出性玻璃体视网膜病变（familial exudative vitreoretinopathy，FEVR）、色素失禁］和其他外周血管闭塞性疾病区分开来。

视网膜动静脉异常根据异常的严重程度分为不同的组[33, 34]。Archer 一组包括视网膜大血管患者，他们的主要交通动脉和静脉之间有动脉或异常的毛细血管丛。这些供应良好的动静脉通讯很少延伸到乳头血管系统，也很少与脑血管畸形有关。

图 6.03　先天性视网膜大血管症。

A 和 B：在一名 50 岁男性患者中发生黄斑出血，他在醒来时注意到由与先天性巨大静脉和静脉相关视网膜出血引起的中央暗点。他的视力是 20/40。

C 和 D：与先天性巨大动脉和静脉相关的微动脉瘤（箭头）。微动脉瘤表现为微弱荧染。

E~G：这名健康男孩的视物模糊，伴有动静脉分流（箭头，图 F）的血管造影证据，以及近中心凹视网膜毛细血管网的低灌注（图 G）。

H~L：在一名看似健康的 51 岁男子中，先天性视网膜大静脉（箭头，图 H 和图 I）与结膜（图 J）的大血管和舌头的背侧（图 K）和腹侧（图 L）相关。头颅 CT 显示多个静脉异常。

（C 和 D，由 Dr. J. S. Cohen 提供）

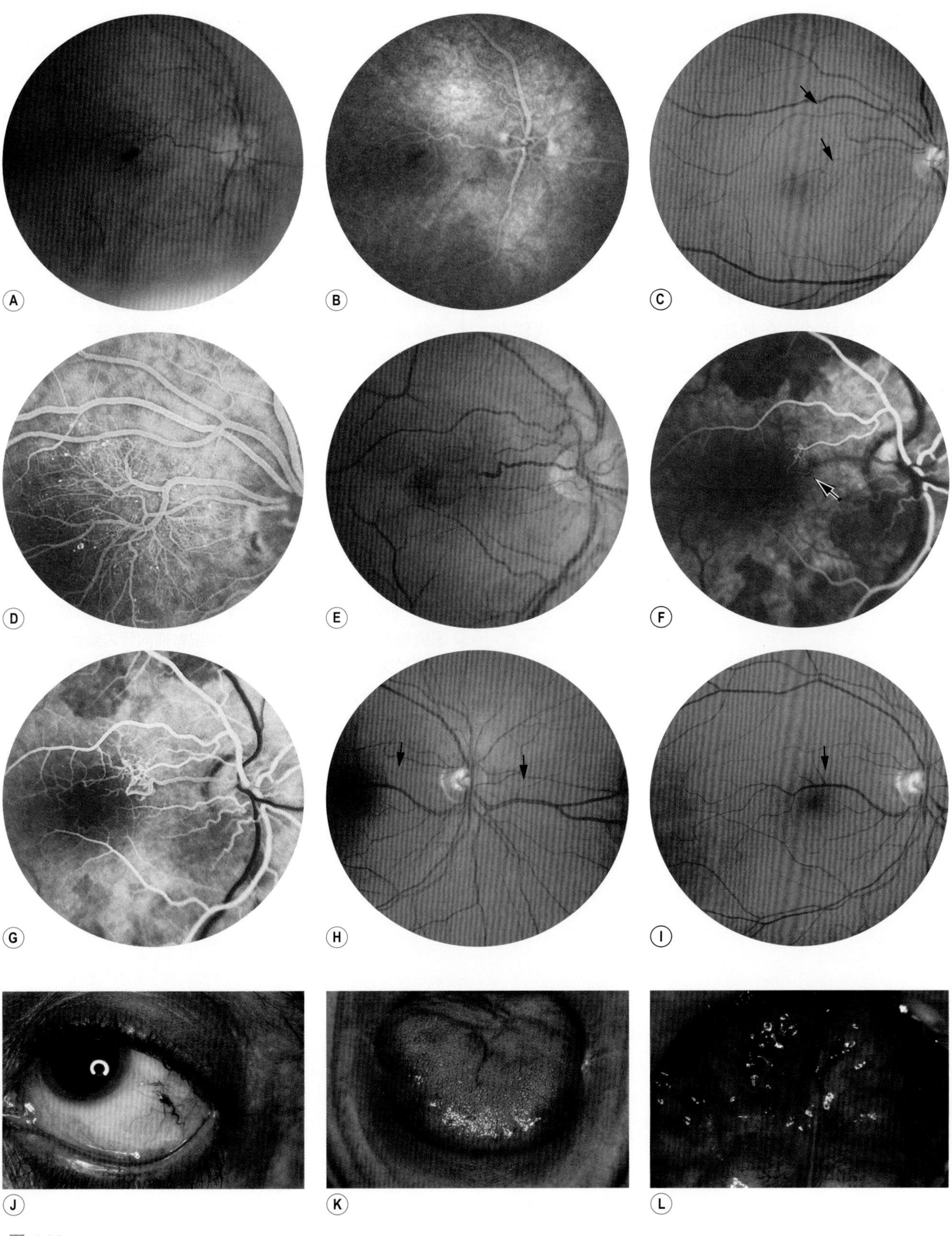

图 6.03

第二组患者表现为直接动静脉交通，没有毛细血管或动脉受累[31, 34-52]（图 6.04）。这些扩张的动静脉交通，有时被称为动静脉瘤或蔓状动脉瘤，可以单发或多发。这些粗大的血管偶尔会出现类似大动脉瘤的渗漏（图 6.04B）[51]。血管造影显示染色着染时间短，且通常没有渗漏的证据[34, 41]。相邻的微脉管结构可以被改变，并且可以存在大血管壁的串珠样和多个梭形扩张。在主要血管附近可以存在明显毛细血管无灌注或毛细血管缺如。这些动静脉交通一般不活动。在某些情况下，可发生失代偿并引起出血（图 6.04F 和 G），血管渗漏、血管周围瘢痕形成（图 6.04B）和新生血管性青光眼[51, 53]。也可发生部分或整个畸形区的闭塞（图 6.04D 和 E，H 和 I）。

图 6.04 视网膜动静脉畸形。

A~C：这名 22 岁的无症状女性患者双侧视力为 20/20。左眼是正常的。她没有眼外血管畸形的证据。注意黄斑中的动静脉交通（图 A）和外周的局灶性血管鞘和瘢痕（图 B）。血管造影显示仅在血管周围瘢痕形成区域中的动静脉交通（图 C）和染色最小。

D 和 E：14 岁女孩，第一次检查时有 20/20 的视力。14 秒时的血管造影显示快速充盈的上方动静脉异常（图 D）。2 年后，她的眼睛出现急性视力丧失。9 个月后，她的视力为 20/300。可见视盘肿胀（图 E），已经发生了一些大视网膜血管鞘和黄斑区的色素异常。血管造影显示视网膜动脉灌注、视网膜循环时间增加、黄斑窗样缺陷，所有结果提示异常血管发生部分闭塞和先前的黄斑下渗出。

F 和 G：当发现动静脉异常时，这名十几岁的女孩没有症状并具有正常的视功能（图 F）。她没有眼外血管畸形。几年后，她注意到右眼的旁中心暗点是由血管异常从鼻侧到视盘（图 G）的自发性出血引起的。

H 和 I：在拔牙期间经历严重出血后，发现黄斑（图 H）和右眼周围以及该女孩的上颌骨的动静脉畸形。需要手术结扎同侧颈动脉来控制出血。不久之后，黄斑动静脉瘤自发闭塞（图 I）。

J~L：恒河猴中动静脉动脉瘤（箭头，图 J）的动态照片和显微照片。荧光素血管造影显示没有视网膜内染色的证据。注意扩大的视网膜血管侵犯周围的视网膜（图 K 和图 L）。内核层和外丛状层中的扩张空间不含蛋白质性渗出物，而是大量浆液性渗出物。

（D 和 E，由 Dr. Robert Kalina 提供；H，引自 LaDow 等[46]；I 引自 Gass[101]；©1968，美国医学会。版权所有。J~L，引自 Horiuchi 等[45]；经 The American Journal of Ophthalmology 许可；The Ophthalmic Publishing Co. 版权所有）

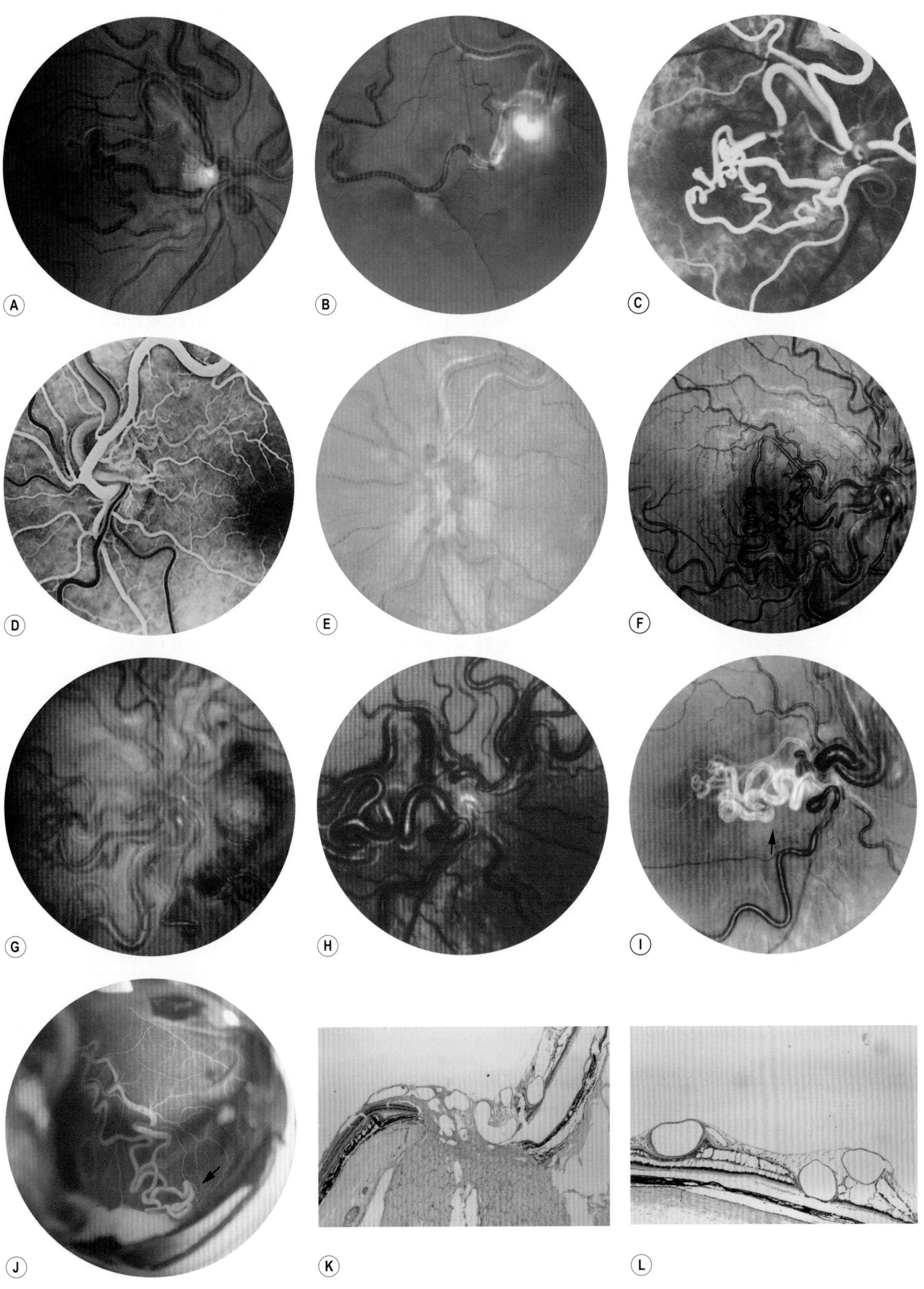

图 6.04

在第3组患者中（图6.05），存在许多粗大的吻合通道，这些通道如此交织和卷曲，以至于难以分离成动脉和静脉成分。患者视力通常很差。在眼科检查和血管造影中，视网膜可显示血管周围鞘、渗出和色素变性。有些人可能从出生就已失明。严重视网膜受累的患者最有可能患有眶周或脑部受累（Wyburn-Mason综合征）[31, 33, 34, 37, 40, 44, 49, 52, 54, 55]。

血管异常的并发症包括视网膜内出血、动脉瘤导致的视网膜内渗出、视网膜动脉阻塞、Valsalva视网膜病变[56]、中央和周围视网膜静脉阻塞、新生血管性青光眼、玻璃体积血、视网膜大动脉瘤[57]和黄斑裂孔（图6.04B，E，G和I）[36, 51, 58-60]。由畸形阻塞引起的严重视力丧失很少发生（图6.04D和E）。有时由于视神经的机械性压迫，可能会出现视力下降[44]。病变偶可自发消退[49, 61]。在恒河猴曾经报道与人类中观察到的动静脉交通相同的组织病理学（图6.04J~L）[38, 45]。先天性异常动静脉交通应将与继发于外周血管闭塞性疾病的异常动静脉交通区别开来（图6.81J和K）[62]。

发生渗出性黄斑病变的患者可能需要进行光凝治疗[51]。

关于先天性视网膜毛细血管扩张和视网膜血管错构瘤的讨论，请分别参见第6章第482页和第13章。

图6.05　视网膜动静脉畸形。

A和B：16岁女性，因顽固性头痛和先兆偏头痛而被发现。双眼视力20/15。眼底可见数个从视盘和周围毛细血管区域发出的异常血管。一些较粗大的血管似乎与脉络膜循环相通，因为它们深入视网膜基质，而其他血管则是在视盘和浅表视网膜周围视网膜上看到的血管网络的一部分。她进行了炎症相关检查，结果显示血管紧张素转换酶水平升高。头颅的磁共振成像（MRI）未显示其他异常病灶。她因头痛和偏头痛而接受过治疗。

C~F：这名28岁的男性患者右眼视力数指，左眼视力20/20，过去2年有几次头痛发作。他之前的MRI检查显示他脑部有动静脉畸形。在右眼底观察到类似一大袋蠕虫的大动静脉畸形，其涉及视盘和黄斑上的血管，其与扩张和曲折的视网膜动脉和静脉相关，延伸至周边。穿入与脉络膜连通的视网膜的一个大血管显示其管壁变白（图C和图F）。荧光素血管造影显示畸形的快速填充，使得难以确定大部分血管是从脉络膜还是从视网膜侧填充——它们可能同时从脉络膜和视网膜填充（图D和图E）。患者接受了缓解头痛的对症治疗。

视网膜毛细血管错构瘤。

G~K：这名34岁的男性患者注意到右眼近几个月来视物变形。在他的右眼中发现2×2视盘直径的微小隆起（箭头），位于中心凹颞侧的囊样水肿区（图G）。血管造影显示血管深部扩张丛，内层视网膜（图I和图J）有几个球状扩张。异常的毛细血管丛渗漏，积液进入囊样间隙（图K）。该畸形似乎是没有星形胶质细胞成分的视网膜毛细血管的孤立错构瘤。没有证据表明眼睛或身体其他部位存在错构瘤，因此排除了结节性硬化症。

（A和B，由Dr. Patrick Lavin提供；G~K，由Dr. David Weinberg提供）

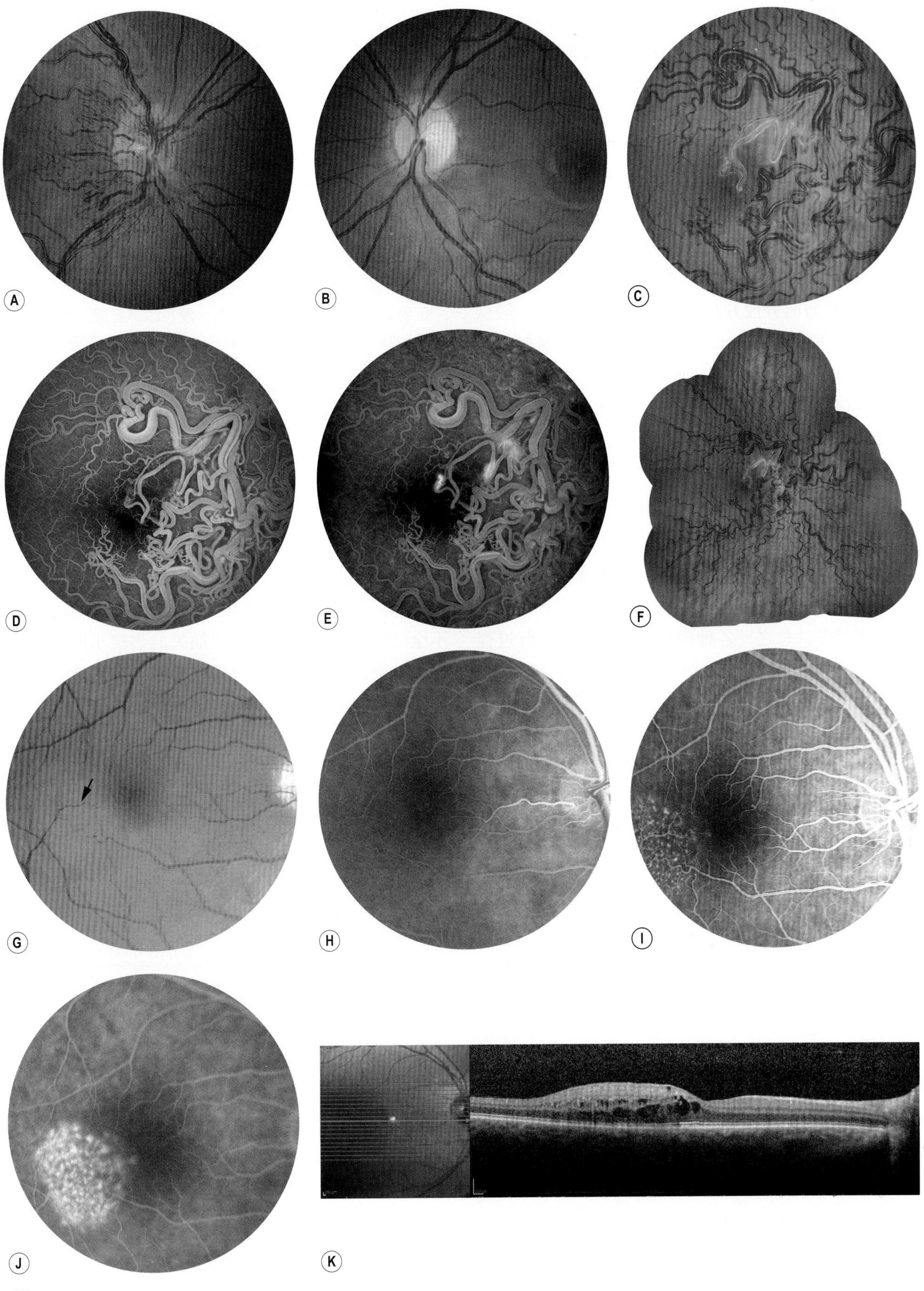

图 6.05

异常黄斑中心性无血管区

关于中心无血管区（FAZ）的来源存在争议；一种学派认为后天形成的FAZ最初是血管化的，并且通过类似于细胞凋亡的过程，毛细血管会丢失，形成无血管区。该理论解释了早产儿视网膜病变（retinopathy of prematurity，ROP）中为什么会没有FAZ而且中心小凹呈多层结构[63]。另一种学派研究了7个胎龄26~41周胎儿视网膜铺片，所有视网膜中均存在无血管带，最早26周即可见到[64]。在妊娠26周时暂时开放并且在妊娠37周闭合。一般认为上方和下方血管比水平中缝发育更快，鼻侧血管比颞侧血管发育更快，从而在妊娠37周形成黄斑无血管区。FAZ直径从35周时的500 μm逐渐减小至40周时的300~350 μm。出生后，视网膜加速发育，中心凹的扩展时FAZ再次变宽变浅；FAZ的重塑持续长达15个月，最终直径达到500~750 μm。

可能有多种因素影响了中心凹血管分区的发育：星形胶质细胞、黄斑色素、神经节细胞、血管内皮生长因子（VEGF）水平及其在少数情况下缺氧下的改变[65-68]。总之，各种损伤因素会导致发育过程血管侵入未来的中心凹（图6.06），可能会阻止正常中心凹形成，黄斑中心的内层视网膜依然以分层结构存在（图6.06E，F，K和L）。白化病、交叉错位[69]、ROP和无虹膜在OCT上均可表现为发育不全的中心凹、FAZ变小或缺失的多层小凹。我们很可能会发现更多的发育性血管病变和其他具有多层中心凹的疾病。

图 6.06 **中心凹无血管区（FAZ）和中心凹缺失。**
A~F：这名40岁的男性患者从小就有“跳动的眼睛”，并伴低视力。当他的儿子在6个月时被评估为眼球震颤时，他被送去进行视网膜专科检查，以帮助确诊婴儿的眼部问题。患者双眼最佳矫正视力为20/60，伴有高度近视。他没有白化病。眼底呈金色，后极呈橙色。荧光素血管造影显示没有特异性改变。由于近视和眼底背景颜色的原因，无法获得良好的中心凹无血管区的图像。黄斑区扫描，在光学相干断层扫描（图E和图F）上找不到中心凹特征，这表明中心凹发育异常是导致视力低下和眼球震颤的原因。G~L：这名16岁女孩在过去10年中最佳矫正视力只能矫正到20/25。她的色觉无异常，没有眼球震颤。右眼视网膜动脉结构异常，两个额外分支，分别供应后极部的上、下方（图G）。左眼的结构在正常变异范围内（图H）。仔细检查中心凹及其血管造影显示可能存在小的中心凹无血管区。光学相干断层扫描无法定位任何一只眼的中心凹结构（图K和图L），证实了中心凹发育中止是视力低下的可能原因。
（G~L，由Dr. Janice C. Law提供）

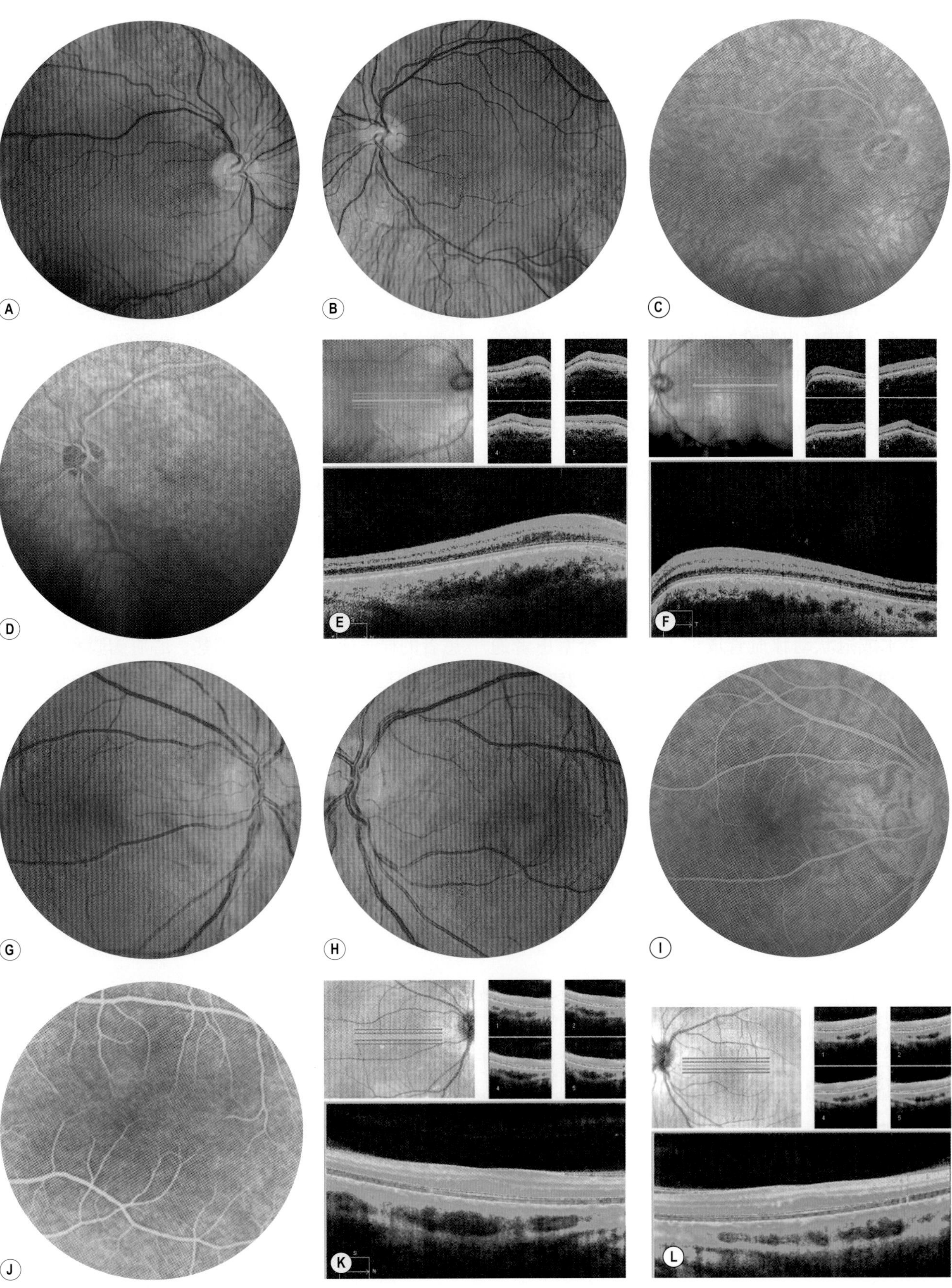

图 6.06

视网膜动脉阻塞性疾病

在病理生理学上，常见引起视网膜动脉血流阻塞原因包括：①栓塞。②血管狭窄。③血栓形成。④动脉痉挛。⑤血管外疾病引起的血管狭窄。⑥颈动脉或眼动脉阻塞引起的血流减少，全身血压降低或眼压升高。

栓子阻塞

来自体内（内源性）或外部（外源性）的栓子均可导致视网膜循环阻塞。

来自主要动脉和心脏的内源性栓塞

颈动脉活动性动脉粥样硬化斑块来源的栓子，自发或在动脉造影或手术过程中发生脱落，可能是视网膜大动脉闭塞的最常见原因（图 6.07~ 图 6.10）[70-84]。其他较为常见的栓子来源异常心脏瓣膜。心脏源性栓塞可能是自发发生，也可能是继发于心脏开放手术或冠状动脉血管成形术[85-88]。栓塞患者通常表现为突发的单眼视力丧失。20%~25% 的病例可持续 1~2 分钟的短暂单眼视力丧失（先兆黑蒙），5%~10% 的病例伴发短暂性脑缺血[89]。平均发病年龄 60 岁，只有不到 10% 的闭塞发生在 30 岁以下的人群中[85, 90]。动脉闭塞在男性中比在女性中更常见。40 岁以上视网膜动脉阻塞的患者中，50%~75% 会有颈动脉疾病的临床证据[91, 92]。年轻患者的栓子通常来源于风湿热、心脏瓣膜和大血管或二尖瓣脱垂等先天性异常引起的损伤心脏瓣膜（Barlow 综合征）（图 6.07E~I）[85, 93, 94]。大多数视网膜中央动脉阻塞（central retinal artery occlusion，CRAO）患者由于存在小的睫状视网膜动脉而保存了小范围光感（图 6.08D 和 K，箭头）[95]。对无光感患者，医师应该寻找有关脉络膜和视神经盘循环异常的证据[96, 97]。

图 6.07　视网膜中央动脉阻塞。

A~D：一例患有风湿性心脏病的主动脉瓣和二尖瓣置换术后 1 周发生的视网膜中央动脉阻塞，这名 55 岁男性患者视力仅存光感。注意视网膜血管（图 A）中的樱桃红斑和“节段”血流形成。血管造影显示明显的视网膜动脉阻塞和通过视盘旁循环逆行充盈的近端视网膜静脉（图 B~图 D）。

E 和 F：一名 19 岁女性患者患有视网膜中央动脉阻塞。血管造影显示来自周围小动脉的荧光素渗漏。

G~I：29 岁男性，患有风湿性二尖瓣病和亚急性细菌性心内膜炎的视网膜中央动脉阻塞和视网膜出血。注意樱桃红斑、“货车厢节段”血流形成和视网膜循环充盈时间显著增加的血管造影证据。

J~L：一名 73 岁高血压男性患者患有视网膜缺血以及视网膜和脉络膜循环灌注延迟引起的眼动脉阻塞，伴有甲状腺眼病的超声证据。在拍摄这些照片前几周，他的右眼突发视力丧失。不久之后部分周边视力有所恢复。血管造影 21 秒时出现在脉络膜充盈，而在 25 秒时视网膜中央动脉开始充盈（图 K 和图 L）。

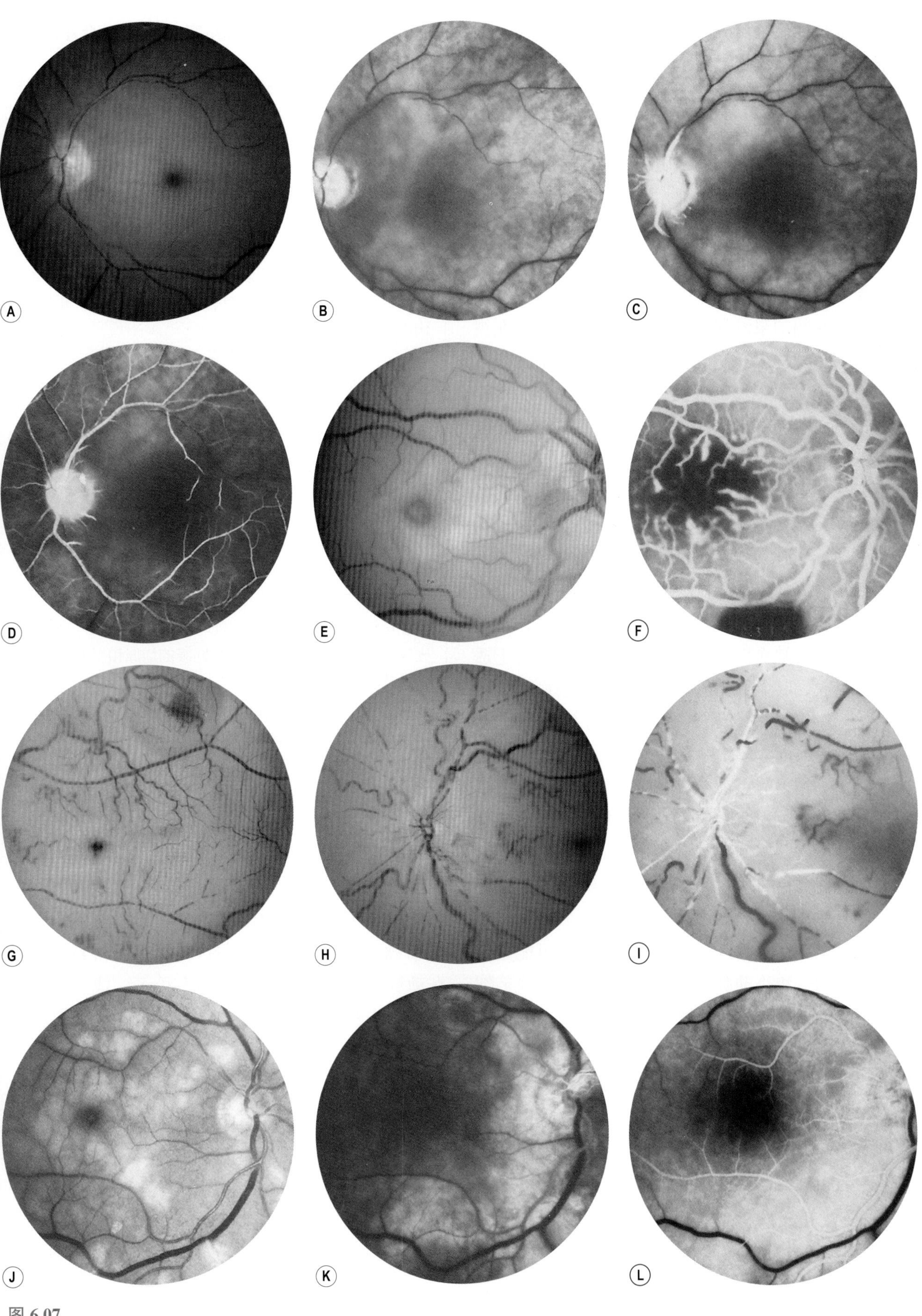

图 6.07

如果视网膜动脉阻塞不完全且持续时间短，则可能仅产生轻微雾视，很少对视网膜造成永久损伤（图 6.09G 和 H）[71, 98]。如果阻塞更完全，则进行性发展为内层视网膜发白水肿（图 6.07A 和 E）。这些变化是由于正常透明的细胞内蛋白质发生变性和分解，同时细胞内水分增加，以及最终细胞坏死堆积引起的（图 6.10I）[99, 100]。对于这种表现，视网膜急性缺血性变白是比视网膜水肿更准确的术语，视网膜水肿确切来说应是由于视网膜毛细血管渗出到细胞外空间的浆液积聚导致的视网膜增厚，在视网膜外层产生多个囊样改变[101]。急性缺血性视网膜病变可能是局限性的（棉绒斑），如小动脉阻塞；或弥漫性的，如视网膜中央动脉或其主要分支阻塞。与神经纤维层交叉分布的缺血区域边缘，视网膜变白往往更为显著，与此处神经纤维轴浆流的阻塞效应有关[102]。

急性视网膜动脉阻塞患者通常在阻塞导致视力丧失后的第 1 周寻求治疗，其临床表现取决于受累的视网膜动脉范围。视网膜中央动脉阻塞，常导致视网膜广泛缺血性变白，樱桃红色斑点是由于透见到脉络膜，其血液供应源自脉络膜毛细血管（图 6.07A；图 6.08G），还有部分患者由于存在睫网动脉，其供应的部分区域可不发白。在 CRAO 患者中如果看不到樱桃红点可能表明同时存在脉络膜血管缺血[103]。在一些患者中，特别是患有慢性系统性高血压的患者，视网膜中央动脉的短暂性梗阻可能会产生一种特别的视网膜灰白斑，类似 Purtscher 视网膜病变（图 6.07J~L；图 6.23H；图 6.25J）。该表现可能是动脉灌注的区域变化的结果，也可能是高血压患者的一级小动脉局灶性狭窄引起视网膜毛细血管侧支通路形成的结果。此类视网膜变白的患者视力预后相对较好[104]。

分支动脉阻塞可能被忽视或被误诊为其他病变，睫网动脉阻塞或其他支配黄斑的血管阻塞都可能导致类似的中心暗点，都需要进行仔细鉴别[97, 105-107]。临床可见不同程度的动脉狭窄。节段血流出现表明动脉血流明显减慢（图 6.07A，H 和 I）。有时在动脉分支中可见 1 个或多个栓子，或是视盘上视网膜中央动脉分叉处的大栓子（图 6.09G 和 H；图 6.10K），或是存在于远端分叉的多个栓子（图 6.09D）。

图 6.08　视网膜中央动脉阻塞（CRAO）合并视盘新生血管。

A~F：这名 68 岁的高血压糖尿病妇女，有终末期肾病史，右眼仅存光感。后极视网膜发白，所有视网膜小动脉和部分静脉内血流都是断开的（图 A）。视盘上有一个微小的螺旋状血管。与视盘颞侧相邻的视网膜区域似乎被微小的视网膜动脉灌注。左眼有散在的微动脉瘤和糖尿病的点状出血（图 B）。4 周后，视盘上的螺旋状新生血管出血导致了玻璃体积血（图 C 和图 D）。血管造影显示除睫网动脉供应区域外，视网膜几乎没有灌注（图 E 和图 F）。可能是 CRAO 继发的缺血导致已有的糖尿病缺血恶化，新生血管出血。

G~J：这名男性患者主诉严重头痛和右眼视力突然丧失，右眼底表现为视网膜混浊，视网膜小动脉中有血红色斑点和柱状血流（图 G）。血管造影显示通过视网膜中央动脉的灌注不良（图 H）。颈动脉血管造影显示右颈内动脉的中断导致 CRAO（图 I 和图 J）。几周后，视神经苍白。视网膜小动脉区域恢复视网膜原有橙色外观。但视力仍然是光感。

K 和 L：这名 75 岁男性患者患有高胆固醇血症、高血压和双侧颈动脉内膜切除术的既往病史，显示颞上视网膜动脉的栓塞和继发于 CRAO 的后极部视网膜灰白混浊。通过睫状动脉灌注（箭头），在视盘颞侧周围的小片视网膜保留了正常橙色外观。注意可能早于 CRAO 的 3 个棉绒斑。光学相干断层扫描显示内层视网膜的增厚和反射层次不清晰以及感光层的阴影（图 L）。

（G~J，由 Dr. Robert Mittra 提供。G 和 J，引自 Yannuzzi，Lawrence J.，The Retinal Atlas，Saunders 2010，978-0-7020-3320-9，p.387）

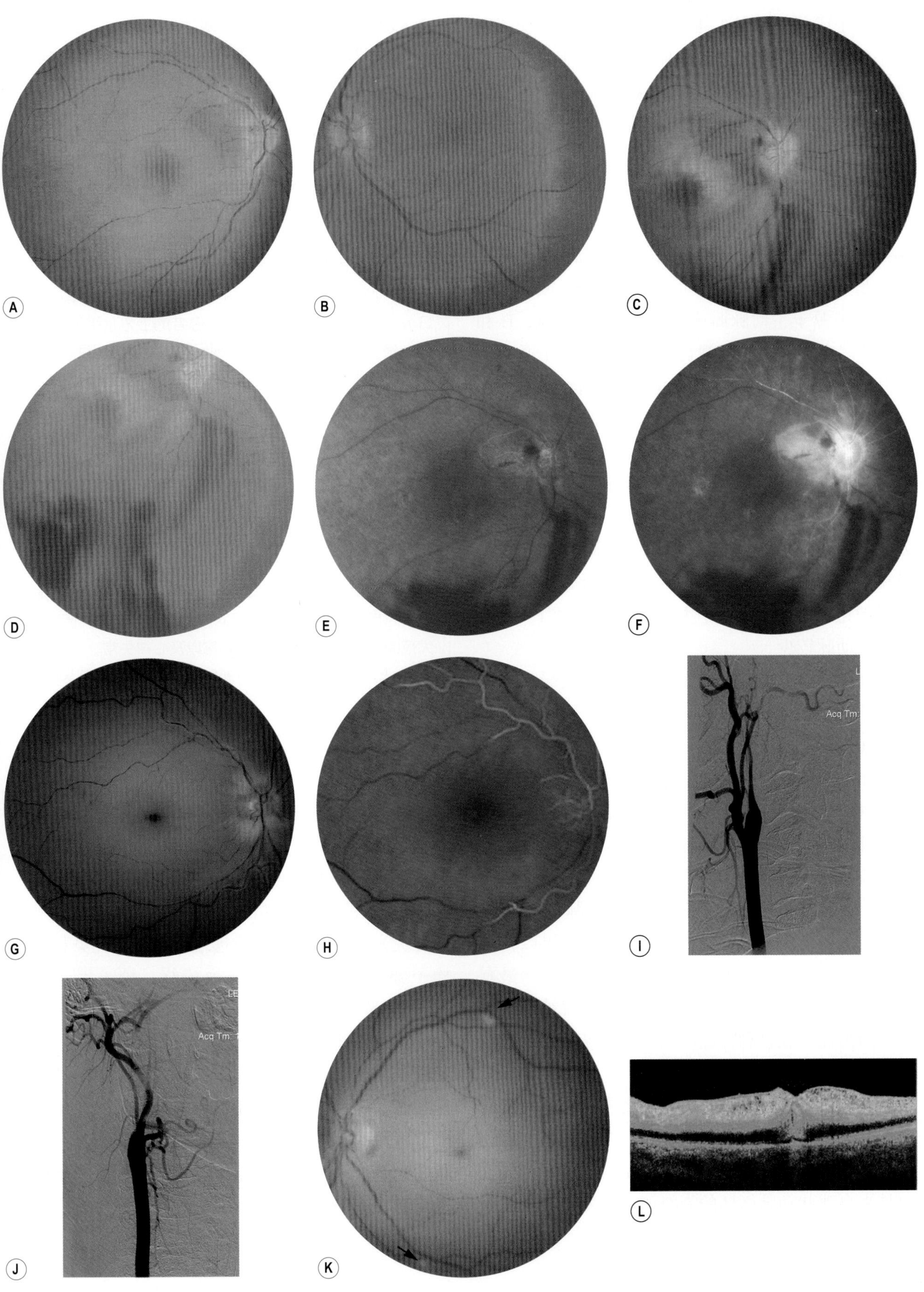

图 6.08

栓子成分类型有3种。血小板纤维蛋白栓子通常是偏暗、灰白色、细长的栓塞，其易于碎裂并移动到更远端的小动脉中（图6.09J和K）。它们可以是单个也可以是多个，并且通常位于分叉处。胆固醇栓子通常是多个、黄色或铜色的虹彩小球，最常见于眼底颞侧的外周血管根部（图6.09D；图6.10C）[78, 108, 109]。此类通常与血流阻塞无关。当引起阻塞时，胆固醇栓子通常位于视盘附近。钙化栓子是单个白色实心的不可收缩的卵圆形或有角的栓塞，来源于主动脉瓣或二尖瓣（图6.10A，B和K）[110]。它们通常靠近视盘，与胆固醇栓子通常会在几天后消失不同的是，钙化栓子可能永久存留。在CRAO患者和一些患有缺血性视神经病变的患者中，筛板水平超声可检测到隐匿性钙化栓子[111]。视网膜中央动脉的最狭窄处位于动脉穿过硬膜鞘进入视神经的部位；这三种类型任何一种都可隐藏此处[112]。偶尔可见栓子流，在筛板后则临床检查不可见。胆固醇栓子主要来自累及颈动脉近端的动脉粥样硬化疾病。钙化栓子主要来自主动脉瓣，主动脉和颈动脉较少。

动脉壁内的血管鞘和血清脂质的聚集导致栓塞对血管内皮的损伤是主要原因，而不是栓子本身(图6.09J)。

血小板纤维蛋白和胆固醇栓子质地较为松软，可迅速碎裂并被输送到视网膜循环血管远端，当患者接受检查时，荧光素血管造影通常不能观察到分支或视网膜中央动脉的完全阻塞（图6.09J和K）[101, 113-115]。同样，在视网膜中央动脉后面筛板处阻塞的栓子周围的侧支血流迅速进展也可以在闭塞后不久将眼内血流恢复到接近正常的水平。最有可能视力改善是在视网膜中央动脉进入视神经时闭塞，因为几个软膜和神经内侧支血管可以有助于填充其远端闭塞的视网膜中央动脉[112]。然而，在大多数情况下，荧光素血管造影显示出充盈延迟和闭塞区域的充盈时间延长（图6.09B)。在视网膜中央动脉完全闭塞时，没有染料可以通过动脉进入眼内，但是来自睫状动脉循环的染料可充盈视神经毛细血管，并通过侧支循环充盈视网膜中央静脉和动脉的部分近端分支（图6.07A~D)。在完全分支动脉阻塞中，动脉分支可通过邻近的侧支血管以逆行方式灌注[101]。视盘或外周的动脉分叉处的栓子仅阻止部分荧光素进入阻塞部位远端动脉。荧光染料会在栓子旁渗出，或通过侧支血流绕过栓子[101, 116, 117]。任一情况下，血管造影都有显著充盈缺损（图6.07A~D)。即使栓子溶解，由于缺血和肿胀的视网膜组织使毛细血管床塌陷，视网膜流动仍然处于抑制状态。碎片栓子可能完全堵塞小动脉，而使进入阻塞区域的染料显示为层流形式。有时可存在节段状荧光遮蔽区，这是由血浆停滞引起的红细胞和荧光染料交替分布（图6.07D和H)。栓塞部位可能

图6.09 视网膜分支动脉阻塞。

A~C：一名36岁男性患者不明原因的视网膜分支动脉阻塞。注意阻塞的视网膜动脉近端部分的遮挡，这表明局灶区域视网膜炎和阻塞部位的充盈延长的可能性。

D~F：这名61岁的男性患者突发右眼中央暗点，继发于栓塞性阻塞的睫状动脉。注意在视网膜动脉和视网膜中央动脉的上分支中的明亮斑块（箭头，图D）。16秒后，在视网膜动脉分布区域中视网膜灌注延迟（图E）。几个月后，暗点仍然存在，但视网膜变白已经消失（图F）。该患者的血管造影表明其右颈动脉阻塞。

G~I：视网膜下方动脉分支的短暂栓塞性阻塞（箭头，图G）。注意视网膜缺血性变白。患者的上方水平视野缺损。视力是20/20。19个月后，视网膜恢复了透明度，患者没有视野缺陷。他后来又因视网膜中央动脉的上分支栓塞而导致视力下降（箭头，图H和图I）。注意，在曾经发生下动脉的栓子部位，视盘血管屈膝改变持续存在（图H）。

J和K：胆固醇栓子消除后的视网膜动脉分叉，局灶性动脉粥样硬化（箭头）。注意血管造影中指示的动脉壁略微变窄（箭头，图K）。

L：62岁女性，动脉主干的前动脉粥样硬化栓塞远端，出现动脉动脉吻合。图片未能显示该患者小动脉的中心凹端的另一小斑块。该患者起初右眼发生了视网膜中央动脉阻塞，随后又在该眼中发生视网膜分支动脉阻塞，因而视野大范围缺失。她患有主动脉异常以及心律失常。

(D和E，引自Gass[101]，©1968，美国医学会。版权所有)

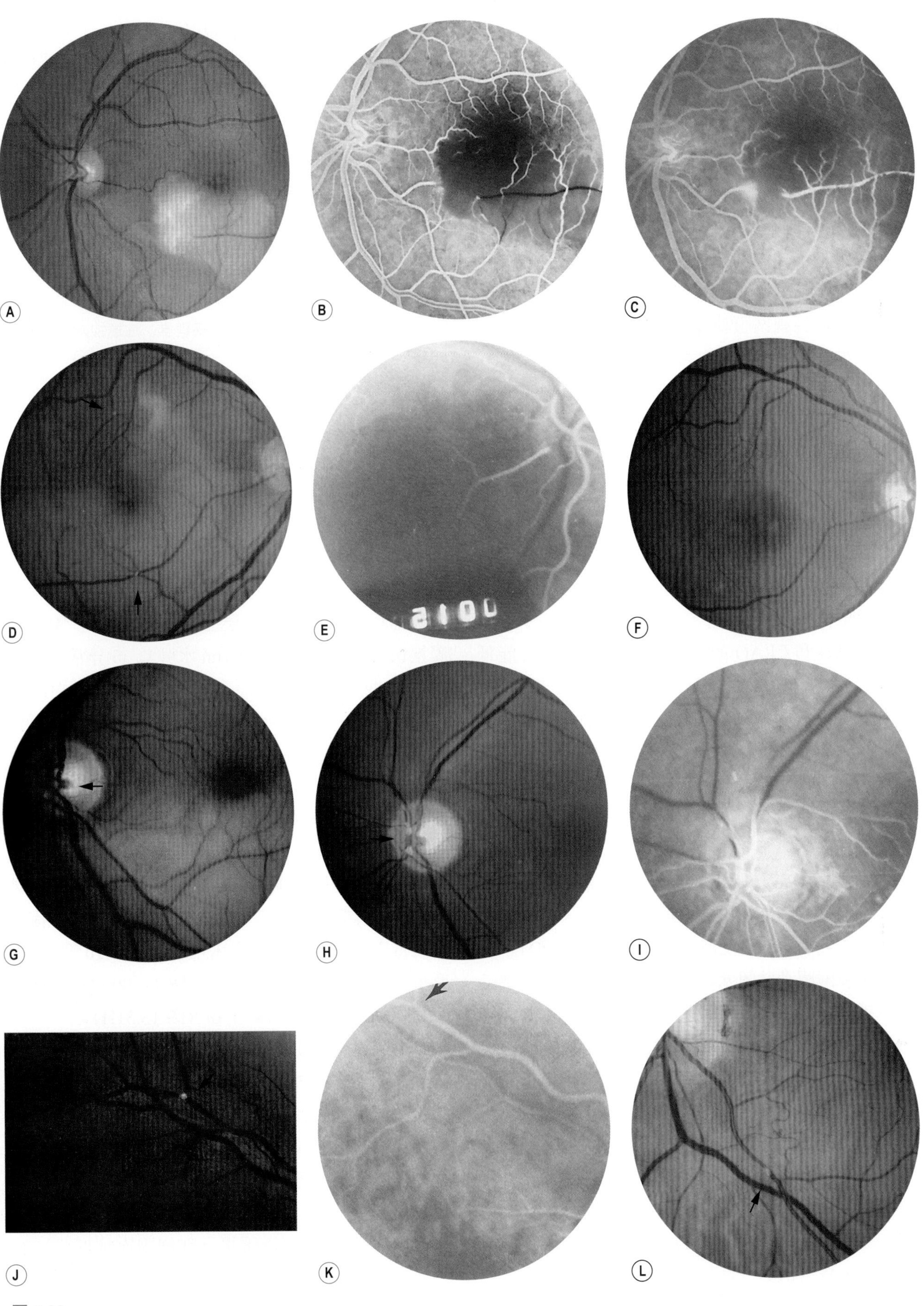

图 6.09

发生局灶性荧光素渗漏，而在栓子经过的区域先前已经影响动脉壁的位置则较少发生（图 6.07F；图 6.09）[118]。荧光素从动脉部位远端的血管漏出，即使循环已部分恢复，阻塞也证实了视网膜血管内皮对局部缺血的抵抗力。极少数情况下，视网膜循环的大量栓塞可能造成主要视网膜动脉段内皮损伤，会引起明显的血管周围染料渗漏。在阻塞部位以上及眼底其他部位的动脉分支中的非梗阻性小栓子则很少或完全不影响荧光素流动，也不会发生荧染。极少数内源性视网膜动脉栓塞患者中，可以观察到脉络膜循环栓塞闭塞的血管造影证据。

一部分分支动脉闭塞的患者可能会出现其他分支动脉闭塞或视网膜中央动脉栓塞（图 6.09G~I）。多发分支视网膜动脉闭塞反复发作的患者更可能存在非栓塞的其他阻塞因素［参见复发性分支视网膜动脉阻塞（Susac 综合征）的讨论，第 6 章第 442 页］。

视网膜中央动脉栓塞的视网膜电图显示 b 波的振荡电位下降和 b 波抑制，具有正常或超常的 a 波。眼电位减弱或消失。

BRAO 和 CRAO 的部分患者双侧眼压可能低于正常[77]。患眼相对低眼压提示视网膜动脉阻塞可能合并了睫状动脉阻塞。据报道，CRAO 后新生血管性青光眼的发生率为 2.5%~15%[77, 119-126]。一些作者认为，这种情况最常见于伴有严重颈动脉或眼动脉疾病的慢性眼缺血患者[127]。另一些作者则未发现这种关联[91, 122]。青光眼通常在 2~3 个月内发展，比视网膜中央静脉阻塞继发新生血管性青光眼更早，可能是由于视网膜缺血的快速发作。CRAO 罕见视盘新生血管和继发玻璃体出血（图 6.08D）。

在视网膜动脉闭塞后的最初几天，光学显微镜显示视网膜内层肿胀。肿胀来源于细胞内水肿和细胞溶解（图 6.10I）[100]。3 或 4 周后组织学检查显示视网膜内层明显萎缩，视网膜外层结构保持完好（图 6.10J）。

动脉阻塞引起的白色内层视网膜病变应与下列因素引起的白色病变区别开来：①视网膜炎（例如弓形虫病、急性多灶性内层视网膜炎[128]；参见 Behçet 病）（图 11. 40；图 11.41）。②脉络膜和视网膜色素上皮（RPE）的炎症疾病（例如，急性后部多灶鳞状色素上皮病）。③由于眼压持续升高脉络膜缺血引起的视网膜外层变白（图 3.63）。④视网膜挫伤（视网膜震荡、Berlin 水肿）。⑤异常新生物（例如，网状细胞肉瘤）。⑥视网膜下纤维蛋白沉着（例如，特发性中心性浆液性脉络膜视网膜病变）（图 3.03J；图 3.04J 和 L）。栓子也可来自视网膜动脉内皮缺损处动脉壁内动脉粥样斑块，例如，易于发展成大动脉瘤的患者（参见第 6 章第 462 页），或由先前的撞击、栓塞、免疫复合物或炎症反应引起的局灶性动脉壁损伤。如双侧特发性复发性视网膜分支动脉阻塞的患者（图 6.19~ 图 6.21）、带状疱疹病毒引起的急性视网膜坏死（参见第 10 章）、弓形虫病（参见 Kyrieleis 斑块；图 10.22F~H）、慢性葡萄膜炎[129]，或异常新生物（图 13.31H）。

图 6.10　栓塞性视网膜动脉阻塞。
A：来自主动脉瓣的钙化栓子存在于视网膜动脉的分叉处。
B：钙化栓子的组织病理学（箭头）。
C：含有胆固醇晶体的视网膜动脉栓塞的组织病理学（箭头）。
D~F：由 27 岁男性患者髋关节转移的软骨肉瘤引起的视网膜中央动脉（左箭头，图 D；箭头，图 E）和睫状动脉（右箭头，图 D；箭头，图 F）的阻塞。他的症状是急性头痛、左侧偏瘫和右眼失明。图 E 和图 F 分别显示肿瘤的高放大倍数，阻塞视网膜中央动脉和睫状动脉。
G：患有多发性骨折的脂肪栓塞患者的多个棉绒斑。
H：视网膜毛细血管中的脂肪栓子（箭头，图 I）。
I：急性视网膜动脉阻塞的组织病理学。注意视网膜内层的肿胀。
J：组织病理学显示视网膜动脉闭塞后视网膜内层萎缩。
K：视网膜下动脉主干中的大的钙化栓子从视盘脱出，导致患有主动脉瓣病变的男性视网膜下半部混浊。
（B，由 Dr. Andrew P. Ferry 提供；C，由 Dr. Louis Karp 提供；D~F，引自 Burde 等[103]；G，由 Dr. Elaine L. Chuang 提供；I，引自 Hogan 和 Zimmerman[170]）

内层视网膜梗死在视网膜中央动脉完全闭塞后持续超过大约 1.5 小时发生[130]。据报道，急性视网膜动脉栓塞患者极少在最初几小时内能获得有效治疗。因此治疗获益有限。然而，一些动脉阻塞不全、痉挛阻塞或阻塞持续时间较短的患者，与视网膜变白相关的缺血性损伤可能是可逆的（图 6.09G 和 H）。即使存在血流缓慢（红细胞血柱形成）的眼底检查证据，也不排除视力恢复的可能性[131]。因此，对任何有 24 小时或更短时间闭塞史的患者，

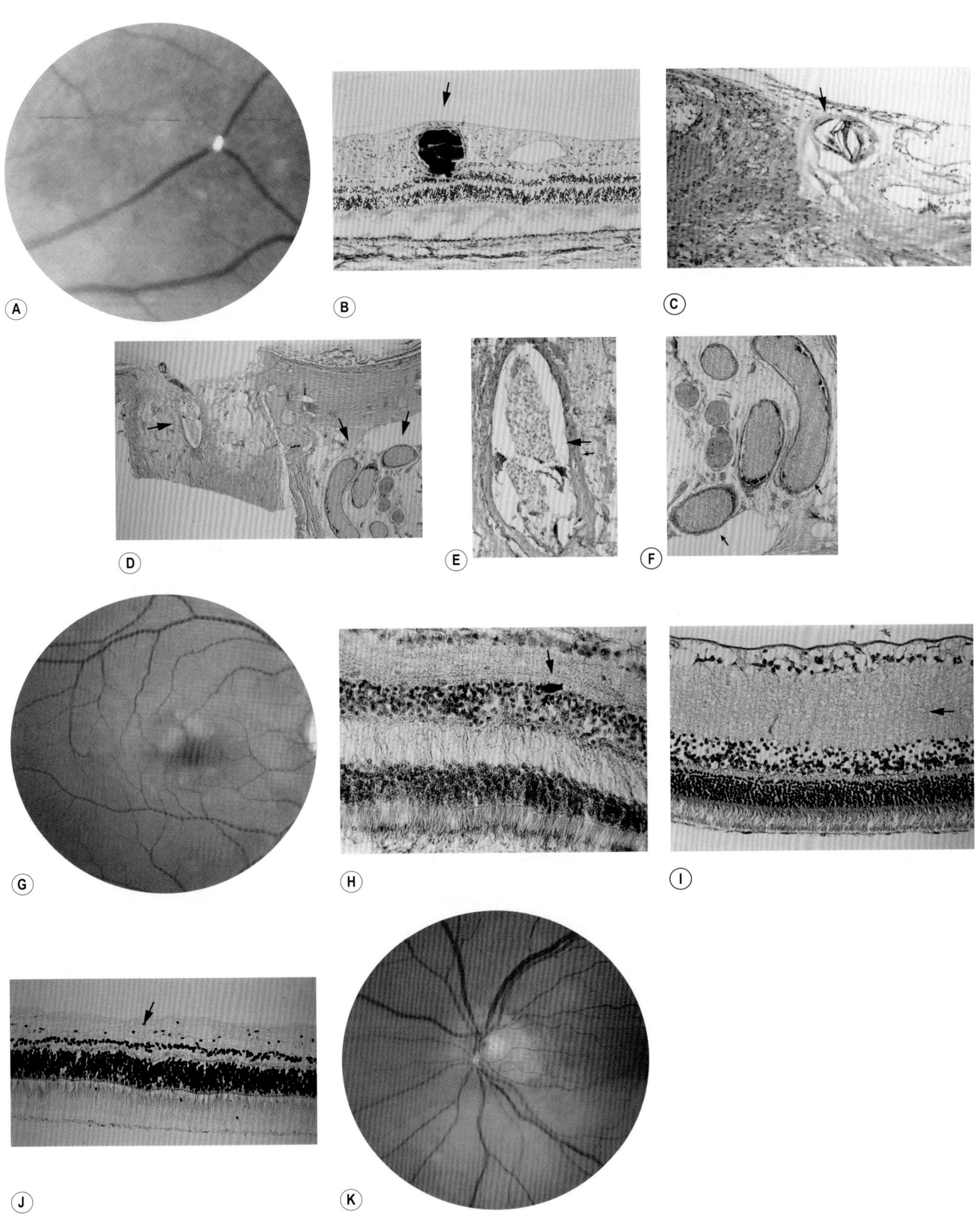

图 6.10

采取包括穿刺术、间歇性按摩、95% 氧气和 5% 二氧化碳吸入以及服用乙酰唑胺的治疗可能会有所帮助[131, 132]。其他治疗方式包括静脉注射血管扩张剂，如罂粟碱，通过眶上动脉插管灌注眼循环、高压氧、手术切除栓子，以及 Nd-YAG 激光破坏栓子[79, 133-135]。实验用重组织型纤溶酶原激活剂溶解视网膜动脉血栓曾报道用于视网膜动脉阻塞[136-138]。最近，有研究通过股动脉插管进入眼动脉进行注射组织纤溶酶原激活剂对动脉内溶栓。如果可以在闭塞后 4 小时内进行，则该治疗具有作用。若无法安排动脉内插管，而患者在视力丧失后 4 小时内就诊，可以尝试在适当条件下静脉使用组织纤溶酶原激活剂来控制并发症[139-141]。即使没有治疗，少数患者视力也可自行部分恢复[131, 142, 143]。

65 岁以上患者，若没有检测到眼底栓子，应该检测红细胞沉降率，同时对全身进行详尽检查，以排除颅内动脉炎引起的闭塞。对心脏和颈动脉的听诊以及颈动脉搏动与眼动脉压力的比较是确定栓子来源的有效措施。除了经胸超声心动图外，经食管超声心动图对于检测二尖瓣脱垂或其他心脏异常如卵圆孔未闭、心内膜植入和非感染性肿块也是必要的[83, 144, 145]。所有患者都应进行医学评估。对于有手术适应证并且对栓子没有其他理由解释的患者，评估应至少包括数字减影颈动脉造影，这在大约 50% 的病例中能显示颈动脉狭窄和（或）动脉粥样硬化斑块的证据[146, 147]。

视网膜透明度通常在急性视网膜动脉阻塞后 2~3 周恢复，但通过相关区域的视网膜血流仅部分恢复。这可能主要是由于伴随视网膜坏死萎缩后的毛细血管床塌陷。大多数情况下中央动脉阻塞后，甚至许多分支动脉阻塞后，可继发视神经萎缩和视网膜动脉狭窄。缺血性视网膜损伤不严重时，

图 6.11　颈内动脉瘤栓塞术并发视网膜栓塞。

A~J：这名 42 岁女性患者接受了左侧 onxy 栓塞治疗颈内动脉瘤。术后不久，主诉左眼“眼前有斑点状黑点”。她的右眼视力 20/20，左眼 20/50，相对性传入性瞳孔障碍（+）。眼底可见许多白色动脉内栓子和斑片状视网膜缺血性发白，左眼颞侧更为明显（图 A~ 图 C，图 G）。血管造影显示斑片脉络膜和视网膜小动脉充盈，颞侧视网膜表现类似三角形状高荧光，高荧光来源于脉络膜大血管闭塞引起的脉络膜缺血。患者视力自行恢复到 20/25。3 个月后，视网膜小动脉内仍然存在栓子并有反光（图 H~ 图 J），周边视网膜血管鞘形成，脉络膜梗死区域显示色素沉着（图 I 和图 J）。该患者的栓子来源可能是操作中诸如导丝和导管材料引起血管内壁的斑块脱落而形成的胆固醇栓子，而不是用于栓塞颅内动脉瘤的 onyx（黑色）。

（由 Dr. Karen Joos 和 Dr. Franco Recchia 提供）

视网膜外观可恢复相对正常。轻度持续性慢性视网膜缺血可能表现出与颈动脉阻塞患者相同的周边视网膜出血灶（静脉淤滞性视网膜病变）[148, 149]。虽然视力恢复较差，仍有 35% 的患者视力在视网膜中央动脉阻塞后可恢复 20/100 或更好[142]。只有 1%~5% 的 CRAO 患者在 1~3 个月内会发生虹膜红变和青光眼[95]。这些患者可能在患眼同侧有明显的颈动脉阻塞。视网膜动脉阻塞的患者较少累及双侧。一些研究者发现视网膜动脉阻塞患者的预期寿命减少[150-152]，而其他人则没有[91]。虽然卒中发病率增加，但大多数患者死于动脉粥样硬化性心脏病。

临床上 CRAO 可分类为：

（1）非动脉炎性 CRAO：最常见的是栓塞。

（2）动脉炎性 CRAO：继发于巨细胞动脉炎，几乎都与缺血性视神经病变有关。

（3）短暂性 CRAO：在闭塞后几小时内可完全恢复视力。

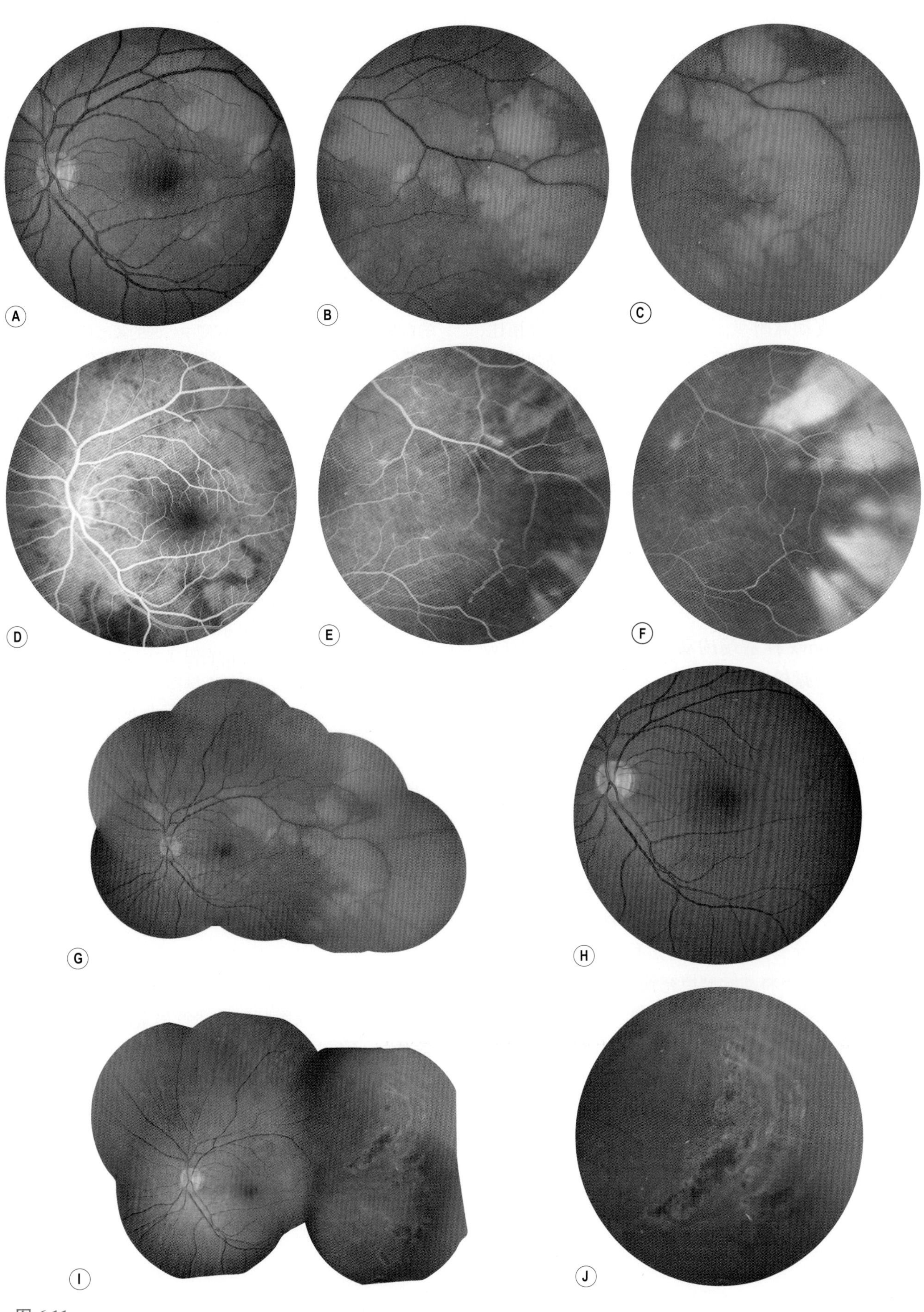

图 6.11

全身危险因素和视网膜动脉阻塞

33例随访超过11年的CRAO患者中，64%（21例患者）在事件发生后出现其他血管危险因素；高脂血症占36%，新诊断或高血压控制不良占21%，27%存在颈动脉狭窄≥50%，18%（6例）需行颈动脉内膜切除术，2例发生血管事件（1例为冠状动脉综合征，另1例是卒中）[153]。Hayreh等人报道了439例患者（499只眼）患有CRAO和视网膜分支动脉闭塞，与美国年龄相当人群相比，高血压、吸烟、糖尿病、缺血性心脏病和脑血管疾病的患病率显著增高。他们还报道了CRAO患者颈动脉斑块发生率为71%，视网膜分支动脉闭塞患者颈动脉斑块发生率为66%，CRAO患者异常超声心动图发生率为52%，视网膜分支动脉阻塞发生率为42%[123]。因此，视网膜中央或分支出现视网膜病变患者应重新评估动脉闭塞的相关危险因素并进行必要干预。

使用onyx栓塞颈内动脉瘤后的动脉粥样硬化视网膜动脉栓塞

onyx是一种液体栓塞剂，用于阻塞颅内、肾脏和外周动脉瘤和动静脉畸形（arterio-venous malformation，AVM）。含有乙烯－乙烯醇共聚物、二甲基亚砜和钽。将聚合物溶解在二甲基亚砜中，并加入不透射线的微粉化钽粉。浓度范围为6%、6.5%和8%。浓度越高，药剂越黏稠。注射肝素后，将微导管旋入动脉瘤的病灶，首先注射二甲基亚砜以填充导管中的死腔，然后选择onyx浓度。在荧光镜引导下将动脉瘤填充到瘤体颈部。最终固化后的材料完全阻塞动脉瘤[153, 154]。

在手术过程中，操作导丝/导管和颈动脉球附近的其他材料都可能导致可以栓塞视网膜和脉络膜血管的胆固醇斑块流形成。图6.11和图6.12G~J中说明了两种这样的情况。特征表现为影响视网膜和（或）脉络膜循环的多发栓子。鉴于相关眼部并发症的出现，介入医师正在注意尽量减少对颈动脉根部的导丝和其他材料的操作。其他并发症包括AVM部位出血、经皮进入部位出血，以及导致二甲基亚砜氧脱饱和的麻醉并发症，大多轻微且持续时间不长[155]。

图6.12 **脂肪栓塞。**
A和B：这名15岁的男孩在踢足球时被足球打断了他的锁骨。第二天早上他注意到明显的大片视野损失。视力为20/25，黄斑上半部分通过睫状动脉灌注得以保留，而视网膜其余部分则由于视网膜中央动脉闭塞而不透明（图A）。自发荧光成像显示来自不透明视网膜的荧光改变（图B）。经食管心脏超声显示卵圆孔未闭，导致锁骨骨折的反常脂肪栓塞。

蛋白S缺乏症导致的分支视网膜动脉阻塞。
C~F：这名40岁的非裔美国人血统的女性患者醒来，她的右眼上方视野缺损。除了双侧中心凹的紧密角质层玻璃膜疣外，还有右颞下分支视网膜动脉阻塞（图C）。血管造影显示所涉及的小动脉的微弱灌注和血栓形成部位的内皮荧染（图D~图F）。她没有已知的心脏或血管疾病。没有卒中或其他血管疾病的家族史。对她的心脏和颈动脉的评估没有发现导致闭塞的原因。实验室检查显示蛋白S缺乏。她接受了阿司匹林治疗，没有再发作。双眼视力保持在20/20。

颈内动脉瘤的onyx栓塞时脉络膜血管栓塞。
G~J：这名51岁的女性患者接受了右侧上垂体动脉瘤的onyx栓塞术。手术后几小时，她注意到右眼上方有一层“面纱”，视力波动。她的右眼视力为20/25，左眼为20/20，右眼有相对传入的瞳孔缺损。右视网膜下半部有微弱的变白（图G）。没有看到视网膜小动脉栓子。血管造影显示继发于脉络膜栓塞梗死和部分颞下视网膜主干闭塞的下半部脉络膜和视网膜充盈延迟（图H~图J）。她的视力最终提高到20/20，主观上暗点变得几乎不可见。
（A和B，由Dr. Richard Spaide提供；A，引自Yannuzzi，Lawrence J.，The Retinal Atlas，Saunders 2010，978-0-7020-3320-9，p.481。G~J，由Dr. Karen Joos和Dr. Franco Recchia提供）

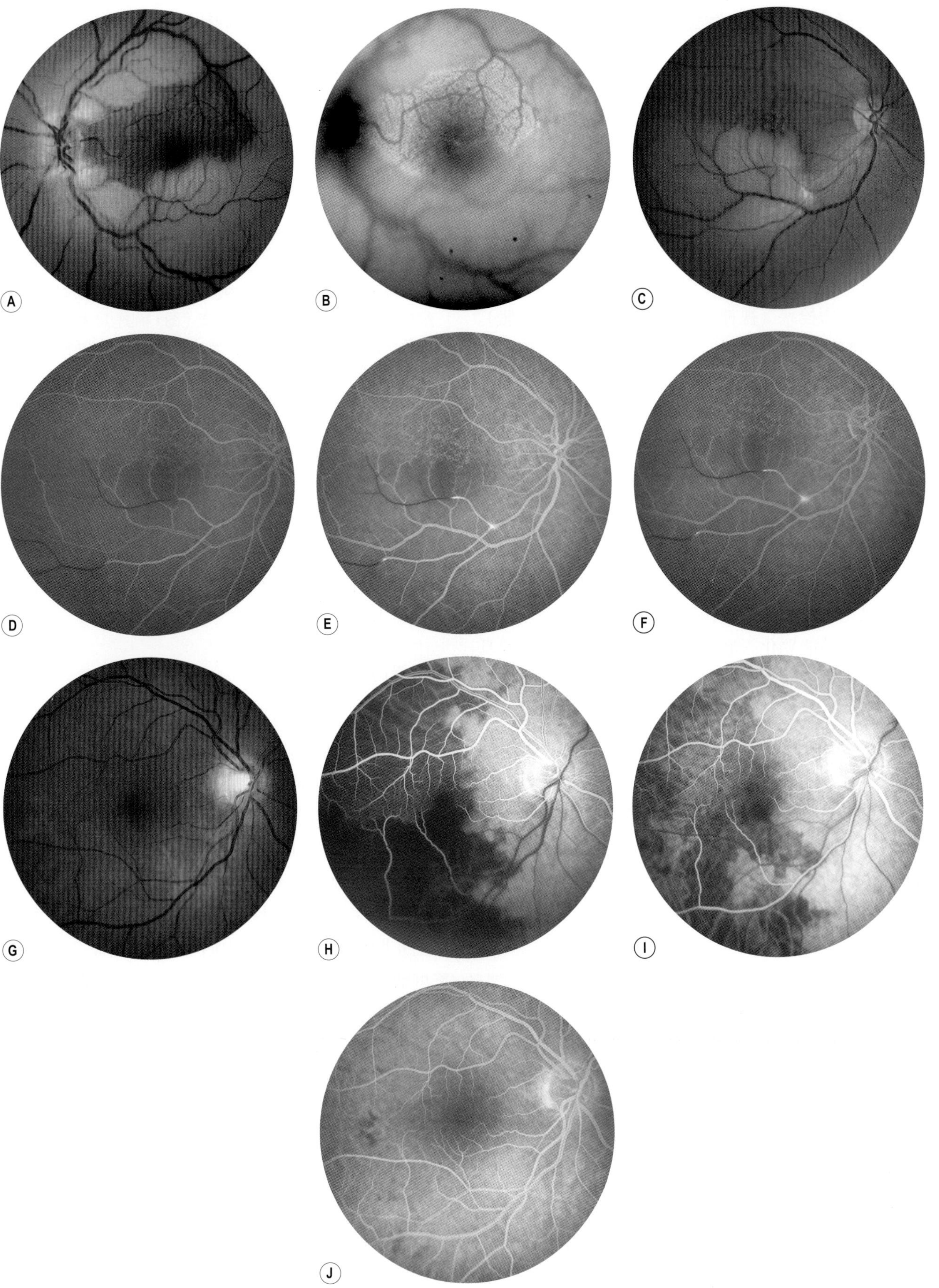

图 6.12

其他引起内源性栓塞的原因

心房黏液瘤

心房黏液瘤栓塞，是一种出现在左心房的心房源性良性息肉样肿瘤。在患有视网膜动脉阻塞症状的患者中应该怀疑，它通常累及左眼，反复的神经系统症状提示沿大脑中央动脉分布的同侧缺血[56-162]。部分患者可能出现肺动脉高压和细菌性心内膜炎的体征和症状[163]。该肿瘤在中年女性较多见，75%起源于左心房。临床和组织病理学上都发现了睫状动脉的肿瘤栓塞（视神经盘和脉络膜病变的肿胀）。与胆固醇或纤维蛋白血小板栓塞相比，黏液瘤产生的栓子相对较大、容易破裂，因此大直径血管如眼、脉络膜和脑部常常同时受累[164, 165]。来自心外的肿瘤栓子导致的睫状体和视网膜血管栓塞亦有报道（图 6.10D~F）[76, 103, 166]。

脂肪栓塞

长骨骨折可导致中性脂肪释放到血液循环中，偶尔也见于脂肪组织损伤，患者可能经历突然的心肺和神经功能恶化。潜伏期为 12~36 小时。虽然具体发病机制不清楚，推测是脂肪的大团聚体释放游离脂肪酸，导致血管炎性反应、血小板纤维蛋白血栓形成和小血管阻塞的结果。大约 50% 的脂肪栓塞综合征患者可能出现视网膜异常，包括棉绒斑、小斑点出血，少数可阻塞视网膜中央动脉的主要分支（图 6.12A 和 B）或 Purtscher 眼底视网膜病变（参见后文讨论）[167-171]。骨折后出现视网膜动脉阻塞的年轻人提示可能存在卵圆孔未闭，合并率约为 29%（图 6.12A 和 B）。

血液成分血管内聚集引起的栓塞

血小板、白细胞（Purtscher）或红细胞（镰状细胞；参见后文）的自发聚集也是部分疾病中出现视网膜脉管系统栓塞或闭塞的原因。

弥散性血管内凝血

弥散性血管内凝血或血小板病理性聚集可导致多个身体器官的血管闭塞。与视网膜循环相比，脉络膜小动脉和脉络膜毛细血管更容易发生此类闭塞（参见第 3 章）。视网膜循环的栓子导致动脉阻塞，

图 6.13 Purtscher **样视网膜病变。**

A~C：与饮酒后急性胰腺炎相关的双侧视网膜病，主诉双侧中心视力丧失。血管造影（图 C）显示在周围区域中局灶性视网膜小动脉闭塞的证据。

D~F：与急性胰腺炎相关的视网膜病变（图 D），一名 32 岁的酒精患者随后昏迷并死亡。眼睛的组织病理学检查显示视网膜内 2/3（图 E）和血栓性小动脉闭塞（箭头，图 F）的坏死和肿胀。

G~K：一名 24 岁女性患者患有 Purtscher 样视网膜病变，她因为妊娠毒血症（图 G 和图 H）而在剖宫产后醒来时双眼严重视力丧失。她的双眼视力 20/200。血管造影显示毛细血管无灌注的证据与白色病变（图 I 和图 J）相对应。她在几个月内双眼视力恢复了 20/25，但显示出视神经萎缩（图 K）的证据。

L：39 岁女性，患有嗜酸性粒细胞增多症，皮疹、胸痛、关节炎和嗜酸性筋膜炎，双眼都发生了 Purtscher 样视网膜病变。视力均为 20/40。

（A~C，由 Dr. Raul E. Valenzuela 提供；D~F，引自 Kincaid 等[185]；G~K，引自 Blodi 等[201]；L，由 Dr. Arun Patel 提供）

则更多见于特发性持续升高的血嗜酸性粒细胞计数患者的脑、心脏、肺和肾脏（Churg-Strauss 综合征；参见第 11 章）[172, 173]。

蛋白 S 缺乏症

蛋白 C 和蛋白 S 是维生素 K 依赖性蛋白。蛋白 S 是蛋白 C 的辅助因子。蛋白 C 被激活为蛋白 Ca，启使因子Ⅴa 和Ⅷa 失活，从而充当抗凝血剂，并且蛋白水解使抑制剂失活至组织纤溶酶原激活物，从而增加纤维蛋白溶解活性。蛋白 C 和蛋白 S 的缺乏可以增加静脉和动脉循环中的血栓形成。缺陷可能是先天性（自体显性）或获得性。纯合子缺乏在新生儿期导致危及生命的血栓性疾病，而杂合子缺乏可能在成年早期或之后导致症状。由于肝脏合成蛋白质不良而导致获得性缺陷[174]。血栓发生在闭塞部位，并且已报道可发生在视网膜中央和分支动脉（图 6.12C 和 D）、脑、颈总动脉、头臂动脉，是原发性前部缺血性视神经病变的病因[175-180]。一些患者可能出现复发性分支动脉闭塞，类似 Susac 综合征[181]。荧光素血管造影中没有动脉壁染色（图 6.21C 和 E）有助于和 Susac 综合征的鉴别。任何动脉或静脉都会受到影响。妊娠、创伤、分娩或手术等其他因素有时会导致患者血栓形成。治疗包括用肝素和华法林抗凝。

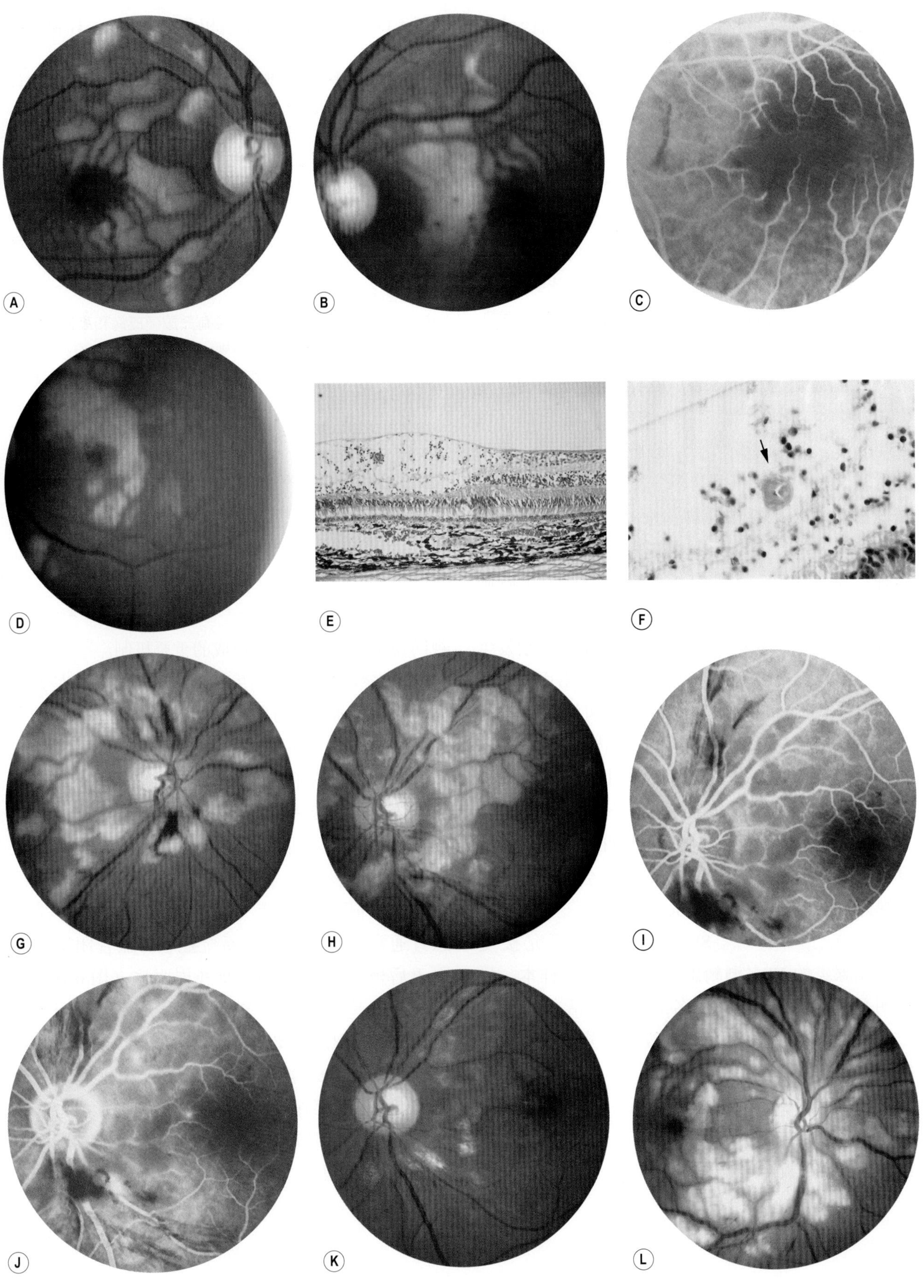

图 6.13

白细胞减少症（Purtscher 和 Purtscher 样视网膜病）

补体 C5a 的异常激活导致白细胞在血管内聚集会导致视网膜动脉栓塞，产生 Purtscher 样视网膜病变的眼底改变。其他可能导致 Purtcher 样视网膜病的原因有：创伤后（图 8.06）和急性胰腺炎（图 6.13A~F）[182-189]；胶原血管疾病（图 6.14）[190-192]，接受血液透析[193]；慢性肾功能衰竭[194]，或溶血性尿毒症综合征[195]，血浆性血小板减少性紫癜[196]和血栓性血小板减少性紫癜本身血浆置换期间[197-199]，以及 Still 病[12-19, 200]（图 6.15A~E）、某些产科患者静脉注射催产素（pitocin）诱导急性分娩后（图 6.13G~K）、羊水栓塞[201-203]、HELLP 综合征（图 3.58）[204]、脂肪栓塞[205-206]、心脏动脉瘤[207]、眼动脉阻塞[104]、嗜伊红细胞增多综合征（图 6.15F~H）、骨髓移植、细胞毒性药物治疗[208, 209]和球后麻醉（图 8.12J）[210-212]。Purtscher 样视网膜病变伴有中枢神经系统症状，表明白细胞栓塞也可能影响脑血管。

图 6.14　与胶原血管疾病相关的 Purtscher 样视网膜病变。

A~F：一名患有红斑狼疮的 26 岁正常血压黑种人妇女的缺血性视网膜病变，她被发现有急性双侧视力丧失、嗜睡、精神错乱和幻觉（图 A）。视力为 3/200。两只眼睛表现相似。她的血压是 120/78。血管造影显示多个分支视网膜小动脉闭塞和视网膜静脉（图 B 和图 C）的染料渗漏。3 年后，右眼视力为 20/300，左眼视力为 20/200。注意图 D 和图 E 中视神经萎缩、大面积视网膜血管非灌注和视盘新生血管（箭头，图 E）。在全视网膜光凝术后，视盘新生血管（图 F）萎缩和闭塞。

G~K：一名 54 岁女性患者患有严重硬皮病和高血压缺血性视网膜病变，双眼视物模糊。双眼视力 20/200。注意多个棉绒斑和不完整的黄斑星芒状渗出（图 G）。荧光遮蔽区域（图 H 和图 I）对应于来自一级小动脉（箭头，图 I）的棉绒斑和染料渗漏来源于棉绒斑相邻的毛细血管。患者肺水肿，副肿瘤病变，并在这些照片拍摄后不久死亡。组织病理学检查显示多个细胞样体（图 K）和视网膜小动脉闭塞以及脉络膜动脉和脉络膜毛细血管的纤维蛋白样坏死的一些区域（箭头，图 J）。

Purtscher 描述了 5 例严重头部创伤患者中发生多处白色浅表视网膜斑、浅表性视网膜出血和乳头炎[186, 187]（图 8.06）。眼底变化的发病机制尚不完全清楚。白色病变归因于继发于胸内压突然增加、脂肪栓塞、通过静脉系统的反流冲击波、空气栓塞[213]以及粒细胞聚集继发的淋巴外渗。

部分住院治疗急性胰腺炎的慢性酗酒者，有或没有中枢神经系统受累的迹象，可能会突然失去双眼视力，眼底表现和 Purtscher 视网膜病变相同（图 6.13A~F）[183, 184, 188, 214]。Shapiro 和 Jacob 研究接受急性胰腺炎的 12 名酒精患者的连续血液样本，显示明显的粒细胞聚集，8 名患者存在活化的补体 C5a。这为白细胞增生与眼底改变相关性提供了一些证据[188]。

补体、血小板和中性粒细胞活化以及内皮功能障碍和炎症是先兆子痫的特征[215]。和胰腺炎类似，白细胞、血小板聚集是部分分娩时发生 Purtscher 样视网膜病变、血管血栓形成的重要机制。

大多数胶原血管病患者的眼底正常。但是如果同时患有高血压，可能会发生视网膜或脉络膜改变（参见第 6 章第 456~468 页，第 3 章第 186 页）[192, 216]。伴有播散性红斑狼疮、与 Sjögren 综合征自身 A 抗原抗体相关的狼疮样综合征、皮肌炎、Still 病和硬皮病，可能会发生单侧或双侧急性视力丧失，眼底病变表明发生了多灶性栓塞视网膜动脉闭塞的 Purtscher 样视网膜病变（图 6.16；图 6.14）[190, 217-229]。患者通常也有中枢神经系统症状。血管闭塞可局限于后极或可能广泛涉及外周眼底（图 6.16；图 6.14A~F）[222, 227, 230-236]。视网膜小动脉和动脉可节段性发白。周围血管闭塞可能会出现严重的视网膜新生血管增生和玻璃体出血。系统性红斑狼疮患者中抗磷脂抗体的存在也在视网膜血管血栓形成中起重要作用（参见后续章节中视网膜动脉和小动脉血栓形成的异常原因）。

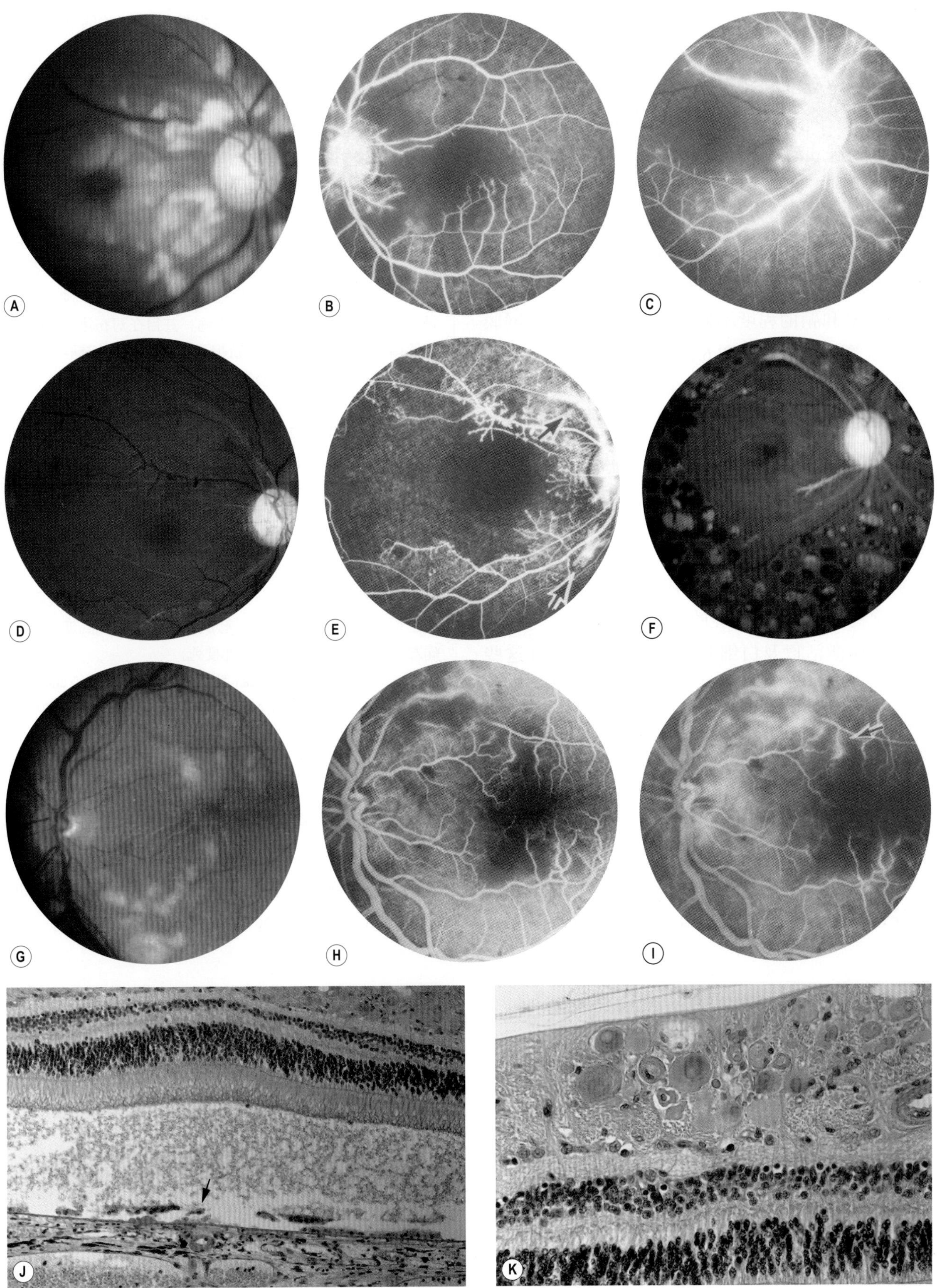

图 6.14

视网膜变白被称为Purtscher“斑点”，它通常在其边缘和相邻的视网膜小动脉之间具有清晰的区域（图6.13A，L）。所有这些具有Purtscher样视网膜病变患者的荧光血管造影是相似的。它揭示了视网膜小动脉和动脉阻塞的多个病灶区域，毛细血管无灌注的邻近区域，以及梗死区域血管的大量渗漏（图6.13；图6.14）。后一特征在由心脏和大血管栓塞引起的分支动脉闭塞中不常见。白色周围毛细血管和黄斑缺血区域的消退可能需要几个月。视网膜动脉狭窄和鞘的程度不同，视神经萎缩和视网膜新生血管可能发生（图6.14D~F）。在一些患有胶原血管疾病的患者中，闭塞性动脉疾病的证据可能局限于外周眼底，并与血管炎和静脉淤滞的证据相关[237]。

在继发于胰腺炎的患者中，Purtscher视网膜病变发作后23天眼球组织病理学显示，视网膜和脉络膜小动脉阻塞纤维蛋白阳性。人们注意到视网膜水肿、囊样变性和视网膜内层结构丧失的局灶区，与正常视网膜区域有明显的分界线[238]。

补体激活以及白细胞聚集和栓塞在所有这些Purtscher样视网膜病变的疾病中的作用需要进一步的研究。许多患者就诊时，补体C5a的水平可能已恢复到接近正常水平。如果补体升高证据能够被确认，那么可以考虑使用全身性皮质类固醇[184]。

图6.15 与血栓性血小板减少性紫癜相关的Purtscher样视网膜病变。

A~E：一名27岁男性患者的双眼底照相，双眼出现急性视物模糊3天。他的视力右眼是20/40，左眼是20/300。两眼后极部（图A和图B）都有几个棉绒斑和小视网膜梗死。血管造影显示闭塞的视网膜小动脉和血管壁的晚期染色以及双眼血-视网膜屏障的破坏（图C~图E）。过去1个月，他患有皮疹、发热、喉咙痛、肌痛、胸痛、气短、感觉异常和虚弱。他的沉降率为93 mm/h，C反应蛋白234 mg/dL，白细胞计数27/μL，血红蛋白8.7 g/dL，肝功能检查异常。他还有胸膜和心包积液以及肝脾肿大。他被诊断出患有成人发病的Still病，并且在对布洛芬和脉冲类固醇无反应后需要血浆置换及抗代谢物（如细胞毒素、长春新碱和静脉注射免疫球蛋白）。

Purtscher样视网膜病变伴有嗜酸性粒细胞增多症。

F~H：这名25岁的非洲裔美国患者的双眼视力下降与咳嗽、皮疹和肌肉酸痛有关。他的白细胞计数升至51 000/mm^3，含有60%的嗜酸性粒细胞。两个视网膜都显示出几个视网膜梗死和模拟Purtscher视网膜病变的棉绒斑（图F）。小视网膜血管显示血管造影（图G）泄漏。骨髓活检显示几个嗜酸性粒细胞具有“眼镜状细胞核”（图H）。3天后，他出现了胸膜和心包积液、心肌病、未控制的高血压、癫痫发作、右侧中脑和双侧枕部梗死。

（A~E，由Dr. Kourous Rezaei提供；A和B，引自Yannuzzi，Lawrence J.，The Retinal Atlas，Saunders 2010，978-0-7020-3320-9，p.294。F~H，由Dr. Joseph Maguire提供）

红细胞聚集

尽管在诸如糖尿病和Eales病等疾病中红细胞聚集导致视网膜血管闭塞的作用尚未明确，但是有充分的证据表明它是镰状细胞病的重要病理机制[239]。由于周边眼底缺氧、红细胞畸形增加，可造成小视网膜小动脉闭塞、毛细血管无灌注和新血管反应性增殖进入玻璃体（进一步讨论，参见第6章第524页）。

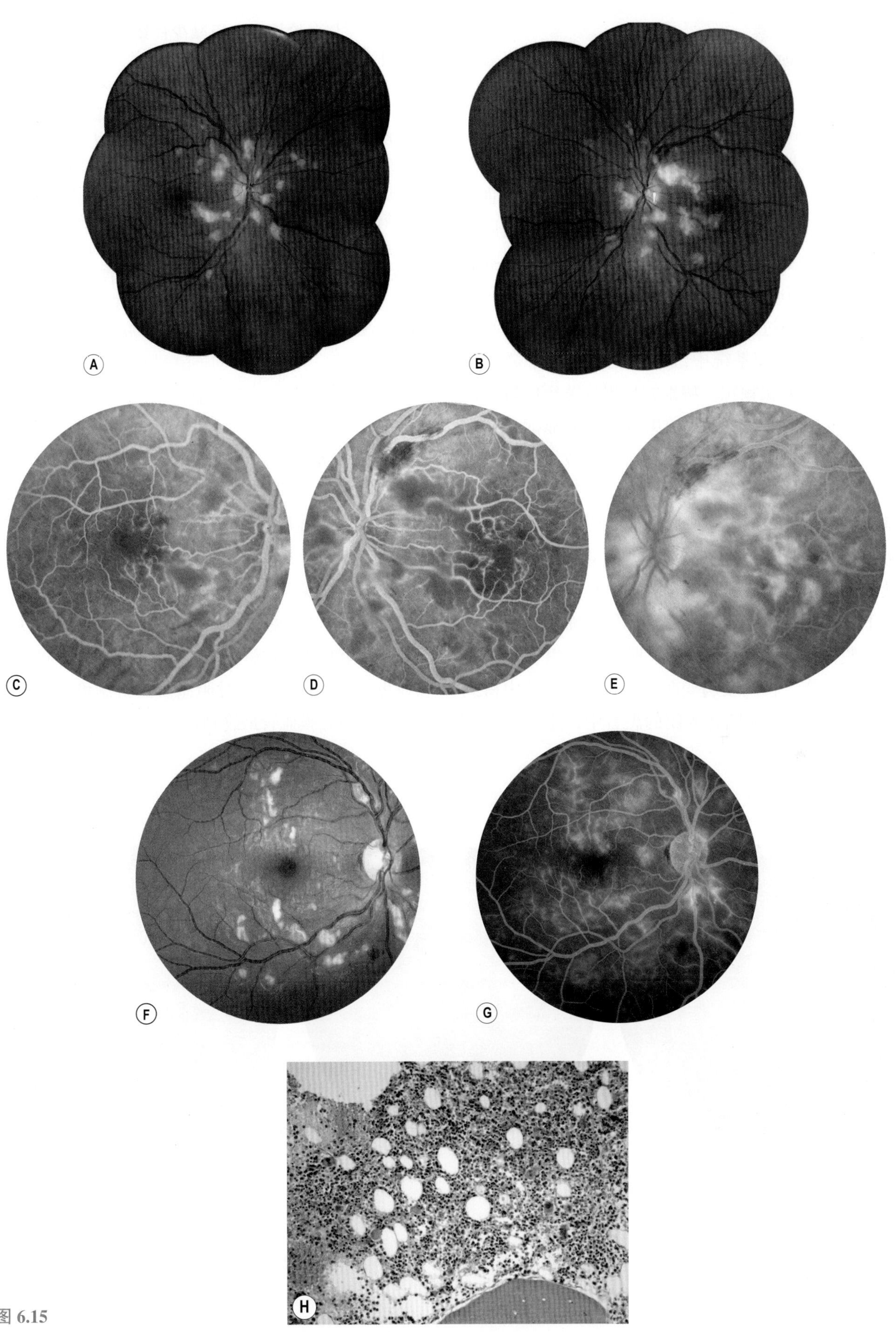

图 6.15

外源性栓塞

滑石粉视网膜病变

吸毒者可以将粉碎的片剂［通常是哌醋甲酯(利他林)］溶解在沸水中制备注射用悬浮液。悬浮液被不适当地过滤并经静脉注射，会导致大量不溶性填充剂（主要是滑石和玉米淀粉）造成肺血管系统栓塞。反复栓塞后，闭塞的肺血管系统区域周围形成大的侧支血管。被阻塞颗粒也会产生肺肉芽肿和肺动脉高压；7 μm 或更小的颗粒可以穿过完整的肺床。与通过肺侧支血管的较大颗粒一起，它们可在视网膜血管系统中沉积，表现为多个微小闪亮的不规则形状颗粒，特别容易累及黄斑区域（图 6.17A 和 B）[240-245]。大多数患者中无明显症状，但是此类物质在周边视网膜沉积可能导致视网膜毛细血管无灌注和视网膜新生血管发生，表现类似镰状细胞病 [242, 245, 246]，血管造影可能无明显阻塞迹象或可能显示小片毛细血管无灌注、微动脉瘤变化，以及 FAZ 的扩大和不规则化。此时患者可能出现视力下降甚至视盘新生血管、玻璃体出血和牵拉性视网膜脱离 [245, 247]。只有那些长期用药的患者才会发生眼底改变。视网膜病变在灵长类动物实验中得到证实 [241, 248, 249]。卵圆孔未闭的患者中，患病率更高达 29%，较大的颗粒可以阻塞分支视网膜动脉 [250]。肺结节活检显示为滑石粉类物质。其他外来物质也可能偶尔滞留在吸毒成瘾者的视网膜血管中 [251, 252]。在使用可卡因、海洛因和甲基苯丙胺后视网膜动脉阻塞的患者中，视网膜动脉阻塞的机制可能是药理学而非栓塞 [252, 253]（参见第 9 章）。据报道，使用超过 15 年的慢性甲基苯丙胺鼻吸入剂，其中非常微小的滑石颗粒也可导致视网膜动脉阻塞。其机制可能是从颗粒吸收到鼻黏膜血管最终到达肺部和视网膜 [254]。

图 6.16　与血栓性血小板减少性紫癜（TTP）和 Still 病相关的视网膜中央动脉和静脉阻塞。

A~J：一名先前健康的 50 岁女子在 1 周内出现皮疹、发热、腹痛和虚弱，被诊断为患有成人发病的 Still 病。她并发了脑病和继发性 TTP，并注意到双侧视力下降到数指。对称出现的广泛视网膜混浊和印迹出血，与视网膜中央动脉阻塞 / 视网膜中央静脉阻塞图像（图 A 和图 B）相关。血管造影显示两种视网膜血管灌注非常差（图 C~ 图 F）。其后视力继续下降，并下降到手动和光感。玻璃体内注射曲安奈德（4 mg）对她的视网膜病变没有帮助，右侧出现虹膜新生血管，施行玻璃体内贝伐单抗注射和全视网膜光凝后，最终双眼视网膜和硬化血管极端萎缩，无光感（图 G~ 图 J）。

（引自 Schwartz 等 [1362]）

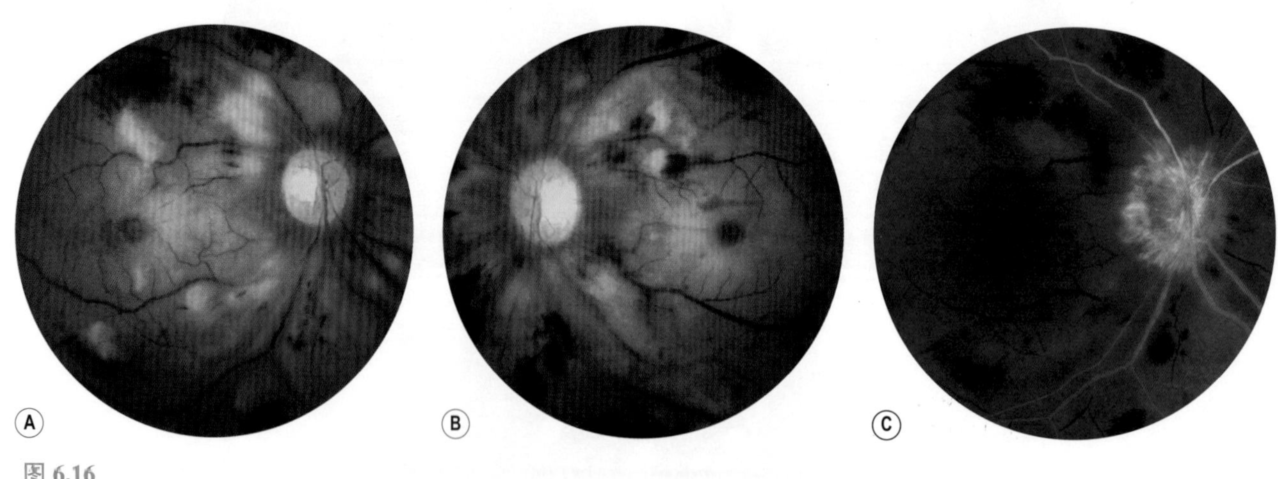

图 6.16

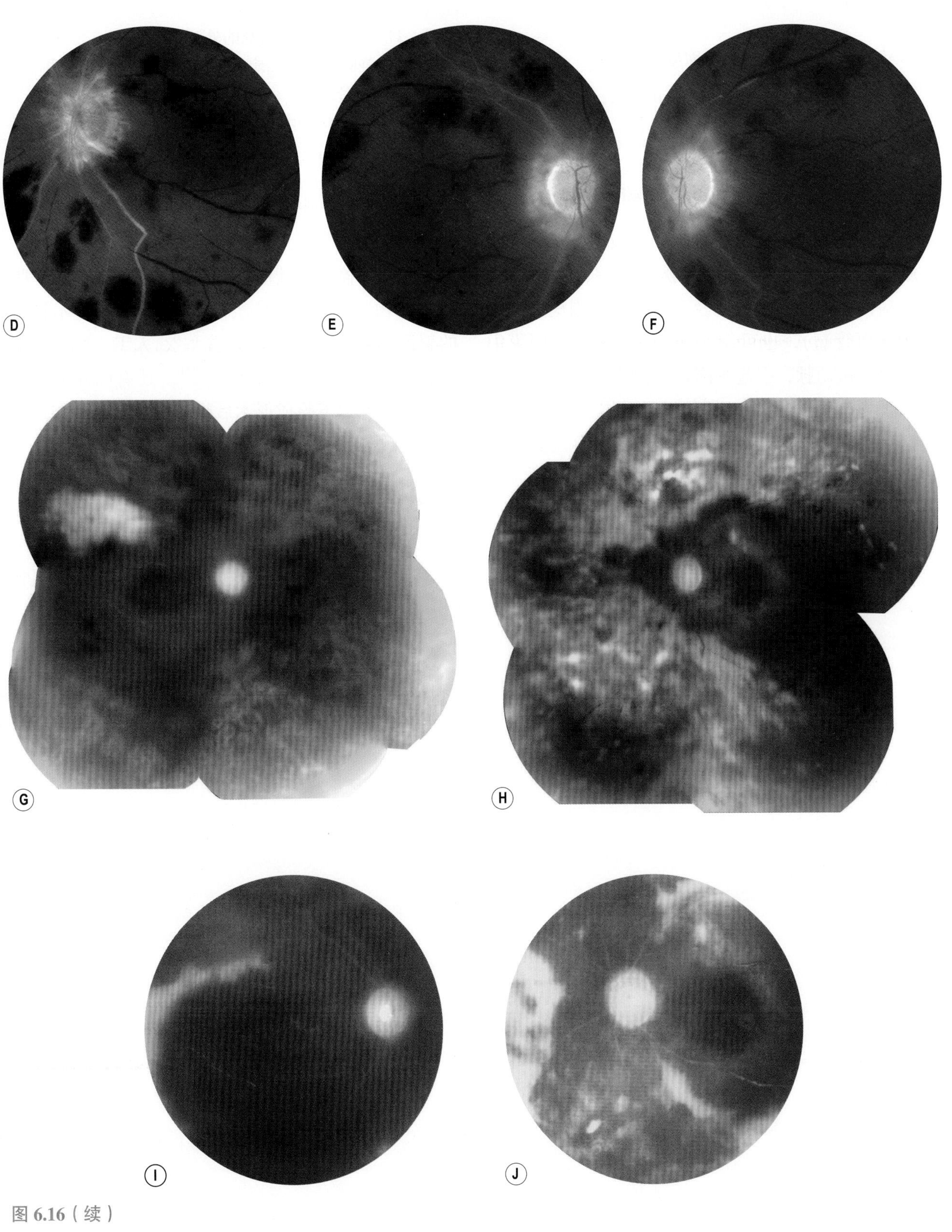

图 6.16（续）

来自人工心脏瓣膜的视网膜栓子

来自人工心脏瓣膜的布粒可能导致继发于视网膜动脉栓塞的中心视力丧失[255]。

皮质类固醇悬液注射后视网膜动脉栓塞

注射皮质类固醇悬浮液，如醋酸甲基强的松龙(Depo-Medrol)可进入鼻黏膜、嘴唇、面部、头皮、扁桃体窝和眼眶，以及直接进入眼周病变（霰粒肿、血管瘤），也可能逆行进入眼部、视网膜中央和睫状短动脉，引起视网膜或视神经梗死[82,256-265]导致视力丧失[264,266-269]。偶尔双眼受累[260]，眼底广泛区域受累提示药物同时进入视网膜和脉络膜循环(图 6.18A~C)。在某些情况下，患者可能恢复正常的视力[256,269]。在犬类实验得到了类似图像[270]。

外源性栓塞的其他原因包括球后注射硅胶、脂肪填充物（图 6.18F~I）[205,271]、颅内动脉手术栓塞的聚乙烯醇[272]、血小板输注[273]、人工心脏瓣膜和动脉植入物碎片，以及空气[274]。还有图片证据显示，局部麻醉下睑成形术后组织物质释放到泪道动脉可导致多灶性视网膜动脉闭塞[275]。

图 6.17 视网膜中央动脉的外源性栓塞。
A 和 B：静脉内长期注射哌醋甲酯（利他林）的患者的动脉内滑石粉栓子。
(A 和 B，由 Dr. Mark J. Daily 提供)

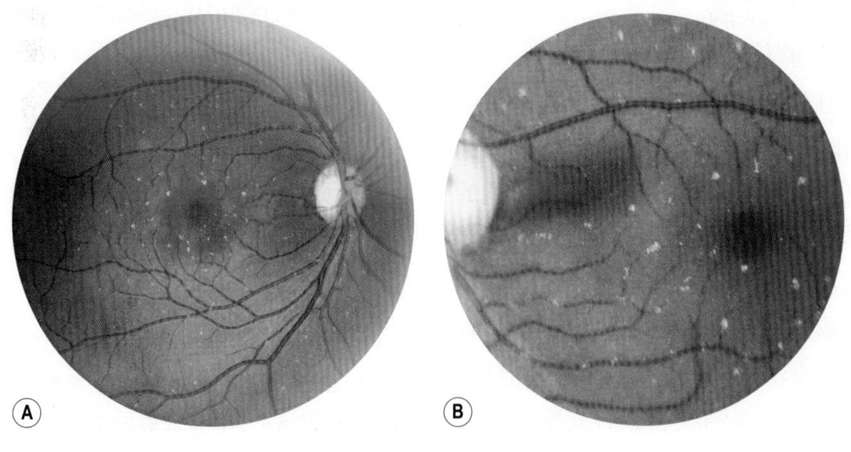

图 6.17

闭塞性视网膜动脉疾病

动脉硬化和动脉粥样硬化

动脉硬化和动脉粥样硬化伴血栓形成引起供应视网膜的主要动脉局灶性狭窄，可引起 CRAO 的典型改变，或视网膜分支动脉闭塞。与前面提到的各种原因引起动脉内栓子导致的栓塞相比，这种闭塞机制较少见，尤其是在分支动脉阻塞中。全身性动脉粥样硬化可能影响眼动脉和视网膜中央动脉直至筛板水平，但很少影响视网膜中央动脉的前段。其原因尚不确定，可能与视网膜动脉有完整的肌层直至赤道，但是缺乏内层弹力层有关[276]。视网膜动脉分支发生原发性动脉粥样硬化较罕见，但在视网膜动脉壁损伤的局部仍然可以形成粥样斑块，非阻塞性动脉粥样斑块可能与多种疾病有关，包括大动脉瘤，常见于高血压患者（参见第 6 章第 462 页）、弓形虫病视网膜炎（参见 Kyrieleis 斑块；图 10.22F~H）、双侧特发性复发性视网膜分支动脉阻塞（参见第 6 章第 442 页）、带状疱疹引起的急性视网膜坏死（参见第 10 章）、大细胞淋巴瘤（图 13.31 H）和慢性葡萄膜炎[129]。

视网膜动脉和小动脉血栓形成的其他原因

其他视网膜中央动脉血栓形成导致的栓塞偶尔与全身性疾病相关，包括原发性血小板增多症[277]、血栓性血小板减少性紫癜[196, 278]、半高胱氨酸尿症[279]、杂合子中的轻度高同型半胱氨酸血症[280]、抗磷脂抗体综合征（Snedden 综合征）[191, 227, 281-284]、蛋白质缺乏[179, 180]（图 6.16C~F)、蛋白 C 缺乏[181]和 Lyme 病[285]。骨髓移植后可出现多灶性小动脉闭塞 Purtscher 样视网膜病变[286-290]。目前还不能确定这些小动脉闭塞是放疗引起的并发症还是其他机制（如白细胞栓塞）引起。为减少出血而给予纤维蛋白溶解剂（如氨甲环酸）偶尔也会促进自发性血栓形成和视网膜分支动脉闭塞[291]。

图 6.18 视网膜中央动脉的外源性栓塞。

A~E：一名 23 岁的女孩在鼻尖接受 1 mL 醋酸泼尼松醋酸酯治疗进展性血管瘤。注射后 15~20 秒她失去知觉。在恢复意识时，她主诉双眼视力丧失，没有光感。双侧视网膜均显示多发动脉内栓子和视网膜、脉络膜发白区域（图 A 和图 B）。双眼前房穿刺术改善了双侧视力到数指。栓子在 48 小时后破裂，视力改善至 20/200（图 C）。随着视网膜发白消退并且所有栓子消失（图 D 和图 E），她的视力逐渐提高到右侧 20/60 和左眼 20/30。1 年后，视力恢复到右侧 20/30 和左眼 20/20。

F~I：由注射到眼睑中的硅氧烷栓塞引起的缺血性视网膜病和脉络膜病。患者在注射后立即出现突然失明。注意多斑点视网膜出血（图 G）。血管造影显示脉络膜（图 H）和局灶性视网膜小动脉渗漏（图 I）中的多灶性充盈缺损。

（A~E，由 Dr. Vishali Gupta 和 Dr. Amod Gupta 提供）

动脉炎和小动脉炎

各种炎症性疾病、一些传染性疾病和一些未知的病因，可能导致眼科和视网膜动脉循环中的 1 种或 2 种的急性阻塞，例如猫抓病（参见第 10 章第 752 页）、带状疱疹（见第 838~840 页）、毛霉菌病（参见第 10 章第 784 页）、弓形虫病（参见第 10 章第 788~792 页）[292]、巨细胞动脉炎[231]（图 6.23G~I)、嗜酸性粒细胞增多症[172]、嗜酸性筋膜炎（图 6.13L；图 6.15F~H)、Churg-Strauss 综合征（过敏性血管炎和肉芽肿病；图 11.51）[173, 293]、Kawasaki 病[294]、特发性多灶性视网膜炎和急性多发性硬化症（multiple sclerosis，MS）[295]。

尽管这些患者以及胶原血管疾病患者中观察到的视网膜闭塞性疾病已被一些作者归因于动脉炎，但动脉阻塞仍可能存在其他机制，包括高血压小动脉狭窄、免疫复合物引起血管损伤、血栓形成或白细胞聚集和栓塞等（参见白细胞栓塞的讨论，第 6 章第 432 页）[192, 219, 220, 228, 296]。

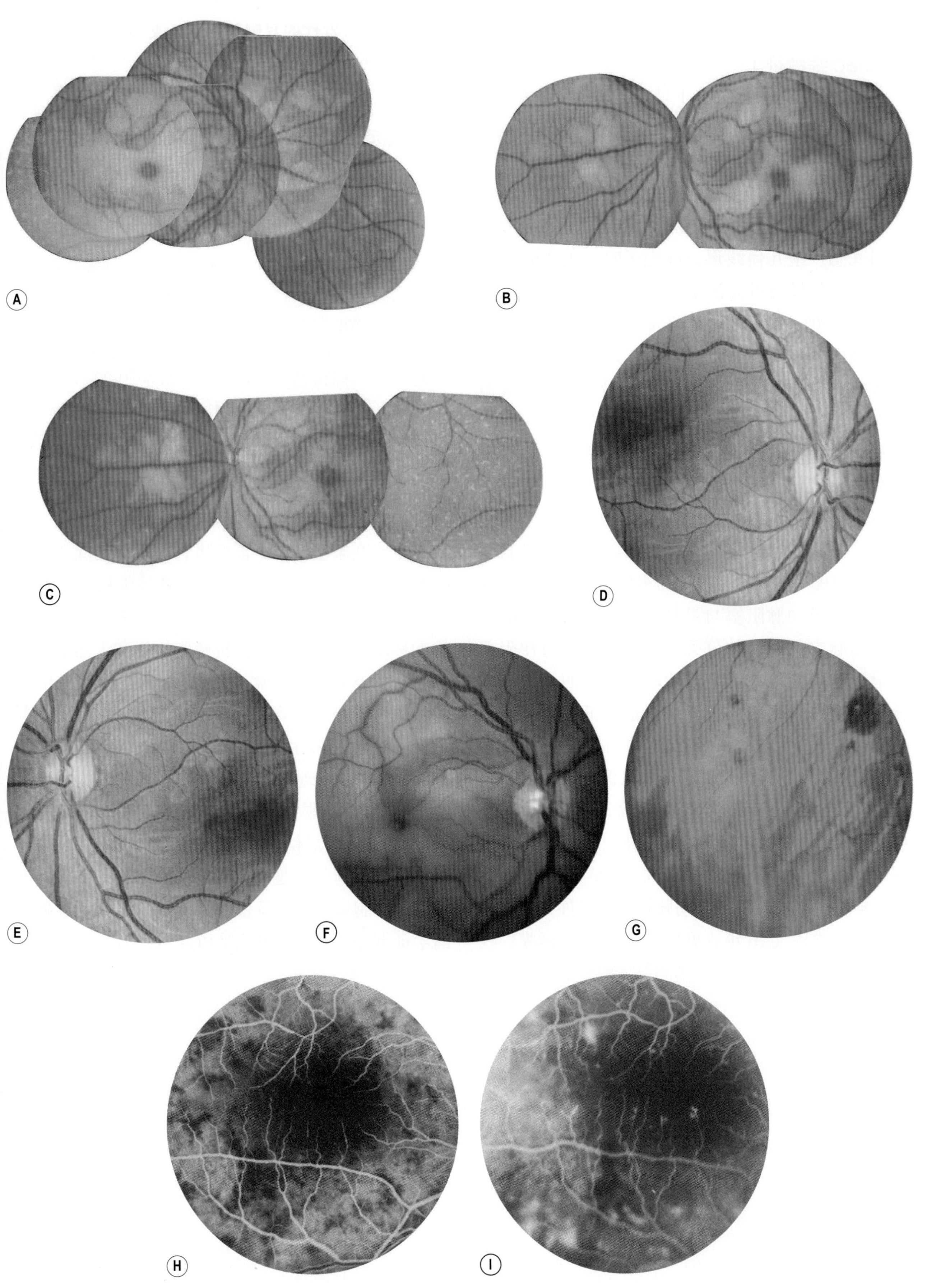

图 6.18

特发性复发性分支视网膜动脉阻塞（Susac 综合征）

显然正常人可能会在 1 只或 2 只眼睛中发生反复发作的多支视网膜动脉和小动脉闭塞导致的视力丧失，这些视网膜动脉和小动脉闭塞通常会使中心视力丧失（图 6.19~ 图 6.21）[182, 297-302]。暗点可能伴有视觉障碍，通常表现在新的暗点之前的不规则的闪光感，呈几何线形，或先于暗点的位置出现闪光，这些最终可能演变为暗点症状（45%）、前庭症状（50%）、其他短暂的局灶性神经系统症状，常影响面部和上肢（30%）（图 6.19A~F），以及偏头痛病史（40%），定义为闪烁性暗点（有或没有头痛）的反复发作或严重的单侧头痛伴恶心[301]。伴有情绪和性格改变的记忆和认知紊乱伴随着混乱和奇怪的行为，这些或先于其他症状。这种疾病影响 20~40 岁男女，女性占多数。

它被认为是涉及脑、眼和耳蜗的小动脉的自身免疫性内皮病，并且也被称为视网膜脑血管病。局灶性视网膜动脉阻塞与可见的栓子无关，可能发生在动脉中部和动脉分叉处，并且常常与梗阻部位附近和其他地方的节段性动脉染色的局灶性动脉周围变白和眼底的荧光血管造影证据相关（图 6.19A~F）[299, 303]。鞘和多个动脉周围黄白色斑块通常沿阻塞的动脉段发展并可能永久保留（图 6.19G，H，K 和 L）。Egan 等人将这些命名为 Gass 斑块（图 6.19 K）[304-306]。在某些情况下，只剩下完全闭塞的动脉段的残余残留物（图 6.21A 和 G）。这些患者会发生复发性视网膜动脉闭塞性事件，在某些情况下可能持续 10 年或更长时间[301]。视网膜、视

图 6.19　特发性的双侧复发性分支视网膜动脉闭塞（Susac 综合征）。

A~F：这名 26 岁的女性患者注意到有耳鸣和左眼多个闪烁的暗点，伴有多个分支视网膜小动脉闭塞（图 A）。血管造影显示视网膜动脉的多个局限区域和小动脉染色和闭塞（图 B 和图 C）。她随后在右眼（箭头，图 D~ 图 F）发现了类似的闭塞，并在 3 年内发生了多次其他分支动脉闭塞。临床检查为阴性。在症状出现 5 年后最后一次出现时，双眼的视力均为 20/20。

G~J：这名 48 岁的男性患者在 9 年内双眼有多处视网膜动脉闭塞。尽管进行了多次广泛的医学检查，但没有找到原因。注意视网膜动脉、动脉周围斑块和视网膜新生血管形成的局限区域的重影和套叠（箭头，图 I 和图 J）。在症状出现 13 年后最后一次出现时，视力为 20/20。

K 和 L：动脉周围斑块与 51 岁男性患者双侧复发性视网膜分支动脉闭塞相关。斑块在 4 年内变得不是很突出（箭头）。

盘和虹膜新血管形成可能在 25% 的眼中发展，需要光凝或在某些情况下需要进行玻璃体切除术（图 6.19I 和 J）[299, 301, 307, 308]。这些患者经常接受多种广泛的医学评估。血液恶液质、异常蛋白血症和凝血病的标准筛查试验，包括抗磷脂抗体和天然抗凝血剂缺乏状态的筛查试验，颈动脉、心脏和大脑的成像测试，系统性血管炎的筛查试验（不包括磁共振成像）通常是阴性的。Johnson 等人在 MRI 研究的 3 名患者之一发现了与局灶性脑梗死相容的多个病灶[301]。血管造影和眼底检查结果表明局灶性视网膜动脉炎和小动脉炎，可能是由动脉壁上的免疫复合物沉淀引起的，是造成闭塞的原因。这些患者偶尔与巨细胞病毒感染及蛋白 S 和蛋白 C 缺乏症的血清学证据相关联，这可能是巧合[179, 181, 298]。

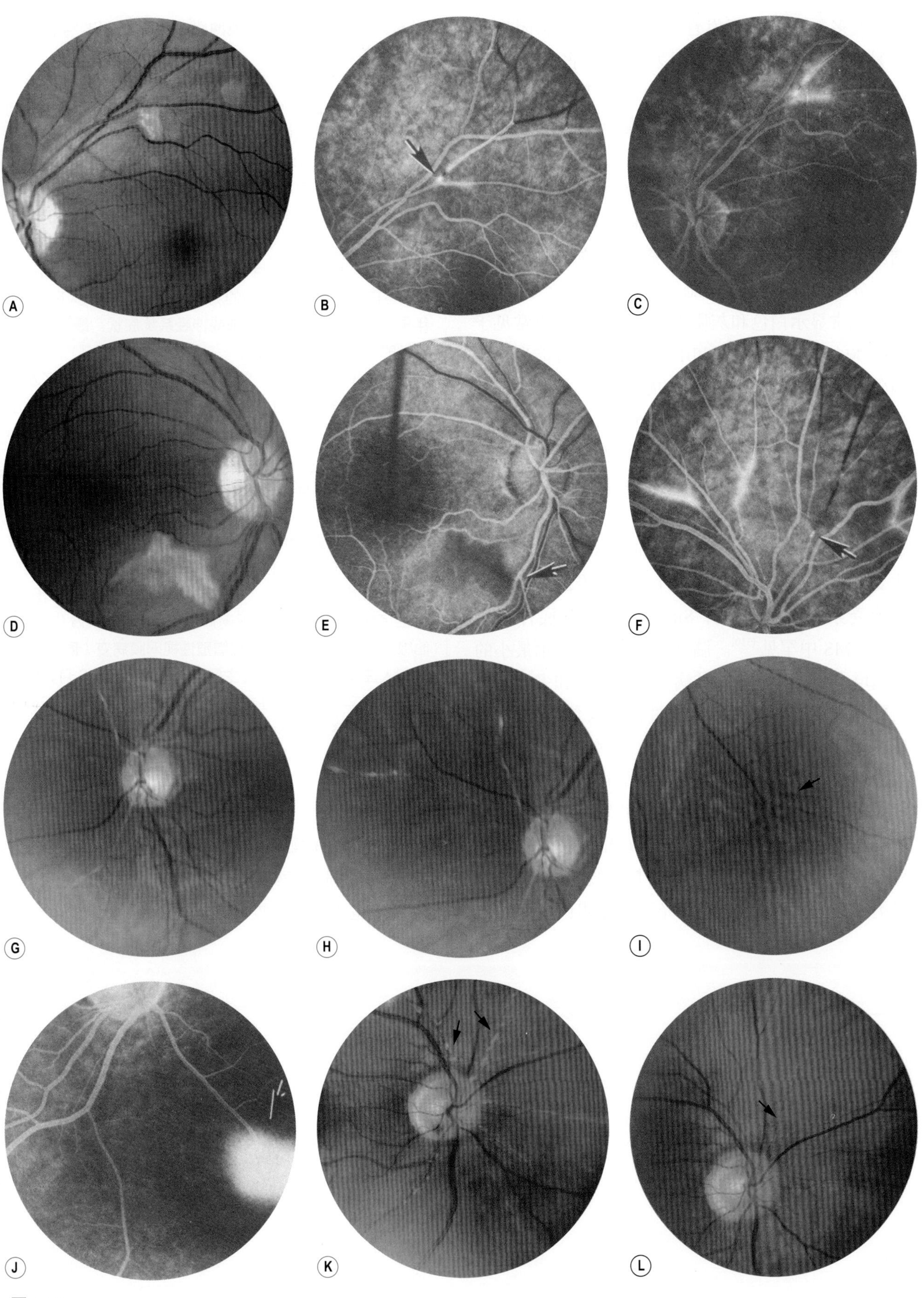

图 6.19

大多数特发性复发性视网膜分支动脉闭塞患者是多分支视网膜动脉闭塞、听力丧失和脑病（Susac综合征）综合征的一部分。三联征有时几年不明显，诊断可能会延迟[309]。脑病通常会发生亚急性发作，往往包括精神病学特征、性格改变，以及行为异常和偏执行为[310]。听力损失通常是双侧的，不对称的，并且常伴有耳鸣、眩晕和共济失调。低频和中频受影响，将病变定位于耳蜗的顶端部分。内耳的MRI未能显示内耳中的微小梗死。MRI通常显示白色和灰质中的大量梗死，更常见于胼胝体的脑室周围区域和中央部位，并可能显示软脑膜受累[309-311]。胼胝体中的病变小，多灶性，并且在疾病的早期阶段增强（图6.21J）。他们的行为表现一致。病变部位T2（FLAIR）高信号。弥散张量成像可能能够检测疾病早期的白质异常。临床发现和MRI变化通常归因于MS[301,312]或急性播散性脑脊髓炎。MRI的关键区别特征是Susac中枢胼胝体受累，但MS和急性播散性脑脊髓炎的外周，软脑膜受累仅限于Susac，Susac中常见基底神经节病变，MS中罕见[310]。脑脊液检查通常显示最小的细胞增多症。这些患有脑病、听力损失和多分支视网膜动脉阻塞的患者的临床过程可以是自限性的，1~2年，预后良好[312]。然而，在一些患者中，这种疾病可能是进行性的，导致严重的视力丧失和死亡（图6.11G~L）。人们对这种疾病的发病机制知之甚少。组织学上的C4d内皮沉积（Magro CM，未发表的数据）、1:960滴度的血清抗内皮抗体和IgG1亚类抗体[311]的间接免疫荧光证据表明该疾病是自身免疫的。因子Ⅷ和Willebrand因子抗原水平升高可能是内皮损伤的结果[305]。对类固醇和免疫抑制剂的反应也为自身免疫假说提供了证据。

图6.20 特发性复发性视网膜分支动脉闭塞与脑血管受累有关。

A~F：1986年2月，这名48岁的女性患者有偏头痛的长期病史，右眼突然发生中央暗点，伴有小分支视网膜动脉阻塞。在无症状的对侧眼中，她有视网膜动脉阻塞分支的证据（箭头，图A）和视网膜动脉壁通透性改变的多个局部区域（图C和图D）。初步检查几天后，她出现头晕、吞咽和说话困难。诊断为“脑干偏头痛”。在接下来的2年中，她经历了多个分支视网膜动脉闭塞（图E，1986年2月；图F，1986年8月）。进一步神经学研究，包括蛋白C、蛋白S和狼疮抗凝剂的测定是正常的。在接下来的5年里，她没有进一步的眼部或神经系统症状。最后一次看到她的视力为双眼20/15。

G~L：1984年12月，这名71岁的男性患者出现了左眼视力逐渐丧失3个月伴右眼头痛和视力丧失5天。除了高血压控制良好外，他既往史并不显著。他右眼视力为20/25，左眼手动。有多个分支视网膜小动脉闭塞、广泛的动脉粥样硬化性视网膜动脉改变和双眼散在的视网膜出血（图G~图I）。左视盘是苍白的。荧光素血管造影显示广泛的视网膜动脉和小动脉闭塞的证据（图J）。患者住院后，神经系统检查，包括颞动脉活检、脑动脉造影和脑部计算机扫描，均为阴性。1985年1月，他的右眼（图K）发生了新的旁中央分支视网膜动脉闭塞。1985年4月，他患上了双眼玻璃体积血和增殖性视网膜病变（图L）。他的家人注意到他的性格发生了变化。1985年6月，他出现了右侧卒中和进行性精神衰退的迹象；他于1985年9月因心搏骤停死亡。

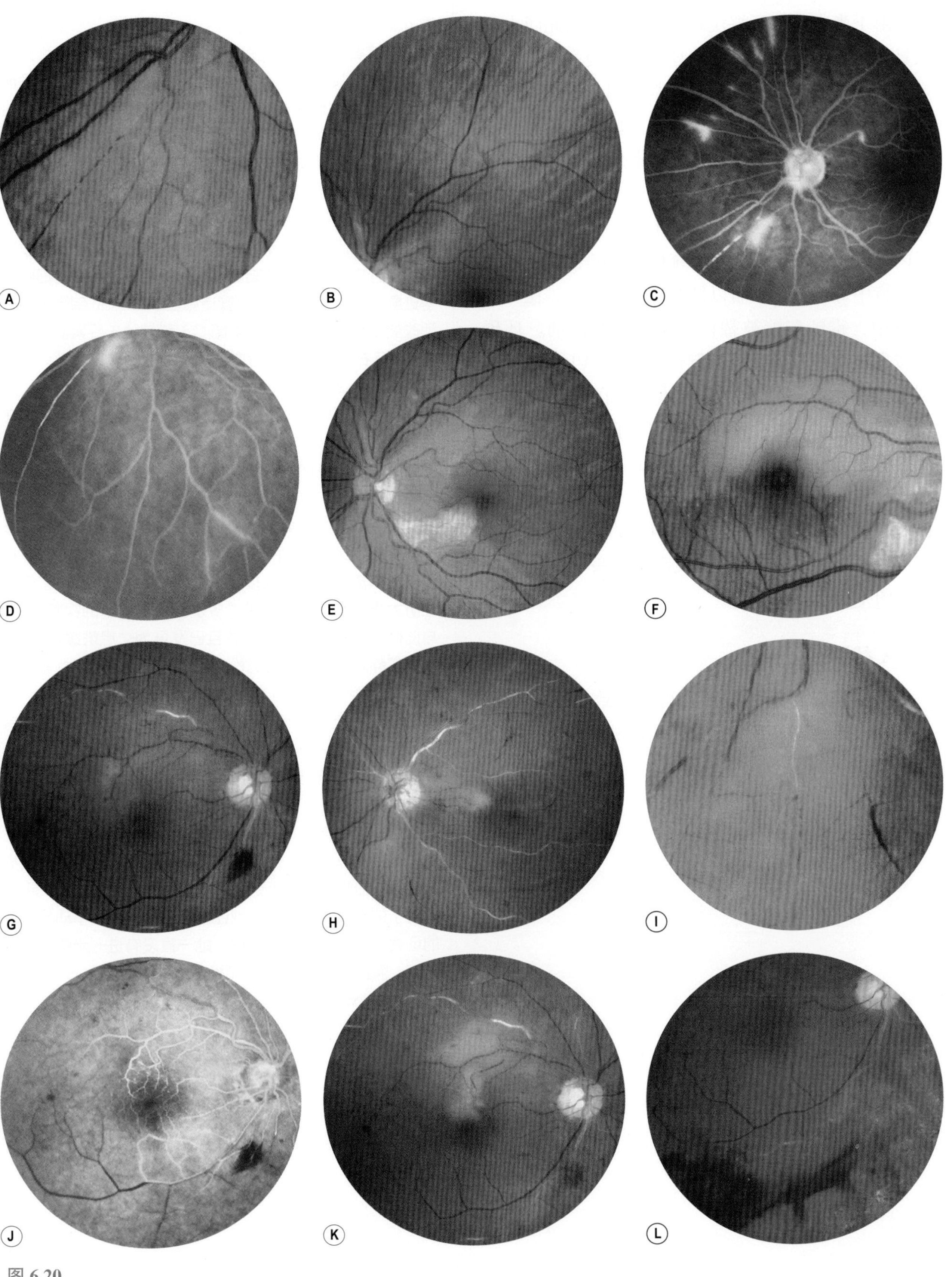

图 6.20

由于尚未完全了解疾病发病机制，因此尚未确认具体治疗方法。该病的治疗已经进展多年，目前是全身性皮质类固醇、免疫抑制剂和免疫调节药物的组合。对于急性严重表现，开始每隔一天静脉注射免疫球蛋白（IVIG，2 g/kg，分 5 次剂量）以及高剂量的全身性类固醇。第 1 年每个月给予 IVIG，然后无限期地每隔 2 个月保持 1 次，直到疾病在几年内没有出现突然发作。系统性类固醇在最初几个月保持中等剂量，然后以低剂量保持几年。在一些患者中，霉酚酸酯被替代为类固醇保留剂。环磷酰胺也被用作长期免疫抑制剂来代替 IVIG。最近，利妥昔单抗（一种单克隆抗体）正在进行临床试验 [309, 313, 314]。一些患者疾病表现为自限性，在 1~2 年内稳定，不需要长期维持治疗。

与特发性多灶性视网膜炎和神经视网膜炎（猫抓病）相关的分支视网膜动脉阻塞的年轻患者可以模拟特发性复发性视网膜分支动脉阻塞（参见第 10 章，图 10.04）。

X 线照射

视网膜暴露于 X 线照射可能导致视网膜小动脉狭窄、棉绒斑、毛细血管扩张和视网膜动脉闭塞（见第 522~524 页）[315-317]。

图 6.21　Susac 综合征。

A~H：这名 25 岁的女性患者在 1999 年出现复视和共济失调。当磁共振成像（MRI）显示白质变化时，她被诊断出患有多发性硬化症，并且用静脉注射甲基泼尼松龙治疗并应用干扰素 -1α。2 年后，她进展为右眼视野缺损和听力丧失，随后接受静脉注射甲基泼尼松龙，治疗后她的视力下降得到改善，但听力仍然受损。1 年后，当她在 Vanderbilt 进行评估并被诊断为患有 Susac 综合征时，她注意到左眼出现了新的视野损失。她左眼有一个新发现的颞上分支视网膜动脉阻塞，视网膜变白，右侧有旧的闭塞迹象（图 A 和图 B）。血管造影显示 Susac 综合征的典型改变，其中累及血管壁（图 C）和其他未受累血管（图 E）以及右侧先前闭塞的血管（图 D）的梭形染色。视网膜变白褪色 2 周；在几个先前和进一步的发作过程中，她的视神经变得苍白（图 G 和图 H）。尽管她的中心视力在每只眼睛中保持在 20/25，但她的视野有些不稳定。她接受静脉注射免疫球蛋白（IVIG）和全身性类固醇治疗，每月静脉注射 IVIG 治疗。继续保持稳定。

I~L：这名 34 岁的女性患者在 1995 年，在她的第二个孩子出生后不久，被她的精神科医师评估为人格改变，并被诊断为焦虑和抑郁。在接下来的 10 年里，她出现了偶发性听力损失，以及归因于“多发性硬化症”的视野丧失。与此同时，她的认知受损并且已发展为“思维缓慢”。她接受了静脉注射甲基强的松龙治疗并开始应用干扰素 -1α 治疗。2007 年，她向 Vanderbilt 提出双侧视野缺损，归因于新鲜分支视网膜动脉闭塞（图 I）。她被诊断出患有 Susac 综合征并开始服用 IVIG，口服类固醇和氨甲蝶呤。她的脑 MRI 显示出多个胼胝体（图 J），脑室周围、皮质、小脑，并在 T2（FLAIR）信号脑桥出现高信号病变。几个月后，当她自行减少口服泼尼松（图 K）时，她右眼发生了颞上动脉闭塞。注意颞下小动脉先前闭塞部位的狭窄（箭头）。血管造影显示受影响和未受影响的血管壁（图 L，箭头）的典型梭形染色。她还出现了既往鼻窦小动脉闭塞的证据。在接下来的 3 年里，她一直没有进一步的视网膜闭塞，而且正在维持 IVIG 和极低剂量的泼尼松。

（J，由 Dr. Siddharama Pawate 提供）

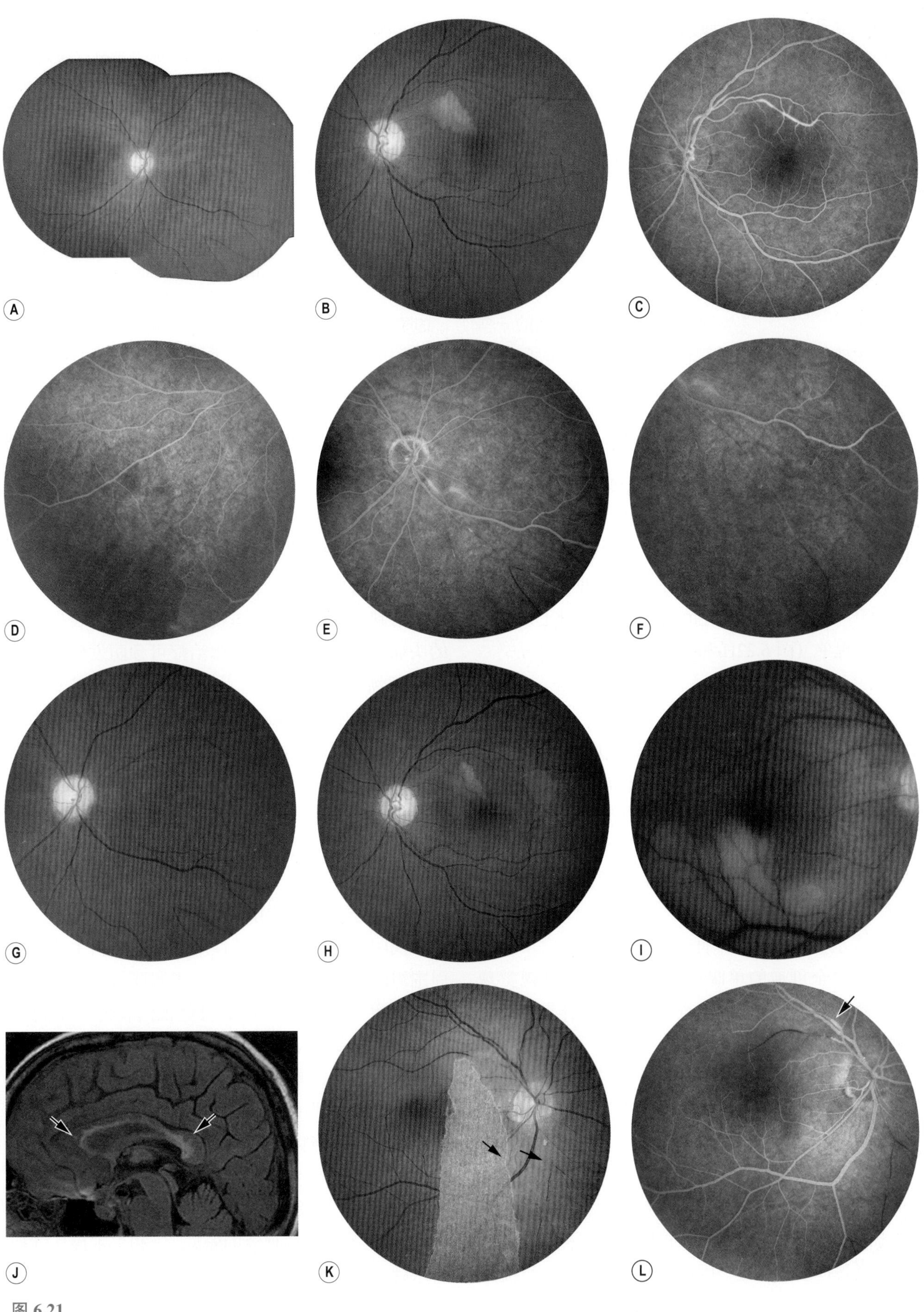

图 6.21

痉挛引起的视网膜动脉阻塞

某种程度的反射性痉挛可能在许多原因引起的视网膜动脉阻塞中起作用。在发作期间已经多次观察到黑蒙患者的眼底[318, 319]。所描述的特征性图像是视神经盘的苍白和视网膜动脉的明显变窄。随着血液循环的恢复，视力迅速恢复。在某些情况下，这种痉挛可能与可识别的原因相关，如眼部偏头痛、胶原血管疾病、镰状细胞病（图 6.60A~H）、吸入可卡因（图 9.13）和安非他明，以及普萘洛尔的给药[182, 216, 253, 320-322]。视网膜动脉阻塞导致的一些缺血性梗死病例可能是视网膜中央动脉长时间痉挛引起的。在 Brown 及其同事对一组 27 名 30 岁以下患有视网膜动脉阻塞的患者进行的综述中，唯一相关的发现是偏头痛[85, 90]。Wolter 和 Burchfield[322] 报道了一例患有全视力丧失的 12 年复发性病例，一名患有偏头痛的 20 岁男性患者其中一只眼睛出现樱桃红色斑点，后视力完全恢复。令人感兴趣的是，他们案例中照片显示的是视网膜静脉而不是动脉狭窄。Mark Daily 博士在另一名患者身上发现了同样的现象（图 6.22H 和 I）。

图 6.22　阵发性血管痉挛性视网膜中央动脉阻塞。

A~G：这名患有红斑狼疮和镰状细胞血红蛋白 C 疾病的年轻黑种人女性患者每天数次在右眼经历持续 1~3 分钟的黑蒙发作。在一次发作中，视网膜动脉变窄（图 A）。血管造影显示视网膜中央动脉完全阻塞，并通过视神经盘侧支血管缓慢填充视网膜静脉和动脉（图 B，12 秒；图 C，27 秒；图 D，40 秒；图 E，注射染料后 85 秒）。随着视力恢复正常，发生视网膜动脉和静脉扩张（图 F），血管造影显示视网膜正常灌注（图 G）。她的体征和症状对输血无反应，但在全身皮质类固醇治疗后也是如此。

H 和 I：在眼部偏头痛发作期间发生的视网膜静脉（图 E）的局灶性收缩。将图 H 与图 I 中的无症状状态进行比较。

（A，E，F 和 G，引自 Shaw 等[216]；H 和 I，由 Dr. Mark J. Daily 提供）

视网膜偏头痛

视网膜偏头痛是短暂性单眼视力丧失的罕见原因，最早由 Galezowski 于 1882 年描述。它通常以头痛同侧部分或完全可逆性单眼视力丧失为特征，持续不到 1 小时。有时它会导致不可逆转的视力丧失[182, 323]。2004 年国际头痛学会诊断视网膜偏头痛的标准如下[324]：

A. 至少有两次发作符合标准 B 和 C。

B. 完全可逆的单眼阳性和（或）阴性视觉现象，通过在发作期间的检查或患者在发作期间单眼视野缺损而确认。

C. 满足标准的头痛——没有先兆的偏头痛在视觉症状期间开始或在 60 分钟内伴随症状。

D. 发作间期的眼科检查正常。

E. 不归因于另一种疾病。

这种情况在 20~30 岁的年轻女性中更为常见。视野缺损可能并非总是来自视网膜，视神经或脉络膜可能是痉挛的部位，因此“单眼偏头痛”可能是一个更好的术语[325, 326]。在一次发作期间检查时，这些患者可能有传入性瞳孔缺损、视网膜小动脉狭窄、视神经纤维变薄、视网膜变白，偶尔也会出现视网膜静脉收缩[325, 327, 328]。为了做出诊断，有必要对视野缺损进行记录，该视野缺损与视力丧失一侧的头痛完全逆转。普萘洛尔治疗可预防发作，应在确诊病例中开始治疗[324, 327]。这些患者应与复发性视网膜动脉阻塞 Susac 综合征[329]、颈动脉栓塞疾病的黑蒙病、视网膜动脉阻塞、胶原血管疾病、狼疮和抗磷脂综合征、蛋白 C 和蛋白 S 缺乏，以及老年患者中的巨细胞动脉炎、结节性多动脉炎和嗜酸性粒细胞性血管炎相鉴别。

周围结构疾病引起的视网膜动脉阻塞

视网膜动脉循环的急性闭合可能是由主要影响周围组织的疾病引起的，包括视网膜弓形虫病等炎症性疾病（图 10.22A~C），神经视网膜炎[330]，巴尔通体相关性多灶性视网膜炎和神经视网膜炎[128]（图 10.04）以及眼眶蜂窝织炎，眼眶、视网膜中央和视网膜动脉的外部压力（如眼眶内出血）[331]，海绵窦血栓形成[332]，鞘内出血[194]，视神经盘水肿[333, 334]，缺血性视神经病变，视盘玻璃膜疣[335]，视网膜中央静脉阻塞[336]及眼眶、视神经和视网膜的肿瘤性疾病[337]，脑膜和视神经的癌病[338]和手术操作（如眼球后手术）[339, 340]。

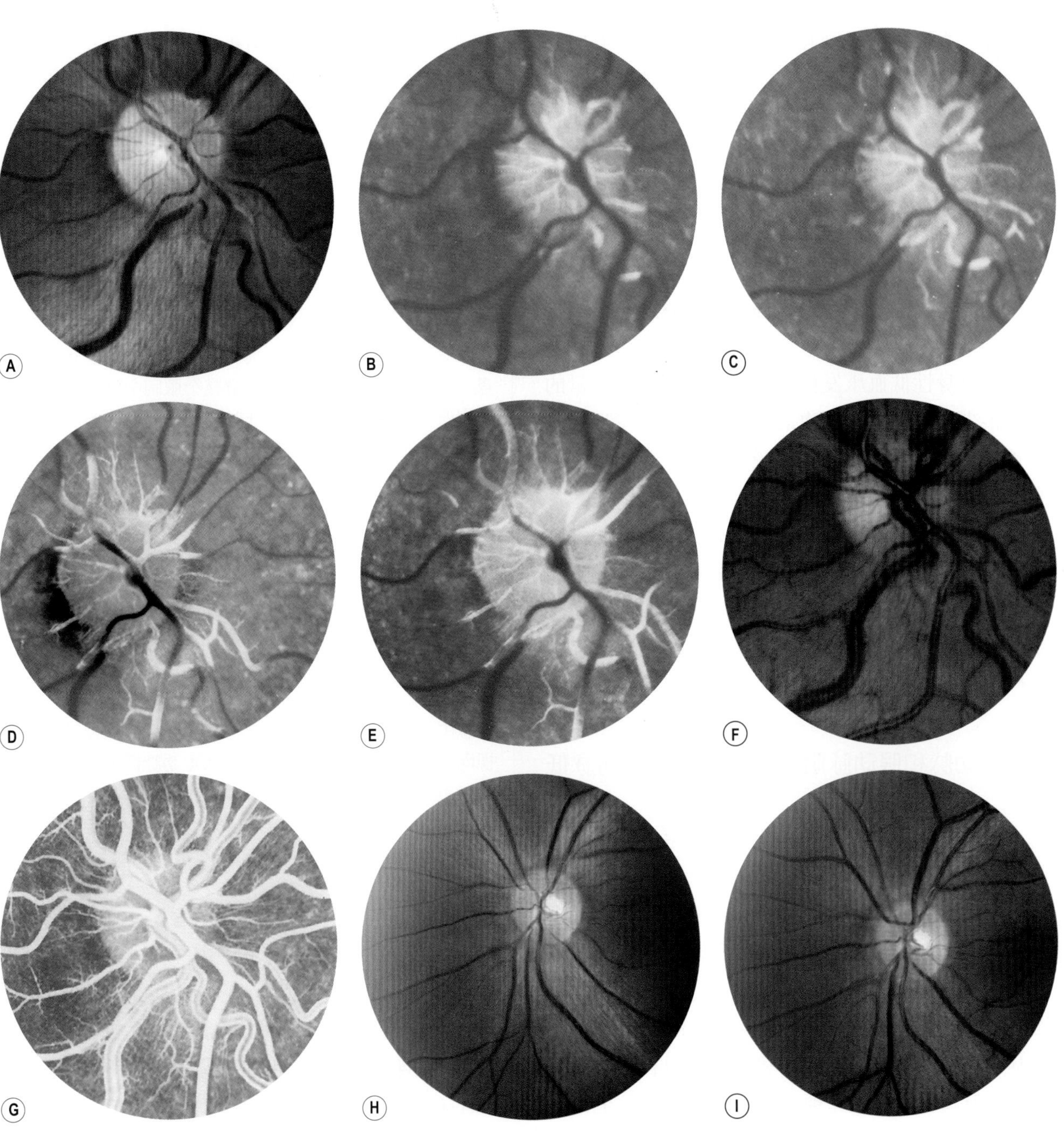

图 6.22

分支视网膜或视网膜毛细动脉阻塞可伴有同一眼中央视网膜静脉阻塞[341, 342]。在某些情况下，两者都可能是影响视盘的原发病的结果。在其他患者，特别是那些有视网膜动脉阻塞的患者中，视网膜中央静脉阻塞可能是视网膜毛细动脉灌注减少的原因，通常灌注压低于视网膜中央动脉[342]。

全身性低血压和高眼压引起的视网膜动脉低灌注

在全身性低血压发作期间患者视网膜血流量的减少很少产生视网膜缺血的证据，除非它发生在患有预先存在的疾病导致视网膜流量减少的患者[343]。眼压升高可能引起症状性视神经或视网膜缺血，特别是当它发生时患有其他疾病的患者，如镰状细胞病。在全身麻醉期间，在面朝下的位置压迫眼睛和眼眶组织可能会阻塞眼睫状动脉和视网膜中央动脉供血[344, 345]（图 3.54K 和 L）。这也可能导致后部缺血性视神经病变。

颈动脉和眼动脉阻塞引起的视网膜动脉低灌注

视网膜动脉血流量的减少可能是由于同侧颈动脉和眼动脉之一或两者受阻造成的[104, 346]。虽然这种阻塞通常是由与动脉粥样硬化疾病相关的缓慢进行性狭窄引起的，但它可能有多种其他原因，包括巨细胞动脉炎[347]、自发性夹层[348]、纤维肌性发育不良（fibromuscular dysplasia，FMD）[349]、手术并发症[350]、Takayasu 病[351-353]和海绵窦血栓形成[322]。颅内动脉炎可发生快速梗阻（图 6.23G~L）、毛霉菌病，或带状疱疹引起急性视力丧失和缺血性视网膜梗死[354]。这通常伴有睫状动脉阻塞、视盘苍白和低眼压的迹象（图 6.23J 和 K）[85, 90, 133, 346, 347, 355-357]。在一些患者中，可能会出现 Purtscher 样视网膜病变的多灶性缺血区域（图 6.16H）[104]。如果主动脉阻塞从动脉粥样硬化疾病或大动脉慢性炎症（Takayasu 病）中缓慢发生，则血流量减少至眼睛可能会或可能不足以引起视觉障碍（图 6.23A~C）。可能出现各种眼底改变：①一只眼睛中出现短暂视力丧失（amaurosis fugax）的患者的眼科检查变化很小或没有变化[318]。②少见广泛分散的印迹和点状视网膜出血及视网膜静脉轻度扩张（静脉淤滞性视网膜病变），通常患者视力影响最小（图 6.23A~C）[358-362]。③视网膜动脉分支扩张、视网膜静脉扩张和缺血性棉绒斑（图 6.23H）。④视网膜毛细血管改变，包括微动脉瘤、囊样黄斑水肿（CME）和毛细血管无灌注区域的血管造影证据，可能局限于沿水平中缝区域（图 6.23A~C）[363, 364]。⑤周围毛细血管无灌注，视网膜新生血管和出血面积较大。⑥任何程度的分支或视网膜中央静脉或动脉阻塞（图 6.23H）。⑦缺血性视神经病变（图 6.23I）。⑧与胰腺炎、新生血管性青光眼和快速发展的白内障（缺血性眼综合征）有关的任何上述情况[365, 366]。

图 6.23 颈动脉和眼动脉阻塞。

A~C：一名 57 岁男性患者的四肢外周视网膜出血和视网膜毛细血管改变（箭头，图 A），有 4 个月病史，频繁发生 8~10 分钟的右眼视力“雾化”。没有其他短暂性脑缺血发作史。他患有黄疸 12 年。视力是 20/20。视网膜血压测量右眼为 35/20，在左眼为 110/40。血管造影显示视网膜循环时间增加，微动脉瘤和视网膜毛细血管扩张（图 C）。左眼底是正常的。

D~F：在检查 8 周后检测到患侧颈动脉阻塞时，一名 72 岁无精神病患者出现睫状体和脉络膜周边视野缺损，低眼压和 360° 浆液性视网膜脱离。睫状体脱离几乎延伸到视盘（图 D 和图 E，箭头）。注意整个眼睛中间的圆形视网膜出血。有视网膜血压测量证据显示眼动脉压显著降低。

G~I：这名老年妇女注意到左眼突然失明。她的视力和右眼底是正常的（图 G）。左眼视力为 20/200。在左眼底注意到内侧近视盘视网膜（图 H）的斑片状致密增白和视网膜的弥散性白化。第二天，她醒来，右眼没有光感。右侧视盘显示肿胀和苍白（图 I），和典型的与巨细胞动脉炎相关的缺血性视神经病变相同，其在颞动脉活检中进行组织病理学证实。给予强化皮质类固醇治疗。10 个月后，她仍然右眼失明，左眼保持 20/70。

J 和 K：老年颅动脉炎患者眼动脉闭塞引起的单侧失明。注意由于视网膜中央动脉先前阻塞循环引起的视盘苍白和视网膜血管变窄；还注意到由睫状短动脉循环（图 J 和图 K）阻塞引起的视网膜色素上皮的节段性萎缩。

L：颅动脉炎患者颞动脉的组织病理学。注意肉芽肿性动脉炎严重缩小血管腔。

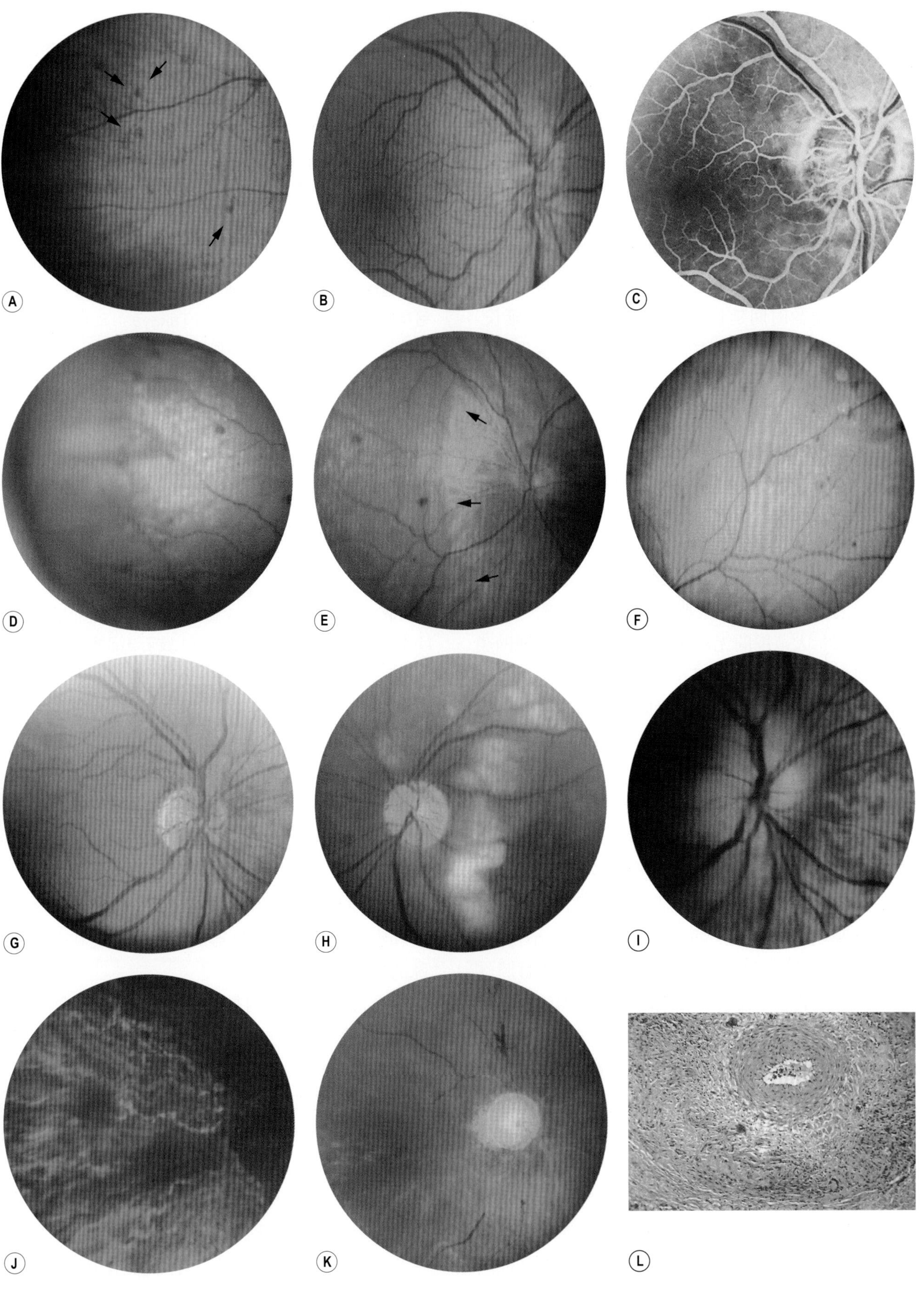

图 6.23

Gass 博士发现一名患有颈动脉阻塞的无症状患者因脉络膜和睫状体急性渗出性脱离而导致视力丧失（图 6.23D~F）。颈动脉内膜切除术后脱离迅速消退。眼科医师面对任何患有这些眼部体征或症状的患者应询问短暂性脑缺血发作的其他体征或症状，并应寻找其他同侧颈动脉阻塞的证据，如颈动脉搏动减少、颈动脉和眼眶上方的杂音、手指按压引起的同侧视网膜中央动脉凹陷。在所有这些情况下，荧光素血管造影术应显示出视网膜中央动脉和脉络膜的充盈时间延长和视网膜循环时间的延长。在某些情况下，颈动脉内膜切除术后可能会出现眼底显著改善[367]。

Takayasu 视网膜病变

1908 年的 Mikito Takayasu 将这种情况的眼部表现描述为视盘周围的“视网膜中央血管的特殊变化和静脉交通的花环”。视网膜改变包括视网膜动脉和静脉串珠样扩张（图 6.24I 和 J）、毛细血管和小动脉的微动脉瘤（非常典型；图 6.24A~F，I~L）、血管闭塞、大范围的无灌注、动静脉分流、视网膜和视盘新生血管形成（图 6.24I 和 L），偶尔还有玻璃体出血。手臂到视网膜的时间和动静脉转运时间延长[368-371]。流向眼部的血流不足是眼部发病的基础，并且可见于颈总动脉受累的患者（图 6.24G 和 H）。左眼比右眼更常见。由于血管内的压力低，这些患者的视网膜出血很少，新生血管（图 6.24L）和微动脉瘤的渗漏极少。内皮细胞氧合不良导致血 – 视网膜屏障中断和轻度荧光素渗漏，但与糖尿病视网膜病变等其他疾病相比，其强度要小得多。由于睫状体灌注不良、眼压低，最终进展为虹膜红变（但很少有新生血管性青光眼）和白内障。偶尔可以看到牵引性视网膜脱离和眼球萎缩。那些没有颈动脉受累的肾动脉狭窄的患者表现为以小动脉狭窄、视网膜出血和动静脉交叉变化形式出现的高血压性视网膜病变的特征。

Takayasu 动脉炎，也称为“主动脉炎”和“无脉性疾病”，是一种慢性肉芽肿性全身炎，可能影响主动脉及其分支的自身免疫起源。有时可能涉及冠状动脉和肺动脉。为何在亚洲、墨西哥和其他热带国家更为常见尚未完全了解。已经怀疑与链球菌自身免疫变化或结核病的关联[372, 373]。发生了内膜增生和纤维化，伴有瘢痕形成、血栓形成和受影响动脉的最终狭窄。

图 6.24 **Takayasu 视网膜病变。**

A~H：一名 28 岁的东印度女性患者患有双眼视力下降 6 个月，伴有眩晕，随着头部下垂而恢复。两眼的视力为 20/200，眼压分别为 6 mmHg 和 7 mmHg。没有虹膜新生血管，瞳孔对光反射迟钝。在双眼中观察到多个微动脉瘤，其在赤道前方明显更常见，并且在较大的小动脉上观察到多个微动脉瘤（箭头，图 A 和图 B）。在脉络膜和视网膜循环中均有显著充盈延迟。在血管造影术中表现几个微动脉瘤以及扩张的毛细血管床的充盈。晚期显示所有视网膜血管壁着染（图 C~ 图 F）。她的体格检查的重要改变是没有桡动脉和肱动脉脉搏。她接受了 CT 扫描；主动脉弓及其分支的血管造影提示 4 型 Takayasu 动脉炎涉及升主动脉和降主动脉、左肺动脉、双侧颈总动脉、头臂动脉干、双侧锁骨下动脉和腋动脉（图 G 和图 H）。她接受了口服类固醇治疗。

I~L：这名 17 岁的印度女性患者因剧烈头痛和频繁晕厥而就诊。她在初诊时的视力是双眼 20/30，但随后在 1 年内下降到双眼视力数指。双眼都显示出几个微动脉瘤，其中许多是小动脉（箭头）扩张和香肠形静脉（图 I 和图 J）。由于血管中的缓慢流动，没有视网膜出血。左眼也有大的 NVD（图 I）。血管造影显示了许多微动脉瘤（图 K），并且造影晚期显示由于内皮缺氧导致的血 – 视网膜屏障的破坏。请注意，由于整个视网膜（图 L）的血流非常缓慢，NVD 不会提前渗漏。她的血压在上肢无法记录，下肢两侧的血压为 160/80 mmHg。她的颈动脉、桡动脉、肱动脉和锁骨下动脉脉搏均无双侧缺失，但股动脉、腘动脉、胫后和足背动脉搏动都存在。在主动脉造影中，没有右锁骨下动脉，只见左侧颈总动脉和锁骨下动脉的残端，肋间和腋窝血管之间有丰富的侧支。她患有 2 型大动脉炎。

（A~L，由 Dr. Amod Gupta 提供；I~L，由 Dr. Vishali Gupta 和 Dr. Amod Gupta 提供）

在亚洲，女性比例高达 9:1，并且影响了年轻人，临床特征表现为血管改变。那些主动脉弓分支受累的患者存在黑蒙、晕眩和晕厥。肾动脉狭窄导致高血压及其表现。

Takayasu 动脉炎根据血管受累分类，使用放射成像分为 6 型[374]：

Ⅰ型：主动脉弓的分支。

Ⅱ a 型：升主动脉，主动脉弓及其分支。

Ⅱ b 型：下行胸主动脉，有或没有升主动脉，主动脉弓和其分支。

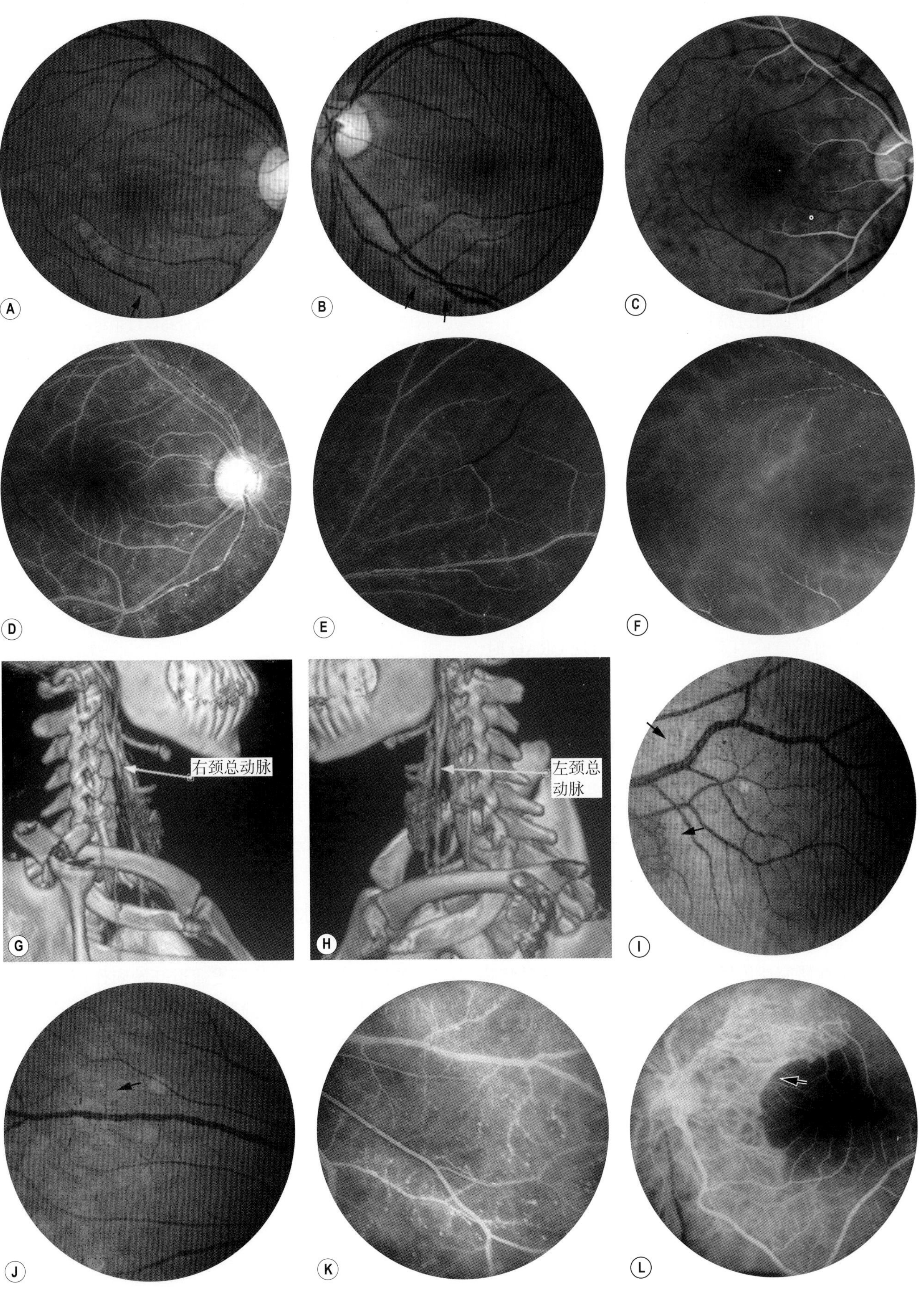

图 6.24

Ⅲ型：下行胸主动脉和腹主动脉。

Ⅳ型：仅腹主动脉。

Ⅴ型：主动脉弓，下行胸主动脉和腹主动脉。

治疗取决于疾病的阶段。如果在没有明显闭塞的动脉炎过程中早期发现患者，则仅指示使用全身性类固醇和免疫抑制剂。一旦发生闭塞或明显狭窄，除了免疫抑制剂外，还需要血管成形术和旁路移植物[369, 373, 375-379]。高血压、肾切除术和肾脏自体移植的治疗可能是必要的。建议在 Mantoux 试验强阳性的患者中使用抗结核药物[372]。

纤维肌性发育不良

FMD 是一种非绒毛膜、非炎症性血管疾病，通常影响肾脏和颈内动脉。已知引起脉络膜灌注不足的视网膜中央动脉和纤毛视网膜动脉阻塞，尽管极少见[380-382]。视网膜低灌注及其各种表现，导致视网膜新生血管形成和牵拉性视网膜脱离，类似于 Takayasu 视网膜病变，已在一名 11 个月大的婴儿中发现致命性卒中和多发性视网膜出血[381]。当一名没有心血管危险因素的年轻患者出现 CRAO 时，应该排除 FMD。这些患者可能有复发性卒中、短暂性脑缺血发作、晕厥、头痛、耳鸣和颅神经麻痹[383]。与影响角膜动脉近端或起源的动脉粥样硬化不同，FMD 影响中间或远端部分，并且在颈动脉多普勒 / 血管造影上具有典型的外观，具有“螺旋”形状，局灶性管状狭窄或动脉局部包绕[349]。这些配置特别发生在三种类型的 FMD：①螺旋或内侧型的多个收缩。②内膜型局灶性管狭窄。③外膜型的外翻。动脉瘤和其他中型动脉的介入也可能发生。正在研究遗传风险因素，因为已知这种疾病发生在直系亲属身上。

心脏异常引起的视网膜低灌注

年轻的先天性紫绀型心脏病患者通常会出现一些与红细胞增多症相关的主要视网膜血管的扩张和弯曲[81, 384]。视网膜中央静脉阻塞、非典型的虹膜红变很少见到[385, 386]。肺动脉高压患者和反向双向分流术心内缺损（Eisenmenger 综合征）可能发生类似于颈动脉阻塞患者的视网膜微血管改变[387]。由于右向左分流引起的反常栓塞，这种情况可引起视网膜动脉阻塞[388]。

图 6.25　高血压性视网膜病变。

A~C：这名 32 岁女性患者的视力为 20/80，继发于严重的高血压性视网膜病变。注意黄斑星状改变、棉绒斑和出血。早期动静脉血管造影显示供应黄斑的一级和二级小动脉（箭头）变窄（图 B），并且视网膜的斑片状染色对应于扩张的毛细血管区域（图 C）。注意黄斑中没有荧光染色。

D~F：由血管造影中明显的高血压微血管变化引起的中心凹出血（图 D 和图 E）。注意椭圆形浅表视网膜血液表面的白色点状斑点和较大的视网膜下出血。几个月后血液清除（图 F），视力恢复正常。

G~I：严重慢性高血压患者的缺血性视神经病变和分支视网膜动脉闭塞。注意在阻塞动脉分布区域中将缺血性视网膜变白与非缺血性外周视网膜分开的尖锐分界线（箭头，图 G）。周边视网膜由于先前建立的侧支动脉通道（箭头）而保持其透明度，几个月后在图 H 和图 I 中变得更加明显。

J~L：这名 58 岁男性患者的 Purtscher 样视网膜病变是由高血压患者的视网膜中央动脉阻塞引起的。他发现左眼中心视物模糊，在 24 小时内进展，包括整个视野。他的视力是 1/200。注意乳头状血管束区域的严重视网膜变白和黄斑区域的斑片状视网膜变白。血管造影显示视网膜循环灌注延迟。超声显示左眼视神经鞘被液体扩张。颈动脉试验为阴性。他的血清甘油三酯是 944。

视网膜静脉流出闭塞引起的视网膜动脉低灌注

如果在静脉流出的侧支通道开始起作用之前发生严重且快速的中心静脉流出阻塞，则除了广泛的视网膜出血之外，还发生视网膜的严重缺血性白化，产生组合的中央视网膜动脉和静脉闭塞的眼底改变[338, 389]。视网膜中央静脉阻塞可能导致视网膜动脉的选择性阻塞，因为视网膜毛细动脉的灌注压相对较低[336, 342, 390, 391]。

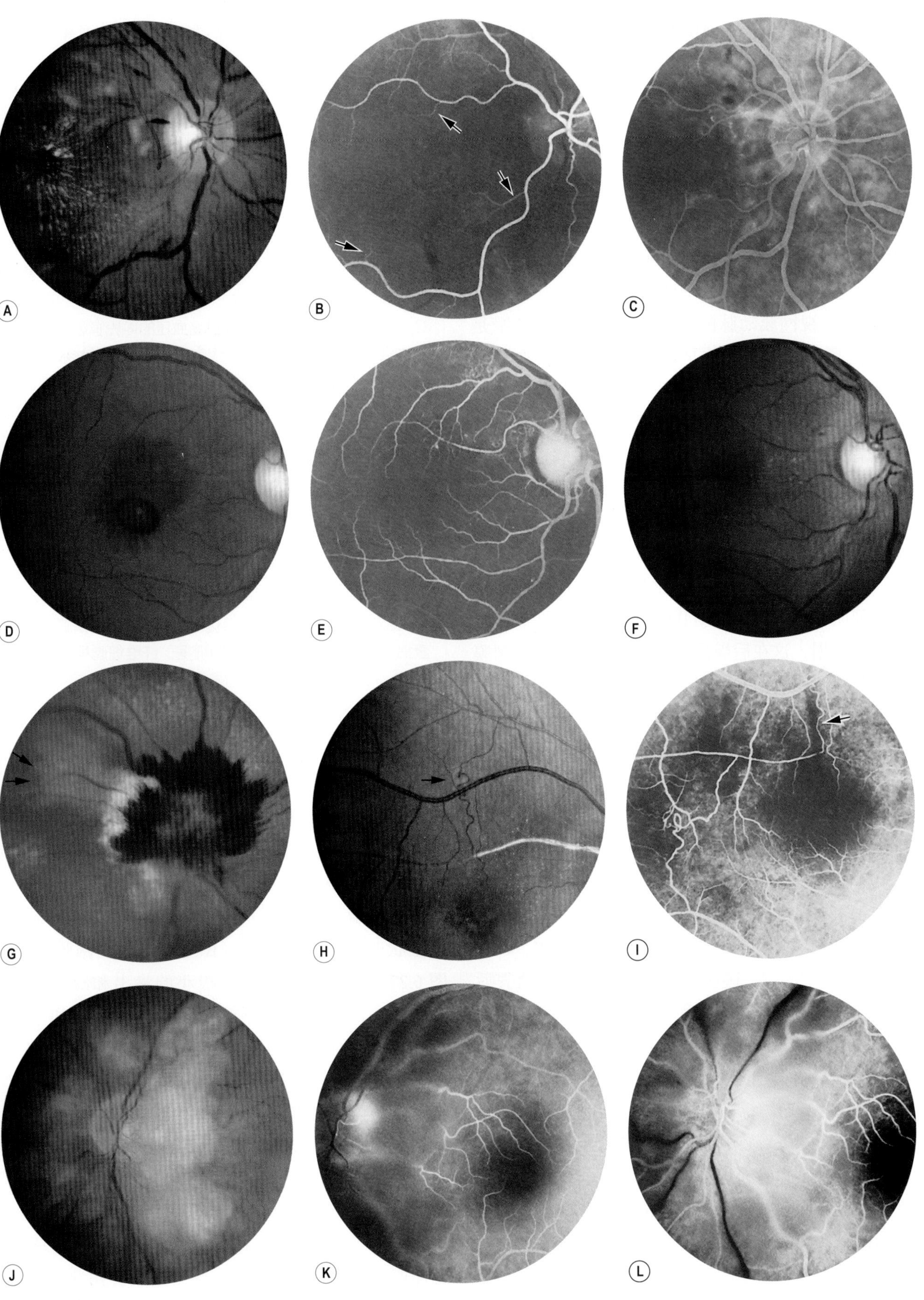

图 6.25

系统性高血压和胶原血管疾病引起的视网膜动脉阻塞

通过自动调节，视网膜动脉通过收缩对全身血压的升高做出反应。然而，大多数患有慢性轻度至中度全身性高血压的患者没有视觉上的主诉，并且很少或没有眼底变化（视网膜动脉局灶性和弥漫性狭窄、动脉反射增加、动静脉交叉变化），这些都是通过小动脉和动脉壁增厚（小动脉硬化）引起的[392]。视网膜动脉的主要分支的局灶性狭窄是系统性高血压最可能的早期征兆。荧光素血管造影通常没有轻度至中度高血压患者微血管改变的证据[221, 393, 394]。视网膜和视神经小动脉硬化在高血压患者中枢性视力丧失的原因中具有致病性：①视网膜分支静脉阻塞（branch retinal vein occlusion，BRVO）（见第564页）。②大动脉瘤形成（见第462页）。③缺血性视神经病变（见第1192~1196页）。

患有更严重的慢性或急性恶性高血压的患者可能出现明显的动脉和小动脉收缩以及局灶性血管壁损伤的证据，这在后极部眼底的一级和二级视网膜小动脉最严重（图6.25A~C；图6.26H和I）[395-411]。血液成分渗漏到小动脉壁导致小动脉狭窄或闭合以及靠近视神经盘和主要视网膜血管的视网膜后极部局灶性缺血变白（棉绒斑）（图6.25A）。棉绒斑部位的白色部分是由于视网膜缺血区域内神经纤维层内轴浆流动的停滞造成的[102, 404]。微动脉瘤形成，不规则毛细血管扩张、闭塞、透明度增加以及内部和周围视网膜毛细血管的重塑，这些缺血区域最好用荧光血管造影术观察（图6.25B，C和E）[117, 401, 403, 406, 407]。这些变化可能在棉绒斑消失后持续存在。它们导致不同程度的视网膜内浆液性渗出、黄色渗出和视网膜出血，这些通常局限于外周黄斑区域，并伴有不同程度的中心视力丧失（图6.25A；图6.27）。棉绒斑消失后，能够看到视网膜内层的局灶性萎缩[404]。视网膜和视盘明显缺血性小动脉和毛细血管通透性改变，黄斑闪光和视盘水肿可能会进展（图6.25A和G；图6.26D）。中心视力的一些丧失可伴随这些变化，并且可能主要与视神经内的神经纤维的缺血性损伤有关，而不是与黄斑的改变相关，黄斑的改变受丰富的侧支循环的保护。由缺血性乳头状病引起的视盘突出有时会使视网膜分支动脉阻塞。由于良好的侧支动脉循环，可能会出现视网膜变白的异常分布（图6.25G~I）。一些严重高血压患者可能有轻微的视物模糊、黄斑星状改变和视盘水肿（Ⅳ级高血压视网膜病变；图6.27A~F），视网膜只有极小的渗出和缺血性改变（图6.26A~C）。这些患者经常患有头痛和未确诊的恶性高血压，可能被误诊为神经性视网膜炎、Leber星状黄斑病变或视盘水肿。其他患者，尤其是儿童，可能会出现由严重缺血性乳头状病变引起的明显视力丧失以及黄斑区域内视网膜层间和视网膜下大量的渗出[393, 412]。中重度慢性原发性高血压患者通常不显示脉络膜缺血的眼底或荧光血管造影改变[400, 413]（参见第3章第180页）。恶性高血压迅速加速的患者最有可能发生脉络膜血管并发症（图6.27；图6.28）。

图6.26 高血压性视网膜病变，视神经病变和脉络膜病变。

A~C：一名56岁女性患者因严重的、先前未确诊的高血压引起的单侧缺血性视神经病变和黄斑星状改变就诊，主诉右眼出现头痛和视物模糊。注意视网膜动脉的不规则衰减（箭头，图A）。视力为20/40。血管造影显示视盘染色并且黄斑中没有染色。

D~F：患有严重高血压的患者的双侧星状渗出性黄斑病变，浆液性黄斑脱离，缺血性棉绒斑和多灶性灰白色缺血性视网膜色素上皮（RPE）病变（箭头，图E和图F）。黄斑颞侧局部区域的荧光素染色（箭头，图F）到达了RPE。

G~L：49岁女性患者患有严重高血压的内界膜（图G）的出血性脱离。出血是由小的浅表视网膜毛细血管破裂引起的。注意内界膜的纵向的皱纹（上方箭头）和出血部位下方血流的汇集（下方箭头）。由左眼（图H）中的视网膜前膜引起的视网膜内层表面起皱。视力为20/25。注意在黄斑上部和鼻侧的半透明视网膜前膜继发的微小的视网膜皱褶。左眼血管造影（图I）显示染料从扩张的毛细血管和毛细血管无灌注区周围的串珠样微动脉瘤（左箭头）的早期渗漏，以及一级小动脉的阻塞（右箭头）。在拍摄这些照片后不久，这名患者就去世了。图G中所示的眼睛的组织病理学发现显示内界膜下方的血液和色素负载的巨噬细胞（箭头，图J）。图I中左箭头区域的视网膜的组织病理学检查揭示了细胞样体（图K）的证据。纤维细胞视网膜前膜（箭头，图L）存在于黄斑的鼻侧。

(G~L，引自Gass[403]，©1968，美国医学会。版权所有)

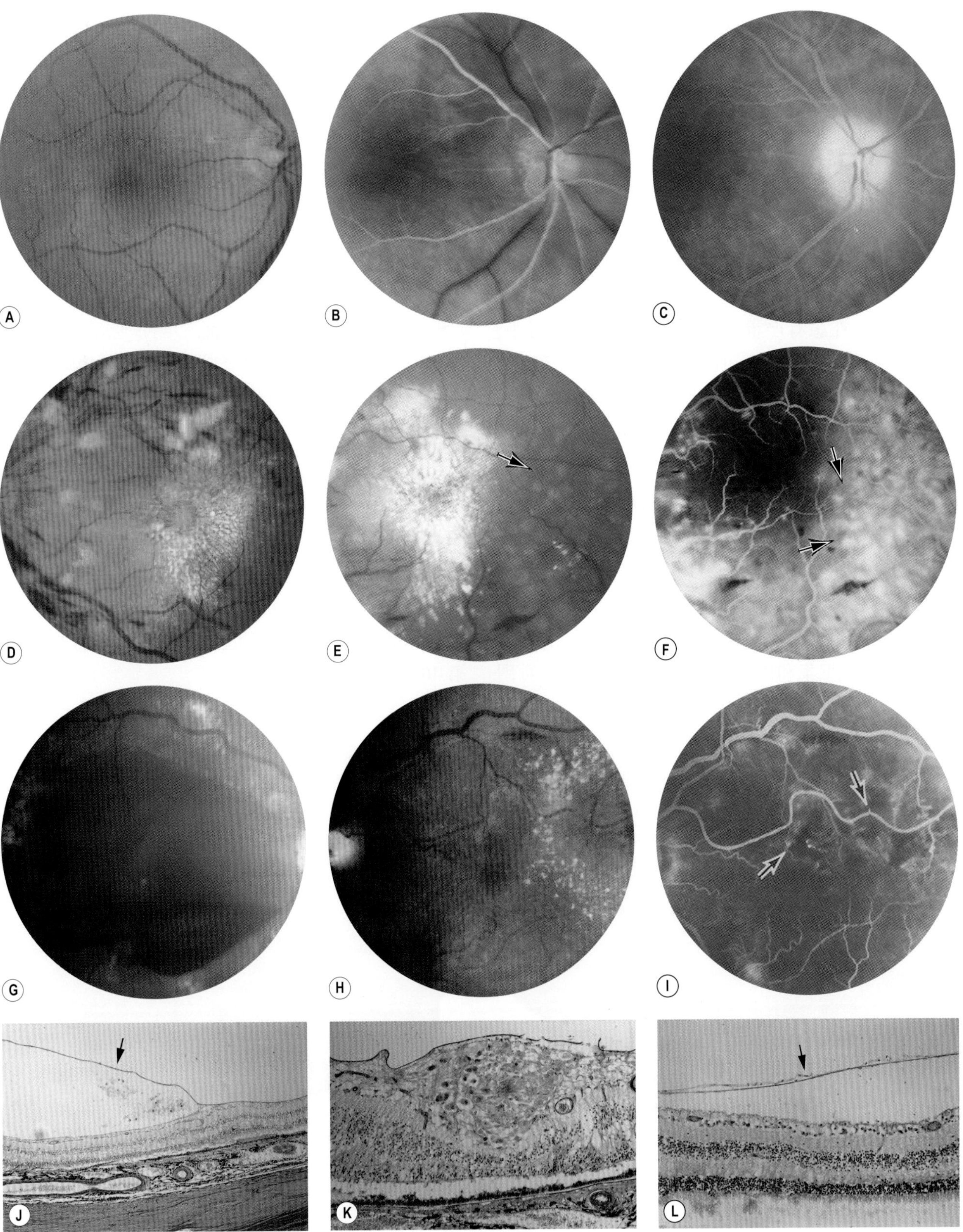

图 6.26

即使在存在Ⅳ级高血压性视网膜病变的情况下，微脉管系统中的血管造影变化主要集中在中央黄斑区域以外。在恶性高血压药物控制后，血管造影显示视网膜毛细血管床表现出永久性改变的证据（微动脉瘤、毛细血管扩张、毛细血管无灌注的小面积和通透性改变），在近端毛细血管区和沿后极部主要视网膜血管的最为突出（图 6.25D~F；图 6.26H 和 I）[414]。黄斑区内界膜的出血性脱离可能由这些永久性微血管改变引起（图 6.25D~F；图 6.26G~J）。在患有严重高血压血管改变的患者中，黄斑前膜形成的发生率可能增加（图 6.26H 和 L）。这些患者对先前提到的患有严重程度较轻的高血压患者的所有小动脉硬化并发症都很敏感。

在胶原血管疾病恶化期间，在没有明显的全身血压升高的情况下患者可能会发现棉绒斑[192, 219, 221, 296, 402, 408, 415-418]。尽管在某些情况下，小动脉阻塞的原因与严重高血压引起的相同，在其他情况下，它可能通过不同的机制发生，例如与狼疮病抗凝药物相关的高凝状态的血栓形成[191, 227, 283, 284]（参见白细胞聚集和栓塞的讨论，第 432，533 页图 6.13，图 6.14 和图 6.62）。这些患者还可能显示出影响脉络膜血管系统的闭塞性血管疾病的证据（见第 40，82，432 页）。

图 6.27 高血压性视网膜病变，视神经病变和脉络膜病变。

A~D：一名 19 岁的非洲裔美国妇女，有系统性红斑狼疮、慢性肾功能衰竭和高血压病史，右眼视力为 20/160，左眼数指。双眼都有视盘水肿改变，伴有视网膜出血的液体和脂质的渗出，以及继发于高血压性视网膜病变和视神经病变的棉绒斑（图 A 和图 B）。她住院治疗后，血压得到控制。2 周后，她的视力提高到 20/80 和 20/300；视盘水肿明显改善，右侧比左侧更多（图 C 和图 D）。几周后她回到医院治疗未控制的高血压，但没有进行眼科检查。

高血压性视网膜病变和脉络膜病。

E 和 F：该患者出现高血压性视网膜病变、脉络膜病和渗出性视网膜脱离，表现为视盘周围神经纤维出血、棉绒斑、脉络膜梗死（Elschnig 斑点）和双眼下方自发的视网膜下积液（图 E 和图 F，箭头）。

（A~D，由 Dr. William F Mieler 提供。A 和 B，引自 Yannuzzi，Lawrence J.，The Retinal Atlas，Saunders 2010，978-0-7020-3320-9，p.488）

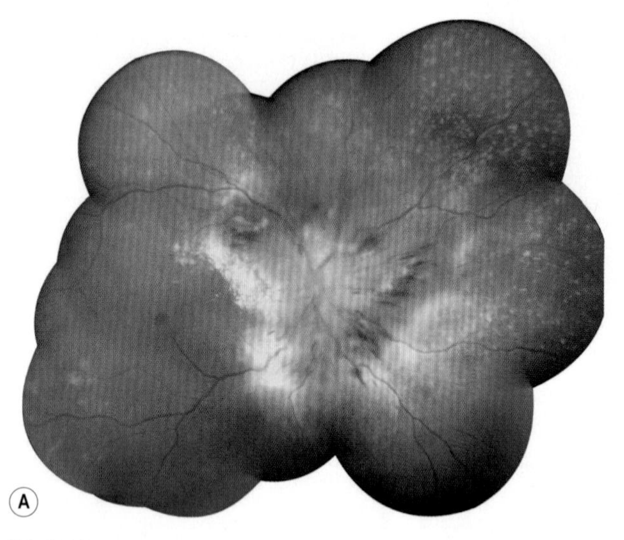

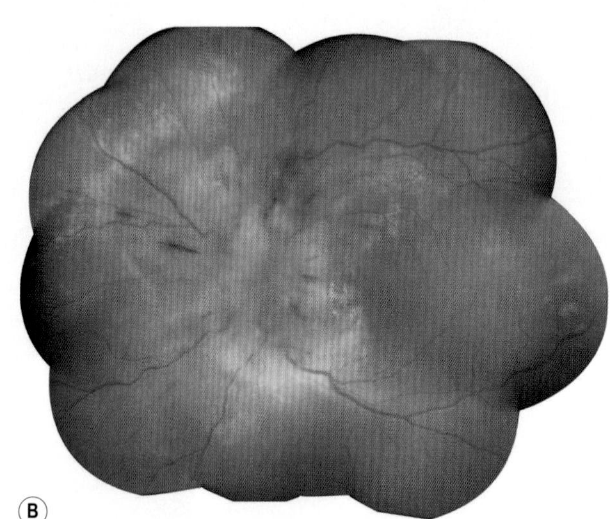

图 6.27

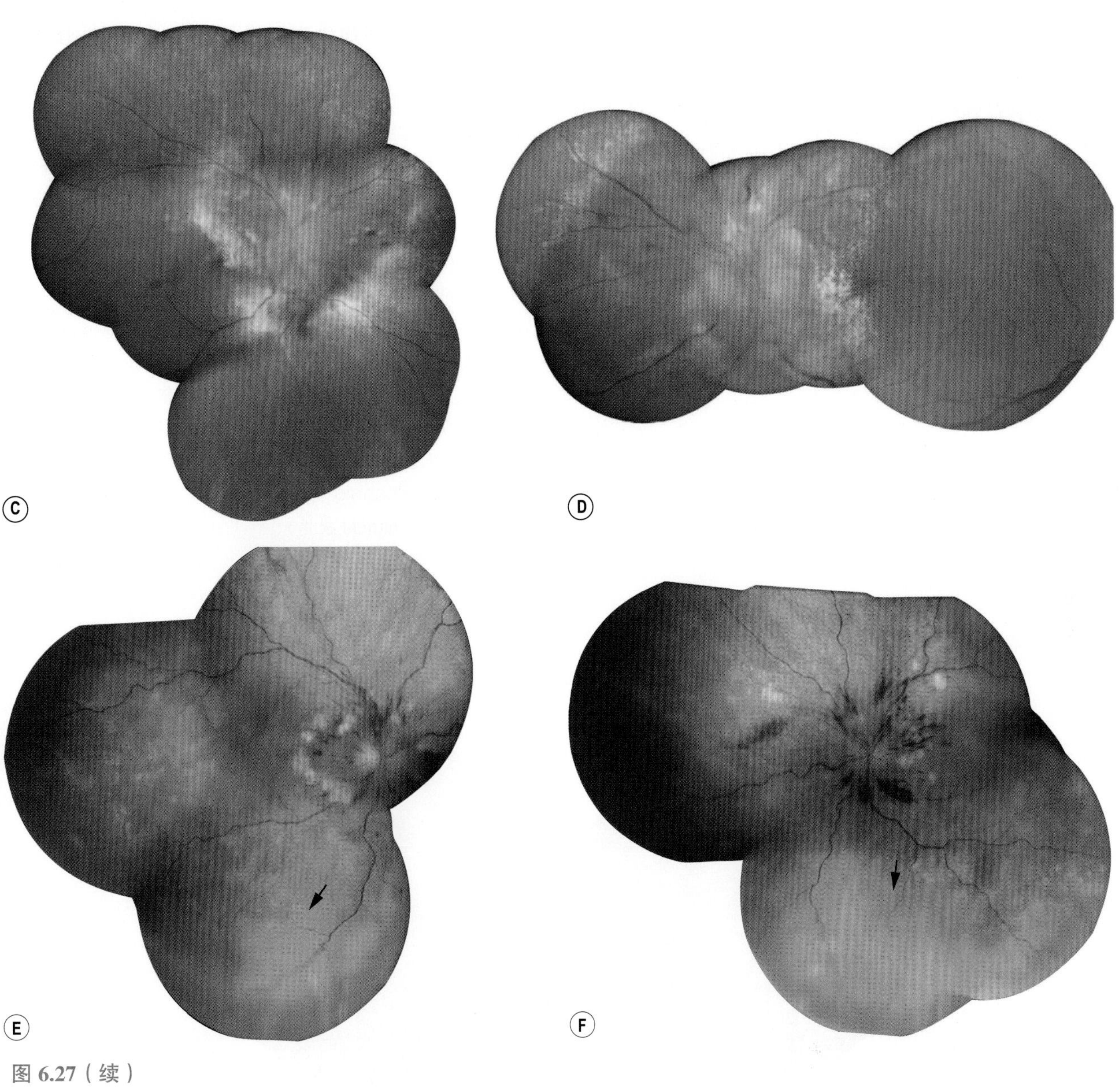

图 6.27（续）

使用改良的 Goldblatt 方法在恒河猴中复制了所有视网膜、脉络膜和视神经头部变化，这些变化在恒河猴中得到模拟 [399, 400, 419-422]。Hayreh 和其他人描述了一种特殊的局灶性视网膜周围动脉周围膜渗出物，它经常在第一次发生。实验诱导的恶性高血压发病后数周 [419]，与棉绒斑点不同，这些与荧光素渗漏的点状病灶相关的针尖样的暗白色深层视网膜病变，是恶性高血压的特异性表现（图 6.28）。它们可能代表 RPE 的局灶性缺血性损伤。

图 6.28 伴有渗出性视网膜脱离的高血压性脉络膜病变。

A~L：这名身材矮小的男性患者接受肾移植手术治疗后由后尿道瓣引起终末期肾病。由于未遵医嘱服用磷酸盐结合剂，他患上了继发性甲状旁腺功能亢进和肾性骨营养不良。双眼视力数指 1~2 英尺（30~60 cm）。双眼视网膜在后极上都有小的黄色明显斑点，上方有黄斑脱离，大的下部脱离伴有液体移位（图 A~ 图 D）。血管造影显示最初的高荧光的病变持续到造影晚期，汇集在视网膜下间隙（图 E 和图 F）。OCT 显示了双眼黄斑的视网膜下纤维化（图 G 和图 H）。他住院治疗后血压控制在 190/130 mmHg，同样纠正贫血和低钾血症。1 周后，他的右眼视力提高到 20/50，左眼提高到 20/200，在 2.5 周后提高到 20/25 和 20/30。渗出性视网膜脱离消退后，留下残留的具有明显边界的慢性 Elschnig 斑点（图 I~ 图 L）。

（由 Dr. Mark Hatfield 提供）

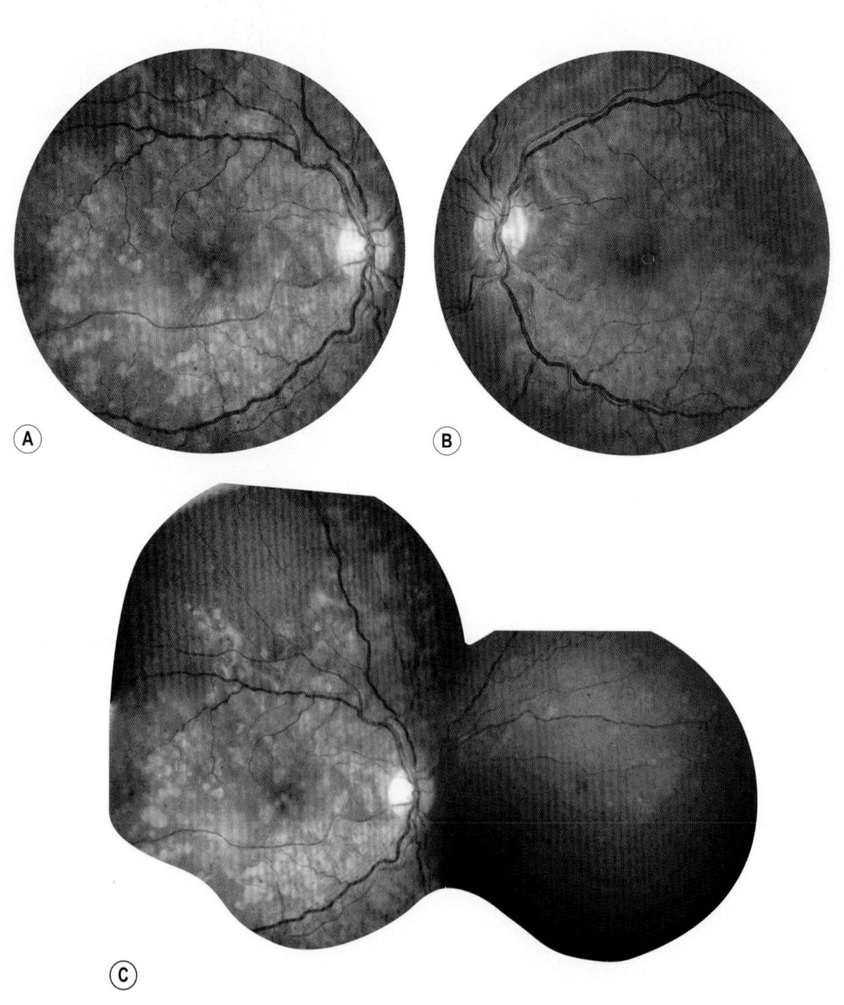

图 6.28

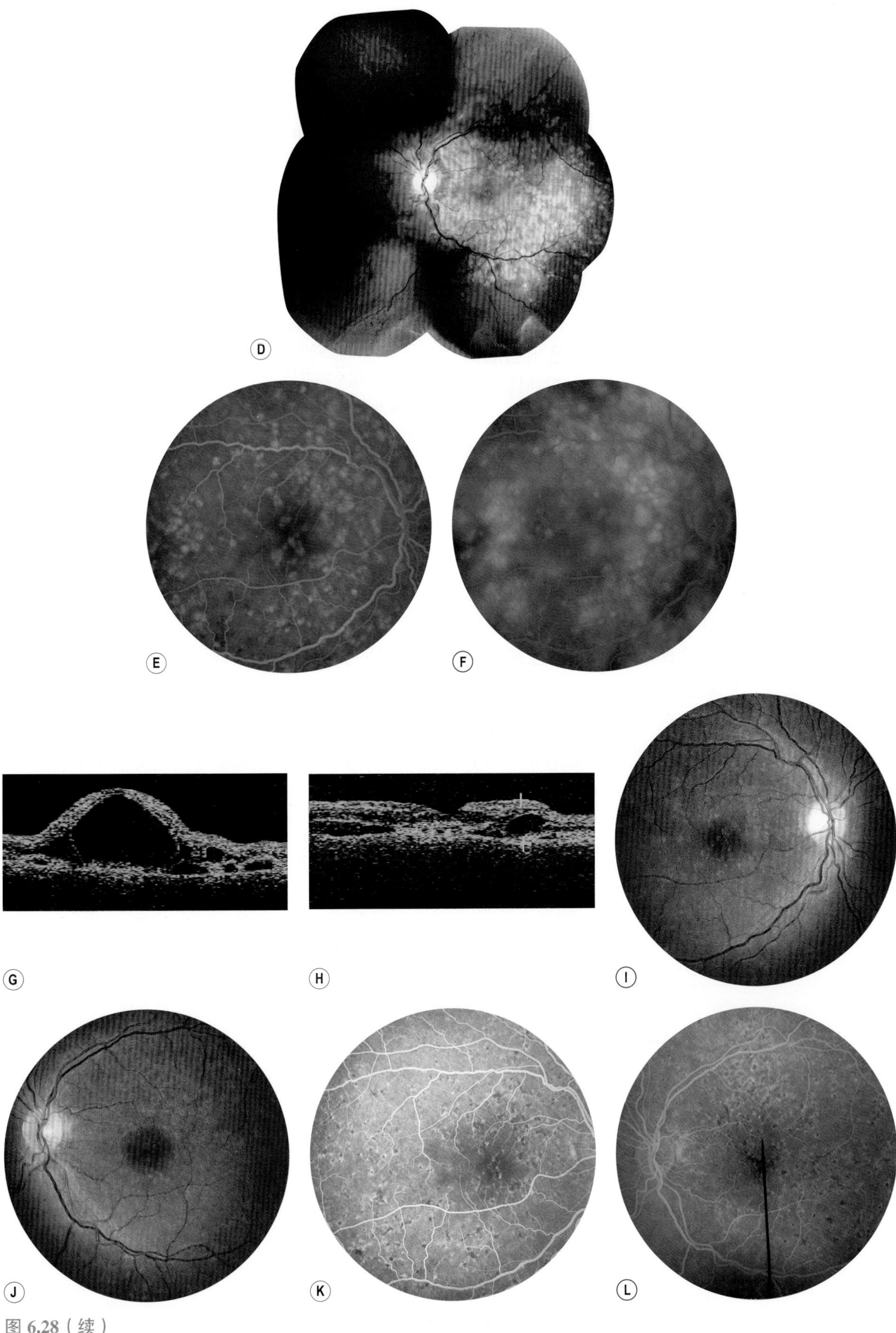

图 6.28（续）

获得性视网膜动脉瘤

发生获得性视网膜巨大动脉瘤的患者通常在60~70岁，由于渗出或动脉瘤出血引起的视力丧失而寻求诊治。通常，4个主要分支视网膜动脉之一出现孤立的圆形或梭形动脉瘤，通常在三级分支血管内（图6.29；图6.30）[423-440]。动脉瘤偶尔发生在睫状动脉或视神经[441-444]。在女性中发生率更高[435,445,446]。颞上动脉最常受影响。动脉瘤通常发生在动脉分叉处或动静脉交叉处。在某些情况下，它可能会搏动[445,447]。脉搏通常不是出血的高危因素[455]。作者已经看到一个搏动的大动脉瘤自发消失。右眼受影响比左眼更常见。大约10%的病例中，双眼可能存在动脉瘤。获得性动脉大动脉瘤的患者总共有50%~75%具有全身性高血压和（或）视网膜小动脉梗死的检眼镜证据。已经注意到与系统性结节病存在一些关联，尽管这种关系尚不清楚。视力丧失最常见的原因是蛋白质和富含脂质的渗出物（通常伴有动脉瘤中的一些血液）渗漏到周围的视网膜中。这种渗漏产生了包括黄斑区在内的环状视网膜病变（图6.29A，F和G；图6.30D）。黄斑的浆液性脱离（图6.30D）、视网膜下、内界膜、玻璃体后界膜和玻璃体的出血是其他引起视力丧失的原因（图6.29J；图6.30H和K；图6.31）[448]。出血偶尔会出现Valsalva动作[425]。在出血相关的病例中，血液通常存在于视网膜前方和后方，并且可能部分或完全遮盖动脉瘤（图6.30H）。可能发生黄斑裂孔的并发症。内界膜下的高压导致的黄斑劈裂或继发性玻璃体牵引引起的血肿可能是裂孔发生中起了作用[449-452]。

图6.29 获得性视网膜动脉巨大动脉瘤。

A~F：49岁高血压女性患者视网膜大动脉瘤引起的黄斑病变，视力为20/40。注意局灶性动脉粥样硬化的袖带（箭头，图A）就在动脉瘤的近端。动脉瘤（左箭头，图B）或动脉粥样化袖带（右箭头）阻塞动脉血流的证据极少。晚期血管造影（图C）显示动脉瘤周围的视网膜染色最少（箭头）。将氩激光治疗（图D）应用于动脉瘤和周围的视网膜。5个月后（图E）视力为20/20。注意小视网膜动脉中的动脉粥样硬化病变（箭头）仍然可见。几年后，她在同一只眼睛中发生了新的大动脉瘤和渗出（图F）。注意动脉瘤远端动脉壁的动脉粥样硬化（箭头，图F）。

G~I：由获得性视网膜动脉大动脉瘤引起的玻璃体出血和环状黄斑病变（箭头，图G）。血管造影（图H）证实存在动脉瘤（箭头）。16个月后，在部分自发消退玻璃体出血和视网膜渗出物（图I）后，视力为20/30。请注意，在中心凹（箭头）不再有任何渗出物。

J~L：视网膜内界膜的浆液性和出血性脱离是由该患者的巨大动脉瘤（箭头）引起的。注意脱离部分下部的血液以及下部的另一个船形的血管下血肿区域。血管造影（图K和图L）显示染料从动脉瘤中渗出。

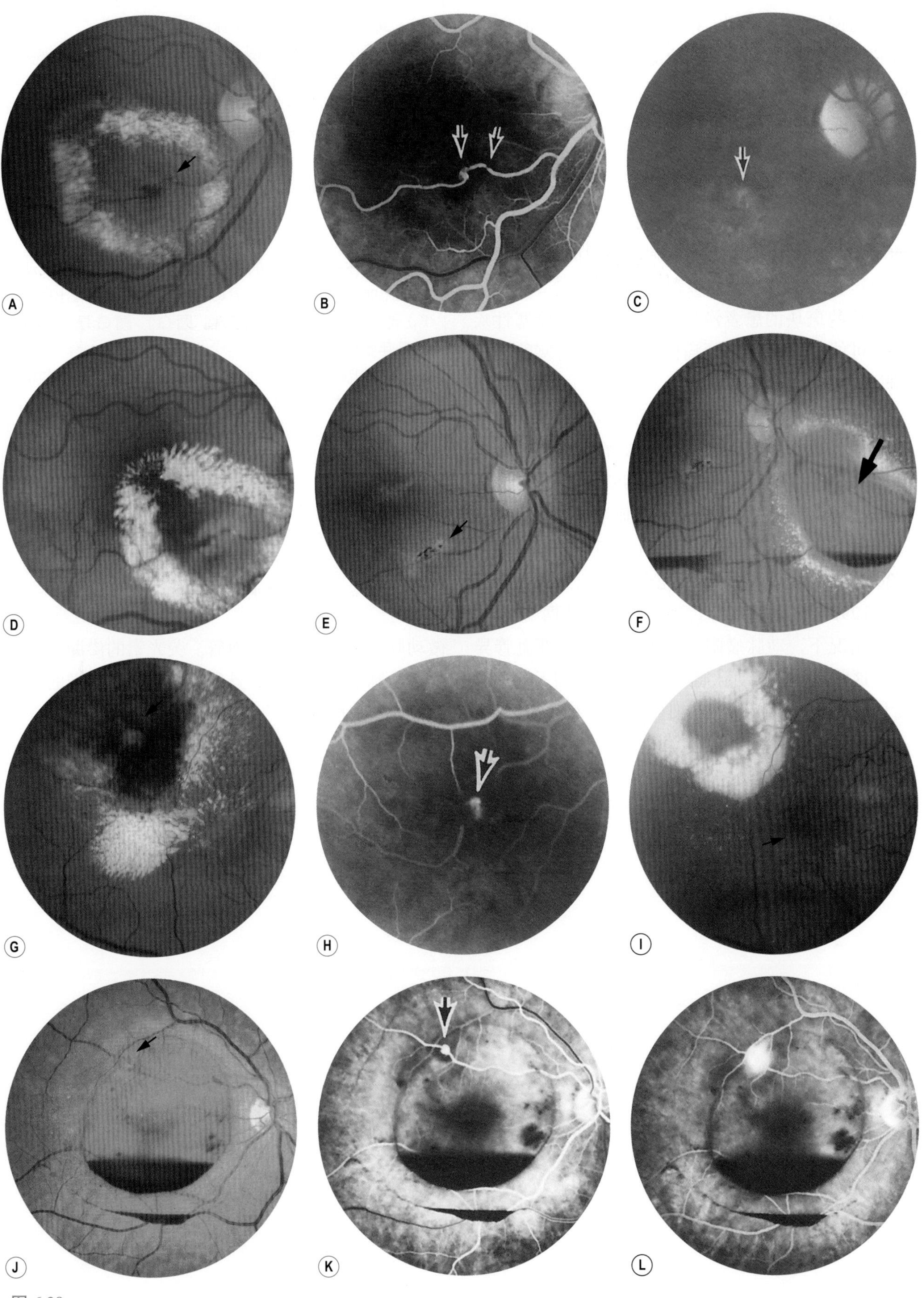

图 6.29

视网膜下新生血管形成虽然罕见，但已有报道[453]。偶尔会有多个动脉瘤沿同一动脉（图6.30G）或眼部的其他部位发生。大约10%的患者有1个或多个局灶性黄色动脉壁斑块，这些斑块位于动脉瘤的近端或较远端（图6.29A和F）。这些通常不完全包围血壁并且不影响血流的病变可能是在动脉壁缺陷部位发生的血清脂肪（动脉粥样硬化）的局部沉积。这些代表了动脉瘤进展的潜在位点。以前这些动脉粥样硬化被误解为栓子[429, 433, 446, 453]。患有这些斑块的患者没有临床证据表明栓塞性疾病。可能存在远离动脉瘤的分支动脉闭塞的证据（图6.30D和E）。

分支视网膜静脉阻塞偶尔可能发生在相同或对侧眼[446]。大动脉瘤可能位于分支静脉阻塞区域内或远端。这两种疾病的这种关联并不意外，因为高血压是两者发展的危险因素。当血液或渗出物部分遮盖时，荧光素血管造影可能无法显示动脉瘤（图6.30I）。血管造影可能显示完全（图6.30E）、部分（图6.29B）或动脉瘤部位动脉阻塞的证据[446]。在某些情况下，动脉瘤附近可能存在少量微血管异常。这些包括扩大动脉瘤周围的动脉周围无毛细血管区，毛细血管扩张，毛细血管无灌注的小区域，微动脉瘤和动脉内侧支血管。荧光素的渗漏主要发生在动脉瘤的部位，并且发生在动脉瘤周围的微血管异常的程度较小。

图6.30　获得性视网膜动脉巨大动脉瘤。

A~C：巨大动脉瘤（箭头，图A）引起视网膜下和视网膜出血，以及黄斑脱离。注意血管造影染色的证据（箭头，图B）。视力为15/200。11个月后，渗出物和出血自发消退（图C）。动脉瘤（箭头）出现萎缩和瘢痕。视力为20/30。

D和E：由获得性大动脉瘤（大箭头）引起的浆液性黄斑脱离（小箭头）。注意阻塞动脉瘤部位的染料流动（箭头，图E）。

F和G：在一名67岁的高血压妇女中引起的一个大动脉瘤和出血渗出（右箭头，图G）。注意先前视网膜出血（图F）部位的小动脉瘤（左箭头，图G）。图G是在图F之后5年收集的。

H和I：和黑色素瘤的出血性视网膜脱离和玻璃体出血相似的是由获得性视网膜动脉巨大动脉瘤破裂引起的（箭头，图H和图I）。注意动脉瘤的遮蔽，它完全被血液遮挡，阻碍荧光素的流动。视网膜下血液自发清除，3年后视力为20/30。

J：由高血压患者的颞下分支视网膜静脉阻塞引起的动脉巨大动脉瘤和囊样黄斑水肿引起的视网膜下出血。

K和L：视网膜下和内界膜下局限性膜出血，伴有由动脉巨大动脉瘤引起的液体水平（箭头）。

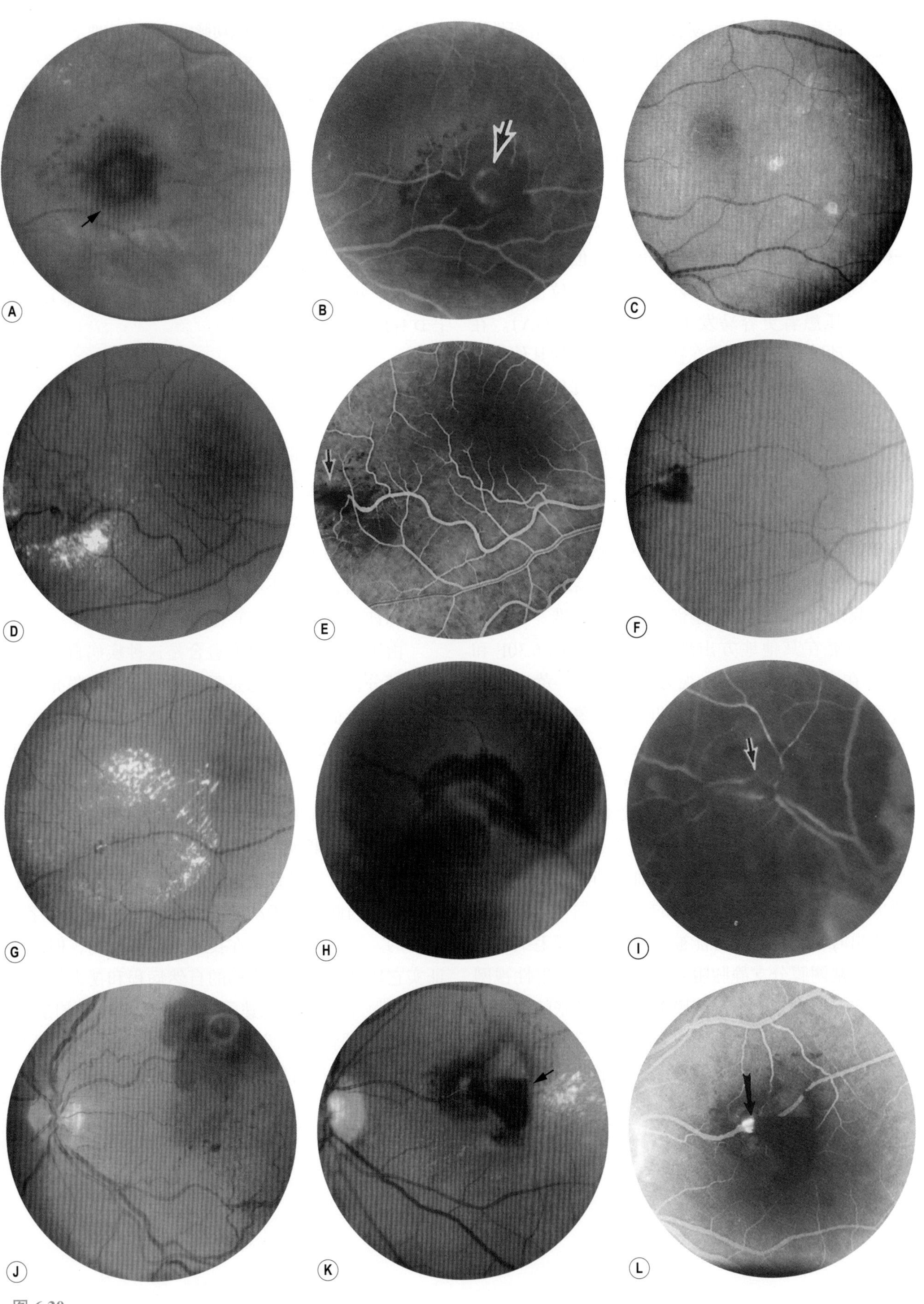

图 6.30

组织病理学上的大动脉瘤表现为动脉壁线性断裂的证据，周围是厚的纤维蛋白血小板凝块和大量的血液、渗出液、含脂质的巨噬细胞、含铁血黄素和纤维胶质细胞反应（图 6.31C~E）[427, 429, 430, 436] 相似的粟粒性动脉瘤可能发生在 100~300 μm 直径血管的中枢神经系统中[397]。这些在高血压人群中比在正常人群中更常见。尽管这些动脉瘤在眼部和中枢神经系统中的发病机制尚不明确，但它们可能发生在局灶性动脉壁发育和随衰老的缺陷位置，特别是高血压患者更容易发生失代偿（图 6.29A）。在视网膜动脉分支附近或在视网膜动脉干的其他部分存在局灶性粥样斑块是动脉壁中存在其他局灶性缺陷的证据，在某些情况下可能导致其他动脉瘤的进展。由于和高血压的相关性，这些患者卒中和心血管疾病的风险可能高于正常水平[445]。

有证据表明，经过一段时间的渗出和出血，动脉壁缺损可能通过血栓形成和硬化过程自发闭合（图 6.29G~I；图 6.30A 和 C）[429]。在某些情况下，视网膜动脉可能接近完全恢复到正常水准。其他动脉瘤可能在其他地方出现（图 6.29F；图 6.30F 和 G）。在大多数情况下，视力预后极佳。黄斑中慢性黄色渗出的患者和有中心凹出血迹象的患者最有可能永久性地丧失一些视力。这些患者的视网膜大出血性脱离常被误认为由年龄相关性黄斑变性引起的视网膜下血肿，偶尔也会被诊断为脉络膜黑色素瘤（图 6.30H 和 I；图 6.31A~C）[429, 430, 435]。当动脉瘤被视网膜内或视网膜前出血遮挡时，位于视网膜大动脉下方的血肿是确诊的重要依据。当伴有黄色渗出时，大动脉瘤可能被误诊为视网膜毛细血管扩张、视网膜分支静脉阻塞、糖尿病和放射性视网膜病变。鉴别先天性视网膜毛细血管扩张的老年患者与获得性动脉大动脉瘤通常不难。后面那部分患者，其中大多数是男性，通常有多个动脉瘤、较大范围的毛细血管脱落，以及毛细血管和静脉受累的更广泛的毛细血管扩张变化（见第 482 页）。有一种特殊的疾病，特征表现为在引起渗出性神经视网膜病变的双眼主要视网膜动脉的分叉处发生多个 Y 形大动脉瘤，病因不明（特发性视网膜血管炎、动脉瘤和神经视网膜病变）（图 6.52；图 6.53）。

由于大动脉瘤的自发愈合是这种疾病自然过程的一部分，因此并不总是需要治疗。视网膜光凝治疗的主要指征是中央黄斑区域黄色渗出物持续或逐渐积聚（图 6.29A~E）[428, 429, 432, 433, 435, 437, 445, 455-457]。使用大光斑（500 μm）、长间隔（0.5 秒）中等强度的氩绿黄色激光光凝，能成功加速了缺损的愈合（图 6.29A~E）。这种治疗可能会导致动脉暂时性的阻塞，偶尔也可能导致动脉瘤出血。由于渗漏部位是动脉瘤，因此局限于动脉瘤周边区域的间接治疗是可行的。视网膜下放液在技术上是可行的，但尚未证实它较激光治疗对疾病的自然病程和视力更有帮助[458-460]。而它确实加速了视力恢复。对于使用 Nd：YAG 激光器将内界膜下的血肿释放到玻璃体[439, 461]或对血肿部位进行气体填充也是如此。

图 6.31　视网膜动脉巨大动脉瘤的组织病理学。

A~C：大动脉瘤引起黄斑出血性脱离（图 A），误诊为黑色素瘤。动脉瘤破裂（箭头，图 B）导致血液延伸到视网膜下腔（苏木精和伊红染色）。在图 B 附近取得的希夫酸部分（图 C）显示纤维蛋白渗出物和血液的轮状物引起视网膜肿胀并且在很大程度上封闭了动脉壁中的瓣状开口（箭头）。还要注意动脉瘤的通畅性。

D 和 E：引起视网膜内和视网膜下出血的微动脉瘤。注意所示的内弹性膜（箭头，图 E）中的缺损周围的纤维蛋白血小板壁染色增厚（箭头，图 D）。

（A~C，引自 Perry 等[416]，；D 和 E，由 Fichte 等提供[427]）

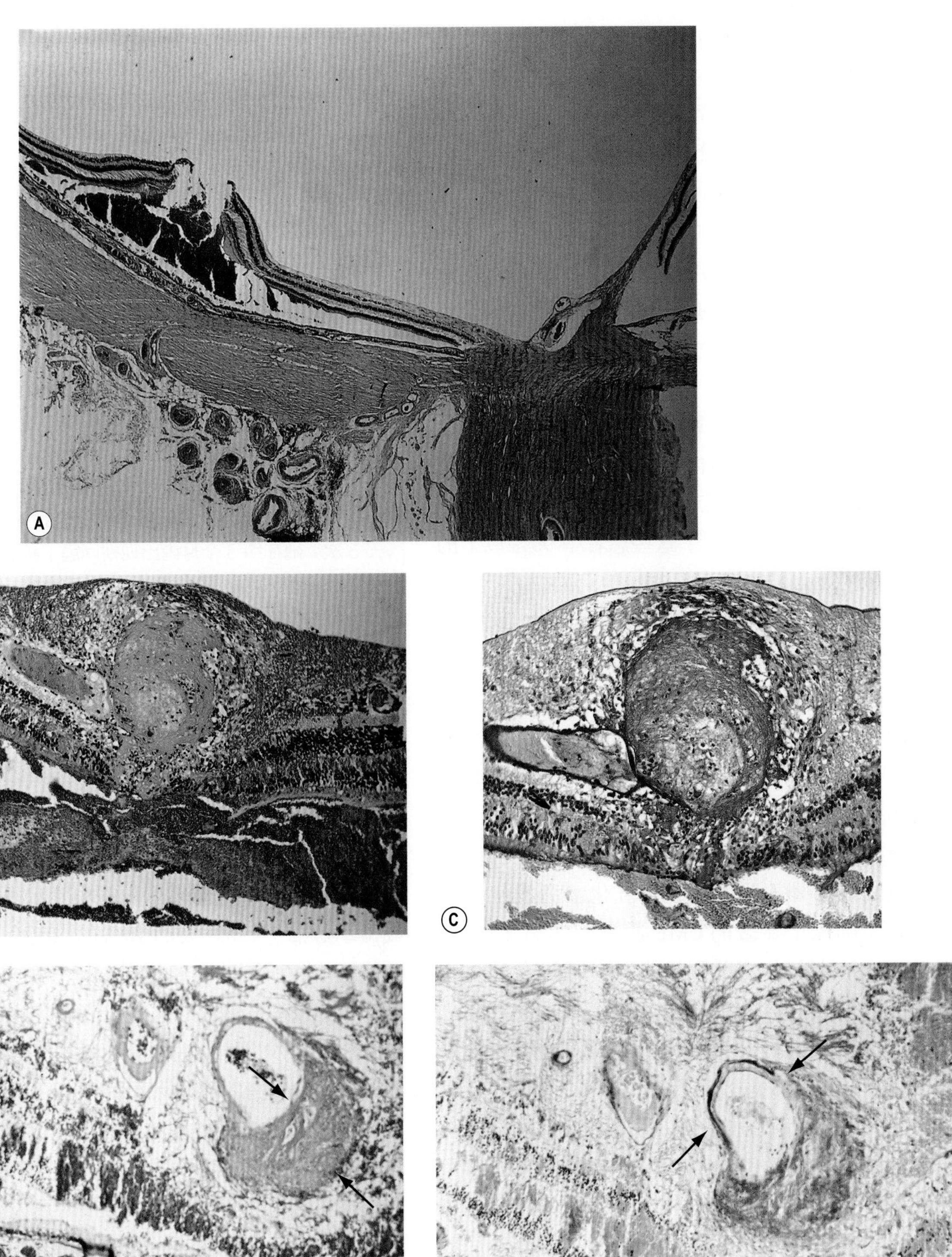

图 6.31

视网膜毛细血管疾病

视网膜通常含有非常少的细胞外液。一些疾病主要影响视网膜毛细血管床的结构和渗透性。这些改变经常导致渗出物渗漏，并且在一些情况下，血细胞逃逸到视网膜组织中。渗出物的量取决于毛细血管内皮损伤的严重程度。静脉注射荧光素有助于检测视网膜毛细血管床的结构和通透性改变以及视网膜细胞外空间扩张的程度（参见第 2 章）。

白内障摘除术后囊样黄斑水肿

50%~70% 的囊内白内障摘除术患者会发现荧光素血管造影证据显示荧光素从中心凹视网膜毛细血管渗漏（图 6.32）[462-474]。这些患者中 90% 以上的患者没有显微镜下 CME 的证据，他们的视力不会有任何显著下降。该亚临床 CME 的发病率如此之高，以至于它可被视为对囊内白内障摘除的正常生理反应。在白内障囊内摘除手术后，5%~15% 的患者会出现继发于临床显著性 CME 的视力丧失[444, 465]。这些患者将表现为典型的显微镜和荧光素血管造影下由浆液性渗出引起的细胞外间隙的囊样改变（图 6.32~ 图 6.34）。这些变化将在第 2 章中详细介绍。白内障囊外摘除术和超声乳化术后发生率明显降低。临床上显著的 CME 通常在术后 4~12 周内发生，但在某些情况下，其发作可能会延迟至手术后数月或数年[475]。很少发生在术后第 3 周之内[476]。视物模糊是常见的主诉。视力通常降低到 20/30~20/70。少数患者可能会主诉眼睛有轻微刺激，并表现为周围结膜注射的改变。在囊内白内障摘除术后大约 50% 的患者中，前玻璃体界面破坏，或者在接受超声乳化术的眼中，有或没有前玻璃体切除术后囊被切开。一些炎症细胞可能存在于后玻璃体中，这通常表现出大量液化的迹象。通常无法证实玻璃体与黄斑黏附。可能存在轻度和罕见严重程度的视盘水肿。通常毛细血管床的结构没有眼部可见的变化。可能会偶尔出现小片状视网膜内出血或微动脉瘤[464, 477]。大约 10% 的患者会出现视网膜前膜形成或所谓的玻璃纸样黄斑病变的证据（参见第 7 章）。超过 50% 的这些患者将有系统性高血压的临床证据或局灶性视网膜动脉狭窄的证据[464]。眼压一般正常。白内障摘除术后 CME 似乎更常见，并且在蓝色而非棕色虹膜的患者中更为严重。它发生在黑种人白内障摘除中并发症的发生率低于白种人，并且在儿童白内障囊外摘除术后不常发生[466, 478-480]。如果婴儿镜片拔除伴有前段玻璃体切除术，可能会出现明显的持续性 CME[464]。

图 6.32 无晶状体囊样黄斑水肿（CME）。

A~D：注意黄斑区域的增厚和多个囊样间隙的存在（图 A）。早期血管造影显示视网膜毛细血管床（图 B）的周围染料渗漏的证据。有一些证据表明染料从视盘渗漏。染料渗入视网膜外层的囊样间隙，并在注射后 1 小时向中心和外周扩散（图 C 和图 D）。染料在囊样间隙中染色液体。注意中央的深色星状图、视网膜内染料的边缘，以及视网膜血管的存在，其显示为荧光遮蔽的暗区。

E 和 F：白内障摘除后的 CME。玻璃体混浊部分遮蔽了视网膜（图 E）的囊样间隙。箭头表示位于视网膜深处的小的黄色沉积物。存在轻度视盘水肿。1 小时血管造影（图 F）显示 CME 的典型血管造影改变。

G~L：这名非洲裔美国女性患者接受了成功的超声乳化术和放置后房型人工晶状体，双眼都发生了 CME 和视网膜下液（图 G~ 图 J）。在近 1 年的最小剂量局部类固醇和非甾体类药物治疗后，她开始口服乙酰唑胺 250 mg，1 天 3 次。她在约 3 个月内出现视网膜下和视网膜内液的减退。停用乙酰唑胺后，CME 又逐渐复发，但在重新服用后（图 K 和图 L）得到了缓解。在之后 3 个月，乙酰唑胺使用逐渐减少，并且每只眼保持 20/20 的稳定视力。

（引自 Gass 和 Norton[463]，）

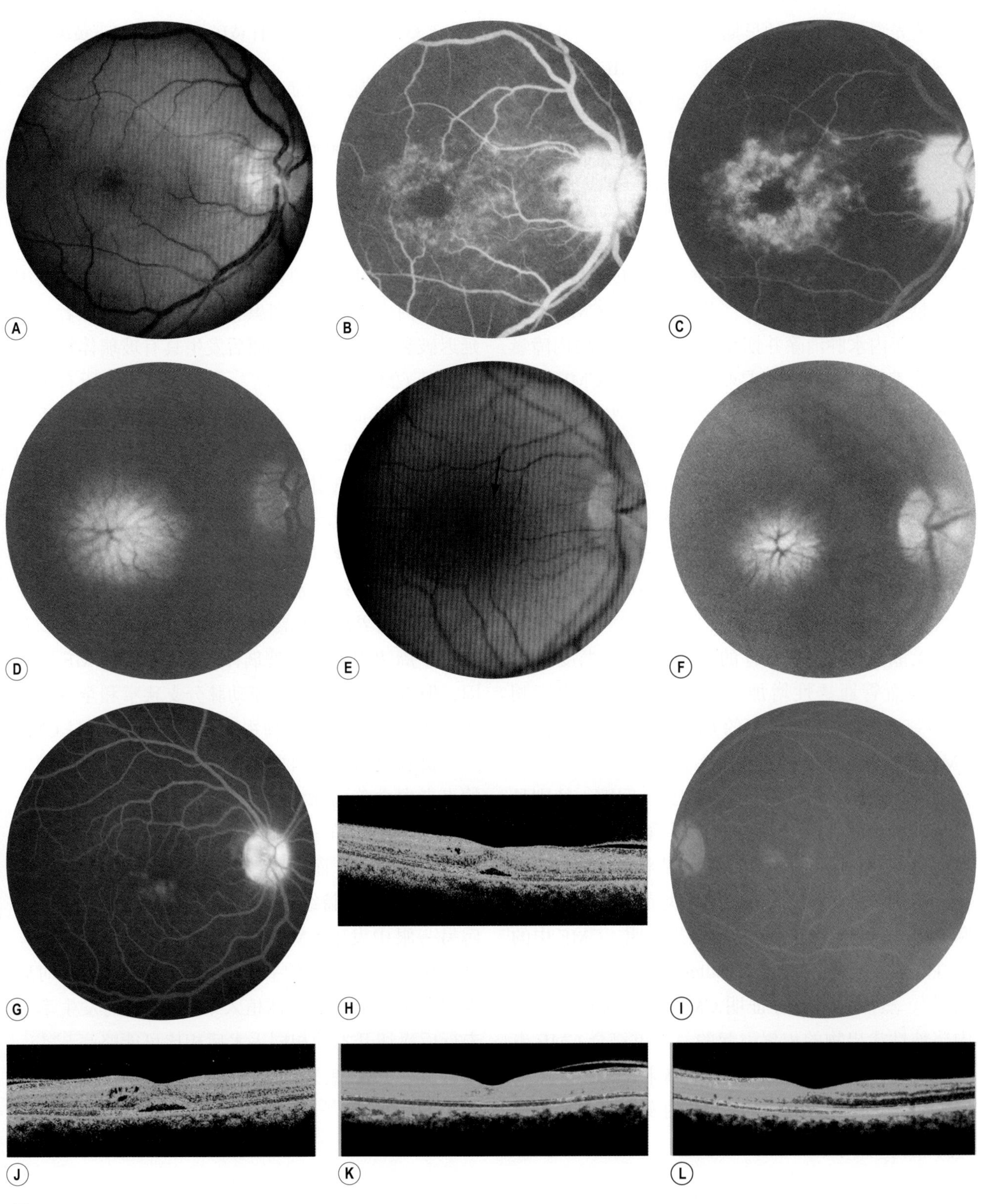

图 6.32

荧光素血管造影的早期阶段表现为染料从中心凹视网膜毛细血管渗漏，晚期显示 CME 的特征改变（图 6.32）。血管造影可以有助于这些患者 CME 的诊断，这些患者通常具有混浊的屈光介质，阻止了对黄斑进行详细的眼底检查。荧光素的渗漏通常发生在视盘和前部葡萄膜的毛细血管中。房水通常荧光染色重。在囊内白内障摘除术和无晶状体植入术后，2/3 的患者在 3~12 个月内 CME 自发消失，视力恢复至 20/30 或更好。其他患者在 CME 发病后 1~5 年内水肿消除并恢复良好的视力。白内障囊外摘除术和后房型人工晶状体植入术后 CME 引起的永久性视力丧失的发生率为 1%~1.5%。CME 的持续时间通常较长，并且在询问病史时有玻璃体切除术病史的患者或术后在伤口中发生玻璃体嵌顿的患者中复发更为频繁。对侧有晶状体眼的血管造影显示没有视网膜或虹膜血管通透性异常的证据，除了一少部分在白内障摘除前患有不明原因的慢性双侧玻璃体炎症患者。

无晶状体 CME 患者的玻璃体荧光光度法显示出眼血管通透性增加，与 CME 的严重程度相似[481]。虹膜植入物继发的 CME 的患者发生慢性 CME 和角膜水肿的可能性较高。

组织病理学上，视网膜的细胞外间隙，特别是内核层和外丛状层，通过蛋白质含量低的浆液扩散（图 6.34；图 6.35）。在有无晶状体 CME 的眼中，组织学上发现了少量的慢性炎症细胞[482]。Fine 和 Brucker 的电子显微镜检查结果表明，CME 中的囊性间隙可能是由扩张的 Müller 细胞内液积聚引起的[483]。然而，Gass 等证明 CME 是由细胞外间隙中浆液性渗出物的积累引起的，这更符合 CME 患者血管造影和光学显微镜检查的临床表现[484]。

无晶状体和假晶状体 CME 的发病机制尚不清楚。玻璃体对黄斑的直接牵引似乎不是一个重要因素。在白内障摘除期间患有玻璃体丢失的患者和在延迟破裂至前玻璃体表面后发生具有玻璃体粘连的患者的 CME 发生率较高。大多数但不是所有患者的玻璃体后部炎症细胞的典型改变表明炎症的重要性。然而，这些细胞可能是视网膜毛细血管异常的结果，而不是原因。来自其他眼内手术过程的玻璃体炎症反应通常不会产生黄斑水肿。晶状体摘除是这种疾病的关键因素，但其导致视网膜水肿的机制尚不清楚。前列腺素从前段到视网膜的扩散，继发于玻璃体前界面的高渗透性、轻度的睫状体炎以及作用于周边视网膜的玻璃体牵拉可能是 CME 的原因，但未被证实。视网膜动脉分支狭窄和全身性高血压的频发表明潜在的视网膜血管疾病也是 CME 发病机制中的重要因素。有糖尿病视网膜病变病史的患者白内障摘除术后发生 CME 的发生率远高于健康患者[485]。在一项研究中，临床上典型 CME 的发生率为 75%，而对照组为 6%，并且在 56% 的糖尿病眼中 CME 持续超过 1 年[485]。在正常白内障术后另一眼中发生 CME 的发生率可能高达 50%[464]。可能在随后的晶状体后囊切开后不久发生。同时后囊切开术后前房晶状体植入术后 CME 的发生率与未行后囊切开术的相同手术后相比可能略高[486,487]。延迟 Nd：YAG 激光囊切开术后 CME 的发生率可能低于 1%~2%[488,489]。

图 6.33 图示在存在囊样黄斑水肿的情况下黄斑的眼底外观。

中心凹内视网膜前表面的弓形是由视网膜增厚引起的。后照射观察时，细胞外浆液的囊腔最显著。

（引自 Gass 和 Norton[463]，©1966，美国医学会。版权所有）

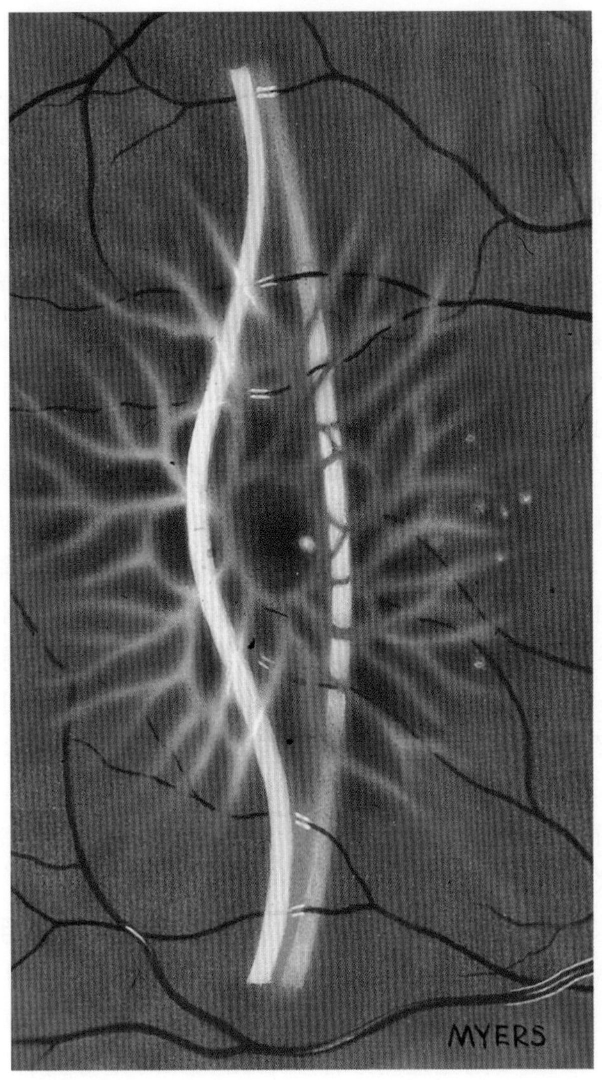

图 6.33

用抗炎药如抗前列腺素和皮质类固醇治疗无晶状体或假晶状体 CME 可能导致视力暂时的改善，但没有证据表明它们能显著缩短临床典型 CME 的持续时间或降低发展为慢性 CME 的概率 [471, 490-496]。局部非甾体类抗炎滴剂可能有效减少 CME，但在大多数患者中可能不会比外用皮质类固醇滴剂更成功 [497-500]。有证据表明，在一些患者中使用外用皮质类固醇引起的眼压升高是其治疗效果的部分原因 [501, 502]。在一些持续性 CME 患者中切除伤口玻璃体是有价值的 [503]。某些玻璃体嵌顿患者，特别是主诉有刺激症状和畏光以及有许多玻璃体混浊的患者，在玻璃体切除术后症状得到了缓解和视力改善。在没有慢性刺激症状、畏光或角膜水肿的情况下，由于其程度的不确定性和自发消退的可能性，在水肿发作后至少 1 年内不建议从伤口进行玻璃体切除。碳酸氢酶抑制剂已被建议用于治疗无晶状体和假晶状体引发的 CME（图 6.32G~L）[504-506]。

在出现视力丧失的无晶状体或人工晶状体患者中，检眼镜检查通常足以确定 CME 的存在。荧光素血管造影和 OCT 有助于 CME 在裂隙灯检查不明确的情况，或者对视力丧失的解释不明确的情况。医师应该记住，与白内障摘除相同的 CME 可能与许多其他疾病相关，其中一些可能在白内障摘除之前或之后未被发现 [507-510]。特别重要的是检测是否存在白内障。轻度的孔源性视网膜脱离、眼内脉络膜新生血管形成，伴有年龄相关性黄斑变性或玻璃体牵引的其他证据，可能在引起 CME 或产生类似 CME 眼底改变的黄斑病变中发挥作用 [511]。

类风湿性黄斑水肿与孔源性视网膜脱离相关

少数患者可能会发生继发于孔源性视网膜脱离的 CME 的眼底和荧光素血管造影改变 [495, 511-515]。

图 6.34 无晶状体囊样黄斑水肿患者的组织病理学发现。

A：注意外部丛状层中含有浆液性渗出物的大囊性间隙和内核层中有渗出物的小间隙。尽管视网膜明显增厚，但几乎没有证据表明神经组织丢失。注意不规则变薄的视网膜色素上皮下的轻微浆液分离。

B：比图 A 更靠近中心凹中心部分的眼底照片。注意假的大中央囊肿内壁的破裂（箭头）。

（A，引自 Gass 和 Norton[463]，©1966，美国医学会。版权所有）

CME 可能在术前出现或最初可能在术后过程中出现。已有 25% 的有晶状体眼病患者接受了巩膜扣带术，40%~65% 的无晶状体眼患者接受了巩膜扣带手术，血管造影证据表明有水肿 [514, 516]。老年患者 CME 的发生率似乎更高，很多情况下它会自发清除。CME 的晚期消退导致视力改善延迟，有时在成功修复视网膜脱离后 6 个月或更长时间内发生。自发消退 CME 的一般预后良好 [512]，在没有孔源性脱离的视网膜冷冻治疗后，已发现有 CME[517]。

其他类型的眼内手术后囊样黄斑水肿

其他一些有眼科手术术后的患者，例如青光眼滤过手术和周边虹膜切除术，也观察到暂时性 CME。CME 是穿透性角膜移植术后的主要并发症 [518, 519]。Kramer 发现无晶状体眼的临床典型的 CME 发生率为 42%，他们进行了穿透性角膜移植术和玻璃体切除术 [518]。他发现玻璃体切除术联合白内障摘除术和穿透性角膜移植术后 CME 的发生率为 19%，未行前部玻璃体切除术术后发生率仅为 4%。在患有大泡性角膜病变和伴有前房和虹膜夹持人工晶状体的 CME 的情况下，在穿透性角膜移植术和更换后房型人工晶状体后经常视力恢复良好 [520]。CME 在激光虹膜切开术后亦可发生 [521]。

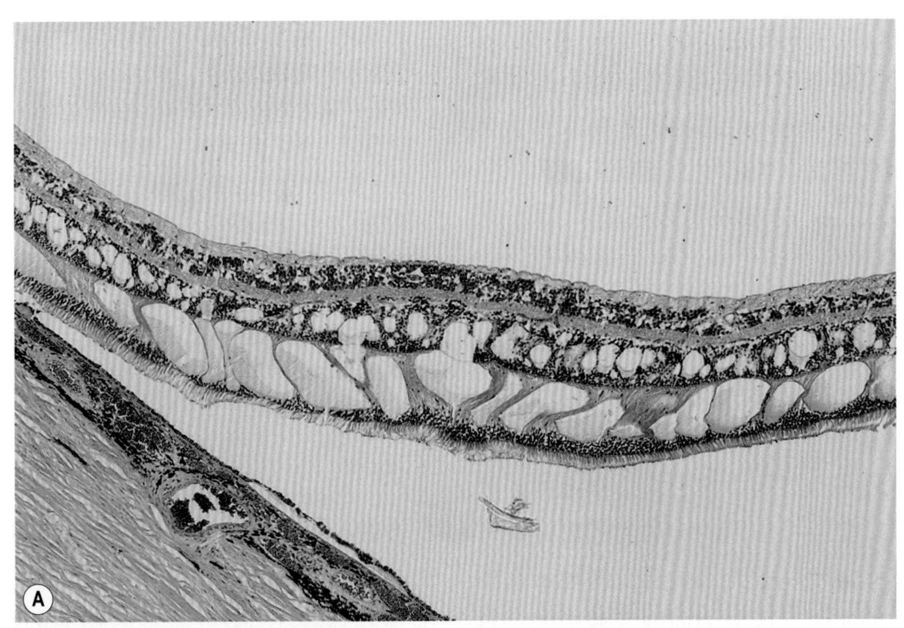

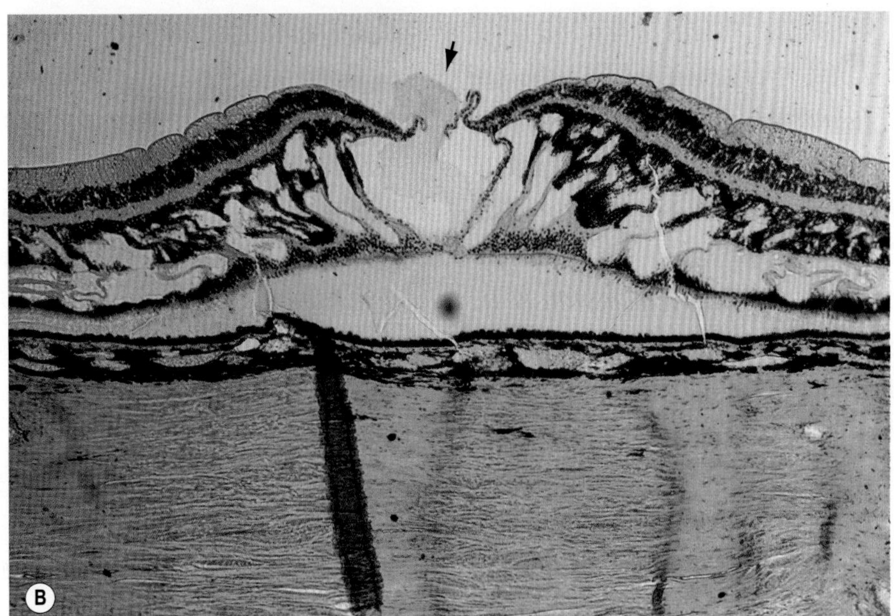

图 6.34

囊样黄斑水肿的并发症

虽然在 2 年或更长时间的 CME 后视力可能恢复到 20/30 或更好，但是一些患者在长期水肿后会继发永久性视网膜损伤。大的中央囊状间隙内壁的自发破裂形成层状孔是 CME 的并发症之一[522]。当发生这种情况时，它会产生特征性的眼底和血管造影改变（图 6.35；图 6.36）。眼底表现为在黄斑中央出现圆形或椭圆形、1/3 视盘直径的缺损。孔底部的 RPE 不受干扰。当裂隙光束穿过孔移动时，在剩余视网膜的表面上通常会出现光泽或光反射。孔内的黄色沉积物和全层孔中典型的边缘视网膜脱离的光晕不存在。板层孔周围的小的周围囊样腔可能难以发现。然而，晚期荧光素血管造影显示在围绕圆形或椭圆形的非荧光区域的周围区域中的染料的多囊样改变，其与板层孔相对应（图 6.36D）。在内囊壁破裂后，荧光素不再集中在板层孔区域（图 6.35；图 6.36）。在分离板层孔周围的 CME 后，黄斑的荧光素血管造影显示正常。偶尔内囊壁多处破裂会产生多个板层黄斑裂孔，而不是孤立的椭圆形或圆孔。

在中心视力和 CME 较差的无晶状体患者中，在血管造影的晚期（10~60 分钟）未能发现中央囊肿的存在，表明由于存在板层孔，视网膜萎缩或非黄斑原因引起的视力预后不良。

由视网膜前膜形成引起的玻璃纸黄斑病和黄斑皱褶在 CME 发病时可能是明显的，或者它们可能作为 CME 的晚期并发症发生。当它们发生时，CME 缓解后中心视力不太可能恢复正常。然而，偶尔这些前膜可能会自发地从视网膜表面剥离，并且可以恢复良好的视力（图 7.23）。

长期的 CME 可能偶尔会产生视网膜外层的萎缩，并且除了没有中心凹反射，黄斑可能看起来相对正常。

婴儿囊样黄斑病变

通过 Trese 和 Foos 对 3 名三性早产儿的眼睛进行肉眼检查，观察到与 X 连锁青少年视网膜劈裂相似的婴儿囊样黄斑病变[523]。在不同的视网膜水平上观察到囊样变化。在所有患者的视网膜和中枢神经系统中发现神经节细胞数量减少。

图 6.35　有晶状体女性患者囊样黄斑水肿和脉络膜黑色素瘤的电镜改变。

A~E：晶状体摘除术之前，血管造影显示囊状的黄斑水肿的证据（图 A 和图 B）。环氧树脂包裹的部分眼（图 C）显示囊性扩张的细胞外间隙的外核层和外丛状层（×40）。其中一个较小的囊样间隙（图 D）边缘的电镜切片显示了保存完好的正常细胞之间充满均匀物质的细胞外间隙。糖原颗粒（箭头）提示快速固定（×15 000）。有视网膜毛细血管基底膜增厚（图 E，×7 200）。

（引自 Gass 等[484]）

与脉络膜黑色素瘤相关的囊样黄斑水肿

患有外周黑色素瘤的患者可能会出现 CME 的典型眼底和血管造影表现，与黄斑的浆液性脱离无关（图 6.35）[484, 524]。这种水肿的原因可能是邻近黑色素瘤和视网膜血管炎的脉络膜内的慢性炎症细胞浸润。重要的是，单侧 CME 患者要仔细检查外周眼底，以排除黑色素瘤的存在。

囊样黄斑水肿及局部肾上腺素和前列腺素抑制剂治疗

使用局部肾上腺素样和抗前列腺素滴剂治疗青光眼后，无晶状体或有晶状体眼病患者可能会出现 CME 的典型生物显微镜和血管造影表现[525-529]。如果 CME 发生并且是由滴眼液引起的，可以通过停止服药来逆转。

囊样黄斑水肿与眼部相关炎症

CME 可能发生在各种眼部炎症疾病中，例如睫状体平坦部炎、Behçet 病、白癜风性脉络膜视网膜炎、结节病、特发性玻璃体炎和巩膜炎。

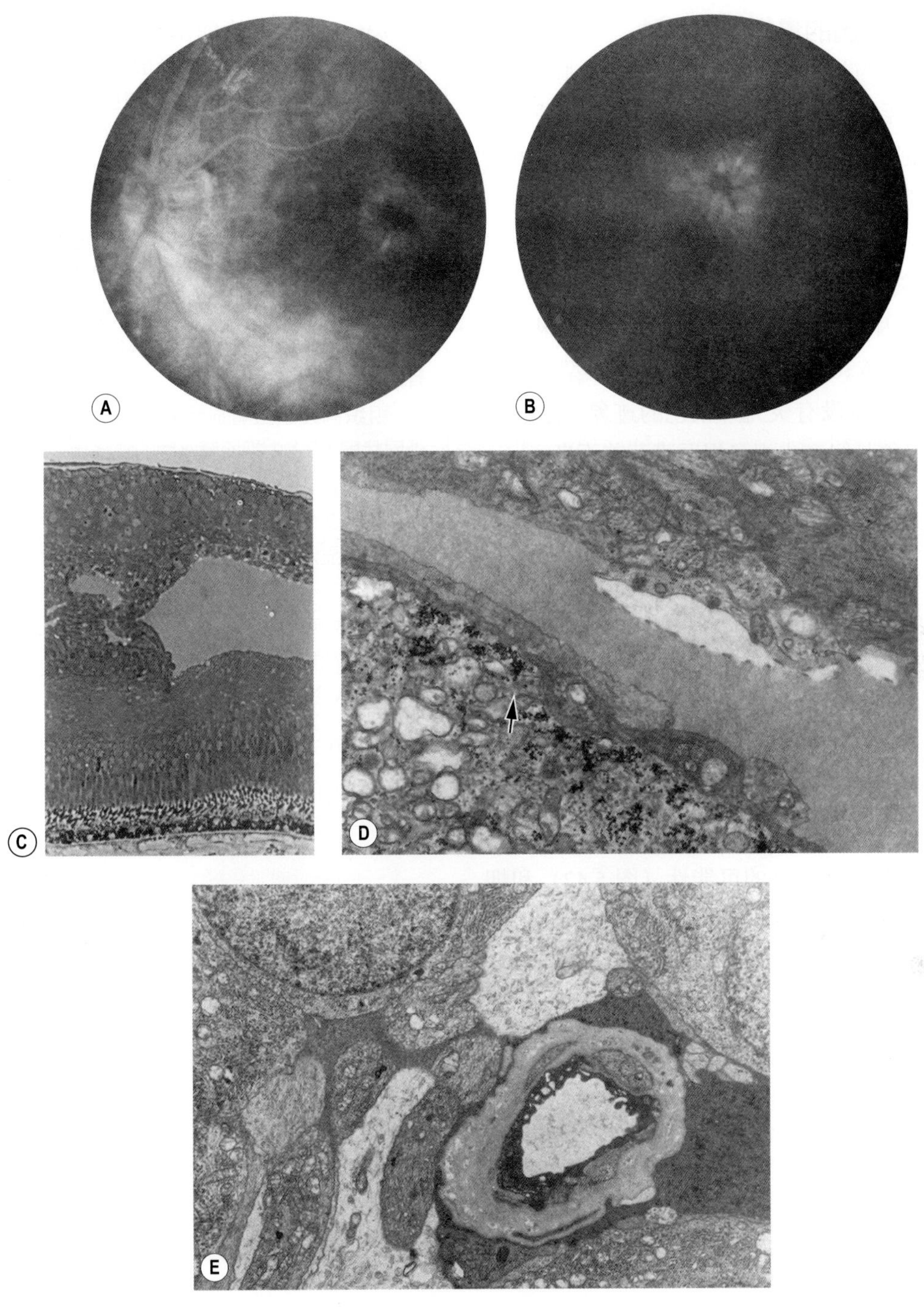

图 6.35

其他原因引起的囊样黄斑水肿

关于 CME 与视网膜营养不良、颈动脉闭塞、先天性大面积毛细血管扩张、覆盖隐匿性脉络膜新生血管形成以及隐匿性视网膜中央静脉阻塞后发生的黄斑水肿，分别见第 314，490，538 和 556 页。

特发性囊样黄斑水肿

不确定原因的 CME 偶尔发生在患者的单眼或双眼（图 6.37；图 6.38A~H）。CME 可能与典型的荧光素渗漏相关，或者没有荧光素染色的迹象。这些患者中的一些可能最终产生视盘视网膜营养不良。

假性黄斑水肿

X 连锁青少年视网膜劈裂患者的视网膜浅层变化（图 5.59A，C，E；图 5.58）、Goldmann-Favre 综合征（图 5.57A，D 和 H）、婴儿囊样黄斑病变和孔源性视网膜脱离、闪光样黄斑病变（图 8.16）和自发性玻璃体视网膜分离（图 7.14J~L）可能被误认为是 CME。荧光血管造影有助于这种鉴别诊断。对于疑似 CME 和血管造影阴性的患者，必须注意排除视盘视网膜营养不良的可能性（图 5.42）和烟酸黄斑病变（图 6.38I~L）。

图 6.36 **白内障摘除术后患有长期囊样黄斑水肿（CME）的患者出现黄斑板层孔。**

A~D：注意位于视网膜中央的黄色色素（箭头，图 A）。视力为 20/40。1 小时的血管造影（图 B）显示 CME 的典型改变。请注意，染料充盈中央的囊样间隙。4 年后（图 C），患者出现了一个局限性缺损，累及视网膜内层。在板层孔（图 C）周围有视网膜的视网膜前膜和囊样水肿的显微证据。视力为 20/70。血管造影证明了板层孔周围的 CME（图 D）。没有染料聚集，因为它可以通过内部视网膜层中的缺损自由扩散到玻璃体中。在拍摄图 C 和图 D 照片后不久患者就过世了。

E：组织病理学检查显示层状孔（1）、视网膜前膜（2）、外网状层（3）中视网膜水肿的狭缝状区域，以及内核层中的小口袋渗出物。在黄斑板层裂孔附近存在一些受体元件（4）的损失，由于受体细胞层死亡后的伪影自身向后折叠。

F 和 G：显示患有 CME 的患者的板层黄斑裂孔发展的示意图。

F：内界膜破裂前的 CME。

G：具有周围视网膜前膜的板层黄斑裂孔。

（引自 Gass[522]）

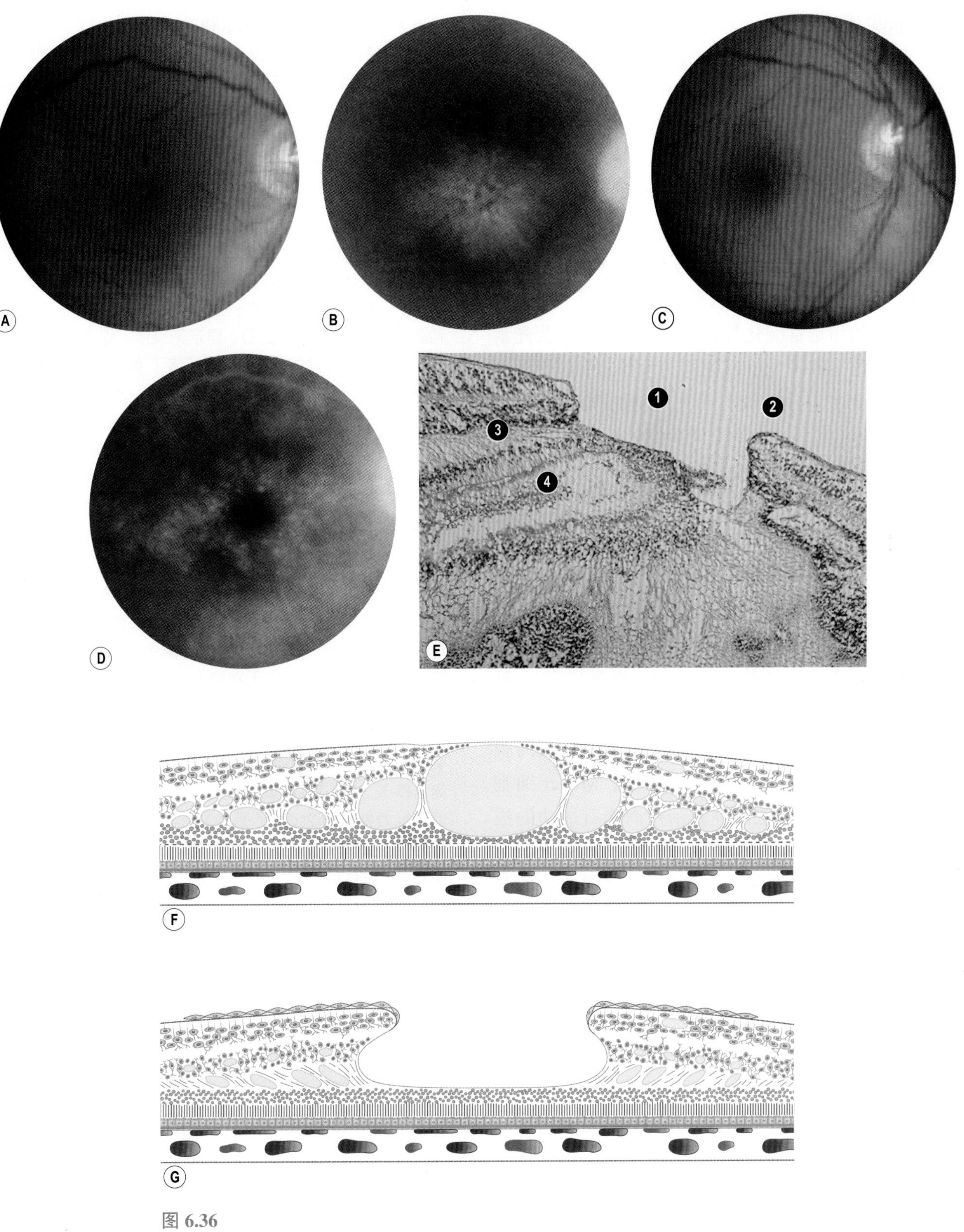

图 6.36

烟酸黄斑病

接受高剂量烟酸（1.5~5 g/d）治疗高胆固醇血症的一小部分患者（可能低于1%）会发生由CME引起的双眼视物模糊（图6.38I~L）[530-534]。尽管CME的显微外观与白内障摘除术后患者的外观相同，但并未伴有玻璃体炎、其他视网膜血管改变和视网膜毛细血管通透性改变的荧光素血管造影证据（图6.38K）。在OCT的外丛状层和内核层可见囊性间隙[535, 536]。没有荧光素渗漏的直接原因。视网膜毛细血管的渗透性变化是否如此稳定以至于荧光素颗粒不会渗漏或者Müller细胞的水肿是引起囊样水肿的原因仍然存在争议[537, 538]。烟酸治疗后即刻恢复正常视力并黄斑水肿完全消退（图6.38L）[536, 539]。再治疗又会导致CME复发。

显性遗传的囊样黄斑水肿

Deutman等人描述了以CME为特征的常染色体显性遗传性黄斑营养不良、整个后极部视网膜毛细血管的荧光素渗漏、正常的视网膜电图检查结果、亚正常眼电图检查结果和远视眼[540-542]。最终可能出现具有“青铜”外观的萎缩性色素上皮变化。组织病理学检查显示黄斑区有大的视网膜裂孔间隙，内层视网膜层明显紊乱，Müller细胞晚期退化[540]。口服乙酰唑胺治疗尚未有成功的报道[543]。然而生长抑素类似物——醋酸奥曲肽能使视力稳定，并且在8只眼中有7只发现荧光素渗漏减轻[544]。

图6.37　特发性囊样黄斑水肿（CME）。

A：这名男性患者患有特发性单侧CME，主诉左眼视物模糊。没有玻璃体细胞或玻璃体黄斑牵引的眼底证据。血管造影显示视网膜中央增厚但没有荧光素染色。1个月后，CME消失，有玻璃体后脱离的证据。

B~D：这名37岁的女性患者患有特发性自限性双侧CME，双眼视力丧失4个月。症状出现后不久，检查发现明显的双侧CME和仅有少数玻璃体细胞。除了多重过敏史，无其他既往史。CME未对眼眶注射长效泼尼松龙和口服泼尼松有反应。在迈阿密随访到她的双眼视力为20/70。没有玻璃体细胞。双侧存在典型的CME（图B和图C）。血管造影（图D）显示无染色。她没有家族史。视网膜电图是正常的。大约1个月后，她接受了由子宫内膜异位症引起的有腹部瘢痕形成的手术。3个月后，CME自发消除。

E~G：一名34岁的女性患者患有特发性、可能先天性、无染色的CME，患有眼球震颤，终身视力不好，无昼盲和夜盲症。她的视力右眼20/60，左眼20/200。荧光素血管造影表明RPE旁有轻微的斑点色素沉着（图G）。Ishihara彩色板检查色觉是正常的。视网膜电图显示视锥和视杆的振幅轻微下降，b波比a波受影响更大。

H~L：这名55岁的人工晶状体术后的女性患者主诉右眼视物模糊6个月。眼底检查显示右眼中心凹（图H）中的囊样水肿在血管造影中无着染（图I）。没有玻璃体细胞、玻璃体牵引或其他眼部病变。她没有服用药物。观察4个月，她的眼部症状无改变。光学相干断层扫描（OCT）证实了囊样水肿的持续存在并揭示了已经存在的玻璃体后分离。每天3次口服乙酰唑胺250 mg治疗，囊样水肿消退，视力恢复至20/20（图K）3个月。乙酰唑胺在2个月内逐渐减少并且在几个月后重复OCT检查（图L）显示CME没有复发。

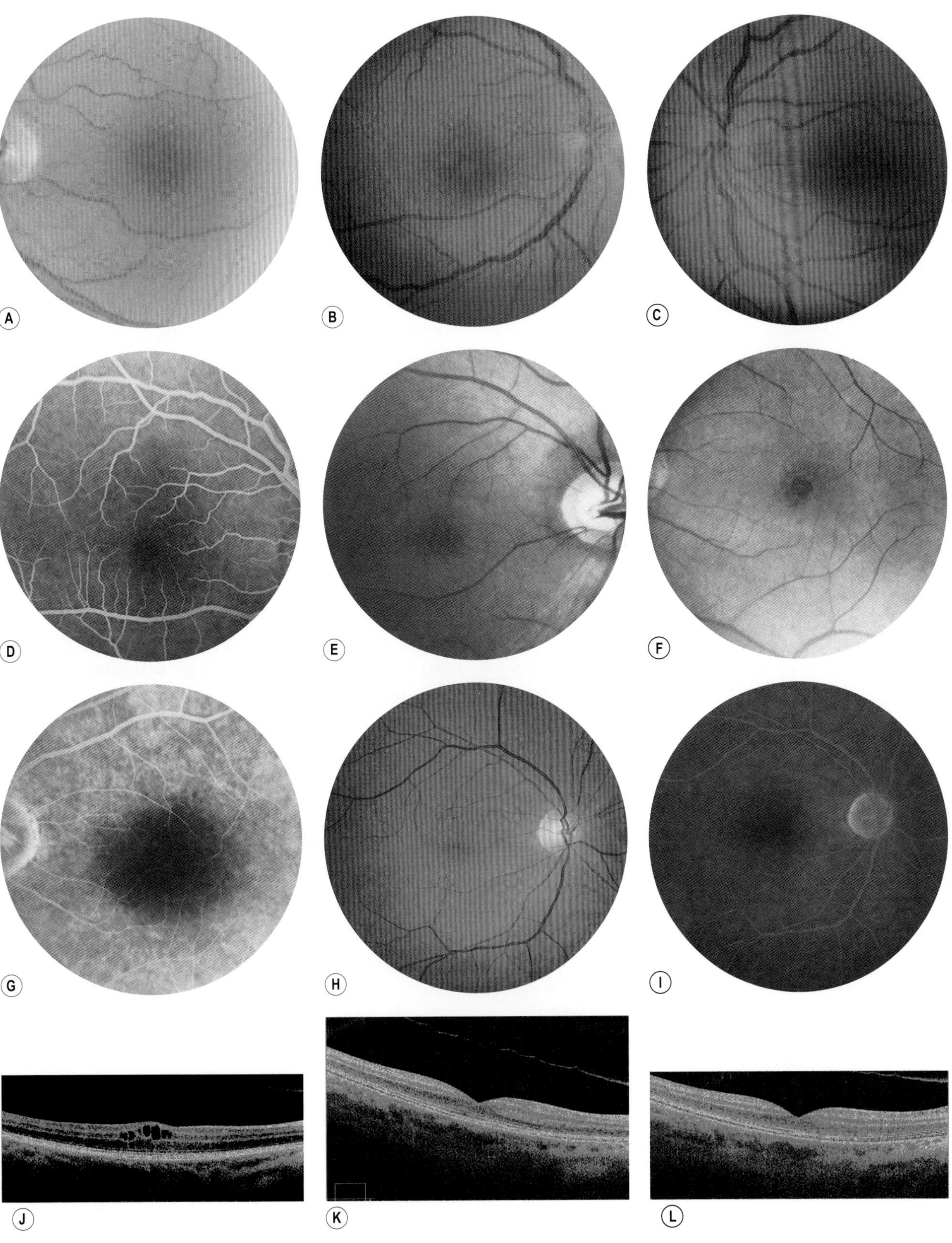

图 6.37

图 6.38 特发性囊样黄斑水肿（CME）。

A~D：一名健康女子，特发性双侧 CME（图 A 和图 B）发生在轻度病毒性胃肠道疾病后 1 周，清晨醒来时注意到双眼明显的中心视力丧失。检查显示视力 20/200，双眼有显著的 CME（图 A 和图 B），并且没有眼内炎症的迹象。两只眼中的豹纹状色素沉着超过赤道区（图 C），血管造影显示 CME（图 D）典型的强染色。视网膜电图和周边视野正常。在 6 周内，她没有症状，视力恢复到右眼 20/25，左眼 20/20。

E 和 F：22 岁女性患者的双侧产后 CME 和轻度玻璃体细胞浸润，在正常分娩足月健康婴儿后 3 天发现视物模糊。右眼视力为 20/50，左眼视力为 20/25。2 个月后，右眼视力为 20/40，左眼视力为 20/20。右眼有视网膜前膜，但任何一眼都没有黄斑水肿或玻璃体细胞。

G 和 H：52 岁健康男子的特发性单侧 CME，有视物模糊 4 个月。他的右眼视力是 20/30，左眼是 20/20。没有玻璃体细胞。他否认既往史和家族史。在 5.5 年后没有改变。

烟酸黄斑病变。

I~L：这名 50 岁的男性患者双眼经历了中心视力的逐渐丧失。他每天接受 3~5 g 烟酸治疗高胆固醇血症。右眼视力为 20/70，左眼视力为 20/50。除典型的 CME（图 I 和图 J）外，其余都是正常的。荧光素血管造影显示黄斑（图 K）中没有毛细血管通透性的证据。停止烟酸治疗 6 个月后，他的视力恢复到 20/20，并且双眼 CME 已经缓解（图 L）。

(F~I，引自 Gass[530]，©1968，美国医学会。版权所有)

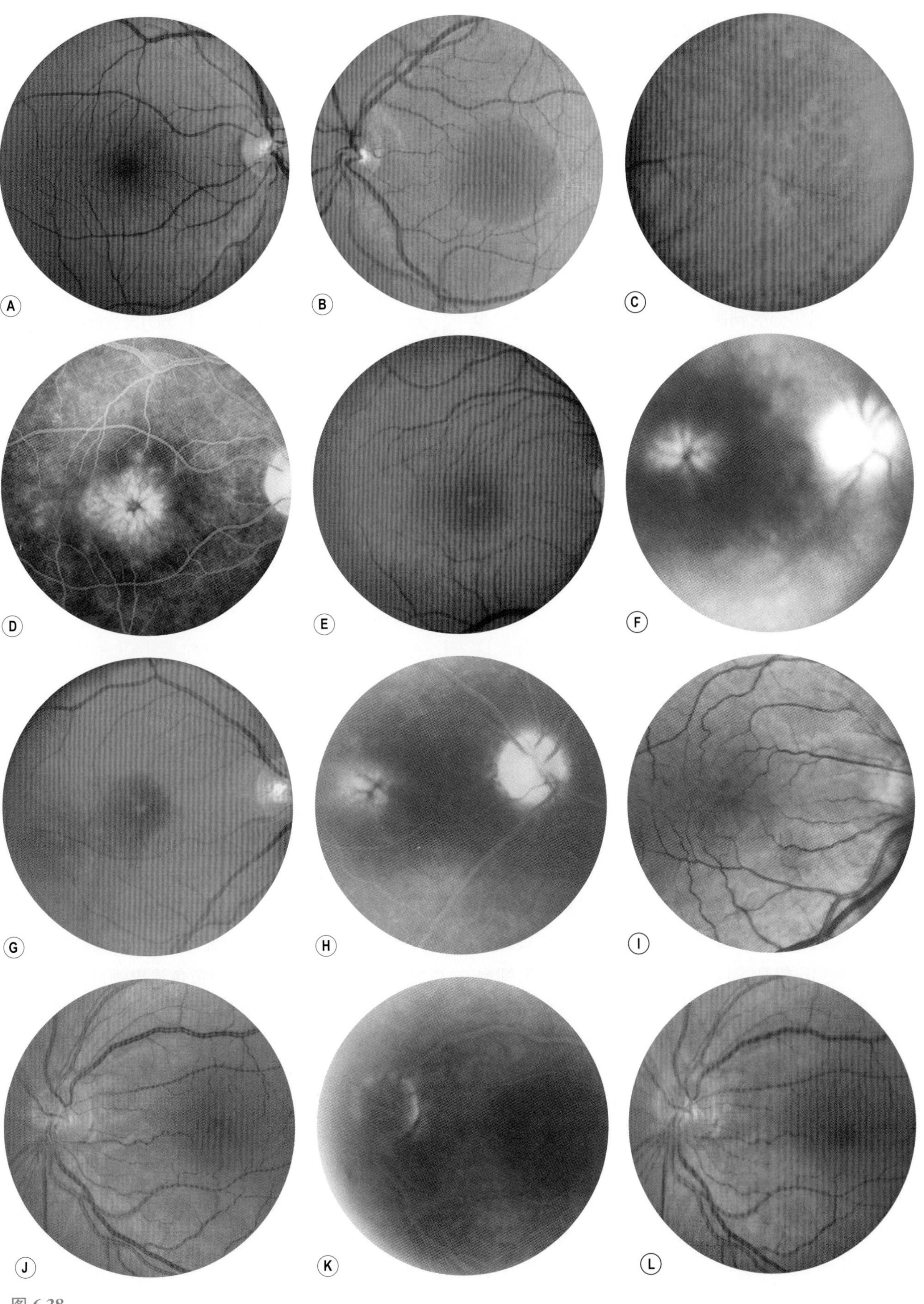

图 6.38

原发性或先天性视网膜毛细血管扩张（Leber 粟粒样动脉瘤，Coats 综合征）

视网膜毛细血管扩张症，最初由 Reese 提出[545]，是一种非家族性、发育性视网膜血管异常，其特征是视网膜血管不规则扩张和缺损，通常发生在男性患者的一只眼中（图 6.39~ 图 6.42）[546-554]。尽管主要是视网膜毛细血管受到影响，但可能存在视网膜主要血管，特别是动脉的多个局灶性动脉瘤。女性偶尔会受到影响（不到 10% 的病例），少数患者可能表现出双眼受累。视网膜受累的程度和通透性改变的程度是可变的。在疾病谱的一端是患者，通常是婴儿或儿童，其中大部分或全部视网膜血管，包括动脉和静脉，是毛细血管扩张的，具有大量黄色渗出物，偶尔发生出血性视网膜病变和视网膜脱离。这种临床表现称为“Coats 病”，或者更确切地说，称为“Coats 综合征”（图 6.40）。先天性视网膜毛细血管扩张仅是 Coats 描述的黄色渗出性视网膜脱离的 3 个原因之一[548, 555-558]。另一方面，视网膜毛细血管扩张累及近黄斑区的一小部分。这些患者构成 I 型近中心凹的视网膜毛细血管扩张（图 6.42；图 6.43）。这些局限区域的毛细血管扩张和视力丧失的恢复通常直到成年才会发生。大约 1/3 的患者在 30 岁以后出现症状。

黄斑功能丧失的患者可能会出现各种眼底改变：①毛细血管床的毛细血管扩张，可能限于或可能不限于黄斑区域，只有极小的视网膜内渗出证据（图 6.43A，G 和 H）。②黄斑毛细血管扩张伴有广泛视网膜内渗出的证据，包括 CME 和环状黄斑病变（图 6.43E 和 I；图 6.44A 和 E）。③黄斑毛细血管扩张，渗出延伸到视网膜下腔。④由视网膜毛细血管扩张周围区域引起的富含蛋白质和脂质的渗出物引起的渗出性黄斑脱离（图 6.39A 和 J）。⑤局灶性、有组织的视网膜下盘状肿块（图 6.39L）或萎缩性瘢痕（图 6.39H），由渗出液缓慢汇入黄斑区引起，常见于激光或冷冻治疗后的毛细血管扩张。婴儿和儿童中最常见的两种变化是周围视网膜毛细血管扩张的广泛区域。这些患者通常具有内斜视或由后极中大量积聚的黄色渗出物引起的异常瞳孔反射（图 6.39A 和 D；图 6.42）。黄色渗出物总是在远离

图 6.39　先天性视网膜毛细血管扩张。

A~C：一名患有单侧赤道毛细血管扩张的 17 岁男孩，表现为黄色视网膜内和视网膜下渗出物包围的黄斑瘢痕。注意视网膜血管浸入视网膜下瘢痕（箭头，图 A）以及用染料（图 C）灌注的大动脉瘤和毛细血管扩张血管（图 B）。

D~F：12 岁男孩的视网膜内和视网膜下黄色渗出物，伴有单侧视网膜毛细血管扩张，累及动脉、静脉和毛细血管床（图 D）。视力为 20/400。注意视网膜静脉的梭形扩张和局灶性狭窄（下箭头），以及视网膜动脉的动脉瘤扩张（上箭头）。动静脉血管造影显示一级小动脉（箭头）、毛细血管床和颞下静脉（图 E）的动脉瘤扩张。光凝后，黄斑中的大部分淡黄色渗出物消退（图 F）。视力为 20/100。

G~I：终身左眼视力不佳的年轻人黄斑下渗出自发消退。右眼是正常的。注意在视网膜毛细血管扩张周围的活动性渗出区域中的套状和部分闭塞的视网膜血管，其发生早于大的萎缩性黄斑瘢痕（图 H 和图 I）以及眼底的其他部位（图 G）。在整个眼周边有许多闭塞的视网膜动脉瘤（箭头，图 H）和毛细血管扩张血管。

J~L：由周围视网膜毛细血管扩张（图 K）引起的 2 岁半男孩的单侧渗出性视网膜脱离（Coats 综合征）。视网膜下水肿在氙光凝固后视网膜下渗出液消退。注意治疗 7 年后黄斑中残留的盘状瘢痕。视力仅限于数指 6 英尺（1.80 m）。

（A~F 和 J~L，引自 Gass[549]，）

视网膜毛细血管扩张区域更为突出，在某些情况下可能局限于赤道部（图 6.39A~C 和 J~L）。由于混浊，常呈绿色的视网膜下渗出物更向后倾斜，特别是在睡眠期间，浆液成分被重新吸收到视网膜血管中，在视网膜外层下方和内部留下黄色、富含脂质的残留物（图 6.39A 和 J；图 6.41G~I；图 6.42）。这种物质在黄斑区域的积聚可能发生在睡眠期间。在数月时间内，黄斑区域的黄色渗出物可能会刺激血管和纤维组织向内生长进入黄斑下渗出物（图 6.39A）。将毛细血管扩张限制在外周的眼底扩张延伸到后眼底，特别是如果它位于下方，可能在一些患者中直到老年才会出现。

荧光素血管造影有助于确定受影响血管的结构和渗透性改变，并有助于证实浆液渗出液进入视网膜和视网膜下部的血管外渗漏程度[549]。血管造影显示毛细血管局灶性动脉瘤扩张（图 6.39C，E 和 I；图 6.40D~F；图 6.42D，E 和 H；图 6.43B 和 C），视网膜动脉和静脉（图 6.39C 和 E）。周围的毛细血

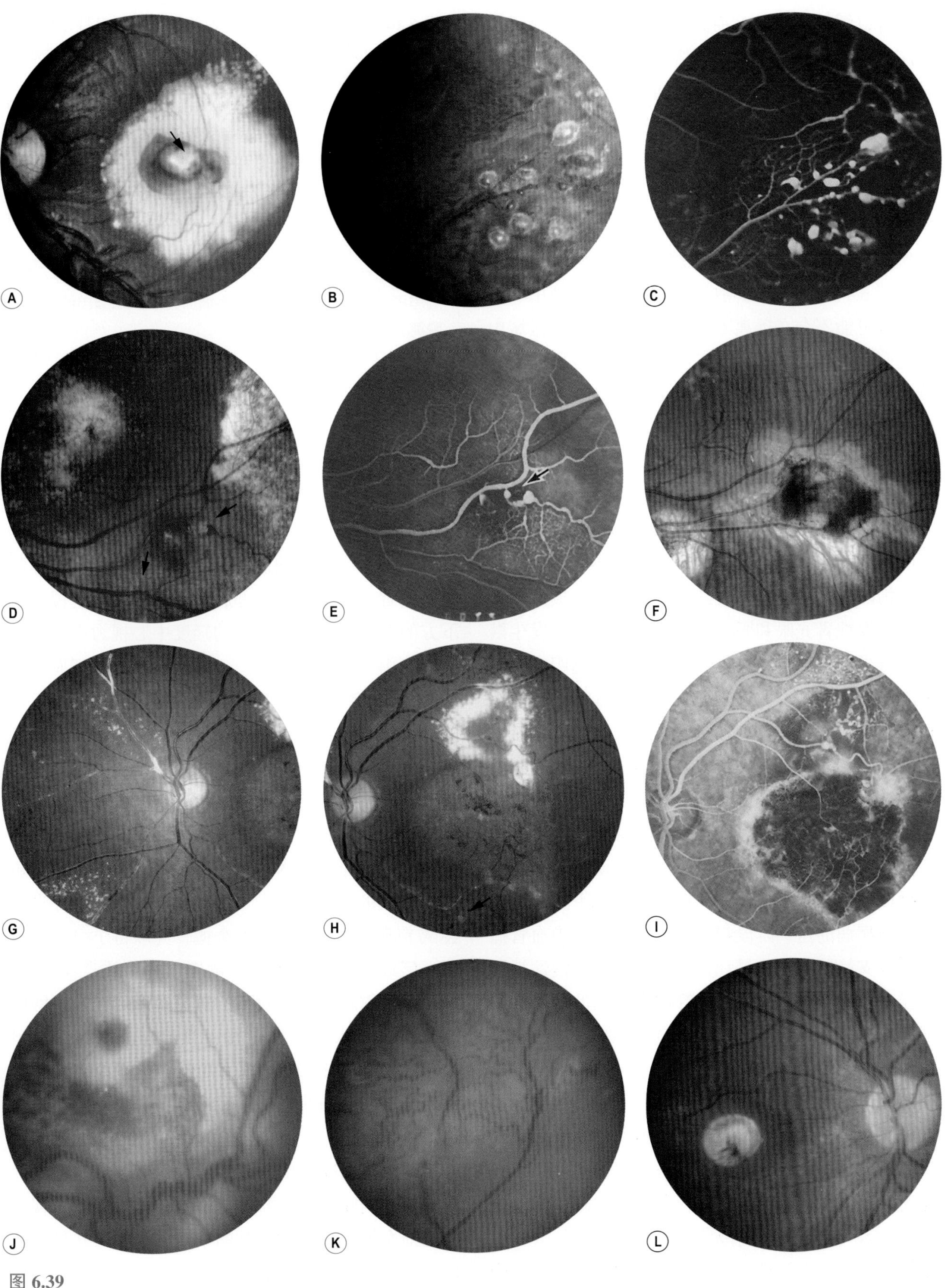

图 6.39

管床可以缓慢扩张，毛细血管床的部分可能显示无灌注（图 6.42D）。这在外周眼底有大量动脉瘤血管异常的患者中尤为突出。染料通过毛细血管扩张毛细血管床可能会有一些延迟，特别是如果存在广泛的囊状动脉瘤形成。毛细血管扩张血管的渗透性变化很大。染料渗漏主要局限于扩张的血管。当视网膜内浆液性渗出过多时，荧光素会染色外层中汇集的血管外液，从而产生 CME 的特征性血管造影改变（图 6.44F）。染料扩散到视网膜下渗出液中。然而，它可能不会在远离毛细血管扩张血管的区域中将视网膜下方的视网膜下渗出液染色。视网膜下方或内部的黄色渗出物不会显示荧光。如果视网膜血管的通透性相对正常，则视网膜功能在毛细血管扩张区域保持完整。

视网膜毛细血管扩张的自然过程是可变的。因为渗出而在早期寻求治疗的患者更可能具有更广泛的视网膜受累并且发展为进行性脱离和退化。在某些情况下，可能会出现红斑、视网膜和玻璃体出血、继发性青光眼和眼球失去。可能偶尔会发生继发于有毒物质经巩膜移行的急性眼眶蜂窝织炎（图 6.41J~L）。该表述非常类似于视网膜母细胞瘤。在疾病程度较轻的患者中，血管渗漏程度可能会有波动。可能会发生自发性渗出的消退（图 6.39H 和图 6.43E~G）。毛细血管扩张的患者局限于几个钟点区域，通常是次要的，可能在多年的时间内逐渐发展为高度有组织的渗出性肿块，可能被误认为是黑色素瘤或外生性毛细血管瘤。在某些情况下，可能无法将该疾病的这一阶段与原发性视网膜毛细血管瘤或由分支静脉阻塞、局灶性炎症、创伤或慢性视网膜脱离引起的继发性纤维血管增生引起的渗出性视网膜内和视网膜下肿块区分开来（图 7.28）。可能偶尔发生继发于视网膜或视盘新生血管形成的局部区域的玻璃体出血。

原发性视网膜毛细血管扩张很少与体内其他部位血管异常的临床证据相关。虽然尸检时偶尔发现先天性脑血管毛细血管扩张，但很少与临床症状有关，并且与视网膜受累无关[559]。已有一名患有典型视网膜毛细血管扩张的面部血管瘤突出的男孩到 Gass 那里就诊。

在治疗患有 Coats 综合征的儿童时，应尽可能使用光凝和冷冻治疗来破坏毛细血管扩张血管，以保持视觉功能并防止发生青光眼（图 6.39D~F 和 J~L）。在某些情况下，可能需要引流视网膜下渗出液来治疗高度异常的血管。对于在晚期寻求治疗的老年患者，由于周围局部脱离或由于局限于视网膜下方的毛细血管扩张引起的轻度中心视力丧失，可能用采用更保守的方法。一些由近中心毛细血管扩张引起的慢性囊样水肿患者可以多年保持近乎正常的视力（图 6.43A~D）[557]。然而，如果毛细血管扩张位于乳头状血管束区域之外，则应考虑在黄斑中心区域显示黄色渗出物逐渐积聚的区域行光凝治疗（图 6.44A~H）[551, 560-562]。最近玻璃体内抗 VEGF 药物已与激光光凝术结合使用，目的是试图减少黄斑下脂质的积聚[563, 564]。除了激光光凝术之外，还尝试了玻璃体内注射曲安奈德，并取得了一定的成功。已经尝试过手术去除黄斑下的脂质[565]。继发于视网膜前膜形成和收缩的黄斑畸形可伴有视网膜毛细血管扩张或可能进行光凝治疗。Gass 已接诊一名在晚期发现 20/20 视力的眼中进行冷冻治疗后出现全部视网膜脱离和大量视网膜周围增生的成年患者。

由于视网膜母细胞瘤的临床诊断不正确而摘除的晚期视网膜毛细血管扩张的组织病理学显示视网膜毛细血管、动脉和静脉的不规则扩张，并且通常伴有大量的过量酸性 Schiff 阳性渗出液渗入视网膜外层（图 6.41 D~I）[550, 558, 566, 567]。这种流出与正常视网膜结构的不同程度的退化和破坏有关。视网膜

图 6.40　先天性视网膜毛细血管扩张伴全身性疾病。
A~F：一名患有面肩肱型肌营养不良症的 17 岁男性患者的双侧外周和黄斑视网膜毛细血管扩张。注意右眼（图 A 和图 B）颞侧围绕大动脉和静脉动脉瘤的黄斑星状改变和渗出性视网膜病变以及左眼黄斑颞侧（图 C）的微动脉瘤。他的视力是右眼 20/200 和左眼 20/20。血管造影显示右眼（图 D 和图 E）颞侧毛细血管无灌注的毛细血管扩张和广泛周边无灌注区域的证据，以及左眼中心旁区域的视网膜染色（图 F）。
G~J：患有进行性面肌萎缩（Parry-Rhomberg 综合征）的患者的对侧眼中的视网膜毛细血管扩张和渗出性视网膜脱离。
（G~J，引自 Gass 等[571]）

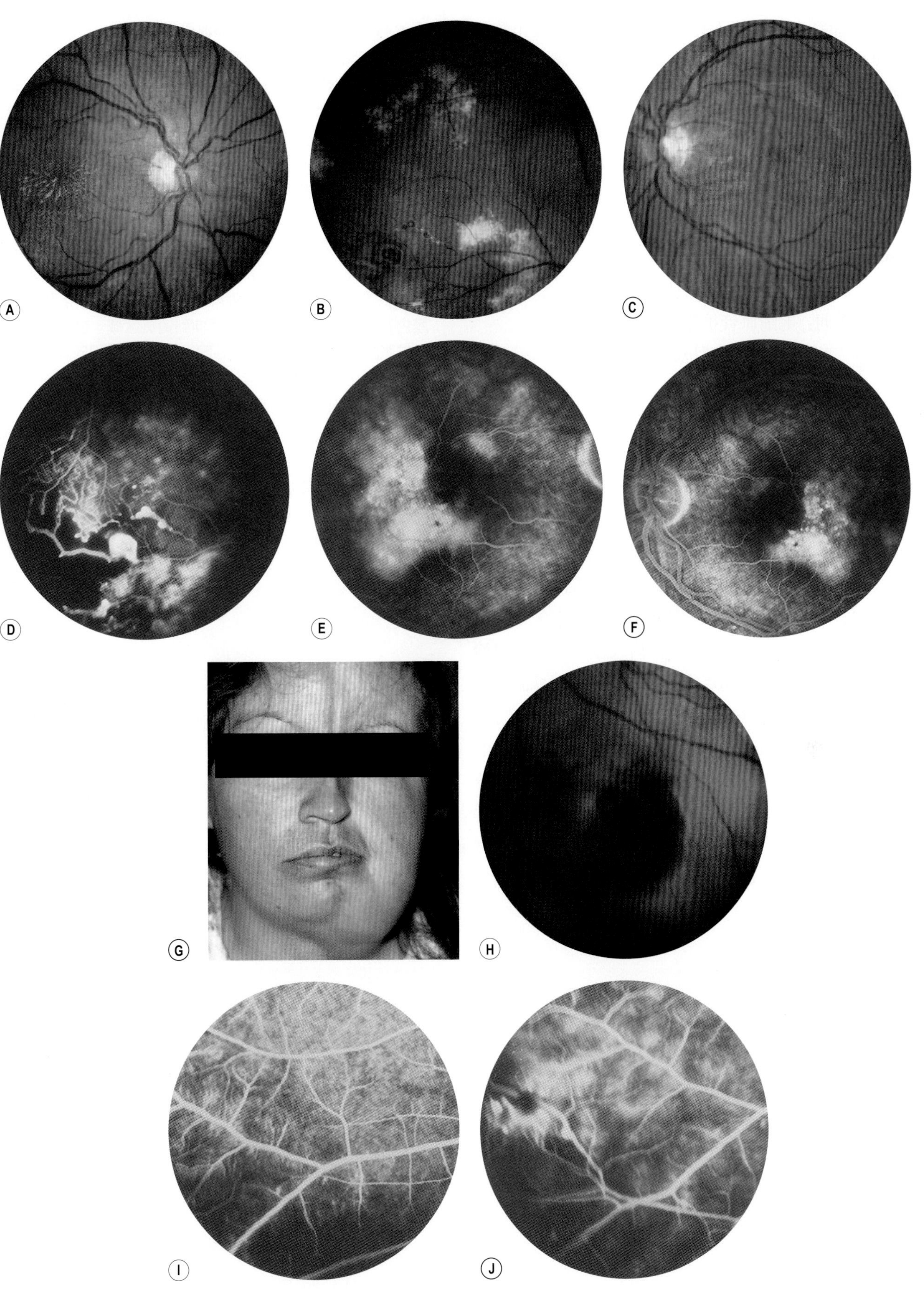

图 6.40

脱离可能存在也可能不存在。在视网膜下渗出物中可见胆固醇沉积，并且通常发现搭载脂质的巨噬细胞远离视网膜毛细血管扩张部位，位于视网膜的下层和外层的表面（图 6.41I）。一些患有严重视网膜毛细血管扩张的儿童可能出现明显的视网膜血管内皮增生和视网膜出血性梗死（图 6.41A~F）。

Shields 等人试图简化管理并了解预后，将 Coats 病分期[568]：

- 1 期：仅毛细血管扩张。
- 2 期：毛细血管扩张和渗出。
  - 2A 期：中心凹外渗出。
  - 2B 期：中心凹渗出。
- 3 期：渗出性视网膜脱离。
  - 3A 期：近全脱离。
  - 3B 期：完全脱离。
- 4 期：完全脱离继发性青光眼。
- 5 期：疾病进展期终末期。

该分期具有预后意义，患者在 1 期几乎没有视力丧失，并且 2B 期具有一定程度的视力丧失，可以用激光光凝治疗。3 期的视力预后较差，尽管可以治疗，而第 4 期和第 5 期疾病的眼睛必须进行摘除。

图 6.41　先天性视网膜毛细血管扩张。
A~F：一名患有白瞳反射的 3 岁男孩的一只眼中广泛的严重视网膜毛细血管扩张引起的渗出性和出血性视网膜病变和脱离。这只眼的视力无光感。另一只眼睛很正常。由于有视网膜母细胞瘤的可能性，眼球被摘除。眼睛的组织病理学检查显示明显的视网膜内渗出和血液（箭头，图 E）、毛细血管扩张的视网膜血管（箭头，图 D）和血管内皮增殖（图 E 和图 F）。
G~I：由于怀疑是视网膜母细胞瘤，这个孩子的眼球被摘除了。临床上，患者可能有类似于图 6.27 J 和 K 的眼底图。眼睛的大体检查显示外周肿块（箭头，图 G）和视网膜内和视网膜下渗出，向后延伸到黄斑区域。显微照片显示扩张的视网膜血管（箭头，图 H），大量的视网膜内和视网膜下渗出，伴有胆固醇结晶，富含脂质的巨噬细胞、含铁血黄素和视网膜变性。富含脂质的巨噬细胞存在于远离视网膜毛细血管扩张区域的视网膜内部和视网膜下方（箭头，图 I）。
J~L：眼眶蜂窝织炎和结膜水肿（图 J）引起眼内炎和视网膜母细胞瘤的 2 岁婴儿，伴有先天性视网膜毛细血管扩张引起的大量视网膜下脂蛋白渗出（图 K）（Coats 综合征）。组织病理学检查显示全视网膜脱离和视网膜血管明显毛细血管扩张（箭头，图 L）。
（A~F，引自 Gass[550]）

最近的一项调查结果显示，患有 Coats 病的母亲和患有 Norrie 病的儿子的 Xp11.2 染色体上的 *NDP* 基因都存在错义突变。同样的研究人员还分析了 9 例男性 Coats 病患者取下的视网膜，并在 9 例病例中的 1 例中发现了视网膜组织的体细胞突变[569]。他们推测 Coats 病可能是 *NDP* 中体细胞基因突变的结果，它导致 norrin 蛋白的缺乏。Coats 病可能以隐性方式存在于 X 染色体中在受精后变化发生，类似于 Aicardi 综合征。然而，鉴于 Aicardi 综合征是 X 连锁的显性遗传，该突变对男性是致命的。目前，还没有研究能够证明 Coats 病或 Aicardi 综合征的 X 染色体缺陷[570]。

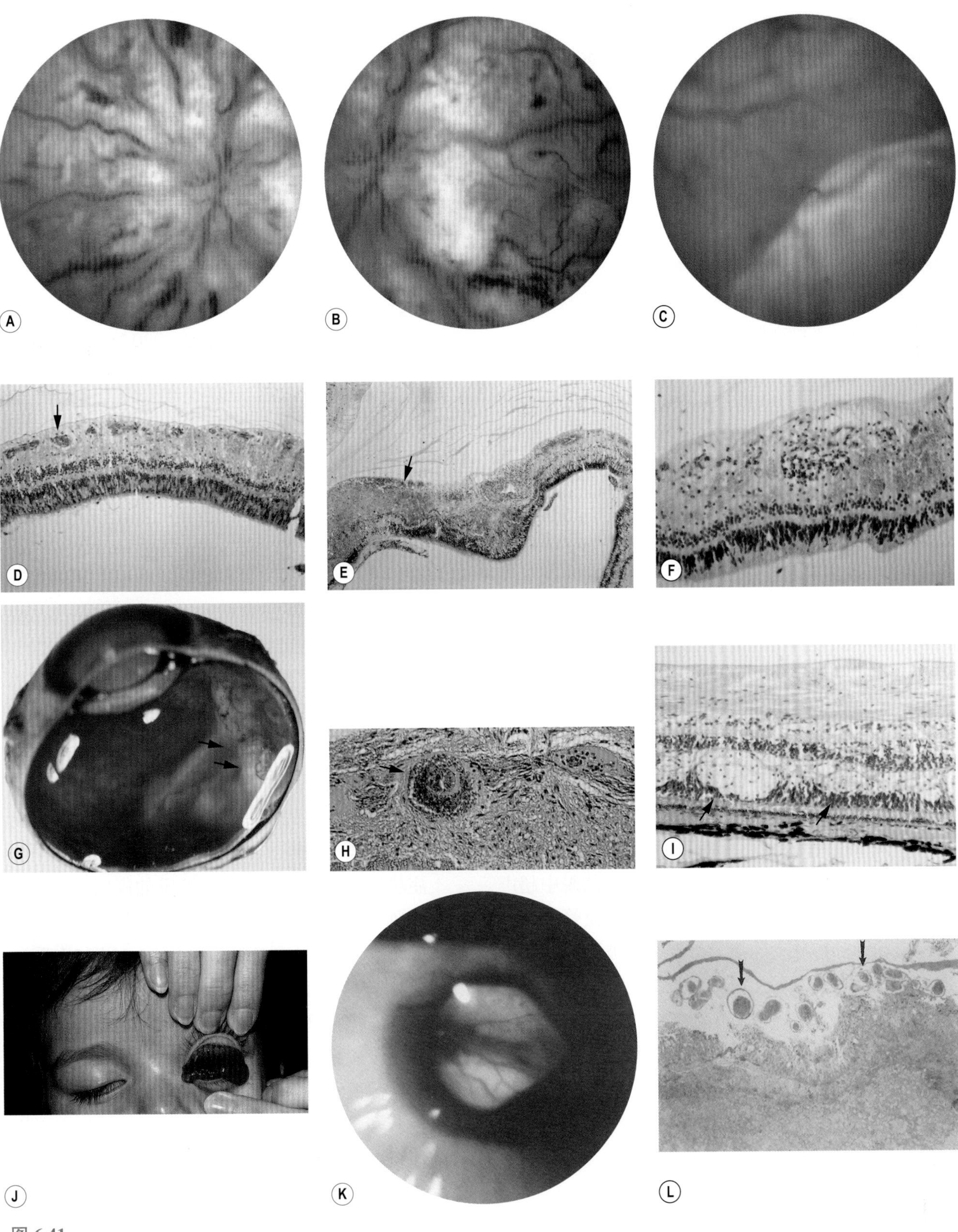

图 6.41

视网膜毛细血管扩张和 Coats 综合征的临床表现可能在患有进行性面动脉萎缩的患者的 1 只或 2 只眼中发生（图 6.40G~J；图 15.12），多发性家族成员中有[550, 571, 572]患有面肩肱型肌营养不良症（FSHD）和耳聋（图 6.40 A~F）[573-580]、Alport 综合征[581]、表皮痣综合征[582]、块结节性硬化症[583]、孤立性半发育不良[584]和视网膜色素变性患者（图 6.42F~H）[585]。有关低丙种球蛋白血症患者视网膜毛细血管扩张的报道，视网膜病变是海绵状视网膜血管瘤而不是毛细血管扩张[586, 587]。

年轻患者先天性视网膜毛细血管扩张引起的渗出性视网膜脱离的鉴别诊断包括视网膜母细胞瘤（图 13.01A~F）、晶状体后纤维组织增生症、FEVR（图 6.68）、视网膜血管瘤病、犬弓蛔虫、失禁性染色体、色素性视网膜炎（图 5.40）、由炎性疾病引起的增殖性视网膜病，例如睫状体平坦部炎或慢性孔源性视网膜脱离（图 7.28）和眼内炎（图 6.41J~L）[557]。婴儿和儿童中毛发扩张后继发性视网膜的球状黄色渗出性脱离可能会与外生性视网膜母细胞瘤密切相关。在两种情况下，毛细血管扩张血管可能出现在肿块的表面。

在视网膜母细胞瘤中，这些扩张的血管是连续的，具有延伸到肿瘤深处的大血管干，而视网膜毛细血管扩张中的扩张血管不延伸到视网膜下渗出性肿块。荧光血管造影可能有助于确诊（图 13.01A 和 F）。在这方面，具有视网膜母细胞瘤的眼中超声显示钙化也是关键的。局部先天性毛细血管扩张伴视网膜动脉和静脉动脉瘤的患者可能被误诊为视网膜海绵状血管瘤（图 13.16A~C）、获得性动脉巨大动脉瘤（图 6.29）、分支静脉阻塞（图 6.81C~H）、与神经视网膜炎相关的双侧多发性视网膜动脉瘤（图 6.52；图 6.53）（有关 I 型近中心毛细血管扩张的鉴别诊断，请参见后面的内容）。

面肩肱型营养不良和 Coats 综合征

FSHD 是一种常染色体显性疾病，从儿童到老年，发病年龄多变，从轻度虚弱到严重残疾的严重程度。家族史可能难以发现，因为基因的表达是可变的并且外显率是不完整的。特征性的临床特征包括肩部、上三角肌、胸大肌、肱二头肌和肱三头肌的消瘦，相对保留下三角肌和上斜方肌的突出。肌肉无力可以随着时间的推移进入躯干和下肢，20% 可能需要轮椅。腹部肌肉障碍导致腹部突出，面部肌肉障碍表现为流口水和突出的舌头[588]。腿部肌肉受累会表现为脚尖行走和脚部下垂，导致步态不稳定。视网膜毛细血管扩张和耳聋（高频听力损失）引起的视力丧失在一些患者中发生，很少可能是 FSHD 的最初表现（图 6.40A~F）[573, 574, 576-580, 589]。

症状早期发作和耳聋在较严重的病例多见。可发生肌阵挛和颞叶缺失发作[588]。与先天性视网膜毛细血管扩张不同，双眼均受影响，男女均受影响。视力丧失是可变的，可能发生在儿童早期。没有 FSHD 证据的无症状家庭成员可能会出现视网膜毛细血管扩张的证据而没有渗出迹象。应对患者和家属进行视网膜毛细血管扩张的筛查，因为早期光凝治疗可预防视力丧失。一名年轻女孩在 2 岁时出现新生血管性青光眼，导致双侧 Coats 病的发现；癫痫发作进一步指向 FSHD 的诊断[588]。在肩胛肱肌营养不良中也报道了 Coats 综合征，这可能是 FSHD 的一种变异[575]。

染色体 4 长臂（4q35）的缺失是 *FSHD* 基因的位点；然而，尚未找到确切的基因[588]。

图 6.42 Coats 病。
A~E：这名 36 岁的男性患者在 3 个月前出现右眼视力障碍。他的视力为右眼 3/200，左眼 2/20。在颞上象限中，观察到视网膜毛细血管扩张症的 3~4 个视盘区域，其中出血由密集的环状脂质渗出物包围并且视网膜增厚（图 A~图 C）。另一个病灶是鼻侧出现的。血管造影显示球状血管、毛细血管无灌注、周围扩张的毛细血管床和毛细血管扩张（图 D 和图 E）的渗漏。他接受了激光治疗并搬到 Texas 州。

Coats 病伴外层视网膜变性。
F~H：一名 72 岁男性患者，自从 1980 年 45 岁起患有视网膜色素变性，最初出现右眼视网膜和玻璃体出血，需要经睫状体行玻璃体切除术和白内障超声乳化术。那只眼睛变成了结核眼。左眼有几次玻璃体出血并接受激光治疗（图 F~ 图 H）。
（F~H，由 Dr. Laurence W. Arend 提供）

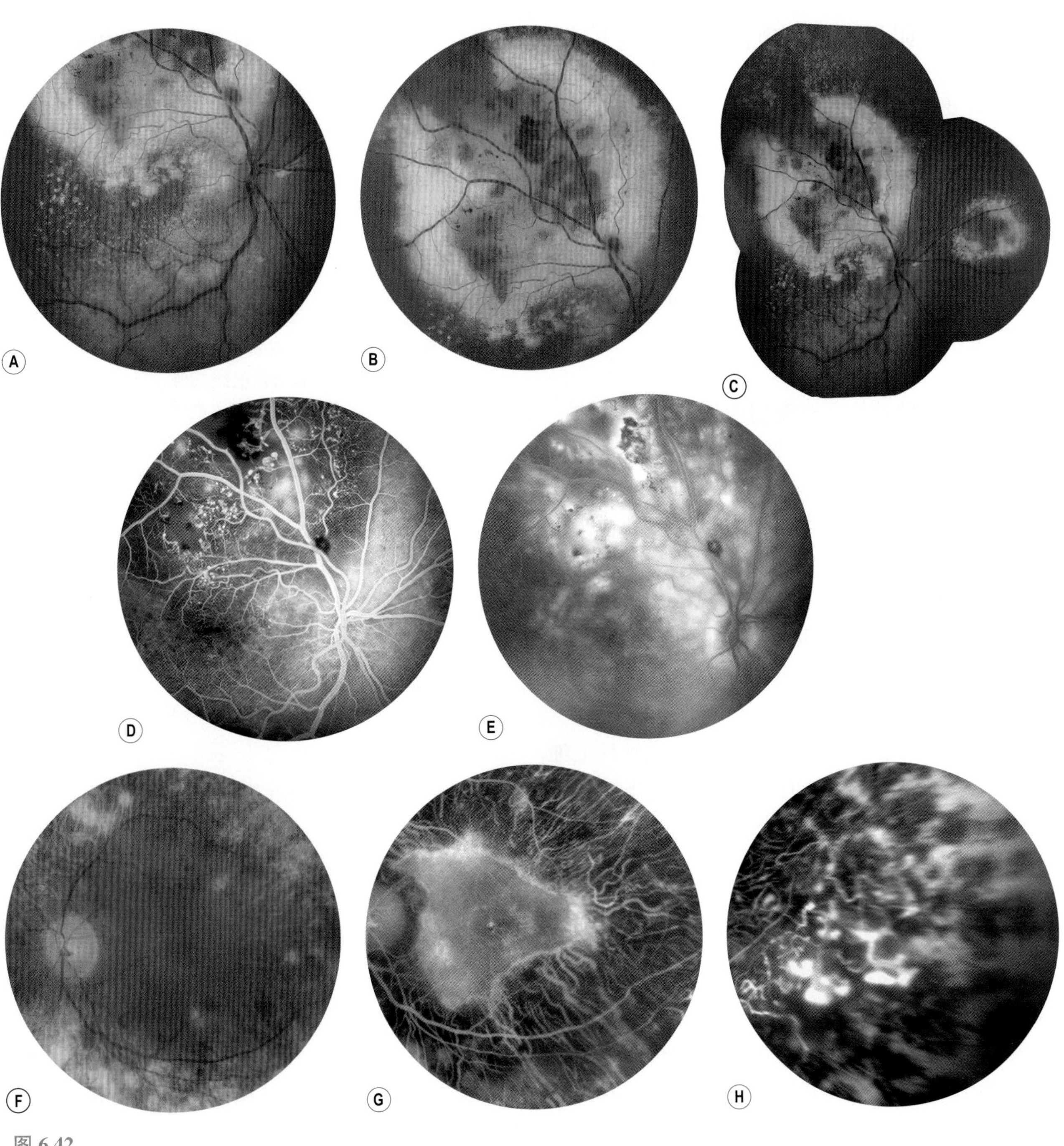

图 6.42

先天性和获得性黄斑区毛细血管扩张

成年患者可能由于渗出、扩散异常，或局限于中心凹和周围区域的局限性和不完全的视网膜毛细血管的缺血和非灌注而导致中心视力丧失，这些视网膜毛细血管是先天性或不明原因引起[547, 551, 556, 560, 590, 591]。这些患者属于几种亚组。由于毛细血管扩张的程度可能会变化并超出中心凹范围，“黄斑毛细血管扩张症”似乎是一个合适的名称。

1A 型：单侧先天性黄斑毛细血管扩张症

患有单侧先天性中心凹和中心凹旁毛细血管扩张的患者可能患有局部轻度形式的先天性视网膜毛细血管扩张症，这种非家族性疾病主要影响男性的一只眼，而没有其他全身性疾病的证据[549, 551, 560]（参见前文关于先天性视网膜毛细血管扩张和 Coats 综合征的讨论）。先天性视网膜毛细血管扩张的局部形式通常局限于黄斑颞侧半径为 1.5~2 个视盘直径的区域，跨越水平中缝（图 6.43；图 6.44）[551, 560]。大约 1/3 的患者会有一些在黄斑区域的局灶性毛细血管扩张，通常是暂时性的。黄色、富含脂质的渗出物通常存在于毛细血管扩张区域的外缘，通常呈环形（图 6.43I；图 6.44A 和 E）。

症状发作的平均年龄约为 35 岁。多囊性黄斑水肿和渗出是视力丧失的原因，通常为 20/25~20/40。毛细血管扩张毛细血管很容易通过显微镜和荧光血管造影被看到。在这些患者中未发现第 2 组浅表视网膜近中心凹毛细血管扩张的直角小静脉、视网膜内的色素斑块和视网膜下新生血管的特征。早期荧光血管造影显示迅速充盈的毛细血管扩张，影响浅层和深层毛细血管网，以及晚期视网膜内染色。这种疾病的自然病程是多变的。尽管慢性发展的 CME 减弱，一些患者可能会保持良好的视力多年（图 6.43A~I）[551, 560]。

图 6.43　先天性中心视网膜毛细血管扩张的自然病程，1A 型。

A~D：这名 52 岁的男子注意到左眼视物模糊。他左眼的视力是 20/30。右眼是正常的。注意毛细血管扩张的局部区域，其局限于中心凹颞侧（箭头，图 A）。血管造影证实了毛细血管扩张（图 B）并显示囊样黄斑水肿（图 C）。没有给予治疗。12 年后，他出现了一些脂质渗出物（图 D），他的视力为 20/40。

E~I：由一名 16 岁男孩发生的由于中心凹旁视网膜毛细血管扩张引起的环状黄斑病变的自发消退。他在 1958 年最初被发现时有明显的渗出性黄斑病变（图 E）；他的视力约为 20/100。6 年后，渗出物已经清除，他没有症状，他的视力是 20/20（图 F 和图 G）。血管造影显示毛细血管扩张在颞侧延伸到外周眼底（图 H）。在 38 岁时，他发现右眼视力下降。他的视力是 20/50。注意脂质渗出的复发（图 I）。

J~L：这名 57 岁的男性患者左眼视物模糊 6 年，右眼视物模糊 2 周。他的视力是右眼 20/20，左眼 20/30。他患有双侧近端毛细血管扩张，伴有轻度囊样水肿，但双眼无脂质渗出（图 J）。10 年后，他的视力是右眼 20/30，左眼 20/40。注意毛细血管扩张毛细血管和脂质渗出物（图 K 和图 L）的颞侧位置。

在黄斑中心或其附近具有黄色脂质渗出物的那些可能是发展为进行性视力丧失的危险因素。局灶性激光光凝治疗扩张的毛细血管可能有助于恢复和保持中心视力（图 6.44A~H）。局限于黄斑区域毛细血管床的先天性毛细血管扩张应区别于特发性双眼获得性近中心凹毛细血管扩张（图 6.45~ 图 6.48）[551, 556, 560, 590, 591]，以及由分支静脉阻塞引起的毛细血管扩张（图 6.79D~F）、糖尿病视网膜病变（图 6.52A~C）、X 线照射视网膜病变（图 6.57）、Eales 病[586, 592]、镰状细胞病、结节性硬化症和颈动脉阻塞[363, 364, 593]。1A 型患者应清楚地与扩张的中心凹旁毛细血管和玻璃体细胞浸润相区别，无论是由获得性炎症性疾病引起的还是视网膜细胞营养不良引起的。

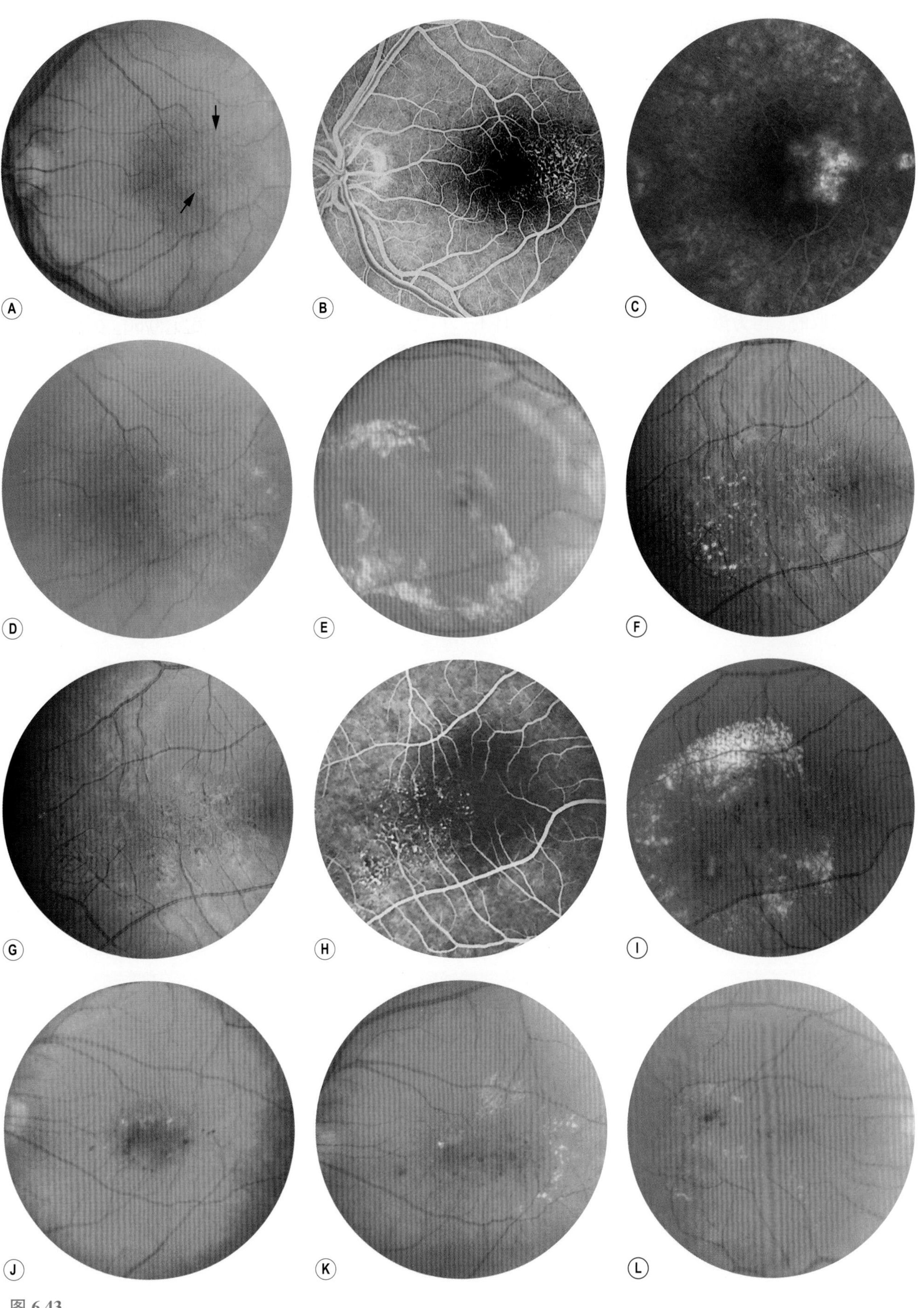

图 6.43

1B 型：单侧特发性局灶性黄斑毛细血管扩张

大多数患有单侧特发性局灶性并发性毛细血管扩张的患者是中年男性，他们因毛细血管扩张的微小区域渗出而导致轻度视物变形或模糊，通常局限于 2 小时或更短时间在无毛细血管区边缘（图 6.44I~L）[551, 560]。它可能与少量黄色渗出物有关，也可能与之无关。视力通常为 20/25 或更高。血管造影显示局灶性毛细血管扩张和轻度染色。光凝通常是不可取的，因为渗漏接近无毛细管区域并且不治疗就有良好的预后视力。不确定这是一个获得性病变还是仅代表先天性毛细血管扩张的微小病变。

图 6.44 先天性中心凹旁视网膜毛细血管扩张，1A 型。
A~D：在一名 27 岁男性患者中，视网膜毛细血管扩张，累及颞侧至黄斑的毛细血管床，与视网膜局部浆液性脱离、视网膜水肿和环状视网膜病变相关（图 A）。注意毛细血管管鞘只在黄斑的颞侧（箭头）。病变的进展主要是由继发于水肿的视网膜增厚引起的。血管造影显示颞侧至黄斑的广泛毛细血管扩张（图 B 和图 C）。在由环状视网膜病变（图 G）包围的区域中毛细血管床明显渗漏。注意黄斑中的部分暗区（箭头）。光凝后 12 个月，渗出物清除（图 D），视力为 20/20。
E~H：这名 49 岁男性患者右眼（图 E 和图 F）单侧先天性中心凹旁毛细血管扩张，视力为 20/50。在局灶氩激光光凝术后，他的视力提高到 20/20 并且渗漏消退（图 H）。

先天性单眼局灶性近中心凹视网膜毛细血管扩张，1B 型。
I 和 J：这名 40 岁的男子注意到右眼的视物模糊，这是由于 1 点钟位于无毛细血管区边缘的毛细血管扩张症（箭头，图 I 和图 J）的病灶区域渗出引起的。
K 和 L：这名健康的 28 岁男子注意到左眼的视物变形是由局灶性视网膜毛细血管扩张的黄色渗出引起的，局限于无毛细血管区边缘的一小块区域。

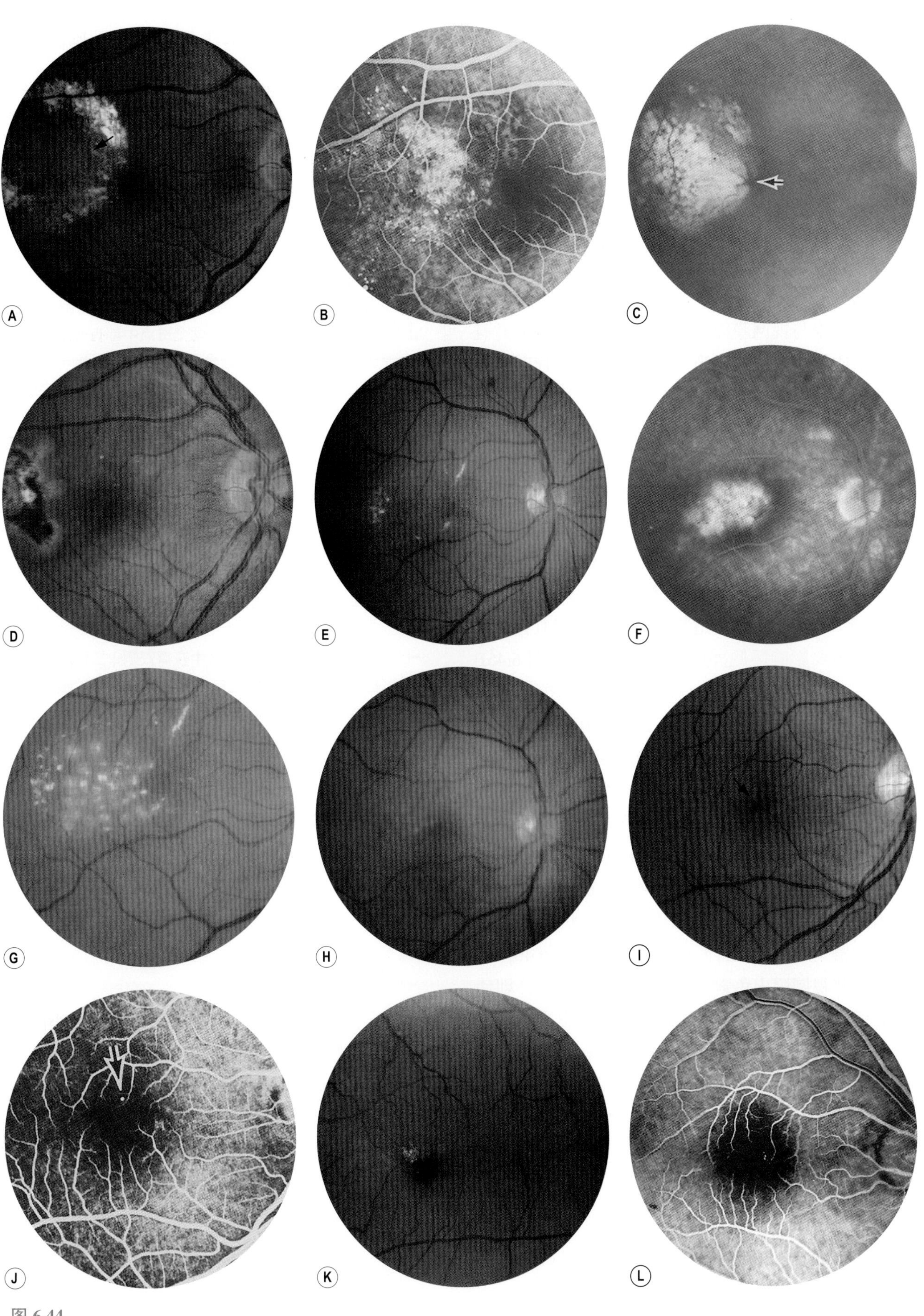

图 6.44

2A 型：双侧特发性获得性黄斑区（黄斑旁）毛细血管扩张

这些患者大多数处于 50~60 岁（平均年龄 55 岁），当他们因单眼或双眼视力轻度模糊时求诊[551, 560]。男女都受累。2A 组毛细血管扩张患者通常表现为双侧、对称性较小的区域，通常为 1 个视盘直径或更小，隐匿性毛细血管扩张，包括并可能局限于颞侧半部，或者可能包括部分或全部旁中心凹鼻侧（图 6.45；图 6.46）[551, 560, 594-596]。这种形式的毛细血管扩张与视网膜内微小浆液性渗出相关，并且没有脂质渗出的迹象。当人们最初寻求治疗时，视力通常为 20/30 或更好。从微观上看，这种疾病的发展可以细分为 5 个阶段。在第 1 阶段，通常在无症状眼患者中发现，眼科显示无异常。荧光血管造影的早期显示最小的毛细血管扩张或没有证据支持，并且晚期在视网膜旁中心凹颞侧水平上短时轻度着染。在第 2 阶段，有少量灰白和透明度丧失的鼻侧视网膜和微小或没有扩张的毛细血管（图 6.45A 和 D）。早期血管造影显示轻度毛细血管扩张的证据主要影响颞侧外层毛细血管网络（图 6.45B 和 C）。在 3 期中，存在 1 个或几个略微扩张和钝化的视网膜小静脉的眼科检查证据，其以直角延伸到旁中心凹的深层。这些暂时的改变通常是最初的证据。血管造影通常在 1 个或多个小静脉下方的外层视网膜中显示出异常的毛细血管扩张和通透性改变（图 6.45D~F）。一些患者出现这些毛细血管的特殊线性分支改变（图 6.46B~D）。在 4 期，视网膜内黑色增生性 RPE 的 1 个或多个星状病灶包围直角小静脉向后部延伸（图 6.45J~L；图 6.46A 和 E）。这些视网膜内色素斑块具有特征性外观，即使在毛细血管扩张不能通过眼科观察到时也应提示正确的诊断。在 5 期，2A 型视网膜下新生血管形成的眼底和荧光素血管造影证据发生在旁中心凹，通常在视网膜内色素上皮迁移附近区域（图 6.46G 和 I~L）。在 2~5 期（图 6.46A，E 和 G~I），在大约一半眼的近半个视网膜内表面附近形成多个微小的金色结晶沉积物（图 6.46A，E 和 G~I）。大约 5% 的患者可能会在单眼或双眼的中心凹中心形成直径为 100~300 μm 的圆形黄色视网膜内斑点（图 6.45G）。这通常与中心凹的最小凹陷相关。

图 6.45　双侧获得性并发性十二指肠毛细血管扩张，2A 型。

A~C：一名 59 岁男性患者双侧后天性的股四头肌毛细血管扩张，双眼视物模糊 3 年。他否认既往史和家族史。右眼视力为 20/20，左眼为 20/30。在 Amsler 网格检查中，他双眼鼻下方有中央暗点。双眼的中心凹视网膜稍有灰白色（图 A）。没有可见的扩张的毛细血管。血管造影显示早期染料从黄斑颞侧的视网膜毛细血管两侧渗漏（图 C）。

D~F：在一名 42 岁的女性患者获得性旁中心凹毛细血管扩张和中心凹萎缩，双眼无痛性进行性视力丧失 2 个月。一般体检在正常范围内。否认家族史。右眼视力为 20/100，左眼视力为 20/35。两个斑点中都有一个微弱的灰色晕圈（图 D）。血管造影显示双侧有轻度周围毛细血管扩张（图 E 和图 F）和中央荧光素染色的证据。中央没有囊样黄斑水肿（CME）的证据。

G~I：一名 54 岁的外科医师获得性的双侧并发性十二指肠毛细血管扩张和 CME，其右眼视力轻度模糊和视物变形 10 年，左眼视力较差。双眼的视力都是 20/25。注意周围视网膜的灰色变色晕和中央的黄斑（图 G）。除了没有中央黄色沉积物外，左眼黄斑的外观相似。否认既往史和家族史。血管造影显示双侧近中心凹但未延伸到中央黄斑区域的毛细血管扩张和周围视网膜染色的证据（图 H 和图 I）。

J~L：在一名 65 岁的女性患者中获得双侧十二指肠毛细血管扩张症，该患者在图 J 上有 6 年的毛细血管扩张史，当时她有浅层视网膜结晶和一个小的星状视网膜色素上皮病变（箭头，图 J）。在 4 年的时间里，她发生了多个区域的星状色素迁移到视网膜（箭头）周围的直角小静脉，引流双眼毛细血管扩张（图 K 和图 L）。注意小的浅表点状白色视网膜结晶沉积物。最后一次测量时，她的视力右眼为 20/50，左眼为 20/80。

（A~C，引自 Gass 和 Oyakawa[560]，©1982，美国医学会。版权所有）

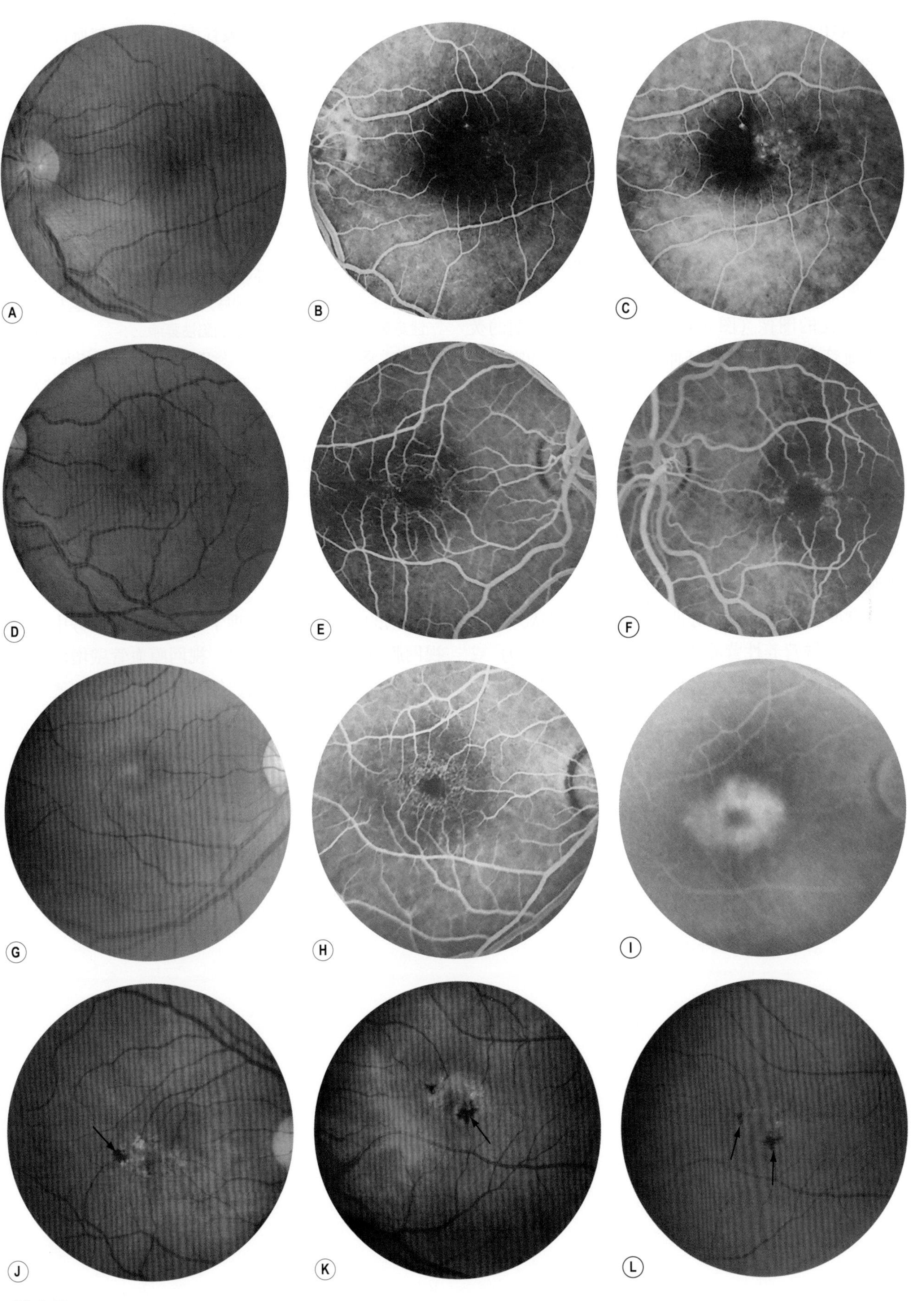

图 6.45

OCT 显示疾病各阶段内层视网膜或外层视网膜中的 1 个或多个囊腔或空隙（图 6.47H 和 I）。这些囊腔或空隙可能是 Müller 细胞锥和其他中心凹中的 Müller 细胞体破裂和丢失的结果。

视力在 1 期和 2 期通常是正常的。大多数患者在 3 期出现症状，并且一些患者在发展到 4 期后保持良好的视力。这些患者的中心视力丧失通常在多年内缓慢发生并且与在没有典型 CME 的情况下的中心凹的萎缩有关。这种萎缩可能会产生类似板层黄斑裂孔的图像（图 6.46E 和 F）[596]。1~4 期的荧光素血管造影无法显示延伸到中心凹中心的晚期染色，除少数眼睛外，毛细血管向内生长进入 FAZ（图 6.45H 和 I）。Gass 观察到 OCT 显示几乎所有患者都有一定程度的视网膜变薄。囊样水肿、黄色渗出物和凹陷性的丧失仅发生在发生视网膜下新生血管的患者中（图 6.46G~L）[560]。这种并发症可能与视力快速丧失、视网膜下出血、盘状瘢痕形成和视网膜脉络膜吻合有关（图 6.46G~L）。

图 6.46 双侧获得性并发性中心凹旁毛细血管扩张，2A 型。

A~E：这名女性患者首次在 50 岁时发现中心视力丧失。那时她的视力是双眼 20/25。在近中心凹区中视网膜透明度和浅表视网膜结晶轻度丢失（图 A）。血管造影显示双眼一过性颞侧毛细血管扩张的证据和左眼视网膜外扩张血管重塑的特征性证据（图 B~ 图 D）。当她 13 年随访时，视力是右眼 20/200，左眼 20/30。她双眼短暂发展为视网膜内视网膜色素上皮增生的星状病灶（图 E）。注意多个浅表浅黄色结晶沉积物，视网膜中心凹萎缩类似于黄斑裂孔。

F：这名女性患者患有双眼后天性视网膜毛细血管扩张症。注意类似黄斑裂孔的尖锐的凹陷性萎缩。

G~L：这名 36 岁的男性患者由于视网膜下新生血管形成引起的右眼明显视网膜变性导致视力轻度模糊而被发现（图 G）。他左眼无症状（图 H）。注意双眼明显的浅表结晶性视网膜混浊（图 G 和图 H）。6 年后，他左眼发生视网膜下新生血管（图 I~ 图 K），导致大的盘状瘢痕（图 L）。

（G~L，引自 Gass 和 Oyakawa[560]，©1982，美国医学会。版权所有）

这些患者的黄色中心凹病变可能被误认为是成人的卵黄样营养性营养不良（图 5.08；图 5.09）或 Best 病（图 5.01；图 5.02）。具有星状色素斑块或脉络膜新血管形成的患者可能被误诊为继发于局灶性脉络膜炎的老年性黄斑变性或脉络膜视网膜瘢痕。

Green 及其同事报道的一组患有 2A 型毛细血管扩张的患者的组织病理学检查显示，在旁中心凹视网膜感觉层局灶性增厚、视网膜血管壁增厚、毛细血管内皮异常的证据，但毛细血管扩张的迹象很少或没有（图 6.48）。在 Green 及其同事之前报道的眼部组织病理学切片时，Gass 发现了视网膜光感受器细胞层毛细血管侵犯的证据，以及细胞外液囊性积聚的少量证据（图 6.48F~H）。

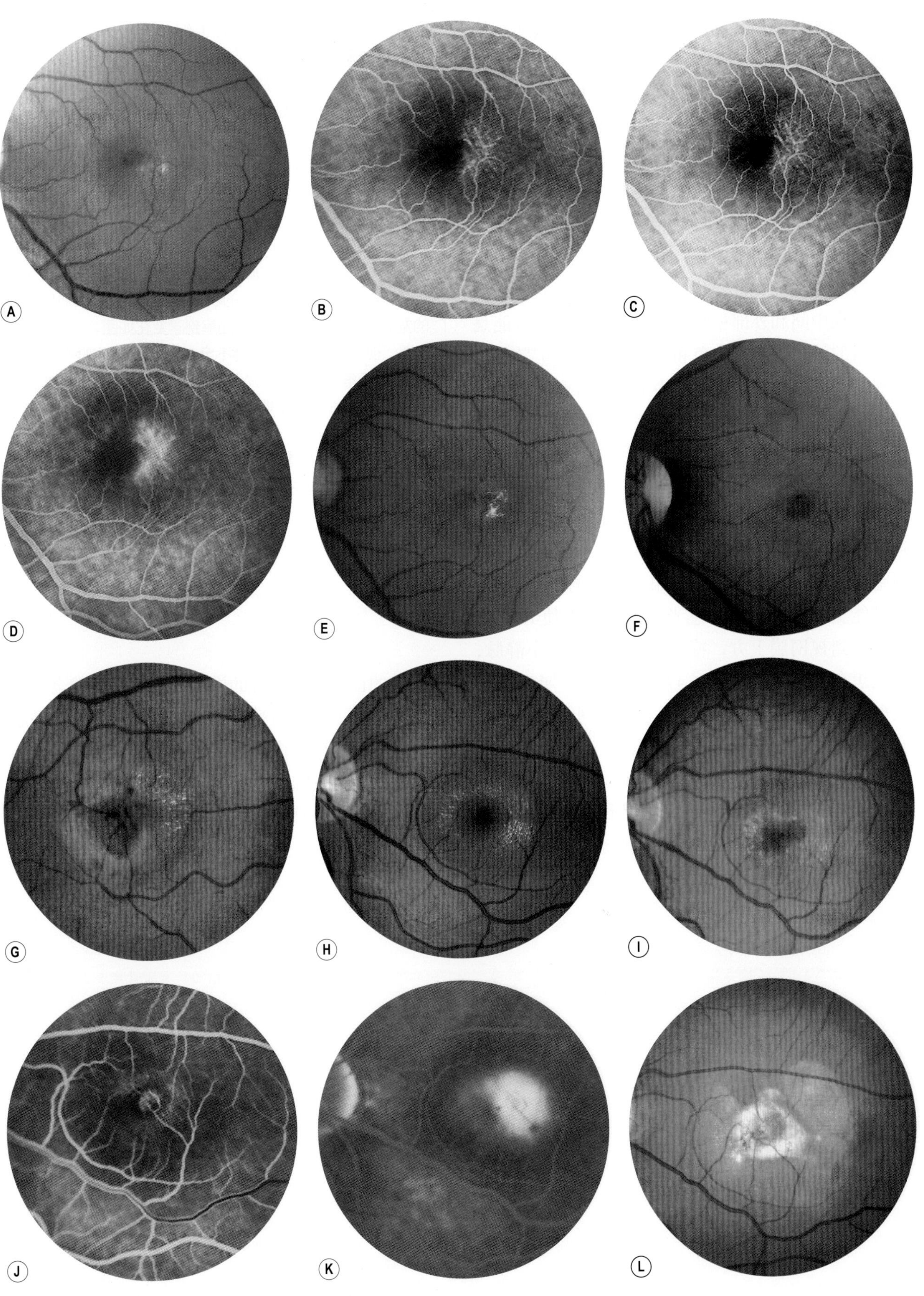

图 6.46

我们如何解释视网膜染色和找到证据表明细胞外液迁移到中央黄斑区域以形成2A型中心凹旁毛细血管扩张患者的囊样水肿？以下情况会出现（图6.47J）。增厚的毛细血管壁的早期荧光素染色，特别是深丛中的早期荧光素染色，是“毛细血管扩张”血管的早期血管造影外观的原因。毛细血管壁的改变结构与代谢交换减少和内皮通透性增加有关。这些变化导致视网膜细胞的轻度慢性营养损伤，特别是包括Müller细胞的内核层水平立体视觉上发生在中间和外部视网膜的晚期弥散染色可能是由少量的细胞外基质染色和荧光素细胞内扩散到受损视网膜细胞中引起的。外周毛细血管床的进一步变化，包括毛细血管增生和外层视网膜侵入，偶尔有凹陷视网膜，伴随着静脉流出模式的改变和扩张的直角小静脉的形成（图6.47J，3期）。视网膜中间的视网膜细胞，特别是Müller细胞的营养不足导致这些细胞和连接的感光细胞的变性和萎缩。感光细胞的这种损失导致视力和眼底图像的逐渐丧失，这可能类似黄斑裂孔。感光细胞的损失使RPE细胞迁移到视网膜上方，特别是沿着直角的小静脉，形成黑色星状斑块（图6.47J，4期）。5期疾病导致视网膜细胞丢失诱导深部毛细血管网络的增殖性变化，最终可能进入视网膜下间隙，其中发生视网膜下新生血管生长和RPE反应性增生的Ⅱ型（图6.47J，5期）。尽管这种新生血管形成可能主要来源于视网膜血管，但最终可能出现脉络膜视网膜血管吻合的证据。在并排的内层视网膜表面的金色反光结构的原因尚不清楚。它们的外观表明它们是脂质。它们在视网膜内界膜区域的位置表明它们可能是退化的Müller细胞的产物，其细胞核位于改变的深视网膜毛细血管丛的内核层，并且其筛板形成内界膜[551]。

图6.47 双侧获得性并发性毛细血管扩张，2A型视力良好，缺陷多。

A~I：这名67岁的女性患者注意到她的右眼视力在2004年下降至20/40。她的左眼视力20/20。两个中心凹都有细小的毛细血管扩张血管，没有色素沉着、晶体或出血（图A和图B）。血管造影与双眼颞侧高荧光和组织染色（图C和图D）一致。4年后，她的视力继续保持在右眼20/40和左眼20/25。她现在左侧中心凹（图F和图G）有一些色素。光学相干断层扫描可以在这种情况下看到的典型空隙，可能是由于Müller细胞锥（图H和图I）的变化。

J：伴随深部视网膜神经丛的获得性近中心肌毛细血管扩张的发展的3、4和5期的推测解剖学变化如图。

3期，视网膜毛细血管功能不全，中心凹左侧视网膜肿胀，扩张的直角小静脉（RaV）发展，引起深层毛细血管丛（DCP），毛细血管早期增殖进入视网膜外层。箭头表示浅层视网膜晶体。

4期，视网膜外层萎缩，视网膜色素上皮细胞（RPE）增生，RPE细胞与RaV一起的视网膜内迁移，DCP进一步增殖和重塑。

5期，2型视网膜下新生血管形成，视网膜下出血和渗出。视网膜下新生血管可以与脉络膜血管吻合或不吻合。

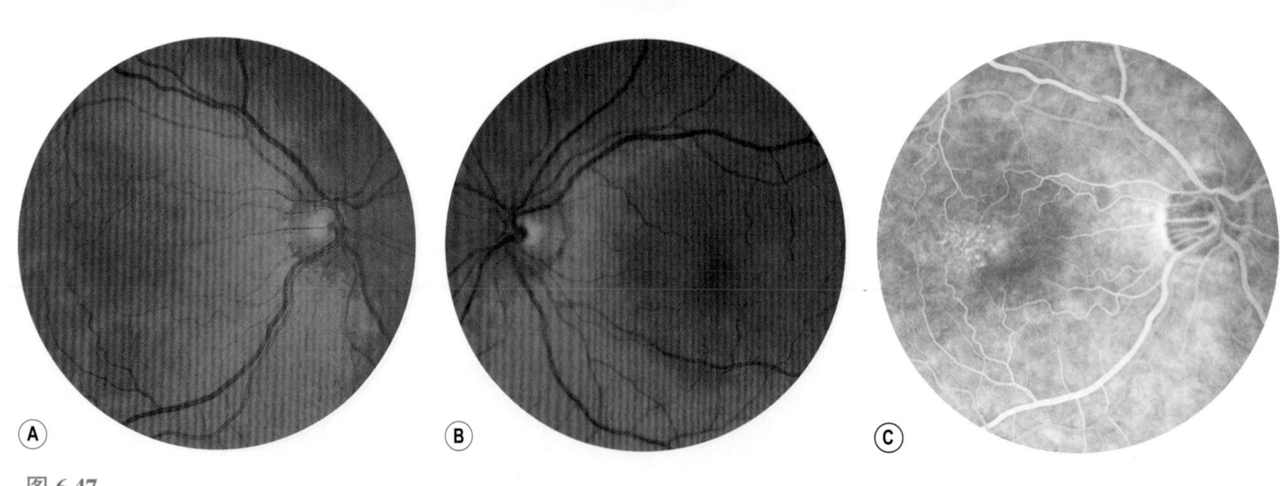

图6.47

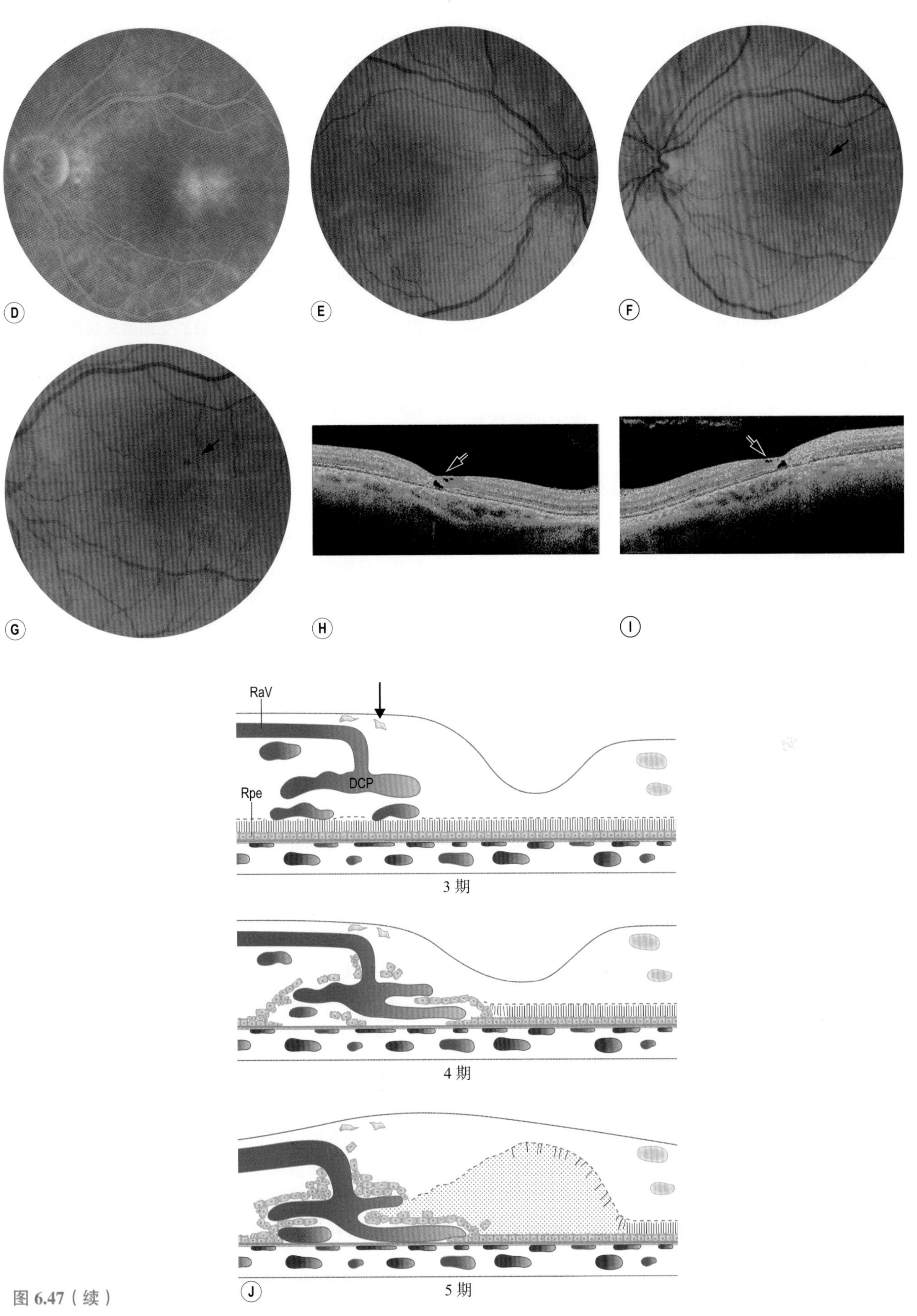

图 6.47（续）

2A 型毛细血管扩张的原因尚不清楚，这是最常见的特发性中心凹旁毛细血管扩张症。在水平中缝两侧穿过视网膜动脉时视网膜静脉阻塞引起的慢性静脉淤滞可能是一个因素。最近，在 26~41 周孕龄期使用全计数对 FAZ 进行的研究表明，组成颞侧 FAZ 的血管是最后完成环的闭合[64]。颞侧中心凹旁血管是 2 型近中心凹毛细血管扩张症中最早受影响的血管。这两个特征之间是否存在关联是有趣的，需要进一步探索。虽然这些患者中约有 15% 可能有系统性疾病的证据，包括系统性高血压、临界糖尿病、冠状动脉疾病和与 Alport 病相关的肾功能衰竭，但长期随访研究未能将 2A 型毛细血管扩张与全身性疾病联系起来[551]。偶发性出现家族性 2A 型毛细血管扩张[560]。

2A 型毛细血管扩张患者应与双侧视网膜毛细血管扩张伴有其他原因的病例区分，包括双侧 1A 组先天性近中心凹毛细血管扩张（图 6.43J~L）、与 Eales 病相关的近中心凹毛细血管扩张（图 6.62A~H）、糖尿病和照射视网膜病变。

关于 2A 型毛细血管扩张的光凝治疗结果的信息有限。在视网膜下新生血管形成发展之前，光凝固可能无法恢复这些患者的视功能，因为功能丧失与视网膜萎缩而非与 1 型毛细血管扩张中视网膜内渗出有关[586]。对侧视网膜毛细血管的预防性光凝术也不太可能减缓或防止视力丧失。在大多数情况下，视网膜下新生血管网络与中心凹中心的紧密接近排除了光凝作为恢复或防止中心视力丧失的手段。

图 6.48 双侧获得性并发性中心凹旁毛细血管扩张症自发性视网膜出血，2A 型。

A~D：这名 65 岁无症状的女性患者，在常规检查中双眼有 20/30 的视力，发现患有双侧中心凹性毛细血管扩张伴有精细的视网膜内色素，并且在她的左眼浅层视网膜中有斑点。血管造影显示了视网膜内组织的典型染色，但没有晚期的染色积存。光学相干断层扫描未显示视网膜内或视网膜下增厚或液体（图 D）。未给予治疗，视网膜出血在 3 个月后消失。15 个月后检查发现视力无变化，视网膜下新生血管膜的迹象也无变化（图 D）。

双侧近中心凹视网膜毛细血管扩张的临床病理相关性，2A 型。

E~H：这名 58 岁的女性患者，双眼视力均为 20/25，双侧旁中心凹颞侧有荧光素染色的血管造影证据（图 E）。光学显微镜检查显示在近中心凹区（图 F）视网膜局灶性增厚。比较图 B 中箭头右侧的正常视网膜与箭头左侧受影响的视网膜。神经节细胞呈空泡状和肿胀状。在内核层和外丛状层中细胞外液的局部积聚的证据很少。受影响的视网膜的较高概率显示出 Henle 神经纤维层和具有细毛细血管的感光细胞层（箭头，图 G 和图 H）的局灶性浸润的证据。视网膜色素上皮和脉络膜正常。

（E 和 F，引自 Green 等[591]）

2B 型：青少年隐匿性家族性特发性近中心凹视网膜毛细血管扩张

黄斑旁视网膜毛细血管扩张与 2A 型相似，但没有证据表明有直角小静脉、视网膜浅层反射性沉积物或星状色素斑，已有两个兄弟姐妹报告，年龄分别为 9 岁和 12 岁[551, 597]。

3A 型：闭塞性特发性近中心凹视网膜毛细血管扩张

3A 型患者在与各种全身性疾病（包括红细胞增多症、低血糖症、溃疡性结肠炎、多发性骨髓瘤及慢性淋巴性白血病）相关的多种全身性疾病的晚期生活中，伴有近中心视网膜毛细血管扩张和后乳头毛细血管网的进展性丧失，均出现不同程度的中心视力丧失（图 6.49A~F）[551, 598]。该组的黄斑变化与镰状细胞视网膜病变、糖尿病视网膜病变（图 6.52）和 X 线放射性视网膜病变相似（图 6.57B 和 D）。中心视力的丧失可能是突然的，并且与视网膜中央的缺血性白化、周围视网膜毛细血管的闭塞以及仅稍后发展的毛细血管扩张的最小证据相关（图 6.51A）。在其他情况下，副翼状动脉视网膜毛细血管的丢失可能缓慢发生，并且与相邻毛细血管的毛细血管扩张有关，可能是由于侧流通道的发展。

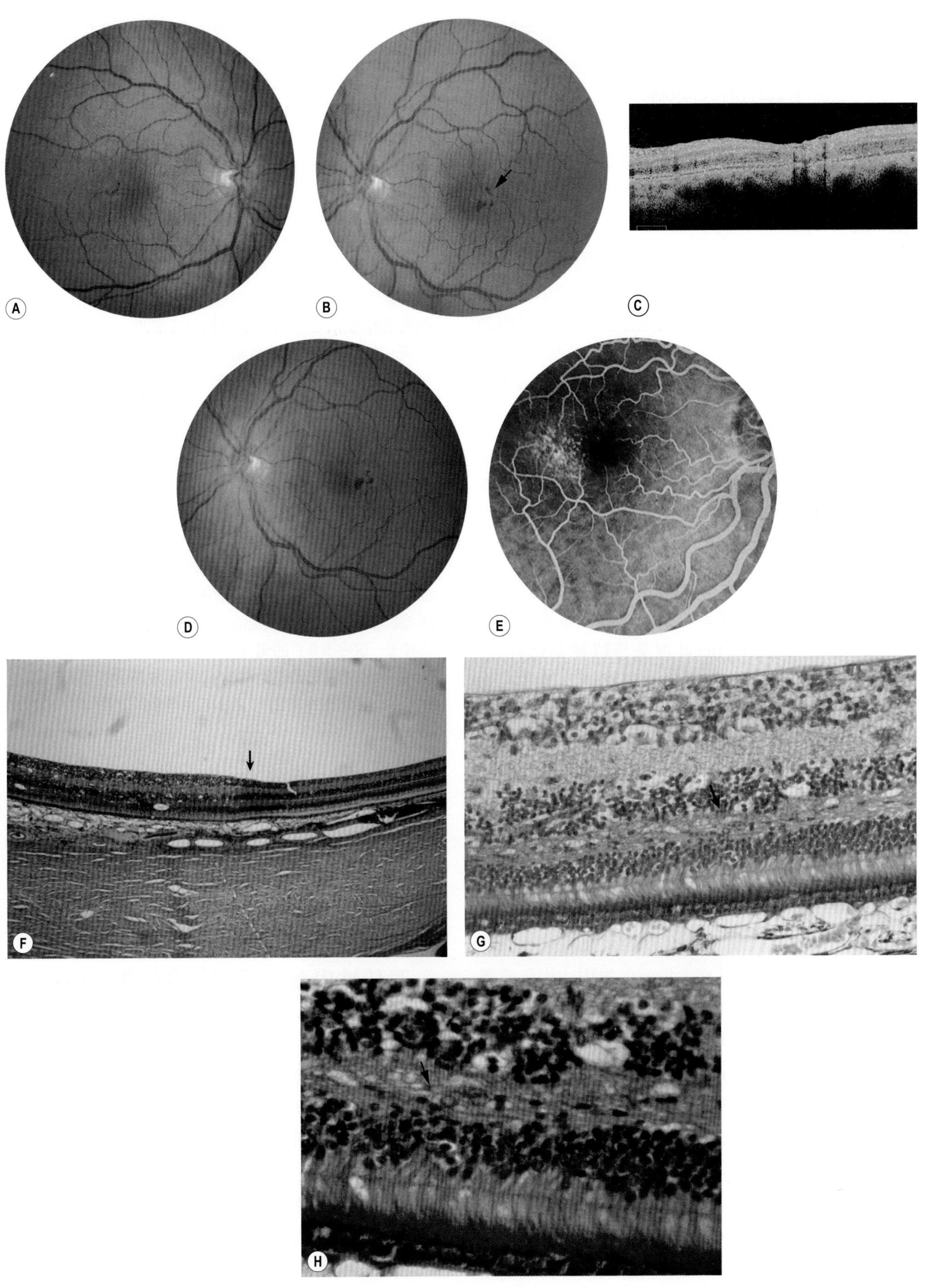

图 6.48

3B 组：与中枢神经系统血管病变相关的特发性闭塞性中心凹旁视网膜毛细血管扩张

3B 组患者具有遗传性眼脑综合征，其特征为中老年发病的渐进性周围毛细血管网闭塞及扩张引起双眼中心视力逐渐丧失，其中一些患者伴有视神经萎缩、异常的深腱反射和其他中枢神经系统受累证据（图 6.49）[550, 551, 560, 599-603]。中心凹旁毛细血管的丢失、末端毛细血管网的明显动脉瘤扩张，以及受累毛细血管床荧光素渗漏相对较少是这些患者与第 1 组和第 2 组患者区别的不同点。有一个家系报道了视网膜毛细血管扩张与前额叶 – 顶叶假瘤有关，包括小血管损伤和白质纤维蛋白样坏死，但没有证据表明存在血管炎[599]。Van Effenterre 等人描述了三名姐妹具有相似的视网膜发现，包括视网膜毛细血管扩张以及周围视网膜和后极毛细血管闭塞，伴有皮肤病、毛发变灰和特发性非脑硬化性脑钙化[603]。病理学研究显示小血管透明变性由基底膜增厚引起，累及消化道、肾脏和大脑的钙化区域。在另一个中心和周围视网膜闭塞性血管病变的常染色体显性遗传的家族中，Raynaud 现象与精神变化有关，主要是健忘、具有攻击性和抑郁[601, 603]。Ehlers 和 Jensen 报道了连续两代涉及三个家庭成员类似的黄斑病变。这些患者没有视神经萎缩或神经系统疾病。

图 6.49　双侧、特发性、旁中心，视网膜毛细血管闭塞和毛细血管扩张，3A 组。

A~C：这名 59 岁的女性患者主诉 6 周前右眼开始出现暗点，但在服用泼尼松 60 mg/d。2 周后，较 1 周前暗点大小增加。她有左眼虹膜炎和复发性溃疡性结肠炎病史。右眼的视力为 20/200，左眼为 20/20。注意到右眼中央黄斑区域视网膜的不规则缺血变白（图 A）。没有虹膜睫状体炎的证据。血管造影显示视网膜毛细血管小动脉和闭塞的证据以及旁中央视网膜小动脉不规则扩张（图 B 和图 C）。9 年后，有证据表明虹膜后粘连和右眼未成熟的白内障。视觉功能没有改变。视网膜毛细血管的局灶性扩张位于扩大的无毛细血管区中央附近。左眼是正常的。

D~F：在患有真性红细胞增多症的中年女性患者中获得的中心凹旁视网膜毛细血管扩张和毛细血管闭塞。尽管双眼中央都有大面积毛细血管无灌注，但她的视力仍有 20/25。

双侧、特发性近中心凹视网膜毛细血管闭塞和毛细血管扩张伴中枢神经系统受累，3B 组。

G~J：一名 47 岁的男性患者双眼视力逐渐丧失 1 年。注意 2 个视盘的轻微颞侧苍白、中央黄斑区毛细血管的局灶性闭塞和一些末端毛细血管的动脉瘤扩张（图 G 和图 H）。血管造影显示无毛细血管区的不规则扩大、异常血管的动脉瘤扩张，没有荧光渗漏的证据（图 I 和图 J）。

K 和 L：这名 51 岁的男性患者神经系统疾病未确诊，双眼中心视力逐渐丧失。他的右眼视力是 20/70，左眼是 20/30。黄斑改变和血管造影结果与图 G~ 图 J 中描述的患者相同。

脑视网膜血管病变

脑视网膜血管病变是一种罕见的成人发病（40 岁起）常染色体显性遗传疾病，由于 *TREX1* 基因的移码突变引起大脑和视网膜的微血管病变[604]。患有视力丧失、癫痫发作、偏瘫、失用、构音障碍或记忆丧失。5~10 年内患者可进展到失明、神经衰弱状态和死亡。该病首先由 Grand 等人在一个跨越四代、10 个家庭成员中有 8 个成员累及的家系中报道[599]。该病中可见单独累及黄斑或同时包括外周的视网膜毛细血管和小血管闭塞以及扩张[605, 606]。视网膜或视神经盘新生血管化偶尔发生[607]。

由缺血导致的纤维蛋白样坏死引起的大脑假瘤可以在大约一半患者中表现与肿瘤相似，而另一半可能有多个小的白质病变，可能被误诊为脱髓鞘疾病[608-610]。偏头痛和 Raynaud 现象有时会发生。有时累及其他器官包括肝酶升高、肾脏和髋部骨坏死[611, 612]。①遗传性血管性视网膜病变。②脑视网膜血管病变。③伴有视网膜病变、肾病和卒中的遗传性内皮病。以上这三种疾病似乎彼此相关并且在 3p21.1-p21.3 共享相同的遗传位点[612, 613]。

遗传性出血性毛细血管扩张（Rendu-Osler-Weber 病）

出血性遗传性毛细血管扩张症是一种显性遗传性疾病，其特征在于毛细血管和小静脉的毛细血管扩张，涉及许多器官系统，包括皮肤和黏膜以及内脏 AVM。受影响的血管易碎并易于出血。鼻黏膜、胃肠道、肝脏、脑、肺中的异常血管扩张和血管分流可引起的常见体征和症状包括鼻出血、胃肠道出血，甚至呼吸困难。

当来自下肢和骨盆的静脉血栓通过肺中的

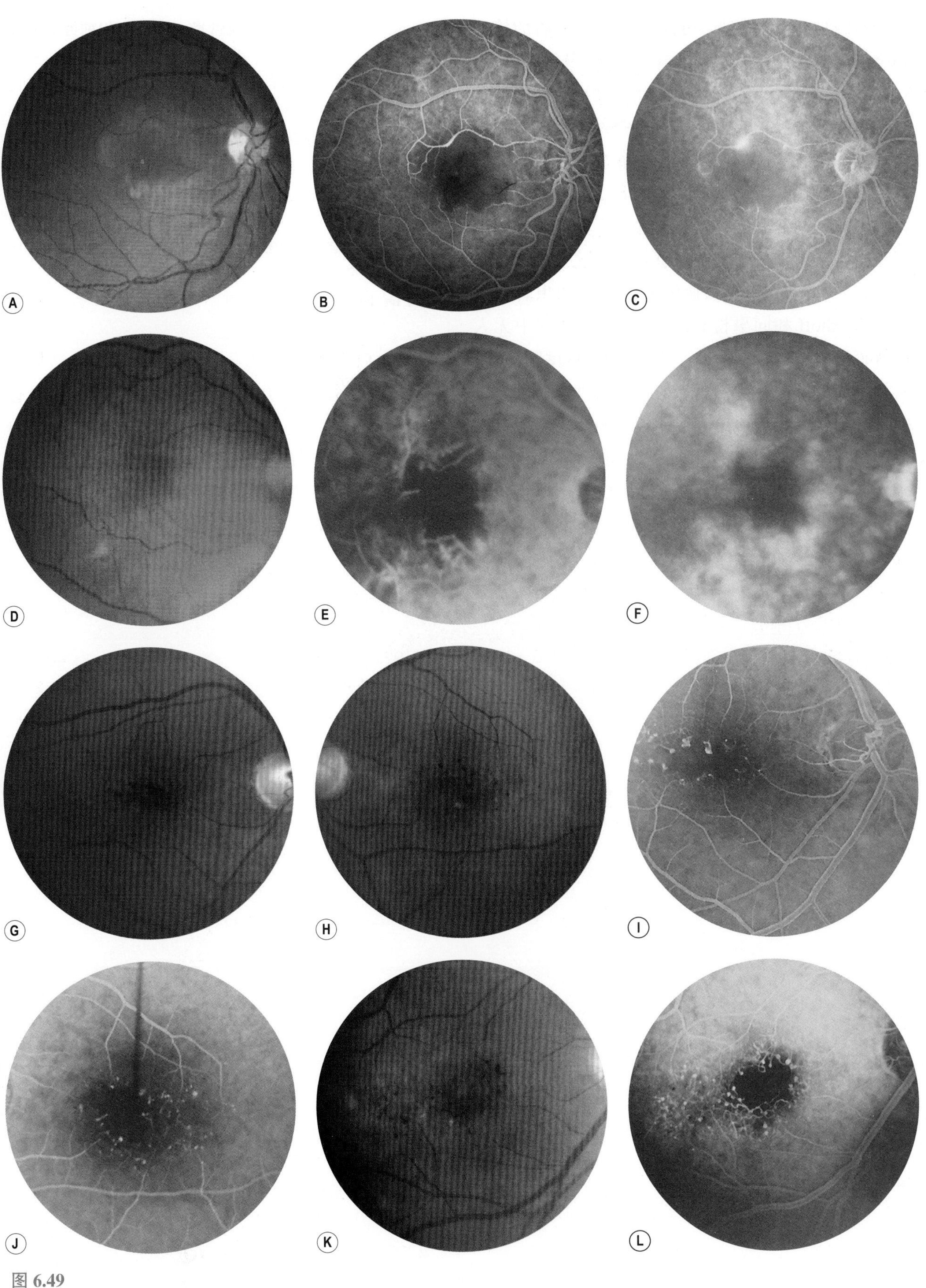

图 6.49

AVM并停留在脑中时，可能发生相互矛盾的栓塞和出血性卒中。

涉及睑缘结膜的多个蜘蛛状毛细血管扩张症较为常见并且可能引起破裂出血。视网膜血管较少发生上述情况[614-618]。Brant及其同事[614]检查了20例遗传性出血性毛细血管扩张症患者，发现仅有2例患者发生了视网膜毛细血管扩张[614]。他们在文献综述中引用了4例视网膜血管畸形，主要是AVM，并与遗传性出血性毛细血管扩张有关的患者的报告。Geisthoff和同事检查了75名患者，其中无人患有视网膜毛细血管扩张，但28名患有结膜毛细血管扩张症[619]。一名68岁白种人女性患者的2只眼睛都在术中发生脉络膜出血，1例在玻璃体切除术期间，另1例在超声乳化术期间[620]。另有报道一名73岁患有浆液性RPE脱离的患者，在荧光素和吲哚菁绿血管造影中可见粗大的脉络膜血管[621]。

图6.50 特发性视网膜血管炎，动脉瘤和神经视网膜病变。

A~L：该患者在后极部出现数个硬性渗出，与视盘和周围区域的血管动脉瘤扩张有关（图A和图B）。荧光素血管造影证实了视网膜小动脉边的多个动脉瘤（图C和图E）。中间外周血管造影显示双眼外周360°无灌注（图D~图G）。患者双眼进行全视网膜光凝术。随着时间的推移，动脉瘤加强（图H），左眼也出现平坦的NVE。在第2年，双眼（图I~图L）的视网膜血管进一步出现鞘膜和闭塞以及进一步的NVE。

（由Dr. Richard Spaide提供）

目前已知两种类型的遗传性出血性毛细血管扩张，HHT-1（更常见于肺和脑AVM），源于内皮糖蛋白基因（*ENG*）突变和HHT-2（更常见于肝AVM），源于突变激活素受体样激酶1基因突变（*ACVRL1*、*ALK1*、染色体12q13）[622, 623]。

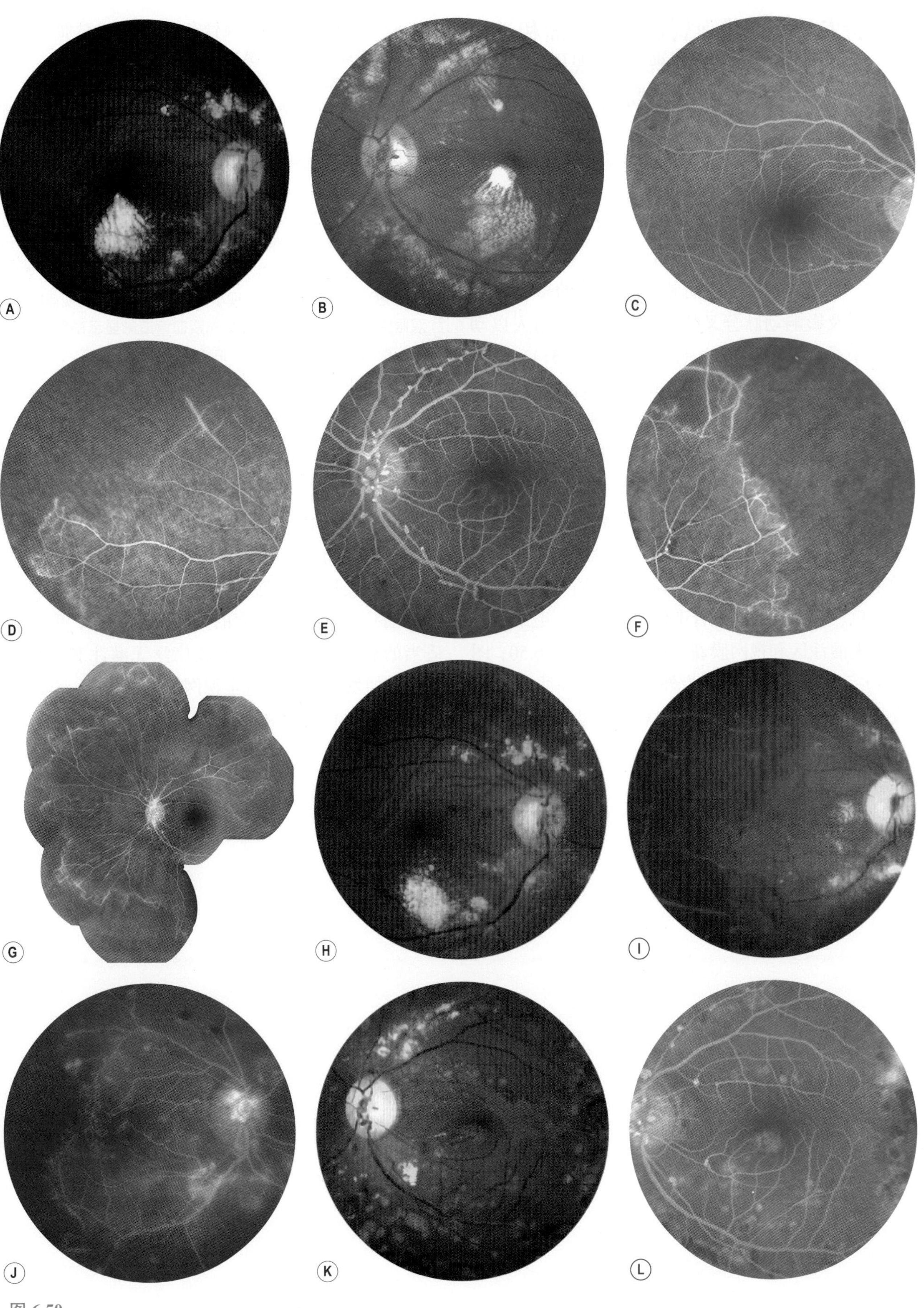

图 6.50

特发性视网膜血管炎，动脉瘤和神经视网膜病变：双侧视神经视网膜病变伴多发性视网膜动脉瘤

在儿童和青年发病，累及双眼主要视网膜动脉的多发性、特征性囊状和梭形动脉瘤，伴有神经视网膜病变。玻璃体和前房炎症细胞浸润，以及具有血管造影证据提示存在动脉炎（图 6.50；图 6.51）[624-630]。从视网膜动脉两侧突出的多个动脉瘤，以及影响动脉分叉的 Y 形动脉瘤，给人以动脉树中系列结节的印象（图 6.50；图 6.51）。它们可以从视神经盘延伸到中周部，可能合并视网膜静脉的不规则扩张、血管鞘膜、局灶性毛细血管扩张、视网膜出血、外围区域视网膜循环闭塞、视网膜新生血管和玻璃体出血。视神经盘肿胀可伴有典型的视网膜渗出、视盘旁视网膜脱离和黄斑星芒状渗出（图 6.50；图 6.51）[624]。荧光血管造影可显示某些动脉瘤的染色渗漏、局部静脉周围染色、视盘染色、视网膜毛细血管染色的局灶区、毛细血管外周无灌注区和视网膜新生血管形成（图 6.50；图 6.51）。在一名最初表现为外周视网膜新生血管形成[625]相关症状的年轻女性中观察到动脉瘤在 3 年内逐步发展。尚不确定动脉瘤和其他视网膜血管改变是由先天性视网膜动脉缺陷引起，还是由后天炎性或过敏性血管疾病引起。如果是后者，那么这些患者可能与患有 Eales 病的患者有一些致病关系。包括类固醇和免疫抑制剂在内的抗炎药物和光凝治疗渗出性并发症的疗效尚不确定，但应在适当的病例下尝试。视网膜广泛无灌注和新生血管形成如发生，需要行全视网膜光凝术（panretinal photocoagulation，PRP）（图 6.50）。

图 6.51　特发性视网膜血管炎，视网膜动脉瘤，神经视网膜炎综合征（IRVAN 综合征）。

A~F：21 岁女性，主诉双眼中心视力逐渐丧失。可观察到显著的视盘和视网膜动脉的弯曲和不规则扩张，延伸到外周眼底（图 A，图 B 和图 D）和双眼视盘周围富含脂质的渗出物形成环状图案。在视网膜血管闭塞区域后面的区域存在外周毛细血管毛细血管扩张（图 D）。血管造影显示视盘和视网膜的主要动脉弯曲，口径不一，动脉瘤形成和局灶性染色（图 E 和图 F）。

G~J：一名既往健康的 7 岁女孩主诉右眼模糊暗点。双眼视力 20/20。眼底检查发现小动脉中的动脉瘤从视盘突出，双眼大面积硬性渗出物。荧光素血管造影显示视盘内和周围的视网膜动脉瘤样扩张。周边视网膜灌注正常。

（G~J，由 Dr. Dharma Le 提供）

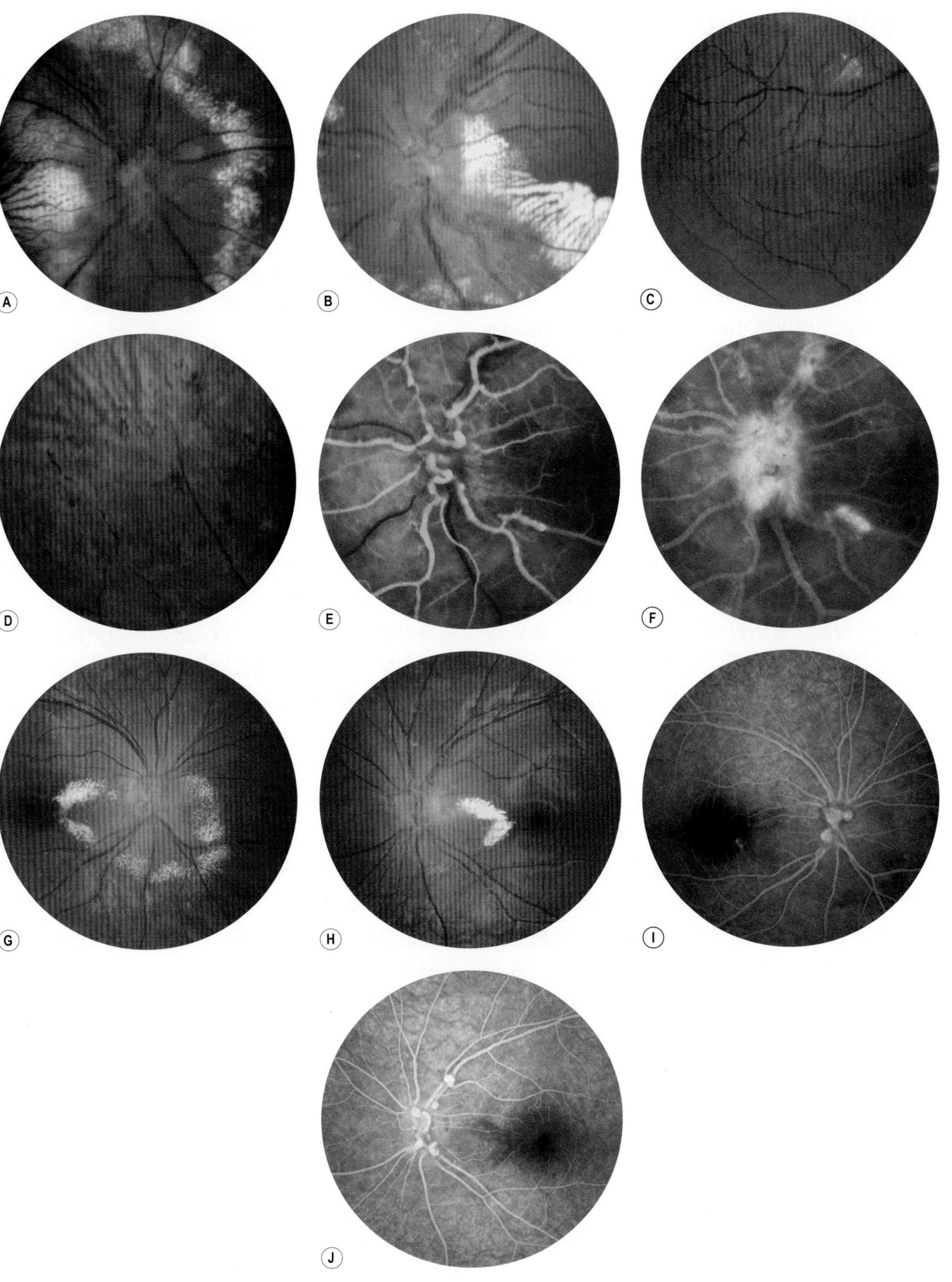

图 6.51

糖尿病视网膜病变

糖尿病是一种糖代谢异质性疾病，多种病因最终导致高血糖，主要分为两型。1 型胰岛素依赖型糖尿病（insulin-dependent diabetes mellitus，IDDM）是一种自身免疫性疾病，其特征在于胰岛细胞丢失导致的高血糖症。高达 90% 的患者和 3.1% 的非糖尿病亲属胰岛细胞抗体血清滴度明显升高[631]。发病年龄在 30 岁之前，通常在儿童期开始。2 型非胰岛素依赖型糖尿病（noninsulin-dependent diabetes mellitus，NIDDM）的特征为较晚发生的高血糖症，诊断时多数为肥胖患者，且并无症状[632]。它可能由胰岛素分泌调节和（或）其在肝脏及外周组织细胞水平不足引起。继发性糖尿病类型可能与胰腺疾病、过量的抗胰岛素疾病、药物诱发和妊娠糖尿病有关。在所有类型中，高血糖虽然是最重要的，但它只是许多致病因素中的一种（醛糖还原酶介导的细胞损伤；缺氧视网膜产生的血管增生因子；生长激素和红细胞、血小板和血液黏度异常）。该疾病影响所有主要器官系统（包括眼睛）[633-637]。尽管人们一直非常重视血管改变对糖尿病相关疾病的重要性，实质细胞发生的代谢损害也非常重要[638, 639]。例如，在视网膜血管异常出现之前，可能先出现色觉异常（获得性蓝 - 黄色觉障碍），对比敏感度异常和某些糖尿病患者的视网膜电图改变[640-642]。

印度蓝染色技术、胰蛋白酶消化铺片制备和荧光血管造影在阐明构成糖尿病视网膜病变的解剖学和生理学变化方面具有重要意义[643-654]。最初变化涉及视网膜毛细血管床及周细胞选择性丢失、微动脉瘤形成、基底膜增厚、局灶性毛细血管床闭合、邻近毛细血管扩张、分流形成和通透性改变（图 6.52）[643, 646, 647]。这些变化可能继发小动脉闭合、血管无灌注的大区域以及视网膜内层和视网膜前的增生性血管改变[647]。微动脉瘤多发生在周细胞（上皮细胞）丢失部位的前毛细血管位置。它们可以作为孤立的变化出现，或者聚集在毛细血管闭塞的局部区域周围。它们的壁可以通过内皮基底膜的增殖减弱或增厚而变薄。它们的管腔偶尔可能充满凝集的红细胞或血栓。在毛细血管内皮细胞缺失的毛细血管区，血管基底膜发生增厚和血流减少，周围区域补偿性毛细血管扩张，毛细血管内皮细胞增殖和通透性改变相关。扩张的毛细血管和微动脉瘤渗透性变化与浆液性和脂蛋白性渗出物的外渗有关，并且在一些情况下，与视网膜内出血有关（图 6.52J）。伴随糖尿病视网膜病变的其他生理变化包括血流量和血液黏度的改变[655-658]。当检测到局部组织缺氧和低血糖时，自动调节会导致静脉扩张。随着血管口径的不断变化以及波动的组织葡萄糖水平，静脉张力最终会丧失，导致慢性静脉扩张。高血糖本身可导致自动调节功能障碍。

图 6.52　背景期糖尿病视网膜病变。

A~F：1985 年 9 月（图 A）至 1987 年 1 月（图 C~图 E）发生的视网膜病变进展。给予氩激光治疗。1991 年 1 月，视力为 20/25，视网膜病变改变很少（图 F）。

G~I：胰岛素依赖性糖尿病患者的缺血性背景期视网膜病变，伴有显著的囊样黄斑水肿、扩张的外周黄斑视网膜毛细血管，以及近端毛细血管网丢失的证据（眼底照片图 G 和图 H）。血管造影（图 I）显示在棉绒斑和黄斑的颞侧周围毛细血管网丢失和毛细血管无灌注。

J~L：由于中心凹旁微血管改变（图 K）出血引起的黄斑下出血（图 J）自发吸收（图 L），患者视力恢复 20/30。

这些早期的解剖学和生理学变化导致了被称为背景和非增殖性糖尿病视网膜病变的检眼镜下变化：包括红点样微动脉瘤、扩张的视网膜毛细血管、表面火焰状或更深的点或印迹视网膜出血、白色中心出血、黄色渗出物和局部视网膜灰白色改变（棉绒斑）（图 6.52）[640, 659, 660]。微动脉瘤是糖尿病视网膜病变最早的临床症状（图 6.52A）。它们可能出现在视网膜的任何地方。在某些情况下，它们广泛分布，而在另一些情况下，它们可能集中在中央黄斑区域。

非增殖性糖尿病视网膜病变患者的视力丧失主要是由于黄斑渗出，特别是晚发型糖尿病患者（图 6.52 A~F）[654, 661-671]。渗出液的局部渗漏引起更多的微动脉瘤和扩张的毛细血管簇，通常被黄色、深层视网膜渗出环包绕，或者由于黄斑区域中大多数视网膜脉管系统的弥漫性渗漏。一般而言，中心视力的丧失与眼底检查和血管造影术所见的视网膜内渗出程度相似。视敏度的轻微下降可能与毛细血管微动脉瘤的轻度视网膜内渗出有关，毛细血管微动脉瘤局限于后极或更广泛分散。研究表明更明显的

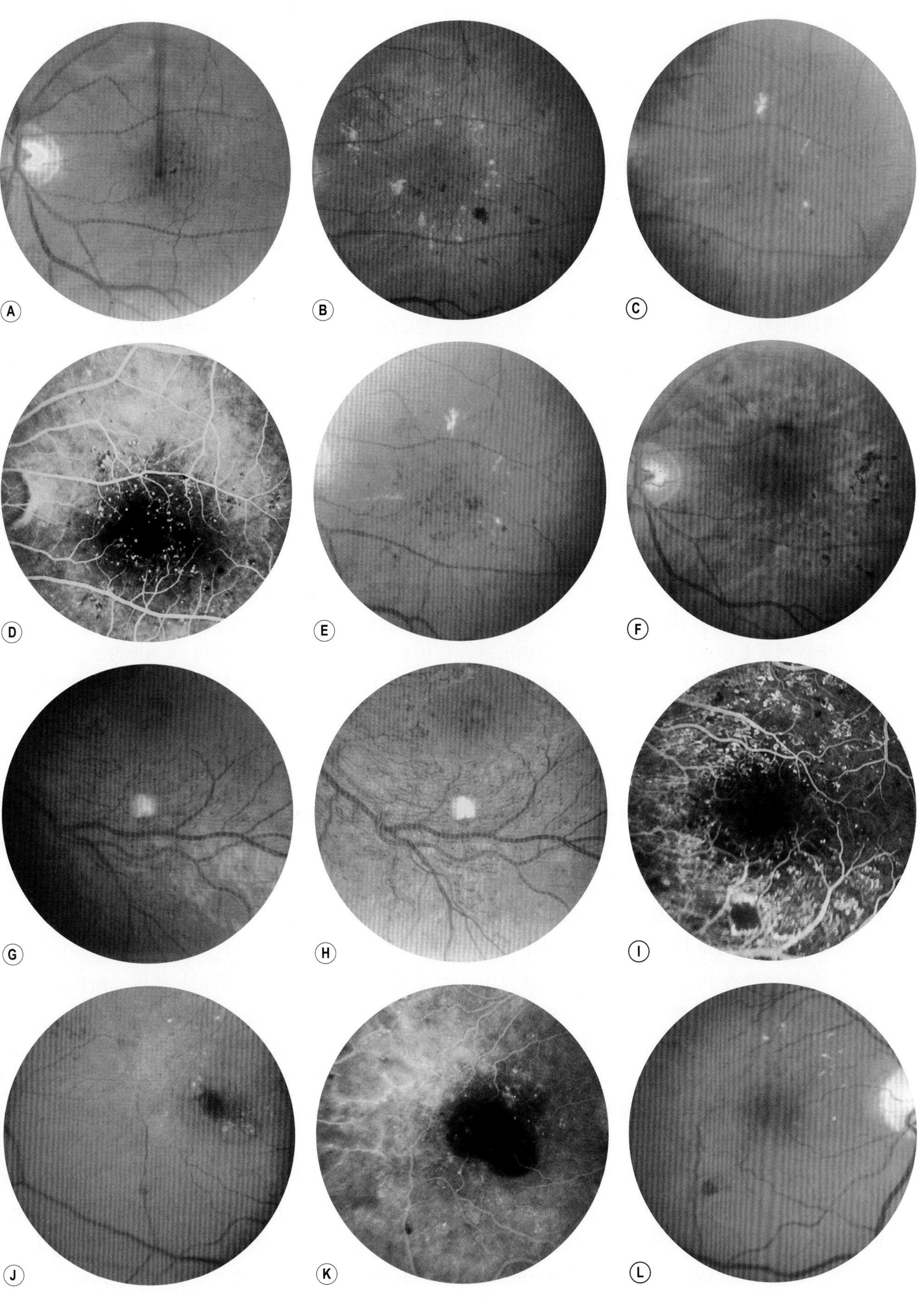

图 6.52

视网膜内渗出程度通常与小视网膜血管和大视网膜血管的扩张有关。可能出现散在黄色渗出物、视网膜出血和偶尔存在的棉绒斑。糖尿病视网膜病变中的棉绒斑提示局部视网膜相对缺血，常常由于部分或在某些情况下视网膜变白区毛细血管床完全闭合引起（图 6.53）[660, 672, 673]。它们通常发生在非增殖性糖尿病视网膜病变的早期，不一定与血压升高有关，也并不一定表明视网膜病变进展风险增高。一般而言，它们在糖尿病中比在高血压中持续更长时间。当它们消退时，它们可能与局部暗点、神经纤维束状暗点或无暗点有关[672, 674]。棉绒斑大量存在，特别是与其他增殖前视网膜病变征象同时存在时，可能预示糖尿病视网膜病变快速进展。

在早期视力丧失的患者中看到的常见临床表现是 1 个或多个黄色、富含脂质的环状区域渗出，通常集中在旁中心凹并延伸到中心凹（图 6.52B 和 C；图 6.53D）。黄色沉积物围绕微动脉瘤簇以及混浊的视网膜内和视网膜下渗出物。环形区域可以是圆形、椭圆形或不规则形状。它们最常集中在黄斑的颞侧。这些患者中视网膜毛细血管异常周围的脂质渗出量与其血脂水平和舒张压有关。视网膜内脂质渗出物的广泛沉积可以指示高脂血症（图 6.85 J~L）[675]（参见高血脂性视网膜病变的讨论，第 578 页）。这些患者中的血清脂质渗入玻璃体中偶可与眼内炎相似[676]。

一些血管造影发现弥漫性视网膜毛细血管渗漏以及在眼底镜下显示出少量黄色渗出物和视网膜透明度丧失[663, 677, 678]。水肿可能会消退，长时间保持静止或稳定进展。偶尔 CME 可在缺乏显著的背景期视网膜病变和视网膜主要血管扩张的情况下发生[665, 678]。糖尿病患者中心性视力丧失的其他原因包括周围毛细血管异常出血（图 6.52）、周围毛细血管闭塞（图 6.52）、玻璃体牵引（图 7.09I 和 J），以及视网膜前膜的形成。

当由糖尿病引起的血管闭塞现象开始累及毛细血管前小动脉和较大的视网膜小动脉时，会发生增殖前视网膜病变的特征性眼底改变。包括多个棉绒斑和视网膜出血、深色斑点状出血、静脉串珠状和环状、毛细血管床的不规则扩张［视网膜内微血管异常（intraretinal microvascular abnormalities，IRMA）］，以及视网膜血管大面积丢失（图 6.52G；图 6.54A 和 B）。后面这些区域血管造影显示广泛的血管无灌注（图 6.54）。这个血管闭塞过程经常涉及周边视网膜，并且在一些情况下可能最初主要限于黄斑区以外。在其他情况下，毛细血管无灌注早期影响中央黄斑区域并可能导致视力丧失[679]。IRMA 发生在血管无灌注区域附近，在某些情况下代表毛细血管床或分流血管的扩张段，而在其他情况下，它们是视网膜层间的新生血管[680]。

在患有增生前糖尿病视网膜病变的眼睛中，15 个月内发生增生型糖尿病视网膜病变（proliferative diabetic retinopathy，PDR）的风险约为 50%[681]。重要的是要意识到，在新血管形成开始时，增殖前视网膜病变活跃的迹象可能并不明显。新血管形成通常在视盘的 45° 内开始并且经常在视盘上出现。根据其位置细分新血管如下：在视盘（NVD）的 1 个视盘直径或其内部产生的，以及在眼底其他部位产生的（neovascularization of retina elseuhere，NVE）。

图 6.53 渗出性糖尿病性黄斑病变和对治疗的反应。

A 和 B：经过了全视网膜光凝术治疗增生型糖尿病视网膜病变的患者，其黄斑中心凹增厚合并环形脂质渗出（图 A）。4 个月后，脂质渗出物消失（图 B）。

C~F：在之前（图 C 和图 D）和氩激光光凝术之前（图 F）的非增殖性糖尿病视网膜病变和环状黄斑病变。注意脂质渗出物的吸收（图 F）。

G 和 H：渗出性糖尿病黄斑病变的组织病理学。注意吞噬脂质渗出物的巨噬细胞（箭头）和视网膜囊样变性的改变（图 G）。

糖尿病性神经视网膜病变（乳头状病变）。

I~K：这名患有儿童期糖尿病的年轻女性患者主诉右眼视力突然丧失。注意黄斑星芒状渗出、视盘水肿，以及少量背景期糖尿病视网膜病变（图 I 和图 J）。6 个月后，她的视力提高到 20/20。注意视盘（图 K）的苍白。3 个月后，她在左眼中经历了相同的病变过程。

DIDMOAD（Wolfram 综合征）。

L：18 岁患者表现右侧视盘苍白（左侧，未示出），他患有 1 型糖尿病、肾性糖尿病性尿崩症、双侧进行性视神经萎缩和耳聋。他还患有继发于糖尿病性尿崩症和肾功能不全的肾积水。*WFS1* 基因检测呈阳性。

(I~K，引自 Barr 等[828]，©1980，美国医学会。版权所有。G~J，引自 Yannuzzi，Lawrence J.，The Retinal Atlas，Saunders 2010，978-0-7020-3320-9，p.281)

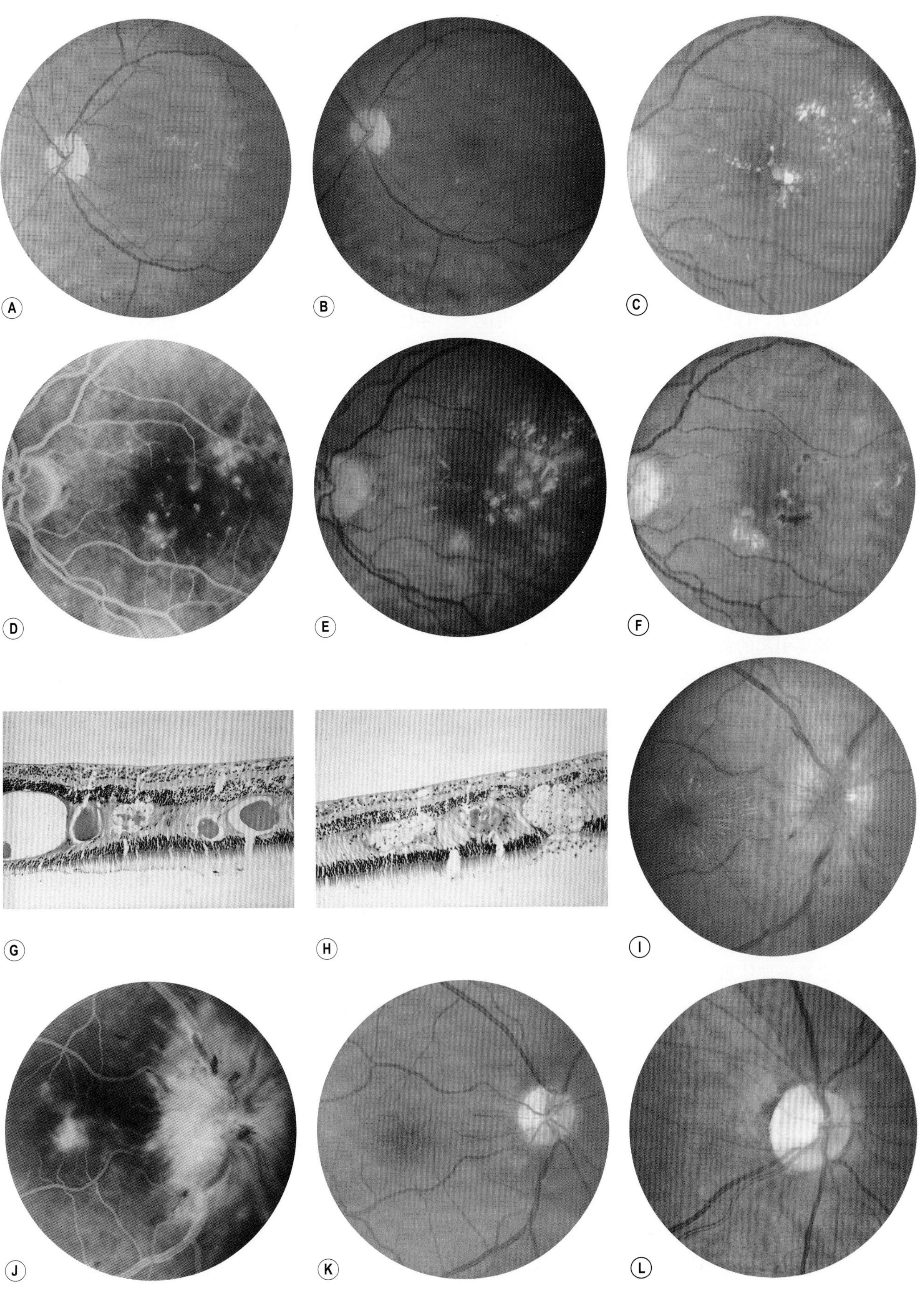

图 6.53

NVD 开始时常位于视盘表面，形成跨越生理杯的血管细环或网络。它们可能难以与扩张的视神经血管区分开。同样地，区分 NVE 和 IRMA 也可能是困难的，特别是当 NVE 尚未显示它们的任何特征时，这些特征包括轮样网络，延伸穿过下面的视网膜血管网络的动脉和静脉分支，以及伴随的纤维增殖。荧光血管造影有助于区分弥漫性渗漏的新血管与位于视盘和视网膜内的极少量渗漏的血管。新生血管通常形成类似海扇贝样的血管网络（图 6.55A~C），但在某些情况下，特别是当它们来自视盘时，可能会在视网膜表面生长并呈现成熟视网膜血管的外观（图 6.55F~H）。患有新生血管的患者通常无症状，直到血管长入玻璃体并发生玻璃体内出血。玻璃体脱离通常从颞上血管开始，到颞侧，然后到黄斑，之后到视神经上方或下方 [682-684]。在 NVD 患者中，玻璃体通常不与视盘分离。部分分离的玻璃体对新生血管的牵引可导致玻璃体出血。玻璃体出血也可由视网膜血管（通常是静脉）或是视网膜撕裂引起。玻璃体视网膜牵拉和视网膜前膜收缩以及黄斑牵引性脱离引起的黄斑移位和扭曲可能导致视力丧失、视物模糊、视物变形和复视 [645, 685-687]。黄斑局灶性浆液性脱离是糖尿病视网膜病变的一种少见并发症，除非继发于伴有或不伴有黄斑裂孔形成的玻璃体牵拉（图 7.08D~G）。

一种特殊形式的隐匿性玻璃体黄斑牵拉，特别是在黄斑局灶光凝后，可能造成黄斑严重水肿和弥散性荧光素染色 [688]。后者视功能可能在玻璃体切除术后显著改善（图 7.05G 和 H；图 7.08H~J）。Nasrallah 等人研究发现，患有黄斑水肿的成人发病型糖尿病患者玻璃体后脱离的可能性低于没有水肿的患者 [689]，在 1 型糖尿病患者中则相反 [690]。

PDR 可能发生在黄斑周围区域（图 6.55），但很少发生在黄斑中心附近 [691]。但是未成熟的视网膜内和视网膜前新生血管形成可能会在中心凹旁区域长出一种奇特的盘状动脉瘤血管簇，尤其是在有黄斑毛细血管无灌注并接受 PRP 治疗的胰岛素依赖型糖尿病患者中（图 6.53）[691-693]。这些并发性的动脉瘤变化与良好的视力和良好的视力预后相关，并且可能发生在双眼中。类似的外生的结节样新生血管生长物没有血管外纤维成分可能沿着毛细血管广泛

图 6.54　增殖性糖尿病视网膜病变进展。

A~K：这名 18 岁的非裔美国女孩患有 1 型糖尿病，右眼的 NVD 非常少，左眼没有新的血管。她的视网膜静脉扩张，除了散在的棉绒斑（图 A 和图 B）外，她还有 2 只眼睛内的视网膜内微血管异常（IRMA）（箭头）。血管造影证实了广泛的毛细血管无灌注和双眼中存在广泛的 IRMA。右眼和左眼的眼底拼图显示广泛缺血。她的肾功能异常，血糖在 600 smg/dL。尽管在这些照片检查后不久双眼接受全视网膜光凝，但她发生了双侧广泛的毛细血管渗漏和新生血管（图 F，图 G，图 I 和图 J）。左眼仍然有一些她原来的眼底血管灌注，而右眼只在视盘（图 H）残余血管中显示荧光。进一步的全视网膜光凝术不能防止双眼发生的新生血管性青光眼需要双侧引流管分流（图 K）。复杂的白内障迅速发展，晶状体前表面（图 K）出现新生血管，视力下降至无光感，随后在超声检查中发现牵引性视网膜脱离。她在初步评估后 1 年内去世。

无灌注区域主要的血管弓生长（图 6.53A~C）[694]。组织病理学上，它们是结节样血管，血管壁透明度很高，没有纤维成分 [692]。这些病变可能代表在没有玻璃体支架的情况下发生的未成熟的新血管形成。

IDDM 和 NIDDM 的自然疗程存在显著差异 [669, 682, 695, 696]。1 型糖尿病在儿童期发病，视网膜微动脉瘤和其他糖尿病视网膜病变在青春期前很少发生 [697-700]。在一项基于人群的研究中，271 名 30 岁之前诊断为胰岛素依赖患者在初次检查时没有视网膜病变，59% 的患者 4 年后检查时发生视网膜病变，包括 11% 为增殖性视网膜病变 [701]。41% 的患者发生视网膜病变恶化，而改善的仅有 7%。增殖性视网膜病变的发病率随着持续时间的增加而上升，直至糖尿病 13~14 岁，此后保持在 14%~17%。Klein 及其同事发现 10.2% 的成年发病型糖尿病患者在初次诊断时患有视网膜病变 [702]。随访 4 年期间，他们发现 47% 未使用胰岛素的患者发生糖尿病视网膜病变，7% 没有增殖性糖尿病视网膜病变的患者进展到增殖期，34% 患者视网膜病变恶化 [703]。对于非胰岛素使用者，视网膜病变发生率为 34%，增殖性视网膜病变的发生率为 2%，视网膜病变加重的发生率为 25%。在最初没有视网膜病变的患者中，大约 50% 的使用胰岛素者和 35% 的非使用者会在诊断后 4 年内发生视网膜病变 [703]。在同一时期内，大约 35% 的使用者和 25% 的非使用者会发生恶化。

发生糖尿病视网膜病变的最重要的风险因素是

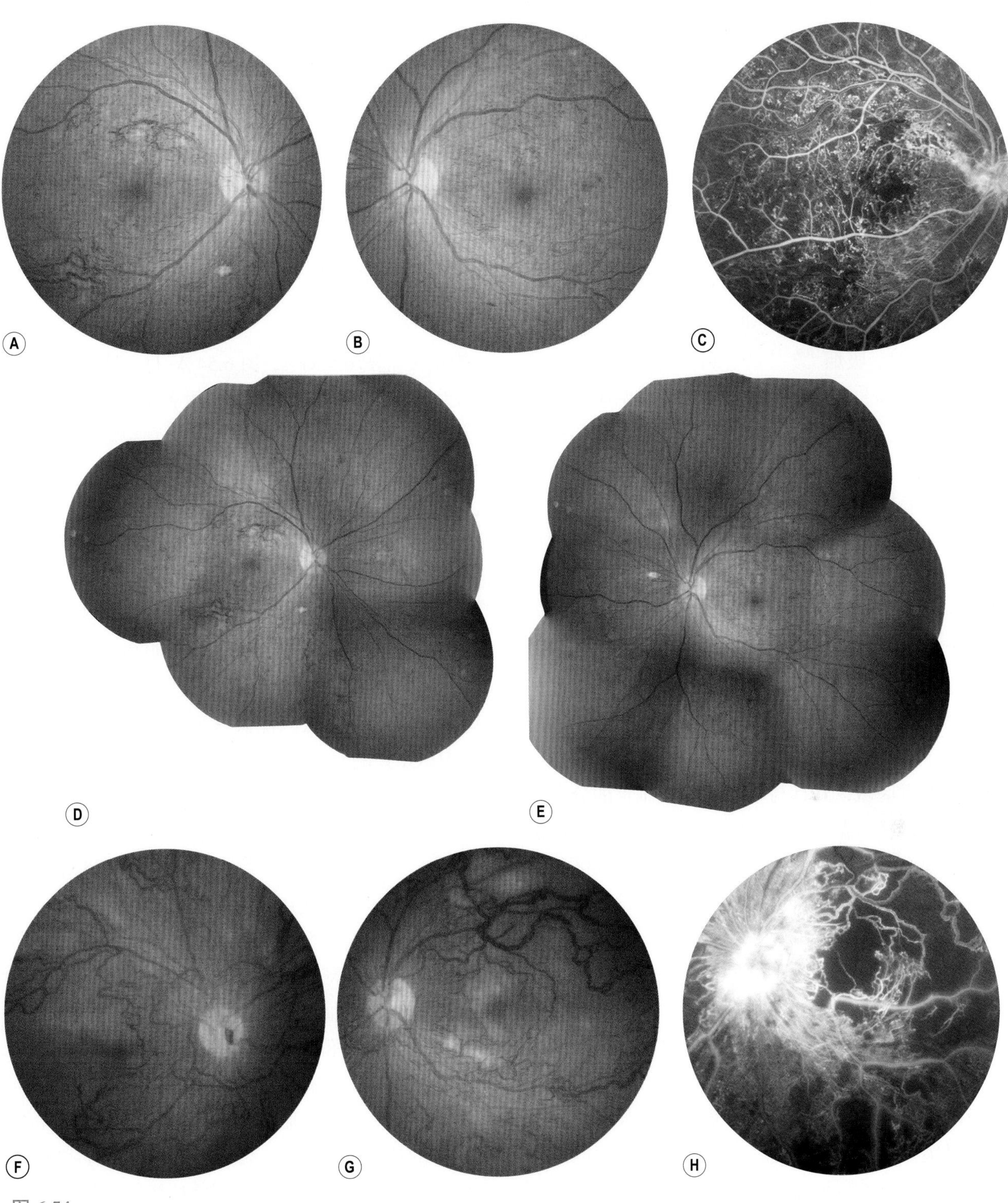

图 6.54

疾病的持续时间 [667, 704]。IDDM 中的视网膜病变在疾病发作后 5 年内很少发生。病程为 5~10 岁的患者占 27%，长于 10 年的患者中占 71%，30 年后占 90% 以上。NIDDM 背景期 11~13 年后视网膜病变患病率为 23%，16 年或更长时间后为 60%，11 年或之后更多年 3% 发生增殖性视网膜病变 [705]。其他与糖尿病视网膜病变进展相关的危险因素包括微动脉瘤数量 [706]、白蛋白尿 [707]、血压升高 [708, 709]、后玻璃体附着 [616, 684, 710]、中心凹增多增厚 [711]、蓝色或灰色虹膜 [712]、吸烟 [709, 713, 714]、男性 1 型糖尿病患者睾酮水平升高 [715]、眼部辐射史 [716]、视网膜振荡电位减少 [717]、环境和种族因素 [718]、妊娠 [719] 和白内障摘除 [720-725]。颈动脉阻塞可能对某些患者的糖尿病视网膜病变有保护作用 [726-728]。

荧光素血管造影提供了对糖尿病引起的微血管变化的深刻理解 [649, 650, 652-654, 660, 669, 677, 693, 717, 729-733]。临床病理相关研究有助于解释和理解这些发现 [643, 644, 646-648, 652, 734, 735]。微动脉瘤的发展和毛细血管通透性的改变是糖尿病视网膜血管造影可检测到的最早变化（图 6.52 A）。微动脉瘤主要位于毛细血管床的小静脉侧。圆形和偶尔梭形微动脉瘤散布在黄斑和周围区域，并且与主要视网膜血管的分布没有相关性，这一点可以和高血压性视网膜病变区别开。毛细血管闭塞的局部区域和动脉瘤形成区域常常重叠。毛细血管闭合更为常见，最初发生在中周部眼底，并且逐渐朝向外周增加 [654]。FAZ 的扩大在糖尿病中常见，但是直到 FAZ 直径接近 1 000 μm 前通常与视力丧失无关（图 6.52G~I）[679, 729]。毛细血管闭塞不常见于黄斑，如果有的话，很少发生在视盘旁放射状毛细血管网的区域 [654, 717, 730, 733, 736]。广泛的中周和外周毛细血管闭塞可能在眼底检查中不容易被发现，但是其发展程度与视盘和视网膜新生血管的发展直接相关。扩张、曲折、分流的毛细血管可以穿过大面积的闭合毛细血管，在更周边的视网膜中通常更明显。没有明显视力丧失患者的黄斑区域中，可以在血管造影中证实毛细血管床中广泛的微动脉瘤变化。毛细血管床中的渗透性变化和进入视网膜细胞外空间的浆液性渗出程度是可变的，也是导致黄斑功能丧失的最重要因素。在某些情况下，周围毛细血管网的逐渐闭塞也可导致黄斑

图 6.54（续）。
L 和 M：这名患有增殖性糖尿病视网膜病变和视网膜下出血的患者接受了全视网膜光凝术（图 L），随后他发生视网膜后部玻璃体收缩和下方视网膜牵拉（图 M）。
N 和 O：这名年轻患者因右眼玻璃体出血前来治疗。她视盘和双眼周边广泛新生血管形成。血管造影显示中周和周边基底有广泛的毛细血管无灌注。右眼（图 N）的全视网膜光凝使得视神经盘新生血管闭合，但视网膜新生血管不完全消退（箭头，图 O）。

功能丧失（图 6.52G~I；图 6.54 A~J）。这种情况更常发生在青少年发病的糖尿病患者中 [654, 669, 671]。没有荧光血管造影证据表明脉络膜血管疾病导致糖尿病患者中心视力丧失。有一些吲哚菁绿血管造影、组织病理学和扫描电镜研究发现脉络膜血管可能在糖尿病中受损 [737, 738]。视网膜表面的新生血管增生总是伴随着这些血管壁染料渗漏（图 6.55）。

糖尿病视网膜病变的发病机制复杂，部分内容超出了本书的范围。有大量证据表明高血糖在视网膜病变的发病机制中很重要，但遗传和其他因素也很重要 [635, 679, 683]。低灌注低氧视网膜中血管生成因子（VEGF）的释放在增殖性视网膜病变的发展中起重要作用 [636, 637, 739-741]。

光凝治疗已被提倡用于治疗黄斑水肿和 PDR 许多年 [632, 637, 646, 670, 681, 705, 742-759]。近年来随机对照临床试验已经建立了使用光凝和玻璃体切除术治疗糖尿病视网膜病变的实用指南 [659, 681, 743-745, 760-774]。在早期治疗糖尿病视网膜病变研究（ETDRS）结果公布之前，一些随机临床试验报道光凝治疗糖尿病性黄斑水肿具有很大价值 [743, 760]。虽然采用了不同的方案和病例选择，所有这些研究都得出结论，激光治疗有效降低黄斑水肿眼睛的视力丧失率，但仅在有限数量的病例中导致显著的视力改善。ETDRS 得出的结论是，轻度至中度非增殖性糖尿病视网膜病变和临床上显著的黄斑水肿，当用局灶性氩蓝绿或氩绿激光治疗微动脉瘤和格栅样激光治疗弥漫性渗漏和无灌注区时表现出显著巨大治疗效益（图 6.52D~F；图 6.53 A~F）[772]。临床上显著的黄斑水肿定义为：①视网膜增厚，涉及黄斑中心或距黄斑中心 500 μm 以内。②距黄斑中心 500 μm 或以内的硬质渗出物（邻近视网膜增厚）。③视网膜增厚区 1

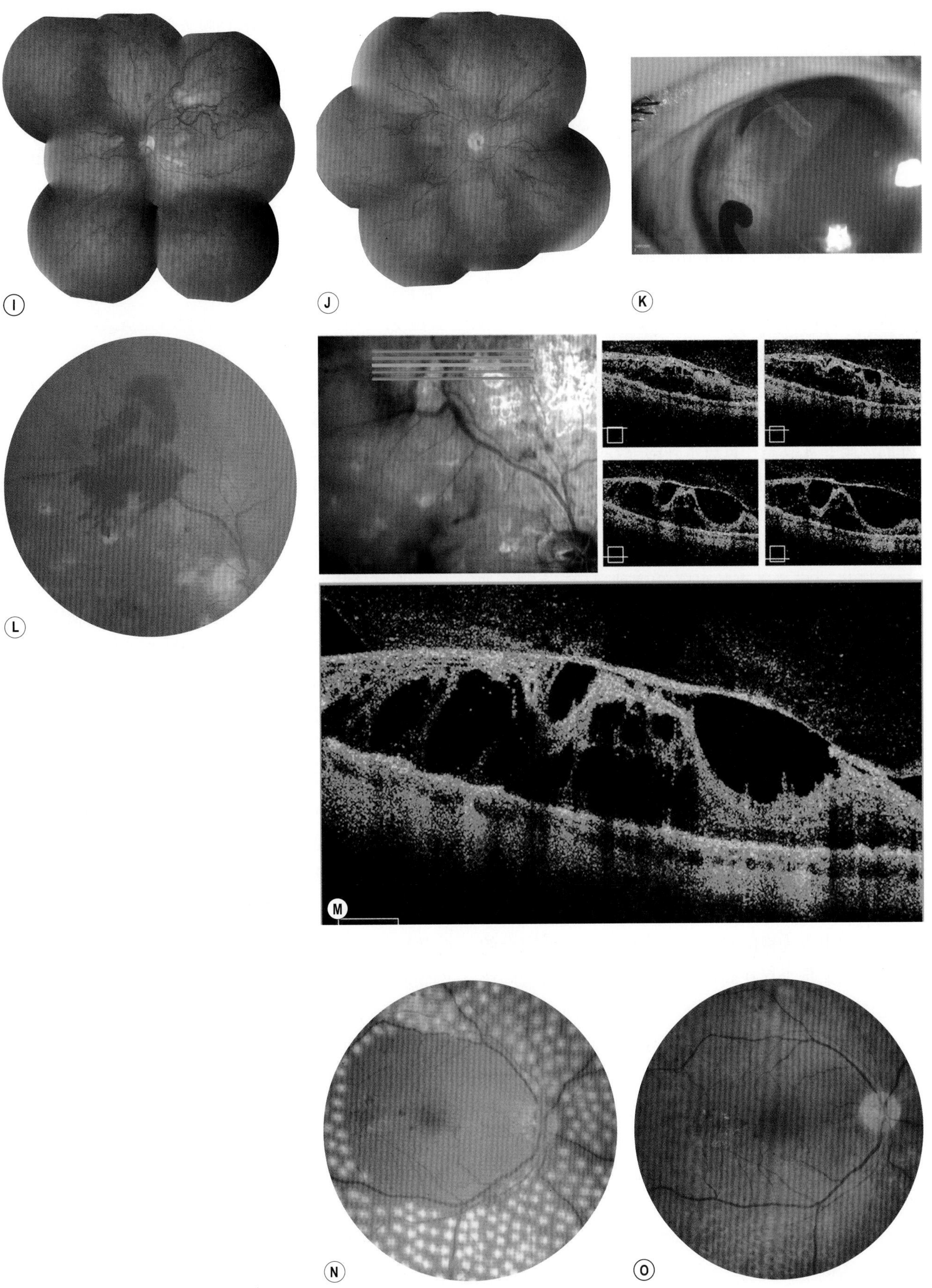

图 6.54（续）

个或更大的视盘区域，其任何部分距离黄斑中心1个视盘直径内。

由于治疗距离黄斑中心小于500 μm的病变所涉及的风险，当视力正常时，可以谨慎地随访有临床显著性黄斑水肿而黄斑的中心凹不受影响的眼睛。

跟踪这些眼睛以确定水肿是否恶化的风险很小[769]。Olk及其同事使用改良的格栅样激光技术治疗弥漫性糖尿病性黄斑水肿，强调治疗弥漫性渗漏而非局灶性渗漏[775-777]。他们已经证实，这些患者的视敏度和中心凹阈值的保持是以视野中心10°的阈值灵敏度普遍丧失为代价[777]。

在患有轻度至中度黄斑水肿的眼睛中，在治疗黄斑水肿之前不应行PRP。PRP治疗会增加视力下降的风险，尤其是在黄斑水肿的患者中[751, 772, 774, 778]。PRP后需要灌注的视网膜区域减少会使更多血流重新定向流到后极，从而增加血管内静脉压力，导致渗漏增加。在视网膜广泛激光光凝治疗前给予局部和格栅样治疗黄斑水肿可降低这种风险[772, 774]。如果也存在PDR的高风险特征，将散在治疗分为从鼻象限开始的多个部位，使用更周边的模式散在治疗，使用较小的激光斑尺寸，并使用较少强度的治疗等，可以降低黄斑水肿风险[734, 738, 769, 774, 779, 780]。

在大多数患有PDR的眼睛中应立即进行PRP治疗，这些PDR具有显著的NVD和（或）玻璃体或视网膜前出血。当存在高风险特征时，即使存在纤维增生和（或）局部牵拉性视网膜脱离，也应进行广泛视网膜激光光凝。同样地，在表现为前房角广泛新生血管形成，或具有增生前视网膜病变的眼睛特征和表现为视网膜毛细血管快速进行性闭合的特征，无论是否存在高风险特征都应进行眼底广泛激光治疗（图6.54A~J）[772]。应告知后面这些患者由于供应黄斑的剩余血管闭塞导致中心视力进一步丧失的风险较高。

血管造影证明中心凹周围毛细血管网络丧失的患者中心视力恢复预后较差；严重的CME，特别伴随显著的背景期视网膜病变；在黄斑部位排列黄色渗出物；严重的肾脏疾病和高血压。对于未能显示对光凝治疗有初始反应的眼睛行再治疗在大约50%的病例中可成功[665, 772, 781, 782]。对再治疗后失败的那些患者来说预后较差。

图6.55 增生型糖尿病视网膜病变。

A~C：视网膜静脉环（箭头，图A）和视网膜新生血管形成。

D~H：年轻糖尿病患者（图D~图F）右眼的严重增殖性视网膜病变。注意视网膜前出血（图E）和从鼻侧视网膜静脉放射状非向前凸出的主要的新生血管（箭头，图F~图H）。血管造影显示新生血管网络（图G和图H）内的血流速度缓慢。

I：增生型糖尿病视网膜病变（箭头）和扩张的视网膜内血管的组织病理学（箭头）。

J~L：患有严重增殖性糖尿病视网膜病变患者的黄斑周围的视网膜前纤维血管组织环。

用于治疗糖尿病视网膜各阶段病变的激光波长似乎相对不重要[783-788]。虽然所有临床试验都使用荧光血管造影作为糖尿病渗出性黄斑病变患者检查的一部分，但是否治疗和什么部位需要治疗的判断仍主要取决于生物显微镜观察。因此，有人建议不需要在治疗前行血管造影术[789]。

光凝治疗对糖尿病视网膜病变的有利影响是多因素的。用于解释光凝如何改善糖尿病视网膜病变的新生血管和渗出性并发症的消退的假设包括：通过对患病或耗竭的RPE细胞进行光凝来降低VEGF水平，改善血－视网膜外层屏障；通过光凝损伤的RPE细胞释放一种因子，该因子可减少视网膜毛细血管内皮细胞的增殖，并导致血－视网膜内层细胞的完整性恢复[713, 790]；由于视网膜光感受器细胞和RPE细胞的部分光凝破坏导致视网膜内表面的氧张力增加[791-794]。尽管伴随PRP的脉络膜毛细血管部分丧失，但仍发生氧张力增加。全光凝术后的长期随访研究表明治疗效果持续长达15年[795, 796]。激光光凝治疗糖尿病视网膜病变的并发症包括视网膜下新生血管形成[797-799]、中心凹下纤维化[800-803]、浆液性黄斑脱离[804]、睫状体脉络膜脱离和光凝瘢痕增加[799, 802, 805]。

没有可见的后极部新生血管产生的复发性玻璃体出血发生时，经巩膜冷冻疗法是一种有用的辅助治疗方法。很可能小的新生血管存在于非常前缘；这些可以很容易地被两排或多排结膜外周冷冻固定所破坏[806-808]。这对于那些在经睫状体玻璃体切除术后未发现新生血管的复发性玻璃体出血眼特别有用。在巩膜造口部位施加2~3个斑点有助于封闭那些可能在内侧巩膜造口部位桥接的血管。

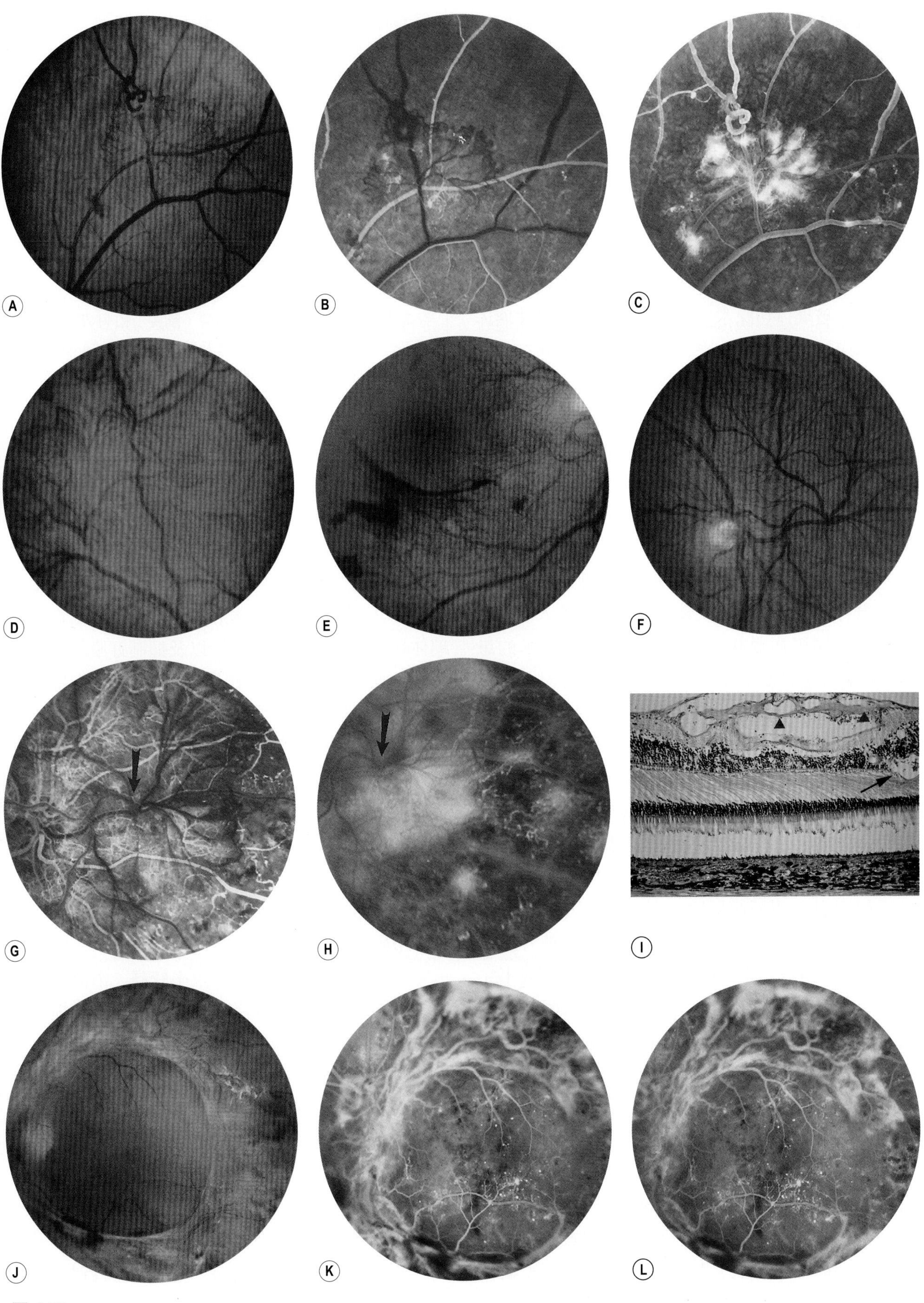

图 6.55

玻璃体切除术已成为致密且无法自行吸收的玻璃体积血、牵引性视网膜脱离以及黄斑移位导致严重视力丧失的标准治疗方法[673, 685, 761, 762, 766, 795, 809-815]。早期玻璃体切除术对1型糖尿病患者和近期视力降至5/200或更低、时间持续至少1个月的严重的糖尿病性玻璃体出血患者有益[763, 764, 766]。年龄较大的2型糖尿病患者并且近期有严重的糖尿病性视网膜出血，在考虑玻璃体切除术之前应观察4~6周出血是否会自行吸收。部分玻璃体后脱离伴随玻璃体出血有助于玻璃体切除术中的整块切除。早期玻璃体切除术应被视为有视力眼、进展期活跃的并在光凝后未显示实质性消退、具有广泛新生血管的PDR眼患者，或当玻璃体出血无法进行光凝、虹膜出现新生血管患者的辅助治疗[764]。虽然玻璃体切除术对于玻璃体牵拉脱离继发黄斑脱离的患者恢复中心视力具有重要价值[816, 817]，但牵引脱离不牵涉黄斑时可能不必要行玻璃体切除手术[818]。玻璃体切除术后不久，糖尿病患者白内障发展迅速，需要对部分患者行玻璃体切除联合人工晶状体植入术[819]。糖尿病视网膜病变并发症需行玻璃体切除术的患者，5年生存率约为75%[811]。

糖尿病视网膜病变的药物疗法包括使用玻璃体腔内注射曲安奈德或缓释皮质类固醇治疗黄斑水肿，以及玻璃体内抗血管新生药物注射[820, 821]。Machemer首次报道使用玻璃体腔内注射类固醇成功阻止糖尿病患者细胞增殖[822]。皮质类固醇具有抗渗透、抗血管生成和抗纤维化作用[823]。它们有助于稳定血－视网膜屏障、下调炎症因子及增加视网膜下液吸收。1 mg和4 mg的曲安奈德（新鲜无防腐剂）可以用于那些对局部光凝无反应或不完全响应的眼睛[824]。在血管造影中未显示明显毛细血管渗漏的CME眼和在黄斑中所有血管弥漫性渗漏的眼睛中也适用。并发症包括白内障形成、眼压升高、感染性眼内炎和急性毒性/炎症反应；因此，建议明智地使用玻璃体内类固醇，将潜在的并发症考虑在内。posurdex是一种可生物降解的共聚物，由70%地塞米松（350 μg或700 μg）和30%聚乳酸－乙醇酸组成。retisert是一种持续释放的氟轻松(fluocinolone acetonide)植入物，可线性释放氟轻松3年，并已通过测试。植入物伴随的白内障形成和眼压升高常见，因此限制了它们的使用。

图6.56 增生型糖尿病视网膜病变。
A~C：外周视网膜内新生血管形成（箭头）。
D和E：这名38岁的1型糖尿病患者在双眼中形成了几个小的视网膜内新生血管芽（图D）。有一些视网膜内微血管异常（箭头）在血管造影片上没有渗漏，而NVE大量渗漏（图E）。
F~I：增殖性糖尿病视网膜病变患者（图F）的局部近中心凹旁视网膜内新生血管形成伴出血（箭头，图F）。全视网膜光凝术后在其他地方的视网膜前新生血管形成消失，但中心凹旁视网膜内新生血管形成加重（图G~图I）。
J~L：一名40岁1型糖尿病患者在全视网膜光凝术后持续存在中心凹旁视网膜内新生血管（箭头）和NVE。她接受了进一步激光光凝后发展为累及黄斑的牵拉性视网膜脱离，同时视力降至20/400。玻璃体切除术除去牵拉膜和术中全视网膜光凝术后，尽管后极部存在中度无灌注，她的视力恢复到20/20。

抗血管生成药物贝伐单抗和雷珠单抗对于增殖性视网膜病变患者足量PRP治疗后仍持续有新生血管、PRP或玻璃体切除术后复发性玻璃体出血、玻璃体切除术前减轻新生血管以及抑制虹膜新生血管形成方面具有辅助治疗作用[825, 826]。由于作用持续时间短，它们本身作为增殖性视网膜病变的主要治疗方法，从长远来看可能并无帮助。抗VEGF药物仅通过改变血管通透性减少黄斑水肿的作用是有限可变的；在伴有明显视网膜缺血的眼中，该治疗可能更有优势。

糖尿病患者眼部非视网膜改变

角膜

糖尿病患者干眼症的发生率较高，泪液产生减少。此外，角膜敏感性降低。葡萄糖代谢受损改变了角膜上皮黏附于基底膜的能力。包括角膜上皮基底膜增厚、半桥粒减少和锚定纤维的穿透减少。所有这些都导致频繁的角膜糜烂和角膜上皮损害。在手术或激光治疗之后尤其需要注意，角膜上皮可能片样分解。

青光眼

由于VEGF扩散到前房，明显缺血特别是周边视网膜缺血的患者，易发生虹膜新生血管及新生血

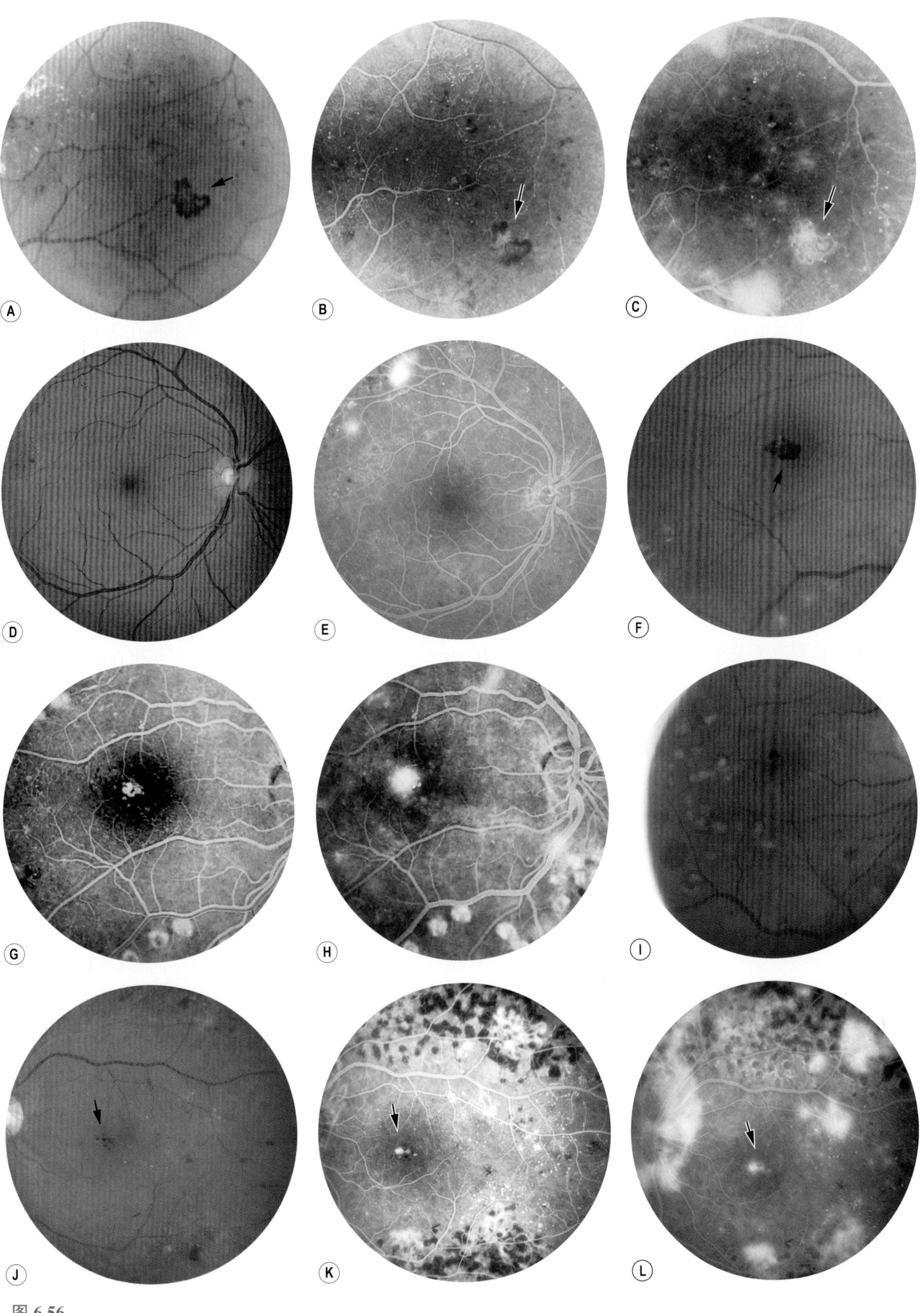

图 6.56

管性青光眼。虹膜新生血管收缩可引起葡萄膜外翻和周边房角关闭，导致新生血管性青光眼。反复的玻璃体出血可通过因吞噬血细胞色素增大的巨噬细胞阻塞小梁网而导致血影细胞性青光眼。在这些眼睛中可以看到含有 Heinz 小体的卡其色的大细胞，它们是沉淀的血红蛋白。

晶状体异常

由于血糖水平的增加和减少导致晶状体周围组织和晶状体本身渗透压增加或减少，会出现急性的聚焦异常及视力波动。高血糖本身引起晶状体上皮基底膜的变化，则导致不可逆的后囊下和皮质白内障。年轻的糖尿病患者可以产生具有浅表空泡的片状白内障。

视神经

急性视神经盘水肿或糖尿病性视乳头状病变是糖尿病的一个特征。这与缺血性视神经病变不同，通常发生在 20~40 岁，并且通常与糖尿病视网膜病变的严重程度无关[827-830]。可能仅造成轻度视力丧失或视力不受影响。视盘水肿可能伴有出血、渗出物、星样物质和 CME。视野多数正常，偶尔会出现一些小缺损，包括盲点增大或弓形暗点。荧光素血管造影表现为视盘血管扩张及染料渗漏（图 6.54I~K）。大约一半的病例可以是双侧发病。较少见第二只眼睛稍后受到影响。视力预后通常良好，视盘病变可在数周至数月内消退。一些患者有轻度视神经萎缩。原因尚不确定，除糖尿病控制以外暂无有效治疗方法。这些年轻的糖尿病患者发生增殖性视网膜病变风险很大[830]。

颅神经异常

在患有糖尿病微血管病变的患者中可以看到第Ⅲ、Ⅳ和Ⅵ颅神经麻痹。供应神经的血管神经受到糖尿病变化的影响，减少了对神经的血液供应，导致颅神经麻痹。大多数颅神经麻痹在 3~6 个月内自行恢复。

虹膜

虹膜上皮组织中糖原的过量积累使虹膜纹理变得不清晰。瞳孔不能很好扩大。此外，支配虹膜肌肉的交感神经功能障碍也会导致一些长期糖尿病的患者瞳孔扩张不良。

睫状体

睫状体上皮中过量的糖原累积可在组织学中观察到囊泡。

直到糖尿病控制和并发症研究试验结果公布[731, 831-834]，严格控制糖尿病是否在预防或减少眼部并发症方面有效，一直存在争议。糖尿病控制和并发症试验研究组，在一项长期随访 1 441 例 IDDM 患者研究中（其中 726 例基线无视网膜病变、715 例轻度视网膜病变），随机分配至强化治疗与常规胰岛素治疗，结果显示治疗组视网膜病变发生率与接受常规治疗的组相比调整平均风险降低 76%[835]。他们进一步证实，强化治疗组中糖尿病视网膜病变进展减慢 54%，并且增殖性视网膜病变或严重非增殖性视网膜病变的发展减少了 47%。研究证实了之前报道的强化治疗组第一年发生视网膜病变进展，但通常在 18 个月后消失[833, 835]。尽管通过饮食和药物治疗降低血脂水平可能会减少黄色渗出物的数量，但是对预防糖尿病视网膜病变引起的视力下降的干预价值尚不确定[836, 837]。几项阿司匹林和阿尔比林（醛糖还原酶）给药的随机对照试验均未证实药物对糖尿病视网膜病变过程有益[719, 771, 838]。一项试验发现单独使用阿司匹林或与双嘧达莫联合使用可显著减缓早期糖尿病患者微动脉瘤进展[719]。一项关于噻氯匹定（抗血小板药物）的试验表明，该药物可能有助于减少背景期糖尿病视网膜病变进展[839]。

尽管在糖尿病治疗方面发生了许多变化，但威斯康星糖尿病视网膜病变流行病学研究报告称，在过去 10 年中，糖尿病视网膜病变的发生及进展率几乎没有变化[706]。他们发现视网膜病变的 10 年发病率分别为 89%、79%、67%，视网膜病变进展率 76%、69%、53%，进展为增殖性视网膜病变率 30%、24%、10%。在 30 岁前诊断的组中最高，在 30 岁或以上确诊的胰岛素服用组其次，在非胰岛素服用组中最低。

肾脏胰腺移植和血液透析可能对糖尿病视网膜病变有良好作用[840, 841]。

其他全身疾病，特别是高血压和妊娠，可能会加重糖尿病视网膜病变[708, 842-845]。糖尿病微血管病变的风险可能与 HLA 相关的遗传因素有关[846, 847]。

高血糖和糖尿病似乎不会增加年龄相关性黄斑变性发生概率[848]。

威斯康星州最近一组关于美国糖尿病视网膜病变患病率的报告（2005—2008 年）列出了视网膜病变的患病率为 28.5%，视力威胁视网膜病变的患病率为 4.4%。与非西班牙裔白种人相比，非西班牙裔黑种人的发病率更高。男性、高 Hb A1C 含量、长期糖尿病、胰岛素使用和高收缩压与糖尿病视网膜病变的患病率相关，均为独立危险因素[849]。

糖尿病，糖尿病性尿崩症，视神经萎缩和耳聋（Didmoad，Wolfram 综合征）

Wolfram 综合征是一种常染色体隐性遗传性或自发的 1 型糖尿病，与肾性尿崩症、进行性视神经萎缩（图 6.53L）、耳聋、嗜酸性血症、性腺功能障碍和神经源性膀胱有关[850-852]。其他眼部特征包括黄斑色素病变、先天性白内障和眼球震颤[853, 854]。*WFS1* 基因突变，其编码内质网的跨膜糖蛋白 wolframin 是其病因。肾积水和肾功能衰竭等继发性并发症威胁生命，35 岁时死亡率为 65%[855]。

放射性视网膜病变

在眼眶区域 X 线照射后数月或数年内，视网膜和视神经血管发生结构和渗透性改变可导致视功能丧失（图 6.57）[288, 593, 856-876]。累及视网膜血管系统的眼底改变包括局灶性小动脉狭窄、棉绒斑、微动脉瘤、扩张的毛细血管、血管周围鞘、视网膜毛细血管床不规则丢失、视网膜内渗出和出血，以及环形渗出（图 6.57）。这些变化在各方面都与糖尿病视网膜病变相似。通常在黄斑区域中最显著，并且中心视力的丧失主要是 CME、黄色渗出性黄斑病变或中心凹旁毛细血管网丢失。最终可能发生增殖性视网膜病变、视盘新生血管、玻璃体出血、视网膜脱离、虹膜红变和青光眼。在某些情况下可能偶然发生源于视网膜循环的视网膜下新生血管形成[877]。荧光血管造影可清晰显示视网膜脉管系统的结构和通透性改变（图 6.57）。放射治疗后直至视网膜病变发作的潜伏期在接受巩膜外钴蓝治疗的患者中略短于接受外照射治疗的患者，并且眶周肿瘤照射比眶部肿瘤照射持续时间更长[859, 861, 871]。视网膜病变可能在照射治疗后 6 个月或最迟 5 年或更长时间后出现[856, 871]。视网膜病变可在少于 1 500 rad 的外照射后发生，但通常需要 3 000~3 500 rad 才能产生变化[872]。较低剂量的照射可能会在接受化疗的患者中产生视网膜病变，例如，骨髓移植后的 1 200 cGy 全身照射，以及在患有糖尿病的患者和实验动物中[288, 856, 878]。高剂量的钴斑块治疗（平均剂量为黄斑 15 000 rad）会产生相同的变化[861]。

照射后视敏度损失也可能由急性放射性视神经病变引起，其通常以视盘水肿、视乳头周围硬性渗出物、出血、视网膜下液和棉絮斑为特征[860, 865, 869, 879-883]。患者荧光血管造影显示视神经盘缺血伴浅层血管非灌注通常伴有邻近视网膜血管的变化。视盘水肿通常持续数周至数月，然后是视神经萎缩。这些患者的视力下降通常很严重，但在某些情况下可能会因视盘水肿的消退而部分改善[860]。通常在鞍旁肿瘤患者照射后 1~1.5 年后可发生单侧或双侧急性视力下降，而无视盘水肿和视网膜变化[881]。这些患者通常表现出视野缺损，提示视神经或视交叉受累。对比增强 MRI 和眼眶超声检查对于确定视神经通路的放射性坏死部位非常有价值，可以避免活检来排除原发肿瘤复发或放射诱导性肿瘤[874, 882-884]。一些接受过视交叉部位放射治疗的患者在接受每天小于 200 Gy 和小于 6 000 Gy 总剂量的照射剂量 4~5 个月后，可能会出现单侧或双侧突然的迟发性视力丧失[874]。视力丧失是永久性的并且没有有效的治疗方式。

图 6.57 放射性视网膜病变。

A 和 B：一名 37 岁的白种人在继发于鼻内复发性基底细胞癌的 X 线照射后，双眼中出现黄斑水肿和广泛的微动脉瘤形成。左眼视力为 20/80。注意视网膜的浆液性脱离的局部区域，在视神经盘（图 A）的颞上处被黄色渗出物（箭头）包围。早期血管造影显示多个微动脉瘤，后来显示染料渗漏的证据（图 B）。对侧眼睛也发生了类似的变化。

C 和 D：53 岁女性，胃窦癌 X 线照射治疗后出现广泛囊样黄斑水肿（CME）引起的环形视网膜病变，视力降为 20/50（图 C）。血管造影显示在黄斑的颞侧微动脉瘤和扩张以及视网膜毛细血管的部分丧失。染料注射后 1 小时，血管造影显示 CME 的典型模式中视网膜外层中浆液的染色。氙光凝固（图 D）后 30 个月视力为 20/30。CME 不再有任何血管造影证据。

E~H：与渗出性相关的 X 线照射视网膜病变右眼出血性黄斑病变（图 E）和左眼出现玻璃体下出血（图 F）。血管造影显示左眼中心凹旁视网膜毛细血管双侧（图 G）和增殖性视网膜病变（箭头，图 H）。

放射性视网膜病变 3 年以后趋于稳定。

I~L：这名 44 岁男性患者患有放射性视网膜病变，在超过 5 年的随访中视力分别保持在 20/25 和 20/20。2005 年（图 I 和图 J）眼底照相显示双眼散在微动脉瘤和微血管异常。3 年后，双眼视网膜看起来相对不变，微动脉瘤的外观和微血管异常（图 K 和图 L）的变化很小。双眼的视力保持不变。

(A~D，引自 Gass[593]，©1968，美国医学会。版权所有)

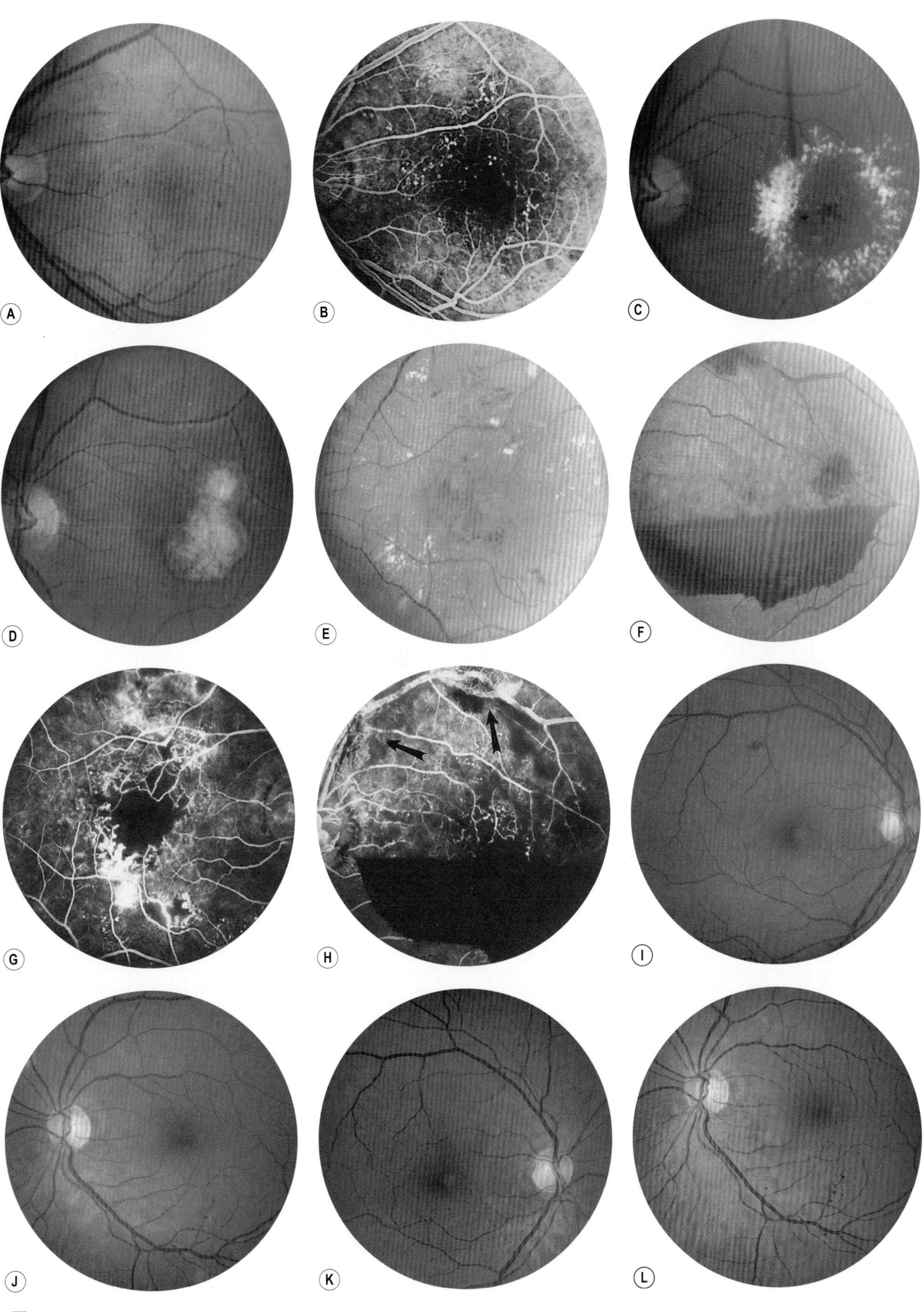

图 6.57

通过巩膜敷贴向脉络膜和视网膜传递的高剂量辐射除了前面提到的视网膜血管变化外，还会引起脉络膜和色素上皮放射后萎缩性变化[859, 885-887]。肿瘤的大小和位置以及放射的辐射量影响放射性视网膜病变的发生率。在 Paul Finger 的一项研究中，仅有一例前葡萄膜肿瘤患者发生了放射性视网膜病变[888]，而 52% 的后极部脉络膜黑色素瘤患者发生放射性视网膜病变。辐射性视网膜病变发生在更接近肿瘤、更靠近黄斑和视神经的位置，并且更常见于高代谢的后极部视网膜，而不是鼻侧或前部视网膜。

在 Gunduz 等人的一项类似研究中，1 300 例后葡萄膜黑色素瘤患者中，43.1% 的患者出现放射性视网膜病变；5% 的患者在 1 年时发生非增殖性放射性视网膜病变，在 5 年时有 42% 的患者发生非增殖性放射性视网膜病变。增殖性视网膜病变 1 年发生率为 1%，5 年发生率为 8%。肿瘤边缘距离中心凹小于 4 mm，同时对肿瘤基底部辐射剂量大于 260 cGy/h 的患者最易发生放射性视网膜病变[889]。

在人和实验动物中，由 X 线照射引起的主要组织病理学变化包括视网膜毛细血管内皮细胞和周细胞的丢失、毛细血管闭塞、厚壁侧支循环的扩张和透明化、局部缺血性视网膜梗死、视网膜层间渗出，以及视网膜内和视网膜前新生血管形成[860, 864, 878, 890]。较小的血管显示纤维状和透明管壁增厚。发生脉络膜和视网膜中央动脉的轻度增生[860, 864]。这些变化偶尔导致视网膜中央动脉阻塞[875]。视网膜外层对辐射损伤更具抵抗力。放射性视网膜病的发病机制被认为是对内皮细胞的毒性。毒性是渐进持续的，即使辐射后经过几年也会发生。有些眼睛甚至在几年后没有表现出或轻微进展为放射性视网膜病变(图 6.57I~L)。

光凝可以帮助乳头黄斑束外局部毛细血管改变引起的渗出性视网膜病变（图 6.57C~F）[593]。PRP 可能对发生严重增殖性视网膜病变的患者有效[862]。放射性视神经病变治疗效果通常不能令人满意，尽管有些患者在视力丧失发作后及时接受高压氧治疗后恢复视力[880, 891]。放射性黄斑病变和黄斑水肿伴脂质渗出物是可以治疗的。对微动脉瘤的局部激光光凝改善了视力并降低了进一步视力丧失的发生率。近期，贝伐单抗治疗作为备选。治疗之后视网膜出血、渗出和水肿减少。大多数患者的视力保持稳定或改善[892-894]。

图 6.58　镰状细胞视网膜病变。

A~C：8 岁黑种人男孩患有镰状细胞血红蛋白 C 病的视网膜下和视网膜前黄斑出血。血管造影显示黄斑颞侧视网膜血管床未灌注（图 B）。血液部分滤过几个月后，留下含铁血黄素彩色色素沉着和视网膜色素上皮细胞脱色素（图 C）。

D~F：患有镰状细胞血红蛋白 C 疾病的男性发生急性中心视力丧失。注意内界膜下血肿（箭头，图 D）。一片细橙色含铁血黄素结晶位于表层视网膜（箭头，图 D），有旭日样色素斑。在整个颞侧眼底有广泛的视网膜毛细血管无灌注，包括黄斑颞侧区（图 E 和图 F）。在 4 个月内，他眼底血肿消失，视力恢复到 20/25。

G 和 H：在部分清除血液之前和之后外周鲑鱼片样出血。

I："旭日" 样色素斑，伴有先前视网膜出血部位周围脱色素。

J 和 K：外周增殖性视网膜病变在灌注和未灌注的视网膜交界处。注意新生血管"海扇贝"样早期染色。

L：覆盖外周非灌注视网膜的"海扇贝"样组织病理改变。

(L，由 Dr. W. Richard Green 提供)

镰状细胞病

患有纯合镰状细胞病（sickle-cell disease，SS）、血红蛋白 SC 疾病（SC disease，SC）、镰状细胞地中海贫血症（sickle-cell thalassemia disease，S-thal）和血红蛋白 SO 阿拉伯病[895]的黑种人患者可能的发展与周围视网膜闭塞性血管疾病、周围动静脉交通、视网膜新生血管（"海扇"），以及灌注和非灌注视网膜交界处的局灶性视网膜内和视网膜下出血（"鲑鱼片" 样出血）有关（图 6.58）[307, 895-912]。后者出血（图 6.58A 和 D）发生在闭塞的小动脉附近，吸收并留下彩色的含铁血黄素斑（图 6.58C，G 和 H），如果血液在视网膜下延伸，则会出现黑色斑块的增生性 RPE（"旭日" 样斑点）(图 6.58D~F 和 I）或高色素瘢痕[903]。这些可能被误认为是局灶性脉络膜视网膜炎。荧光素血管造影检查发现 50% 的 SS 和 SC 患儿在 6 岁时发生周围视网膜血管闭塞，12 岁时达到 90%[913, 914]。Sanders 等发现 SC 和 SS 病患者 FAZ 的平均最大直径为 1.0 mm，而正常人为 0.61 mm[915]。镰状细胞组 FAZ 直径与视网膜病变程度、镰状细胞病的类型或视力无显著相关性。

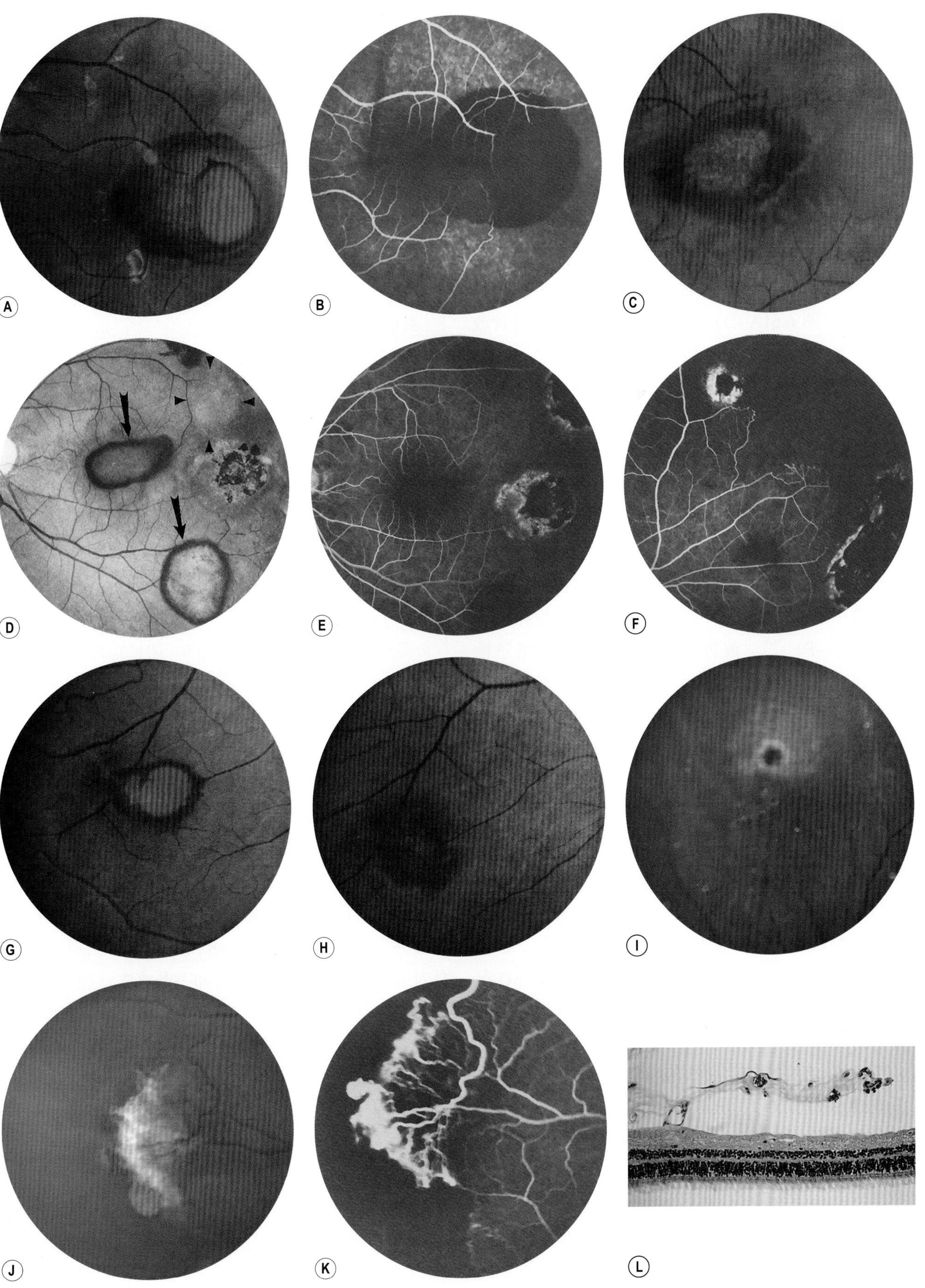

图 6.58

尽管视网膜血管改变很常见，但仅有10%或更少的SC和SS患者视力下降[916-918]。视网膜新生血管形成的玻璃体出血是最常引起视觉症状的（图6.58J~L；图6.59C和D），两者最可能发生在20~39岁的男性，SC比SS患者更常见[902, 917, 919]。然而，一些患者最初由1个或多个旁中心小动脉闭塞引起急性中心视力下降（图6.60A~F）。眼底有几片缺血性视网膜变白，在几周后就会消失。血管造影显示中心凹旁毛细血管网的局部丢失（图6.60D~F；图6.61A~D）。这些旁中心闭塞性血管改变更可能发生在SS而不是SC疾病[910, 916, 920, 921]。在无症状镰状细胞病中，在旁中心凹毛细血管网中看到许多微小血管变化很可能是微小动脉和毛细血管阻塞的结果[908, 910, 922-924]。多达29%的患有镰状细胞血红蛋白病的患者[923]可能出现中心凹旁毛细血管阻塞，但在迈阿密的患者中观察到的比例低得多。Asdourian及其同事[923]指出在这种情况下黄斑和黄斑旁血管持续重塑。中心视力的丧失偶尔由视网膜中央动脉闭塞[216, 925]、视网膜中央静脉阻塞（图6.74A~F）[904]、黄斑裂孔形成（通常与增殖性视网膜病变引起的视网膜牵拉相关[926]）、在灌注和非灌注视网膜交界处视网膜新生血管的视网膜下和视网膜前出血（在某些情况下可能向后延伸到黄斑区域[904, 927]）、牵引性视网膜脱离（图6.61G和H）、孔源性视网膜脱离（图6.59G）[928]、新生血管性青光眼[929]、球后缺血性视神经病变[930]、可能的脉络膜梗死（图6.60I~L）、渗出性视网膜脱离（少见）（图6.61I）引起[931]。约有4%的SS和SC疾病患者出现黄斑前膜，可能导致视力下降[932, 933]。尽管血管样条纹出现在多达22%的SS病患者，在SC疾病患者中较少，很少与脉络膜新生血管引起的中心视力丧失相关（图3.32G~I；图6.59E和F）[934, 935]。血管样条纹和视网膜炎增殖的发生率随着年龄的增长而增加[936]。

镰状细胞发生的其他眼部表现包括视盘新生血管[937]、发夹样新生血管环[938]、自发性外周脉络膜视网膜新生血管[939]、后睫状动脉闭塞[940, 941]、视网膜假毛细血管瘤[938, 942]、眼压升高继发视神经萎缩[943-945]、血压正常性缺血性视神经病变[946]以及局灶性结膜下穹窿和视神经头部的毛细血管淤滞[947]。后两种发现有助于镰状细胞病的临床诊断，最终需要血红蛋白电泳来确认。Goldbaum描述了一种特殊的光反射，通过间接检眼镜观察到后极部视网膜梗死引起的颞侧视网膜变薄[948]，这在OCT上有很好显示（图6.61E和F）。SS疾病患者常出现非眼部体征和症状，包括肌肉骨骼和关节疼痛、腹部不适、胆石症和偶发性贫血，在SC疾病患者中更常见，SC疾病患者常常很少或不存在。罕见形式的镰状细胞血红蛋白病也可能与眼部并发症有关[895, 949-951]。镰状细胞性患者较少发生视网膜血管改变，除非他们患有影响视网膜或其他视网膜血管疾病的其他全身性疾病[895]。Gass接诊了一名这样的年轻患者，最初发生双侧视网膜中央静脉阻塞后，出现极周边增殖性视网膜病变和复发性玻璃体出血（图6.74）。

图6.59　镰状细胞视网膜病变。

A和B：一名患有镰状细胞（SS）疾病的无症状的10岁男孩，在筛查期间查视力为20/20。没有视网膜出血、瘢痕、新生血管或无灌注。两个颞侧外侧小血管都是向外突出的，扩张的毛细血管床和这些血管中血液流动缓慢提示相对组织缺氧。扩张的毛细血管床在双眼颞侧外周血管造影中可见（图A和图B）。

C和D：这名28岁患有Hb SC疾病的患者左眼鼻上方中有一个扁平的视网膜新生血管，其前方视网膜显示未灌注（箭头，图C）。在颞上象限中是具有部分自动消退的NVE（箭头，图D）和先前出血部位的色素性脉络膜视网膜瘢痕（图D）。

镰状细胞视网膜病变中的血管样条纹。

E和F：这名患有Hb SS疾病的55岁男性患者双眼最佳矫正视力20/20。在两只眼睛（图E和图F）中都观察到从视盘发出的血管样条纹。但是没有图案样营养不良、橘皮样变化、彗星样改变、脉络膜新生血管或皮肤改变，因此排除了弹力纤维性假黄瘤。

G和H：来自加纳的这名54岁男性患者右眼突然失去视力至数指，360°周围视网膜无灌注被认为与几个自体梗死的扁平状新生血管丛相关。根据视网膜脱离（图G），在下方及颞下部视网膜周边有3个裂孔。左眼有较小程度的外周无灌注和自发吸收的新生血管（图H）。左眼的视力是20/20。他接受了睫状体平坦部玻璃体切除术及硅油置入，因为下部玻璃体牢固黏附于无血管的视网膜。

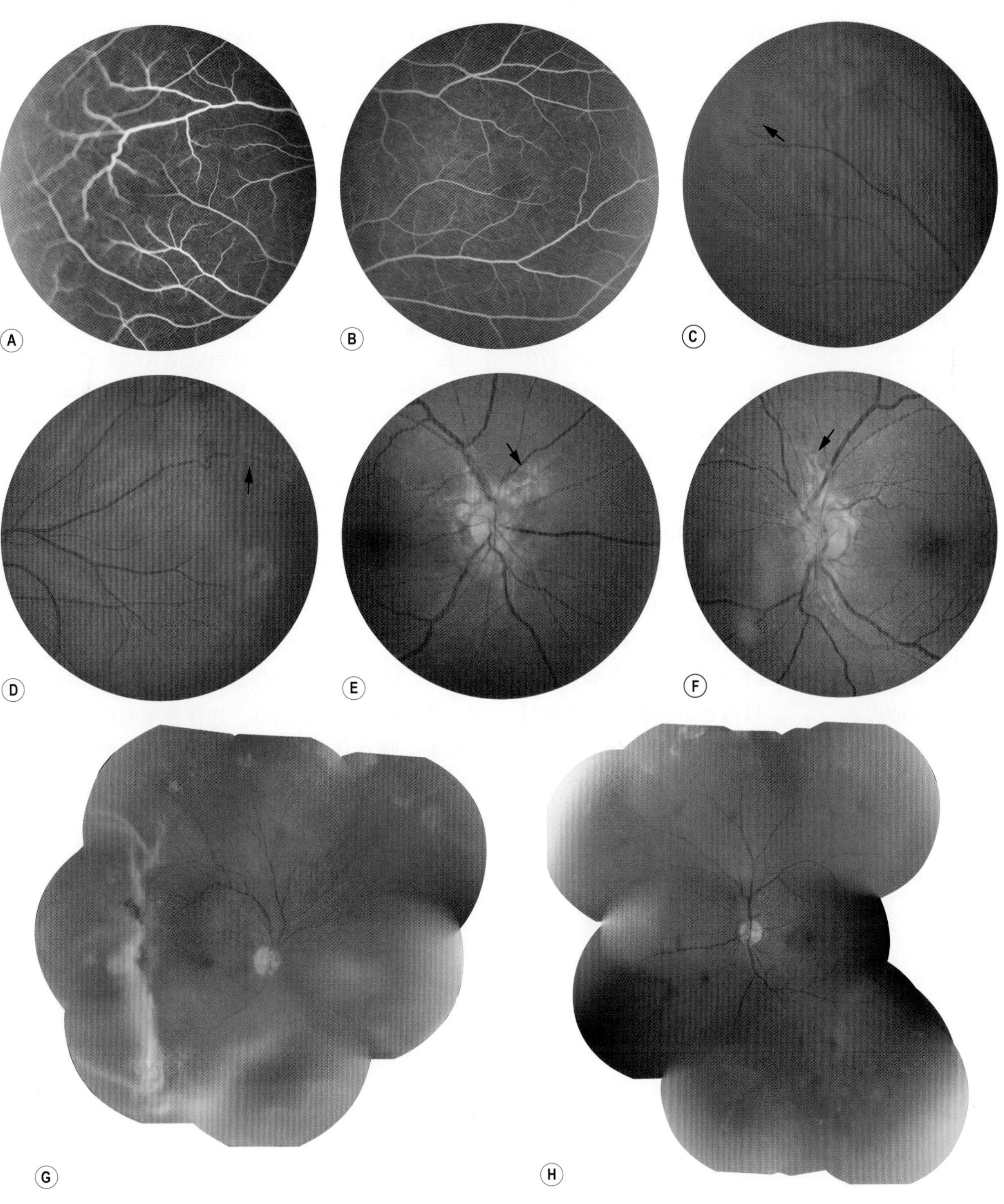

图 6.59

在发生增殖性视网膜病变之前患有 SC 和 SS 疾病的患者可能表现出色觉异常、视网膜电图改变和视网膜血管自动调节异常[952-955]。

镰状细胞病中的视网膜新生血管常可自发消退或自身梗死[898, 906, 916, 917, 932, 956]。这在 SS 疾病中可能更常见[917]。因此，仅在玻璃体出血的患者，可能需要积极治疗。在这些患者中，局灶性光凝或冷冻疗法直接应用于视网膜新生血管区散在治疗视网膜血管非灌注区，通常能成功引起新生血管消退[307, 896, 899, 900, 914, 937, 957-962]。滋养血管技术阻塞新生血管叶后发生脉络膜视网膜新生血管形成的发生率显著增高（94%），因此该避免使用，而应采用视网膜毛细血管无灌注周边区域的散在激光治疗技术[929, 958, 963, 964]。脉络膜视网膜新生血管在治疗后可导致进一步玻璃体视网膜并发症和视功能永久性丧失[964, 965]。其他光凝术并发症包括脉络膜新生血管形成[895, 964, 966, 967]、脉络膜缺血[941]和视网膜裂孔的发展[928]。巩膜扣带术、玻璃体切除术和 Nd：YAG 激光玻璃体溶解术可应用于这些孔源性和牵引性视网膜脱离的患者[968, 969]。以前在巩膜扣带术之前行血浆置换以减少严重眼缺血并发症的机会，该方法目前可能已经逐步淘汰[920, 970, 971]。

鉴别诊断包括 Eales 病、FEVR、晶状体后纤维组织、结节病、色素失禁症、分支视网膜静脉阻塞、滑石粉性视网膜病变、慢性粒细胞白血病、葡萄膜炎、睫状体炎、放射性视网膜病变、主动脉弓综合征、颈动脉海绵窦瘘、糖尿病和胶原血管疾病。

图 6.60 镰状细胞视网膜病变中的可逆性黄斑梗死。
A~H：一名 24 岁的女子进行例行检查，当她抬起头时注意到右眼有视野缺损。她右眼视力 20/400，左眼视力 20/20。右眼黄斑和鼻侧视网膜（图 A 和图 B）可见视网膜分支动脉闭塞。右眼颞侧周边显示血管闭塞（图 C）。血管造影显示视网膜小动脉延迟充盈。在 1 周和 3 周后视力略有改善至 20/200，再次检查时视网膜再次透明，血管灌注并在黄斑右侧重新建立循环（图 H）。她患有 Hb SS 病并数次病危。

镰状细胞视网膜病变中的脉络膜缺血。
I~L：一名 42 岁的非洲裔美国男性患者双眼视力下降数年。每只眼最佳矫正视力为 20/200。双眼黄斑在视网膜色素上皮水平（图 I 和图 J）都有变薄和色素沉着。血管造影结果显示黄斑中可能存在脉络膜毛细血管损失，可能来自继发于镰状细胞病（图 K 和图 L）的脉络膜梗死。
（A~H，由 Dr. William Mieler 提供。A 和 D，引自 Yannuzzi, Lawrence J., The Retinal Atlas, Saunders 2010, 978-0-7020-3320-9, p.472。I~L，由 Dr. Paul Sternberg 提供）

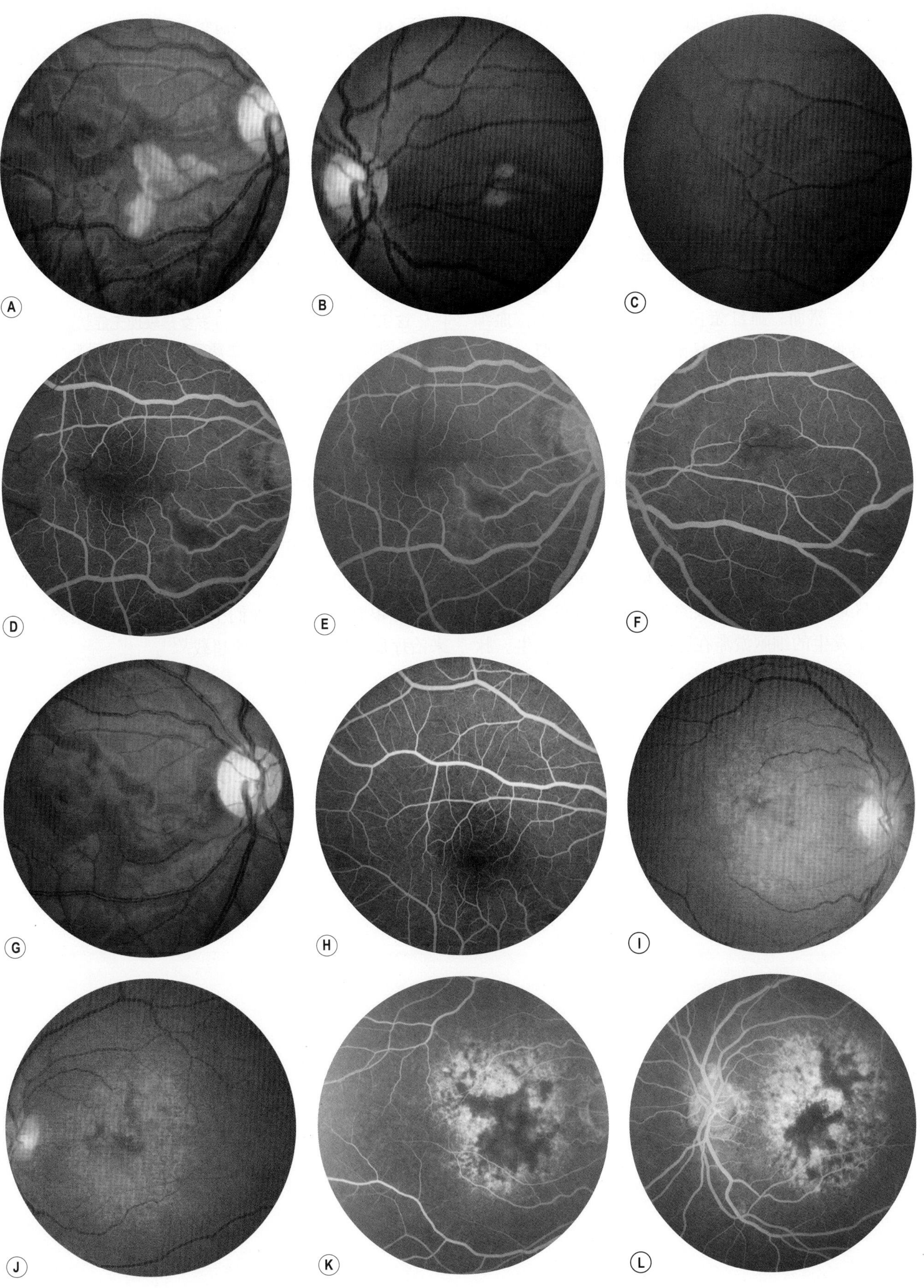

图 6.60

已经观察到继发于微小梗死和微闭塞的血管树，特别是在黄斑颞侧视网膜中（图 6.61A~D）。Goldbaum 描述了视网膜下压迹象，提示了黄斑颞侧视网膜小梗死[972]。通过具有光反射偏转的间接检眼镜观察最佳。最近，OCT 的研究结果证明了这一点，颞侧中心凹较鼻侧中心凹更薄（图 6.61E 和 F）。

在 Lima 等人的一项研究中[973]，结膜血管的改变不受年龄、性别、胎儿血红蛋白预测、血清肌酸白蛋白水平、α- 地中海贫血或 β- 珠蛋白基因单倍型影响。然而，血红蛋白低于 9.0 g/100 mL，血细胞比容低于 26.7%，镰状细胞贫血 SS 表型，提示低血红蛋白、低红细胞比容和 SS 表型是寂寞血管异常的危险因素。年龄超过 17 岁是镰状细胞病患者视网膜血管异常的危险因素。急性 CRAO 的治疗或较大视网膜血管的闭塞可通过即刻血浆置换、提高携氧能力和通过鼻插管或其他方式输送 100% 氧气来完成。闭塞可因 logjam 机制恶化，其中更多的镰状细胞堆积在最初的闭塞部位后面，增加了非灌注区域，包括周围区域的非灌注和闭塞。视网膜循环中发生的细胞淤滞在脉络膜中也类似发生。脉络膜毛细血管叶中较小的脉络膜血管更易因为镰刀形态对脉络膜循环的影响而造成血管闭塞（图 6.60I~L）。从已报道的研究中可知，镰状细胞病患者的血流速度较正常人慢。监测这些患者的去铁胺毒性也很有效，因为他们中许多人存在使用螯合剂来治疗反复输血引起的铁超载[973]。

图 6.61　镰状细胞视网膜病变。

A~F：一名来自西非的 28 岁男性患者主诉复视和卒中史后身体左侧无力。他因精神不佳而住院治疗。当他恢复知觉时，他注意到右眼的视力低下，随着时间的推移，改善较小。在 3 年后检查时，双侧黄斑显示中心凹无血管区扩大（图 B 和图 C）与中心凹微血管变化相关（图 A）。双侧周边视网膜显示广泛无灌注但无新血管生成（图 D）。与双眼鼻侧中心凹（图 E 和图 F，箭头）相比，中心凹颞侧视网膜较薄。

G 和 H：新生血管自发梗死导致 Hb SS 患者神经胶质细胞增生和滋养小动脉牵拉。

I：这名患有镰状细胞病的 10 岁女孩表现无症状。她有一个外周视网膜 / 脉络膜白色病变与周围视网膜下液相关。黄色病损可能在视网膜下或外层视网膜去血红蛋白。2 个月后重新检查时，黄色斑块和视网膜下液自发吸收消退。

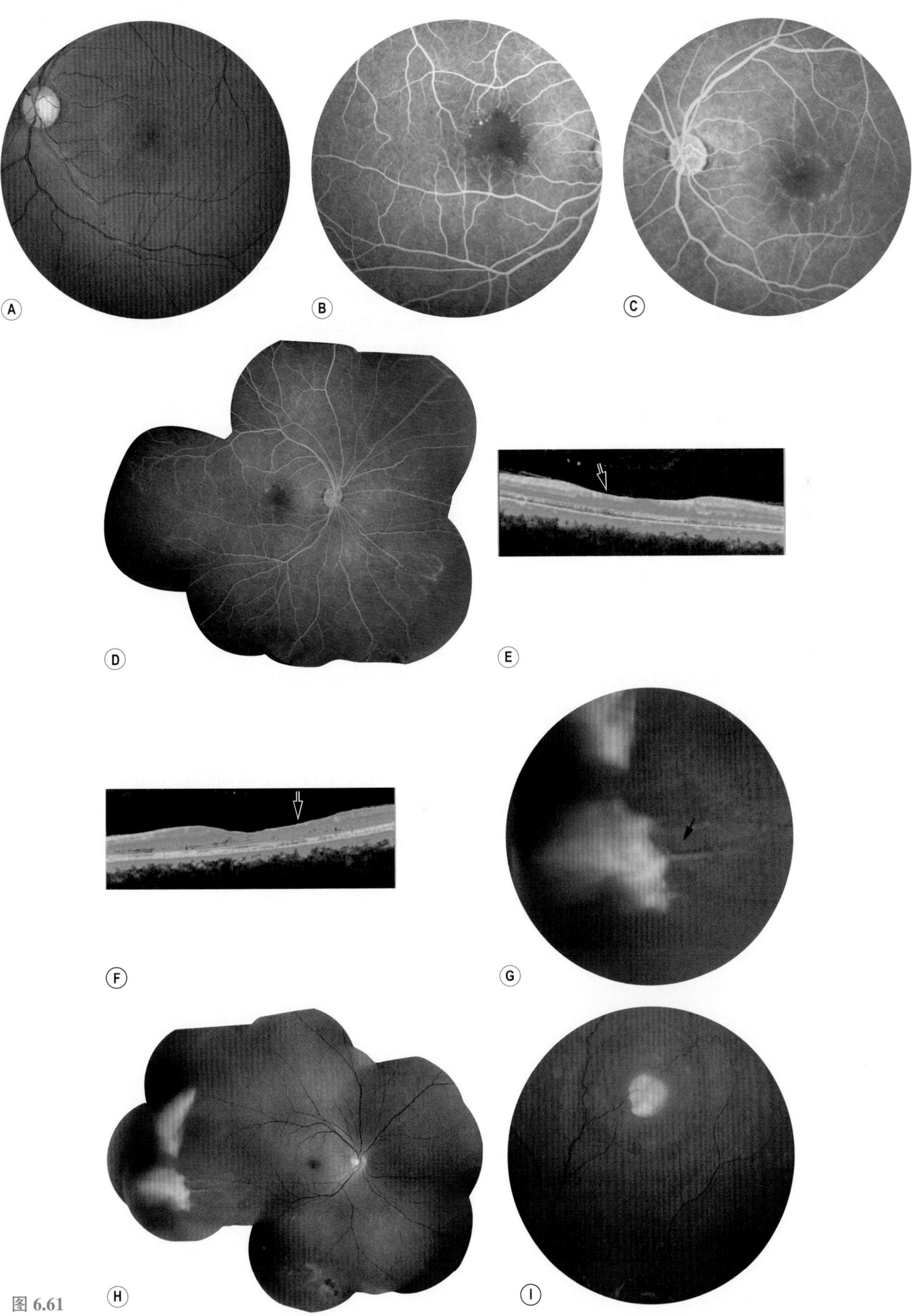

图 6.61

原发性视网膜血管炎或血管病变（Eales病）

尽管Eales最初描述了视网膜出血与鼻出血和便秘之间的关系，但术语“Eales病”现在用于描述这种原因不明的病症：早期过程中主要影响外周眼底，患者存在主要视网膜血管的活动性闭塞性血管病变，后期沿周边视网膜血管广泛闭塞区域后缘发生新生血管形成[308, 974-982]。大多数患者在活动性闭塞性血管病变或“血管炎”时无症状，主要涉及视网膜静脉、视网膜动脉或两者兼而有之。如果在疾病的活跃期就诊，由于主诉视野缺损、闪光感或漂浮物，眼底检查可能会有各种表现，包括周边视网膜静脉旁渗出、视网膜出血和渗出，或视网膜动脉旁渗出、动脉阻塞和缺血性视网膜变白。由于许多患者在Eales病的早期活动性血管病变期间无症状，因此我们几乎没有关于疾病早期各种眼底改变的频率的数据。患者后来出现类似的外周视网膜血管闭塞性疾病的眼底图像（图6.62；图6.63）。患有Eales病的患者通常是年龄在20~30岁的健康年轻男性，他们因眼前漂浮物或玻璃体出血继发视力下降就诊。出血是由外周视网膜新生血管形成引起的，在某些情况下是视神经盘新生血管形成（图6.62J~L）。偶尔视力下降是由于视网膜毛细血管扩张和CME（图6.62）或由视网膜前膜引起的黄斑皱褶。眼底周边的类似改变通常存在于双眼中。虽然对结核菌素蛋白的阳性反应高于正常发生率，没有证据表明眼部变化与活动性肺结核直接相关。在发生玻璃体出血之前检查的大多数患者中，玻璃体腔或视网膜中的炎症反应表现很少。通常在后边缘附近发出1个或多个视网膜新生血管芽，将前面无灌注视网膜与正常视网膜分开（图6.63A和B）。这些视网膜血管改变通常在颞上方更显著。

图6.62 Eales病。

A~D：35岁男性患者右眼发生复发性玻璃体出血，视力为20/20。在双眼中，他都有大量赤道区视网膜毛细血管无灌注和视网膜炎增生及双眼颞侧黄斑毛细血管扩张（箭头，图A和图B）。

在无症状左眼中，患有视神经盘新生血管形成（图A）。血管造影显示黄斑区域中毛细血管扩张和少量渗漏（图B）以及视神经盘和外周新生血管（图C和图D）染色。需要对无灌注视网膜区域进行全视网膜光凝术，然后进行玻璃体切除术以阻止玻璃体出血。

E~H：这名健康的30岁男子注意到左眼失去了中央旁视力。他的视力是双侧20/15。注意显著的乳头状和近乳头状毛细血管扩张，视网膜动脉不规则变窄，双侧棉绒斑（图E和图F）。他的双眼外周视网膜血管系统大量闭塞。血管造影显示广泛的微血管改变和局部毛细血管无灌注区（箭头，图H），对应于左眼视盘上的缺血性变白。不久之后，他开始出现复发性玻璃体出血，伴有外周和视盘新生血管，需要全视网膜光凝和玻璃体切除术。

I~L：这名健康的年轻人经历了严重的双眼与严重的外周闭塞性视网膜静脉和动脉疾病相关的视力丧失，病变向后极延伸并且与广泛的增殖性视网膜病变相关。

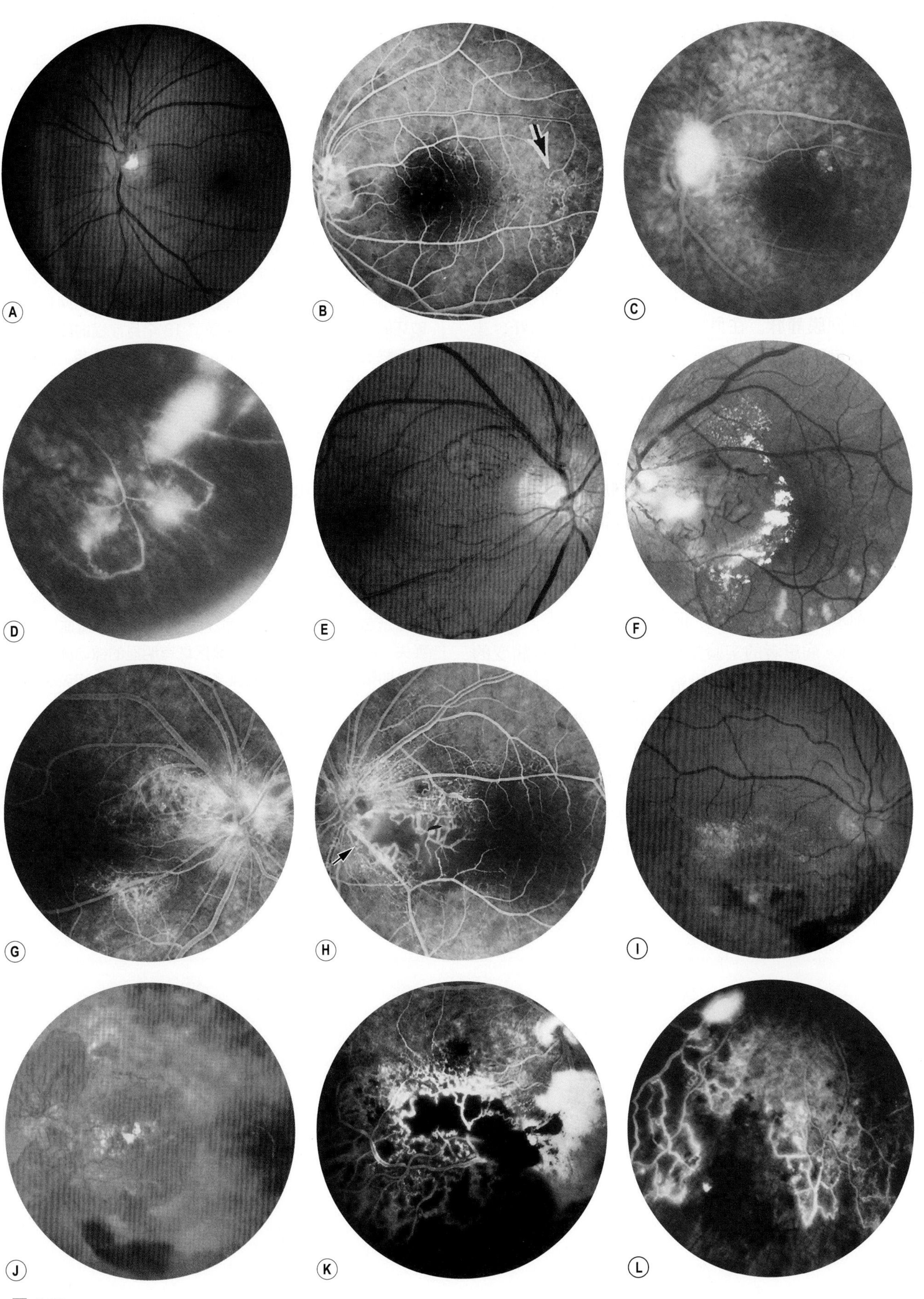

图 6.62

在该疾病的急性血管闭塞期荧光素血管造影显示出可能主要影响视网膜静脉或动脉的严重的通透性改变和阻塞的证据。在疾病的后期阶段，血管造影明确了视网膜血管系统丢失区域和视网膜循环的重塑，其通常包括沿灌注和非灌注视网膜区域的后缘视网膜新生血管形成（图 6.62K 和 L；图 6.63C 和 D，J~L）。

Eales 病可能是一种异质性疾病，至少涉及两组患者。一组主要是在男性的组中，血管病变主要涉及视网膜静脉。在另一组中，没有性别偏好，主要是视网膜动脉受影响。这些患者可能是特发性双侧复发性视网膜动脉阻塞患者中的一部分（见第 450 页）。最近对这些患者进行的随访研究显示，外周视网膜血管闭塞性疾病和增殖性视网膜病变的发展率很高，这些患者通常出现多支视网膜动脉阻塞引起的视力下降。其中一些患者可能出现局部中枢神经受累的其他表现[983]。证据表明这些双侧复发性视网膜分支动脉阻塞患者以及 Eales 病患者的听觉和前庭异常发生率高于正常水平[984]。

Eales 病患者的实验室检查未能明确血管病变的原因。该病患者活动期血清 α-1 酸性糖蛋白水平的升高已被证实[985]。这是一种非特异性发现，它可存在于炎症性疾病、恶性肿瘤和组织坏死的一些患者中。在印度患有 Eales 病的大量患者中，Rengarajan 及其同事发现了两种特异性血清蛋白，其中一种是阴离子肽，在正常对照组患者中不存在[986]。

图 6.63 Eales 病。

A~G：这名来自印度的 29 岁医师被诊断为右眼漂浮物。他没有结核病病史。在颞上象限中存在部分神经胶质组成的 NVE，它的前方是视网膜无灌注区。在鼻下象限有一个视网膜静脉白鞘以及一个脉络膜视网膜瘢痕（图 A 和图 B）。没有发现活动性血管炎。荧光血管造影界定了非灌注和新生血管区域（图 C 和图 D）。他对未灌注区域进行了激光治疗。结核病皮肤试验强阳性，但胸部 X 线检查正常。随访过程中，他的新生血管退化，玻璃体出血吸收。1 年后，他右眼颞侧（图 E）视网膜出现小的出血点和静脉炎（箭头）。由于他荧光血管造影表现出血 – 视网膜屏障破坏的活动性血管炎，他接受了 18 个月疗程的四联抗结核药物治疗方案并口服逐渐减量的类固醇 2 个月。血管炎和视网膜出血清除，他的视力维持在 20/20（图 G）。左眼在整个过程中都是正常的。

H~L：一名健康的 51 岁男子发生 4 个月双眼视力严重下降并发严重的主要影响视网膜动脉系统的阻塞性视网膜血管疾病。最近他出现了由外周视网膜新生血管引起的轻度玻璃体出血。他的视力右眼为 20/400，左眼为 20/200。注意到动脉壁（图 H 和图 I）中的多个动脉粥样斑块、视盘苍白，以及广泛的点状和印迹状视网膜出血。查体和神经学评估，包括大脑的磁共振成像，都是阴性的。血管造影显示黄斑区域和外周（图 J~ 图 L）视网膜微血管大量丢失。后极部分灌注的视网膜区域有明显的微动脉瘤变化和晚期染色。双眼随后接受了全视网膜光凝术和玻璃体切除术。

(H~L，由 Dr. Frank J. Culotta 提供)

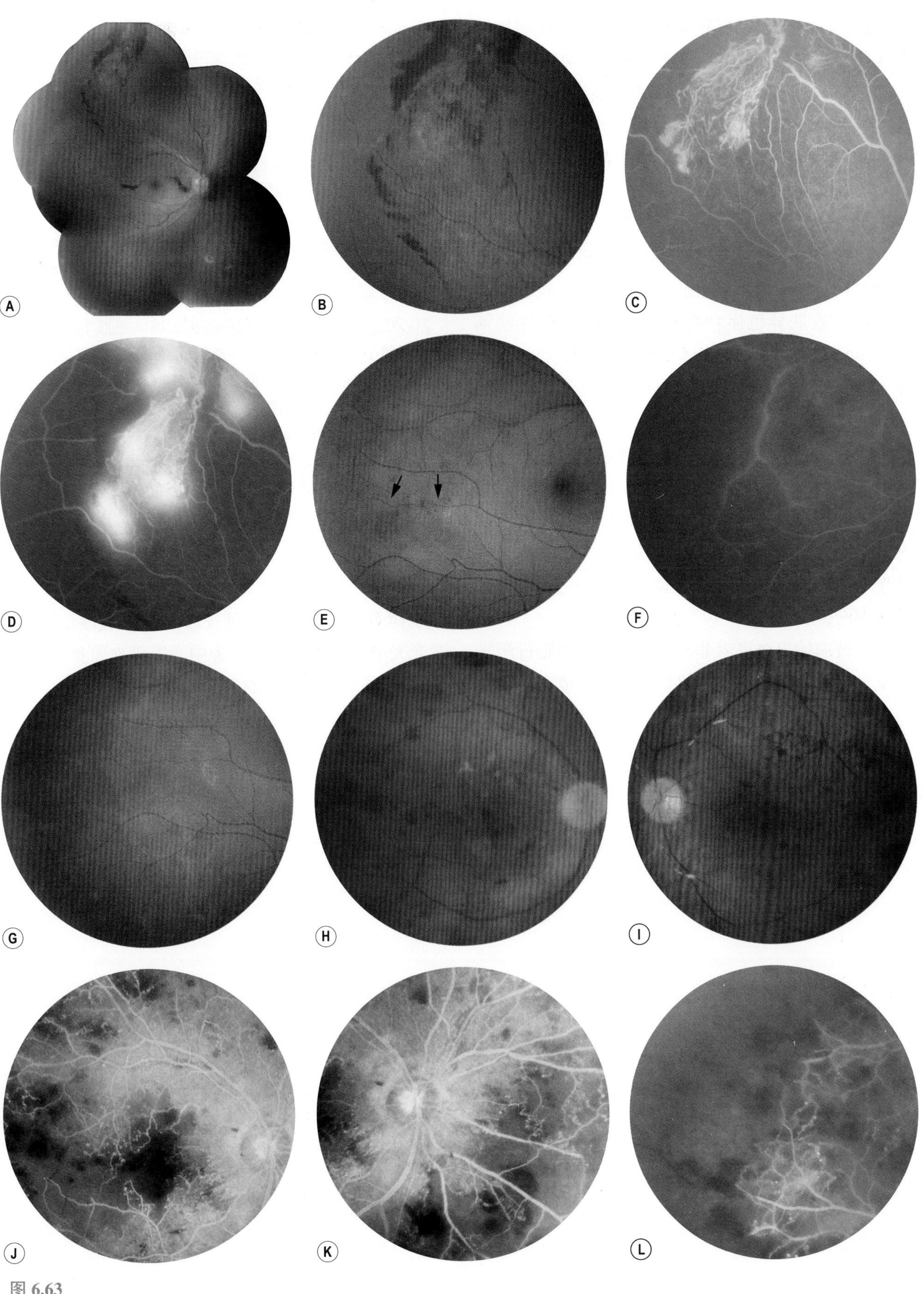

图 6.63

Eales 病诊断应排除其他可以产生相同眼底变化的患者。这些疾病包括镰状细胞病、糖尿病、胶原血管疾病（图 6.64A~F）、色素失调症、ROP（见第 538 页）、FEVR（见第 544 页）、MS[295, 987-994]、视网膜分支静脉阻塞、FSHD、结节病、平坦部睫状体炎、匐行性脉络膜炎（见第 890~896 页）、霜样视网膜血管炎（见第 878 页）、溃疡性结肠炎[995]、慢性特发性中心性浆液性脉络膜视网膜病变（见第 74 页）和家族性综合征（其中包括年轻女性头发发白、皮肤异色症和特发性非动脉硬化性脑钙化[603]）（参见视网膜血管炎讨论，第 11 章）。患有 IRVAN 综合征的患者有外周闭塞性血管病变，除有动脉瘤外，其他方面都与 Eales 病相似（图 6.50；图 6.51）。这两种情况是否存在因果关系还有待考证。

Eales 病的自然病程是多变的。在一些患者中发生自发性新生血管闭塞，而另一些人中发生反复发作的玻璃体出血和闭塞性血管疾病的进展可导致全部视网膜脱离。

在玻璃体出血患者非灌注的外周视网膜行激光光凝，可避免大面积视网膜新生血管形成。在一些玻璃体牵拉患者中，也可按需要行玻璃体切除术。激光光凝术可能对少数由旁中心毛细血管扩张引起 CME 或环形黄斑病变的患者有益。

图 6.64 胶原血管疾病相关性血管炎。

A~F：一名患有多关节炎、使用循环狼疮抗凝剂、有轻度 Raynaud 现象、蛋白尿、黏膜病变，以及双手手指严重缺血性改变的 18 岁男性患者发生外周闭塞性视网膜血管病变，主要累及静脉系统（图 G~ 图 I）。10 周后出现大量闭塞变白的视网膜血管（图 J）和增殖性视网膜病变（图 K 和图 L）。肾、肝和股骨的活组织检查显示动脉炎。

特发性闭塞性动脉炎。

G~L：一名 47 岁的拉丁美洲男性患者因“视物模糊 25 天，伴有少量漂浮物和闪光感”就诊。他的视力右眼是 20/20，左眼是 20/30。左侧可见玻璃体细胞 1+。大多数视网膜小动脉在两只眼睛中都表现出斑片状的动脉周围变白，并伴有少量的棉绒斑。血管造影显示右眼颞下和左眼鼻下小动脉闭塞。结核病和胶原血管疾病的系统检查结果为阴性。他全身接受了类固醇治疗；左眼发生新生血管性青光眼和玻璃体出血需要引流钉和玻璃体切除术。他的最终视力是 20/60 和 20/40。最有可能的诊断是 Eales 病，这可能是也可能不是他病情的准确诊断。

（A~F，引自 Hall 等[1363]；G~L，由 Dr. Scott Sneed 提供）

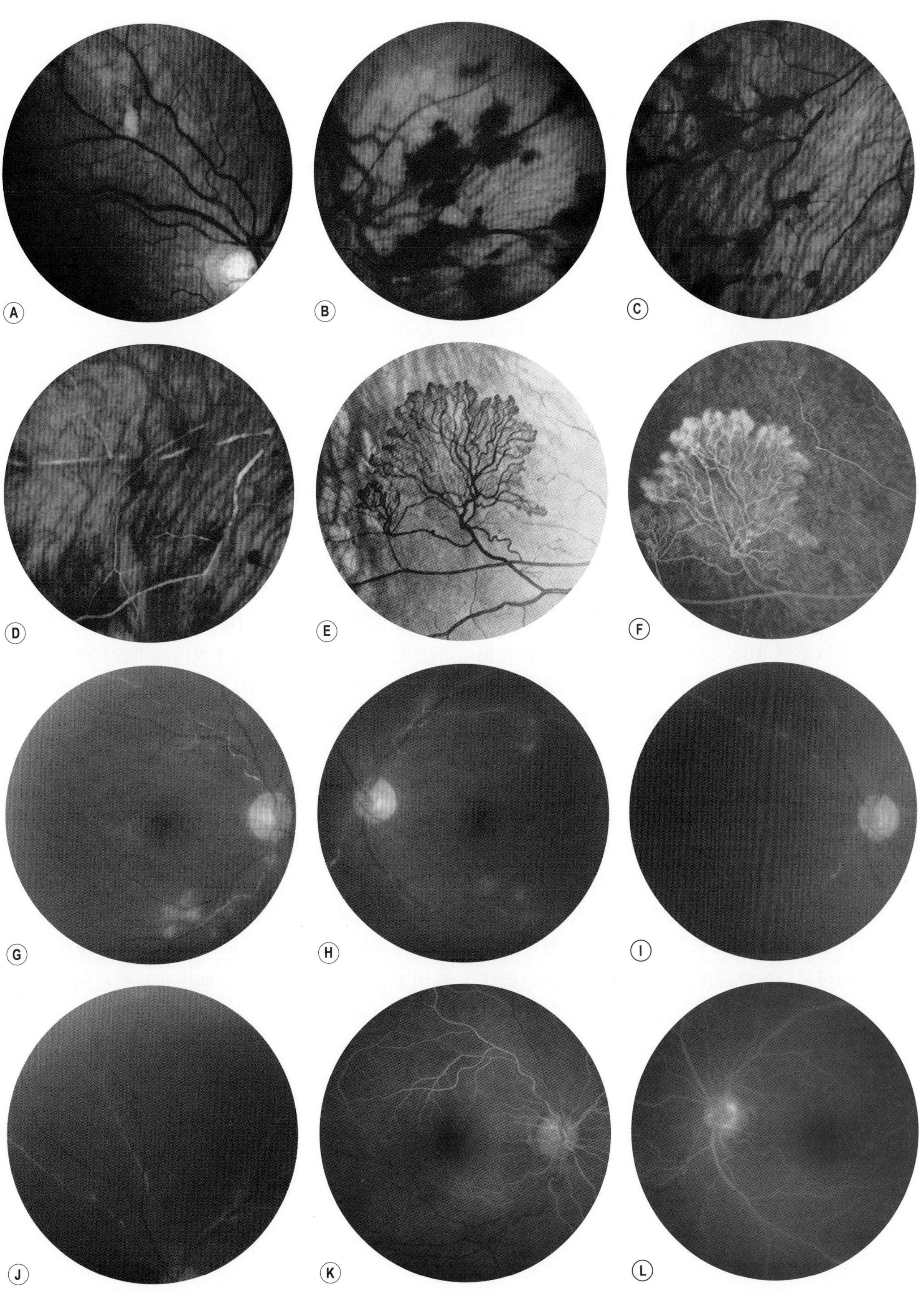

图 6.64

早产儿视网膜病变

出生体重低于 1 500 g 且出生时不超过 32 周的早产儿有发生 ROP 的风险[996-1016]。ROP 发展的基本过程是视网膜不完全的血管化，眼底镜检查能发现这种发育的不完全。在正常视网膜发育过程中，从妊娠大约 16 周开始，血管从视神经盘逐渐发育到锯齿缘。血管生成将前体细胞转化为毛细血管网络。成熟的血管从这些网络分化，并在妊娠 36 周后延伸至鼻侧锯齿缘，39~41 周延伸至颞侧锯齿缘。正常血管发生中断的位置与早产的时间有关。ROP 各个阶段的临床表现与血管－无血管结构的位置有关。

为了确定视网膜病变的位置和范围，ROP 的国际分类将眼底分为 2 个圆形和 1 个以视盘为中心的新月形区域：Ⅰ区（后极或内区）是一个圆形区域，半径为它与视盘呈一个 30° 的角度（半径等于中心凹中心至视盘边缘距离的 2 倍）。临床医师实际应用中，可以通过使用 25 D 或 28 D 聚光透镜来确定Ⅰ区的大致颞侧范围。通过将视盘的鼻侧放置在视野的一个边缘处，Ⅰ区的界限位于视野的颞侧。Ⅱ区是从Ⅰ区的边缘延伸到鼻侧锯齿缘相切点。Ⅲ区是Ⅱ区前部新月形残余视网膜[1017]。疾病累及范围以时钟记录，跨度为 30°。异常视网膜血管反应分期如下：疾病 1 期表现为由血管化和非血管化视网膜交界处的原始血管内皮梭形细胞增殖引起的扁平圆周白色视网膜分界线。2 期，分界线增宽和凸起，在视网膜前方形成“嵴”样（图 6.65；图 6.66A~C）。当视网膜血管离开视网膜平面进入嵴样组织时可从白色变为粉红色。多个孤立的息肉状新生血管簇（“爆米花”）可能发生在嵴后缘附近，偶尔也会出现在后极部眼底（图 6.65）[1004, 1018]。这些新生血管簇不被认为是 3 期所需的纤维血管生长的一部分。显微镜下嵴的前部主要由视网膜星形胶质前体细胞组成，刺激成熟的内皮细胞增殖形成毛细血管网络（图 6.65J 和 K）[1019, 1020]。3 期病变与视网膜外纤维血管增生有关：①与嵴的后部连续，经常导致嵴的外观不规则。②紧靠嵴后方但并不总是与嵴相连。③垂直于视网膜平面延伸到的玻璃体内。在一些患者中，纤维血管增生从鼻侧开始[1021]。“附加”病变指 ROP 的每个阶段的更严重形式。当周边视网膜血管变化的任何阶段伴有进行性血管功能不全的证据，包括视网膜后静脉扩张、视网膜动脉扭曲、虹膜血管充盈、瞳孔僵直和玻璃体混浊时，归为“附加”病变[1011, 1022]。只有在后极部眼底至少 2 个象限中存在足够的血管扩张和扭曲时，才考虑存在附加病变[1023]。4 期出现渗出性或牵引性视网膜脱离。4A 期用于中心凹外脱离，4B 期用于累及中心的脱离。5 期指漏斗形视网膜脱离（图 6.67A~F）。

图 6.65　早产儿视网膜病变（ROP）。

A~C：2 期 ROP 的早产儿。箭头表示沿着新生血管嵴的后缘的新生血管簇（“爆米花”）。

D~I：早产儿的 2 期 ROP。注意扩张的视网膜静脉和多个圆形新生血管簇（“爆米花”）（箭头，图 D~ 图 I）在新生血管嵴后面和视盘（图 F）上。

J 和 K：2 期 ROP 的组织病理学显示非血管化视网膜（箭头，图 J）中原始间充质细胞的增殖前区和包括无血管区后面的嵴（箭头，图 J）的视网膜内和视网膜前新生血管组织。图 K 中的箭头表示由嵴后部的血管化视网膜引起的新生血管簇（“爆米花”）。

（A~I，引自 Garoon 等[1018]）

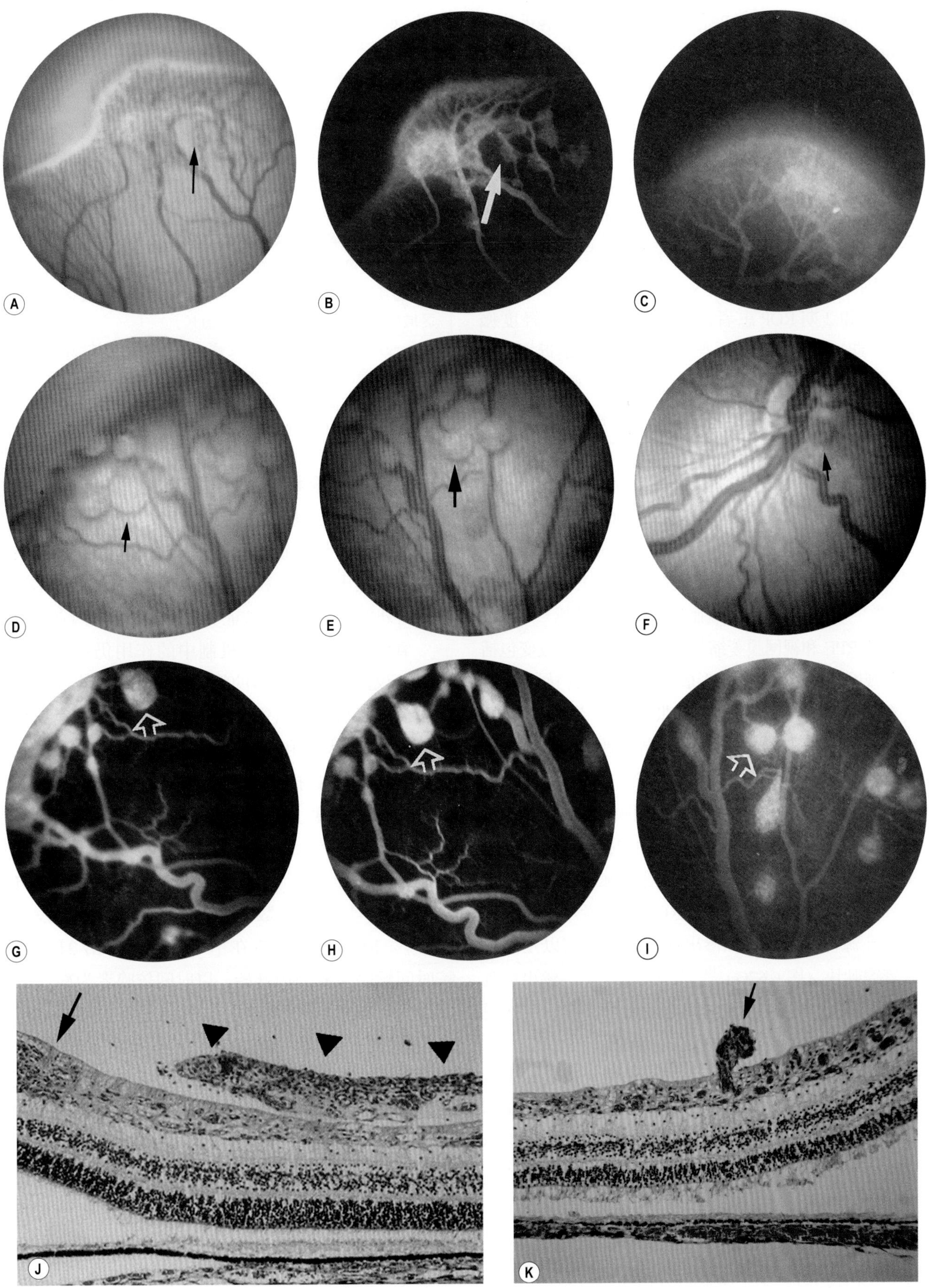

图 6.65

进展性后极部ROP是一种罕见的、进展迅速的严重形式ROP。如果不治疗，它通常会发展为视网膜脱离，不会按顺序经历经典1~3期。此型ROP特征是位置偏后极、前段血管充血、与周围视网膜病变不成比例、突出的“plus”改变，以及很难定义的视网膜病变[1023]。大多数没有治疗的患有ROP的婴儿显示部分或几乎完全的视网膜病变消退。通常，在妊娠45周时，分界线和嵴可能会萎缩并消失，因为视网膜血管长入周围无血管区。几乎所有1期和2期ROP患者都能完全消退[999]。轻度瘢痕（3期）可能伴随不太严重的变化，包括近视、弱视、斜视、视网膜色素沉着、玻璃体膜、血管化和无血管视网膜交界处的赤道部位褶皱[1008, 1017, 1024]；随着颞侧血管弓视网膜血管变直，颞侧血管弓插入视盘的角度减小，通常拖拽视网膜和黄斑向颞侧发生移位（图6.66A，B，D和H；图6.67K）；赤道附近会发生视网膜新生血管形成（图6.66I~L）[1025-1027]。弱视可能部分是由于中央黄斑在出生后正常发育的停滞[1008, 1028, 1029]、隐匿性高氧血症性视网膜坏死[1030]以及进行性RPE和视网膜萎缩[1031, 1032]。周围眼底改变包括周边视网膜的不完全血管形成，视网膜血管异常分支，具有相互连接成一周的血管扩张的血管弓（图6.67I），视网膜色素改变，玻璃体视网膜界面改变，镰状视网膜皱褶（图6.67K），玻璃体膜附着或未附着于视网膜（图6.67G和J），格子样变性，视网膜不规则裂孔，玻璃体基底部后移，渗出性、牵拉性和孔源性视网膜脱离。假性斜视常伴有黄斑异位（图6.66G）[1025]。

患有轻度至中度瘢痕性ROP的患者可能在未来发生孔源性、牵拉性和渗出性视网膜脱离以及假性血管瘤肿块（图6.67G）[1011, 1020, 1028, 1033-1038]。渗出性改变可能类似于先天性视网膜毛细血管扩张、视网膜血管瘤和FEVR引起的Coats综合征（图6.66L；图6.67I）[1039]。有趣的是，有早产史的患者通常表现出明显较小的FAZ[63]并缺乏正常的中心凹轮廓。这些变化可能代表视网膜神经节和内核细胞正常的向心迁移发展停滞。它们似乎与屈光不正或视网膜消融治疗无关，并且可以同时保持良好视力[1040]。

其他必须鉴别的诊断包括FEVR、色素失调症、镰状细胞病、Eales病、糖尿病视网膜病变，以及外胚层发育不良、缺趾畸形和唇腭裂综合征[1041]。

图6.66 早产儿视网膜病变（ROP）。

A~C：在早产儿中黄斑左侧和颞侧视网膜血管牵拉。图B与牵拉前图A比较，注意到在赤道部颞侧的新生血管复合体（图C）及在复合体远端无视网膜血管。

D~F：ROP导致右侧黄斑的异位（图D）和从左侧视盘延伸到颞侧周边（图E和图F）的视网膜褶皱。注意颞侧视网膜中没有视网膜血管（图F）。

G~K：一名视力为20/30的12岁女孩患有晚期轻度瘢痕期ROP，导致右眼黄斑向颞侧牵拉和假性斜视（图G和图H）。注意在赤道颞侧有阻塞性视网膜血管疾病表现（图I和图J）。血管造影显示视网膜颞侧广泛无灌注区且在该区域后面的异常血管弓染色（图K）。

L：一名38岁、出生体重为2磅（0.9kg）的男性患者患有晚期轻度瘢痕性ROP引起外周Coats综合征。注意来自外周视网膜内新生血管形成产生的视网膜下和视网膜间脂质渗出物。

（A~C，由Dr. John T. Flynn提供）

尽管这些诊断实际上可能存在于FEVR病例，但足月儿中也已报道ROP的发生[513, 996, 998, 1042]。

虽然孕产妇和新生儿护理的改善降低了ROP的发生率，低出生体重和孕龄仍是最重要的危险因素。托儿所外界光线暴露已被证明不是一个风险因素[1043]。

氧供量在ROP发病机制中的作用仍然是复杂和有争议的。越来越多的临床证据表明，出生后早期较低但尚可的血氧饱和度（85%~92%）显著降低了ROP的发生率和严重程度[1044, 1045]。新的氧补供方案提供了年龄指导的目标范围，其中在妊娠34周，目标饱和度达到85%~92%，在妊娠34周后达到92%~100%[1046]。

大多数早产儿至少会在一只眼睛中产生ROP改变，并且在大多数婴儿中，该疾病会自发消退[1047]。ROP的筛查应在不早于产后年龄31周或按时间顺序4~6周内开始，以时间较晚者为准[1048]。

1期ROP的中位数发生时间是在妊娠34周，并且需要治疗的ROP的中位数大约是妊娠36周[1048]。激光光凝治疗视网膜周边无血管区，以近乎融合的斑点形式，已被证明可以减少Ⅰ型ROP婴儿视力和结构不良的机会。Ⅰ型ROP定义为：①Ⅰ区任何阶段ROP加上“plus”改变。②第Ⅰ区的第Ⅲ阶段ROP。③第Ⅱ区的Ⅱ期或Ⅲ期ROP伴“plus”改变。荧光素血管造影可能有助于证实与瘢痕性ROP相关的视网膜周围血管改变，并且显示需要激光消融的视网膜无灌注区域[513, 1003, 1049]。

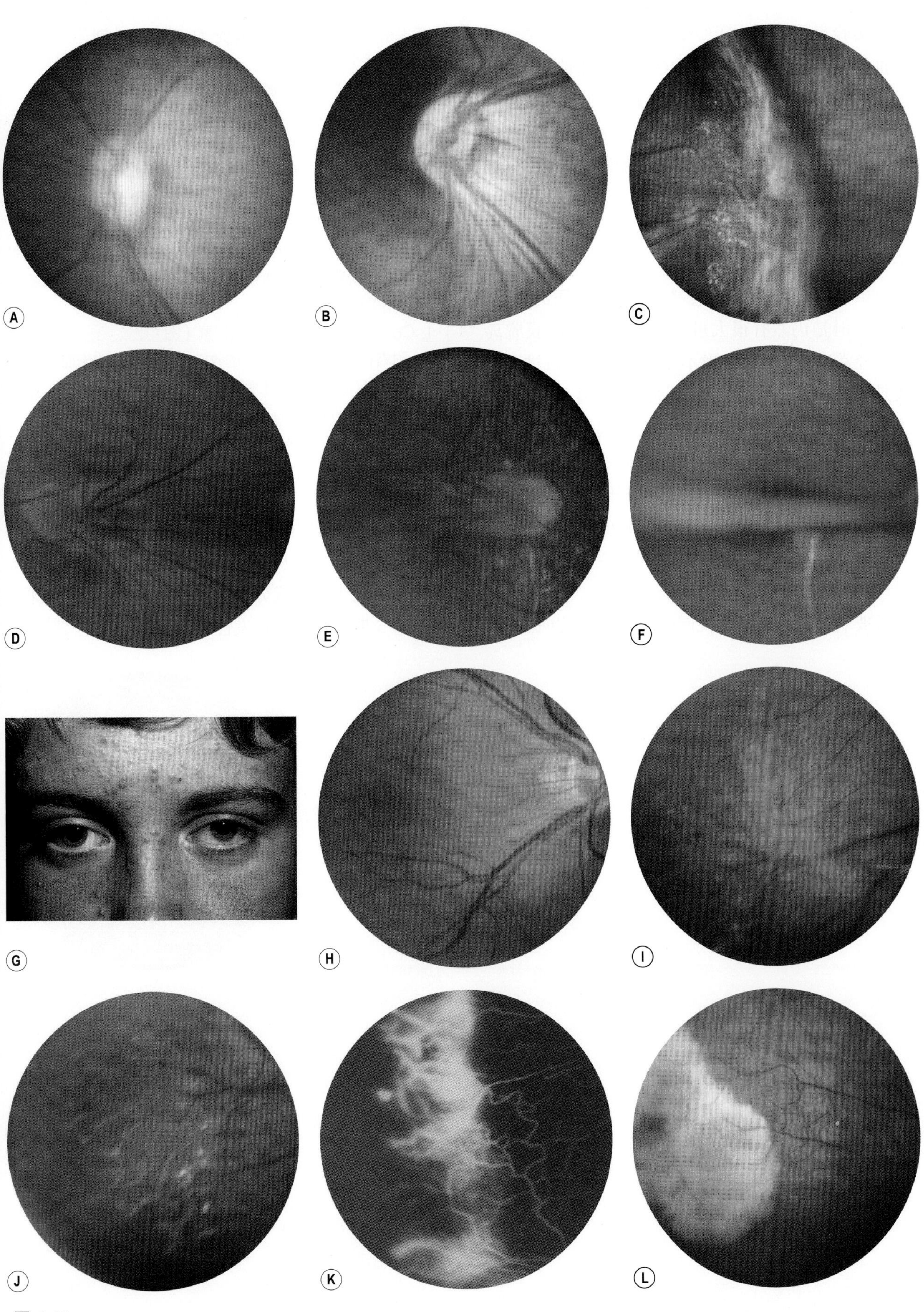

图 6.66

实验室研究和临床经验证据共同支持了靶向药物抑制 VEGF 治疗进展期 ROP 的合理性。玻璃体内注射贝伐单抗（Avastin）已被证明在降低血管活性和消除视网膜新生血管形成方面非常有效，主要是在患有后部疾病和保守预后的眼中。它已被成功地用作激光治疗后的挽救疗法，作为眼前节拥挤引起的眼底视功能受损的激光辅助治疗以及单一疗法[1050]。

虽然视网膜消融在大多数晚期 ROP 病例中是有效的，但是仍然有很大可能会进展为视网膜脱离。脱离经常出现在外周消融不完全的区域（跳过区域）或是上文提及的严重进展性后极部脱离。沿嵴的新生血管形成收缩和生长到覆盖的玻璃体之后可发生牵拉性视网膜脱离。玻璃体凝结成片和股线样充当用于进一步纤维血管组织延伸发展的支架。沿视网膜表面的牵引和后玻璃体表面的收缩导致后极结构的变形。ROP 中视网膜脱离的构型主要取决于嵴的位置和玻璃体视网膜牵引的矢量方向。牵引力作用由后玻璃体的收缩以及视网膜固有方向的向心力共同形成，从嵴到晶体，穿过玻璃体从嵴到对侧嵴，从嵴到睫状体，并从视盘延伸（图 6.66G~K）。脱离的构型取决于牵引成分的相对力矢量贡献[1051]。第 4 期和第 5 期视网膜的自发性再附着很少发生[1052]。

图 6.67 早产儿视网膜病变（ROP）的分期。
A~F：第 1~5 期。
1 期：突然终止的血管，其外是无血管视网膜（图 A）。2 期：血管化和无血管视网膜之间的分界线（图 B）。3 期：在血管和无血管视网膜之间的嵴上的血管生长（图 C）。3+ 期：嵴后的扩张和曲折的血管，表示加上疾病（图 D）。4 期：嵴部收缩，局部牵引脱离不涉及黄斑（图 E，箭头）。5 期：涉及黄斑的牵引性视网膜脱离（图 F）。
G 和 H：一名 8 岁女孩患有 ROP、Coats 样反应和牵引性视网膜脱离。注意血管造影（图 H）的时间上无血管视网膜和后极血管改变。
I：Coats 反应与嵴后的脂质积累（图 I）。
J：附着在前嵴上的玻璃体的收缩。注意广泛的无血管区。
K：成人 ROP，将颞叶视网膜拖入镰状褶皱。
（由 Dr. Franco Recchia 提供）

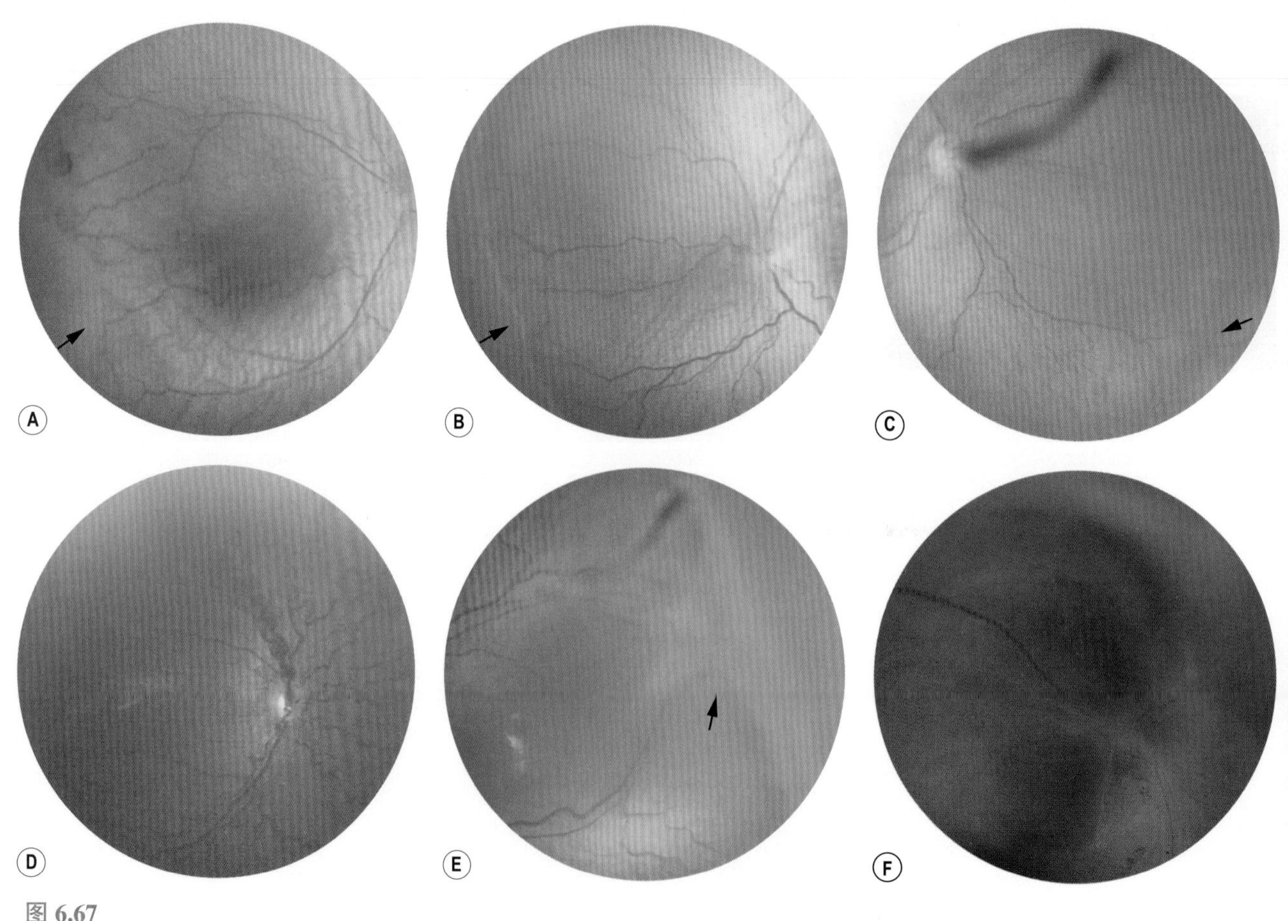

图 6.67

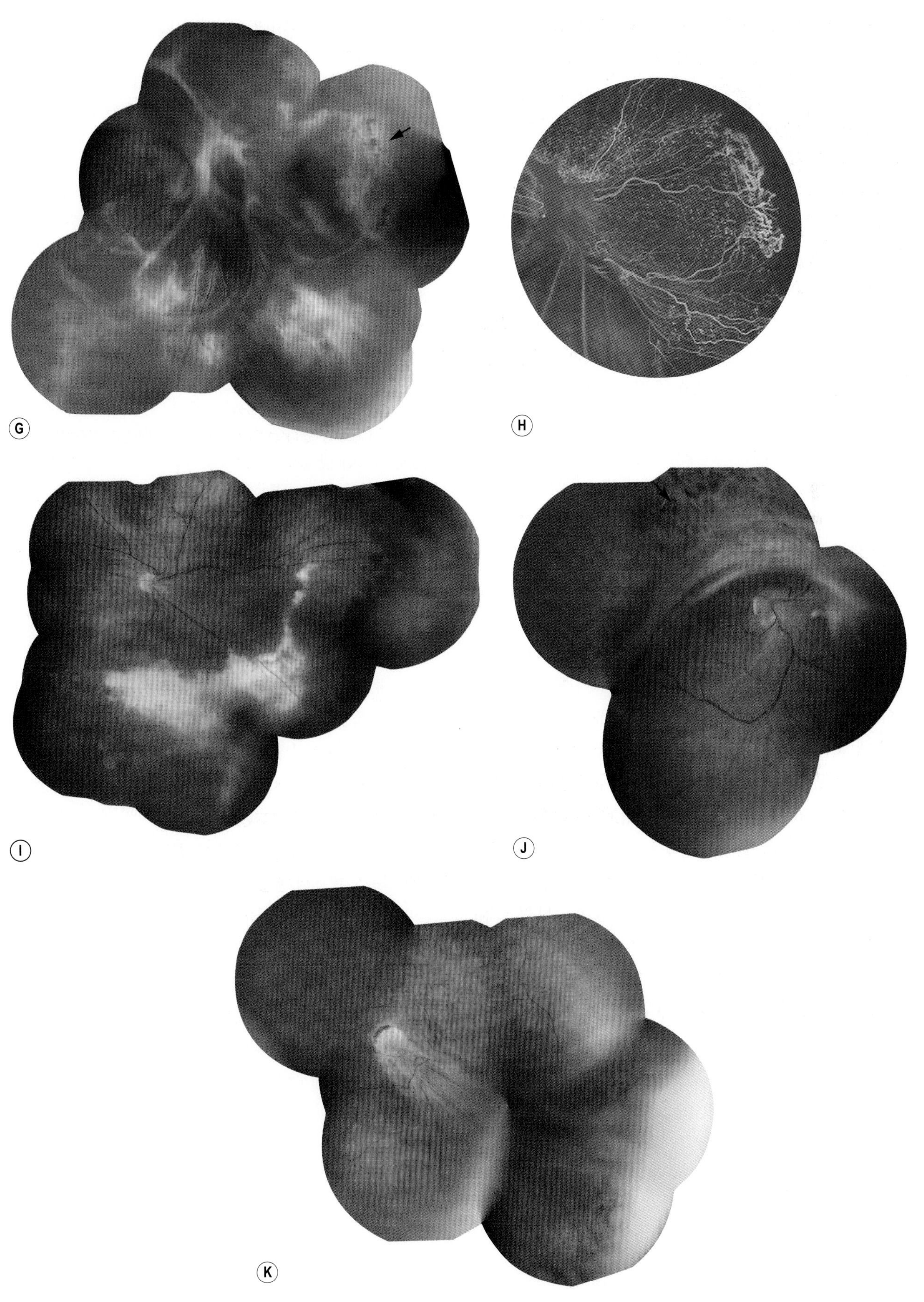

图 6.67（续）

家族性渗出性玻璃体视网膜病变

FEVR是一种遗传性眼病，最早由Criswick和Schepens在1969年报道。遗传方式包括常染色体显性、隐性或X连锁遗传，具有高外显率和可变表达性。它类似于ROP，但发生在没有早产史或新生儿吸氧史的患者身上[1053-1068]。它最早和最温和的形式是周边无巩膜压陷的视网膜变白区域、外周囊样变性、玻璃体带形成、玻璃体牵拉，除极少的或没有颞侧周围视网膜血管变化外，眼部其他表现正常。赤道和锯齿缘之间区域的周边视网膜无血管，视网膜新生血管，视盘新血管形成，纤维增生，渗出和局部视网膜脱离，主要视网膜血管和黄斑在颞侧方向上的牵引代表了疾病的中晚期阶段（图6.68B和C）。这些变化引起视网膜和视网膜下渗出（Coats综合征）、玻璃体牵拉、视网膜劈裂、视网膜裂孔形成、镰状视网膜褶皱、全视网膜脱离、白内障、眼内出血，以及新生血管和闭角型青光眼（图6.68）。中心视力的丧失可能由黄斑异位、视网膜条纹、囊样视网膜水肿、视网膜前膜和视网膜脱离引起[1069]。黄斑牵引导致假性外斜视常见（图6.68A和F）。荧光素血管造影显示赤道前方的毛细血管无灌注区域、扩张的视网膜血管和视网膜新生血管，以及染料渗漏到纤维血管块和其他视网膜毛细血管（图6.68E）[1056, 1070]。颞侧周边血管造影有助于诊断隐匿的疾病[1070, 1071]。

迄今已鉴定出三种FEVR基因：*NDP*（MIM 300658，X连锁），*FZD4*（MIM 604579，显性）和*LRP5*（MIM 603506，显性和隐性）[1072-1080]。一个家族中的连锁分析表明基因位点位于Xq21.3或Xp11。令人感兴趣的是，Norrie病，一种以严重增殖性视网膜病变为特征的X连锁症，致病基因也位于Xp11[1081]。*NDP*基因编码norrin蛋白，其在Norrie病中也是有缺陷的。常染色体显性遗传的

图6.68 家族性渗出性玻璃体视网膜病变。

A~F：这名25岁的母亲和8岁的孩子由于双眼黄斑颞侧受牵引形成假性外斜（图A~图C和图F）。母亲的右眼视力是光感，左眼20/25。右眼视网膜完全被黄色渗出物分离（图B）。视网膜纤维血管增生性变化发生在颞侧周边视网膜。在左眼（图C和图D），存在周边视网膜劈裂及内层视网膜裂孔（箭头，图D）。儿子有黄斑的颞侧牵拉、视网膜增殖性改变和颞侧周围渗出（图E和图F）。他的视力是20/20。冷冻疗法成功消除了外周视网膜血管异常。20年后，2名患者的视功能得以保持。

G~I：这名4岁的孩子患有右眼的颞下和下缘（图G和图H）和左眼的下方周边的纤维血管改变。另外，左眼具有从鼻腔延伸到视盘的异常黏附的玻璃体带。

J和K：家族性渗出性玻璃体视网膜病变的组织病理学显示漏斗状渗出性视网膜脱离（图H）和致密的视网膜前玻璃体膜（箭头，图K），位于包含闭塞血管的退化的周边视网膜的内表面上。

（G~I，由Dr. Franco Recchia提供）

*FEVR*基因定位在11号染色体的长臂[1082, 1083]。超过50%的FEVR病例目前尚未发现任何突变，将来可能会发现更多致病基因。

对疾病晚期阶段的眼睛进行组织病理学检查显示全视网膜脱离、周边视网膜血管增生、广泛视网膜前纤维血管膜、视网膜内和视网膜下渗出，以及虹膜新生血管和闭角型青光眼（图6.68K和L）[1054, 1055, 1084]。1例视网膜下大量出血[1054]，3只眼发生外周纤维血管视网膜块的局灶性炎症改变[1054, 1055, 1084]。炎症在该病的发病机制和进展中的作用尚不确定。有报道一些家庭合并血小板病变[1057, 1085, 1086]。

在宫内晚期或新生儿FEVR中从视网膜到玻璃体的异常血管纤维增生也是色素失禁性的一个特征（参见下一部分内容）。Norrie病，一种先天性X连锁隐性遗传疾病，男性在出生时或出现之后很快伴有双侧失明和晶状体后白色肿块[1081]，以及非家族性视网膜血管发育不全伴有原发性玻璃体持续存在[1087]。

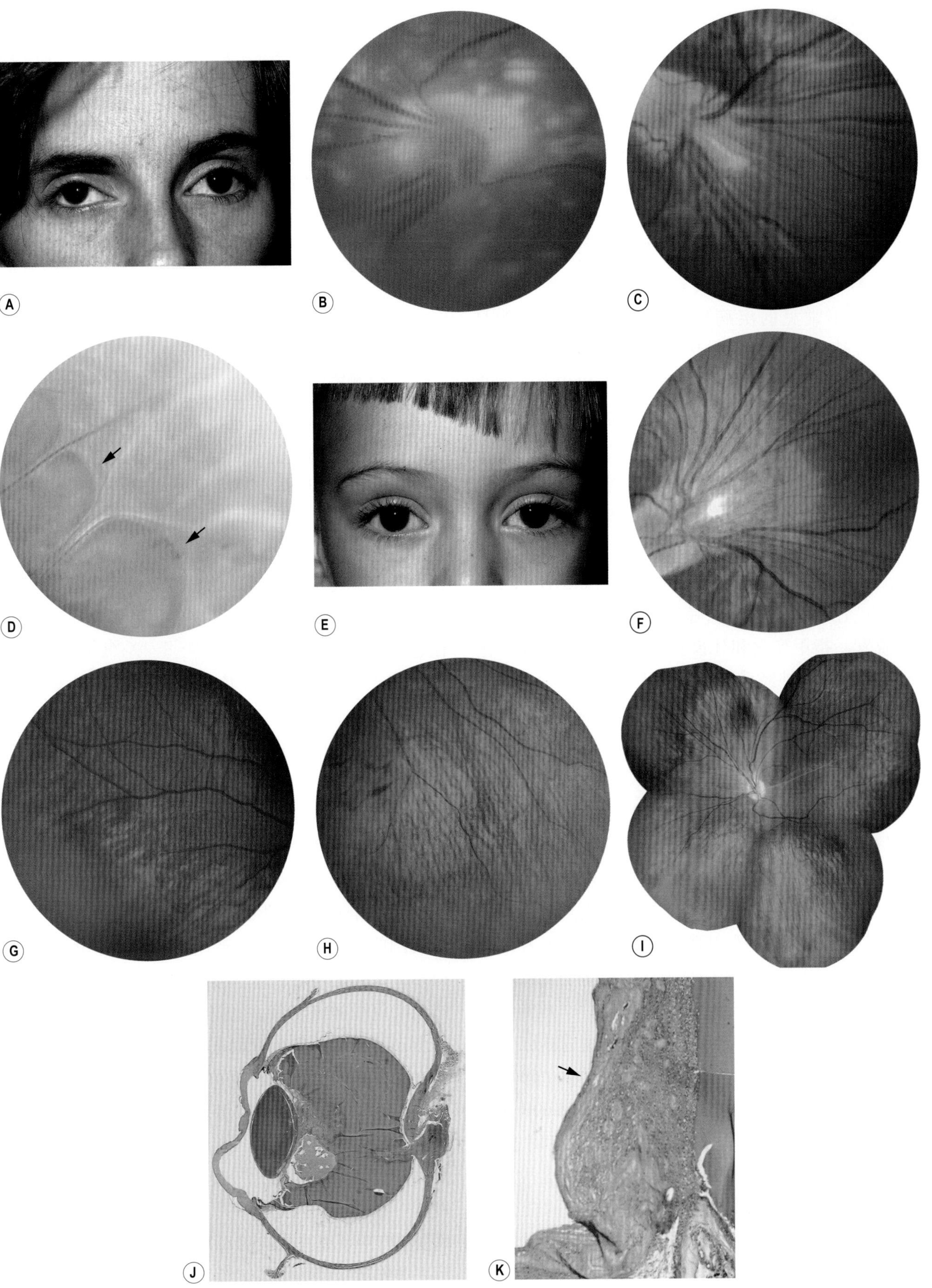

图 6.68

色素失禁症

色素失禁症（Bloch-Sulzberger综合征）是一种遗传性全身性外胚层发育不良，涉及眼睛（35%的病例）、头发、牙齿和中枢神经系统（30%）（图6.69；图6.70）[1041, 1088-1110]。它通常是X连锁显性遗传，对男性患者而言可能是致死性的疾病。色素失禁症的眼部和皮肤病学发现可能发生在Klinefelter核型47，XXY[1093]或遗传嵌合体的男性中[1111, 1112]。一种较不常见的疾病形式（Naegeli型）可能具有显性遗传方式，男女均受累，并且没有眼部畸形[1094]。脱色性色素失禁症是一种密切相关的综合征，男女均可患病（图5.69）。皮肤病，尤其是色素失禁症患者的四肢和躯干，在出生时或之后很快就会发生大疱性、红斑性病变，可能会进展到疣状阶段（图6.69A），并可能进一步发展为漩涡与斑点状平坦的色素样病变（图6.70I），以及线性围绕肋骨的方式（Blaschko痣线）（图6.69B，C，E和J）。色素沉着可能在晚年消退并消失。经常出现脱发、指甲变化和牙齿发育不全（图6.69D；图6.70H）。中枢神经系统疾病包括癫痫发作、痉挛性麻痹、精神发育迟滞和偶尔快速发展的新生儿脑缺血[1095]。眼部异常通常是单侧或不对称的，包括斜视、白内障、近视、眼球震颤、蓝色巩膜、角膜混浊、结膜色素沉着、眼底弥漫性斑驳样色素改变[1113]（图6.69F）、脉络膜视网膜萎缩斑、视网膜血管异常、周边视网膜无灌注、视网膜前新生血管、婴幼儿视网膜脱离、视神经萎缩、视网膜发育不良、黄斑中心凹发育不全、假性胶质瘤（图6.69C）和眼球萎缩。在出生后3或4个月内，可从新生儿轻度视网膜受累进展到全视网膜脱离和失明[1090]。颞侧赤道附近的外周视网膜血管系统异常包括血管扩张、动静脉吻合、视网膜前纤维增生、血管增生、渗出以及这些变化外围的视网膜血管缺失（图6.69H和I；图6.70A~G，J~L）[1097-1099, 1102, 1103, 1109, 1114]。有时会发生视网膜的自发性复位（图6.70F）[1112]。这些变化与ROP、FEVR、镰状细胞病和Eales病的变化有很多相似之处。后极部眼底视网膜血管异常的发生频率较低[1097]；存在FAZ的异常脉管系统[1115, 1116]、视网膜血管的牵拉和黄斑的异位及视网膜褶皱（图6.69J~L）。尽管视网膜血管变化更易累及周边，后极也可能受到类似的影响[1090, 1093, 1097, 9]。可能会出现类似于皮肤的斑点杂色和类似轮状的色素变化（图6.69F）[1092, 1100]。

图6.69 色素失禁症。

A：患有失禁性的女婴足部的大疱性和疣状病变。

B：肋骨周围的色素性皮肤病变呈线状排列（Blaschko痣线）。

C和D：患有牙齿发育不全的10岁女孩右眼假性胶质瘤和色素性皮肤病变（图D）。

E~G：腿部和眼的斑点性色素沉着的年轻女性患者患有视盘异常，有特别的放射状线褶皱和黄斑区域的视网膜下病变（图G）。

H和I：血管造影（图H）显示在光凝治疗前视网膜血管非灌注区后缘的外周视网膜血管增殖和分流（图I）。眼底拼图照显示在光凝固后相同的区域。

J~L：女婴，躯干周围有典型的色素沉着病变（图J）、黄斑牵拉（箭头，图K和图L）以及视网膜褶皱。冷冻疗法用于治疗外周眼底的增殖性视网膜血管变化（未显示）。她在足月妊娠后出生，从未接受氧疗。

（F和G，引自McCrary和Smith[1100]，©1968，美国医学会。版权所有；H和I，引自Nishimura等[1102]）

眼底变化的发病机制尚不确定；病理学与ROP的相似性表明视网膜脉管系统发育的先天性缺陷。另一方面，视网膜血管和纤维增生性改变也可能源自RPE的原发性异常[1105, 1109]。Nishimura及其同事[1102]观察到足月新生儿周围视网膜无血管区域从出生后半月开始进展性发展直至50岁左右（图6.69H和I）。通常一只眼睛比在另一只眼睛中严重得多，并且伴随着缺血、樱桃红斑和在较严重的眼睛中出现视神经萎缩。他们认为增殖性视网膜病变是由进行性出生后血管阻塞引起的，并认为循环障碍也可能累及脉络膜、视神经和其他组织。Meallet等[1117]报道了一个26日大的婴儿左眼严重视网膜无血管，仅在视盘两侧约1.5个视盘直径区域有血管的类似病例。Chao等[1118]报道了一例类似新生儿病例。一些学者认为光凝和冷冻疗法在增殖性视网膜病变治疗中可能有效（图6.69H和I）[1102, 1103, 1109, 1119]。另一些作者报道的结果则没有很大作用[1120]。

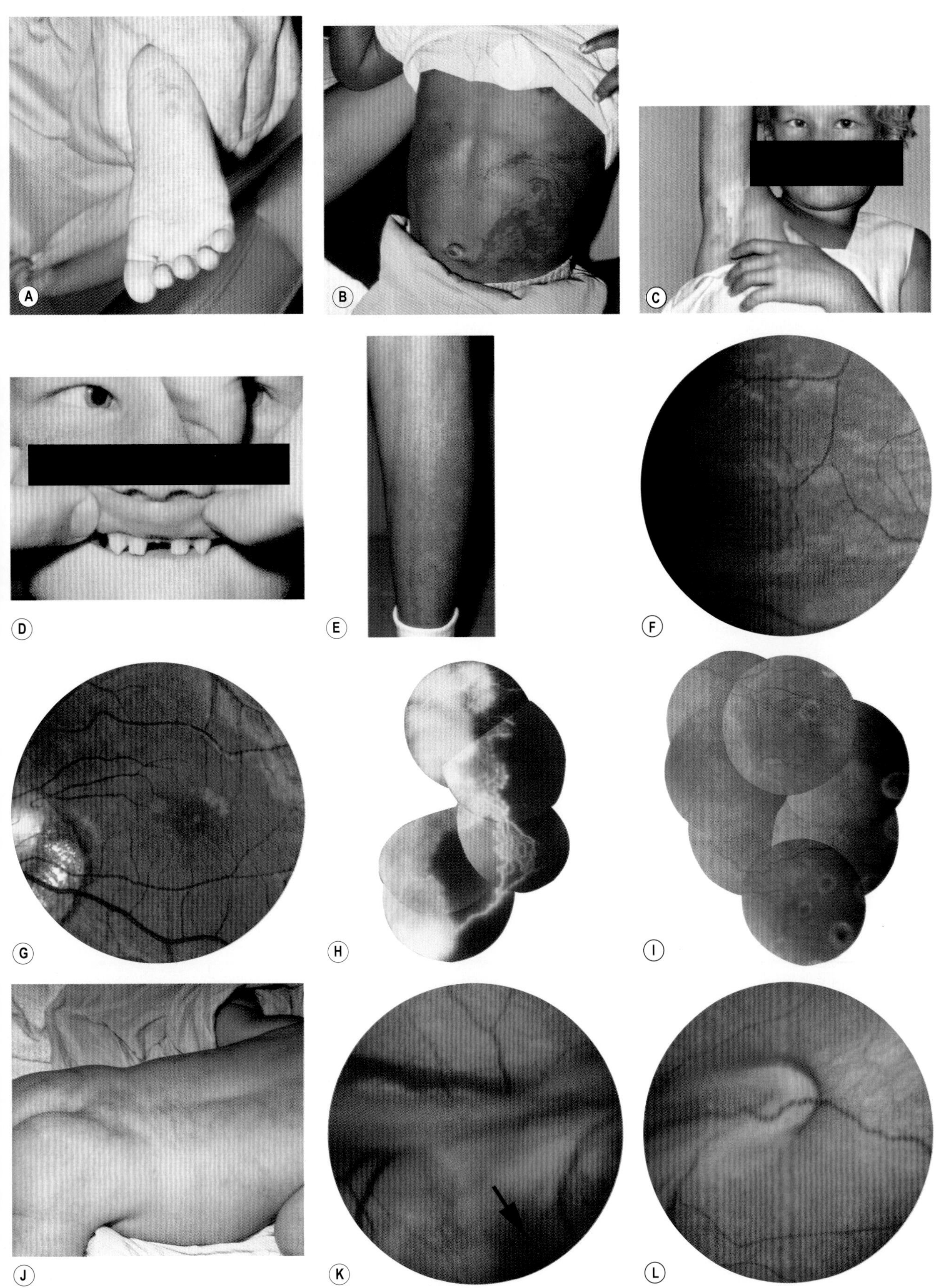

图 6.69

大约 80% 的患者中，存在 B 细胞中 kappa 轻链基因增强子抑制剂的突变，γ 激酶，*IKBKG*（GenBank NM_003639.3；MIM#300248），定位于 Xq28，也称为核因子 kappaB（NF-κB）必需调节剂（NEMO/IKKgamma），是导致色素失禁症的原因[1121]。该基因的突变导致嗜酸性粒细胞趋化因子活化。组织、血管内或血管周围的嗜酸性粒细胞的累积导致眼和脑中的皮肤产生小水泡以及血管闭塞[1113]。突变可以散发或以 X 连锁的方式遗传。

图 6.70 **视网膜色素失调症。**
A~I：患者 40 岁，为 5 个兄弟姐妹中最小的 1 个，没有任何家族病史或全身疾病史。右眼有异常血管（图 A）。患者中度近视，每只眼睛矫正视力至 20/20。颞侧和颞下视网膜显示外周无灌注改变，伴有色素改变，提示分离的视网膜自发性复位（图 B~ 图 D）。血管造影证实外周无血管（图 E 和图 F）。左眼底血管正常。她的皮肤上有一些类似于她父亲的小的白癜风斑。在她的前臂和大腿上看到指甲（图 H）和失禁性色素样皮肤改变（图 I）。她有新生儿身体和头皮上水疱史。2 个哥哥姐姐和母亲未受影响，这表明她有可能为新发突变。
J~L：这名 52 岁白种人女性患者左眼出现玻璃体出血。她约在 6 年前右眼出现玻璃体出血需要行激光光凝治疗。后极部是正常的。颞侧周边有激光斑、视网膜血管的鞘，并且在激光斑之前无血管。左眼极周边部显示外周非灌注和鬼影血管增殖，一些位于视网膜内，另一些在灌注和非灌注视网膜的交界处长入玻璃体（图 J 和图 K）。外周荧光素血管造影显示扩张的侧支和毛细血管床对应于彩照（图 L）上看到的鬼影血管。视网膜血管在周边的其他区域较短。全身检查可见她有典型的色素失禁症螺旋状的皮肤色素改变。
（J~L，由 Dr. William Mieler 提供）

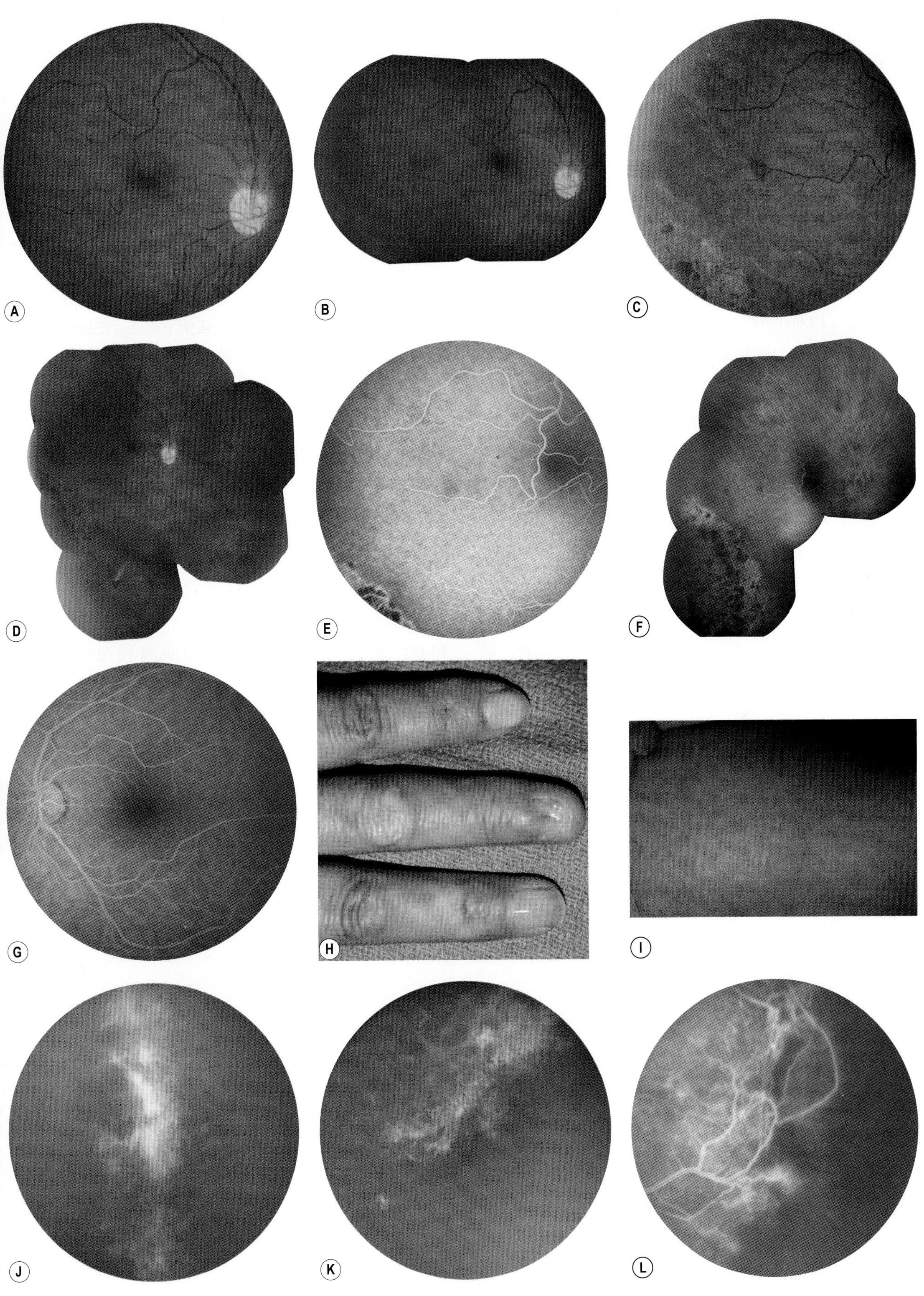

图 6.70

Dystroglycanopathies（肌肉－眼－脑疾病）

dystroglycanopathies 是一组遗传性疾病，累及中枢（脑和眼）和周围神经系统（骨骼肌），由 α-dystroglycan 与 O- 连接碳水化合物的低糖基化引起。α-dystroglycan 是一种 156 kDa 的外周跨膜蛋白，经历多个糖基化步骤与细胞外基质蛋白（如层粘连蛋白 neurexin 和 perlecan）相互作用[1122]。目前，已发现 6 种不同基因的突变——*POMT1*，*POMT2*，*POMGnT1*，*Fukutin*（*FKTN*），*FKRP* 和 *LARGE*[1123]。临床表型变异大，各自的临床表现不同——Walker-Warburg 综合征，肌肉－眼脑疾病，Fukuyama 先天性肌肉营养不良，先天性肌营养不良症 1D 型和 1C 型，肢节型肌营养不良症，LGMD2I，LGMD2L 和 LGMD2N[1124]。

肌张力减退、肌肉无力、挛缩、癫痫发作、低反射和精神发育迟滞以及血清肌酸激酶活性升高的临床表现提示可能为 dystroglycanopathy 病。该组疾病的特征在于大脑鹅卵石脑萎缩（无脑回、巨脑回或多小脑回），小脑、脑桥或脑干发育不全，缺乏胼胝体，脑积水，肌营养不良，眼受累（包括近视），视网膜脱离，视网膜血管异常，前房异常，小眼和永存玻璃体[1122, 1125-1128]。肌肉－眼－脑疾病（*POMGnT1*）有更多的眼部受累表现，涉及前段和后段，包括小眼畸形、青光眼、近视、眼缺损、继发性白内障、视网膜发育不全导致与 ROP 相似的外周无血管（图 6.71D 和 E）、渗出性（图 6.71A 和 B）或继发性牵拉性视网膜脱离和视神经发育不全[1125, 1126, 1129-1132]。

图 6.71　肌肉－眼－脑（MEB）疾病。
A~F：2 个月大患者双眼固定不良，右眼出现小眼畸形和视网膜脱离，左眼有异常的中心凹反射。她通过剖宫产出生时已足月，并伴有髋关节发育不良。没有皮肤病变。CT 显示侧脑室扩大，胼胝体变薄。右侧视网膜发育异常，上象限外周无血管合并渗出性视网膜脱离（图 A 和图 B）。左视网膜也是发育不全但无脱离（图 C）。右眼的荧光素血管造影证实右侧的外周无灌注和左侧异常血管形态（图 D~ 图 F）。发育迟滞、肌张力减退、肌肉松弛和肌酸激酶（CK）水平升高，提示需进一步检测 MEB 疾病。检查发现其在 *POMGnT1* 基因中杂合突变阳性。右眼渗出性视网膜脱离 2 年后停止活动，后极留下褶皱。左眼外周无灌注区域行激光治疗。双眼视网膜在 4 岁时保持稳定。
（由 Dr. Franco Recchia 提供）

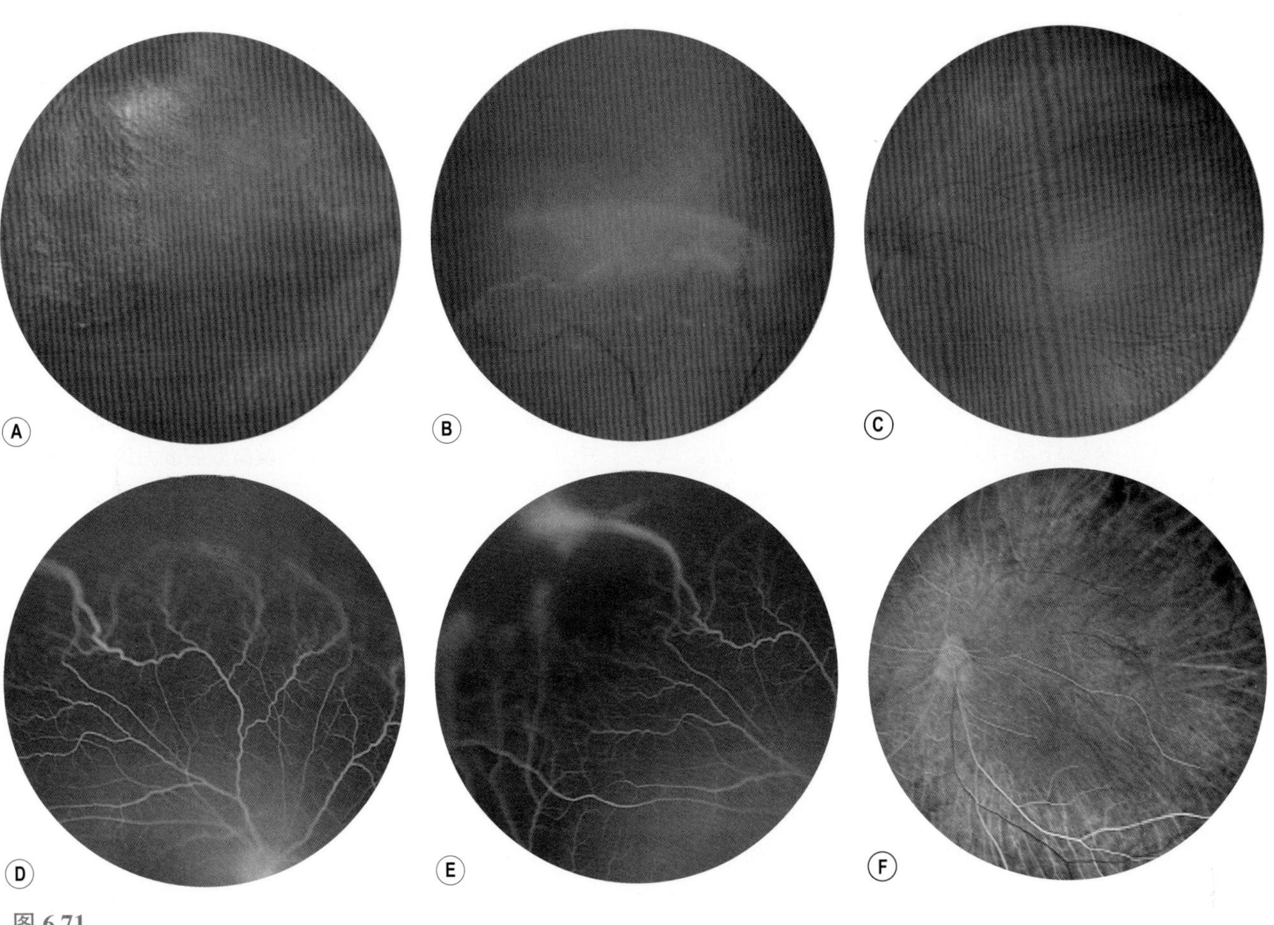

图 6.71

先天性角化不良

先天性角化不良是一种多系统疾病，由端粒维持缺陷引起。端粒是复杂的DNA蛋白结构，可保护染色体末端免于降解和不适当重组。端粒随着每个细胞分裂而缩短，当它们变得非常短时，DNA损伤反应被激活，导致细胞周期停滞和细胞死亡。Shelterin是一种6种蛋白质的复合物，与端粒DNA结合并保护它。端粒酶在端粒末端合成端粒重复序列。它呈常染色体显性遗传，X连锁隐性遗传，或偶发性的重头基因突变。在X连锁中，突变发生在Xq28基因位点，导致端粒酶复合物中的蛋白质dyskerin的功能障碍[1133]。主要形式是由端粒酶的其他成分突变引起的，例如端粒酶RNA、TERC和逆转录酶TERT[1134]。

端粒功能差会影响具有高转换率的细胞，例如上皮细胞、骨髓、皮肤和指甲，导致多系统表现。100多年前，这种疾病首次被报道为影响指甲、皮肤色素沉着和黏膜白斑的三联征。骨髓衰竭、早衰、肺纤维化和恶性肿瘤是严重的临床表现。全细胞减少，短、嵴状指甲和斑片状皮肤色素减退是疾病的标志性改变。眼部表现可能包括由泪管阻塞引起的溢泪、结膜血管扩张、角膜缘干细胞衰竭、角膜血管病变、干眼、结膜炎、睑缘炎、睫毛脱落、小眼畸形、斜视和白内障[1135]。视网膜改变很少见但可包括视网膜出血、神经纤维层梗死、视网膜血管狭窄、视网膜前纤维化和视神经萎缩。可见动脉瘤形成的视网膜血管病变，伴有类似Coats病的渗漏[1136]。偶尔会出现进行性外周血管闭塞性视网膜病变（图6.72）[1137]。

已经发现的其他系统特征包括头发过早变白、牙齿过早脱落、肠易激综合征、免疫缺陷、食管狭窄、心肌病、肝硬化、骨质疏松症、骨缺血性坏死、尿路异常、睾丸萎缩、智力低下、颅内钙化和伴有共济失调的小脑发育不全。他们有发展呈恶性肿瘤的倾向，如继发性急性髓性白血病、骨髓增生异常、头部和颈部肿瘤及食管癌。个体中可能发生多种癌症[1138, 1139]。童年时期不存在所有特征，许多人随着时间的推移逐渐发生。

Elizabeth H. Blackburn，Carol W. Greider 和 Jack W. Szostak 于2009年因发现染色体是如何被端粒和端粒酶保护的被授予诺贝尔医学奖。

图 6.72 先天性角化不良。

A~L：一名20岁的男性先证者，右眼视力20/20，左眼为20/200。据了解，他患有间质性肺病，肺、肝和骨髓活组织检查后确诊。他父亲10年前确诊，患者的一位姐妹在20多岁时因肾功能衰竭去世。他的血小板计数为19 000/μL，总白数为2 500/μL，血红蛋白为13.1 g/dL，肝酶和胆红素升高。血尿素氮和肌酐正常。右眼眼底是正常的；在左侧黄斑中观察到毛细血管扩张的变化（图A和图B）。除左侧黄斑扩张及渗漏的毛细血管和动脉瘤外，血管造影显示外周无灌注，左侧与右侧相比更差，右侧有轻度中心凹毛细血管渗漏（图C~图G）。左眼在光学相干断层扫描中显示中心凹变厚。他47岁的父亲双眼视力均为20/20，并且显示轻度中心凹毛细血管扩张症（图I和图J），在血管造影（图K和图L）上渗漏很少。他患有肺纤维化和外周水肿。除了先证者和他父亲之外，另一名姐妹和两名先证者的*TERC*基因突变也是阳性。这个家系清晰体现了遗传预期；与儿子（先证者）和一名20多岁时去世的女儿相比，父亲受到的影响较小。

（引自Johnson等[1137]。A，B，E和G，引自Yannuzzi，Lawrence J.，The Retinal Atlas，Saunders 2010，978-0-7020-3320-9，p.45）

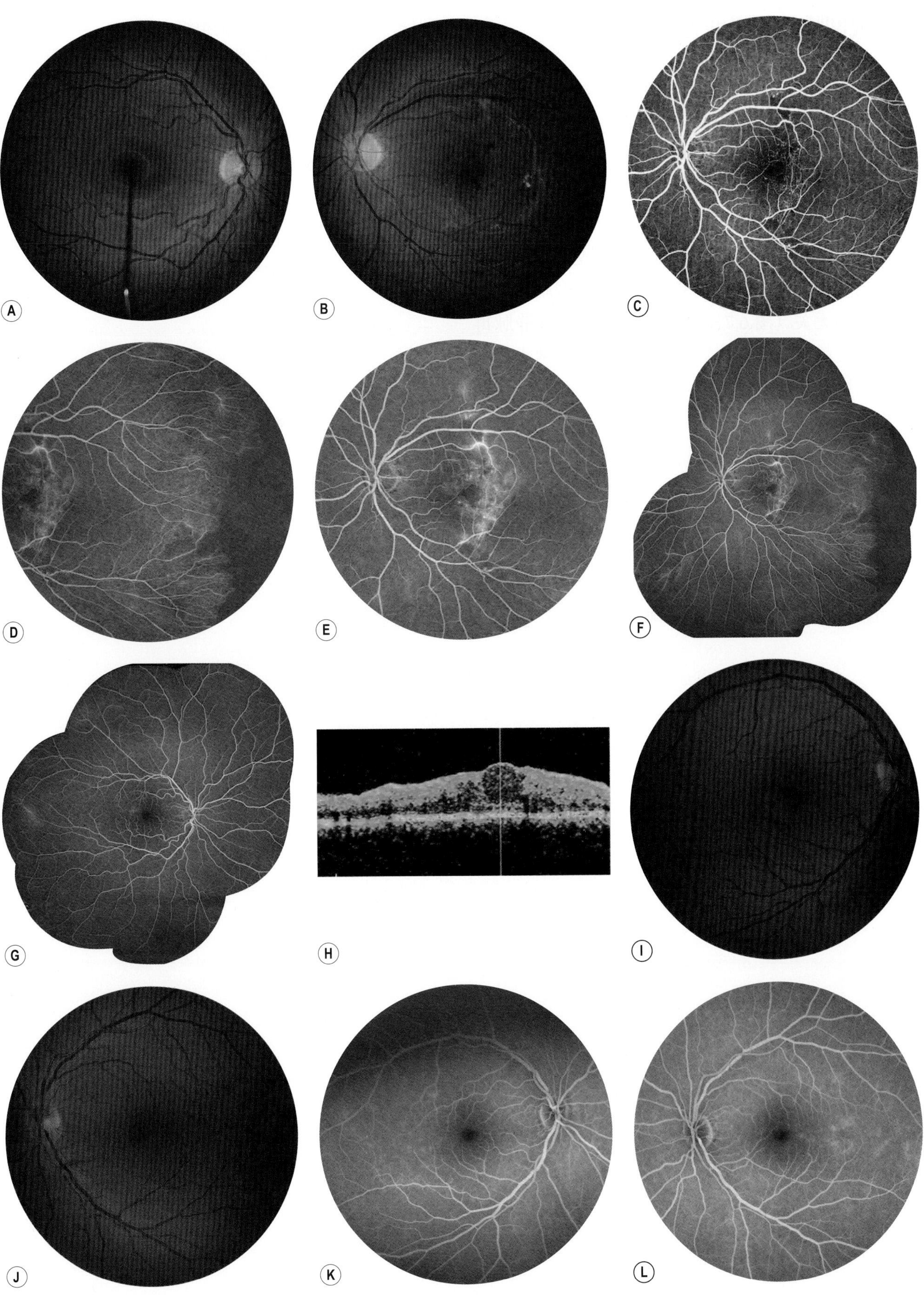

图 6.72

视网膜静脉阻塞性疾病

在视网膜中发现的末端动脉血管系统中，视网膜静脉阻塞导致静脉和毛细血管内压力升高，并且静脉堵塞区域中的动脉血流减慢。静脉阻塞产生的视力下降和视网膜损伤程度主要依赖于其发展的速度、阻塞程度以及静脉流出道是否有侧支通路存在。如果阻塞程度轻微，毛细血管内皮损伤小，浆液渗出和红细胞外渗入视网膜可能与视网膜明显缺血性损伤无关（图 6.73A；图 6.74A~D）。在静脉再通和侧支静脉通道建立后，眼底改变和视网膜功能可完全恢复[1140]。伴有中度静脉阻塞，视网膜出血、渗出和缺血的程度更大。在恢复正常静脉压后，视网膜可能持续水肿，继发于视网膜毛细血管内皮的长期或永久性损伤（继发性视网膜毛细血管扩张）。如果静脉阻塞程度很大，视网膜的出血性梗死会导致视网膜毛细血管床的大量丢失，缺血后囊样变性以及恢复正常静脉压后仍有萎缩性改变（图 6.73B~D；图 6.74G~L）。视网膜动脉供血不足增加了静脉阻塞的可能性并加大了由静脉阻塞引起的视网膜损伤。然而，几乎没有临床或实验证据支持这样的观点，即静脉阻塞产生视网膜出血是在一定程度的动脉功能不全基础上发生[336, 1141-1149]。彩色多普勒成像检查表明弥漫性小血管疾病和血液流速减少可能在某些视网膜中央静脉阻塞患者的发病机制中起重要作用[1150, 1151]。

图 6.73 视网膜静脉阻塞的组织病理学。

A：轻度静脉阻塞伴有红细胞的视网膜外渗和维持相对正常的视网膜结构的高血压患者有小动脉硬化的证据（箭头）。

B：严重的静脉阻塞伴内部视网膜出血性梗死。

C：严重静脉阻塞后数月的视网膜囊样变性。

D：严重的视网膜中央静脉阻塞后视网膜囊样变性和黄斑裂孔形成。

E：黄斑劈裂、渗出性视网膜病变、视网膜变性，以及继发于严重的视网膜中央静脉阻塞和青光眼虹膜红变的视网膜前膜和皱褶。注意 Henle 层中含有脂质的巨噬细胞（箭头）。

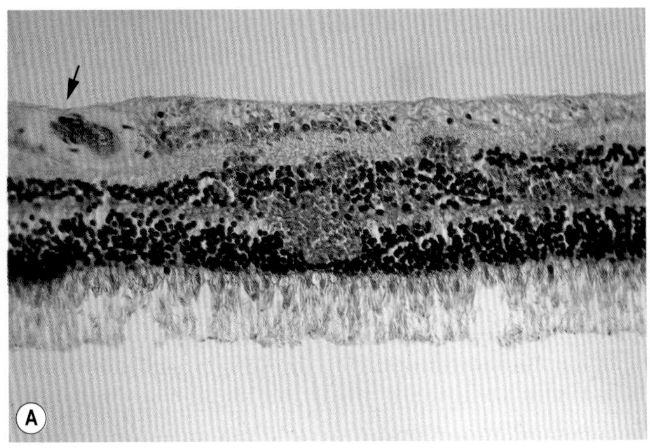

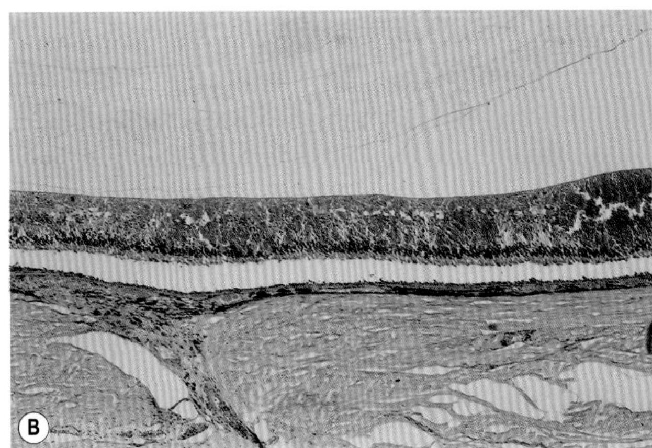

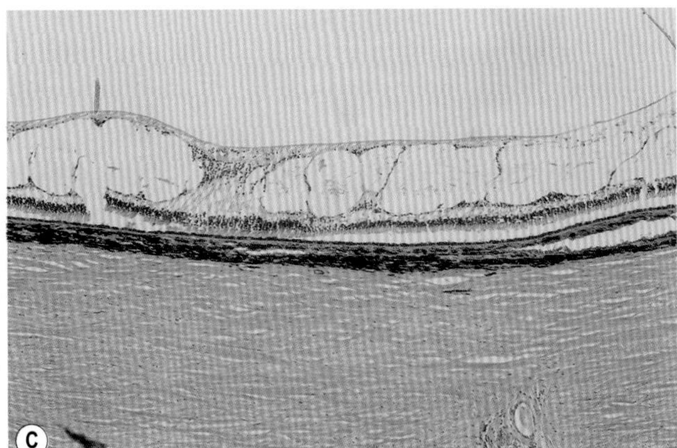

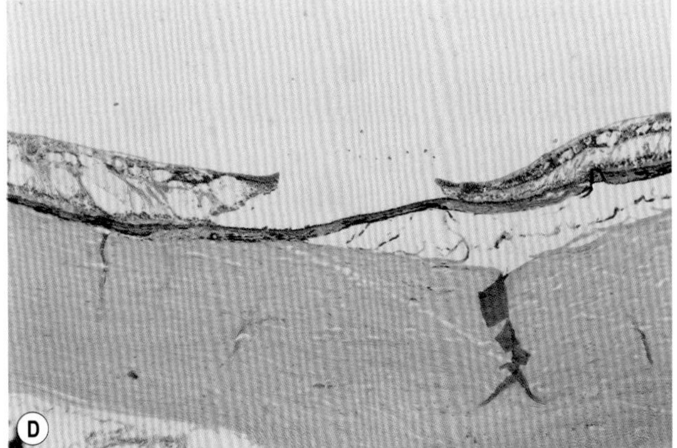

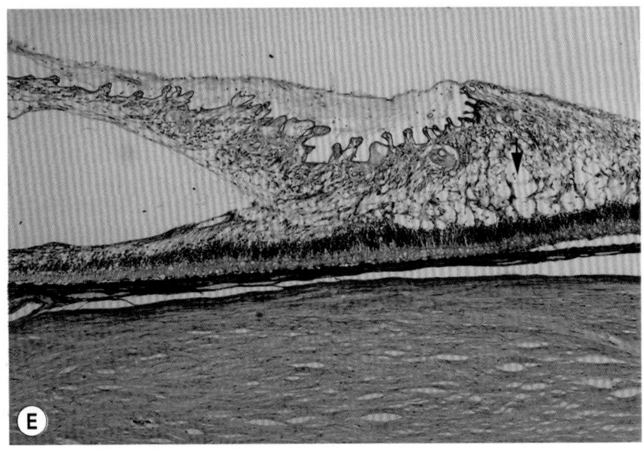

图 6.73

视网膜中央静脉阻塞

各种术语被用来描述与视网膜中央静脉阻塞相关的视网膜病变的严重程度（图 6.73；图 6.74）[1152-1166]。但是没有一种是完全令人满意的。用于描述眼底的临床术语反映了视网膜整个静脉流出的阻塞程度（视网膜中央静脉和分支血管阻塞），而不仅仅是视网膜中央静脉的阻塞程度。患者可能在筛板水平处具有完全的视网膜中央静脉阻塞的解剖改变，具有发育良好的侧支静脉通道，并且仅表现出很小的静脉阻塞的眼底变化。

即将发生的、初期的、部分的或不完全的中央视网膜静脉阻塞

这些术语同时用于描述无症状或可能主诉轻度、通常是短暂的发作性的视物模糊的患者眼底。他们的眼底显示轻度静脉扩张、一些广泛散在的视网膜出血（图 6.74D），以及血管造影视网膜循环时间的轻微增加[1152, 1166]。应尽可能避免使用术语“静脉淤滞性视网膜病变”来描述这些患者，因为它最初用于描述由于冠状动脉阻塞引起散在周边眼底的局灶性视网膜出血，并伴有视网膜动脉压下降的患者[360, 1167]。

非缺血性中央视网膜静脉阻塞（灌注中央视网膜静脉阻塞）

轻度至中度的视力下降，通常大于等于 20/200；有广泛的视网膜出血；血管造影表现为轻至中度囊样视网膜和视神经盘水肿；无或极少毛细血管无灌注区域；视网膜循环时间的增加是这些患者的特征（图 6.74B，C 和 G~I；图 6.75A~C）。出血经常见于中心凹区域大的视网膜囊腔中[1168]。可出现棉绒斑，尤其是在高血压患者中。可发生一过性视网膜血管壁鞘[1169]。受影响眼的眼压通常低于对侧眼[1170]。

严重（缺血性）中央视网膜静脉阻塞（非灌注中央视网膜静脉阻塞）

严重视网膜中央静脉阻塞的患者通常有严重的视力丧失（低于 20/200），传入性瞳孔障碍，广泛融合的视网膜出血，视盘边缘明显肿胀和阻塞，多个局灶性缺血变白区，棉绒斑，视网膜弥漫性透明度下降，由于无法用数字压力计测量单独测量视网膜静脉导致视网膜中央静脉压显著增加，血管造影证据显示视网膜循环时间明显增加，大量毛细血管无灌注区，严重的毛细血管通透性改变，视网膜电图严重改变（图 6.74K 和 L）[1171]。“合并视网膜中央动脉和静脉阻塞”的诊断指严重视力下降和视网膜广泛缺血变白以及散在视网膜出血的患者。这些患者更可能患有眼动脉或颈动脉供血不足。最初表现出较小程度阻塞表现之一的患者可能随后出现更严重的阻塞形式[1166, 1172]。一项定时荧光血管造影研究，优选使用广角眼底照相，可记录阻塞程度、毛细血管通透性改变的严重程度，并在视网膜内出血部分消退后记录视网膜毛细血管无灌注的程度（图 6.74K 和 L）。重要的是包括外周眼底和后极的眼底，因为毛细血管无灌注最有可能发生在这些区域。在广泛的融合性出血存在情况下，可能无法通过血管造影来显示毛细血管闭合的程度[1173]。大视

图 6.74　视网膜中央静脉阻塞。

A~F：患有镰状细胞特征的 42 岁黑种人女性患者的左眼（图 B）中度严重的视网膜静脉阻塞。右眼的视力为 20/20（图 A），左眼为数指（图 B）。两个视盘都略显苍白。血管造影显示视网膜循环时间延长和视网膜毛细血管、静脉和静脉弥漫性染料渗漏的证据（图 C）。2 年后，患者因继发右眼中央视网膜静脉阻塞视物模糊复诊（图 D）。注意视盘上扩张的静脉侧支血管（箭头）。左眼底是正常的（图 E）。右眼视力为 20/25，左眼视力为 20/20。2 个月后视网膜出血已经清除（图 F）；然而，仍然存在一些微动脉瘤。尽管视网膜炎性增生和视网膜血管非灌注的外周区域继发玻璃体出血，提示与镰状细胞血红蛋白 C 疾病相关，双侧视力维持在 20/20 并且持续 7 年。

G~J：中度严重的非缺血性视网膜中央静脉闭塞和视神经盘水肿（图 G）。血管造影显示视网膜循环时间增加和视网膜内染色（图 H 和图 I）。注意在阻塞自发消退后，视盘上的静脉侧支血管（箭头，图 J）和由于在疾病急性期视网膜内血液流到视网膜下空间而引起中央视网膜色素上皮萎缩。

K 和 L：严重的视网膜中央静脉阻塞。注意视盘的苍白，棉绒斑，视网膜弥漫性缺血性变白和多个视网膜出血（图 K）。血管造影显示视网膜毛细血管床（图 L）大量脱落。

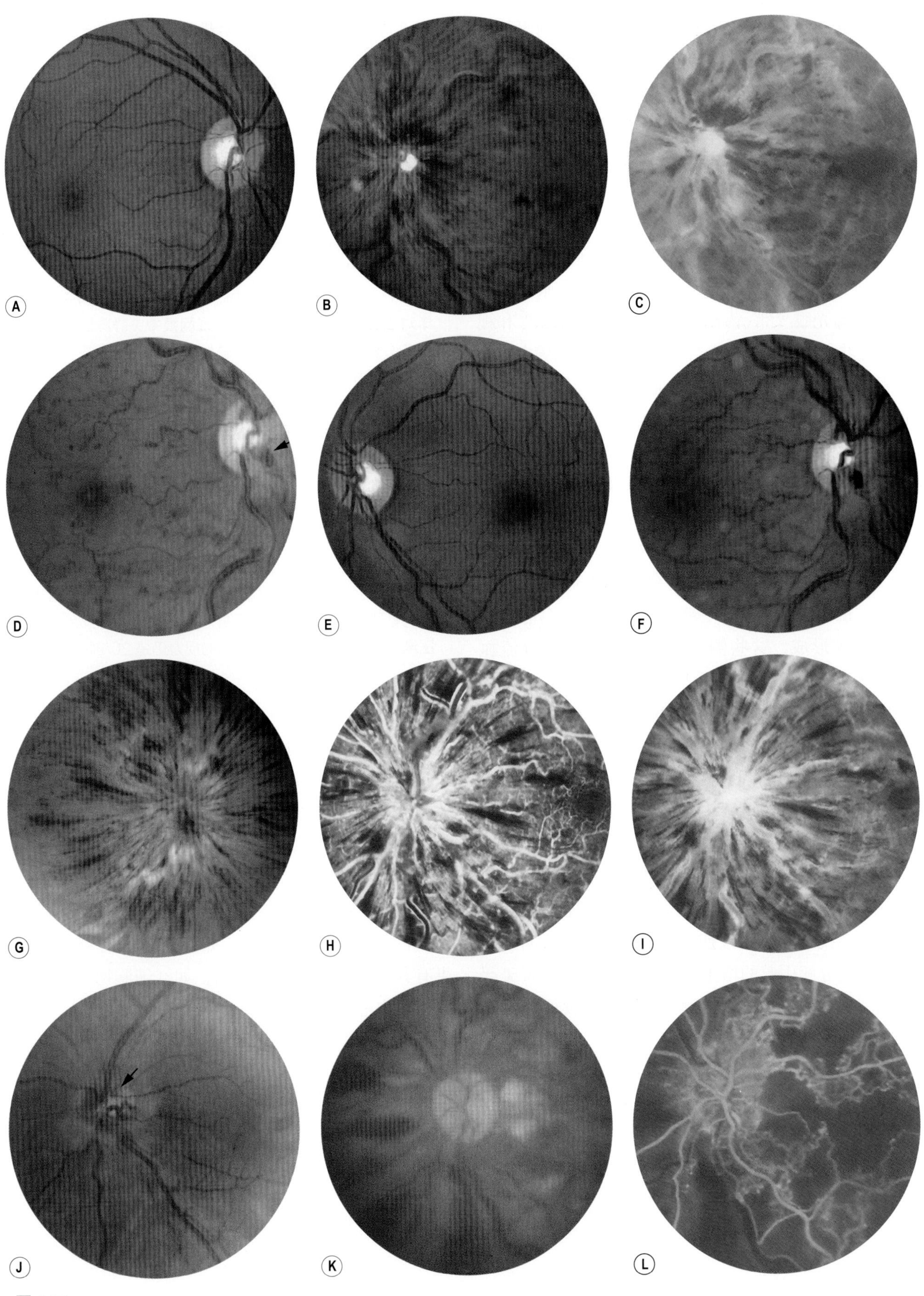

图 6.74

网膜静脉的晚期染色是中度和重度中央视网膜静脉阻塞的特征性发现（图 6.74I）。视力低于 20/200，临床表现传入性瞳孔障碍、明显的视网膜内出血、视网膜透明度下降、手压压力无法使视网膜中央静脉塌陷，都足以准确诊断缺血型中央视网膜静脉阻塞 [1174-1176]。包括荧光血管造影和视网膜电图在内的辅助检查并非必需 [1161, 1171, 1177, 1178]。

可能伴有中央视网膜静脉阻塞的异常变化，包括前房变浅 [1179]、闭角型青光眼 [1180]、青光眼滤过术后恶性青光眼 [1181]、渗出性视网膜脱离 [1182, 1183] 和视网膜睫状动脉阻塞。极少数情况下，在视网膜中央静脉阻塞后数年内可发生持续的血管重塑，导致毛细血管扩张和侧支形成，引起 Coats 样改变（图 6.76）。

自然病程变异很大，并且在很大程度上与最初的阻塞程度、静脉阻塞的位置以及静脉闭塞段长度相关 [1164, 1184-1186]。一些轻至中度阻塞患者可能在恢复静脉内的血流后在几个月内视力和眼底完全恢复（图 6.74A~F）。其他人则视网膜出血吸收恢复较慢，视力恢复不全。一些人出现视神经盘静脉凸出和侧支形成，这些侧支通过脉络膜循环分流血液，从而使瘀滞的血管系统减压（图 6.74D）[1140]。10%~20% 的老年患者和 5%~10% 小于 65 岁的患者会从非缺血性视网膜静脉阻塞进展到缺血性 [1157]。所有视网膜出血和静脉充血吸收后，黄斑区留下不同程度的永久性视网膜毛细血管扩张、毛细血管丢失和通透性改变（图 6.74J）。

永久性黄斑变化包括伴有或不伴有囊样变性的 CME（图 6.75C，E 和 F）、内层板层黄斑裂孔、全层黄斑孔、视网膜前膜改变、RPE 萎缩和急性期视网膜下血液分解引起的增生改变（图 6.74J）及黄斑部牵拉脱离。由于不确定的原因，增殖性视网膜病变更常发生分支而非中央视网膜静脉阻塞后 [1161, 1187, 1188]。可能不到 20% 的视网膜中央静脉阻塞患者会出现虹膜新生血管和出血性青光眼。这种严重的并发症最有可能在严重缺血型患者发病后 3~4 个月内发生 [1189, 1190]。玻璃体后脱离患者中发生新血管形成的风险较小 [1191]。在第二只眼中发生中央视网膜静脉阻塞的风险为 10%~15%。如果患者患有糖尿病或患有其他相关的全身性疾病，如红细胞增多症或巨球蛋白血症，则更容易发生 [1192]。

图 6.75 视网膜中央静脉阻塞。

A~C：慢性囊样黄斑水肿（图 B 和图 C）是发生在 12 个月前视网膜中央静脉阻塞后遗留的唯一标志（图 A）。

D~F：1965 年，该患者左眼有中度严重的视网膜中央静脉阻塞（图 D）。尽管视网膜出血都被清除，由于慢性囊样黄斑变性和水肿持续到 1971 年，他的视力仍为 10/200（图 E）。在晚期血管造影中，显示出一个大的不规则形状的中央囊肿，提示中心凹视网膜永久性损伤（未标出）。后在视网膜动脉供应的黄斑区域中行 6 次氙光光凝。6 个月后，囊样黄斑水肿已经消退，但视力没有改善（图 F）。

G 和 H：由于右眼特发性中心性浆液性视网膜病变，在每年对该患者随访中发现隐匿性视网膜中央静脉阻塞。注意到在没有任何症状或其他静脉阻塞迹象的情况下，在间隔 1 年的随访中发现左眼视盘上许多小静脉侧支。

I~K：这名 48 岁的非裔美国健康女子患有头痛和左眼视觉模糊。出现花瓣样深层外丛状层出血和一些以白色为中心的出血表现后要求患者行头颅 CT 检查以排除蛛网膜下腔出血和血液恶液质引起的贫血（图 I）。血管造影显示良好的视网膜灌注。除口服避孕药外，未发现其他危险因素。2 周后，进展为视网膜中央静脉阻塞，伴有扩张和迂曲的视网膜静脉，视网膜出血和棉毛斑的数量和程度增加，视力下降至 20/200。在 12 周内，她出现需要行全视网膜光凝术的虹膜新生血管形成。后虹膜血管消退，局部用药后眼压维持在 21 mmHg 以下。她的视力仍是 20/200。

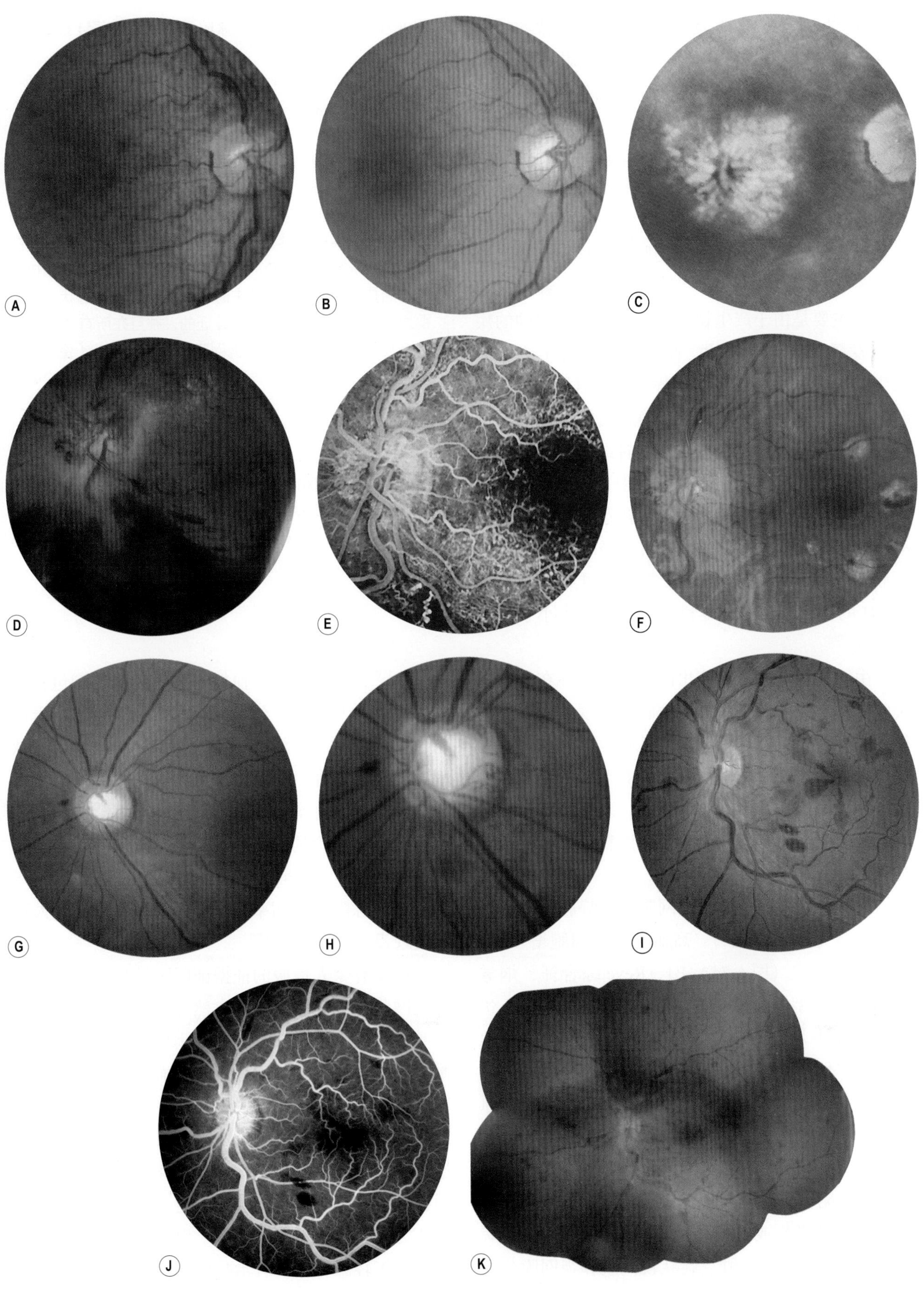

图 6.75

50岁以下患者视力预后优于老年患者（图6.74A~F）[1185, 1186, 1193, 1194]。较少的年轻患者出现严重的急性梗阻期，且疾病各个阶段的年轻患者视力恢复较好[1164]。术语“视盘静脉炎”被用来描述年轻患者的初期和轻度至中度视网膜中央静脉阻塞，尤其是有显著的视盘水肿以及主要局限于后眼底的视网膜出血[1195, 1196]。一些患有视盘静脉炎的患者可能出现中央或分支视网膜动脉部分梗阻和视盘缺血（图6.77A~E和H）[336, 1197]。在年轻患者中，静脉阻塞主要是由于产生视神经障碍及视盘水肿的疾病继发静脉压迫引起的，而不是常在老年患者中发生的在筛板水平的原发性静脉血栓（图6.76；图6.77F~J）。在大多数患有视盘静脉炎的患者中，没有相关的全身性疾病，并且在视神经盘附近的玻璃体中没有炎症细胞。在少数患者中，它可能与其他疾病有关，包括妊娠、使用避孕药、视神经炎和溃疡性结肠炎[1195, 1198, 1199]。虽然年轻的健康成人视网膜中央静脉阻塞比老年患者预后更好，仍有多达1/3的转诊至视网膜专科患者最终视力小于等于20/200[1200]。

图6.76　中央视网膜静脉阻塞的后遗症与Coats样反应。

A~L：这名37岁的非洲裔美国男子注意到左眼突然失明，伴有严重的头痛，只持续了几分钟。他被发现具有与几个印迹视网膜出血相关的部分深度视网膜变白（图A）。血管造影显示臂－视网膜/脉络膜时间延长（18秒）（图B和图C）。他就诊时视力为20/25，这是他症状出现后第7天。在这名健康男患者身上怀疑是眼眶异常循环。血液循环、眼眶和头部磁共振成像显示没有异常。8天后，变白和出血有所改善（图D）。他的血压轻度升高，他开始接受药物治疗。6周后，他回来时没有出现任何新症状，双眼视力为20/20。他现在有静脉迂曲，并且在所有4个象限中有几处视网膜出血，与视网膜中央静脉阻塞（图E~图G）一致。在继发于囊样黄斑水肿的1个月后，他的中心视力降至20/40。凝血研究和心脏检查显示没有异常；之后监测病情。1年后，他的视力提高到20/25，大部分出血已经消退（图H和图I），中心凹的囊腔减少了。3年后，他被发现在鼻窦和颞侧周围有外周脂质逐渐增加。血管造影显示相邻区域的扩张毛细血管床和微动脉瘤形成（图K和图L），类似Coats反应。考虑到20/20的视力和渗出位于周边位置，随访观察，此后3年中脂质逐渐减少。

由于视盘周围静脉流出的侧支通路存在，实现实验动物中央视网膜静脉阻塞临床表现的模型建立很困难[1141, 1144, 1145]。人体组织病理学研究表明血栓形成发生在筛板平面后面[1201]。由于在闭塞部位附近淤塞，血栓可能是继发性事件。老年患者中央视网膜动脉疾病可能性较大，可以解释为什么他们的视力预后比年轻患者差。

虽然有些患者有诱发视网膜中央静脉阻塞的因素，如青光眼、糖尿病、高血压、红细胞增多症、镰状细胞性状（图6.74A~F）、Reye综合征、烟雾综合征、同型半胱氨酸血症、异常蛋白血症、颈动脉供血不足、颈动脉海绵窦瘘，以及口服避孕药，安非他明、可卡因、苯丙醇胺和氨甲环酸的使用，大多数都没有发现静脉血栓形成的可识别原因[253, 280, 361, 1154, 1202-1220]。Mansour等随访78例患者2年或以上，未发现死亡或发病风险增加[1221]。视网膜静脉阻塞偶尔继发于创伤意外，手术创伤（如修复爆裂性骨折或巩膜扣带术）、缺血性视神经病变、乳头炎、视盘水肿、睫状视网膜和视网膜分支动脉阻塞、视乳头先天性异常、视盘玻璃膜疣和妊娠[1195, 1198, 1222-1225]。静脉血栓形成的其他因素包括血液黏度异常[1226-1228]、红细胞聚集增加[1229]和脂蛋白与血小板异常[1230-1232]。尽管患有青光眼的患者静脉阻塞的风险增加，静脉阻塞患者对侧眼的视盘大小和视杯比例与正常眼睛无明显差异[1208, 1233-1236]。同样，先天性倾斜的视盘也不是视网膜中央静脉阻塞的危险因素[1237]。虽然有些人发现有证据表明视网膜中央静脉阻塞发病率随季节性变化，但其他人研究发现没有区别[1238, 1239]。

还没有令人信服的证据证明医学治疗有利于改变视网膜中央静脉阻塞的自然过程。初步试验研究表明口服曲克芦丁——一种血小板和红细胞聚集抑制剂，以及血液稀释治疗对降低血液黏度可能有一定益处[1228, 1240, 1241]。静脉注射链激酶似乎可以降低发病率，但由于存在玻璃体内出血风险，从未获得过青睐[1242]。年轻患者中采用全身性类固醇治疗视网膜中央静脉阻塞的价值不确定，这种治疗是建立在认为它是由“视盘静脉炎”引起的推断上的。而大多数年轻患者在没有治疗的情况下自然病程预后也较好。

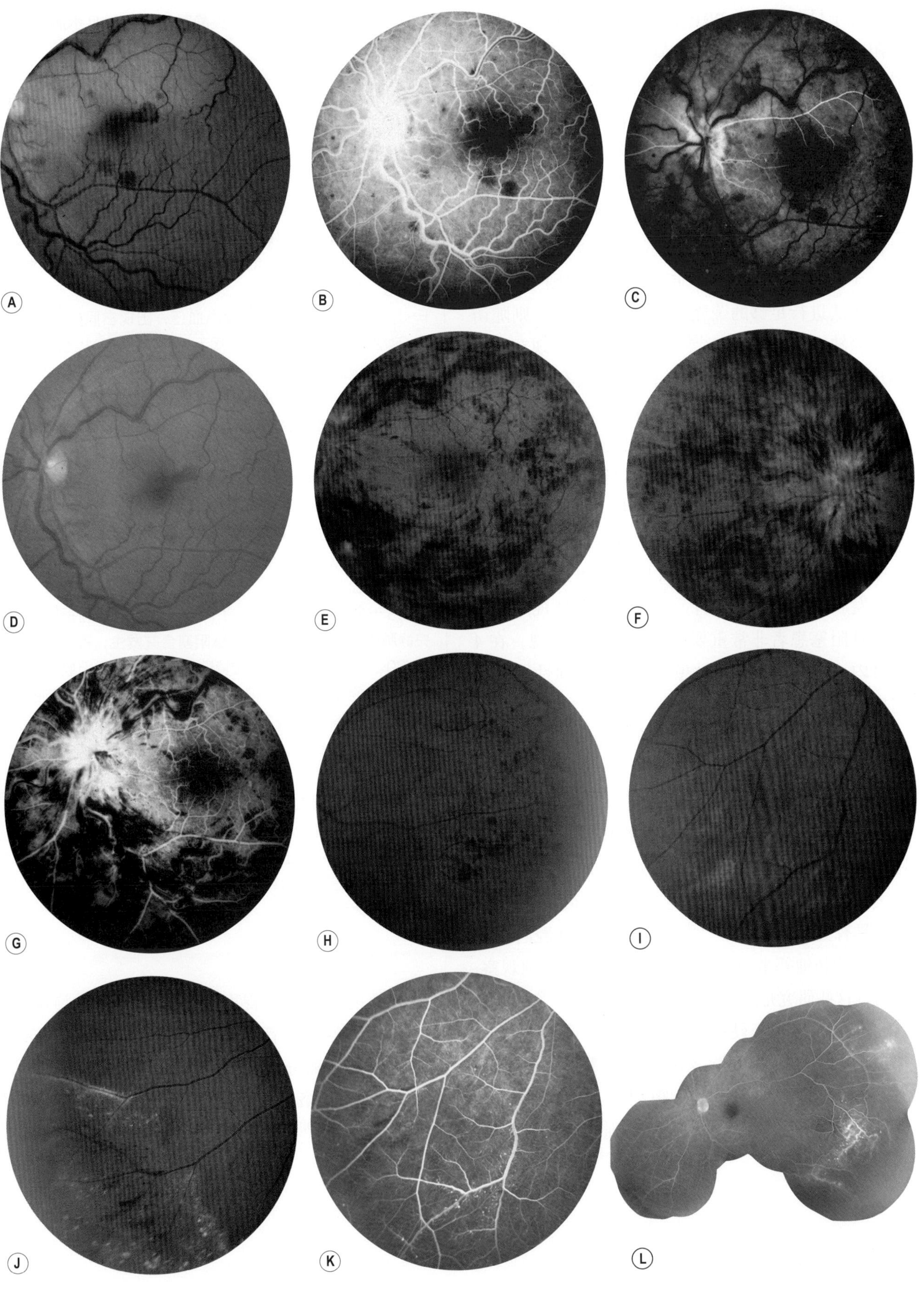

图 6.76

关于早期预防性 PRP 治疗缺血性视网膜中央静脉阻塞患者预防虹膜新生血管形成的中央视网膜静脉阻塞研究结果表明，预防性治疗并不能完全预防虹膜和角膜新生血管形成，并且在以前未治疗过的眼睛中 PRP 治疗可以使虹膜和房角新生血管迅速消退[1243]。他们确定了虹膜和角膜新生血管形成的 4 个危险因素：①荧光血管造影的非灌注程度。②大量视网膜出血。③视网膜中央静脉阻塞短的持续时间。④男性。如果由于介质混浊或广泛视网膜内出血而无法进行足够的荧光素血管造影检查，则随访应按照缺血性静脉阻塞[1243, 1244]。该研究发现在虹膜和房角新生血管形成之前进行 PRP 没有明显的益处。可以行频繁的后续检查。由于 20% 的早期治疗患者后来发展为虹膜和角膜新生血管形成，因此 PRP 后需要密切随访。研究组建议仔细观察所有近期视网膜中央静脉阻塞的患者，并进行密切的（约每个月）持续 6~8 个月的随访检查（包括未扩瞳的虹膜和房角裂隙灯检查），以及虹膜和角新生血管形成发展后及时 PRP 治疗。跟踪非缺血性视网膜中央静脉阻塞患者非常重要，因为该研究发现，在 4 个月内，10% 的非缺血性患者进展为缺血性视网膜中央静脉阻塞[1244]。

通过中央视网膜静脉阻塞研究评估了由视网膜中央静脉阻塞引起的 CME 激光广泛治疗，该研究发现该治疗无法有效保存或改善中心视力[1245-1247]。SCORE 研究发现在视网膜中央静脉阻塞患者中使用 1 mg 和 4 mg 曲安奈德，可改善黄斑水肿引起的视力丧失，结果优于单独观察。1 mg 剂量比 4 mg 剂量具有更好的安全性[1248]。最近，玻璃体腔内注射雷珠单抗和地塞米松植入物已被证明优于单独观察；然而，这些研究是维持 6 个月的短期研究[1249-1251]。

巩膜和视神经硬脑膜交界处巩膜区域的手术切口已被建议作为解除视网膜中央静脉阻塞的手段[1252]。通过微创手术进行放射状视神经切开并使筛板及其后面的隔室开放没有强有力的证据表明是有效的。通过在视网膜静脉和脉络膜静脉循环之间发生侧支血管提高视力。有实验和临床证据表明，在远离分支静脉血栓形成部位行光凝术产生视网膜脉络膜吻合可有效缓解流出道梗阻(图 6.81)[1162, 1253, 1254]。

图 6.77　特发性视网膜中央静脉阻塞与视盘水肿（“视盘静脉炎”）。

A~E：与视网膜中央动脉和静脉部分阻塞相关的视盘水肿导致这名健康的 31 岁男子左眼急性视力丧失。注意静脉扩张，视盘和视乳头周围视网膜出血，以及中央视网膜的缺血性白化（图 A）。血管造影显示 21 秒时早期视网膜动脉充盈（图 B，箭头），且在 35 秒（图 C）时无静脉灌注。视神经和眼眶的超声表现是阴性的。2 周后出现更多的周围毛细血管出血和玻璃体出血，但视网膜缺血较少（图 D）。1 年后出现轻度视神经萎缩（图 E）。他的视力是 20/70。右眼是正常的。

F~J：40 岁男子，患有轻度高血压，出现右眼视力下降，为 20/25。在右眼中可见外周毛细血管出血、棉绒斑、扩张和扭曲的静脉（图 F）。左眼是正常的；注意缺少视杯（图 G）。在其他方面进行了大量的检查，包括凝血、胶原血管、颈动脉检查和头部磁共振成像显示没有其他异常。视网膜改变在 4 个月后缓解（图 I）；在他右眼发病后大约 8 周，注意到他的左眼发生了变化。视力仍然是 20/20，但他视盘出现视神经纤维变白和出血，4 个象限中均出现视网膜静脉扩张迂曲和出血（图 H）。在接下来的 3 个月内视网膜逐渐恢复，双眼最终视力为 20/15。左视盘残留轻微的视盘苍白（图 J）。

K：另一名健康的 31 岁女子，视盘水肿相关的视网膜中央静脉阻塞和分支视网膜动脉阻塞合并发生，视力为双侧 20/20。左眼是正常的。血管造影显示中央视网膜静脉和分支动脉阻塞以及右眼视盘荧光染色。视神经和眼眶的超声图像是正常的。既往病史仅有避孕药使用史。2 年后，她的视力没有变化。除了右眼节段性视神经萎缩外，其余眼底改变不明显。

L：一名 41 岁男性患者由于视盘水肿和视网膜中央静脉阻塞相关的大量黄斑前出血引起急性视力下降。可见散在的浅表和深部视网膜出血以及血液弥漫至视盘附近的玻璃体腔内。血管造影显示视网膜循环时间增加，并且在玻璃体下腔存在大积血。

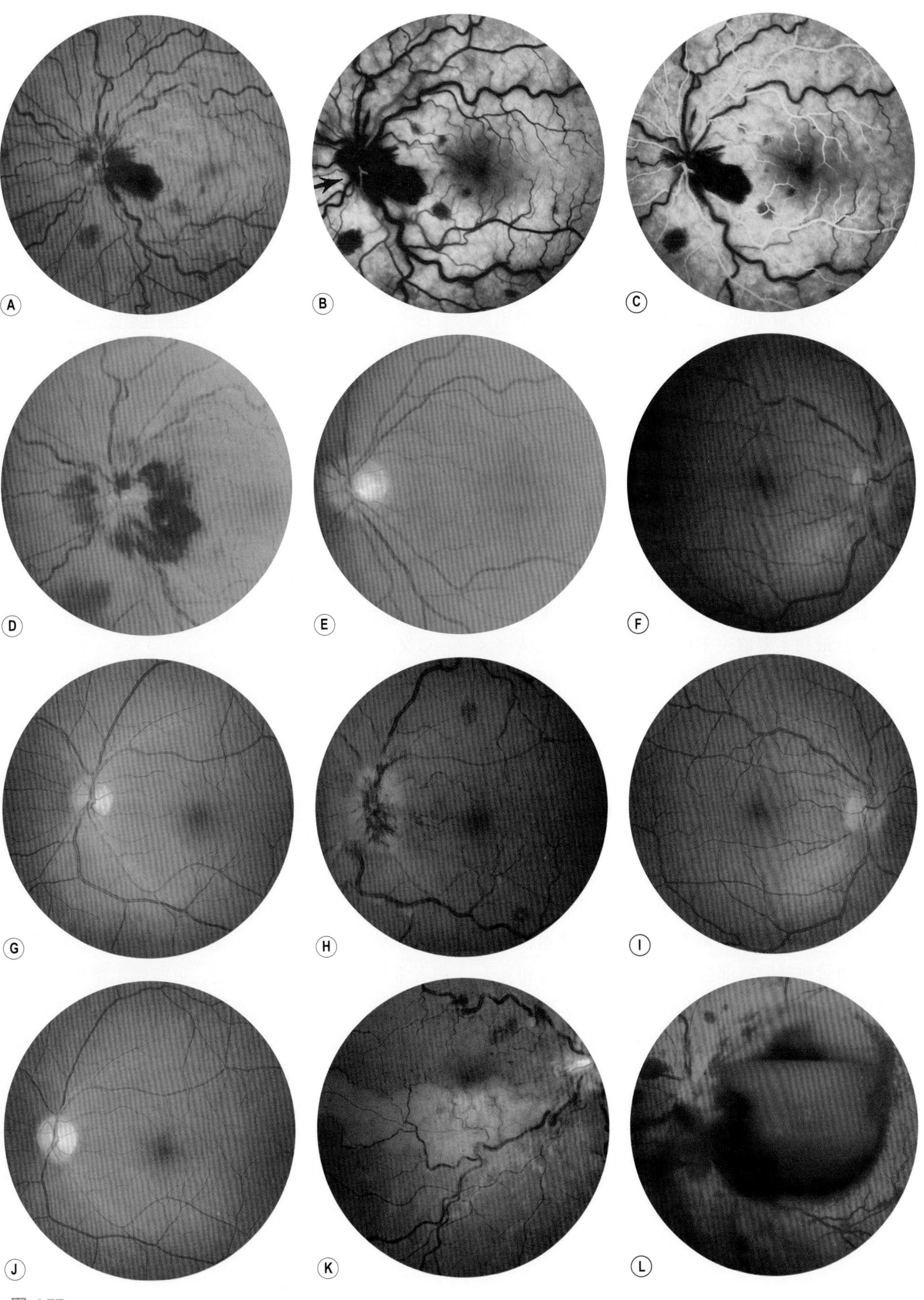

图 6.77

视网膜分支静脉阻塞

视网膜分支静脉阻塞通常发生在中年或老年患者的动静脉交叉处，约75%的患者患有全身性高血压（图6.78；图6.79）[1152, 1153, 1159, 1161, 1194, 1202, 1255-1271]。在动脉和静脉共同壁的位置血栓形成是主要原因[1272]。阻塞更常累及颞上血管，可能是因为此处动静脉交叉压迫常见[1236, 1231, 1273-1279]。53%~99%病例中阻塞部位处视网膜动脉在静脉前方穿过。患者通常继发于局部的、通常为扇形的出血和渗出区域，从梗阻部位延伸至黄斑的上半部分或下半部分的全部或一部分而寻求治疗（图6.78A；图6.79E和K）。通常可以在病变顶点附近检测到动静脉交叉处的阻塞部位。然而，它可能会被视网膜内渗出物或出血所掩盖。侧支血管通道可以桥接或不桥接阻塞部位或明显位于或不位于水平中缝。在严重的情况下，血液和渗出物可能在黄斑区域的视网膜下方。棉绒斑块的存在和视网膜透明度的下降表明阻塞区域的血流量减少更多。中心视力下降的程度是可变的，并且最初主要取决于缺血程度以及中央黄斑区域中血液和渗出物量。在某些情况下，黄斑的渗出性脱离是视力下降的原因（图6.79D）[1182, 1183, 1280-1282]。视网膜出血在数周内逐渐清除。不同程度的毛细血管扩张，继发性视网膜毛细血管扩张、毛细血管丢失、慢性视网膜水肿和永久性残留的视网膜萎缩（图6.78；图6.79I）。大约50%患者的黄斑水肿可自发改善，视力在6个月内恢复到20/40或更好（图6.78D）。在其他患者中，水肿可能在随后的6~12个月内持续清除。随着血和渗出物消退，扩张的侧支血管桥接阻塞部位并沿着水平的中缝和乳头状黄斑血管束区域表现得更加明显（图6.78D）。在中心视力未能改善超过20/40~20/50范围的患者中，可以观察到的晚期变化包括继发于视网膜下出血的黄斑色素改变、黄斑区大的不规则囊性空间（图6.78G），以及由黄斑区视网膜前膜引起的变薄和黄斑变形。一些病例中继发性视网膜毛细血管扩张与视网膜循环病变相关（图6.80C和F）。患有高脂血症的患者中，黄色的视网膜内和视网膜下渗出量可能极多[1230]。少数情况下，视网膜动脉、静脉和毛细血管床可能存在广泛的局灶性动脉瘤和弥漫性扩张[1263, 1283-1287]。此类病例可能与先天性视网膜毛细血管扩张相似（图6.43；图6.44）[1284-1287]。高血压患者常见的孤立性大动脉瘤，可能偶尔伴有分支静脉阻塞。大动脉瘤可远离静脉阻塞区域或位于静脉阻塞区域内部（图6.29J）。多个分支静脉闭塞可能发生在1只或2只眼睛中。偶然闭塞可能涉及黄斑区的两个相邻的小静脉（图6.78）。患者的视野检查显示可有弓形暗点，与静脉阻塞和继发性视网膜缺血的严重程度相关[1259]。

图6.78　分支视网膜静脉阻塞。

A~F：继发于分支静脉阻塞的患者黄斑区视网膜内出血，视力为20/200（图A）。血液遮挡了动静脉交叉处的阻塞部位。血管造影显示，尽管血液可以遮盖下方视网膜血管的大部分细节（图B和图C），但是在血管周围区域有扩张的毛细血管床和渗透性改变。22个月后，出血吸收（图D）。视力为20/30。在先前出血的区域中有血管白鞘和扩张的视网膜毛细血管。侧支血管在前一次堵塞的区域（箭头，图D）的位置以及沿着水平的中线和鼻侧（箭头，图E）很明显。血管造影显示继发性毛细血管扩张及黄斑旁区域视网膜水肿（图E和图F）。

G~I：主诉视物模糊6个月的65岁男性患者，两个分支小静脉阻塞后（箭头，图G）由继发性毛细血管扩张引起囊样黄斑水肿（CME）。视力为20/50。注意CME在另侧正常的眼底出现（图G）。早期血管造影显示黄斑下动脉和静脉充盈延迟（图H）。在小静脉阻塞区域中有毛细血管床扩张（箭头，图I）。注射荧光染料1小时后血管造影显示CME经典图像。

J~L：这名48岁的男子，3年前曾经由于急性分支视网膜静脉阻塞导致左眼一过性中心视力突然下降，同时同一只眼睛在花园挖地的过程中突然中心视力丧失。这是由于在继发性毛细血管扩张症区域发生的中心凹出血（箭头，图J）。血管造影表现明显（图K和图L）。出血在几个月内吸收，他的视力恢复到20/20。

(G~I，引自Gass[1152]。)

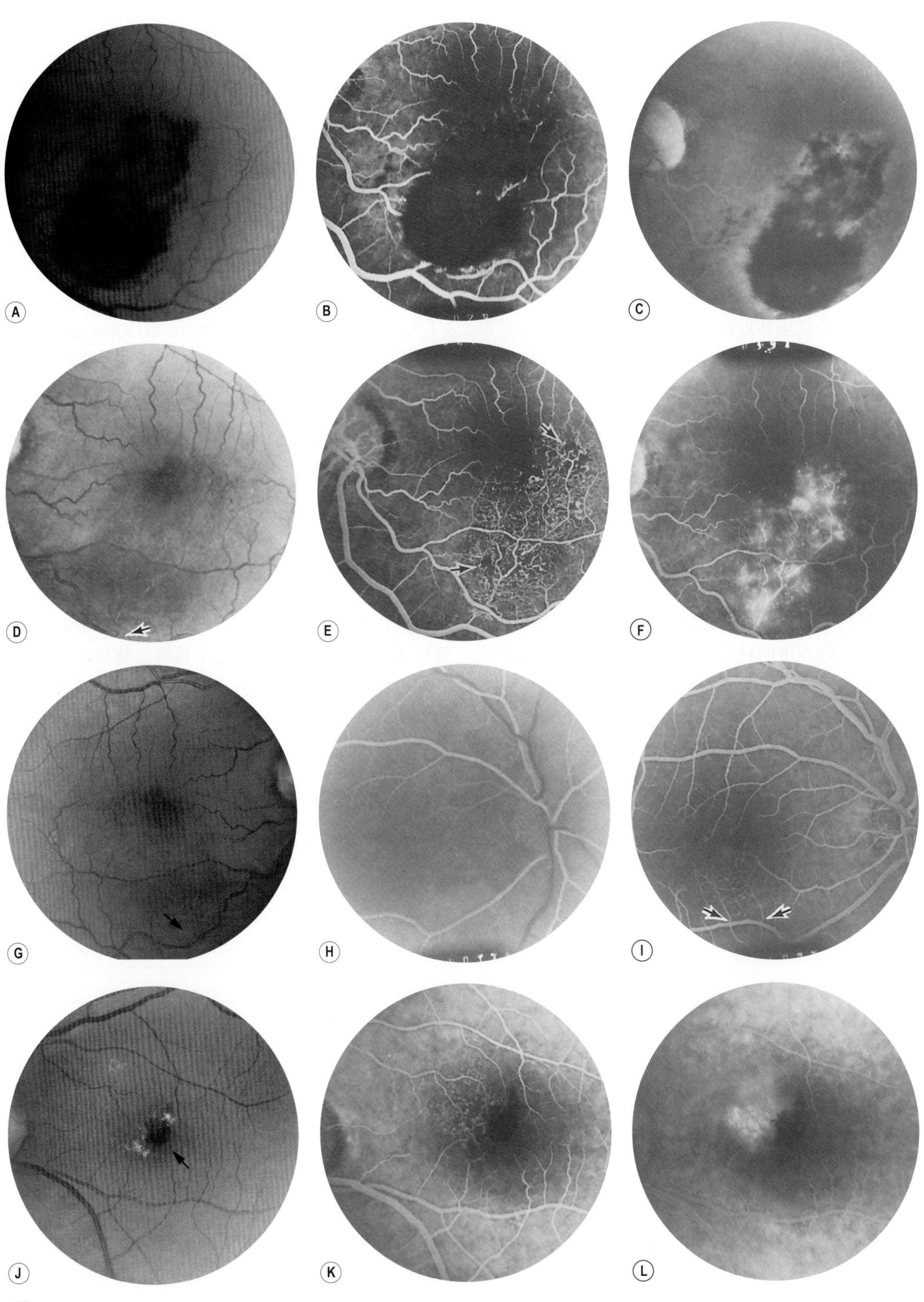

图 6.78

图 6.79 **分支视网膜静脉阻塞**（BRVO）。
A~C：一名 55 岁的女性患者右眼视物模糊、黄斑下半部小视网膜出血和颞下视网膜动脉局部变白（图 A）且静脉穿过部位，血管造影显示局部区域染色（箭头，图 B），中心凹毛细血管渗漏，荧光囊样积存（图 C）。全身检查正常，血压正常。动静脉交叉部位的静脉内皮损伤可能是造成 BRVO 的原因。
D：由 BRVO 引起的黄斑（箭头）浆液性脱离。
E~I：这名 54 岁的高血压女性患者右眼突然出现了局部 BRVO（图 E），视力下降至 20/40。在 1 周内，当黄斑囊样水肿（CME）面积增大时，视力下降至 20/200（图 F）。玻璃体内注射 4 mg triesence 后，CME 迅速消退（图 G），视力恢复到 20/30。到 9 个月时，尽管受累象限存在有限的非灌注区域需要激光，仍出现小的 NVE（图 H 和图 I，箭头）。
J 和 K：这名 60 岁无症状的女性患者患有未累及黄斑上方的 BRVO（图 J）。BRVO 随着出血、静脉迂曲和 CME 发展 2 个月（图 K）的增加而进展。注意视盘上的侧支循环形成。

疾病的急性出血期荧光素血管造影可能只显示一个大的非荧光区域，血液遮盖了视网膜和脉络膜循环（图 6.78A~C）。晚期照相对检测视网膜内染料渗出非常重要。染料渗漏的局部区域可能发生在动静脉交叉部位或其附近（图 6.78），延伸到出血区域之外。它偶尔发生在静脉阻塞发生前静脉壁失代偿的局部区域。血管造影可显示动静脉交叉处完全或不完全静脉阻塞，并且通常对动脉血流的干扰最小[1194]。当视网膜出血开始清除时，连接动静脉交叉部位并供应邻近象限的侧支通道通常变得显影明显（图 6.78E 和 F）。这些侧支通道通常在静脉阻塞的早期阶段没有显示染料渗漏的迹象。在出血吸收并恢复相对正常的毛细血管内压力后，血管造影通常表现出对视网膜血管床结构和渗透性的残余下的损伤表现（图 6.78E，F，H 和 I；图 6.79H 和 I）。在分支静脉阻塞后的早期阶段，荧光素血管造影显示视网膜循环时间增加、毛细血管渗漏以及阻塞区的静脉周围染色。在部分清除视网膜下血液后数周或数月内，相对轻度静脉阻塞患者的血管造影通常表现出不同程度的轻度毛细血管扩张、侧支静脉通道扩张和视网膜染色，包括在一些持续性视力下降患者中出现典型 CME 图像。更严重的急性静脉阻塞和视网膜缺血的患者中，可见大面积毛细血管无灌注。有时，无灌注可能累及黄斑，在血管造影上很明显，并且可能伴有视网膜和（或）视盘新生血管形成。初步研究报告描述了持续性黄斑水肿患者的视力预后较差，血管造影证实了存在周围毛细血管网节段性非灌注[1261, 1270]。然而，Finkelstein 发现血管造影中心凹旁毛细血管无灌注的患者自发视力改善的预后较好[1288]。

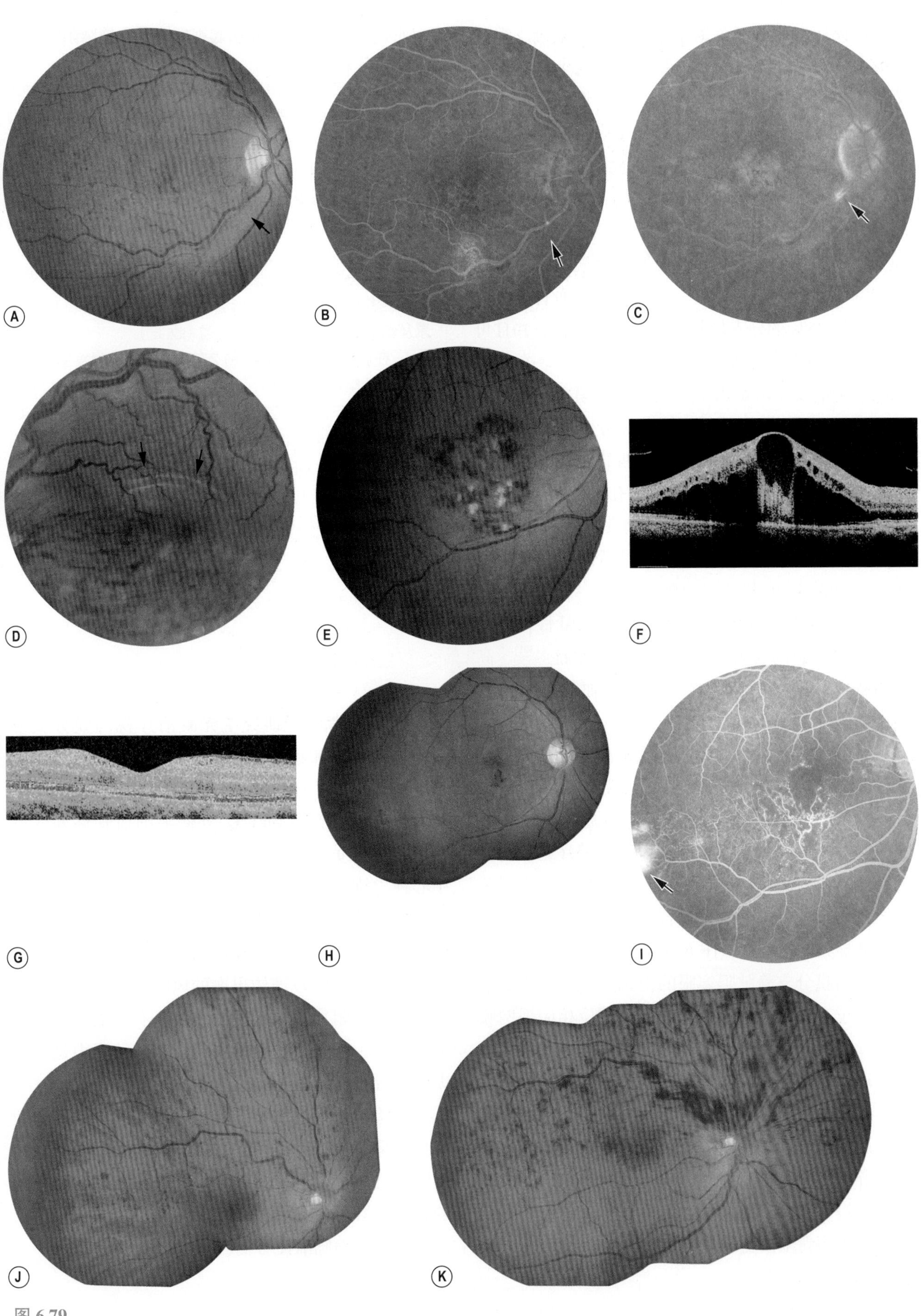

图 6.79

视网膜和视神经盘新生血管的发生是分支静脉阻塞的主要并发症之一[1270, 1289, 1290]。新生血管最有可能发生在最初有多个棉绒斑、弥漫性缺血性变白和大量出血的患者中以及后来显示多个视网膜毛细血管无灌注区的患者。新生血管通常出现在灌注和非灌注视网膜之间的交界处。然而，偶尔它们可能出现在远离静脉阻塞影响的视网膜区域（图 6.80H 和 I）[1289]。玻璃体后脱离后视网膜和视盘新生血管形成的可能性较小[1291-1293]。视网膜新生血管形成可能在不到 25% 的分支静脉阻塞患者中发生，并且可能 50% 或更少的患者发生玻璃体出血[1256]。在某些情况下可能发生静脉阻塞区域的视网膜动脉和静脉的血管鞘形成[1169]。其他影响黄斑分支静脉阻塞的并发症包括继发于视网膜前膜的视物变形、板层和全层黄斑裂孔、牵引性视网膜裂孔和脱离[1293-1296]、视网膜内界膜出血性脱离[1297]和孔源性视网膜脱离[1267, 1280, 1294, 1296-1298]。偶尔与视网膜分支静脉阻塞相关的疾病包括视盘玻璃膜疣[1299]、结节病[1300]、弓形虫病、匐行性脉络膜炎、特发性多灶性视网膜炎和神经性视网膜炎、急性间歇性卟啉症[1301]、高脂血症和高胆固醇血症[1231]以及 β- 血栓球蛋白和血小板因子 4 异常[1232]。

侧支静脉曲张和失代偿，通常沿水平中线，可能是分支视网膜静脉阻塞后数月或数年视力下降的延迟原因（图 6.80）[1263]。这种并发症通常发生在先前静脉闭塞引起大面积毛细血管无灌注区，与渗漏的侧支血管的中心凹周围黄色渗出环的发生有关（图 6.80）。有时，从侧支血管急性出血到视网膜下腔可能导致视力下降（图 6.80A 和 B）。

视网膜分支静脉阻塞眼的组织病理学检查显示梗阻部位有新鲜或管状血栓，梗阻部位相应视网膜动脉壁有不同程度的硬化[1272, 1302]。在静脉闭塞区域内发现内层视网膜缺血性视网膜萎缩、视网膜新血管形成、IRMA 和 CME 以及变性。

许多通过检眼镜和血管造影看到的人类分支视网膜静脉阻塞眼底改变已通过实验再现[1142, 1143, 1146-1148, 1303-1306]。然而，慢性 CME 和增殖性视网膜炎，对人类影响视力的疾病尚未被复制。

图 6.80　静脉侧支曲张引起视网膜分支静脉阻塞后迟发性视力下降。

A 和 B：一名视盘严重损伤、拥有正常眼压的 32 岁黑种人患者左眼的中心凹旁静脉侧支静脉曲张出血引起中心视力突然丧失。血管造影结果显示存在隐匿性上半侧静脉阻塞。他的视力是右眼 20/20，左眼 20/25。注意视网膜中央结节样改变的视网膜内和视网膜下出血（箭头，图 A）以及扩张的静脉侧支下方多片视网膜下血液在血管造影中显示最佳（图 B）。

C~E：患有颞下分支视网膜静脉阻塞史的患者由于侧支静脉通道渗漏引起的黄斑环形渗出形态（箭头，图 D）。注意累及侧支血管的动脉瘤晚期充盈（图 E）。

F~I：在这些眼底照片拍摄前 2 年，该患者左眼发生了颞上分支静脉阻塞。1 年后，他的视力是 20/20。然而再过 1 年后，视力下降到 20/200。观察到环状黄斑病变（箭头，图 F）围绕静脉侧支动脉瘤样扩张在左眼黄斑颞侧以及灌注延迟以及动脉瘤的不完全充盈（箭头，图 G）。氩激光光凝（箭头，图 H）导致动脉瘤消失和环状渗出（图 I）。由于中心凹下纤维化，视力改善极小。箭头（图 I）提示动脉瘤的部位。

J 和 K：一名高血压患者在颞上分支视网膜静脉阻塞后显著的静脉侧支血管，与先天性动静脉畸形相似。

许多作者已经研究了光凝治疗视网膜分支静脉阻塞的水肿和新生血管并发症[1260, 1264, 1270, 1307-1315]。一项随机对照临床试验表明，氩激光散在激光治疗模式应用于黄斑区和 FAZ 外侧毛细血管渗漏区域对于持续性黄斑水肿和视力小于等于 20/40 患者的中心视力维持具有显著价值（图 6.78A~F）[1255, 1309]。由于新血管形成的发生频率相对较低，外周散在激光治疗仅建议在那些表现出新生血管形成的患者中治疗，用来降低玻璃体出血的风险。没有证据表明在分支静脉阻塞急性期期间光凝是有价值的。激光治疗对于由静脉侧支血管失代偿引起的视力延迟丧失的患者有益（图 6.80）。

实验性重组组织型纤溶酶原激活剂可有效地裂解兔子眼底激光诱导的视网膜分支静脉阻塞[1316]。视网膜静脉和动脉交叉的手术分离在技术上是可行的，并已在视网膜静脉阻塞的动物和人类中进行，但它在改善静脉灌注方面的价值尚不确定[1317]。

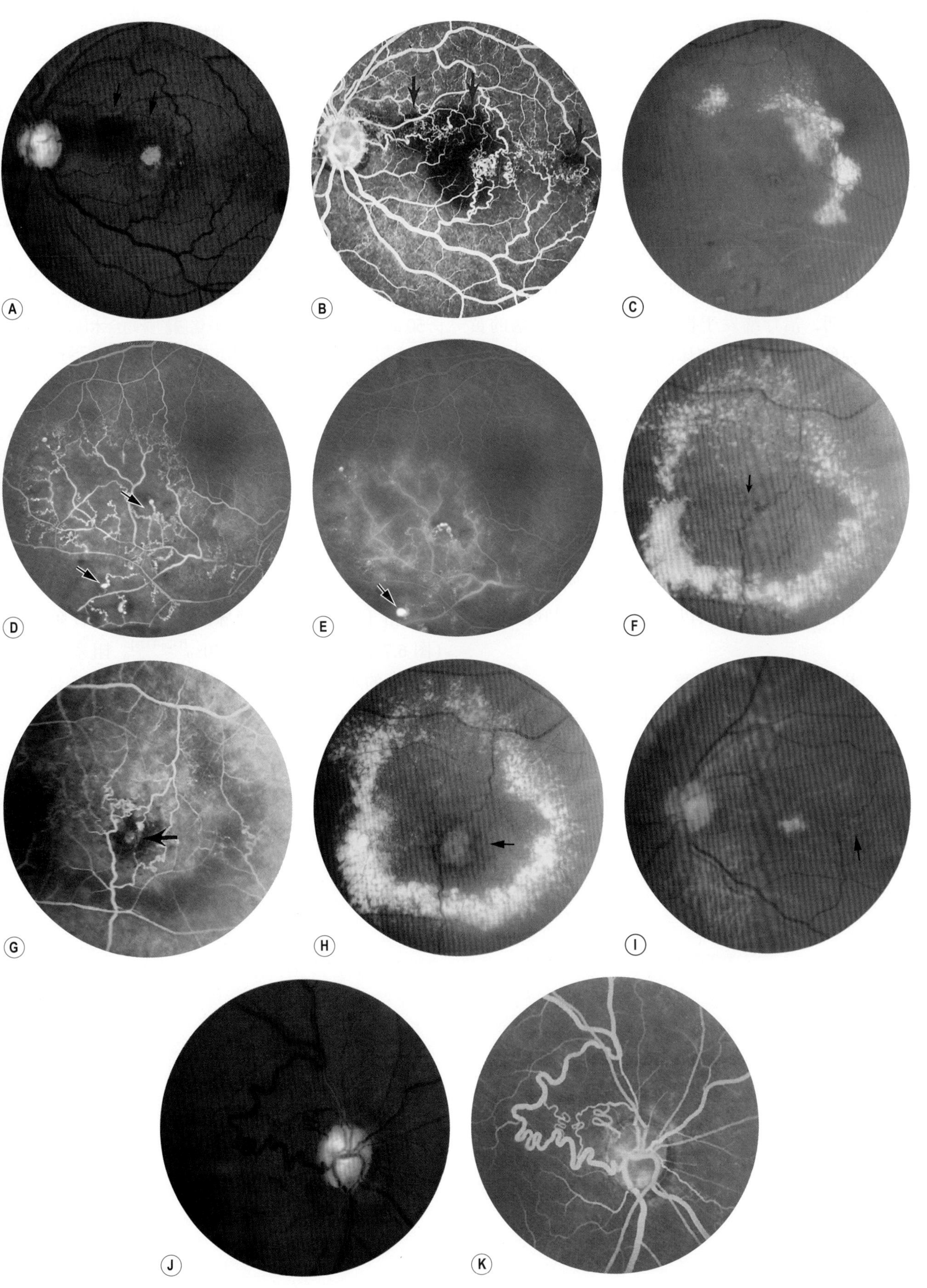

图 6.80

广泛的视网膜出血会类似由于如下原因引起的视网膜中央静脉阻塞，如眼部血流下降（颈动脉阻塞[1318]、静脉淤滞性视网膜病变），眼压明显降低（滤过手术后眼部减压视网膜病变）[1319]，贫血、白血病和脓毒性视网膜病变引起的毛细血管通透性异常，血流量减少相关性高黏血症（巨球蛋白血症），与胸腔挤压性损伤相关的视网膜中央静脉压力的一过性上升，以及机制尚不清楚的蛛网膜下腔出血（Terson 综合征）和可卡因吸入（参见第 9 章）。

近期，治疗继发于视网膜分支静脉阻塞的黄斑水肿的方法包括玻璃体腔内注射曲安奈德，抗 VEGF 药物如雷珠单抗和贝伐单抗，以及长效地塞米松植入物[1320-1325]。这些药物可降低血管通透性的理由是这些药物可以用来作为治疗的基本假设。患者对药物反应各不相同；在许多情况下，一旦停止治疗，水肿就会复发，除非眼睛建立足够的侧支：这是解决水肿的唯一机制。无论是否可以证明良好的侧支血管形成与否，考虑这些治疗是合理的，因为在这种情况下，没有治疗可以改善视力和水肿情况。

图 6.81 激光治疗视网膜静脉阻塞。

A~F：小分支视网膜静脉阻塞引起渗出性黄斑病变（图 A~图 D）。视力为 20/80。氩激光光凝术（图 E）后 5 年，渗出极小（图 F），视力为 20/20。

G 和 H：该患者在颞下分支静脉阻塞后形成视盘和视网膜新生血管（箭头，图 G）及黄斑瘢痕。血管造影显示在黄斑下方的视网膜血管白鞘区中视网膜毛细血管床明显丧失。毛细血管非灌注区域行氩激光散在治疗。12 个月后视盘和视网膜新生血管消退（图 H）。

I~L：视网膜脉络膜吻合激光术治疗该患者视网膜中央静脉阻塞，患者视力逐渐下降（图 I）。在强烈的 0.1 秒、50 μm 激光建立下方视网膜脉络膜静脉吻合术应用后几个月（箭头，图 J），视网膜出血被清除。血管造影中的层流模式表明静脉血向吻合部位逆行流动（箭头，图 K 和图 L）。

（I~L，引自 McAllister 和 Constable[1162]，©1995，美国医学会。版权所有）

半侧视网膜静脉阻塞

视网膜静脉阻塞可能累及眼底的一半血管，可能是由于视网膜中央静脉的一侧或双侧梗阻引起（图 6.79J 和 K），大约占 20%[1326-1329]。阻塞可发生在筛板的水平，并且在病理学上与中央而不是分支视网膜静脉的闭塞更密切相关。

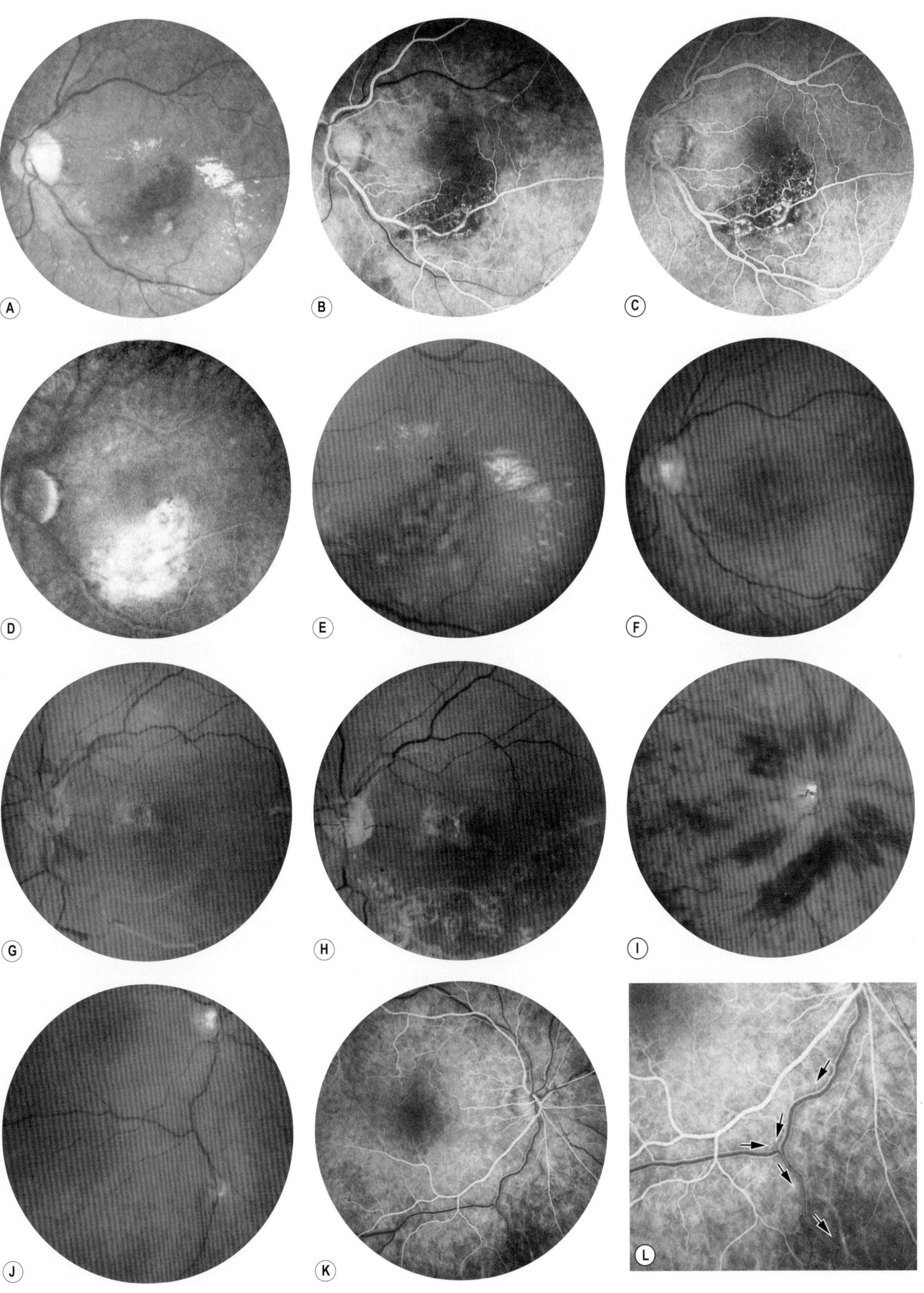

图 6.81

血液系统疾病引起的视网膜血管变化

血液细胞和细胞外组分的组成变化可能改变其黏度、流动特性、凝固性以及氧气、二氧化碳和其他代谢物的运输系统，这反过来可能导致视网膜血管口径、长度、颜色和渗透性改变。先前已经讨论了这些血液改变中的一些内容，例如镰状细胞病、血小板减少症、弥散性血管内凝血病和补体激活的白细胞聚集。与白血病相关的改变参见第 13 章。

与贫血相关的视网膜病变

患有中度严重或严重贫血的患者可能出现相应眼底改变，包括火焰形状、白色中心和内界膜下限制性出血，棉绒斑，视网膜静脉扩张和弯曲，视网膜渗出，眼底苍白和脉络膜标记增加，以及视盘肿胀（图 6.82A，B，F，J 和 K；图 6.83A~E；图 6.84 B~F）。在有些病例中，视网膜内出血可能与增殖性视网膜血管改变有关，可能与视网膜血管血肿有关(图 6.82F 和 G) [1330]。

视网膜病变更容易发生在贫血症快速发展的病例和老年贫血患者中 [1331, 1332]，除非出血涉及中央黄斑区域，患者通常没有视觉症状。在一些严重失血情况下，视网膜和视神经缺血可能与视力显著下降有关 [1333-1335]。

一小部分贫血患者可能表现为特发性颅内高压伴双侧视盘水肿、视盘周围出血、视网膜棉绒斑及视网膜前出血 [1336-1338]。脑脊液及 MRI 压力正常；这些患者可能患有严重的缺铁性贫血。一旦贫血治愈，视神经盘水肿、视网膜出血和棉绒斑的症状就会消退。那些不符合超重引起的特发性颅内高压或无其他原因的孤立性视盘水肿的这些患者应该考虑贫血。与肾病和糖尿病肾病相关的贫血可加重视网膜病变。相对性的缺氧会导致多器官组织损伤。有一些贫血性视网膜病变伴有微动脉瘤和斑点印迹状出血，一旦贫血得到纠正，所有这些表现都会逆转 [1339]。有报道称缺铁性贫血患者出现视网膜分支动脉闭塞。

图 6.82　贫血性脉络膜视网膜病变。

A~D：这名 19 岁的女性患者在医院治疗严重贫血和特发性血小板减少性紫癜时左眼出现眼前暗点。血红蛋白是 2.9 g/dL，血细胞比容为 9%。注意双眼浅层视网膜出血，突出的脉络膜血管标记，眼底变浅和视网膜血管扭曲（图 A 和图 B），所有这些都在输血和脾切除术后消失（图 C 和图 D）。

E~I：一名 3 岁儿童患有 Klippel-Trenaunay-Weber 综合征，出现严重的溶血性贫血、血小板减少、肝脾肿大、高血压和慢性肾功能衰竭。血红蛋白为 5.1 g/dL，血细胞比容为 15%。右眼鼻上（图 E 和图 F）以及左侧黄斑区域（图 G），有两个局灶性视网膜内出血、视网膜增厚和轻微毛细血管扩张，周围伴有黄色渗出物。该眼底外观类似于 20 个月时的眼底照片（图 E~ 图 G）。她似乎右眼视力良好，黄斑不受视网膜血管变化的影响。20 个月时看到眼底改变被诊断为视网膜血管畸形 [1290]。作者认为视网膜改变更可能是贫血、血小板减少和高血压的并发症。注意腿和脚的毛细血管扩张（图 H 和图 I）。

J~L：这名 26 岁的拉丁男性患者患有贫血症 [与获得性免疫缺陷综合征（AIDS）治疗相关的低血红蛋白 6.3 g/100 mL]，因为双侧内界膜下出血引起双侧视物模糊。注意广泛的白色为中心的浅表视网膜出血（图 J 和图 K）。3 个月后，在纠正贫血后，出血消失，但他左眼黄斑区域下方发生了巨细胞病毒性视网膜病变（图 L）。

(引自 Brod 等 [1330])

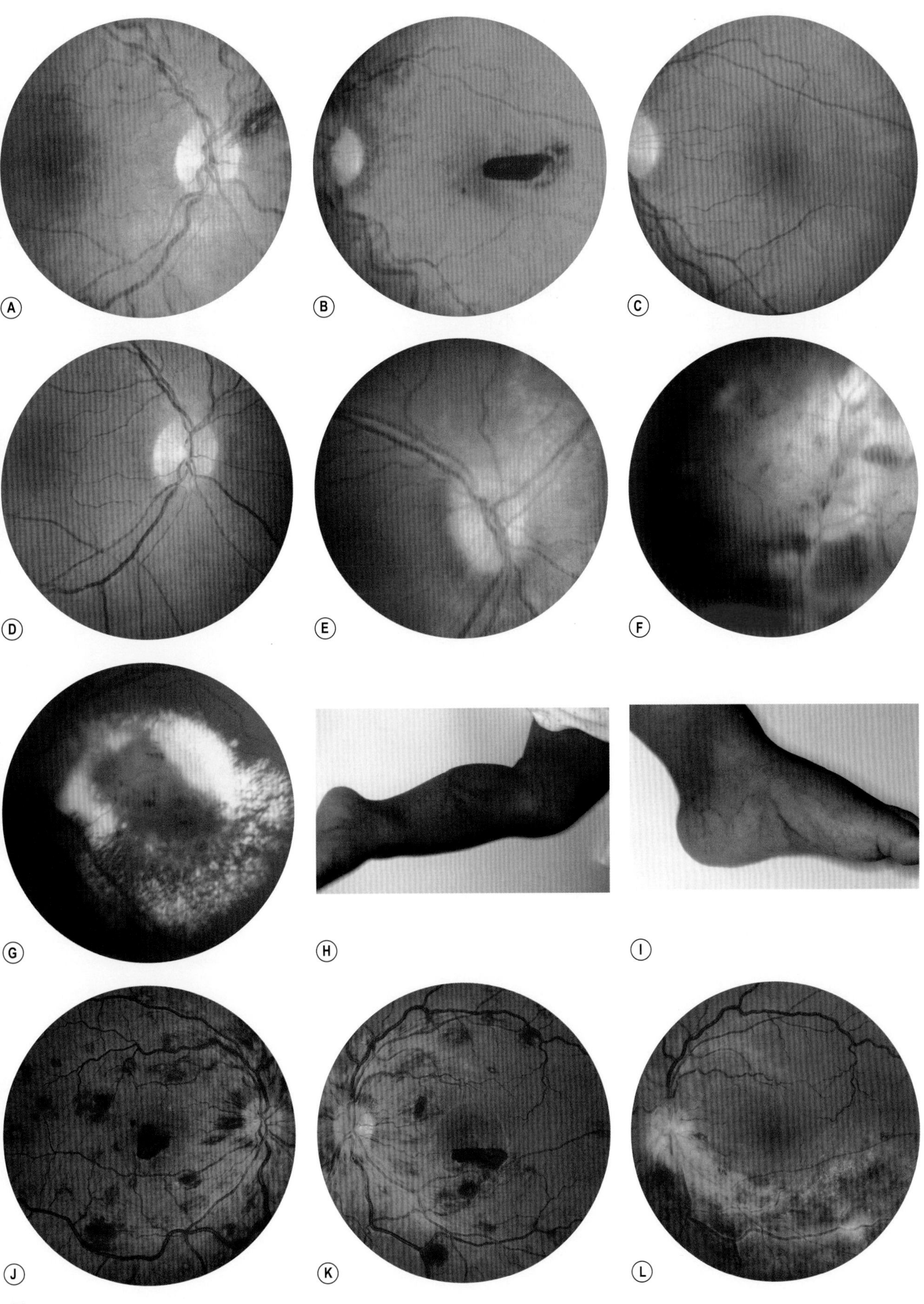

图 6.82

贫血性视网膜病的特征通常是印迹样出血，看起来像是由多个小红细胞团组成的墨点（图 6.83E）。据信，低携氧能力导致内皮损伤，并且血细胞通过受损的内皮渗出，因此出血更像是墨水印迹而不是在神经纤维层或更致密的出血。随着印迹出血，静脉由于补偿机制自动调节而扩张，并且减少通过视网膜的流动使视网膜细胞提取尽可能多的摄氧。

贫血的原因以及伴随的血液学异常如血小板减少、白血病和巨球蛋白血症，可能比视网膜出血产生的血红蛋白水平更重要[1331, 1332, 1340-1343]。血小板减少症、血小板功能不全和其他血小板异常而无贫血可能是视网膜出血[1343, 1344]和视网膜水肿（图 6.84G~I）的根本原因。

图 6.83 贫血性视网膜病变。

A~D：这名 45 岁女性患者在未知供体外周干细胞移植治疗急性髓细胞白血病后患移植物抗宿主病（GvHD）。她的两眼视力均为 20/40。她同时有神经纤维和深层墨水印迹型视网膜出血（箭头），一些有白色中心（箭头），继发于与血恶液质相关贫血（图 A~ 图 D）。一旦她的贫血得到改善，视网膜出血就会消退。

E：一名 58 岁的患者患有晚期青光眼，并且这只眼接受了重复角膜塑形术。在术后随访期间，她被发现有贫血症靶心样（箭头）深部视网膜出血。她患有慢性贫血，血红蛋白为 8.4 g/100 mL，治疗后改善至 11 g/100 mL。

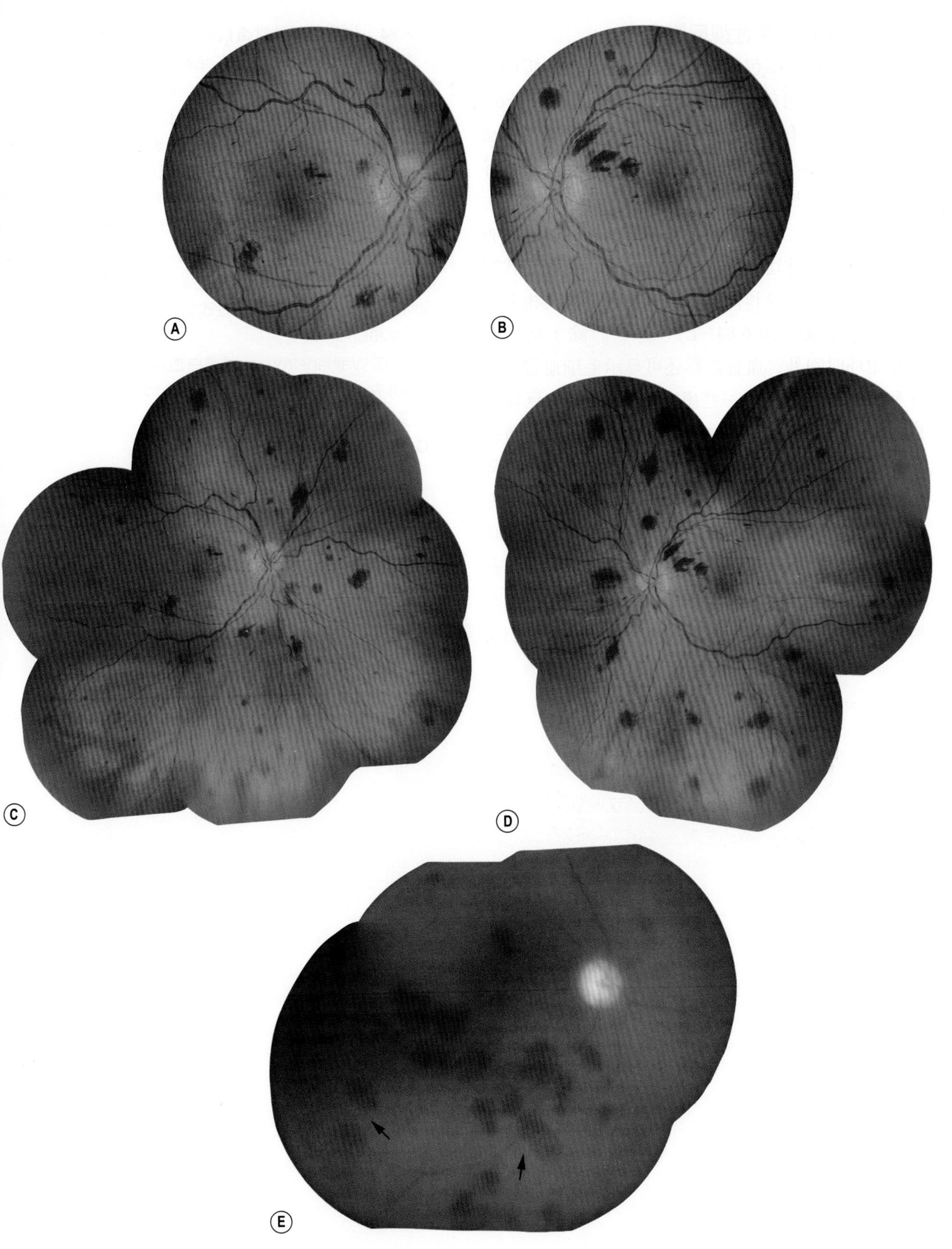

图 6.83

高黏血症相关性视网膜病变

高黏滞综合征包括出血因素、神经功能障碍和视网膜病变，可能与单克隆狂犬病如 Waldenström 巨球蛋白血症有关。患有 Waldenström 巨球蛋白血症的患者血管内浓度高，异常的单克隆 IgM 蛋白导致血液黏度增加和血管内容量增加。这可能会产生与疲劳、头痛、鼻出血、视力障碍、视网膜静脉香肠样扩张、静脉迂曲增加、点（印迹）和火焰状视网膜出血、视网膜和视盘水肿、视网膜脱离相关的高黏滞综合征（图 6.84J~L）[1345-1348]。除了增加视网膜循环时间外，血管造影还可显示毛细血管无灌注和微动脉瘤区域。一些患有 Waldenström 巨球蛋白血症和其他异常蛋白血症的患者可能会出现黄斑部视网膜浆液性脱离（图 3.60）。血浆置换可以降低血清黏度并逆转视网膜病变[1346, 1348]。多发性骨髓瘤、红细胞增多症或白血病患者以及多克隆性巨噬细胞病患者也会出现血清高黏血症的眼部体征，其中多数患有类风湿性关节炎[1349, 1350]。严重闭塞性和增殖性视网膜血管病变偶尔可能与全身轻链沉积有关，轻链沉积是一种与单克隆抗体病变棘样蛋白的浆细胞恶液质，可能在没有高黏滞综合征的情况下发生[1351]。

图 6.84 与贫血和异常蛋白血症相关的视网膜病变。

A~F：再生障碍性贫血患者的结膜下出血（图 A）和由黄斑出血引起的双侧中心视力下降。注意血液表面上的细白点（箭头，图 B 和图 C），它可能位于内界膜的正下方。存在几个小的、以白色为中心的浅表性视网膜出血（图 D）。血管造影（图 E 和图 F）显示无血管通透性改变。

G~I：无症状的 6 岁男孩的双眼血小板异常与视网膜血管渗漏相关，他患有 β- 血栓球蛋白、血小板增多凝集、血小板Ⅳ因子增加和小细胞增多。视力是 20/20。后极表现正常（图 G）。玻璃体内没有细胞。血管造影显示双眼显著的视网膜静脉和毛细血管通透性改变（图 H 和图 I）。无广泛的医学和血液学改变。

J~L：在 Waldenström 巨球蛋白血症患者中视网膜出血和静脉充血。注意扩张的视网膜静脉内连接的香肠样改变（箭头，图 L）和斑点样荧光。

（G~I，由 Dr. Saunders L. Hupp 提供）

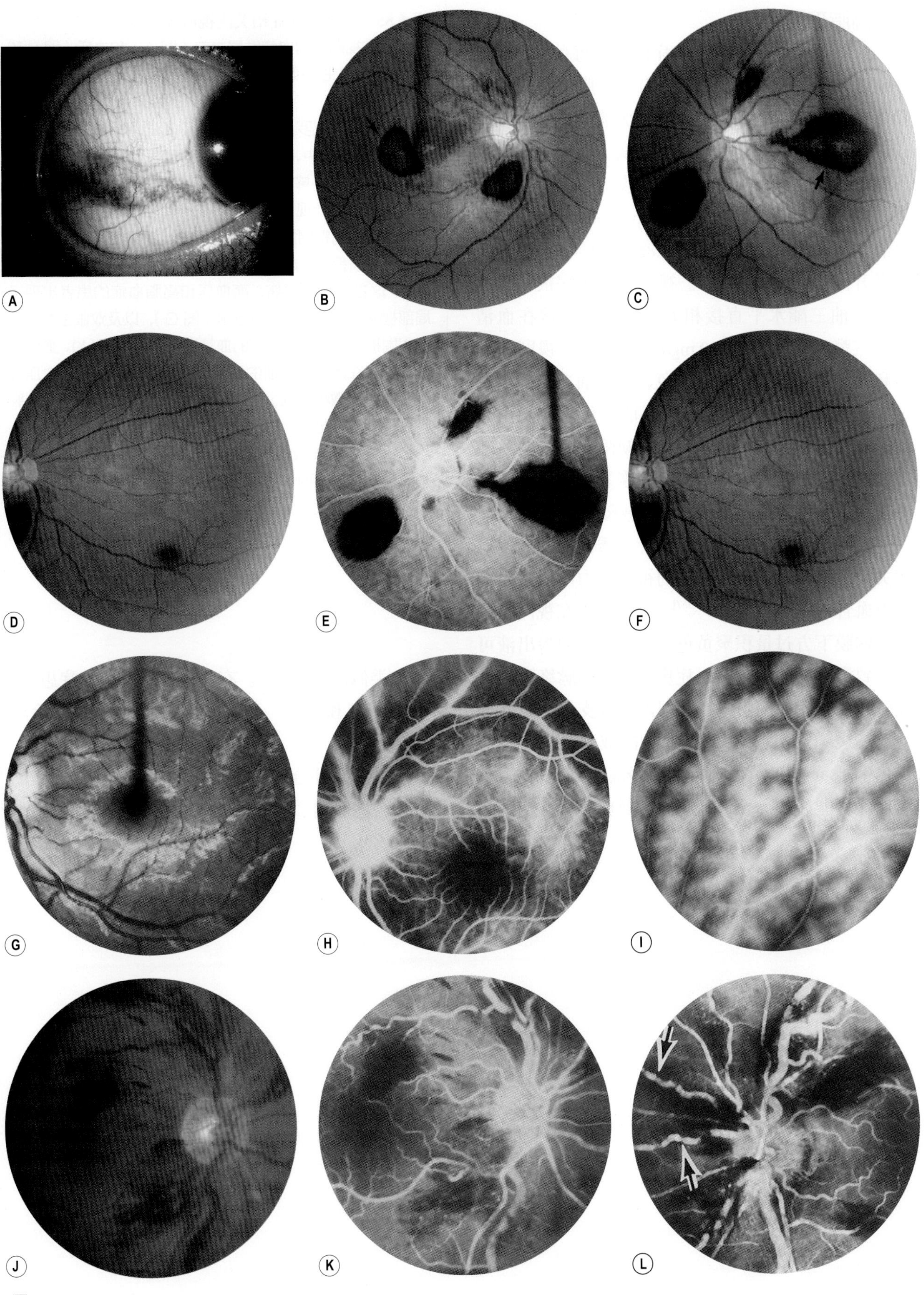

图 6.84

高脂蛋白血症

5种类型的高脂蛋白血症的[1352]每种都具有1种或多种血浆脂蛋白、乳糜微粒、β-脂蛋白或前β-脂蛋白的异常。每一种都可能作为遗传性疾病发生或继发于其他疾病，尤其是糖尿病。视网膜脂血症和睑黄瘤可能出现4型和5型并发症，两者的特征是极低密度脂蛋白（pre-beta-lipoproteins）增加和血清甘油三酯水平增加（图6.85A~C）。5型胆固醇水平升高，4型可能正常。视网膜脂血症被认为与血清甘油三酯水平直接相关[1353, 1354]。通常在血清甘油三酯水平达到2 500 mg/dL时发生。视网膜动脉和静脉形成相同的鲑鱼粉色，当甘油三酯水平超过5 000 mg/dL时，可能会发展成象牙色或乳白色(图6.85A~C)。通常，这与视觉缺陷无关，并且随着血脂水平恢复正常，眼底迅速恢复正常。这些患者通常不会发生视网膜出血、棉绒斑或渗出[1355]。

当高脂血症与影响毛细血管通透性的其他疾病相关时，可能会发生异常量的视网膜内出血和视网膜内血管外脂质积聚[1356, 1357]。一些患者在视网膜中或视网膜下方过量积聚黄色，富含脂质的渗出液可能导致潜在的高脂蛋白血症疾病，包括脉络膜新生血管、糖尿病视网膜病变和视网膜分支静脉阻塞等(图6.85G~L)[1330]。循环血脂量的减少可能会降低渗出的严重程度[836]。增殖性视网膜病变患者的高脂血症可能偶尔会导致脂质渗出到玻璃体，产生与眼内炎类似的改变[1343]。有证据表明高脂血症患者，特别是4型和5型，患视网膜静脉阻塞的风险增加[1358]。

脂质的肠外营养过多可偶尔导致脂质和血液的局灶性视网膜内、外渗（图6.85G~I）[1359, 1360]。

图6.85　与高脂血症相关的视网膜病变。

A~C：在视网膜脂血症发展之前（图A）和之后（图B和图C），注意主要视网膜血管的苍白，具有鲑鱼粉色调（图B和图C）。

D~F：在患有克罗恩病（图D）引起的体重减轻和发热的23岁男性患者中，经过3周的高营养治疗后双侧发生樱桃红斑和视力下降至6/30。血管造影正常（图E）。在停止肠外营养后，视网膜变白消失，视力在2周内恢复正常（图F）。推测视网膜变白是由于在过营养期间神经节细胞暂时性脂质积聚引起。

G~I：这名患有糖尿病、高血压和高脂血症的患者出现了局部视网膜内出血和脂质渗出（图G），以及双眼主要血管弓周围扩张的微血管变化的血管造影改变（图H）。血管造影证实了在渗出和出血的局部区域外的糖尿病和高血压视网膜病变的微小证据。渗出和出血在9个月内进展至双眼中央黄斑区（图I）。

J~L：这名63岁女性患者患有糖尿病、高甘油三酯血症、关节炎、痛风和颞下分支视网膜静脉阻塞，在6个月内出现视力逐渐丧失。注意到当她视力下降到20/400（图L）时，脂质渗出和近乳头出血增加。

(D~F，引自Yassur等[1360]；J~L，由Dr. Frank J. Cullotta提供)

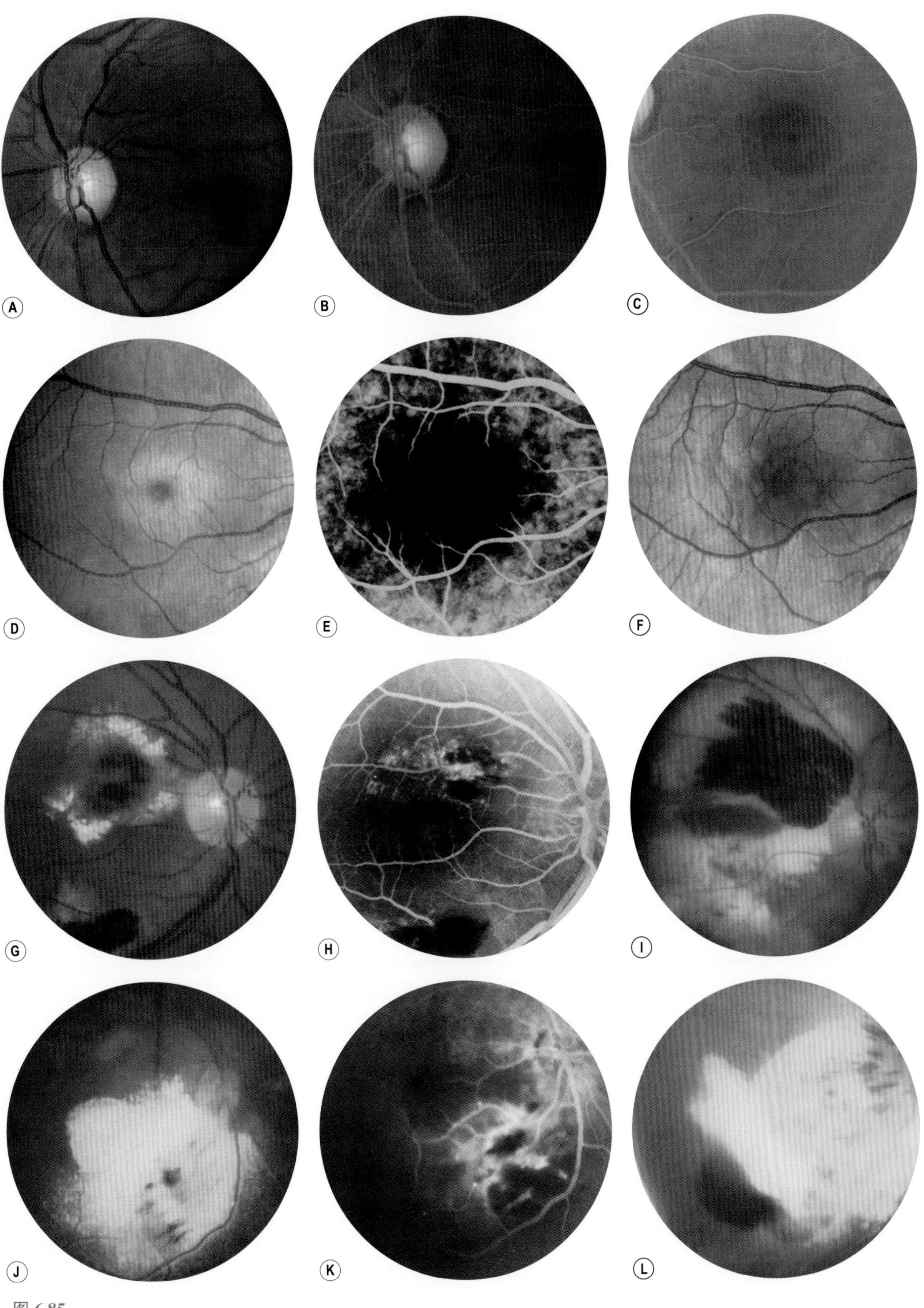

图 6.85

第 7 章

玻璃体及玻璃体视网膜界面异常所致黄斑功能异常

Macular Dysfunction Caused by Vitreous and Vitreoretinal Interface Abnormalities

影响玻璃体和玻璃体视网膜界面的疾病通常和一些影响中心视力的黄斑损伤有关。这些损伤可以通过眼底镜和生物显微镜检测到，应该和造成黄斑功能损害的其他疾病鉴别开来。接触式眼底镜在检测和定义该病的解剖学改变上，比任何其他黄斑病都更为重要。近年来光学相干断层扫描（OCT）和动态超声检测等新技术极大地提高了我们观察黄斑改变的能力[1-9]。

图 7.01　黄斑区玻璃体视网膜相黏附。
构成玻璃体皮质（VC）的胶原纤维黏附于内界膜（Müller 细胞基底膜）。这层膜在旁中心凹处较厚，但在中心凹处非常薄。箭头所示为在玻璃体视网膜界面处位于内界膜上的玻璃体细胞。

图 7.02　玻璃体视网膜界面的电子显微镜成像。
构成玻璃体皮质（VC）的胶原纤维黏附于 Müller 细胞（M）的基底层（Bm，基底层，内界膜）。在玻璃体与视网膜分离时，胶原纤维重新排列形成玻璃体后界膜（PHM）。一些玻璃体皮质可能仍黏附于基底膜上（箭头）。

解剖学考虑

玻璃体是一种半固体凝胶，含有透明质酸网络，分布在胶原纤维随机排列而成的框架中。组织学上，该框架在睫状体平坦部最为明显，其中在被称为玻璃体基底部的区域中它牢固地附着于睫状上皮。在睫状体平坦部之后，胶原蛋白和透明质酸的浓度在玻璃体凝胶的外层中最高；玻璃体凝胶的外层边界并不明确，又称为玻璃体皮质，与视网膜内表面相贴。胶原纤维凝聚而形成玻璃体皮质的外层，黏附于视网膜的内界膜上（ILM：基底膜或 Müller 细胞的基底层）（图 7.01；图 7.02）。基底层厚度从玻璃体基底部开始向后逐渐增加，在黄斑中心凹斜坡的环形顶点处达到最大厚度。从那里开始迅速变薄，在黄斑中心其厚度达到 200Å 或以下[10]。在视盘边缘，基底层突然变薄至 450Å，并且覆盖了视盘表面。此处基底层有多个间隙，与视盘前胶质膜相联系，两者可能具有相同的发育起源[11]。在周边和赤道部的玻璃体视网膜连接处，通过电子显微镜可以观察到附着斑或半桥粒，而除了黄斑中心凹区域外，后极部则未见该类结构[10]。这些发现可以提示在有着附着斑的区域中，基底层与 Müller 细胞的附着力更强，但未必能反映该区域内玻璃体和基底层的黏附更强[12]。然而，有其他证据表明在这些区域内，包括黄斑中央区域，玻璃体皮质与基底层的黏附力更强[13-15]。后部玻璃体会随着衰老而逐渐液化，从而在黄斑前面产生一个含有液化玻璃体的大的光学空腔，称为黄斑前囊腔（premacular bursa），或中心凹前袋（prefoveolar pocket）（图 7.03）[15-21]。在生物显微镜下，位于黄斑内表面的薄层玻璃体后皮质不可见，而囊腔的前表面可见，可能会被误认为是与视网膜分离的玻璃体的后界面。

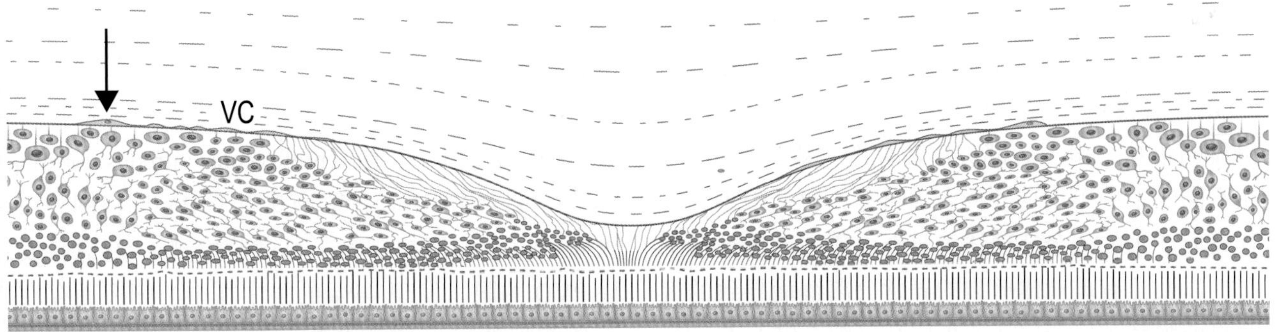

图 7.01

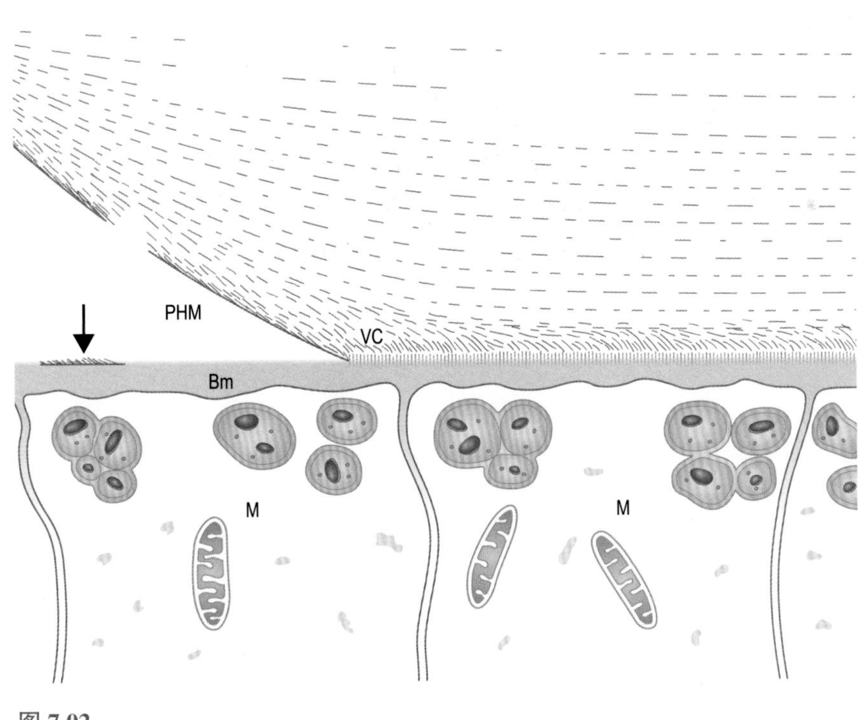

图 7.02

玻璃体视网膜黏附的程度随年龄及其眼内位置不同而变化。OCT 显示了随年龄变化玻璃体附着在后极部的轮廓变化。儿童和青年人中玻璃体后部没有和视网膜表面分离（图 7.04D）。从 40 岁开始，后部玻璃体出现从视网膜表面分离的柔和的曲线，但是在中心凹和视盘处玻璃体仍附着于视网膜（图 7.04E，箭头）。在这一阶段，任何结构都没有出现明显的牵拉。由于后部玻璃体试图与视网膜分离，在不同的眼中可出现各种表现形态，包括因不完全分离而产生的残余玻璃体黄斑牵引或玻璃体视盘牵引，以及伴有玻璃体劈裂的异常分离继而导致的视网膜前膜和黄斑全层孔或板层孔（图 7.05A~E，G，I 和 J）。正常的玻璃体脱离表现为玻璃体后皮质从视网膜分离，而中心凹轮廓正常（图 7.04F）。通常，随年龄增长其黏附减少。在视网膜内界膜最薄处，玻璃体与视网膜的附着最牢（图 7.01）。这些部位包括玻璃体基底部、视网膜大血管处、视盘处、围绕中心凹直径为 1 500 μm 的环形区域，以及直径为 500 μm 的中心凹区域。后两个附着处可能在特发性年龄相关性黄斑裂孔的形成发展中起重要作用。眼球转动时，玻璃体和黄斑前囊腔的运动所产生的力也可能在玻璃体后脱离（posterior vitreous detachment，PVD）、视网膜前膜和黄斑裂孔的发病机制中发挥作用（图 7.03）。

图 7.03　老年人玻璃体结构示意图。
A~C：光学空腔的黄斑前囊腔，玻璃体视网膜黏附最明显部位（箭头越大表示黏附越强），以及左、右注视时玻璃体运动的动态改变（图 B 和图 C）。

Kishi 及其同事发现，有解剖学证据表明中心凹前玻璃体皮质（prefoveolar vitreous cortex，PVC）可以局部凝聚并紧密黏附于中心凹视网膜内表面[13]。他们用扫描电子显微镜检测了 59 只自发性 PVD 的眼，发现 44% 的眼中在中心凹表面存在三种类型的玻璃体残余物。最常见的是 1 型，见于其中半数的眼，是黏附于中心凹视网膜处直径为 500 μm 的盘状致密的玻璃体皮质（图 7.06A）。30% 的病例（2 型）是黏附于视网膜中心凹边缘直径为 500 μm 的圆环样残余玻璃体（图 7.06B 和 C）。在一些眼中，作者还注意到在黄斑中心区边缘存在直径为 1 500 μm 的圆环状残余玻璃体（图 7.06A）。在 20% 的眼中（3 型）发现假性囊肿的形成，由直径 200~300 μm 的盘状收缩的玻璃体皮质桥接到中心凹区域。这些研究表明，PVC 的结构和中心凹处的玻璃体视网膜界面可能与黄斑区其他部位的结构不同。

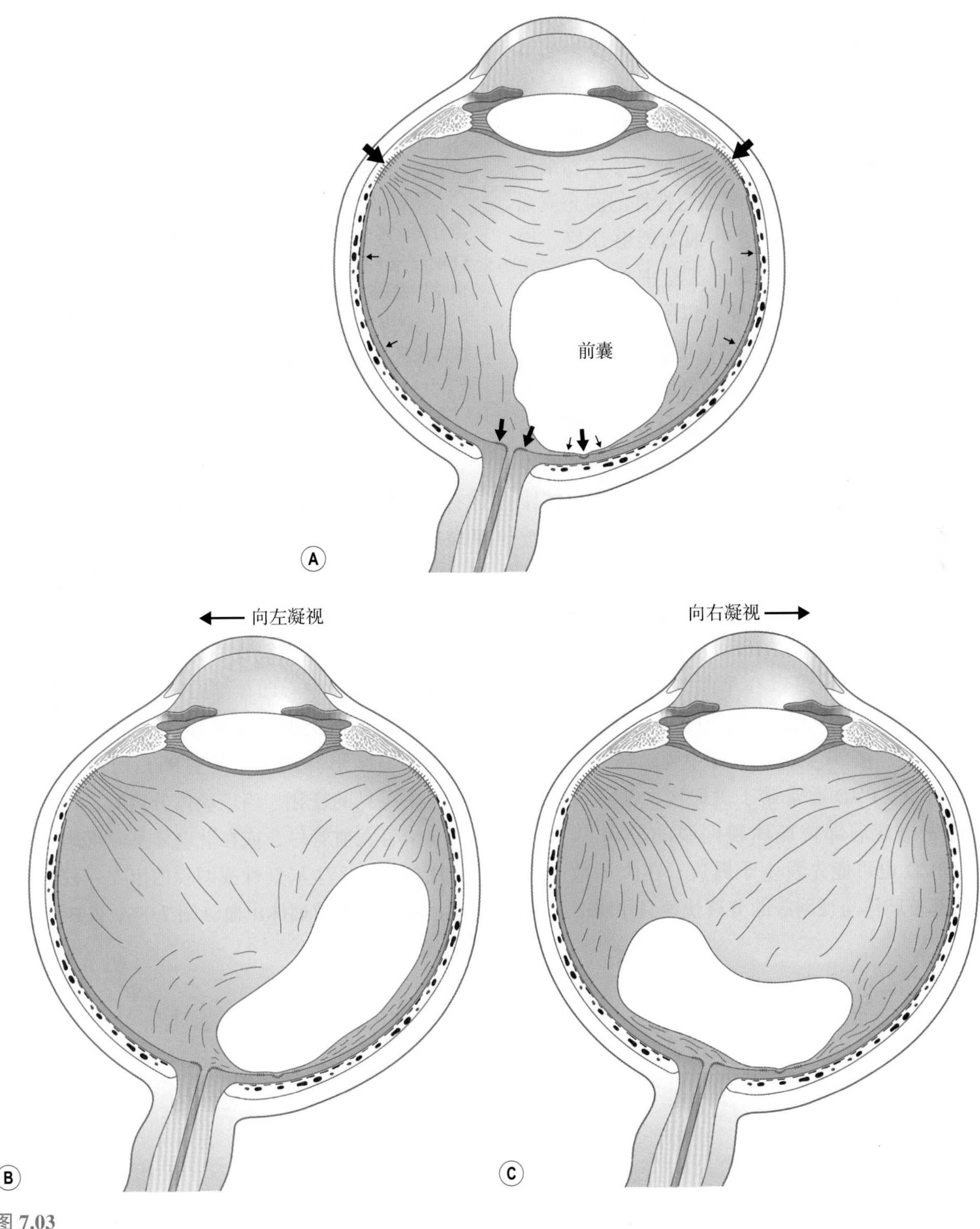

图 7.03

作为正常玻璃体一部分的细胞沿着视网膜和睫状体的表面广泛分散在玻璃体皮质内。它们的分布密度在玻璃体基底部和靠近后极部附近最大。这些细胞被称为“玻璃体细胞”，具有吞噬功能和高代谢活性，可能是一些玻璃体组成成分形成和维持的原因。它们可能是具有巨噬细胞特性的间充质细胞。当受到适当刺激时，这些细胞能够迁移、增殖、形成胶原和导致膜收缩。实验中采用抗转化生长因子（TGF）-β_2 中和抗体可以阻止膜收缩，因而膜收缩（胶原）可能是通过 TGF-β_2 所介导的[22]。在病理性玻璃体膜形成中，这种纤维化生的能力参与正常胶原蛋白骨架塌陷、凝聚以及收缩过程。在60来岁时，后部玻璃体大都已液化[老年性玻璃体液化（synchysis senilis）]。这种脱水收缩过程可能伴随着玻璃体皮质与视网膜的自发分离，这一过程被称为玻璃体后脱离（PVD）[10, 23-29]。玻璃体分离后，胶原蛋白分子发生凝聚和重排，在玻璃体皮质外形成境界清晰的膜，即所谓的玻璃体后界膜（posterior hyaloid membrane），可以在生物显微镜和组织学检查中观察到（图 7.02）。到60岁时超过25%的人都有PVD，在70岁以上人群中则超过65%。女性更为常见。PVD通常始于黄斑区，在黄斑中心附近首先出现后部玻璃体视网膜的分离[23, 24, 30]。然而，PVD也可能先发生于周边。在大多数患者中，后部玻璃体与视网膜的分离快速且平稳，可能伴有或不伴有闪光感或眼前漂浮物。裂隙灯检查可见玻璃体后界膜前移。常见的玻璃体凝聚的灰白色环（Weiss 环）提示的是玻璃体先前附着在视盘边缘的位置，并且是后部玻璃体从视盘和黄斑区分离的最重要的生物显微镜观察标志（图 7.04）。如果玻璃体后界面于中心凹顶部的附着位置附近撕离，则在黄斑前形成类似的凝聚环（图 7.06）。这些凝聚环通常有变形和扭曲。发生PVD时视网膜通常不会发生可见的变化。当玻璃体分离时，在视盘内表面、沿着大血管弓，或在玻璃体基底部附近的牵拉作用偶尔会产生局灶性视网膜内出血、视网膜前出血，或弥漫性玻璃体出血（图 7.07A 和 B）[31, 32]。

图 7.04 后部玻璃体脱离的各阶段示意图。
A：上图，玻璃体中心凹分离。箭头表示收缩凝聚的中心凹前玻璃体皮质（假盖）悬浮在玻璃体皮质凝胶的后表面（箭头）。
B：中图，玻璃体黄斑分离。后部玻璃体（箭头）从黄斑区分离，而视盘处尚未分离。
C：下图，玻璃体后脱离。玻璃体（箭头）与视网膜和视盘分离。箭头所示为视盘前的浓缩环。
D 和 E：一名40岁女性患者的OCT图像，完整的玻璃体填充于玻璃体腔内，后部玻璃体紧贴视网膜表面（图 D）。一名50岁女性患者早期的中心凹前玻璃体改变，后部玻璃体拉紧，开始出现朝向视网膜的凸面（图 E）。
F：一名老年患者，玻璃体完全后脱离，在视网膜前方漂浮（箭头）。

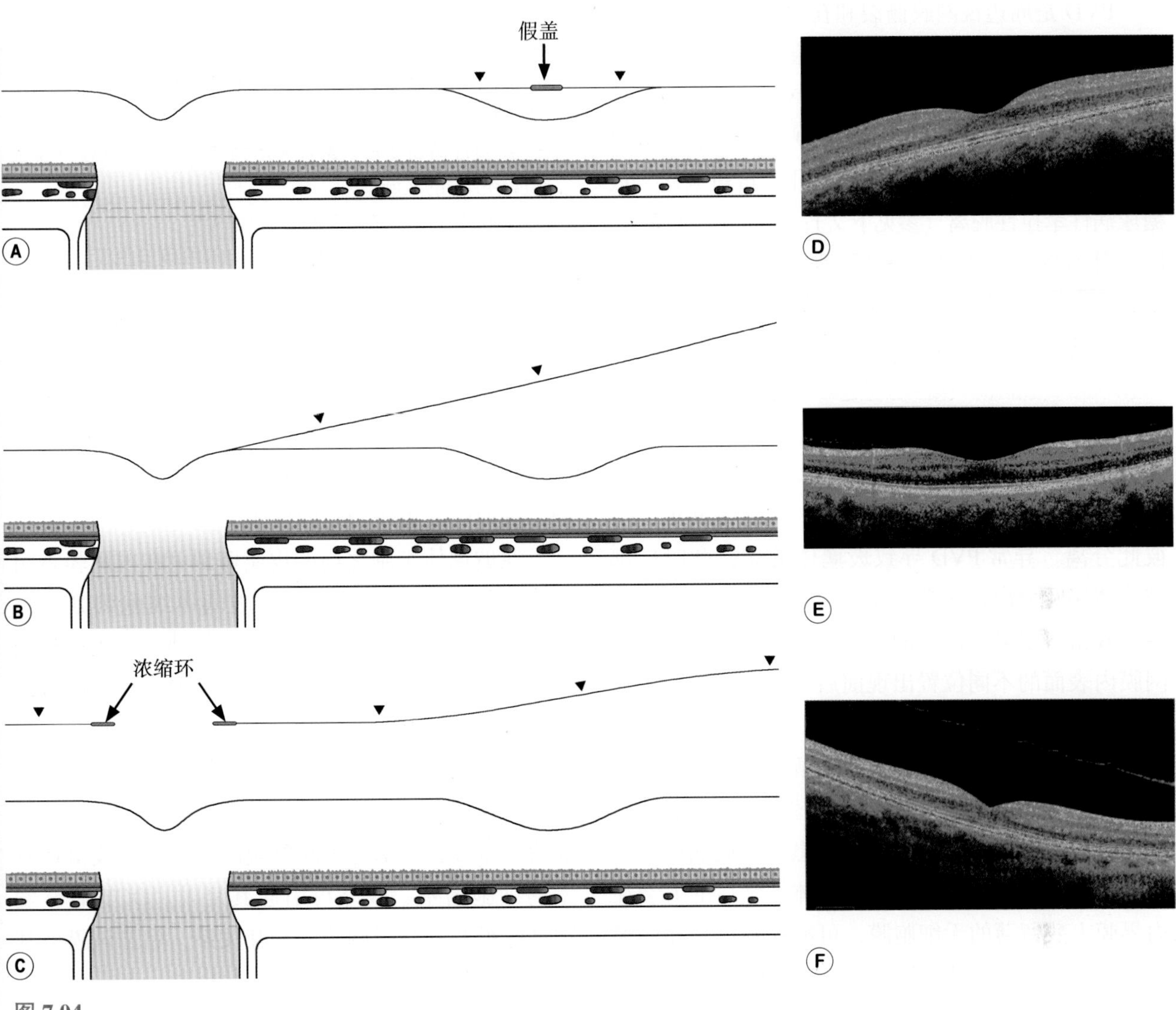

图 7.04

PVD是周边视网膜撕裂和孔源性视网膜脱离的主要原因。玻璃体凝胶的一些与衰老无关的病理改变可能是玻璃体收缩和过早发生PVD的原因。高度近视的患者更容易较早发生PVD[33]。异常PVD可能产生玻璃体劈裂，导致黄斑裂孔、黄斑皱褶，或糖尿病性牵拉性脱离（参见下文）；而部分（不完全）PVD伴有周边的玻璃体视网膜残余牵引则引起视网膜裂孔[10, 12]，当其发生在黄斑区则导致玻璃体黄斑牵引，若发生在视盘处则可有玻璃体视盘牵引[22]。

图 7.05 玻璃体不全后脱离产生的牵拉所导致的黄斑解剖结构变化。
A：完全性玻璃体后脱离。注意中心凹前的后部玻璃体结构疏松。
B：短暂性黄斑变形。箭头所示为玻璃体黏附在视网膜上施加牵引力的区域。
C：黄斑牵引、水肿、变性和脱离。
D：黄斑旁牵引、视网膜血管撕裂以及视网膜脱离。
E：黄斑裂孔。
F：视盘附近牵拉和视网膜脱离。

玻璃体劈裂

玻璃体后皮质是多层状结构，每一层的走向均与内界膜相切。当玻璃体脱离时，层次之间可能会彼此分离。异常PVD导致玻璃体劈裂，此时后部玻璃体层间分离，在视网膜的内界膜上或紧挨着内界膜残留一层膜。该膜的收缩可导致在其黏附的视网膜内表面的不同位置出现前后方向或切线方向的牵拉（图7.08A和B）。黄斑裂孔和黄斑皱褶的发病机制至少可部分通过该现象来解释。玻璃体细胞位于玻璃体皮质内、距离视网膜表面约50 μm处。据推测，黄斑裂孔和黄斑皱褶的患者其玻璃体劈裂发生在不同的水平。发生于玻璃体细胞后的劈裂在内界膜上残留薄的无细胞膜，可能在黄斑裂孔的形成中发挥作用。这种膜在中心凹前收缩绷紧可能会将中心凹结构拉平，导致中心凹组织的连续性断裂，进而引发黄斑裂孔的形成。

在玻璃体细胞之前的皮质劈裂可在视网膜表面留下较厚的含有细胞的膜。玻璃体细胞刺激来自体循环的单核细胞和来自视网膜的神经胶质细胞的迁移。细胞因子、血小板衍生生长因子和其他趋化因子刺激这些细胞的增殖，导致细胞数目较多的视网膜前膜的生成。玻璃体细胞同样能引起胶原蛋白收缩，导致黄斑皱褶。玻璃体劈裂亦可解释视网膜前膜的复发：手术可去除劈裂的前壁，而残留在后壁的细胞增殖、收缩可引起其复发。OCT能够发现这些膜及其与视网膜的相互关系，除非该膜极其菲薄[22, 34-36]。

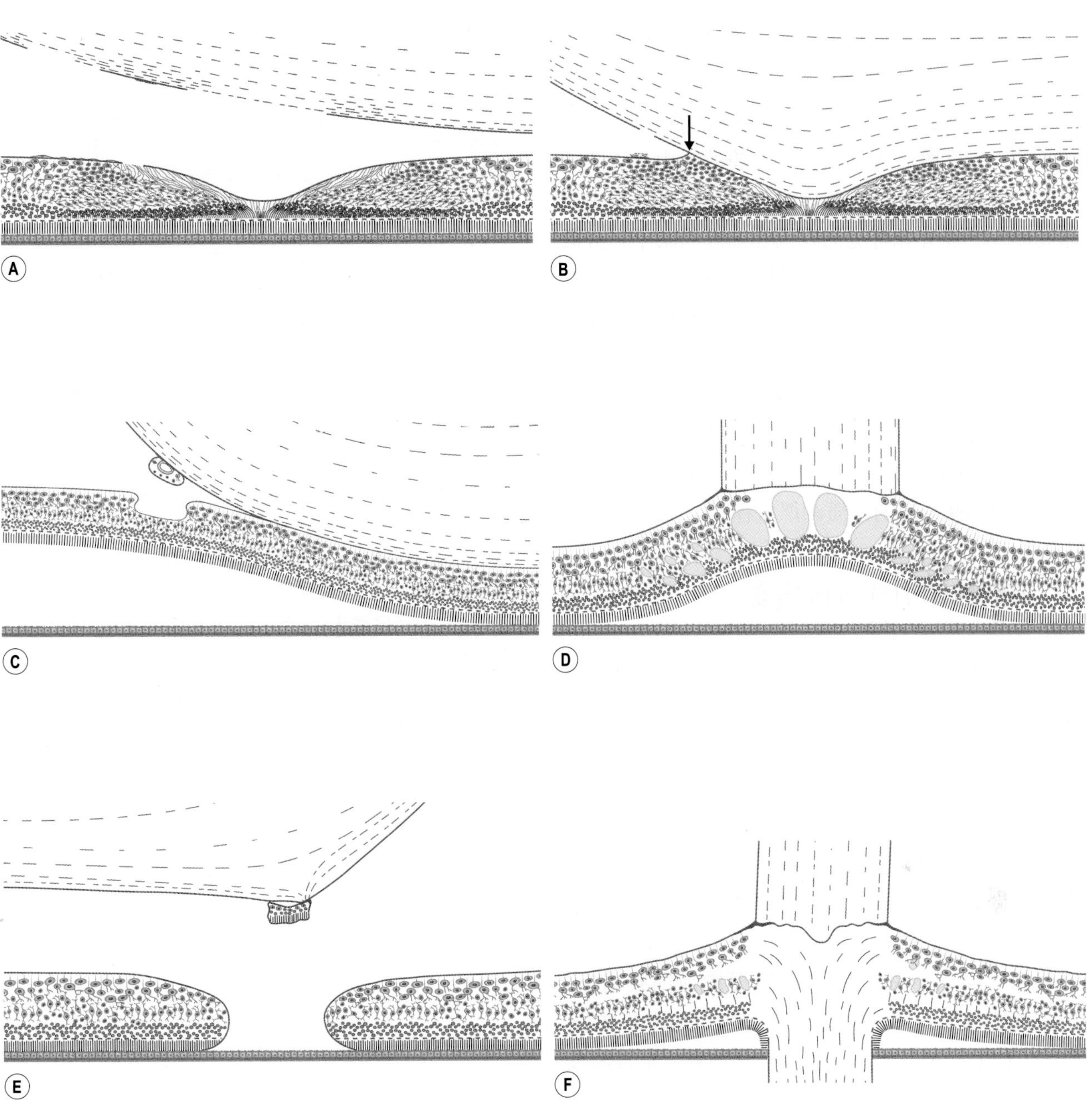

图 7.05

在不伴明显 PVD 的玻璃体黄斑牵引综合征的眼中，手术剥除的膜具有两种截然不同临床病理学特点，这提示存在不同类型的视网膜前纤维细胞增殖方式：①在眼底可见视网膜前膜的眼中，该膜为多层的有细胞的膜，其与内界膜之间还有一层玻璃体胶原。②在并无可见的视网膜前膜的眼中，分散的单个细胞或有细胞的单层膜直接附着于内界膜。在两种类型中，其主要的细胞类型均是肌成纤维细胞，从而使得膜具有收缩性。多层膜中具有较多的细胞，可以解释这种疾病中的囊样黄斑水肿和进行性玻璃体黄斑牵引[37]。总体而言，玻璃体后皮质的劈裂位置和不同的细胞增殖情况决定了玻璃体黄斑牵引和视网膜前膜的性质和严重程度。

玻璃体牵引性黄斑病变

玻璃体凝胶的变化可能通过不同的机制导致视网膜表面牵引和黄斑变形：①不完全 PVD 时，玻璃体残留在局部黄斑表面，引起黄斑囊样改变和黄斑脱离。②异常的玻璃体后脱离导致玻璃体劈裂，引起黄斑区持续而广泛的牵引，导致黄斑囊样改变。③玻璃体劈裂的后层皮质增生形成视网膜前膜，引起黄斑变形。④在没有玻璃体脱离的情况下由炎症性、血管性和代谢性疾病引起的玻璃体凝胶凝聚和收缩。⑤完全 PVD 随后形成视网膜前膜。⑥一种特殊形式的牵引性黄斑病变，与 PVC 局部切线方向的收缩有关，导致中心凹前移，形成特发性黄斑裂孔。

图 7.05（续）。

G 和 H：78 岁女性，患有糖尿病，主诉中心视力改变伴阅读困难 4 周。视力从 20/20 降为 20/40。OCT 提示玻璃体黄斑中心凹局部牵引，导致中心凹囊腔，随访 3 个月没有自行消退（图 G）。玻璃体切除术后黄斑水肿消失，视力恢复到 20/20（图 H）。

I~L：70 岁女性，双眼视力分别降为 20/40 和 20/50。双眼中心凹均发现继发于玻璃体黄斑牵引的小囊腔（图 I 和图 J）。右眼随访观察 3 个月、左眼随访观察 9 个月后没有自行改善，故而进行了双眼的玻璃体切除术，手术使得中心凹结构恢复，双眼视力均提高到 20/20（图 K 和图 L）。

图 7.06 自发性玻璃体视网膜分离后视网膜中心凹内表面处的残余玻璃体。

A：扫描电子显微镜照片显示黏附于视网膜中心凹处的、直径 500 μm 的盘状凝聚的玻璃体皮质（白色箭头）。空心箭头表示黏附于黄斑中心旁的、直径 1 500 μm 的环状玻璃体残留。

B：扫描电子显微照片显示中心凹边缘直径 500 μm 的环形玻璃体皮质残留（白色箭头）。

C：图 B 空心箭头处的放大图像。注意玻璃体来源的胶原纤维整齐排列，与其下方光滑的内界膜形成对比。

(引自 Kishi 等[13])

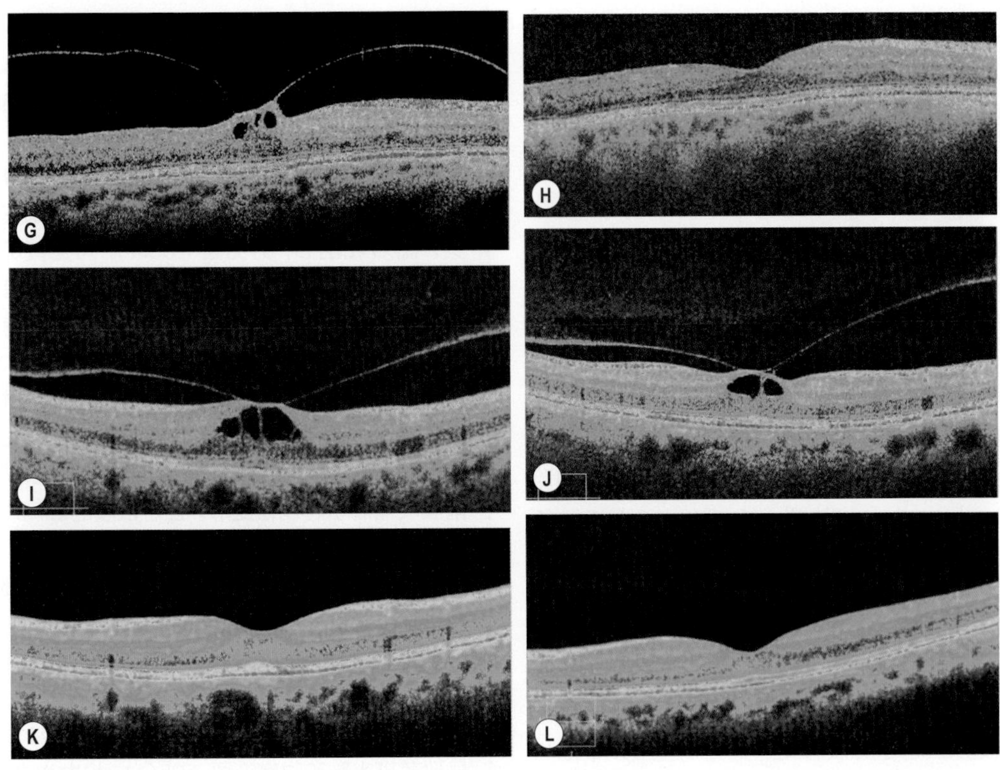

图 7.05（续）

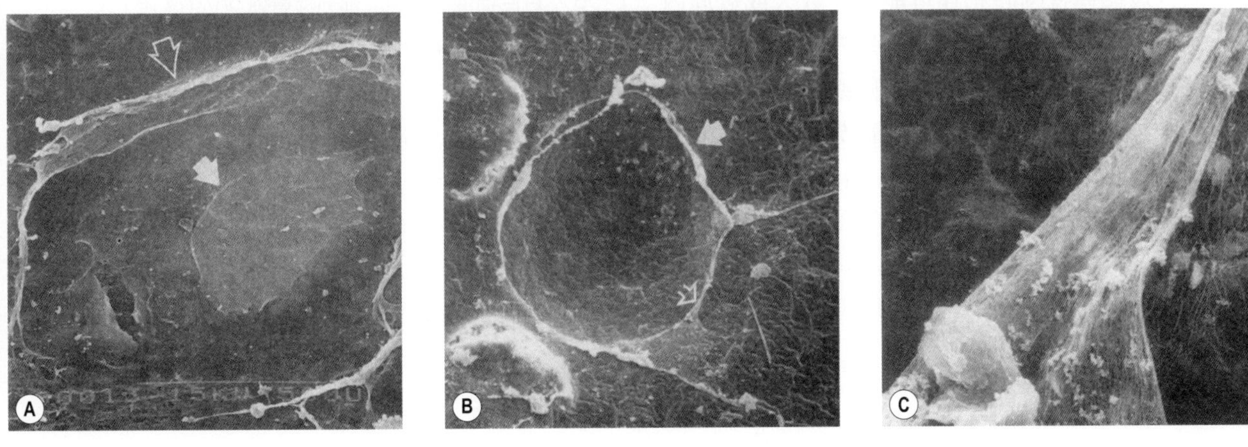

图 7.06

不完全玻璃体后脱离引起的牵引性黄斑病变

症状性PVD的患者（平均年龄60岁）中约30%会出现玻璃体出血或周边视网膜裂孔，或两者兼而有之。女性的发生率是男性的2倍。总体上，这些患者中有10%~15%的人其对侧眼亦会发生PVD，多在2年之内。急性PVD患者中出现暂时性视力下降，其最常见的原因是由于周边视网膜可见的全层或板层裂孔引起的玻璃体出血（图7.05D；图7.07A）。在大多数情况下，黄斑并不受PVD的影响。视盘周围、大血管弓旁以及较少见的黄斑区的小出血点，可能是由PVD引起视网膜损伤的唯一体征（图7.07A和B）[31, 32]。当PVD不完全，有黄斑区玻璃体视网膜异常黏附时，黄斑区的牵引和变形可导致视物模糊、视物变形，偶尔可引起暗点（图7.05A，G，I和J；图7.07C~F和J~L）。检眼镜和生物显微镜检查可见不完全性PVD，以及玻璃体视网膜粘连处视网膜被拉起[25, 30, 38-40]。该部位可以在旁中心区域而不在中心区域。如果症状是近期发生的，玻璃体视网膜粘连可能会在数天或数周内分开，同时视功能可恢复正常（图7.07E，F和L）。然而，这些患者可能之后会出现视网膜前膜（图7.07G）。在少数病例中，视网膜前膜可发生在PVD（出现可见的Weiss环）之前（图7.08A和B）。

图7.07 玻璃体牵引性黄斑病变。

A和B：该女性患者出现突发的视物模糊，伴随有PVD引起的视网膜前出血，以及视网膜颞上静脉旁的毛细血管撕裂（箭头）。

C~G：41岁男性患者，不完全玻璃体后脱离引起右眼突发视物模糊和视物变形，玻璃体仍黏附于黄斑区鼻上方（箭头，图C和图D；另见图7.05A）。可见黄斑区向外放射状的细小的视网膜条纹。视力20/70。血管造影未见明确异常。8天后发生玻璃体自发性分离，伴随有黄斑中心区域的后部玻璃体的环状撕裂口（图E和图F）。眼底绘图（图F）中提示的后部玻璃体裂孔边缘的玻璃体凝聚在图E中不可见（图7.05B）。患者视力恢复到20/25。图C中的视网膜皱纹消失。18个月后，该患者因黄斑鼻侧视网膜前膜收缩而引起视物变形。注意从膜的颞侧边缘向外放射状的视网膜皱褶（图G）。

H：黄斑旁玻璃体牵引导致的视网膜血管撕裂（箭头）和黄斑浆液性脱离（图7.05D）。

I：视盘和视盘旁的玻璃体牵引，该患者被误诊为视盘水肿（图7.05F）。

J~L：62岁女性患者，视物模糊，由于持续性玻璃体牵引导致黄斑水肿和脱离（图7.05C）。视力为20/200。箭头所示为脱离的边界。血管造影提示囊样黄斑水肿（图K）。29个月后玻璃体脱离，视力恢复到20/40（图L）。

(H，引自Benson和Tasman[49]；©1984，美国医学会。版权所有)

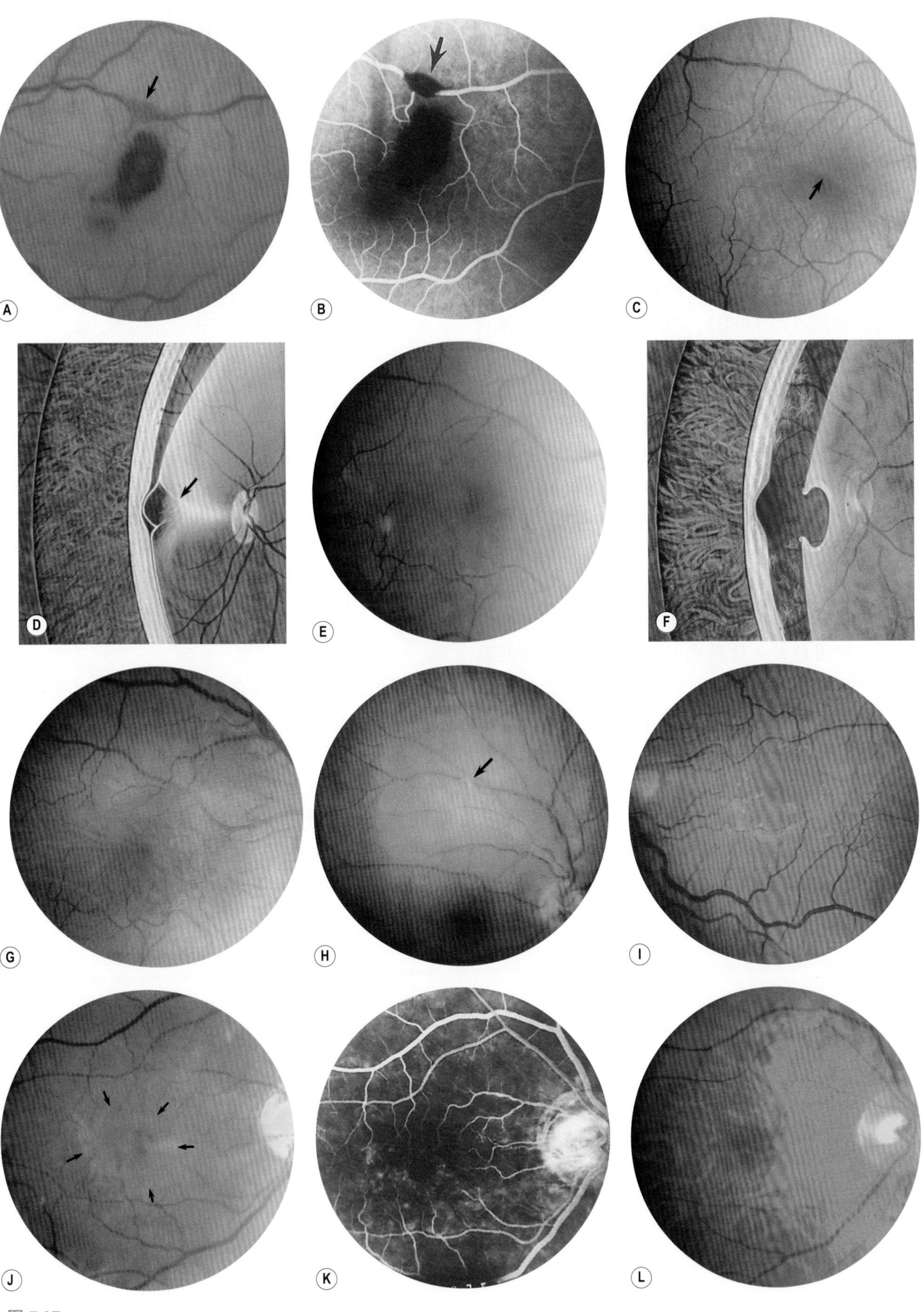

图 7.07

在一些患者中，黄斑区域的玻璃体视网膜粘连足够紧密，长期的牵引力可造成黄斑变形、囊样水肿、变性和脱离。这可由如下原因引起：后部玻璃体与视网膜表面线状粘连（图 7.07C），黏附于视网膜旁中心处的带状致密玻璃体，黏附于整个中心凹内表面的锥形致密玻璃体（图 7.05C；图 7.07J 和 L），以及在血管弓处的旁中心牵引（图 7.07A 和 H）。玻璃体劈裂后后部玻璃体分成两层，其中后层与视网膜持续而广泛的粘连可能是造成这种情况的原因（图 7.08H）。当部分分离的玻璃体与黄斑中心仍有粘连时，视网膜被向前拉起，导致局部牵引性浆液性视网膜脱离，其外围有放射状视网膜皱褶（图 7.05C；图 7.07J，L；图 7.08B 和 D~G）。囊样改变通常在中心部位明显[41]。长期玻璃体牵拉可能会出现血管造影上视网膜毛细血管通透性的改变，以及在玻璃体视网膜粘连部位形成视网膜前膜。粘连部位可能最终会自发性分离（图 7.07J~L）。也可能需要通过手术分离玻璃体视网膜粘连来使黄斑复位（图 7.09J~L）[26, 42-47]。在某些情况下，使用 Q 开关钕激光可以消除玻璃体视网膜粘连[48]。

视网膜大血管处的玻璃体牵引不仅可导致牵引性视网膜脱离范围扩展到黄斑，而且可引起血管撕裂（图 7.05D; 7.07H）、玻璃体出血和增殖性视网膜病变（图 7.09），偶可致视网膜全层裂孔[49-53]。

视盘和视盘旁的玻璃体牵引可使得眼底表现出类似视盘水肿、视盘毛细血管瘤、星形细胞瘤，或视网膜色素上皮（RPE）和视网膜联合错构瘤（图 7.05E；图 7.07I；图 7.09D~G；图 7.26）[54]。

在某些存在中心凹和玻璃体的异常粘连的病例中，从黄斑区外开始的 PVD 在经过黄斑区时可导致部分（板层）或全层黄斑裂孔（图 7.05E；图 7.09H 和 J~L）。然而，这是黄斑裂孔发生机制中较为少见的（详见下文关于特发性黄斑裂孔的讨论）。

图 7.08　玻璃体黄斑牵引导致黄斑水肿和黄斑脱离。
A~C: 76 岁男性患者，有青光眼史，右眼视力下降至 20/80，可见黄斑前玻璃体中的部分环状结构（图 A，箭头）。OCT 提示牵引性黄斑脱离和囊样改变（图 B）。玻璃体切除术后囊样改变和脱离快速好转，视力恢复到 20/30。
D~G: 35 岁 1 型糖尿病患者，曾因重度增殖性糖尿病视网膜病变行全视网膜光凝术，主诉左眼前漂浮物伴视力快速下降 2 周。眼部发现黄斑中心脱离，其前方玻璃体牵引带内有视网膜前出血（图 D）。牵引带和颞上血管表面胶质细胞增生部位相连（图 E）。OCT 显示，由于中心凹前出血和膜的遮挡，隆起的视网膜图像不连续（图 F）。经过玻璃体带边缘的 OCT 断层图像显示中心凹脱离、牵引带与视网膜粘连（图 G）。

玻璃体劈裂导致黄斑水肿。
H~J: 56 岁男性患者，后部玻璃体劈裂（箭头）（图 H），由后层玻璃体与视网膜粘连导致的黄斑牵引，并导致弥漫性黄斑水肿（图 I）。玻璃体切除术后黄斑水肿消退，视力恢复到 20/25（图 J）。
K: 位于小箭头之间的中心凹区域的超微结构显示黄斑中心小凹处明显的 Müller 细胞群（大箭头所示的白色细胞）。
（K，引自 Hogan 等[74]）

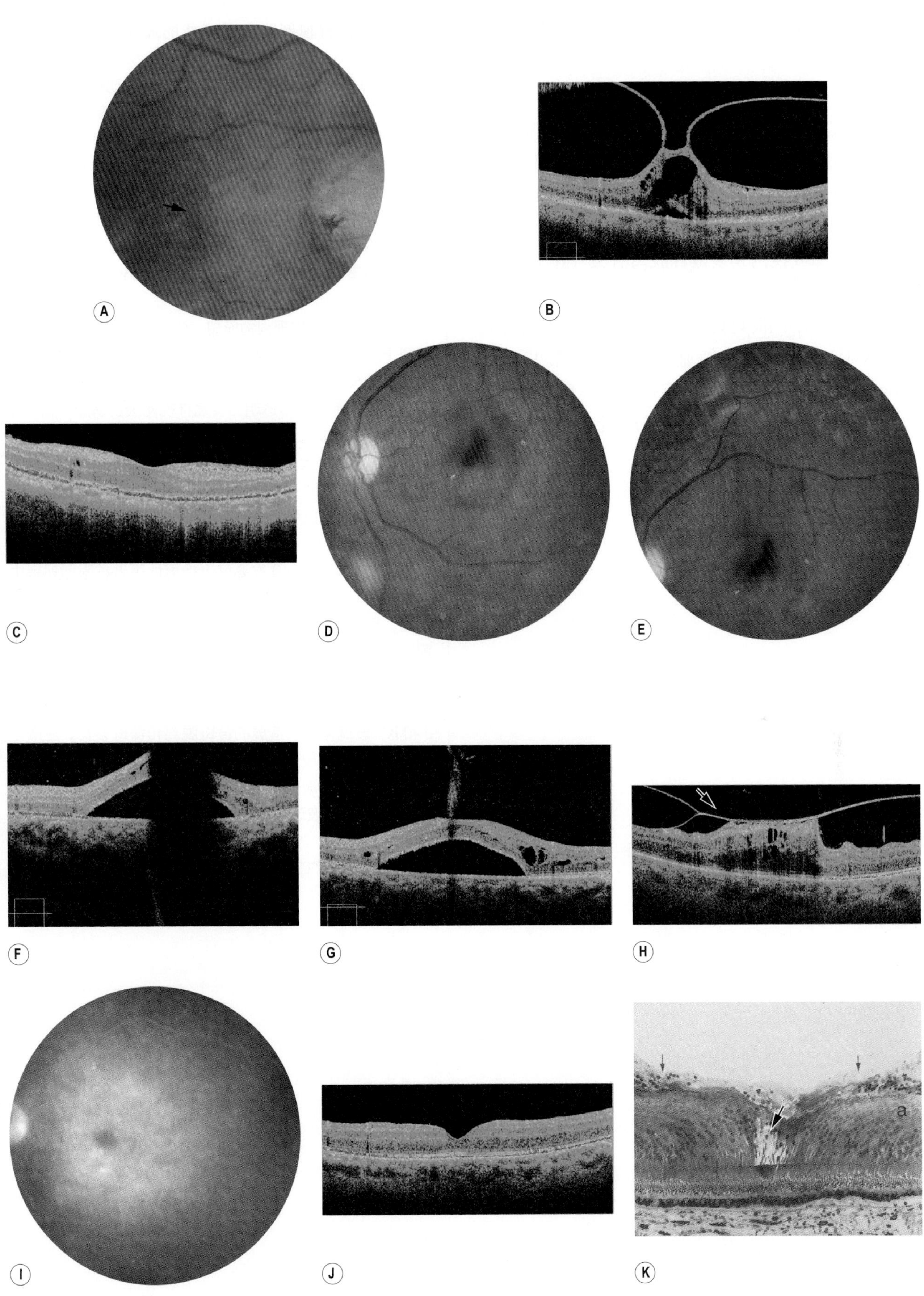

图 7.08

与玻璃体后脱离无关的特发性牵引性黄斑病变

有证据表明，玻璃体内偶尔会发生微小的变化，其收缩导致对后方的视网膜表面形成前后牵引，此时生物显微镜下并没有后脱离或视网膜内表面黏附有明确的玻璃体条带的迹象（图 7.10E~I）。这种牵引可能与囊样黄斑水肿和黄斑区视网膜毛细血管渗漏或视网膜浆液性脱离有关（详见第 512 页关于糖尿病性牵引性黄斑病变和第 1168 页关于先天性视盘小凹的讨论）。在平坦部睫状体炎（图 7.10A~D）、视网膜毛细血管瘤（详见第 13 章）、Coats 病等情况下，即使没有后脱离，玻璃体亦可发生收缩，其原因包括血管渗漏，伴或不伴继发血管通透性改变的炎症。

图 7.09 **伴有视网膜前膜形成的玻璃体牵引性黄斑病变。**

A~C：26 岁患者，由于眼底周边弓形虫活动相关的玻璃体炎引起的视物模糊就诊。3 个月后玻璃体恢复透明，视力恢复到 20/20。1 个月后发生由视网膜前膜牵引导致的视网膜内表面皱褶（箭头，图 A）。7 周后因为视物变形而就诊。上方的玻璃体连同视网膜前膜一起脱离，但与黄斑中心相粘连（箭头，图 B）。视力为 20/30。1 周后视力提高到 20/20。玻璃体脱离向下方扩展。6 年后呈球形蜷缩的视网膜前膜（箭头，图 C），后部玻璃体仍然与下方视网膜相粘连。

D~G：65 岁患者出现视物模糊，伴有黄斑皱褶，该皱褶从黄斑下方一分支动脉其附着处向下分离（箭头，图 D）。注意小血管簇（箭头，图 D）。7 个月后该患者复诊，出现了类似星形细胞瘤的半透明血管瘤样视网膜前病变（图 E）。血管造影提示该病变内的新生血管丛（图 F）。在随后 6 个月内该瘤样物变大（图 G）。该患者在行光凝后出现视网膜下新生血管。

H：由玻璃体牵拉引起的黄斑裂孔。注意孔的下缘不规则，该处为撕裂部位。孔盖（箭头）黏附于后部玻璃体。

I：在 1989 年，该 40 岁高度近视男性患者右眼出现旁中心暗点。1 年后双眼视力为 20/25。患者玻璃体不完全后脱离，玻璃体黏附处有局灶视网膜前膜皱缩及牵引性视网膜脱离。血管造影证实其下方的色素上皮轻度脱色素。在随后 4 年中该患者出现牵引性视网膜脱离部位的局部地图状萎缩（图 I）。视力为 20/30。

J 和 K：玻璃体牵引造成的黄斑脱离和黄斑裂孔。注意立体图（图 J）中玻璃体条索黏附于孔的边缘。由于脱离持续存在，患者行玻璃体手术，视网膜得以复位（图 K）。

L：伴有完全性玻璃体后脱离的全层黄斑裂孔患者的 OCT 图像。

（B，引自 Jaffe[38]；D~G，由 Dr. Robert Machemer 提供）

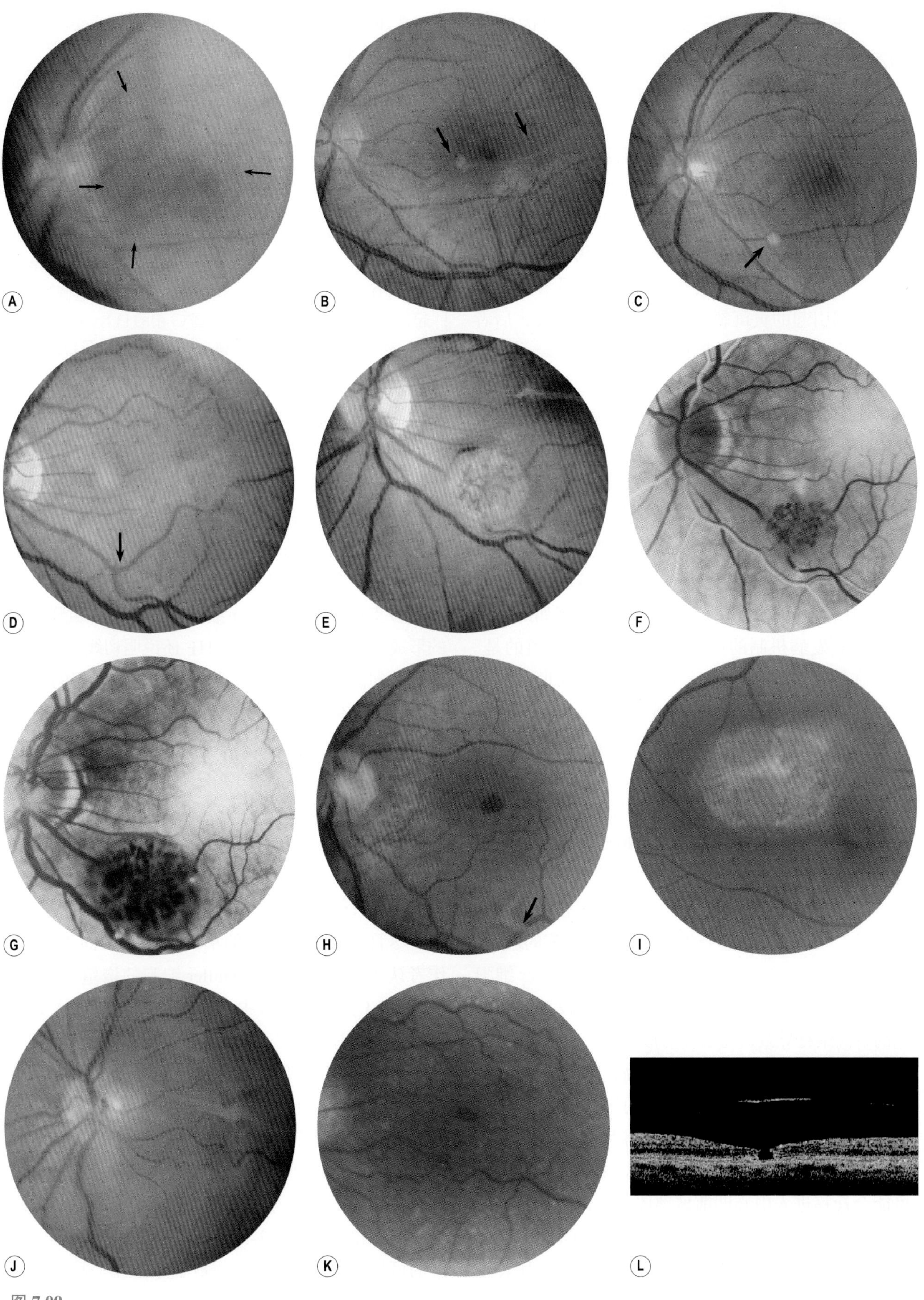

图 7.09

与玻璃体后脱离无关的黄斑前玻璃体皮质自发性收缩引起的牵引性黄斑病变

特发性年龄相关性黄斑裂孔

特发性年龄相关性黄斑裂孔（后文称为黄斑裂孔），主要影响老年患者，女性更常见，性别比例为 2:1 或 3:1[55]。患者通常表现为遮盖健眼后发现患眼视物模糊和视物变形[56-66]。大多数患者都称在就诊前 1 年或 2 年时双眼正常。从发病机制和治疗角度来看，将特发性年龄相关性黄斑裂孔和其他较少见原因引起的黄斑裂孔加以鉴别非常重要，后者包括外伤、不完全性玻璃体后脱离时黄斑牵引、玻璃体凝聚产生的玻璃体内条索，或邻近的视网膜前膜。本章前文讨论了玻璃体的结构及其衰老变化，以及中心凹视网膜的超微结构（图 7.08K），了解这些内容对于理解年龄相关性黄斑裂孔的发病机制非常重要，黄斑裂孔通常发生于具有典型的黄斑前液化空腔和没有明显玻璃体后脱离的眼。

自从 Gass 对于黄斑裂孔最初的描述以来，眼科学中没有其他情况像黄斑裂孔一样引起如此之多的关于其发病机制的讨论和争议。需要知道的是，Gass 在描述其机制时远远早于 OCT 的问世。随着 OCT 的出现，我们开始观察到黄斑中心凹和玻璃体之间的相互作用，而这正是 Don Gass 通过眼底接触镜进行敏锐观察并阐述的。Alain Gaudric 使用第一代 OCT 对黄斑裂孔进行了最早的观察，并在伴有中心凹旁局限性玻璃体脱离的玻璃体黄斑界面问题上引入了“中心凹囊肿”和“前后牵引力”等术语[67]。随后的报道继续以此作为黄斑裂孔形成的基础[68, 69]。Gass 总是在重新评估其对各种疾病的理解，他在 1999 年的论文中写到了被遗忘的“Müller 细胞锥”（Müller cell cone）（图 7.11B），并假设 Müller 细胞的解离最终导致黄斑裂孔的形成[70]。Yamada 等人在一名 45 岁女性患者中首次通过病理学方法观察到了呈反向锥形的 Müller 细胞占据了中心凹中央内侧一半的空间（图 7.08K）[71]。Gass 假设在该病的发病过程中，Müller 细胞的紧密排列破坏，并且该细胞可能会迁移进入中心凹前玻璃体皮质，诱发向心性收缩从而导致中心凹抬高（图 7.10J~L）。Müller 细胞锥的解离可能使中心凹变得脆弱，从而被其表面覆盖的玻璃体收缩力所撕裂。中心凹前玻璃体皮质

图 7.10　不伴玻璃体后脱离的牵引性黄斑病变。

A~D：21 岁患者，右眼因睫状体平坦部炎进行前部 Tenon 囊下注射曲安奈德后，视力在 1 年内逐渐下降至 20/200。后极部致密粘连的玻璃体收缩，导致视网膜皱褶和视网膜小血管扩张（图 A 和图 B）。OCT 提示牵引范围跨越视盘和后极部（图 C）。经过繁琐而冗长的玻璃体切除术将致密的玻璃体切除，视力提高到 20/30。玻璃体粘连牵拉导致视盘黄斑区视网膜皱褶（图 D）。

E~I：35 岁女性患者，症状性特发性（自发性）黄斑皱褶 9 年余，进行了玻璃体切除术联合剥膜术。视力从数指提高到 20/100。没有玻璃体后脱离，玻璃体与多层膜附在一起，和视网膜表面黏附紧密（图 G 和图 H）。玻璃体切除术后视网膜色素上皮层面仍有一些条纹残存（图 I）。

的同心收缩引起的玻璃体皮质缩短可以解释 OCT 观察到的局部中心凹旁玻璃体脱离（图 7.11C）。随后的报道提到了这一概念[72]。其他解剖学改变例如中心凹囊样改变、中心凹脱离以及弥漫性中心凹 / 黄斑区增厚（图 7.07；图 7.08），当仅有玻璃体黄斑牵引时，以上各种改变并不会导致黄斑裂孔，该现象进一步支持了眼部 Müller 细胞锥的改变在黄斑裂孔的形成中的重要作用。图 7.11F 还说明切线方向而非前后方向的牵引力在黄斑裂孔的形成中所起的作用；如果前后方向牵引力起主导作用，那么孔盖应该被拉向更前方的位置，而不是靠近中心凹。

表 7.1、图 7.10（图 J~L）和图 7.11 中的示意图总结了黄斑裂孔形成各期的生物显微镜特征和推测的解剖学改变[73]。

1-A 期：先兆黄斑裂孔

尽管导致黄斑裂孔的早期诱发因素尚不明确，作者认为正常中心凹处 Müller 细胞的增殖（图 7.8；图 7.10J~L）[74]并通过中心小凹处内界膜进入 PVC 外层很可能导致中心凹和中心凹旁区域的玻璃体皮质收缩、凝聚以及透明度部分下降。视网膜星形胶质细胞和玻璃体细胞似乎不太可能导致 PVC 收缩[75, 76]。中心凹前的玻璃体外层皮质切线方向的收缩导致中心凹处视网膜向前移位及浆液性脱离（图 7.10K；图 7.11B）。生物显微镜观察发现中央黄色斑点（图 7.12A；图 7.13A）。该斑点是由视网膜叶黄素的可见度增高所产生的，叶黄素在中心凹区域的光感受器细胞和神经纤维层中高度聚集。当视网膜

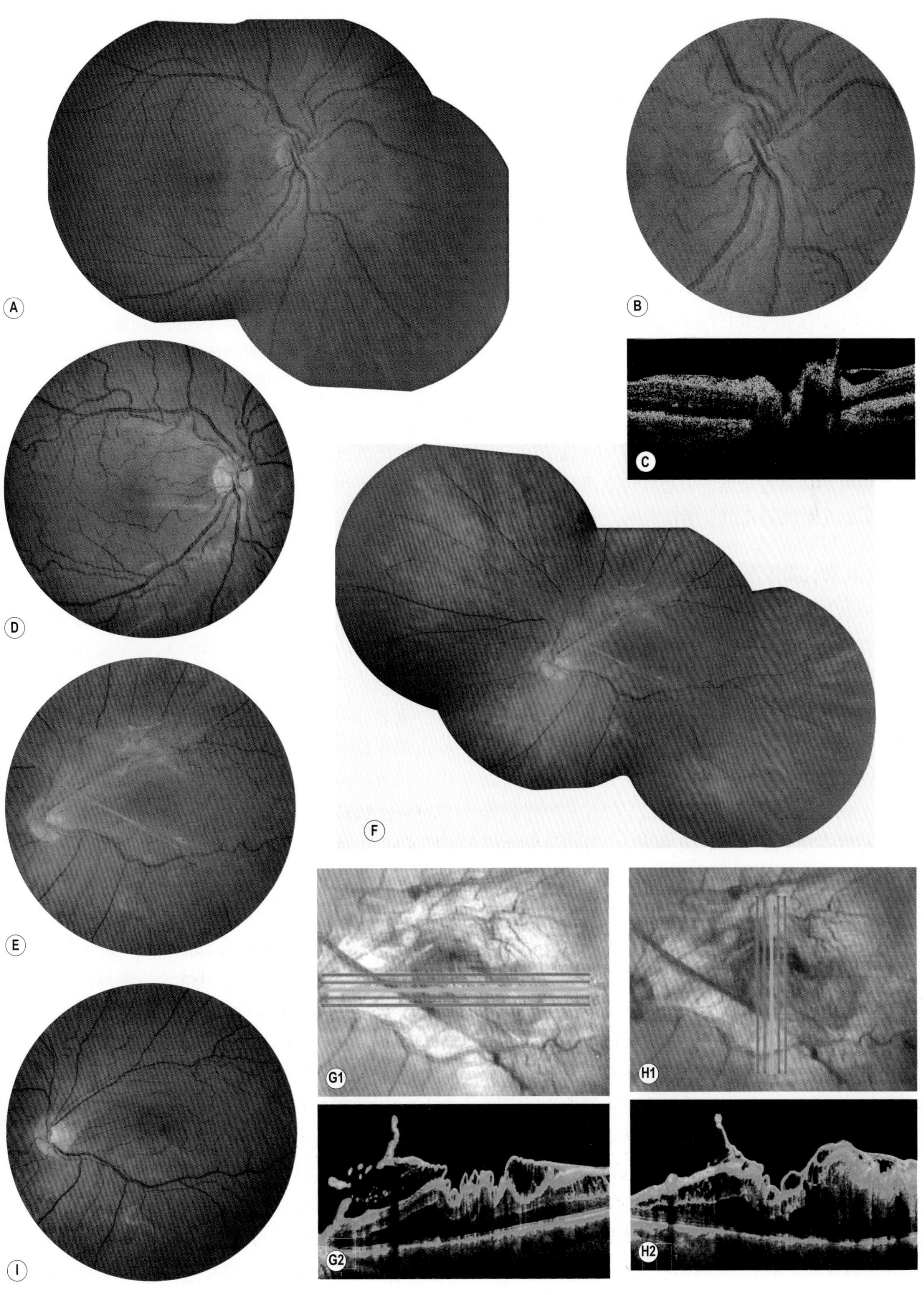

图 7.10

与 RPE 层分离时更加明显。患者可能对侧眼已有黄斑裂孔，此时可出现突发的视物变形，不伴闪光感或漂浮物感。视力大多正常。Amsler 方格表变形也很常见。在生物显微镜下，没有 PVD 的证据，但是正常的中心凹凹陷和中心凹反光消失。荧光素血管造影通常显示出中央局部弱荧光（图 7.13B）。

1-B 期：先兆黄斑裂孔

随着中心凹视网膜抬高到与中心凹周围视网膜厚度持平时（图 7.10L；图 7.11C），视网膜光感受器细胞层受到拉伸，中心小凹周围视网膜变薄，因而生物显微镜下其外观由黄色斑点变为黄色小圆环状病变（图 7.12D；图 7.14A）。虽然其他原因（如特发性中心性浆液性视网膜病变等）导致的中心凹脱离也可形成黄色斑点，但是从斑点至环状病变的改变是发生黄斑裂孔患者所特有的[73]。

1-B 期：隐匿黄斑裂孔

虽然黄斑中心的半透明区域可能是由于中心凹视网膜的变薄造成的，但是，随后很快发生的能明显分辨的黄色圆环是由于中心小凹处的光感受器细胞层的连续性中断所造成的，该处的结构是视网膜中最薄和最脆弱的。接下来是中心凹视网膜光感受器细胞、视网膜放射状神经纤维、Müller 细胞，以及位于视网膜内界膜和收缩的 PVC 下方的叶黄素的离心性运动 [图 7.11A（d 和 e）]。最初，视网膜中心凹处的内界膜和水平方向排列的 Müller 细胞的薄层突起（该突起将其与视网膜光感受器细胞分隔开来）可能并没有参与中央视网膜的断裂过程。尽管如此，只要中心凹前浓缩的玻璃体皮质仍桥接着裂孔，就可能会在生物显微镜看到半透明界面。因而从 1-B 期先兆裂孔到 1-B 期隐匿裂孔并不能被生物显微镜检查所发现。在光感受器细胞层裂开区域发生的 Müller 细胞和视网膜星形胶质细胞的反应性增殖可能是缺损组织桥接处混浊的原因之一，这在某些情况下可能导致视网膜裂口边缘毛糙起卷、外围细小的放射状视网膜皱褶（图 7.12G 和 H）。

不同大小的 1-B 期病变在荧光素血管造影上显示出不同程度的中央高荧光。而高荧光多提示存在全层裂孔，考虑到这一点，血管造影在这时并不可靠。

图 7.10（续）。
J~L：早期黄斑裂孔可能的发生机制示意图。
J：Müller 细胞跨越视网膜内界膜进入凝胶状玻璃体皮质（Vc）外层，形成中心凹前的玻璃体胶质膜（箭头）。黄斑前囊腔（Pmb）含有液化的玻璃体。小点组成的阴影部分提示的是视网膜内叶黄素高度聚集的区域。
K：1−A 期先兆黄斑裂孔。中心凹前玻璃体胶质膜的凝聚和切线方向的牵拉导致中心凹视网膜的脱离。中心凹视网膜和色素上皮层分离后，叶黄素在生物显微镜上呈现出黄色斑点。
L：1−B 期先兆黄斑裂孔。中心凹前玻璃体胶质膜的进一步收缩将中心凹视网膜拉高到中心凹旁视网膜的水平，导致中央视网膜光感受器细胞层的拉伸变薄，从而在生物显微镜下，黄色斑点变成小的黄色圆环。

2 期裂孔

在中央视网膜裂开不久后可发生自发性玻璃体与中心凹分离，此时中心凹小孔前可见收缩的 PVC 变成半透明的混浊物或盖状结构 [图 7.11A（f）]。最初，这种不透明结构的直径通常大于中心凹裂孔的直径。在少数 1-B 早期病变患者中，PVC 的分离可伴有部分中心凹视网膜的撕脱，从而形成真正的孔盖。但是，生物显微镜下不能确定孔前混浊物中是否存在视网膜组织。在一些患者中，浓缩的 PVC 不论是在黏附或桥接于黄斑裂孔之时，抑或是在与中心凹旁视网膜分离之后，都是透明的，并不能被生物显微镜观察到。在这些病例中，可能有非常小的 2 期孔，而不伴有孔前的混浊物。然而，在大多数患者中，凝聚的玻璃体皮质是半透明的，黏附于孔周视网膜的内表面，而中心凹视网膜仍然持续地离心性地被向外牵引 [图 7.11A（e）]。在生物显微镜下，黄色圆环逐渐增大，其内侧边缘可能变成锯齿状，对应于视网膜的隐性圆形裂孔的边缘（图 7.12H~K）。最终，首先出现在生物显微镜下的断裂证据位于黄色圆环内侧缘处的半透明玻璃体皮质 [图 7.11A（g）；图 7.12G]。在断裂区域，黄色圆环的锯齿消失，可能是因为视网膜裂孔边缘的牵引力解除，同时，视网膜叶黄素分散变少导致黄色变淡。经过数天或数周的时间，黄斑裂孔更为扩大，PVC 进一步的收缩导致其在浓缩的 PVC 内呈开罐器样 360 度的撕裂口，浓缩的 PVC 和不那么浓缩的 PVC 可在视网膜裂孔边缘处区分开来 [图 7.11A（h）；

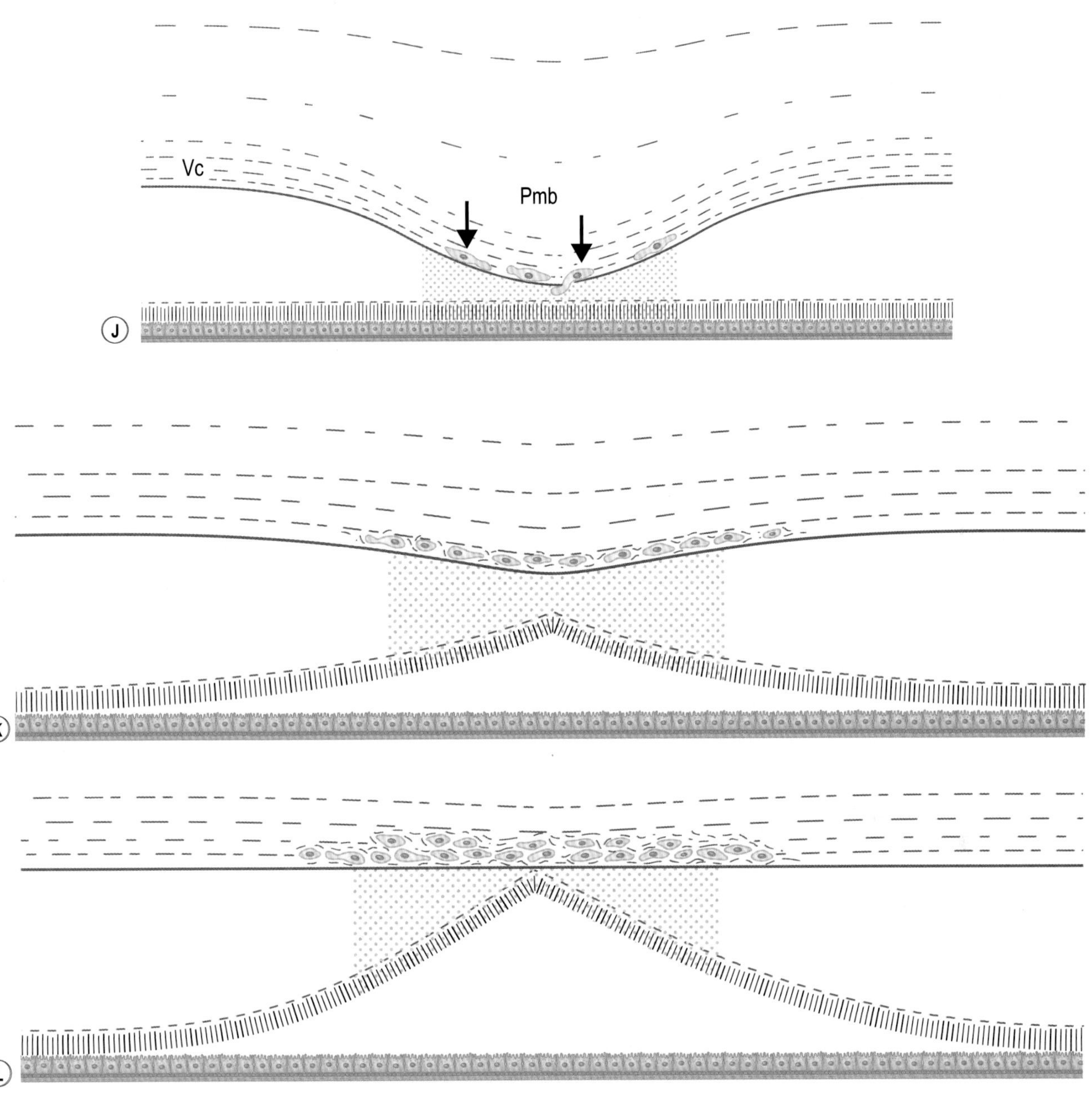

图 7.10（续）

图 7.12G~L]。浓缩的中心凹前玻璃体皮质在生物显微镜下可表现为悬浮在透明玻璃体后表面和裂孔前方的盖状混浊物（假性孔盖），它连接裂孔两端，并贴着黄斑区视网膜的内表面。这种中心凹前混浊物随着眼球运动而轻微震颤。在生物显微镜下通常不能观察到假性孔盖周围的透明玻璃体皮质界面。

3 期孔

中心凹视网膜光感受器细胞离心退缩持续到裂孔完全形成，并且其直径在绝大多数情况下达到 400~600 μm [图 7.11A（h）；图 7.12F 和 L；图 7.13C，G，I 和 K]。裂孔进行性扩大的各个阶段都认为是 2 期孔。由于裂孔的最终直径因人而异，为了便于分类，作者将所有直径小于 400 μm 的裂孔都认为是 2 期孔。

3 期孔的视力从 20/40 到 5/200 不等，其平均视力为 20/200。直径 400~600 μm 的裂孔边缘清晰，其外围通常被直径 1 000~1 500 μm 的灰色视网膜脱离环所包围 [55, 56, 58, 77, 78]。患者主诉 Amsler 方格表变形。然而，通过方格表常难以描述其明确的中央暗点。采用激光扫描检眼镜的微视野检查能证实黄斑裂孔所致的绝对暗点，以及由于裂孔周围视网膜脱离圆环造成的相对暗点。随着视野检查技术的进一步完善，在视网膜脱离圆环之外的视力损伤可能会被检测出来 [79-82]。当窄裂隙灯光带经过直接眼底接触镜照射在黄斑裂孔中央时，95% 的患者会报告裂隙光带存在中断（裂隙光带征阳性；Watzke 征）。在 3 期孔或 4 期孔的患者中，利用 50 μm 大小的氪激光或氩激光的瞄准光点照射在裂孔区，几乎 100% 的患者都无法看到该光点（激光束征阳性）。裂孔区域会发生 RPE 的变薄和脱色素，会出现有色素边界的环（图 7.15F）。大多数裂孔的 RPE 层面会出现一些黄色结节状混浊物（图 7.12E，F 和 I；图 7.13K；图 7.15C 和 D）。每次检查中，这些混浊物的数量和分布都会发生变化。虽然在一些患者中会出现玻璃膜疣，但是裂孔周围的 RPE 和脉络膜通常正常。在裂孔边缘附近可能会出现一些小的视网膜内囊腔。在 10%~20% 的患者中，裂孔周围可因视网膜前膜而在视网膜内表面出现细小皱纹。这种膜偶尔会扭曲裂孔的轮廓（图 7.13K）。

图 7.11　不同时期特发性黄斑裂孔可能的解剖结构示意图。

A：正常中心凹。贴附于视网膜内界膜表面的玻璃体皮质层。
1-A 期先兆裂孔。早期玻璃体外层皮质收缩伴有中心凹脱离。
1-B 期先兆裂孔。d 和 e，1-B 期隐匿裂孔。中心小凹区视网膜光感受器细胞层断裂及光感受器细胞离心性退缩。f，2 期裂孔，中心凹前浓缩玻璃体皮质早期分离，并形成大于裂孔的假性孔盖。g，2 期裂孔，中心凹前和黄斑裂孔边缘处玻璃体皮质撕裂。h，3 期裂孔伴有假性孔盖。i，玻璃体后脱离后的 4 期裂孔。
B：Müller 细胞锥（Mcc）。中心凹解剖结构绘图显示 Mcc 的基底部（箭头）对应内界膜，其顶端对应中央区的外界膜（箭头）。Henle 神经纤维层（图 h）和神经节细胞层（图 g）在黄斑中心凹的边界。该绘图代表了作者对于 Yamada 提供的显微照片的认识和阐述。

在 75%~85% 的病例中，在裂孔前方可出现悬浮在玻璃体后界膜后表面的孔盖样结构（收缩的 PVC）（图 7.12B，F 和 L；图 7.13C 和 I）。在这些病例中，除了中心凹区域外，没有 PVD 的证据。

4 期孔

当玻璃体与整个黄斑及视盘表面完全脱离后，不论其孔径大小，都定义为 4 期裂孔 [图 7.11A（i）；图 7.12C]。孔盖样混浊物常可在飘动的玻璃体后界膜上、Weiss 环的颞侧附近看到。

2 期、3 期和 4 期裂孔患者的荧光素血管造影中出现早期明显的高荧光，这主要是由裂孔区域叶黄素的缺失以及 RPE 变薄、脱色素和裂孔周围视网膜透明度轻度减弱所导致 [58, 73, 83, 84]。对于长期存在的裂孔，中心区域高荧光外围可有弱荧光环，所对应的是视网膜脱离环及其下的 RPE 的色素减少（图 7.13L）。在一些脉络膜色素浓密的患者中，可能没有荧光改变或改变轻微。裂孔底部和孔盖上的黄色沉积物通常为无荧光或低荧光（图 7.13J 和 L）。

如果图 7.11A 中概括的解剖学描述是正确的，其含义包括以下内容：①大多数的黄斑裂孔始于中心小凹区的中央视网膜断裂，随后发生视网膜光感受器细胞离心性移位。②这种断裂在黄色斑点（1-A 裂孔前期）至黄色环状病变（1-B 裂孔前期）的转变后很快发生，但是在大多数病例中并不能在圆环中

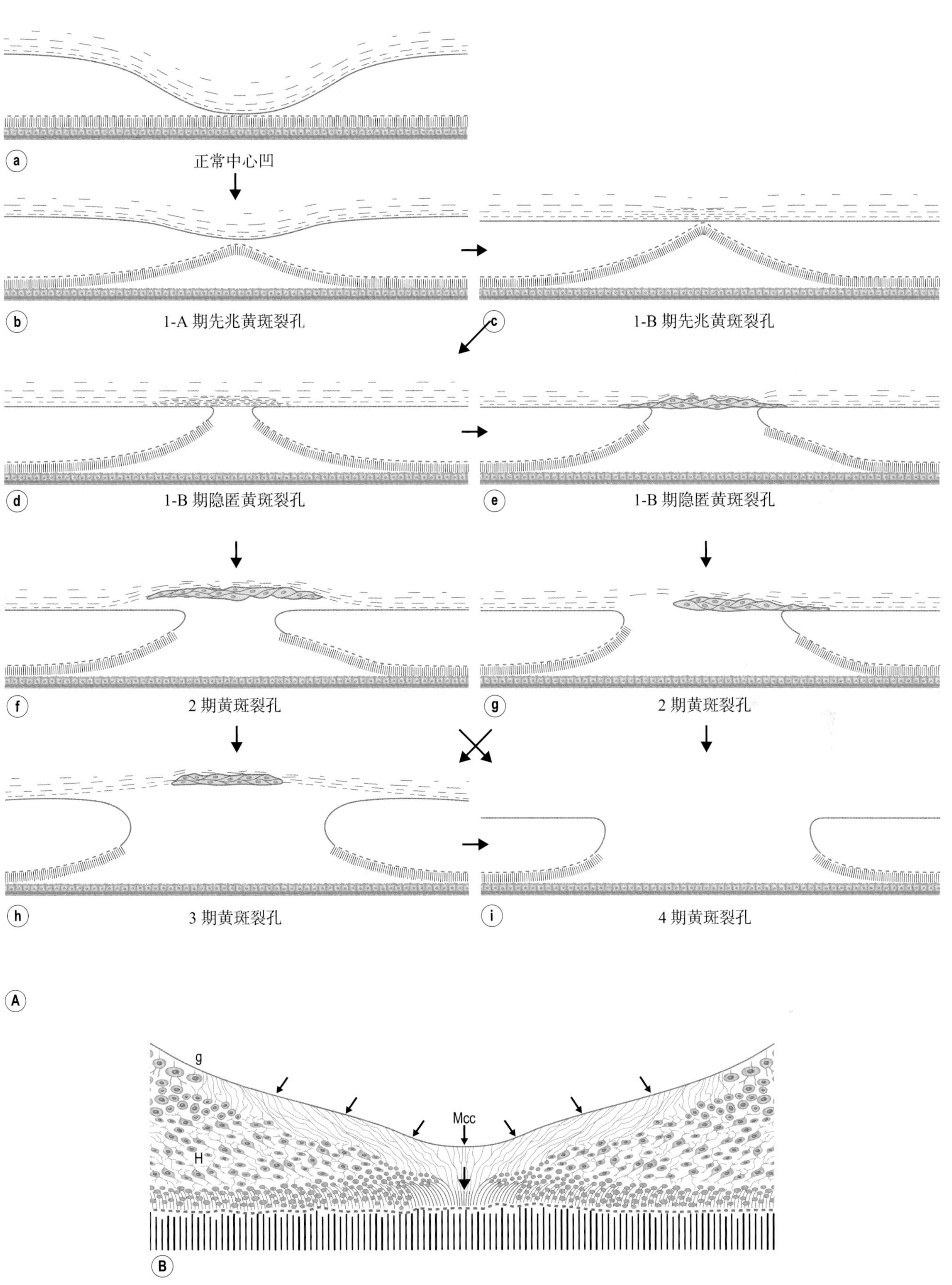
a
正常中心凹
b
1-A 期先兆黄斑裂孔
c
1-B 期先兆黄斑裂孔
d
1-B 期隐匿黄斑裂孔
e
1-B 期隐匿黄斑裂孔
f
2 期黄斑裂孔
g
2 期黄斑裂孔
h
3 期黄斑裂孔
i
4 期黄斑裂孔
A
g
Mcc
H
B

图 7.11

检测到窄裂隙光带的断裂，因为半透明的浓缩玻璃体皮质桥接着裂孔（1-B 期隐性裂孔）。③多数 2 期和 3 期裂孔前的混浊物是浓缩的玻璃体皮质（假性孔盖），而不是真正的孔盖。④如果在裂孔形成 1 年之内成功地进行玻璃体手术，并用气泡顶压裂孔后，由于视网膜复位和中央光感受器细胞向心性移位，中央视网膜解剖结构和视功能可能恢复到接近正常水平。如果这些黄斑裂孔发生中的结构改变的相关概念是正确的，那么孔前混浊物组织病理学检查应该发现其中绝大多数并不含有视网膜光感受器细胞，而是由玻璃体胶原、反应性增生的 Müller 细胞和星形胶质细胞，以及在一些病例中可能还有视网膜内界膜等组成。虽然在两只眼中已进行了视网膜孔盖的组织病理学观察，一只是外伤后的眼，另外一只是特发性黄斑裂孔的眼，但“孔盖”是否含有视网膜光感受器细胞仍不确定[85]。在大多数特发性黄斑裂孔的组织病理学研究中并没有对孔盖进行观察。

黄斑裂孔形成过程中自发性好转

在大约 50% 的病例中，1-A 期和 1-B 期早期患者可出现视觉症状的快速改善，因为玻璃体与中心凹自发性分离而不伴有全层黄斑裂孔形成（图 7.14）[58, 86-88]。在这些病例中，患者通常会注意到症状的改善，生物显微镜检查可能会有不同的表现，所有的表现都伴随中心凹结构的恢复和良好的视力预后。

玻璃体中心凹分离和假性孔盖形成　中心凹区域恢复到正常外观，但中心凹前方出现半透明、孔盖样结构或假性孔盖（浓缩的、收缩的中心凹前玻璃体皮质）（图 7.14A~C）。当用窄裂隙光带从侧面观察时，一些患者中的假性孔盖会在色素上皮上投下黄色阴影[89]。一些假性孔盖患者会在阅读时注意到一个小的暗点，少数人会描述这些小暗点是黄色的。

玻璃体中心凹分离不伴有假性孔盖形成　在自发性玻璃体中心凹分离后，黄斑可恢复到正常外观而未见假性孔盖。

玻璃体中心凹分离和板层孔形成　这些患者中玻璃体和中心凹的分离伴随有内界膜连续性的中断和生物显微镜下中心凹区域视网膜内表面 1 个

图 7.11（续）。
C：患有全层黄斑裂孔的患者对侧无症状眼，表现出早期中心凹旁玻璃体分离。该眼随后发展为黄斑裂孔。
D 和 E：2 期，68 岁女性患者，左眼视力降至 20/80。OCT 显示图 A 中所示的孔盖边缘。
F：3 期裂孔伴有裂孔前方的孔盖。
G：4 期裂孔，其孔盖因随后发生的玻璃体后脱离而被拉开。
（A，引自 Gass[73]；B，改编自 Gass[70]；©1999，美国医学会，版权所有）

或多个锐利的红色缺损灶（图 7.14D~F，I 和 J；图 7.15H）。孔盖通常在缺损前方。缺损可以很小，可类似凝视太阳后的改变，或在一些无明显诱因的患者中的改变（图 7.14J）[90]。更大的板层孔常有荷叶边（图 7.14D）。和全层孔不同，没有视网膜脱离环。视力通常在 20/30 或更好。荧光素血管造影显示板层孔区域弱荧光或无荧光（图 7.14E）。在板层孔区域内出现局灶高荧光提示可能有不伴视网膜脱离环的全层裂孔（图 7.13D~F）。这类全层裂孔在生物显微镜上看起来和板层孔相同，视力 20/30 或更好，很可能会形成视网膜脱离环，后期也会有视力下降。板层孔的患者视力预后非常好。

收缩的中心凹前玻璃体皮质不全性分离　收缩的 PVC 中的一部分或全部可以在中心凹视网膜表面呈现为小的星状混浊物，并且导致细小的星状视网膜皱褶，类似于 X 连锁黄斑劈裂中的表现（图 7.14K 和 L）[84]。

不仅在有症状眼，在黄斑裂孔患者的对侧眼中使用接触式眼底镜观察玻璃体中心凹分离的征象也非常重要。频域 OCT 对于观察后部玻璃体和中心凹的相互关系非常有价值。对侧眼存在玻璃体中心凹分离时，可能有小于 5% 的概率会发生黄斑裂孔[57, 58, 91, 92]。据报道，一些患者在 PVD 之后发生裂孔，可能在 PVD 发生的同时出现小的隐性裂孔[93]。其他人可能于玻璃体从视盘和黄斑中心旁区域脱离时在中央视网膜内表面上残留有玻璃体皮质。

自然病程

从出现症状先兆黄斑裂孔的 1 期发展到 3 期或 4 期裂孔的时间因人而异，但在大多数患者中为 6 个月之内。在一些患者中，这一过程可以在数周之内完成，在其他一些患者中可能直到数年后才进展

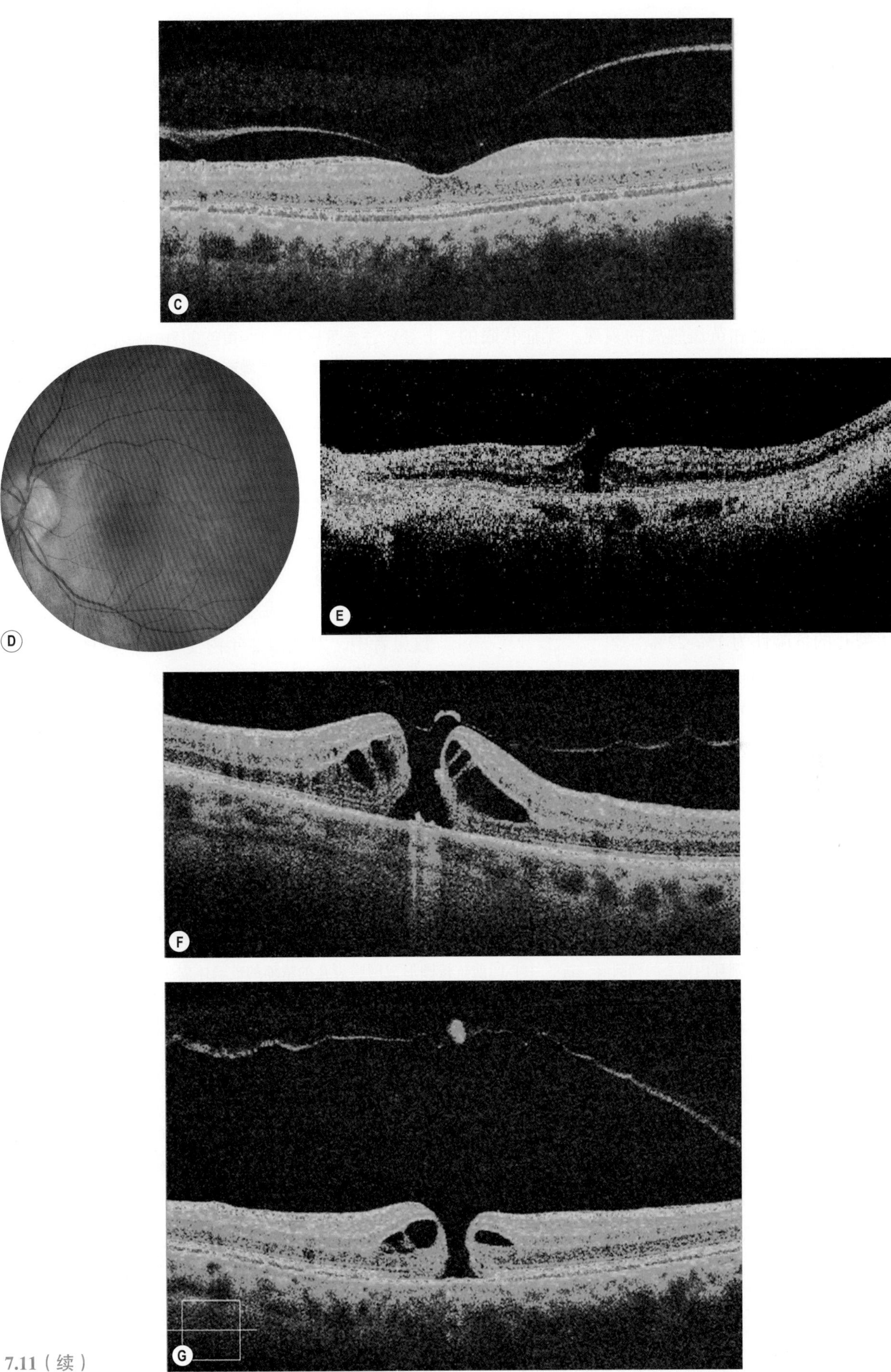

图 7.11（续）

为2期裂孔。在前6~12个月后视力通常稳定在平均20/200的水平[94, 95]。少数3期和4期裂孔的患者可保持20/40~20/50的较好的视力达数年。

裂孔周围的视网膜可能发生自发性复位（图7.15G；图7.16），生物显微镜下表现可以和板层孔类似。在一些病例中裂孔可能消失并且视力恢复到非常好[96-98]。偶尔会由于视网膜前膜的发展发生黄斑裂孔闭合（图7.16）[99]。

大约25%的黄斑裂孔患者在对侧眼中会发现后部玻璃体从视盘和黄斑脱离的表现。无症状眼的黄斑通常正常，但是可能有之前局限于中心凹区域的玻璃体自发性分离的证据[95]。此外，玻璃体视网膜界面可发生其他一些小的改变，包括视网膜前膜形成、视网膜内表面小的不规则的皱褶以及中心凹反光消失。无症状眼中的荧光素血管造影通常正常。局灶性视网膜电图在检测对侧眼裂孔的发展方面的价值尚不确定[100]。对侧眼唯一能提示预后的是PVD的存在与否[58, 101-103]。报道中正常对侧眼发生裂孔的危险性为1%~22%[55, 58, 63, 65, 66, 87, 98, 103-108]。可能的危险性在10%~15%。存在PVD或玻璃体中心凹分离时，裂孔发生的危险性可能会降低到1%或更低。偶尔有PVD患者发生裂孔，其可能的解释为：PVD发生时后部玻璃体发生撕裂，导致玻璃体皮质仍黏附于黄斑中央区域，以及PVD发生过程中由于牵引而发生的亚临床全层微孔[109]。大多数患者中，对侧眼2年内受累[56]。这些双眼受累的患者通常能保持中度有用的中心视力，并且大多数患者能够借助高度数眼镜顺利阅读。

图7.12 特发性黄斑裂孔进展的不同时期。
A和B：伴有黄色斑点的1-A先兆黄斑裂孔期（箭头，图A）进展至伴有孔前混浊物的3期裂孔（箭头，图B）。
C：伴有玻璃体后脱离的4期黄斑裂孔。
D~F：黄色环状病变的1-B期（图D）进展到2期早期裂孔（注意小的偏心圆孔和其下的黄色圆环10点处黄色斑点，图E），再进展至3期孔（图F）。在裂孔颞下边缘有甚难辨认的混浊物。
G~J：2期孔（箭头）开罐器样进行性扩大，始于黄色圆环2：30~3：30方向的边缘（图G）（图7.11G）。在最近一次的访视中，裂孔范围从1：30扩展至8：00范围（图J）。注意图H和图I中黄色圆环内侧锯齿状边缘。
K和L：该偏中心开罐器样撕裂从9：30至8：30方向达11个钟点。
(D~F和G~K，引自Gass[58]；©1988，美国医学会。版权所有)

表7.1 年龄相关性黄斑裂孔的生物显微镜分型

分　期	生物显微镜检查	解剖学描述
1-A（先兆裂孔）	中央黄色斑点，中心凹凹陷消失，没有玻璃体中心凹分离	早期的中心凹视网膜浆液性脱离
1-B（先兆或隐匿裂孔）	黄色圆环伴有界面桥接，中心凹凹陷消失，没有玻璃体中心凹分离	小圆环－中心凹浆液性脱离伴有叶黄素向侧旁分布。大圆环－中央隐性黄斑裂孔伴有中心凹视网膜和叶黄素的离心性异常分布，伴有桥接的浓缩中心凹前玻璃体皮质。裂孔前期至隐性裂孔的转变无法检测
2	黄色圆环内偏心的椭圆形、新月形或马蹄形视网膜缺损	中心凹前桥接圆形视网膜裂孔的浓缩的玻璃体皮质一旁发生裂孔（撕裂），没有中心凹视网膜缺失。中央圆形视网膜缺损伴有视网膜抬高环
	伴有中心凹前混浊物	裂孔伴有假性孔盖*，视网膜脱离环，后部玻璃体没有从视盘和黄斑上脱离
	不伴有中心凹前混浊物	裂孔不伴有假性孔盖或玻璃体后脱离
3		中央直径≥400 μm的圆形视网膜缺损，无Weiss环，有视网膜抬高环
	伴有中心凹前混浊物	裂孔伴有假性孔盖，后部玻璃体没有从视盘和黄斑周围脱离
	不伴有中心凹前混浊物	裂孔不伴有假性孔盖，后部玻璃体没有从视盘和黄斑区脱离
4	中央圆形视网膜缺损，视网膜抬高环，Weiss环	
	环的颞侧缘有小的玻璃体混浊物	裂孔伴有假性孔盖，后部玻璃体从视盘和黄斑区脱离，伴有活动的Weiss环和假性孔盖†
	不伴有小的混浊物	裂孔伴有后部玻璃体从视盘和黄斑区脱离，没有假性孔盖

注：*假性孔盖不含有视网膜光感受器细胞。
†通常位于Weiss环的颞侧缘附近。

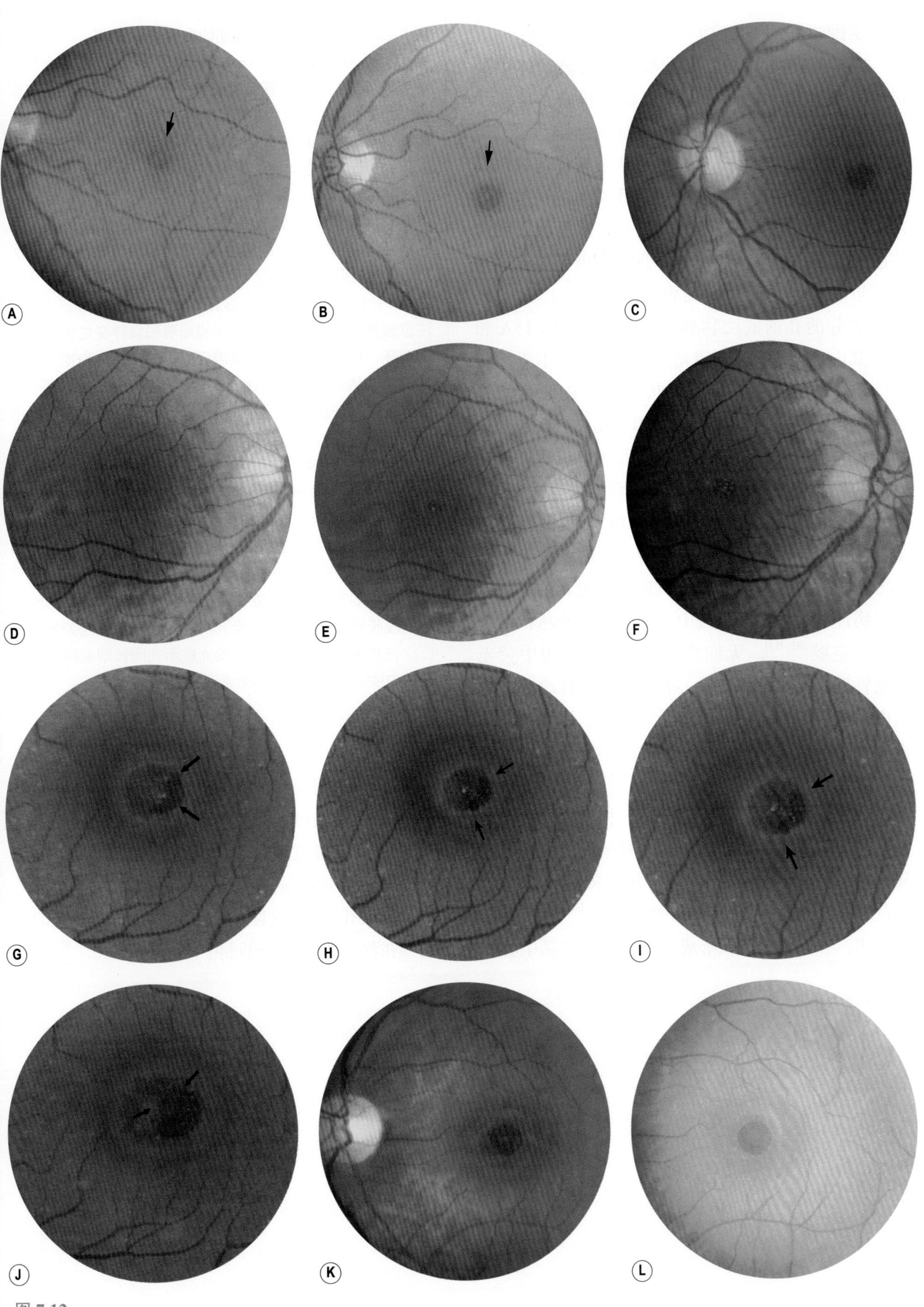

图 7.12

病理学和发病机制

在 1 期先兆黄斑裂孔手术切除的玻璃体中通过免疫细胞化学标记和电子显微镜检查，证实了玻璃体皮质中含有 RPE 和神经胶质细胞 [75, 110, 111]。一例黄斑裂孔的组织病理学检查未发现任何视网膜或脉络膜血管疾病导致该黄斑裂孔发生的证据（图 7.15）[83, 85, 107, 112]。裂孔缘通常圆润，外丛状层和内核层中常有小的囊样腔隙，并且经常可见裂孔边缘至邻近视网膜内表面的细胞增殖（图 7.15E）[107]。细胞成分的孔前混浊物偶尔能见到（图 7.15A 和 B）。其中是否含有视网膜光感受器细胞并不清楚。

在嗜酸性物质上呈结节状增殖的 RPE 可能是黄斑裂孔底部黄色沉积物的原因（图 7.15C 和 D）。其结构与长期视网膜脱离的眼中通过组织病理学观察到的反应性增殖性的玻璃膜疣看上去是一致的。导致 RPE 增殖的原因可能包括 RPE 与视网膜光感受器细胞外节的连接缺失，以及 RPE 暴露于玻璃体等 [85]。有 2 例报告称单眼黄斑裂孔患者的对侧眼组织病理学检测发现黄斑中心旁区域的外丛状层中有囊性空腔 [85, 113]。无症状对侧眼以及患眼中荧光素血管造影显示没有渗漏，表明这些囊样改变并不是由视网膜血管通透性异常所导致的。尽管这些发现提示中心凹的缓慢囊样变性可能早于黄斑裂孔的发生，但是 Gass 的观察提示黄斑裂孔的发生之前，并没有黄斑外观或视功能的变化。相反，虽然黄斑裂孔的完全进展需要 2~3 个月的时间，但是其形成甚为突然。没有证据表明其下方的 RPE 或脉络膜在黄斑裂孔形成的病理过程中起作用 [60, 112, 113]。如前所述，参与黄斑裂孔形成的主要组织包括中心凹处的玻璃体视网膜界面区域。要证实作者在此提出的黄斑裂孔形成过程中生物显微镜下分级的解剖学变化，还有待黄斑裂孔手术收集系列中心凹前孔盖样结构来进行电子显微镜观察研究 [73]。

黄斑裂孔多见于女性患者，提示雌激素类物质的摄入可能在黄斑裂孔的发病机制中具有重要意义 [59, 62, 114]。

图 7.13　黄斑裂孔形成各期的血管造影结果。

A~C：62 岁女性患者，1-A 先兆黄斑裂孔期，左眼出现视物变形 4 天。既往右眼有黄斑裂孔史（图 I 和图 J）。左眼视力为 20/40。注意中央黄色病变（图 A）。视网膜中没有囊样病变或裂孔的证据。血管造影显示中央微弱荧光（图 B）。26 个月之后（图 C）可见黄斑裂孔伴有孔盖，视力为 20/70。

D~F：内层黄斑板层孔（图 D）显示出局部高荧光（图 E），提示存在小的 2 期隐性孔。8 个月后该患者出现小的 2 期孔伴随视网膜脱离环。

G 和 H：64 岁女性患者，3 期黄斑裂孔，视力 20/100。注意裂孔锐利的边界，由视网膜抬高和囊样变性引起的孔周圆环，视网膜色素上皮层表面的小的黄色沉积物，小的孔前混浊物位于视网膜前，部分遮挡其下的黄色沉积物。视网膜血管在正常范围内。荧光素血管造影（图 H）提示和视网膜裂孔大小一致的高荧光灶。该高荧光在 1 小时内消退。中心凹旁毛细血管床也在正常范围内。

I 和 J：62 岁女性患者，3 期黄斑裂孔伴有孔前混浊物，右眼视力下降 3 年，左眼视物变形 4 天（图 A~ 图 C）。右眼视力为 20/200。血管造影（图 J）提示和视网膜裂孔范围一致的高荧光，部分被孔前混浊物遮挡。

K 和 L：长期存在的黄斑裂孔和由视网膜前膜围绕的局部视网膜脱离。血管造影显示孔内的白色混浊物无荧光（图 L）。注意围绕裂孔的环状高荧光提示孔周长期视网膜脱离区域内视网膜色素上皮的色素丢失。

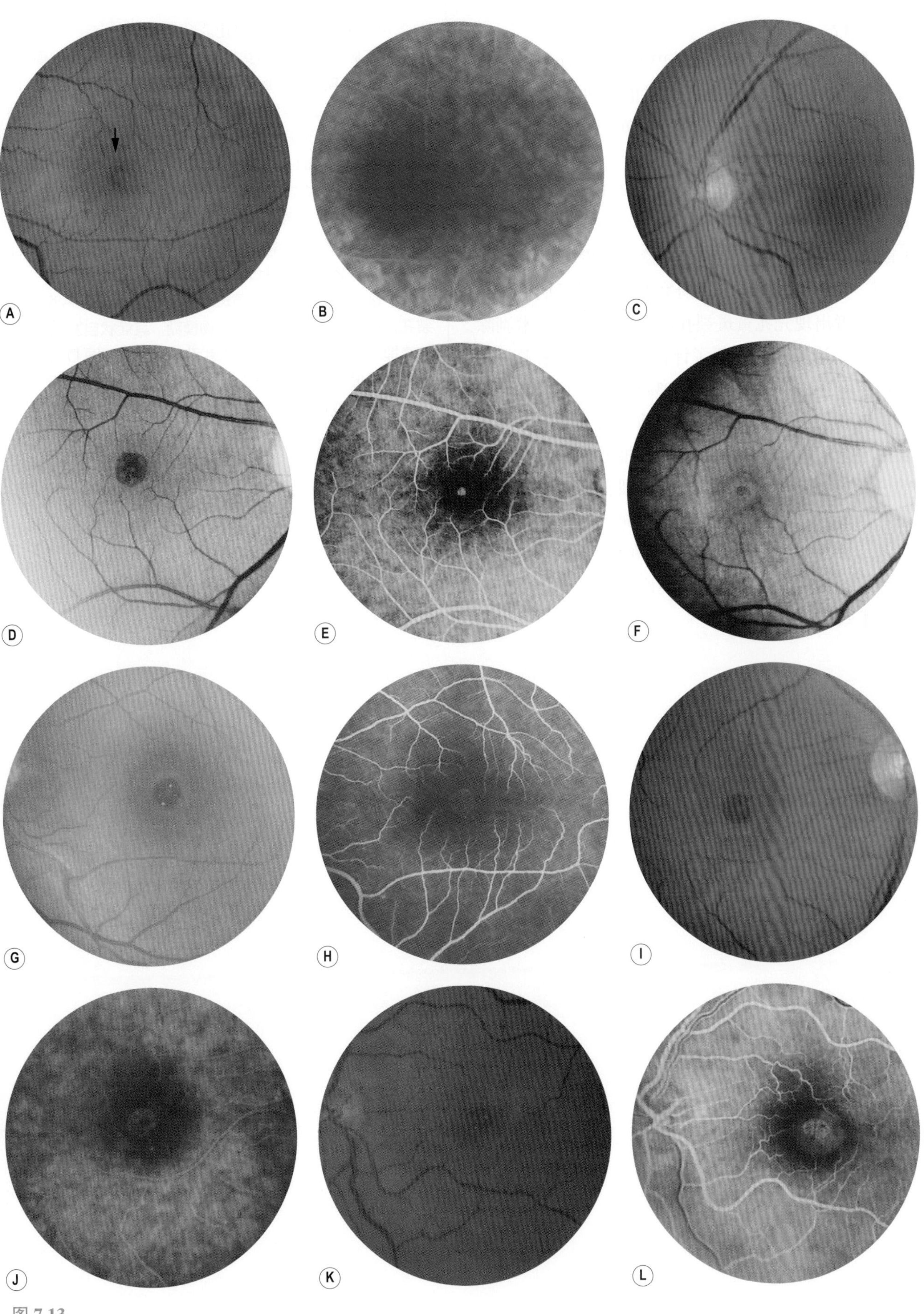

图 7.13

治疗

在1988年，手术分离PVC被认为是1期先兆黄斑裂孔患者预防裂孔形成的一种可能治疗方法[58]。关于玻璃体手术治疗先兆黄斑裂孔，未设对照的前期研究提示手术可能有益[47, 111, 121-125]。然而，这些作者用来确定先兆裂孔的标准和本作者关于1期先兆裂孔的定义不同[58]。此外，有很多病变类似1期裂孔，对于先兆裂孔的误诊经常发生[84]。1988年的一项随机多中心临床研究对3期或4期黄斑裂孔的患者出现先兆黄斑裂孔的对侧眼进行手术剥除玻璃体的治疗效果进行了评估[126]。62例患者的研究结果显示，两组均有约40%的眼发生了全层裂孔。该研究在得出明确结论之前中断了，因为出现了关于全层黄斑裂孔治疗的热心报道，从而可招募的患者急剧下降。对于1期先兆裂孔的患者（特别是对侧眼正常时），可能需要谨慎地进行观察，主要是基于以下信息：①40%~60%的1期裂孔自发性好转。②1期裂孔有很高的误诊概率。③全层裂孔的手术效果非常不错。

图7.14 黄斑裂孔发展中止。

A~C：左眼黄斑裂孔的女性患者，其右眼出现视物模糊，发生了1-B期病变（图A和图C顶部）。数周后其症状消失，视力和眼底恢复到正常水平（图B和图C1底部）。图C1中的箭头表示眼底镜下隐约可见的假性孔盖。70岁男性患者发现阅读时视物变形3周，视力降至20/40，仔细的生物显微镜检查发现中心凹处玻璃体牵引。OCT证实了继发于后部玻璃体牵引的中心凹抬高（图C2上方的短箭头）。该患者予以观察，6周后复诊，可见Weiss环，视力恢复到了20/20（图C2，下方）。

D~F：该男性患者右眼有黄斑裂孔，左眼出现1-A期先兆裂孔，从而导致视物变形和视物模糊。其症状自发性改善，检查提示出现大的内层板层孔和孔前混浊物（图D）。注意锐利的荷叶边，无脱离环。血管造影仅见弱荧光（图E）。图F示该病变可能的解剖学特征。该患者左眼视力5年来保持在20/25+。

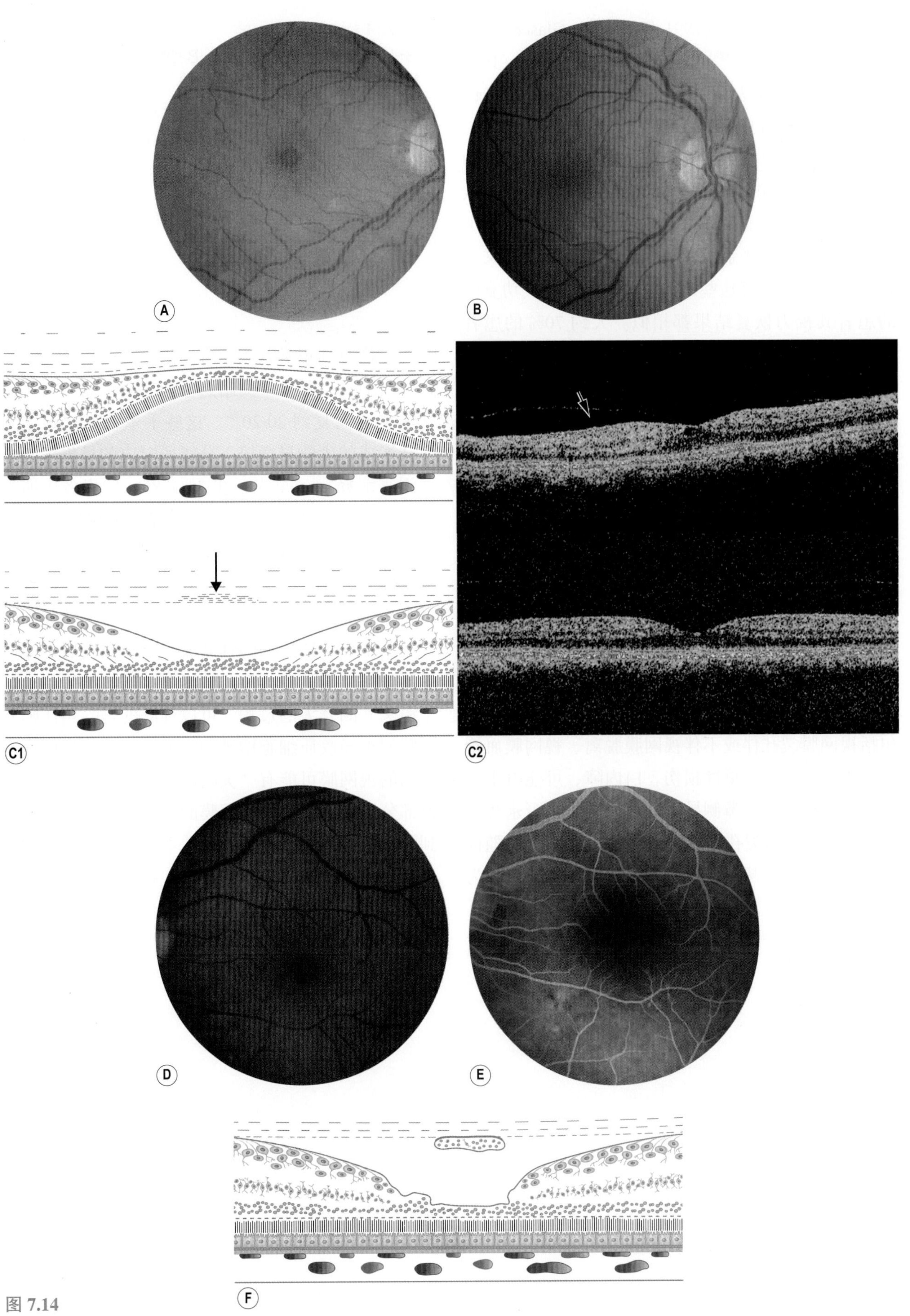

图 7.14

图 7.14（续）。

G~I：女性患者，右眼出现 1-B 期病变引起的视物模糊和视物变形（图 G）。病情自发改善，视力提高到 20/30。注意一对旁中心内板层孔（箭头，图 I）。

J：注意该男性患者小的内板层孔（箭头），视力为 20/20，对侧眼为 3 期裂孔，视力 20/200。

K 和 L：女性患者，放射状视网膜皱褶伴有中心凹前玻璃体皮质星状收缩，视力 20/30，可能之前有自发好转的前期黄斑裂孔。

Kelly 和 Wendel（1991 年）[127]、Glaser 及其同事（1992 年）[128]、Poliner 和 Tornambe（1992 年）[129] 以及其他人 [45, 130-134] 分别报道了他们在未设对照的前期研究中采用了经平坦部玻璃体切除术、眼内气体填充以及 1~2 周俯卧位的方法，能够成功闭合黄斑裂孔并提高视力（图 7.18）。Glaser 团队采用组织生长因子 TGF-β 来刺激神经胶质细胞增生以封闭裂孔。一些手术者采用了患者自体血清来代替 TGF-β[135]。所有这些研究中，视网膜能成功复位的患者其视力恢复结果都相似。大约 70% 的患者视力能提高 2 行字母或更多，20%~40% 的患者视力能达到 20/40 或更好。这些学者开始时只能获得约 50% 的视网膜复位率，在最近的学术会议上报道能获得 90%~95% 的成功复位率，并且 50% 的病例能达到 20/40 或更好的视力（图 7.19A~F）。黄斑裂孔手术失败后再次手术仍可能提高视力 [136, 137]。

自从 1999 年提出玻璃体切除术同时进行内界膜剥除这个概念以来，裂孔闭合率有了极大的提高，也减少了再次手术的风险。许多方法被用来对透明的内界膜进行染色和显示，比如吲哚菁绿、台盼蓝、曲安奈德等。吲哚菁绿的毒性作用多变，可与手术时间长短、灯光照明强度有关。手术并发症包括视网膜裂孔伴或不伴视网膜脱离、视网膜血管阻塞、色素上皮光毒性损伤、白内障、可能由于气液交换时损伤视盘鼻侧导致的急性颞侧视野永久性缺失，以及黄斑裂孔复发 [127-129, 136, 138-141]。一项随机对照临床试验将超过 150 名全层裂孔患者随机分为手术组和随访组，该研究正在开展 [142]。

黄斑裂孔经过手术达到视网膜成功复位后，黄斑可以恢复到正常外观，术前由裂孔造成的高荧光通常会消失，并且中央暗点会消失 [76, 80]。少数患者视力能够恢复到 20/20[96]。这些手术效果很难通过裂孔形成的生物显微镜下分级所对应的早先解剖学认识来解释 [58]。早先，在 75%~80% 的患者中所发现的孔前混浊物被认为是包含中心凹视网膜的孔盖；该孔盖被认为是来源于 1-B 期病变的周边撕裂物，因而即使裂孔周围的视网膜复位也不可能明显提高视力。目前的证据强烈表明，几乎所有的黄斑裂孔开始于中心小凹区的隐性断裂，其裂孔发展是光感受器细胞从裂孔中心离心性退缩移开的结果，类似于镜头光圈开大的过程。可以理解的是，当伴随有活跃的神经胶质细胞增殖和收缩时，手术复位裂孔周围的视网膜可能有“关闭镜头光圈”的效果，使得部分患者的中心凹视网膜的解剖位置和功能恢复到接近正常的水平（图 7.18；图 7.19）。一些患者在成功的黄斑裂孔手术后，其裂孔部位的局部高荧光及中央绝对暗点的消失，进一步支持了旁中心视网膜光感受器细胞和叶黄素向心性移动的观点 [76]。

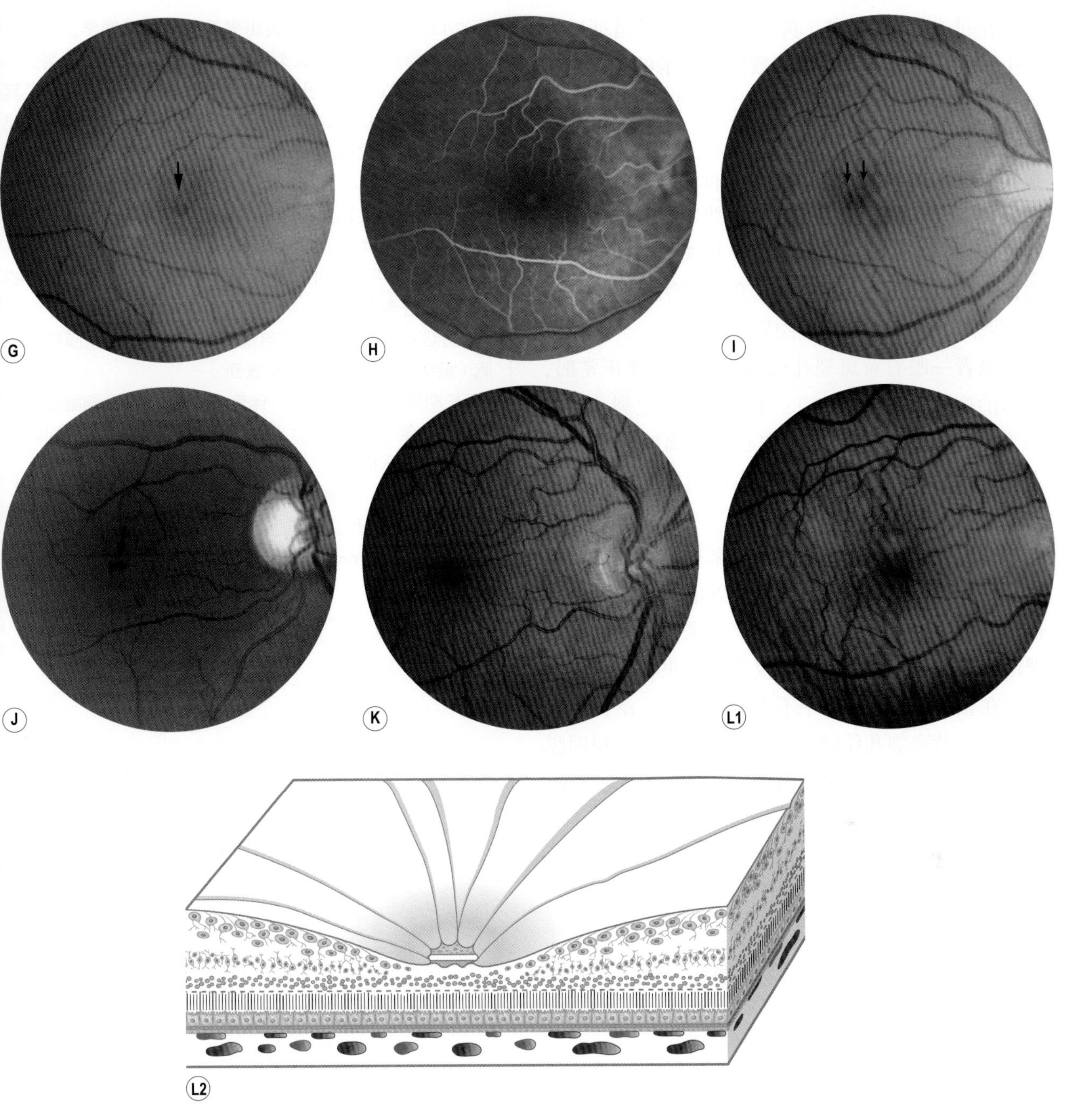

图 7.14（续）

在过去的20年中，黄斑裂孔的手术指征已经发生了变化。一开始，大多数接受手术的患者其症状持续1年或1年以内、视力为20/70或更差，其黄斑裂孔为2期大孔或3~4期孔。一项随机对照试验和其他的研究结果使得手术指征扩展到早期的2期裂孔以及病程更长的裂孔。虽然发展至2期裂孔的可能性与1-B期黄色圆环直径和视力损伤程度有关，但是目前还没有可靠的信息或方法来确定哪种1-B期病变会进展至裂孔形成[58]。

患者一眼有黄斑裂孔而对侧眼视功能正常时，手术治疗应考虑以下几点：①对侧眼发生裂孔的概率为10%~15%，有玻璃体中心凹脱离时其概率小于5%。②治疗通常需要进行包含白内障手术在内的两项手术[145, 146]。

黄斑裂孔周围进行激光治疗来提高视功能的成功概率很低[147, 148]。如果是为了防止老年性黄斑裂孔患者发生进一步的视网膜脱离，采用这种治疗的理由并不充分，因为其脱离仅累及中央黄斑区视网膜，在相对正视的患者中不太可能造成广泛视网膜脱离[95]。黄斑裂孔伴随有其他疾病如糖尿病视网膜病变、Behçet病，或为外伤性裂孔时，手术治疗改善视力的可能性较小[149]。

图7.15 特发性老年性黄斑裂孔的组织病理学。
A：大体照片显示悬浮在裂孔前方的视网膜“孔盖”（箭头）。
B：图A中视网膜“孔盖”的光学显微镜照片，证实了其成分是神经胶质细胞而不是视网膜光感受器细胞。这可能是中心凹前纤维胶质膜收缩产生的球状结节，而非真正的孔盖。
C：黄斑全层裂孔伴有裂孔底部视网膜色素上皮（RPE）结节状增生（箭头）的组织病理学。
D：高倍镜下图A中的RPE改变（箭头）。注意其下方的脉络膜在正常范围内。
E：图C中裂孔边缘的高倍镜下图像。注意视网膜胶质细胞（箭头）延伸至视网膜前表面。
F：长期存在的黄斑裂孔，伴有由增殖的RPE细胞组成的分界环（箭头）。GR2 IJRT（2级特发性中心凹旁视网膜毛细血管扩张症）。
G：黄斑裂孔，孔缘处视网膜重新贴附。
H：黄斑内板层孔。
(A和B，引自Frangieh等[85]；G和H，引自Guyer等[107])

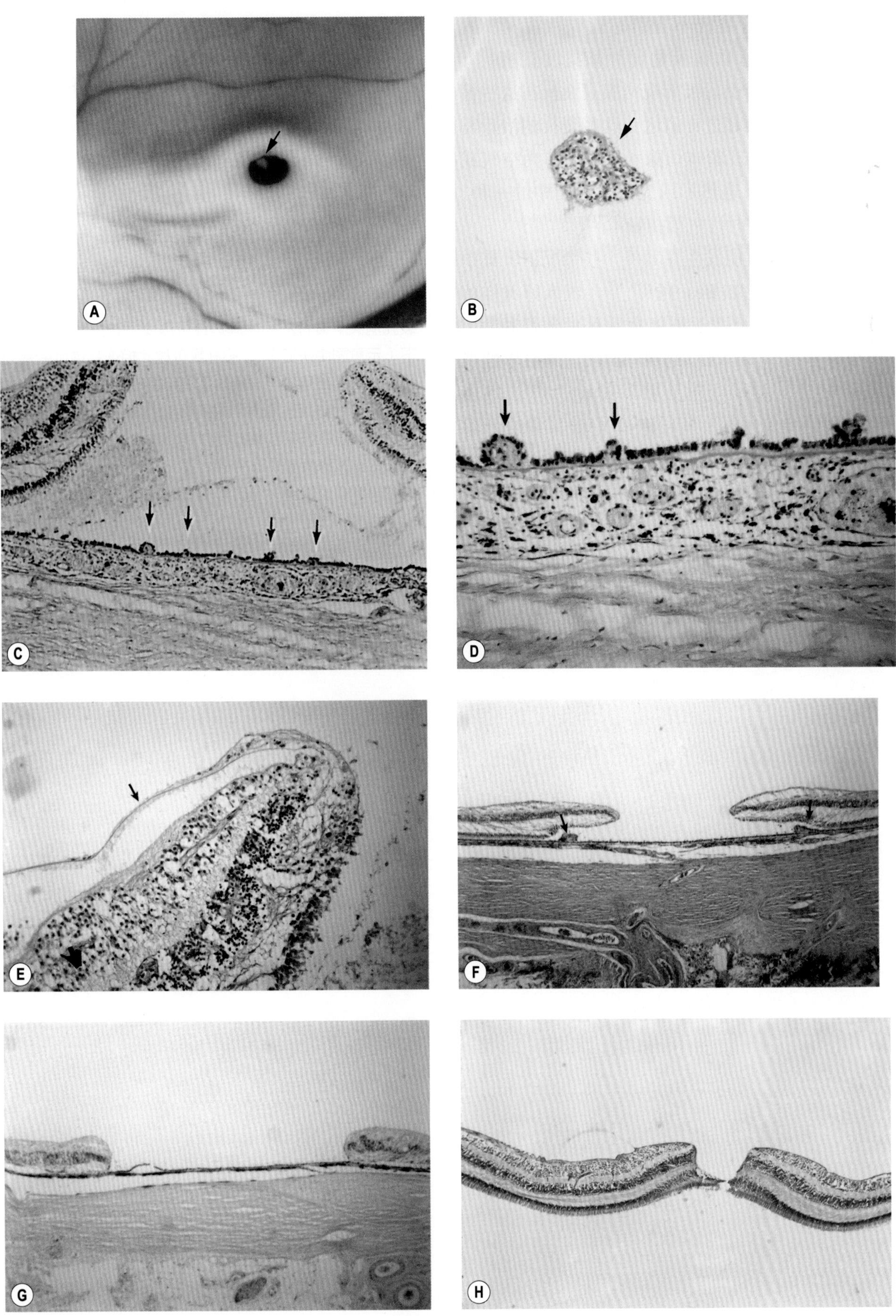

图 7.15

黄斑或黄斑旁裂孔不会引起孔源性视网膜脱离，除非裂孔伴有后巩膜葡萄肿和高度近视[150]，或有玻璃体条带牵引后极部视网膜表面。在这些情况中脱离通常不会超过赤道区。这些裂孔的治疗需要采用Klotti夹、玻璃体切除术、玻璃体内空气或气体注入、冷冻、透热术或光凝术等当中的一种，或联合永久性或暂时性巩膜扣带术[114, 151-155]。

黄斑裂孔也可能发生在另外一些情况下，其中一些不太常见，比如Best病[156, 157]、成人卵黄样黄斑营养不良[158]、高度近视伴有后巩膜葡萄肿[150]、后部小眼球[159]、先天性动静脉瘤[160]、高血压性视网膜病变[161]、局部应用毛果芸香碱[162, 163]、气体填充视网膜复位术[164]，以及Nd-YAG后囊切开术等[165]。本书其他地方讨论了由周边视网膜裂孔、外伤、近视、视网膜前膜收缩以及日光性视网膜病变等导致的伴有黄斑裂孔的孔源性视网膜脱离。

图7.16　**黄斑裂孔的自然病程。**

A：黄斑裂孔自然病程示意图。

3期裂孔，大多数黄斑裂孔直径在400~600 μm，平均视力为20/200。

4期裂孔，在一些裂孔中发生玻璃体后脱离。在3期和4期裂孔周围通常可见到明显的视网膜前膜（箭头）。平均视力为20/200。

视网膜自发性复位，这偶尔会发生并且其视力显著提高。这些裂孔在生物显微镜下无法和内板层孔相区别（图B和图C）。然而，在血管造影上前者显示出高荧光，而后者没有。

裂孔消失。复位的视网膜边缘可以变平，并且在一些情况下（示意图中未显示），裂孔缘可彼此相连，这可能是胶质细胞增生的结果，与玻璃体手术后患者中的表现类似。

视网膜前膜过度生长导致裂孔闭合。裂孔周围视网膜前膜挛缩或过度生长导致裂孔闭合。

B和C：该患者随访3年后，图B中所示的2期黄斑裂孔的脱离环自发性消失（图C）。患者的视力为20/200。

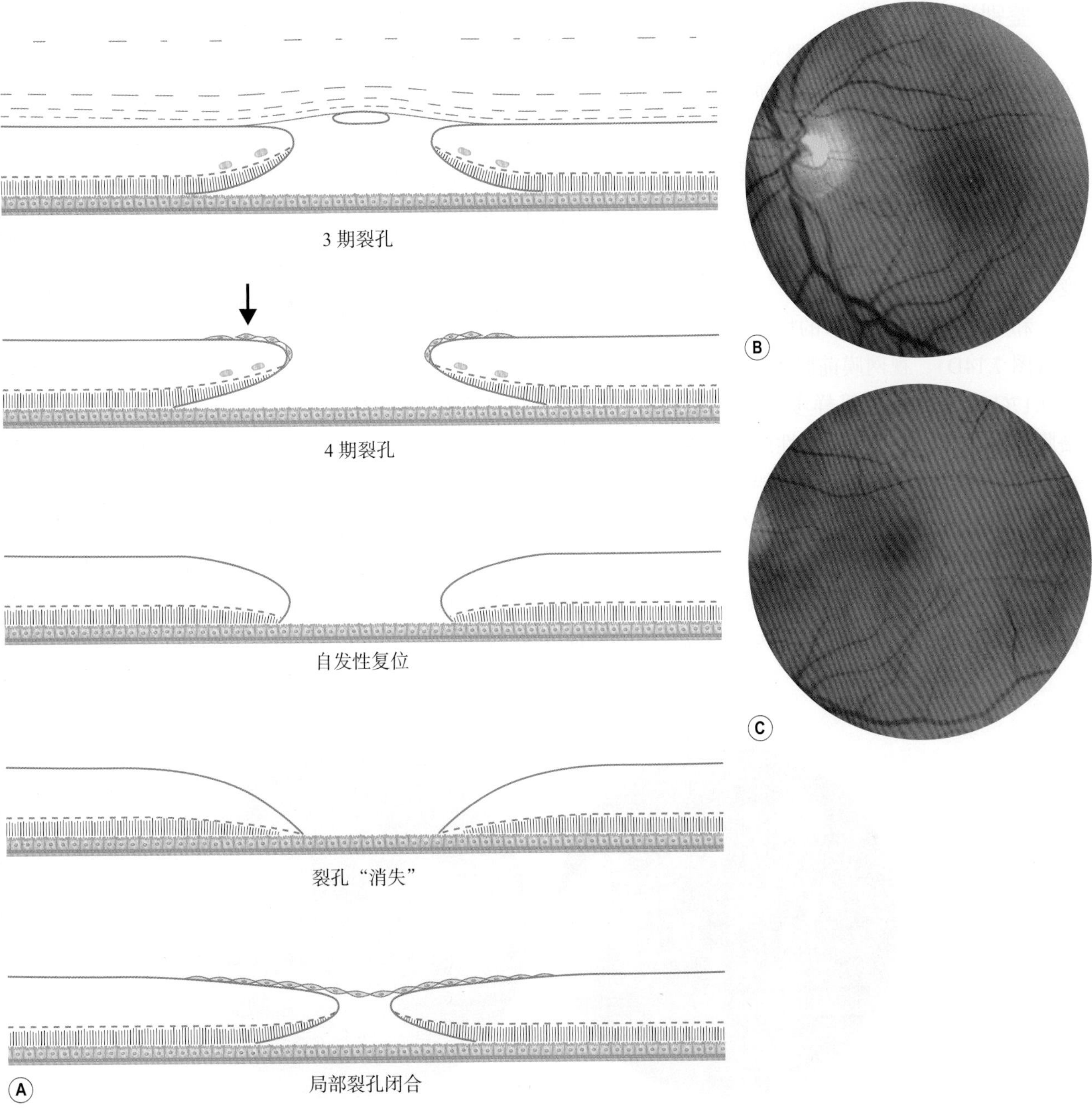

图 7.16

鉴别诊断

大多数以1-A期先兆裂孔的诊断转诊至作者处的患者，导致其中心凹黄色病变的原因包括：孤立性玻璃膜疣、小的RPE脱离、特发性中心性浆液性脉络膜视网膜病变、中心凹脱离伴有视网膜前膜、双侧特发性中心凹旁视网膜毛细血管扩张症、图形样营养不良、囊样黄斑水肿以及日光性黄斑病变（图7.17）[84]。

和全层黄斑裂孔类似的病变包括内层黄斑板层孔（图7.14D）、视网膜前膜中的裂孔（图7.16J~L；图7.17G~I）、RPE地图样萎缩（图7.17G~I）、脉络膜新生血管、中心性浆液性脉络膜视网膜病变的一小部分区域、囊样黄斑水肿伴有中央大囊肿（图7.17A~C）、双侧的中心凹旁视网膜毛细血管扩张症的局部视网膜萎缩（图7.17D和E）、先天性视盘小凹，以及罕见的孤立的黄斑囊肿[105, 115-117]。能将黄斑全层裂孔和大多数类似病变加以鉴别的特征包括孔周视网膜脱离环、裂孔底部内的黄色沉积物，以及血管造影早期中与裂孔大小相一致的高荧光区。接触镜检查结合裂隙光带检查法（Watzke征）、50 μm激光瞄准光测试法、OCT以及荧光素血管造影检查等有助于取得正确的诊断。超声波检查能够检测PVD和假性孔盖，但并不优于接触镜检查[118-120]。

图7.17 **类似于黄斑裂孔的病变。**

A~C：该男性患者中特发性囊样黄斑水肿（CME）伴随中央大囊肿（图A和图C）被误诊为黄斑裂孔。血管造影提示了正确的诊断（图B）。

D~F：双侧特发性中心凹旁毛细血管扩张症导致视网膜局部萎缩（图D和图F），在血管造影（图E）之前被误诊为黄斑裂孔。

G~I：该老年患者中，年龄相关性黄斑变性导致的外层视网膜和视网膜色素上皮地图样萎缩（图G和图I）以及局部高荧光（图H）被误诊为黄斑裂孔。

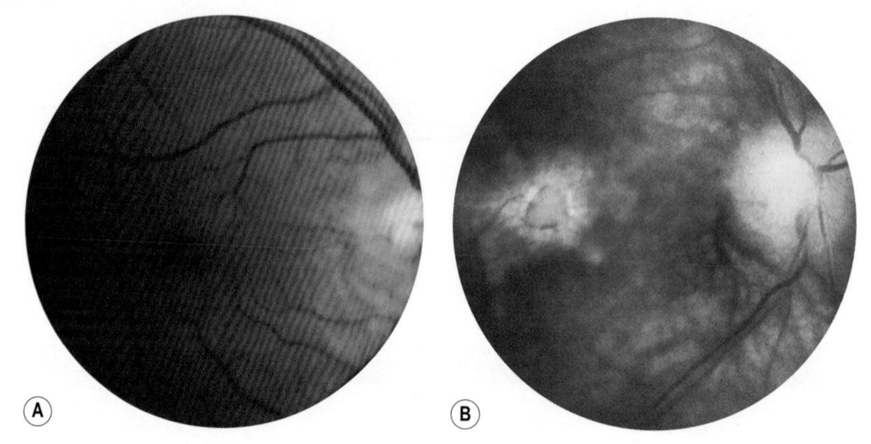

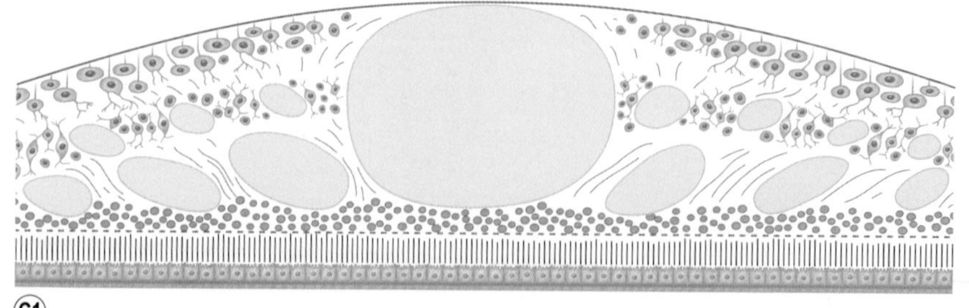

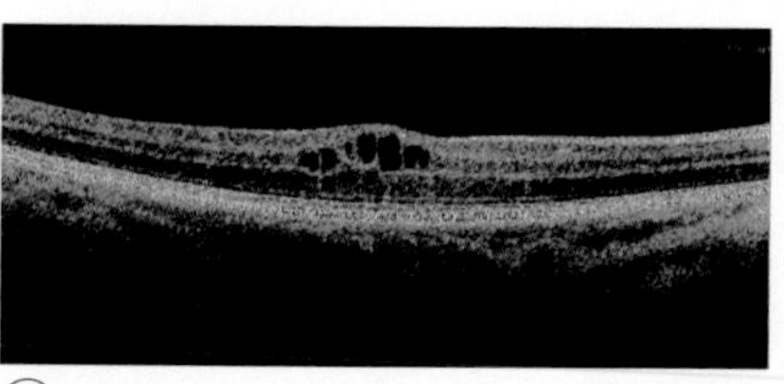

图7.17

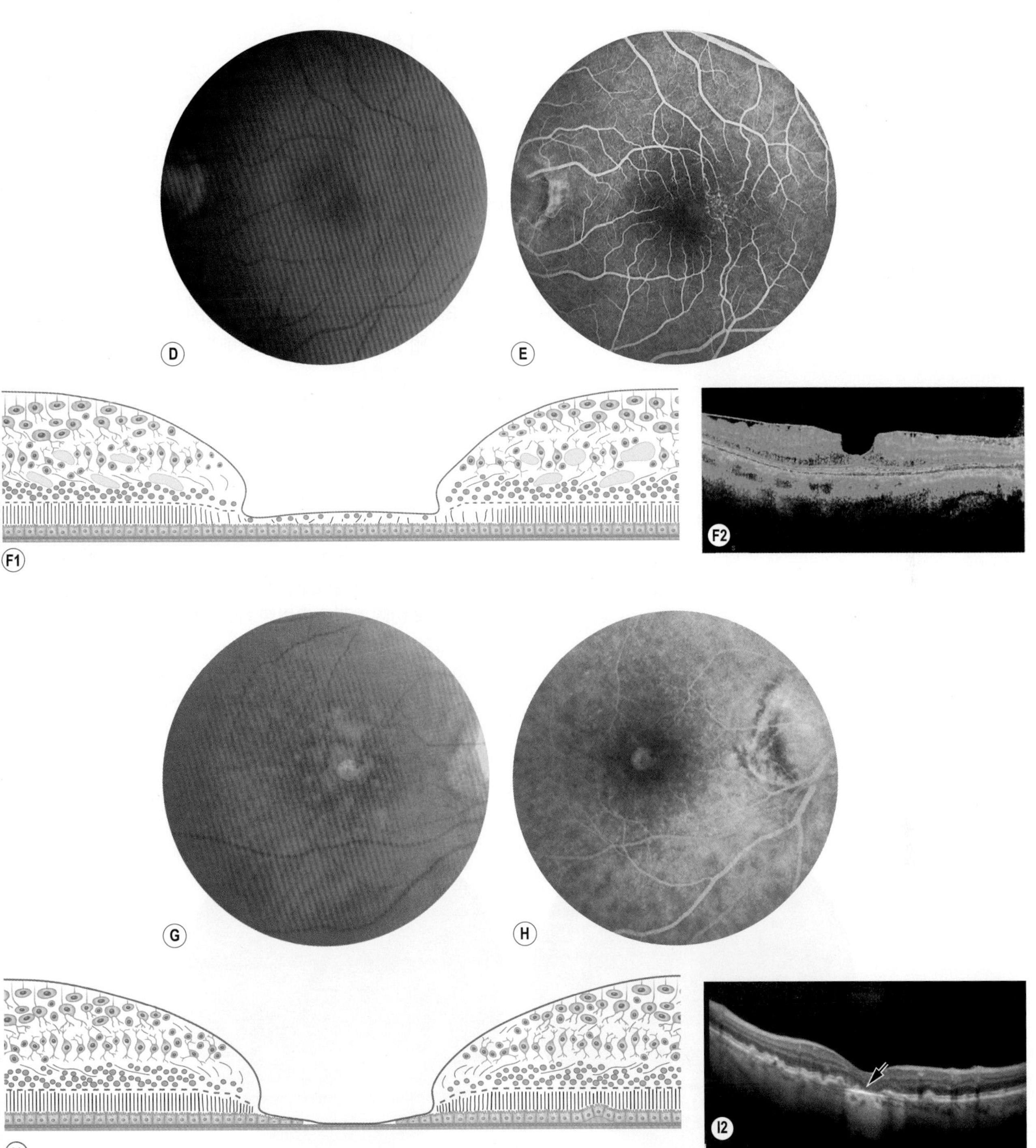

图 7.17（续）

图 7.17（续）。

J~L：该患者右眼存在黄斑裂孔，左眼没有症状。视力为 20/20。一个浓缩玻璃体圆环贴附在内侧视网膜中央内表面（图 J），视网膜内表面的微小皱褶提示存在隐性的中心凹旁视网膜前膜（图 L）。没有玻璃体后脱离的证据。该患者迅速出现玻璃体后脱离、轻度视物模糊，以及明确的中心凹旁视网膜前膜的表现（图 K）。

图 7.18　黄斑裂孔手术修复的图解。

A：3 期裂孔术前。箭头表示浓缩的玻璃体皮质（假性孔盖）黏附于液化玻璃体（黄斑前囊）和视网膜裂孔之间的玻璃体凝胶层上。

B：术后。玻璃体切除术、剥除玻璃体皮质和玻璃体内注射气体后。患者采用俯卧位，气泡将裂孔边缘顶压至视网膜色素上皮。

C~E：放大显示视网膜胶质细胞增生和收缩导致视网膜向心性移动以及裂孔闭合。

F~I：68 岁女性患者，3 个月内视力降低至 20/80−。2 期裂孔伴有附着于中心凹边缘的偏心孔盖（图 F 和图 G）。在玻璃体切除术联合内界膜剥除术后裂孔闭合，视力提高至 20/30。

J 和 K：60 岁女性，玻璃体切除联合内界膜剥除术后 6 个月，裂孔闭合，黄斑中心凹厚度恢复正常。

(J 和 K，由 Dr. Franco Recchia 提供)

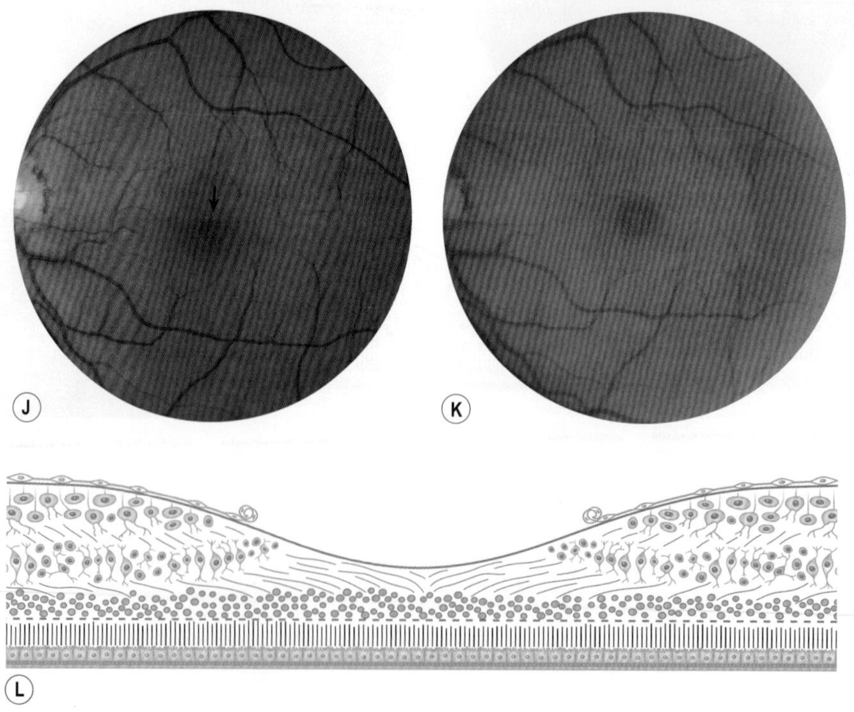

图 7.17（续）

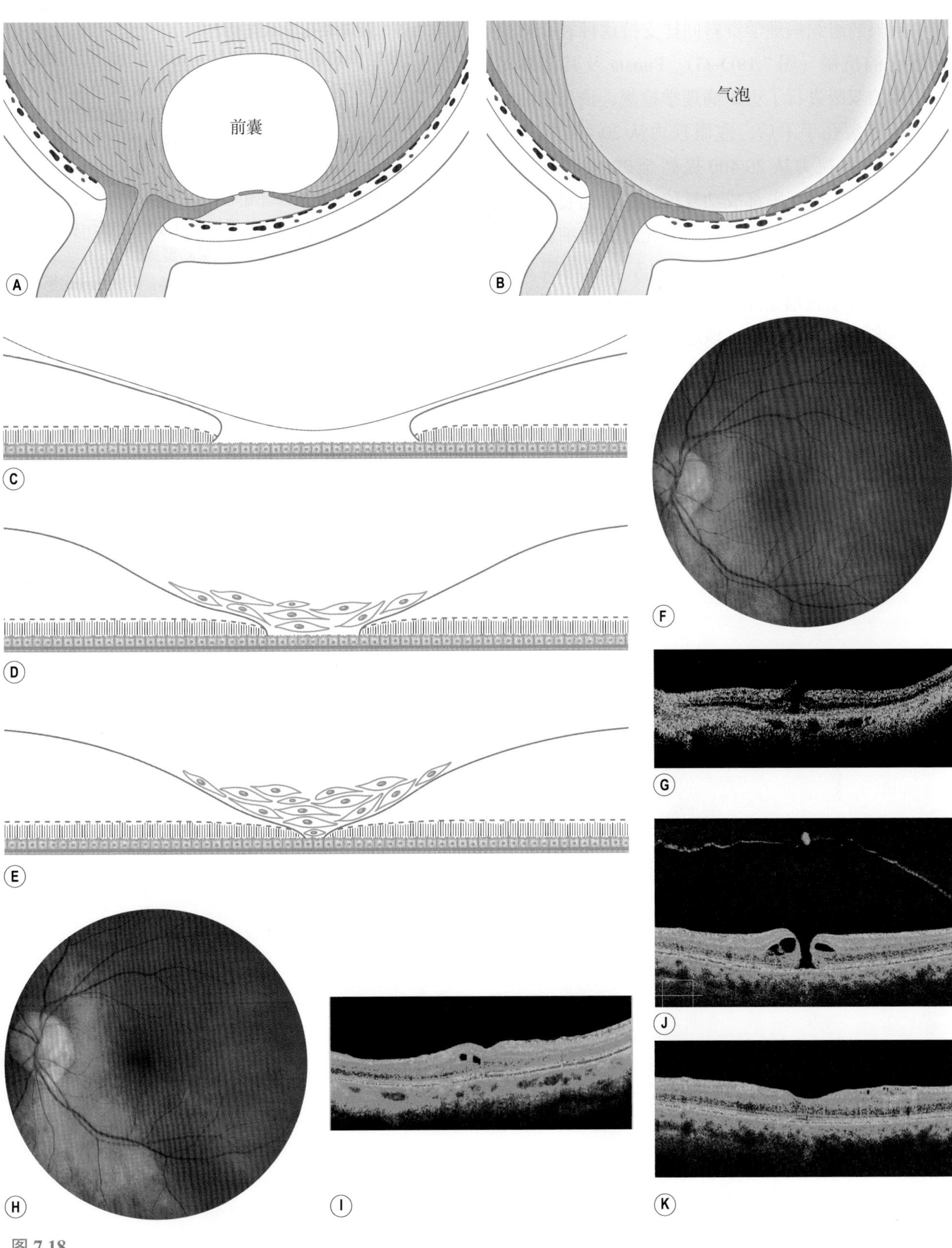

图 7.18

有限的组织病理学资料同样支持这种裂孔形成和闭合的机制（图 7.19D~G）。Funata 及其同事对一患者的双眼进行了组织病理学检测，该患者在经过视网膜裂孔手术后，左眼视力从 20/400 提高至 20/30，右眼视力从 20/400 提高至 20/40[143]。他们发现患者双眼视网膜都成功复位。右眼的裂孔闭合与胶质细胞增生及可能的视网膜光感受器细胞向心向内移动有关（图 7.19D~F）。而左眼视网膜复位和神经胶质细胞增生无关。Madreperla 等人报道了在另一名患者中的发现，该患者术前视力为 20/80，术后视力为 20/40[144]。术后 1 个月后该患者死亡，组织病理学检测显示裂孔闭合，并且是通过 Müller 细胞增生而促进视网膜光感受器细胞在中央部分贴近（图 7.19G）。

图 7.19 **黄斑裂孔手术修复。**

A~C：3 期黄斑裂孔术前表现（图 A）。视力为 20/80。血管造影显示中央高荧光。术后表现（图 B）。视力为 20/20。裂孔消失。血管造影（图 C）显示持续的荧光环。D~F：3 期裂孔术前表现（图 D），视力为 20/200。术后表现（图 E）。视力为 20/40。尸检眼的组织病理学检查显示裂孔因神经胶质细胞增殖而闭合（箭头，图 F）。

G：黄斑裂孔手术修复后的组织病理学检查显示裂孔边缘（箭头）通过 Müller 细胞增殖而重新聚拢。

（A~D，由 Dr. William E. Smiddy 提供；E~G，引自 Funata 等[143]）

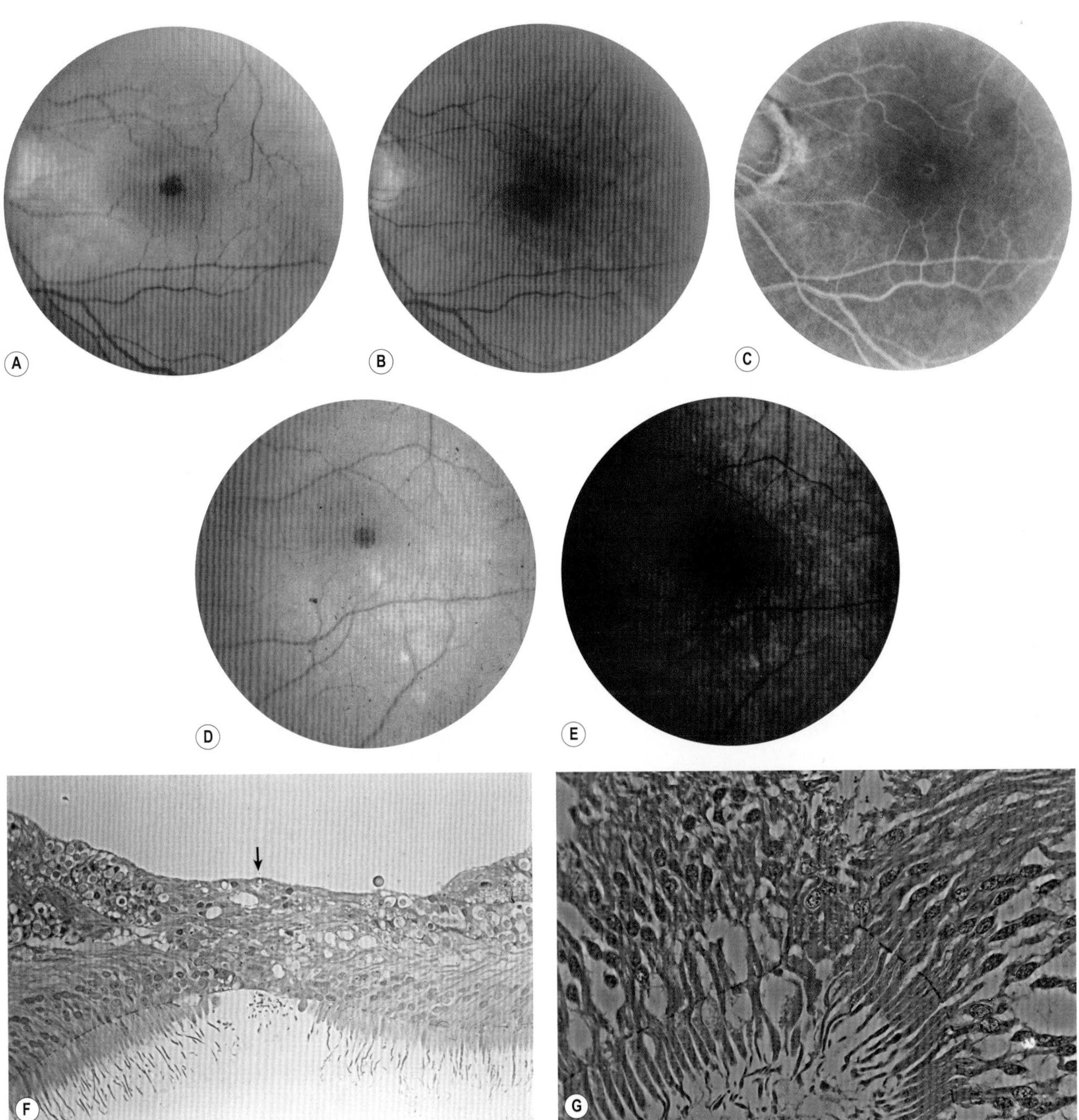

图 7.19

由视网膜前膜收缩引起的黄斑功能障碍

在发生部分性 PVD 或完全性 PVD 后，检眼镜或生物显微镜下可在黄斑区内层视网膜表面发现一层透明或半透明的纤维细胞膜（图 7.07C~G）。约 25% 的患者在 PVD 形成前可出现类似的膜（图 7.09A~C）。玻璃体皮质层状劈裂引起的异常 PVD 可在视网膜表面残留一层细胞性膜，并进一步增殖和收缩形成视网膜前膜 [23, 35, 166]。

视网膜前膜的收缩引起其下方视网膜不同程度的扭曲、水肿及退变（图 7.20；图 7.21）[83, 167-170]。

视网膜前膜可根据视网膜扭曲的严重程度、生物显微镜下的改变和相关的眼部疾病进行分类。

根据视网膜变形严重程度分级

0 级："玻璃纸样黄斑病变"

这一阶段，膜可呈完全透明样，不伴内层视网膜表面的扭曲。检眼镜或生物显微镜下其唯一的表现是视网膜内表面"玻璃纸"样反光。

1 级："皱玻璃纸样黄斑病变"

视网膜前膜收缩可导致下方的视网膜内表面形成一些小的不规则皱褶。这些变化产生不规则的、色彩多变的反光，这好比皱玻璃纸表面的反光：玻璃纸被揉成球并重新铺平，其表面上即有许多细小不规则皱纹（图 7.7G；图 7.9A；图 7.20A，C 和 F）。在生物显微镜下，膜下方的视网膜小血管的细节可能不清楚。细小而表浅的放射状视网膜皱褶从收缩膜的边缘向外延伸，这些皱褶通常是视网膜前膜存在的最突出的标志（图 7.20C 和 D）。OCT 显示内层视网膜中有细微的浅表皱褶（图 7.20L）。前膜通常集中于旁中心凹区域，但偶尔可能延伸横穿整个黄斑。这种皱褶足以使黄斑毛细血管扭曲。如果膜收缩面积足够大，则会使膜下方黄斑旁的血管扭曲，并使其周围的视网膜血管向中心凹移位（图 7.20F）。一些患者在后极部有多个局部视网膜前膜收缩的区域。除玻璃体视网膜界面改变继发于或合并有其他脉络膜和视网膜疾病的病例外，患者通常无囊样黄斑水肿、视网膜出血、视网膜渗出和 RPE 的紊乱。常有玻璃体退行性变化和 PVD，而通常无玻璃体炎症细胞。如看到炎症细胞则表明存在潜在的炎性疾病，并且炎症更可能

图 7.20　视网膜前膜。

A：图示存在视网膜内层细小不规则皱褶的皱玻璃纸样黄斑病变。

B：图示黄斑皱褶。较粗的视网膜皱褶通常伴有视网膜水肿、囊性变性和局部脱离。

C~E：该患者因中心凹旁小的视网膜前膜（箭头）引起视物变形。可注意到从前膜区域向外辐射的视网膜皱褶，其中一些经过黄斑。该患者的眼底绘图（图 D）可说明视网膜前膜（箭头）与下方视网膜的关系。血管造影显示前膜所在区域（图 E）的视网膜血管有轻度扭曲。

F：半透明视网膜前膜导致这名 55 岁患者黄斑变形，患者无其他眼内疾病的证据。膜的收缩已将黄斑旁血管拉向水平中线（horizontal raphe）。

G：14 岁女孩，没有其他眼部疾病的证据，视网膜前膜位于黄斑中心。视网膜褶皱从黄斑向外辐射。

H：40 岁男性，明显的视网膜前膜，视力为 20/20。

I~K：72 岁男性，没有其他眼内疾病证据，视网膜前膜导致黄斑皱褶。视力为 20/400。黄斑上方视网膜上存在几个外观类似于瑞士干酪的小孔（箭头，图 I）。在这些孔下面是少量的视网膜下液。该患者随访观察约 8 年而没有变化。血管造影显示黄斑旁视网膜血管明显向中央位移（图 J），早期即有视网膜毛细血管的荧光素渗漏，视网膜（图 K）不规则荧光着染。由于视网膜结构明显扭曲，典型的囊样形态不明显。

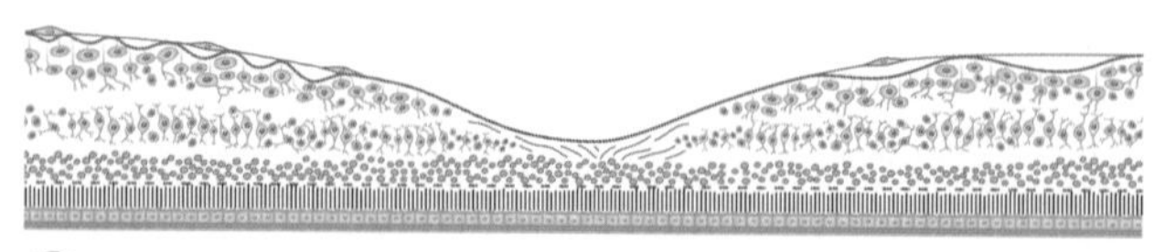

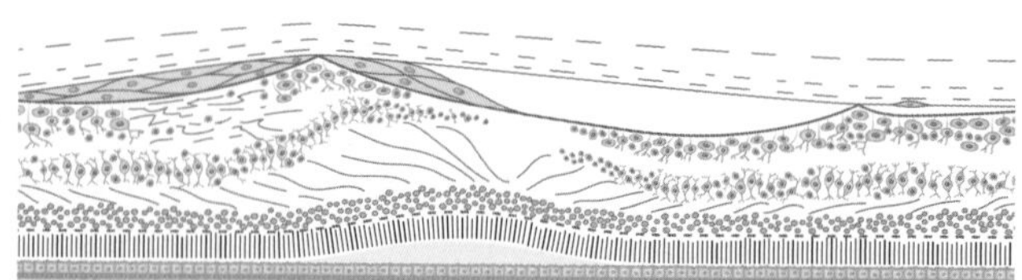

图 7.20

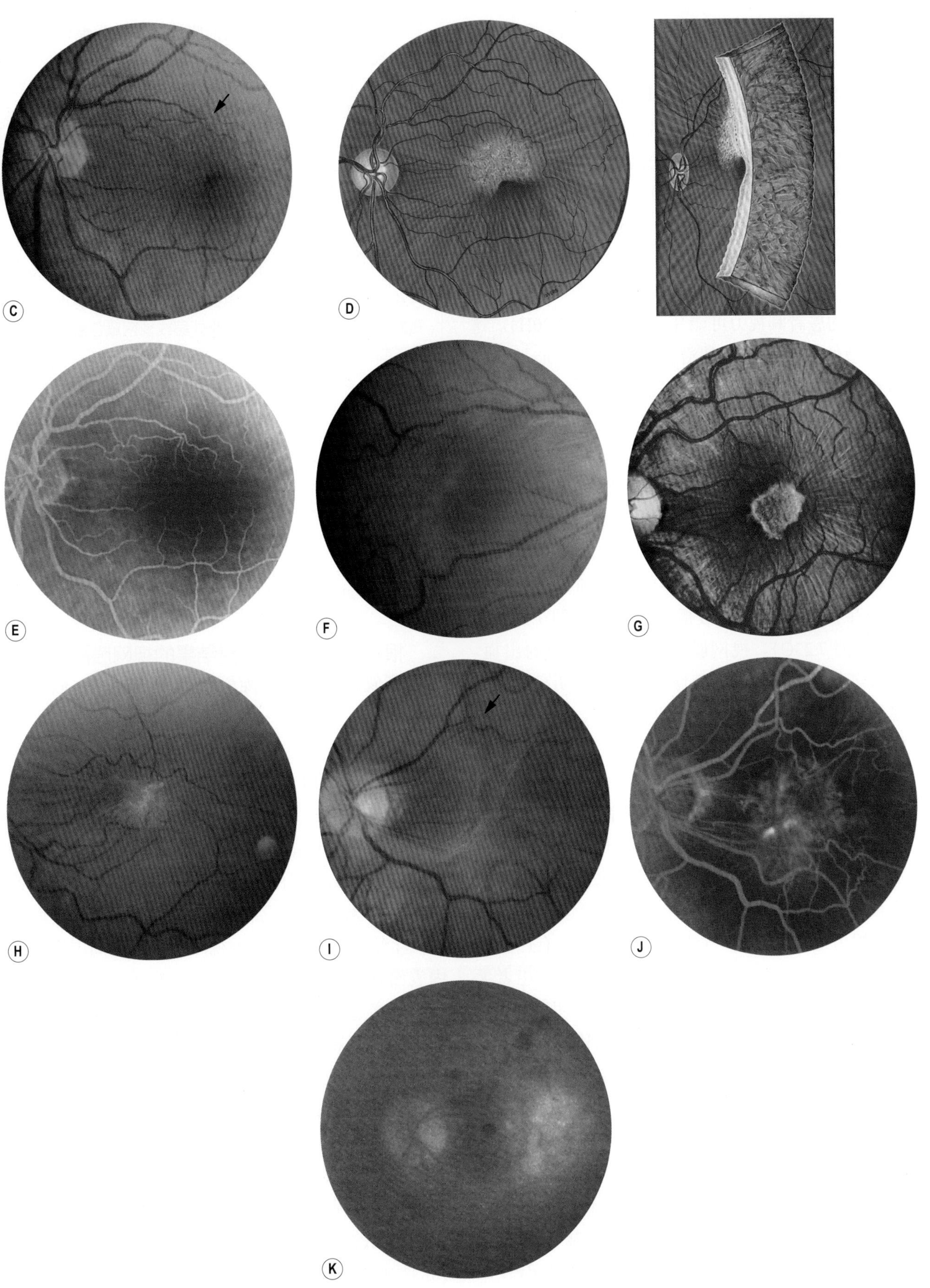

图 7.20（续）

是视网膜前膜的原因，而不是其结果。许多1级前膜患者的视力正常且无症状。OCT可能显示中心凹凹陷轻度变平，无视网膜增厚或囊样改变（图7.20L）。一些患者由于一眼出现轻度的视力障碍而就诊。患者通常无法确定视力问题的起始日期。视力下降程度多不会低于20/40。视力下降的患者可以证实其存在视物变形。由视网膜前膜引起的视力下降主要与视网膜外层（光感受器）的扭曲有关，而与膜的大小或透明程度无关。黄斑中心有明显前膜的患者其视力可能并未受累（图7.20H）。这种类型的前膜可能因其沿着ILM逐渐向心性收缩所致。

2级："黄斑皱褶"

视网膜前膜可以足够致密，以致在视网膜内表面上形成明显的灰色膜（图7.20B和G~I；图7.22A）。它可能部分遮盖下方的视网膜血管。在这种情况下，视网膜有明显的变形和皱褶，并且可能存在黄斑区粗大皱褶（图7.20I；图7.22A和C~E；图7.23C）。视网膜水肿、视网膜小的出血、棉绒斑和视网膜局部浆液性脱离可伴有明显的视网膜前玻璃体膜形成和收缩。超过90%的病例存在Weiss环。

在黄斑发生严重变形后不久，血管造影通常可显示其下方的视网膜血管渗漏和视网膜水肿（图7.20J和K）。由于视网膜变形，荧光着染的形态是不规则的，并且无典型的囊样黄斑水肿。在数周或数月内，视网膜水肿和荧光素渗漏的量通常会减少。视力通常会受到严重影响。如果黄斑有严重皱褶，视力可能不到20/200。在许多情况下，患者无法确定其症状的起始日期。而在另外一些人当中，他们可能会有突然出现的中央闪光感和中心视力下降（图7.23C）。皱褶影响到视网膜全层的患者，常有视物变形。

造成视网膜皱褶的视网膜前膜可能偏居于旁中心区域，包括视盘区域，在这种情况下，黄斑功能的丧失主要是由于牵拉位移以及中心凹区域的扭曲引起的（图7.22C~E）。视盘旁的视网膜前膜收缩可能偶尔会被误认为是视盘水肿或视盘旁RPE和视网膜联合错构瘤。

图7.21 中心凹旁视网膜前膜的自发性收缩导致类似黄斑裂孔的表现。

A~C：无症状的64岁女性患者，视网膜前膜孔类似黄斑裂孔，该眼视力20/15，Amsler表、静态和动态视野检查均正常。注意在视网膜前膜孔周围的视网膜内表面的细皱褶和从黄斑区域向外辐射的细小视网膜皱褶（图A）。血管造影显示无异常（图B）。OCT和示意图（图C）显示收缩前和收缩后（下方）的纤维细胞性视网膜前膜（箭头，上图），以及假性孔形成。膜围绕但不覆盖中心凹区域。图B显示视网膜前膜自发收缩。构成视网膜前膜的细胞缩短导致视网膜内层向前和向中央位移，从而产生假性黄斑裂孔的临床表现。注意，视网膜外层或视网膜色素上皮层无变形或变形甚微。

D~F：69岁女性，右眼有漂浮物2个月，视网膜前膜孔自发性部分闭合。右眼视力为20/25，左眼视力为20/20。右眼有玻璃体后脱离，前部和后部玻璃体中存在一些细胞。注意由视网膜前膜（图D）包围的椭圆形孔。荧光素血管造影正常。15个月后，右眼的视力为20/50。视网膜前膜的进一步收缩使膜中的椭圆形孔变窄形成水平状裂缝，位于黄斑中心的颞侧位置（图E）。图F示意视网膜前膜的收缩和假性黄斑裂孔的部分闭合。

（A和B，引自Gass[115]）

根据生物显微镜检查结果的视网膜前膜分类

形似黄斑裂孔的视网膜前膜中心孔（假性黄斑裂孔）

围绕但未覆盖中心凹区域的视网膜前膜的自发收缩可产生类似黄斑全层裂孔的生物显微镜下外观（图7.17J~L；图7.21；图7.24）[115, 171-173]。这些膜中的大多数可能形成于PVD之前，并且由于中心凹区域玻璃体视网膜黏附异常紧密，而未能覆盖该区域。患者通常没有主诉，视力正常或接近正常。生物显微镜检查显示视网膜前膜孔周围视网膜内表面有皱褶，以及孔区域呈穿凿样的外观。当裂隙光束穿过孔移动时，通常可见反光，这是孔的底部存在视网膜组织的证据。中心凹反光通常消失。荧光素血管造影一般正常（图7.21B），但可能显示与假性裂孔相对应的非常微弱的高荧光区域。其荧光强度通常远不如在全层裂孔中观察到的细微颗粒状高荧光（图7.13I~L）。可能是中心凹旁半透明的视网膜前膜的存在，使得中心凹区域与之相比显得有微弱的高荧光。在假性裂孔中并无全层黄斑裂孔的特征，包括其边缘的脱离光晕、孔内的黄色沉积物和一些孔前面的半透明孔盖。OCT可显示光

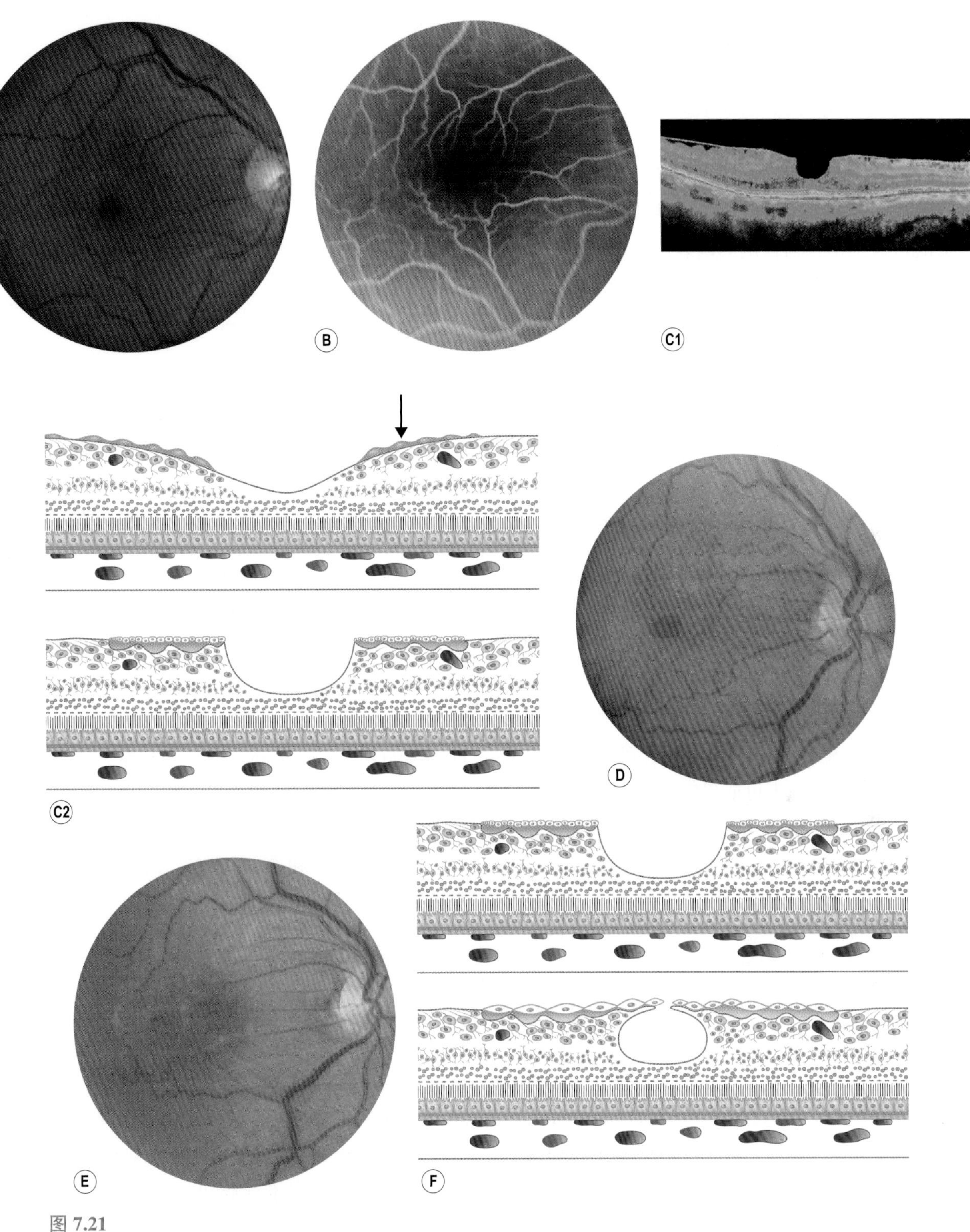

图 7.21

感受器保留（图 7.22C），这与全层黄斑裂孔不同（图 7.11F 和 G）。这些患者的视力预后良好。在一些患者中，中心凹旁视网膜前膜的进一步收缩可能会导致中心凹区域扭曲变形（图 7.21D 和 E）。在另外一些人中，视网膜前膜可以从视网膜内表面脱离（图 7.21H~J）。泪滴状或狭缝状假性裂孔常伴有严重的黄斑皱褶。与视网膜内表面紧密粘连的中心凹旁视网膜前膜收缩可能导致中心凹处视网膜通过膜上的孔向前疝出（图 7.21I）[117, 174]。这种病变也可能被误认为是全层黄斑裂孔。Bonnet 和 Fleury 曾经记录了 3 例手术剥除视网膜前膜后出现复发性视网膜前膜的眼，这 3 只眼中均发生了这种中心凹的脱出[175]。

图 7.21（续）。

G：中心凹周围的视网膜前膜（图 G）自发性收缩后，中心凹视网膜向前疝出被误作黄斑裂孔。示意图 G 显示了视网膜前膜收缩后从视网膜前膜（上图）到视网膜疝（下图）的进展。

H~J：这名 57 岁的女子诉右眼轻度视物模糊。右眼视力为 20/25，J-1。左眼视力为 20/20，J-1。注意由视网膜前膜所包围的假性黄斑裂孔（图 H）。15 个月后患者已无症状。视力为 20/15。视网膜前膜自发地从视网膜表面（图 I）剥离。示意图（图 J）显示在剥离之前（上方）和之后（箭头，下方）的视网膜前膜。

与全层黄斑裂孔相关的视网膜前膜形成

玻璃体在中心凹周围的视网膜表面收缩，其机械力量偶尔可能足以在黄斑（图 7.24G~I）或旁中心区域（图 7.20J）中形成全层裂孔。由这种机制产生的黄斑孔通常是椭圆或不规则的。它们非常像视网膜前膜孔（假性黄斑裂孔）。然而，前者在血管造影上显示对应于全层裂孔的明显的高荧光（图 7.24J）。通常不可能确定黄斑裂孔是否先于视网膜前膜发生，或是作为前膜的并发症。全层黄斑裂孔通常伴有轻度的皱玻璃纸样视网膜病变（图 7.13K）。

视网膜前膜色素形成

特发性视网膜前膜可在没有视网膜裂孔的情况下自发出现色素沉着（图 7.22C 和 D）[176]。视网膜前膜色素增生可由于 RPE 细胞增殖而发生，通常在黄斑外区，可见于多达 3% 的孔源性视网膜脱离修复术后[177]。类似的有色素膜可能出现在周边视网膜裂孔患者的黄斑中[167, 177-180]。这种膜亦见于光凝瘢痕的表面[180]。视网膜前膜的组织病理学已显示了其内有含色素和无色素的 RPE 细胞的增殖[167, 181]。在某些情况下，视网膜前膜的色素沉着可能是由于含有黑色素或含铁血黄素的巨噬细胞引起的。

视网膜前膜下的脉络膜新生血管形成

Gass 在两名患者中观察到他们在特发性黄斑皱褶几年后出现脉络膜新生血管。另一名因视网膜前膜转诊拟手术剥除的患者在荧光素血管造影时，意外地在视网膜皱褶下发现脉络膜新生血管膜（CNVM）（图 7.22E 和 F）。在这 3 名患者中，没有证据表明其对侧眼的黄斑有任何异常，或患眼中有其他可导致脉络膜新生血管形成的原因。对于欠透明的视网膜前膜，在准备手术剥除前都应进行立体荧光素血管造影和 OCT 检查，以排除隐匿性脉络膜新生血管。

视网膜前膜的自发分离

有时，收缩膜的周边部分从视网膜表面脱离或滑移，并在膜的侧缘处卷曲成卷或嵴（图 7.21H~J；图 7.22A；图 7.23C 和 D）[169-171, 176, 182-185]。这种视网膜前膜自发性剥离的过程常止于视网膜大血管的行径处，这些部位玻璃体视网膜粘连可能是最紧密的。在一些情况下，膜可以自发地从整个黄斑表面分离，而在黄斑外成为局部的粘连团块（图 7.09A~C；图 7.23D）。在这种情况下，黄斑变形可消失，视觉功能得到改善。位于更周边的、导致牵引性视网膜脱离的视网膜前膜也可自发脱离[186]。

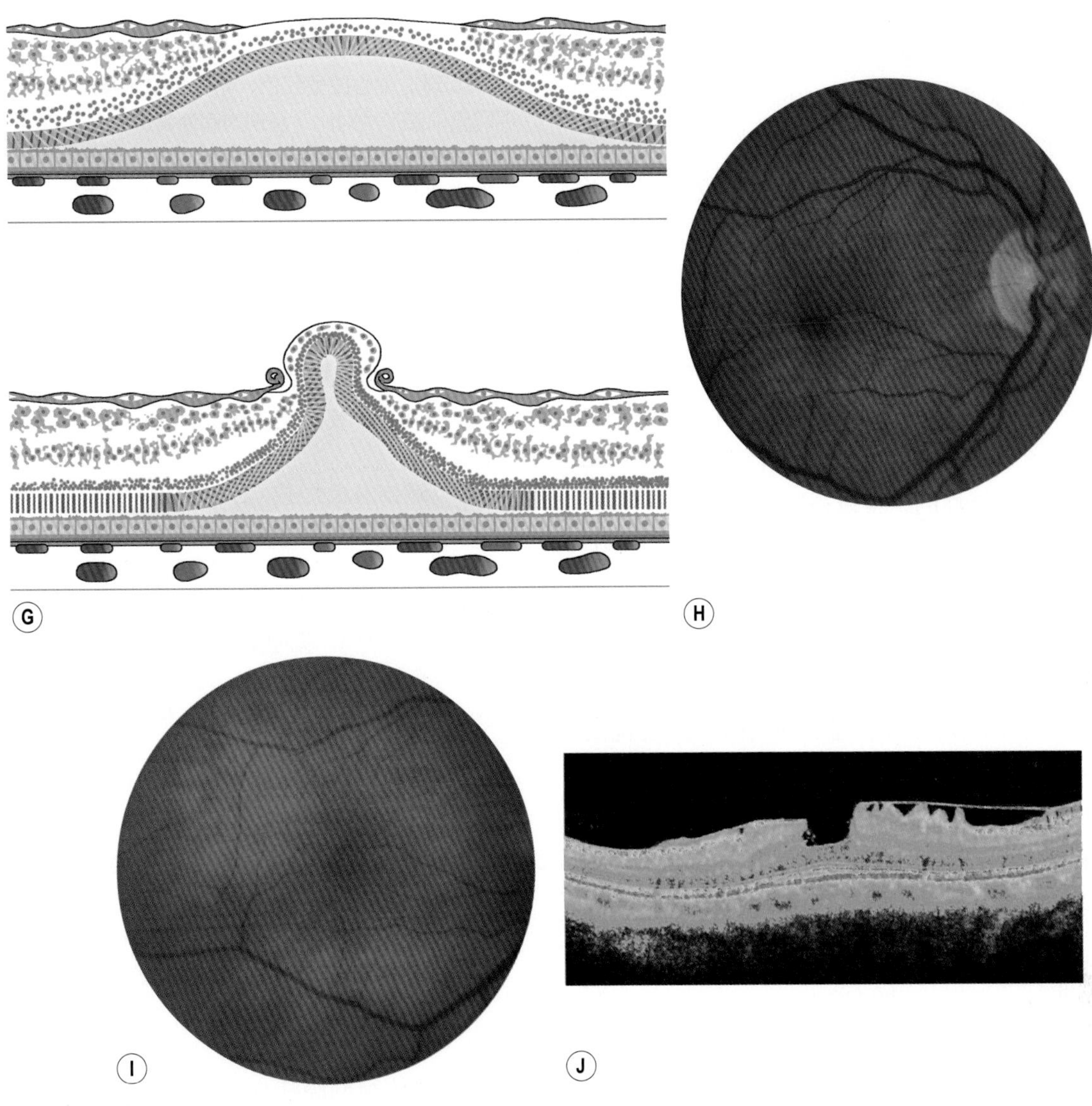

图 7.21（续）

根据相关疾病的视网膜前膜分类

特发性视网膜前膜

在没有其他眼内疾病迹象的健康患者中可能会出现皱玻璃纸样黄斑病变和黄斑皱褶[169, 170, 176, 183, 187-190]。常见于50岁及以上患者的单眼中，男女无明显差别。由于严重的皱褶引起双眼的中心视力丧失很少。应检查周边眼底以排除周边视网膜撕裂或视网膜血管病变。90%的患者存在PVD[189]。

在没有任何有关病史的情况下，无症状儿童和年轻成人偶尔会出现由视网膜前膜引起的黄斑功能障碍(图7.20G；图7.23I~L)[183, 190-195]。年轻患者的视网膜前膜通常是非进展性的，常以视网膜大血管为中心，且与PVD无关。它们偶尔可以是广泛的、多层的，并且与其下的视网膜粘连紧密(图7.10E~H)。

视网膜血管疾病

视网膜前膜形成常与引起视网膜内渗出的视网膜血管疾病相关，如糖尿病、高血压(图6.26H和L)、静脉阻塞、毛细血管扩张症、血管瘤病(图13.19)和无晶状体眼的囊样水肿[196]。在视网膜血管疾病接受激光光凝后(尤其是在黄斑旁区域进行治疗后)，有时很快就会由于视网膜前膜形成而引起黄斑扭曲。

图7.22　假性黄斑裂孔。

A：一名68岁的无症状女性患者，视力为20/20，有Weiss环。中心凹呈红色，与周围未累及中心凹的灰色的视网膜前膜形成对比，呈现为假性黄斑孔。

B和C：这名65岁女性患者的假性黄斑孔有类似外观，她还患有视盘玻璃膜疣（图B）。光学相干断层扫描显示中心凹视锥细胞完好，视网膜前膜与视网膜表面部分分离（图C）。

黄斑皱褶。

D和E：黄斑皱褶，伴有视网膜前膜部分分离及卷边（箭头，图D）。注意视网膜血管向水平嵴（图E）的显著扭曲和位移。

F和G：57岁健康女子，因右眼近期视力下降而初诊于1965年，其特发性视网膜前膜中出现了迟发性色素沉着。她的初诊视力是20/400。黄斑皱褶上没有色素沉着（图F）。直到1975年，她每年都会随访观察，在此期间她的视力提高到20/70，视网膜前膜逐渐出现色素（图G）。视网膜上没有裂孔。

H~J：该患者为手术剥除右眼特发性视网膜前膜而被转诊至Bascom Palmer Eye Institute（图H和图I）。生物显微镜下没有脉络膜新生血管形成的证据。然而，血管造影意外地发现了它的存在（图J）。

K和L：一名35岁男性患者，发现视物变形2年，有特发性视盘旁皱褶和视网膜新生血管。他的视力是20/25。注意在视网膜前膜区域内的毛细血管扩张和渗漏（图K和图L），其外周边缘沿视盘黄斑束的走向收缩。

视网膜撕裂和孔源性视网膜脱离

周边视网膜裂孔或孔源性视网膜脱离的患者中，在其治疗之前或之后常有皱玻璃纸样黄斑病变和黄斑皱褶[197-201]。黄斑皱褶是视网膜脱离成功修复后中心视力不佳的主要原因[198, 201-204]，通常发生在手术后8~16周。其发生可能主要取决于玻璃体牵拉和视网膜裂孔形成之时的相关因素，而非治疗的方法。已有多位学者提出多种与其发病机制有关的因素，包括术前黄斑脱离、玻璃体出血、低视力、视网膜裂孔边缘卷曲、星形皱褶、赤道部皱褶、冷冻治疗、年龄大于30岁[203]、多次手术[201-205]，以及术中并发症，如玻璃体丢失和多次视网膜下液引流操作[204]。眼底周边部的局灶性视网膜前膜形成与黄斑区的前膜形成一样，是星形视网膜皱褶的原因，可伴有视网膜脱离。黄斑皱褶和星形皱褶是增殖性玻璃体视网膜病变(严重的玻璃体增殖)中较轻的类型，后者由视网膜的前表面和后表面上的细胞增殖(主要是RPE细胞和星形胶质细胞)所致[206, 207]。

巩膜扣带术后发生黄斑皱褶的患者中，视力有所改善者约有20%[202]。这种改善部分是由于视网膜前膜松弛或部分脱落，部分是由于视网膜内水肿的部分缓解。该水肿在前膜形成早期时较为严重，特别是在无晶状体眼患者中。

玻璃体炎症性疾病

任何引起玻璃体炎症细胞浸润的疾病，例如弓形虫病视网膜炎(图7.09A~C)、葡萄膜炎、创伤、眼内肿瘤或者毯层视网膜变性，都可能与黄斑区视网膜前膜的形成有关。

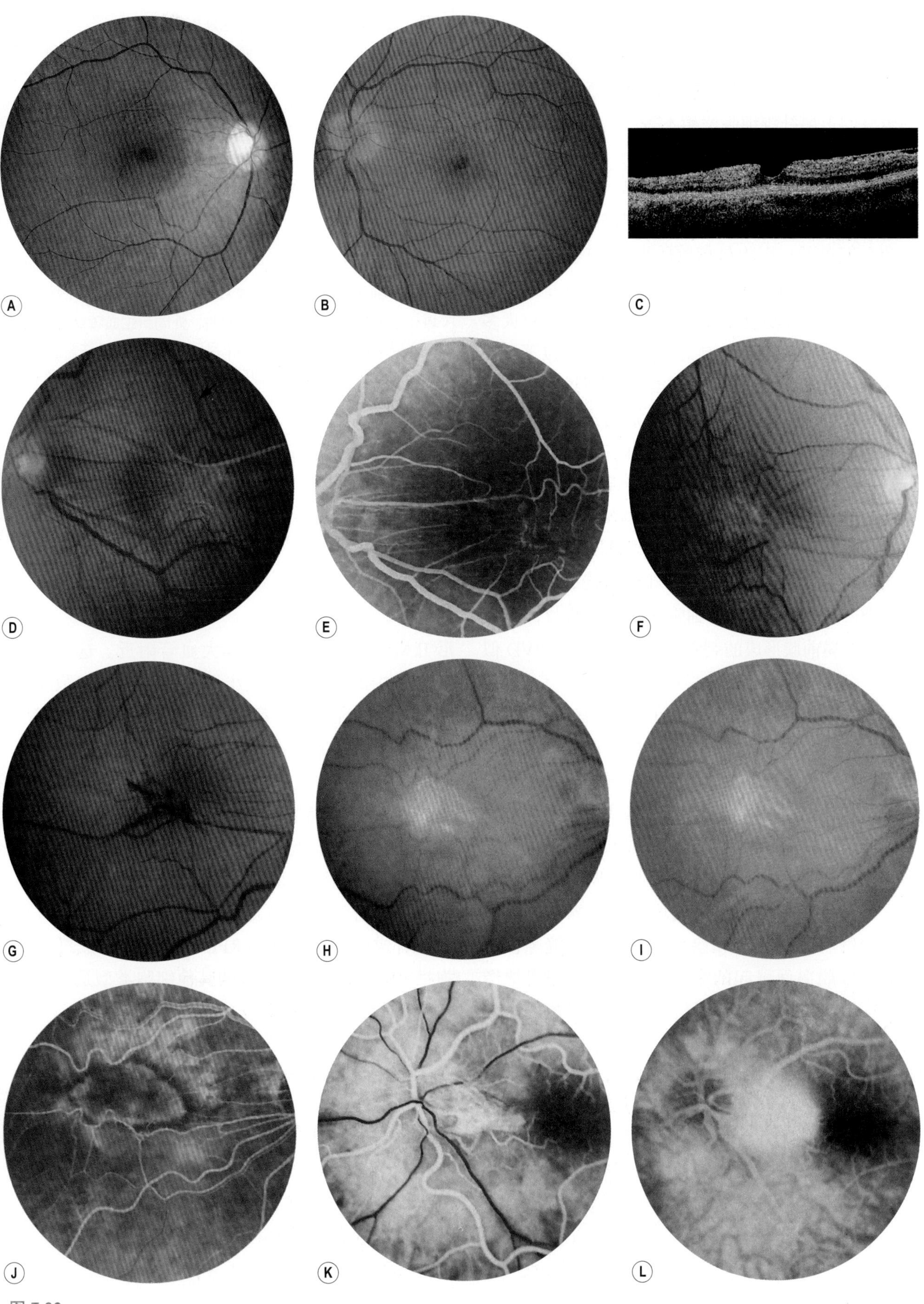

图 7.22

病理学和发病机制

组织病理学上，视网膜前膜由纤维细胞膜组成，其厚度从夹杂着细胞的单层胶原（图 7.25A）到较厚的多层纤维细胞增殖不等，后者通常为桥接着视网膜表面的粗褶皱（图 7.25B）。后者常伴有视网膜内水肿[115, 167, 178, 179, 196, 199, 208-210]。通过电子或光学显微镜的精确形态观察以鉴定视网膜前膜细胞的起源是困难的，因为星形胶质细胞、玻璃体细胞、纤维细胞、巨噬细胞[178, 211]和 RPE 细胞可转变为具有相似外观和功能的细胞[168, 177, 178, 181, 211-228]。大多数视网膜前膜由多种细胞类型组成，包括以下 1 种或多种：肌成纤维细胞、RPE 细胞、纤维星形胶质细胞、纤维细胞和巨噬细胞。在膜靠近视网膜那一侧可以看到少许 Müller 细胞足板的碎片[229]。部分（或许所有）类型的细胞都具有展现肌纤维母细胞特性的能力，这可能是视网膜前膜和玻璃体膜具有收缩特性的原因[211, 216, 228, 230-232]。实验条件下，视网膜前膜可通过多种技术诱导产生，包括玻璃体内注射血液、碳颗粒、成纤维细胞和 RPE 细胞[225, 233-237]。

视网膜前膜形成的刺激因素知之甚少。PVD 似乎是一个重要的刺激[34, 36, 166, 169, 200, 238-241]。

大约 75% 的视网膜前膜可见于有 PVD 的眼中[187, 238, 242]。这些膜特别容易发生于玻璃体视网膜分离后有短暂玻璃体黄斑牵引的情况，可见于玻璃体脱离和孔源性视网膜脱离后的数周或数月内[200]。关于玻璃体脱离后视网膜前膜形成和收缩，人们提出了两种不同的机制。一种机制（较新，不太常见）是纤维星形胶质细胞的增殖和收缩，该细胞通过视网膜的 ILM 和视盘中原有的一些缝隙，或因玻璃体脱离而引起的裂缝，从视网膜和视神经向内扩展生长。这些裂缝最有可能发生在视盘或沿 ILM 较为薄弱的视网膜大血管附近。这些纤维细胞膜中的细胞，其核小而呈纺锤形，细胞质稀少，并组成合胞体沿着视网膜内表面以单层或多层方式排列（图 7.25A）。细胞的收缩和相互作用，而非细胞外组分的收缩，可能是引起视网膜皱褶的最重要因素[243]。特发性视网膜前膜的电子显微镜研究表明，RPE 细胞和纤维星形胶质细胞是构成这些膜的主要细胞类型[244]。年轻患者的膜、最近出现症状的患者的膜和复发膜当中，更可能含有那些具有成肌细胞分化的 RPE 细胞以及肌成纤维细胞[193, 194, 234]。偶尔占优势的其他细胞类型是纤维细胞和肌成纤维细胞。

图 7.23　视网膜前膜的自发分离和移动。

A 和 B：注意这名 44 岁男性患者 5 年内视网膜前膜（箭头）的局部剥离和颞上方移位。

C 和 D：视网膜前膜的自发性脱离。这名 66 岁的男性患者在白内障摘除术后 28 个月时出现由黄斑皱褶（图 C）引起的急性视力下降、闪光感和视物变形。初次检查后 11 个月，他的视力恢复到 20/30，残余浓缩的膜仍然附着在乳头黄斑束区（图 D）的视网膜上。

E~H：这名女性患者左眼有巩膜扣带术史，由于黄斑区的视网膜前膜引起中心视力下降（图 E）。在下方扣带区视网膜上，视网膜毛细血管呈瘤样增生。血管造影显示褶皱区域（图 F）视网膜血管轻度扭曲，外周新生血管病变着染。在激光治疗新生血管病变几个月后（图 G），她注意到视力自发改善，左眼黄斑的视网膜前膜已从中央黄斑区域（图 H）剥离。

I~L：这名 11 岁的男孩右眼由皱褶导致中心视力下降（图 I）。血管造影显示黄斑区视网膜血管（立体，图 J 和图 K）扭曲和向中心移位。手术剥除膜（图 L）后，视力从 20/200 提高到 20/25。

（I~L，由 Dr. Patrick E. Rubsamen 提供）

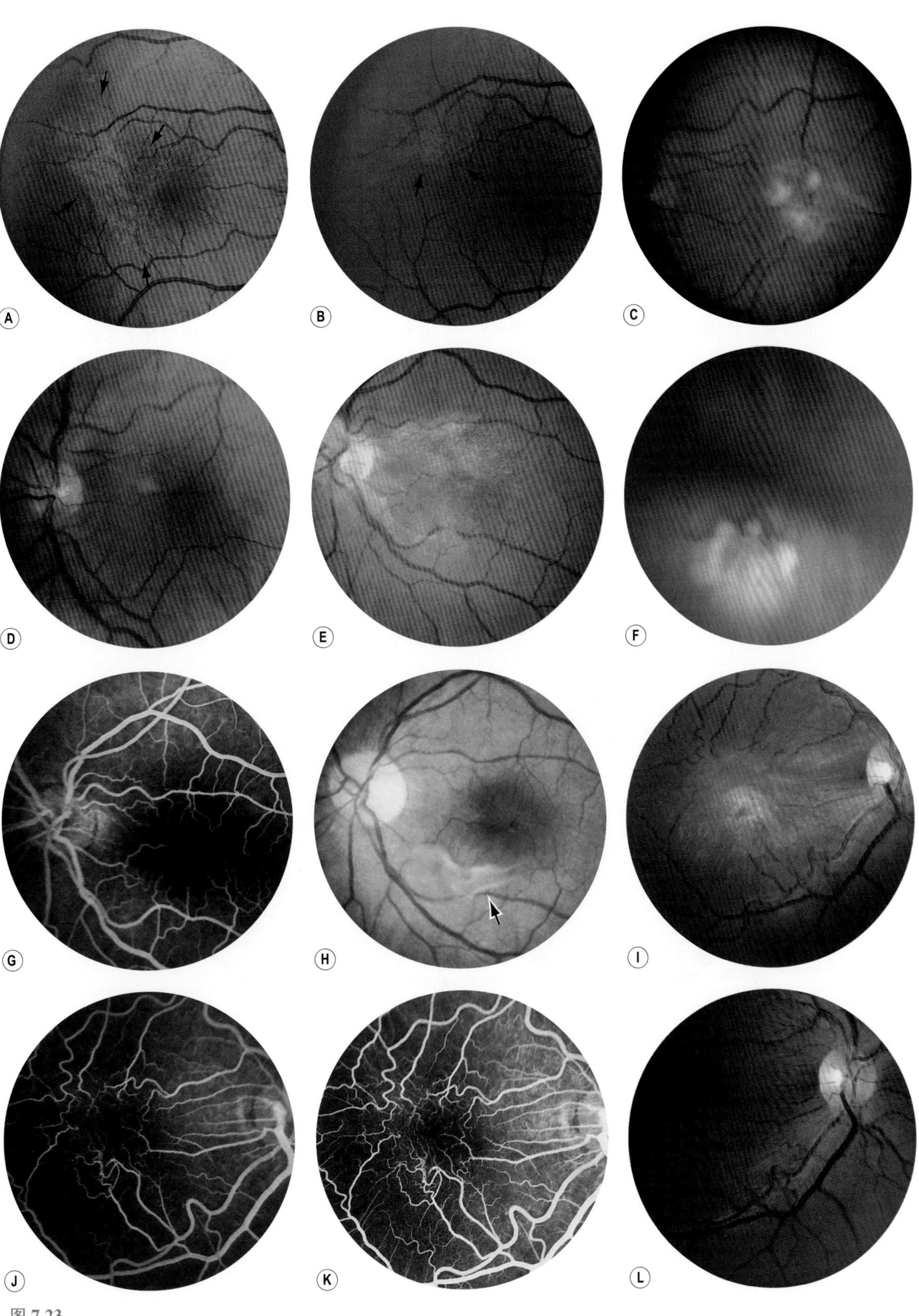

图 7.23

玻璃体皮质残余物的收缩，以及异常 PVD 后留在视网膜内表面的玻璃体细胞的增殖和纤维化生是视网膜前膜形成的另一种假设机制（图 7.02）[34, 36, 166, 169, 183, 221, 239-241, 245]。

相较于那些组织学上细胞稀疏的膜，这种机制在那些较厚的、多层的并且局限于中央黄斑区域的前膜中更为常见[167]。异常 PVD 导致玻璃体劈裂，这可能是视网膜前膜形成的前驱事件。玻璃体皮质的劈裂造成后方包含玻璃体细胞的皮质层遗留在视网膜上，可能导致了视网膜前膜的形成[34, 36, 166, 240, 241]。Kishi 和 Shimizu 注意到在大多数视网膜前膜的眼中，在黄斑前方后脱离的玻璃体后界膜存在椭圆形的缺损[245]。他们将此解释为玻璃体后皮质的襞裂，可能发生在黄斑区视网膜前膜形成之前。他们设想，遗留在黄斑表面的玻璃体皮质成为细胞成分得以进入视网膜前膜的支架。

图 7.24　与视网膜前膜相关的假性黄斑裂孔和黄斑裂孔。

A~C：无症状的男性患者，视力为 20/25，部分脱离的视网膜前膜上的孔（图 A 和图 C）类似黄斑裂孔及视网膜脱离边缘。血管造影显示中心弱荧光（图 B）。示意图显示部分脱离的视网膜前膜上的孔（箭头，图 C）。

D~F：中心凹旁的视网膜前膜上的孔，类似黄斑裂孔，膜和后极部玻璃体（立体视图，图 D 和图 E）都已脱离。示意图 F 显示假设的病变解剖结构。

G~L：视网膜前膜收缩伴有全层黄斑裂孔和视网膜脱离。注意 1970 年 6 月 12 日的小孔（箭头，图 G）。视网膜前膜覆盖了孔的鼻下大部分。到 1970 年 7 月 27 日，膜进一步收缩，露出了 1/3 视盘直径的孔（图 H）。在 1970 年 12 月 4 日，患者注意到由孔源性视网膜脱离引起的进一步视力丢失（图 I）。箭头所示为外层视网膜皱褶。没有视网膜前膜，而高荧光证实存在全层孔（箭头，图 J）。没有其他裂孔。到 1971 年 2 月 9 日，视网膜前膜再次生长并跨越孔（箭头，图 K）。视网膜脱离持续存在。在黄斑裂孔区行光凝 10 个月后，视网膜前膜向下退缩，黄斑裂孔闭合，视网膜脱离消退（图 L）。

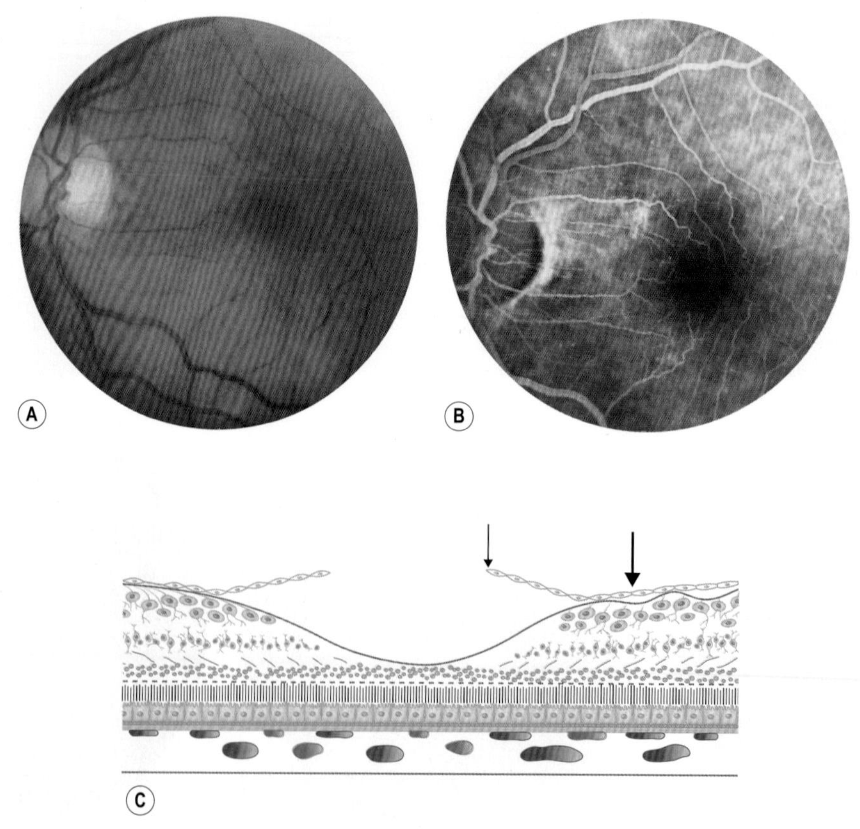

图 7.24

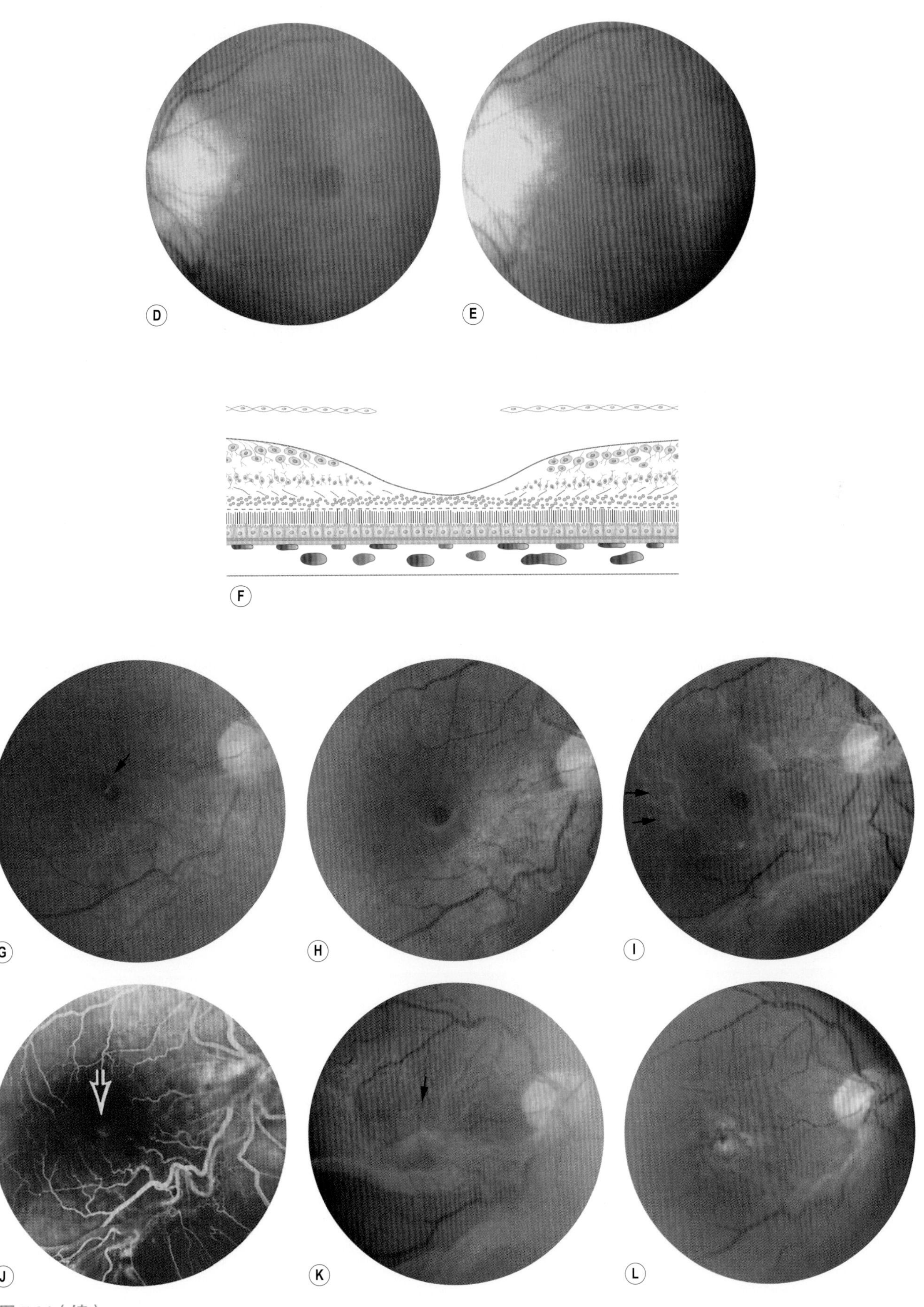

图 7.24（续）

预后

视网膜前膜收缩引起黄斑变形的患者在初次检查后其变形常无或甚少进展[176, 183, 189]。然而，少数患者在数月或数年间可有视功能的逐渐下降[211, 246]。变形加重并不常见，这表明前膜的收缩通常是迅速发生并且是自限性的。血管造影中视网膜毛细血管的渗漏多在视网膜前膜收缩后的不久出现，并且更多见于进展可能性大的前膜中[247]。大约 50% 的患者能够保持良好的视力，并且 80% 的患者其视功能稳定或有改善。不到 10% 的人表现出视力下降。前膜的自发剥离偶尔会带来明显的视力改善（图 7.08A 和 B；图 7.21H~J；图 7.23C 和 D）[193, 244, 248-250]。周边部视网膜血管瘤激光或冷冻治疗后，更有可能会发生黄斑区视网膜前膜的自发剥离（图 13.19A~F）[248, 250]。血管造影中的渗漏表现可能是视网膜前膜形成的结果，也可能是视网膜分支静脉阻塞或视网膜血管瘤中视网膜前膜形成的前兆。

治疗

在没有任何玻璃体炎症的证据时，没有理由相信对于可能伴有严重皱褶的视网膜内水肿的患者使用皮质类固醇治疗是有益的。通过手术已能成功地将视网膜前膜从黄斑表面剥离下来（图 7.23I~L）[244, 251-268]。最佳手术对象是中度至重度视力下降，以及黄斑皱褶病程短的患者。大约 75% 的患者在手术后可有 2 行的视力改善。用或不用染料（ICG 和台盼蓝）辅助剥膜，其结果似乎相似[269-272]。手术并发症包括白内障（2 年内为 50%~75%）、周边视网膜裂孔、视网膜脱离、后极部视网膜裂孔、光毒性黄斑病变（尤其是使用 ICG 染料辅助时）、前部缺血性视神经病变和眼内炎[254, 256-259, 261, 273, 274]。视网膜前膜再生可见于一小部分病例。在多层玻璃体劈裂的病例中，未能剥除所有各层视网膜前膜可能导致复发[34]。

图 7.25 视网膜前膜引起的黄斑变形的组织病理学。
A：皱玻璃纸样黄斑病变的光学显微照片显示由视网膜前膜收缩引起的视网膜内表面的细小皱纹。菲薄的纤维细胞膜（箭头）位于起皱的内界膜的表面上。
B：光学显微照片显示视网膜前膜收缩导致的黄斑皱褶、囊样黄斑水肿和黄斑变性。在大的视网膜皱褶附近，膜被人为分离开来（箭头）。

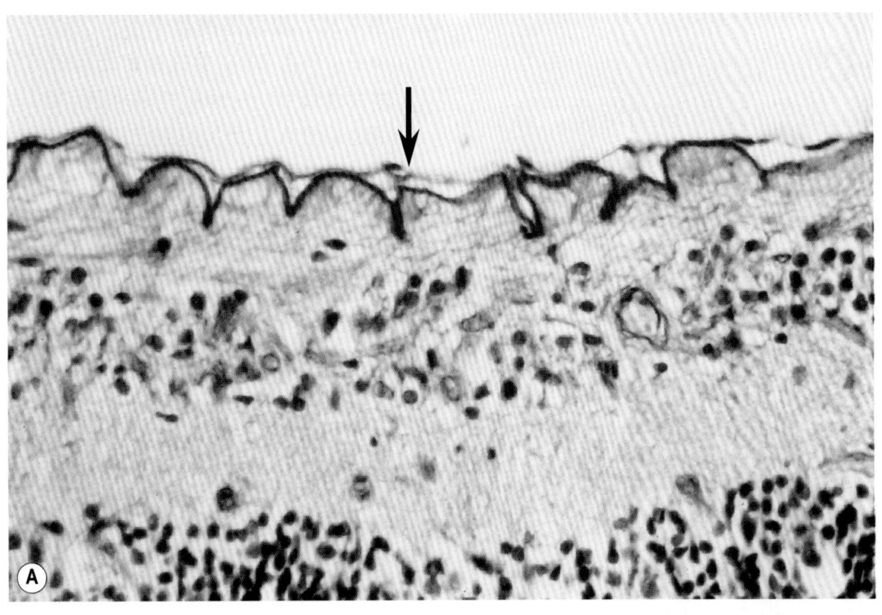

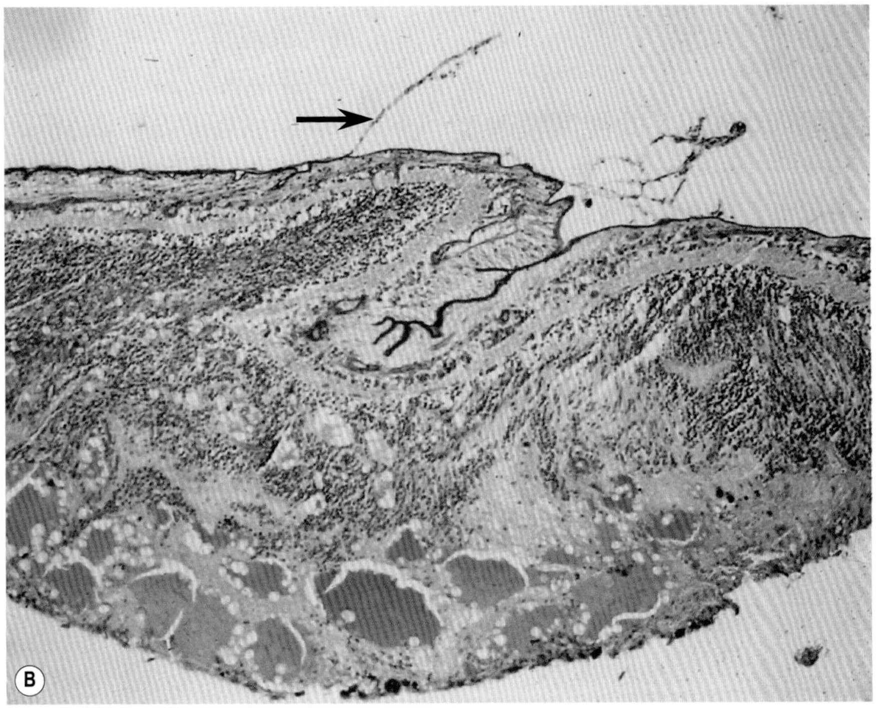

图 7.25

玻璃体视盘牵引

视网膜下出血（图 7.26）、视力下降、视盘水肿、视盘旁牵引性脱离以及视盘内和视盘表面出血都是可能与玻璃体视盘牵引相关的体征 [6, 275-278]。使用 78 D 或眼底接触镜进行仔细的生物显微镜检查通常可发现视盘前偏于一边的椭圆形玻璃体凝聚团，没有 CNVM（视网膜下出血的原因）。OCT 是一种非常有用的工具，可确认玻璃体在其他地方已脱离，但黏附于视盘上对其产生牵引（图 7.26C 和 F）。增殖性糖尿病视网膜病变视力丧失的原因，除了黄斑灌注不良、黄斑水肿和玻璃体出血之外，亦可能包括玻璃体视盘牵引 [6, 279]。经平坦部玻璃体切除手术解除牵引适用于视力下降和（或）视野缺损的患者。

与孔源性视网膜脱离相关的视网膜改变

孔源性视网膜脱离是玻璃体视网膜界面最重要的疾病之一，它可能引起黄斑区的各种异常或与之存在相关性。视网膜脱离累及黄斑的患者中有 30%~40% 在成功复位后将恢复良好的视力 [280-289]。大多数未能恢复良好视力的患者在生物显微镜和荧光素血管造影中可见与视力损伤相关的病变 [172, 198, 290]。但是在某些情况下，通常在视网膜脱离达 2 个月或更长时间的患者，黄斑区表现出改变轻微，其视力丧失可能是由于光感受器的不可再生和重新排列所致 [291]。

图 7.26 玻璃体视盘牵引。
A~F：一名 80 岁女性患者患有轻度囊样黄斑水肿和玻璃体视盘牵引，双眼视力均为 20/30，随访 6 年间视力保持稳定（图 A）。她的右眼出现了无症状的视盘旁视网膜下出血，视力无变化（图 B）。光学相干断层扫描显示双眼玻璃体均附着于视盘表面（图 C）。荧光素血管造影无异常发现（图 D 和图 E）。她被误诊为视盘旁脉络膜新生血管，接受了一次贝伐单抗注射，但出血没有变化。她患有中度白内障，视力和玻璃体视盘牵引（图 F）在 6 年内保持不变。

视网膜前膜

视网膜前膜可存在于视网膜脱离发生之前，但常仅在术后变得更为明显。术前，黄斑区有脱离和视网膜前膜的患者通常会出现多个白色视网膜皱褶，呈星状排列（图 7.27A 和 B）。经常伴有周边星形褶皱、放射状褶皱和视网膜裂孔卷边。术后，视网膜前膜是最常被发现的黄斑异常 [172, 198]。大约 5% 接受巩膜扣带术的患者会出现严重的黄斑皱褶，这与大量的周边视网膜增殖性改变和常规巩膜扣带术失败可能有关或者无关。在一些患者中，玻璃体切除术和手术剥除这些膜可成功地挽救其视力。

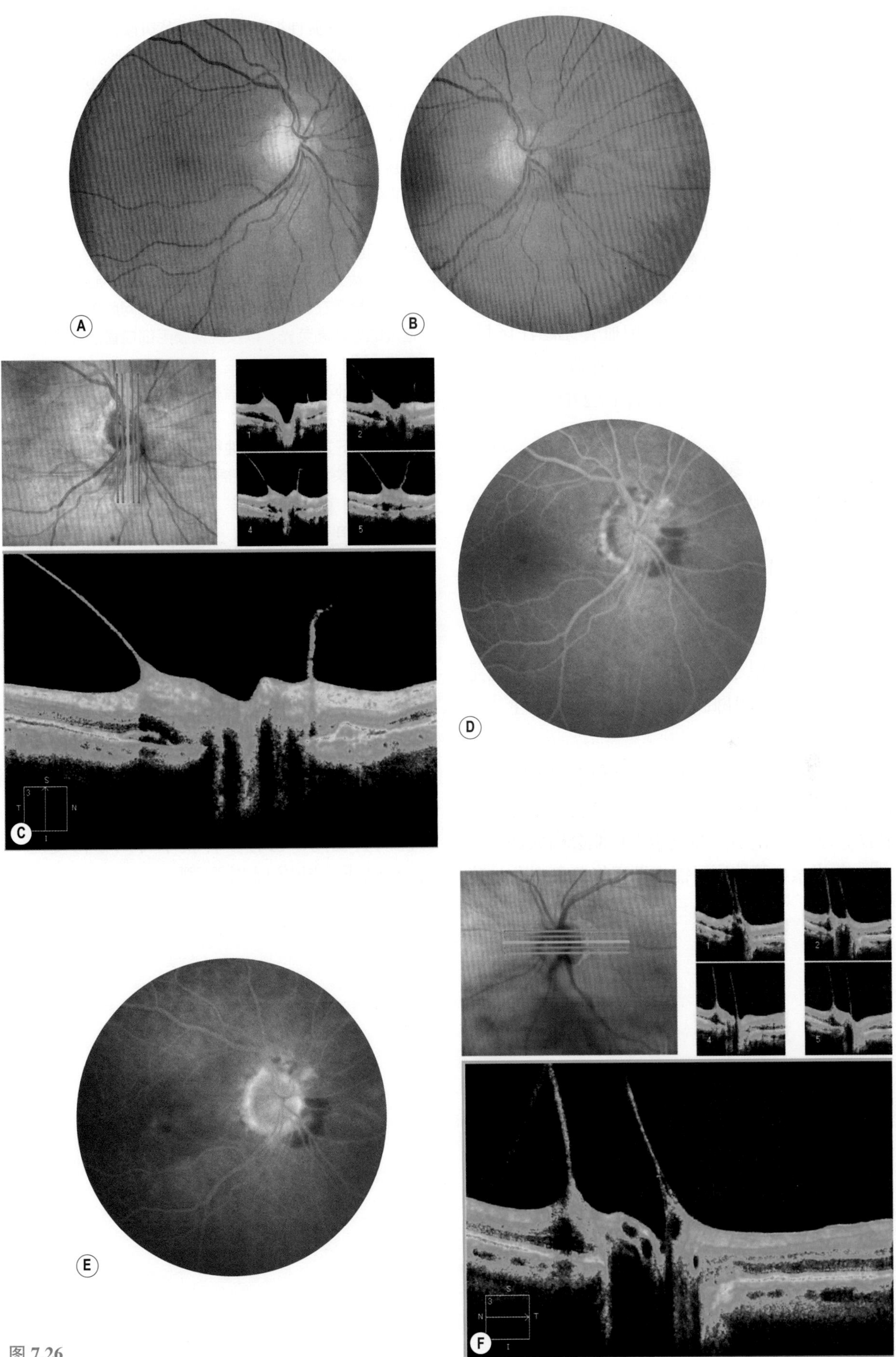

图 7.26

图 7.27 **孔源性视网膜脱离的黄斑改变。**

A：视网膜皱褶的早期星状形态，表明视网膜前膜的存在。

B：周边视网膜大量增殖的患者中视网膜星状皱褶。

C：囊样黄斑水肿（箭头）。

D~F：一名 17 岁的近视女性患者，最近发生孔源性视网膜脱离和多发性周边视网膜裂孔。注意混浊的视网膜下液和血管造影下的视网膜血管渗漏。

G~I：一名 56 岁男性患者长期存在上方孔源性视网膜脱离和视网膜外层囊肿（箭头，图 H）。患者直到入院前几天才出现症状：由于脱离累及黄斑，他感到中心视力下降。血管造影显示在长期脱离区域中，由视网膜色素上皮减少而造成的早期高荧光，以及视网膜毛细血管渗漏引起的后期着染（图 I）。

J：长期视网膜脱离的患者视网膜下纤维增生条索和有窗孔的膜。

K 和 L：下方长期孔源性视网膜脱离相关的视网膜下纤维束（箭头），视网膜脱离自发复位。对侧眼也有类似的发现。

(G~I，引自 Gass[172])

囊样黄斑水肿

囊样黄斑水肿可能出现在患者视网膜脱离初诊之时（图 7.27C）或手术之后。它最常见于无晶状体眼中，但亦见于其他情况。囊样黄斑水肿和视网膜前膜是扣带手术后视力较差患者中最常见的黄斑病变。

在大多数孔源性视网膜脱离的患者中，荧光素血管造影没有视网膜血管通透性改变的表现。然而，在长期存在的视网膜脱离中，血管造影可见毛细血管扩张、通透性增加和毛细血管无灌注区域。在新近发生脱离的近视儿童中，血管造影可能表现出大面积的弥漫性荧光素渗漏（图 7.27D~F）[172]。

黄斑和黄斑旁裂孔

由黄斑或黄斑旁区域的裂孔引起的孔源性脱离通常发生在患有后巩膜葡萄肿的高度近视患者，或存在后极部视网膜玻璃体牵拉的患者中[150, 292, 293]。在大多数情况下，这些脱离仅限于眼后极部，很少延伸到锯齿缘。在患有后巩膜葡萄肿和近视的患者中，当其脱离局限于黄斑时，脱离的原因可能是牵引而不是裂孔，视网膜自发性复位亦可发生[294]。参见第 3 章的讨论。

0.5%~1% 的孔源性视网膜脱离和周边视网膜裂孔的患者也会有黄斑裂孔[292, 295]。在手术过程中或手术后不久，另外 1%~2% 的患者可能会出现黄斑裂孔[295]。荧光素血管造影可能有助于将黄斑裂孔与黄斑囊肿、视网膜前膜引起的假性黄斑裂孔（图 7.21A 和 B），或板层黄斑裂孔（图 6.36）区分开来。

在手术治疗周边视网膜裂孔引起的视网膜脱离时，对于没有玻璃体牵拉的非近视眼的黄斑裂孔，无须处理[296]。在近视性后巩膜葡萄肿或后极部玻璃体牵引的患者中，由黄斑和黄斑旁裂孔引起的视网膜脱离，已有多种技术可用于修复之（图 7.09J~L）[2, 93, 151, 152, 154, 155, 297-299]。

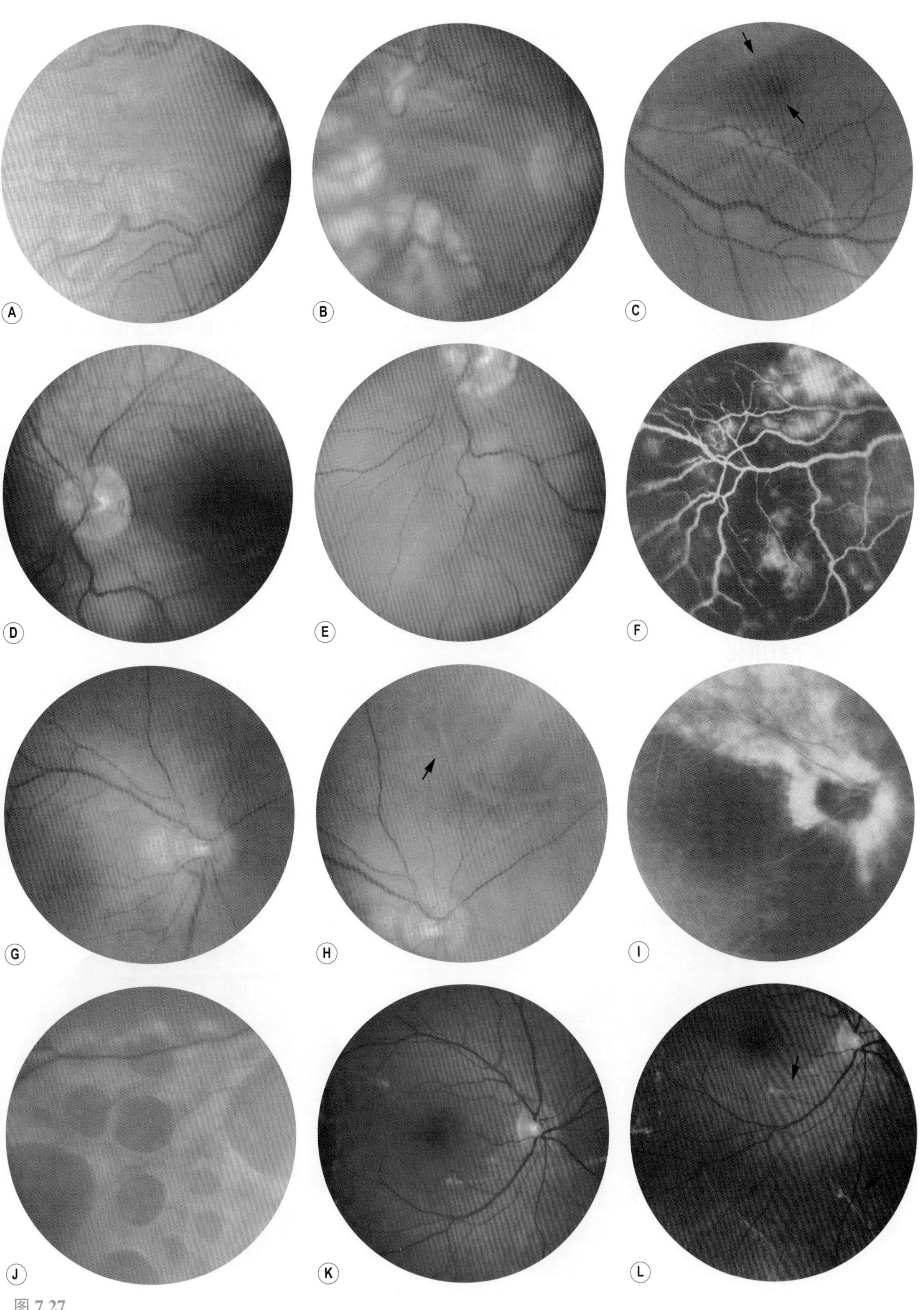

图 7.27

色素上皮萎缩、分界线和视网膜下新生血管形成

随着视网膜脱离时间延长（通常超过 6 个月），RPE 在脱离区域内部分脱色素（图 7.27G~I；图 7.28K），并可沿着视网膜脱离和未脱离的交界处增殖，形成分界线（图 7.28A，F 和 K）。随着视网膜脱离的范围在数月或者数年间扩展，就会形成一系列这样的线。它们最终可能延伸到黄斑区域（图 7.28L）。慢性脉络膜脱离的后缘亦可出现类似的分界线（图 7.29F）。这些 RPE 变化更容易通过荧光素血管造影检测到（图 7.27I；图 7.28K）[172, 300]。血管造影有助于区分长期存在的视网膜脱离与视网膜劈裂。后一种情况不伴有 RPE 变化，除非合并视网膜劈裂的外层孔（通常是内层孔）所致的视网膜脱离（图 7.30）[172]。

我看到过 3 名患者因位于中心凹区域附近的分界线边缘的脉络膜新生血管引起的中心视力丧失（图 7.29A~D）[301-303]。

图 7.28 长期孔源性视网膜脱离的并发症。

A~E：这名年轻的近视女性患者有双眼下方的视网膜脱离和显著的色素分界线，延伸至双眼的黄斑外围区域。左眼行巩膜扣带手术。患者选择在右眼中用激光光凝术加固分界线而不采取手术（图 A）。她在 10 年内没有出现进一步的问题，随后在视网膜脱离区图 A 中短箭头所指的位置出现了视网膜内新生血管和血管瘤。未予治疗，直到 2 年后血管瘤扩大（图 B），并引起有症状的玻璃体细胞和轻度囊样黄斑水肿（图 C 和图 D）。氩激光治疗血管瘤病变（图 B）后，脂质渗出消失（图 E），玻璃体细胞和囊样黄斑水肿改善。

F~J：24 岁女性患者，长期双眼下方孔源性视网膜脱离和分界线（图 G 和图 H），出现视网膜血管瘤样增生（箭头，图 I~ 图 K）和黄色的视网膜内和视网膜下渗出。在冷冻治疗血管瘤样增生和视网膜裂孔后，视网膜复位。注意左眼（图 J）分界线（箭头）的脱离侧的高荧光。左眼的分界线使用氩激光加固。

K：该患者在玻璃体切除和巩膜扣带术治疗伴有黄斑脱离的视网膜脱离后，可见有穿过黄斑的视网膜大皱褶。注意褶皱内的视网膜下全氟化碳气泡（箭头）。

（K，由 Dr. Baker Hubbard 提供）

视网膜下纤维化

大约 3% 的孔源性脱离患者中在脱离的视网膜的后表面可有浅灰色有窗孔的膜或多个不透明的条束（图 7.27J）[304-307]。视网膜下条束通常排列成网状或其他几何形状。在某些情况下，它们可与视网膜后表面分离。它们最常见于长期视网膜脱离，通常伴有分界线。它们来自视网膜背面呈窗孔样生长的大而薄的纤维细胞层。与视网膜前膜相反，它们通常不影响手术成功率[306]。然而，偶尔情况下，这些条索中的 1 条或多条可在巩膜扣带术后仍然僵直，阻止黄斑完全复位。

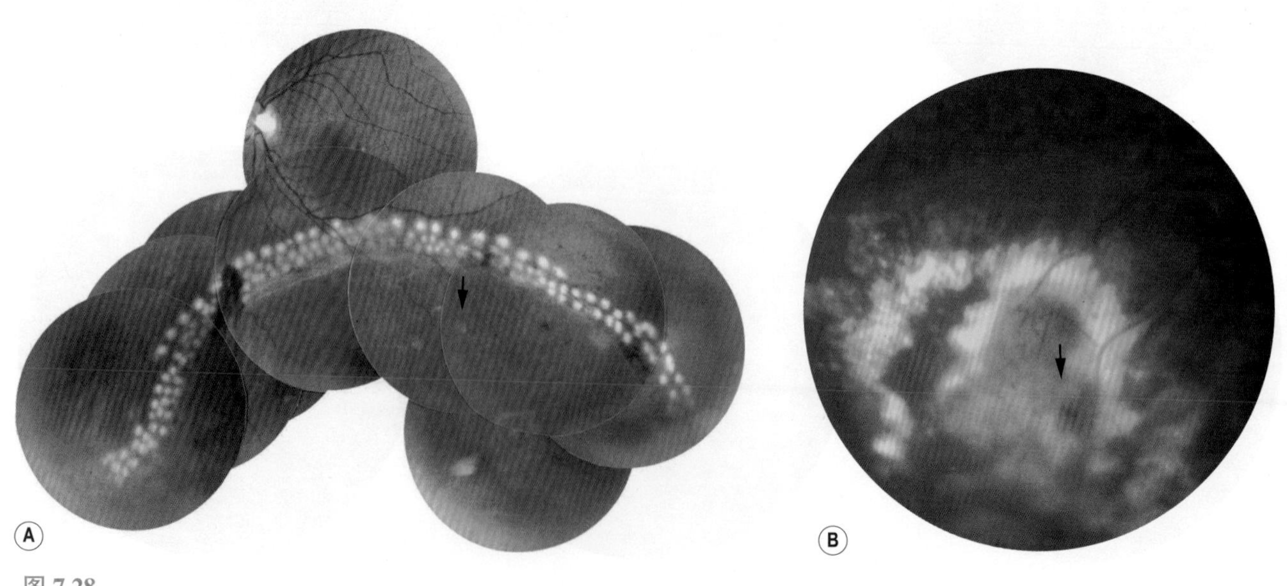

图 7.28

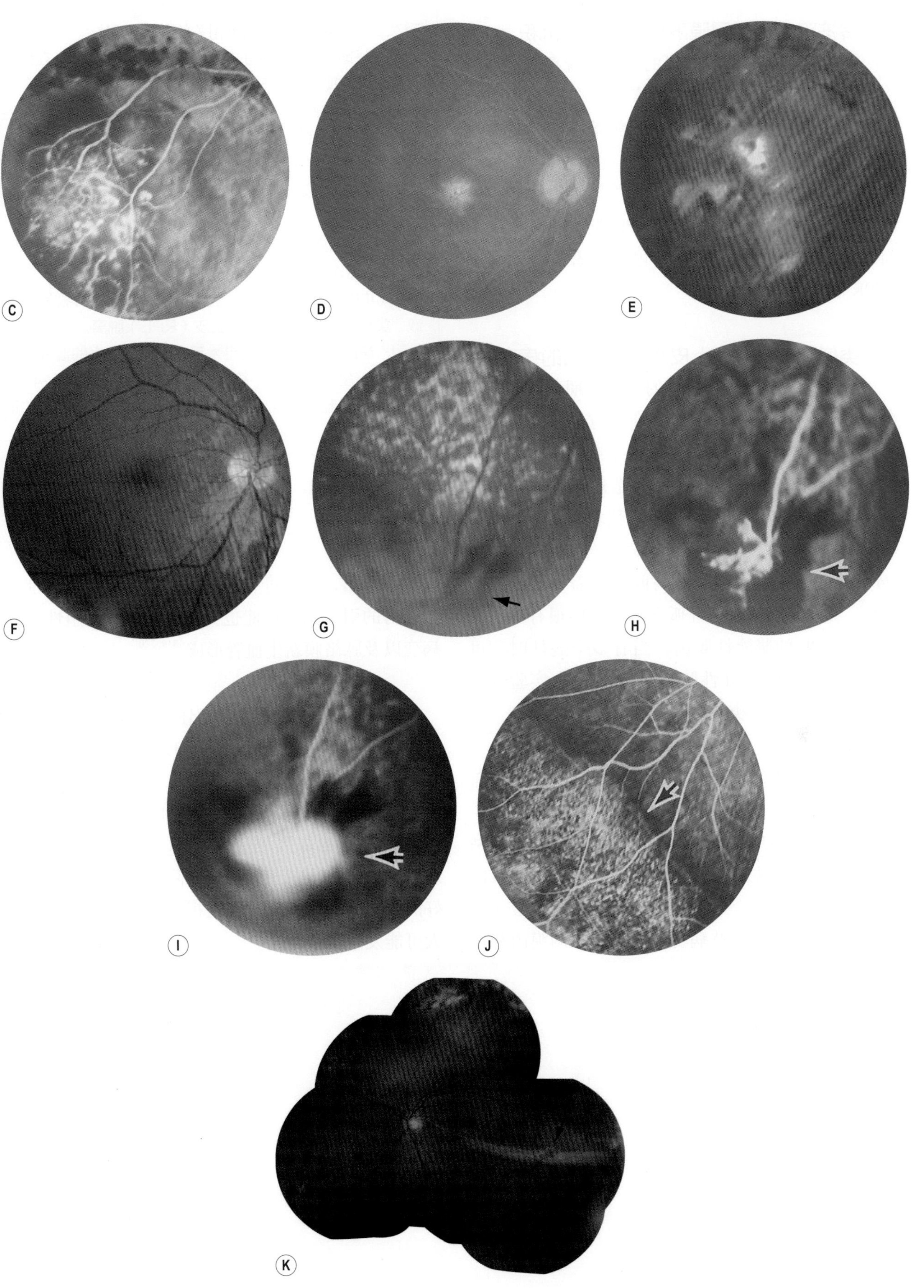

图 7.28（续）

冷冻治疗后视网膜下色素的重力沉积

颞上方裂孔并累及黄斑的视网膜脱离，在强力冷冻治疗时所释放的 RPE 色素，可在视网膜下液中向下沉积到黄斑区域。该色素沉积物或始终存在，或在一定程度上有所减少。它们可能与任何明显影响视力恢复的病态无关[198, 308-312]。这种色素的颗粒状、多态性沉积应与 RPE 在视网膜内层表面的增殖和纤维化生引起的色素沉着相鉴别（图 7.29K 和 L）。

类似视网膜色素上皮浆液性脱离的病变

在成功修复视网膜脱离的术后早期，医师可能会注意到在黄斑区或眼底其他部位存在具有浆液性 RPE 脱离的生物显微镜特征的 1 个或多个病灶（图 7.29G~I）[313, 314]。然而，在血管造影上，这些病变没有显示荧光素染色，它们可能代表视网膜神经上皮层的混浊浆液性脱离的局部病灶。它们的尺寸为 1/4~4 个视盘直径。其吸收时间可能需要几个月或 1 年。当这些病变很大且孤立时，它们很有可能被误诊为 RPE 的浆液性脱离。当有多个病灶时，可能会被误认为是多灶性脉络膜炎[315]。在实验性视网膜脱离中观察到类似的病变[316]。

慢性视网膜脱离引起视网膜新生血管和血管瘤样增生

长期存在的孔源性视网膜脱离可能导致视网膜血管闭塞，以及视网膜前及视网膜内毛细血管的局灶性增生，这可能类似毛细血管瘤（图 7.28A~F）[317, 318]。这些病变可能引起视网膜内和视网膜下渗出，偶尔可有玻璃体出血。在巩膜扣带术中进行的引流部位可能也会发生类似的增殖性血管病变以及脉络膜新生血管形成[319, 320]。

图 7.29　长期视网膜脱离相关的黄斑并发症。

A~C：长期视网膜脱离的患者成功进行手术之后，在色素分界线内出现视网膜下新生血管（箭头，图 B）。

D 和 E：该患者因分界线内发生视网膜下新生血管引起的中心凹下出血而随访 8 年（图 D）。在图 D 照片后 8 年，她复诊时发现在黄斑颞侧有视网膜内血管增殖和渗出（图 E），所在区域因长期视网膜脱离导致视网膜色素上皮的视网膜内迁移。

F：分界线的血管造影表现（箭头），由长期脉络膜和视网膜脱离所引起。

G：成功的巩膜扣带术后，边界清晰锐利的池样视网膜下液，类似浆液性视网膜色素上皮（RPE）脱离。

H~J：在成功地进行了扣带术后，类似而较大的混浊视网膜下液，呈池样积存（箭头，图 H 和图 I）持续 3~4 周。注意上方多腔样外观（图 I）。血管造影无 RPE 脱离的证据（图 J）。

K 和 L：在 2 名行巩膜扣带术的患者中，色素性视网膜前膜导致黄斑皱褶。

手术过程中的黄斑下出血

在视网膜下液引流时发生的脉络膜出血是视网膜下出血波及黄斑区域的最常见原因。亦可偶见于黄斑或视盘旁隐匿性 CNVM 的自发性破裂。视网膜下出血从相邻区域（例如，CNVM 或脉络膜破裂）扩散到黄斑的患者，在清除出血后多可恢复良好的视力。然而，在孔源性视网膜脱离的患者中不太可能发生这种情况。

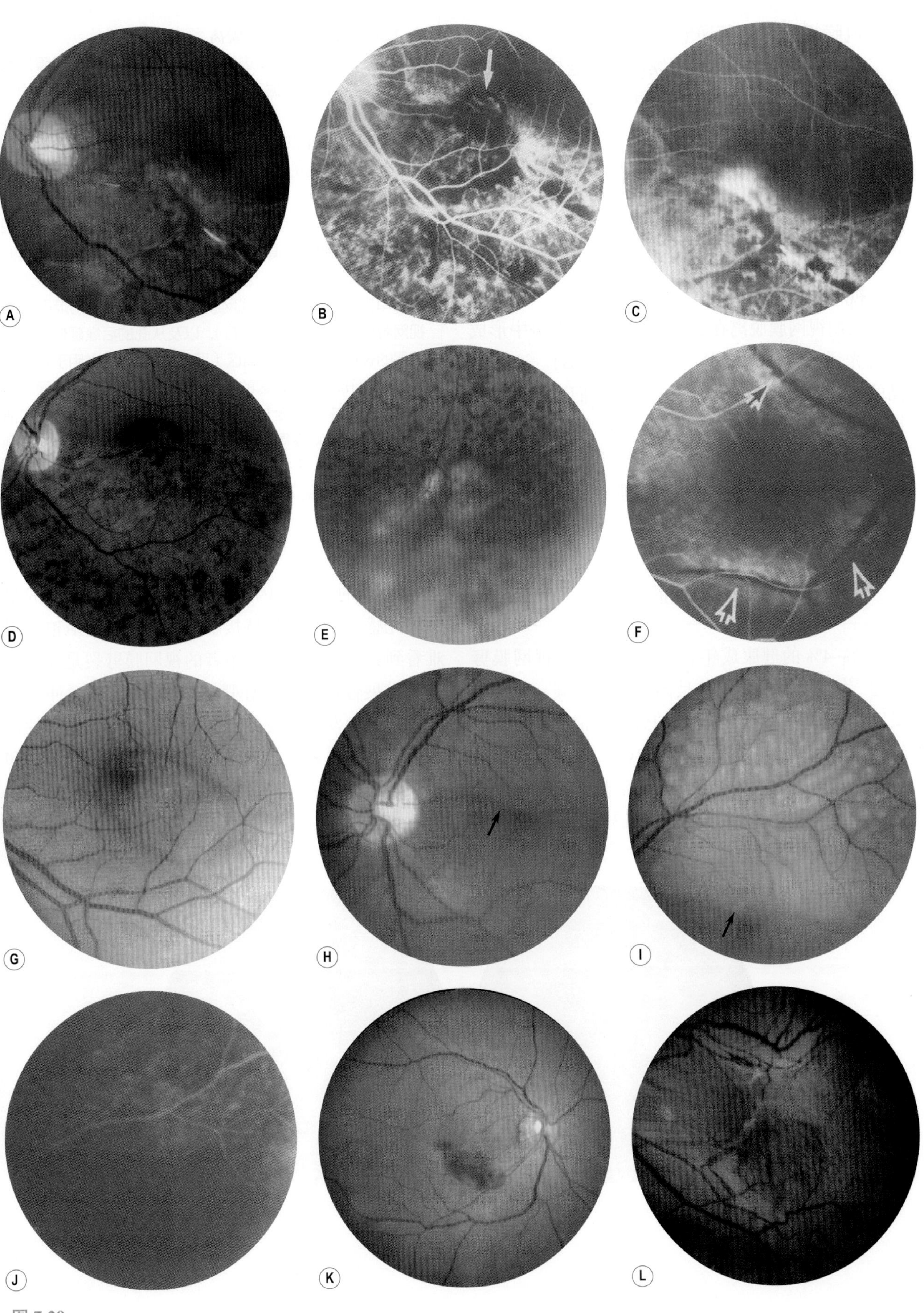

图 7.29

巩膜扣带术后黄斑皱褶

延伸到黄斑区域的视网膜褶皱可能是巩膜扣带手术后视力差的原因。其原因可能包括：扣带放置太靠后，其后缘处产生的放射状或弧形皱褶；引流部位视网膜嵌顿产生的放射状皱褶的延伸；使用眼内气体修复视网膜巨大裂孔所引起的视网膜向后滑移而产生的皱褶（图 7.28K；图 4.06C）。

视网膜结晶

长期视网膜脱离在少数情况下会在黄斑中形成具有光泽的细小的结晶（图 7.31A 和 B）。这些结晶的成分尚不清楚；大多数人相信它们可能是草酸钙晶体。它们是否为吞噬了含铁血黄素的巨噬细胞、红细胞分解产物或光感受器外节仍然存在争议。它们不影响视力，其存在应促使我们检查周边部是否有局部视网膜脱离[321-323]。

图 7.30 老年性劈裂性脱离。

A 和 B：这名妇女有周边视网膜劈裂，有大的视网膜外层孔（箭头）。没有证据表明在劈裂孔周围的视网膜浅脱离范围在扩大。

C~J：66 岁男性患者发现右眼视力下降，劈裂腔内的液体从视网膜外层孔（箭头，图 C）进入黄斑区视网膜下。他的视力是 20/60。他有一个颞侧周边视网膜劈裂大疱区域，靠近后极部有几个大的视网膜外层孔（小箭头，图 D 和图 E）。浆液性视网膜浅脱离从视网膜外层孔的边缘一直延伸到黄斑中心（大箭头，图 D 和图 F）。血管造影显示大面积的早期高荧光，提示视网膜色素上皮脱色素的范围包括视网膜外层孔（箭头，图 G），以及从孔的后缘延伸到黄斑颞侧的长期视网膜浅脱离区（图 H）。氩绿激光用于处理视网膜外层孔以及劈裂区的后缘（图 I），以尽量封闭网脱的颈部。由于未能完全封闭，几个月后同一区域予以再次治疗，黄斑区视网膜得以成功复位（图 J）。他的视力恢复到 20/30。

（A 和 B，由 Dr. Gerald A. Brooksby 提供；C~J，引自 Ambler 等[330]）

退行性视网膜劈裂症

1%~4% 的健康成年患者存在退行性视网膜劈裂症[172, 324-328]。最常见的是颞下周边眼底，通常双眼发生。解剖学上，视网膜的劈裂通常发生在外丛状层，但也可能更表浅（图 7.31C）。临床上通常可以看到视网膜内层隆起，其边界清晰、光滑、非活动性，从锯齿缘向后延伸（图 7.31D 和 E）。它不伴有 RPE 的变化，因为 RPE 与视网膜劈裂区的视网膜光感受器层仍保持接触。不进行巩膜压迫则很难看到其外层。大多数患者的视网膜劈裂是无症状和非进展性的[329]。视网膜劈裂向后极部延伸进入黄斑区很少发生，发生者最有可能是网状退行性视网膜劈裂的患者，其视网膜内层极薄（图 7.31D 和 E）[325, 327]。据估计，视网膜劈裂患者发生视网膜脱离的机会是 0.04%[325]。

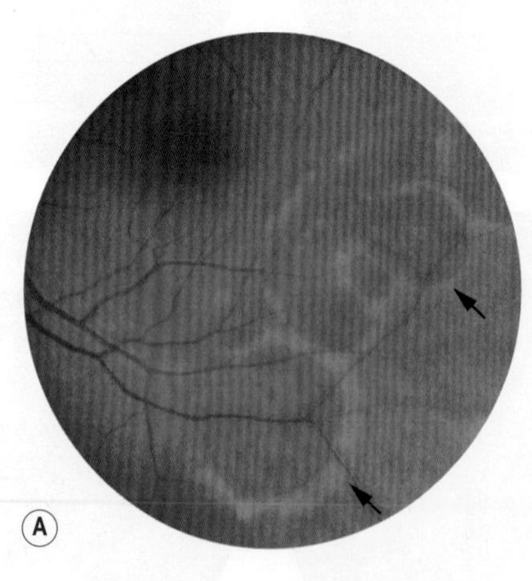

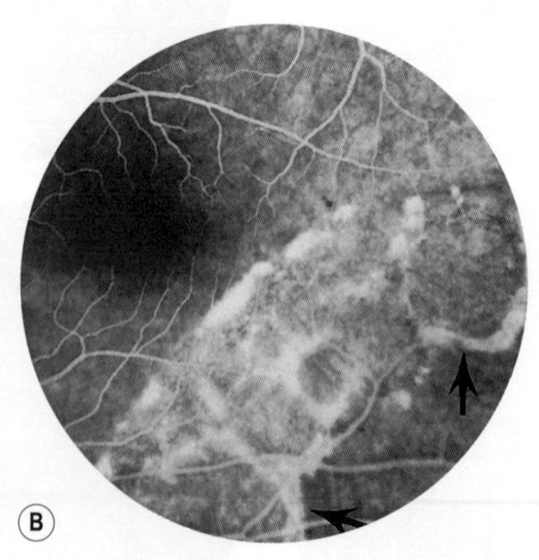

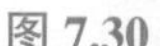
图 7.30

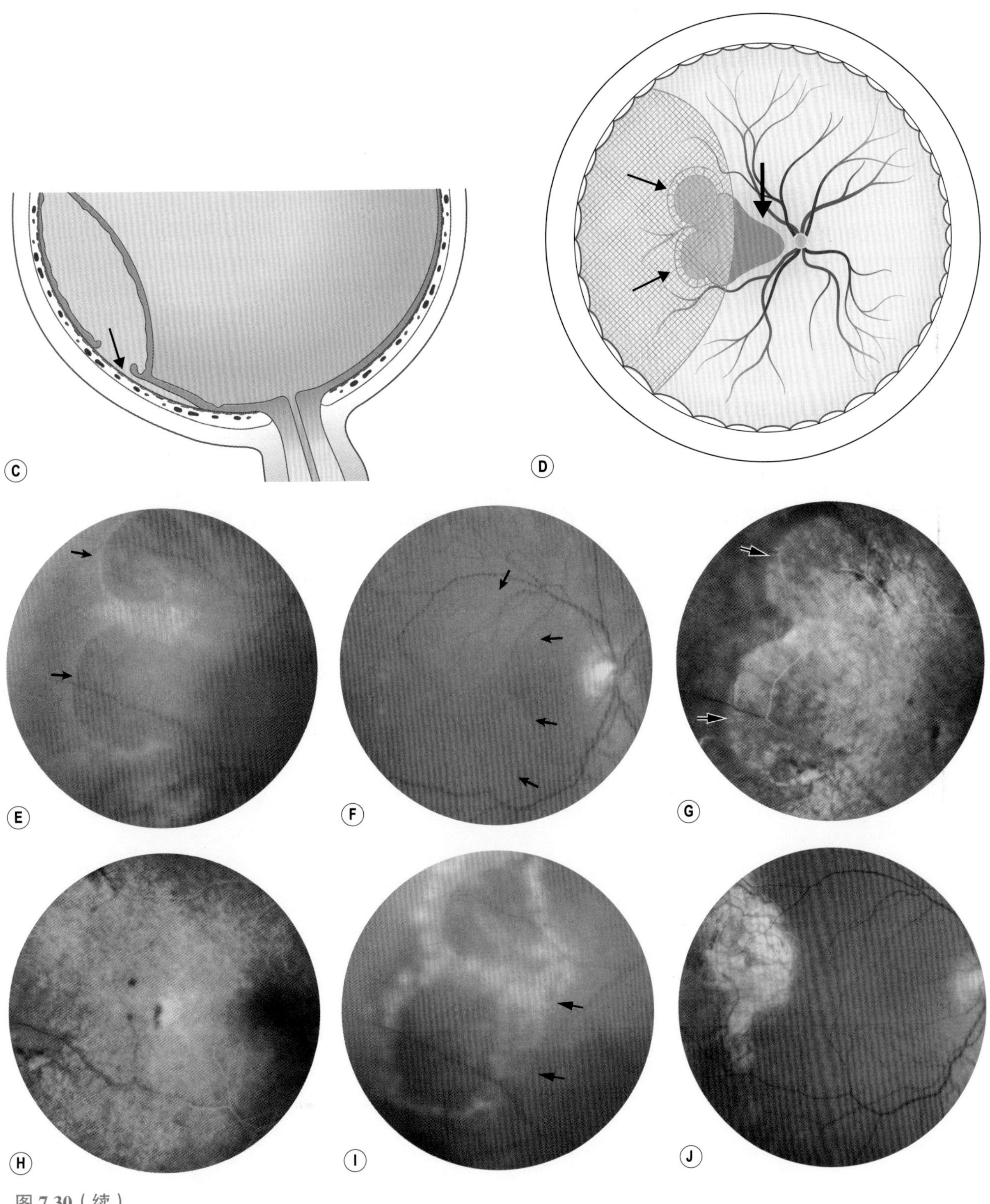

图 7.30（续）

劈裂性脱离

那些大的、向后极部延伸的劈裂相对容易形成大的外层孔和视网膜浅脱离，脱离可能慢慢延伸到黄斑（图 7.30；图 7.32A~C 和 F）[328, 330, 331]。在视网膜脱离向后延伸超出劈裂的边缘之前，该脱离可能很难发现。提示存在视网膜脱离的表现有围绕视网膜外层孔的 RPE 脱色素，或者 1 条或多条的色素分界线（图 7.30B 和 G）。延伸到黄斑的视网膜脱离可以是浅的；沿着劈裂的后缘以及外层孔的边界，通过 1 次或多次中等强度激光光凝脱离区的颈部，可阻断黄斑脱离和外层孔之间的交通（图 7.30C~J；图 7.32G 和 H）[330]。而另外一些患者，则可能需要采用玻璃体切除术和玻璃体内注气来解决脱离 [328, 330-332]。当局限于周边眼底时，劈裂性脱离很少发展并且不需要治疗 [329]。然而，作者认为，劈裂向后延伸到黄斑附近，特别是伴有大的外层孔时，对中心视力会构成威胁，应该用几行激光光凝（图 7.32J 和 K）以局限之，而无须等待病情确有进展。

图 7.31　与视网膜脱离相关的视网膜结晶。

A 和 B：长期下方视网膜脱离的患者，闪亮白色结晶分布于中心凹旁。他的视力是 20/20。

退行性视网膜劈裂。

C：光学显微照片显示在神经纤维层处的劈裂（箭头）和周边视网膜广泛的囊样变性。

D：52 岁的男性患者，向后延伸到黄斑颞侧的大面积视网膜劈裂的立体照片，患者另一眼也有视网膜劈裂。注意，视网膜劈裂区域没有视网膜色素上皮变性的表现。

E~H：1975 年 11 月，并无症状的 68 岁女性患者发现有双眼视网膜劈裂症。其左眼的劈裂几乎延伸到黄斑（图 E）。1 年后，左眼视网膜劈裂后缘的外层孔引起黄斑脱离，从而导致左眼中心视力下降。巩膜扣带术及术后补充光凝（图 F 和图 G）用以封闭裂孔（箭头）。10 年后，她的视力为 20/30（图 H）。

I 和 J：中年女性，其退行性视网膜劈裂自发贴合。视网膜劈裂出现于 1979 年 6 月（图 I），消失于 1979 年 9 月（图 J）。

（A 和 B，由 Dr. David Weinberg 提供；C，由 Dr. Robert Y. Foos 提供）

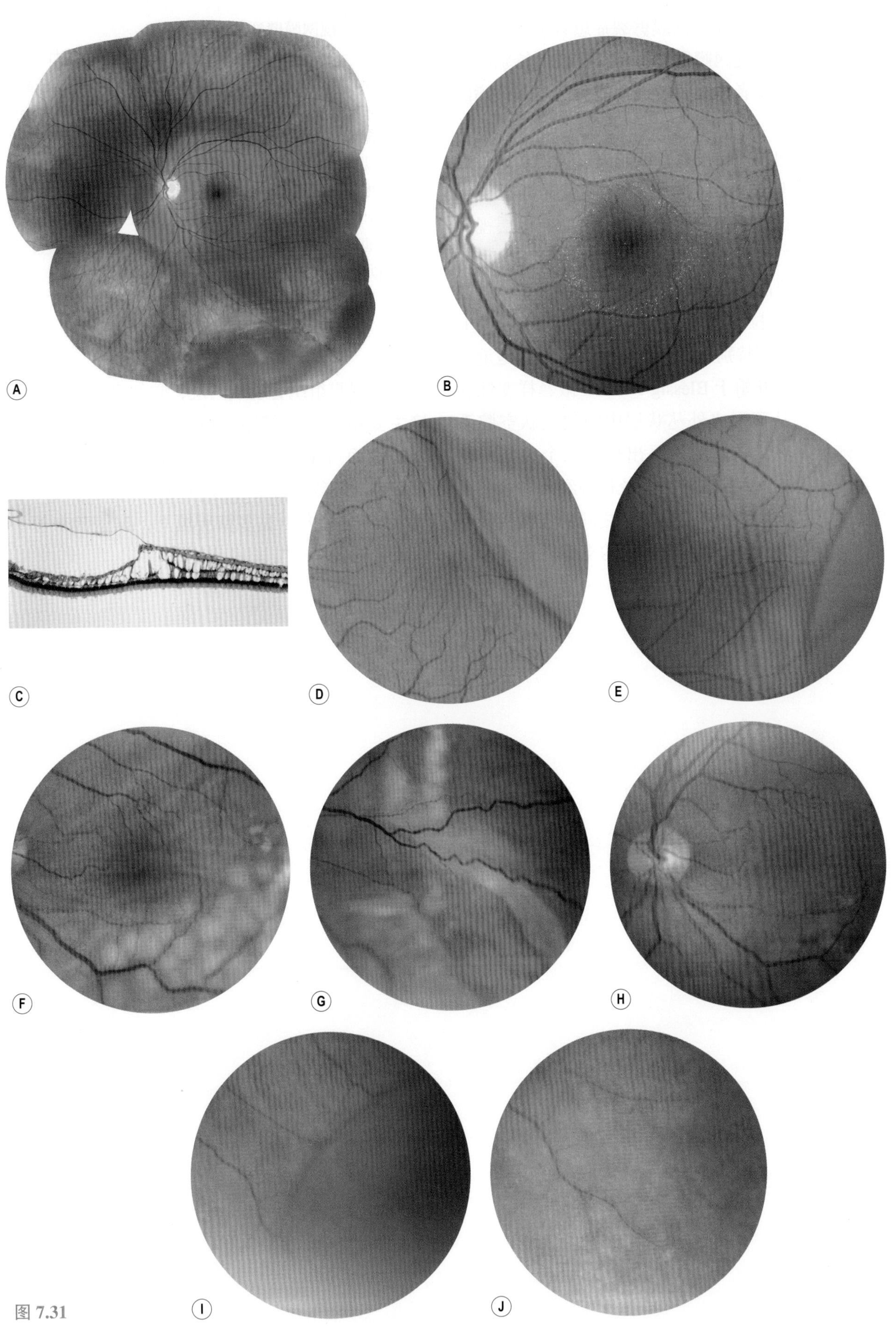

图 7.31

与X连锁青少年视网膜劈裂症患者不同，没有证据表明退行性视网膜劈裂患者存在任何特别的黄斑异常。这些患者详细的黄斑功能测试与非该病的患者相当[326]。

只要视网膜外层没有孔或脱离，荧光素血管造影中视网膜劈裂区域的背景脉络膜荧光即无异常(图7.29B和C)。在一些患者中，可能有内层视网膜毛细血管扩张、渗漏和缺失的表现。

退行性视网膜劈裂的发病机制尚不清楚，但是慢性玻璃体牵拉周边视网膜，容易引起视网膜上的微囊样变性，特别是在颞侧周边，这可能是重要的因素。劈裂开始于Blessig-Iwanoff微囊样变性囊腔的融合，从而形成外丛状层中的隧道状空腔系统。随后，在内核层的水平出现第二个独立的空腔系统。起初，内层和外层系统被神经元和水平细胞（位于内丛状层和外丛状层）之间的连接所分开(图7.32A~F)。逐渐地，囊肿间的支撑柱分解，剩余的视网膜组织劈裂成两层，它们之间稀疏细胞连接主要由Müller细胞组成。在此阶段，视网膜劈裂的表面可见对应于Müller细胞足板的小凹（图7.32B）。最终当组织柱完全坏死时，两层完全分离[333]。空腔内由黏多糖所填充，据信其来源于组织成分的破坏[334]。

图7.32 视网膜劈裂。
A~F：一名38岁男性患者，近期左眼视力下降至20/100。右眼视力20/20。除了双眼后极部的一些黄色斑点外，左眼的颞下方可见大的视网膜劈裂延伸到中心凹中心（图A~图C）。在劈裂的上缘可见外层视网膜裂孔及相邻的视网膜下液（图C，箭头）。通过中心凹和其他地方的光学相干断层扫描显示垂直走向的劈裂腔（图D和图E）。通过外层孔的截面显示在劈裂腔（图F）下方的视网膜下液。他接受了口服和局部使用乙酰唑胺治疗，通过远视矫正视力可达20/40。

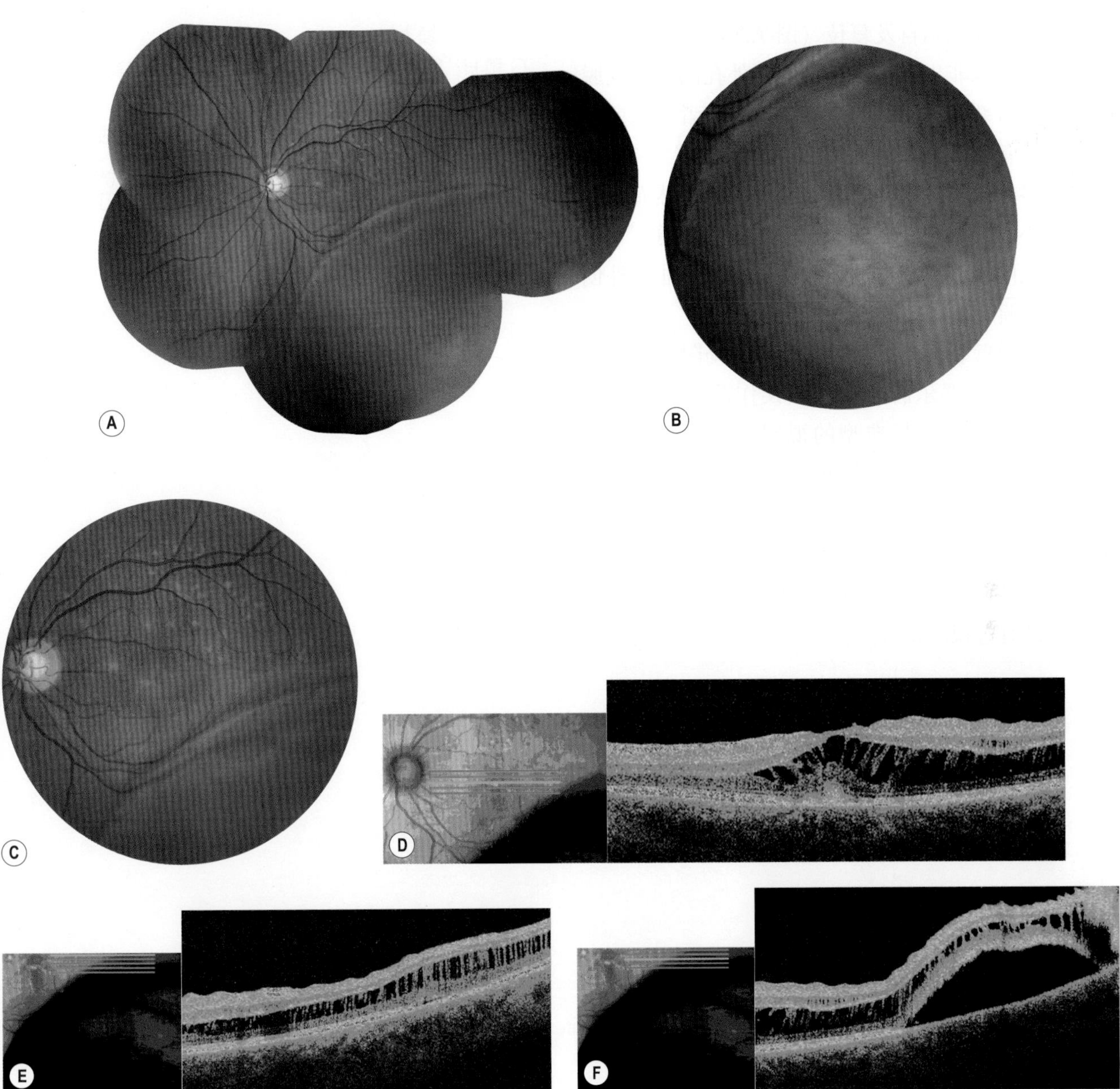

图 7.32

内层襞裂偶尔自发复位（图 7.29H 和 I）。本病无须治疗，除非出现伴有视网膜内外孔的视网膜脱离，或者劈裂有进展（图 7.32I~K），或者出现劈裂性脱离伴有与黄斑区连通的外层孔。

大多数退行性视网膜劈裂独立发生；然而，亦有合并小眼球、高度近视和倾斜视盘的报道[335-338]。获得性视网膜劈裂和视网膜皱褶也是儿童非意外创伤的视网膜后遗病变的表现[339]。

视网膜劈裂很有可能被误认为是局限性孔源性视网膜脱离，偶尔后者亦可被误作前者。视网膜劈裂的一些特征包括典型的视网膜内表面隆起的形态、其下的 RPE 无肉眼下和血管造影下的改变，以及存在绝对暗点等。分界线的存在是孔源性脱离的有力证据，但在有劈裂的情况下可能难以识别。血管造影下，分界线外周的 RPE 脱色素提示该区域存在或有过视网膜脱离。

图 7.32（续）。

G 和 H：患眼劈裂层极薄，激光应用于治疗其视网膜外层裂孔。

I~K：这名 40 岁的高度近视患者在常规检查时发现颞下象限有很大的劈裂（图 I 和图 J）。2 年后，腔体高度增大，向后延伸（图 K）。对其劈裂后方的视网膜进行了激光光凝分隔，以防止进一步发展。

(G 和 H，由 Dr. Franco Recchia 提供)

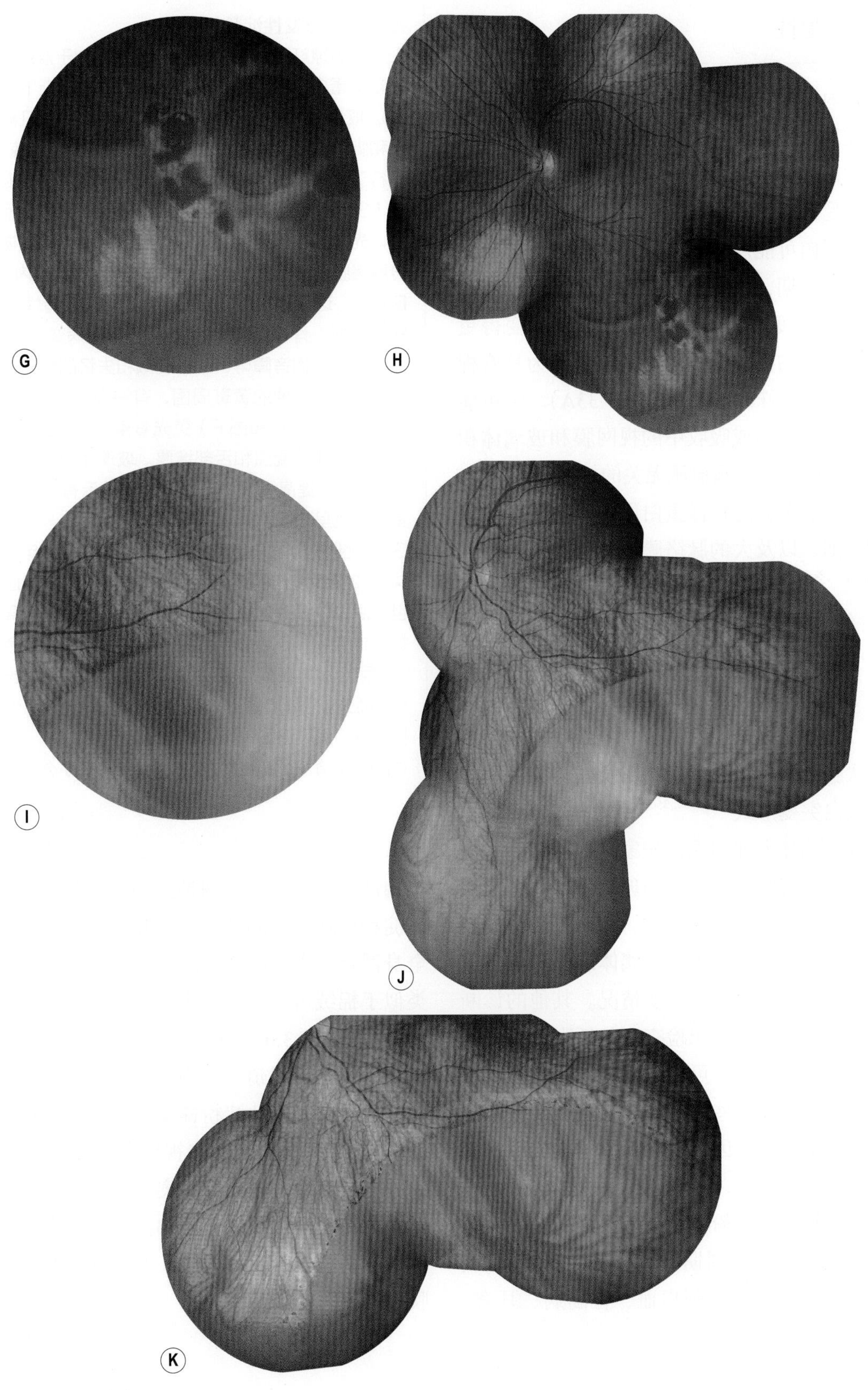

图 7.32（续）

淀粉样变性

玻璃体内淀粉样蛋白积聚引起的视力下降可发生在原发性家族性淀粉样变性、伴或不伴全身受累的情况下，偶尔也会见于既没有全身性改变也不伴有家族成员受累的患者中[340-354]。

淀粉样蛋白可能产生于视网膜血管中，并分泌到玻璃体内。早期，可有明显的血管周围鞘和局部玻璃体的纱样改变[353]。后来，随着玻璃体变得更加不透明，其生物显微镜下的外观被描述为具有棉毛状、玻璃棉或蜘蛛网样改变（图 7.33A）。它可能被误诊为炎性渗出物或吸收中的视网膜和玻璃体积血。一名患者出现了与高血压无关的棉绒斑[346]。

组织病理学上，淀粉样蛋白可见于视网膜血管内和血管周围，以及大的脉络膜血管和脉络膜毛细血管周围[347, 355]。

淀粉样变性中的玻璃体沉积物主要见于伴有周围神经病变、淀粉样蛋白肾病和心肌病的显性遗传性淀粉样变性（家族性淀粉样多发性神经病变）患者中（图 7.33B 和 C）[341, 350]。这些患者中的大多数具有甲状腺素转运蛋白突变基因及其相关的甲状腺素转运蛋白突变形式[351, 354, 356, 357]。该突变可能存在于一些有玻璃体混浊但无该病家族史的患者[358]。部分患者发生视网膜新生血管和玻璃体出血，与血管内皮生长因子水平升高有关[340, 354, 359, 360]。即使没有明确的淀粉样变性家族史，玻璃体混浊患者也应检测其甲状腺素转运蛋白的突变情况。其他的诊断方法包括受累器官的活组织检查，包括眼、肾或直肠。肝移植是有希望的，可消除肝脏中异常甲状腺素转运蛋白的产生。一些患者在肝移植后发生眼部受累或眼部病情加重，因为视网膜持续生成甲状腺素转运蛋白[361, 362]。

家族性眼软脑膜淀粉样变（遗传性耳 – 眼 – 脑病）的特征是偏头痛、周期性反应迟钝、精神病、癫痫发作、腕管综合征、脑出血、脊髓病、耳聋、小脑性共济失调、周围神经病变、与视网膜和玻璃体淀粉样蛋白浸润及白内障相关的视力下降，以及全身器官受累（图 7.33E~J）[345, 352, 363]。视网膜病灶类似于棉绒斑，但在组织学上是视网膜淀粉样蛋白的浸润（图 7.33E 和 G）。

Crawford 报道了一例有棉绒斑样渗出物的患者，他没有家族性淀粉样变性及系统性高血压的证据[344]。组织学上，这些视网膜病变是神经纤维层中肿胀、变性、坏死的轴突，不伴有视网膜或玻璃体中的淀粉样沉积物。已知淀粉样蛋白沉积于视网膜和脉络膜血管及其周围，有时会引起严重的脉络膜视网膜病变[364]。

图 7.33 原发性淀粉样变性。

A~D：裂隙灯照片，62 岁男性患者，由于双眼玻璃体内的淀粉样蛋白沉积（箭头）造成无痛视力逐渐下降数年（图 A）。既往有严重的周围神经病变和腕管综合征病史。注意手和脚（图 B 和图 C）的皮肤及肌肉萎缩。其家族史阴性。进行了开放式晶状体切除术和玻璃体切除术。视力从 1 英尺（30 cm）数指提高到 20/30。他随后死于冠状动脉栓塞。光学显微镜照片（图 D）显示淀粉样沉积物阻塞大部分脉络膜毛细血管，并沉积于脉络膜大血管壁内（箭头）。

E 和 F：这名 51 岁女性患者患有显性遗传性眼软脑膜淀粉样变性，有 20 年的进行性周围神经病变、腕管综合征、反射亢进、构音障碍、眼球震颤和失忆的病史。双眼视力为 20/25。在她的黄斑周围，有许多浅表的灰白色病变，血管造影（图 E 和图 F）荧光着染。1 年后，她出现视力下降、玻璃体混浊和舌部增厚。玻璃体切除术后双眼视力从 20/400 提高到 20/40。玻璃体显示有二色性，淀粉样蛋白染色呈阳性。

G~J：图 E 和图 F 患者的 28 岁儿子在青少年时期就有偏头痛和癫痫发作的病史。他在 29 岁时因脑出血并发症去世。眼球的病理检查在视网膜的血管壁和血管周围可见双折射性淀粉样沉积物 [箭头，图 G（刚果红染色）和图 H（偏振光）]，在软脑膜及其血管壁上有广泛淀粉样蛋白沉积 [箭头，图 I 和图 J（刚果红染色）]。其他受累器官包括心脏、消化道、骨骼肌和神经。

(H~J，引自 Uitti 等[352]；©1988，美国医学会。版权所有)

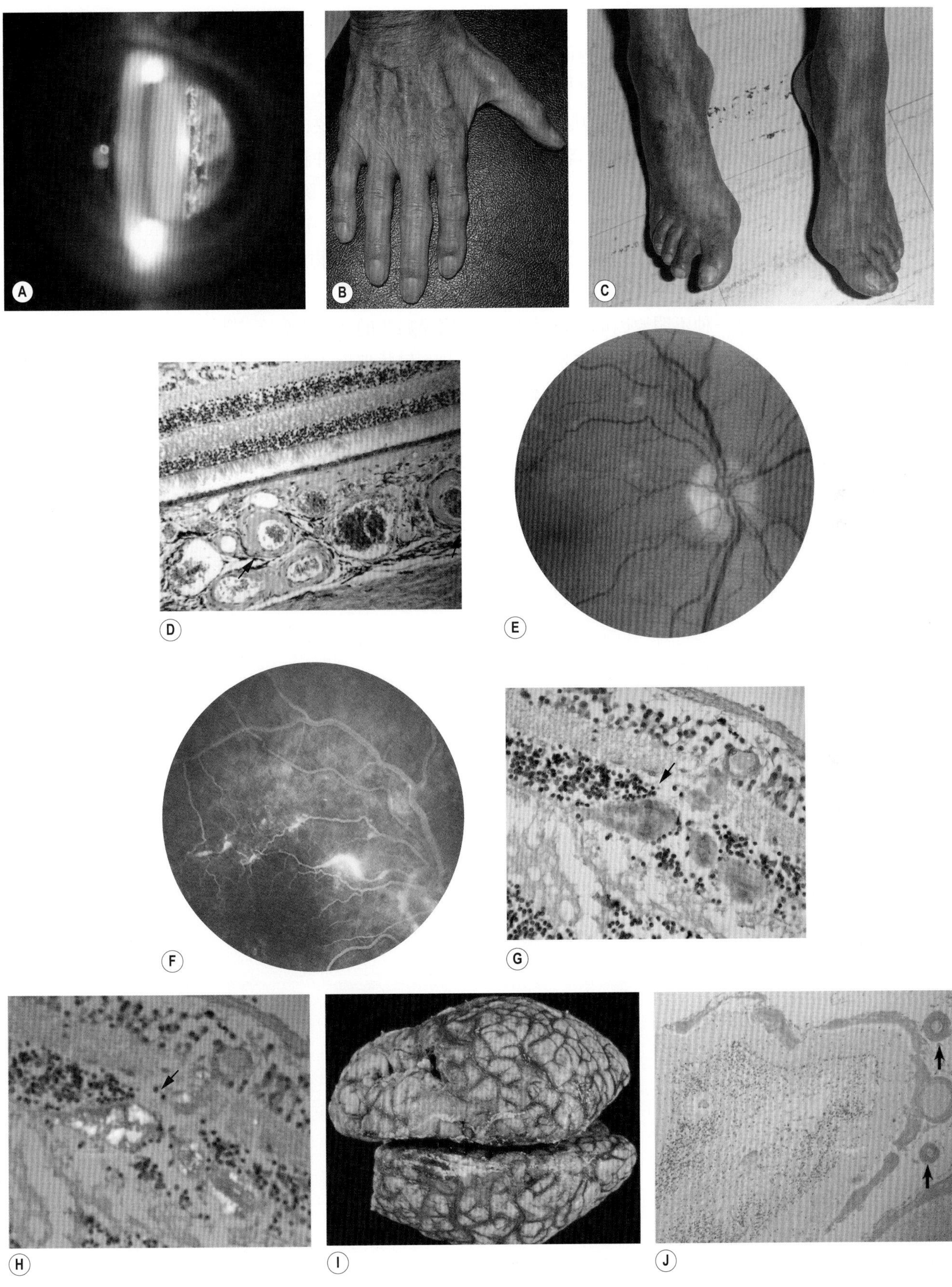

图 7.33

玻璃体切除术是恢复淀粉样变性患者视力的唯一有效手段[347, 357, 365]。由于淀粉样沉积物可能复发，因此应尽可能去除所有的玻璃体纤维框架[343, 366]。该物质可被刚果红染色，偏振光下可显示典型的黄绿双折射。患眼出现视网膜新生血管和玻璃体出血则需行全视网膜光凝术。

星状玻璃体变性

星状玻璃体变性是一种不明原因的玻璃体变性性疾病[377-384]。其特征是在玻璃体的胶原框架内出现由钙皂组成的白色或黄白色球形或盘状小体（星状体）（图 7.35I 和 K）。它们最初在视网膜血管附近出现，最终可能大量存在于整个玻璃体，使得眼底不可窥入。尽管如此，患者的视觉功能却影响甚微。在眼底镜下被遮挡的眼底，在荧光素血管造影中还可能有良好的视图（图 7.35I 和 F）[379]。组织病理学上，星状小体具有结晶状外观，并且它们不受透明质酸酶预处理的影响，脂肪和酸性黏多糖染色呈阳性[382]。虽然星状小体已被广泛研究，但它们的起源、形成方式和组成尚未完全阐明。超微结构上，它们主要由复合酸性脂质（特别是磷脂）的多层膜组成，并且伴有在均匀背景基质中的磷酸钙复合物[383, 384]。除最易检测到的元素钙和磷之外，亦可有硫和钾。已发现硫酸软骨素 6 和透明质酸特异性碳水化合物[385]。在半乳糖喂养的比格犬中产生了实验性星状玻璃体变性，并出现似于糖尿病视网膜病变的视网膜病变[386]。

星状玻璃体变性通常出现于后半生，并通常仅累及一眼。鉴于单眼受累比例甚高，其与糖尿病之间的联系倍受争议[377, 380]。OCT 可见玻璃体视网膜异常粘连，伴有玻璃体劈裂和异常 PVD[387]。很少需要采用玻璃体切除术来恢复视力，但偶尔，对于不明原因视力丧失的患者可能是必要的[379, 382]。尽管有明显的 Weiss 环，患眼可能残留有粘连的玻璃体皮质，应该在手术过程中寻找之。

图 7.34 **因涉及第三方版权删除。**

玻璃体囊肿

玻璃体囊肿可见于相对正常眼、患病眼，或与玻璃体血管系统残余物相关[367-375]。在正常或患病眼中发生的玻璃体囊肿通常为圆形或分叶状、部分有色素或无色素、自由地处于玻璃体内的半透明结构（图 7.35A~D）。与玻璃体血管系统相关的囊肿通常是附着于视盘表面的无色素的灰色囊肿（图 7.35C）。大多数自由浮动的囊肿可能多年保持不变，没有症状，也不需要治疗[372]。位于视网膜表面附近的有色素的囊肿可能会被误认为是色素性肿瘤。它们偶尔会干扰视功能，在这种情况下，吸出囊肿或用激光破坏之（图 7.35D1 和 D2）可以缓解症状[367, 371]。

大多数病例的囊壁可能由视网膜色素上皮细胞组成（图 7.35E 和 F）[370, 376]。Nork 和 Millecchia 发现单层含有色素的上皮细胞位于像 Bruch 膜一样的基底膜上，该膜有疏松层、致密层和厚胶原层（图 7.35E 和 F）。这些细胞碳酸酐酶染色阳性（图 7.35G），电子显微镜下可见微绒毛、黏着小带和闭锁小带，这些都是视网膜色素上皮细胞的特征（图 7.35H）。细胞内的前黑色素小体（图 7.35H，插图，空心箭头）是胚胎来源，而非 RPE 细胞后天产生的，这提示该囊肿是一种含有 RPE 细胞的原始玻璃体血管系统的迷芽瘤[376]。

玻璃体转移性癌和恶性黑色素瘤

参见第 13 章。

图 7.35　玻璃体囊肿。

A：不规则、半透明、有色素、自由浮动的玻璃体囊肿。

B：自由漂浮的色素性囊肿，恰好位于黄斑下方。

C：附着于视盘的无色素囊肿。

D~H：这名 35 岁健康的白种人女子自幼就注意到左眼有 1 个漂浮物。漂浮物一直未变，视力下降到 20/40。可见部分色素性玻璃体囊肿系于 Cloquet 管上，并见 Mittendorf 斑（图 D1）。氩激光穿破囊壁使囊肿（图 D2）塌陷，但囊肿随后荡在她的黄斑前方，需要经平坦部玻璃体切除术取出囊肿。囊壁由基底膜和含有色素的细胞（符合 RPE 表现）（甲苯胺蓝）所组成（图 E 和图 F）。碳酸酐酶染色阳性，证实了囊肿细胞的 RPE 起源（图 G）。电子显微镜下显示封闭小带（图 H，箭头）和胚胎来源的前黑色素小体（图 H，插图），这提示为 RPE 细胞发育停滞。

星状玻璃体变性。

I 和 J：该患者主诉左眼视力下降，其星状小体量大集中，以至于很难看到眼底细节（图 I）。然而，血管造影（图 J）可清楚地看到年龄相关性黄斑变性和中心凹下新生血管的表现。

K：眼大体标本显示星状小体悬浮在玻璃体纤维框架中。

L：星状玻璃体变性的组织病理学显示悬浮在玻璃体纤维框架中的球形和卵圆形、PAS 染色阳性的无定形体。

[D~H，由 Dr. Michael Nork 提供。经 *Ophtalmology* 许可转载（Nork，T. M. and L. L. Millecchia. Treatment and histopathology of a congenital vitreous cyst. Ophthalmology 1998：105 (5)；825-830)]

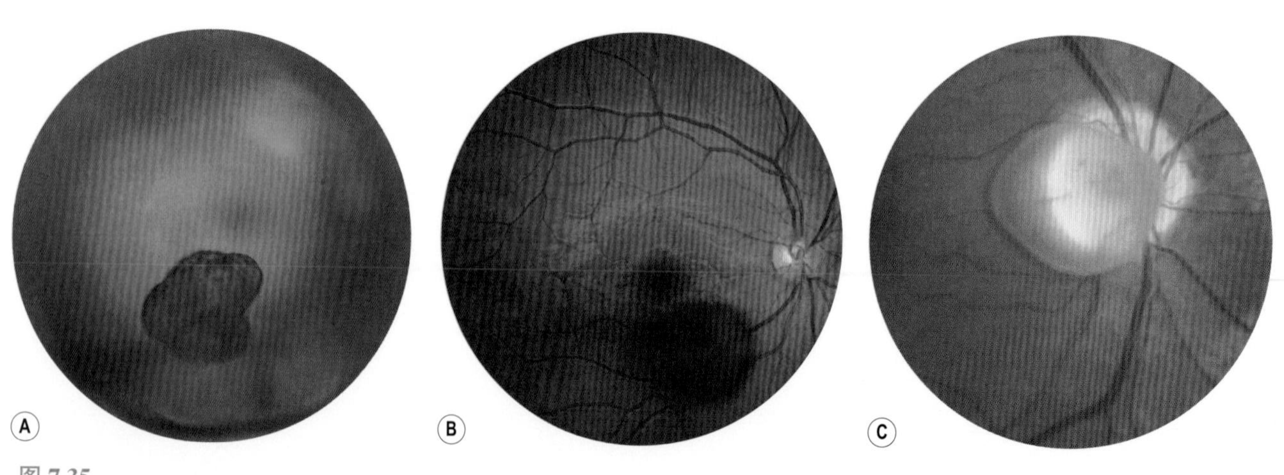

图 7.35

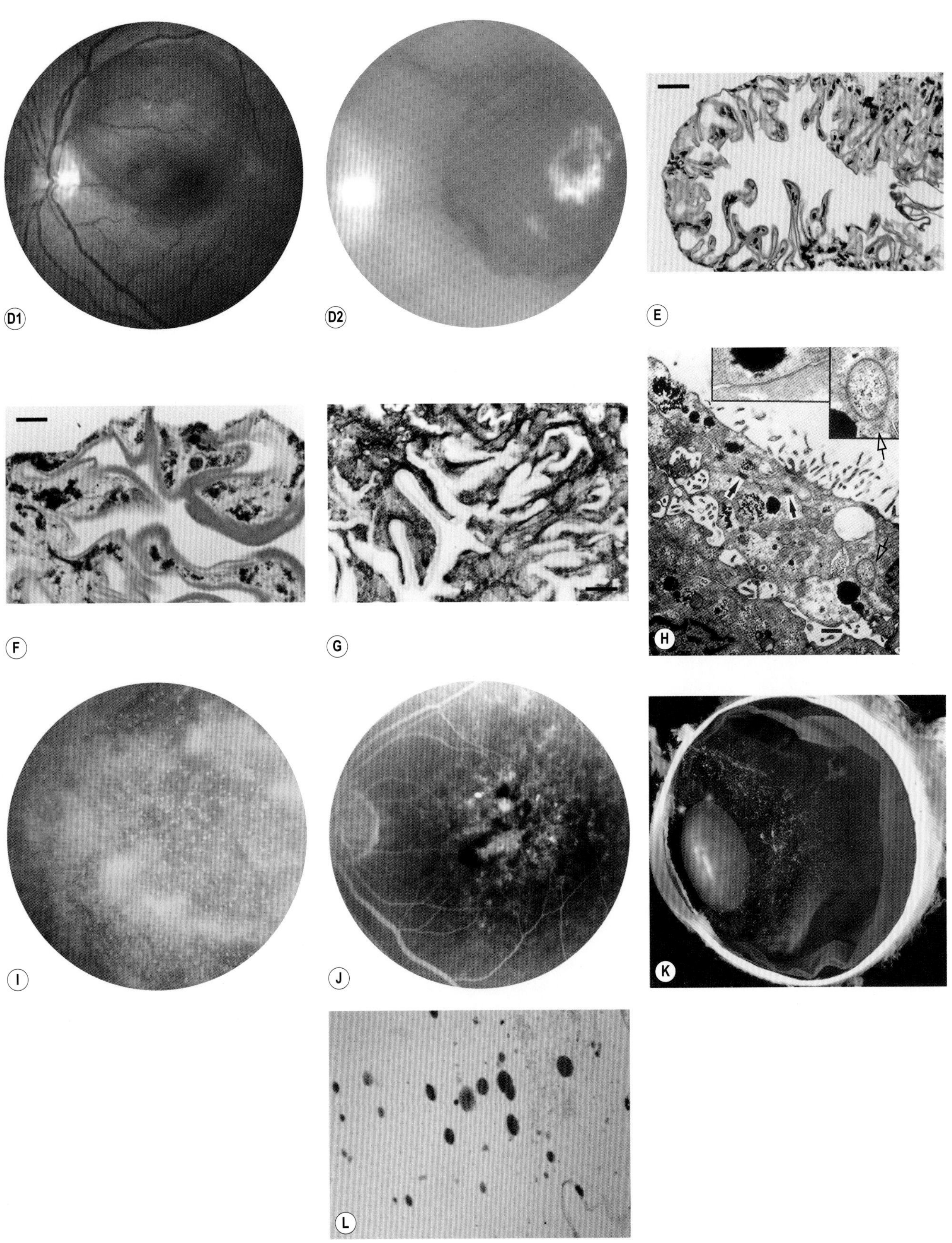

图 7.35（续）

第 8 章

外伤性视网膜病变

Traumatic Retinopathy

Berlin 水肿（视网膜震荡）

眼部受到钝击伤后出现的急性视力下降可发生 Berlin 水肿（视网膜震荡）。这种水肿主要累及外层视网膜[1-5]，病变的视网膜呈现灰白色，病变区域可以局限于黄斑区（图 8.01A 和 E），也可以蔓延至周边视网膜（图 8.01B）。有时这种灰白色的改变可以伴随后极部或周边视网膜的出血（图 8.02A 和 B）、视网膜下出血和脉络膜破裂。这种黄斑区的灰白色改变可以完全消退，中心视力也随之恢复（图 8.01F）。在某些病例中，中心视力可能永久丧失，而眼底并没有明显的改变，或者出现视网膜色素上皮层（RPE）的斑点状改变，或者出现视网膜的色素沉着，甚至形成板层或全层的黄斑裂孔（图 8.02D，E 和 F；图 8.05）。累及周边视网膜的灰白色改变首先出现 RPE 的斑点状改变，随后出现 RPE 的萎缩和视网膜的色素沉着，导致周边视网膜无论是在临床还是组织病理学上都出现类似于色素性视网膜炎的改变（图 8.02 E 和 F）[6, 7]。

眼底荧光素血管造影（FA）在 Berlin 水肿中未发现典型的视网膜血管和脉络膜通透性的改变（图 8.01C 和 D）[3, 6, 8, 9]。有时可以在荧光造影中发现后极部视网膜小动脉短暂 / 一过性的荧光素渗漏或 RPE 层的荧光素着染（图 8.02C）[10]。当外层视网膜灰白色改变消退后，血管造影可伴或不伴有 RPE 层荧光素的窗样缺损。玻璃体中也并未发现血－视网膜屏障破坏的证据[11]。在 Berlin 水肿的早期，光学相干断层扫描（OCT）发现视网膜光感受器密度的增加（图 8.01J~L），随后出现因为细胞凋亡而导致的光感受器层的变薄，相应区域的视网膜变苍白[12-15]。如果外伤不严重，受伤区域内的光感受器细胞和 OCT 改变可以恢复，多焦视网膜电流图显示受损区域振幅下降，光感受器细胞再生后可恢复，否则将表现为永久性的振幅下降[14]。发生 Berlin 水肿的人眼标本在光学和电子显微镜下的改变与动物试验的结果均显示发白的外层视网膜是由光感受器的急性损伤和其外节碎片导致的（图 8.01 G 和 H）[4, 8, 16]。OCT 下表现为光感受器层的高反射信号或空泡，提示光感受器的断裂[13]。受损的视网膜失去透明性，不伴有或极少出现细胞内 / 细胞外水肿，脉络膜毛细血管的损伤也极少[2, 4, 16, 17]。其他的改变包括 RPE 层面的血－视网膜外屏障的破坏，通常在 7~14 天修复[17]。如果只有光感受器的外节受损，这部分可以通过迅速的再生恢复视网膜正常的形态和功能，OCT 的改变也恢复正常。异常严重的挫伤可以导致外层视网膜的坏死和萎缩（图 8.02G 和 H）以及黄斑裂孔。导致视网膜神经细胞损伤的机制可能与受到撞击时玻璃体发生的形变以及眼内液压的变化有关，都可能导致视网膜的扭曲和变形[16]。

图 8.01 Berlin 水肿（视网膜震荡）。

A~D：10 岁男孩被石块击中左眼，视力 20/70，可以看到黄斑区的视网膜呈灰白色（黑色箭头，图 A），累及外层视网膜。同时可以观察到周边部大片的视网膜也呈灰白色（图 B）。血管造影没有发现视网膜血管的异常（图 C 和图 D）。

E 和 F：20 岁女性患者左眼黄斑区的 Berlin 水肿（图 E）。3 天后水肿完全消退，黄斑区功能恢复正常（图 F）。

G~I：正常猴眼（图 G）和受到钝挫伤后 4 小时（图 H）、48 小时（图 I）后猴眼的视网膜显微镜照片。可以看到光感受器外节的中断（箭头，图 H）、外核层内固缩的细胞核（图 H 和图 I）以及光感受器内节的空泡样改变（黑色箭头，图 I；苯二胺染色）。

J 和 K：28 岁男性患者被板球击中左眼，由于视网膜震荡导致黄斑区视网膜呈灰白色，但视力维持 20/20。与邻近正常的光感受器（黑色箭头）相比，受损区域内的光感受器（箭头）在 OCT 上表现为水肿和高反射信号。

L：11 岁男孩被飞镖刺破巩膜和脉络膜，导致脉络膜和视网膜下的出血以及邻近黄斑区视网膜的灰白色病灶（箭头）。Spectralis OCT 显示受损区域内的 IS/OS 复合体增厚（箭头），提示光感受器的创伤。

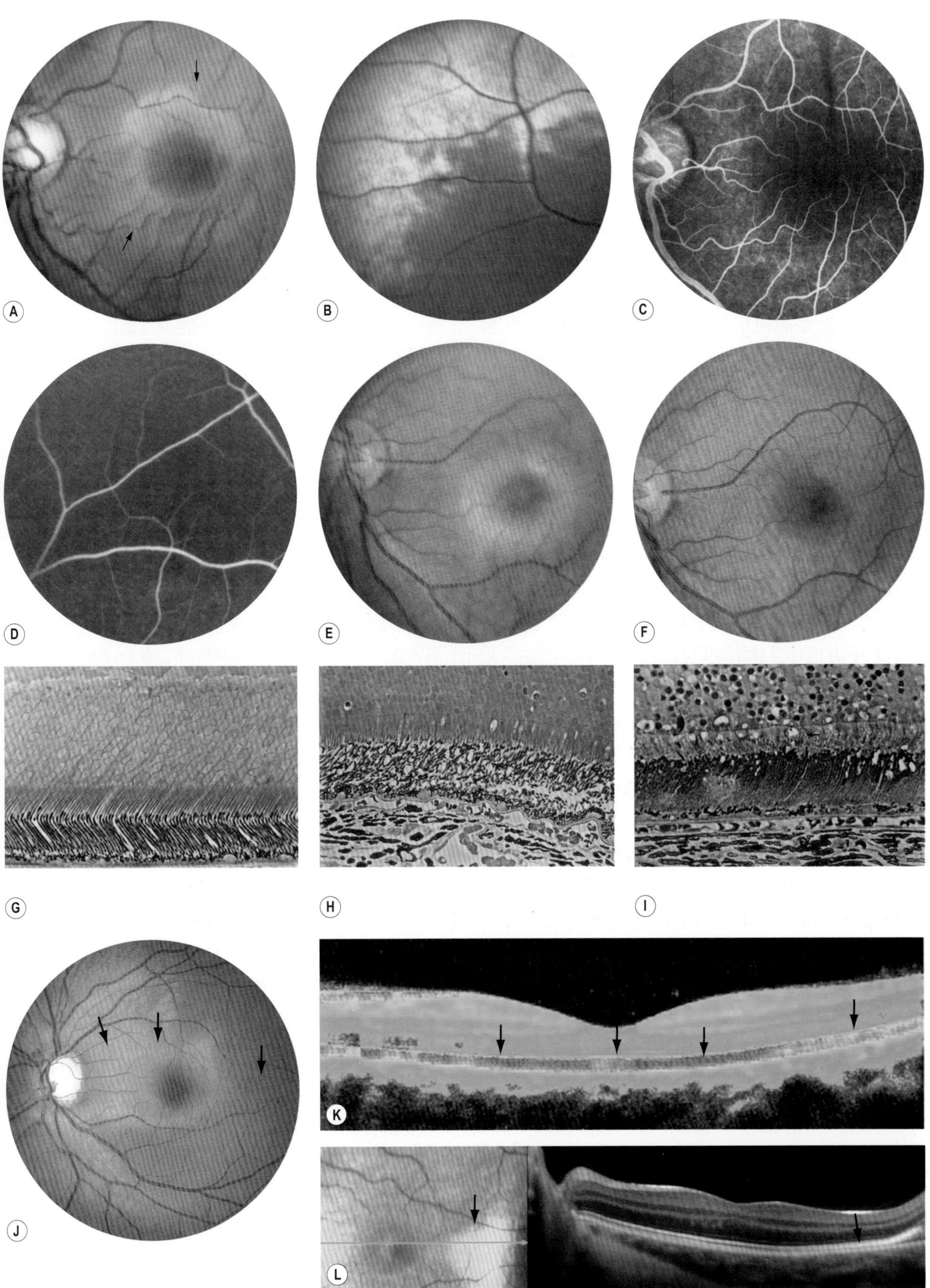

图 8.01

因脉络膜破裂导致的视网膜下出血偶尔也可以伴有 Berlin 水肿（参见第 3 章）。容易引发 Berlin 水肿的眼挫伤还可导致 RPE 损伤和黄斑区浆液性脱离（图 8.02C；图 8.03A~C），类似于急性 RPE 撕裂造成的改变 [18]。

后极部脉络膜裂伤（外伤性脉络膜病变）

急性的眼挫伤可以导致 RPE 坏死，或者后极部 RPE 和脉络膜内层撕裂，这两种改变都会引起黄斑区或靠近视盘的浆液性和（或）血性视网膜脱离（图 8.03）[19-28]。发生这种坏死时，可以看到局灶性的视网膜浆液性脱离，并且因为 RPE 受损，荧光素从脉络膜进入视网膜下液，在血管造影显示多个斑点状的荧光素渗漏（图 8.03A~C）[21]。随着视网膜下液吸收，受损区域出现不同程度的 RPE 萎缩。RPE 撕裂是可能曾经遭受眼挫伤的证据 [29]。视网膜下的血肿可覆盖下方隐藏的脉络膜裂伤（图 8.03D）。在某些病例中，灰白色的视网膜（Berlin 水肿）下方也伴发脉络膜裂伤（图 8.02B）[30]（参见挫伤性黄斑病变的讨论，第 8 章）。当视网膜下积血吸收时，脉络膜和 RPE 的裂伤变得逐渐清晰，通常距离视盘较远，有时裂伤像一条黄色的曲线呈同心圆状围绕着视盘逐渐变淡（图 8.03E，G，I 和 J）。脉络膜裂伤通常只累及脉络膜的内层，但在某些特殊病例也可累及脉络膜全层。大多数情况下，脉络膜裂伤位于黄斑中心凹以外的区域，视力通常可以恢复接近正常。少数情况下，脉络膜裂伤也可以合并黄斑区的视网膜裂孔和视神经盘的撕脱 [25, 31]。血管样条纹的患者在遭受轻微的眼挫伤后也可发生脉络膜裂伤（图 3.38I）[22, 32]。

血管造影有助于发现那些被视网膜下积血遮蔽的脉络膜裂伤以及难以被检眼镜发现的微小裂伤（图 8.03F）。如果裂伤只累及脉络膜的内层，血管造影可以显示粗大的脉络膜血管穿过色素上皮层、Bruch 膜和脉络膜毛细血管层的窗样缺损（图 8.03K）。血管造影证实脉络膜裂伤处有脉络膜视网膜血管的吻合（图 8.03L）。

病理学证实脉络膜裂伤累及脉络膜毛细血管层、Bruch 膜和 RPE 层（图 8.03H）[22, 33]。而覆盖在脉络膜裂伤上方的视网膜内层可以不受损伤 [34]。

图 8.02　RPE 和视网膜的挫伤性坏死。

A~C：男性患者右眼钝挫伤视力下降。可以看到发白的外层视网膜以及视网膜和视网膜前的出血（图 A 和图 B）。血管造影（图 C）显示因 RPE 坏死导致的高荧光以及隐藏在视网膜出血下的线状脉络膜裂伤。

D：19 岁男性患者被棒球击中眼部后发生了挫伤性黄斑裂孔以及 RPE 和视网膜的萎缩。

E：靠近两处脉络膜裂伤的黄斑裂孔（箭头）。因为脉络膜裂伤导致 Bruch 膜的收缩，这种黄斑裂孔在玻璃体切除联合内界膜剥除术后也不会闭合。

F：钝挫伤导致的周边视网膜和 RPE 的变性。可以看到变细的视网膜血管和沉着在视网膜的色素（箭头），这些改变和色素性视网膜炎类似。

G：黄斑区的显微照片可以看到外伤后局部光感受器的丢失、囊样变性和视网膜脉络膜的粘连（箭头）。图中的视网膜和 RPE 的分离可能是制片过程中人为导致。

H：黄斑区的组织病理照片显示了外伤后严重的视网膜和 RPE 萎缩。

I 和 J：15 岁的患者在爆炸钝击伤 1 年后显示黄斑区视网膜和脉络膜严重的挫伤性坏死（图 I）。视力仅为数指 /0.6 米。OCT 显示黄斑区视网膜萎缩（图 J）。

K：22 岁男性患者眼部外伤后 2 个月显示严重的脉络膜裂伤，视网膜下积血的吸收导致纤维瘢痕的产生。

（I 和 J，由 Dr. Franco Recchia 提供；K，由 Dr. Paul Sternberg Jr. 提供）

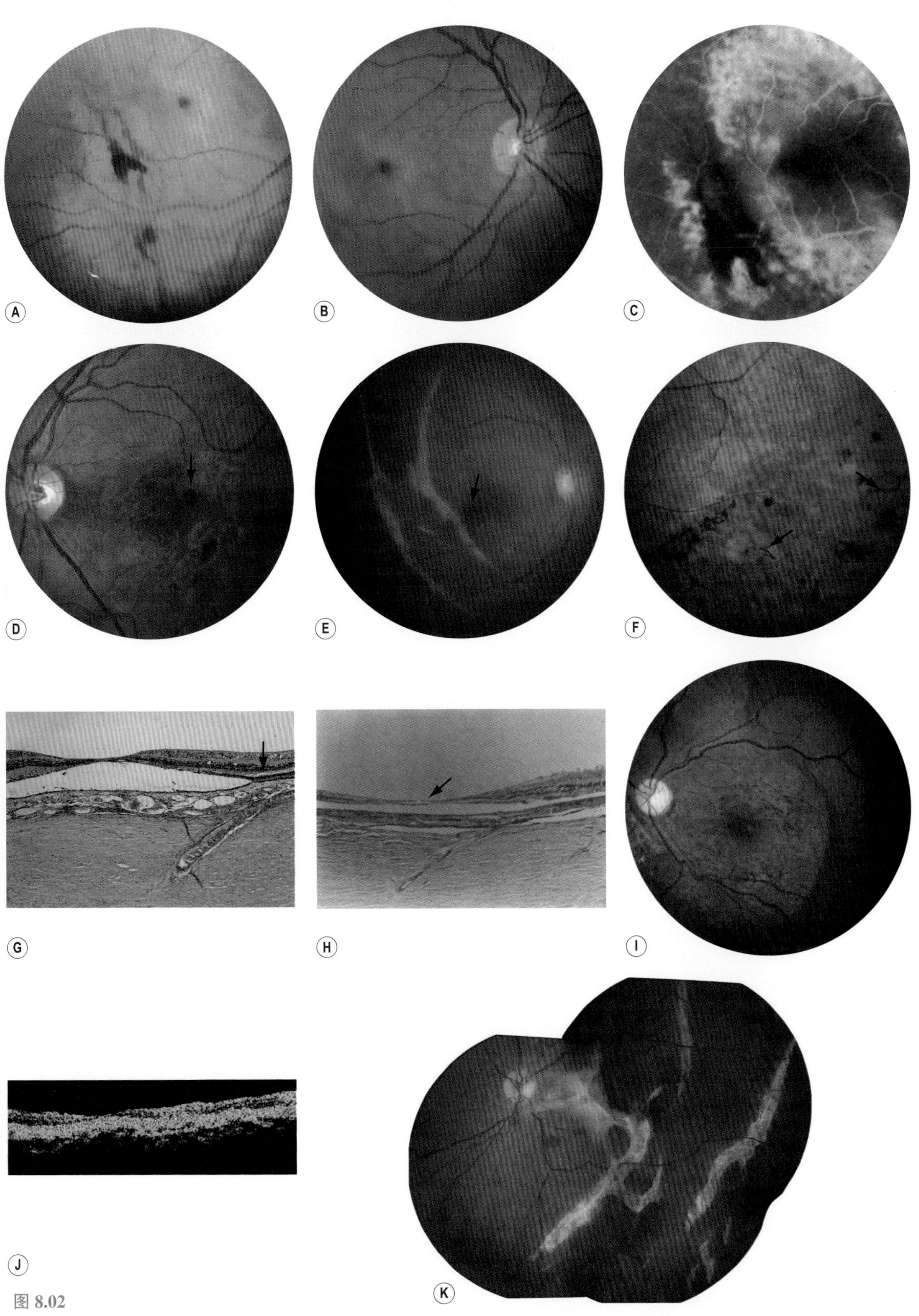

图 8.02

如果在陈旧性脉络膜裂伤处继发脉络膜新生血管，就会导致局部出血和渗出，使患者在受伤后的数月或者数年内出现持续视力下降（图 8.03I 和 J）[23, 31, 35-40]。这些新生血管通常都是 2 型 CNV，在向视网膜神经上皮下空间突破生长的位置可以生成一个色素性晕轮。同样性质的 CNV 也发生在眼内异物导致的脉络膜裂伤处或治疗视网膜脱离的巩膜扣带术中导致的医源性脉络膜裂伤处[41]。广泛的视网膜下出血可以导致不同程度的盘状瘢痕，其中一些甚至可导致黑色素瘤发生。

Gass 报道了数例病例，患者在头部撞伤后几天内，在检眼镜和血管造影检查中均表现为典型的特发性中心性浆液性脉络膜视网膜病变。这类患者可能并非由眼部外伤的直接导致，而是由于情绪紧张诱发了浆液性的视网膜脱离。预后和恢复大多很好[42, 43]。

图 8.03　挫伤后黄斑病变（脉络膜裂伤）。

A~C：7 岁女孩的右眼遭遇严重眼挫伤后立刻发生了黄斑区浆液性的视网膜脱离。眼底血管造影提示黄斑区多个点状渗漏，显示荧光素从脉络膜血管渗漏至视网膜下腔。

D~F：一个年轻患者的右眼受到挫伤后出现继发于脉络膜裂伤的视网膜下出血（图 D）。几周后视网膜下出血吸收（图 E）。可以看到小的脉络膜裂伤（箭头）。血管造影显示脉络膜裂伤处的高荧光（图 F）。

G：21 岁男性患者车祸数月后视力严重受损，可以看到视盘和黄斑之间有一个较大的脉络膜裂伤，视力为 20/30。

H：另一名患者的病理切片显示视盘和黄斑之间大范围脉络膜裂伤。可以看到 Bruch 膜突破处的视网膜色素上皮的增生（箭头）。

I：54 岁男性患者 2 年前眼挫伤后在陈旧性脉络膜裂伤的位置继发 CNV（箭头），导致黄斑区出血性视网膜脱离。当初受伤时曾有视网膜下出血，但随后吸收（此眼底照片拍摄前）。6 个月前左眼再次突发中心视力下降。

J~L：陈旧性脉络膜裂伤继发的 2 型 CNV（箭头）导致浆液性的视网膜脱离。

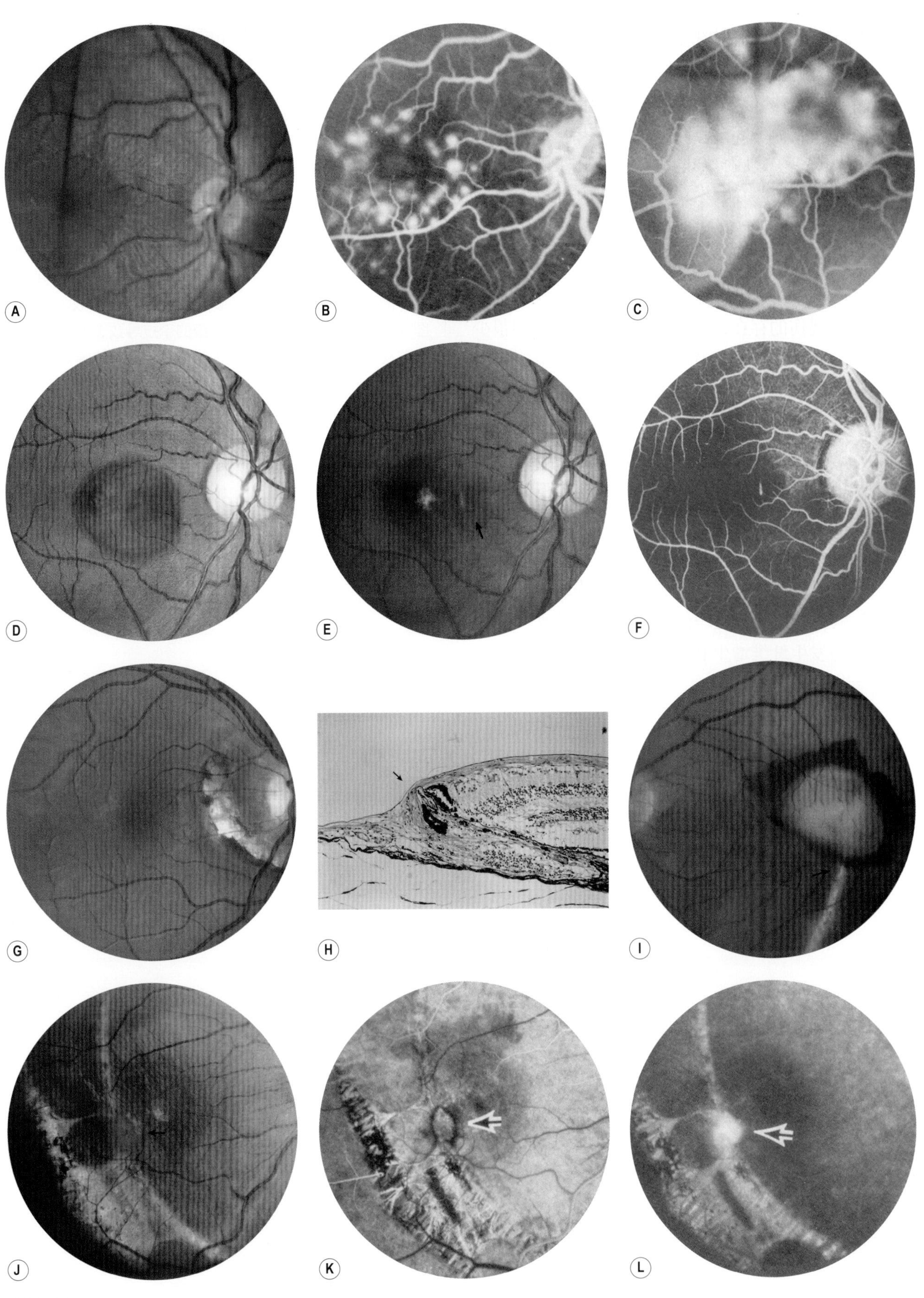

图 8.03

周边脉络膜视网膜挫伤和裂伤导致的黄斑并发症（枪弹伤）

有一种少见的非穿透性眼外伤，是被高速运行的投掷物贴近飞过眼球或直接击中眼球导致的周边脉络膜和视网膜的挫伤和裂伤，称之为“枪弹伤”[44-46]。主要的眼底特征包括巨大的边缘不齐的脉络膜和视网膜裂孔以及周边发白的视网膜和出血（图 8.04A~F）。裂孔处可见暴露的白色巩膜。尽管有视网膜裂伤的存在，但孔源性视网膜脱离却很少发生。如果黄斑区的损伤在受伤后继续加重 / 后极部损伤范围扩大，比如发生黄斑裂孔，会立即发生中心视力的丧失（图 8.04A）；如果受伤部位在视网膜周边[47]，逐步继发血管增殖性病变或者渗出，视力也有可能在受伤后的几个月内逐步下降（图 8.04G~L）。这种病变晚期的眼底特点主要是斑片状的纤维增殖，这些纤维增殖病灶的边缘有不同含量的色素沉着排成扇形。视网膜和脉络膜组织部分丢失的发病机制可能是组织的溶解和挛缩导致[48]。挫伤后因为发生纤维增生和瘢痕，视网膜脱离反而很少发生[48-50]。

图 8.04　周边视网膜和脉络膜的挫伤。

A~F：因子弹贴近眼球飞过导致的伴有周边视网膜和脉络膜裂伤的“枪弹伤”。可以看到从周边脉络膜裂伤（图 B）延伸至黄斑区（图 A）的星状脉络膜裂伤、瘢痕和视网膜下出血。6 个月后可以看到后极部严重的瘢痕增生（图 C 和图 D）以及周边部视网膜（图 E）和脉络膜（图 F）的断裂。

G~K：一名年轻女性患者在颞下象限的视网膜挫伤数年后发生了迟发性的视力下降，我们可以看到在周边视网膜下大量的纤维血管增殖（图 H）导致的渗出性视网膜脱离（图 G）。这些渗出在巩膜外冷凝后基本吸收（图 I 和图 J）。6 个月后因为视网膜前膜的牵拉导致患者出现了轻微的视物变形，并且通过手术部分地剥除了前膜（图 J 和图 K）。

L：右眼颞下方视网膜挫伤后数年，眼底可见大片视网膜和视网膜色素上皮萎缩呈现骨样色素沉着改变。

（L，由 Dr. Maurice F. Rabb 提供）

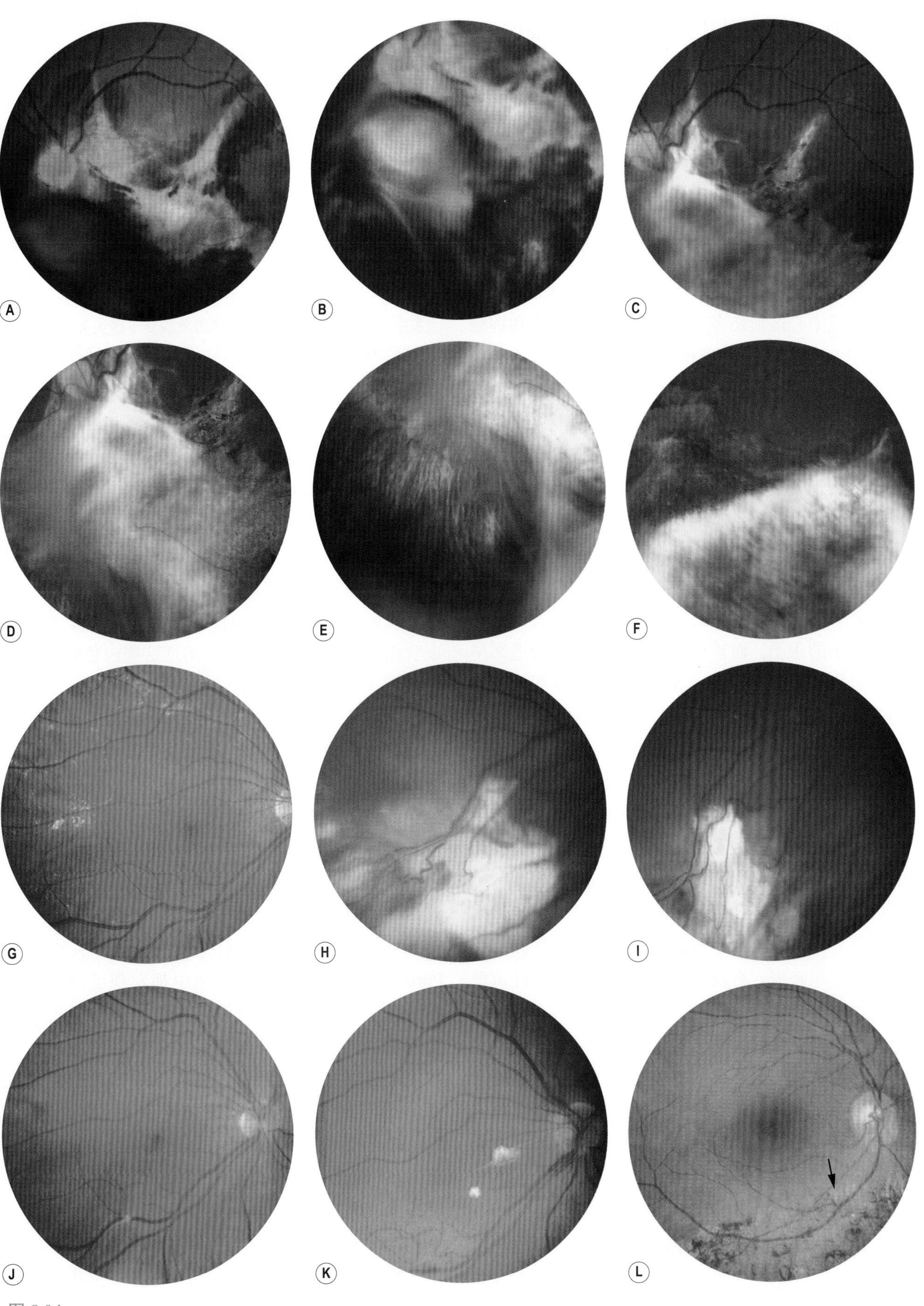

图 8.04

外伤后黄斑裂孔和黄斑中心凹损伤

黄斑中心凹处的视网膜非常薄，钝挫伤可以通过以下 1 种或几种机制导致全层的黄斑裂孔：①挫伤性坏死。②中心凹下的出血。③玻璃体牵拉。有严重 Berlin 水肿的患者可以伴发因脉络膜裂伤导致的视网膜下出血（图 8.05），或玻璃体从视网膜上产生的“挥鞭”样分离（参见关于黄斑裂孔发病机制的附加讨论部分，第 7 章），从而形成黄斑裂孔。

黄斑中心区损伤多继发于眼部的钝挫伤和挥鞭伤（图 8.05H），其改变和凝视太阳导致的黄斑区灼伤类似[51-53]。但挥鞭伤很少发生视力的下降[54]。挥鞭伤导致的黄斑病变主要包括以下症状：头颈部“屈伸”的外伤史但否认眼部直接外伤；单眼或双眼急性的视力下降（但不低于 20/30）；黄斑中心凹灰白色的水肿；直径 50~100 μm 的中心凹裂伤。虽然视网膜的透明度下降，但视力通常可以恢复至 20/20，黄斑中心凹的点隙样改变及其白色的边界不会消失。多数伴有轻度的玻璃体后脱离，看上去像一个小小的盖子。血管造影正常或者表现为造影早期的点状高荧光[53]。Grey 在 3 例遭受直接眼挫伤后的患者中观察到类似的中心凹点隙状改变，并且推测这种选择性的黄斑中心凹光感受器细胞的丢失导致了这种点隙状的改变，发生的原因可能是直接的物理性损伤也可能是继发的毒性损伤[52]。其他的因外伤导致的玻璃体－黄斑界面性改变包括：黄斑前的小的玻璃体束或盖样改变，全层的黄斑裂孔[51, 55]。形成外伤性黄斑裂孔的发病机制可能是原发的外伤性震荡导致裂伤或细胞溶解导致的局部囊样改变后继发的组织缺失。有较多病例报道提示外伤性黄斑裂孔可以自发关闭，因此在这类病例观察等待 4~6 个月可能避免手术治疗[56-61]。

因为裂孔周围的视网膜挫伤较严重，伴有局限性视网膜脱离或者 RPE 萎缩的外伤性黄斑裂孔的患者可能并不是黄斑裂孔手术的最佳适应证（参见黄斑裂孔的讨论，第 7 章）[62-64]。

Purtscher 视网膜病变

当患者头部或者躯干受到严重的挤压伤后，单眼或双眼可能发生一种特殊的视网膜病变导致视力下降[10, 65-73]。Purtscher 视网膜病变特征性的眼底改变包括：多灶性斑片状的浅层视网膜变白和视盘周围的出血（图 8.06A，B，G，H 和 L）。白色的斑片状视网膜病灶主要围绕在视盘周围，通常不蔓延至黄斑区中心。部分视网膜变白的病灶位于视网膜血管前。在某些病例还可以出现这些白色病灶的融合（图 8.06G）。在轻微的 Purtscher 病例，血管造影显示白色病灶区域内动静脉和毛细血管的荧光素渗漏，而在严重病例中，除了荧光素渗漏外还可以看到动脉阻塞（图 8.06C 和 D）[65, 66]。视网膜的白色病灶和出血消退后，视力不能完全恢复并可以出现不同程度的视神经萎缩（图 8.06E 和 F）。

Purtscher 视网膜病变的发病机制仍然存在争议。视网膜变白的病灶被认为是渗出导致，与局部视网膜缺血有关。血管造影在 Berlin 水肿[10]和 Purtscher 病[65, 68]的某些病例中都发现了动脉的渗漏，提示外伤导致的血管内皮细胞损伤导致了血管内的高凝状态和粒细胞聚集[67]，后两者可能导致了多发性的动脉阻塞。胸腔压迫导致的空气栓塞[65]和长骨骨折导致的脂肪栓塞[73]都可能成为 Purtscher 视网膜病变的诱发因素。在脂肪栓塞中引起的视网膜梗死病灶发白并且较小，且多位于视网膜的周边部[69, 70]。

Purtscher 视网膜病变的眼底改变特征性地局限于视网膜后极部，这一特点可能和视盘周围以及黄斑区独特的血液供应有关。除了以下两层视网膜毛

图 8.05　外伤性黄斑裂孔。

A 和 B：眼部钝挫伤导致的视网膜下出血、黄斑裂孔（箭头，图 A）和脉络膜裂伤（箭头，图 B）。

C：7 岁男孩左眼挫伤导致的黄斑裂孔和脉络膜裂伤（箭头）。

D~G：35 岁女性患者的巨大黄斑裂孔和脉络膜裂伤（图 D），血管造影显示在裂孔范围内脉络膜毛细血管网缺失，但是可以观察到脉络膜的大血管（黑色箭头，图 E），晚期像显示黄斑裂孔和脉络膜裂伤处的荧光素着染（图 F），36 个月后黄斑裂孔扩大，并且可以看到在其上方新出现两处裂孔（箭头，图 G）。

H~K：一名 45 岁的酗酒患者经历了多次眼部挫伤，右眼发生了黄斑区的板层裂孔或点隙状改变（箭头），类似日光灼伤造成的黄斑病变（图 H），而左眼则发生了黄斑区全层裂孔（图 I）。

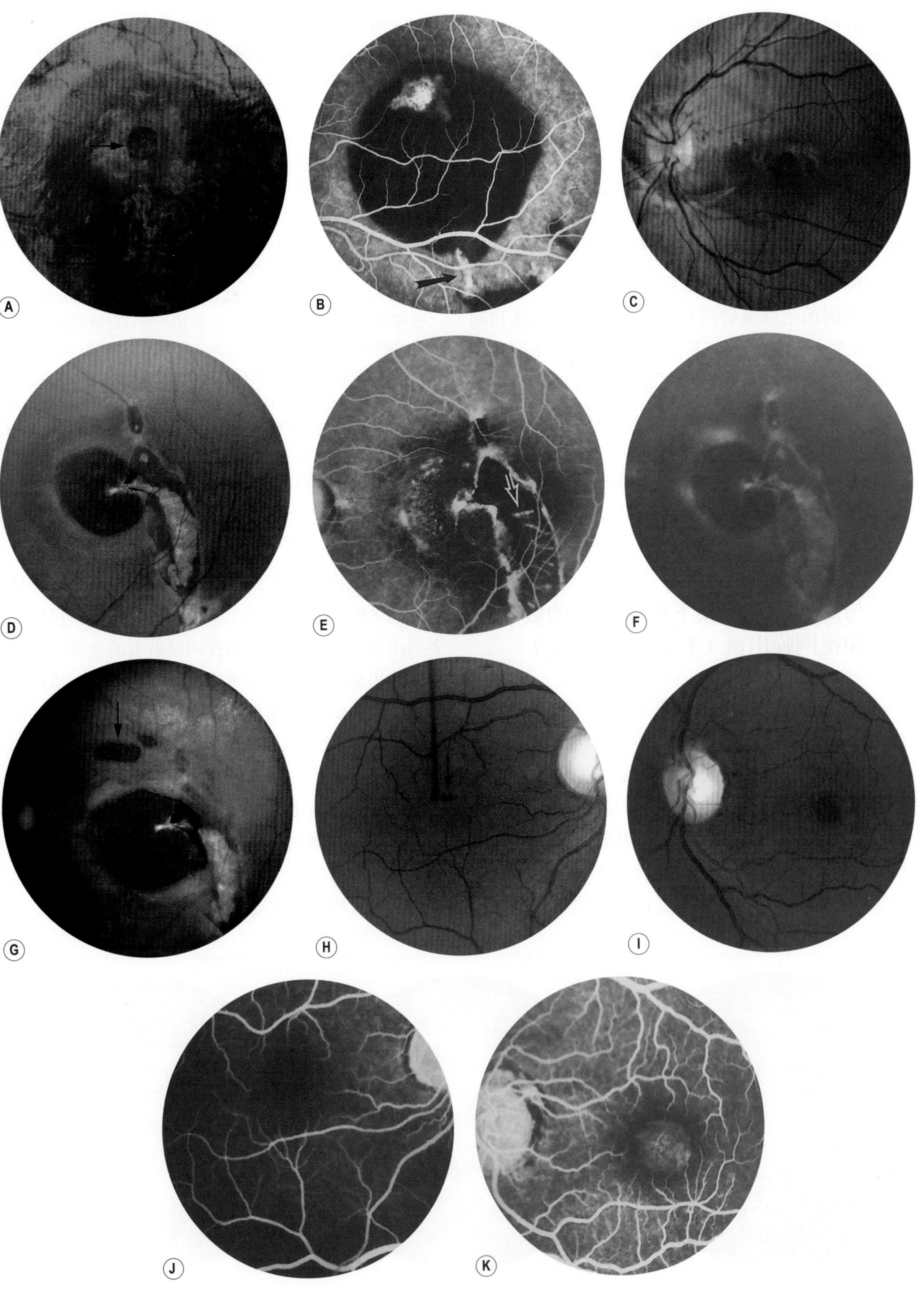

图 8.05

细血管网，大部分视网膜血管都在视网膜神经纤维层内：浅层毛细血管网位于神经节细胞层，深层则位于内核层，两者之间存在吻合。此外，相对独立的第三层毛细血管网位于黄斑区，介于上述两层毛细血管网之间，而第四层毛细血管网位于视盘周围最表浅的神经纤维层内。视盘周围的第四层毛细血管网水平直径大约仅1个PD，但实际覆盖至鼻侧距视盘约2个视盘直径和颞侧约4个视盘直径范围的血供[74]。与视网膜其他毛细血管网不一样的是，视盘周围的毛细血管网只有很少的滋养动脉和吻合支血管[75]，因而更容易发生血管阻塞。1例患有Purtscher视网膜病变34个月的眼球病理学检查显示了因视网膜动脉栓塞导致的内层视网膜萎缩[71]。

还有一些情况也可以出现和Purtscher视网膜病变很类似的眼底改变，包括：视网膜中央动脉阻塞、急性胰腺炎、红斑狼疮、皮肌炎、硬皮病以及羊水栓塞（参见第6章的讨论）。

图 8.06　Purtscher 病。

A~F：45岁男性患者从高速飞驶的赛艇摔出后视力下降（视力为20/30），可以看到视盘周围斑片状的视网膜水肿（图A）。这些白色病灶大部分在视网膜血管前，伴有浅层的视网膜出血，黄斑区一般不受累（图B）。周边视网膜无明显改变。后极部的白色病灶在荧光造影的动静脉期可出现充盈迟缓和遮蔽（图C），晚期伴有荧光素渗漏（图D）。10天后视网膜病灶明显消退（图E），5个月后视网膜颞侧颜色仍偏淡，视力20/30（图F）。

G~I：28岁男性，车祸伤致颅底和筛骨骨折，可以看到视网膜上有大片发白的缺血区域以及可能在内界膜下的血肿（图G和图H），对侧眼是正常的，5周后可以观察到视网膜表面的瘢痕（箭头，图I）以及延伸至黄斑区的牵引条索。

J~L：这名患者因摩托车祸伤接受过心肺复苏，2周后出现双眼结膜下出血，右眼视网膜神经纤维层的梗死和视网膜前出血，左眼则出现视盘周围的视网膜变白和出血，右眼视力20/20，左眼视力4/200，左眼被诊断为外伤性视神经病变，最终视力6/200。

（J~L，由 Dr. Paul Sternberg，Jr. 提供）

与蛛网膜及硬膜下出血相关的玻璃体和视网膜出血（Terson 综合征）

Terson首次描述了蛛网膜下腔出血患者合并玻璃体出血的现象，并且认为该临床症状是由于突然升高的静脉压导致视盘表面和视盘周围的毛细血管破裂出血所致[76-78]。也有人认为原因是迅速升高的颅内压导致视网膜中央静脉及其脉络膜吻合支受压，从而引起眼内出血[76]。大约20%的蛛网膜或硬膜下出血的患者，不管是受伤同时发生还是伤后发生的，眼内出血主要局限于靠近视盘和黄斑的区域（图8.07A~D）[79, 80]。发生在视网膜内和视网膜下的出血主要来自视盘和视网膜破裂的血管。视网膜内的出血可以发生在浅层或深层视网膜，呈现出圆点状或火焰状。在有些深层的视网膜内出血，由于血液分解后进入外丛状层，导致出血呈现花瓣状，伴羽毛状的边缘（图8.07G~I）。发生在内界膜下或玻璃体后皮质下的出血较多时也可以形成局部的血肿（图8.07K）[81, 82]。大多数情况下，这些出血可以自行吸收，视力也不受影响。如果玻璃体积血不能吸收，则需要借助玻璃体切除术来恢复视

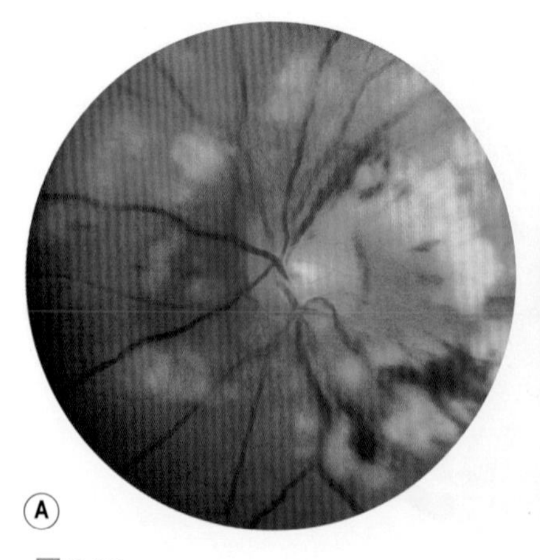

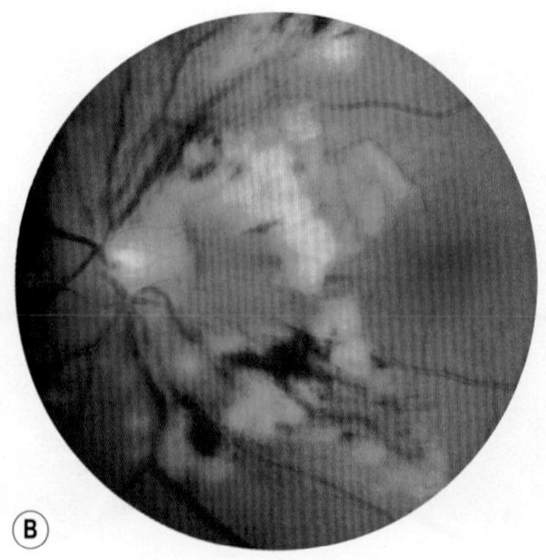

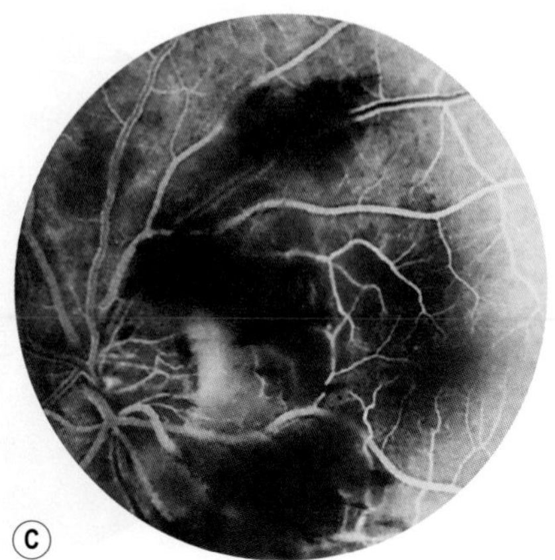

图 8.06

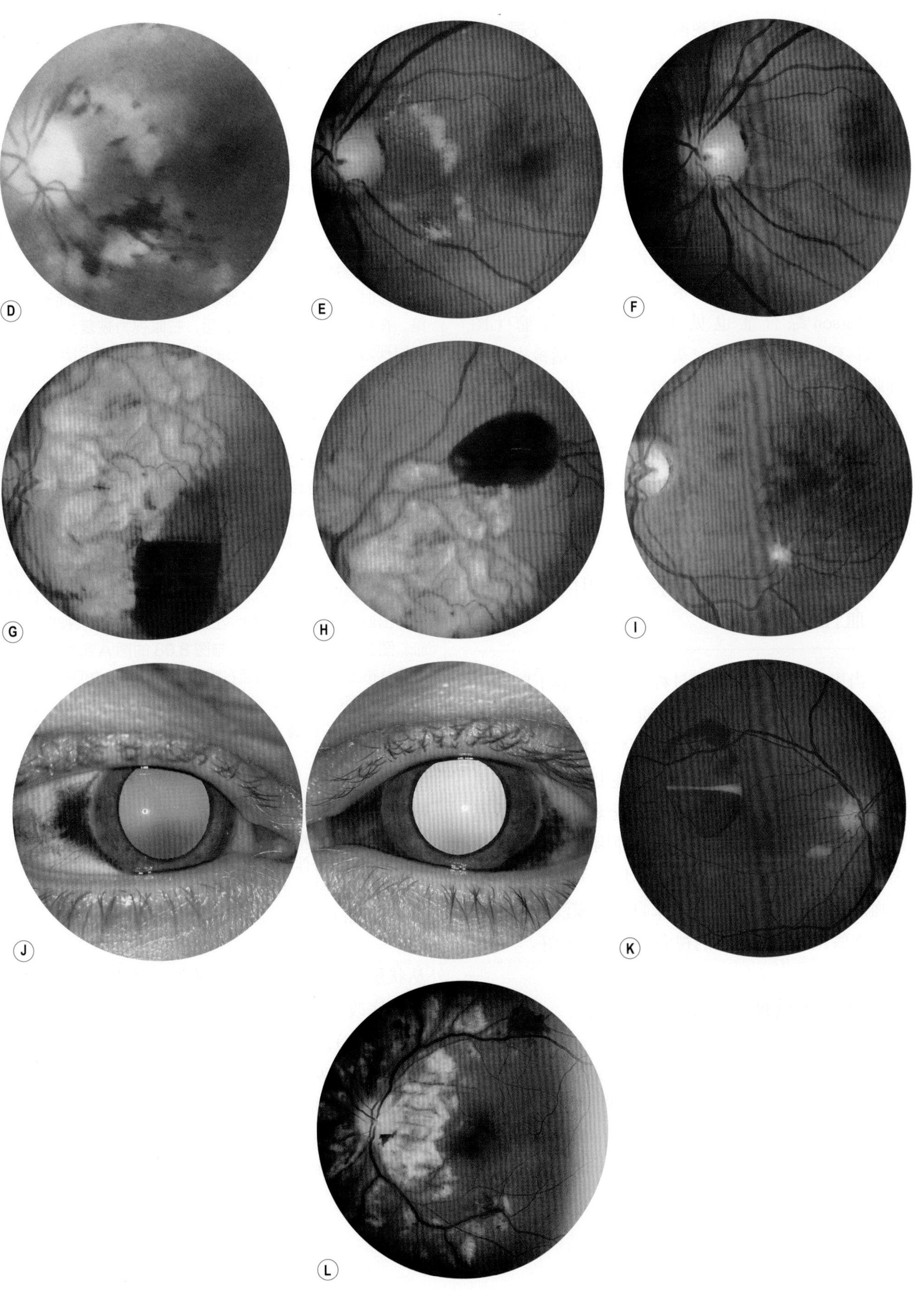

图 8.06（续）

力[83-85]。术中可以发现视网膜血管和RPE受损（图8.07E和F）。眼内出血的量和蛛网膜下腔出血的严重程度并不相关[86]。某些患者的内界膜下血肿吸收后，黄斑前的视网膜皱褶会加重[87]。黄斑区视网膜前膜是Terson综合征最常见并发症，但与视力下降并无明显相关性[88]。此类患者较少发生严重的玻璃体视网膜增殖性病变（PVR），但是在等待积血吸收的过程中需要定期地进行眼部超声检查，并且在必要时果断予以玻璃体手术[89]。

Terson综合征也见于破裂的动脉瘤（图8.07G~J）、动静脉畸形、头部外伤（包括枪击伤和硬膜外注射后、内镜下心室胶质囊肿切除术后以及椎基底动脉的夹层动脉瘤）[90-94]。与成年人相比，发生蛛网膜下出血的儿童很少发生玻璃体和视网膜的出血[95]。这可能与儿童的血管壁的顺应性较好有关。

因蛛网膜下腔和硬膜外注射引发的出血性黄斑病变

当患者在脊髓造影术过程中向蛛网膜下腔注射氧气[96]或者向硬膜外注射皮质类固醇类药物以减轻背部疼痛[97, 98]时，可能因视网膜出血而发生急性的单眼或双眼的多发性暗点。这些出血主要来自视网膜深层毛细血管网，表现为以黄斑为中心向外周逐渐变淡的花瓣状出血。出血的原因可能和突然升高的脑脊液的压力及视网膜静脉压有关，其中一些出血和Terson综合征类似，来自视网膜浅层或深层毛细血管网。这类出血的视力预后相对较好。

眼挫伤后视神经视网膜病变

眼球或眶周的钝挫伤可导致急性视力下降，同时伴有视盘水肿以及视盘和视网膜的出血，这种出血通常局限于视网膜后极部（图8.08A~C）。此类出血可以来自视网膜深层毛细血管网，并蔓延至外丛状层的Henle纤维呈现放射状的出血形态。类似的眼底改变也可见于视盘静脉炎、Terson综合征（图8.07H~J），以及硬膜外注射后。外伤后突然升高的视网膜中央静脉压力被认为是导致视盘和视网膜出血的重要机制之一。这种类似的内层和外层视网膜出血偶尔也可发生在正常人，通常单眼发病，没有明确的原因可以解释（图8.07K和L）。

图 8.07　Terson 综合征。

A~D：一名45岁的女性患者因为蛛网膜下腔出血住院后迅速发生双眼的视力下降，可以看到双眼多发深色的内界膜下出血（箭头）、颜色较浅的视网膜下出血和视盘水肿（图A~图C）。荧光造影也证实了视盘水肿（图D）。

E和F：一名50岁男性患者发生急性高血压危象，伴有头痛、颈部疼痛和昏迷，可以在双眼视盘附近见到球形的浅表视网膜出血，6天后双眼都发生了致密的玻璃体积血，在随后的6年里因为反复的玻璃体出血，这名患者双眼的视力一直维持在手动，当患者至Bascom Palmer眼科中心就诊时，双侧眼底均因为陈旧性的玻璃体积血而无法查见，在接受了玻璃体切除术后，右眼视力恢复至20/25，左眼视力恢复至20/40，右侧眼底除了高血压引起的视网膜动脉变窄和黄斑区透见两处白色的脉络膜血管以外基本正常（图E），左侧眼底可以在黄斑区观察到类似的脉络膜血管和RPE萎缩（图F）。

G~J：一名48岁的男性患者在驾驶时突发剧烈头痛和意识丧失，到达急诊室时无法回忆起发病时的情况，头颅CT检查证实了蛛网膜下腔出血，MR血管造影证实前交通动脉动脉瘤，在接受了动脉瘤的介入治疗后床边测得患者的右眼视力为20/70，左眼视力为20/20。右眼可以看到多发的视网膜前和深层视网膜出血，包括外丛状层的花瓣样出血（图G和图H），左眼只有少量的深层视网膜出血。图8.07的图K和图L与图8.08的图A和图B在出血的分布上类似。10周后右眼的出血基本吸收但视力仍为20/70，黄斑区见少量视网膜前的残留出血（图J），OCT证实了出血的位置（视网膜前），并且排除了黄斑裂孔（图J）。

特发性单眼深层视网膜出血。

K和L：一名健康的年轻人否认外伤史和既往病史，出现左眼的视力下降伴多发的深层视网膜出血，可以看到出血呈花瓣样的形态，可能位于外丛状层。

（K和L，由Dr. Maurice Rabb提供）

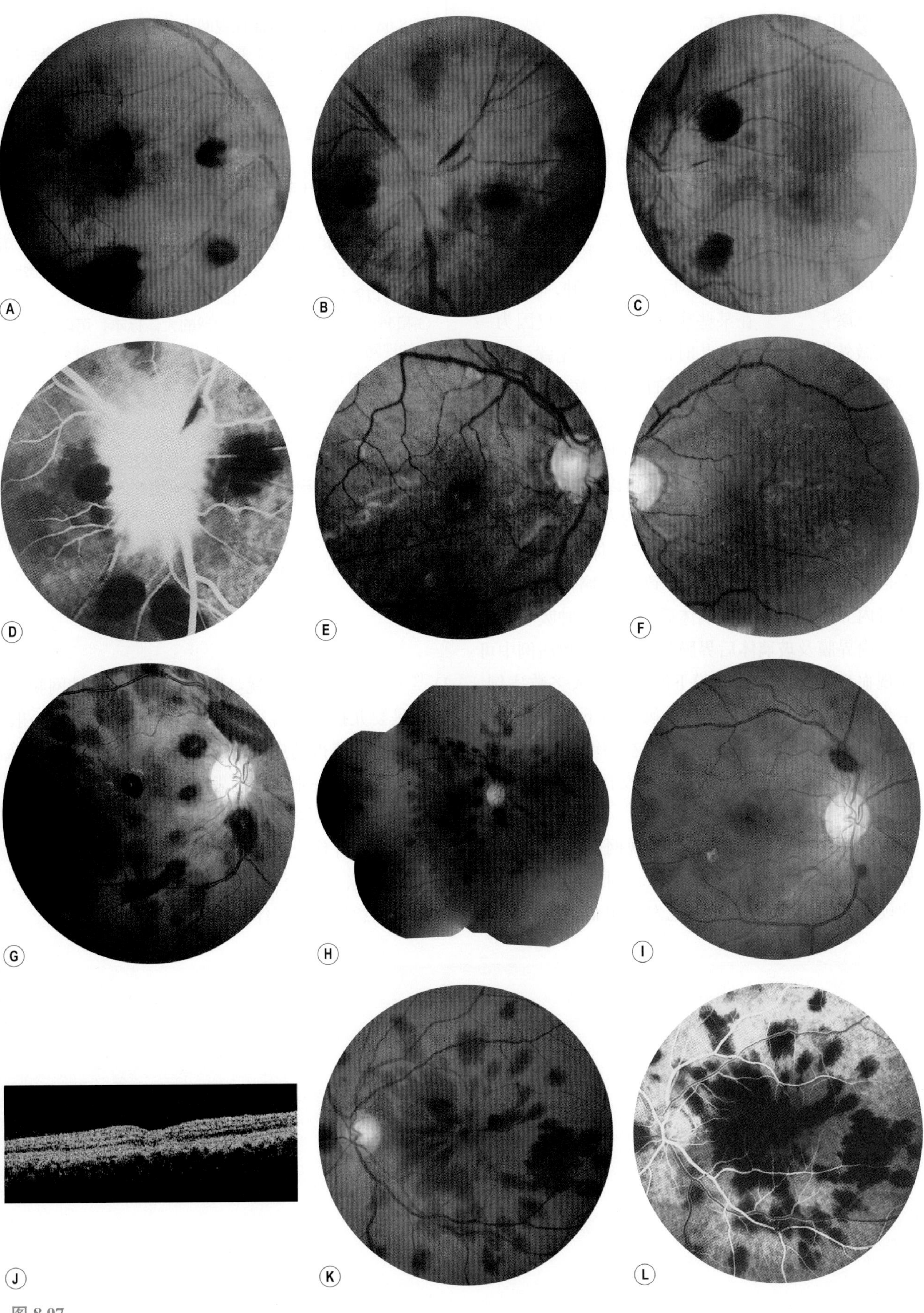

图 8.07

婴儿摇晃综合征

婴儿摇晃综合征（shaken-baby syndrome）通常因为家长惩罚性地剧烈摇晃婴儿床而发生。症状和体征为非特异性，类似感染、中毒和代谢异常的表现，包括：①心动过缓、呼吸暂停和低体温。②嗜睡、易怒、癫痫、肌力减退、囟门饱满或膨出以及逐渐加重的头痛。③散在的视网膜表层出血，圆顶状的内界膜下出血或玻璃体后界膜下血肿，棉绒斑。④皮下淤青[99-113]。在某些病例中，可能仅仅因为一次轻微外伤或者叫醒婴儿时稍剧烈的摇晃就可以引发婴儿摇晃综合征。该综合征的视网膜病变与Terson综合征以及Purtscher视网膜病变眼底表现类似（图8.08D~L）。晚期眼底改变包括外伤性的视网膜劈裂和黄斑区环形视网膜皱褶，后者可以导致“火山口”样改变[101, 104, 105, 114, 115]。这些皱褶的发生可能与以下机制有关：因震动导致的急性玻璃体牵拉[114]，黄斑区玻璃体不完全后脱离导致的玻璃体牵拉[115]，或者内界膜下出血或玻璃体后界膜下血肿吸收后导致的内界膜及玻璃体后界膜收缩。大多数病例中可发现血性脑脊液和硬脑膜下漏，而在大多数病例，至少具有以下一种CT表现：硬脑膜下出血、蛛网膜下腔出血或脑组织挫伤[116]。这种疾病预后较差，许多孩子都会遗留严重的神经和发育缺陷，包括视力下降甚至失明。

组织病理学检查证实存在视网膜内出血、内界膜和玻璃体后界膜下的血肿，同时在视盘周围的硬膜下和蛛网膜下间隙也发现出血（图8.08F~J）[99, 101, 108, 115, 117, 118]。视盘周围的硬膜下和蛛网膜下出血是婴儿摇晃综合征最直接的证据，但出血一般很轻微。在获得的患者捐赠眼球研究中，如果想要检出这些可能在很久之前发生的出血，病理标本的处理上使用特殊铁离子染色技术有助于提高检出率。

有可疑外伤史的婴儿如果发现视网膜出血更可能是摇晃综合征而不是钝挫伤引起的[99, 100, 112, 118]，这种出血意味着可能伴有神经损伤[119]。

图8.08 **挫伤后的出血性视网膜神经病变。**

A~C：一名年轻的女性患者在遭遇墙倒下的挤压伤后发生视力下降，可以看到肿胀的视盘、浅层和深层的视网膜出血，这些眼底改变会逐渐消退或吸收，最终视力恢复至20/50，伴有轻度的视神经萎缩。

婴儿摇晃综合征（非意外创伤）。

D和E：一名6个月的婴儿被诊断为“婴儿摇晃综合征”，可以看到多发的浅表视网膜出血（箭头，图D）。

F：一名死于婴儿摇晃综合征并发症的婴儿眼球的显微照片，可以看到内界膜下的出血。

G和H：一名42周龄婴儿眼球的大体标本，可以看到明显的视网膜内出血、视盘水肿（图G），以及视神经鞘周围的出血（图H），双眼改变相似。

I和J：一名遭受虐待的婴儿双眼标本的显微照片，与图G和图H中的改变类似，可以看到视盘周围的视网膜下出血（上方的箭头，图I）和视网膜的出血性梗死（图J），同时双眼都可以看到硬膜下和蛛网膜下间隙的出血（下方的箭头，图I）。

K和L：用Retcam记录的广泛视网膜和视网膜前出血（图L），出血的范围延伸至锯齿缘。

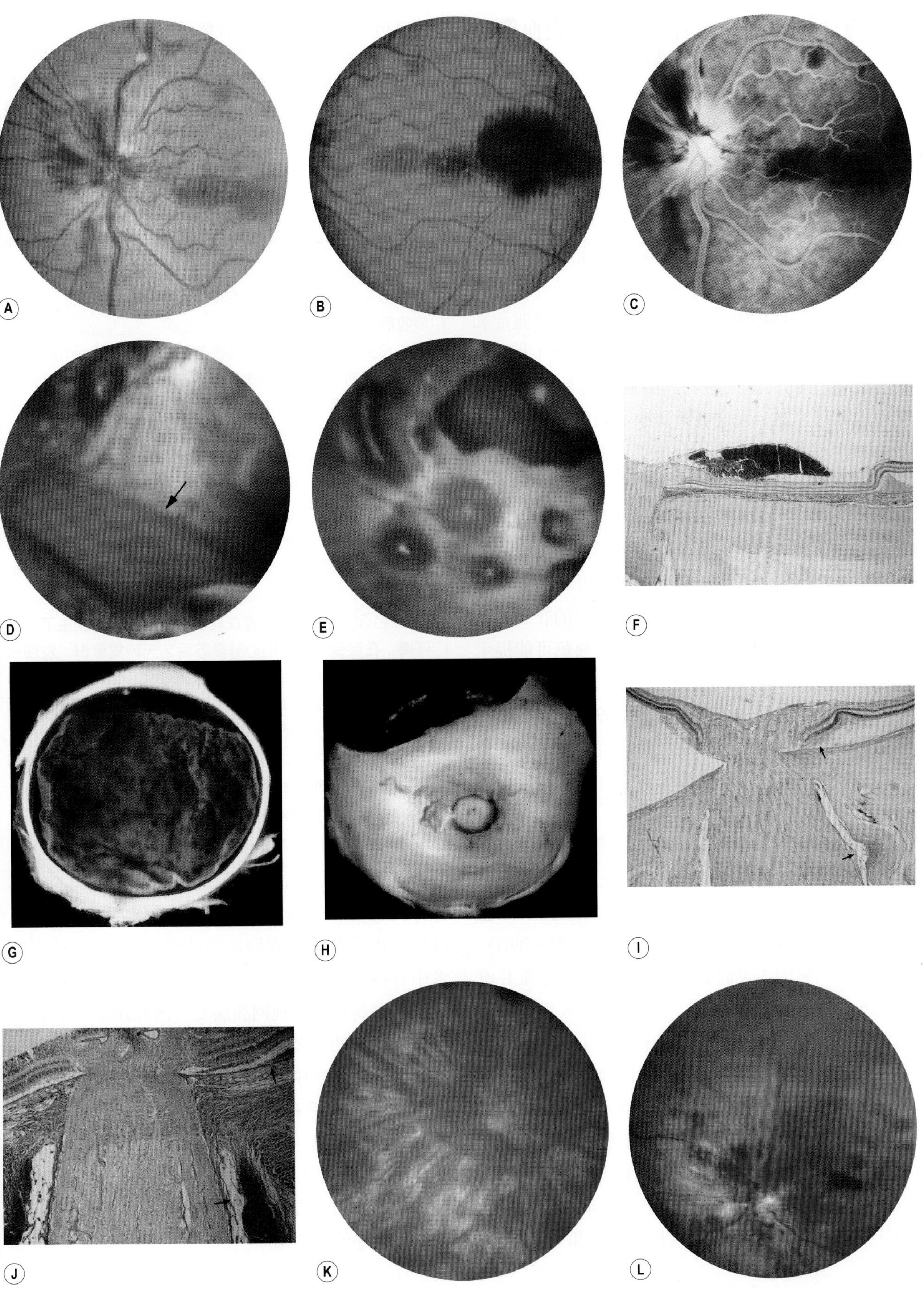

图 8.08

与身体突然发力有关的视网膜血管破裂（Valsalva 视网膜病变）

在做提重物、排便、咳嗽或呕吐等动作时，因为闭气，胸腔或腹腔内的压力迅速升高，导致眼内视网膜静脉压快速升高和浅表视网膜毛细血管的破裂，这种情况既可以发生在正常的眼球，也可以发生在患有继发性视网膜血管性疾病（如糖尿病视网膜病变或高血压视网膜病变）的眼球以及存在先天性视网膜血管性疾病（如视网膜毛细血管扩张症和先天性视网膜动脉迂曲）的眼球（图 8.09）[120-126]。视力迅速下降的原因包括：出血引起的内界膜分离、玻璃体出血、发生在黄斑中心凹附近的视网膜下积血。笔者曾经看到一个中等近视的患者因为严重的持续性呕吐导致广泛的脉络膜出血（图 8.09A 和 B）。这类患者典型的眼底表现为黄斑区中心或附近内界膜下圆形或哑铃形鲜红色的局限性出血（图 8.09D，F，H 和 I）。血肿的表面有时可以看到反光和少量的细条纹，后者往往提示内界膜的收缩。部分积血几天后会转变成黄色。病灶的颜色可能提示眼内寄生虫感染（图 8.09D 和 E）。这些新鲜的出血在静置后会形成一个液平（图 8.09H 和 J）。出血吸收后，浆液性的内界膜脱离可能持续数天或数周（图 8.09I）[127]。伴随着内界膜的自行复位，黄斑区的形态和视力大都恢复至正常。

少数情况下，这种圆形的小面积（小于 1 个视盘直径）视网膜前出血可以发生在黄斑区的中心凹[120, 123]。这种出血的表面可以看到散在的黄白色圆点使得整个病灶看上去像一个草莓（图 8.09D）。并且这种出血因为表面有内界膜的存在，通常并没有反光，这也意味着出血位于内界膜和玻璃体后皮质之间。同时，这些存在黄斑中心凹病变的患者在黄斑区周围也经常伴有少量的视网膜下出血。通常情况下，这类患者的视力都会自行完全恢复。偶尔这种内界膜下的血肿可以引起单眼患者仅存的正常视力丧失，这时用 Nd：YAG 激光行内界膜的切开可以让积血因重力的因素沉到下方的玻璃体腔，可能会让患者的视力快速提升（图 8.09K 和 L）[128-130]。

图 8.09 Valsalva 视网膜病变。

A~C：一名既往体健的 59 岁近视女性患者因食物中毒反复呕吐后突发视力下降，患眼曾经因视网膜脱离行巩膜扣带术，发病后视力降至 20/40，可以看到广泛的脉络膜出血（图 A 和图 B），4 周后出血完全吸收，视力恢复至 20/20（图 C）。

D 和 E：这名青年男性患者因为不明原因的急性呼吸窘迫综合征使用呼吸机，发生了左眼中心视力的丧失。因为怀疑眼内寄生虫感染被转诊至眼科。眼底改变可以观察到视网膜表浅的出血（图 D），这些出血可能位于内界膜下。血管造影未发现视网膜和脉络膜血管的异常（图 E），当积血吸收后，患者视力恢复正常。

F 和 G：一名 56 岁的男性患者在 Bascom Palmer 眼科诊所就诊前 3 周因为提重物导致右眼视力骤降，当地医生怀疑有眼内囊尾幼虫的感染，视力只有 20/200，可以看到外形类似寄生虫样的内界膜下出血（图 F），而血管造影未发现视网膜血管的任何异常（图 G）。

H 和 I：一名 33 岁的男性患者在一次呕吐以后发生视力的突然下降，可以看到眼底有浆血性的内界膜脱离（图 H），视力降至 20/80，未发现视网膜血管异常，3 个月后仅剩内界膜下的较浅的浆液性脱离（图 I），视力恢复至 20/15。

J：一名 30 岁的女性患者在其手部手术过程中发生了心脏停搏，在接受了成功的心脏复苏后 2 天恢复意识，发现右眼视物模糊。3 周后右眼视力为 20/40，右眼黄斑区内界膜下出血和下方玻璃体积血（图 J），左眼底正常，4 周后出血吸收，视力恢复至 20/20。

K 和 L：玻璃体后皮质下出血，行 YAG 激光前（图 K）和后（图 L），激光击穿玻璃体后皮质可以加速积血的吸收。

（K 和 L，由 Dr. Susan Malinowski 提供）

部分没有明确的典型的 Valsalva 动作发力的患者也可出现内界膜下和视网膜前的出血[131, 132]。这类患者中有些有其他视网膜血管性疾病的病史，比如糖尿病或者高血压性视网膜病变（图 6.26G）。其他一些既往体健的患者也会提供以往因自发性的视网膜出血导致的多次中心或旁中心视力下降的病史。而这些患者通常都有类似的家族史[133]，他们视网膜上的第二级和第三级动脉可以伴或不伴有血管的迂曲（图 6.01A~C）。这些患者没有特异性的血液系统异常，更可能是一种常染色体显性遗传的疾病。恢复视力是治疗原则。

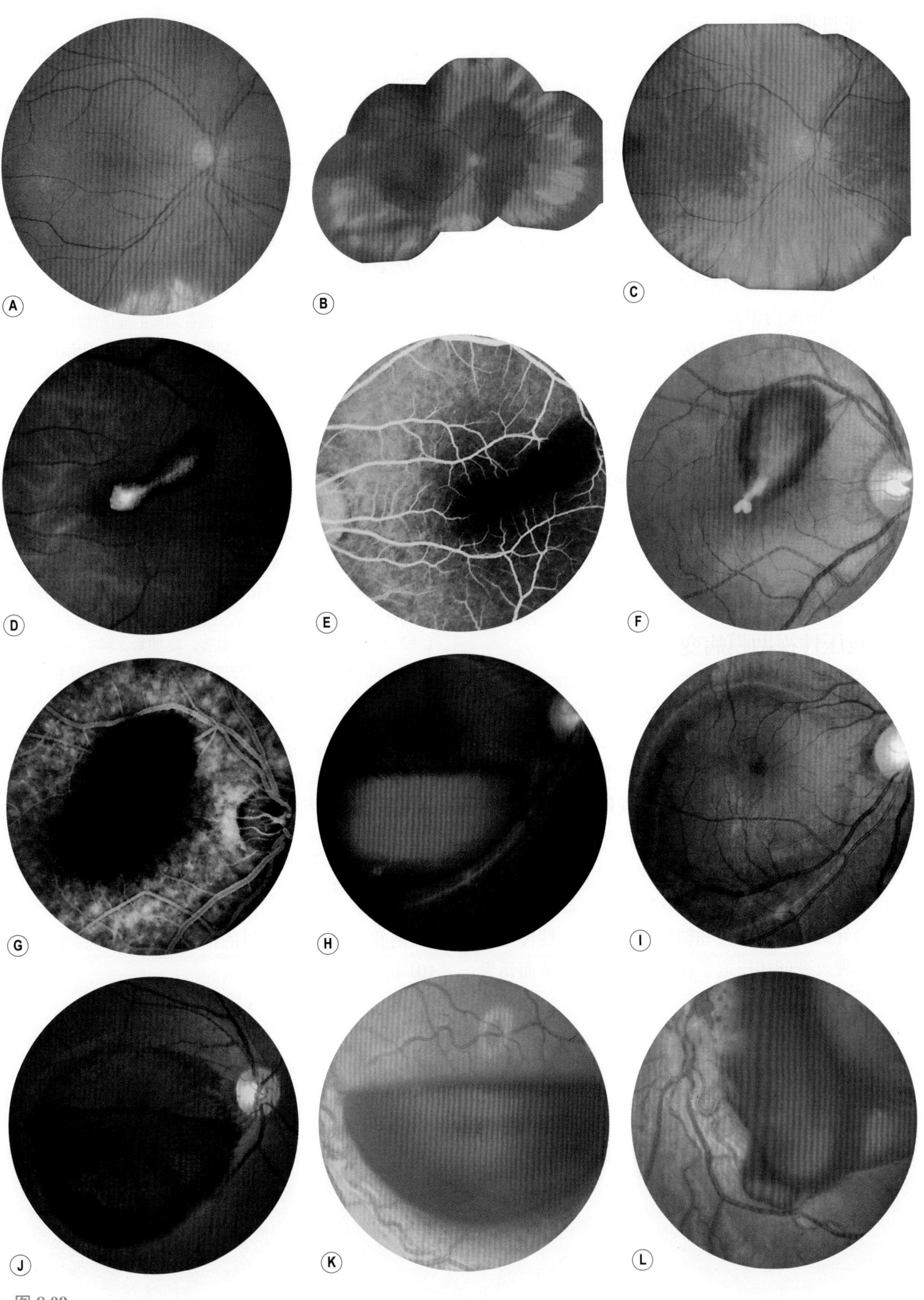

图 8.09

视盘撕脱

视神经从视神经管中向后移位可能发生在以下几种情况：①眼球严重的旋转或向前移位。②眼球穿通伤导致视神经向后牵拉。③急性升高的眼内压导致筛板的破裂[134-137]。最后一个机制可能更适合称为视神经的“驱逐”而不是“撕脱”。所有患者在筛板和视盘边缘的视神经纤维都会出现撕裂。这种撕裂可以是部分的也可以是完全的撕裂，既可以伴发大量的眼内出血（图 8.10G 和 H），也可以只有极少量的出血（图 8.10A~C，E 和 F）[138]。上述的后一个病例可以看到因视盘的部分撕脱导致的视盘周围黑灰色小坑样病灶，和视盘小凹很像（图 8.10A）[135, 136]。这种病变导致的视力损伤通常比较严重。数周或数月以后，由撕脱导致的空腔将由增生的纤维胶质组织填补（图 8.10D）。

视神经盘旁的穿通伤导致的眼底改变与部分性视盘撕脱类似（图 8.10I）。

减压性视网膜病变

一些青光眼术后的患者因为眼压下降导致视网膜浅层或深层的出血（图 8.10J 和 K）[139]。大多数情况下，虽然青光眼术后眼内压的骤降可以引起视网膜和脉络膜血流的增加，但是视网膜的出血不常见。然而当增加的血流量超出了视网膜血管自我调节的容量极限时，视网膜静脉和毛细血管床无法承受这部分血流就会导致视网膜的出血。眼内压的骤降也会导致筛板的前移和轴浆突运输的急性传导阻滞，这种改变间接压迫了视网膜中央静脉从而诱发与视网膜静脉阻塞类似的出血性视网膜病变（图 8.10J 和 L）[140-146]。

图 8.10　视盘撕脱。

A~D：一名男性患者在一次争吵打斗后左眼视力骤降，眼底可见伴有部分性的视盘撕脱，视力为 8/200，在其视盘颞侧可见一个巨大的灰色的坑样凹陷（箭头，图 A），占据了视盘一半的面积。视盘周围可见视网膜下和视网膜表面的出血，在视盘部分撕脱的区域，血管造影显示了完整的睫状视网膜动脉（图 B 和图 C，立体的），11 年后广泛的纤维胶质增生使视盘模糊不清（图 D）。

E 和 F：一名 8 岁男孩在受伤后急性发生的视盘下方部分性视盘撕脱和挫伤性坏死，当时的眼底图像（图 E）和 4 个月后的眼底图像（图 F）。

G 和 H：严重的视盘撕脱和周围视网膜的挫伤性坏死。

I：一名 6 岁男孩被一枚自制别针飞镖击中，伤口靠近下方角膜缘，避开晶状体，向后刺穿了靠近视盘的眼球后壁（箭头），眼球的穿通伤口导致了视盘的部分撕脱。患儿自行拔出了飞镖，视力只有 20/200，并且对侧眼在 2 个月后出现前房细胞、闪辉和角膜后沉积物。

减压性视网膜病变。

J 和 K：一名 50 岁的患者因为疱疹病毒感染引起小梁网炎继发的眼压升高，在接受联合丝裂霉素 C 的小梁切除术后的第一天发生了视网膜和视网膜前的出血（图 J），所有的积血在 2 个月后吸收并且视力恢复至小孔下 20/40（图 K）。

L 和 M：一名 69 岁的女性患者，高加索人种，伴有高度近视，因原发性开角型青光眼接受了联合丝裂霉素 C 的小梁切除术后的第一天发生了视网膜表面和视网膜前的出血（图 L），术前的眼压是 46 mmHg，术后第一天降至 6 mmHg，因为低眼压该患者同时还伴有周边的脉络膜脱离，OCT 显示黄斑中心凹表面高反射信号提示视网膜浅层出血，在其下方伴有信号遮蔽（图 M），所有的积血在 2 个月后完全吸收。

（J 和 K，由 Dr. Franco Recchia 提供；L 和 M，由 Dr. Jeffrey Kammer 提供）

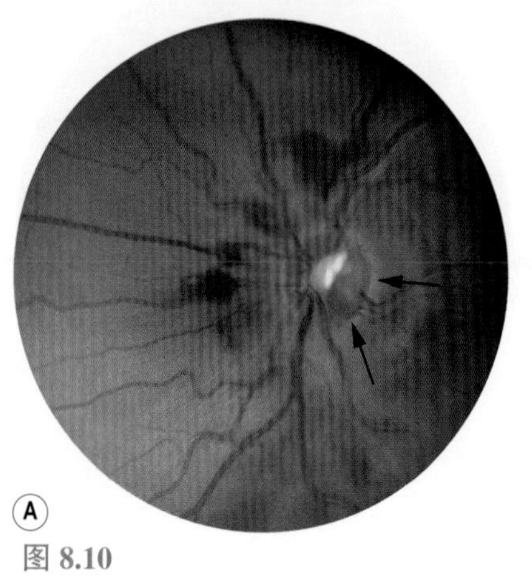
A

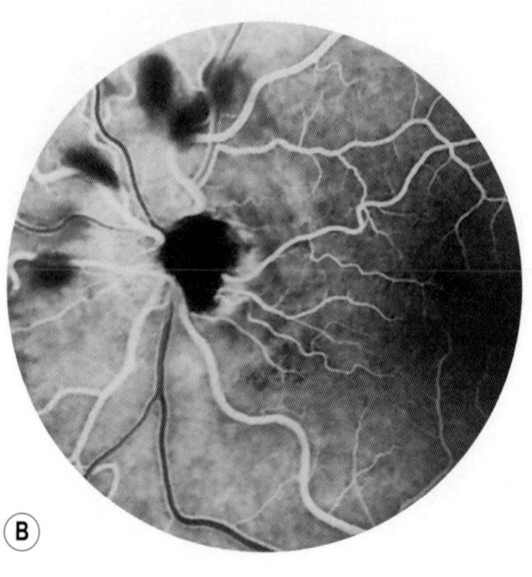
B

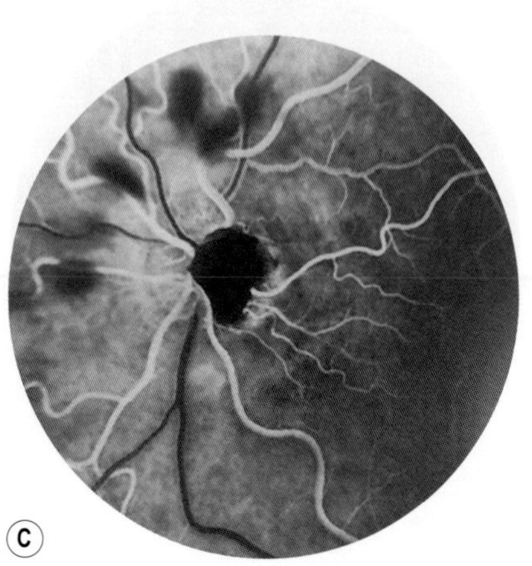
C

图 8.10

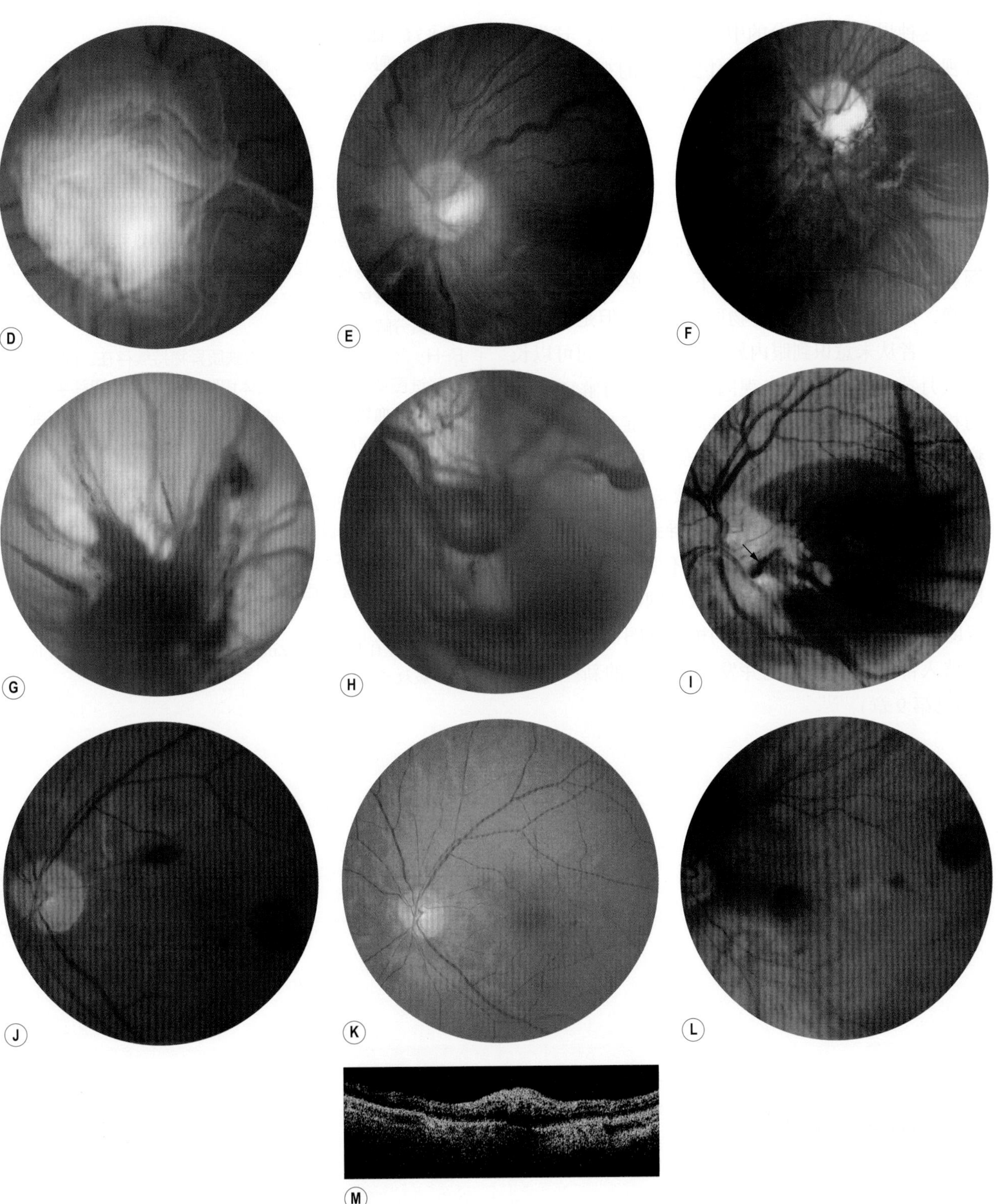

图 8.10（续）

这种出血有一部分的中心是白色病灶，这类患者视力一般不受影响，除非伴发明显的视网膜中央静脉阻塞[147]。

眼内异物

各种各样的异物都可能穿透眼球壁而嵌插于视网膜和脉络膜。大多数情形下，这些异物的性质明确，并且会立即接受异物取出手术。但是有些病例，患者从未意识到眼内异物的进入，时间可以长达数月或数年，直到出现因异物在眼内解离导致的相关症状或体征（比如：铁质沉着症和铜质沉着症；图 8.11B，C，I 和 J）或眼部体检时发现了眼底的异常（图 8.11B~E）。极少数情况下，这些眼内异物可以诱发黑色素瘤并最终导致眼球摘除（图 8.11B~E）[135, 148, 150]。当遇到眼底不明原因的大型病灶时，超声检查、X 线检查以及视网膜电图都可以帮助我们减少漏诊眼内异物的机会（图 8.11B）。异物植入部位在晚期可能并发视网膜下的新生血管(参见第 9 章）[151]。

图 8.11　眼内异物。

A：位于视网膜表面的金属异物。

B：视盘旁的色素性肿块被怀疑为黑色素瘤，经眼眶 X 线检查，发现在色素团块内有一枚金属异物。

C~E：视盘旁的色素性包块被诊断为黑色素瘤，并且患者眼球被摘除，我们从大体标本上可以看到肿块（黑色箭头，图 C），显微病理照片显示视盘旁的肿块位于萎缩的视网膜下，巩膜和脉络膜之间（图 D），肿块内铁和钙离子染色阳性，并且呈极化分布（与磁场方向有关）（图 E），证实了含铁血黄素的存在，这些改变可能是由未知的铁质眼内异物及其分解导致的。

F~H：敲击金属导致的眼内铁质异物持续存在。即使在进行了试图取出异物的晶状体切除联合玻璃体切除手术后，通过立体血管造影我们依然可以清晰地在异物嵌入的部位看到局部的隆起。

I 和 J：一名患有精神分裂症的男性患者因为左眼部铜质沉着症视力降为 20/25，可以看到“太阳花”样的白内障、轻微的玻璃体炎以及颞上象限的黄色团块，患者否认眼部外伤史，也找不到异物进入的伤口，眼眶 X 线片提示眼内异物，并且在随后的玻璃体切除手术中取出异物证实为铜质。

(C~E，引自 Rones 和 Zimmerman[150]，© 1963，美国医学会。版权所有)

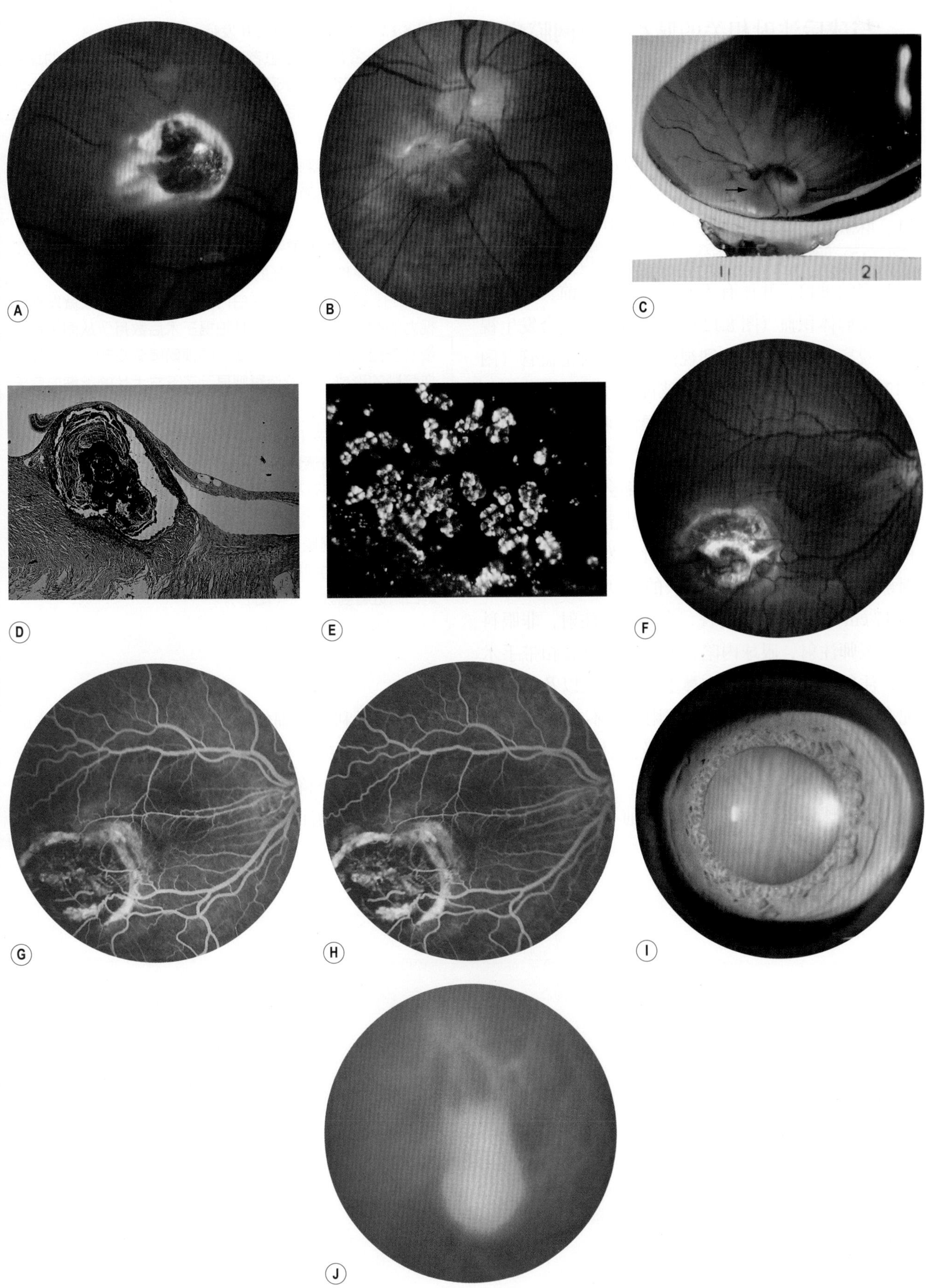

图 8.11

与球后注射相关的脉络膜视网膜病变及视神经病变

球后注射局部麻醉剂可能导致视力的急性丧失。有多种机制导致视力的丧失，包括：刺穿眼球壁[152-159]、刺破视神经[155, 157, 158]、对视神经的压迫、麻醉药进入动脉[158]、视网膜中央动脉的痉挛(图8.12)[160]。发生穿孔的眼球，经常可在后极部看到刺穿的破口，并伴有不同量的视网膜前、视网膜下和玻璃体积血（图8.12A和B)。晚期还会发生视网膜脱离、玻璃体牵拉和视网膜下的新生血管（图8.12A~D)。如果球后注射刺破视神经的髓鞘，可能会导致药物注入髓鞘内、脑干麻醉、呼吸暂停[161-166]，以及麻醉药进入视网膜下间隙[157, 158]。麻醉药注入髓鞘内与麻醉药注入视神经一样都会引起视网膜中央静脉或动脉的阻塞[157, 158, 167]，甚至严重的缺血性视神经病变（图8.12E~L)。与此并发症相关的危险因素包括：锐利的针头，针头的长度超过1.25英寸(3.17 cm)，长眼轴的近视，多次球后注射，非眼科专业医师注射，眼球内陷，既往有过巩膜扣带手术史，注射时采取传统的向鼻上方位注视以及患者不配合[153, 159, 168]。球后注射时使用长度不超过1.25英寸（3.17 cm）的钝性针头，以及注射时嘱患者向正前方注视均有助于减少此类并发症[157, 168]。

进行球周麻醉时也可能刺穿前半部眼球壁，通常与使用锐利和更细的针头有关，但一般不会造成视力的永久丧失[152]。笔者曾经遇到过1例球周麻醉导致视力永久下降的患者，术者将利多卡因和肾上腺素的混合药物注入到了视网膜下（图9.14I~L)。

图8.12 球后麻醉相关并发症。

A~D：一名老年女性患者在进行白内障摘除手术前的球后麻醉时发生了眼球穿通伤，患者自诉在麻醉时看到一个深紫蓝色的圆点，术后视力很差，3周后恢复至20/300，眼底检查可见下方视网膜有一个穿刺的入口，而在黄斑中心凹的上方可见穿刺的出口（箭头，图A和图B)，10个月后在原穿刺出口的位置发生了视网膜下的新生血管，右眼视力降至5/200。

E和F：在球后麻醉下进行的白内障手术后第一天发生了视网膜中央静脉和动脉的阻塞。

G和H：这名患者自诉在白内障手术后的第一天就发现了视力的明显下降，眼底照片拍摄于术后数月，从图中可以看到苍白的视盘以及下方变细的视网膜分支动脉，并伴有血管鞘的形成，血管造影则显示了下方大片的毛细血管无灌注区域（图H)。

I：巩膜扣带术中Tenon囊下注射氢化泼尼松导致药物进入视网膜下和玻璃体腔。

J~L：一名既往有高血压病史的女性患者在白内障手术后主诉视物不见，术后第一天的视力仅为光感，眼底表现和Purtscher视网膜病变相似，数月后视力恢复至20/30，可以看到轻微的视神经萎缩（图J和图K)，并且可以在穿刺口附近看到激光斑（图L)。

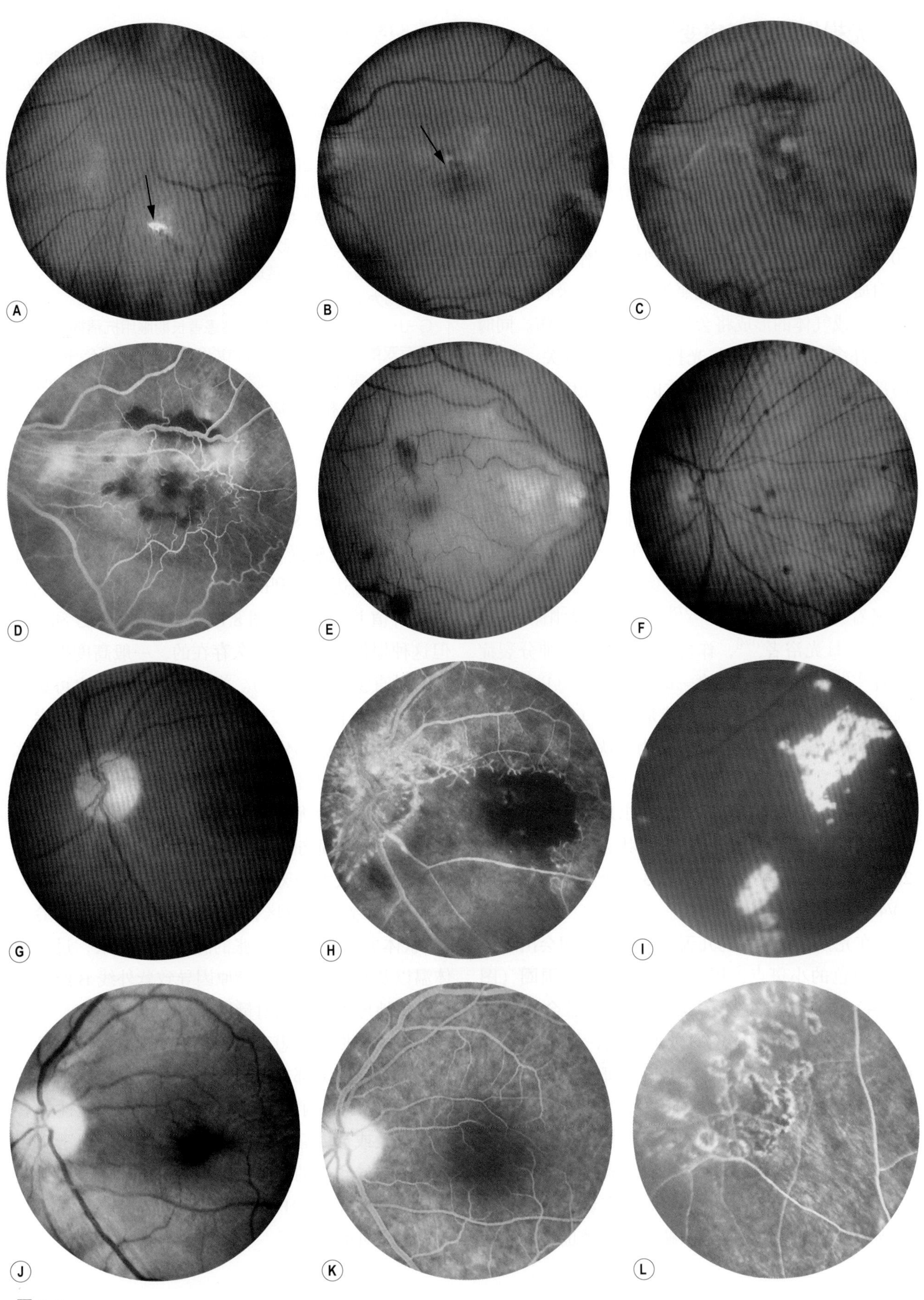

图 8.12

光损伤性黄斑病变

光照射导致视网膜损伤的3个主要机制为：光化学损伤，光凝固作用以及机械力学的作用[169, 170]。光化学损伤的发生多见于可见光尤其是蓝光照射视网膜时，这种损伤无须过度提高组织的温度就可以导致视网膜的损伤。当光照产生高于人体温度10 ℉的温度时，光凝固损伤机制发挥作用，视网膜蛋白质发生凝固。而当光照被组织快速吸收时，局部声波或气体的形成将会导致机械性的损伤。同时还有许多其他的因素与光损伤的特征有关，包括：局部色素的多少，屈光介质的清晰程度，光的波长，光照的剂量以及体温。

图 8.13 日光性黄斑病变。

A~D：一名16岁的男孩在直视日光后迅速出现双眼的视力下降，首诊时右眼视力20/30，左眼视力20/100，双眼的黄斑中心凹都可以看到一个黄色的斑点状病灶（图A），血管造影未见异常，13周以后右眼视力恢复至20/20，而左眼视力依旧为20/100，这时可以看到双眼黄斑中心凹均出现一个边界清晰的内层的板层裂孔（图B和图C），2个月后这些凹陷轻度扩大，并且在随后的7年随访里保持同样的形态，但右眼视力恢复至20/15，左眼视力20/20。

E和F：直视太阳后黄斑区中心凹扩大并且保持数年，患者视力为20/30。

G~J：一名20岁的年轻男性患者长期服用抗精神病药物，具有双重性格，双眼视力20/30，双侧黄斑区的中央都可以见黄色病灶（图G和图H），OCT显示该区域的光感受器缺失（图I和图J）。

日光性视网膜病变

“日光性视网膜病变”“日蚀灼伤”以及“黄斑中心凹视网膜炎”等名词在笔者看来都代表同一类发生在黄斑中心凹的病变，好发于以下情形：①观看日全食的患者[171, 172]。②直视太阳的观察员[173]，日光浴者[174]，诈盲[175, 176]以及精神分裂症患者[177]。③宗教仪式的一部分[178, 179]。④在某些服用了感冒药或致幻药尤其是LSD（图8.13；图8.14）的年轻患者[180-182]。⑤极力否认日光暴露史的患者，尤其要注意年轻患者和儿童患者[183, 184]。确认有直视太阳病史的患者会很快出现中心暗点、色觉障碍、视物变形以及头痛等症状。视力通常降至20/70~20/40，但大多数病例在3~6个月视力恢复至20/40~20/20[172]。

在光损伤后最初的几天，黄斑中心凹会出现一个黄白色的小斑点，周围有淡灰色的包围圈（图8.13A）。这个黄白色的斑点在几天之后会逐渐消失，转而被一个淡红色的斑点取代，周围伴有一圈色素晕。10~14天以后，上述黄斑中心凹的淡红色斑点通常会变得边缘更加锐利，形成一个直径25~50 μm、圆形或不规则的淡红色板层裂孔或凹陷（图8.13B~F）。这种黄斑区的组织缺损通常在中心凹的正下方或邻近区域。通常不伴有玻璃体后脱离形成的盖子。偶尔这种组织缺损的直径也可以达到100~200 μm（图8.13E和F）。这种改变可能是由局部视网膜光感受器的丢失而导致的[184, 185]。OCT在证明这种边缘锐利的病灶是否伴有光感受器的缺失时价值并不明显（图8.13I和J；图8.14G和H）。但这种损伤的改变是永久存在的，一般高度提示既往有过直视太阳的经历。类似的眼底改变也可见于50岁或以上伴有自发性玻璃体后脱离的患者（参见黄斑裂孔的讨论部分，第7章），以及某些伴有“挥鞭样”损伤的患者（图8.05H；见第670页）[52, 53]。

某些患者，尤其是使用了致幻剂的患者，会反复地暴露在光损伤的环境中，这类患者的眼底在RPE层可以出现较大的斑点状病损（图8.13A）[181, 182, 184]。与日光导致的黄斑区损伤相关因素包括：年龄小（晶状体更加透明），扩张的瞳孔，正视眼，过高的体温以及某些地球物理学原因导致紫外线B经大气传递到地球表面的辐射量增加[186]。

这类光损伤的患者无论是在疾病的早期还是晚期，血管造影大都未显示明显的异常。在少数患者发病后48小时内，有时可以看到小的局灶性的着染。数天或数周后，这些荧光着染的区域由于RPE窗样缺损导致小的斑点状高荧光。但血管造影无法显示这些病灶中RPE层的微小损伤，黄斑区富含叶黄素是可能的原因。

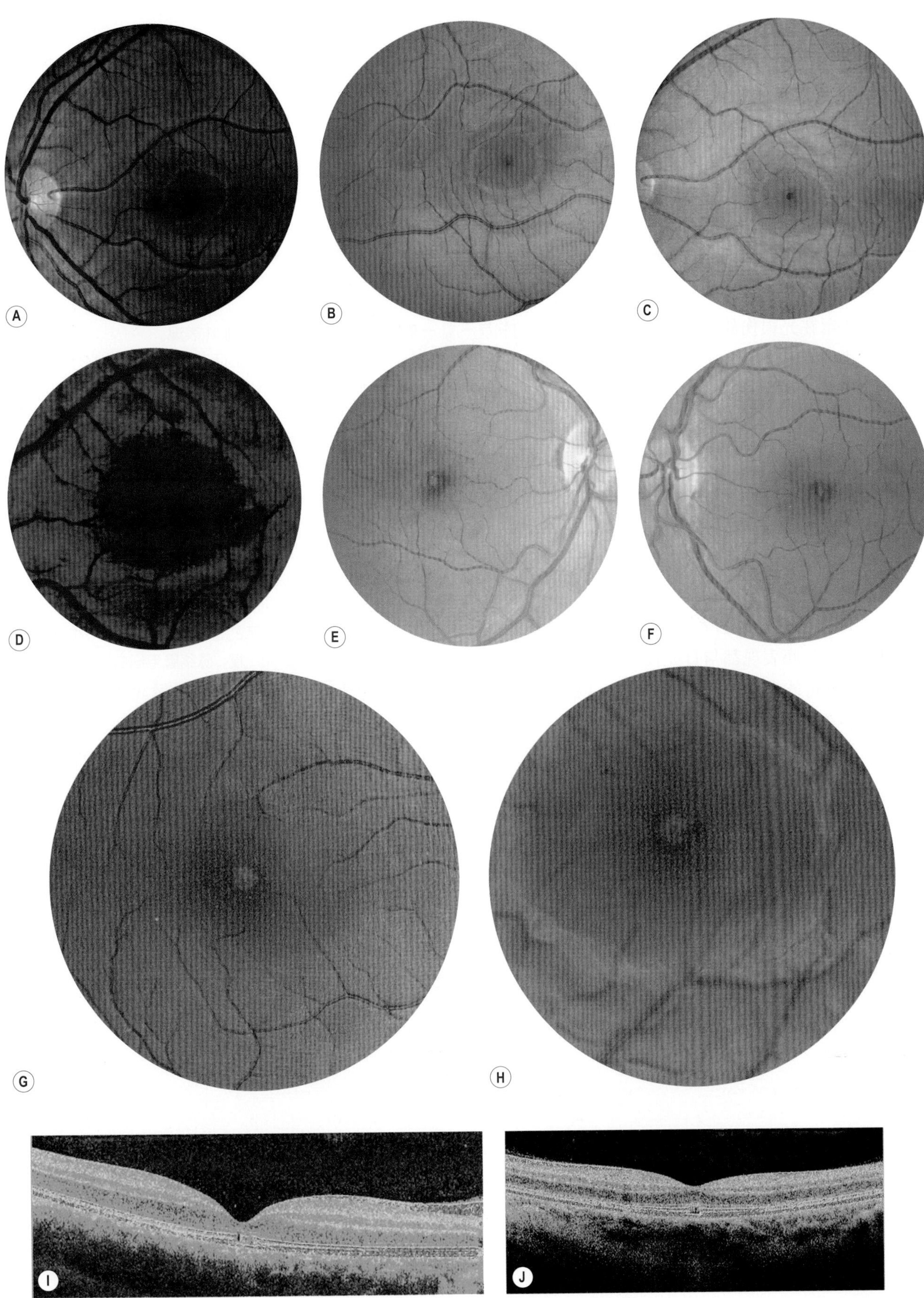

图 8.13

已经有试验证明主要是蓝光导致这种光化学损伤，并且在光损伤的前48小时由于视网膜下巨噬细胞对黑色素小体的吞噬作用使得RPE细胞顶端的黑色素小体减少，从而导致了RPE细胞的损伤。光损伤后48小时至5天内，光感受器的破坏变得更加明显。这种损伤大多数情况下都是可逆的，所以许多光损伤的患者最终恢复到一个比较好的视力[187-194]。但在有些严重的病例也可能发生RPE的脱色素和光感受器的丢失（图8.14K和L）[184]。也有证据提示在光损伤的易感性上存在较大的个体差异。一些患者可能只经历了短暂的直视阳光（比如日光浴）就发生了黄斑的光损伤[174, 183]，而另一些患者，即便是故意直视阳光长达1小时，黄斑区的损伤也很轻微[194]。大部分光损伤的患者都恢复到正常或接近正常的视力，而目前并未证实何种治疗对此有效。

舰艇官兵发生的急性视力下降很可能就是因为直视太阳导致的黄斑中心凹视网膜炎[195]。而一些特发性的黄斑病变，患者都极力否认有过直视太阳的病史，眼底表现都与日光性损伤非常相像[183]。当然，也有可能存在一些还未经证实的病因与上述的特发性黄斑病变有关。

图8.14 **疑似日光灼伤。**

A~H：一名42岁的FBI探员主诉其双眼旁中心暗点1~2年，双眼视力均为20/25，双眼黄斑中心凹（图A和图B）均可见直径约100 μm的视网膜变薄区域（外层视网膜的板层裂孔），在无赤光的照片上看得更加明显（图C和图D），而血管造影并未显示相关的组织缺损，1年后的OCT显示双眼在黄斑中心凹相对应的红色病灶的区域内可见明显的光感受器的缺失（图G和图H），3年后视力和眼底改变并未恢复，而该名患者否认曾经有过直视太阳的病史。

一例疑似日光灼伤的病理和临床表现。

I~L：一名20岁空军新兵主诉其右眼视物模糊2周。伴左眼视物模糊1周，他承认服用LSD但否认直视太阳病史，右眼视力20/200，左眼视力20/60，右侧黄斑区中心可见一个大的椭圆形的RPE色素紊乱区（图I），而左侧眼底也有一个和右眼类似的黄色病灶，血管造影显示了右眼黄斑区有RPE的窗样缺失（图J），左眼则未见明显异常，7天后左眼的视力恢复至20/30，6个月后患者死于一场车祸，眼球送病理检查，发现右眼黄斑中心光感受器的丢失以及视锥、视杆细胞核的破坏（黑色箭头，图K），而中心凹其他较好的RPE细胞则出现了明显的脱色素伴视网膜变薄（图L），箭头显示的是正常和脱色素RPE细胞的连接处，可以看到Bruch膜，脉络膜毛细血管和剩余的脉络膜血管基本正常，左眼的连续切片未见中心凹区的明显异常。

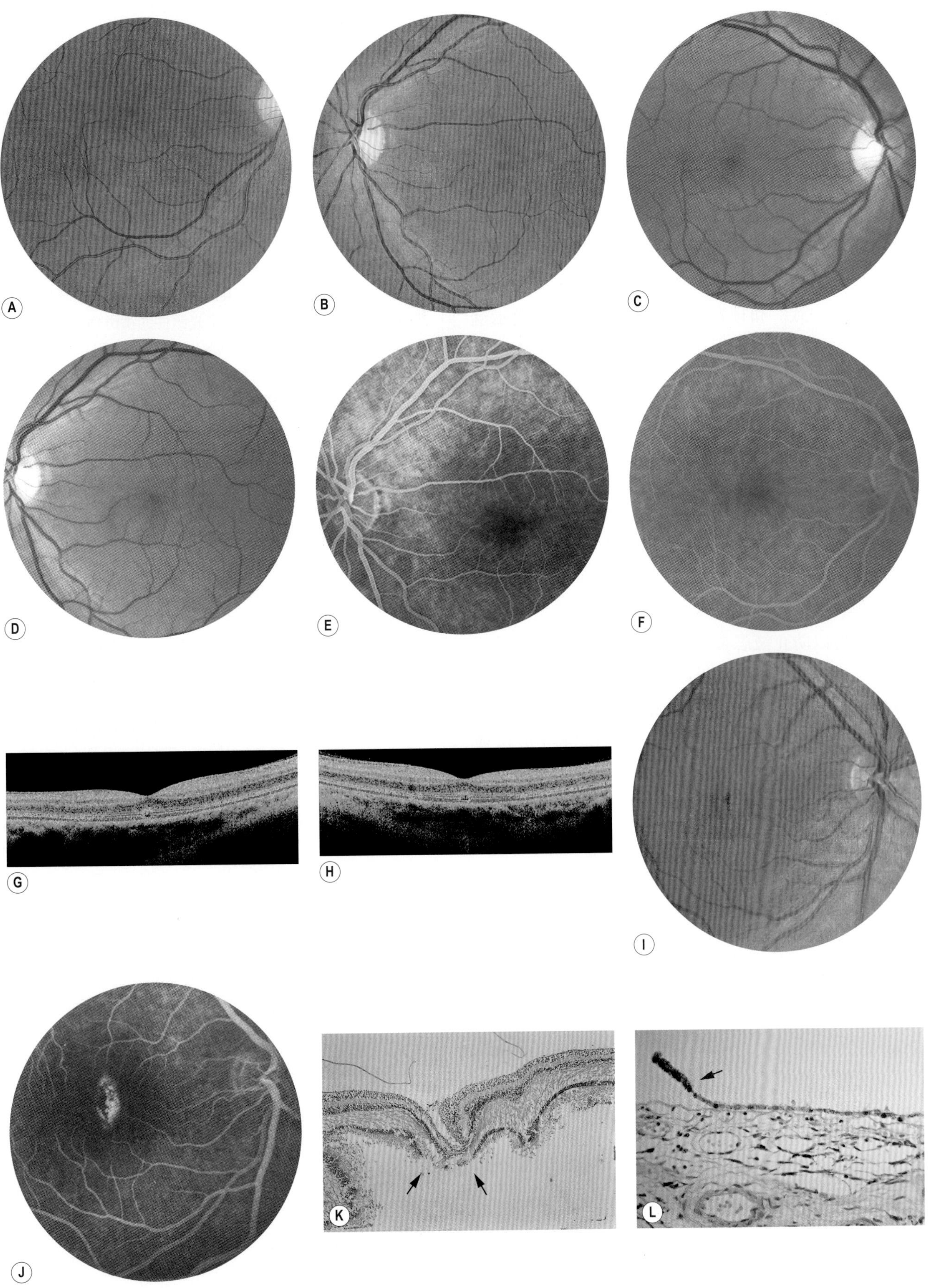

图 8.14

电光性黄斑病变

暴露在电焊光中通常可以导致角结膜炎，但很少引起视力下降。然而，在某些暴露于电焊光超过数分钟甚至更久的病例，还会导致面部灼伤、瞳孔对光反射下降，伴随中心暗点、视力下降、向心的周边视野缺损，以及生物显微镜下与日光性黄斑损伤相似的改变（图 8.15A~D）[184, 196-199]。依据病情的严重程度，患者的视力会在数天或数周内恢复。此类疾病眼底改变和视力恢复的进程与日光性黄斑病变几乎一致。和日光性损伤一样，有证据提示继发于电焊光的视网膜损伤主要是因为光化学作用而非热作用，电光性黄斑病变主要是因为可见光中蓝光的部分导致的损伤[200]。类似的光化学作用导致的黄斑灼伤也见于因高压电流的短路引起的闪光照射（图 8.15E~H）[201]。Dolphin 和 Lincoff 曾报道了一名暴露于 700 V 电流强光下患者出现了类似的白色椭圆形的视网膜病灶，而此电流是因为两个电轨短路产生的光弧引发的[202]。

在利用金属惰性气体的焊接时，电弧光被惰性气体包裹以防止液态金属的氧化。惰性气体使得此类电焊光分为可见光和近红外的部分，并且更加容易被视网膜吸收，从而导致视网膜的热损伤及光化学损伤（图 8.15I~M）。这和电焊光引起的主要由紫外线导致的电光性损伤是不一样的[203, 204]。

两名患者在经历了电焊光的灼伤后发生了不常见的眼底改变：其中一名发生了 RPE 的脱离而另一名表现为非特异性的脉络膜视网膜瘢痕[205, 206]。还曾经有报道称电焊光照射后一名患者发生了黄斑裂孔[207]。

图 8.15　光照性黄斑病变。

A~D：一名 19 岁的男性患者来到 Bascom Palmer 眼科研究所就诊，主诉其 2 周前曾盯着电焊光看了 2 小时，随后就发生了双眼的疼痛和视力下降，被诊断为“光照性黄斑病变”。眼底检查可以在黄斑中心凹的 RPE 层发现双侧对称的、小的黄色的病灶（图 A 和图 B），右眼视力 20/100，左眼视力 20/200。血管造影显示双眼黄斑中心 RPE 局灶性的窗样缺损（图 C）。10 个月后右眼视力恢复至 20/30+，左眼视力恢复至 20/50+，可以看到黄斑中心脱色素的区域有轻度的扩大（图 D）。

E~H：一名工人在向高压电缆钉钉子的时候被产生的电弧光灼伤了面部，并且导致了光照性的黄斑病变（图 E）。48 小时后，左眼视力为 20/50，眼底检查可见黄斑中心凹有一个小的黄色斑点状病灶（图 F）。2 周后视力恢复至 20/40，黄斑区的斑点状病灶变淡（图 G），8 个月后视力恢复至 20/20，黄斑区可见 RPE 层有一个圆形的脱色素区域（图 H），在血管造影上表现为一个明显的环状高荧光。

在金属惰性气体电焊工中发生的电光性黄斑病变。

I~M：一名 36 岁的白种人电焊工在使用金属惰性气体焊接后主诉眼前闪光和中央暗点 5 天，右眼视力 20/30，左眼视力 20/20。眼底（图 I 和图 J）及 OCT 检查（图 L 和图 M）可见双眼黄斑区的神经上皮脱离。血管造影并未提示明显的荧光素渗漏（图 K）。随着视网膜下液的吸收，6 周后视力恢复至 20/25，6 个月后视力恢复至 20/20。

(E~H，引自 Gardner 等[201]；I~M，由 Dr. Amy Noffke 提供)

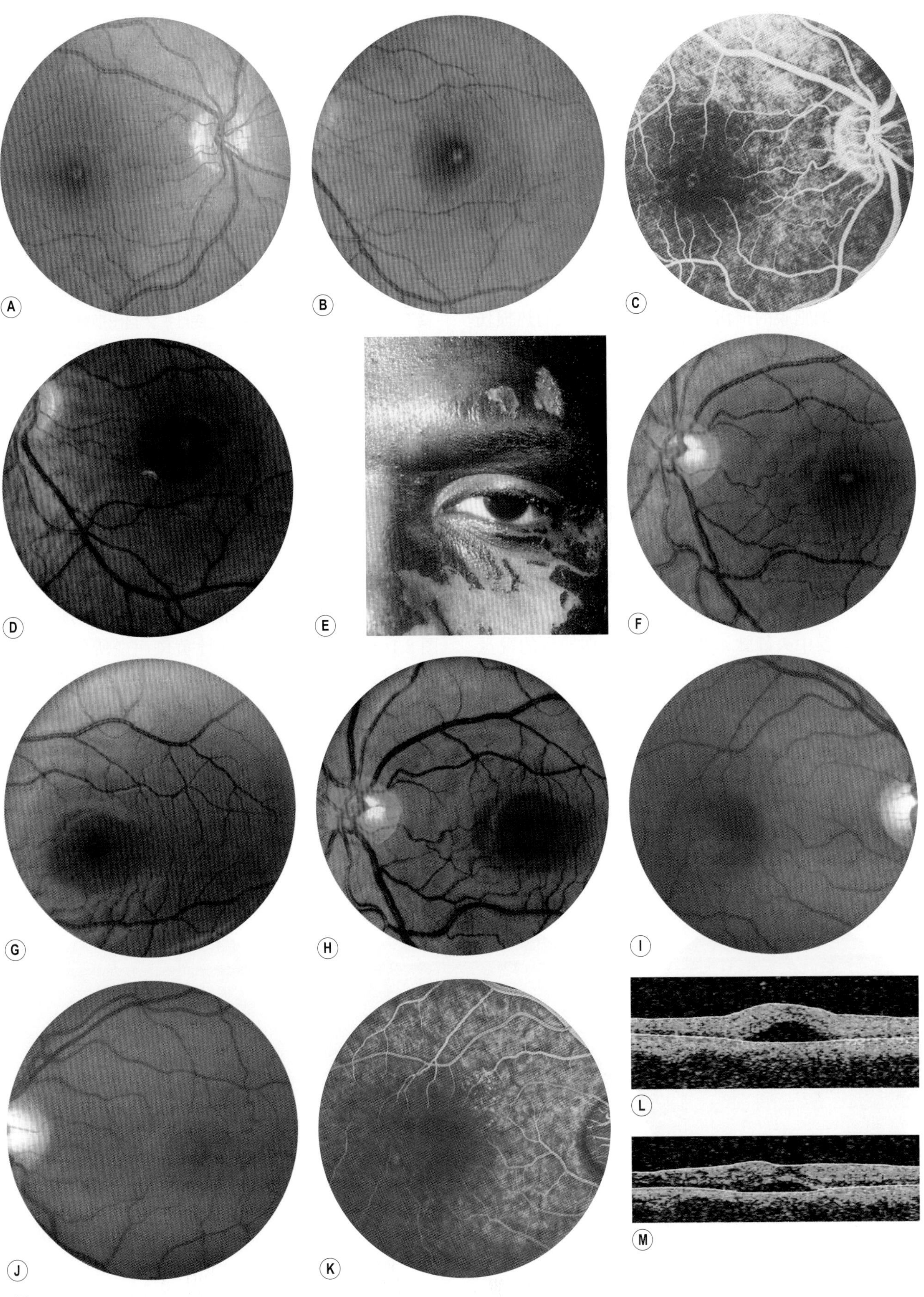

图 8.15

闪电和电击导致的视网膜病变

当闪电的强度超过 1 000 000 V 和 30 000 A，可以导致其经过路径上的人发生严重的损伤和死亡。闪电到达被袭击目标的途径包括：①直接击中。②旁闪光——强光通过阻力最小的路径导致周围物体的损伤。③接地电流——闪电击中地面后沿其表面传导。④极少数情况下，闪电可以通过管道或者无线传导（比如通过浴缸和无线手机）。闪电导致眼部损伤主要通过 3 个机制[208, 209]：电流通过眼部组织导致细胞膜的损伤、转化成热能导致的热损伤以及引起血管收缩导致局部缺血性损伤。工业事故和职业损伤中高压电流可以导致类似的损伤[210-215]。在这种病变中，虽然所有的器官或组织都会被损伤，但是由于心血管和神经系统电阻较小，所以更容易被损伤。

闪电导致的眼前节损伤包括角膜热灼伤、葡萄膜炎、前房积血、前 / 后囊下混浊型白内障以及晶状体脱位。眼后节的损伤包括玻璃体积血、视网膜水肿、黄斑病变、黄斑囊肿（图 8.16）、黄斑裂孔、视网膜中央静脉 / 动脉阻塞、灼伤导致的视盘炎以及其他视神经病变。由于视网膜光感受器的崩解和邻近组织的神经炎导致黄斑中心凹的改变（图 8.16G，H，J 和 L）。同时也可见多发的颅神经麻痹和眼球震颤[209]。

直接接触到或者靠近高压电流都可以导致黄斑损伤和急性的视力下降[208, 209, 216-223]。这种黄斑损伤与早期的 Berlin 水肿类似，随后会被视网膜囊肿（图 8.16）黄斑裂孔或日光性黄斑病变所代替。最终黄斑区在 OCT 上表现为厚度变薄，黄斑裂孔可以自发闭合或一直存在。广泛的视网膜变薄和坏死可以导致视网膜的萎缩性裂孔以及视网膜脱离（图 8.17）。在某些严重的病例还可以见到视盘苍白和广泛的血管收缩（图 8.17C，D，G 和 H）。

图 8.16　闪电导致的黄斑病变。

A~L：一名 44 岁的女性患者在慢跑时被闪电击中随即丧失了意识。4 天后该患者才清醒过来并主诉视力下降、幻听以及左侧躯干和肢体的烧灼感。双眼在小孔的辅助下视力分别为：20/70- 和 20/50+。用 Amsler 方格表检查时双眼均出现中心暗点。右眼黄斑区中心出现一个黄色的病灶，左眼则出现玻璃体的混浊和黄斑中心的红色病灶（图 A~图 D）。血管造影显示双眼黄斑区中心荧光遮蔽（图 E 和图 F）。OCT 显示右眼黄斑中心的黄色病灶及其下方的光感受器均有反射增高，黄斑中心凹旁还可见囊样改变（图 G），左眼黄斑区也可见囊样改变（图 H）。随后右眼视力降至 20/100，黄斑中心的黄色病灶扩大且出现颗粒状改变（图 I）。此时黄斑中心凹细胞和光感受器的崩解导致视网膜内空腔的形成，OCT 显示剩余的内界膜在空腔的上方形成桥状连接（图 J）。而左眼视力维持在 20/50，黄斑中心的黄色病灶收缩，细胞崩解导致的视网膜内空腔依然可见（图 K 和图 L）。

（A~L，由 Dr. David Fintak 提供）

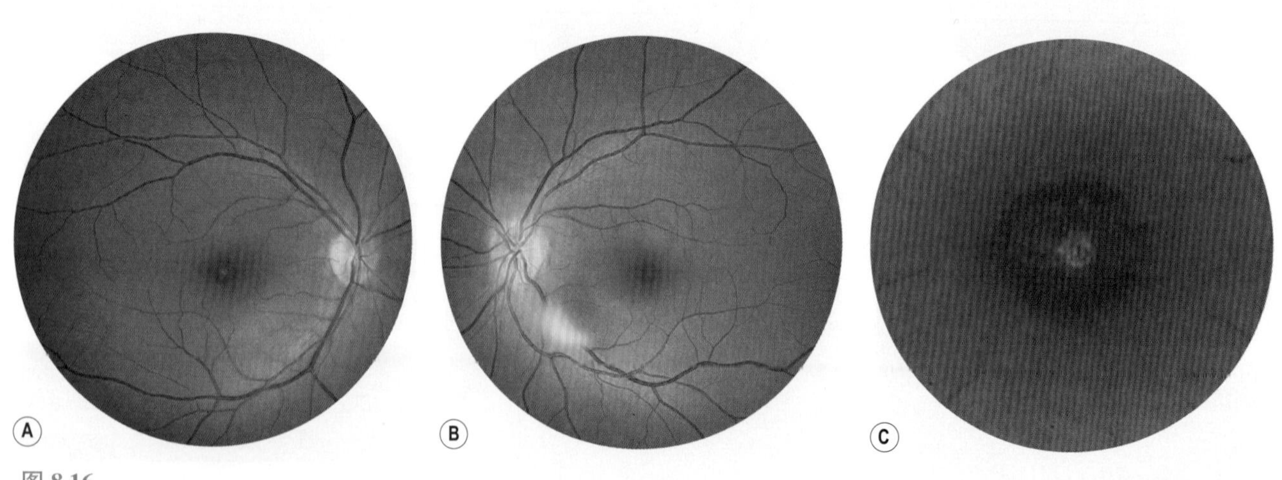

图 8.16

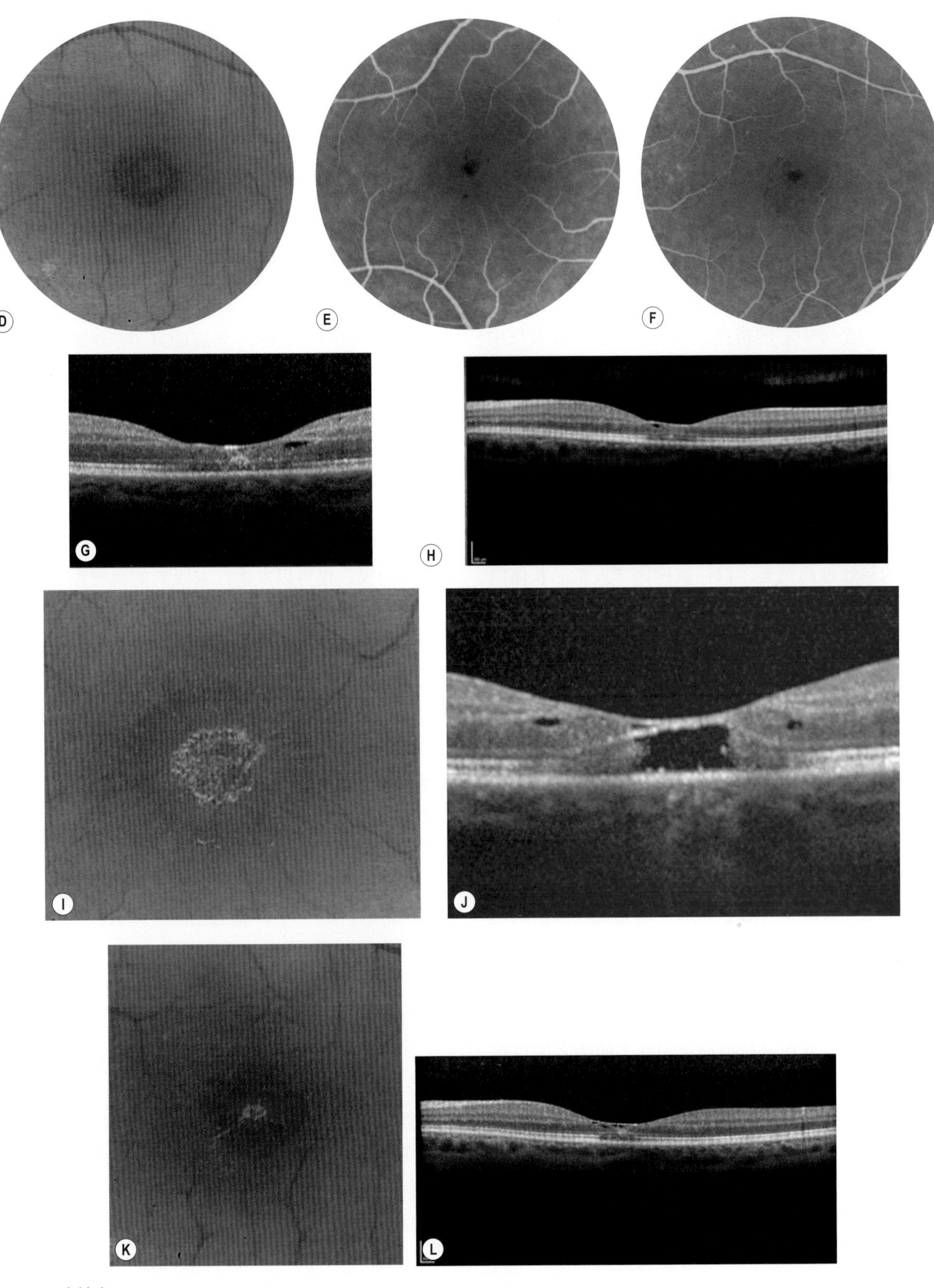

图 8.16（续）

眼科设备导致的急性视网膜损伤

有报道称，在动物试验中，间接检眼镜[224-227]、眼内导光纤维[170, 228]以及手术显微镜[229-236]都可能因为光的毒性作用导致视网膜损伤。红外波长的可见光可能是导致此类视网膜损伤的主要原因[200]。因为和动物试验中使用手术显微镜导致的视网膜损伤类似，无论是否植入人工晶状体，有些医师在白内障囊外摘除术后的患者中选择使用角膜接触镜以减少此类并发症[237-247]。术后前2天，患者会出现一个旁中心的暗点，眼底检查常见在黄斑中心凹的上方、下方或颞侧的深层视网膜出现欠椭圆形或不规则卵圆形的黄白色病灶（图8.18A）。由于上方牵引缝线被广泛使用，损伤常出现在黄斑中心的下方。在血管造影中表现为强烈的高荧光（图8.18B）。数天或数周后被来自RPE层的斑点状阴影病灶所取代（图8.18C），后者在血管造影上表现为明显的局灶性高荧光。以往被称作“人工晶状体眼的浆液性黄斑病变”，很可能就是光毒性所致[242]。虽然大部分此类患者视力没有明显的下降，但是暗点一致存在[237, 248]。视网膜中的叶黄素对于减轻黄斑中心的光损伤有重要的作用[233, 237]。文献报道，白内障囊外摘除术后发生光损伤性黄斑病变的比例在7%~28%[239, 249]。最重要的危险因素就是手术中暴露在手术显微镜照明灯光下的时间[249]。许多措施被证明可以有效减少这种光损伤导致的黄斑病变，这其中包括：缩短手术时间，术中遮盖角膜，斜向照明，过滤紫外线，前房中填充气泡以植入时将人工晶状体的平面向前[230]。尽管采取了各种预防措施，视网膜灼伤依然可能发生[250]。

在动物试验中，眼内照明可以导致视网膜损伤，同样的改变在进行玻璃体切除术的患者中也被发现[228, 251-256]。这种典型的视网膜灼伤通常境界清晰，直径不超过2个视盘，并且形状与照明的光源密切相关，为椭圆形或正圆形。有时，大面积的多形态灼伤也会发生。最容易发生此种灼伤是在术中进行玻璃体后皮质和视网膜前膜清除的时候[255, 256]。为减少这种视网膜的灼伤，建议减少术中光暴露的时间，使用低强度的光源，避免蓝光照射以及使用较高温度的眼内灌注液[255]。光损伤可以发生在脱离的视网膜，也可以发生在未脱离的视网膜[170]。

图8.17 电击导致的视网膜病变。

A~J：一名41岁的窗户安装工在被电击后失去了意识。右眼视力降至20/200，左眼视力降至5/200，主诉辨色力下降和轻微的瞳孔不等。双眼晶状体呈对称性的星状白内障。2周后，双眼视盘苍白，视盘的下方可见棉绒斑（图C和图D）。血管造影显示右眼黄斑区变薄，并且可以看到与神经纤维梗阻范围一致的微小血管的阻塞（图E和图F）。3个月后，棉绒斑吸收（图G和图H），视盘色泽依旧苍白。左眼发生了视网膜脱离，需要接受玻璃体切除联合扣带术。Godmann视野检查结果显示左眼只有残余的下方部分视野，而右眼只有鼻侧视野。而Humphrey视野结果显示双眼均仅剩鼻侧部分视野。1年后OCT显示双眼明显的对称性的视网膜变薄，同时伴有进展期的白内障（图I和图J）。右眼视力提升至20/70，左眼视力则为20/200。追问病史，患者曾经在采摘草莓时被15 000 V的高压电流击中肩部。

（A~J，由Dr. Michael Goldbaum提供）

暴露在手术显微镜下导致光损伤的人眼或动物眼的病理学检查提示在相应的视网膜灼伤区可见光感受器和RPE损伤[236, 241, 257]。动物模型证实视网膜光损伤的加重与血液中的高氧含量[238]密切相关；而血浆中高浓度的维生素C、皮质类固醇和二甲基硫脲则发挥了保护因子的作用[258-260]。线粒体更容易受到光损伤的原因可能与其所含的细胞色素较多吸收光能有关[261]。

虽然手术显微镜的光损伤被认为是白内障术后囊样黄斑水肿的一个可能的原因，但目前尚没有证据支持此观点[193, 225, 240, 262-264]。

激光暴露导致的视网膜损伤

有报道称，在红宝石激光、氩激光、Nd-YAG激光、罗丹明燃料激光和飞秒激光中都发生了医源性的激光灼伤[250, 265-274]。幸运的是，大部分病例都可以恢复比较好的视力。图8.18D~F中可见黄斑中心凹有一个孤立的中等强度的激光灼伤，尽管黄斑中心的光感受器有破坏，但最终视力恢复较好。

经常使用手术显微镜和激光设备的眼科医师可能会出现辨色力的下降[248, 275, 276]。其使用这些设备年限长短和色彩对比敏感度的下降程度明显相关。

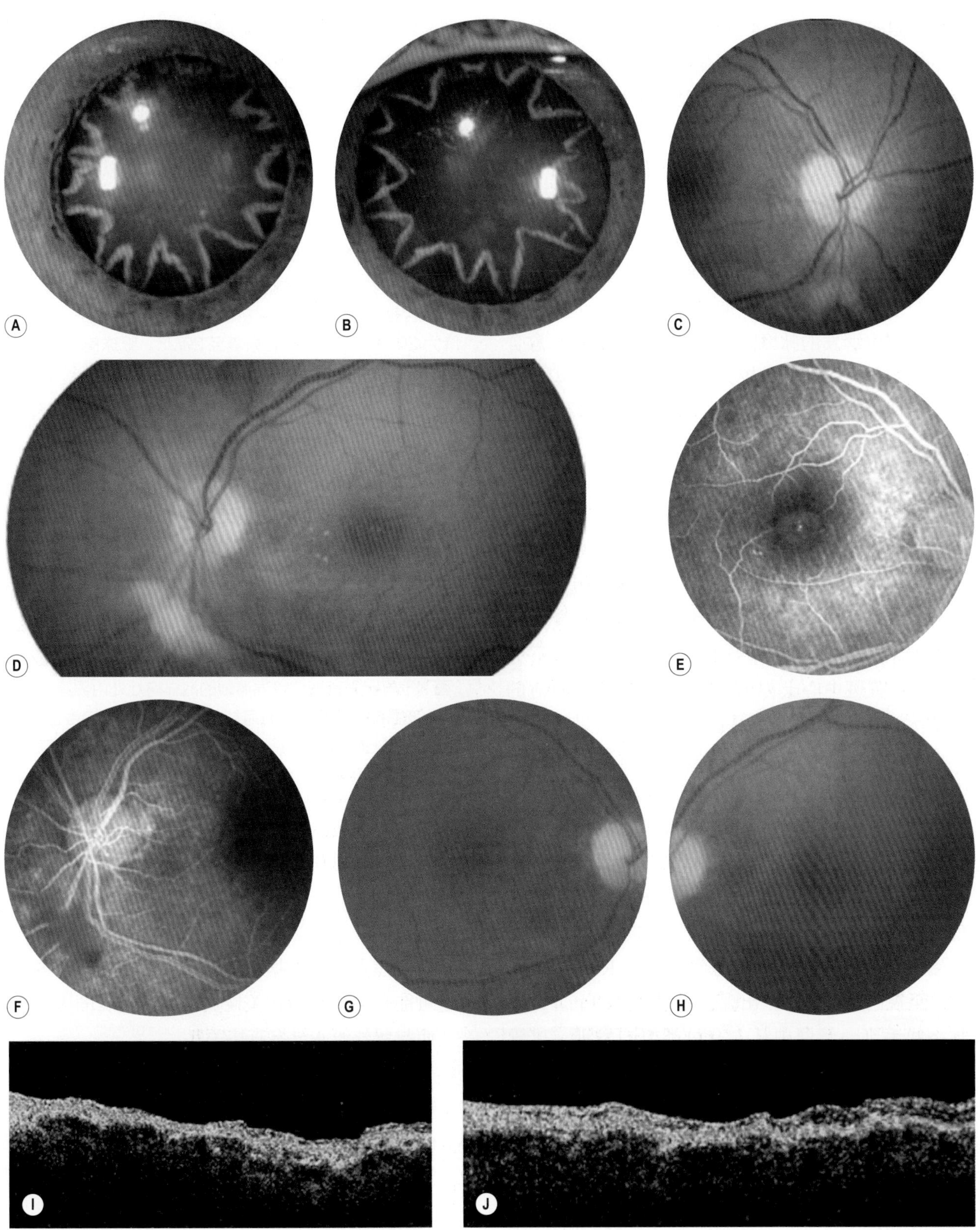

图 8.17

Wiebers 等报道了 4 例伴有双侧严重颈动脉狭窄的患者在光暴露后视力明显下降且恢复较差[277]。作者推测缺血导致视色素再生延迟是视力恢复较差的主要原因。

YAG 激光治疗玻璃体后皮质下的出血时可能通过 YAG 激光的光损伤作用导致黄斑区的医源性损伤。因为激光导致局部组织的丢失和崩解，可以发生黄斑裂孔或囊腔（图 8.18G~L）。黄斑裂孔可以自行愈合或持续存在。如果发生了 Bruch 膜的损伤，将发生继发的脉络膜新生血管。黄斑裂孔愈合后的视力预后个体差异较大，取决于邻近组织和细胞的损伤程度[274]。

激光笔

红光激光笔比绿光激光笔相对损害较小。Robertson 等从临床和组织病理学对 3 例红光和 1 例绿光激光笔损伤的患者进行了评价[278, 279]。在一组黑色素瘤拟进行眼球摘除手术的患者中，有研究者试用激光笔对准黄斑中心照射 1 分钟、黄斑中心下方 5 分钟、黄斑中心上方 15 分钟。接受红光照射的患者无论是临床症状还是血管造影的结果均未提示明显异常；而绿光照射的患者在黄斑中心（照射 1 分钟）和黄斑中心的上方（照射 15 分钟）出现 RPE 层面的黄色病灶。这两个照射区域的视网膜在 24 小时后的 OCT 检查中均显示明显的增厚。20 天后的组织病理学检查显示部分 RPE 细胞内出现色素颗粒的聚集，同时细胞核移向 RPE 细胞的顶端。而一些几乎没有形态学改变的 RPE 细胞则移位至视网膜下间隙，出现在光感受器的下方，但脉络膜毛细血管网中从未有过类似的发现。尽管有上述的组织病理学改变，但是患者并未出现明显的临床症状。红光照射后的患者则看不到类似的组织病理学改变。总之，如果患者有正常的眨眼保护，不管是红光还是绿光的激光笔都不会导致明显的损伤[278, 279]。但是儿童需要严禁接触到这类激光笔，因为他们可能会故意长时间凝视这些激光。

长期日光暴露导致的视网膜损伤

长期暴露于外界光线对视网膜的影响一直是大家争论的焦点。有证据表明阳光中可见光波长的照射量可能是导致年龄相关性黄斑变性进展的因素之一，而与紫外线并没有直接关联[280-283]。

图 8.18　显微镜照明引起的光损伤性黄斑病变。

A~C：有晶状体眼在手术显微镜照明下暴露 1 小时后右眼黄斑区的改变。因为颅咽管肿瘤该眼已经失明。可以看到 RPE 层的灰白色病灶（图 A）以及血管造影上外层视网膜的强荧光（图 B）。8 天后该病灶区域可见 RPE 的斑片状阴影（图 C）。

D~F：一名因为睫状体黑色素瘤的患者在进行红宝石激光治疗时导致黄斑区中心凹的灼伤。激光治疗前的视力为 20/20，眼底未见异常（图 D）。治疗过程中黄斑中心凹发生了中等强度的一级灼伤（当时观察到有小气泡形成），5 分钟后黄斑中心可以看到灰白色不透明区（图 E）。视力降为 20/70，2 周后视力恢复至 20/25。眼球摘除术后的组织病理学检查显示黄斑中心显微结构发生了部分的破坏（图 F）。

激光导致的黄斑中心灼伤。

G~L：一名 42 岁的男性患者主诉其右眼视力下降 1 个月。2 个月前该患者因头部外伤导致右眼玻璃体积血。眼科医师对其进行了黄斑区视网膜前出血的玻璃体后界膜的激光治疗。治疗后右眼的最佳矫正视力为 20/200。眼底照相（图 G）显示右眼黄斑裂孔（箭头），颞侧可见境界清晰的泡样病灶（箭头）。荧光血管造影（图 I 和图 J）显示黄斑中心的高荧光（箭头）伴境界清晰的边界（箭头）。OCT（图 K）显示黄斑颞侧境界清晰的泡样病灶处内界膜隆起，提示该患者在头部外伤时可能伴随有 Terson 综合征。黄斑中心凹处的裂孔（箭头）很可能是医师在试图击穿玻璃体后界膜引流视网膜前积血时发生的损伤。叠加 RPE 层的扫描（图 L）可见明确的黄斑裂孔。

（A~C，引自 Robertson 和 Feldman[245]，经 *Journal of Ophthalmology* 许可出版；G~L，由 Dr. Vishali Gupta 和 Dr. Amod Gupta 提供）

特殊环境导致的脉络膜视网膜外伤

- 休闲娱乐：烟火，弹力球，鱼钩和百叶窗，高尔夫杆和高尔夫球（球杆损伤更常见），棒球，垒球，冰球，篮球和 BB 枪子弹。
- 职业损伤：眼内异物，爆炸伤，临时的爆炸装置，战斗损伤，冲击伤，电流 / 电焊损伤。
- 居家损伤：行李带，气囊，铅笔，剪刀，狗咬伤。
- 刑事伤害：枪伤，刀伤，瓶子砸伤和拳击伤。

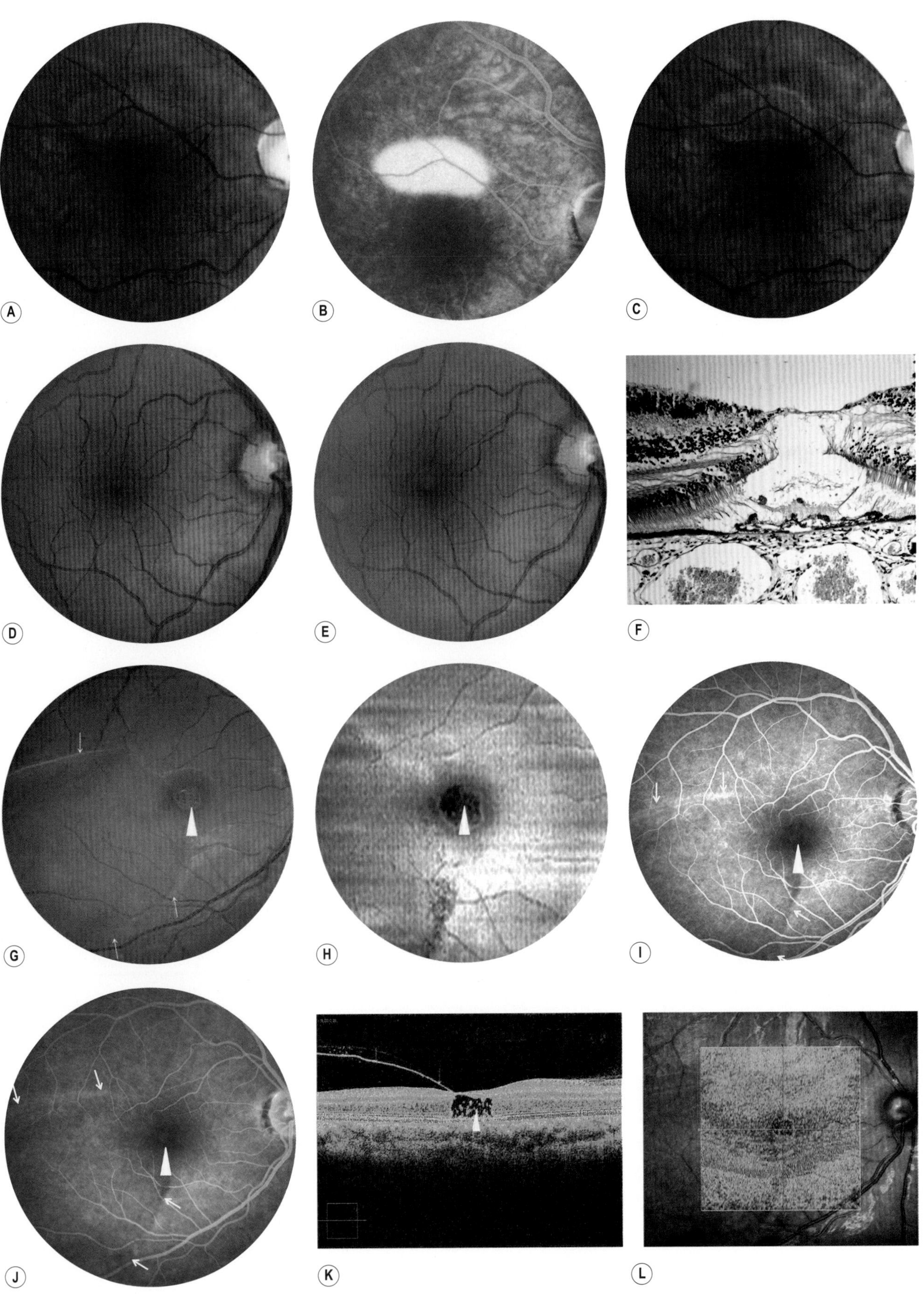

图 8.18

第9章

中毒引起的色素上皮和视网膜疾病

Toxic Diseases Affecting the Pigment Epithelium and Retina

某些药物或其他化学物质可以进入眼内，对视网膜、色素上皮（RPE）和视神经产生毒性作用，从而可能引起视力受损。在一些病例中（如洋地黄中毒），视觉症状可能和检眼镜下看到的眼底改变不相符。在其他病例中，眼底改变可以累及RPE、视网膜和视盘中的1个或多个。荧光素眼底血管造影（FA）能在眼底镜发现明显眼底改变之前就发现异常，因而其在检测轻度中毒反应中具有特别的临床价值。在很多病例中，光学相干断层扫描（OCT）、自发荧光成像、全视野及多焦视网膜电图可以帮助确定病变的位置。

氯喹和羟氯喹相关视网膜病变

氯喹在二战时期曾被用作抗疟药，但自1959年起，氯喹已经被用于治疗阿米巴病、类风湿关节炎、硬皮病和系统性红斑狼疮等。羟氯喹因为其较低的毒性反应而取代了大部分氯喹的使用。长时间使用氯喹或羟氯喹引起的RPE和视网膜神经上皮层的变性是视网膜毒性疾病中最主要的一种[1-22]。大部分发生视网膜毒性的患者每天服用氯喹的剂量超过250 mg或服用羟氯喹的剂量超过750 mg，总的剂量至少在100~300 g[21]。有证据显示，与氯喹相比，羟氯喹引起的视网膜毒性反应的发生率较低[18, 21, 23-25]。在1991年之前，有4个羟氯喹视网膜病变的确诊病例被报道[23, 25, 26]。这4个病例的视力正常或下降，均伴有旁中心暗点和牛眼样黄斑病变（bull’s-eye maculopathy）的表现，其中某些病例具有周边视网膜病变的表现[25]。在每天服用羟氯喹剂量不超过400 mg或6.5 mg/kg的情况下，一般认为患者可以耐受较大的累积剂量（比如3 923 g）而不发生视网膜病变[23]，但一名每天服用羟氯喹400 mg、累积剂量低于2 920 g的患者还是发生了视网膜毒性反应[25]。本书作者Gass曾经见过一名女性患者在服用了累积剂量146 g（每天200 mg，共730天）的羟氯喹后，迅速出现了旁中心视野缺损和早期的牛眼样黄斑病变。氯喹和羟氯喹引起的视网膜病变可能是一种普遍的毒性反应，但是有些患眼在很小的剂量暴露后就发生毒性作用，而有些患者却长期服用而不发生不良反应。这种现象提示某些未知的因素导致一些患眼倾向于更快地发生视网膜毒性。一项关于氯喹和羟氯喹相关视网膜病变与*ABCA4*突变关系的研究发现，8名患者中有2个病例携带有*ABCR*基因的杂合错义突变，而在80个正常对照组中未发现1例类似的突变。以上研究提示，携带*ABCR*突变的患者可能更易于因氯喹和羟氯喹而导致视网膜毒性反应[27]。玻璃体荧光测定揭示了服用氯喹的患者眼中存在血－视网膜屏障的破坏，而羟氯喹则不引起这种改变[24]。旁中心视野缺损可能在眼底镜或电生理发现异常之前就会出现，这是毒性反应的最早征象。应用Amsler方格表可能有助于患者发现早期的视野缺损[5]。

此类视网膜病变在RPE水平上最早的眼底镜下和血管造影上的改变主要发生在旁中心凹区域（图9.01A~C和E~K）。此时患者主要表现为旁中

图9.01　氯喹和羟氯喹相关视网膜病变。

A和B：50岁女性患者，因播散性盘状红斑狼疮每天服用250 mg氯喹27年，主诉双眼视物模糊。双眼视力20/30，双眼对称性牛眼样RPE萎缩（图A）。血管造影动静脉期早期显示，在RPE萎缩的中央区域，脉络膜毛细血管层得以保存（图B）。双眼视网膜电图正常。

C和D：53岁女性患者，在36个月的疗程中共服用氯喹和羟氯喹454 g，在停药后的16年呈出现了进展性的RPE和视网膜变性。

E~H：50岁女性患者，因类风湿关节炎每天服用500 mg氯喹13年，于1977年2月开始出现双眼晕轮状暗点和夜盲。发病时双眼视力20/30，双眼出现牛眼样RPE萎缩（图E），视网膜电图正常。停用氯喹7年后，牛眼样萎缩有轻度扩大，视力下降至20/50（图F和图G）。2年后，患者视力进一步下降（视力降至20/200），血管造影中RPE的“中央岛”提示后极部的RPE进一步萎缩（图H）。

I：氯喹相关黄斑病变的组织病理学研究显示了外核层和光感受器元件的局部缺失、RPE不规则脱色素，以及脉络膜毛细血管层的留存。

J~L：45岁女性患者，自4岁起患有狼疮，氯喹使用超过20年。患者除了出现眼底牛眼样改变外还发生了弥漫性光感受器和色素上皮的缺失。尽管已经停用该药，视网膜病变仍在进展，患者双眼视力分别为20/40和20/50。视网膜电图检查提示视杆细胞和视锥细胞功能中等程度下降。

（C和D，由Dr. Ray T. Oyakawa提供，是用Brinkley等6年前报道[2]中的照片制作而成。I，引自Wetterholm和Winter[22]，© 1964，美国医学会。版权所有）

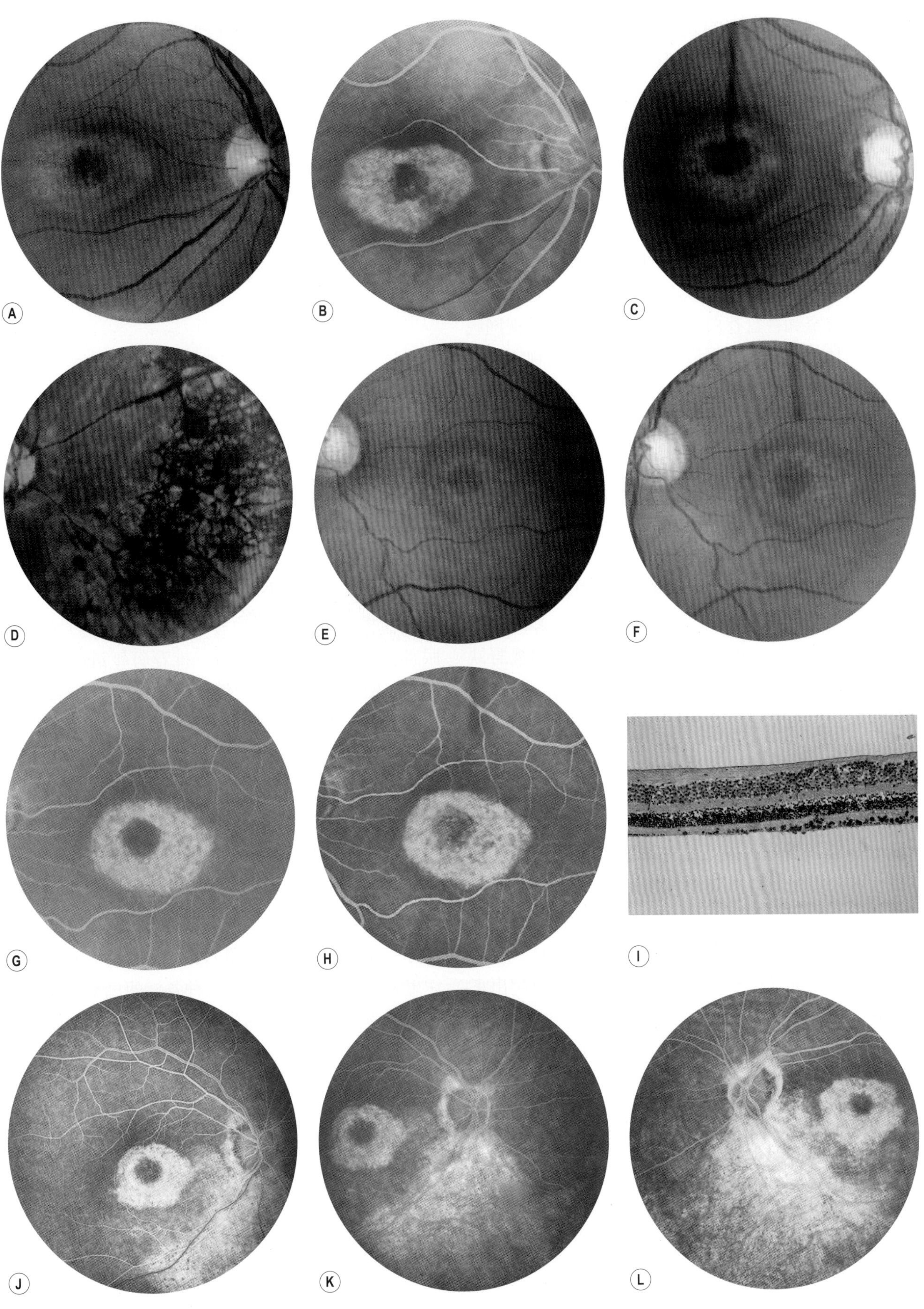

图 9.01

心暗点，视力不受影响或者轻微下降。围绕中心凹的RPE萎缩扩大呈环状，形成一个牛眼样的病灶，在眼底镜下难以与其他疾病引起的类似病损相区分(参见第5章)。一旦RPE病变侵犯至中心凹区域，患者将丧失中心视力。Weiter等认为存在于视网膜中心凹区域的叶黄素可以对牛眼样黄斑病变的多种诱因起到光保护的作用[28]。除了后极部的影响外，持续用药还可能引起周边RPE和视网膜的广泛改变（图9.01D和J~L)。以上的这些改变，连同视网膜血管狭窄和视盘苍白，可能与原发性毯层视网膜变性的特征相似。该病最终可导致严重的视力下降乃至全盲。氯喹引起的眼部的其他改变还包括睫毛变白、螺纹状分布的上皮下角膜沉积物、角膜知觉降低和眼外肌麻痹等[7, 12]。

荧光素血管造影和眼底自发荧光成像（图9.02C~E，K和L）有助于在生物显微镜出现异常之前发现微弱的牛眼样的高荧光病灶，尤其是在浅色眼底的患者之中更为有用。在深色素的患眼中，生物显微镜上显示的RPE改变可能比血管造影的改变发生得更早[29]。RPE脱色素的范围通常和视野缺损的范围相一致（图9.01B，F，H和I)。荧光血管造影中，RPE脱色素区域脉络膜毛细血管层的损害很轻（图9.01B，G，J和K）(参见第2章的讨论)。红光下的旁中心小暗点是氯喹毒性最早被检出的发现之一。沿垂直子午线检查静态视野可能是检测早期视野缺损的最敏感手段[8]。多焦ERG可以在旁中心凹区域检测到早期的感光细胞波幅的下降[30-36]。OCT通常可以在荧光血管造影出现改变之前检测到光感受器的缺失（图9.02G和H)。眼电图（EOG）可以在疾病的早期就表现为明显超出正常值（200%~350%）[9]。

对于每天摄入超过200 mg氯喹或350 mg羟氯喹的患者，最好能够行眼部完整的基线检查，其中包括视力、视野和眼底照相。如果生物显微镜检查发现任何RPE异常或视网膜变性的证据，或者患者有视网膜变性的家族史，则应考虑将荧光素血管造影、多焦ERG、全视野ERG和EOG作为基线检查的一部分。

在氯喹或羟氯喹治疗的前5年中，美国眼科学会建议根据患者的年龄每隔一段合适的时间进行眼部检查。在治疗5年后，推荐每年进行包括中心10°视野OCT、色觉和扩瞳眼底检查等在内的眼科检查。如果发现早期视野缺损、色觉改变以及RPE或外层视网膜的变性，则应及时考虑行自发荧光、中心视野、荧光素血管造影检查，同时应考虑停药。目前来说，多焦ERG可能是检测氯喹相关视网膜病变早期改变的最有效方法，甚至比视野和血管造影更加敏感[30, 31, 33, 34]。OCT可以远在眼底检查或荧光素血管造影出现可识别的改变之前就显示出旁中心凹区域光感受器的缺失。最重要的是要关注患者的早期症状，包括各种各样的色觉改变的主诉、照镜子时脸部的部分缺失或电视部分画面的缺失，以及暗适应困难等。

图9.02 氯喹相关视网膜病变。

A~H：该患者为非裔美国人，女性，10年间每天服用250 mg氯喹。过去1年里，患者存在注视困难，但视力有20/25（−3.00 D校正）。Ishihara色盲检测卡检查中，患者双眼仅能看到检测盘。眼底照相显示出避开中心凹中心的环形RPE萎缩（图A和图B)，这与血管造影中发现的自发荧光减弱（图C和图D）和窗样缺损（图E和图F）相对应。双眼OCT显示中心凹处光感受器破坏和IS/OS[即椭圆体带（Ellipsoid zone）]连接的缺失（箭头)，中心凹中心的光感受器呈斑片状残留。

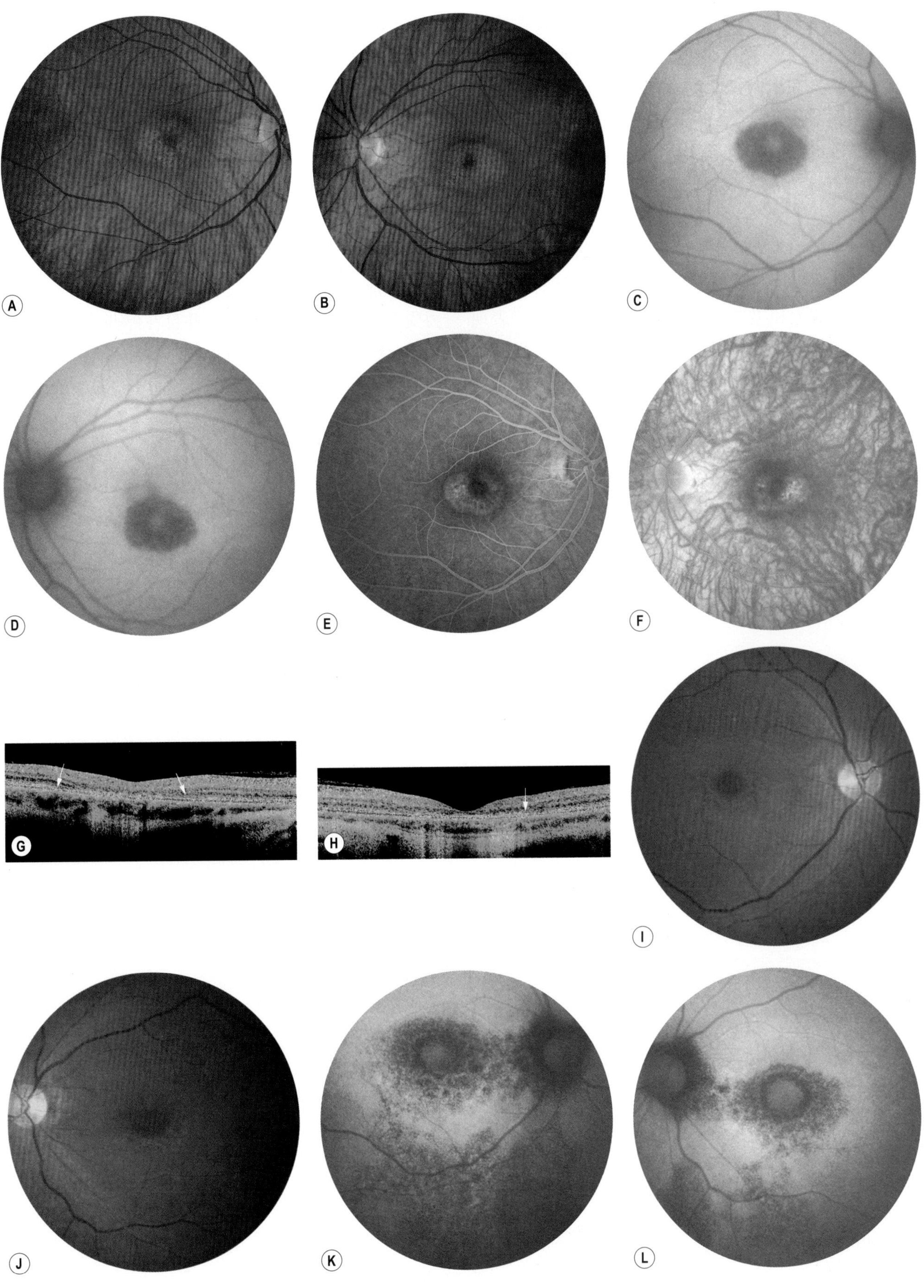

图 9.02

在组织病理学上，氯喹相关性视网膜病变的黄斑区可能发生 RPE 脱色素、视杆细胞和视锥细胞元件缺失和视网膜下色素聚集（图 9.01L）[22, 37]。尽管在光学显微镜上视网膜的外观相对正常，但电子显微镜可以显示视网膜中存在广泛的改变，其中以神经节细胞的改变最为严重[16]。有实验证据显示，氯喹主要集中在 RPE 细胞中，并且在停药很长时间后依旧存在[1, 17]。在腹腔注射氯喹的小鼠模型中，外层视网膜表现出显著的异常，伴有外丛状层、感光细胞和感光细胞核的完全缺失。RPE 表现为局灶性萎缩、细胞核缺失和色素紊乱等。内层视网膜则表现为 Müller 细胞的缺失和膜性胞浆体的出现。相反，口服用药的动物的损害远小于上述模型，其主要改变局限于 RPE 和感光细胞。这提示在某些患者中，出现毒性反应所需的用药时间和累计剂量差异较大的原因可能与药物的吸收和生物利用度的差异有关[38]。尽管有证据显示早期的电生理改变可能是可逆的，但是在大多数病例中，一旦视力受损发生就是不可逆的，并且在停药后视力下降依然会继续进展较长的时间（图 9.01E~L）[11, 14, 20, 39]。在氯喹停药和视网膜病变的首发症状出现之间，可能会有 7 年或更长的间期[39]。某些怀疑是迟发性或者持续进展性的氯喹相关视网膜病变患者，其实可能存在某些基因疾病，可导致与氯喹相关视网膜病变类似的眼底改变（如锥细胞营养不良、杆锥细胞营养不良、蜡样质脂褐质沉积病和 Stargardt 病等）。

图 9.02（续）。
I~N：印度女性患者，34 岁，服用氯喹 2 年。双侧黄斑表现为不全牛眼样外观（图 I 和图 J），在自发荧光成像上表现更为显著和广泛（图 K 和图 L）。多焦 ERG 显示部分光感受器功能不全：双眼中心凹波幅下降（图 M 和图 N）。
（I~N，由 Dr. Vishali Gupta 和 Dr. Amod Gupata 提供）

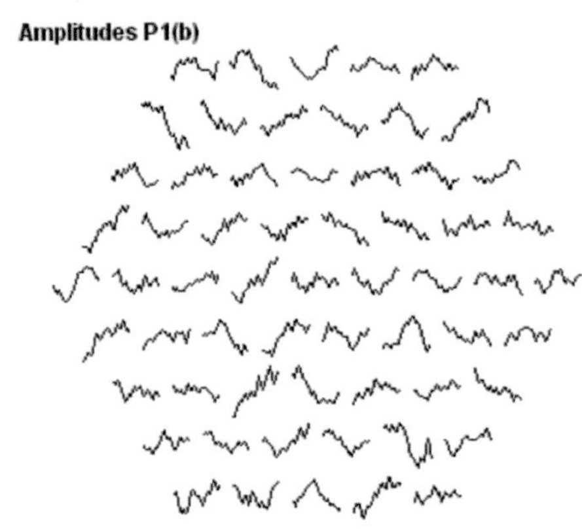
Amplitudes P1(b)

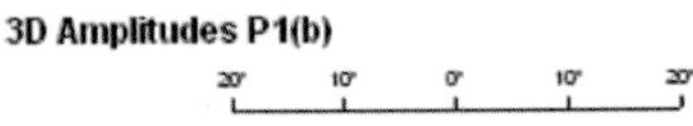
3D Amplitudes P1(b)
20° 10° 0° 10° 20°

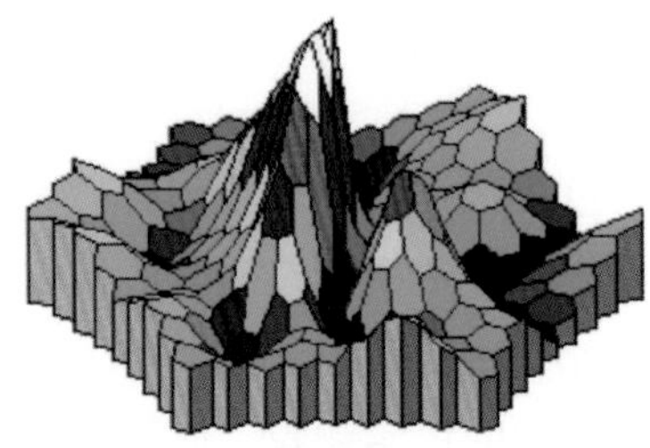

Ⓜ 右眼

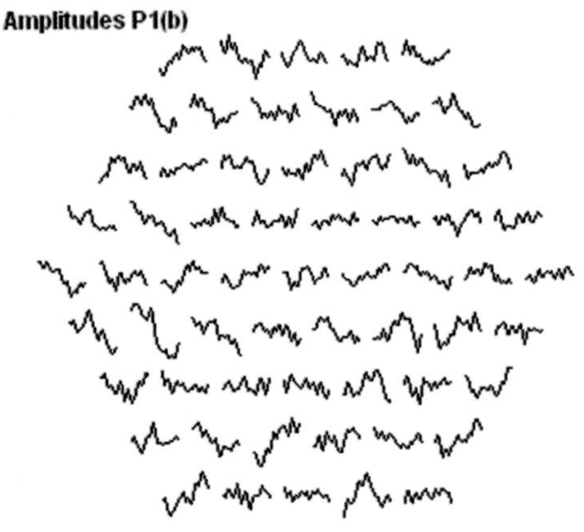
Amplitudes P1(b)

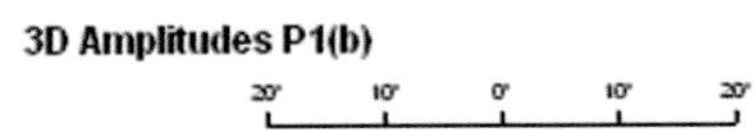
3D Amplitudes P1(b)
20° 10° 0° 10° 20°

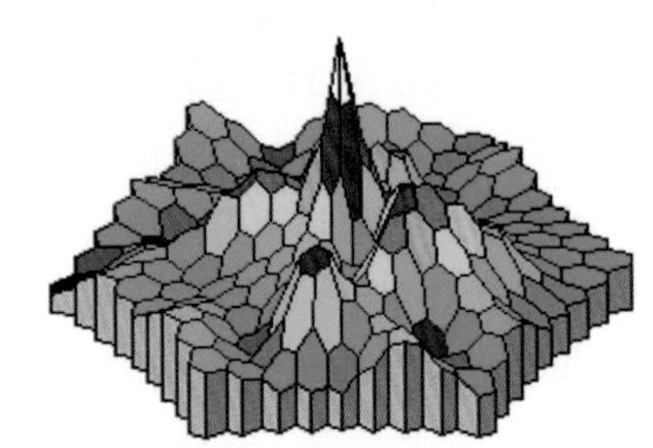

Ⓝ 左眼

图 9.02（续）

甲硫哒嗪（硫醚嗪）相关视网膜病变

急性甲硫哒嗪视网膜病变患者通常表现为视物模糊、色觉障碍（偏褐色）或夜盲，多发生于接受3~8周、每天剂量超过800 mg[40-53]的甲硫哒嗪治疗后（有时，亦可见于更低的剂量[40, 46]）。比起累计剂量，最大日剂量似乎更为关键。一开始眼底可能是正常的。此后，逐渐出现累及黄斑的轻微、细小以至粗粒状的椒盐样色素性视网膜病，分布相对均一，偶尔也会累及中周部（图 9.03A）。在一些患者中，可能会进展为含有 RPE 和脉络膜毛细血管缺失的斑片状或圆形区域（图 9.03D~L）[2, 48-50]，并可能最终发展为严重的弥漫性毯层视网膜变性。停药后可能会出现色素改变的进展，但不一定发生功能变化[42, 49, 54]。停用中毒水平的药物后，视功能偶尔可能有所改善[54]。但是，有些患者可能会出现迟发的缓慢的功能和解剖学改变的进展。中心凹外 RPE 和脉络膜毛细血管的地图样萎缩斑块的进行性增大和融合，与回旋状萎缩、Bietti 结晶样视网膜变性和无脉络膜症中的所见相似。荧光素血管造影可能有助于检测轻度的 RPE 改变（图 9.03B 和 C）。ERG 反应可能早期正常，但在较严重的病例中会逐渐减弱。

组织病理学上，甲硫哒嗪视网膜病变与光感受器外节的萎缩和破坏相关，随后伴有 RPE 和脉络膜毛细血管网的缺失[50]。

视网膜毒性主要来自葡萄膜黑色素细胞和 RPE 细胞中黑色素颗粒内的药物积聚[50, 51]。该药物抑制氧化磷酸化，导致视紫红质合成异常，从而引起视杆细胞外节的崩解[55]。同时，RPE 过量积聚脂褐质，形成异常的色素颗粒。此外，甲硫哒嗪和其他吩噻嗪类药物阻断 D4 多巴胺受体，增加视网膜褪黑素的合成和活性。这主要发生在 D4 亚型（属于 D2 受体家族）占优势的光感受器和 RPE 中[56]。甲硫哒嗪具有与 NP-207 相似的结构，而 NP-207 是一种由于严重的视网膜毒性而从未上市的实验性药物[57]。这种视网膜毒性反应除停用药物之外，没有特异性的治疗方法。

图 9.03 甲硫哒嗪（硫醚嗪）相关视网膜病变。

A~C：一名 21 岁的精神分裂症女性患者，服用甲硫哒嗪 800 mg/d，连续 3 年，发生轻度视力下降。色素上皮改变轻微（图 A），但是在血管造影中明显（图 B 和图 C）。

D~G：一名 60 岁的女性患者从 25 岁开始每天服用甲硫哒嗪 11 年。起初并无视觉症状，双眼视力为 20/20；直到 55 岁，她出现了夜盲症和旁中心盲点，视力为：右眼 20/25，左眼 20/50。眼底可见广泛的、散在分布的 RPE 地图样萎缩区域，累及黄斑区（图 D~ 图 F）。

G~L：该 48 岁的女性患者主诉视野逐渐缩窄多年，在过去 6 个月中加重明显。检查视力为右眼 20/40、左眼 20/80。她曾接受了甲硫哒嗪治疗 2 年，并在出现视网膜和视野改变之前已经停用该药物 15 年。双眼出现 RPE 缺失的圆形病灶（图 G，图 H 和图 L），并逐渐进展为脉络膜、视网膜血管变细及视神经萎缩（图 I~ 图 K）。

（G~L，由 Dr. Michael Altaweel 提供）

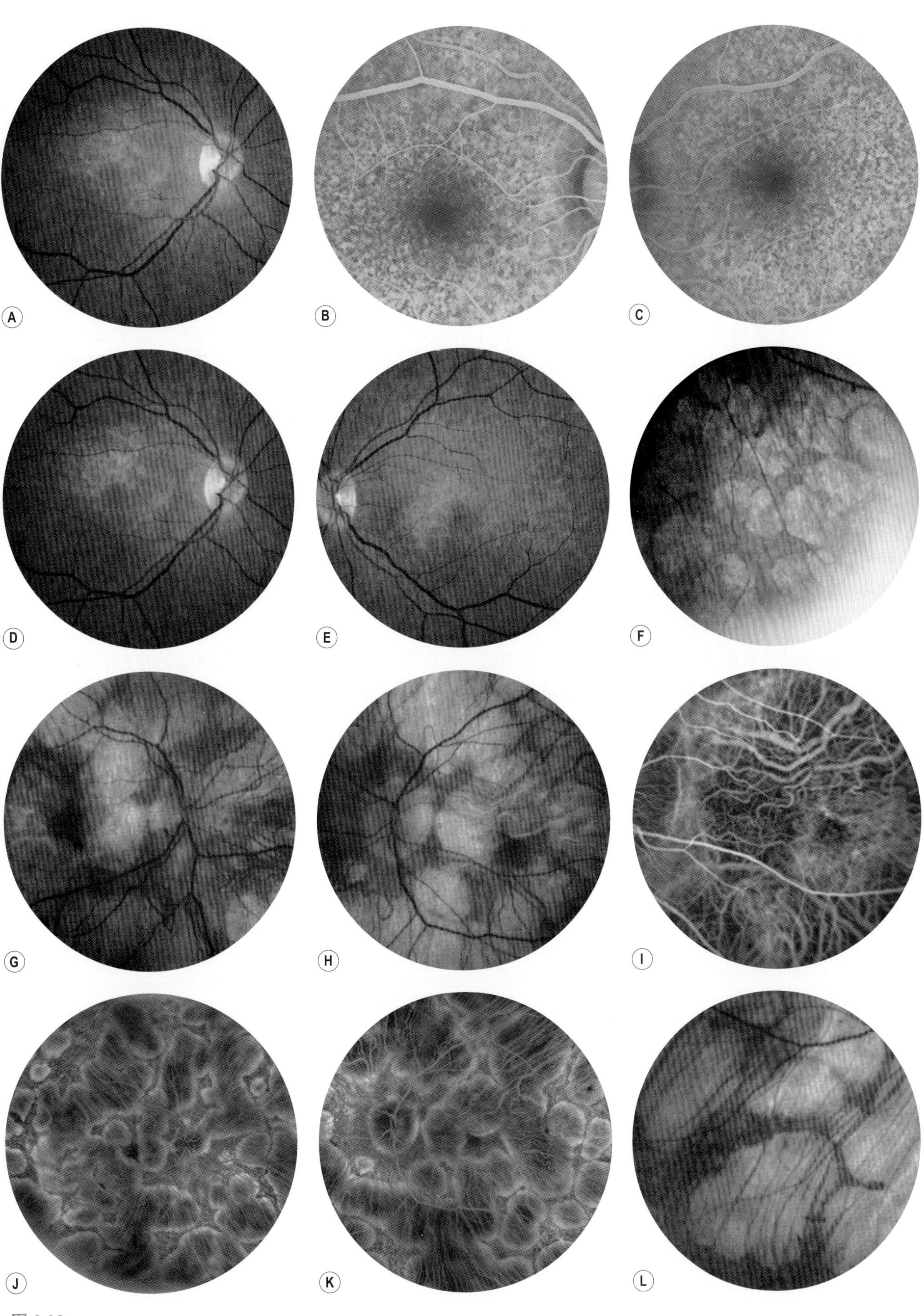

图 9.03

氯丙嗪（冬眠灵）相关视网膜病变

氯丙嗪很少引起视网膜毒性。如果大剂量服用 2 400 mg/d 超过 12 个月，它可能导致视网膜轻微的色素变化（图 9.04A 和 B）[58-60]，但很少发生视力或功能的损害。由于接受氯丙嗪治疗的患者也经常接受其他可能含有视网膜毒性的药物，因此难以确定视网膜病变的确切原因。在接受 300 mg/d 的氯丙嗪治疗 3 年或更长时间的患者中，在晶状体的前囊下区域的视轴部位和角膜内皮可能发生白色和黄白色颗粒样沉积物。氯丙嗪的常用剂量为 40~75 mg/d，但剂量高达 800 mg/d 并不少见。

氯苯吩嗪相关视网膜病变

氯苯吩嗪是一种红色亚氨基吩嗪染料，与氨苯砜和利福平同时使用治疗瘤型麻风、对氨苯砜耐药的麻风病以及获得性免疫缺陷综合征（AIDS）患者的鸟分枝杆菌复合群感染。经过几个月的治疗后，氯苯吩嗪结晶可能会积聚在眼组织中。可逆的副作用包括浅表螺纹样的角膜色素线、结膜和眼泪的褐色变以及虹膜和巩膜中的结晶。2 名患者分别在接受 200 mg/d（总剂量约为 48 g）和 300 mg/d（总剂量约为 40 g）的氯苯吩嗪治疗后，发生了大范围的牛眼样色素上皮萎缩[61, 62]。ERG 的 b 波振幅降低以及全视野明适应、暗适应和闪光反应波形振幅的降低均与色素上皮的改变有关。

图 9.04 氯丙嗪和氯苯吩嗪相关视网膜病变。

A 和 B：该名 41 岁的精神分裂症女性患者多年来接受氯丙嗪和三氟拉嗪治疗，无明确甲硫哒嗪治疗病史。患者双眼的视力是 20/30。患者 ERG 显示明适应和暗适应的波幅降低。斑片状和圆形区域的 RPE 萎缩（箭头，图 A 和图 B）与甲硫哒嗪毒性引起病变相似。

去铁胺毒性。

C~J：该名 72 岁的女性患者主诉双眼视力逐渐模糊、视物变黄 2 个月。患者视力在就诊前 2 个月为 20/20，就诊时视力已降至右眼 20/25 和左眼 20/40。双眼眼底显示周边区域的 RPE 斑点，在无赤光照相（图 C 和图 D）中更明显。荧光素血管造影显示相应的 RPE 斑点处豹斑状的色素改变（图 E 和图 F）。患者有铁幼粒细胞贫血病史，因输血后继发铁过载接受静脉注射去铁胺治疗 5 个月。患者病情持续进展，并出现黄斑的色素改变（图 G~ 图 J）。患者 ERG 显示视杆细胞和视锥细胞功能降低，表现为振幅降低、潜伏期延长。Humphrey 视野检查显示盲点扩大和中心视野抑制。

(C~J，由 Dr. Seenu Hariprasad 提供)

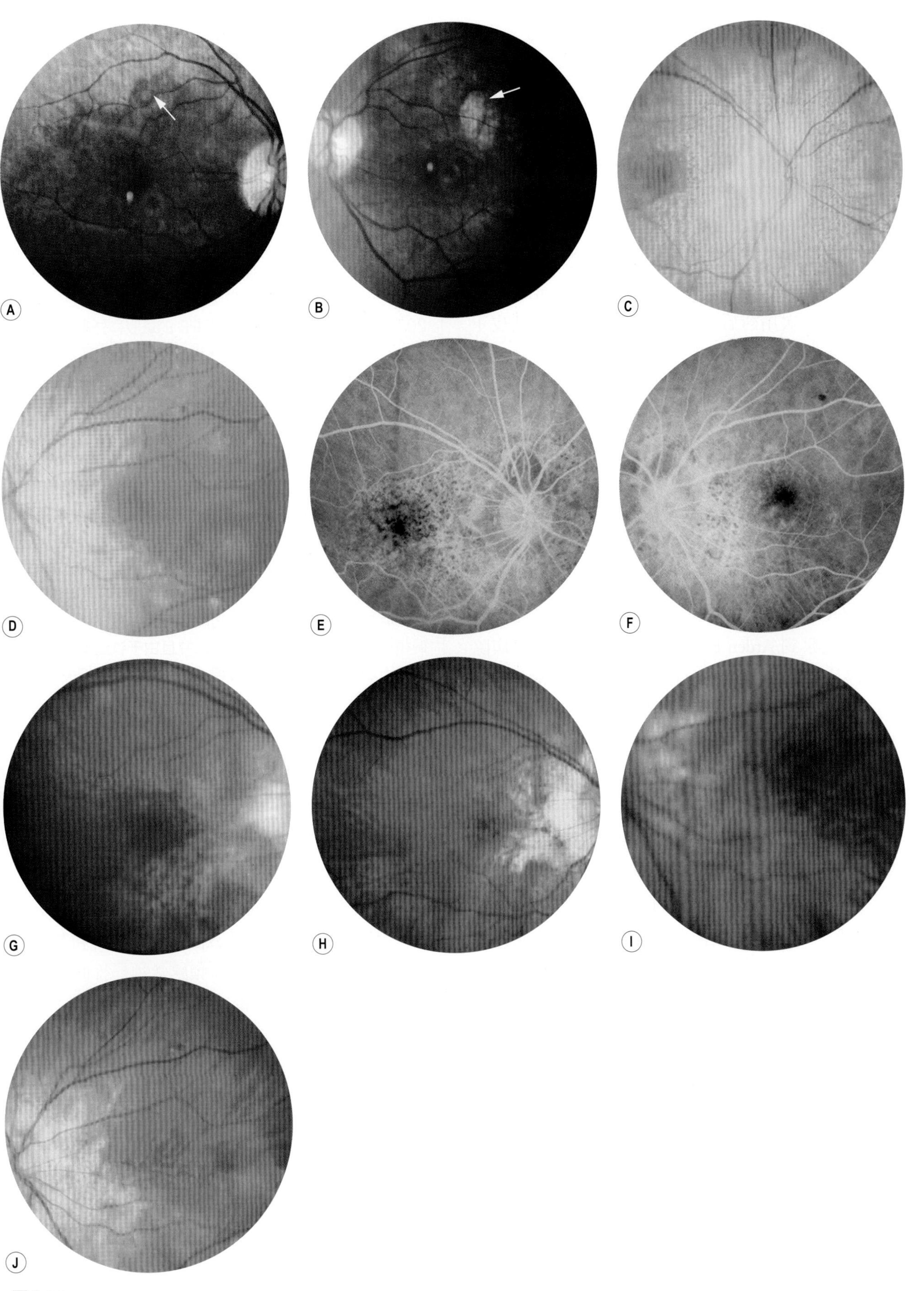

图 9.04

去铁胺黄斑病变

静脉注射 3~12 g/24 h 的甲磺酸去铁胺（deferoxamine mesylate，DFO）用于治疗输血性含铁血黄素沉着症，可导致急性的视力下降、色觉异常、夜盲、环形暗点，以及 ERG、EOG、暗适应和 VEP 反应的下降；同时可导致中、高频的耳蜗型听力下降[63-70]。该病眼底最初可能是正常的，也可能出现黄斑的轻微变灰（图 9.05A）。双眼均受到影响。视觉症状通常在最后一次用药后 7~10 天开始出现。长期皮下注射去铁胺后可能会出现黄斑病变[71]。出现症状后不久尽管眼底表现可正常，但荧光素血管造影可能显示黄斑区 RPE 的进行性着染；在某些病例中可能出现视盘血管的荧光渗漏（图 9.05B 和 C）。色素改变通常在几周内出现（图 9.05D）。停止用药后，视觉功能在 3~4 个月内恢复，约 70% 的患者可恢复正常视力。2 名 70 岁的患者在使用低剂量的去铁胺时双眼黄斑发生假性卵黄样病变，检查发现可逆的 EOG 改变[72]。在另一名 DFO 治疗 2 年的患者中[68]，观察到 Arden 比下降到低于 1.5。在脾切除术后停用 DFO，她的 EOG 和视力恢复正常；因此定期复查 EOG 可以用作毒性的监测[73]。一些患者表现出视杆和视锥细胞潜伏期延长以及 a 波和 b 波振幅下降[74]。去铁胺导致视网膜毒性的机制尚不清楚。虽然铁的螯合作用不太可能是其中的原因，但从 RPE 中去除其他金属，特别是铜，可能在发病过程中起到重要作用[65, 68]。铜离子流可能导致细胞膜氧化，产生对 RPE 有毒的脂质过氧化代谢产物。铜转移到细胞外液也可能会阻断视网膜中的单胺能神经传递[75]。一位视功能恢复的患者，检查发现其 RPE 的光学显微镜和超微结构变化包括：斑片状脱色素和变薄、顶端微绒毛丢失、细胞质空泡化、线粒体肿胀和钙化、细胞质膜破坏和 Bruch 膜的增厚等[69]。

最近，口服药物地拉罗司（exjade，恩瑞格）被用作接受反复输血的患者的螯合剂。图 9.05E~L 显示了即使在患者切换到 exjade 后，黄斑和黄斑外的色素变化仍继续发展。高频感觉神经性听力下降和骨发育不良是去铁胺毒性的其他特征。

图 9.05 去铁胺视网膜病变。

A~D：该名 64 岁女性患者患有慢性肾功能衰竭行肾透析治疗。患者患有严重的骨质疏松症，被认为与其使用的治疗肾功能不全的透析液导致过量吸收铝有关[67]。静脉注射去铁胺后，患者出现色觉障碍、视物模糊和阅读困难。在她静脉注射治疗 15 天后检查时，视力为 20/30。视野检查显示有中央 10° 的相对暗点。眼底镜检查显示旁中心视网膜轻微变灰（图 A）。荧光素血管造影显示整个黄斑区的斑点样高荧光和黄斑中心 RPE 的着染（图 B 和图 C）。在检查后不久，患者的视力就迅速提高。在 8 个月后，患者唯一的主诉是轻微的色觉障碍，视力右眼 20/20，左眼 20/25。双眼黄斑区域中存在 RPE 的斑驳样外观（图 D）。

E~L：该名 80 岁男性患者在过去 3 年里患有骨髓纤维化，1 年后接受了去铁胺（desferal）治疗。在去铁胺治疗开始后的 6~8 周内，患者出现双眼环形暗点的快速发展，并进行性恶化。3 个月后，患者行双眼白内障摘除手术，视力改善至双眼 20/60。视力恶化仍在继续，9 个月后，当患者双眼视力降至 20/200 时，转为使用地拉罗司（exjade，恩瑞格）。患者在中心凹处有粗糙的色素聚集，赤道后视网膜遍布弥漫性的色素斑点。荧光素血管造影显示中心凹的色素改变和 RPE 的破坏。Goldmann 视野显示双眼全周边和中心 10°~15° 的暗点。ERG 显示视杆细胞功能显著下降，视锥细胞功能轻度至中度下降。患者的铜和锌水平正常，无听力问题，并且由于铁过载导致地拉罗司无法停药。患者开始服用 AREDS（年龄相关性眼病研究）推荐的维生素。

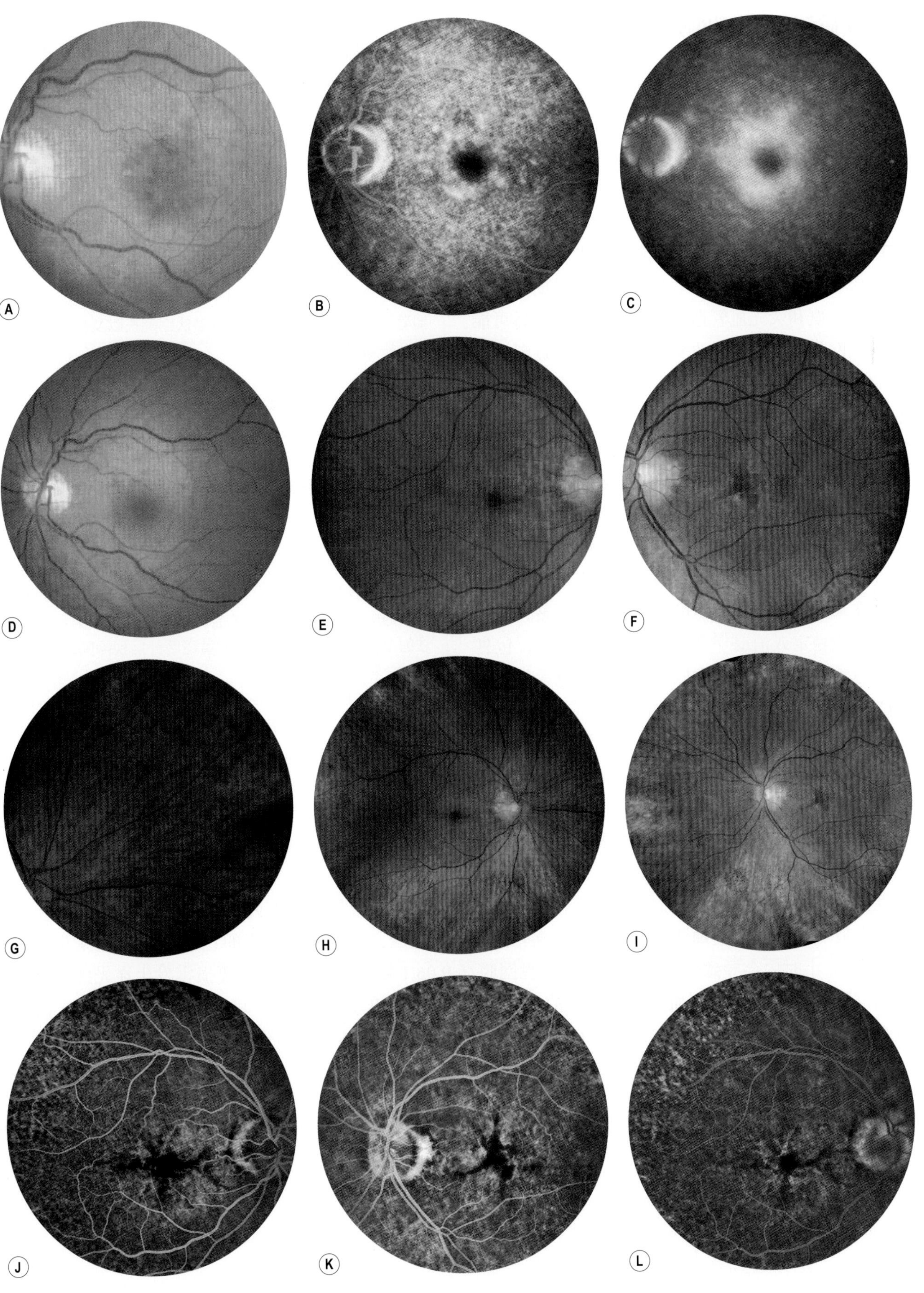

图 9.05

铁质沉着性视网膜病变

如果含有铁的异物进入眼睛，铁可能被氧化并与眼部组织结合，产生局部的铁质沉着症；或者，特别是当异物滞留在玻璃体视网膜区域时，发生弥漫性的眼部铁质沉着症（图 9.06A~E）[76-78]。眼铁质沉着症的证据包括瞳孔散大、虹膜颜色变深（图 9.06D）和晶状体前囊下区域橙色沉积物。由于屈光介质模糊，可能妨碍向后观察眼底。早期可能发现视盘充血和荧光血管造影渗漏的证据。随后可能出现视网膜色素变性样改变和周围视野的逐渐丧失（图 9.06A 和 B）。这些变化可能伴有视盘充血。可见视网膜血管狭窄，偶见微血管病变如血管闭塞及渗漏[79, 80]。该病最终会发生 ERG 异常（图 9.06E），在早期取出眼内铁异物后该异常可能是可逆的[81-84]。组织病理学上，铁最初主要沉积在视网膜内层和 RPE。然而，变性可能最终会影响视网膜全层。

留存在眼内的铁质异物的自然病程是多种多样的。在某些情况下，异物可能被吸收或包裹，铁质沉着可能稳定或消退[85, 86]。但在某些情况下，包裹体的色素过度沉着可能类似于脉络膜黑色素瘤（图 8.11B~E）[87]。一般来说，眼内铁异物应当被移除，特别是有铁质沉着症证据的眼球[88]。但清除深嵌在眼壁内或大部分已被氧化的异物可能相当困难或者甚至是不可能的。

一名系统性高血压及慢性肾小球肾炎患者在静脉输注右旋糖酐铁后，发生急性色素上皮病变、浆液性视网膜脱离及暂时性失明[89]。

在玻璃体内实验性地注射铁粉或含铁溶液后，可能在 24 小时内会导致急性出现的地图样视网膜苍白（图 9.06F~K）、荧光血管造影显示的 RPE 严重破坏的表现（图 9.06G），以及 ERG 反应的下降或无法记录[90]。在几周内可发生 RPE 的局灶性萎缩区，伴有周围包绕的色素上皮细胞聚集（图 9.06H 和 I）。组织学上主要损害发生在光感受器细胞和 RPE 上（图 9.06J 和 K）。亚铁化合物比铁化合物造成的视网膜损伤更为严重。

图 9.06　眼铁质沉着症。

A~C：该名男子因左眼铁质沉着症在 8 年前曾 2 次试图取出留存的眼内异物，但均以失败告终，最终失明。可以看到视网膜和视网膜色素上皮（RPE）的严重萎缩、血管造影显示的视网膜和脉络膜血管充盈延迟（图 A 和图 B）。超声检查（图 C）证实了异物的存在。视网膜电图（ERG）显示左眼呈熄灭样波形。

D 和 E：该名 44 岁的建筑工人工作时经常使用锤子敲打金属，他自己观察到“他的眼睛发生了变化”。左眼虹膜铁质沉着（图 D），右眼视力 20/20，左眼视力 20/70。右眼视野完整，左眼视野缩窄。ERG 显示暗适应和明适应功能显著下降，伴有视杆细胞反应潜伏期延长以及视杆、视锥细胞振幅下降（图 E）。

灵长类动物的急性铁质沉着性黄斑病变。

F~K：该松鼠猴在玻璃体腔内注射 0.01 mg 氯化亚铁后 1 天，黄斑区出现 1 个圆形的白色区域（图 F）。荧光素血管造影显示白色区域透见脉络膜荧光以及晚期显著荧光着染（图 G）。28 天后，黄斑区可见境界清晰的 RPE 脱色素，外侧有环状的色素沉着包绕（图 H）。荧光素血管造影清楚显示 RPE 的窗样缺损（图 I）。玻璃体腔内注射铁粉 1 天后，相差显微镜检查显示外层视网膜细胞细胞核固缩和视网膜内层水肿（图 J）。相差显微镜图像显示，玻璃体腔内注射 28 天后，正常和萎缩的黄斑区外层视网膜之间有清楚的分界线（图 K）。

（A~C，由 Dr. Scot R. Sneed 提供；D 和 E，由 Dr. Timothy Olsen 提供；J 和 K，引自 Masciculli 等[30]；经 *The American Journal of Ophthalmology* 许可；Ophthalmic Publishing Co. 版权所有）

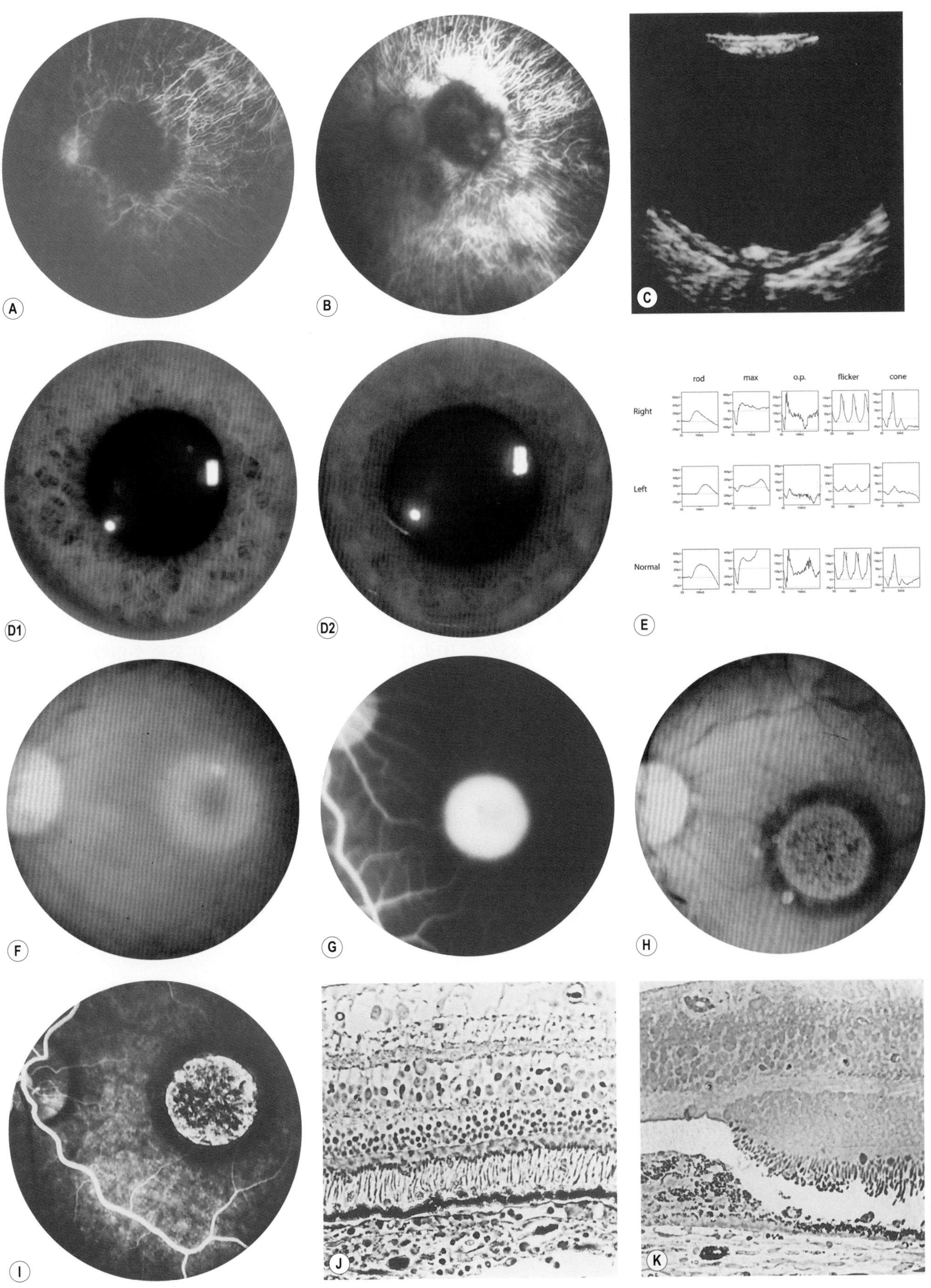

图 9.06

铜锈症黄斑病变

眼内铜异物的存在可能产生广泛的反应。若异物为铜合金，炎症反应可能较小，并且铜扩散缓慢，浸润眼内的各种界膜，从而产生铜锈症体征，可能包括边缘角膜环、向日葵样白内障（图 8.11I）和虹膜异色等[91-93]。此外，在远离异物位置的黄斑区域也可能有不规则的黄色和金黄色斑片状沉积物[91, 92]。据推测，这些明显惰性的沉积物是铜的碳酸盐或氧化物。它们似乎对视力没有什么影响，并且位置也不确定，看上去位于视网膜血管后方。去除异物后，这些斑片将消失[91, 92]。在大约 50% 的铜锈症患者中，ERG 反应低于正常水平。

动物实验中，铜被发现分布在视网膜内的巨噬细胞和 Müller 细胞中，并呈颗粒状团块散在分布于视网膜[93, 94]。临床病理学研究表明，留存有铜质异物的眼睛在后弹力膜（Descemet 膜）、玻璃体、视网膜内界膜和异物周围的纤维包膜中都发现有铜的沉积。患眼中，如果异物含有 85% 以上铜，多表现为弥散性铜沉积；当合金异物中铜含量不到 85% 时，往往为局域性的铜沉积。某些病例中，即使是眼内的铜异物留存了 22 年，视网膜结构通常也保存完好[95]。

银质沉着病

银质沉着病可能与皮肤、黏膜和许多身体器官的变色有关，这和使用含胶体银的滴眼液、睫毛染色，以及摄影师、光电化学家、矿工、银匠和工业工人使用的含银化合物有关。当眼部局部应用银化合物后，这种变色主要局限于眼睛，结膜和角膜会变成蓝灰色（图 9.07A），这被称为银中毒。这种变色是由结膜和角膜基底膜以及角膜后弹力层中银的沉积引起的。一名意大利的银匠因职业暴露，在其结膜内皮细胞的基底膜和靠近角膜内皮细胞的角膜深基质层中均发现了金属的沉积物[96]。角膜周边和中央部位都可以发生沉积物，甚至整个角膜弥漫性的沉积物，其中角膜中央部位受累一般发生于较长时间暴露的患者。长期摄入含银化合物引起的银质沉着病患者可能会发生皮肤和身体器官的变色，以及眼底正常脉络膜标志的丧失，表现为荧光素血管造影中脉络膜“湮没”和无赤光成像中的豹斑样眼底（图 9.07B~D）[97]。这些眼底的变化可能是由于在 Bruch 膜中银沉积导致其失去透明度（图 9.07E）[97, 98]。这种变色是永久性的，螯合治疗无效。

图 9.07　银质沉着病。

A：结膜呈蓝色变色（银质沉着病）。

B~D：患者使用含银的漱口水（Collargent Acetarsol，Sarbach，Suresnes，France），每天 3 次，持续 3 年后，导致全身性银质沉着病，从而引起 Bruch 膜银质沉积相关的脉络膜荧光黯淡（图 D）。红光照相未能显示脉络膜循环的细节，可见颞侧豹纹状改变（图 B），而红外线照相（图 C）中豹纹状眼底更加明显。

E：光学显微镜照片显示视网膜色素上皮和 Bruch 膜的银质沉积（箭头）。

（B 和 D，引自 Cohen 等[97]；E，引自 Spencen 等[98]）

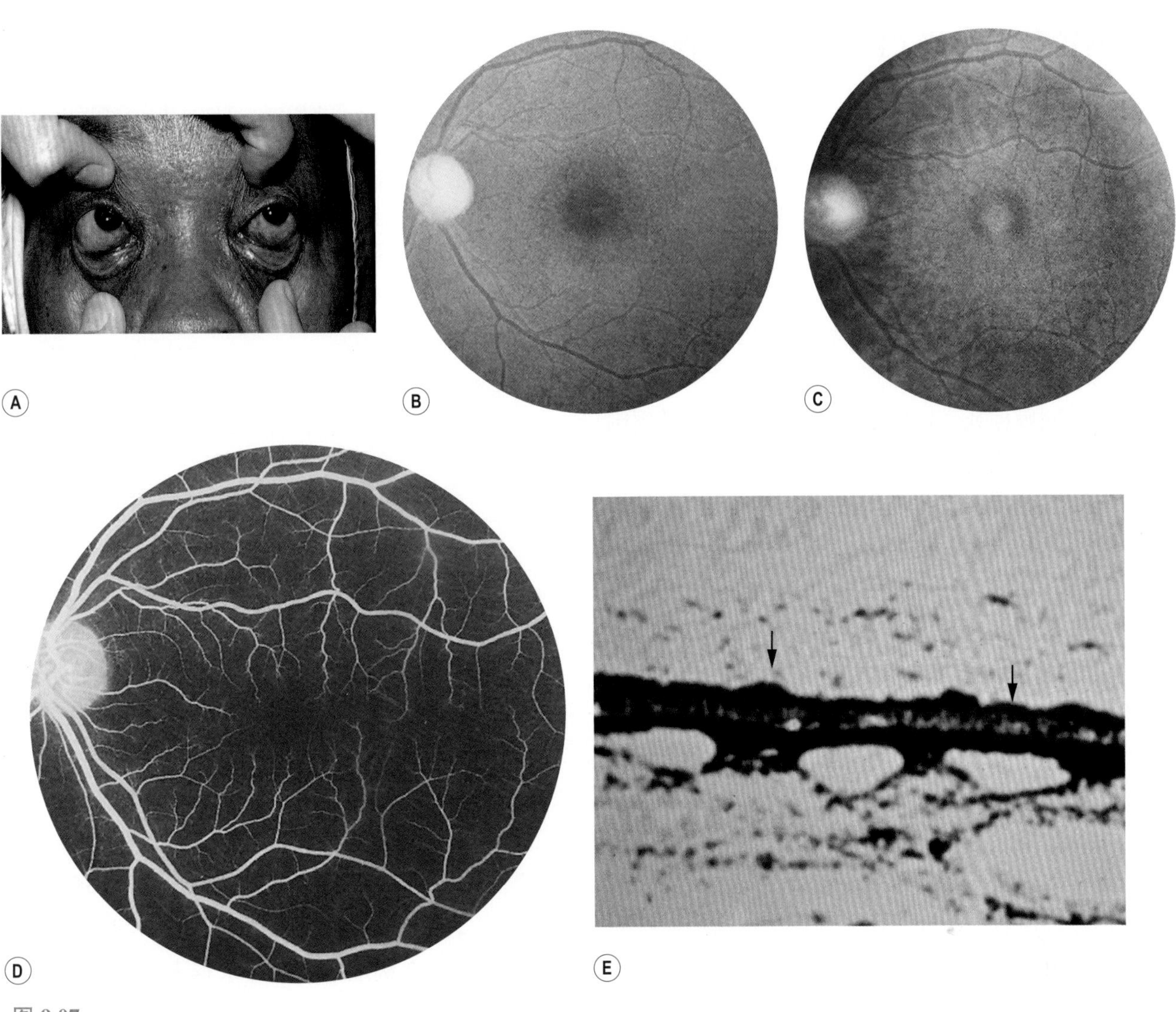

图 9.07

顺铂和卡氮芥（BCNU）相关视网膜病变

采用300~400 mg卡氮芥[BCNU，1, 3-bis-(9, 2-chlorethyl)-1-nitrosourea]和200 mg顺铂[cis-diammine dichloroplatinum（Ⅱ）]进行颈动脉内化疗，被用于治疗复发性脑恶性胶质瘤。这可能会导致两种不同类型的突发同侧视力下降和眼底改变。单独接受BCNU或联合顺铂治疗的患者，可能会出现与视网膜梗死、视网膜动脉周围炎、静脉周围炎以及视盘炎等相关的视力下降[99-106]。曾有人报道一种与干扰素视网膜病变相似的视网膜病变，伴有严重的双侧视网膜缺血引起的视网膜新生血管（图9.08G~J）[107]。一般认为该视网膜血管病变的发病机制缘于血小板对非聚集浓度的花生四烯酸代谢激动剂的反应活性增加（血栓素合成增加，以及提早出现血小板聚集波）。视网膜病变是可逆或稳定的，但是视神经病变导致的视野缺损和视力下降在停药后仍有进展[108]。其他的表现包括海绵窦综合征，第6和第3对脑神经不全麻痹，严重的结膜充血、水肿和疼痛，以及继发性青光眼等。大约65%接受治疗的患者在治疗开始6周后出现这些症状并伴有视力下降。一旦出现视力下降，病情通常是进行性加重的。

在眼动脉分叉的上方行颈动脉的此类药物注射并不能预防眼部并发症的发生[103]。单独应用顺铂或联用BCNU的患者可能会出现视力下降，伴有色素性视网膜病变、中央暗点和随后出现的弥漫性视野缩窄[99, 102, 109]。某些患者的ERG可能无法记录[104, 109]。单独使用顺铂的患者视觉症状和色素改变通常较轻，但可因BCNU的合用而增强[109]。图9.08A~F显示2例经顺铂和博来霉素治疗后出现的色素性视网膜病变的患者。在颈动脉内联合注射甘露醇和氨甲蝶呤并静脉注射环磷酰胺后，也有类似的色素性黄斑病变的报道[110]。甘露醇对血眼屏障的破坏被认为是诱发此类黄斑病变的重要原因，而这两种药物单独使用通常不会引起上述病变（参见第13章）。

图9.08 顺铂和博来霉素的脉络膜视网膜毒性。

A~E：该名46岁男性患者接受右侧颈动脉内注射顺铂和博来霉素治疗脑胶质母细胞瘤。注射后患者立即自感同侧眼后有灼热感，右臂短暂麻痹。1天后，患者主诉右眼视力下降。8天后右眼视力仅为光感。左眼视力正常。右侧眼底检查可见视盘肿胀、视网膜血管变窄、视网膜色素上皮（RPE）上细微的斑点，后者在血管造影表现更为明显（图A和图B）。8天后视力变为手动，RPE出现明显的斑点（图C~图E）。

F：该名36岁的男子在2周前左侧颈动脉内注射顺铂和博来霉素后的几天内发生了快速的视力下降。右眼视力20/20，左眼视力20/400。可以看到左侧黄斑区RPE的斑点。

G~J：因睾丸的生殖细胞肿瘤复发，患者接受了综合化疗（博来霉素、依托泊苷和顺铂）。治疗10周后，他的左眼视力丧失。患者出现双眼广泛视网膜缺血伴棉绒斑、视网膜表面出血、微动脉瘤形成和左眼新生血管形成（图G和图H）。荧光素血管造影显示双眼视网膜片状的缺血、毛细血管渗漏和微动脉瘤，以及左眼中心凹无血管区扩大伴多处NVE区（图I和图J）。患者经过全面的检查，全身性因素已被排除。

(G~J，引自Kwan等[107])

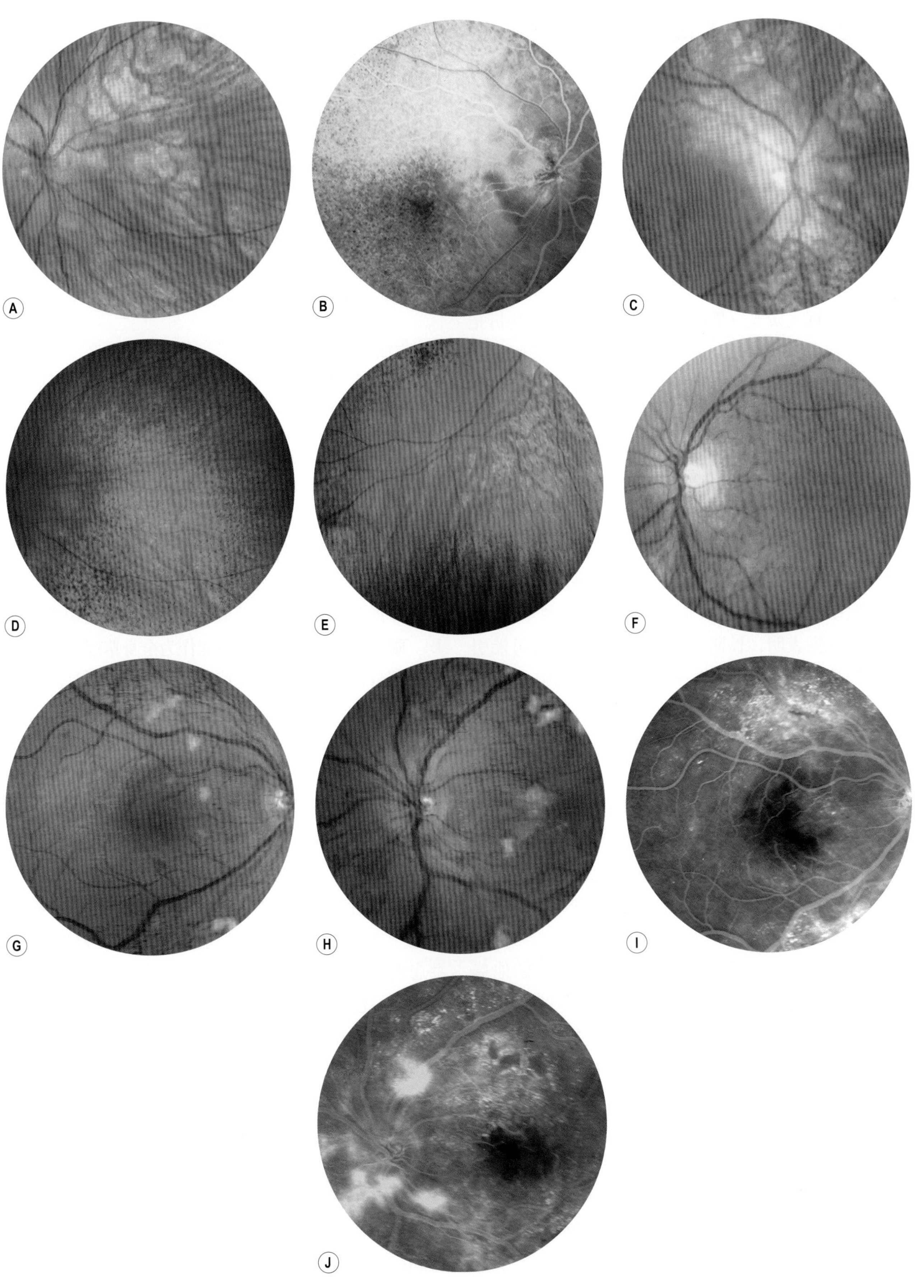

图 9.08

他莫昔芬（三苯氧胺）相关视网膜病变

枸橼酸他莫昔芬是一种非甾体类抗雌激素药，用于治疗乳腺癌患者，最近也被用作脑肿瘤的高剂量治疗药物[111]。接受高剂量他莫昔芬（药物总量超过 90 g）的患者可能会出现中心视力下降、黄斑水肿和主要位于视网膜内层的浅表白色折光性沉积物（图 9.09A，B，D 和 E）[112-115]。视网膜外层和 RPE 水平可能出现点状灰色病变，这些病变在血管造影中呈现无荧光（低荧光）(图 9.09F)。这些折光性病变在黄斑旁区域更多、更大，在黄斑颞侧更加集中，并且显示出一定的聚集倾向。在某些病例中可能会出现周边结晶。OCT 确认这些结晶病变位于视网膜内层[116, 117]。停用他莫昔芬后病变的数量和大小没有变化。而光学显微镜和电子显微镜显示，折光性病变位于神经纤维层和内丛状层[112]。它们位于细胞内，糖胺聚糖染色呈阳性。这些病变似乎是轴突变性的产物。组织病理学上它们与淀粉样小体相似，但在黄斑旁区域比在周边区域更大且数量更多。

有证据表明，长期低剂量使用他莫昔芬可能引起视网膜病变[118-122]。在一项前瞻性研究中，63 例患者接受中位剂量为 20 mg/d 他莫昔芬治疗，中位持续治疗时间为 25 个月，4 例患者分别在治疗开始后第 10、27、31 和 35 个月后出现视网膜病变，伴或不伴角膜病变[122]。这 4 名患者的平均总剂量为 14.4 g。所有 4 名患者均出现视力下降、双侧黄斑水肿和黄斑旁及中心凹区域的黄白色点状病变，其中 1 名患者出现了角膜混浊。停用药物后，几乎所有的眼部并发症都是可以恢复的[118, 122]。

Heier 及其同事发现，135 名无视觉症状的他莫昔芬治疗患者中（平均累积剂量 17.2 g），只有 2 名患者发生轻度视网膜内结晶沉积[121]。这 2 名发现结晶的患者的累积剂量分别为 10.9 g 和 21.9 g。在严重的情况下，OCT 显示视网膜内假性囊肿形成，类似于 2 型特发性黄斑旁中心凹毛细血管扩张症中所见，可能与 Müller 细胞和光感受器的轴突变性有关[116, 117, 123]。假性囊肿逐渐扩大会伴有视网膜内层破裂而导致黄斑裂孔[124]。每天服用低剂量他莫昔芬后偶尔会出现双侧短暂性视神经盘水肿、视网膜出血和黄斑水肿[111, 118, 120]。即使是在发生结晶的患者中，使用多焦 ERG 前瞻性地监测黄斑毒性并无明显预测效果[125]。

图 9.09　他莫昔芬视网膜病变。

A~C：该名女性患者在乳腺癌乳房切除术后 9 年的时间内接受了总剂量为 67.5 g 的他莫昔芬治疗。双眼视力均为 20/200。可以发现视网膜内结晶在左眼中更为明显。

D~F：该名 63 岁的女性患者，在治疗转移性乳腺癌的 29 个月内接受了总剂量为 90~158 g 他莫昔芬治疗，注意到中心视力下降；视力为 20/50，眼底有表浅的白色折光性沉积物，似乎位于双眼视网膜的内层（图 D 和图 E）。还要注意黄斑周围的白斑，血管造影显示为无荧光（图 F）。血管造影晚期显示囊样黄斑水肿。5 个月之前，她的视力为右眼 20/30、左眼 20/25，眼底正常。

继发性草酸盐贮积症。

G~J：在甲氧氟烷麻醉后发生肾功能衰竭的 63 岁男性患者出现的视网膜草酸盐贮积（图 G）。他随后死亡，尸检时获得其眼球。可以看到在视网膜（图 H）、黄斑区域、视网膜色素上皮（图 I）和肾脏（图 J）中的双折射草酸盐结晶。

(D~F，引自 McKeown 等[114]；G~J，引自 Bullock 和 Albert[127]，)

草酸盐贮积症

草酸盐贮积症是指草酸钙在身体各种组织中的沉积。眼睛可能单独受累或可能作为全身草酸盐贮积症的一部分而受累。系统性草酸盐贮积症可能是由以下原因引起的：①1 型和 2 型先天性新陈代谢异常所致的原发性高草酸尿症（参见第 5 章）。②对乙二醇或甲氧氟烷全身麻醉的毒性反应[126-128]。③慢性肾功能衰竭和血液透析[129]。使用甲氧氟烷（一种不易燃的麻醉剂）后，观察到继发性全身草酸盐贮积症的眼部表现。当为患有肾功能障碍的患者麻醉时，特别是如果长时间给药，可能会导致麻醉剂代谢分解为草酸和氟离子之后继发的不可逆肾功能衰竭（图 9.09I）。这些患者以及患有原发性高草酸尿症的患者可能会发生许多黄白色、点状、结晶性病变，弥漫分散于整个眼球后极部和中周部（图 5.67）。在一些病例下，结晶似乎在色素上皮上最突出，病变的周围区域伴有肥厚性和增生性 RPE（图 9.09G）[126, 127]；在其他病例中，结晶沿视网膜动脉分布[128, 129]。不太常见的情况下，结晶可位于视网膜内，偶尔可伴有视神经萎缩。在甲氧氟烷毒性患者中，可能发生视网膜和色素上皮的结晶，而没有在原发性高草酸尿症中观察到的视盘、黄斑和视网膜血管管径等的改变（图 5.67）。组织病理学证实检眼镜所见的斑点是 RPE、视网膜神经感觉层和睫状上皮中的草酸钙结晶（图 9.09H 和 I）[127]。

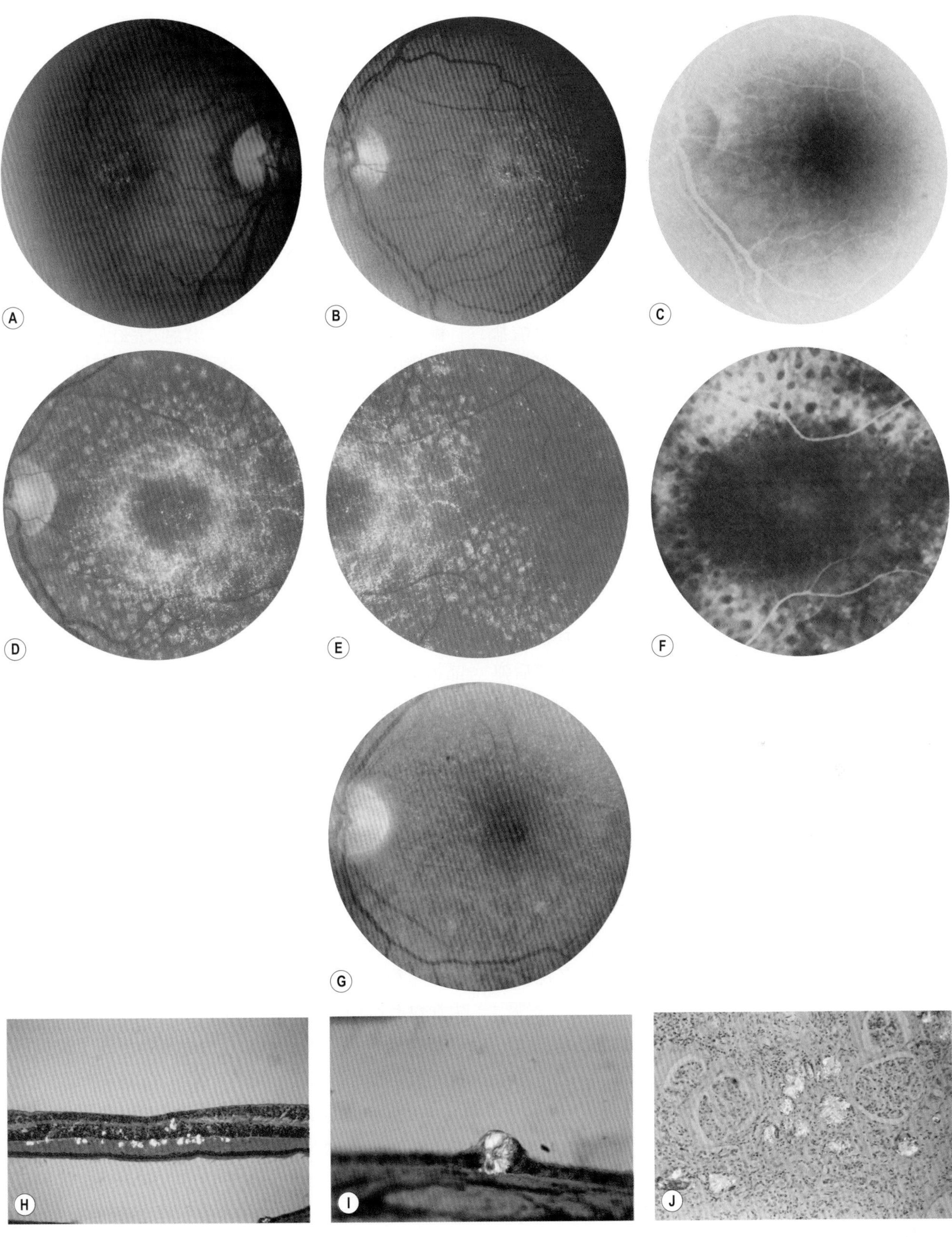

图 9.09

鉴别诊断包括其他形式的所谓斑点样视网膜，包括 Bietti 结晶样视网膜变性、肾病性胱氨酸病、角黄素视网膜病变、西非结晶性黄斑病变、Sjögren-Larsson 综合征、滑石粉视网膜病变、白点状眼底、白点状视网膜炎、Stargardt 病、Alport 综合征、双侧获得性旁中心凹毛细血管扩张，以及维生素 A 缺乏症等。

在长期视网膜脱离患者（参见第 7 章；图 7.31A 和 B）、Morgagnian 白内障患者的视网膜中，也会偶尔发现草酸钙结晶的存在，此时并无全身草酸盐贮积症的证据。

角黄素黄斑病变

角黄素是一种用于食品和药物着色的类胡萝卜素染料。一些患者将其口服（通常在 24 个月内总剂量为 19 g 或更多）以使得皮色加深，可能会在黄斑区的浅层形成对称的环形分布的金色颗粒状外观（图 9.10）[130-137]。视网膜结晶可能因患有其他眼底疾病而被突显（图 9.10D~I）[138]。少数患者可能在角膜后弹力层形成类似的结晶[139]。纯角黄素（orobronze）服用患者的回顾性研究发现视网膜沉积物的发生率为 12%~14%[130, 132]。沉积物的发生率与摄取的总剂量相关。在两项研究中，37 g 角黄素可引起 50% 的患者出现视网膜沉积物[130]，60 g 则可导致 100% 的患者出现视网膜沉积物[140]。多种诱发因素可能导致极低剂量的口服也会发生视网膜病变，这些因素包括：RPE 局灶性疾病[131, 132]、高眼压[131]，以及同时服用 β 胡萝卜素（图 9.10D~I）[131]。Hennekes 报道了一名视网膜色素变性患者在 4 个月内摄入 12~14 g 的角黄素后，发生了类似的视网膜病变[141]。发生此类黄斑病变时，视力一般正常，但视网膜敏感度下降[142]。一些患者可能表现出异常的暗适应和 ERG 反应[135, 137, 143, 144]。大多数患者的 ERG 变化在停服角黄素后是可逆的[145]。EOG 反应一般正常[134, 140, 141, 144, 146, 147]。荧光素血管造影通常正常，但可能显示微弱的牛眼样高荧光（图 9.10C）。显微形态学观察显示这些红色、双折射和脂溶性的类胡萝卜素结晶位于视网膜的内层和睫状体内[148]。而检眼镜下发现这些结晶位于中心凹旁，大且多。它们位于发生海绵状变性的神经纤维层的内层，并且可能会导致 Müller 细胞内层的萎缩。这些结晶物质可能是一种角黄素－脂蛋白的复合物。

图 9.10　角黄素视网膜病变。

A~C：该患者长期使用皮肤增黑剂，可以看到该患者黄斑区的浅层和深层视网膜中以环形形状排列的闪亮黄色晶体。注意中心凹旁的高荧光环，这可能是由结晶阻碍背景荧光而不是 RPE 脱色引起的。

D~F：一名复发性特发性中心性浆液性脉络膜视网膜病变的患者，患侧右眼出现角黄素沉积（图 D 和图 F），而对侧左眼未受累及（图 E）。

G：一名服用角黄素多年的 58 岁女性患者发生不对称的角黄素视网膜病变。患者并无明显症状，检查发现左眼黄斑伴有陈旧的颞下支视网膜静脉阻塞。患者主诉左眼视物模糊，伴有“柠檬黄色的纸风车”样的闪光幻视。视力右眼 20/20，左眼 20/40。左眼黄斑中存在更多的结晶。

H 和 I：角黄素视网膜病变及慢性复发性双侧特发性中心性浆液性脉络膜视网膜病变病例。在眼底照相检查前的 15 年间，患者服用角黄素，1 片 / 天，持续 4 个月。视力为右眼 20/300，左眼 20/25。

J 和 K：结晶性视网膜病变与角黄素引起的病变表现相同，该名 48 岁男性患者，无角黄素的服用史。

L：中年男性患者，不明原因出现单眼轻度结晶样视网膜病变（箭头）。

（A 和 B，引自 Cortin 等[131]）

停止摄入角黄素后，视网膜结晶可能会在 1 年或更长时间内逐渐消失，有些可能会持续至少 7 年[134, 140, 149]。病情逆转的延迟与临床观察的结果相一致：在接受每天 100 mg 口服剂量 3 个月的患者中，角黄素的血浆浓度在停药后至少需要 9 个月才能恢复到正常水平[147]。一些患者的静态视野检查阈值可恢复正常，表明功能的异常并非不可逆的解剖学改变的结果，这与兔子的试验研究结果一致[150, 151]。

与角黄素视网膜病变相同的视网膜病变可能发生在没有服用角黄素的患者中（图 9.08J 和 K）[152]。一名接受长期呋喃妥因治疗的患者也出现了类似的视网膜病变[153]。

在兔和猫的动物试验中，给实验对象服用和导致人类发生视网膜病变剂量相当的角黄素，实验动物的视网膜都发生了形态学改变，但未出现视网膜结晶[150, 151, 154]。猫的眼底出现进展性的橙色光泽，与 RPE 细胞高度增加、吞噬小体的扩大和破坏引起的空泡化等形态学的改变有关[154]。在食蟹猴中，剂量依赖性地摄入角黄素，显示在锯齿缘和黄斑附近的神经节细胞内有结晶聚集[155]，这些结晶聚集成蜂窝状或杆状，超高频 OCT 显示结晶位于浅层视网膜中[156]。

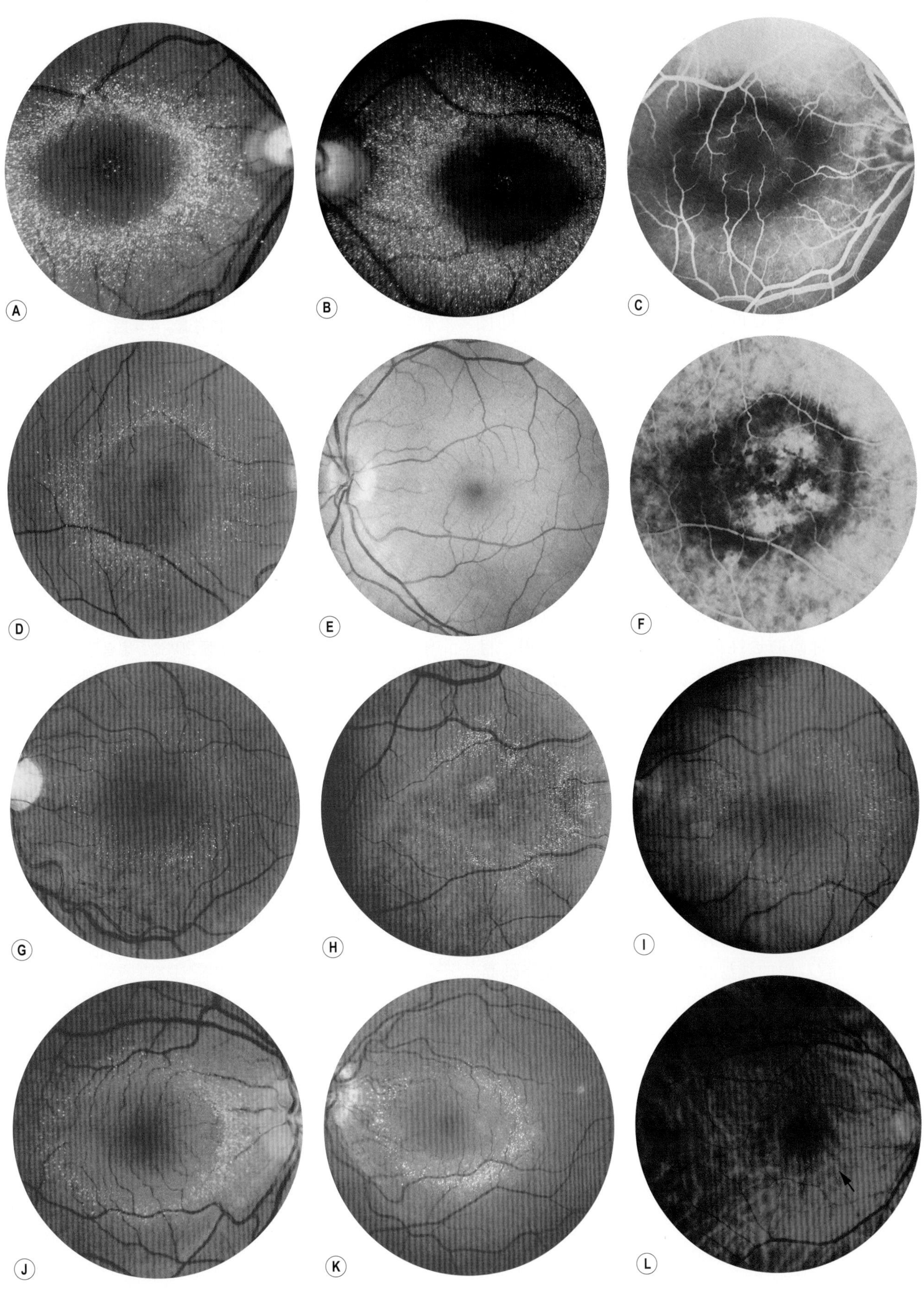

图 9.10

西非结晶性黄斑病变

来自西非尼日利亚东南部伊博部落的老年患者被发现存在双眼绿色或黄色的、折光性的中心凹结晶，这些晶体呈不对称分布[157]。随后有人报道在数个西非部落也发现了类似的结晶，包括利比里亚、加纳和塞拉利昂的一些部落[157-159]。这些结晶存在于视网膜内层，大部分位于中心凹的内丛状层，不影响眼睛的视力或电生理（图 9.11A~E）[157-159]。OCT 证实晶体的位置位于浅层视网膜，见图 9.11L。大多数患者年龄超过 50 岁。最初的报道将此归因于摄入可乐果引起的结晶。然而随后的报道中，3 例患者里面只有 1 例摄入可乐果的时间超过 20 年[157, 159]。到目前为止报道的 20 名患者中的 15 名和另外 2 名患者（图 9.11A~I）患有糖尿病视网膜病变，1 例镰状细胞贫血视网膜病变，1 例视网膜分支静脉阻塞（BRVO），1 例家族性渗出性玻璃体视网膜病变（FEVR），另 1 例 Edwin Ryan 医师报道的患者患有视网膜分支静脉阻塞。可以想象，视网膜血管高通透性可能促进了晶体的沉积。目前，所有报道的病例均在黄斑区发现结晶。然而，图 9.11F~H 显示该增殖性糖尿病视网膜病变患者的扁平新生血管附近，存在黄斑外结晶沉积。她的兄弟患有非增殖性糖尿病视网膜病变，只存在黄斑区结晶。

呋喃妥因结晶性黄斑病变

长时间（19 年）服用粗晶型呋喃妥因，在一例患者中导致双眼的视盘和黄斑区及周围有光泽结晶的沉积。此抗菌药物被用于治疗泌尿道感染。其化学结构溶解缓慢，因此保持结晶形式，并且可能在长期使用时沉积[160]。

图 9.11 西非结晶性黄斑病变。

A~C：一名来自尼日利亚拉各斯的 46 岁男性患者于 2003 年 5 月就诊。患者有非胰岛素依赖型糖尿病和高血压 4 年，就诊时并无明显眼部症状。患者在美国已生活 5 年。患者否认肾脏疾病史，静脉注射药物史，全身麻醉史和使用呋喃妥因、摄入角黄素或他莫昔芬等药物史。很久以前曾有可乐果摄入史，并不频繁。视力为双眼 20/20。双侧眼底显示中度非增殖性糖尿病视网膜病变。黄斑渗出以颞侧为重，除此以外，还在双眼中心凹中发现折光性黄绿色结晶（图 A 和图 B）。在黄斑区域外没有发现结晶。随后，他在 2004 年出现了双眼有临床意义的黄斑水肿，并行局部激光治疗，黄斑渗出和水肿消退。4 年后，尽管黄斑水肿消退并且荧光素血管造影显示没有渗漏，但中心凹的结晶依旧存在，分布略有变化（图 C）。

D~L：上述患者的 59 岁姐姐于 2008 年 3 月就诊。她患有糖尿病 12 年，并在过去 2 年中使用了胰岛素治疗。该患者也来自尼日利亚拉各斯，并在美国生活了 3 年。没有明确的可乐果摄入史。视力为右眼 20/50 和左眼 20/40。她双眼有 2+ 级核白内障。眼底检查显示双眼的非增生型糖尿病视网膜病变，双眼中心凹有类似的折光性黄绿色结晶（图 D 和图 E）。双眼均无黄斑渗出或水肿。黄斑外区域极少存在结晶沉积。2008 年 7 月，患者双眼行白内障摘除术并植入后房型人工晶状体，手术顺利。2009 年 9 月，视力为右眼 20/40、左眼 20/30。患者双眼出现早期增殖性糖尿病视网膜病变，鼻侧和颞侧中周部出现扁平 NVE 区域。目前在黄斑和中周部的视网膜都出现结晶，并且在扁平 NVE 区域附近聚集（图 F~ 图 I）。血管造影证实了 NVE 的存在（图 J 和图 K）。OCT 检查表明结晶沉积物位于表浅视网膜内层中（图 L）。另一名 55 岁的姐姐（其他 6 个兄弟姐妹中的 1 个）自尼日利亚前来探亲，于 2009 年 2 月进行了检查。她没有眼部疾病，也没有糖尿病、高血压或其他血管疾病的病史。她的视网膜检查完全正常，没有结晶沉积物的证据。

（A~L，由 Dr. Everton Arrindell 提供）

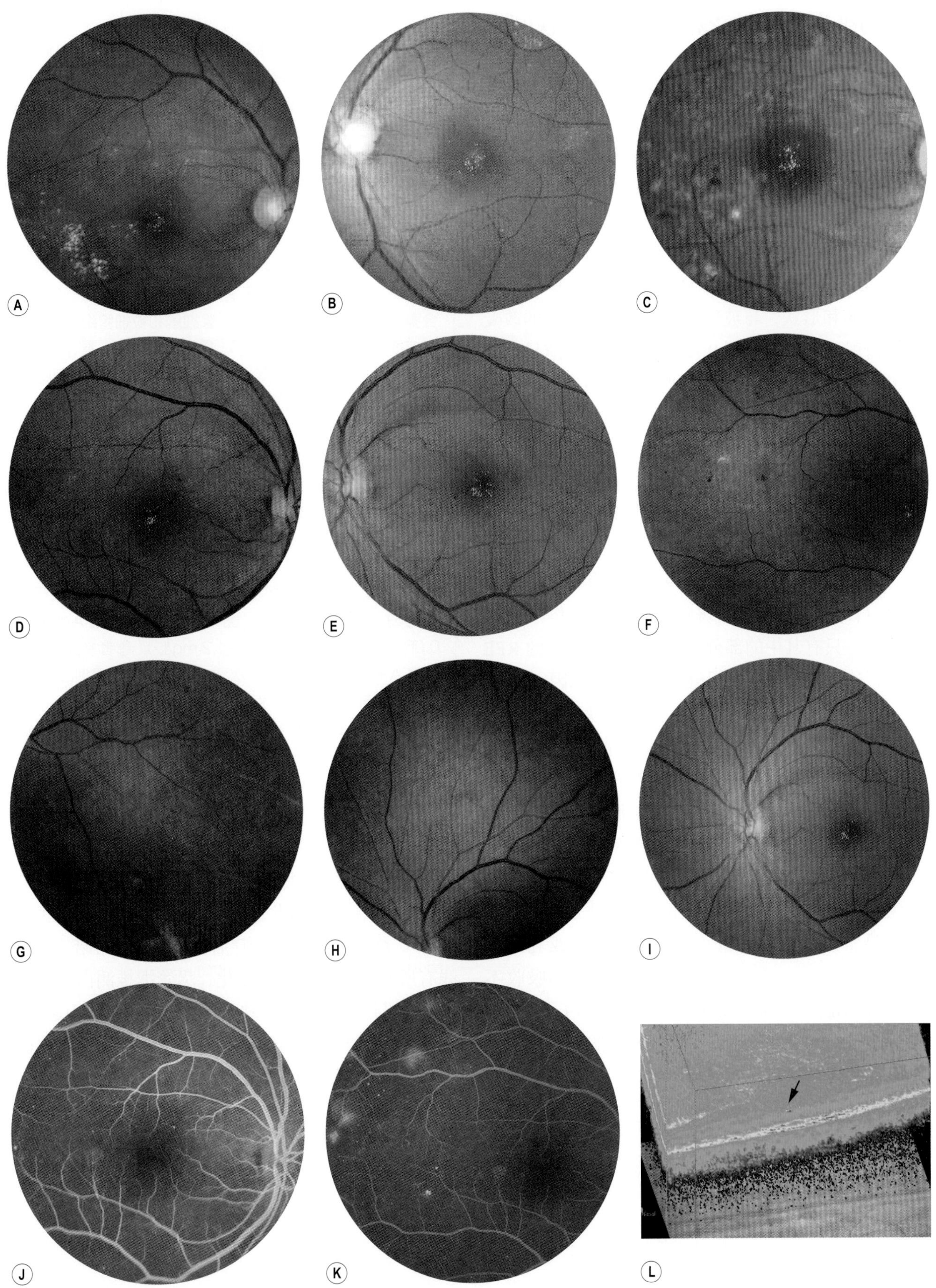

图 9.11

与维生素 A 缺乏相关的斑点样视网膜

维生素 A 缺乏继发于饮食摄入不足、乳糜泻引起的吸收不良状态、局限性肠炎、空肠旁路手术、慢性肝病、肝移植以及最近出现的减肥手术等，可能会导致夜盲、角膜干燥和一种特殊的周边视网膜改变，其特征是在视网膜外层存在多个黄白色、颇像颗粒样的斑点（图 9.12A，C，D，F 和 K）（眼底干燥症、Uyemura 综合征）[161-172]。这些斑点有各种尺寸和形状，与玻璃膜疣相似。视网膜的改变与视野的明显缩窄（图 9.12H 和 I）、暗适应异常和 ERG 的变化（包括 a 波和 b 波的相继消失以及暗适应反应比明适应反应更多的下降）相关。维生素 A 给药治疗后，眼底和电生理的改变可能有完全或部分逆转（图 9.12A 和 J~L），这取决于维生素 A 缺乏的时间[166, 171, 172]。出现角膜干燥症的维生素 A 缺乏症患者更容易发生眼底改变。

荧光素血管造影显示这些斑点只有轻微可辨的荧光（图 9.12G），表明斑点的位置主要位于光感受器层。只有其中的部分斑点可能导致继发的 RPE 改变，这是造成眼底呈现斑驳高荧光的原因。

组织病理学上，维生素 A 缺乏的动物会发生视杆细胞外节的破坏和视细胞的最终丧失[163]。人类中出现的短暂黄白色斑点，可能与视杆细胞外节丧失和 RPE 细胞破坏引起的巨噬细胞反应有关。这种病理过程类似于 Leber 先天性黑蒙患者中眼底的特殊黄白色斑点的形成过程，多见于 Leber 先天性黑蒙患者出生后不久。吸收不良综合征是维生素 A 缺乏最常见的临床场景，包括麸质肠病或乳糜泻（图 9.12J 和 K）、营养性或其他原因导致的吸收不良、肝功能不全如肝硬化（图 9.12K 和 L），以及最近施行的胃旁路手术等。伴随发生的锌缺乏也与干眼症发病机制有关。

图 9.12 眼干燥症。

A~L：一名 65 岁男性患者，已有 10 年的恶性贫血病史，因进行性夜盲 18 个月就诊。患者正在接受 2 周 1 次的维生素 B_{12} 治疗。患者视力为双眼 20/30，色觉有异常。双眼眼底可见细小的灰白色斑点，在无赤光成像下更明显（图 A~ 图 F，箭头）。血管造影显示可变的荧光斑点，表明这些变化是在光感受器而不是在色素上皮（图 G）。在 ERG 检查中，视杆细胞和视锥细胞功能降低。血清维生素 A 水平测定为 0.06 mg/L（正常范围：0.30~1.20 mg/L），视黄醇棕榈酸酯水平为 0.00 mg/L（正常范围：<0.11 mg/L）。上、下消化道的检查发现绒毛几乎完全萎缩，固有层被淋巴细胞、浆细胞和粒细胞组成的混合炎症细胞浸润（图 H 和图 I）。胃和食管黏膜正常，因此先前的恶性贫血诊断是误诊，应诊断为乳糜泻。每天肌内注射 Aquasol A（译者注：一种维生素 A 制剂）10 万单位，持续 3 天，然后每 2 周 1 次。建议他遵循无麸质饮食。确诊和治疗 3 个月后，他的夜盲症已经消退，ERG 和视野缺损得到改善，白色斑点大部分消退（图 J）。

K 和 L：一名 64 岁女性患者患有 IgA 肾病（需要透析治疗）和继发于药物的肝硬化。患者在黑暗和昏暗的照明中视觉障碍超过 1 年。患者裸眼视力分别为 20/40 和 20/50，双眼色觉检查为 3/11。视网膜鼻上方见眼干燥症的白点状斑点（箭头，图 K）。患者维生素 A 水平为 0.06 mg/L（正常范围：0.3~1.2 mg/L）。患者接受口服维生素 A 补充剂 8 万单位 2 次，症状在 3 天内得到改善。9 周后右眼鼻上方视网膜显示大部分斑点消退（图 L）。

（A，G 和 J，引自 Yannuzzi，Lawrence J.，The Retinal Atlas，Saunders 2010，978-0-7020-3320-9，p.861；K 和 L，由 Dr. Wayne Wu 和 Dr. Franco Recchia 提供）

一名 50 岁男性患者患有脂肪泻，出现相关的获得性夜盲，检查发现具有典型的白点状眼底改变[167]。维生素 A 给药治疗后，患者的异常暗适应曲线有所改善，但眼底无变化。尽管据推测白点状斑点可能是慢性维生素 A 缺乏后光感受器损伤引起的，但该病例似乎不太可能，因为研究该疾病的其他研究人员未发现治疗后白斑仍然持续存在的情况。

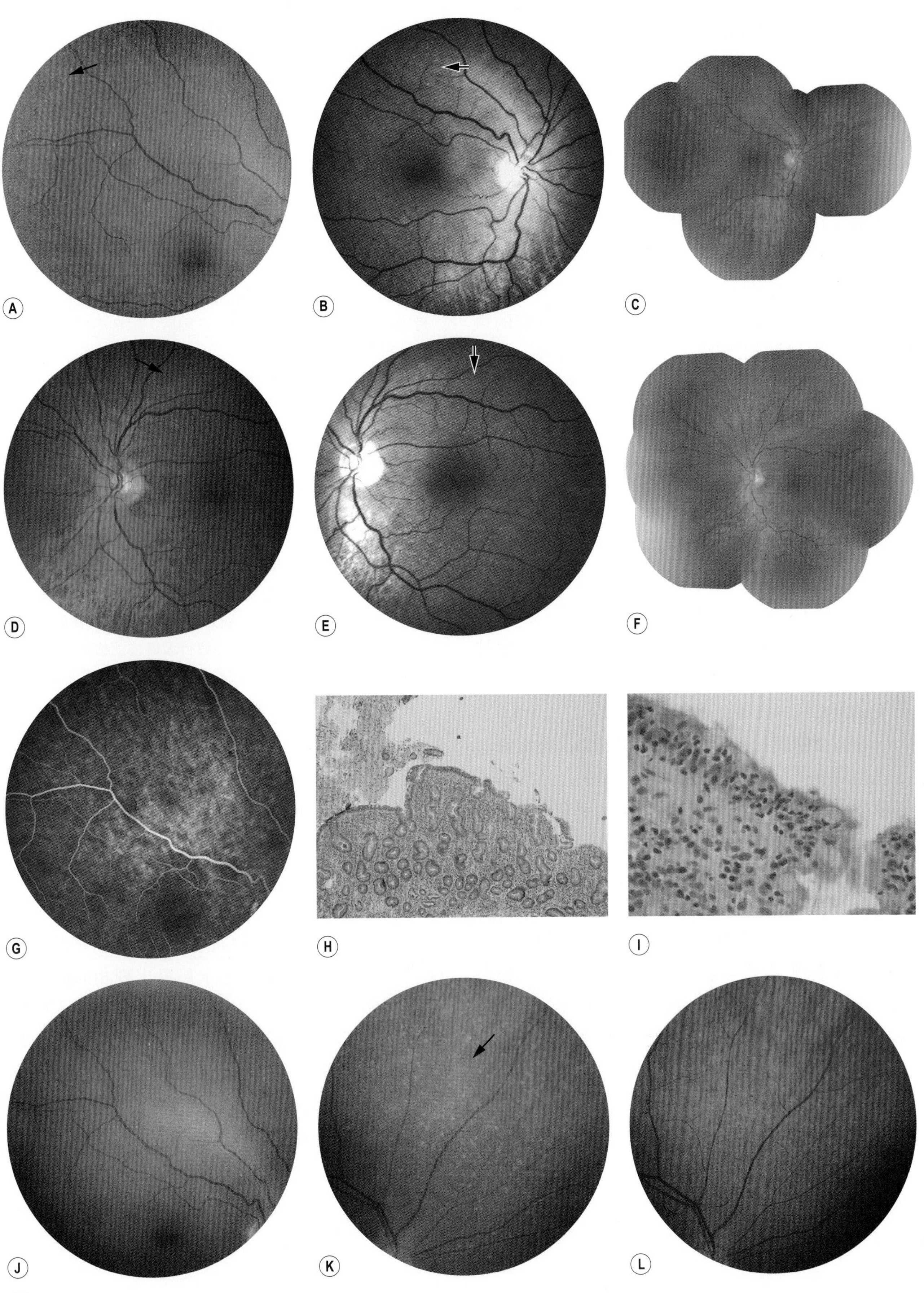

图 9.12

氨基糖苷类药物黄斑病变

无意中将大剂量的庆大霉素在白内障摘除术后注射到前房或在Tenon囊下注射时进入玻璃体内，可能会导致快速而严重的视力下降，这与一种特殊视网膜病变有关，在黄斑区最为明显（图9.13）[173-182]。患者通常在术后第一天意识到严重的视力下降。最初，眼底改变类似于在视网膜中央动脉阻塞中所见。黄斑区可见明显的苍白和水肿，合并有樱桃红色斑点（图9.13D，F和I）。其他周边视网膜的斑片状发白也可能相当明显。视网膜出血进一步发展，数量增多（图9.13A，F和I）。尽管以前认为玻璃体腔内注射200 μg以下庆大霉素可安全用于治疗眼内炎，但玻璃体内注射0.1 mg或0.2 mg硫酸庆大霉素后，部分患者可能会出现黄斑梗死[183-185]。非毒性剂量的重复注射可能会引起视网膜损伤[186]。荧光血管造影通常显示黄斑区境界清晰的视网膜血管无灌注区域，常伴有邻近视网膜血管的染料渗漏（图9.13B，C，E，G，H，K和L）[177, 178]。视网膜苍白和出血可能持续数周或数月（图9.13J）。视神经萎缩和视网膜色素改变发生较晚，可能伴有虹膜红变和出血性青光眼，视力预后差。

导致视网膜梗死的主要原因可能是庆大霉素而不是防腐剂[174, 177]。虽然在动物试验中，晶状体或玻璃体的存在与否并未改变注射氨基糖苷类药物的毒性阈值，但临床中仍会顾虑玻璃体切除术后玻璃体腔内注射非毒性剂量的氨基糖苷类药物可能会产生毒性[187, 188]。虽然妥布霉素和阿米卡星的毒性低于庆大霉素，但两者都可能导致类似于庆大霉素引起的眼底表现[183, 189]。玻璃体切除术后玻璃体腔内注射庆大霉素，最常见的引起视网膜病变的剂量是0.4 mg。但在某些情况下，注射0.1 mg或0.2 mg（以前被认为是安全的剂量）之后，也可能引起该病变[183]。结膜下注射庆大霉素作为手术后常规预防性应用是黄斑梗死的第二常见原因。在白内障摘除术后无意中眼内注射妥布霉素，也可观察到相应的视网膜病变[173, 174, 176]。在一个病例中，病变显然是由结膜下注射的药物通过白内障切口扩散引起的[176]。玻璃体内注射阿米卡星可出现相同的黄斑病变。随着免缝合玻璃体切除术的出现，手术中结膜下注射庆大霉素具有相同的风险[190]。鉴于该并发症的频率和严重程度，Campochiaro和Lim[174]建议：①常规手术后放弃预防性结膜下应用氨基糖苷类药物。②避免在穿通性眼外伤中玻璃体腔内预防性应用氨基糖苷类药物。头孢他啶已取代玻璃体内阿米卡星用于治疗眼内炎。

图9.13 庆大霉素视网膜毒性。

A~E：该名67岁男性患者在白内障摘除并植入人工晶状体后，误用0.5 mL庆大霉素而不是乙酰胆碱冲洗前房。并且进行了后囊膜切开。20分钟后发现了错误，并对前房进行了灌洗。第二天，患眼的视力只有光感。术后2天出现角膜水肿，视网膜半透明，伴有周边视网膜出血（图A）。荧光素血管造影显示后极部视网膜广泛的无灌注（图B和图C）和选择性动脉周围渗漏（箭头，图C）。术后1个月角膜透明，视网膜见1个樱桃红色的斑点，周围视网膜呈乳白色，静脉扭曲扩张，可见多处视网膜出血和动脉色素鞘（图D）。血管造影显示视网膜血管低灌注（图E）持续存在。患者视力为手动。6周后，患者出现了新生血管性青光眼的表现。

F~I：该名29岁的男性患者患有眼内金属异物损伤。用磁铁经巩膜切口吸除异物后，玻璃体腔内注射250 μg克林霉素和400 μg庆大霉素。术后10小时视力为20/200。术后32小时，患者注意到1个深色的中央暗点。术后6天，黄斑区域的视网膜变白，合并有数处墨渍样出血（图F）。血管造影显示黄斑区视网膜无灌注，周围血管荧光素渗漏（图G和图H）。术后10天视力为5/200，视网膜苍白和出血面积有所增加（图I）。6个月后，视力为10/200。黄斑区存在视网膜萎缩性改变和RPE的改变。

J~L：该名女性患者白内障囊外摘除术并发玻璃体脱出。4天后，患者出现前房积脓。患者行玻璃体活检，并于玻璃体腔内注射庆大霉素、万古霉素和地塞米松。术后患者视力仅有勉强的光感。术后4个月，患者视力为6/200。眼底检查显示玻璃体腔内色素细胞、散在视网膜出血、中央视网膜的苍白（图J），以及视盘鼻侧周围的数个棉绒斑。血管造影显示视网膜血管明显减少（图K和图L）。

（A~I，引自McDonald等[177]；F~I，由Dr. Matthew D. Davis提供）

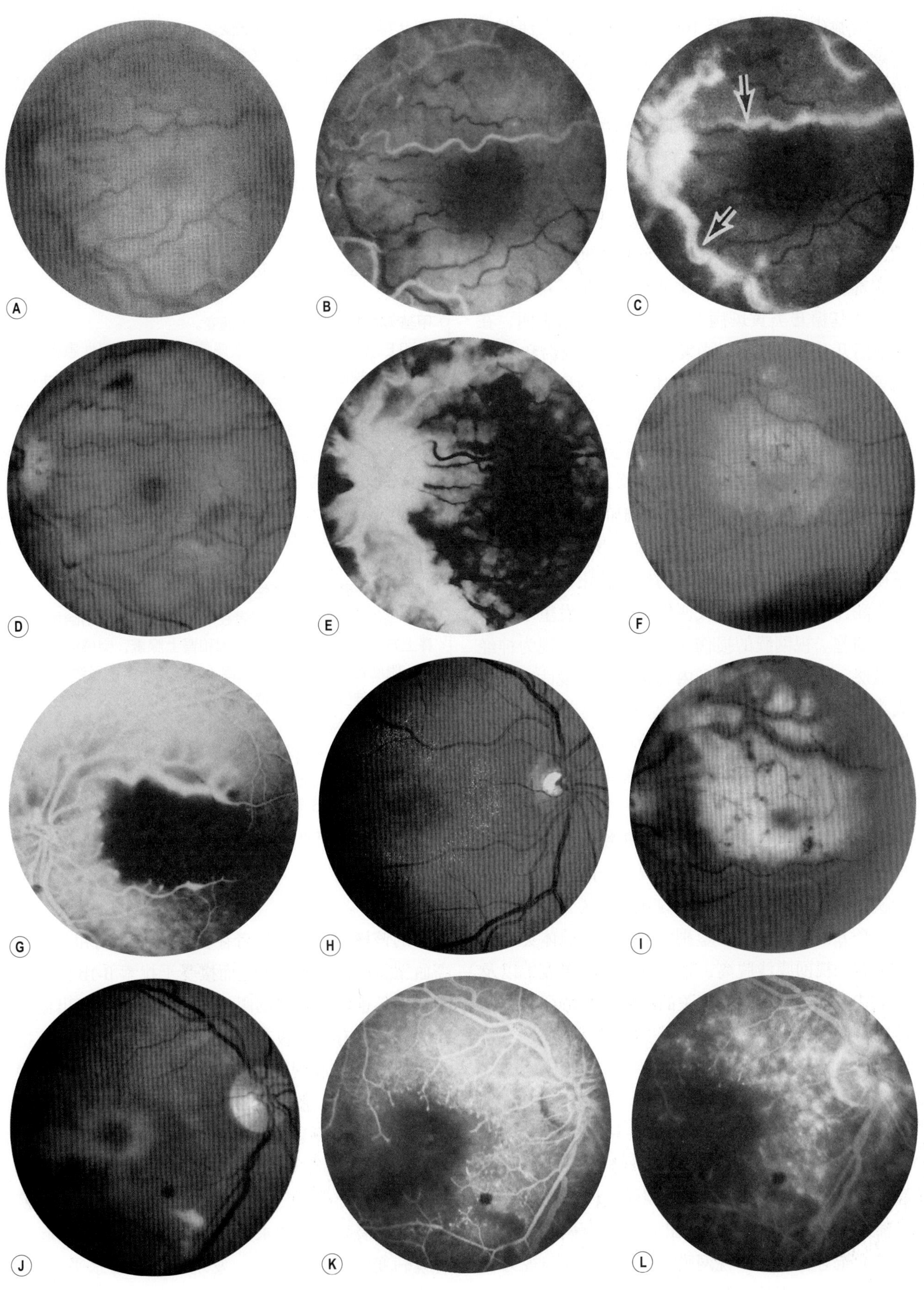

图 9.13

实验中，剂量低至100 μg的庆大霉素注射入玻璃体内，也可能产生视网膜毒性[191]。在兔眼的模型中，D'Amico等在向玻璃体腔注射100 μg庆大霉素后，在RPE和巨噬细胞的脂质体中发现了层状蓄积物；注射400 μg后，出现了色素上皮细胞器破坏和光感受器丧失；注射800 μg后，出现了全层视网膜坏死。这些发现表明RPE是视网膜毒性的主要作用部位。在玻璃体内注射1 000~10 000 μg庆大霉素后，在类人灵长类动物中产生了与人类相似的氨基糖苷类黄斑病变[192, 193]。有证据表明，在注射后几分钟或几小时内发生的视网膜苍白和ERG的等电位表现，是由于药物对视网膜内层造成的直接损害，继而引起视网膜血管阻塞。在体外和体内实验中，兔和大鼠的视网膜暴露于小剂量的庆大霉素下，显示出可逆性的b波下降，但a波得以保留。下降的b波可能来自双极细胞的代谢作用，其次通过Müller细胞对谷氨酸运输的影响。有可能氨基糖苷药物引起内层神经元的代谢变化，继而影响血管灌注。另外，毒性代谢作用也可能发生于血管内皮细胞。视网膜的损伤在显微结构上表现为神经纤维层、神经节细胞层和内丛状层的弥漫性空泡形成[194]。后者伴有视网膜出血、视网膜毛细血管周细胞和内皮细胞受损，以及血栓形成。解释视网膜血管阻塞的另一种可能的机制是粒细胞堵塞视网膜毛细血管床[193]。

在一些患者中，氨基糖苷类药物黄斑毒性可能难以与球后麻醉时药物注射入视神经内或自发性视网膜中央动静脉阻塞所产生的并发症区分开来。以下几个方面可能有助于鉴别，包括：玻璃体炎性细胞反应、视网膜浅脱离、迟发性视网膜出血，以及与氨基糖苷类药物毒性相关的血管造影特征和持续性视网膜苍白[175, 176, 195]。

干扰素相关视网膜病变

患者在接受干扰素α-2a皮下注射或干扰素α-2b静脉注射（图9.14A~C）时，视网膜内可能出现多发棉绒缺血斑，常伴视网膜出血[196]。视网膜病变的模式可能与Purtscher视网膜病变相似，并与视力下降有关。停止干扰素治疗后眼底的改变是可逆的。

图9.14　干扰素视网膜病变。

A~C：该名30岁男性患者发生双眼神经纤维层的梗死，既往健康状况良好，5个月前被诊断为非转移性皮肤黑色素瘤（图A和图B）。他先是在静脉继而在皮下注射高剂量干扰素α-2b后，左眼出现轻度视物变形数周。他的双眼视力为20/20。两眼的荧光血管造影显示毛细血管前小动脉闭塞和毛细血管无灌注（图C）。患者还发生左侧尾状核梗死，导致右侧脑卒中，并发现有继发于心肌病的射血分数下降（30%）。干扰素停用后，神经纤维层梗死消退，卒中得以完全康复，心功能明显改善。

甲基苯丙胺和可卡因视网膜病变。

D和E：这名有原发性高血压病史的39岁男性患者发现左眼急性视力下降。患者承认在视力下降前曾吸食可卡因。右眼视力为20/20，左眼仅有光感。左眼发现视网膜中央动脉栓塞，双眼多发棉绒斑。

F~H：该男性患者在吸食可卡因和与妻子争吵后出现左眼视物模糊。患者否认外伤史。右眼正常。可见多处浅表视网膜出血，其中一块出血伴有白色中心（箭头，图G）、船形视网膜前血肿和玻璃体内出血。

利多卡因－肾上腺素毒性。

I~L：该名27岁的男性患者在准备行翼状胬肉切除术时于鼻上方前部球旁注射利多卡因和肾上腺素，突感疼痛并失明。眼底检查发现视网膜脱离（可能是麻醉剂导致），从注射部位延伸到后极部眼底。视网膜下出血区域行激光光凝，48小时内视网膜下液已吸收。2周后，发现视盘苍白伴边界模糊（图I），黄斑处有细小的放射状线。血管造影除了视盘染色（图K）和激光治疗区（图J）的不规则高荧光外未见显著特征。5周后视力为20/80，视盘苍白（图L）。

（A~C，由Dr. Arun D. Singh提供）

50%的该视网膜病变患者存在轻度糖尿病和全身性高血压。在因多发性硬化而接受干扰素β-1b治疗的患者中，也可见类似的眼底改变，即视网膜出血和棉绒斑，伴有视野改变，但发生率较低。停用药物后，眼底改变和视野缺损可恢复正常[197-199]。这些观察结果表明，患有比较严重的糖尿病和高血压或其他伴有视网膜毛细血管无灌注的视网膜病变的患者，在应用大量干扰素治疗后（比如用于恶性肿瘤病患者的治疗[200]），可能有更大的风险导致视网膜病变的进展和视力的永久丧失。在干扰素α引起视网膜病变的一些患者中，发现循环C5a水平升高，这是血管病变的原因还是结果目前还不确定[201]。

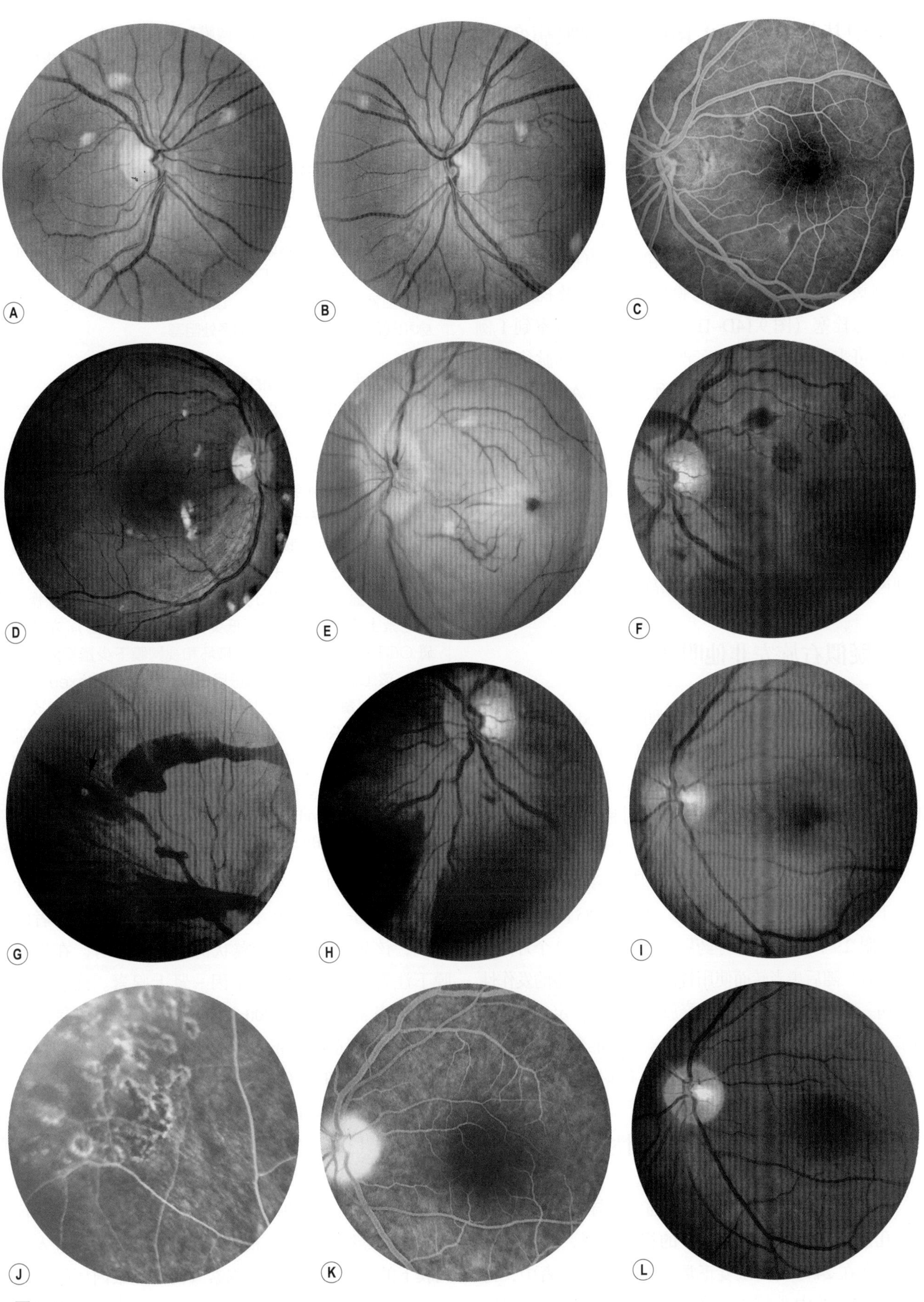

图 9.14

甲基苯丙胺和可卡因的视网膜病变

吸入甲基苯丙胺和可卡因后，可能会出现单眼或双眼的急性视力下降。给药途径决定了临床表现的严重程度。甲基苯丙胺进入结膜下可导致结膜炎、巩膜外层炎和巩膜炎。静脉入路和鼻内吸入则可出现一过性黑蒙、伴有血管周围渗出和玻璃体炎的视网膜血管炎[202]、视网膜和视盘出血[203]、多发棉绒斑、Purtscher 样视网膜病变[204]以及视网膜中央动脉栓塞（图 9.14D~H）[203, 205]。已经观察到 1 例慢性可卡因使用者出现了严重的视网膜和脉络膜缺血，其中大的楔形脉络膜梗死形态和 Amalric 描述的三角一致（图 9.15C 和 F）。使用这些药物后导致的肾上腺功能反应和血压突然升高可能是产生这些视网膜表现的原因[204, 206-210]。在一名鼻吸入甲基苯丙胺的患者中，观察到类似于滑石粉视网膜病变的改变[211]。慢性可卡因使用者发生血管重塑，表现为视网膜小动脉分支角度增加和静脉直径的增加[212]。

疑似右旋安非他明黄斑病变

一名患者服用右旋安非他明（dexedrine）18 年，剂量为 15 mg/d，连续 10 年，随后 10 mg/d，在视功能上逐渐出现暗适应困难和半透明的孔样物。

该患者双眼后极部 RPE 层有对称斑点（图 9.15G 和 H）。荧光血管造影显示窗样缺损（图 9.15I 和 J）。她的视杆细胞 ERG 反应轻度降低，但视锥细胞 ERG 反应处于相应年龄段正常值范围内。双眼 EOG 测定值分别为右眼 2.9 和左眼 3.6。停药后，主观症状在 2 个月内有所改善。随后患者转而使用替代药物来治疗她的发作性睡病。安非他明在视网膜中释放多巴胺、一定量的血清素（5- 羟色氨）和较少的肾上腺素。故推测该患者长期使用右旋安非他明可能对 RPE 产生有害影响。

利多卡因 – 肾上腺素毒性

利多卡因无意中注入眼内通常会导致角膜混浊、瞳孔散大、瞳孔麻痹和严重的视力下降，所有这些通常会在 24 小时内恢复正常[213]。在一名患者中，持续存在大的中央暗点，这可能是眼内出血造成的。

图 9.15　可卡因诱导的视网膜和脉络膜缺血。
A~F：一名 50 岁男性患者左眼迅速失明，伴有腹痛和右侧肢体无力。右眼视力 20/25，左眼无光感。患者右眼可见棉绒斑（图 A）。左眼可见数片全层视网膜苍白斑块，并伴有弥漫的视网膜静脉和小动脉的血流中断（图 B 和图 D）。在颞侧周边见三角形的视网膜苍白（图 C），与 Pierre Amalric 三角一致。血管造影显示，视网膜动脉和静脉呈现低灌注，在白色三角形（箭头）的区域中出现楔形的脉络膜荧光增强区域，三角边界是睫状后动脉供血范围的边界（图 E 和图 F）。由于使用可卡因造成的血管痉挛和血液栓子的混合因素，该患者显示出睫状后短、长动脉和视网膜中央动脉分支的多处阻塞。

疑似右旋安非他明诱导的视网膜病变。
G~M：这名 38 岁的白种人女性患者从小就有右眼瘢痕，主诉左眼出现“半透明缺损”，4 年来出现进行性夜间视物困难。患者右眼旁中心注视，视力 20/100，左眼视力 20/40。Ishihara 色盲检测卡检查时，错误率达到一半。Goldmann 视野检查显示右眼中心暗点，但双眼周边视野正常。双眼视网膜均显示黄斑区色素上皮斑点和视盘鼻侧斑点（图 G 和图 H），这些斑点在血管造影中因晚期着染而更明显（图 I 和图 J）。自发荧光成像显示对应于视网膜色素上皮变化的弥散性低荧光（图 K 和图 L）。左眼黄斑 OCT 显示了光感受器的破坏和视网膜下少量积液（图 M）。该患者因发作性睡病服用右旋安非他明（dexedrine）18 年。剂量一开始为 15 mg/d，持续 10 年，随后改为 10 mg/d。ERG 显示杆细胞波幅轻度下降，锥细胞波幅处于正常值下限。右眼 Arden 比为 3.5，左眼为 2.1。停用右旋安非他明，患者在 2 个月后症状有所改善。
（A~F，由 Dr. David Sarraf 和 Dr. Shantan Reddy[214] 提供（引自 Retina Cases and Brief Reports 5 (1)：91−93，Winter 2011）

在试验中，眼内注入的利多卡因并不会造成永久性视网膜损伤。图 9.14I~L 显示了一名年轻男性患者的病例，该患者在准备行翼状胬肉切除术时，在视网膜下注射了 0.5 mL 利多卡因 – 肾上腺素。注射后当时检测患者视力为 1/200。2 小时后视网膜专科医师检查时，眼压为 16 mmHg，视力降为无光感，眼底检查发现在注射部位和黄斑区有视网膜的轻度发白。据推测，可能是注射入的利多卡因导致了从鼻侧赤道附近的针孔部位至后极部的视网膜脱离。2 天后检查时，视网膜下液已不明显，患者部分视力恢复，但遗留大的颞侧及中央暗点，与视网膜脱离的范围和轻度视神经萎缩相对应。视野缺损的性质提示，进入视网膜下的利多卡因 – 肾上腺素（而不是眼内压的短暂升高）是造成永久性视网膜视力下降的原因。

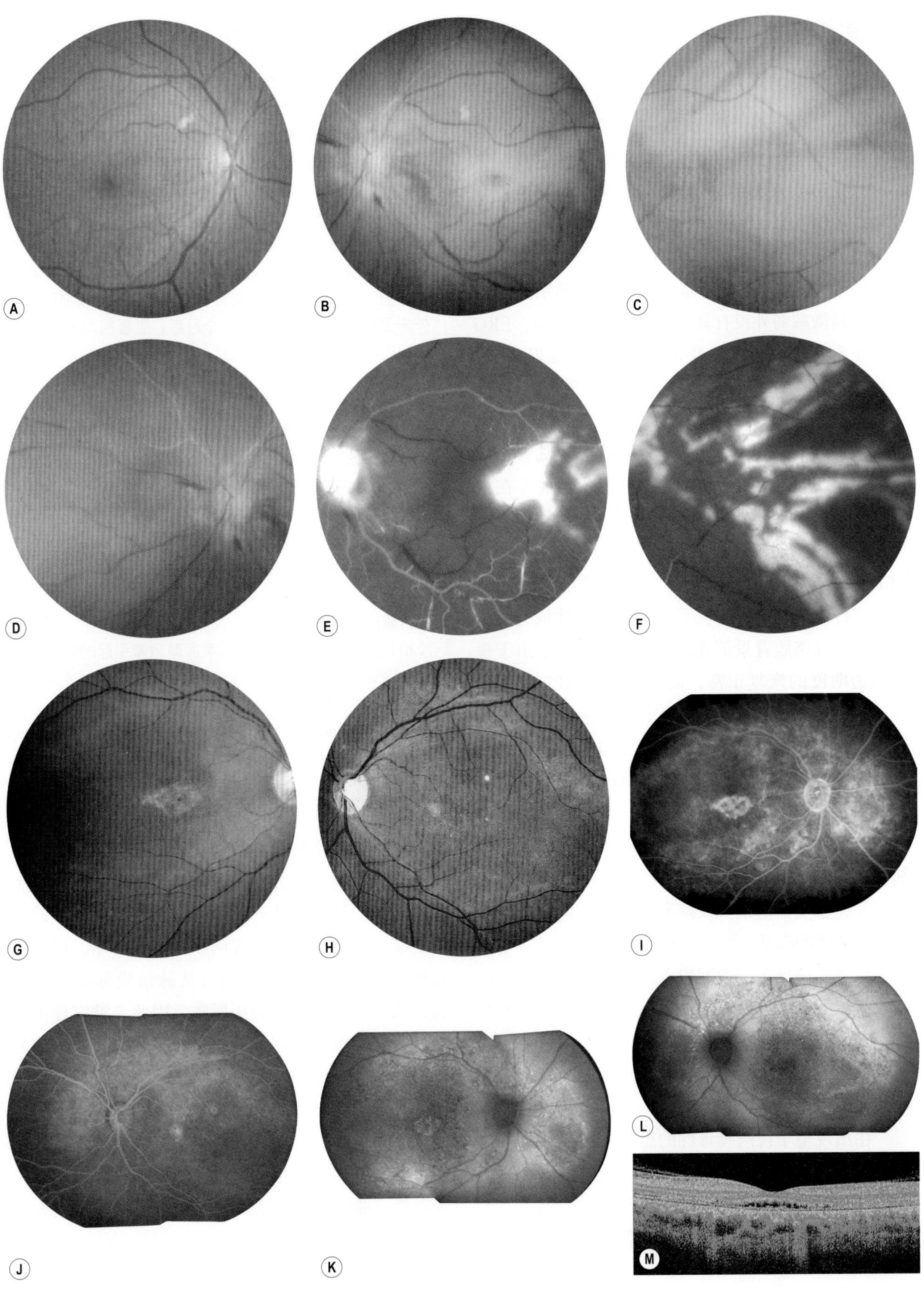

图 9.15

奎宁毒性

无论是无意摄入还是试图堕胎或自杀服用过量的奎宁后，患者都可能出现恶心、呕吐、头痛、震颤、耳鸣和低血压，并且可能会反应迟钝甚至昏迷。当他们在最初的24小时内醒来时，可能完全失明。此时检查眼底可见视网膜透明度轻微下降，视网膜静脉轻度扩张，而视网膜动脉直径正常（图9.16A）[215-217]。荧光血管造影显示除了脉络膜背景荧光的轻微减弱外没有其他异常（图9.16B）。ERG可能正常或仅显示轻微变化，例如a波延迟、a波振幅暂时升高、b波下降和振荡电位缺失[216]。EOG通常不显示光升[218]。在数天之内，患者通常恢复正常的视力，但仅保留一个小的中心视岛。EOG逐渐恢复正常。ERG显示b波的逐渐丧失。在中心视力恢复的几天内开始出现视网膜透明度恢复、视网膜动脉的逐渐变窄和视盘苍白（图9.16C~F）。VEP检查异常。暗适应通常显示视锥细胞适应延迟、视杆细胞功能下降甚至消失。在急性视力丧失后不久，脉络膜背景荧光增加，可能主要是由于视网膜透明度的恢复正常，而不是由于RPE的脱色素。一名患者49年前使用奎宁片自杀未遂，出现视神经苍白伴视网膜动静脉变窄，以及类似于开角型青光眼的继发性视野缩窄。ERG显示振幅降低，暗视和明视功能潜伏期延长[219]。

感染恶性疟原虫导致的脑型疟疾患儿接受治疗剂量的奎宁治疗后行ERG检查，显示从奎宁输注时起，光感受器的最大反应和锥体反应的a波振幅出现可逆性的降低[220]。

在试验诱导奎宁视网膜毒性的动物模型中，视网膜组织的早期病理学检查显示光感受器细胞和神经节细胞都发生了改变[221, 222]。对于人类，在疾病的后期阶段，组织病理学检查显示神经节细胞、神经纤维层和光感受器的丢失。

在出现奎宁视网膜毒性的患者中可能伴有永久性的瞳孔异常，包括对光反应差、强直性瞳孔、蠕虫样瞳孔运动和去神经超敏状态等[217, 218, 223]。

在疾病的急性期观察到视网膜动脉直径正常以及视网膜和脉络膜循环时间正常，这表明血管变化在引起视网膜损伤方面起到的作用很小。通常，患者恢复中心视力后才开始出现视网膜各级动脉的逐渐变窄，这可能是由于视网膜内层的萎缩，以及因光感受器丢失导致更多的氧从脉络膜弥散至视网膜，从而增加局部氧分压所致。因此，没有理由在治疗奎宁中毒时使用视网膜血管扩张剂。通过重复口服活性炭降低奎宁的血浆水平理论上可能有助于治疗[224]。但是，目前尚无证实有效的治疗方案。

奎宁毒性通常在口服剂量大于4 g时发生，但是已经有许多病例报道显示在较低剂量时也可能出现毒性。推荐的每天治疗剂量不超过2 g，成人的致命口服剂量约为8 g。

图9.16　奎宁视网膜毒性。

A~F：该名25岁的女子因自杀吞下12~15片（3.7~4.7 g）奎宁。接着出现呕吐、耳鸣，大约9小时后失明。摄入后14.5小时检查发现双眼无光感，视网膜透明度轻度下降，轻微视网膜静脉扩张（图A）。荧光素血管造影显示视网膜静脉扩张和脉络膜荧光细节的轻微损失（图B）。摄入奎宁后35小时，患者出现中心视岛的恢复。患者视力恢复为20/20，此时患者眼底未见恢复。摄入奎宁5天后眼底有视盘苍白、视网膜血管的狭窄和视网膜部分恢复透明（图C）。摄入后9天，视网膜透明度进一步恢复，视盘依旧苍白（图D和图E）。血管造影显示除视网膜血管狭窄外未见其他异常（图F）。6个月后，患者视力为20/15，双眼视野均为20°。

甲醇眼毒性。

G~J：该名53岁的男性患者在摄入甲醇后，出现视力迅速下降。检查发现视乳头和视盘旁视网膜的肿胀和混浊（图G）。血管造影显示视乳头的轻度着染（图H）。8周后视盘变苍白，视力持续下降（图I）。血管造影显示视盘低荧光和视盘旁视网膜色素上皮萎缩（图J），该萎缩可能在最初的照片中即已存在（与图H比较）。

二膦酸盐。

K和L：一名74岁的医师因类固醇激素引起的骨质疏松症，接受静脉内二膦酸盐（reclast）注射治疗，1周内发生左眼巩膜炎。

（A~F，引自Brinton等[216]。经American Journal of Ophthalmology许可出版；The Ophthalmic Publishing Co.版权所有）

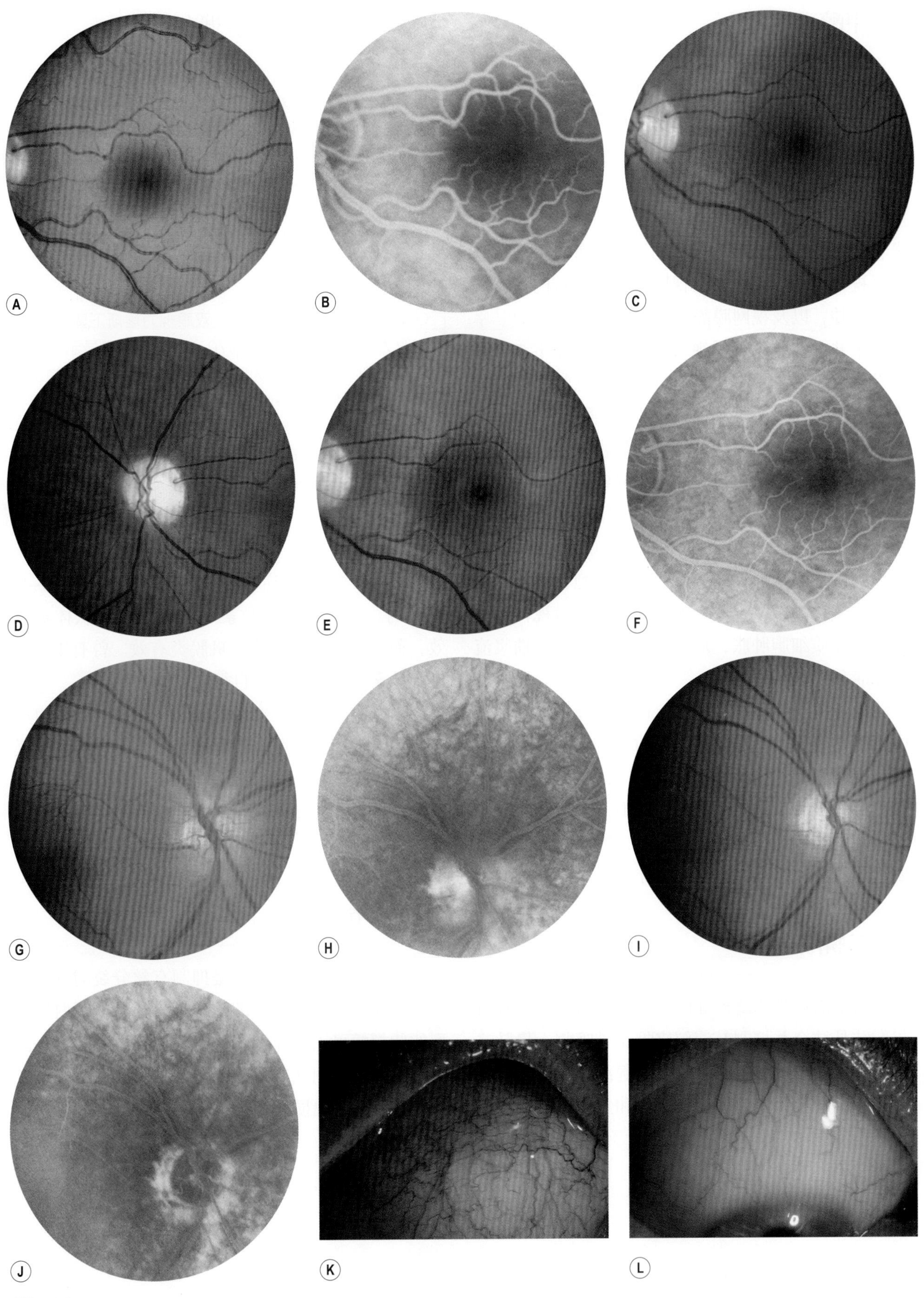

图 9.16

甲醇毒性

在摄入甲醇（代谢为甲醛和甲酸）的 18~48 小时内，患者可能会出现从眼前的斑点到完全失明的症状[225]。视力受损的患者以及一些视力正常的患者可能会出现瞳孔对光反应的减弱。瞳孔对光反射损伤的程度具有重要的预后意义。瞳孔散大固定的患者通常会死亡或产生严重的视力损害。眼底检查显示视盘充血、盘缘和沿视网膜血管走行的白色条纹样水肿，以及视网膜静脉的充血（图 9.16G）。幸存下来并存在持续严重视力损害的患者在 1~2 个月内发生视神经萎缩（图 9.16I）。最常见的视野缺陷为致密的旁中心暗点，但中心注视通常不受影响。神经纤维束缺陷和周边视野缩窄经常发生并且可能失明。ERG 的 a 波和 b 波均发生异常[226, 227]。

恒河猴的试验研究结果表明，甲醇中毒的主要病变是在筛板上或其后面轴浆流的破坏[228-230]。据推测，甲醇的毒性代谢分解产物对细胞色素氧化酶和其他氧化酶产生不利影响，导致筛板后视神经中的少突胶质细胞肿胀，从而压迫轴突，引起轴浆流的停滞和视盘水肿[228]。

最近关于甲醇毒性的大鼠模型研究结果和甲醇中毒者电生理学和组织病理学的研究结果均已证明，视网膜光感受器和 RPE 均受累及[231, 232]。甲醇和乙醇的吸收、分布和代谢是相似的，但乙醇对醇脱氢酶的亲和力比甲醇高 100 倍，因此治疗包括早期给予乙醇和纠正代谢性酸中毒。

二膦酸盐

用于治疗骨质疏松症的二膦酸盐通过与羟基磷灰石结晶结合并抑制其溶解来抑制骨吸收。静脉注射帕米膦酸二钠和唑来膦酸可引起结膜炎、前葡萄膜炎、表层巩膜炎、前后巩膜炎和急性视网膜色素上皮炎[311-318]。眼部症状的发生于输注药物后 24~48 小时内。局部类固醇激素对所有虹膜睫状体炎有效，而口服类固醇激素对巩膜炎有效。曾有 1 例视网膜色素上皮炎的患者自行恢复。

阿仑膦酸盐、利塞膦酸盐和依替膦酸盐等口服制剂与视物模糊、眼痛、结膜炎、葡萄膜炎和巩膜炎有关（图 9.16K）。症状发生于开始治疗后 2 天至 2 周。轻症病例有自限性，中度病例对局部类固醇激素有反应。

图 9.17 药物引起的囊样黄斑水肿。

二甲双胍。

A~F：该名 48 岁 2 型糖尿病患者患有增殖性糖尿病视网膜病变，左眼无黄斑水肿，视力为 20/25+（图 A）。4 个月后复诊，患者主诉视力波动（图 B~ 图 E），由于囊样黄斑水肿导致视力下降至 20/40。患者同时伴有因液体潴留导致的足部水肿。除胰岛素外，患者同时还服用二甲双胍。停用该药 5 周后复诊，视力恢复至 20/25，OCT 显示囊样黄斑水肿完全消退（图 F），足部水肿显著改善。

紫杉醇。

G~L：一名 60 岁女性患者，双眼视力逐渐下降 6 个月，右眼为 20/30，左眼为 20/70。双眼黄斑均显示囊样肿胀，在 OCT 图像上更为明显（图 G~ 图 J）。血管造影显示中心凹无荧光素渗漏（图 K 和图 L）。该患者正在接受 abraxane（白蛋白结合型紫杉醇纳米颗粒）以治疗转移性乳腺癌，这是囊样黄斑病变的原因。

（G~L，由 Dr. David Weinberg 提供）

紫杉醇毒性

紫杉醇和多西紫杉醇是抑制有丝分裂的抗微管剂，用作乳腺癌和肺癌的化学治疗药物。蛋白结合型的紫杉醇可引起非渗漏性的囊样黄斑水肿，停药后水肿可逆（图 9.17G~L）[238-240]。一名患者出现了闪光感和视野缺损[241]。

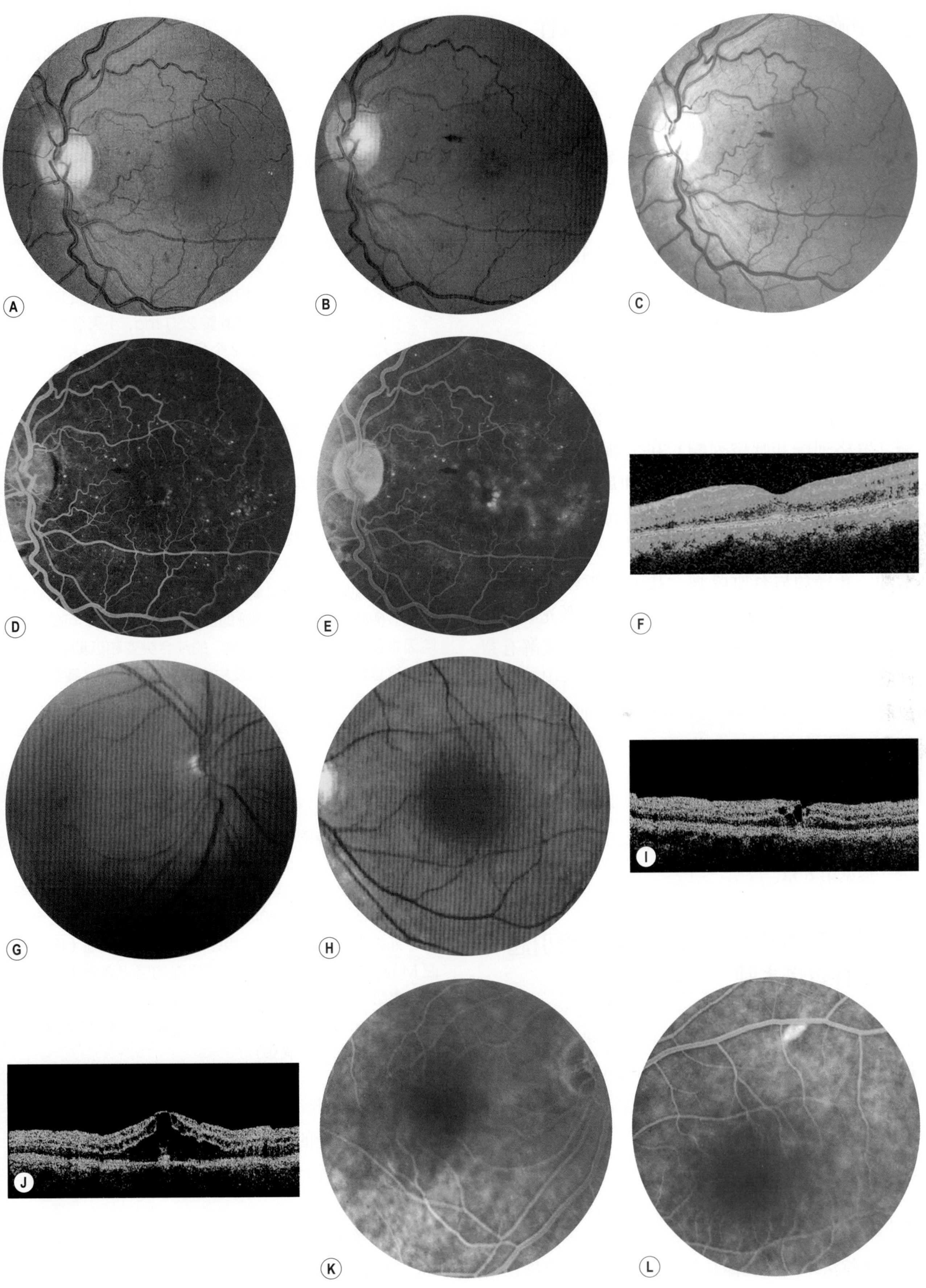

图 9.17

甲磺酸伊马替尼（格列卫）毒性

用于治疗白血病的甲磺酸伊马替尼会导致近30%的患者出现体液潴留、结膜和眶周水肿。患者出现伴或不伴有视网膜下液的囊样黄斑水肿，如果早期停药，则可逆转，有3例这样的报道[242-244]。该视网膜毒性的发病机制尚不明确。若立体荧光素血管造影显示RPE功能障碍引起视网膜内的液体积聚，则口服乙酰唑胺有助于治疗囊样水肿。

格列酮毒性

用于降低2型糖尿病患者胰岛素抵抗的格列酮（罗格列酮和吡格列酮）在单独使用时，可引起4%~7%的患者出现体液潴留和足部水肿；当与胰岛素一起使用时，出现上述并发症的可能性则高达15%[245]。这些患者表现出足部水肿和快速体重增加，在停药后有所改善。其中一些患者发生继发于弥漫性渗漏的囊样黄斑水肿，并且激光和利尿剂治疗无效[246-248]。早期停药对并发症的缓解有帮助。一例2型糖尿病患者服用二甲双胍后引起了类似的囊样黄斑水肿，停药后6周内水肿消退，如图9.17A~F所示。

烟酸黄斑病变

参见第6章。

肾上腺素及拟前列腺素类药物引起的囊样黄斑水肿

局部使用肾上腺素滴眼液和拟前列腺素类药物如拉坦前列素、曲伏前列素和比马前列素可引起血管造影上明确的囊样黄斑水肿，通常在停药后是可逆的。

文拉法辛

文拉法辛（郁复伸）是一种抗精神病药物，据报道可引起眼睑水肿。作者发现1例患有双眼囊样黄斑水肿的患者（图9.18A，B，E和F），合并有文拉法辛不耐受的其他全身表现。水肿在停药后仍然持续存在，并且在双眼玻璃体内注射曲安奈德2个月后复发。

荧光素血管造影显示RPE荧光素渗漏（图9.18C和D）。随即口服乙酰唑胺治疗3个月，囊样黄斑水肿消退（图9.18G和H）。

图 9.18　文拉法辛（郁复伸）引起的囊样黄斑水肿（CME）。
A~H：这名48岁的女性患者在她的抗抑郁药从依地普仑转为文拉法辛（郁复伸XR）后2个月内出现情境性抑郁症的恶化，并出现双眼视物模糊。服用3个月后，文拉法辛改为安非他酮，抑郁症缓解。但视力仍受到影响，并且出现双眼的囊样黄斑水肿，血管造影显示荧光素通过视网膜色素上皮积聚，并在OCT上可见（图A~图F）。CME对双眼玻璃体内曲安奈德（4 mg）有反应。但在2个月内，CME复发，同时发生双眼后囊下白内障和持续高眼压，为此患者行双眼小梁切除术。局部百力特滴眼液治疗CME无效。由于荧光素积聚源自色素上皮细胞的功能不全，因此患者开始口服乙酰唑胺250 mg，1天3次治疗。CME对治疗起反应并于2个月后恢复（图G和图H）。她在4个月内逐渐减少乙酰唑胺的使用，CME未复发。

脱水/马拉松视网膜病变。
I~K：这名30岁的来自亚洲的印度整形外科住院医师睡觉醒来后，发现右眼视力下降。他1.5天前跑了20英里（1英里≈1.6 km）。他有-9 D的近视，其他方面健康。视力右眼为1.2 m数指，左眼为20/25。Goldmann视野检查发现一个中心暗点；右侧眼底见数个棉绒斑、斑点状出血和睫状视网膜动脉阻塞（图I和图J）。荧光素血管造影显示该侧的睫状视网膜动脉的血流变慢（图L）。可能的危险因素包括MTHFR A1298C的纯合突变和近期的脱水，所有这些因素共同导致他发生中央视网膜静脉/睫状视网膜动脉阻塞。1周后，他的视力提高至20/20，颞下方有一个小的旁中心相对暗点，他3周后又参加了芝加哥马拉松比赛。

高原视网膜病变。
L~N：一名26岁的男性患者在登上Muztagata山[20 000英尺（6 096米）]的3个晚上后发现右眼视物模糊。此山最高点为24 757英尺（7 546米）。本图为10天后拍摄，当时视力为右眼20/80、左眼20/20。右眼黄斑可区见2处视网膜前出血，左眼见少量视网膜内出血（图L和图M）。荧光素血管造影仅显示出血的荧光遮蔽（图N）。患者出血最终消失，双眼视力恢复到20/20。

（I~K，由Dr. Mathew MacCumber和Dr. Kirk Packo提供；L~N，由Dr. Ron Adelman提供）

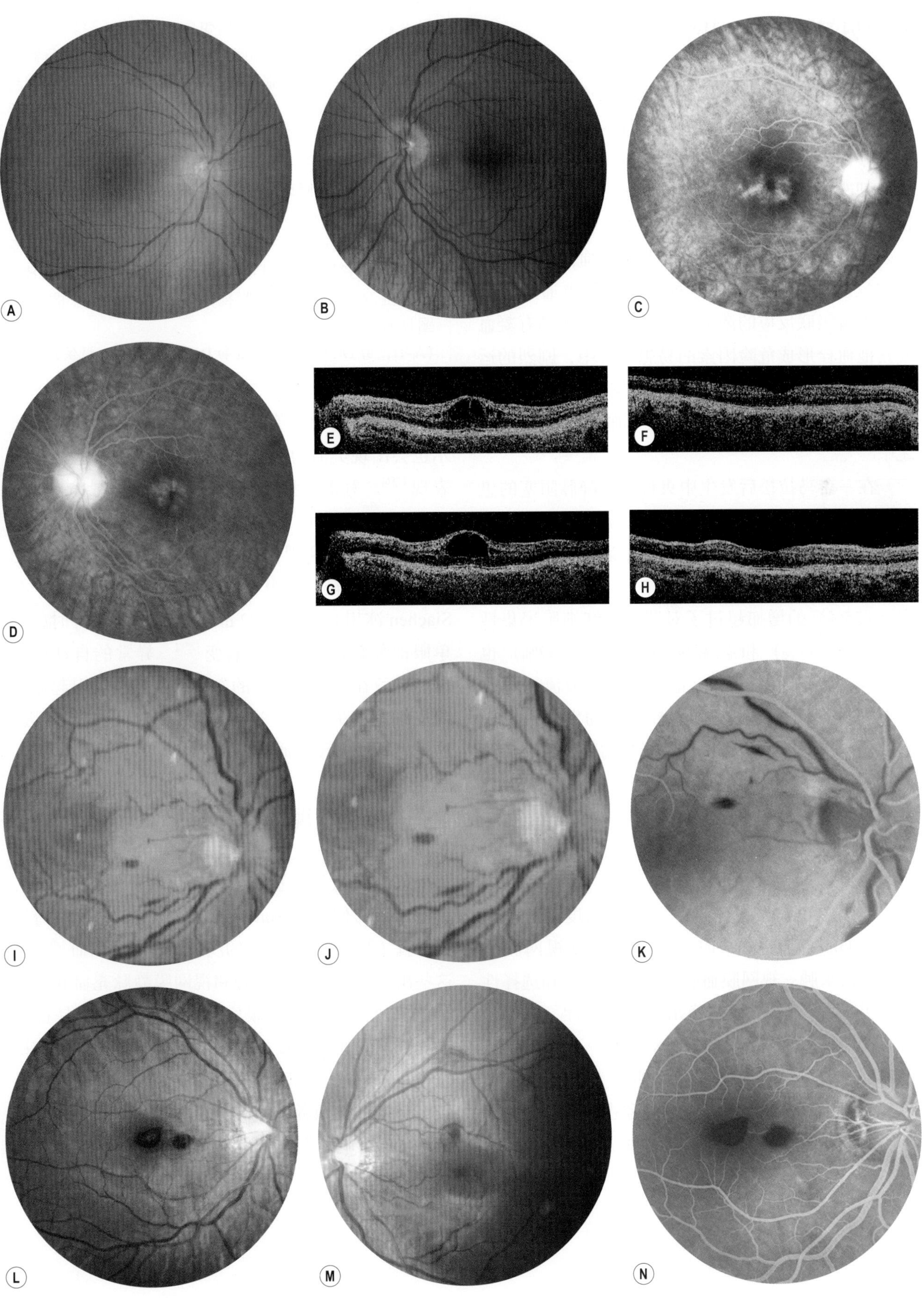

图 9.18

马拉松 / 脱水视网膜病变

马拉松运动员可出现类似视网膜中央静脉阻塞的静脉扩张和视网膜出血（图 9.18I~K）。随着时间的推移，出血消退，静脉直径恢复，上述体征通常会得到改善。同时由于静脉的压迫，可能并发睫状视网膜动脉阻塞（图 9.18I~K）。

运动会增加血小板活化和其他凝血因子。凝血级联反应中凝血因子的这种增加通常也通过纤维蛋白溶解级联反应的激活来平衡。在那些具有凝血或其他血栓形成危险因素的易患人群中，剧烈的运动（通常伴随着脱水）可能会破坏凝血和纤维蛋白溶解之间的平衡，使他们处于血栓形成的风险之中[249]。

在一名马拉松后发生中央视网膜静脉阻塞的患者中，将其运动所致的流变学反应和对照受试者进行比较研究。在标准化的次极限运动试验中，这名马拉松运动员的血液黏度（+28%）和血细胞比容（+25%）的增加超过了对照组，红细胞聚集性（myrenne +47%）和解聚阈值（affibio +37%）也明显与对照组存在差异。运动期间血液流变学改变在马拉松诱发的视网膜血栓形成的发病机制中起重要作用，并且这种变化可能在病变发生后持续存在[249, 250]。

高原视网膜病变

健康的正常人在到达一定海拔高度（通常超过 5 000 m）后 6~96 小时后可能会出现视网膜出血、视盘水肿、视网膜血管扩张、飞蚊症和选择性色觉丢失等[251-255]。视网膜出血为浅表性，广泛分布，黄斑区很少累及（图 9.18L~N）。这些患者可以伴或不伴有高原病的全身症状，包括头痛、失眠、厌食、偶发肺水肿、脑水肿和昏迷等。患有高原病的患者的眼压和血压都会增加。在飞行高度超过 2 500 m（8 000 英尺）的长途商业飞行后，偶尔也会出现类似的视网膜出血和视网膜静脉扩张的表现[256]。登上珠穆朗玛峰（>5 000 m 或 16 000 英尺）的 40 名登山者中有 33 人被发现有不同程度的视网膜出血和视网膜静脉扩张，其中大多数无症状或仅有轻微症状[257]。一名 33 岁健康男子在 Siachen 冰川［海拔 5 472 m（17 953 英尺）］时患上单眼前部缺血性视神经病变[258]。异常的自动调节可能导致在高原上持续的血管痉挛。缺氧引起血管内皮细胞的失代偿，这可能是视网膜出血的原因。这类患者视力预后通常良好。

图 9.19 他克莫司微血管病变。

A~H：这名 24 岁的东印度男子因慢性肾小球肾炎行肾移植术 3 周后，主诉右眼视物模糊 2 周。患者全身免疫抑制治疗包括他克莫司、霉酚酸酯和皮质类固醇。患者最佳矫正视力为右眼 20/400，左眼 20/80。双眼黄斑均显示缺血导致的视网膜苍白（图 A 和图 B），中心凹无血管区不规则扩大，伴有视网膜动脉的突然中断，血管造影晚期毛细血管壁轻度着染（图 C~ 图 F）。患者血红蛋白为 10 g%。患者停用他克莫司，并在与肾脏科医师协商后，增加口服皮质类固醇的剂量。6 个月后，患者右眼视力提高至 20/80，左眼提高至 20/60，双眼视网膜不透明消退（图 G 和图 H）。

（A~H，由 Dr. Vishali Gupta 和 Dr. Amod Gupta 提供）

一氧化碳视网膜病变

急性或亚急性暴露于一氧化碳环境中的患者，可能出现类似于 Terson 综合征（图 8.07）和高海拔登山者（参见前文部分）的浅表性视网膜出血[293-296]。这些出血可能与视盘水肿和视网膜静脉充血和迂曲有关。目前尚不明确眼底改变产生的原因是视神经和视网膜血管内皮的直接缺氧损伤，还是脑和视神经水肿导致的视网膜静脉回流受压，抑或是两者兼而有之。吸烟者更容易受到环境中一氧化碳的损伤，从而影响他们的暗适应和光敏感性[297]。

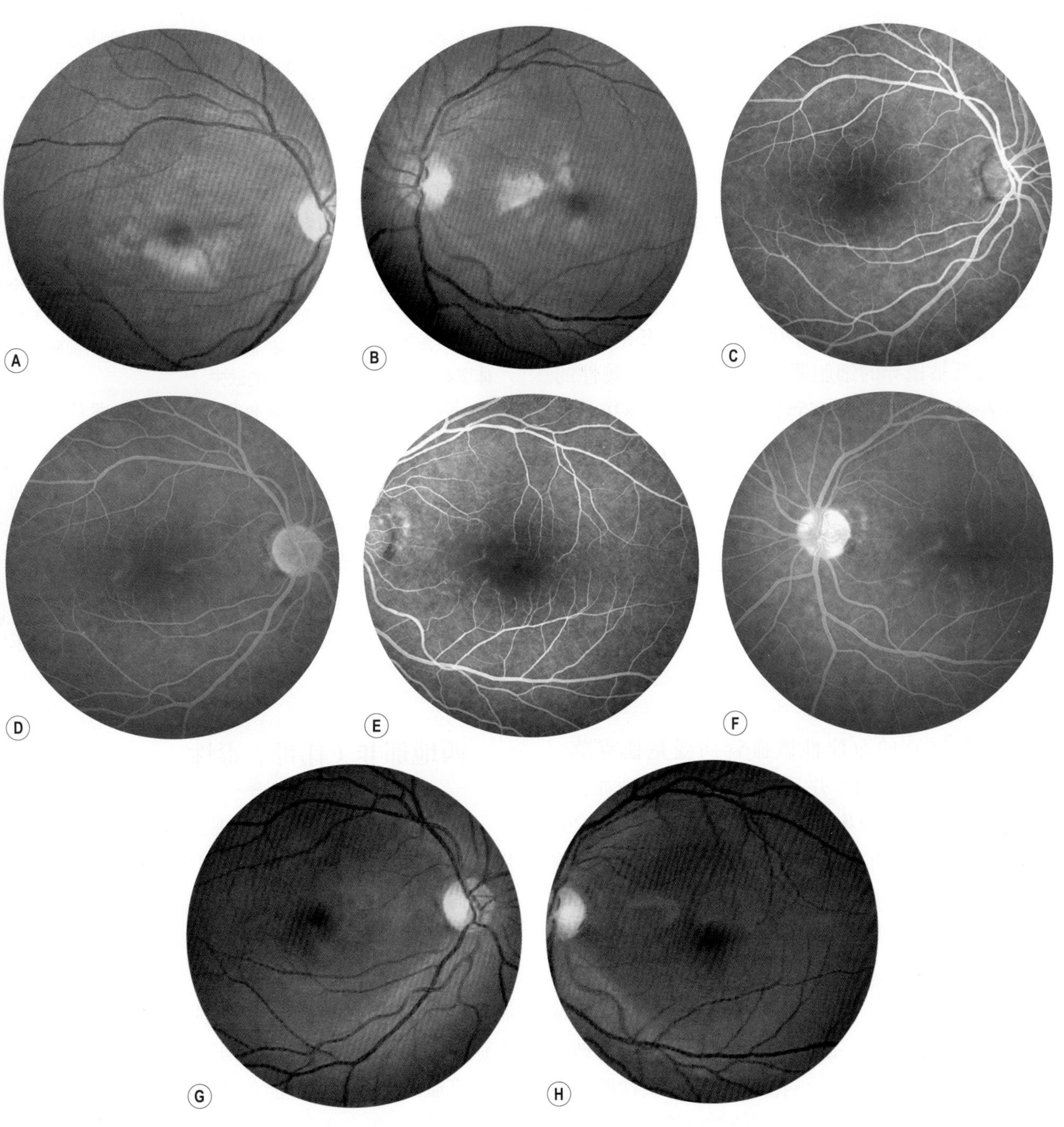

图 9.19

吲哚菁绿毒性

在染色玻璃体切除手术中使用吲哚菁绿染料来染色内界膜，提高了黄斑裂孔闭合的成功率。然而，人们已经注意到其视网膜毒性的各种情况。推测的机制包括其对神经视网膜细胞和 RPE 的直接生化毒性、对玻璃体视网膜界面的渗透压效应、内界膜 / 视网膜内表面的机械分离效应，以及光诱导的损伤等 [233, 234]。神经视网膜细胞和 RPE 细胞的直接损伤及被诱导的细胞凋亡似乎是剂量依赖性的。吲哚菁绿吸收光谱处于近红外范围（780~830 nm），诱导Ⅰ型光氧化作用（组织局部温度升高）和Ⅱ型光氧化作用（光动力效应）[235, 236]。

吲哚菁绿也会导致内界膜发生生化改变，伴有硬度增加 [237]。为了使毒性最小化，建议降低浓度，缩短持续时间并降低光照度。

他克莫司毒性

各种器官的血栓性微血管病变是他克莫司（FK506）的副作用，并且表现为视网膜梗死，伴有棉绒斑和视网膜出血（图 9.19A 和 B；图 9.20A 和 B）[259]。潜在的机制是血栓性血小板减少症和溶血，可以通过停用药物、血浆除去法和新鲜冷冻血浆来治疗。在肾活检中的肾小球中可见内皮肿胀和管腔内纤维蛋白。荧光素血管造影显示黄斑血管闭塞（图 9.19C~F 和图 9.20C~E）。由于梗死引起的视网膜组织缺失，有时会出现类似于劈裂的改变（图 9.20H 和 I）。微血管病变通常在实质性脏器和骨髓移植后几天内发生。类似的微血管病变也可见于接受环孢菌素、西罗莫司和全身抗 VEGF（贝伐单抗）治疗的患者。

胺碘酮视神经病变

接受胺碘酮（一种抗心律失常药物）的患者可能会出现轮生状角膜病变、震颤、共济失调、肺纤维化及偶见的与视盘肿胀和出血相关的视力下降。在一些患者中，随后可发生视神经萎缩和视网膜动脉狭窄 [260-262]。尚不确定这种视神经病变是该药物的特殊并发症，还是在某些易患人群中发生的普通的非动脉炎性前部缺血性视神经病变 [263]。角膜沉积物可能会在光线周围产生蓝绿色环或彩色光晕。有报道称 RPE 中药物积累导致了某种类型的黄斑病变。然而，这些病例没有详细记录，可能也与胺碘酮无关 [264]。

图 9.20　他克莫司（FK506）导致的微血管病变。
A~K：这名 43 岁的印度男性患者双眼视力突然逐渐下降 4 周。患者在 6 周前接受过亲属活体同种异体肾移植。患者每天 2 次服用他克莫司 5 mg，每天 2 次霉酚酸酯 1 g，每天 1 次泼尼松龙 15 mg。患者亦服用降压药，血压为 130/80 mmHg。患者视力为 0.5 m 数指。双眼黄斑均显示视网膜苍白伴出血。血管造影显示黄斑梗死伴有中心凹周围小动脉闭塞。患者未发现血小板减少症、肾功能衰竭或溶血的证据。4 个月后，视网膜苍白大多恢复。到 11 个月时，患者双眼视力稳定于 20/200。双眼黄斑的 OCT 扫描显示类似于视网膜劈裂的腔隙，但未见明显的视网膜整体增厚，提示有视网膜组织的缺失。
（A~K，由 Dr. Vishali Gupta 和 Dr. Amod Gupta 提供）

西地那非（伟哥）毒性

伟哥最常见的副作用是视力的短暂视物发蓝，以及蓝 / 绿辨别障碍。在服用西地那非治疗勃起功能障碍的患者中，已观察到类似于特发性中心性浆液性脉络膜视网膜病变的浆液性视网膜脱离 [265-267]。该药物是一种环磷酸鸟苷特异性 5 型磷酸二酯酶抑制剂，是一种有效的血管扩张剂，可以增加脉络膜血流量 20%~30%，使脉络膜厚度增加 30%[268]。脉络膜充血的特殊效应可能是渗出性视网膜脱离的潜在机制 [266]。在大多数患者中，浆液性脱离在药物中断（去激发）后恢复，其中一部分在重新用药后复发 [265, 266]。还可观察到缺血性视神经病变、视网膜分支动脉阻塞和急性动眼神经麻痹的发生；然而，这些可能与已有血管意外易患因素的患者的血管受损有关 [269-271]。

皮质类固醇激素相关的中心性浆液性脉络膜视网膜病变

参见第 3 章。

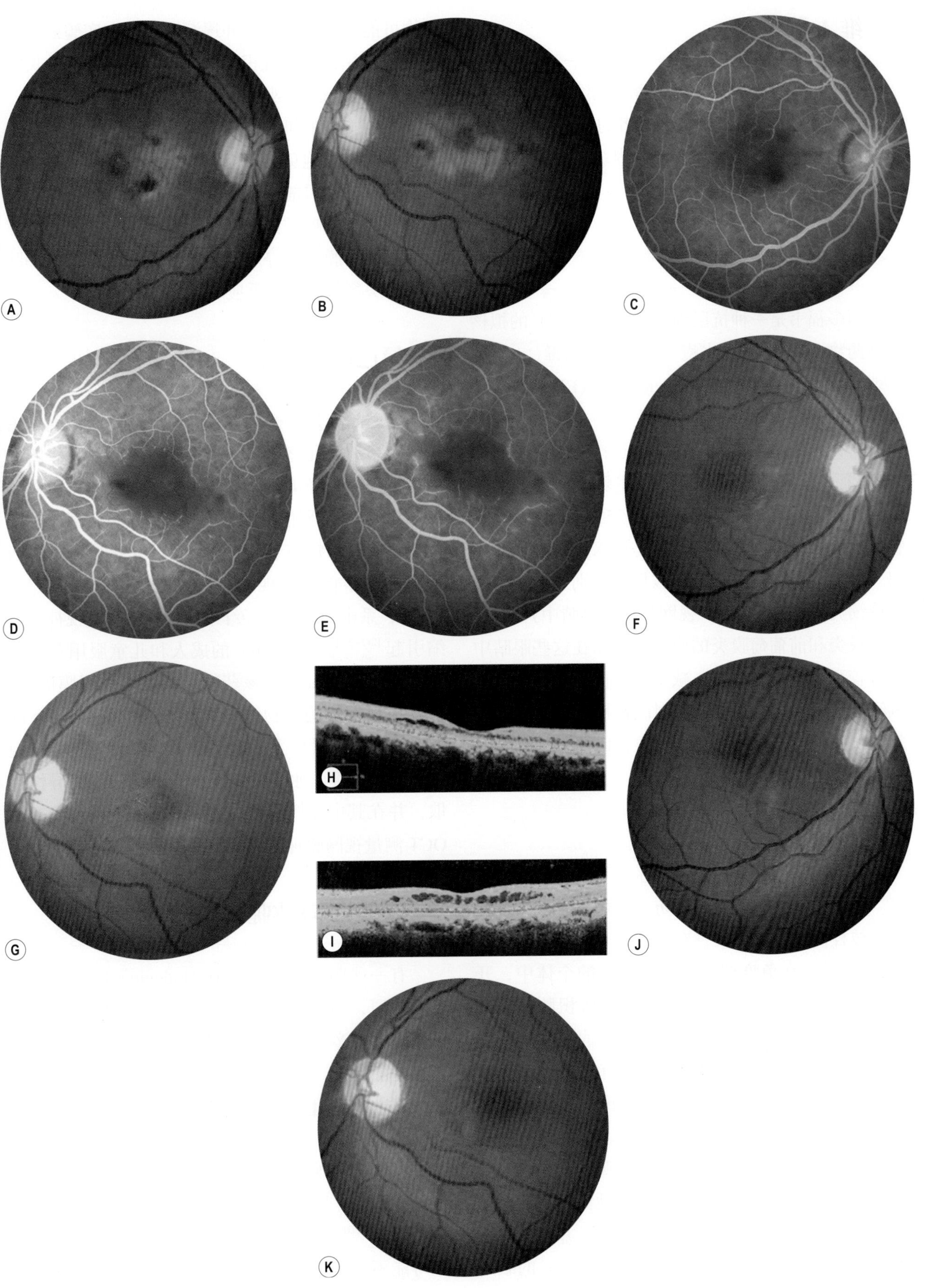

图 9.20

维 A 酸

一些因为痤疮接受异维 A 酸治疗的患者主诉夜间视力差和暗适应困难。2 名患者的 ERG 和暗适应出现异常，一名患者在 25 个月内缓慢恢复，另一名患者 6~12 个月恢复。

西多福韦

西多福韦是一种抗巨细胞病毒（CMV）的拟核苷酸药物，对 CMV、水痘－带状疱疹病毒、1 型和 2 型单纯疱疹病毒以及 Epstein-Barr（EB）病毒具有广谱活性。摄入细胞内后，它被转化为长效活性代谢物，与胞嘧啶类似。它相对选择性地阻断病毒 DNA 聚合酶。静脉和玻璃体腔注射西多福韦治疗后，常发生葡萄膜炎和低眼压（25%~50%）。对睫状上皮的直接细胞毒性被认为是房水产生减少的原因。血视网膜和血眼屏障的破坏（特别是在患有慢性持续炎症反应的 CMV 视网膜炎的眼睛中），可能是虹膜炎和前葡萄膜炎的原因。药物在这些眼睛中具有较高的生物利用度，减少西多福韦的剂量可以减轻炎症的强度。葡萄膜炎对睫状肌麻痹剂和局部类固醇治疗有反应。在免疫恢复期间可见囊样黄斑水肿[272]。

利福布丁

利福布丁用于治疗或预防艾滋病患者的系统性鸟分枝杆菌复合群感染，有时也用于免疫功能正常的人群[273]。在免疫抑制和免疫正常的个体中，开始治疗的几天到几周内可以出现前房积脓性葡萄膜炎[274-278]。伴有视网膜血管炎的全葡萄膜炎在患有肺结核的患者中很少见[279]。还有报道称利福布丁用于人免疫缺陷病毒（HIV）阳性成人和儿童后，出现双侧角膜内皮沉积物，但不伴有明显的炎症反应[280, 281]。首先在角膜周边观察到星状、折光性的内皮沉积物，并且最终可能延伸以致累及中央角膜。这些沉积物可伴有前房闪辉，并且可能发生在没有相关感染（例如 CMV 视网膜炎）的眼睛中。随着时间的推移，尽管停止使用利福布丁，沉积物可能会呈现出金色并逐渐进展。在实验研究中还发现了晶状体前沉积、玻璃体混浊、囊样黄斑水肿[282]和可逆性视网膜功能障碍[283]。

葡萄膜炎的机制尚不清楚：尽管在体内利福布丁不会影响细胞免疫，但免疫球蛋白或抗利福布丁抗体的沉积是可能的原因。合并使用大环内酯类抗生素[278, 284]或唑类药物（如氟康唑），可加剧炎症反应。葡萄膜炎对停用利福布丁及局部类固醇和睫状肌麻痹剂的治疗有反应。

氨己烯酸

氨己烯酸是一种 γ- 氨基丁酸转氨酶抑制剂，用于治疗患有婴儿痉挛的儿童和癫痫部分性发作的成人。该药物未经美国食品药品管理局批准，但在欧洲和加拿大广泛用于治疗婴儿痉挛和癫痫部分性发作。该药是治疗结节性硬化症中婴儿痉挛的首选药物。1997 年首次发现周边视野变化形式的眼部毒性[285]，系由视网膜神经纤维毒性和随后的视神经萎缩引起[285-291]。40%~50% 的成人和儿童服用药物后显示出毒性的证据。该药物可穿过血视网膜屏障，并发现视网膜的药物浓度可增加 18.5 倍。30 Hz 的明适应闪光是最早受影响的 ERG 参数。该药物被视网膜的无长突、水平、双极和 Müller 细胞特异性摄取，并在其中发挥毒性。建议采用连续视野检查和 OCT 测量视网膜神经纤维厚度来监测药物毒性[292]。

吲哚美辛视网膜病变

有一些归因于吲哚美辛（indocin）的视网膜病变的报道，然而，尚无研究者提供令人信服的证据证明吲哚美辛与眼底改变之间存在因果关系[298-300]。

洋地黄和地高辛视网膜毒性

洋地黄和地高辛可能导致色觉障碍、黄视和其他色觉异常，以及异常的暗适应和明适应闪光 ERG 振幅下降[301-303]。眼底外观不受影响。患者可能会也可能不会主诉色觉障碍。色觉测试是诊断这些药物毒性的有用方法，可能会发现红绿视和蓝黄视缺陷。即使在治疗剂量下长期使用洋地黄也会导致20%~30% 的患者出现红绿和蓝黄色觉缺陷 [304]。

与经尿道切除术相关的甘氨酸视网膜毒性

甘氨酸是经尿道切除术和子宫内膜切除术中最常用的冲洗物质。前列腺静脉窦的暴露可能导致术中甘氨酸过度吸收，当达到约 4 000 μmol/L（>30 mg/dL）的水平时，甘氨酸可能会引起短暂的视觉干扰，例如视物“变暗”或严重的长达数小时的视力丧失 [305]。甘氨酸吸收导致过量的液体吸收和稀释性低钠血症，导致肺水肿和脑病 [306-310]。眼底检查正常，视觉的丧失与 ERG 变化有关，包括振荡电位的丧失和 30 Hz“闪烁跟随”的衰减。这种视网膜功能障碍可能是甘氨酸的抑制性神经递质的作用。

氟达拉滨毒性

氟达拉滨是一种嘌呤类似物抗肿瘤药，已经在患有各种淋巴增生性恶性肿瘤的患者中进行过试验，并在干细胞移植前作为免疫抑制剂使用。眼部毒性在低剂量方案中不常见。然而，Ⅰ期研究显示，在接受大剂量氟达拉滨治疗的 13 名患者中，除了 2 名外，所有患者均有视力下降。视力下降是不可逆转和进展性的，除了在一些罕见情况会出现视力改善。首先可发现 ERG 上双极细胞功能的丧失。组织学显示神经节和双极细胞的明显丢失、髓鞘的丢失和视神经严重坏死 [319]。此外，还可观察到急性视网膜坏死和其他机会性病毒和真菌感染的再激活 [320]。

吉西他滨导致的 Purtscher 样视网膜病变

吉西他滨是一种核苷类似物，用于治疗骨肉瘤、非小细胞肺癌、乳腺癌、卵巢癌、移行细胞癌和胰腺癌等。一名接受非小细胞肺癌治疗的 59 岁男性患者出现了 Purtscher 样视网膜病变和周围血管闭塞，血管闭塞累及手指（脚趾）和背侧阴茎，同时伴有抗核抗体阳性和血沉升高。停用药物并应用全身类固醇激素后病变得到控制，病变持续了 8~10 个月，伴随第 4 个手指（脚趾）的截肢 [321]。

注射拟交感神经药后的急性黄斑神经视网膜病变

参见第 11 章。

药物引起的急性近视

已知氯噻酮、氢氯噻嗪、氨苯蝶啶和托吡酯等可诱导急性近视形成，伴有视网膜褶皱。不同程度的睫状体肿胀、睫状肌痉挛、周边脉络膜渗出和虹膜晶体隔的前移等都可以引起近视改变。其中大多数是短暂的，并在停药后可恢复 [322-324]。使用托吡酯的患者经常发生双眼或单眼急性闭角型青光眼，需要使用药物治疗，甚至有时还需要周边虹膜切除术或虹膜成形术治疗 [325-330]。

第10章

视网膜和脉络膜感染性疾病

Infections Diseases of the Retina and Choroid

感染性病原体可以从全身其他地方被携带至眼部并引起单眼或双眼视网膜1个或多个感染病灶的发生，感染灶较少发生在脉络膜中。早期使用特定抗生素治疗可降低眼部损伤的发生（图10.01）。感染性疾病可由细菌、真菌、病毒和寄生虫等病原体引起，并且同时累及视网膜和脉络膜。部分病原体可以就近扩散到玻璃体腔诱发眼内炎，而某些病原体仅累及视网膜和脉络膜。在某些情况下，无论是内源性或外源性细菌和真菌侵犯玻璃体时，伴有或不伴有静脉周围炎的玻璃体炎症可能是眼内炎的最早期体征[1]。

化脓性脉络膜视网膜炎

含有来自感染病灶的细菌（如患病的心脏瓣膜，或累及牙齿、皮肤或其他组织器官的局灶性脓肿）的脓毒性栓子可能会滞留在视网膜中并导致视网膜炎和玻璃体炎症的发生，表现为视网膜局限性白色病灶（图10.01；图10.02），也可能表现为伴有白色中心的出血灶（图10.01B；图10.02E）。脓毒性栓子滞留在脉络膜中可导致视网膜下脓肿的产生，这种情况较为少见（图10.03A~C）。大多数细菌性视网膜炎患者伴有全身性疾病的体征和症状，包括发热、寒战、白细胞计数升高、淤血瘀斑、甲床片状出血，以及提示原发感染部位的体征。Roth在文献中描述了脓毒症患者视网膜中的白色病灶和出血[1-9]。Litten进一步描述了心内膜炎患者的视网膜中具有白色中心的出血灶，并将其称为“Roth斑”[5]。尽管大多数出血灶的白色中心是无菌的，由白细胞组成，但亦有可能含有微生物体。在多数情况下，出血灶的白色中心也可由视网膜血管渗漏产生的纤维蛋白组成[8, 10]。Roth斑最常见于由于各种原因造成的严重贫血的患者，包括白血病和亚急性细菌性心内膜炎。如果怀疑患者患有细菌性败血症，需及时进行包括血培养、寻找原发感染灶等医疗评估，并使用抗生素治疗，可能会成功地保留部分患者有用的视力（图10.01）。明确的眼内炎患者如果出现病情进展，除静脉用药治疗外，可能需要进一步进行经睫状体平坦部玻璃体切除术治疗。大多数转移性细菌性视网膜炎患者已因全身性疾病住院治疗，但对于一些非住院患者仍需高度警惕，以察觉其眼部播散性脓毒血症的证据[11]。

图 10.01　视网膜和视盘中的细菌性脓毒性栓塞。

A~F：12岁女孩在急性发热性疾病期间主诉视物模糊。视力为15/400。其黄斑和视盘旁区域存在大量的视网膜内和视网膜下渗出（图A）。周边斑片状视网膜炎性病灶外多个Roth斑（图B和图C）。血管造影显示在视盘颞侧边缘处荧光渗漏（图D）。患者的血液和牙龈脓肿培养出凝固酶阳性葡萄球菌，并接受了静脉抗生素注射治疗。1年后（图E和图F），患者视力提高到20/25。箭头表示继发于玻璃体后脱离的视盘上玻璃体残膜。局灶性脉络膜视网膜病变瘢痕仍残留在视网膜炎的某些病灶部位（图C和图F相比较）。

G~L：一名32岁男性患者因HIV阳性接受了齐多夫定（AZT）和阿昔洛韦（zovirax）治疗10年，出现转移性细菌性视网膜炎、黄斑部星芒状渗出和视盘炎（图G和图H）。患者主诉右眼视力下降2个月，其包括血培养在内的医学检查结果均为阴性，右眼视力为20/400，且玻璃体腔内细胞很少。多西环素治疗6周后，病灶显示出早期消退的证据。可观察到视盘病灶（图I和图K）具有血管瘤样外观。治疗3个月后患者病变消退（图L），然而视力提升有限，仅至20/80。

获得性免疫缺陷综合征（AIDS）中无痛性局灶转移性细菌性视网膜炎

AIDS患者视网膜可出现多灶性、散在的、黄白色细菌性视网膜炎斑块样病灶，其可在数周内缓慢增大，并积聚形成大量视网膜下液和纤维蛋白性渗出物，邻近玻璃体炎性细胞反应轻微（图10.01G~L）[12]。这种无痛性细菌性视网膜炎是由相对非致病性的细菌引起的，例如马氏红球菌和巴尔通体（参见下一部分内容中关于猫抓病的讨论），口服多西环素通常有效。在免疫抑制患者中，视网膜病灶可能被误诊为由疱疹病毒、念珠菌、隐球菌和弓形虫引起的更常见的视网膜感染性疾病。

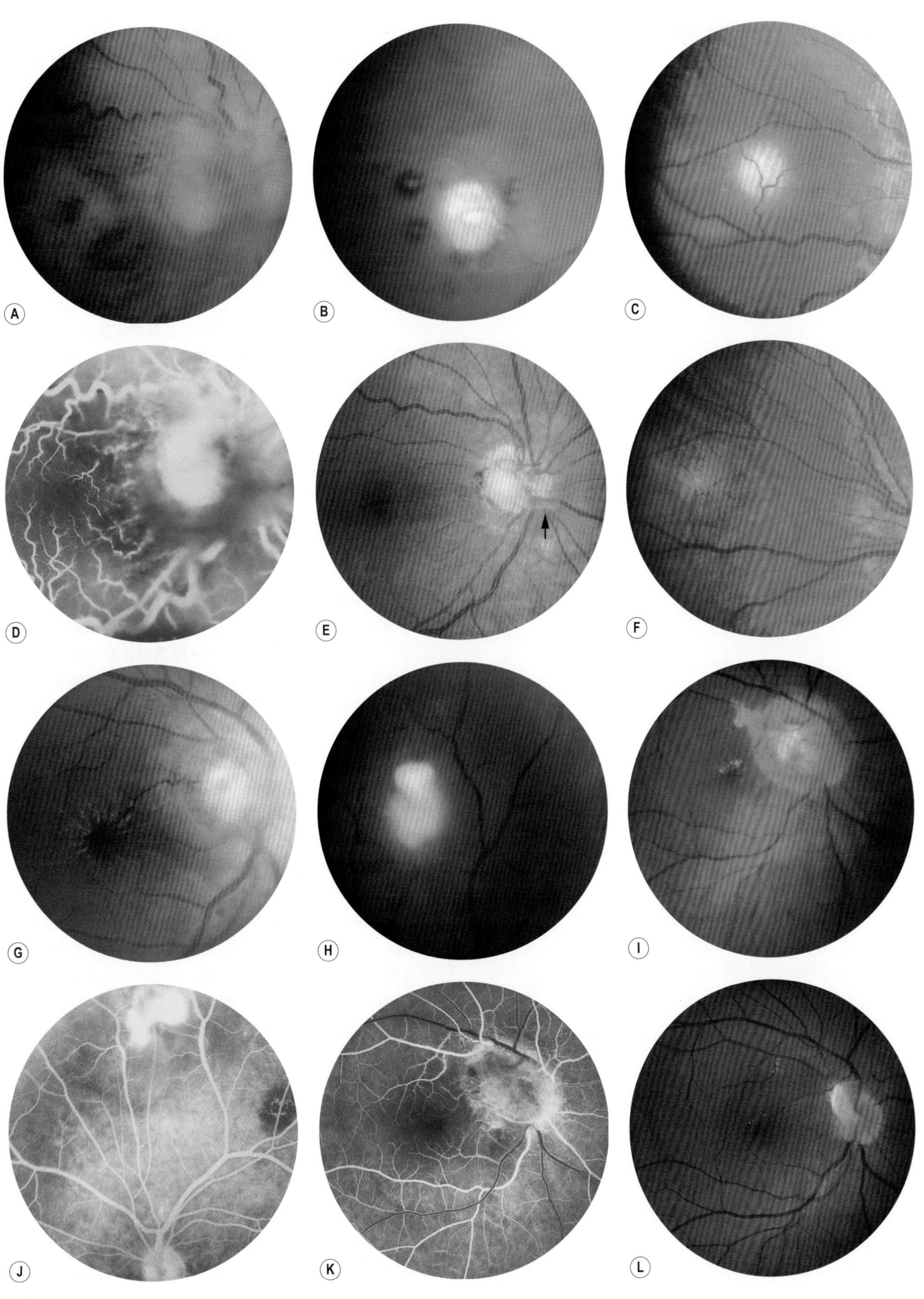

图 10.01

细菌性脉络膜脓肿

局灶性细菌感染的患者可出现脓毒性栓子滞留在视网膜或脉络膜循环中。在后一种情况下，可表现为脉络膜和视网膜下脓肿（图 10.02A~C；图 10.03A~C）[13, 14]。

图 10.02 转移性细菌性视网膜炎。

A~D：32 岁女性患者主诉左眼视物模糊 3 周。外层视网膜炎的局限性病灶被渗出物包围（图 A）。荧光素血管造影显示病灶（图 B 和图 C）的高荧光、晚期染色和渗漏。患者左手中指尖肿胀，最初被诊断为蜂窝组织炎并口服抗生素治疗。然而感染迅速蔓延，随后患者被确诊感染耐甲氧西林金黄色葡萄球菌（MRSA），并开始静脉滴注万古霉素治疗。患者否认免疫损害或医院 / 疗养院暴露史。患者万古霉素治疗有效且病变消退，残留扁平色素瘢痕（图 D）。

E~H：42 岁男性患者主诉发热、夜间盗汗、腿部瘀斑（图 F 和图 G），以及视物模糊 2 周。在患者首次急诊就诊 6 周后，其腿部瘀斑穿刺活检显示小血管内皮肿胀，纤维蛋白沉积，红细胞、中性粒细胞及核尘（nuclear dust）浸润，被诊断为白细胞碎屑性血管炎（考虑为 Henoch-Schönlein 紫癜，HSP）。患者断续服用甲基强的松龙（medrol）治疗 4 个月后，仍持续发热和盗汗，并且体重减轻 40 磅（18 kg）。患者右眼视力为 20/25，左眼视力为 20/400，并伴有传入性瞳孔阻滞。左眼底观察到部分神经纤维梗死和视网膜出血灶（图 E）。急诊就诊提示患者心脏杂音及风湿热病史，超声心动图显示赘生物，血常规提示贫血，血红蛋白为 6.1 g/dL，并且患者有尿红细胞和颗粒状管型。血培养提示放线杆菌（*Actinobacillus actinomycetemcomitans*）阳性，这是一种口腔中的微生物。他接受了二尖瓣和主动脉瓣置换术后，出血灶和神经纤维梗死灶消失。Purtscher 样视网膜病变可能是由 HSP 相关的血管炎和亚急性细菌性心内膜炎的免疫学改变所致。主动脉瓣赘生物标本的代表性大体图见图 I。

J~L：46 岁白种人男性患者主诉双眼无痛性视力下降 2 个月。患者有糖尿病、可卡因使用和慢性深静脉血栓形成的病史。患者在视力下降前 2 周因发热住院治疗，伴有白细胞计数升高，以及糖尿病性酮症酸中毒。患者血培养结果提示青霉素耐药的金黄色葡萄球菌阳性，并有 3.1 cm 大小的前列腺脓肿需要手术引流，给予萘夫西林和利福平治疗。患者停用抗生素后再次因腿部感染性血栓出现发热和菌血症。予去除血栓并重新使用抗生素后，患者右眼视力为 6 英尺（约 183 cm）处数指，左眼视力为 4 英尺（约 122 cm）处数指，伴有右眼前部玻璃体细胞 2+、玻璃体出血、视网膜前胶质增生和脉络膜视网膜新生血管形成（图 J）。左眼可观察到脉络膜视网膜新生血管形成（图 K）。左眼荧光素血管造影显示出存在于视网膜表面（图 L）血管的花边状外观。在金黄色葡萄球菌所致视网膜炎的萎缩性瘢痕区域上长出脉络膜视网膜新生血管，并持续生长、出血。光学相干断层扫描（OCT）显示视网膜表面血管及后部玻璃体收缩、出血遮蔽效应。患者接受全视网膜光凝术治疗，脉络膜视网膜新生血管部分退化。

(A~D，由 Dr. Robert Mittra 提供；E~H，由 Dr. Mark Daily 提供；I 和 J~K，由 Dr. Culver Boldt 和 Dr. James Folk 提供)

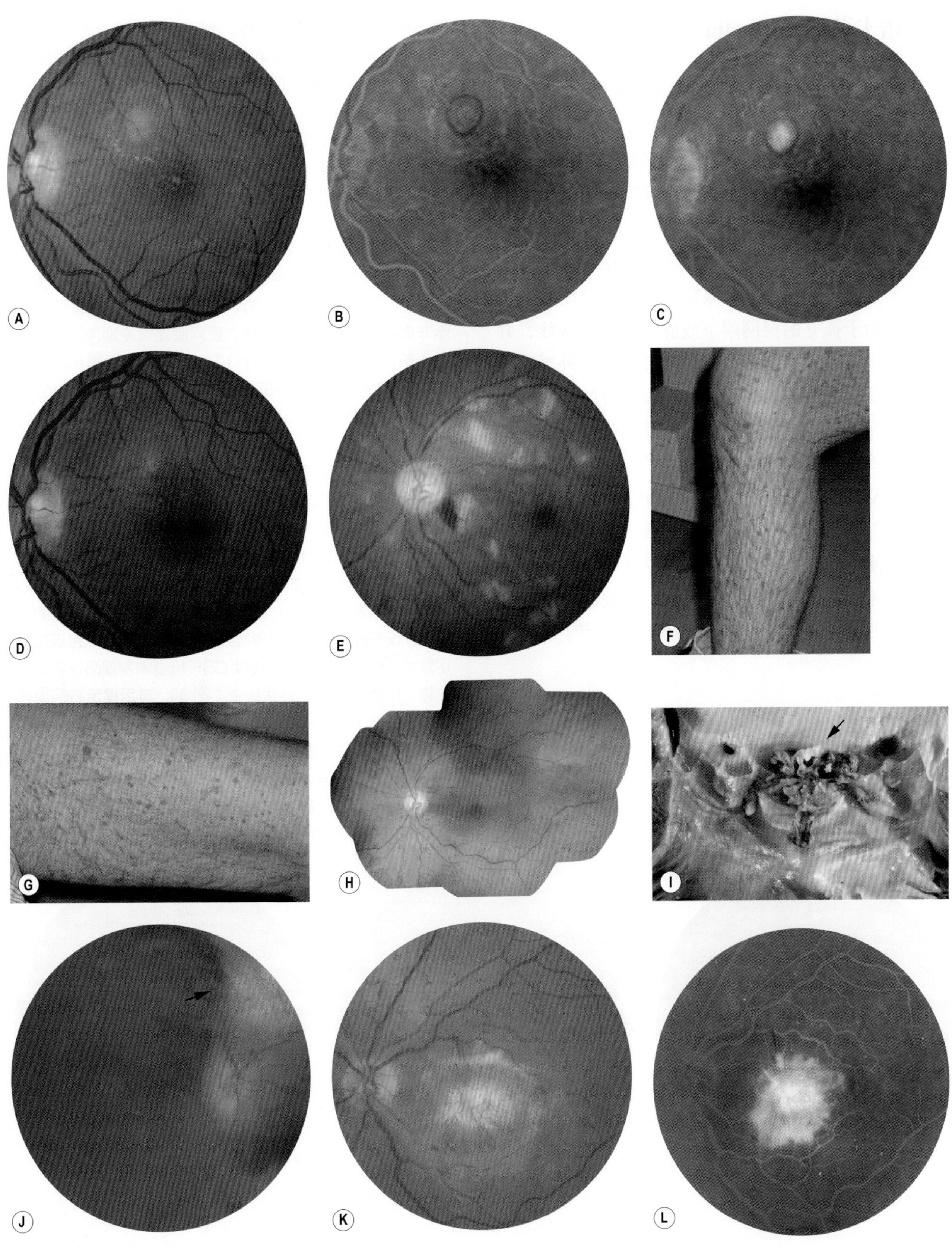

图 10.02

诺卡菌（Nocardia）

星状诺卡菌（*Nocardia asteroids*）是一种革兰阳性丝状细菌，其生长于土壤和腐烂的植物中，与真菌有一些共同的特征。它是一种机会致病菌，会影响少数实质器官移植患者的视网膜和脉络膜[15-18]。人类诺卡菌感染中，星状诺卡菌占 80%~90%，其次是巴西诺卡菌、鼻疽诺卡菌和新星诺卡菌。感染通常通过肺、脑、皮肤、眼睛和其他部位的脓肿播散。它始于孤立的视网膜下或脉络膜黄色病灶，并在数天内增大，伴随新的卫星病灶及病灶外视网膜出血（图 10.03D~I）[19-26]。诊断基于通过经玻璃体细针视网膜活检、血培养或任何其他受影响部位的活组织检查来证实微生物的存在[16]。环状病变是诺卡菌在 MRI 检查上的特征（图 10.03 J）。该类微生物是革兰阳性分枝菌丝。治疗包括减少或停用免疫抑制剂和使用适当的抗生素，例如甲氧苄氨嘧啶－磺胺甲噁唑、阿莫西林－克拉维酸、亚胺培南－西司他丁、头孢噻肟、克拉霉素和环丙沙星[27, 28]。

图 10.03　**细菌性黄斑脓肿。**

A~C：表现为黄斑下细菌性脓肿（图 A）的 32 岁女性患者，该患者因播散性红斑狼疮、革兰阳性细菌性心内膜炎、败血症、瘀斑和左眼中心视力丧失 1 天而住院。荧光素血管造影显示有非血管化、非荧光素渗漏的黄斑下渗出物以及其上视网膜血管（图 B 和图 C）晚期渗漏。患者在数天后发展为化脓性眼内炎。

诺卡菌视网膜炎。

D~H：表现为诺卡菌性视网膜下色素上皮（RPE）脓肿（图 D）的患有霍奇金病的 70 岁男性患者。血管造影显示非血管化的视网膜下肿块，视网膜血管晚期渗漏，染料进入玻璃体腔（图 E 和图 F）。在坏死的视网膜和脉络膜（图 G）之间可观察到 RPE 下脓肿。在脉络膜毛细血管层和沿着 Bruch 膜（箭头，图 H）可观察到丝状分枝微生物（箭头）。

I~K：35 岁东印度男性患者因 MPGN 继发肾病综合征病史 2 年，每天服用 10 mg 泼尼松。患者主诉双眼同时急性视力下降至光感，并伴有眼周疼痛、眼红和结膜水肿。双眼眼底均显示多个视网膜下黄色浸润灶，伴有渗出性视网膜脱离和散在的视网膜出血（图 I）。患者在 2 天内出现了肌张力减退和癫痫发作，其针对结核病、弓形虫病和真菌感染的多重治疗没有改善症状。患者神经和眼部状况恶化，且玻璃体切除术、眼眶组织活检和连续 CSF 检查未发现阳性致病微生物。MRI 最初显示环状病变（图 J），其后提示右侧顶叶占位（图 K）。最终，顶叶占位活检提示诺卡菌阳性。采用亚胺培南治疗后，患者感染病灶消失，但双眼失明。

（D 和 H，引自 Lissner GS 等[23]；经 *the American Journal of Ophthalmology* 许可出版；The Ophthalmic Publishing Co. 版权所有；I~K，由 Pr. Hemant Trehan 提供）

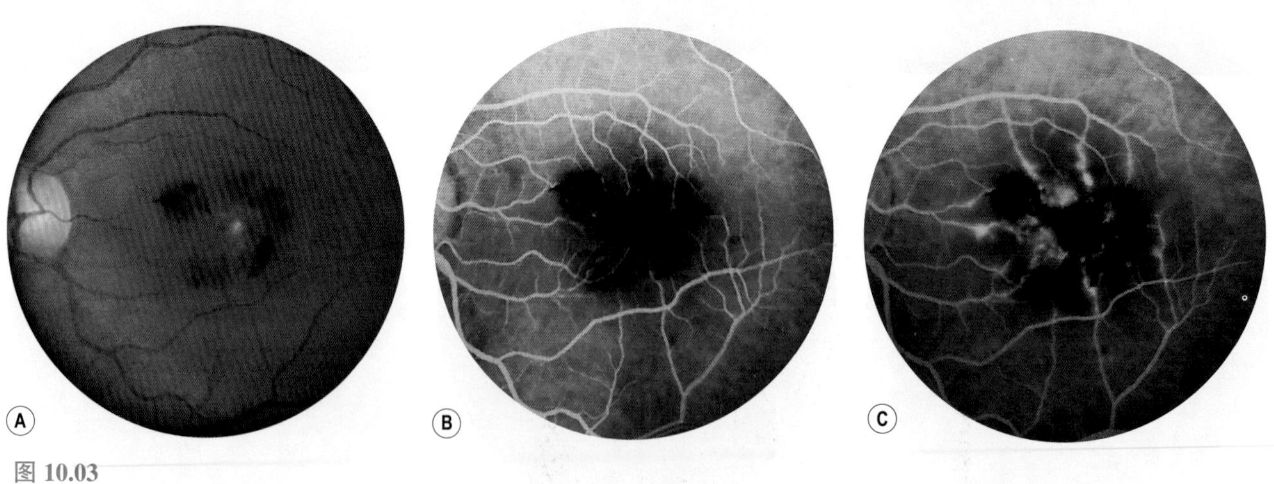

图 10.03

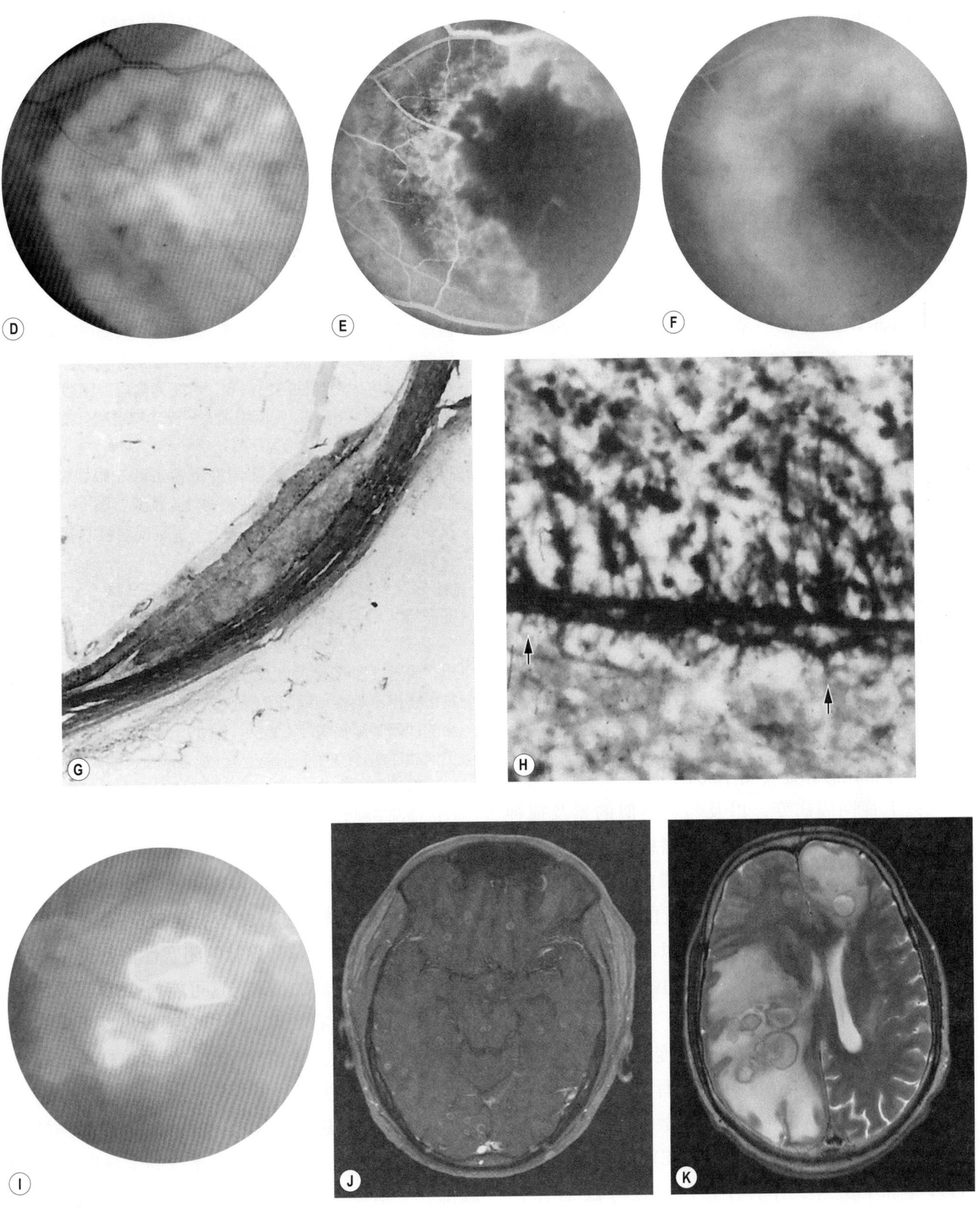

图 10.03（续）

猫抓病

典型的猫抓病（cat-scratch disease，CSD）是指与猫接触所致原发性皮肤损伤相关的区域性痛性淋巴结病变，也称为Parinaud眼腺综合征。其可能伴有全身疼痛、乏力、厌食，有时还有发热。虽然猫抓伤是CSD传播的常见模式，但它也可能通过猫咬伤、舔或处理与猫相关的物体（尤其是小猫）来传播。CSD由多形性革兰阴性杆菌致病，曾被称为English-Wear杆菌、罗卡利马体（*Rochalimaea*）杆菌，现称为巴尔通体（*Bartonella*）[29, 30]。猫抓病是一种世界性传播的人畜共患疾病；猫跳蚤（*Ctenocephalides felis*）是猫之间的传播媒介。通过培养或聚合酶链反应（PCR）已经鉴定出21种巴尔通体，其中8种已知会引起人类疾病，包括CSD、战壕热、心内膜炎、心肌炎、Oroya热（Carrion病）以及视网膜炎。其中，汉赛巴尔通体（*Bartonella henselae*）、五日热巴尔通体（*B. quintana*）、伊丽莎白巴尔通体（*B. elizabethae*）和格拉汉姆巴尔通体（*B. grahamii*）可引起眼部病变[29]。局灶性白色视网膜病变可能发生在眼底的任何部位，但常见于邻近视网膜动脉处并阻塞动脉，而较少分布在静脉处（图10.04A~H）。

以上视网膜病变，以及与之类似的累及视神经盘的病变，可能与毛细血管瘤样增生有关（图10.04I~L）[31, 32]。局灶性的视网膜白色病变通常累及内半层视网膜，伴或不伴邻近的玻璃体细胞反应。该病变与缺血性棉绒斑相似，但其在眼底的分布却不像棉绒斑一样与一级小动脉（first-order arteriole）的分布有关。

局灶性白色视网膜和视盘病变、视盘水肿和黄斑部星芒状病变通常在数周或数月内自发清除，视力可恢复正常或接近正常。大多数视网膜病变消退而不会遗留视网膜色素上皮（RPE）损伤[32a-32d]。在1977年和1987年，作者注意到CSD与Leber星芒状神经视网膜炎和多灶性视网膜炎的关系，并在随后的几篇报道中予以记录（图10.05A~I）[33-41]。CSD可能是急性自限性特发性多灶性视网膜炎和神经视网膜炎临床综合征的重要但不是唯一的原因（图10.05A~F）（参见Leber特发性星芒状神经视网膜炎的讨论，第15章，第1186页）。CSD中偶可见严重的同时累及伴有动脉和静脉的闭塞性血管炎[42]。有一例单侧眼压升高的报道，这可能与CSD累及房角结构导致前粘连有关[43]。有一名患者出现不伴有视网膜缺血的视盘新生血管形成，提示该杆菌偏好在血管内皮中繁殖并导致炎性新生血管形成[44]。

在部分健康患者和AIDS患者中，CSD致病杆菌也可引起急性脑病和其他神经系统和全身疾病[32-34]。眼部和中枢神经系统（CNS）的受累通常发生在儿童或年轻人身上。大约50%的中枢神经系统受累患者可出现惊厥和发热，10%~15%的病例可伴有神经性视网膜炎[34]。几乎在所有病例中，视力和神经损伤通常在3个月内自发恢复。对肿大的淋巴结肿进行活组织检查可以揭示感染的证据。通过对取自皮

图10.04 由猫抓病致病杆菌和其他低致病性细菌或病毒引起的良性多灶性视网膜炎和视盘炎。

A~D：32岁女性患者主诉在两次寒战和发热后自觉右眼前漂浮物及视野旁中央暗点。她的右眼视力是20/20，左眼视力是20/25。双眼底均可见多个局灶性内层视网膜苍白病灶。其中1个（箭头，图A）与视网膜颞下分支动脉阻塞有关。另1个局灶性病变位于左眼视盘鼻侧（箭头，图B）。所有病变均可见荧光素着染（箭头，图C和图D）。检查仅发现某些心磷脂抗体升高。1年后，她身体状况良好，双眼视力为20/20。

E：中期妊娠的21岁女性患者主诉不明原因发热后2周自觉左眼前漂浮物伴视力下降。她饲养7只猫但否认猫抓伤病史。左眼视力仅数指。左眼中可见玻璃体细胞1~2+。双眼底均可见多灶性白色病变，可能为内层视网膜炎（箭头）。其中1个与左眼视网膜颞上分支动脉阻塞有关。包括血培养在内的各项检查呈阴性。

F~H：患有AIDS的28岁男性患者主诉左眼视物模糊，伴有多个视网膜炎和视乳头炎病灶（箭头，图F~图H）。其中一个病灶（下方箭头，图F）引起视网膜下侧分支动脉阻塞。

I~L：22岁健康男子主诉右眼视物模糊3周。他饲养许多家猫，经常被抓伤，但否认近期疾病史。右眼视力为20/200，左眼视力为20/20。眼底可见黄斑半侧星芒状渗出、渗出性视网膜脱离以及局灶性视网膜炎（箭头，图I），其包绕但不阻塞视网膜下侧分支动脉。左眼可见类似但较小的视网膜局限病灶（箭头，图J）。荧光素血管造影中可见活动性病灶的假性血管瘤样外观（箭头，图K）。两个病灶均可见荧光素着染（图L）。几周内，患者在没有接受治疗的情况下视力恢复正常。

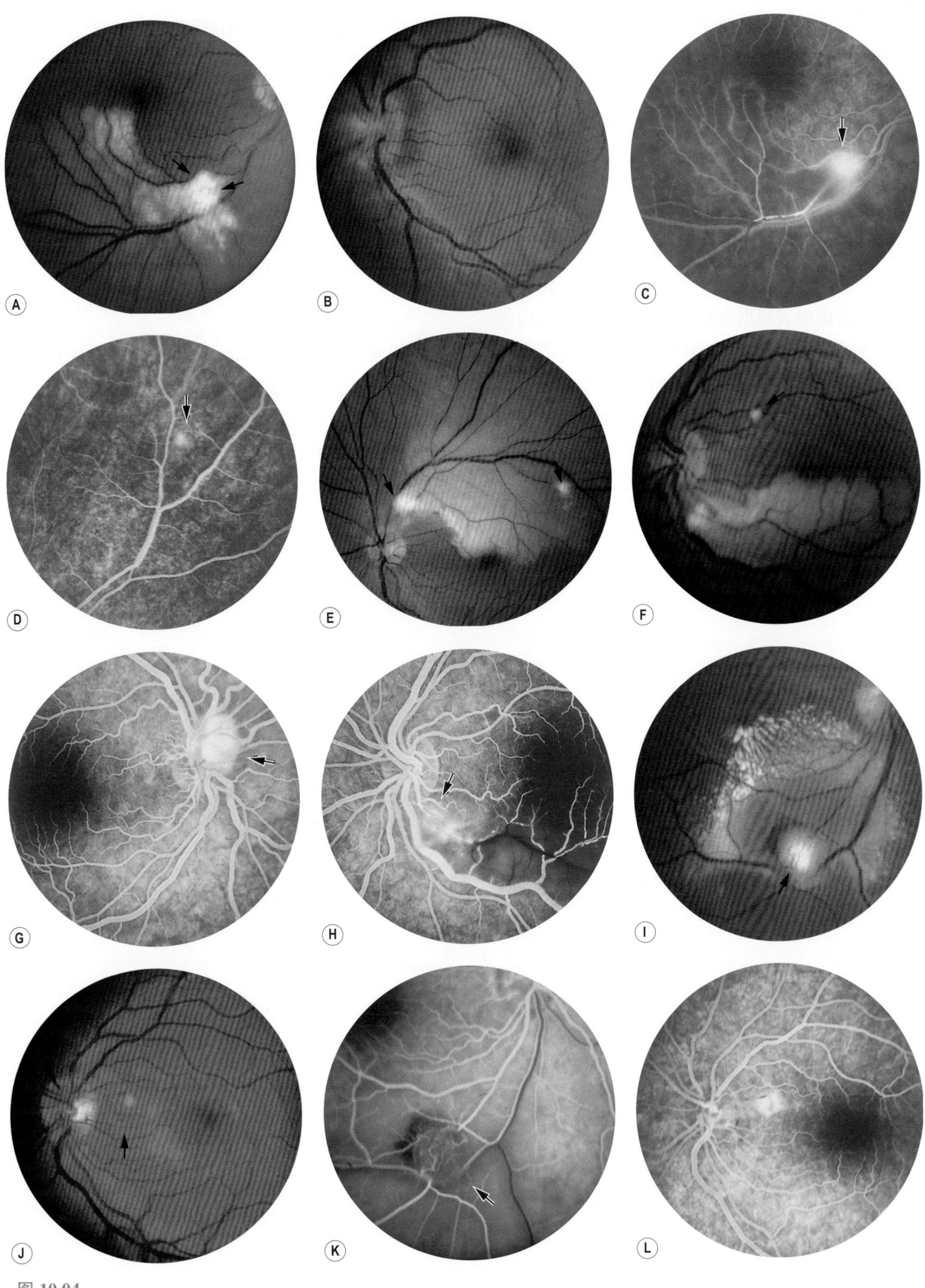

图 10.04

肤或淋巴结的样本进行 Warthin-Starry 染色或培养可证明 CSD 致病杆菌的存在。CSD 致病杆菌的抗体检测也有助于诊断[33, 34]。通过亚特兰大疾病控制和预防中心（CDC）获得的汉塞巴尔通体（*Bartonella henselae*）和五日热巴尔通体（*B. quintana*）的间接荧光抗体检测对 CSD 的诊断有很高灵敏度[29]。CSD 无须治疗且预后良好，这也使得评估应用强力霉素、环丙沙星和泼尼松治疗有效性遇到困难。

一些视网膜和视神经炎症性病变在生物显微镜和血管造影中表现出血管样外观可能是猫抓病感染的一个重要特征（图 10.04J~L）。由猫抓病致病杆菌引起的类似血管瘤的病变被称为上皮样血管瘤病变，可发生在 AIDS 患者的皮肤和黏膜上[32, 41, 45-47]。在这些患者中，病变可能在临床表现上与卡波西肉瘤相似。其眼底病变与毛细血管瘤或视网膜星形细胞错构瘤相似（图 10.04I~L）。治疗仅适用于伴有明显视力丧失或免疫功能低下的患者，如 AIDS 患者。该杆菌对多种抗生素敏感，包括甲氧苄啶和磺胺甲噁唑、利福平、阿奇霉素、多西环素、环丙沙星等。

图 10.05　巴尔通体神经视网膜炎。
A~H: 25 岁女性患者主诉在发热 1 周后右眼失明 2 周。她拥有两只猫，但否认舔或抓伤史。她的右眼视力为 20/200，左眼视力为 20/20。患者右眼表现为视盘水肿、视盘表面血管扩张以及黄斑中星芒状脂质沉着；左眼视盘颞侧有线状脂质沉着。OCT 显示右眼黄斑水肿、视网膜外丛状层脂质沉积（箭头）以及视网膜下液伴沉积物。鉴于视力明显下降，她接受阿奇霉素治疗。她的巴尔通体滴度为 1: 256。她的右眼视力在 4 个月后提高到 20/25，在 9 个月后提高到 20/20 且脂质沉积完全消退（图 H）。

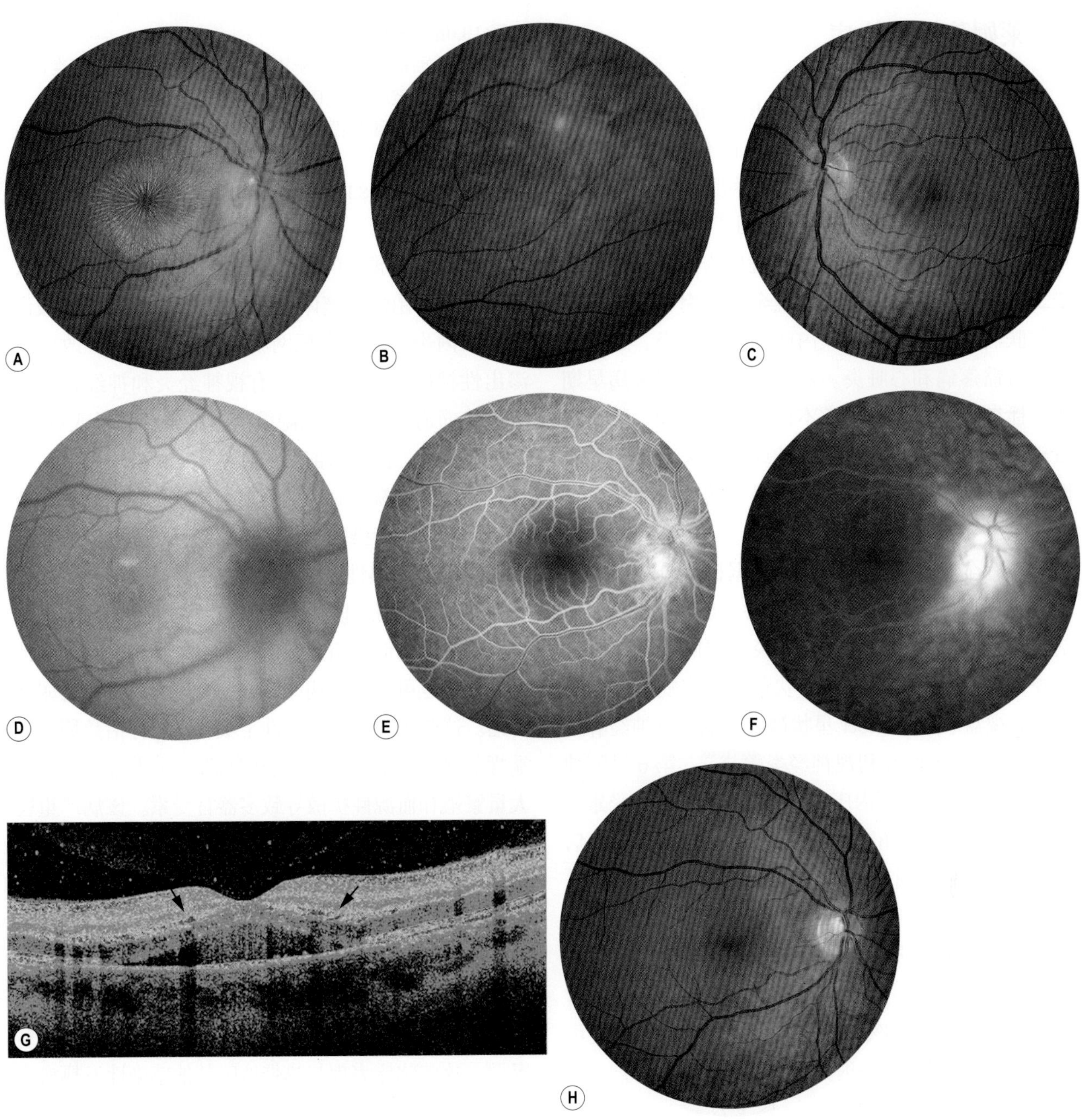

图 10.05

莱姆疏螺旋体病

莱姆疏螺旋体病（Lyme borreliosis）是一种蜱传播疾病，由硬蜱属蜱携带的伯氏疏螺旋体（*Borrelia burgdorferi*）引起。该病临床过程分为3个阶段：早期、传播期和慢性期[48]。这种疾病通常早期出现特征性扩张的红色斑丘疹样环状皮肤病变。几周后，病原体可扩散至全身并引起继发性环状皮肤病变、脑膜炎、颅内或周围神经炎、迁移性肌肉骨骼疼痛和心脏炎。病原体直接引起该病早期和传播期症状。患者通常不记得被蜱叮咬。数月至数年后，可能会发展为间歇性或慢性关节炎，或慢性神经系统或皮肤病变。该病慢性期是由免疫复合物沉积介导的免疫反应所致。

在有全身性表现和血清学证据提示既往接触伯氏疏螺旋体的患者中，眼底的各种表现都有报道，包括睫状体扁平炎、视网膜血管炎、双侧弥漫性脉络膜炎、急性后极部多发性鳞状色素上皮病变、黄斑水肿、视盘水肿和Leber星状神经病变、颅神经麻痹（特别是外展神经）和视神经炎等[48-59]。第6对脑神经麻痹通常继发于颅内压升高；但也偶有孤立受累而不伴有颅内高压。角膜炎、结膜炎、表层巩膜炎、后巩膜炎和前葡萄膜炎是该病的其他眼部表现。然而，从发生频率去看相关性的话，只有伴有雪堤样渗出物的睫状体平坦部炎以及前葡萄膜炎才与莱姆病具有显著相关性[52, 58, 60]。莱姆疏螺旋体病眼部受累并不常见，发生率为1%~4%。除皮质类固醇外，治疗还可口服强力霉素或静脉注射头孢曲松治疗2~3周。

钩端螺旋体病

眼部钩端螺旋体病可以存在于全身性钩端螺旋体病的感染期和免疫期。大多数病例表现为急性或亚急性前部非肉芽肿性葡萄膜炎或全葡萄膜炎。眼部病变发病和严重程度多变，与全身症状严重程度无关。眼部症状可在全身性症状发生数周后出现，因此及时诊断有困难。除非高度怀疑，否则该病经常被误诊为特发性葡萄膜炎[61-65]。该病表现出的全葡萄膜炎通常较为严重、急性起病并易复发，其特征是膜性玻璃体炎和血管炎，且主要累及静脉。视网膜血管闭塞和新生血管形成少见。玻璃体炎症表现为纤维素和簇集的玻璃体细胞形成珍珠串样改变，类似于念珠菌性玻璃体炎（图10.06A）。该病常被误诊为眼内炎。不伴有视网膜和脉络膜浸润性改变或渗出性视网膜脱离。可伴有视神经炎和神经视网膜炎。前葡萄膜炎可以是隐匿的，可累及单眼或双眼，并可能复发。偶伴有前房积脓（图10.06B）。

图10.06 钩端螺旋体病。
A和B：患者患有继发于钩端螺旋体病的全葡萄膜炎，表现为致密性玻璃体炎和玻璃体膜增生形成（图A）。另一名钩端螺旋体性葡萄膜炎的患者有前房积脓，类似眼内炎的表现（图B）。
（A和B，由Dr. S.R. Rathinam提供）

全身性钩端螺旋体病是由钩端螺旋体引起的人畜共患的全身性传染病。这是一种伴有黄疸、出血和肾功能衰竭的发热性疾病。这些临床特征最早由Adolf Weil在1886年描述，因此该病也称为Weil病。虽然大鼠是常见的储存宿主，但小鼠、牛、猪、狗和其他野生动物也可以携带病原体，并通过感染宿主的尿液传播。这些生物可以在碱性土壤和水中存活数周。钩端螺旋体通过破损的皮肤和黏膜进入体内，并通过大量繁殖和血源性扩散导致多器官受累。该病严重程度差异很大，可表现轻微，也可危及生命。肝脏受累引起的黄疸发生在10%~15%的患者中；在大多数致命病例中，肾脏受累及肾功能衰竭是最常见的死亡原因。该病还可表现为剧烈头痛、肌痛、累及小腿和腰部区域的肌肉压痛、黄疸、脑膜刺激症状、谵妄/精神错乱、无尿或少尿、多器官出血、心律失常或衰竭[66]。这些临床表现与热带地区其他感染性发热疾病相似，如流感、登革热、疟疾、伤寒、病毒性肝炎、立克次体病、脑膜炎、回归热和脑炎。

诊断可通过针对钩端螺旋体病的显微凝集试验（MAT）或房水/玻璃体液的PCR检测来确定[67, 68]。临床上，该疾病需与别的原因引起的非肉芽肿性前葡萄膜炎、眼内炎、Behçet病、结节病和念珠菌病等鉴别诊断。钩端螺旋体病在世界范围内流行，但在热带地区更为常见。在热带地区，眼部受累率为3%~92%，欧洲为10%~44%，美国为2%。

在急性期治疗全身性疾病可使用抗生素，如青霉素、阿莫西林、多西环素或头孢曲松。葡萄膜炎的治疗可根据眼部受累情况选择局部点眼、眼球筋膜下或口服类固醇，以及睫状肌麻痹药物[61, 66, 68-70]。

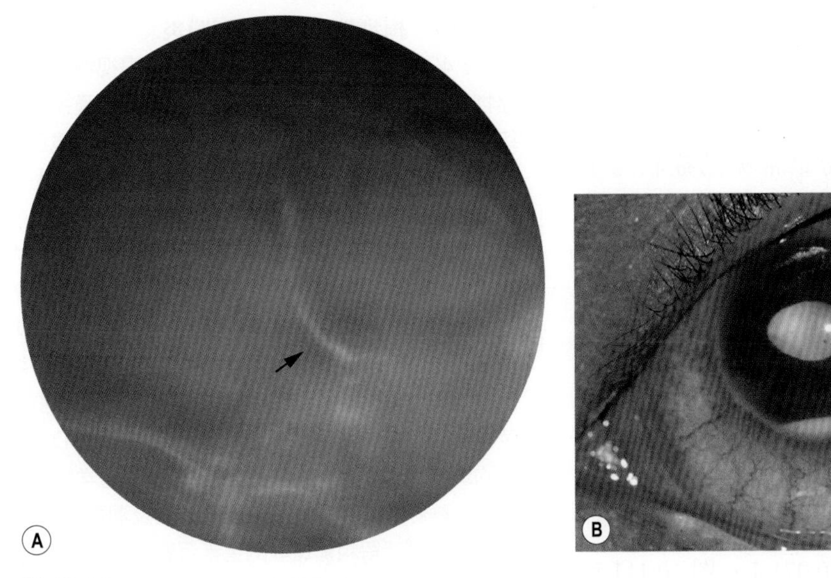

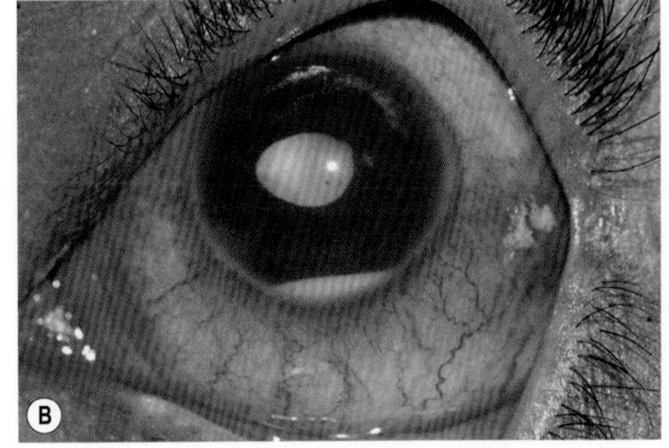

图 10.06

梅毒性脉络膜视网膜炎

先天性和后天性梅毒眼底病变多种多样（图10.07~图10.11）。先天性梅毒最常见的症状为主要累及外周视网膜的椒盐状眼底改变。然而，严重的眼底病变可能会出现类似视网膜色素变性的改变(图10.11E和F)。在获得性梅毒中，特别是在患有二期梅毒的患者中，部分急性眼底改变可提示梅毒的可能性。二期梅毒通常发生在初次感染后6周至6个月，特别是在同性恋患者中可能会被忽视。在梅毒的第二阶段，螺旋体广泛传播，患者经常出现不适、发热、脱发、丘疹性斑疹、扁平湿疣、黏膜斑和全身淋巴结肿大（图10.07J~L；图10.11J和K)。大约5%的二期梅毒患者伴发全葡萄膜炎[71, 72]。最常见的眼底改变可能是玻璃体细胞浸润和在眼底后极部及中周部融合的单个或多个、非隆起（鳞样)、地图样、黄白色、边界不清的脉络膜视网膜病变（图10.07B和G；图10.10H；图10.11I和L）[73-85]。一半病例累及双眼。在一些患者中，脉络膜视网膜病变可能主要局限于视盘周围的区域，并可能与浅表火焰状出血有关。眼底表现与急性视网膜坏死综合征的早期阶段相类似[86-89]。部分患者可发生继发性视网膜脱离和脉络膜脱离[90]。活动性黄灰色鳞样外层视网膜和脉络膜病变中央部颜色较浅，并常伴有RPE簇集呈豹斑样结构（图10.07D，H和I；图10.10）[80]。这些色素簇集在数月内会变得不那么明显。该病病程多样，在某些情况下，脉络膜视网膜炎会自发消退，眼底和视网膜功能也可恢复到接近正常水平；其他则会伴有广泛的脉络膜视网膜萎缩和视网膜功能丧失（图10.11A~C)。数月后也可发生RPE迁移到其上的视网膜层，呈骨针样。位于脉络膜视网膜瘢痕边缘的脉络膜新生血管形成可能是该病晚期并发症（图10.11D）[91]。

活动性黄白色脉络膜视网膜病变区域的荧光素血管造影最初显示出低荧光的表现，随后在晚期表现为RPE染色（图10.07D，E，H和I)。视神经和视网膜主要静脉的荧光素染色很常见。在活动性脉络膜视网膜病变消退的早期阶段，血管造影下RPE层豹斑样病灶的变化可能比眼底镜检查更为显著。

图 10.07　梅毒性脉络膜视网膜炎。

A~F：42岁男性同性恋患者，主诉双眼视物模糊和眼前漂浮物2周，双眼可见急性后极部鳞样脉络膜视网膜炎。大约6周前，他曾发现左脚底斑疹并伴有周围瘙痒。右眼视力为20/20，左眼视力为20/30。双眼均表现为前部和后部葡萄膜炎，左眼玻璃体内大量细胞和混浊（图A）。由于左眼眼底周边部存在视网膜白色病灶，因此疑诊为急性视网膜坏死。4周后，他发觉右眼有明显的视力丧失，视力为8/200。右眼眼底可观察到黄斑（图B）和周边（图C）存在位于RPE及外层视网膜水平的散在较大区域的灰白色病灶。血管造影（图D和图E）显示这些病变早期为低荧光且晚期荧光素着染。图中黄斑区域（图D）可见明显的豹斑样背景低荧光。血液和脑脊液血清学检测提示梅毒阳性。静脉注射青霉素后，眼底改变及葡萄膜炎迅速消失，仅在黄斑区遗留粗糙斑驳的色素沉着。患者视力快速恢复。4个月后，他的右眼视力为20/15，左眼为20/20。双眼黄斑区均有轻微的色素斑点。

G~I：48岁男性患者，视力为6/200，他患有二期梅毒引起的急性后极部鳞样脉络膜视网膜炎、玻璃体炎和斑丘疹性皮炎。荧光素血管造影显示灰白色病变早期无荧光、晚期染色，病变部分消退区域内可见豹斑状无荧光灶（图H和图I）。数天后他的左眼也被累及。使用青霉素治疗后病灶迅速消退，4周内右眼视力恢复至20/30，左眼视力恢复至20/20。

J~L：秃发（图J）和斑丘疹性皮炎（图K和图L）患者急性视力丧失，为二期性梅毒引起的急性后极部性鳞样脉络膜视网膜炎。

(G~K，引自Gass等[80]；L，引自Passo和Rosenbaum[94])

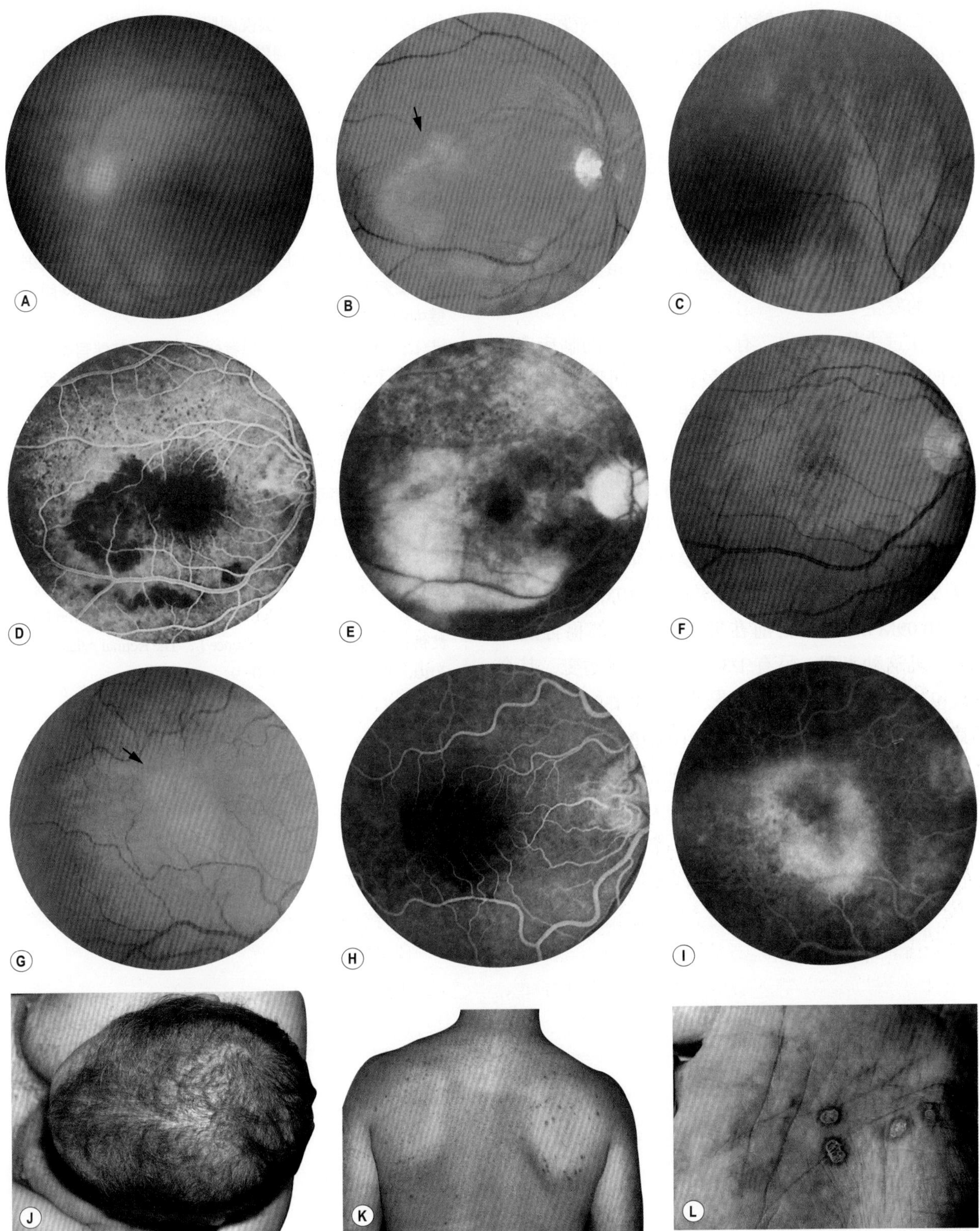

图 10.07

二期梅毒的急性鳞状脉络膜视网膜病变可能被误诊为急性鳞状多灶性色素上皮病变和匐行性脉络膜炎[80]。重视病史询问和（或）察觉二期梅毒的各种非眼部表现，以及早期青霉素治疗干预，对于正确诊断和预防永久性视力丧失都是很重要的。视觉功能也许会出乎意料地恢复。患者应进行 AIDS 检测，因为 AIDS 通常与二期梅毒伴随发生[80, 92-95]。AIDS 患者可能会使梅毒进展变快并更早引起神经梅毒的发生[92]。

在过去的 5 年中，有几例眼部梅毒的临床表现类似于急性视网膜坏死，最常见于同性恋和有男男性接触（MSM）的异性恋男性。这些临床表现包括位于视网膜内层和视网膜前水平的、具有特征性磨砂玻璃外观的多灶性白色病灶，伴有相邻血管的闭塞性血管炎[87, 96-98]（图 10.08B，D 和 I；图 10.09H~J）。经过治疗，视网膜内和视网膜前病变以及血管周围浸润可以好转（图 10.08E~G 和 K；图 10.09M 和 N）。目前在近 35% 的眼部梅毒病例中可见这种表现，另有 1/3 表现为鳞样病变，其余还包括非特异性前葡萄膜炎、视盘水肿、血管炎和其他病变（图 10.09O~X；图 10.10A~G）。这些多种多样的临床表现是否分别由梅毒螺旋体的不同血清型引起尚不清楚。

图 10.08 梅毒性内层视网膜炎和血管炎。

A~G：28 岁西班牙裔男性患者主诉在牙科手术后 1 天出现左眼视物模糊。服用阿莫西林和咪康唑 1 周后，他到门诊就诊，右眼视力 20/20、左眼视力 0/30。发现角膜后大量 KP、前房细胞和闪辉、Koeppe 虹膜结节和前玻璃体细胞。黄斑颞侧玻璃体后皮质以及下方玻璃体基底部（图 A 和图 D）可见白色细胞簇集。颞下视网膜血管血管壁呈白色（图 B 和图 C）。患者 HIV 阳性，血液和脑脊液快速血浆反应素（CSF RPR）显著升高。他接受静脉注射青霉素 14 天后症状缓解，视力恢复到 20/25，视网膜及血管壁中白色细胞逐渐消退。

H~L：44 岁高加索男性患者视力 20/25 并伴有囊样黄斑水肿。除了囊肿区域显示荧光素积存（图 H）外，荧光素造影未见其他异常。接受玻璃体内注射曲安奈德治疗后患者视力改善，黄斑水肿消退。2 个月后，患者自觉右眼视物模糊复发，又过了 2 个月患者复诊视力只有数指，眼底数个病灶可见视网膜前白色细胞聚集，血管狭窄（图 I）。血管造影显示豹斑样色素改变（图 J 和图 K）。患者 VDRL 阳性，HIV 是阴性的。他接受静脉注射青霉素 21 天，但由于视神经萎缩和动脉闭塞（图 L），视力恢复不佳。

（A~G，由 Dr. Pauline Merrill 提供；H~L，由 Dr. Ivan Batlle. J，提供；引自 Yannuzzi，Lawrence J.，The Retinal Atlas，Saunders 2010，978-0-7020-3320-9，p.348）

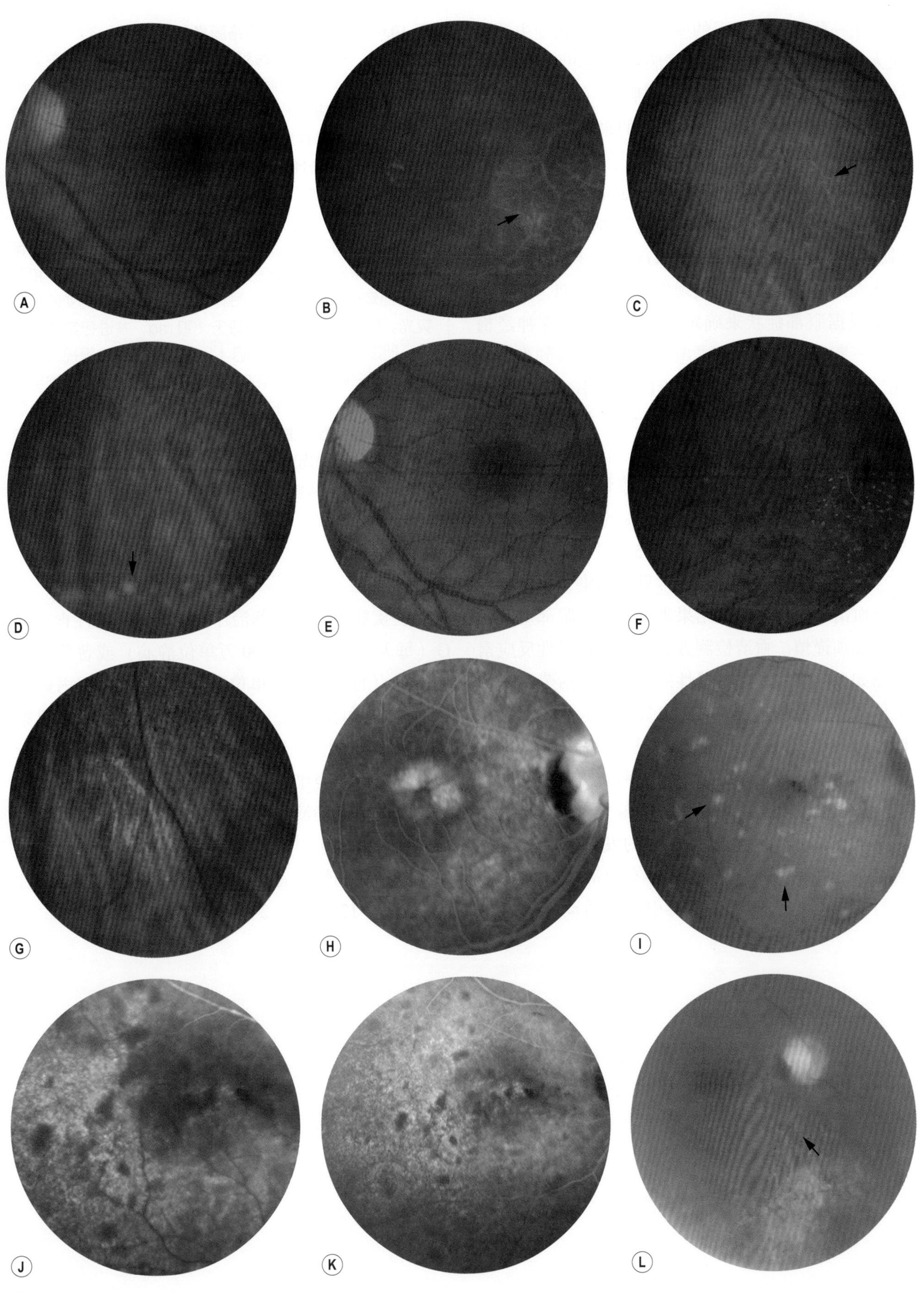

图 10.08

在一些获得性梅毒的患者中，眼底病变主要表现为伴有视网膜出血的视网膜血管炎[71, 81, 86, 99-103]、动脉闭塞性病变和增殖性视网膜炎（图 10.11G 和 H）[81, 99]。梅毒可导致多种不同的眼底改变，包括神经视网膜炎[104]、盘状瘢痕[105]、急性视网膜坏死[89]、伪视网膜色素变性、Kyrieleis 斑[106] 和视神经萎缩[107]。梅毒被称为"大伪装者"[84]。梅毒性树胶肿累及前节时（图 10.10G）可出现虹膜结节。虽然大部分梅毒的炎症表现发生在第二期，但通常很难根据眼部症状来确定梅毒的分期。在神经梅毒、三期梅毒和潜伏梅毒患者中也可观察到类似表现[108]。自 2000 年以来，梅毒的发病率一直呈上升趋势，2000—2004 年增长了 33.5%。据报道，纽约市、迈阿密－戴德县、华盛顿州、休斯敦市、旧金山市和南加州也暴发了几次梅毒疫情。疾病预防控制中心的分析估计，2004 年 64% 的早期梅毒病例为男男性接触者，而 1999 年为 5%[109]。

然而，由于梅毒是一种常见的感染，仅仅基于梅毒血清学试验的阳性结果来推断其为眼部疾病的病因必须谨慎。血清检测方法包括非特异性反应素检测如 VDRL，或更特异性的检测：包括荧光密螺旋体抗体吸收（FTA-Abs）和微血细胞凝集测定－梅毒螺旋体（MHA-TP）。关于神经梅毒的诊断标准以及这些患者中青霉素的剂量和给药途径存在一些争议[110]。二期梅毒时，由于脑脊液（CSF）对梅毒的血清学检测呈阳性反应的发生率高，因此通常不建议对患有二期梅毒伴有眼部表现的患者进行 CSF 检查。对于由梅毒引起的活动性脉络膜视网膜疾病患者的推荐治疗方法为含水溶性青霉素 G（每天 1 800 万 ~2 400 万单位静滴）或普鲁卡因青霉素（每天 240 万单位肌内注射），口服丙磺舒（500 mg，每天 4 次），持续 10~14 天。如果观察到 CSF 细胞增多，则应每隔 6 个月对这些患者进行 CSF 监测，直至细胞计数正常。对青霉素过敏的患者，可以使用静滴或肌内注射头孢曲松（每天 2 g，持续 10~14 天）[111]。应对所有梅毒患者进行 HIV 检测，HIV 阳性患者的治疗应持续 3 周。HIV 阳性者应在 6、12、18 和 24 个月监测治疗有效性。

图 10.09　梅毒性鳞样脉络膜炎和视网膜炎。
A~N：65 岁患有糖尿病和高血压的男性患者主诉左眼突然视力下降 1 天，左眼视力 20/80。左眼有传入性瞳孔障碍，但没有前房或玻璃体细胞。在左眼中观察到脉络膜或色素上皮水平鳞样病变并伴有少量视网膜出血灶（图 B）。血管造影显示鳞样病变的轻度的晚期不规则高荧光（图 C）。考虑诊断为"脉络膜缺血"；颈动脉和心脏超声均正常。患者每天口服 40 mg 泼尼松后，视力在第 1 周下降至 20/150。在第 2 周，他的右眼视力恶化，左眼视力没有改善。右眼出现鳞样病变，而左眼病变已消退（图 D 和图 E）。血管造影显示双眼（图 F 和图 G）的鳞样病变晚期高荧光。口服泼尼松增加至每天 100 mg，并进行实验室检查。他没有照常随访，延迟 1 周随访时发现右眼视力下降到手动、左眼视力 20/100。此时，右眼鳞状病变扩展至中心凹（图 H~ 图 J）下，双眼眼底还可见到数个局部表层视网膜白色病灶和血管狭窄。血管造影显示鳞样病变早期低荧光、晚期荧光素着染，伴豹斑样改变（图 K 和图 L）。RPR 和 FTA-Abs 结果为阳性。

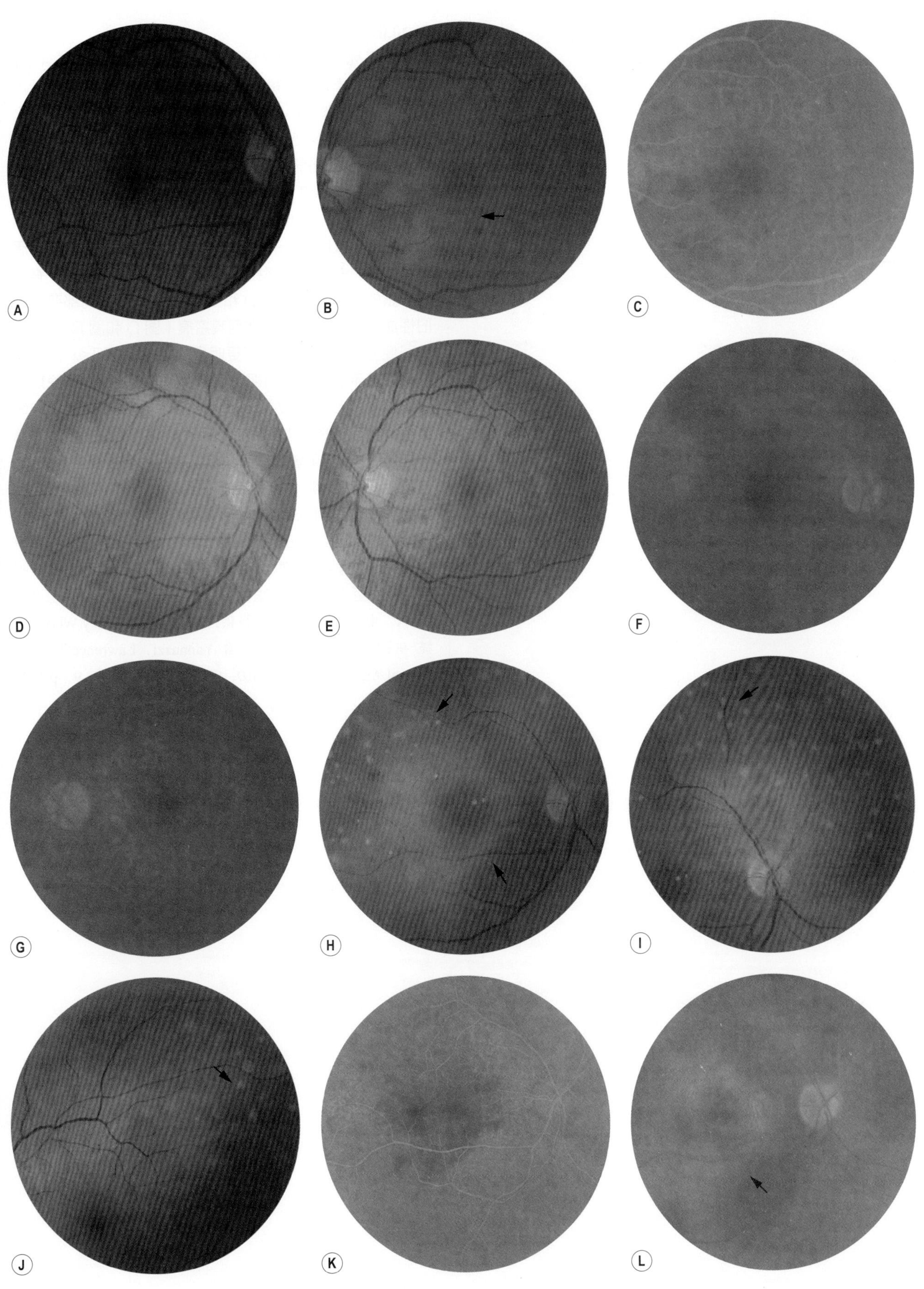

图 10.09

图 10.09（续）。
他在妻子死于癌症后 2 年内曾有数任网络途径的性伴侣。住院期间，患者接受每 4 小时 200 万单位的青霉素静脉滴注以及苄星青霉素 G 240 万单位肌内注射的治疗，持续 3 周。所有白色和鳞样病变消退，遗留血管狭窄（图 M 和图 N）。
O~X：44 岁西班牙裔女性患者主诉双眼视力下降伴眼周疼痛数月余。患者女儿发现母亲最近性格发生了改变；她变得脾气暴躁、健忘。右眼最佳矫正视力为 20/60，左眼为 20/25。双眼有 2~3+ 玻璃体细胞。患者 15 年前曾患全身皮疹，并有两个终身性伴侣。双眼视盘水肿并伴有表面扩张的毛细血管（图 O 和图 P）。双眼底中周部存在陈旧性血管周围的脉络膜视网膜瘢痕（图 Q 和图 R）。无赤光图像显示异常视盘血管更明显（图 S 和图 T）。血管造影早期显示视盘和周围视网膜的扩张血管，中期和晚期明显渗漏（图 U~ 图 W）。外周脉络膜视网膜瘢痕显示边缘染色，没有新的活动性病灶（图 X）。追问病史提示她的第一任伴侣 15 年前曾有阴茎溃疡，之后她便出现全身皮疹，自愈后没有后遗症。直到最近才出现视物模糊和性格改变。她的 RPR 是阴性的但她的梅毒螺旋体颗粒凝集（TPPA）试验阳性，证实了三期梅毒的诊断。她接受了 2 400 万单位的静脉注射青霉素，持续 14 天。在 3 周时，她的右眼视力提高至 20/50，左眼保持在 20/25，性格恢复了正常。
（A~N，由 Dr. Sundeep Dev 提供；O~X，由 Dr. Jeffrey Whitehead 提供；O，P，R，V，引自 Yannuzzi，Lawrence J.，The Retinal Atlas，Saunders 2010，978-0-7020-3320-9，p.352）

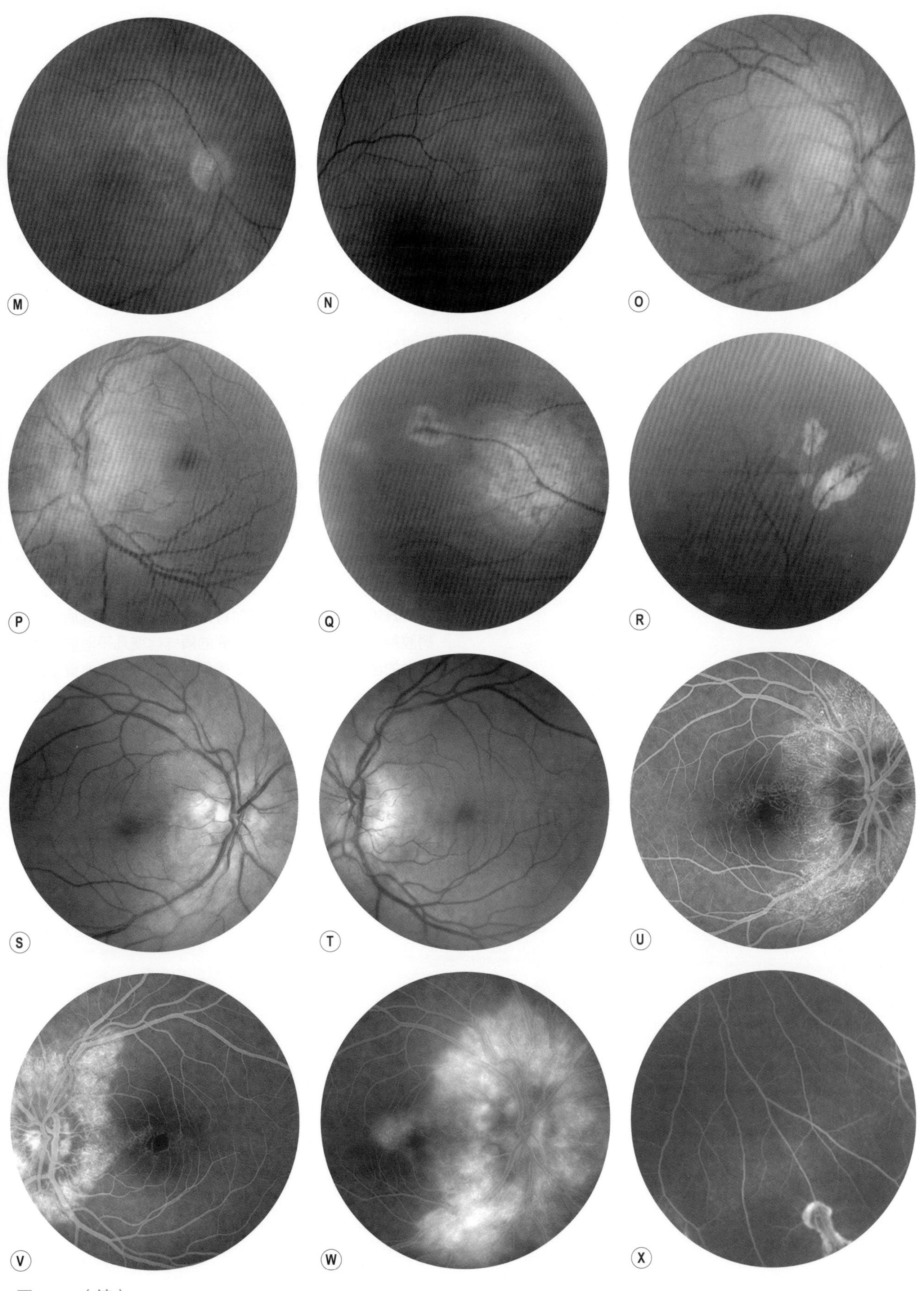

图 10.09（续）

图 10.10 梅毒性视神经炎。
A~F：58 岁小学教师主诉醒来时视野中心见圆形黄光。双眼视力均为 20/20。前段正常。Humphrey 视野显示右眼生理盲点扩大。右眼底表现为视盘水肿（图 A 和图 B），左眼正常（图 C）。脑部和眼眶部 MRI 显示没有异常。建议观察，这期间对梅毒的检测结果返回显示呈阳性，其丈夫随后进行检查也呈阳性。患者右眼视力下降至 20/40，视盘水肿持续存在（图 D），血管造影显示其表面扩张血管（图 E）。她对青霉素脱敏后进行了 2 周的静脉注射青霉素和强力霉素治疗。患者视盘水肿改善（图 F），右眼视力恢复至 20/25，左眼视力保持在 20/20。

梅毒性树胶肿。
G~L：53 岁男性患者主诉在更换隐形眼镜时抓伤左眼。他被诊断为角膜溃疡并开始使用加替沙星（zymar）滴眼液。2 周后，他的左眼视力下降到手动，并且出现前房肉芽肿伴出血、虹膜血管扩张、瞳孔后粘连和葡萄膜炎（图 G）。右眼的眼底检查显示鼻下方视网膜（图 H）有鳞样病变。该眼的荧光素血管造影显示晚期高荧光（图 I）。VDRL 检测提示梅毒性树胶肿。他已被确诊 HIV 阳性，并且服用奈韦拉平（viramune）治疗，CD4 计数为 283，病毒载量检测不到。他的 CSF VDRL 为 1∶4，RPR 为 1∶512。患者开始每 4 小时静脉注射青霉素 G 治疗。1 周后，他的树胶肿大小减少了一半，眼底的鳞样病变几乎消退，遗留轻微的色素斑点（图 J）。4 周后进行的荧光素血管造影显示鳞样病变部位（图 L）处呈现豹斑样色素改变，而梅毒性树胶肿（图 K）完全消退。
（A~F，由 Dr. Mark Daily 提供；G~L，由 Dr. Charlie Barr 提供）

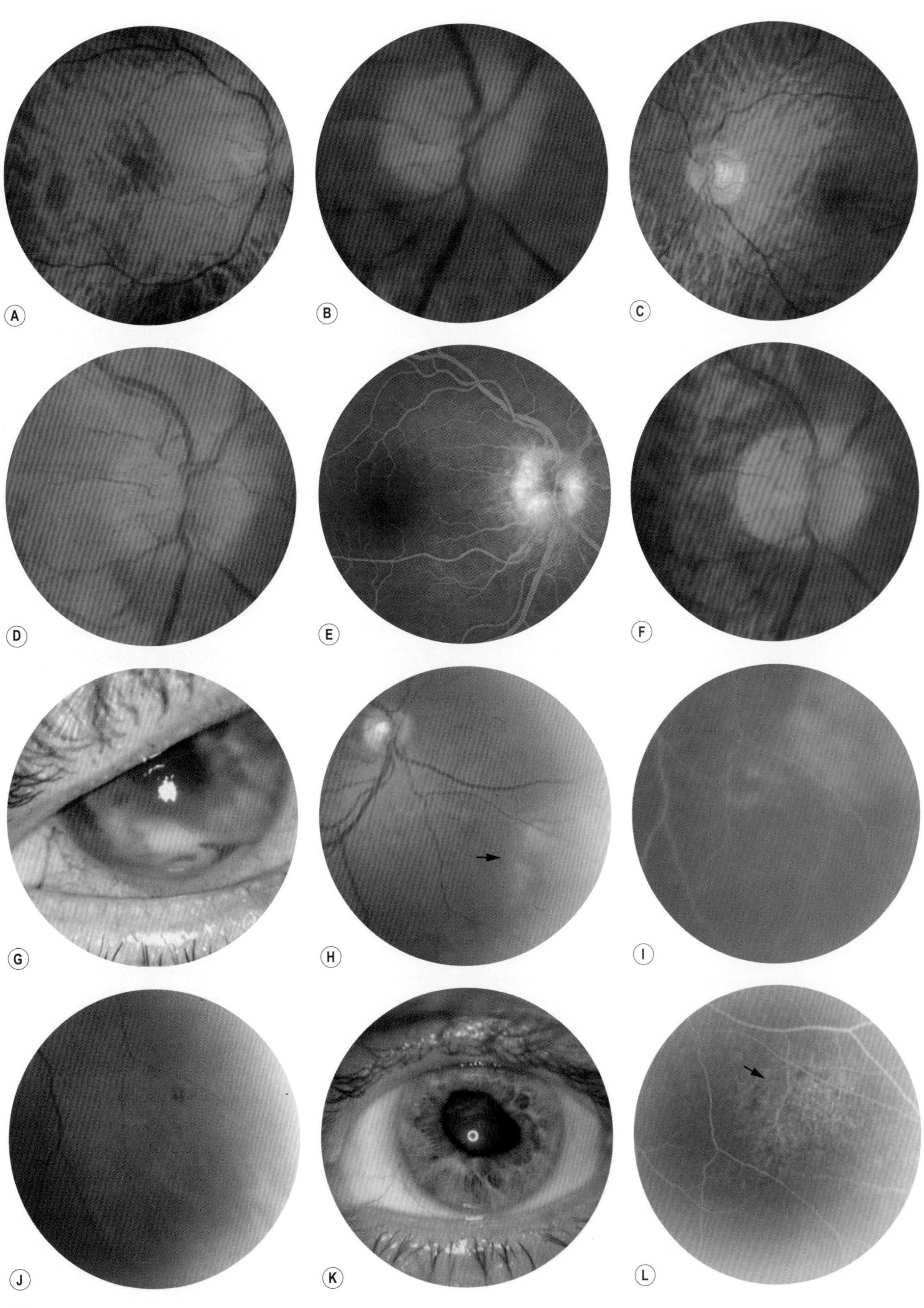

图 10.10

图 10.11 梅毒性脉络膜视网膜炎。

A~C：由二期梅毒性脉络膜视网膜炎引起的双侧脉络膜视网膜瘢痕。

D：由二期梅毒引起的脉络膜视网膜炎患者眼底见黄斑区视网膜下新生血管（箭头）以及脉络膜视网膜瘢痕。

E 和 F：41 岁女性先天性梅毒性脉络膜视网膜病变患者自幼视力差，并伴有角膜基质炎、荧光密螺旋体抗体（FTA）阳性，视力 20/80。眼底可见视网膜血管狭窄、视盘苍白和周边部假性视网膜色素变性改变。

G 和 H：拟诊为梅毒性视网膜血管炎的 30 岁男同性恋患者，主诉右眼视物模糊 10 天。左眼是出生后弱视。5 年前他患有一期梅毒。16 个月前，他的脚和手上出现了皮疹。患者在眼部症状发生前 3 个月被诊断为梅毒，并接受青霉素肌内注射治疗。他的右眼视力为 20/50，左眼只有手动。患者眼底可见广泛分散的视网膜出血，血管周围渗出（图 G），血管造影提示多个主要累及静脉的视网膜血管阻塞病灶（图 H）。血管造影还显示晚期血管周围染色。

I~L：45 岁 HIV 阳性的男性患者，躯干、腹部和手掌上有广泛性皮疹，并伴有鳞样脉络膜视网膜炎。患者主诉右眼视力下降 2 周；右眼视力为 4/200，左眼视力为 20/25。眼底黄斑区左上方中有一个较浅的鳞样病变。他的 CD4 计数在 200 左右，病毒载量检测不到。患者收入院并接受静脉注射青霉素 3 周。在 1 周内（图 L），患者鳞样病变有所消退，并且视力提高到 20/70。但他没有继续随访。

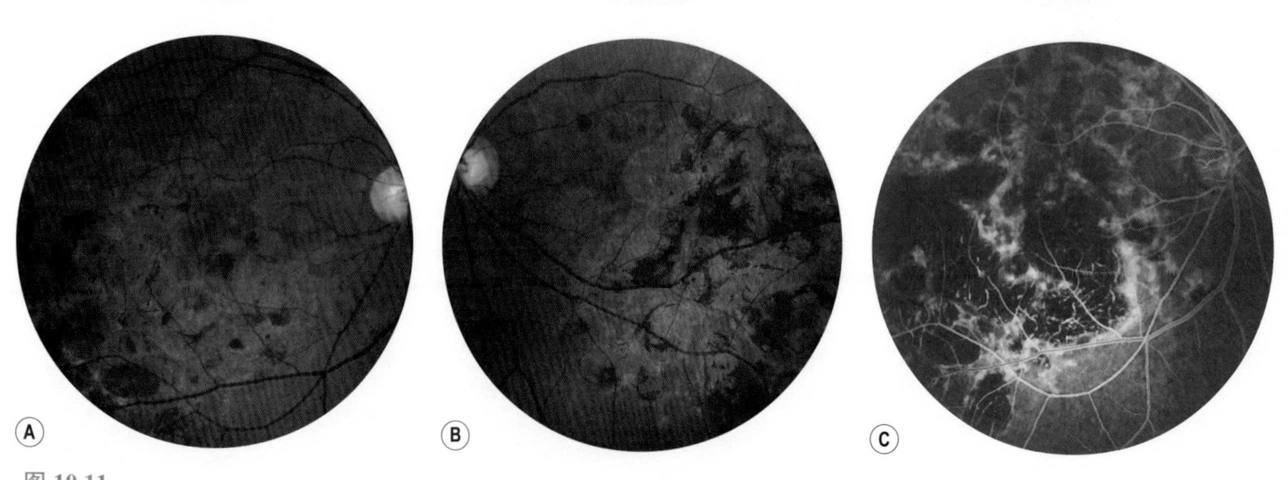

图 10.11

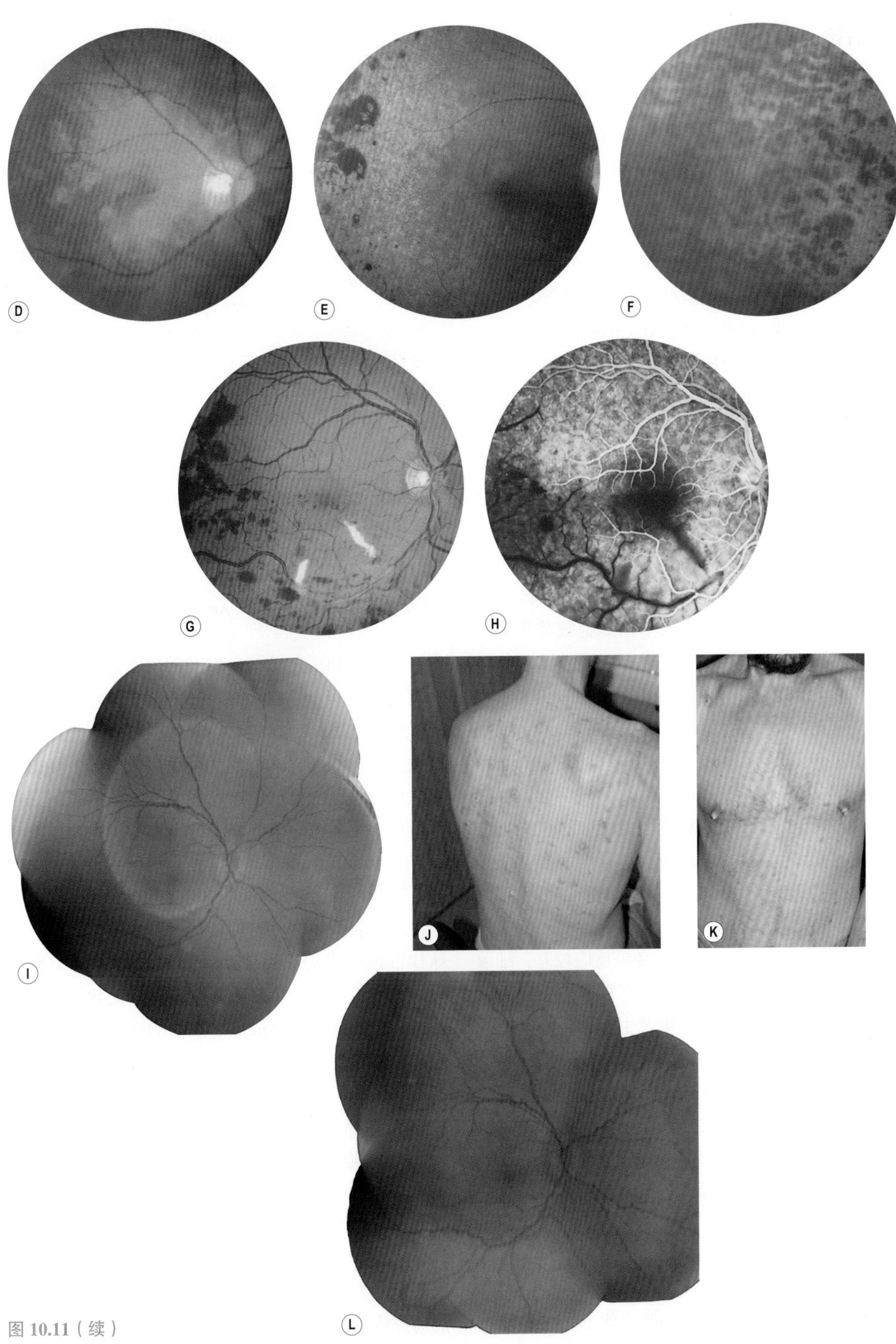

图 10.11（续）

结核

尽管肺部和肺外结核（tuberculosis，TB）已在全世界流行了数百年，但直到过去10年，除了Eales病之外，眼部结核病的报道还很少。这可能是由于诊断无法明确，以及在这些疾病患病率高的国家中眼科人员缺乏相关知识，以及这些国家的患者获得专业医疗服务的机会较少。已经有数种新的眼内TB临床表现的报道[63, 112-124]。随着AIDS患者人数的增加，眼部结核病也呈上升趋势。同时患有结核病和AIDS的患者中有50%出现肺外受累。

结核病是由结核分枝杆菌引起的全身性疾病。结核病的特征为在受累的组织中形成肉芽肿。虽然肺结核是最常见的表现，但肺外受累包括胃肠道、泌尿生殖系统、心血管系统、皮肤和包括眼睛在内的中枢神经系统。在呼吸性细支气管或肺泡中植入吸入的分枝杆菌后，结核感染的病理发生机制分为5个阶段。

- 阶段1：肺泡巨噬细胞吞噬细菌后，或者杀死细菌，或者细菌生长并破坏巨噬细胞。
- 阶段2：循环系统中的单核细胞被募集到病灶区域并吞噬细菌。细菌通过阻止溶酶体与吞噬体融合而防止被其破坏。
- 阶段3：迟发型超敏反应被激活用来杀灭细菌，从而导致干酪样坏死。该病变中央为干酪样坏死病灶，周围被活化和未活化的巨噬细胞、T淋巴细胞和其他免疫细胞包围。如果细胞介导的免疫反应良好，则高度活化的巨噬细胞会破坏细菌，从而在该亚临床阶段阻止病变的进展。
- 阶段4：如果细胞介导的免疫反应较差，细菌可从病灶边缘逃逸并在巨噬细胞内繁殖，导致更多干酪样坏死产生及生长。少数携带细菌的巨噬细胞可能进入淋巴管或血液并到达肺部的其他部位和包括眼睛在内的其他器官。
- 阶段5：尽管具有良好的细胞介导的免疫力，但无法抵御干酪样坏死病灶中心液化和细菌的增殖。细菌侵蚀支气管壁并扩散到其他器官[113]。

眼结核

前葡萄膜炎

急性和慢性肉芽肿性葡萄膜炎伴羊脂状角膜沉积物、虹膜和房角结节，以及前房肉芽肿均为结核性前葡萄膜炎的特征（图10.15D）。偶有表现为前房积脓、虹膜结节血管化。虹膜萎缩也有报道。结核性前葡萄膜炎也可表现为轻度或中度复发性虹膜睫状体炎；这些眼睛中不存在肉芽肿，但在瞳孔边缘可见小的半透明结节（Koeppe结节）[113, 125, 126]。

图10.12 结核性多灶性脉络膜视网膜炎。

A~F：印度一名30岁的女性患者隐匿发病，主诉左眼视力缓慢下降18个月，伴有疼痛和眼红。她在其他地方用局部和口服类固醇治疗急性前葡萄膜炎，每天最多60 mg。她全身情况健康。她的左眼视力为20/100，前房细胞和闪辉阳性。她的后极有几个深的脉络膜病变，其上有渗出性视网膜脱离（图A）。血管造影显示脉络膜病变早期低荧光，高荧光始于病灶边缘，荧光素逐渐积存于视网膜下空间，形成晚期高荧光（图B~图D）。她并无活动性肺结核患者接触史。Mantoux试验阳性20 mm×23 mm，沉降率5 mm，胸部X线正常，QuantiFERON-TB Gold阳性。她接受了4种药物抗结核治疗，以及60 mg泼尼松和10 mg吡哆醇。3周后，她的视力提高到20/25，病灶愈合（图E和图F）。

G~L：一名17岁的印度女孩，右眼视力下降3个月，视力为3 m数指，相对性瞳孔传入阻滞。她的视网膜下病变的中央区域为严重的全层视网膜炎，附近有些小片的视网膜出血。荧光素血管造影显示脉络膜病灶荧光逐渐增强、渗漏（图H和图I）。病变在ICG血管造影（图J和图K）上无荧光。用抗结核药物治疗后炎症消退，形成扁平萎缩性瘢痕。

（由Dr. Vishali Gupta和Dr. Amod Gupta提供）

中间葡萄膜炎

患者表现为轻度慢性葡萄膜炎、玻璃体炎、雪球样混浊、雪堤、周边血管鞘和外周视网膜脉络膜肉芽肿。房角的荧光血管造影显示睫状体带近虹膜根部中的小的、离散的、发白的病变呈早期高荧光。常伴有囊样黄斑水肿[113]。

免疫抑制患者中由结核分枝杆菌引起的视网膜脉络膜炎

患有肺结核但不伴有免疫抑制患者的眼睛很少受累。粟粒性结核患者可能出现多灶性脉络膜肉芽肿，较少发生眼内炎。然而，患有AIDS和肺结核的患者可能发生由结核分枝杆菌以及通常致病性较弱的鸟分枝杆菌引起的严重多灶性视网膜脉络膜炎[2]。

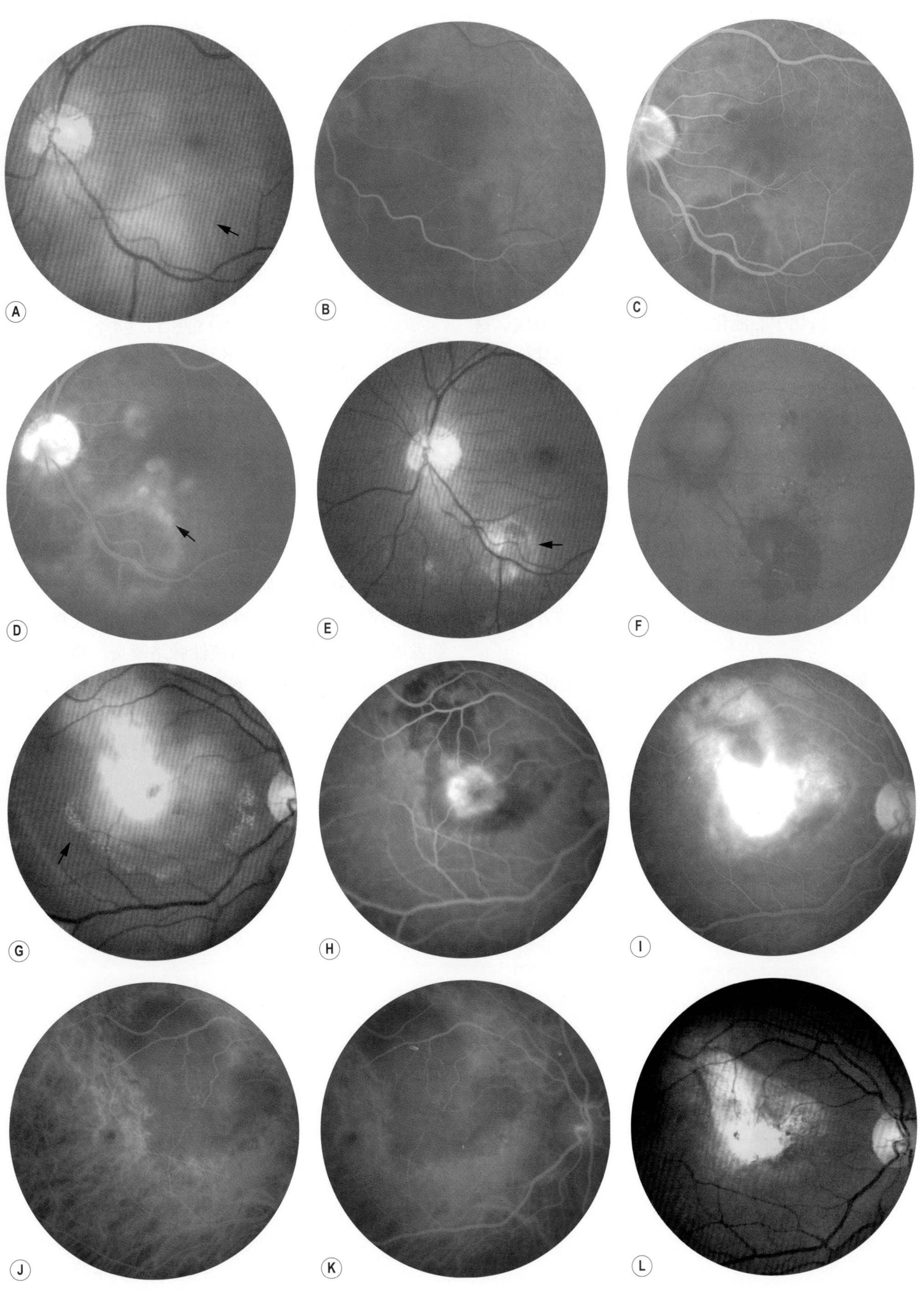

图 10.12

后葡萄膜炎和全葡萄膜炎

脉络膜结节 多灶性小脉络膜结节是最常见的表现，单眼或双眼出现结节样病灶，提示病体的血源性扩散[127-137]。病灶为1/4~1个视盘大小，呈灰黄色，偶尔可能有病灶周边视网膜出血（图10.12 A~D）。该临床表现也是粟粒性结核病的特征。接受治疗后，黄灰色病变会变得更白、边界清晰，最终有色素沉着（图10.12 E）[113, 115, 118, 119, 126, 138-141]。

视网膜下脓肿 快速增殖的结核杆菌可引起干酪样坏死病灶中心液化，导致坏死和脓肿形成。这些可以见于播散性结核病，也可见于身体其他部位没有结核病证据的情况下。在结核病高发国家或地区，医师应有较高的警惕性以考虑此诊断。脉络膜视网膜吻合或视网膜下新生血管可发生在已愈合的病灶上（图10.12G~K）。

脉络膜结核瘤 脉络膜结核瘤是一个孤立的肿块，呈黄白色隆起病灶，有时伴有其上视网膜皱褶和视网膜出血[128, 129, 133, 136, 142-145]。肿块可以位于眼底的任何位置，并且在高度和弥漫性扩散方面继续生长。

匐行样脉络膜炎 该病变的标志是活动性病灶边缘的持续性进展，最初的病变可以是：①多灶性脉络膜炎进展并融合，拥有数个进展的活动性病灶边缘（图10.13A~F）。②具有类似于阿米巴样扩散的斑块样病变（图10.13G和H）。③非活动性的愈合瘢痕灶，在其边缘出现新的活动灶并进展（图10.13I~K）。如果口服类固醇和其他免疫抑制剂治疗后，这些匐行性脉络膜样的临床表现仍继续发展，此时应怀疑是结核性脉络膜炎。检查应包括Mantoux皮肤试验、胸部X线和CT扫描，以及QuantiFERON-TB Gold（QFT-G），以确诊结核病。如果所有这些都是阴性的，则应进行房水或玻璃体液的PCR以确定诊断[113, 121]。

图10.13 匐行样结核。

A~K：25岁印度男性患者主诉左眼视力6周内下降至20/40。左眼底观察到多灶性以及融合的奶油状病变，其中一些病灶的中心好转中（图A~图C）。血管造影显示乳酪状病灶边缘低荧光，中心斑片状透见高荧光（图D~图F）。病灶的眼底拼图显示匐行性和多灶性病变（图G和图H）。他的Mantoux试验阳性，呈24 mm×20 mm硬结，胸部X线检查显示肺门淋巴结肿大。梅毒螺旋体血细胞凝集（TPHA）试验阴性。他接受了4种药物抗结核治疗4个月，然后接受双药治疗1年，并口服类固醇6个月，起始每天1.5 mg/kg，逐渐减量。在3个月时视力提高至20/30，病变活动性降低（图I和图J），24个月时视力为20/20，病灶完全好转（图K）。

（由Dr. Vishali Gupta和Dr. Amod Gupta提供）

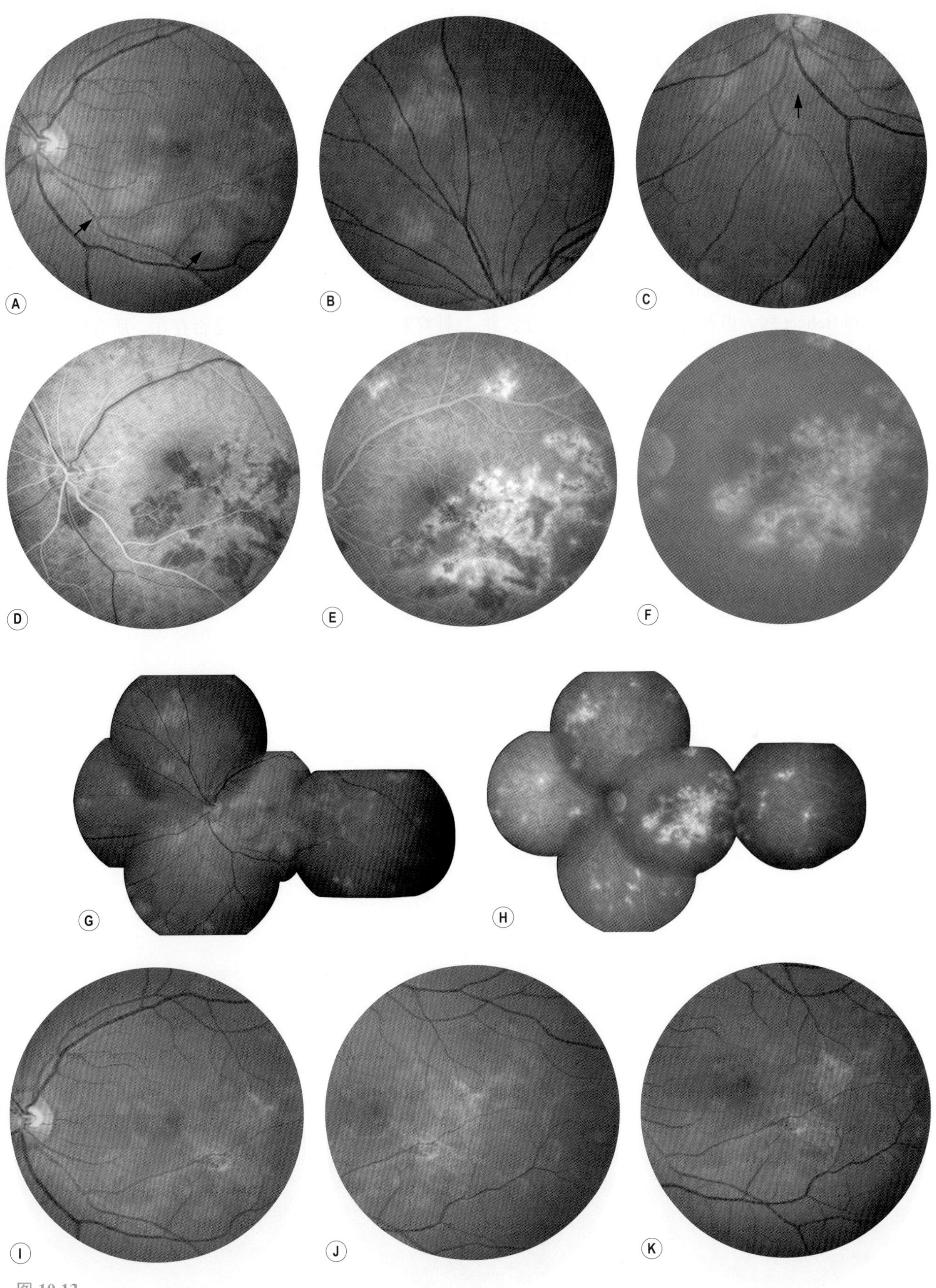

图 10.13

结核性视网膜血管炎 静脉或有时动脉周围活动性渗出，伴有视网膜出血、脂质渗出，偶伴有局灶性脉络膜视网膜炎，应提示结核性血管炎的诊断（图 10.14）[113]。该病应与结节病的血管炎和 Behçet 病鉴别诊断，后两种疾病更多累及动脉。随着时间的推移，可能发生视网膜无灌注区和新生血管形成。血管炎是否由感染本身导致，抑或是对结核分枝杆菌抗原发生超敏反应所引起，尚不清楚。这些患者还应进行各种诊断测试以确诊结核病，并排除结节病和 Behçet 病。患者需要接受抗结核治疗，并监测是否有新生血管形成，一旦形成则应激光光凝视网膜缺血灶。对结核抗原产生超敏反应可能见于一部分 Eales 病的患者（参见第 6 章）。

所有怀疑患有眼部结核病的患者都应首先进行结核菌素试验检查、胸部 X 线检查、胸部 CT（必要时）以及 QuantiFERON-TB Gold 检查 [113, 146, 147]。当其他测试结果不确定时，组织液 PCR 可以帮助确定诊断。当所有这些测试都是阴性时，患者开始使用皮质类固醇治疗后，应当密切监测病变是否持续或进展，如病变仍然持续或发生进展，应进行细针穿刺活检以检测病原体是否存在。所有患有眼结核病的患者应在病程前 2 个月使用四联药物，并继续服用二联药物，总共 18 个月 [112, 113]。9 个月和 12 个月的疗程均不充分，在完成治疗后病变可能复发。与肺部不同，结核杆菌在实体器官中分裂非常缓慢，因此需要更长的治疗时间。口服 0.5~1 mg/kg 剂量的类固醇也应与抗 TB 方案一起开始，并且根据治疗反应缓慢减量，持续 9~12 个月。

图 10.14 结核性视网膜血管炎。
A~W：26 岁男性患者视力迅速下降至 3 m 数指，该患者眼底可见广泛分布的神经纤维梗死、视网膜出血、静脉周围渗出和轻度玻璃体炎（图 A~ 图 E）。荧光素血管造影显示视网膜出血的荧光遮蔽、静脉内皮着染和渗漏（图 F~ 图 I）。

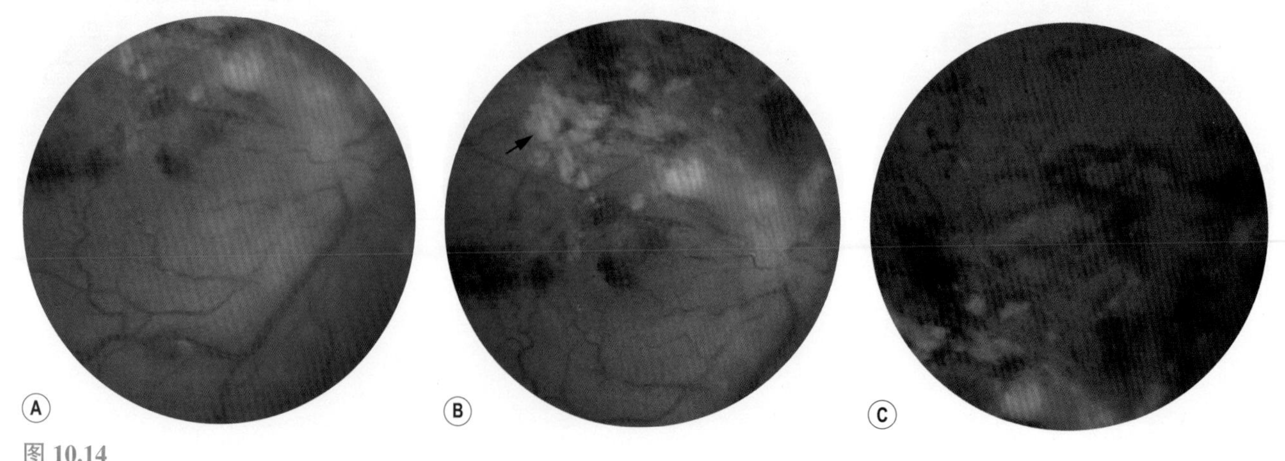

图 10.14

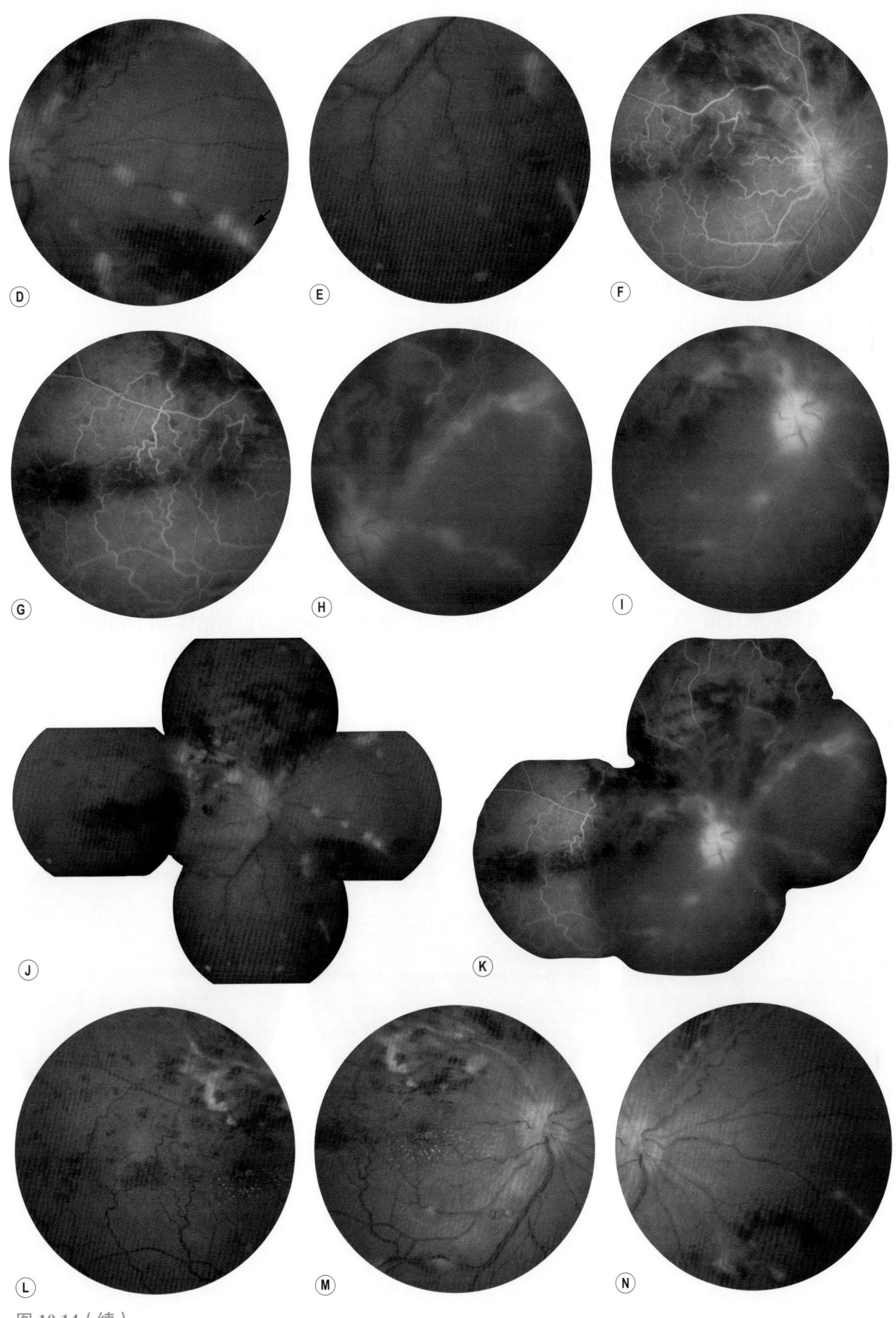

图 10.14（续）

在开始抗结核治疗后，可能会出现类似于 Jarisch-Herxheimer（疗后剧增）机制的反常反应，这需要在数周内增加类固醇剂量，直到病变开始减轻。

全世界有近 20 亿人感染结核分枝杆菌，但只有 10% 的人在其一生中患有活动性疾病。已确定 22 个国家拥有世界上 80% 的结核病人口：印度、中国、印度尼西亚、孟加拉国、巴基斯坦、尼日利亚、菲律宾、南非、俄罗斯、埃塞俄比亚、越南、刚果民主共和国、巴西、坦桑尼亚、肯尼亚、泰国、缅甸、阿富汗、乌干达、秘鲁、津巴布韦和柬埔寨 [148, 149]。

图 10.14（续）。
他的 Mantoux 测试结果为阳性，硬结大小 20 mm × 20 mm，胸部 X 线检查显示胸腔积液，VDRL 无反应，TPHA 检查阴性。他接受了四联抗结核治疗，病变开始消退，视网膜出血和水肿减少，以及静脉鞘形成（3 个月，图 L~ 图 P）（6 个月，图 Q 和图 R）。血管造影显示斑片状无荧光和血管重塑（图 S~ 图 U）。患者视网膜新生血管形成，需要先在视网膜颞上象限（图 S）以及随后的鼻下象限（图 T，图 V 和图 W）行激光光凝治疗。
（由 Dr. Vishali Gupta 和 Dr. Amod Gupta 提供）

当该病局限于脉络膜时，它会表现为非特异性脉络膜炎性肿块，与隐球菌病、诺卡菌病或脉络膜的其他炎性疾病（包括结节病）相类似（图 10.15A~C）。大的脉络膜结核瘤可与黑色素瘤相似，同时可能对抗结核治疗无反应 [20, 144]。Barondes 等描述了一名健康的结核菌素皮肤试验阴性但伴有局灶性脉络膜病变的患者，该患者经睫状体平坦部活组织检查发现抗酸杆菌 [129, 150]。在一些看似健康的患者中，疾病可能迅速发展类似眼内炎。除结核分枝杆菌外，鸟分枝杆菌也可引起艾滋病患者眼底多发性脉络膜炎以及视网膜炎 [127, 129]。

Eales 病

一小部分表现为复发性玻璃体出血、外周静脉鞘和视网膜新生血管的 Eales 病患者可能对结核抗原发生超敏反应（参见第 6 章）。

泡性结膜炎是对包括结核蛋白在内的各种病原物蛋白产生的过敏反应（图 10.15E）。

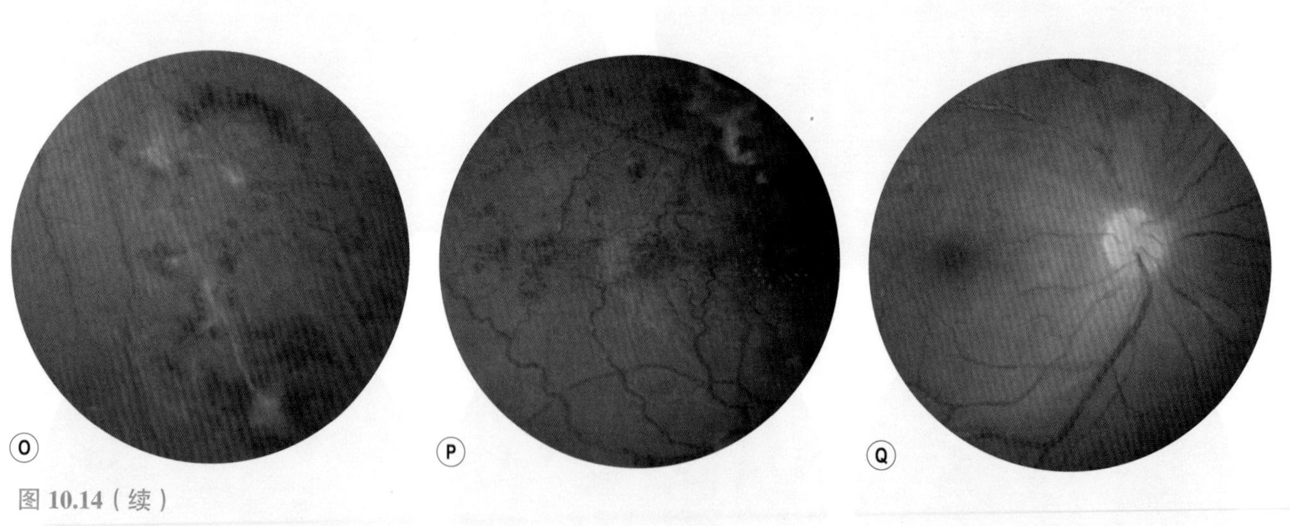

图 10.14（续）

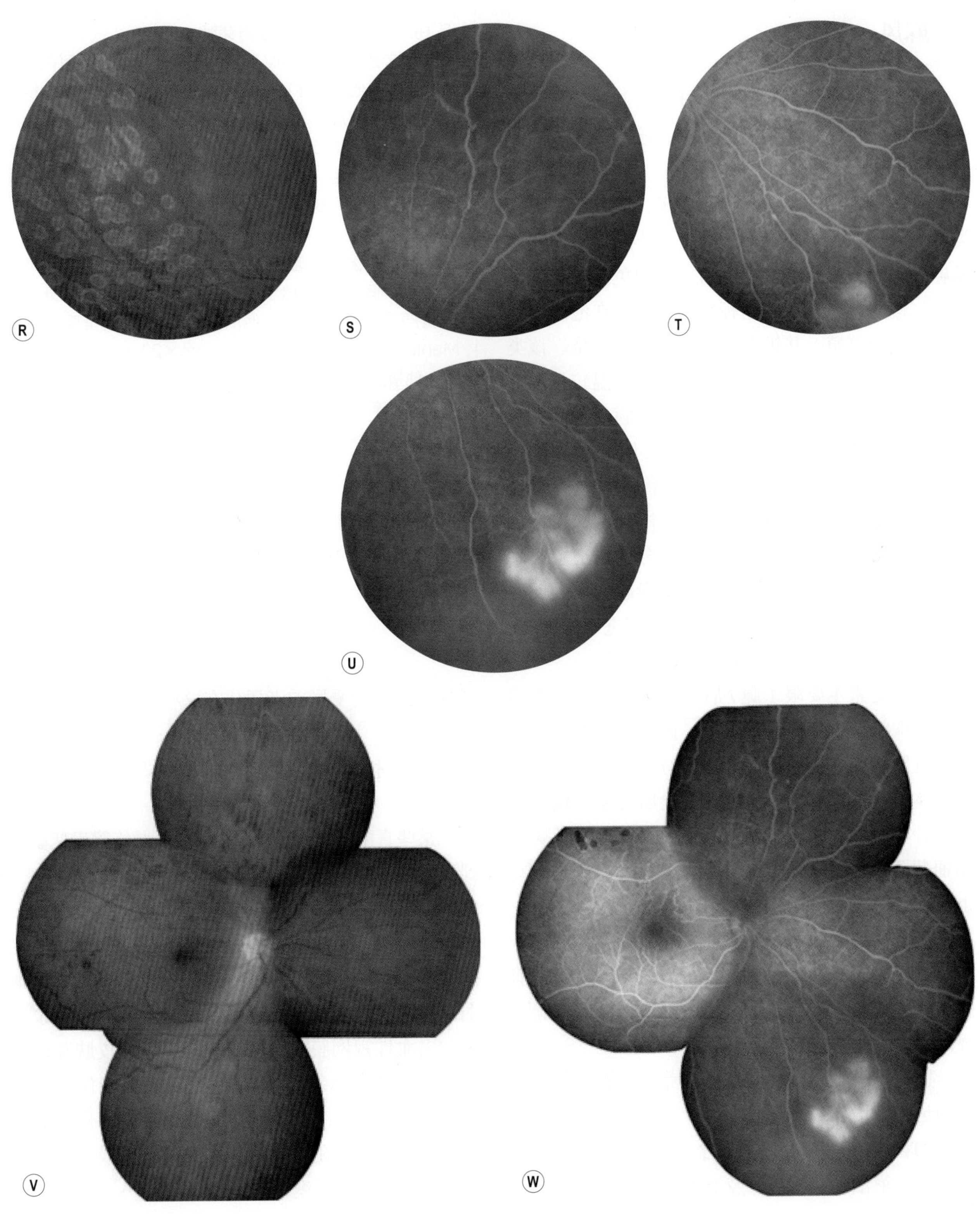

图 10.14（续）

麻风

麻风病是一种由麻风分枝杆菌引起的慢性肉芽肿性疾病。根据患者的免疫状态，该疾病以三种形式存在：细胞免疫功能低下的发展为瘤型麻风，细胞免疫较强的发展为结核样型麻风，以及中间界线类麻风（偏结核样型或偏瘤型）。最典型的瘤型麻风患者对麻风杆菌缺乏免疫力，细胞免疫功能明显缺陷。这些患者的细菌指标很高；杆菌在泡沫巨噬细胞内生长繁殖，并扩散到身体的各个部位。该类细菌无法耐受温暖的温度，常存在于体温较低的部位：皮肤、周围神经、眼部角膜和虹膜。因此，没有确凿的影响视网膜和脉络膜的麻风病病例的报道 [151]。尽管在几个剜出的眼球中曾经发现视网膜和脉络膜巨噬细胞内存在麻风分枝杆菌，Choyce 和 Chatterjee 于 1964 年也在文献中分别报道了眼底受累的病例，前者的表现为不规则隆起的高度反射性白色病变 [152, 153]，但此类病变未得到进一步证实。这一发现是非常不寻常也非常罕见的 [154]。

眼部受累主要限于睫 / 眉毛脱落，缺乏角膜感觉，串珠状角膜神经，角膜炎，肉芽肿性前葡萄膜炎伴虹膜萎缩，角膜沉积物（KP），虹膜麻风珍珠样小体，以及由于皮肤、泪囊和睑肌受累导致的眼睑闭合不全（图 10.15 F）。青光眼继发于虹膜病变和葡萄膜炎。由于睫状体的浸润和房水产生减少，也可导致低眼压 [155-157]。

剜出的盲眼的组织学研究发现，由于其对较冷区域的亲和力，在角膜、虹膜、前葡萄膜组织和前脉络膜中充满了麻风杆菌的细菌和泡沫巨噬细胞。视网膜内则没有杆菌存在 [155, 156]。

这种抗酸杆菌不能在体外培养，只能在九带犰狳的足垫中培养。最近通过逆转录酶 – 聚合酶链反应（RT-PCR）得以确诊了几个病例 [158]。这种疾病在印度、尼泊尔、巴西以及亚洲和非洲的热带地区流行，70% 的受影响者居住在这些区域。

图 10.15　结核性脉络膜肉芽肿。

A~C：这名 26 岁的 HIV 阴性印度男子主诉 3 个月内视力逐渐下降。他近期体重下降，有呼吸道疾病。他右眼视力数指，左眼 20/20。大结核瘤占据整个黄斑（图 A），中周部有些较小的结节。细针穿刺活检进行 PCR 检测，结核分枝杆菌呈阳性。他接受了四联药物抗结核治疗；2 周后病灶开始吸收（图 B）。2 个月后，病灶活动度看上去大大下降（图 C）。

D：这名 17 岁的印度男子最近从印度移民到美国，可见巨大的羊脂状 KP，提示为肉芽肿性葡萄膜炎。此外，他患有严重的玻璃体炎。他的胸部 X 线检查呈阴性，但 Mantoux 呈阳性，结节为 24 mm × 20 mm，有坏死反应。他接受了四联抗结核药物和局部类固醇治疗 18 个月后，所有体征消失，视力恢复到 20/20。

E：泡性结膜炎，一种在结核病患者中见到的免疫反应。

麻风。

F：患有瘤型麻风病的印度患者，睫 / 眉毛脱落，周边角膜瘢痕，葡萄膜炎表现，鼻软骨缺失。

（A~C，由 Dr. J.Biswas 提供；E 和 F，由 Dr. S.R. Rathinam 提供）

真菌性视网膜脉络膜炎

某些真菌首先累及视网膜，或从脉络膜迅速蔓延到视网膜，形成白色视网膜内真菌脓肿 [烟曲霉，白色念珠菌，白吉利毛孢子菌（*Trichosporon beigelii*），尖端赛多孢子菌（*Scedosporium apiospermum*）和申克孢子丝菌（*Sporothrix schenckii*）]。还有一些真菌则主要产生黄白色多灶性脉络膜浸润，继而导致浆液性和出血性视网膜脱离（组织胞浆菌、皮肤芽孢杆菌、球孢子菌和新型隐球菌）。后者可能伴有盘状视网膜脱离。由于菌丝体积较大，毛霉菌侵入血管后常表现为血管阻塞，例如视网膜中央或分支动脉阻塞，或眼动脉阻塞 [159-162]。

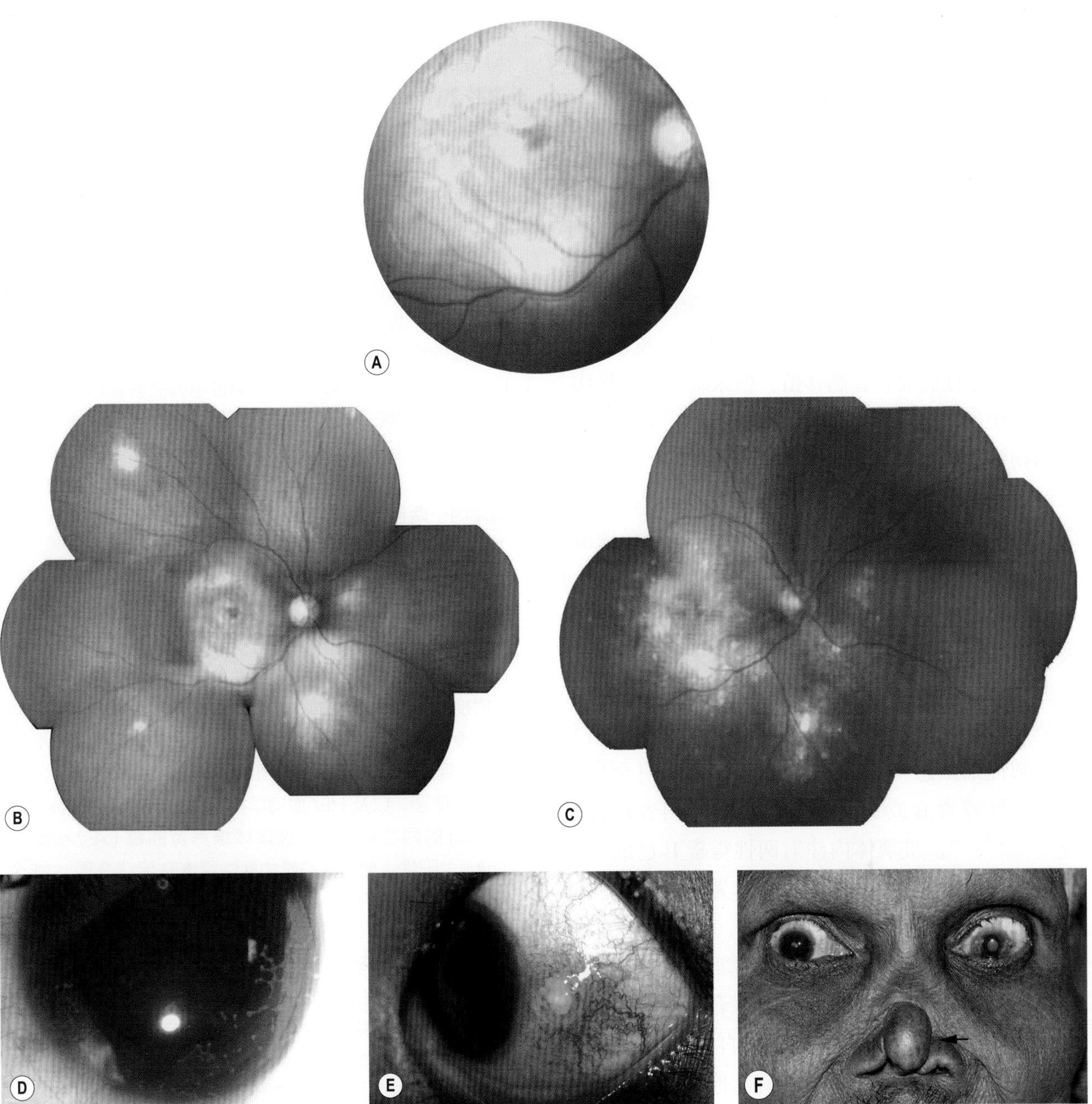

图 10.15

念珠菌性视网膜脉络膜炎

住院患者，特别是那些通过静脉置管接受长期强化抗生素治疗的腹部手术并发症患者，容易发生念珠菌血症和局灶性白色视网膜脓肿（图10.16A~F）[163-178]。局灶性白色视网膜病变通常位于视网膜表浅部位，原发病灶前方的玻璃体常有小棉球样混浊物（图10.16D）。视网膜念珠菌病发生的其他诱发因素包括静脉药物滥用、化疗、皮质类固醇给药、恶性肿瘤、骨髓移植、糖尿病、严重烧伤、内分泌功能减退、其他使人衰弱的疾病、静脉内给药药物污染和产妇产道感染[163-165, 167, 168, 179-183]。作者已经看到2名糖尿病患者在输尿管支架置入后发生念珠菌性视网膜炎，其尿液培养物生长白色念珠菌。

眼底病变的形态可以强烈提示诊断。进一步确诊可以通过静脉用药部位的取材培养、血液培养或玻璃体抽吸培养。视网膜也可见多个有白心的浅表性出血[164]。白色中心可能是含有真菌的微脓肿[178]，或是无菌性的纤维蛋白－血小板聚集体（参见前文对化脓性细菌感染的讨论）。该疾病可能对全身给药的两性霉素B或5-氟胞嘧啶，或对两者都有反应[175-177, 179, 184]。玻璃体内注射两性霉素B已成功地用作主要治疗形式[177, 184-186]，并作为全身治疗的辅助手段（图10.16C~F）[175]。最近，氟康唑、伏立康唑和卡泊芬净已成功治疗对两性霉素无反应的念珠菌性视网膜炎，或与两性霉素联合用于该病的治疗[187-189]。念珠菌视网膜脓肿也可自发消退[165]。因此，如果视网膜受累轻微且没有其他器官受累的证据，可密切关注是否有疾病进展的迹象[166]。局灶性视网膜念珠菌脓肿周围出现视网膜条纹是病变消退的早期表现[190]。如果视网膜病变进展，或者如果存在疾病更严重的证据，则给予氟康唑、伊曲康唑、伏立康唑、泊沙康唑或卡泊芬净可能是有效的。为了避免全身应用两性霉素B相关的肾毒性，一些仅有眼部受累、没有其他器官累及的患者，可能可以通过睫状体平坦部的玻璃体切除术和玻璃体内注射两性霉素B成功治疗[175, 177, 179, 186, 191]。

念珠菌性视网膜炎在胃肠道手术后、静脉高营养、中毒性巨结肠和糖尿病患者中更常见，而曲霉菌感染更常见于器官移植或心脏手术后。在门诊患者中，念珠菌可见于静脉药物滥用者，往往被误认为是弓形虫视网膜炎。存在"珍珠串"样病灶，且无Kyrieleis动脉炎表现及陈旧性瘢痕附近的活动性视网膜炎，应该怀疑念珠菌；应该尽量确认有无静脉药物滥用的病史，因为这两种情况的治疗差别很大。

有些患者脉络膜视网膜念珠菌感染得以治愈但视力恢复不佳，发生视网膜前膜可能是其原因。手术去除这些膜可部分恢复视功能[192]。

图10.16 念珠菌化脓性脉络膜视网膜炎。

A：局灶念珠菌视网膜脓肿，伴有"棉球"样玻璃体混浊。这名28岁的女性患者有静脉吸毒史。她最初诊断为弓形虫病，直到她试图在医院从1名"访客"手里购买毒品时才被发现其吸毒史。她接受了玻璃体切除术，真菌染色和培养显示白色念珠菌阳性。

B和C：局灶性念珠菌性脉络膜视网膜炎的组织病理学。注意视网膜和玻璃体视网膜界面处主要是肉芽肿性炎症。其上方的玻璃体主要含有组织细胞。特异性染色提示念珠菌（箭头，图B）。在念珠菌性视网膜炎（图C）患者的病灶上方的玻璃体中酵母态和菌丝态两种形态病原均存在。

D~G：慢性酒精中毒的50岁男性患者患有念珠菌性眼内炎，他注意到右眼疼痛和发红。视力为20/50。注意白色串状玻璃体混浊（图D和图E）。从他的玻璃体和脚底溃疡（图F）上培养出白色念珠菌。在玻璃体切除术时，玻璃体内予两性霉素B并开始全身给予酮康唑。6周后视力为20/25，眼底正常（图G）。

曲霉性脉络膜视网膜炎。

H~I：这名33岁的男性患者有"肋骨瘀伤和寒战"，静脉药物滥用史，右眼疼痛伴视力丧失1天，右眼视力为2/200，左眼视力为20/20，右眼黄斑视网膜下出血性炎症肿块，伴有轻度虹膜炎、玻璃体炎和玻璃体后界膜下（上箭头，图H）和视网膜下（下箭头，图H）积脓。房水和血液培养、超声心动图，以及HIV血清学检查均为阴性。玻璃体内注射5 μg的两性霉素B。玻璃体培养黄曲霉（*Aspergillus flavus*）阳性。他接受静脉内两性霉素B治疗3周。11个月后，他的视力为20/400，右侧黄斑有扁平的瘢痕（图I）。

组织胞浆菌病视网膜脉络膜炎。

J~L：这名29岁的AIDS患者因巨细胞病毒性肺炎和全身性组织胞浆菌病并发症而死亡。他曾诉左眼有一个模糊的斑点。他双眼有多处白色视网膜炎性病灶（图J）。镜检发现与组织胞浆菌相关的多灶性坏死性血管周围视网膜炎（图K）和脉络膜炎（箭头，图L）。

（B，由Dr. Narsing Rao提供；C，由Dr. Ralph Eagle提供；J~L，引自Specht等[224]）

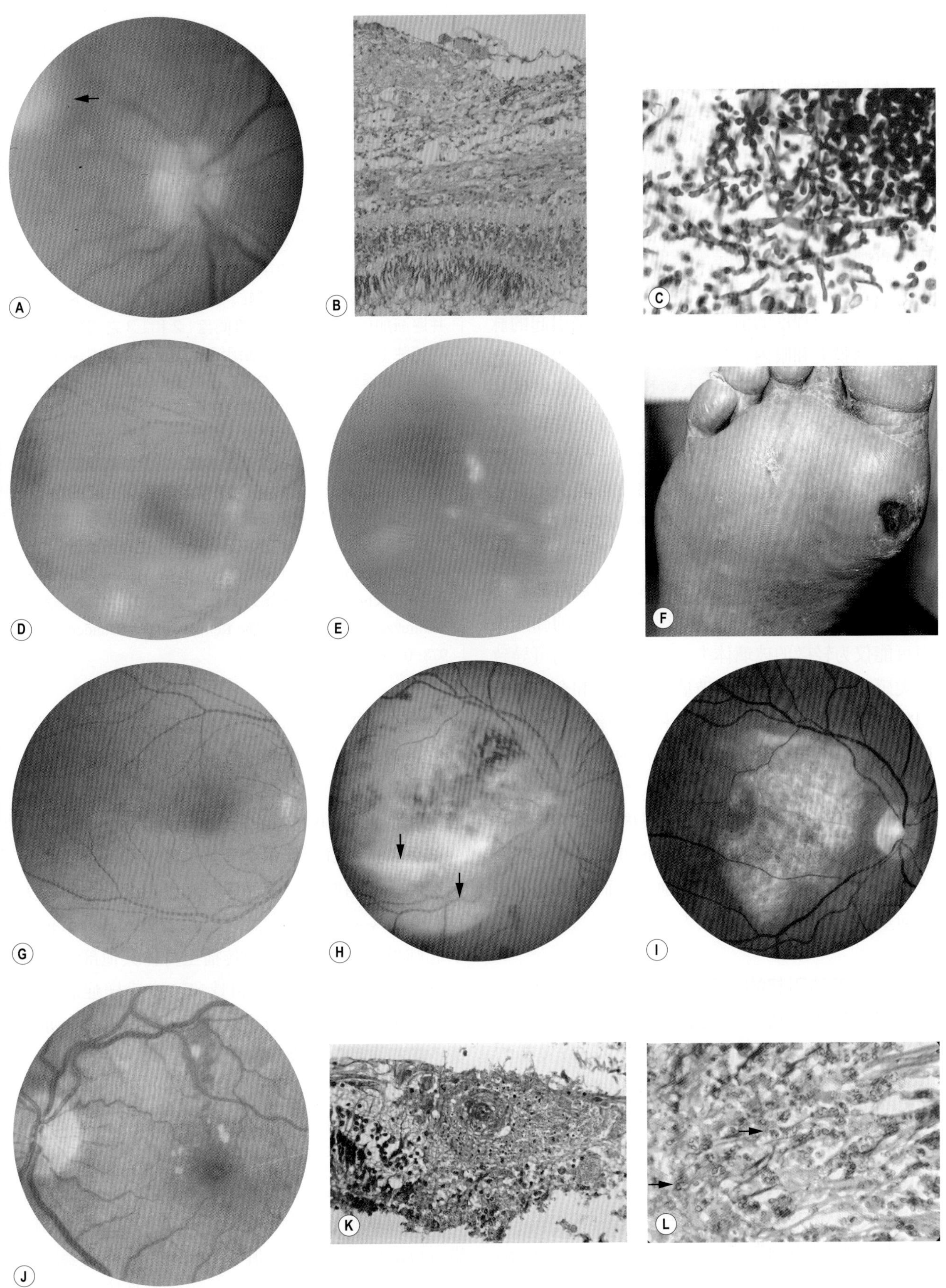

图 10.16

曲霉菌视网膜炎

静脉药物滥用是曲霉菌眼内感染的主要原因。在这些患者中，导致内源性真菌性眼内炎的病原里，它仅次于念珠菌。它亦可见于器官移植免疫抑制状态下，而胃肠道手术后和静脉高营养患者中则可见念珠菌[193, 194]。除非是发生在免疫功能不全的个体中，否则眼部受累通常是感染的首要表现[182, 195-199]。患者出现亚急性视力丧失，轻度疼痛和眼睛发红，可能伴有不同程度的前房反应。由曲霉菌引起的脉络膜视网膜炎和眼内炎具有特征性的临床表现。念珠菌感染表现为从视网膜小病灶逐渐向玻璃体扩散，与此不同的是，曲霉菌感染的特征性病变为深部视网膜炎或脉络膜视网膜炎，进行性水平扩大[193, 194]。视网膜前或视网膜下渗出可能由于炎症细胞分层而形成积脓的外观（图 10.16G 和 H）[200]，亦可表现为出血性视网膜血管炎[197, 198]。孤立的视网膜出血和视网膜前绒毛般的玻璃体混浊可能会使眼底细节变得模糊。在某些情况下，最初的临床表现可能仅为轻微的玻璃体炎。多种曲霉菌均可导致人类感染。睫状体平坦部玻璃体切除术和全身性应用唑类（如氟康唑、伏立康唑和泊沙康唑）是治疗内眼曲霉感染的首选。玻璃体内注射伏立康唑可用作全身治疗的辅助手段。

Rao 和 Hidayat 在因真菌性眼内炎而剜出的眼球中发现曲霉菌倾向于在 RPE 下和视网膜下空间生长，并侵入脉络膜和视网膜血管，而念珠菌则更倾向于玻璃体腔内生长[193, 194]。

其他真菌引起的视网膜脉络膜炎

其他真菌疾病，如毛孢子虫病[201]和孢子丝菌病[196, 202-211]、尖端赛多孢子菌[212-216]，以及镰刀菌[217-221]，可能引起脉络膜视网膜病变和眼内炎，类似于念珠菌产生的病变。

球孢子菌病

与荚膜组织胞浆菌（*Histoplasma capsulatum*）一样，真菌球孢子菌（*Coccidioides immitis*）的原发感染是急性、良性、自限性肺病的常见原因。它在加利福尼亚的内陆山谷中最为普遍。目前尚不清楚它是否是亚临床脉络膜视网膜瘢痕和晚期视觉并发症的常见原因，其表现与组织胞浆菌病流行地区所见相似（图 10.18A~C）[225, 226]。作为原发感染的一部分，这种真菌偶尔会导致继发于局灶性感染性肉芽肿性脉络膜炎、视网膜炎和眼内炎的视力丧失（图 10.17A~C 和 J）[225, 227-236]。患者吸入其分节孢子引起肺炎，继而通过血液传播至身体其他部位，最常见的是中枢神经系统和骨骼。流感样症状、咳嗽、结节性红斑和关节痛通常是出现的症状。亦有关于脑积水和脑膜炎的报道（图 10.17A~F）。

图 10.17　球孢子菌病。

A~F：这名 42 岁的女性患者在因交通性脑积水而住院期间，注意到她的右眼旁中心视物模糊。她曾在加利福尼亚诊断为球孢子菌病肺炎和脑膜炎，并接受氟康唑治疗。两只眼睛的视力均为 20/15。她右眼的黄斑颞侧有一个陈旧的脉络膜瘢痕，中心固视点下方有个较新的病变（图 A）。对侧眼在后极部有个较轻的病变，中周部有数个病灶（图 B 和图 C）。血管造影显示病变着染（图 D 和图 E）。她接受了脑室腹腔分流和全身抗真菌药物治疗；旁中心暗点 6 周后改善。

G~N：这名 48 岁的男子在去亚利桑那州旅行后 1 个月出现流感样疾病，2 周后好转。3 个月后，他出现下腰疼痛并逐渐加重，MRI 上显示椎间盘 L2 和 L3 之间环形增强的脓肿（图 G）。脓肿的活组织检查显示慢性肉芽肿性炎症，并见厚壁小球，其内有内生孢子（GMS 染色）（图 H 和图 I）。4 个月后，他注意到左眼有视物变形，视力下降到 20/80。没有炎症的迹象。左眼底显示两个奶油状脉络膜病变（图 J），其中一个明显渗漏，符合脉络膜新生血管膜（图 K 和图 L）表现。OCT 显示在色素上皮细胞（图 M）之前有细胞堆积。玻璃体内注射贝伐单抗后，他的视力提高至 20/50，病灶在 OCT（图 N）上有所改善。

（A~F，由 Dr. Hua Gao 提供；G~N，由 Dr. Mathew MacCumber 和 Dr. Sachin Mudvari 提供。A，C，E，J，M，N，引自 Yannuzzi，Lawrence J.，The Retinal Atlas，Saunders 2010，978-0-7020-3320-9，p.361）

隐球菌病

隐球菌病是由新型隐球菌引起的慢性或亚急性肺部系统或脑膜部分的感染[234, 237-239]。脑膜炎型的患者可能会出现视盘水肿、乳头炎、视神经萎缩和眼外肌麻痹（图 10.18E~G）。病变可直接或通过血流向视盘周围脉络膜和视网膜扩散。病变为多灶性

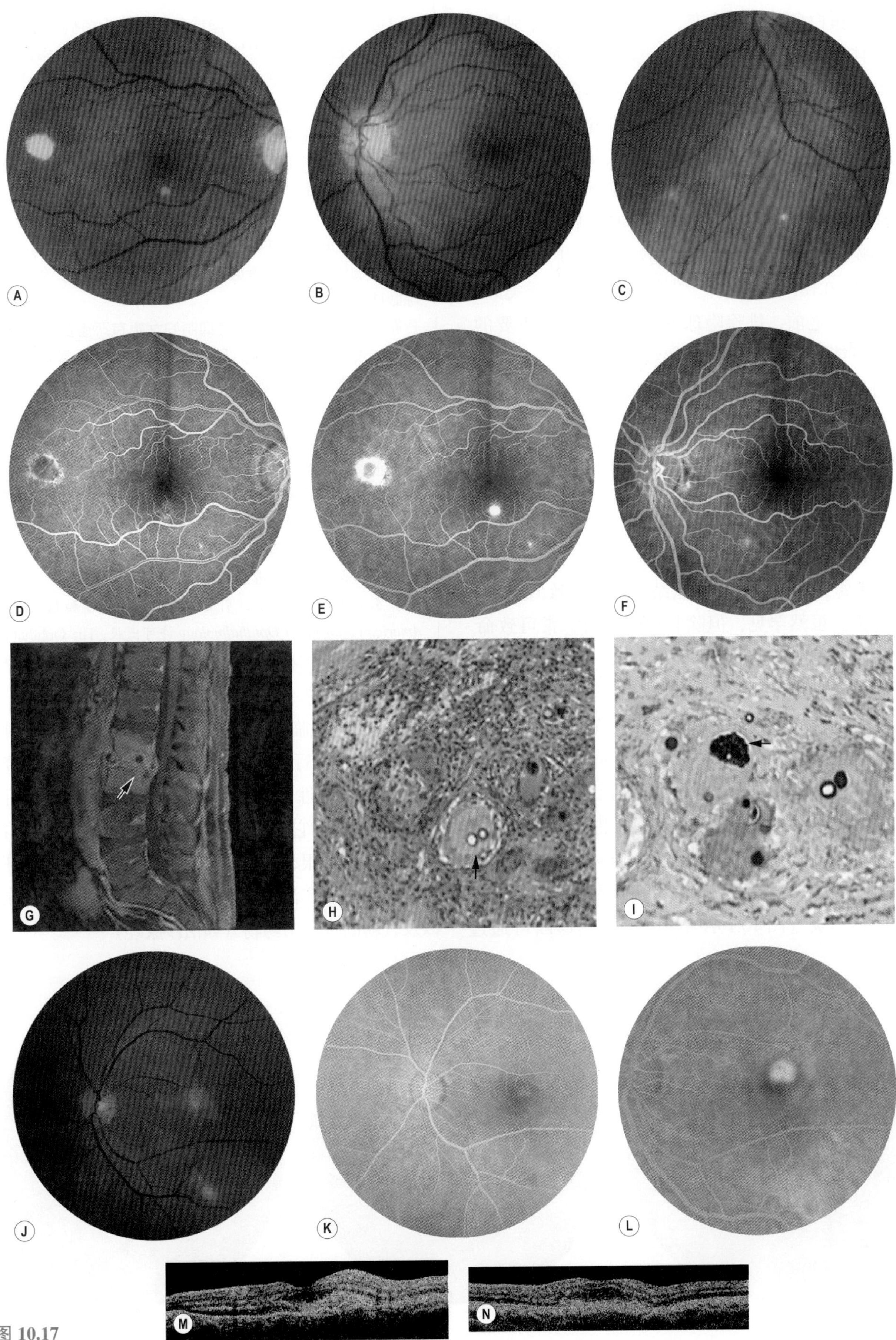

图 10.17

不规则黄白色脉络膜病变、局灶性视网膜下肿块和玻璃体视网膜脓肿，常见于衰弱或免疫抑制的患者（图 10.18D）[14, 127, 238, 240-246]。已有隐球菌和巨细胞病毒的同时导致脉络膜视网膜感染的情况报道[228, 241]。偶尔，有些看似健康的患者可能先发生隐性球菌性脉络膜视网膜炎，之后才出现脑膜炎的证据[225, 246]。当病变局限于脉络膜和外视网膜时，病变可以类似多种疾病，包括黑色素瘤、局灶性肉芽肿或盘状渗出（图 10.18D）[234, 238, 240, 247-249]。在采用皮质类固醇激素治疗之前，排除隐球菌病的可能是很重要的，否则可能导致感染暴发性和致命性传播[233, 245]。可以通过检查 CSF 和玻璃体来确认诊断。较新的唑类抗真菌剂治疗可使感染消退[229, 231, 242, 243]。眼内病变偶尔亦可自发消退[230, 250]。

藻菌病（毛霉菌病）

毛霉菌病是一种由真菌结合菌纲导致的严重真菌感染，虽然罕见，但除非诊断及时，常可致命。它的典型表现见于免疫功能低下的宿主，通常伴有严重的糖尿病和酮症酸中毒、癌症、肝硬化或肾功能衰竭，以及使用免疫抑制剂和类固醇的患者。进入途径主要是通过吸入真菌孢子，但可能会发生经皮进入。眼部受累通常是由于鼻脑毛霉菌病的邻近扩散所致，患者可出现眼肌麻痹、视网膜中央动脉或眼动脉闭塞引起的视力迅速下降、多发大片神经纤维梗死和低眼压[160, 161, 251, 252]。侵入静脉可导致内源性眼内炎（图 10.19A~I）[253]。早期诊断可通过口腔和鼻腔的临床检查，确诊则需通过从这些区域的暗痂上进行刮片或活检。菌丝很大，无隔膜，具有高度侵袭性，迅速扩散到软组织和血管中（图 10.19B 和 C）。它们阻塞眼部和眼眶血管以及血管神经束，导致突眼、眼肌麻痹、脉络膜和视网膜梗死。治疗包括早期广泛清创，局部和静脉注射两性霉素，以及较新的抗真菌药物（如泊沙康唑）[254-256]。

图 10.18 球孢子菌病，隐球菌病和芽生菌病。

A~C：一名 46 岁的男性患者患有拟眼球孢子菌病，他大部分时间生活在南加州和亚利桑那州。他年轻时被诊断出患有肺球孢子菌病。他之前一直没有视觉症状，直到最近他注意到左眼的视物扭曲。他有双侧多灶性脉络膜视网膜和视盘旁瘢痕，与拟眼组织胞浆菌病综合征（POHS）表现相同。左眼存在Ⅱ型视网膜下新生血管膜和中心凹下出血。

D：由新型隐球菌引起的局灶性脉络膜视网膜炎，是一名非免疫抑制的 41 岁男性患者，患有阻塞性脑积水。当时没有玻璃体细胞。患者因眼内炎而失明，后采取诊断性剜除眼球从而确诊。

E 和 F：一名 36 岁非免疫抑制妇女患有严重头痛和原因不明的发热，因隐性菌性脑膜炎伴有视神经受累导致双侧视盘严重水肿。她死后组织病理学检查发现视神经（图 F）和大脑中有荚膜的隐球菌（箭头）。

G：电子显微照片上显示的脉络膜中有荚膜的隐球菌。

H 和 I：一名 43 岁男性患者在狩猎旅行后不久出现发热、畏寒、咳嗽和视物模糊，出现多灶性芽生菌性脉络膜炎。他肺部、皮肤和双侧脉络膜有多灶性病变（图 H 和图 I）。他对抗结核药物没有反应。皮肤活检显示芽生菌病。眼部和全身病变对两性霉素 B 治疗迅速起反应。

（D，引自 Shields[238]；G，引自 Avendaño[237]；D 和 G，经 *the American Journal of Ophthalmology* 许可出版；The Ophthalmic Publishing Co. 版权所有；H 和 I，由 Dr. Froncie A. Gutman 提供）

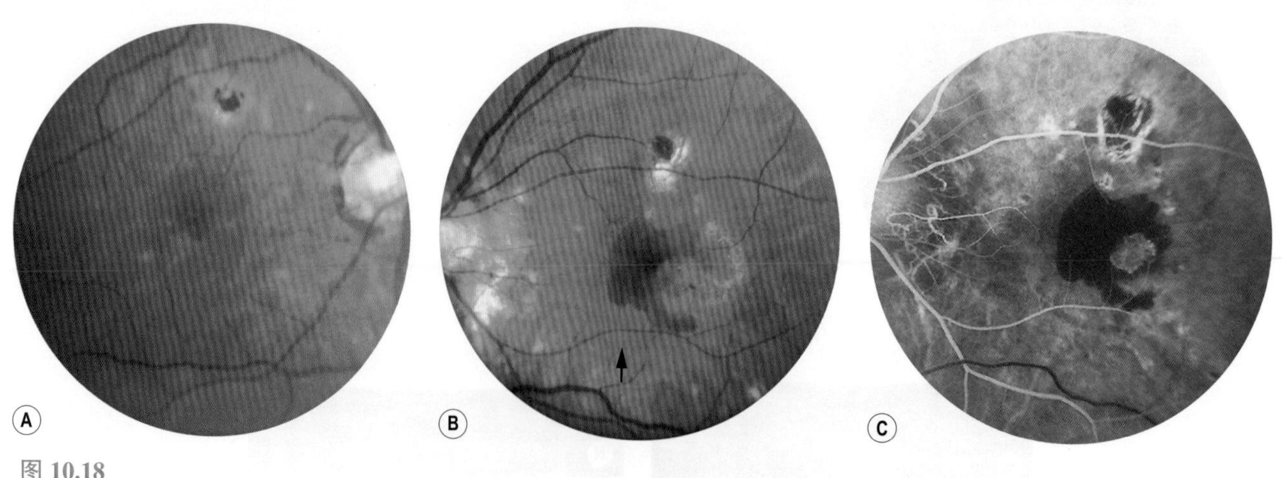

图 10.18

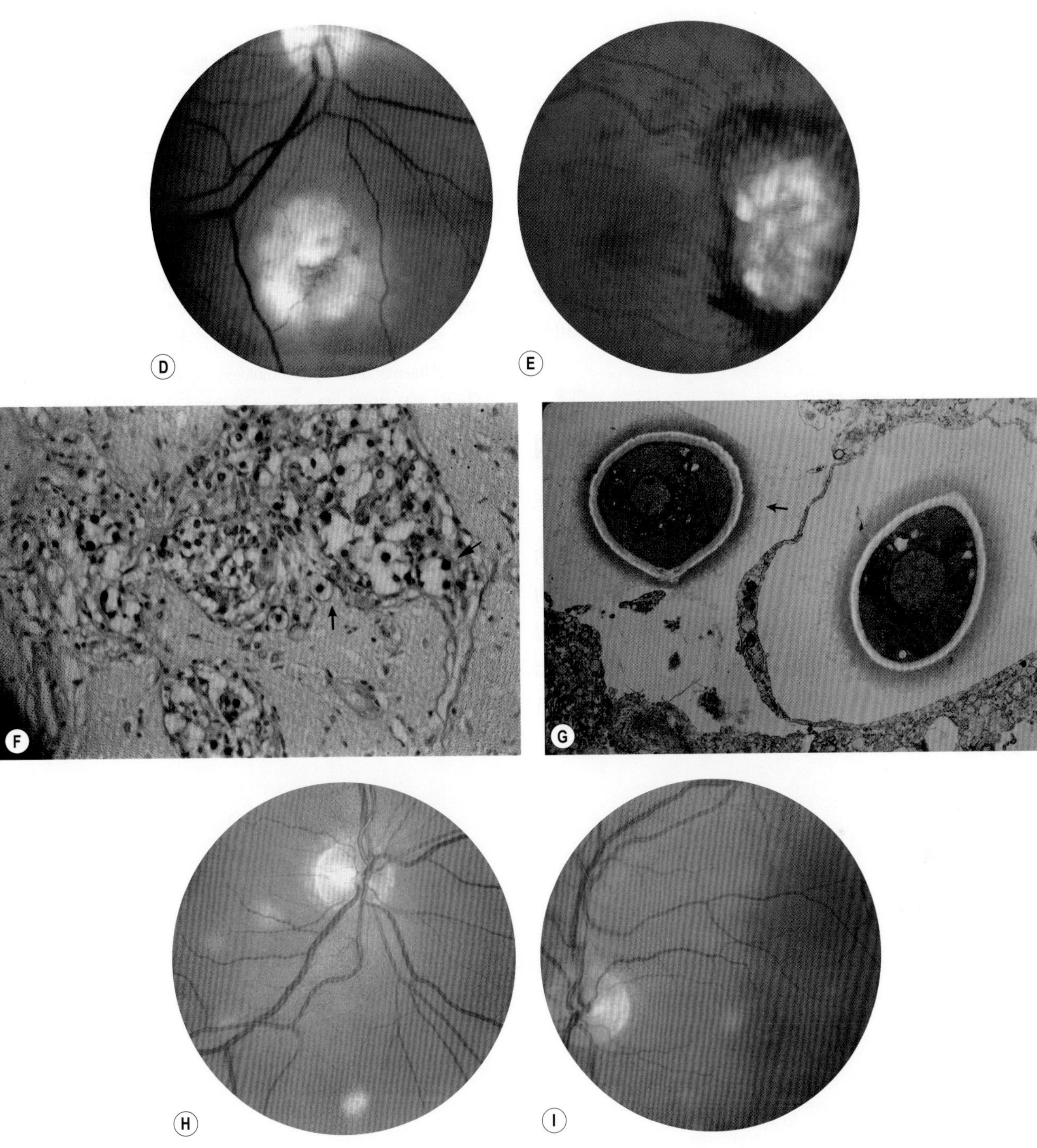

图 10.18（续）

芽生菌病

吸入分生孢子进入肺部后，皮炎芽生菌的内源性感染可能引起多灶性脉络膜炎（图 10.18H 和 I）、眼内炎和全眼球炎 [235-237]。尽管肺部和皮肤肉芽肿是全身性芽生菌病的最常见表现，但该病偶尔会累及眼部，并且可能发生在看上去健康的患者 [225, 235]。如果存在皮肤病变，其活组织检查有助于确定诊断。眼部和全身感染可能对酮康唑、两性霉素和新的唑类药物治疗反应良好。

免疫功能不全患者的组织胞浆菌视网膜炎和脉络膜炎

荚膜组织胞浆菌可能在 AIDS 或其他免疫功能不全的患者中引起单眼或双眼的多灶性、活动性、白色的视网膜、视网膜下和脉络膜的病变（图 10.16J~L）（图 3.43A~C） [127, 224, 257, 258]。在免疫功能不全的个体中，组织胞浆菌病可能引起局灶性脉络膜炎，通常导致多个局灶性萎缩性脉络膜视网膜瘢痕，而不会产生眼部症状。后期，这些瘢痕所在部位可能会形成视网膜下新生血管，引起视力下降（参见拟眼部组织胞浆菌病综合征的讨论，第 3 章）。

图 10.19　毛霉菌病。
A~I：一名 28 岁印度男性患者在鞘膜积液修复术中接受静脉输液后 5 天，视力突发下降，持续 10 天。他的视力是右眼 20/20，左眼数指。右眼正常。左侧玻璃体非常模糊，眼底细节不可见（图 A）。他因诊断为内源性眼内炎而进行了经睫状体平坦部的玻璃体切除术，玻璃体内注射万古霉素、两性霉素、头孢他啶和地塞米松。细胞学显示毛霉菌菌丝宽大，呈直角分枝（图 B 和图 C，箭头）。通过耳、鼻、喉部位评估鼻窦疾病为阴性。他接受口服伊曲康唑、局部类固醇和抗生素治疗。多灶性视网膜炎和动脉周围斑块（图 D，图 E 和图 H）在术后 3 个月时瘢痕化（图 I）。
（引自 International Ophthalmology，Springer Science + Business Media BV 2008; Dr Amod Gupta.Gupta P，Sachdev N，Kaur J，et al. Endogenous mycotic endophthalmitis in a immunocompetent patient. Int Ophthalmol.2009; 29（4）: 315-8 .Epub 2008 Jun5）

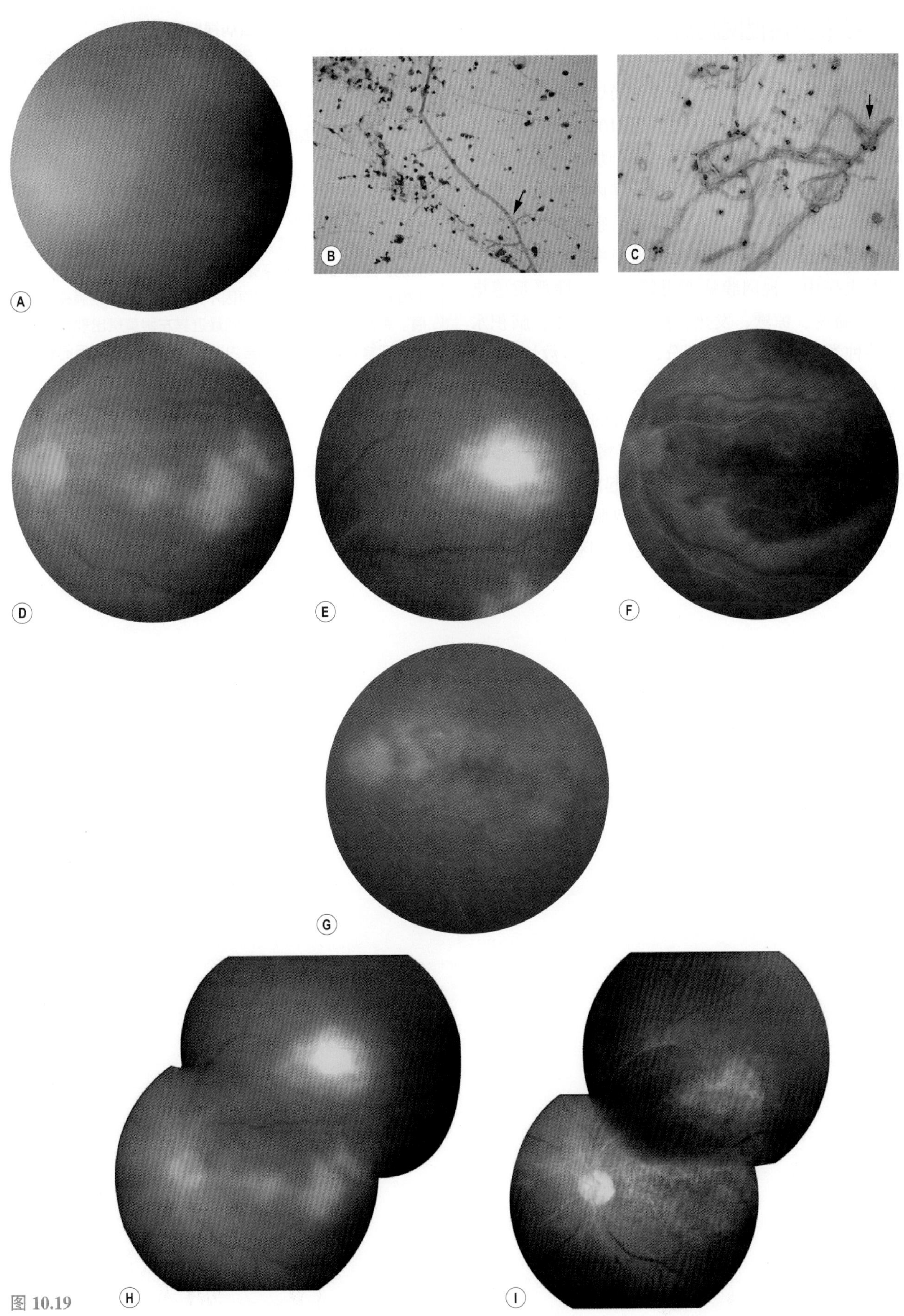

图 10.19

弓形虫病视网膜病变

弓形虫病是健康人类个体中局灶性坏死性视网膜炎的最常见原因（图 10.21~ 图 10.23）[259-292]。当母亲在妊娠期间被感染时，原生动物刚地弓形虫（*Toxoplasma gondii*）可传播给子宫内的胎儿，更少见的传播方式是病原体经口摄入后感染视网膜。中枢神经系统和视网膜是感染的易患部位。在先天性弓形虫病中，视网膜病变可能是广泛性严重感染（脑脊髓炎、惊厥、发热、黄疸、脑钙化、脑积水和各种类型瘫痪）的一部分，或者大多数情况下，作为轻度亚临床感染的一部分。在儿童和成人中，黄斑中心及其附近或眼底其他地方的大的、萎缩性的、常呈穿凿状的脉络膜视网膜瘢痕，在许多情况下可能是由先天性弓形虫病引起的（图 10.20B，C，H，J 和 K）。然而，当病灶双眼对称出现时，应与表现相似的遗传性营养不良病变区分开来。

图 10.20　**先天性弓形虫病视网膜炎。**

A~D：29 岁女性患者，先天性弓形虫病视网膜炎引起的右眼黄斑异位和视网膜血管牵引（图 A 和图 B），伴颅内钙化和局灶性脉络膜视网膜瘢痕（图 B 和图 C）。注意血管造影下可见左眼瘢痕部位的视网膜脉络膜血管吻合（箭头，图 D）。

E 和 F：HIV 阳性婴儿的黄斑瘢痕，推测为先天性弓形虫病所致。视力右眼为 20/20，左眼为 20/40。

G~I：32 岁女性患者，出生以来视力不佳，拟先天性弓形虫病。注意右眼黄斑深穿凿状的瘢痕。

J 和 K：9 岁儿童，双眼原因不明的多灶性脉络膜视网膜瘢痕。患儿既往视力佳，直到最近其左眼黄斑出现视网膜下新生血管。她因为胎儿宫内发育迟缓于妊娠 8 月时终止妊娠而出生。

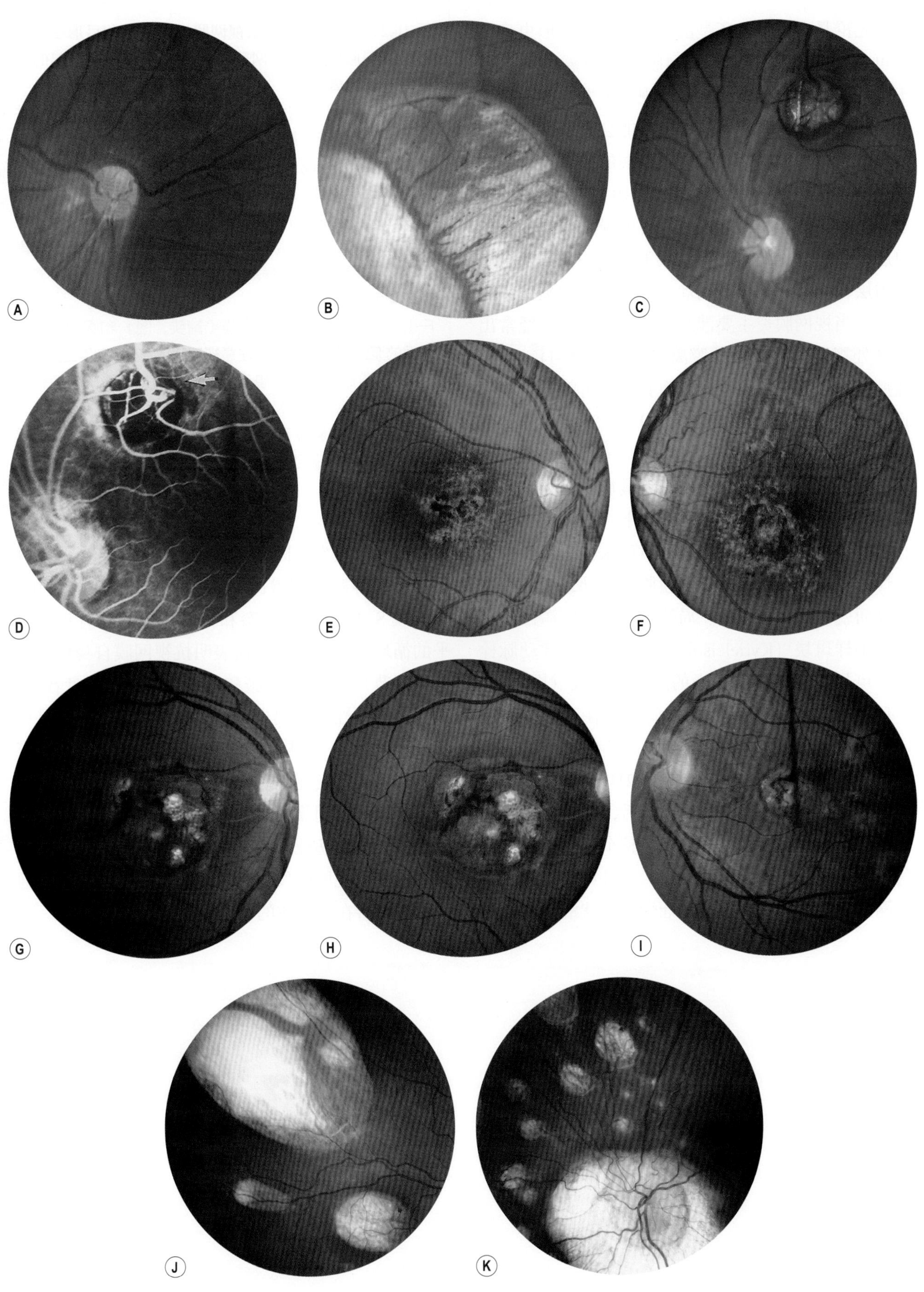

图 10.20

无论是在子宫内还是出生后获得，弓形虫病原体可能在看上去正常的视网膜中以包囊的形式处于休眠状态，它们位于脉络膜视网膜瘢痕附近或远处。当病原体脱离包囊后，就可能会在以前正常的视网膜或陈旧的脉络膜视网膜瘢痕的边缘造成1个或多个急性坏死性白色病变（图10.21）。病变通常累及全层视网膜，但有些时候可能局限于视网膜的内层，或较少见的情况下，限于外层。在累及全层或内层视网膜时，伴有病灶上方玻璃体的炎症细胞浸润。当视网膜炎主要涉及外部视网膜时，经常出现该处视网膜的浆液性脱离（图10.21A~I）。当急性病变区包括了主要视网膜血管时，可能导致视网膜分支动脉阻塞（图10.22A~C）[262,267,270]或静脉阻塞（图10.22D和E）[270]。

大多数急性视网膜炎的患者最初是因为有眼前漂浮物的病史而就诊，较少情况下，是因为累及中心凹的局灶性视网膜炎、囊样黄斑水肿，或旁中央局灶性视网膜炎相关的视网膜脱离等导致中心视力下降而就医（图10.21）。局灶性动脉周围渗出物和动脉粥样斑块（Kyrieleis动脉炎）看上去像动脉栓子，可见于急性视网膜炎的附近或远处（图10.22F~I）[267-269,275,282,293]。荧光素血管造影在动脉斑块区域没有渗漏或动脉阻塞的迹象，但在视网膜炎区域有明显的荧光素着染（图10.21B，C，E，H和I；图10.22C）。在视网膜炎好转后，动脉周围斑块可能会消退或持续存在。偶尔，整个眼底广泛存在急性多灶性动脉壁的混浊模糊，并且可伴有沿主要视网膜静脉分布的类似的多灶性胶质状混浊。在远离急性视网膜炎的区域，眼底镜和血管造影偶尔可见弥漫性静脉周围渗出。在视网膜血管炎患者中，视网膜S-抗原的抗体亲和力降低，而具有正常水平的循环免疫复合物，这表明抗视网膜自身免疫的缺陷调节[294]。视盘肿胀和血管造影下的视盘着染，或伴有局灶性视网膜炎，在某些情况下可能就是弓形虫病的表现（图10.22J~L）。多个细小的灰色沉积物（可能是炎症细胞）可能出现于急性视网膜炎附近区域的视网膜内表面，有时难以将其与活动性视网膜炎的小病灶区分开来。如果在急性病变附近的玻璃体与视网膜发生分离，则这些灰色沉积物通常仍然附着在玻璃体的后表面上。

图10.21 由活动性外层视网膜弓形虫病和弓形虫病脉络膜视网膜瘢痕处视网膜下新生血管形成所引起的浆液性黄斑脱离。

A~E：这名18岁的女性患者右眼出现漂浮物，伴有急性局灶性视网膜炎（箭头，图A）和广泛性静脉周围炎。血管造影显示视网膜炎区域的强着染，视网膜主要静脉和视盘（图B和图C）处的荧光渗漏。几年后，她出现黄斑处浆液性视网膜脱离引起的视力下降，在陈旧瘢痕边缘附近和乳斑束处有多个外层视网膜炎（箭头，图D）。血管造影（图E）显示视网膜炎病灶的早期着染和视网膜下液的晚期弥散染色。

F~I：由瘢痕附近的视网膜炎（箭头，图F和图G）复发引起的浆液性黄斑脱离。注意视网膜下液的晚期染色。

J和K：双眼黄斑瘢痕患者视网膜炎复发导致的浆液性黄斑脱离（箭头，图J）。

L：由弓形虫病瘢痕下缘出现的视网膜下新生血管形成引起的血性浆液性视网膜脱离。

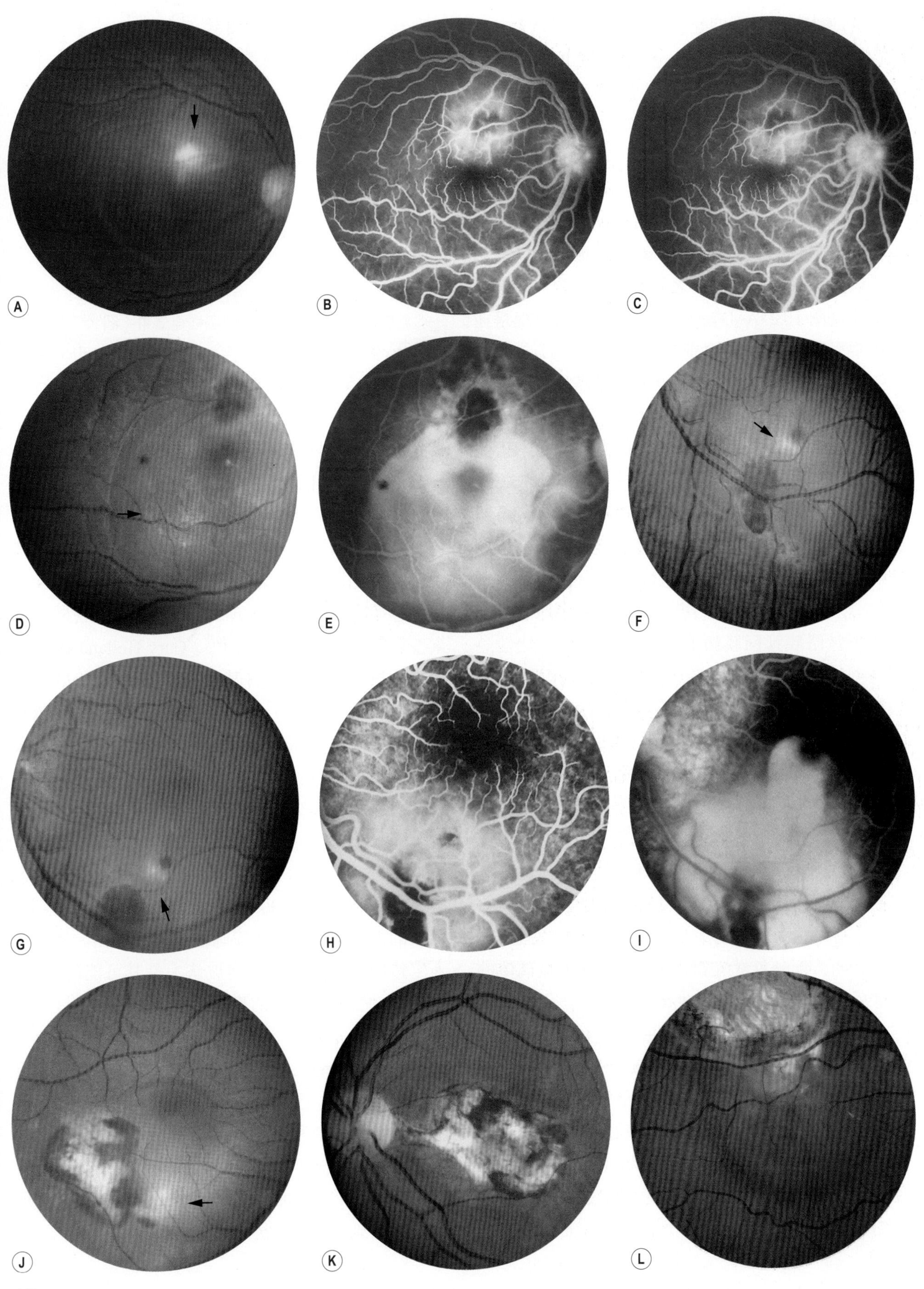

图 10.21

活动性视网膜炎病灶常会在1~2周内扩大，然后在几个月的时间内逐渐消退，通常会留下色素性萎缩性脉络膜视网膜瘢痕。视网膜炎引起神经纤维区域性萎缩，可出现对应节段的视盘苍白。

在一些患者中，该病发病的特征在于出现多个小灶性视网膜炎，主要局限于视网膜外层（图10.23A）[264, 295]。好转后，其中的一些小病灶可能不会留下脉络膜视网膜瘢痕。在出现更大、更典型的全层急性视网膜炎病灶之前，病变可能多次缓解和恶化（图10.23A~D）。另一个非典型的表现是在出现局灶性视网膜炎之前发生急性视神经乳头炎（图10.22J~L）[266, 278, 292, 296]。严重的玻璃体炎症、视盘周围茸白色病变、神经纤维束缺损以及通常良好的视力，这些都提示视盘水肿可能是因为弓形虫病所致[266, 296]。

临床诊断眼弓形虫病始终是推定式的。大多数患者皮肤试验和血清学IgG滴度均显示有先前接触该病原体的证据[297]。诊断急性弓形虫病的常见情况是：在一般状况良好的患者中，在眼内原有1个或数个脉络膜视网膜瘢痕的基础上出现局灶性急性视网膜炎。即使在没有其他瘢痕的情况下，健康患者中出现孤立性急性视网膜炎病灶常有提示感染的血清学证据，即IgM阳性抗体；少数人没有，许多患者的滴度可能很低。除了酶联免疫吸附测定（ELISA）试验、免疫荧光抗体测试和Sabin-Feldman染料试验（现已很少使用）之外，还可以使用PCR进行房水弓形虫病的检测[298-300]。偶尔可以通过玻璃体活检进行弓形虫病的细胞学诊断[301]。

由弓形虫病引起的大多数脉络膜视网膜瘢痕是萎缩性的，部分色素沉着，并且伴有其上玻璃体的炎症后变化和神经纤维束性的视野缺损。然而，一些患者会出现肥厚性盘状瘢痕（图10.23E和F）。在极少数情况下，这些瘢痕中RPE的反应性增殖可能被误认为是黑色素瘤[302]。行经视网膜炎区域的血管阻塞，之后可引起视网膜循环的重塑（图10.22D和E）。全层视网膜受累和随后萎缩，从而使视网膜血管靠近脉络膜血管，可能发生视网膜脉络膜吻合（图10.22D）[274, 282, 303]。在非活动性瘢痕边缘发生视网膜下新生血管（通常为2型），可导致中心视力下降（图10.21L）[268, 304]。见于儿童的大的黄斑脉络膜视网膜瘢痕归因于先天性弓形虫病，其玻璃体通常没有炎症后的变化。与弓形虫病视网膜炎不寻常和无法解释的联系是出现Fuchs虹膜异色性睫状体炎以及单眼或双眼区域性视网膜色素变性样眼底改变[276, 305-307]。Gary Holland根据弓形虫视网膜炎的位置将其分在3个区域：1区（中心凹中心向外3 000 μm或视盘边缘向外1 500 μm范围内），2区（从1区到涡静脉前缘）和3区（从2区的前缘到锯齿缘）。

图10.22 弓形虫病视网膜炎。

A~C：由急性视网膜炎引起的视网膜分支动脉闭塞，推测为弓形虫病（图A）。血管造影显示分支动脉阻塞（箭头，图B）和视网膜炎区域（图C）晚期着染。

D和E：两名患者弓形虫病视网膜炎引起的静脉阻塞，随后出现视网膜脉络膜吻合（箭头）。

F~I：30岁男性患者，双眼视力为20/20，拟弓形虫病所致的多灶性急性视网膜炎之后的脉络膜视网膜瘢痕（图H）和持续多年的明显的动脉周围斑块。血管造影显示动脉周围斑块，几乎没有血流阻塞的迹象（图I）。

J~L：一名7岁男孩右眼急性视力下降，拟诊为弓形虫病视盘炎（图J）。血管造影显示视盘着染（图K）。在几个月内，视盘肿胀消退，视神经萎缩明显。21个月后，由于黄斑区急性视网膜炎导致右眼视力进一步下降（图L）。

眼部弓形虫病家族性发病很少见。然而，在巴西南部（Alto Uruguai地区），家族性眼部弓形虫是一种地方性流行病[308, 309]。该地区眼弓形虫病的患病率比其他地方高30倍[308]，85%的人口被感染，18%的人有弓形虫视网膜脉络膜炎的证据。经常摄入生猪肉或未煮熟的猪肉被认为是其可能的原因。在美国，弓形虫感染的患病率为22.5%，不过眼部受累仅为2%。

世界不同地区的患病率差异可能与不同基因型人群分布有关。已经在人和动物中分离出3种基因型：Ⅰ型、Ⅱ型和Ⅲ型。Ⅱ型是最温和的基因型，见于美国和欧洲。南美洲，尤其是巴西南部，则为毒力更强的Ⅰ型和非典型基因型。有性繁殖的重组体（非典型基因型）也有较强的毒力[310]。

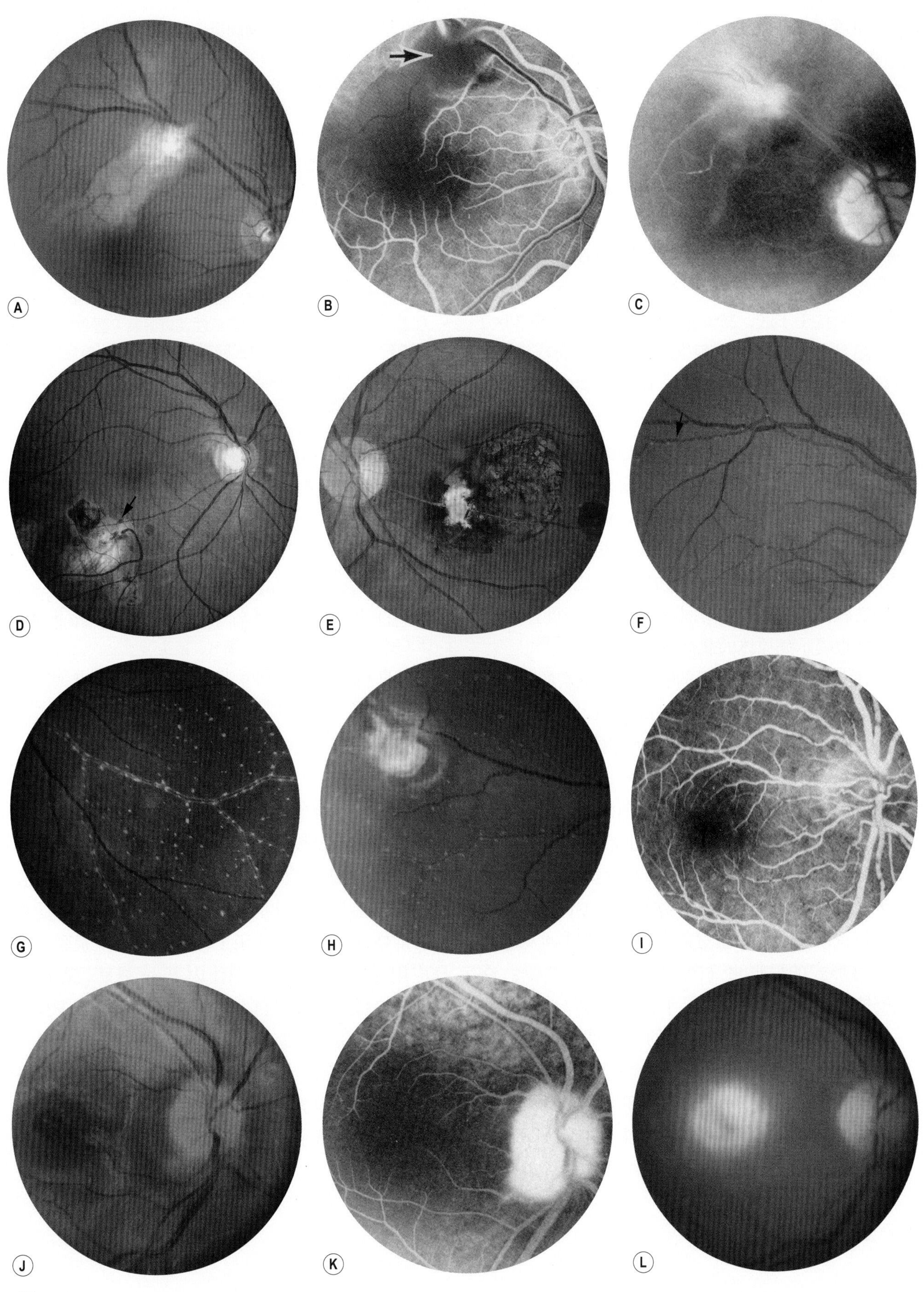

图 10.22

尽管弓形虫病被认为是一种地方性流行病，但世界各地都有暴发 [311-316]，最近在印度南部的一个城市哥印拜陀（Coimbatore）有流行 [310, 317, 318]。这些暴发流行和病例聚集出现被认为有单一的来源——或者是市政用水受污染，或者是受感染的小猫和野猫体内有更强毒力基因型的病原。印度南部一个中心报道了最大的一次流行，2004 年 8 月至 2005 年 7 月期间共发现 248 例（254 只眼）视网膜脉络膜炎患者。在单病灶视网膜炎的 230 只眼（90.5%）中，67% 位于 1 区，25% 位于 2 区，其余则在 3 区。

虽然复发是弓形虫视网膜脉络膜炎的特征，但促使其复发的因素并未发现。随着无病间隔期的延长，其复发风险降低；然而，一旦有病变重新活动，进一步复发的风险就会增加（丛集效益）。这可能是由于一些包囊随着时间的推移而退化，因此包囊中休眠的病原体在眼内的载荷较小，但一旦复发，其数量即可增加，从而增加了再次复发的机会。年龄大于 40 岁的患者可能由于免疫状态改变，其复发的可能性较高。感染持续时间越长，复发的机会越大，这同样也提示病原体的载荷与复发的关系 [319]。

在免疫功能正常患者的急性弓形虫病的眼部病灶中，组织病理学检查可见局灶坏死性视网膜炎，伴有其下方的急性和慢性肉芽肿性脉络膜炎和巩膜炎（图 10.23G 和 H；图 10.24A 和 B）[320]。在免疫抑制患者中，坏死性视网膜炎周围的炎症反应明显减少（图 10.23I）。在免疫功能正常的患者中，尽管局灶性视网膜炎病灶后方的巩膜炎在超声检查下可能很明显，但只有很少数的患者主诉疼痛 [321]。在坏死视网膜周围的相对正常的视网膜中可见包囊和游离形式的弓形虫（图 10.23J 和 K）[280, 322]。在免疫抑制患者中，它们偶见于脉络膜。

对于免疫功能正常患者的活动性病变，乙胺嘧啶（daraprim）、磺胺嘧啶、克林霉素、米诺环素、甲氧苄氨嘧啶 – 磺胺甲噁唑和皮质类固醇的治疗价值尚不确定 [259, 323-328]。治疗可能并无预防复发的价值 [328]。已经证明这些药物在动物弓形虫的实验性感染中是有效的。然而，对于免疫功能正常的人类，只有极少数证据表明其对弓形虫病有治疗价值 [263]。大多数研究者认为，对于黄斑区外的病变，治疗是不必要的，也是不建议的。在黄斑中心受到威胁的情况下，建议使用 1 种或多种抗生素联合全身应用皮质类固醇。玻璃体内 1 mg 剂量的克林霉素是治疗弓形虫视网膜炎的快速手段，可用于危及中心凹的病例、快速发病的严重免疫抑制患者以及孕妇 [329, 330]。在伴有虹膜睫状体炎的情况下可以局部使用皮质类固醇和散瞳剂。那些在妊娠期间感染弓形虫的母亲所生的孩子在出生后应接受 1 年的抗弓形虫治疗。

图 10.23 弓形虫病视网膜炎。
A~D：17 岁女孩，因右眼视物模糊 1 个月就诊，有多灶性亚急性复发性视网膜炎，推测由弓形虫病所致（图 A）。右眼视力为 20/100，左眼为 20/20。没有玻璃体细胞。注意中心凹区域多个小的灰色病变（箭头）。当时的血管造影显示没有荧光着染的迹象。在随后的几年中每间隔 2~3 个月拍摄的照片显示灰色病变的位置经常变化，并且没有证据表明起始病变会残留 RPE 变化（图 B）。患者视力保持不变。初次检查 7 年后，她因右眼视力急剧下降而复诊。右眼黄斑有急性视网膜炎的大病灶（图 C）。在随后的 9 年中，她还有多次急性发作。当患者最后一次出现时，视力为 20/200，并且存在大的萎缩性黄斑瘢痕（图 D）。
E 和 F：活动性弓形虫病视网膜炎（图 E）消退后产生肥厚性瘢痕，伴有视网膜脉络膜吻合（图 F）。
G：免疫功能正常患者中的急性弓形虫病视网膜脉络膜炎。注意玻璃膜（箭头）分隔开坏死的视网膜和因肉芽肿炎症而局灶增厚的脉络膜。
H：免疫功能正常的成人的弓形虫病视网膜炎，其下有局灶性肉芽肿性脉络膜炎和巩膜炎。
I~K：免疫抑制患者的弓形虫急性局灶坏死性视网膜脉络膜炎的光学显微照片。注意各层中的细胞核丢失，小块区域有少量光感受器的细胞核存留，其下的脉络膜有非肉芽肿性炎症反应（图 I）。病变的高倍视图显示了包囊内的病原体（图 J）和游离速殖子（图 K，箭头）。
（G，由 Dr. Andrew P. Ferry 提供，引自 Verhoeff Society，1987；H，引自 Hogan 和 Zimmerman[320]；I~K，由 Dr. Ralph Eagle 提供）

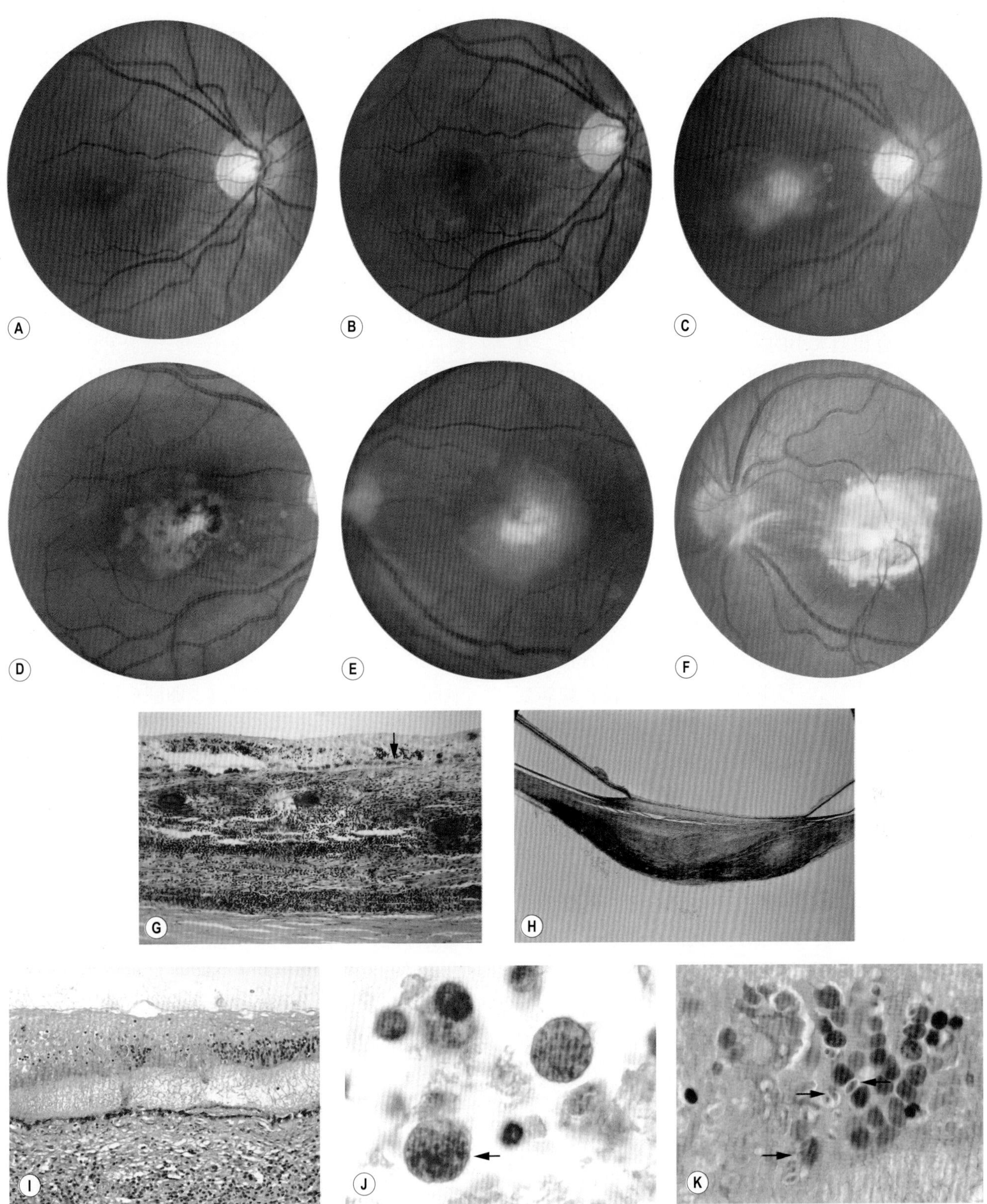

图 10.23

在因AIDS或其他原因导致免疫功能低下的患者中，弓形虫病可能引起暴发性和广泛坏死性视网膜炎以及脑炎[183, 281, 331-342]。AIDS患者弓形虫病视网膜炎的特征与免疫功能正常的患者不同之处在于多发活动性病变，较少在无活动性瘢痕相邻处出现急性病变，多累及双眼，以及常有CNS受累的证据。其中部分患者出现多灶性、小而广泛分布的病变，病变可迅速融合并产生与急性视网膜坏死相同的临床表现[338]。通常有玻璃体炎，但与免疫功能正常、具有相似大小的视网膜病变的患者相比，其程度较轻。临床上，该视网膜病变可类似由巨细胞包涵体病所引起的病变[335]，但通常弓形虫病中视网膜出血不太显著，而玻璃体炎更明显。弓形虫病脑炎是AIDS患者死亡的主要原因。10%~20%的颅内弓形虫病患者出现视网膜病变[336]。累及大脑时常无眼部受累。弓形虫病可能导致弥漫性坏死性脑炎或离散的占位性颅内病变。前者的计算机断层扫描可能是正常的；在后者中可见注射造影剂后具有环形增强的局灶性病变[336]。可能同时发生视网膜和脉络膜感染[335, 336]。弓形虫引起的视网膜和脑病变对乙胺嘧啶和磺胺嘧啶治疗反应良好，但在停止治疗后感染复发常见[335, 336]。皮质类固醇治疗可能是减轻脑水肿所必需的，但在视网膜炎的治疗中或非必要，因为其炎症强度低于正常患者[336]。AIDS患者的血清学检测结果不可靠。在这些患者中IgM升高者多达12%，表明获得性感染的高发生率[279]。

孤立的活动性弓形虫病视网膜炎的表现可以类似其他感染（念珠菌、化脓菌、AIDS患者的低致病性细菌、猫抓病杆菌）、缺血性视网膜病变以及新生物（大细胞淋巴瘤、视网膜转移癌）。由弓形虫病病灶引起的视网膜动脉阻塞可能与猫抓病或不明原因所致的急性多灶性视网膜炎（图10.04）以及双眼特发性复发性视网膜分支动脉阻塞（图6.10；图6.11）表现相似。多灶性外层视网膜弓形虫病可以像点状内层脉络膜炎（假性拟眼组织胞浆菌病）（图11.21~图11.23）以及弥漫性单侧亚急性神经视网膜炎（图10.28；图10.29）。

图10.24　刚地弓形虫性视网膜脉络膜炎。

A~C：坏死的视网膜内见弓形虫的包囊。脉络膜可见慢性肉芽肿性炎症（图A，苏木精和曙红）。视网膜中存在多个弓形虫包囊，包囊内有缓殖子（图B，箭头，高碘酸－希夫）。含有缓殖子的视网膜弓形虫包囊的超微结构特征（图C）。

疟疾视网膜病变。

D~J：一名20岁的印度男性患者，患有间歇性高热，临床诊断为疟疾，主诉开始发热10天后左眼视力下降。在视盘（图D）附近可见片状视网膜炎病灶，轴浆流减少。血管造影显示该区域无荧光充盈，晚期其边缘着染（图E和图F）。4周后，视网膜混浊病灶好转，同时出现星形的脂质渗出物。颞下动脉的1个分支出现白鞘（图G）。随访血管造影显示受累小动脉的血流狭窄，受累的视网膜无晚期着染（图H~图J）。

（A~C，由Dr. Narsing Rao提供；D~J，由Dr. Vishali Gupta提供）

疟疾

间日疟原虫、恶性疟原虫、卵圆疟原虫、疟疾疟原虫和诺氏疟原虫是导致疟疾的寄生虫，该病的特征是间歇性寒战－发热发作，根据寄生虫不同的亚型，其间隔为每24~48小时发作1次。据报道，每年有多达300万人死于该病，50亿次临床发作，其中90%发生在非洲。

恶性疟原虫导致的疟原虫脑部受累是疟疾死亡的重要原因，特别是在热带地区的儿童中[343]。出现视盘水肿和在主要视网膜血管弓外的视网膜外层水肿者更易死亡，或虽然存活但留有神经系统后遗症。其他眼底表现包括视网膜出血（由于贫血，出血灶为橘红色）、棉绒斑、视网膜内水肿、小动脉及黄斑区小血管的狭窄和阻塞，以及静脉扩张和迂曲。其内包含了寄生虫的红细胞不太柔韧，因而可阻塞小血管，引起视网膜小梗死和出血灶（图10.24A~C）。视网膜发白病灶随着时间的推移而逐渐消退，脂质渗出物也是如此（图10.24D~F）[344-350]。

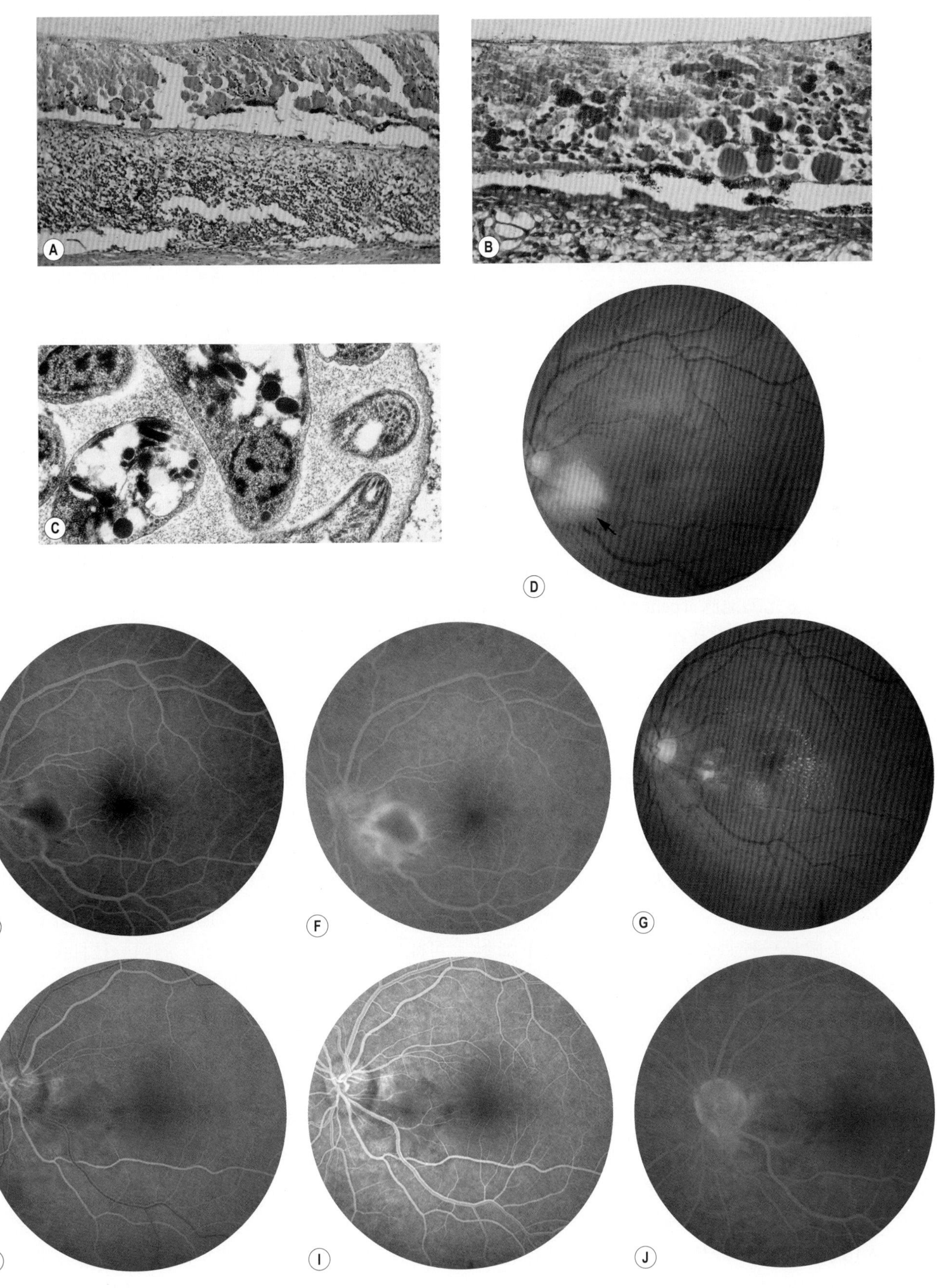

图 10.24

耶氏肺孢子菌脉络膜炎

耶氏肺孢子菌 [*Pneumocystis jiroveci*，后者发音为“yee-row-vetsee”，以前称为卡氏肺孢子虫（*P. carinii*）] 是患有各种体液和细胞介导的免疫异常的患者的机会性病原体，是 AIDS 患者中最常见的感染（超过 80%）[351]。它以前被归类为原生动物，但基于核酸和生化分析，在 1998 年被重新分类为酵母样真菌。它的名字在 2001 年改为耶氏肺孢子菌，一种人类特异性的物种。它是肺部系统的正常共生生物，在免疫受损状态下具有致病性。耶氏肺孢子菌感染是 50% 以上 AIDS 患者的最初表现。T 细胞和 B 细胞异常的患者似乎比单独 B 细胞缺乏的患者更易感。肺孢子菌感染可危及生命。在人类中，感染主要限于肺、淋巴结、脾，较少见于肝、骨髓、小肠和大肠、心包、心肌、硬腭、尿道周围软组织和脉络膜。耶氏肺孢子菌脉络膜炎常见于接受长期气雾化喷他脒（pentamidine）治疗的患者身上 [352-361]。临床上多灶性脉络膜病变呈鳞状或轻度升高，黄白色，圆形或椭圆形，多叶状，大小不一，RPE 细颗粒状改变，可类似大细胞淋巴瘤、转移癌、非典型分枝杆菌感染、结节病或 Dalen-Fuchs 结节（图 10.25A~F）。脉络膜病变进展缓慢，玻璃体反应和视力下降不明显。虽然双眼通常都会受累，但可能会出现单眼单病灶病变 [130, 353]。血管造影上这些局灶性病变早期为低荧光，晚期着染（图 10.25B 和 C）[352-354, 357]。

肺孢子菌是一种具有许多形态特征的单细胞生物，被认为是一种真菌（图 10.25H 和 I）[134, 362]。它仅存在于细胞外空间中。它不容易培养。没有可靠的血清学检测鉴定；最近，使用 PCR 检测其 DNA 的技术正在开展中。诊断有赖于通过特殊染色以显示该生物体，包括六胺银 、甲苯胺蓝或吉姆萨染色。银主要使成熟的包囊染色（图 10.25I）。脉络膜浸润是无细胞的、嗜酸性的、空泡化的和泡沫状的，涉及包括脉络膜毛细血管在内的全层脉络膜（图 10.25G 和 H）[131, 132, 134, 354, 355, 362]。可存在出血和钙化的病灶。银染色显示像组织胞浆菌样的生物体（图 10.25I）。电子显微镜（EM）显示滋养体和厚壁囊性生物体，能明确诊断（图 10.25J）。其上的 RPE 通常受累甚微。

图 10.25　AIDS 患者的耶氏肺孢子菌脉络膜炎。

A~E：这名 24 岁的 HIV 阳性男性患者患有 3 个月的肺孢子菌肺炎病史，有 1 个月与中枢神经系统隐球菌病相关的严重头痛史。他没有视觉症状。双眼视力为 20/20。双眼底见广泛分布、多灶、部分融合、略微隆起的乳白色病变（图 A）。血管造影显示脉络膜病灶早期脉络膜荧光遮蔽，晚期着染（图 B 和图 C）。患者接受甲氧苄啶、磺胺甲噁唑、两性霉素 B 和氟康唑静脉内治疗。在接下来的 2 周内，他注意到双眼视力逐渐下降。脉络膜病变没有改变，但他出现早期视盘炎（图 D）。他双眼视力下降至仅能数指。6 周后，脉络膜炎已部分消退，但视盘炎加重（图 E）。

F~J：这名 34 岁男性患者患有 AIDS 和肺部孢子菌病，已接受多种药物治疗，包括喷他脒吸入治疗。当发现他的双眼中有多个奶白色的脉络膜病变时，他没有视觉症状主诉（图 F）。他右眼的视力是 20/30。他在 3 周后去世了。对患有 AIDS 和肺孢子菌肺炎的 35 岁患者摘除的眼睛进行大体检查，发现多个黄色的鳞状病变累及脉络膜（箭头，图 G）。组织病理学上，脉络膜病变由嗜酸性、无细胞、空泡化病变（图 H）组成，当用六胺银染色时，显示出包囊性生物体（箭头，图 I）。电子显微镜显示包囊，其中一些包含囊内个体（箭头，图 J）。

(F~J，引自 Rao 等 [362])

治疗包括静脉或口服甲氧苄氨嘧啶 – 磺胺甲噁唑、氨苯砜、喷他脒或复方新诺明 [129, 354, 355, 362]。潜在的副作用包括中性粒细胞减少症、血小板减少症、皮疹、发热、肾毒性、肝毒性等。早期检眼镜检查发现脉络膜炎可以挽救视力并防止致命的后果。脉络膜病变对治疗无效时应该考虑脉络膜合并感染的可能性，例如，鸟分枝杆菌 – 胞内分枝杆菌、新型隐球菌、结核分枝杆菌和荚膜组织胞浆菌 [353, 357, 361]。

肺孢子菌的眼部和其他部位感染可能在肺炎扩散时发生。病灶不活动时，仍有病原存在，可能在以后重新激活。患者接受预防性雾化喷他脒治疗并不能预防肺外疾病，因此免疫受损患者应预防性予以甲氧苄氨嘧啶 – 磺胺甲噁唑或复方新诺明。在使用口服药物预防的时代之前，拟肺孢子菌脉络膜是该病播散性感染的标志 [353]。而此后，HIV 患者发生耶氏肺孢子菌脉络膜炎的病例数量急剧下降。在过去 10 年中仅有 2 例病例报告，1 例是正在使用低剂量复方新诺明的 AIDS 患者，另 1 例是器官移植后白血病患者 [363, 364]。

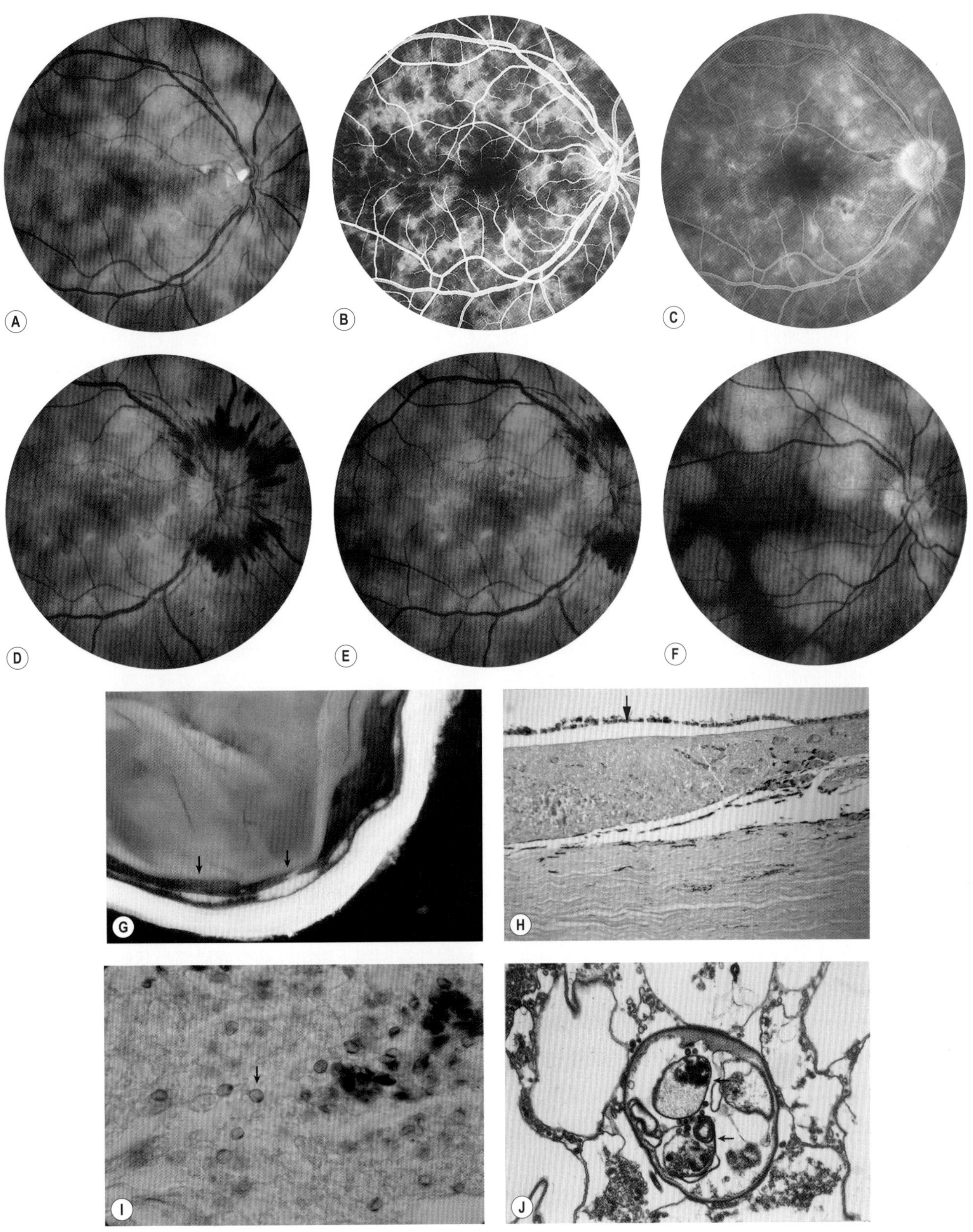

图 10.25

弓蛔虫病

患者，通常是健康的儿童或年轻的成年人，可能会因一条第二阶段幼虫形式的弓蛔虫（*Toxocara canis ascarid*）入侵眼部而导致单眼视力下降（图10.26）[365-376]。狗蛔虫的卵沉积在土壤中，在该处其经历一些变化从而使之对人类具有感染性。人类主要通过摄入受污染的土壤而不是直接接触狗而感染该疾病。卵在胃肠道中孵化后，第二阶段幼虫侵入胃肠道的血管，并可能通过葡萄膜进入眼睛。双眼入侵可能很少发生。患者可有多种临床表现，包括：①局限性盘状黄斑脱离（图10.26A~C）[365]。②多灶性肉芽肿，其间有相互连接的轨迹，即所谓的蜿蜒性弓蛔虫病（meandering toxocariasis）（图10.26F~I）[377, 378]。③周边盘状视网膜脱离。④视盘炎[359, 366, 379-382]。⑤视神经盘肿瘤（图10.26D和E）[354, 366, 381, 383]。⑥周边视网膜或睫状体平坦部肿块伴有玻璃体炎（单侧睫状体平坦部炎；图10.26I~K）[362, 368, 370, 375]。⑦视网膜脱离。⑧眼内炎[367, 368, 375, 384]。⑨白内障。尽管患有眼内炎，这些患者的眼睛通常外表看上去安静。该生物体的长度为300~400 μm，其大小处于生物显微镜亚观察水平[357, 360, 371, 385]。它可能通过脉络膜毛细血管进入视网膜下腔，在那里它可能引起嗜酸性肉芽肿反应，并导致视网膜的浆液性和出血性盘状脱离（图10.26A）[365, 386]。炎症反应可破坏其上的视网膜，并累及玻璃体（图10.26C）[366, 370, 375]。在愈合时，可形成灰色或白色脐状盘形瘢痕，通常伴有视网膜脉络膜血管吻合（图10.26B和C）[365, 386]。

诊断由弓蛔虫引起的视网膜下肉芽肿是推定式的。一些患者中有嗜酸粒细胞增多。有内脏幼虫迁移的其他临床证据（咳嗽、哮鸣音、肺浸润、肝肿大、白细胞增多、持续性嗜酸性粒细胞增多、同种血细胞凝素升高和血清免疫球蛋白水平升高）的儿童很少发生眼部疾病。内脏幼虫迁移推测与摄入大量虫卵有关[387]。犬弓蛔虫很少引起眼部弓蛔病。临床疑似眼病患者中，高达90%的人ELISA可以检测到血清IgG抗体[361, 366, 388, 389]。房水和玻璃体的ELISA测试滴度通常高于血清中，在部分血清阴性的患者中，其结果亦可能为阳性[390-394]。这可能是由于眼内抗体的产生。幼虫排泄－分泌抗原的单克隆抗体与感染性幼虫的表皮物种特异性结合，可能在弓蛔虫病的实验室诊断中具有价值[378, 395]。

图10.26　眼内弓蛔虫病。

A：14岁女孩，拟犬弓蛔虫感染，视网膜下肉芽肿，周围视网膜下出血。

B：10岁女孩，拟犬弓蛔虫感染，视网膜下肉芽肿机化伴视网膜脉络膜吻合。

C：8岁男孩，拟犬弓蛔虫感染，视网膜下肉芽肿机化，该肿物向玻璃体突起延伸。

D和E：4岁女孩，视盘旁弓蛔性肉芽肿和渗出性黄斑脱离。由于存在视网膜母细胞瘤的可能性，眼球被摘除。组织病理学检查显示视盘旁围绕弓蛔虫的视网膜下嗜酸性肉芽肿（箭头，图E）。

F~H：25岁女性患者于16岁时发现右眼中心视力下降，疑诊为所谓的蜿蜒性弓形虫病。患者出现右眼黄斑的血性浆液性视网膜脱离和黄斑颞上方多发性脉络膜病变，包括在图F中看到的隆起的白色病变。她的弓蛔虫ELISA检测呈阳性。她的视力得到改善，在9年间无症状，之后右眼症状复发。注意浆液性视网膜浅脱离（大箭头，图G和图H）包围着增生性瘢痕，还有轨迹状的瘢痕，这提示了9年前蠕虫可能的运动情况（小箭头，图G）。幼虫可能被包裹在黄斑区颞上方的大瘢痕内（大箭头，图G和图H）。超声图像显示该瘢痕含钙质。

I：男孩，拟弓蛔虫肉芽肿，周边炎性肿块引起黄斑裂孔和黄斑移位。注意先前的视网膜脱离所形成的分界线。

J和K：因为白瞳而就诊的男孩，虹膜和睫状体后面的弓蛔虫肉芽肿。注意嗜酸性肉芽肿（箭头，图J），在高倍镜下（图K），其中一个含有弓蛔虫幼虫（白色箭头）。

（D和E，引自Bird等[366]；经*the American Journal of Ophthalmology*许可出版；the Ophthalmic Publishing Co. 版权所有）

在没有其他眼部疾病的证据时，儿童单眼黄斑局限性视网膜下渗出性病变或局部盘状瘢痕，常伴视网膜脉络膜吻合，应提示犬弓蛔虫的诊断。然而，必须记住，弓形虫病相关的局灶性视网膜炎偶尔也可能产生增生性视网膜下瘢痕，其各方面均类似于弓蛔虫（译者注：原文为弓形虫）所致病灶（图10.23F）。儿童双眼盘状脱离不太可能是由犬弓蛔虫引起的。在这种情况下，应该检查研究其他家庭成员以收集黄斑营养不良的证据。儿童浆液性和出血性盘状脱离偶尔可并发于Best卵黄样病（参见第5章），其他遗传性营养不良症（参见第5章）、风疹性视网膜炎（见第858页）和弥漫性单侧亚急性神经视网膜炎（见第804~812页），以及见于特发性全葡萄膜炎、玻璃体炎和多灶性脉络膜视网膜炎的患者（参见第11章）。

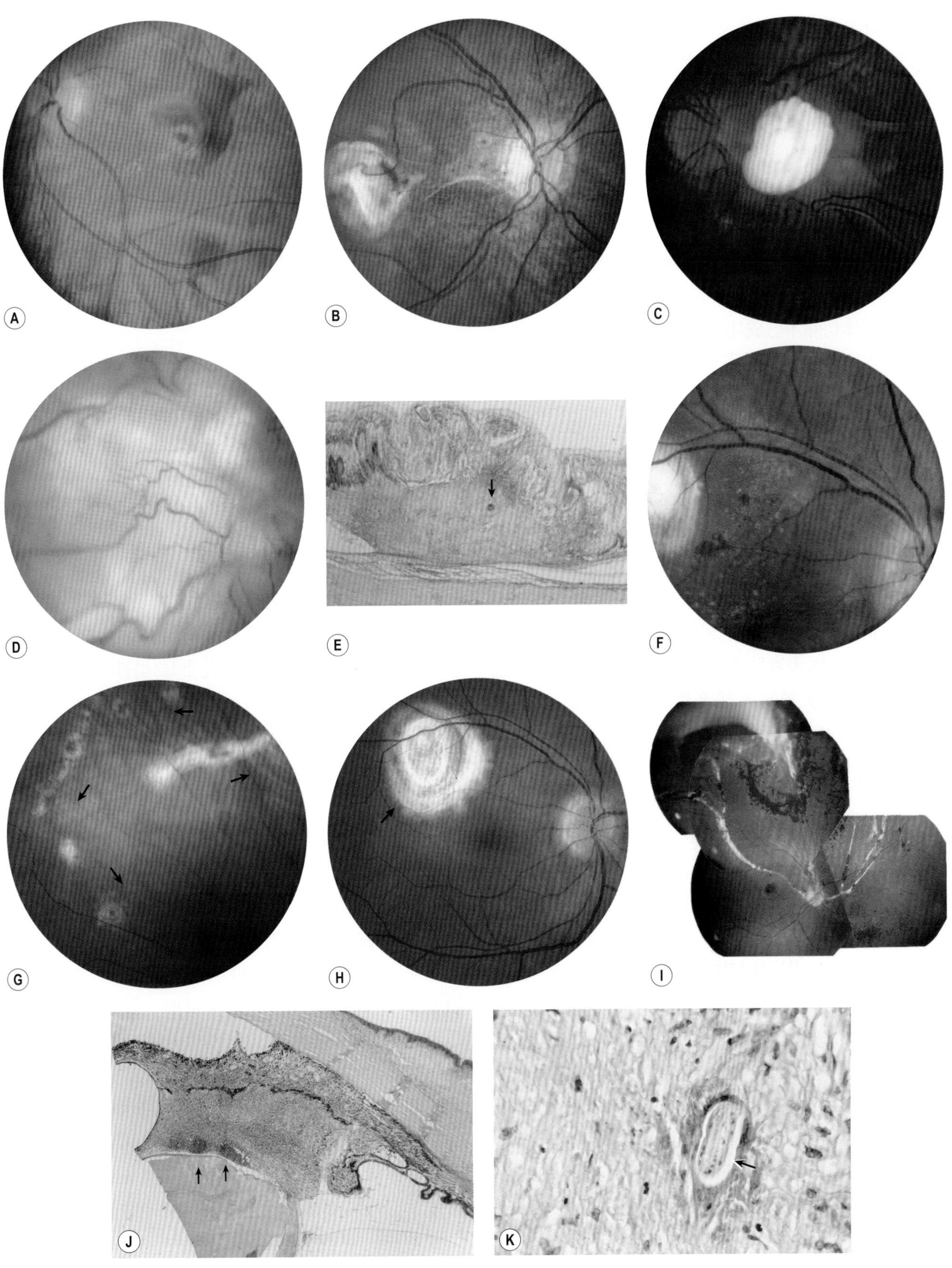

图 10.26

在组织病理学上，幼虫迁移所遗留的物质可能在其路径上引起强烈的嗜酸性肉芽肿反应。在嗜酸性脓肿的中心常可发现该病原体（图 10.26E 和 J）[366, 370, 375, 396, 397]。实验室已经再现了眼部弓蛔虫病[355, 357, 385, 398]。

针对眼部犬弓蛔虫没有令人满意的医疗方法。旁中心区域的视网膜下肉芽肿导致黄斑脱离时，光凝治疗可能有一些价值。玻璃体内肉芽肿或更周边的视网膜下的肉芽肿引起玻璃体牵引，从而导致视网膜脱离，玻璃体切除术已成功用于治疗该情况[379, 399-400]。

囊尾蚴病

囊尾蚴病是由人类摄入猪带绦虫 [*Taenia solium*，亦称猪肉绦虫（pork tapeworm）] 的卵引起的。卵在胃肠道中崩解，其胚胎侵入肠壁并被带到整个身体，在各处变态成为猪囊尾蚴（*Cysticercus cellulosae*）（图 10.27A）。大多数患者体内会有几条幼虫，但眼部只见一条。幼虫常见于大脑和皮下组织[401]。一些体表和脑部的囊肿可钙化，可以通过腹部、前臂和头骨的 X 线平片检测到。癫痫发作和头痛可能是中枢神经系统囊尾蚴的症状。这些幼虫可以通过视网膜中央动脉或睫状动脉进入眼睛（更常见的是左眼）[373, 391, 402, 403]。它们可能会进入视网膜下腔（图 10.27B 和 C）、玻璃体腔（图 10.27G），或前房（图 10.27 H）。在数个月内，它们会长成一个大的囊状结构。当它们位于视网膜下方时，它们可能被错误地诊断为 RPE 或视网膜的浆液性脱离、脉络膜肿瘤（图 10.27B，C 和 I）[383, 385, 397, 404-406]，或视网膜母细胞瘤[407]。

包囊中可见虫体的白色头部或头节，它们常在包囊中内陷和移动，认识这些可以准确地进行临床诊断（图 10.27A~C）。头节对眼部的入射光线有反应，并朝向其移动。在一些有视网膜脱离和玻璃体混浊的病例中，超声检查可能有助于定位和鉴别诊断[372, 408]。单眼或双眼偶尔可见多个病原体[392, 409]。在其早期生长期间，该病原体所引起的机体反应甚小。然而，病原体死亡继发性的炎症可能最终会破坏眼睛，或者囊内液通过囊壁漏出可能引起炎性碎屑。病灶在眼外的常见部位包括结膜下、直肌附近、

图 10.27 眼囊尾蚴病。
A：猪囊尾蚴幼虫手绘图，显示其头节伸出（左）和内陷（右）。
B~G：78 岁女性患者，来自南佛罗里达州，视网膜下囊尾蚴幼虫。她主诉左眼漂浮物进行性加重 5 个月。注意在左眼黄斑下方视网膜下囊尾蚴头节的内陷（箭头）及其形态变化（图 B 和图 C）。作者在病原体周围进行激光光凝，数日后，通过后路巩膜切开和脉络膜切开术将病原取出。手术后几周，可见环形光凝瘢痕和巩膜切开瘢痕（图 D 箭头，图 E）。囊尾蚴（图 G）的光学显微照片显示内陷的头节具有钩状物（上箭头）和吸盘（下箭头）。手术后 18 个月，她的视力为 20/20。
H：视网膜下的囊尾蚴，其头节通过中心凹中心向前延伸进入玻璃体。黑色箭头表示吸盘；白色箭头表示钩环。
I：前房囊尾蚴。
J：6 岁的患者，因为被误诊为视网膜母细胞瘤，其眼球被摘除，可见视网膜下囊尾蚴内陷的头节（箭头）。
（G，引自 Barsante[404]；H，由 Dr. J. Arce 提供；I，由 Myron Yanoff 提供）

眼睑和眼眶[410]。在流行区域的眼部受累最常见于年幼者和较年轻的人群[398, 411]，但另外一些研究发现它们主要发生于 30~40 岁的人[412]。男性多发，男女患病比例为 2:1，这表明工作阶段的男性更容易接触不卫生的食物和水[412]。近 30% 的患者是素食者；因此，除了未煮熟的猪肉外，受污染的水和未煮熟的蔬菜也可携带虫卵。大约一半的患者会出现囊尾蚴抗体。在墨西哥、印度、巴基斯坦和其他发展中国家，这种感染很常见[401, 407, 410-414]。

由于病原体死亡后容易引起炎症，在其存活时手术摘除是理想的治疗方法[415-419]。当幼虫位于眼睛的远周边部时，可以经巩膜取出幼虫（图 10.27B~E）。当幼虫位于后极部时，经巩膜取出其是困难的。Barsante 报道了对大小在 2 个视盘直径之内的小幼虫进行光凝固的病例[383, 404]。然而，即使虫体很小，光凝治疗也会导致相当大的炎症和瘢痕组织反应。当病原在玻璃体内时，可以通过玻璃体切除术取出[415, 416, 418]。最好要完整无损地取出生物体，但在玻璃体切除术期间包囊意外破裂后进行细致冲洗，可挽救眼睛恢复视力。应评估每一例患者眼外其他的囊尾蚴[401]。吡喹酮是一种驱虫药，用于治疗颅内囊尾蚴，同时全身性应用类固醇可以降低病原体死亡所造成的炎症反应。

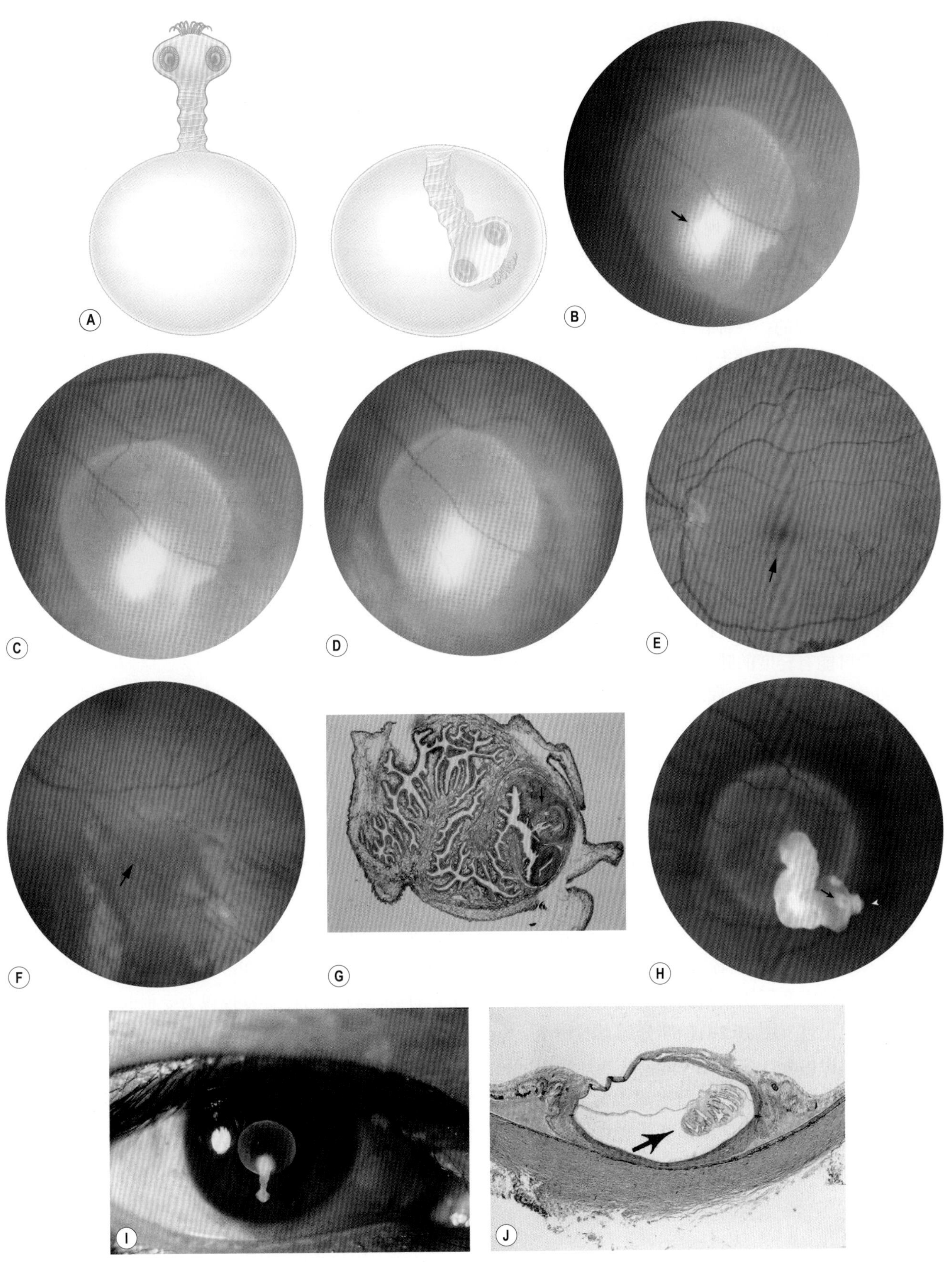

图 10.27

弥漫性单侧亚急性神经视网膜炎

弥漫性单侧亚急性神经视网膜炎（DUSN）是一种临床综合征，见于一般健康状况良好患者的单眼，其早期表现为视力下降、玻璃体炎、视盘炎、视网膜血管炎，以及一些复发性一过性灰白色视网膜外层病变，后来则出现进行性视力下降、视神经萎缩、视网膜血管狭窄和弥漫性 RPE 变性（图 10.28~ 图 10.31）[420-422]。DUSN 是由至少两种尚未鉴定的线虫引起的：一种较小的被认为是狗钩虫的第三期幼虫，另一种较大的则是某种浣熊蛔虫的幼虫，该类蠕虫可在视网膜下空间游走 4 年或更长时间，引起渐进性眼部损伤[420, 421, 423-426]。

在疾病的早期或亚急性期，患者可因单眼持续性玻璃体炎和（或）急性视力下降而就诊。患者玻璃体内总是有细胞，但部分患者中其数量可能很少。受累眼的视盘可能有轻度至中度的肿胀。此时，其他的眼底改变可有可无。视力受影响程度可能很轻，也可能很重。通常会出现 Marcus Gunn 瞳孔反应。少数患者可能有轻度的睫状充血、前房细胞、房水闪辉和角膜后沉着物。偶有患者可能出现前房积脓。通常在几天或几周内，仔细观察这些患者将会发现一些局灶性、灰白色或黄白色病变（较小的蠕虫）和更显灰褐色（较大的蠕虫）的病灶，其边界模糊，累及外层视网膜和 RPE（图 10.28A 和 D；图 10.29A，B，D，F，G 和 J；图 10.30A~C）。

这些病变通常局限于某一个区域，常在黄斑区或黄斑旁区域。它们多在几天内消退，眼底镜下在相应区域仅可见轻微或轻度的 RPE 改变。周而复始，一批批的病变可能在眼底的相同或相邻区域一周又一周地出现（图 10.29），部分患者的病变完全消退后又再次出现。患者还可能出现局灶性视网膜出血、与结节病相似的静脉周围渗出（图 10.28J），以及偶尔可见的视网膜局部浆液性脱离。在疾病早期，有些患者的视力可能是正常的或几乎未受影响。在数周（较大的蠕虫）或数月（较小的蠕虫）后，RPE 发生弥漫性和局灶性脱色素（图 10.28 G~I）。通常，在黄斑中心区域，这些改变最为不明显。多灶性脱色素病灶在中周部眼底为数最多，可类似于拟眼组织胞浆菌病的眼底表现。

随着 RPE 的渐进变化，视网膜动脉逐渐变窄，视盘颜色不断变淡（图 10.28D~I）。色素向上迁移至视网膜并不常见。在许多情况下，特别是在幼儿中，直到学校视力检查发现视力受损时才得以发现该病。一些患者可能会出现脉络膜新生血管和盘状病变。佛罗里达州的一名小男孩有大片黄斑区视网膜下纤维化。一般来说，视盘苍白和视网膜血管狭窄的程度与中心视力丧失的程度相对应，但也会出现非常特别的例外。

图 10.28 弥漫性单侧亚急性神经视网膜炎（DUSN）。

A~C：14 岁男孩，右眼急性视力下降。注意视网膜下运动的线虫（箭头）和黄斑下方视网膜下灰白色炎性病变。其视力为 20/200。

D~G：这名年轻女孩右眼视力迅速下降，被误诊为急性后部多灶性鳞状色素上皮病变。注意盘绕的视网膜下线虫（箭头，图 D）。血管造影显示视网膜下病变早期为低荧光（图 E），后期荧光着染（图 F）。还要注意视网膜血管周围炎的表现。在首次检查时，并未认识到蠕虫的存在。28 个月后，患者的视力仅为数指。注意视神经萎缩、视网膜血管变窄和 RPE 弥漫性退行性变化（图 G）。

H 和 I：一名 15 岁的黑种人男孩 DUSN 的后期阶段，视力为 20/400。注意视神经萎缩、视网膜动脉严重狭窄和鞘膜形成（图 H），以及血管造影下 RPE 的广泛斑驳状脱色素，黄斑相对回避（图 I）。

J~L：27 岁男性患者，患有血管周围炎，出现右眼轻度视力下降。左眼正常。蜡滴样渗出物提示结节病可能（图 J）。医学评估为阴性。血管造影显示广泛着染（图 K）。4 个月后，渗出物已吸收（图 L）。有一小块玻璃体漂浮物（箭头），视盘苍白，周边 RPE 呈多灶性弥漫性变化。在赤道处发现 700 μm 运动的视网膜下线虫，并用氩激光将其杀死。6 周后视力为 20/25，没有活动性视网膜炎的表现。

（D~G，引自 Gass 等[421]）

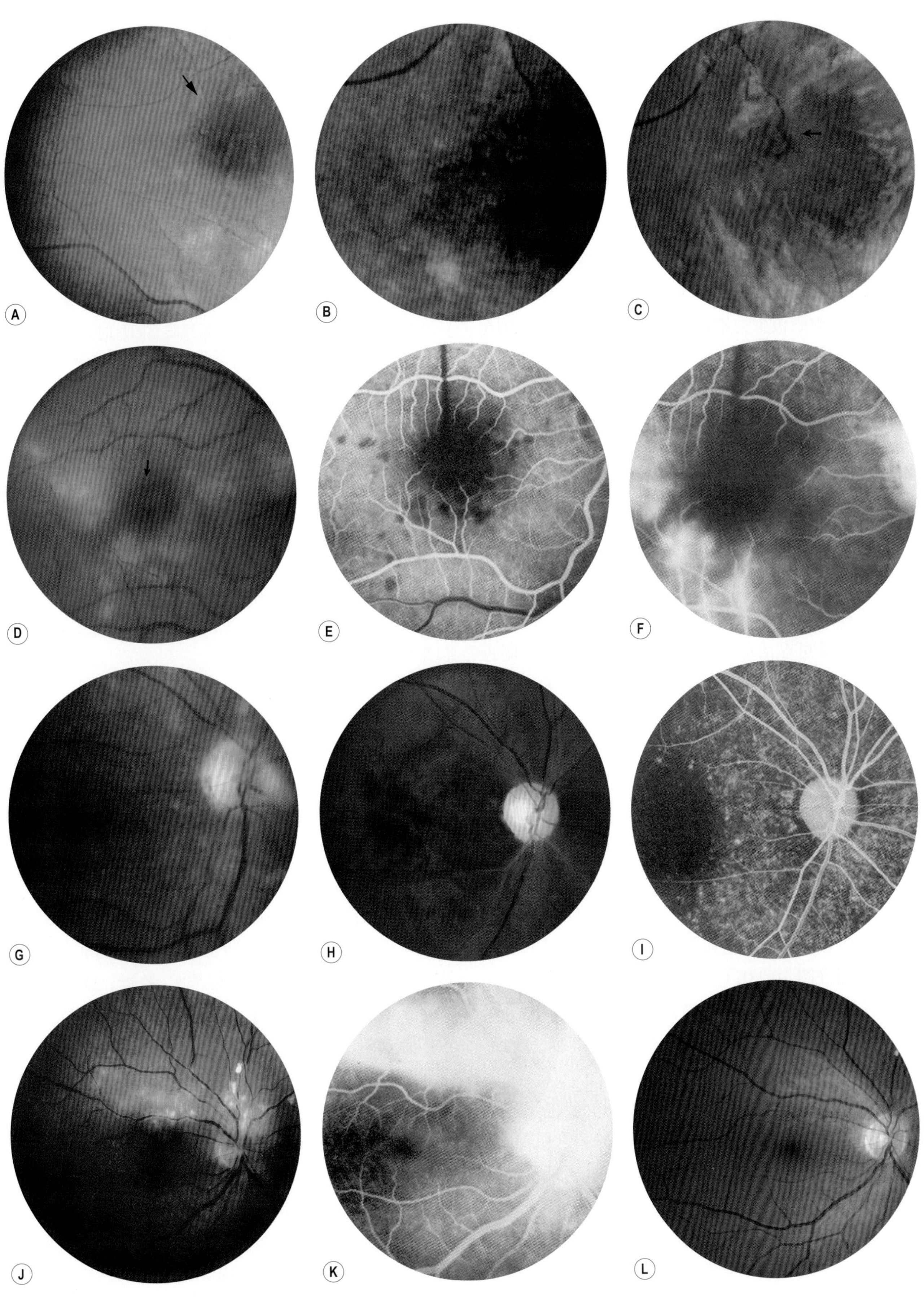

图 10.28

这种疾病是由一种会动的、常有光泽的白色线虫引起的，其两端逐渐变细，长度为400~2 000 μm，其最大直径为其长度的约1/20（图10.28 A~D；图10.29B，C，F和G；图10.30A~D和G~L；图10.31）[420, 421, 423-427]。该线虫在视网膜下空间的移动方式包括一系列慢速盘绕、解盘绕运动，有时候也有蜿蜒蛇行般的运动方式。它可见于疾病的任何阶段，甚至当患者已经有晚期视神经萎缩、视网膜血管狭窄和RPE退行性变化时，也应仔细查找虫体存在与否[421]。对侧眼极少受累，仅有一例报道[428]。美国至少有2个该病的流行地区。在美国东南部，加勒比岛屿和拉丁美洲，线虫的长度为400~700 μm[420, 429]。在另一个流行地区，即美国中西部的北部，以及美国其他地区，虫体长度为1 500~2 000 μm（图10.30A~F；图10.31）。个案报道还有来自德国、委内瑞拉、印度、孟加拉国、欧洲和加纳等地的[340, 430-438]。要找到这种细小的虫子，需要使用检查眼底的接触镜（70或90屈光度镜片）进行仔细搜索。较大的蠕虫通过间接检眼镜和眼底的接触镜相对容易发现。这种蠕虫常可在活动的深层视网膜白色病灶的附近查找到，这些病变可能是对线虫游走遗留的物质产生的毒性炎症反应所致。这些病变和蠕虫多位于黄斑外区域。眼底接触镜和眼底照相机能进行高倍率和宽视野观察，是查找定位这些蠕虫的理想选择。

在疾病早期阶段，荧光素血管造影常显示视神经盘上的毛细血管的荧光渗漏。活动性视网膜炎的灰白色区域在血管造影早期为低荧光，后期着染（图10.28E和F；图10.29E）。在疾病的最早期阶段，一些患者在血管造影下可能会出现明显的静脉周围渗漏（图10.28K），而没有或仅有轻微的RPE受损迹象。随着疾病的进展，血管造影显示出更多的RPE脱色素改变，表现为脉络膜背景荧光的不规则增强（图10.28 I）。

在疾病的各个阶段，受累眼的视网膜电图常常有中度或重度下降，在疾病的后期阶段，b波比a波更受影响[421, 422, 439]。极少情况下，电生理呈熄灭型改变。

该蠕虫尚未明确鉴定。犬弓蛔虫的血清学检查通常是阴性的[420]。患者粪便中无虫卵和寄生虫。少有嗜酸性粒细胞增多。这些患者也没有全身性疾病的表现。一名患者通过眼球壁活检取出小线

图10.29 弥漫性单侧亚急性神经视网膜炎。

A~C：这名14岁男孩因疑似眼组织胞浆菌病或弓形虫病住院。他注意到左眼视力迅速下降。在5周的时间内，视网膜下一过性灰白色病灶一波波地出现又消失（图A），之后就发现了视网膜下有一条会动的线虫（箭头，图B和图C）。线虫消失了，3年后患者的视力仅为数指。他有视神经萎缩、视网膜血管狭窄、RPE弥漫性改变。

D~I：这个年轻人出现右眼急性视力下降，右眼玻璃体有少许细胞，黄斑区范围内有多个外层视网膜病变。这些病变早期遮蔽脉络膜荧光，晚期着染（图E）。诊断为急性后极部多灶性鳞状色素上皮病变。在接下来的11天里，一波波白色病变向颞下方移动。回顾其眼底照片时，发现了视网膜下蠕虫（图D的箭头，图F和图G的插入图框），光凝（图H）后形成了一个局灶性瘢痕（图I），病症好转。

J~L：这个16岁的女孩因右眼视力下降3个月而就诊。其视力为20/40，瞳孔传入性障碍2+。右眼存在玻璃体炎症和黄斑区多灶性外层视网膜病变。可见疑似视网膜下蠕虫（箭头，图J），但未见运动。予每天2 g噻苯达唑持续2天，1周后，除了有明显的视网膜炎病灶和玻璃体反应的区域外（推测由蠕虫死亡所致）之外，所有视网膜下病变均消失（图K）。5个月后，她的视力为20/25。注意在局灶性视网膜炎部位形成的瘢痕（箭头，图L）。

（A~C，引自Gass等[421]；J~L，引自Gass等[454]，©1992，美国医学会。版权所有）

虫（图10.30G~I）。尽管该虫的一些特征提示了犬钩虫（*Ancylostoma caninum*）的可能性，但未能确切鉴定[440]。Cunha de Souza等通过经睫状体玻璃体切除术进行视网膜切开术，取出一条视网膜下线虫（图10.30 L）[429]。可惜的是，由于固定不良，无法明确鉴别该蠕虫。大体来讲，它与在迈阿密取出的那条蠕虫有相似的特征[440]，也与1886年由Kuhnt教授从患者的眼睛中成功吸出380 μm长的那条视网膜下蠕虫（图10.30K）相似[441]。最近，Dwight D. Bowman博士仔细研究了Cunha de Souza所移除的蠕虫图片（图10.30L），认为它最有可能是犬钩虫[442]。令人感兴趣的是，在Bascom Palmer眼科研究所确定的最近的10例视网膜下蠕虫的患者中，有3例在眼部症状发生前的数月或数年曾有皮肤幼虫移行的情况。犬钩虫是狗的一种钩虫，是美国东南部地区皮肤幼虫移行的常见原因。犬钩虫的感染性第三期幼虫长约650 μm，能够在包括人类在内的宿主组织中存活数月甚至数年，而无大小或形态变化[443]。浣熊贝利斯蛔虫（*Baylisascaris procyonis*）的第二期幼虫（较大的蠕虫）是一种在浣熊肠道中发现

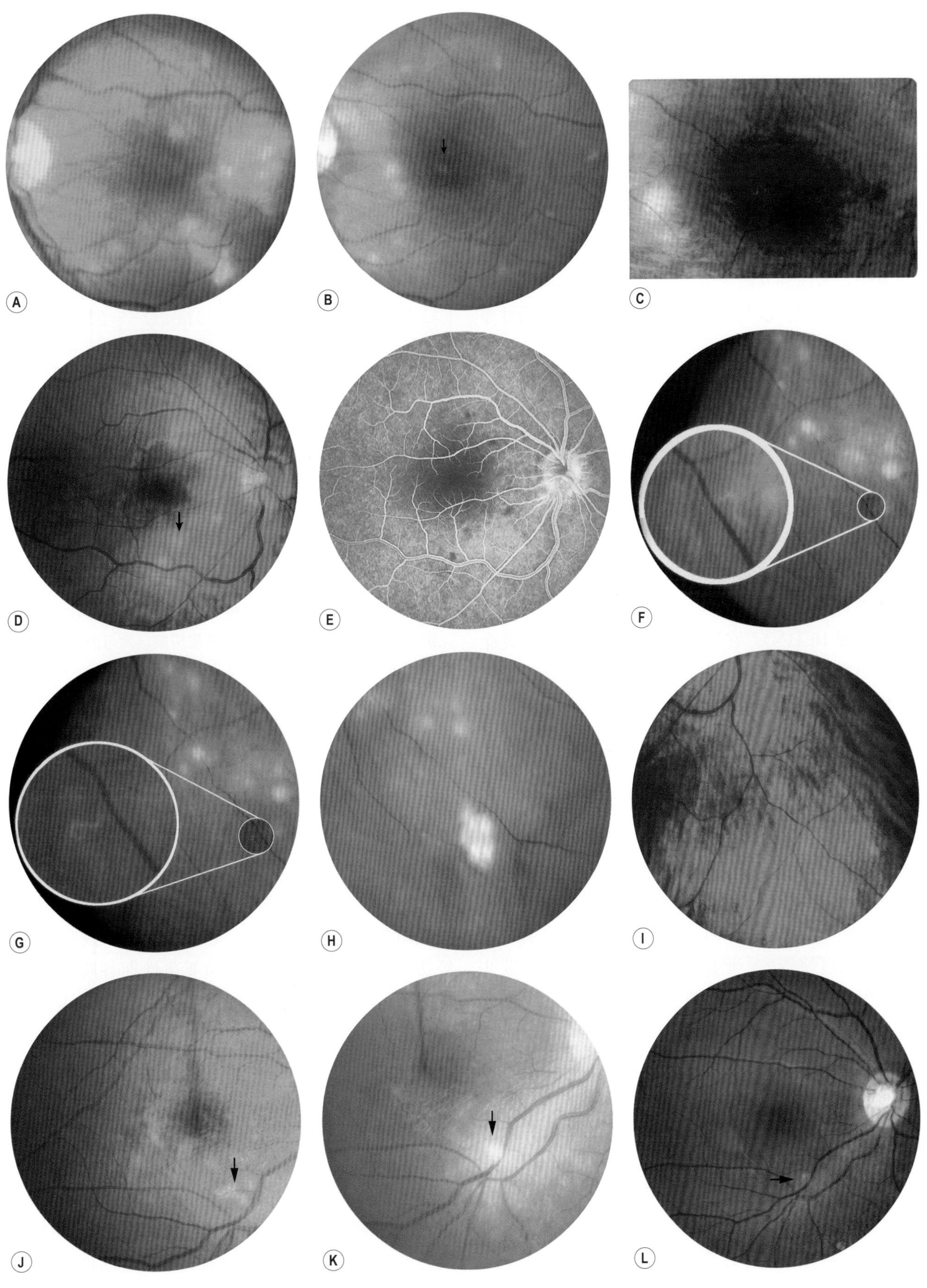

图 10.29

的线虫，被认为也是DUSN的可能原因[430, 440-450]。这种线虫的幼虫长度为1 000~1 500 μm，是其他动物脑膜脑炎的常见原因，但除了在儿童中引起个别病例外，它很少在人类导致类似疾病[430, 444]。在Bascom Palmer眼科研究所看到的100多名DUSN患者少有浣熊的接触史，亦无中枢神经系统受累，因而在美国东南部、加勒比地区和拉丁美洲，贝利斯蛔虫不太可能成为DUSN的原因[451]。在DUSN患者中，考虑到其线虫的大小，报告病例的地理分布、临床表现，以及犬弓蛔虫感染的血清学阳性率低，故而犬弓蛔虫不太可能是DUSN的原因。

DUSN的发病机制似乎涉及蠕虫所产生和遗留的副产物对外层视网膜的局部毒性，以及影响内层和外层视网膜组织的更弥漫的毒性反应[420-422, 452]。后一种反应最初表现为视觉功能的快速丧失和视网膜电图的改变，随后有神经节细胞丢失（视神经萎缩）和视网膜血管变窄。视力下降数周内，光学相干断层扫描显示在病灶部位和中心凹处光感受器层中断破坏（图10.31E，N和O）。随后内层视网膜变薄（图10.31N）。在这些患者中所观察到的炎症体征和组织损伤变异度大，表明宿主间对该病原体的免疫应答存在很大差异。

较小的钩虫（犬钩虫）的幼虫和较大的蛔虫（浣熊贝利斯蛔虫）的幼虫之间，它们的运动速度、所导致的病变的颜色，以及疾病的进展速度存在差异。钩虫引起的病变是灰白色的（图10.28 A，D和J；图10.29A，B，G，H和K），因此更容易观察到，而贝利斯蛔虫导致的病变是灰褐色的，更难辨认（图10.31C，I和J）。较大的蠕虫比较小的蠕虫游走速度快得多。根据作者的经验，那些携带贝利斯蛔虫的患者疾病进展速度更快（视力在1个月内下降到20/80~20/100水平，2个月内降至数指），而携带较小蠕虫的患者，其视力丧失较慢，大约需要4个月或更长时间视力会降至20/80~20/100水平。对这种现象可能的解释是：较大的蠕虫更为快速的移动可导致毒性物质的广泛释放。

儿童感染浣熊贝利斯蛔虫可有神经系统的幼虫迁移，表现为严重的神经系统退行性改变。已有4例眼部和神经幼虫迁移的描述。神经变性是进行性和广泛性的，伴有发育迟缓和小脑及大脑的退行性改变，导致患儿只能坐在轮椅上，二便失禁，还需

图10.30 弥漫性单侧亚急性神经视网膜炎（DUSN）。 A~F：这些图显示了与DUSN相关的视网膜下大线虫，患者都来自美国中西部。图A显示了一名65岁女性患者的线虫（箭头），她的右眼视力迅速下降。图B和图C显示1条同等大小的视网膜下蠕虫（箭头）的运动。见于1名13岁男孩，其右眼视力迅速下降。注意视盘边界模糊，RPE粗糙斑驳状改变。图D~图F显示在1名23岁男子中采用氩激光光凝较大蠕虫（图D上方的箭头）。注意在黄斑中央区域，蠕虫留下了S形的RPE印迹（图D下方的箭头，图E的箭头），显然，它在该处已经停留了--段时间，之后才向上移动。图F中，印迹已然不可见。
G~J：视网膜下小线虫（箭头），最初位于一名18岁的波多黎各男孩（图G）的黄斑。几个月后，患者视力数指，线虫已经游走到眼底的中周部。行反C形氩激光光凝（图H）用以将蠕虫驱逐至赤道前方。之后进行了球壁切开术。注意位于视网膜下的蠕虫（箭头，图I和图J）。
K：1886年1月，耶拿（Jena）的H. Kuhnt教授从一名31岁男子的后玻璃体中吸出的线虫（他的手绘图，图K）。该蠕虫长度为0.38 mm，他认为该虫为丝虫或处于青少年期的圆线虫。1986年，PC Beaver博士认为Kuhnt所绘之虫可能是犬弓蛔虫（个人交流）。
L：在一名有典型DUSN表现的患者中，通过经睫状体平坦部玻璃体切除术在视网膜下取出该蠕虫（长600 μm，宽30 μm）。根据大体检查，它最初被认为可能是第三阶段的犬弓蛔虫，但最近被认为是犬钩虫（*Ancylostoma caninum*）。可惜的是，蠕虫在进行显微镜检查之前就已经腐烂了。患者没有弓蛔虫病的血清学证据。
（A~C和G，引自Gass和Braunstein[420]，©1983，美国医学会。版权所有。D~F，引自Raymond等[425]；K，引自Kuhnt[441]；L，引自Cunha de Souza等[943]，Bowman[442]）

要通过胃造口管进食[453]。

目前，只有1只被认为罹患了DUSN的眼睛进行过组织病理学研究[422]。该眼的临床表现提示其经历了DUSN的早期急性和亚急性期各阶段，在发病后15个月被摘除。摘除眼球之时并未认识到其病因，而且在大体检查切开眼球期间可能丢失了视网膜下蠕虫。该眼的组织病理学显示有非肉芽肿性玻璃体炎、视网膜炎、视网膜和视神经血管周围炎、周边视网膜广泛变性、后极部视网膜轻度变性、轻度视神经萎缩、RPE轻度退行性变，脉络膜有低度、斑片状、非肉芽肿性炎症。没有嗜酸性粒细胞增多或蠕虫存在的证据。患者在眼球摘除之前，视力仅有光感，视网膜和视神经结构上的损伤不足以解释该视力水平，这提示其视功能丧失的部分原因是缘于病理生理改变，而非解剖学结构变化。

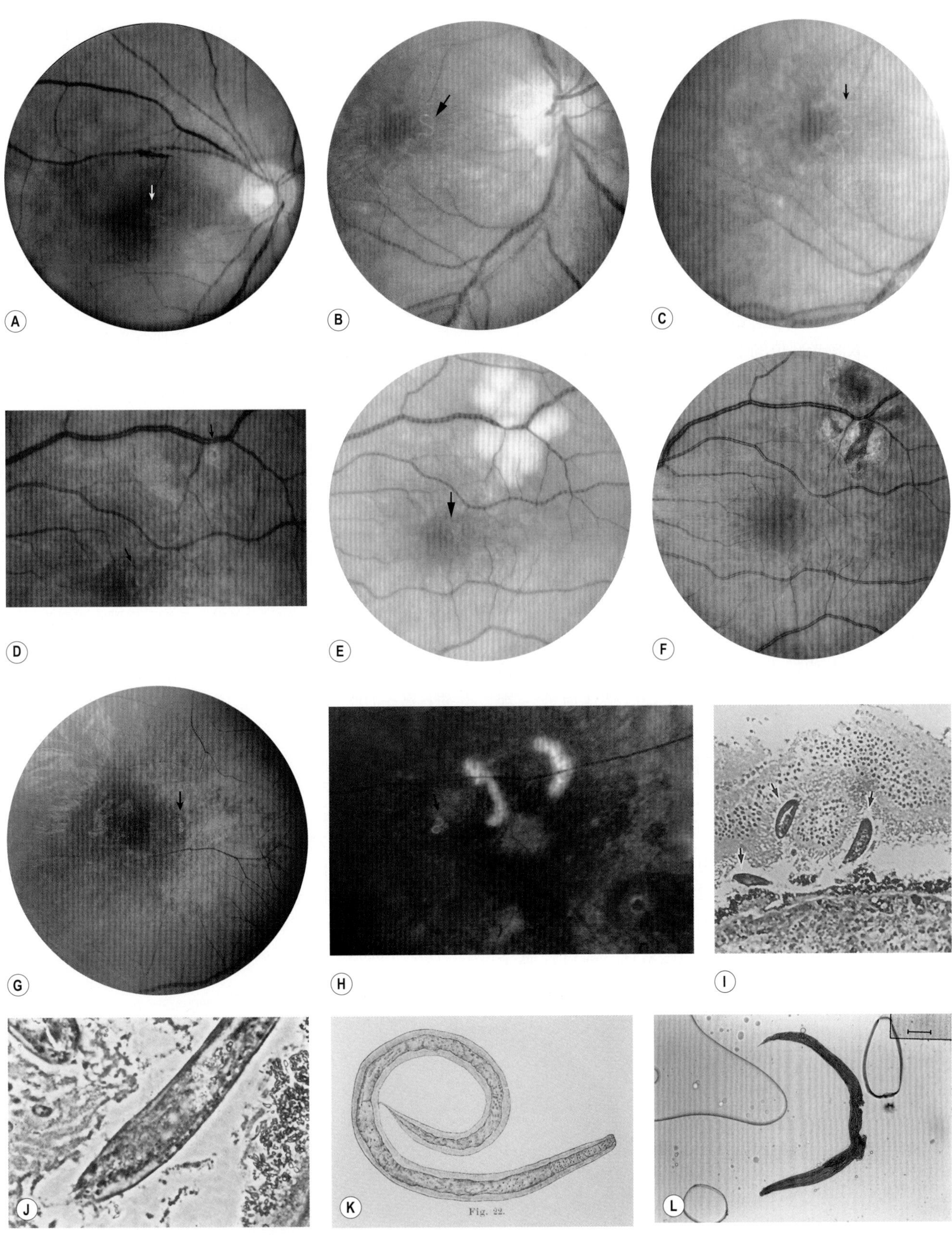

图 10.30

光凝术作为首选治疗，能有效地破坏蠕虫而不会引起明显的眼内炎症（图 10.29H；图 10.30E；图 10.31J 和 K）。查找蠕虫可能需要很长时间和反复检查，如果存在一些白色外层视网膜病变，则蠕虫总是存在于其附近。由于其个体小、运动慢，激光能非常快速且完整地杀死破坏钩虫。然而，较大的贝利斯蛔虫运动能力强了很多，当激光触及它时，就会逃逸，因此明智的做法是等到它游走到距离中心凹一定距离的区域时，使用相当强的白色光斑使其昏迷，然后完成激光光凝。为确保蠕虫完全死亡，治疗后获取激光部位的照片非常重要；它常常仍存活并可以移动到一个新的区域（图 10.31J 和 K）。除了那些患有中度至重度玻璃体炎症的患者，游走于视网膜下空间的蠕虫对口服噻苯达唑或乙胺嗪的效果相对较差[420]。而在有中重度玻璃体炎的患者中，噻苯达唑可成功地导致蠕虫死亡（图 10.29J~L）[454]。在口服噻苯达唑后 7~10 天，出现局部显著的视网膜炎症病灶以及其他白色病灶消散是治疗成功的证据，随后是疾病的快速和永久性消退。另一种治疗策略已在一名患者中成功得到证实。该名患者炎症反应轻微，多次查找蠕虫未果，于是在外层视网膜白色病变及其周围进行播散性激光光凝以破坏血液 – 视网膜屏障，之后予以噻苯达唑（图 10.32A 和 B）。

弥漫性单侧亚急性神经视网膜炎是个很好的伪装者。在急性和亚急性阶段，其表现类似于其他伴有单侧视盘炎、视盘水肿、球后神经炎和玻璃体炎表现的疾病。当出现血管周围炎时，它可能看上去像视网膜的结节病（图 10.28J~L）。当出现活动性外层视网膜白色病变时，它可类似于急性多灶性后极部鳞状色素上皮病变（图 10.28D）、匐行性脉络膜炎、一过性白点综合征、Behçet 病、多灶性外层

图 10.31　弥漫性单侧亚急性神经视网膜炎（DUSN）（浣熊贝利斯蛔虫）。

A~O：一名 58 岁的医师左眼视力快速下降 2~3 天，伴有迷幻性闪光感和左眼周深处的隐隐作痛。她的视力是 20/200，她在上、下血管弓附近有一些边界不清的多灶性棕色小病变。荧光素血管造影更好地显示了这些病变，跨越下方血管弓的一些病变具有活动性（图 A 和图 B）。当时诊断为 MEWDS，并对其进行了观察。当时仅注意到其眼底照片上边界不清的病变，而忽视了盘绕的蠕虫（图 C）。病灶中心为低自发荧光，外围为高自发荧光的边界（图 D）。通过中心凹下方的 OCT 扫描显示光感受器（图 E）的片状丢失和弥漫性中断。她的视力下降，闪光感和眼部疼痛持续存在，2 周后血管造影显示视盘鼻侧可见一些新出现的病灶（图 F，箭头）。她被考虑为非典型的多发性白点综合征（MEWDS），并请一名 MEWDS 专家提供咨询。1 周后，患者注意到她的视力和视野进一步恶化。再次血管造影显示有一些跨越颞上血管弓的新病灶（图 G 和图 H）。她被怀疑患有 Lyme 病，并进行血清学、腰椎穿刺和感染性疾病排查。Lyme 滴度和 CSF 结果均为阴性。此时，距离患者首次就诊已有 4 周半，MEWDS 专家会诊之后也有 12 天，该专家意识到这可能是 DUSN。她以前的眼底照片由专家和她的第一名视网膜医师进行审查，他们均在照片中找到 DUSN 大蠕虫（浣熊贝利斯蛔虫）（图 I），从而让患者回到她的第一名视网膜医师处对该蠕虫进行激光治疗（图 J）。与较小的犬钩虫幼虫相比，该蠕虫移动迅速，且难以将其制动。在激光之后立即拍摄的照片显示该蠕虫尚存活且仍在运动，但速度很慢（图 J）。立即再进行激光，从而彻底杀死蠕虫（图 K）。患者的视力和视野在 6 周后得到改善，之后保持稳定。其眼部疼痛和闪光感好转，未再复发。患者的自发荧光以及 OCT 上所见的光感受器外节和内节丢失及视网膜变薄没有显著变化（图 M~ 图 O）。本例患者经过 6 周，其视力和视野均有部分改善，但未能进一步好转。

（由 Dr. Robert Wendel 提供）

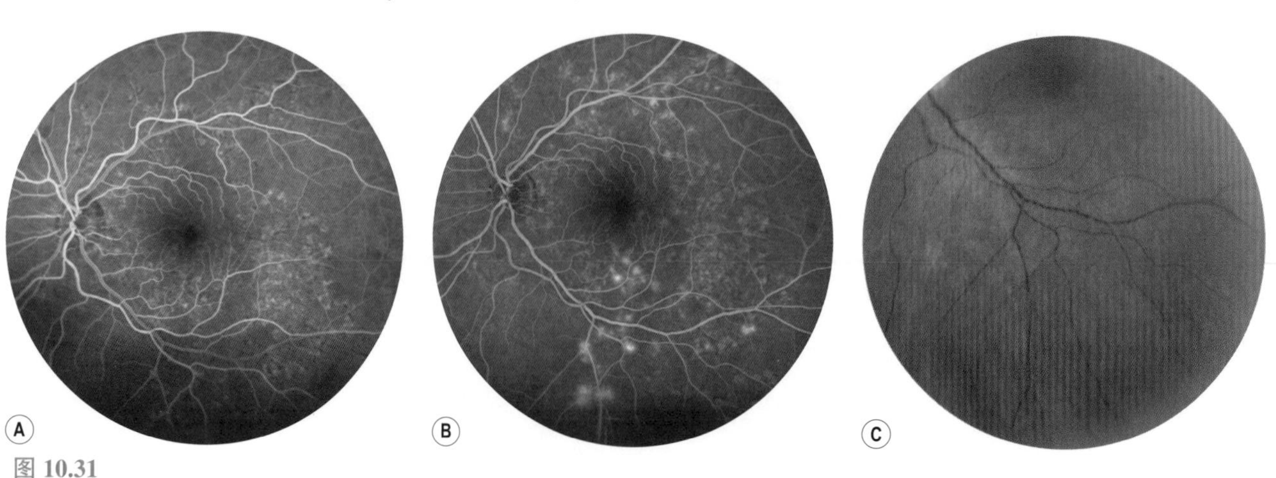

图 10.31

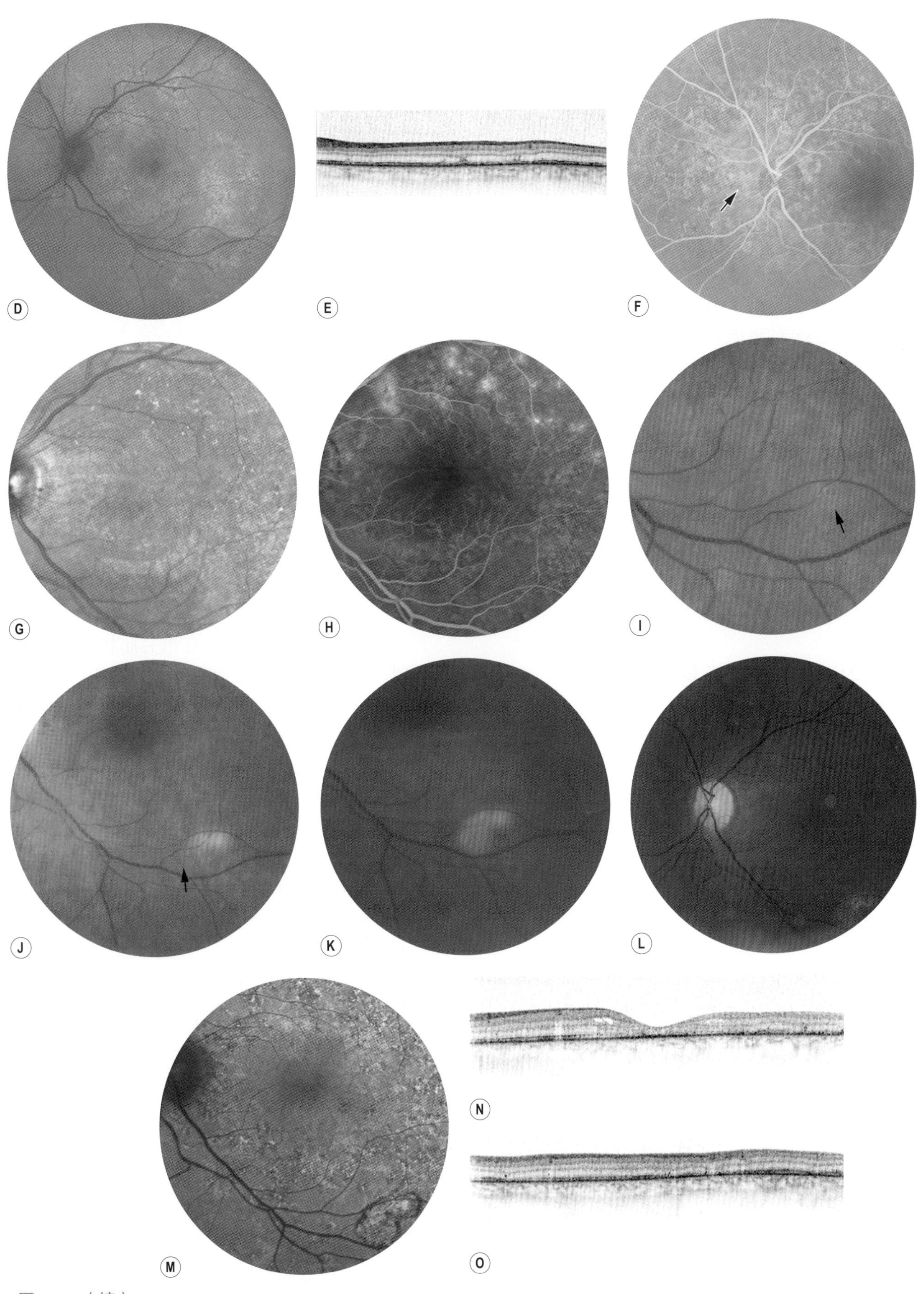

图 10.31（续）

视网膜弓形虫病，以及假性拟眼组织胞浆菌病综合征（图 10.29A 和 B）。在较后期阶段，它可能被误诊为由球后或颅内病变引起的单侧视神经萎缩、拟眼组织胞浆菌病综合征、单眼视网膜色素变性、创伤后脉络膜视网膜病变，以及眼动脉阻塞后脉络膜视网膜萎缩（图 10.28H 和 I）。重要的是，在患者有疾病早期的表现时，能够考虑该诊断，因为光凝该蠕虫可以阻止视觉功能的进一步丧失，并且偶尔也会有视功能的改善。对于那些不完全符合多发性一过性白点综合征（MEWDS）特征的患眼，必须要怀疑 DUSN 的可能。该病最常误诊为 MEWDS，因为这两种疾病都是单眼发病的，而“闪光感”是两者的常见症状。荧光素血管造影显示早期轻微的高荧光，在晚期变得更强。在任何被诊断为 MEWDS 的患者中，如果病情在 3 周内没有改善，以及 3 周后异常荧光持续存在或出现新的病变（图 10.31A，B 和 H），则应考虑到 DUSN。应仔细询问关于户外活动、皮肤幼虫移行症、前往南美洲和中美洲及佛罗里达旅居等的问题。除非高度警惕，否则将会漏诊，直至发生不可逆转的视力丧失。

丝虫病和几内亚龙线虫

它们属于同一目，并且彼此非常相似。恶丝虫属（*Dirofilaria*）栖息在动物身上，而人类是盘尾属（*Onchocerca*）、罗阿罗阿丝虫（*Loa loa*）、班氏吴策线虫（*Wuchereria bancrofti*）和马来布鲁线虫（*Brugia malayi*）的天然宿主。

盘尾丝虫病

也称为河盲症，盘尾丝虫病是由线虫动物门中的一种丝虫，即盘尾丝虫（*Onchocerca volvulus*）引起的。该病导致失明，还出现使人衰弱的皮肤病变，受感染人口超过 1 800 万人，其中 99% 生活在非洲，特别是在中非和东非[455-462]。超过 30 万人因此致盲，视力受损的人数还要加倍。其余患者分布于拉丁美洲：墨西哥、危地马拉、巴西、哥伦比亚、委内瑞拉和厄瓜多尔。该寄生虫是由蚋（*Simulium*）属的黑色小飞虫传播的，这些飞虫在快速流动的溪水和河流中繁殖。蚋吸食血液时，微丝蚴便被其输送入宿主体内，约 1 年后可长为成虫。它们寄生于骨性隆起处的皮下组织中。雌性成虫的寿命为

图 10.32 弥漫性单侧亚急性神经视网膜炎（DUSN）。
A 和 B：当反复检查均无法找到蠕虫时，在最新的 DUSN 病变的象限予以播散性激光。给予该女性患者口服阿苯达唑 3 天。3 天后的 1 张照片显示了 3 个活动性病变（箭头），其位置可能是死亡之前蹒跚挣扎的蠕虫移动所至之处。

盘尾丝虫病患者出现的脉络膜视网膜变性。
C~G：一名非洲患者的脉络膜视网膜变性，推测为盘尾丝虫病所致。注意在左眼底的拼图（图 C）和黄斑区域（图 D）照片上可见视网膜血管变窄，视盘苍白，以及 RPE 大面积地图样萎缩和增生。右眼存在类似的变化（图 E）。血管造影显示在地图样 RPE 萎缩区域脉络膜毛细血管部分丢失（图 F 和图 G）。
H~I：另一名盘尾丝虫病的患者，有相似病变，唯程度较轻，黄斑中心区相对回避。
[A 和 B，引自 Gupta A，Gupta V，Herbort CP，Khairallah M（eds）. Clveitis：Text and Imaging. Delhi：Jaypee；2009；H~J，由 Dr. Hugh R. Taylor 提供]

12~15 年，当有雄性成虫授精时能产生数百万条的微丝蚴。这些微丝蚴蜂拥进入身体各处的真皮层，其寿命约为 2 年，当黑蚋吸血时便进入其体内。

该病于感染 1~3 年后可有相关症状和眼底镜下表现，其表现可非常类似一些毯层视网膜营养不良。患者的主诉是周边视力丧失和夜盲。主要的眼底镜下表现包括 RPE、脉络膜和视网膜的不同程度的萎缩，最主要累及后极部，特别是视盘旁区域，以及黄斑区颞侧一定距离的边界清晰的区域（图 10.32）。脉络膜视网膜变化继发于脉络膜中数以千计的微丝蚴产生的炎症，只有在极偶然的情况下才能在视网膜或玻璃体中看到蠕虫。目前尚不确定自身免疫机制是否在盘尾丝虫脉络膜视网膜炎的发病机制中发挥作用[441, 455, 463, 464]。视网膜脉络膜变化通常伴有视盘逐渐苍白，偶有视盘肿胀和脉络膜局部轻微水肿。未经治疗的盘尾丝虫病患者，随访观察其后段病变可见一些进行性变化，包括活微丝蚴、视网膜内出血、棉绒斑、视网膜内色素、白色和有光泽的视网膜内沉积物、RPE 窗样缺损，以及脉络膜视网膜瘢痕边缘脱色素渐进性扩大（速度达每年 200 μm）[465]。伊维菌素和甲苯咪唑治疗似乎不能阻止瘢痕脱色素的进展。

这些观察结果表明，盘尾丝虫脉络膜视网膜炎有早期的视网膜和 RPE 改变，并且视网膜病变可迅速进展。在血管造影上，视盘和脉络膜水肿区域都有荧光着染的表现。会出现不同程度的 RPE 增

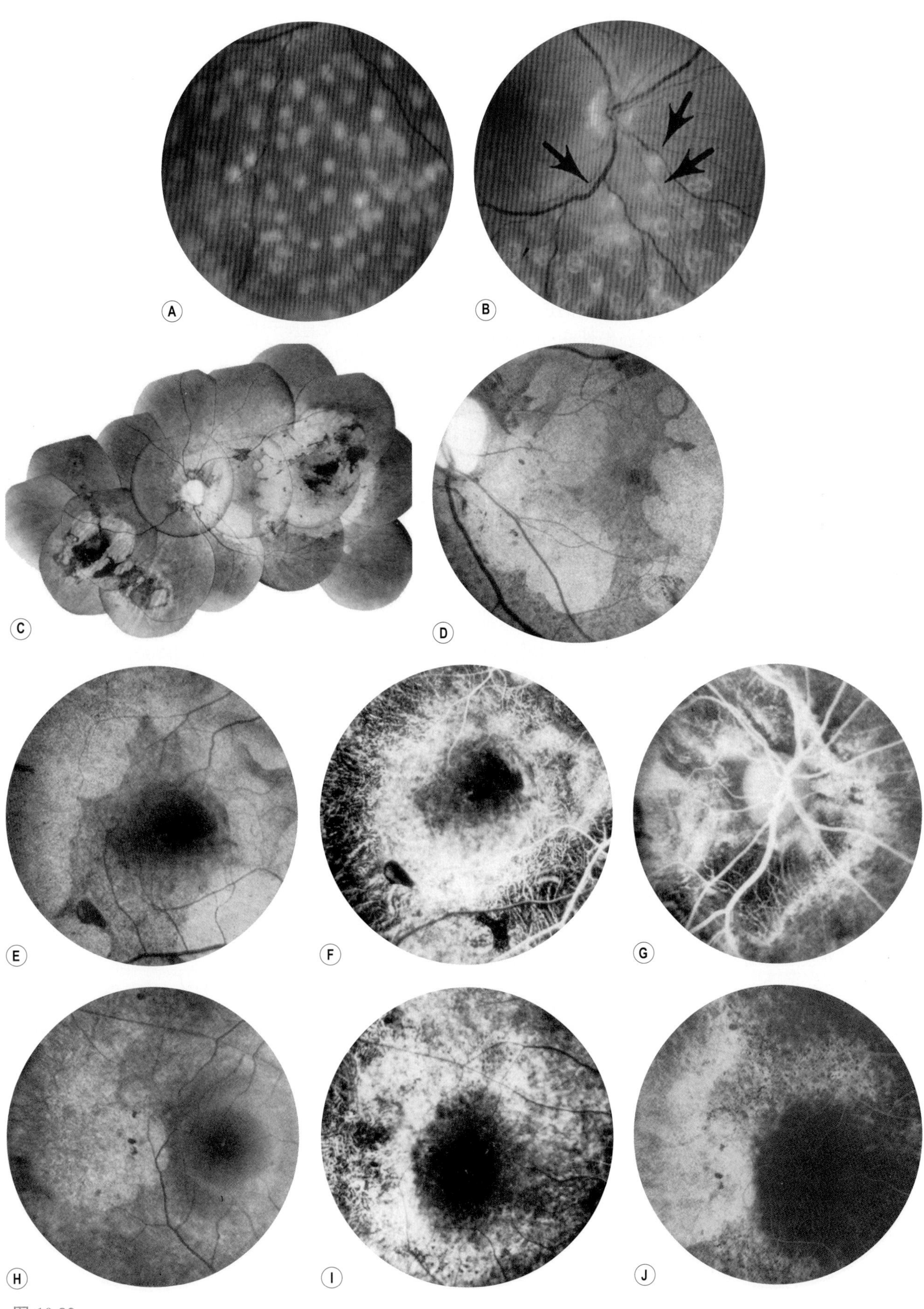

图 10.32

生和视网膜下纤维化。该病不会出现黄斑的盘状脱离。周围视野丢失通常与脉络膜和视网膜萎缩不成比例，大部分视功能丧失据认为是由视神经损伤所致。在具有正常眼底和视觉功能的患者中，曾通过生物显微镜观察到在视网膜内或视网膜下的、长度为 100~200 μm 的微丝蚴 [458]。尽管包括脉络膜在内，这些患者体内各处都有丝虫，但这未必能证明这些微丝蚴是导致眼底病变的原因。然而，在使用枸橼酸乙胺嗪治疗后，可以观察到在 RPE 水平的急性一过性多灶荧光着染区，以及出现视神经的进展性变化，这都支持盘尾丝虫与患者眼底慢性病变的发生有关 [457, 462]。有证据表明，与没有接受过长期治疗的患者相比，长期治疗的患者其眼底变化可能更为显著。因此，盘尾丝虫病本身，或者与其他病原生物或遗传因素协同作用，是引起患者夜盲的原因，并且至少在一些流行地区，是造成眼后极部病变从而严重致残的原因。本病的发病机制可能与弥漫性单侧亚急性神经视网膜炎患者中发生的假性无色素性视网膜色素变性有相似之处（见第 804~812 页）。

乙胺嗪能快速清除眼内的微丝蚴，会引起眼部反应性变化，有时还会导致功能性改变，与之不同的是，伊维菌素需要 6 个月的时间才能从眼前房缓慢清除微丝蚴，所引起的眼部炎症反应或功能缺陷亦甚为轻微。伊维菌素的这种缓慢作用可能部分归因于其不能穿过血 – 房水屏障 [466] 和（或）其作用方式，因为该药物可使微丝蚴灭活（麻痹）而非杀死之 [467, 468]。单次剂量 150 μg/kg 的伊维菌素，每年重复 1 次，可显著减少皮肤微丝蚴的数量和眼部受累情况。它对成虫不具有长期影响。无论是眼前段还是后段病变，该药均不会明显引起其恶化。治疗可对眼部状况带来显著和持久的改善。其安全性和有效性使其得以大范围使用，可能是这种疾病的革命性治疗方法 [469, 470]。

图 10.33 丝虫病。

A~F：居住在印度的一名 28 岁男子主诉眼前蛇行样的漂浮物持续 3 个月。不伴视力变化、闪光感、眼红、流泪，无眼部手术、外伤史，此前亦无类似发作史。他此前有食欲增加和胃痛。他前几天吃过生肉，近期无旅行或与宠物接触史。双眼视力为 6/6，无炎症反应。在玻璃体腔（图 A 和图 B）中观察到 6 DD 长（9 mm）圆柱形蠕虫，虫体光滑无分节。该蠕虫有缓慢的动作。视网膜中存在斑片状脉络膜视网膜萎缩灶（图 B~ 图 D）。血管造影显示透见荧光（图 E 和图 F）。连续 3 天进行的全身检查，包括粪便检查，并无明显异常。经睫状体平坦部玻璃体切除术取出活体蠕虫，鉴定其属于恶丝虫。

G：结膜下的微丝蚴。该患者来自印度南部，班氏吴策线虫流行地区。

绿头苍蝇（Blowfly）幼虫可能（丽蝇科）。

H~M：来自宾夕法尼亚州西部的一名 33 岁女性患者，右眼视物模糊。于视盘的颞下方可见一椭圆形黄色病变（图 H）。行荧光素血管造影认为该病灶是脉络膜新生血管膜（图 I 和图 J），遂予玻璃体内注射贝伐单抗。3 周后，她视力提高到 20/25。此时，病灶看起来像一条带有蠕虫的线性轨道，虫体前端有一条中心黑线（图 K 和图 L）。在接下来的 4 周内，蠕虫进一步移动（图 M）。患者一般健康状况良好。她饮用未经巴氏法杀菌的山羊奶，并与山羊、猫、狗、珍珠鸡、鱼和乌龟一起生活，其周遭还有野鹿和火鸡。该蠕虫可能是丽蝇科动物，即绿头苍蝇的一期幼虫。

N：这是互联网公共领域上的一张丽蝇幼虫图片，可见其中央黑线，与患者眼中的蠕虫相似。

（A~F，由 Dr. Subina Narang 提供；G，由 Dr. SR Rathinam 提供；H~M，由 Dr. Roy Tuller 提供；N，网络上的公共领域。A，引自 Yannuzzi，Lawrence J.，The Retinal Atlas，Saunders 2010，978-0-7020-3320-9，p.375）

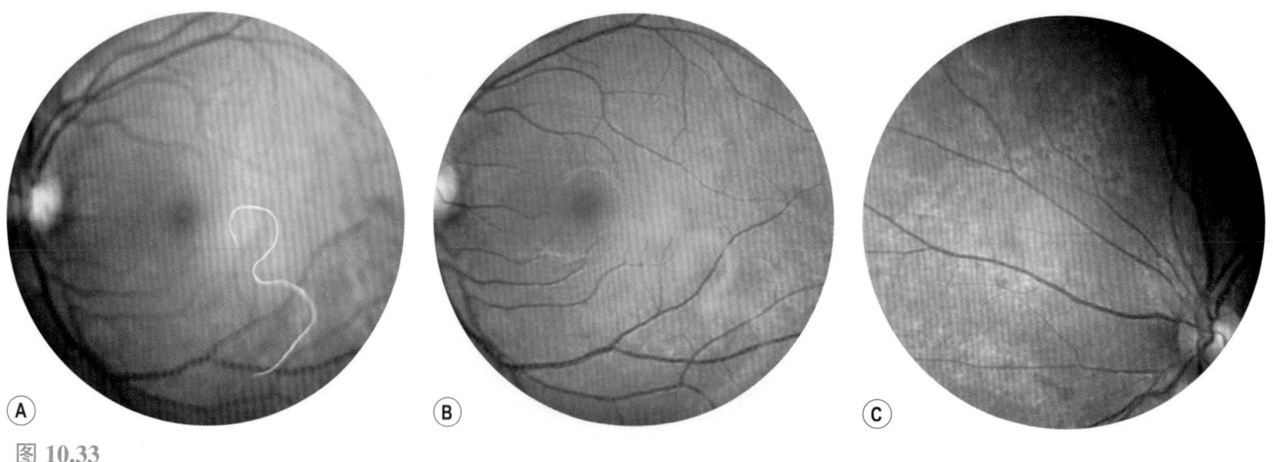

图 10.33

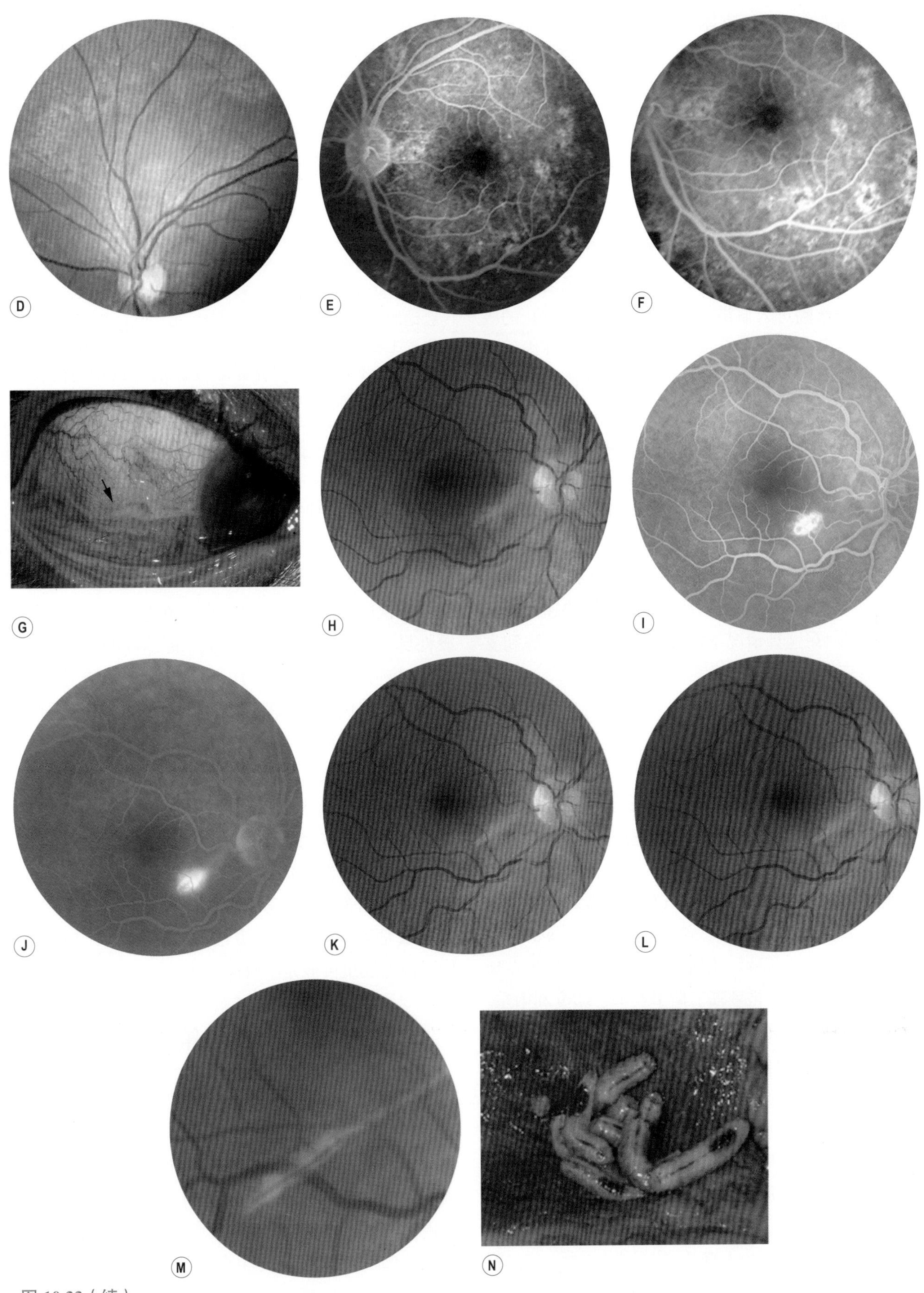

图 10.33（续）

已知细菌沃尔巴克体（*Wolbachia*）以共生关系寄生于该寄生虫。最近发现，使用强力霉素清除细菌沃尔巴克体可以使成虫丧失繁殖能力，并影响蠕虫的发育。

罗阿丝虫病

罗阿罗阿线虫是常见于非洲中部和西部的一种人类丝虫。成虫寄生于皮下组织而非淋巴管中。成虫产生微丝蚴进入血液，斑虻属（*Chrysops*）的吸血蝇叮咬患者后传播疾病。微丝蚴在斑虻体内成熟并进入其脑与喙，通过叮咬而进入人体内。它们常见于皮肤下，引起"卡拉巴肿（Calabar swelling）"，即痛性结节。可在结膜和巩膜间看到成虫。目前尚不清楚是否有该丝虫进入眼内的情况。在盘尾丝虫和罗阿丝虫合并感染的患者中，当用伊维菌素治疗时，会发生明显的炎症反应，导致严重的神经系统症状，包括昏迷、脑炎、视网膜出血和膜性肾小球肾炎。这被认为是由于大量微丝蚴的快速死亡所致[471, 472]。在这种情况下需要全身使用类固醇和支持性治疗护理[472]。

恶丝虫病

有40多种恶丝虫（*Dirofilaria*）广泛寄生于世界各地的野生动物（狐狸）和家畜，如狗和猫。在人类皮下组织中发现的所有四种物种都是偶尔导致人兽共患感染的：犬心丝虫（*D.immitis*，犬心虫），匐行恶丝虫（*D. repens*），细恶丝虫（*D. tenuis*）和厄氏恶丝虫（*D. ursi*）。据报道，病例主要发生在地中海地区、南欧、俄罗斯、斯里兰卡、印度和中东。虽然结膜下和眼眶是寄生虫常见的所在部位[473-477]，亦有从人眼玻璃体取出匐行恶丝虫和犬心丝虫的报道[478-484]。

雌性成虫寄生于其天然宿主的皮下组织或心脏中，生产微丝蚴并散布入血。具有感染性的第三期幼虫（微丝蚴）通过成年库蚊或伊蚊的叮咬传播进入人的皮下组织中。皮下、结膜下和眼眶的肉芽肿反应是人类最常见的表现[473, 474, 476, 477, 485-487]。有时，幼虫长成小成虫，可见于玻璃体（图10.33A和B）、结膜下（图10.33G）和眼前房[483, 488, 489]。蠕虫可在视网膜下和玻璃体腔中。在整个眼底可见弥漫性脉络膜视网膜瘢痕，与狂蝇（botfly）蛆虫所留的轨迹并不相像（图10.33C~F）。有可能是恶丝虫幼虫在玻璃体腔和视网膜下随意游走，从而导致弥漫性脉络膜视网膜的改变。与视网膜毒性很大的DUSN蠕虫相比，恶丝虫所导致的视力损害是中等程度的。在狂蝇幼虫引起的眼蝇蛆病中，即使蝇蛆已经纵横整个视网膜下空间，患者亦常无症状（图10.35G和H；图10.36A~I）。犬心丝虫成虫的长度从几厘米到35 cm不等。手术取出结膜下或玻璃体内蠕虫是该病首选治疗方法。如图10.34F~H所示的眼内大线虫可能是一种恶丝虫。

图10.34 **颚口线虫病。**
A~C：一名年轻的越南女孩主诉右眼视物模糊，可见不明显的黄斑星芒状渗出（图A）和玻璃体内的颚口线虫（图B和图C）。她的视力是20/60。箭头所示为该线虫的口器，其身体充满了红色的血液。注意，蠕虫的口器端附着在一条玻璃体条带上。该蠕虫最初被误认为是部分闭塞的异常视网膜血管。通过睫状体平坦部成功取出该蠕虫。
D和E：玻璃体内颚口线虫，箭头示其口器。

视网膜下大线虫，种类未定。
F~H：这名拉丁美洲空军飞行员的眼中发现一条长而蜷曲、会动的视网膜下线虫，估计长约25 mm（箭头，图F）。患者注意到左眼最近视力下降。注意包裹线虫的视网膜下渗出，有不同寻常的荧光着染。几周后，在迈阿密的检查中发现左眼黄斑有图案样色素斑，黄斑颞侧缘的视网膜下可见不运动、部分分解的蠕虫（箭头，图G和图H）。注意蠕虫的末端部分肿胀（小箭头），蠕虫直径较小的部分紧紧蜷曲成环状（大箭头，图H）。该线虫的类型无法识别。
（A~C，由Dr. Stephen R. Fransen提供；D和E，引自Bathrick等[507]）

马来布鲁线和班氏吴策线虫

这些是在亚洲、拉丁美洲和非洲常见的人类丝虫。其成虫寄生在人类的淋巴管中，可以阻塞淋巴流动从而导致象皮病。成虫定期将微丝蚴散布入血。极少见的情况下，微丝蚴可能通过脉络膜循环进入眼内，在玻璃体腔和前房[490-500]，或者眼和眼眶皮下组织都曾经发现过该寄生虫[501, 502]。一名患者的外周血中有班氏吴策线虫的微丝蚴，作者观察到其眼

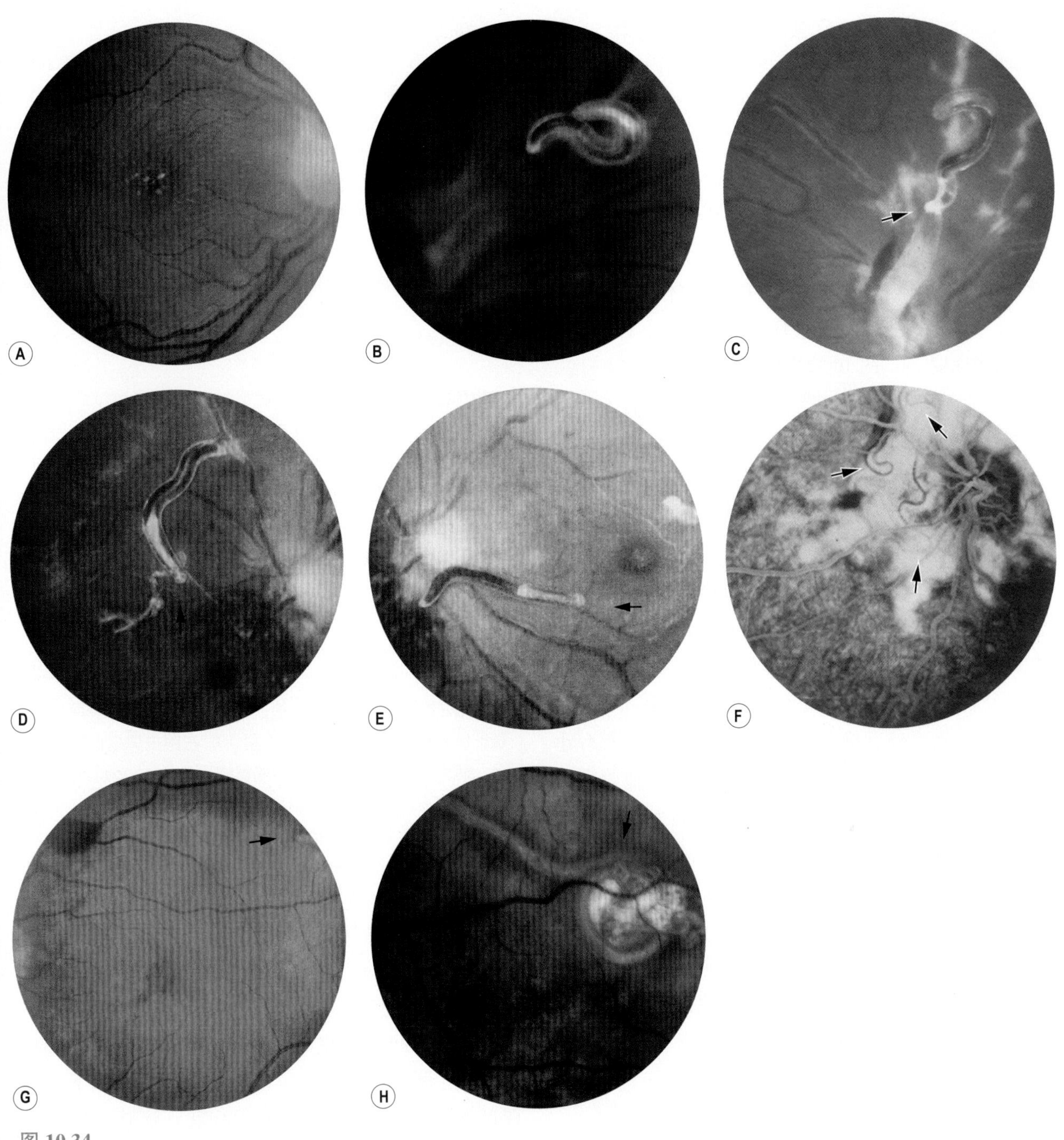

图 10.34

底有继发于鳞状色素上皮病变及视网膜血管炎的视网膜新生血管。单独全身使用类固醇对脉络膜视网膜病变无效，但口服枸橼酸乙胺嗪可有效，针对随后发生的视网膜新生血管可采用全视网膜光凝术[503]。

颚口线虫病

棘颚口线虫（*Gnathostoma spinigerum*）是已知导致人类颚口线虫病的最常见物种。其他导致人类感染的是刚刺颚口线虫（*G. hispidum*）、日本颚口线虫（*G. nipponicum*）、陶氏颚口线虫（*G. doloresi*），以及最近的双核鄂口线虫（*G. binucleatum*）和马来鄂口线虫（*G. malaysiae*）[504, 505]。该寄生虫主要分布在亚洲和中南美洲。其终宿主是猫和狗。据报道，该虫亦见于北美的哺乳动物中。其生活史包括在淡水中发育的三个幼虫阶段。在第一阶段，作为一种自由生活形式，它被桡足类动物摄取并在其体内发育成熟到第二个幼虫阶段。桡足类动物被鱼、蛇和其他饮用了受污染水的动物所摄取。寄生虫继而在它们体内完成其第三个幼虫阶段。在这个阶段，人类因生食被感染的中间宿主而成为兼性宿主。因为食用或处理生鱼，人类亦可摄入第二阶段的幼虫。据报道，在某些地区，因为食用生鱼，已有寄生虫在内脏和皮肤移行的病例暴发流行[505, 506]。在第三阶段，幼虫可能在人体内游走移行多年，导致多器官系统的炎症，包括皮肤、肺、中枢神经系统和眼部（图 10.34A~E）[507-510]。

已有 19 例眼内颚口线虫病的报道，有 6 个眼后段受累的病例[460, 469, 504, 511-517]。最常见的症状是患者在一段时间明显的眼痛之后突然出现一个垂直或弯曲的漂浮物。眼痛好转之时，漂浮物出现。视力通常是正常的或仅受轻度影响，这表明该虫在早期不会释放任何毒素。寄生虫可能通过视神经盘或其他地方的视网膜动脉进入眼内。虫体较宽的一端是头部，口器由两个宽唇组成，每个唇上各有两个乳状突起。唇后即有四排共 40~48 个小钩。身体的其余部分有横向排列的角质层，其上有小棘。该虫利用其口器贴附在视网膜上并从血管吸食血液；人们可以通过其半透明的身体看到血柱。幼虫大多存活，可通过玻璃体切除术成功取出（图 10.34A~E）[460, 504, 516]，在大多数情况下视力可恢复。在玻璃体切除术中，将寄生虫吸入软头套管可能因其与视网膜牢固附着而颇费周折。附着部位出血也很常见。Bathrick 等报道了因数个视网膜裂孔而导致视网膜脱离病例，即与此有关[518]。一旦取出寄生虫，就不需要使用特定的驱虫剂。

眼的其他线虫感染

Goodart 和同事[519]报道，他们从一位葡萄膜炎和全视网膜脱离的年轻男性的视网膜下成功取出了 1 条 9 mm 线虫 [前盲囊线虫（*Porrocaecum*）或六宫蛔虫（*Hexametra*）]。这些大蛔虫的成虫阶段存在于食肉类爬行动物、鸟类或哺乳动物的胃和肠道中。幼虫通常在小型哺乳动物的组织内发育，然后成为终宿主的感染者。猫头鹰、鹰、蛇或其他肉食性终宿主的粪便可污染土壤或水，该患者可能因此而摄入虫卵。

图 10.35 管圆线虫病。

A：一名 27 岁在泰国的男子左眼出现进行性视力下降 3 周，此前 2 个月有嗜酸性脑膜炎。他有生吃瓶螺类（*Pila* sp.）螺肉的历史。该眼的视力为 1/200，伴有传入性瞳孔障碍、前房细胞和闪辉、视网膜下轨迹、视盘苍白和弥漫性视网膜色素上皮病变。经睫状体平坦部分玻璃体切除术从玻璃体腔中取出未成熟的雄性广州管圆线虫（*Angiostrongylus cantonensis*）。他的视力提高到了 20/200。

B：一名 36 岁的泰国男子在 1 周内右眼视力下降至 2/200。用二极管激光处理了视网膜下的活体寄生虫。他的视力提高到了 20/200。

眼内蛆病。

C~E：这名无症状的 16 岁女孩双眼视力均为 20/10。她左眼正常。注意遍布整个右眼底的纵横交错的轨迹。荧光血管造影（图 D 和图 E）很好地显示了这些轨迹。蛆已经不在眼内。

F：由蛆引起的黄斑下出血，蛆已游走至玻璃体腔内。

G：位于视网膜的前表面的蛆。注意周围的视网膜下轨迹和圆形的视网膜出血（箭头）。

H~J：黑种人女性患者的视网膜下轨迹，其右眼中心视力下降数月。右眼视力为 20/200，左眼视力为 20/20。注意右眼的交叉阴影网纹线般的视网膜下轨迹和视神经萎缩（图 H 和图 I）；左眼底正常（图 J）。右眼未见蛆。

K：啮齿类狂蝇（botfly）中的黄蝇（*Cuterebra*），其第一龄幼虫的扫描电子显微照片。

L：杰氏黄蝇（*Cuterebra jellisoni*），狂蝇的一种。

（A 和 B，由 Dr. S. Sinawat 提供；F，由 Dr. T. F. Schlaegel Jr 提供；G，由 Dr. W. S. Grizzard 提供；H~J，由 Dr. Ralph F. Hamilton Jr 提供；J，引自 Custis 等[531]；L，引自 Baird[535]）

管圆线虫病

广州管圆线虫（*Angiostrongylus cantonensis*）很少见于眼部，在前房、玻璃体腔或视网膜下曾发现过该虫[520-523]。患者可能无症状，症状轻微，或出现视力明显下降、疼痛和眼红。这些患者可有葡萄膜炎、视网膜下轨迹、坏死性视网膜炎、视盘水肿、视盘炎、黄斑和视网膜水肿、视网膜色素改变和视网膜脱离[521, 523]。寄生虫在进入玻璃体腔之前在视网膜下游走引发脉络膜和视网膜炎症，这可能就是严重的色素性改变的原因。其中间宿主是瓶螺类（*Pila* sp.）螺和其他水生动物，人类因生食螺肉、虾和巨螯虾而感染。潜伏期为 2 周到 2 个月[520-522, 524]。

由这种线虫引起的其他疾病还有嗜酸性粒细胞性脑膜炎和脑炎；后者是致命的。该病流行于热带

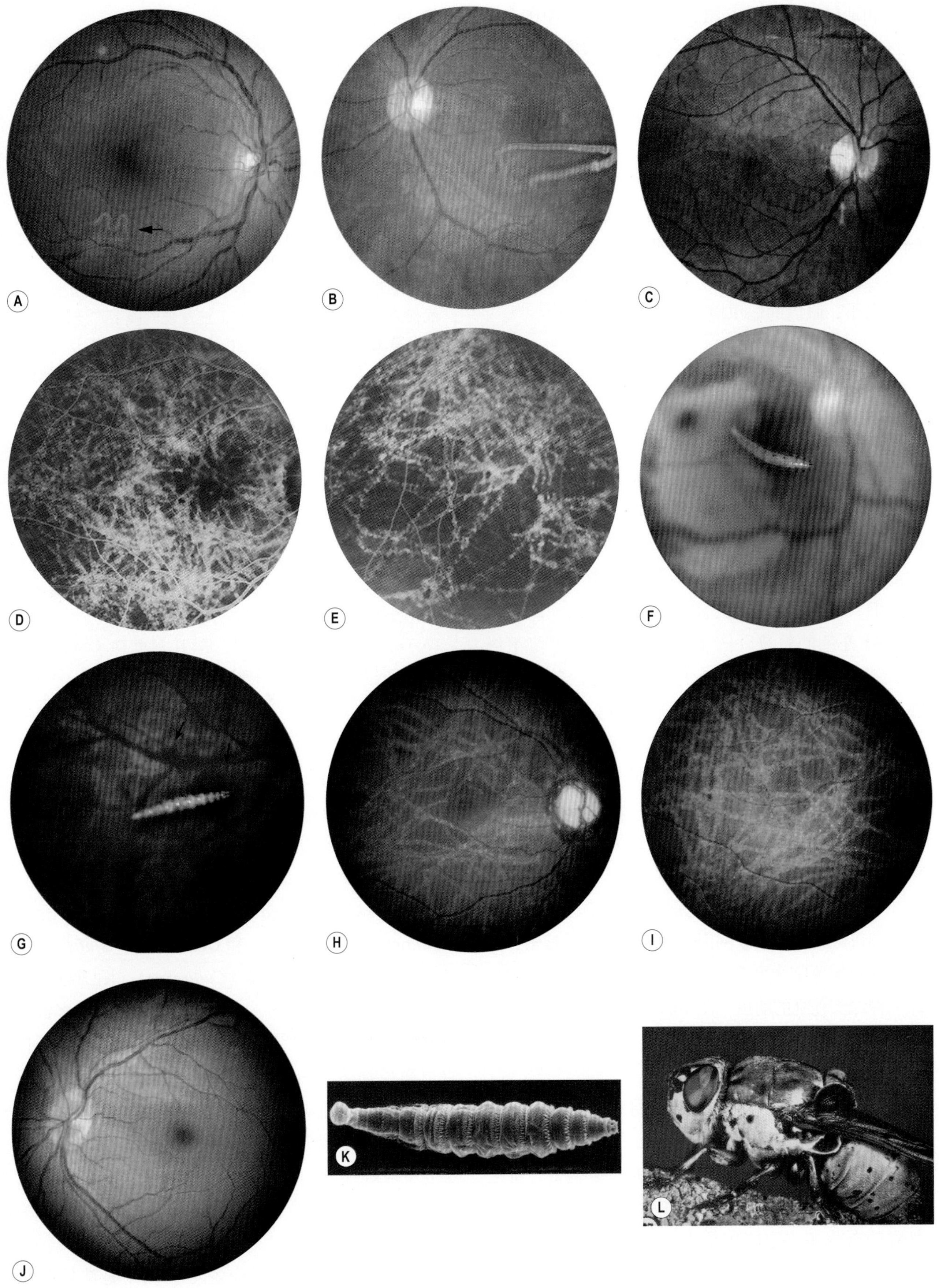

图 10.35

国家和地区，主要是泰国、越南、日本、中国台湾地区和巴布亚新几内亚，尽管偶尔在印度和斯里兰卡也可见眼部感染病例[521, 523-526]。头痛、伴CSF嗜酸性粒细胞增多、抗体的血清学证据，以及有食用生螺肉的历史，有助于做出诊断。大多数报道来自泰国。脑炎和脑膜炎可以根据持续性头痛超过7天以及老年人群加以鉴别。广州管圆线虫的幼虫位于脑膜和蛛网膜下腔并引起炎症性损伤。治疗可予以阿苯达唑和全身性类固醇[520, 525, 527, 528]。考虑到寄生虫的大小，眼内的蠕虫应全部手术取出[521, 523, 526]。

眼蝇蛆病

丽蝇

在2009年夏天，宾夕法尼亚州西部出现了3例患者（匹兹堡有2例，威廉斯堡有1例），其眼内有一种新的线虫幼虫。该幼虫的长度约为2 000 μm，虫体中间有一条特征性的中央黑线（图10.33H，K~M）。患者无症状或症状轻微。幼虫留下部分着色的轨迹（图10.33K~M），与可留下纵横交错轨迹的狂蝇（botfly）幼虫相比，其行动较慢（图10.35A~C，G和H；图10.36A~I）。虫子进入视网膜下腔的部位有轻度炎症，患者视力下降至20/50水平（图10.33I~J）。视力在玻璃体内注射贝伐单抗后恢复，并保持在20/20。另外两名患者也有类似的幼虫，并且基本无症状，因为在这两个病例中，虫的轨迹都远离中心凹。

为了鉴定该寄生虫的类别，对文献（包括人类医学和兽医学）和互联网内容进行了针对性搜索，最终该幼虫被鉴定为可能属于丽蝇科（*Calliphoridae*），即一种绿头苍蝇的幼虫（图10.33 N）。

眼内蝇蛆病

术语“蝇蛆病”描述了双翅目中某些蝇类的幼虫形态（蛆）对活体脊椎动物的入侵。侵入眼内的幼虫（眼内蝇蛆病）主要属于那些组织专性寄生虫，即那些专门需要活体宿主组织以完成其幼虫发育的寄生虫。它们包括牛、羊、马、鹿、驯鹿、啮齿动物、松鼠、花栗鼠、兔子和人的狂蝇[529]。被确定为可导致眼内蝇蛆病的蝇类包括牛皮蝇

图 10.36 眼内蝇蛆病。

A~G：这名40岁无症状的男子为配眼镜而进行常规眼科检查。左眼底有些纵横交错的轨迹，这是由见于颞下血管旁的一条狂蝇蛆所造成的（图A~图E）。注意幼虫的运动随着其头位的变化而变化。当患者拍摄完照片返回时，幼虫已经移动到颞上象限，遂使用氩绿激光对该处进行光凝（图F）。眼底拼图显示遍布整个眼底的幼虫移动轨迹，但却未引起许多症状（图G）。视盘上有两个点状出血。

H：显示蛆（箭头）在视网膜下运动的延时合成拼图照片。光凝杀死该蠕虫而未引起明显的眼内炎症。

I：一名患者的眼底拼图照片，该患者无症状，为配戴眼镜而检查。他的视力是20/20。注意视网膜下广泛的轨迹，以及黄斑颞侧和视盘周围的色素沉着团块（箭头）。眼内未见蛆虫。几年后再次检查患者，其视功能和眼底没有变化。

Lytico-Bodig病的视网膜下轨迹。

J和K：关岛两名Chomoro印第安人的视网膜下的轨迹（图J和图K），推测是由蝇蛆引起的。注意一条“死胡同式”的轨迹（箭头，图J）。

L：一名Chomoro印第安人中，临床所观察到的轨迹的组织病理学检查显示色素上皮细胞色素减少（箭头之间），视网膜下有些吞噬了色素颗粒的巨噬细胞，以及玻璃膜（Bruch's membrane）的部分增厚。

（A~G，由Dr. Juan Astruc提供；H，由Dr. Constance R. Fitzgerald提供；I，引自Gass和Lewis[552]，©1976，美国医学会。版权所有。J和K，由Dr. S. D. Thomas Hanlon提供）

（*Hypoderma bovis*），鹿皮蝇（*Hypoderma tarandi*），黄蝇属（*Cuterebra sp.*），肠胃蝇（*Gasterophilus intestinalis*），纹皮蝇（*H.lineatum*），驯鹿皮蝇（*Oedemagena tarandi*），羊狂蝇（*Oestrus ovis*），旋蛆蝇（*Cochliomyia hominivorax*），紫鼻狂蝇（*Rhinoestrus purpureus*）和*Gedoelstia cristata*[529-534]。啮齿动物狂蝇中的黄蝇（*Cuterebra*）（图10.35J和K）和皮蝇（*Hypoderma*）的蛆可能是美国大多数眼内蝇蛆病的原因[531-533, 535, 536]。虫卵或幼虫可以通过以下途径到达人的角膜或结膜表面：成年蝇、蜱或蚊子等次要传播媒介，或患者的手。大多数患者没有眼部被蝇类袭击的历史。蛆可能就寄生在眼周组织[外眼蝇蛆病（ophthalmomyiasis externa）][537-540]，或钻越眼球壁，居于前房、后房或视网膜下间隙（图10.35；图10.36）[531, 532, 534, 541-555]。

眼对幼虫侵袭的反应各不相同。通常只有在蛆死后才会出现炎症表现。在某些情况下，蛆虫进

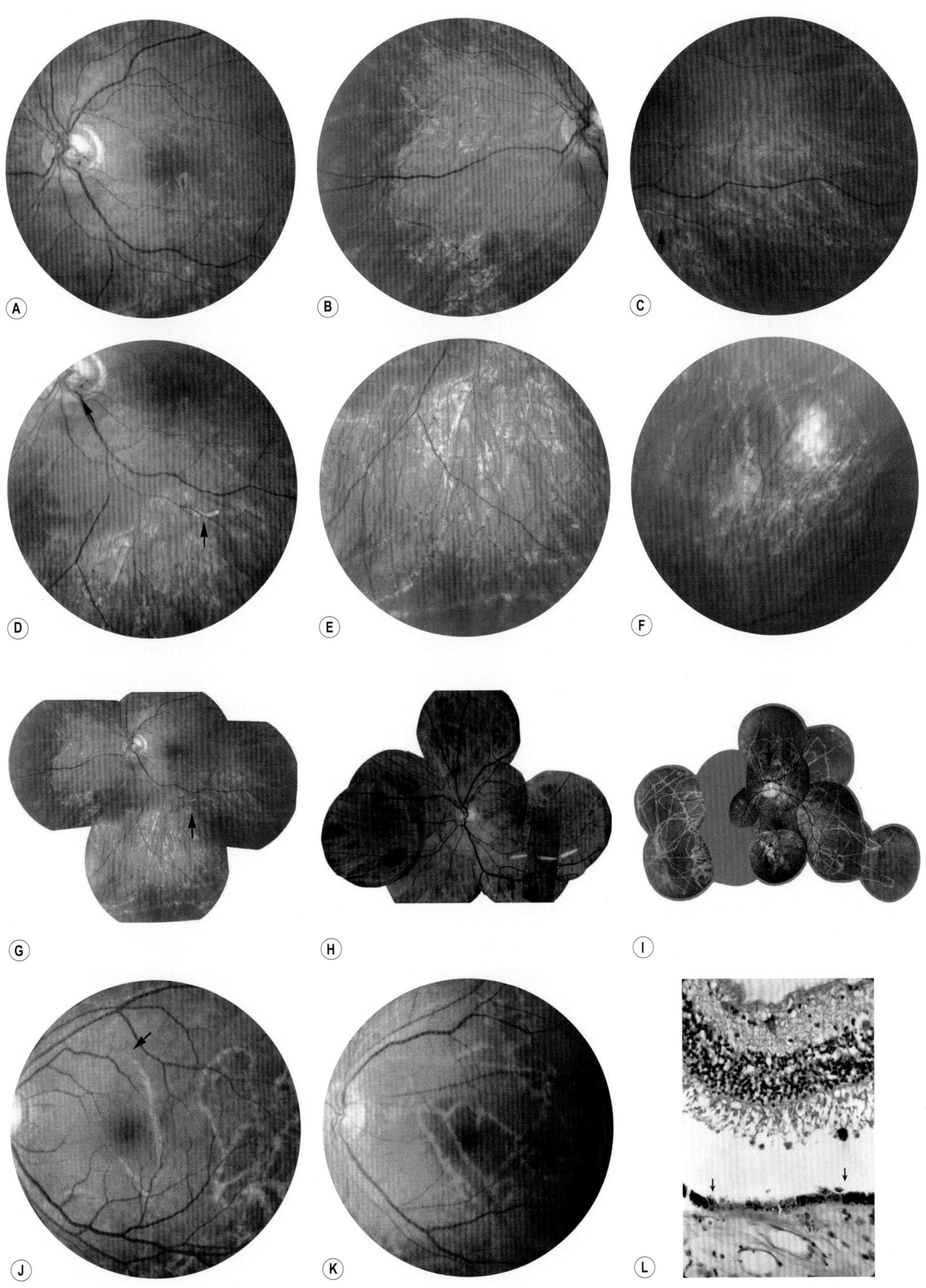

图 10.36

入视网膜下腔，在眼底各处来回穿梭数以月记，在RPE上形成一种如同交叉阴影网纹线或“铁轨”般的不同寻常的图案（图10.35；图10.36）[532, 550, 552, 555a]。在钻过巩膜和脉络膜及游走在视网膜下方的过程中，它可能引起1个或多个小的视网膜下出血（图10.36D~F）。但在某些情况下，它离开眼内而无任何症状，尽管黄斑区RPE已广泛受损（图10.35A~C；图10.36A和B）[552, 556]。在一案例中，一个男孩的结膜上发现了一只黄蝇蛆，这个男孩出现了结膜下和视网膜下出血和轨迹[556]。在某些情况下，蛆可能在视网膜下死亡并引起局部毒性反应和瘢痕。在另外一些情况下，它可能会进入玻璃体腔，可能是由于缺乏营养的缘故，在该处蛆通常很快就会死亡。随后的炎症反应可从轻微的玻璃体炎到强烈的眼内炎不等。视网膜血管的管径和视神经盘的颜色通常不受影响；然而，在个别病例也可能会发生视神经萎缩和视力下降（图10.35H）[548]。已有侵袭角膜的报道[557]。双眼极少同时受累，但关岛的一名患者身上发生了双眼受累[542]（参见下文对Lytico-Bodig病的讨论）。

眼底出现线性和弓形轨迹应始终提示眼蝇蛆病的可能性。在周边眼底中，轨迹数量较少且更容易识别。在后极，轨迹可能数量众多以致相互融汇，此时可能被误认作累及RPE的各种弥漫性炎症、创伤或变性疾病（图10.35A；图10.36A和B）。在这种情况下，荧光素血管造影在勾勒凸显这些轨迹方面尤其有价值（图10.35D和E）。尽管其他生物如犬弓蛔虫（导致弥漫性单侧亚急性神经视网膜炎的线虫）和吸虫也可能会迁移到视网膜下腔，但它们并不能产生广泛的RPE宽大轨迹，这种轨迹被认为是蝇蛆病的特征。存在于虫体身上的横向环可留下具有交叉阴影网格线般的特征性轨迹。在拟眼组织胞浆菌病综合征（POHS）和假性POHS患者中，眼底可见曲线状的低色素带，或萎缩性脉络膜视网膜瘢痕呈串珠状排列，常见于赤道处，可能会被误认为是蝇蛆病的轨迹[555]。在慢性孔源性视网膜脱离自发复位后，眼底有广泛的视网膜下纤维条索和分界线形成的网络，可误诊为蝇蛆病，作者已经看到两个这样的案例了。眼蝇蛆病只能通过看到白色或半透明的、分节状的、两端逐渐变细的蛆虫来进行临床诊断（图10.35D~F；图10.36A和D~I）。在存在明显的眼内炎症的情况下，眼内蝇蛆病的初始治疗应使用皮质类固醇以达到减少炎症的目的。如果炎症不能控制，则有手术取出蛆的指征。如果蛆是活的并且眼部没有炎症表现，临床医师可能可以选择密切观察患者，等待蛆虫自行离开眼内。如果考虑处理视网膜下的蛆虫，光凝术可能优于通过巩膜切开术取出寄生虫（图10.36 F）。在开始光凝治疗之前，应该观察等待，直到蛆离开黄斑和视盘旁区域。在用光凝治疗的3名患者中，没有发生异常的炎症反应[550, 551]。

图10.37 Lytico-Bodig病。

A~C：这名43岁有Chomoro血统的关岛男子在28岁时迁居美国。在检查可能的电弧光损伤时，发现其左眼有轨迹。他双眼视力均是20/20。右眼眼底正常。左眼整个后极部可见视网膜下轨迹，其中一些呈盲端。未见幼虫。他在关岛的一个海滩附近长大，饲养过奶牛、山羊和鸡。他没有回忆起有过视力下降或被昆虫咬伤的情景。他没有神经系统疾病或痴呆的表现。

眼内蝇蛆病（*Gedoelstia cristata*）。

D~G：在非洲纳米比亚，一名21岁的园丁右眼严重疼痛和发红，症状肇始于一只盘旋于其眼前的蝇虫突然冲入其右眼。他有眼球突出、结膜出血和结膜水肿，以及眼球各方向运动受限（图D）。他的视力只有手动。右眼底部有个大的浆液性视网膜脱离和视网膜发白区（图E）。他接受了全身性类固醇治疗。眼眶蜂窝织炎和浆液性脱离在几周内缓慢改善，可见视网膜下黄色曲线（图F）。视网膜下液进一步吸收后清楚地显示了幼虫的视网膜下轨迹（图G）。没有看到幼虫，患者的视力提高到20/20。

H~J：在纳米比亚，一只灰色的苍蝇在这名29岁的男子眼前盘旋，并飞入其眼部，患者立即出现眼部明显疼痛，24小时后患者就诊。他有结膜出血，结膜水肿、充血和上转受限（图H）。第二天，他出现严重的眼眶疼痛，伴有呕吐，眼球突出5 mm，眼压升高至40 mmHg。他没有发热。他在接下来的几天内出现进行性渗出性视网膜脱离（图I）。视网膜下白点和渐进性线性条纹提示其为轨迹（箭头，图J），还可见一处视网膜下和视网膜前出血（照片未显示）。他接受全身性类固醇、伊维菌素和降眼压药物治疗。除了突眼，脑和眼眶的MRI是正常的。他的临床表现和浆液性视网膜脱离在接下来的几周内好转，视力恢复到了20/20。曲线轨迹和白点仍然存在（箭头，图J）；没有看到幼虫。

（D~J，由Dr. L.S. Petrick和Dr. Jannes Brandt提供）

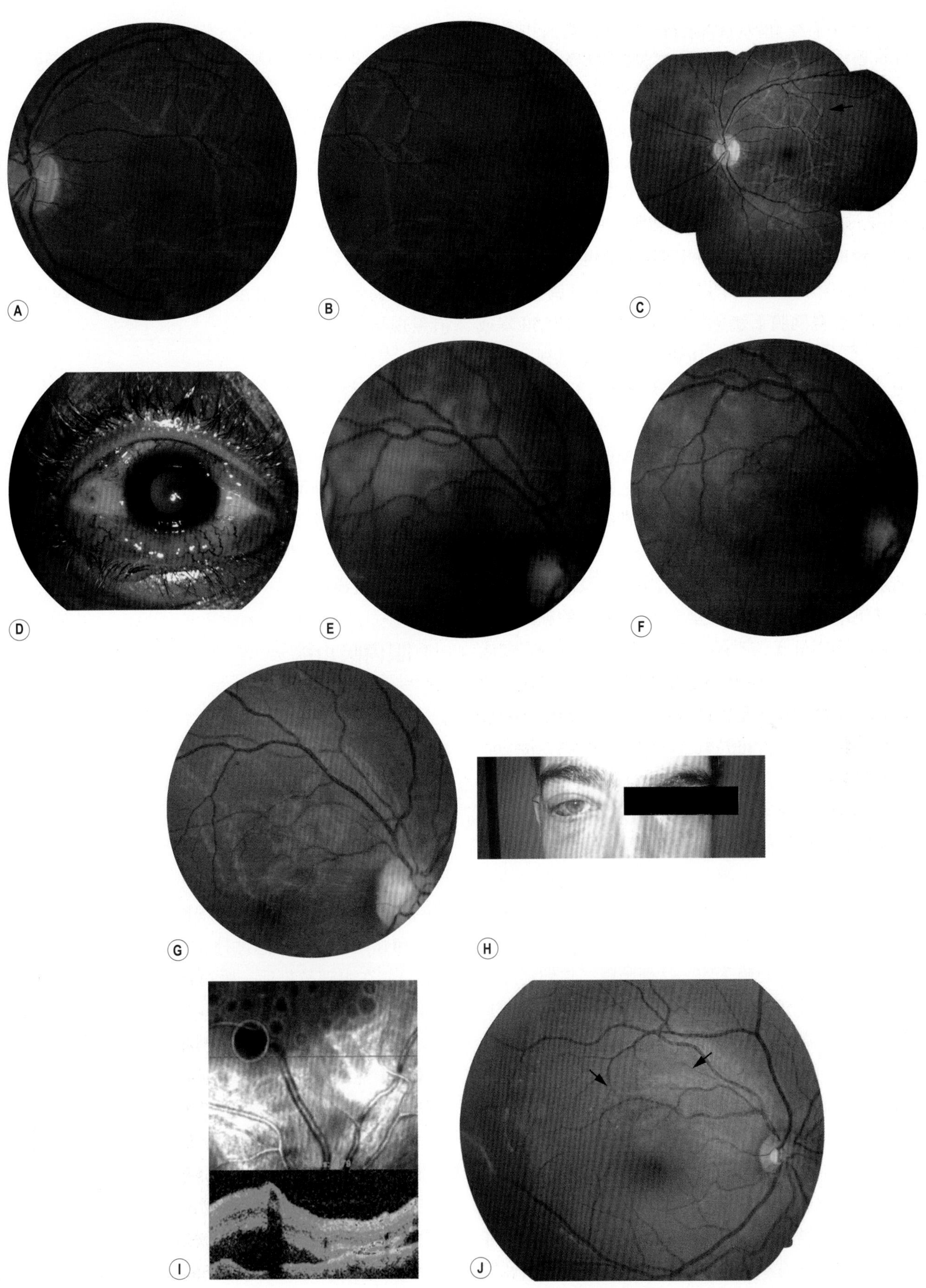

图 10.37

流行于查莫罗（Chamorro）印第安人中的一种色素性视网膜病变可类似于眼蝇蛆病的表现（图10.36J 和 K；图 10.37A~C）[542,558-560]。这种视网膜病变在患有 Lytico-Bodig（也称为关岛型肌萎缩侧索硬化症－帕金森综合征－痴呆复合征）的患者中特别普遍。在这些患者中没有一例观察到蛆。在有轨迹的眼中进行组织病理学检查，显示 RPE 的局灶性变薄，但没有炎症或幼虫的证据（图10.36L；图 10.37A~C）[558]。关岛的人口调查表明，所有患有视网膜下轨迹样病变的患者均为 50 岁或以上[560]。除了在 Lytico-Bodig 患者中常见视网膜病变之外，没有其他证据表明视网膜和 CNS 的病变有共同病因。这两种疾病的发病机制尚不清楚。视网膜病变与蝇蛆病的显著相似性表明该病可能是由于第二次世界大战日本占领关岛之前在当地流行的一种蝇虫引起的。与眼蝇蛆病患者的轨迹不同，本病的轨迹没有交叉阴影网格样线。日本占领期间大批杀死牲畜和其他野生动物宿主，以及战争结束时广泛使用杀虫剂，可能已经消灭了所有的狂蝇，之后关岛地区已无该类蝇虫[560]。纳米比亚中部和南非其他地区最近观察到患者的眼部轨迹与本病的轨迹非常相似，怀疑是由狂蝇科的 *Gedoelstia cristata* 引起的（参见下文和图 10.37G）。

Gedoelstia Cristata

这是一种寄生在南非的角马和其他大型有角哺乳动物身上的一种狂蝇。成年雌蝇在天然宿主的结膜和瞬膜上产卵。卵孵化成第一期幼虫并钻入视网膜和视神经，然后通过视网膜和脉络膜血管或视神经进入硬脑膜和硬膜下腔。从硬脑膜，它们穿过筛状板或颅骨中的其他孔进入鼻腔的上部。在颅内，它们发育为第二期幼虫，在鼻腔中成为长达 25 mm 的第三期幼虫。通过喷嚏，它们被喷到空中，随后散落在地上并蛹化，然后孵化成成虫。偶尔，蝇可以将卵产在人体中，其生命周期可能终止于眼内期。产在结膜和结膜下的卵很可能孵化成第一期幼虫，引起眶部蜂窝织炎（图 10.37A 和 E），脉络膜和视网膜下渗漏（图 10.37B，C 和 F~H）。该炎症对口服类固醇有反应；一旦脉络膜渗漏和渗出性脱离消退，就会看到几个视网膜下轨迹（图 10.37D 和 I）。这些轨迹与关岛患有 Lytico-Bodig 病的 Chamorro 印第安人中所见相似（图 10.36J 和 K）。无论是关岛还是纳米比亚，有轨迹的患者眼内均没有发现幼虫。

图 10.38 **眼内吸虫。**
A~E：35 岁健康亚洲男性，视网膜下吸虫导致右眼黄斑的灰色视网膜下渗出（箭头，图 A~ 图 E）。注意由吸虫引起的周边不规则的色素性轨迹（图 A）。激光光凝杀死了该吸虫。

棘球绦虫病

棘球绦虫（*Taenia echinococcus*）生活在狗的肠道中，其虫卵可以传播进入人的胃部。从这里开始，幼胚会穿过肠道并被带到各种器官，偶尔也会到眼部。已有棘球蚴囊（包虫囊）在视网膜下和玻璃体内的报道[561,562]。

眼内吸虫病

吸虫感染人眼并不常见，大多数病例为肺吸虫[并殖吸虫属（*Paragonimus sp.*）]、肝吸虫[肝片吸虫（*Fasciola hepatica*）][563]和血吸虫病[564]。在北美，已有几例人类感染发生翼形属（*Alaria*）吸虫的幼虫[中尾蚴（mesocercariae）]移行的病例，眼部受累的有 3 名患者[565-567]。眼部表现包括色素性视网膜轨迹、活动或愈合的视网膜炎区域、视网膜出血和弥漫性单侧亚急性神经视网膜炎的体征（图10.38）。在眼部感染后，吸虫可能在视网膜和玻璃体中持续数年（图 10.38）[566]。翼形属（*Alaria*）吸虫的成虫见于食肉哺乳动物的肠道中。其生活史涉及 3 个连续的宿主：水生螺（第 1 个中间宿主），蝌蚪或青蛙（第 2 个中间宿主）和食肉动物（终宿主）。人类感染最常见的方式是吃没有充分煮熟的青蛙腿。

吸虫是扁虫（扁形动物门），肝吸虫寄生于胆道，肺吸虫在呼吸系统，血吸虫[埃及血吸虫（*Schistosoma haematobium*）和曼氏血吸虫（*S. mansoni*）]则在血管系统。

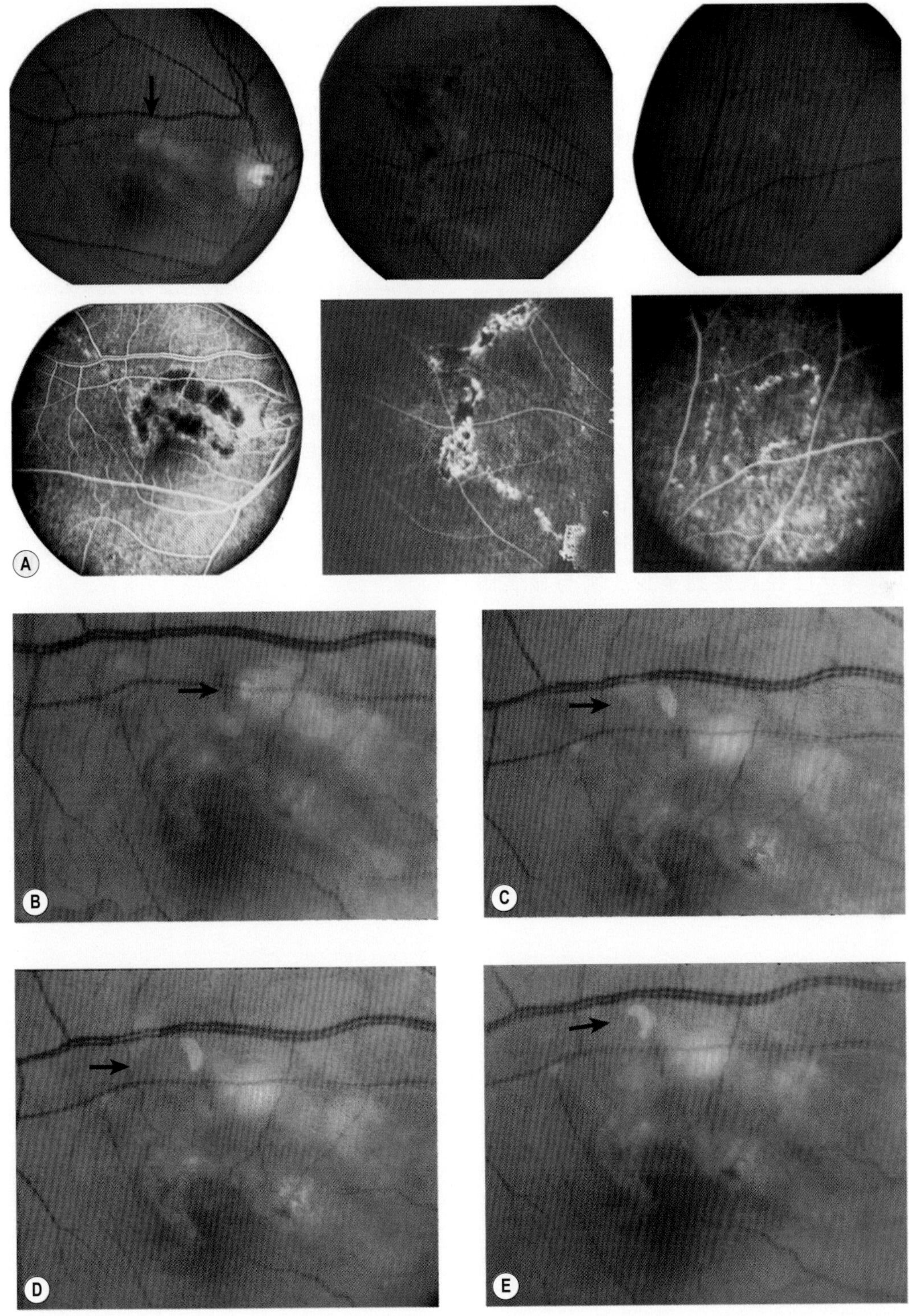

图 10.38

血吸虫病

寄生在人类血管中的吸虫被称为血吸虫(schistosomes)。Dickinson 及其同事报道了一例 17 岁的男性患者，其视力下降和前额痒疹持续 2 周，有独特的偏心性多灶性脉络膜炎，表现类似于急性后极部多灶性鳞状色素上皮病变和匐行性脉络膜炎。他最近从坦桑尼亚返回[564]。皮肤病灶的组织学检查可见曼氏血吸虫的虫卵。血吸虫引起视网膜下肉芽肿[568-570]，结膜下结节和眼内肉芽肿[568, 569]亦有报道。

肝片吸虫（肝吸虫）

肝片吸虫（*Fasciola hepatica*）是在养羊国家中可见的人畜共患寄生虫。人类感染的报道从 240 万到 1 700 万不等。已经观察到至少 3 例与显著眼内炎症相关的眼内肝片吸虫病[563]。患者在里海地区，出现眼痛、眼红和视力下降。前房显示血性前房积脓，前段玻璃体充满碎屑。前房内可见扁虫游动。前房冲洗，然后进行晶状体切除术和玻璃体切除术，发现未成熟的肝片吸虫。有斑片状视网膜变白、玻璃体炎和玻璃体出血。取出了蠕虫并清除了碎屑，眼部症状很快消失，视力提高到 20/200。

图 **10.38**（续）。

F~I：一名健康的 38 岁亚洲男子，主诉左眼视力下降，因视网膜下吸虫引起玻璃体炎和静脉周围炎。他的视力是 4/200。在 Tenon 囊下应用皮质类固醇治疗后，他的视力得到改善，不规则的色素性轨迹变得明显（图 F）。反复发作玻璃体炎后 21 个月，玻璃体内（图 H）发现一条运动的、有包囊的吸虫（箭头，图 H），该虫通过经睫状体平坦部玻璃体切除术而取出。该吸虫被鉴定为翼形属的中尾蚴（*Alaria mesocercaria*）（图 I）。注意口吸盘（左箭头）、腹吸盘（右箭头）和钻腺（penetration gland）（图中字母 P 所示）。患者的视力恢复到 20/50。

J 和 K：一名来自印度南部一个村庄的 10 岁男孩右眼发红，有白色病变 3 个月。在右眼前房中可见部分胶质、部分血管的白色肉芽肿，符合吸虫性肉芽肿的临床诊断。

（A~I，引自 McDonald 等[566]。J 和 K，由 Dr. S.R. Rathinam 提供）

食用未煮过的豆瓣菜或其他水生植物时可摄入虫卵或后囊蚴。后囊蚴在十二指肠中脱囊，移行通过肠壁，进入肝脏，钻入胆管，并生长成熟。偶尔，后囊蚴进入血管，到达其他器官，包括眼部。

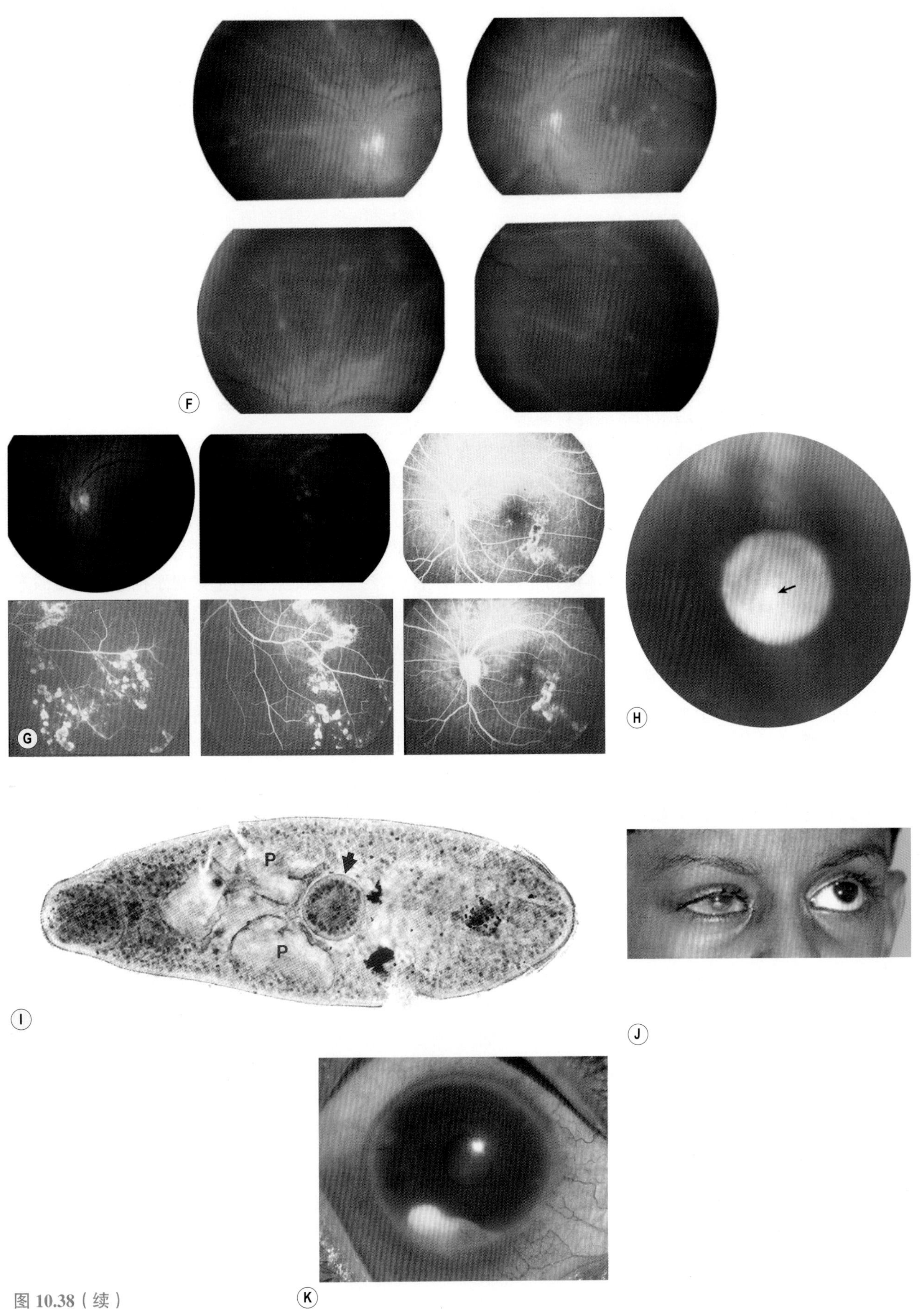

图 10.38（续）

南印度的吸虫

Rathinam 及其同事报道了一个病例系列（41 名患者），他们大多数是 16 岁或以下的年轻男性患者（38 名男孩和 3 名女孩），患有结膜过敏性肉芽肿，偶有前房炎性肉芽肿（图 10.38J 和 K）。34 名患者来自同一个村庄。手术切除的 13 例肉芽肿中，9 例的肉芽肿性炎症区混有嗜酸性粒细胞；9 例中 4 例可见吸虫外壁和内部结构的片段，以及 Splendore-Hoeppli 现象（对异物，如毛虫和狼蛛的毛刺，以及合成纤维等的反应，表现为由嗜酸性粒细胞、上皮样细胞、组织细胞和淋巴细胞等包围着颗粒状、无细胞嗜酸性物质的中央沉积物）。其余 5 例可见由淋巴细胞、组织细胞和嗜酸性粒细胞所组成的非肉芽肿性炎症。这些孩子在当地的村庄池塘里洗澡或游泳并因此而感染。该吸虫很可能属于嗜眼吸虫（*Philophthalmus*），它有 3 个中间宿主：软体动物、螺和青蛙。被感染的鸟类将虫卵排入水中，虫卵在水中孵化成毛蚴，随后进入软体动物和螺类，在其体内长成尾蚴 [571-573]。儿童在有着这些软体动物的池塘中游泳就因此而被感染。如果肉芽肿在结膜下，可通过手术切除来治疗；眼内肉芽肿可能需要局部使用类固醇治疗和手术切除。预防控制这种感染最有效的方法是避免在有吸虫的池塘中游泳。

与立克次体有关的视网膜病变

立克次体分为三大类：斑点热组、斑疹伤寒组和其他疾病组。

落基山斑点热（RMSF）是一种急性发热性湿疹性疾病，由立氏立克次体（*Rickettsia rickettsii*）引起，这是一种由森林蜱和狗蜱传播的革兰阴性细菌。它不仅限于落基山脉地区，还有近一半的病例发生在美国大西洋沿岸南部各州 [574]。患者有发热、头痛，四肢出现斑丘疹或瘀点性皮疹，向心性扩散，波及躯干。总死亡率在 3%~8%，提示及时诊断并予四环素或氯霉素治疗的必要性。疾病急性期可伴随眼部表现，包括球结膜瘀斑、结膜炎、前葡萄膜炎、视盘水肿、视网膜静脉充血、细胞样小体（cytoid bodies）（译者注：此处指的是棉绒斑）、视网膜出血和视网膜血管闭塞（图 10.39A~C 和 E~H）[575-580]。荧光素血管造影显示棉绒斑区域的毛细血管无灌注，斑块附近视网膜血管荧光渗漏，以及静脉阻塞的表现（图 10.39B，C 和 G）。在发疹性皮肤病变中，病原体侵入毛细血管内皮细胞的细胞核，增殖并破坏毛细血管内皮细胞。内膜和中膜的坏死导致血栓形成和发生微小梗死。视网膜血管病变的发病机制可能也是相似的。用抗生素，如氯霉素和四环素治疗后，眼底的表现通常（但并非总是如此）好转，而无视力下降。图示的患者进展到没有光感，因为直到很晚才考虑该诊断，而无针对性治疗。

图 10.39　落基山斑点热（立氏立克次体）。
A~I：这名 55 岁的男性患者左眼视力迅速下降至 20/200。在其右眼视网膜脱离 5 年后，他的右眼已无光感。他左眼有脉络膜视网膜炎，伴有浆液性视网膜脱离，累及黄斑（图 A）。血管造影早期显示视网膜灌注良好，晚期见荧光积存（图 B 和图 C）。OCT 明确有浆液性隆起（图 D）。他的全血细胞计数正常，HIV 检测呈阴性，带状疱疹、单纯疱疹和巨细胞病毒的 PCR 均为阴性。传染病方面的会诊没有提供任何线索。他的视力持续下降，并且病变进展到整个眼底，伴有弥漫性视网膜血管阻塞和脉络膜渗漏（图 E~ 图 I）。视力下降到无光感。他的家庭医师发现患者在视觉症状发生之前曾在狩猎，于是予查立克次体滴度，其结果出来为阳性。
（G 和 H，由 Dr. Gaurav Shah 提供。引自 Yannuzzi，Lawrence J.，The Retinal Atlas，Saunders 2010，978-0-7020-3320-9，p.362）

其他立克次体病，包括地方性斑疹伤寒，也有类似的眼底所见 [581-584]。

临床怀疑该诊断时可以通过 RMSF 的血清学检测来确认。其他器官系统受累可包括肝肿大、肾衰竭、弥漫性血管内凝血、休克、癫痫发作、波动的神经系统状态、昏迷和死亡。大多数病例发生在儿童身上，因为他们参与户外娱乐活动，喜欢亲近狗和猎人。事实上，大多数内科医师在患者疑似被蜱叮咬的情况下会要求检查莱姆和立克次体的滴度。

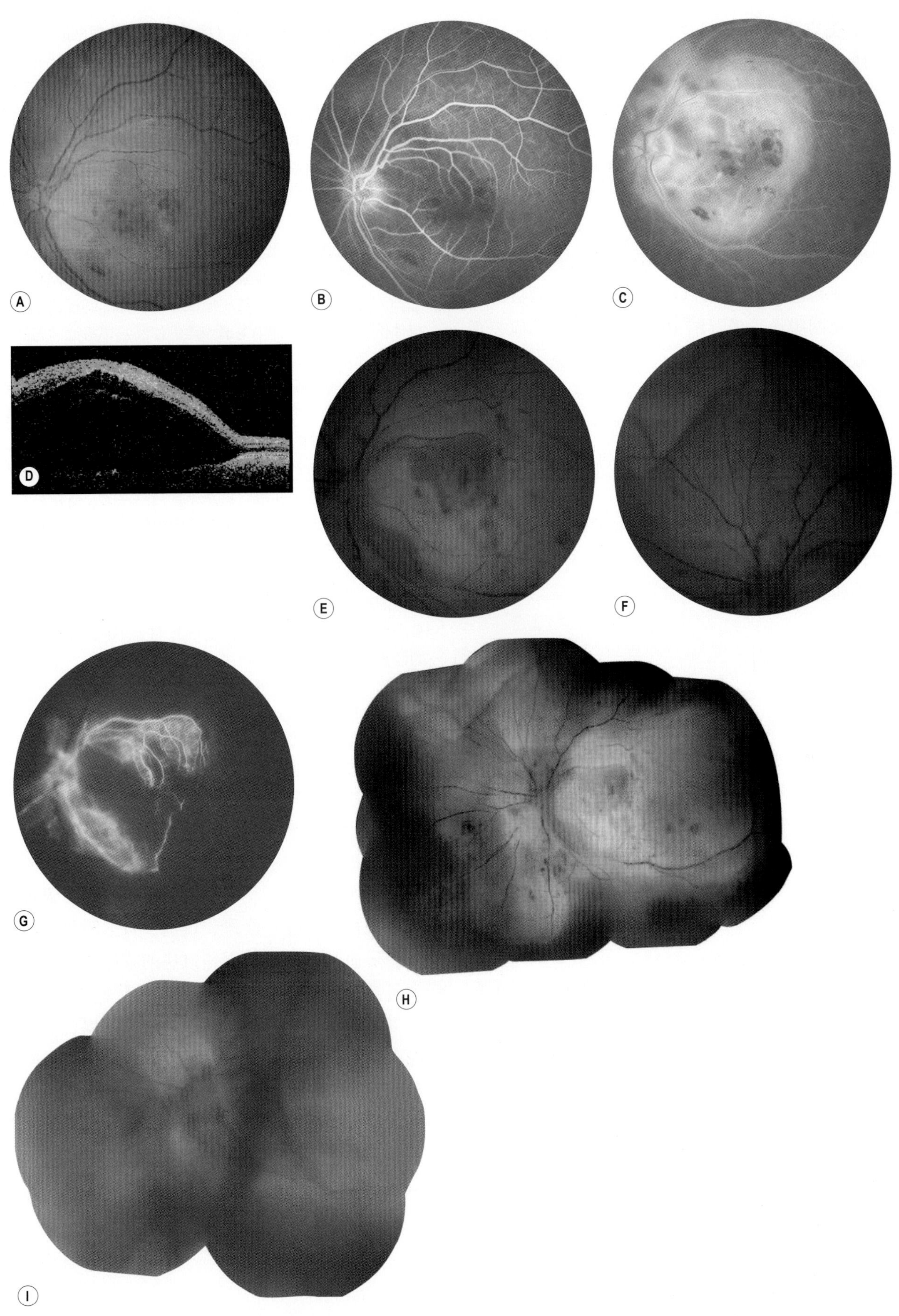

图 10.39

康氏立克次体（地中海斑点热，MSF）

康氏立克次体（*Rickettsia conorii*）在地中海国家流行。它由一种狗蜱血红扇头蜱（*Rhipicephalus sanguineus*）传播。全身的体征类似于RMSF，伴有发热、头痛和累及手掌和脚掌的斑丘疹。在一组30名血清学证实的MSF的患者（60只眼）中，80%显示脉络膜视网膜受累，伴轻度玻璃体炎。1/3的患者仅在荧光素血管造影上显示有变化。常见的表现是视网膜出血，以及累及视盘、后极部或周边的视网膜血管炎（图10.40A和E）。其他表现包括双眼各自出现的视网膜分支动脉阻塞、囊样黄斑水肿、与弓形虫病中的Kyrieleis动脉炎相似的小动脉斑块，以及浆液性视网膜脱离。其发病机制的特点是病原体入侵血管内皮细胞，引起内皮损伤和坏死（图10.40B）。

治疗包括早期予以口服四环素类药物中的强力霉素；如果有四环素类药物的禁忌证，可以使用氟喹诺酮和克拉霉素。

图10.40　地中海斑点热（康氏立克次体视网膜炎）。
A~D：突尼斯一名20岁的男性患者有3周的发热和皮疹病史，他主诉左眼视力下降5天。视力为20/20（右眼）和20/200（左眼）。双眼的前段和右眼的眼底都无明显异常。左眼有2+玻璃体细胞。左眼底黄斑上方见局灶视网膜炎，伴有视网膜出血、视盘水肿和黄斑星芒状硬性渗出（图A）。左眼荧光素血管造影的晚期显示视网膜炎病灶的高荧光、弥漫性视网膜血管渗漏、视网膜出血遮蔽脉络膜荧光和视盘着染（图B）。光学相干断层扫描显示视网膜炎病灶的高反射，以及延续到中心凹的浆液性视网膜脱离（图C）。血清学检测阳性（康氏立克次体的间接免疫荧光抗体检测）明确了地中海斑点热的诊断。患者治疗方案为每天用200 mg强力霉素，以及泼尼松1 mg/kg，每天1次，4周内逐渐减量。患者视力逐渐提高。发病4个月后，左眼视力为20/25。眼底可见视网膜炎已消退，没有瘢痕形成，其他相关的表现也已消退（图D）。
E~I：突尼斯的一名57岁女性患者发热、头痛、不适和淋巴细胞性脑膜炎1周，诉双眼都有漂浮物。双眼视力均为20/20。右眼底血管旁有两个白色的视网膜小病变（箭头），伴视网膜出血（图E）。荧光素血管造影显示晚期颞上静脉轻微渗漏，以及视盘着染。注意黄斑鼻下方的RPE的陈旧改变（图F）。吲哚菁绿（ICG）血管造影显示晚期多个小的低荧光点（箭头，图G）。注意RPE陈旧病变区的低荧光。眼部表现提示了立克次体病的诊断。血清学检测证实了急性地方性斑疹伤寒的诊断，这是一种由斑疹伤寒立克次体（*Rickettsia typhi*）引起的立克次体感染。患者接受口服四环素类药物治疗2周。2个月后，表现出地方性斑疹伤寒的眼底（图H），荧光素及ICG（图I）血管造影表现均已好转。
（由Dr. Moncef Khairallah提供）

病毒性疾病

巨细胞病毒视网膜脉络膜炎和视神经炎

尽管多达81%的成人补体结合抗体试验提示先前有巨细胞病毒（cytomegalovirus，CMV）的暴露史，但是在一般健康状况良好的个体中罕有该疾病的表现，该病主要发生在未出生婴儿和免疫抑制的患者中[585-588]。

先天性CMV感染

巨细胞病毒是所有先天性和围产期病毒感染中最常见的，占所有活产婴儿的0.2%~2.4%。胎儿可能因母体的原发（40%）或复发（1%）感染而感染。社会经济条件低的群体的发病率较高。幸运的是，只有10%的孩子有症状。早产、小头畸形、颅内钙化（脑室周围）、CSF蛋白增多、脉络膜视网膜炎、视神经萎缩、瘀斑、黄疸、听力障碍、肝脾肿大、贫血和血小板减少是该病的临床特征[589-591]。病毒可散布在鼻咽分泌物、尿液、唾液、宫颈分泌物和母乳中2~5年，是活动性感染的证据。大多数情况下，由于孩子的免疫功能正常，脉络膜视网膜炎是不活动的。然而，对于活动性视网膜炎应该用全身性更昔洛韦治疗，直到病变不再活动[591]。

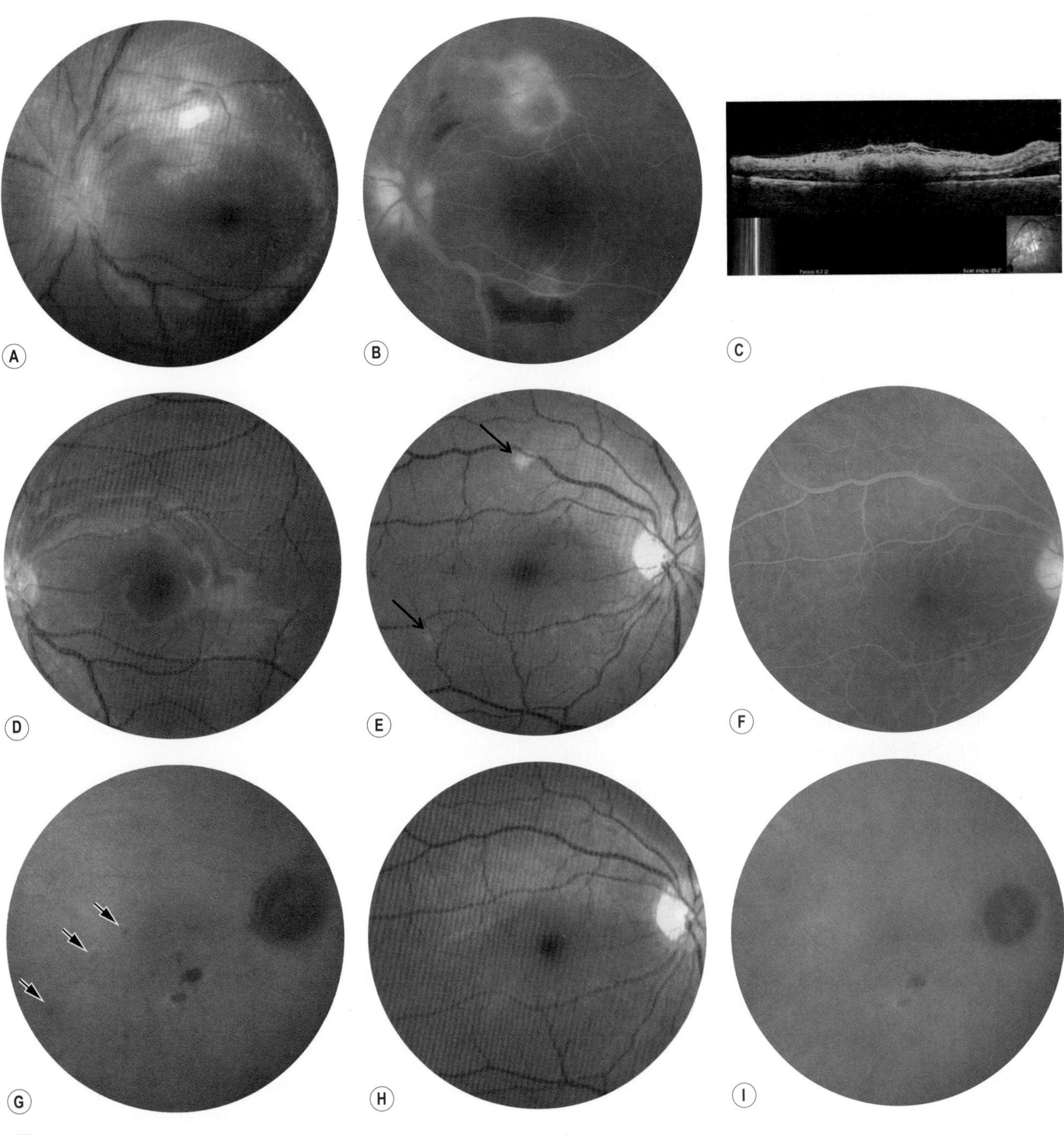

图 10.40

出生后的获得性感染最常发生在免疫抑制的个体中，他们有获得性免疫缺陷综合征（AIDS；见第746页）、肾同种异体移植、全身性恶性肿瘤，或接受高剂量皮质类固醇。大约30%的AIDS患者会发生CMV视网膜炎[589, 592]。巨细胞病毒性视网膜炎是大约2%的AIDS患者的首发表现，大约15%的患者也因此而首次诊断为AIDS[593, 594]。如果CMV视网膜病变是该病的最初表现，那么在诊断出AIDS后患者存活期可能会显著更短[595, 596]。坏死性视网膜炎急性期的检眼镜特征包括多个、颗粒状、黄白色病灶，这些病灶逐渐融合，并伴有视网膜出血、血管鞘形成、坏死性视网膜炎的活动性病灶，与周围视网膜边界清晰（图10.41A和D~G）。检眼镜下表现被比作披萨。出血性病变沿着视网膜的主要血管呈节段性分布，可能会被误认作分支静脉阻塞[597]。巨细胞病毒性视网膜炎很少始于中央黄斑区[588, 598-600]。视网膜炎像灌丛火灾一样蔓延，在其后缘留下萎缩的视网膜和斑驳的RPE（图10.41P~R）。视网膜炎可伴或不伴玻璃体细胞。巨细胞病毒性视网膜炎出现时，很少立即对视力构成威胁[588, 599, 600]。它是一种缓慢进展的坏死性视网膜炎，表现为突然大量出血，或呈颗粒状外观。随着感染的进展，感染的前沿病变之后进入愈合过程，从而形成一个薄的纤维胶质瘢痕。在CMV视网膜炎的愈合区内可见小的折光性沉积物，以及较大的黄白色斑块状沉积物。这些大斑块似乎无钙化或折光，但组织学上这些纤维胶质瘢痕可能高度钙化（图10.41P~R）[601-604]。CMV视网膜炎的早期自发消退，可能是AIDS患者首次检查时发现脉络膜视网膜瘢痕的原因[604]。

视盘和近视盘视网膜的感染常伴有严重的视力下降（图10.41D和E）[605, 606]。某些情况下，视盘和近视盘视网膜受累后引起的视力下降，是由于视网膜内渗出、黄斑星芒状改变，以及渗出性黄斑脱离所致（图10.41E）[607, 608]。$CD4^+$计数低，通常低于100的患者发生CMV视网膜炎和HIV相关的非感染性视网膜血管病变的风险增加[600, 601]。在出血性和坏死性视网膜炎区域，荧光素血管造影可见视网膜血管闭塞和通透性改变（图10.41B和C）。

像结霜树枝那样的严重的视网膜血管管鞘形成，类似特发性霜枝样视网膜血管周围炎，亦可见于CMV视网膜炎（图10.41G~I）[595, 609-612]。患者可伴有玻璃体和前房炎症的体征。荧光素血管造影无血管闭塞或血流淤滞表现，但被鞘样血管确实可见晚期渗漏。这种血管周围炎通常在抗病毒治疗后数周内消失[610, 613]。皮质类固醇可能不是必需的[607, 613]。然而，CMV视网膜炎病灶边缘往往有持续变灰的迹象（图10.41P~R和T）。这种慢燃（smoldering）的视网膜炎可能会缓慢扩展，是病变持续活动的标志。AIDS患者发生囊样黄斑水肿并不常见（图10.41X），特别是那些免疫抑制状态较轻的人。

视盘新生血管可见于CMV视网膜炎患者，亦可自发消退[614]。渗出性和孔源性视网膜脱离（图10.41L）可能使CMV视网膜炎复杂化[594, 607, 615-619]。15%~30%的CMV视网膜炎患者可发生孔源性视网膜脱离。鉴别诊断可能很困难，因为小的或不规则的孔可能难以看到[590, 620]。由于囊样黄斑水肿，慢性玻璃体炎患者可能会失去中心视力。

在组织病理学上，活动性视网膜炎的区域与正常外观的视网膜有明显的边界[594, 621, 622]。视网膜增厚，其分层状结构因许多增大的细胞而显著破坏，这些细胞含有明显的Cowdry A型核内嗜酸性包涵体，包涵体外围透亮区域（图10.41J），在细胞内形成一个猫

图10.41 肾移植术后接受皮质类固醇激素和抗代谢药物治疗的患者的巨细胞病毒（CMV）视网膜炎。
A~C：这名35岁的女性患者注意到双眼旁中央暗点。在右眼，她有一个活动性视网膜炎的楔形病灶，伴有出血和血管周围袖套样改变（图A）。在她的左眼，先前视网膜炎的部位有大的地图样脉络膜视网膜瘢痕。图A中所示区域的血管造影显示，在急性视网膜炎区域中视网膜血管床广泛塌陷，并且病变内的多个病灶区域荧光着染（图B和图C）。11年后，右眼的视力为20/200。她有广泛的周边脉络膜视网膜瘢痕、玻璃体炎和囊样黄斑水肿。左眼有致密的白内障，视力仅为光感。

AIDS患者的巨细胞病毒（CMV）视网膜炎。
D~F：在2个月内发生的进行性CMV视网膜炎和视神经炎。注意拍摄图D照片后1个月黄斑区域（图E）的广泛渗出，以及在图F中更昔洛韦治疗后视网膜炎早期消退的表现。
G~I：CMV视网膜炎伴随的霜枝样血管病变。静脉周围的渗出沿着静脉壁连续分布，这与急性视网膜坏死中看到的小动脉周围斑块不同，后者是不连续且在小动脉上的（图10.44B和E）。
J~K：视网膜增厚，其中正常的视网膜成分被大的单核细胞的广泛浸润所取代，该细胞含明显的核内和胞质内包涵体。在视网膜细胞（图K1）和RPE（图K2）内可见核内包涵体（猫头鹰眼）。

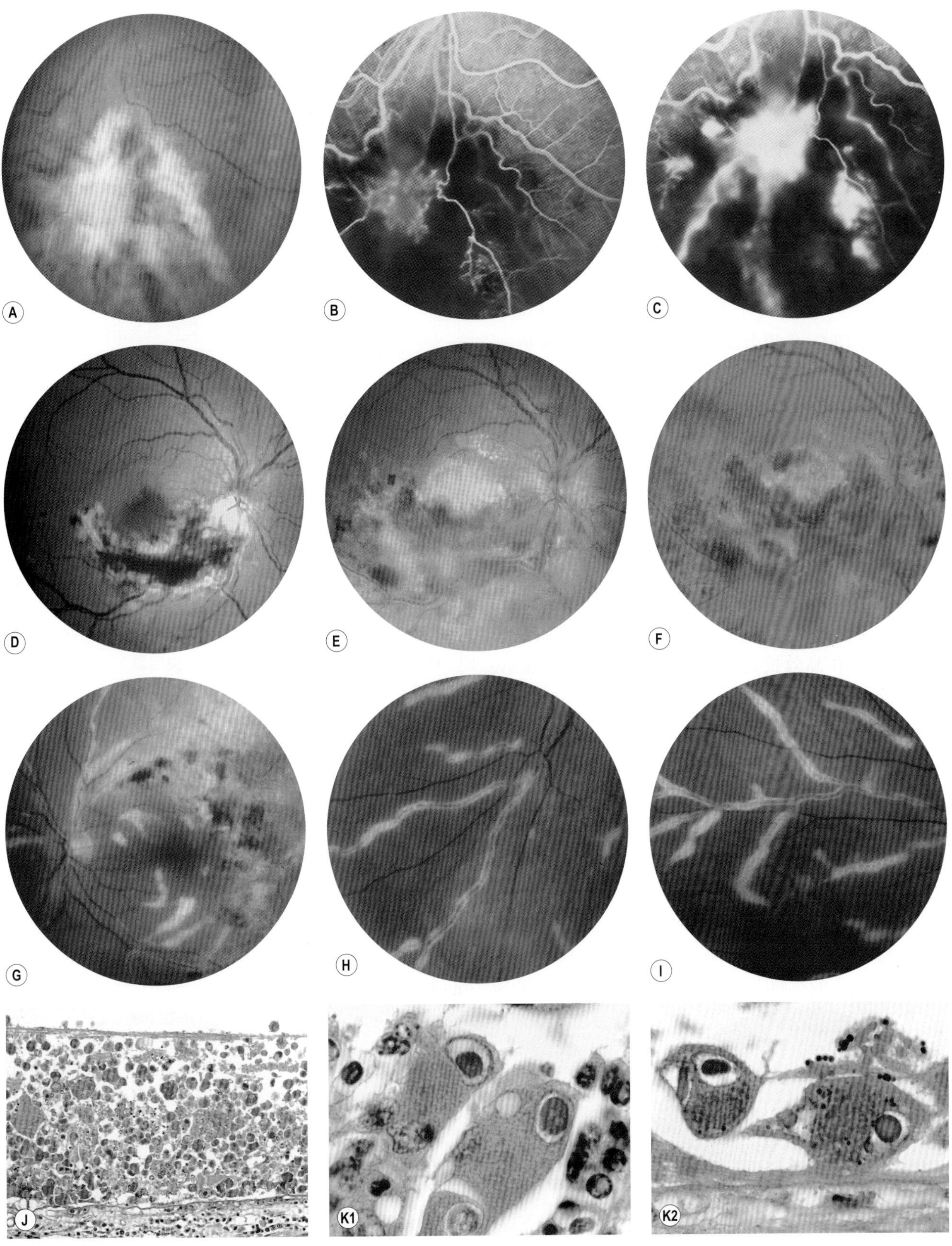

图 10.41

头鹰眼样的外观（图10.41K1和K2）。其下的RPE通常被破坏，下方脉络膜亦有不同程度的慢性炎症细胞。可以在RPE、视神经和脉络膜的血管内皮细胞中发现核内包涵体。电子显微镜显示DNA病毒典型的病毒颗粒以及显著的电子致密的胞质体[623, 624]。

临床诊断可基于在患者的尿液中发现病毒，以及补体结合试验和中和试验滴度的增加。病毒可培养自前房积脓眼的前房水[606, 625-627]、唾液、血沉的棕黄层（白细胞层）、泪液[628, 629]、玻璃体，以及视网膜[608, 614, 623, 630]。对于不典型病例，对房水和玻璃体液进行CMV的聚合酶链反应可用于辅助诊断。

人类免疫缺陷病毒1型（HIV-1）和CMV可引起视网膜双重感染，但其在产生眼底改变或增强其他感染方面的作用尚不明确[631-634]。AIDS患者的尸检研究提示双眼CMV视网膜炎可能是AIDS脑炎的标志[631, 633]，但这些研究未能证明HIV是棉绒斑的原因。

更昔洛韦是CMV视网膜炎患者的首选治疗方法[588, 589, 592, 595, 614, 620, 634-637]，其中80%~90%的患者显示在静脉注射更昔洛韦诱导剂量后视网膜炎迅速好转。与渗出性脱离相关的视力下降通常有所改善[607, 608]。在高效抗逆转录病毒疗法（highly active antiretroviral therapy，HAART）可用之前，30%~50%的患者在维持治疗期间病变重新激活[585, 625, 634, 636]。更昔洛韦是一种病毒抑制药物，不会清除病毒或抑制所有病毒基因的表达[616, 638]。它似乎通过限制病毒DNA合成及随后的病毒DNA包装成感染单元而起作用[616, 638]。还有证据表明，在AIDS以外的病例中，减少皮质类固醇治疗的量对CMV视网膜炎患者有利。过去，大约33%的AIDS患者因CMV视网膜炎而接受更昔洛韦治疗，他们存在持续慢燃（smoldering）的视网膜炎，即沿着视网膜炎病变的边缘有灰白区。慢燃的视网膜炎可能会慢慢扩大，而视网膜上没有其他的活动迹象（图10.41P~R）。但在部分病例中，这种持续存在的灰色边界可能不会进展，且该处的活组织检查无病毒颗粒的证据[639, 640]。自广泛使用抗逆转录病毒治疗以来，这种情况主要见于HAART尚未普及的发展中国家。眼底照片和视野有助于监测病情进展[588, 595, 596, 599, 641, 642]。

图10.41（续）。
L：非活动性视网膜炎区域的小裂孔引起的孔源性视网膜脱离。
M~R：一名44岁依从性差的男子，双眼HIV视网膜病变引起的棉绒斑（图M和图N），在8个月后发生双眼CMV视网膜炎。在接下来的8个月中，双眼CMV视网膜炎进一步播散，部分亦消退。
S~U：这名患有白血病的52岁女性患者出现了一片视网膜炎病灶（图S）。她接受了全身性更昔洛韦治疗，然后植入了更昔洛韦植入物（图U）。视网膜炎痊愈，伴有残留色素的胶质瘢痕。
V~X：一名患有急性淋巴细胞性白血病的18岁女孩出现了CMV抗原血症。她用口服缬更昔洛韦治疗了几个月后转为阿昔洛韦。4个月后，她双眼出现了漂浮物。双眼都有持续低度的CMV视网膜炎，部分区域好转。她处于白血病缓解状态并停止化疗。双眼视力均为20/20。她接受静脉注射更昔洛韦，然后口服缬更昔洛韦。病变变得不太活动（图V）并最终消退，残留一些色素性改变。自发荧光成像显示左眼鼻侧色素上皮缺失（图W）。随后双眼植入更昔洛韦植入物。6个月后，她的左眼出现玻璃体细胞和囊样黄斑水肿（CME），视力下降至20/80水平。荧光素血管造影显示中心凹（图X）处花瓣样荧光积存。玻璃体细胞和CME是免疫恢复性葡萄膜炎所致，予局部使用醋酸泼尼松每天4次，使用3个月后玻璃体细胞和CME消退，视力恢复至20/40。她有中央后囊下白内障，可解释其20/40的视力。
（J和K，由Dr. Ralph Eagle提供）

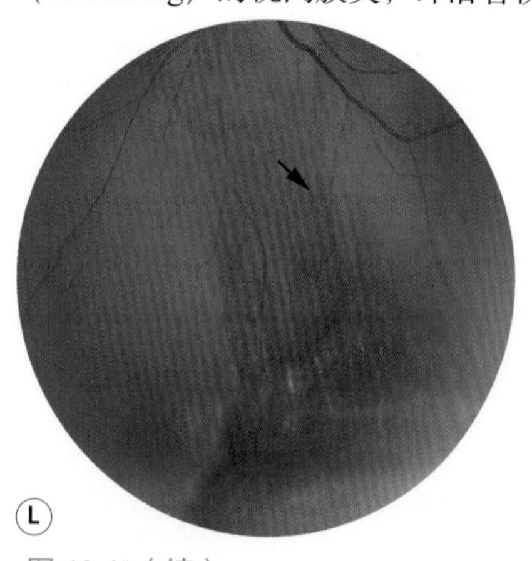

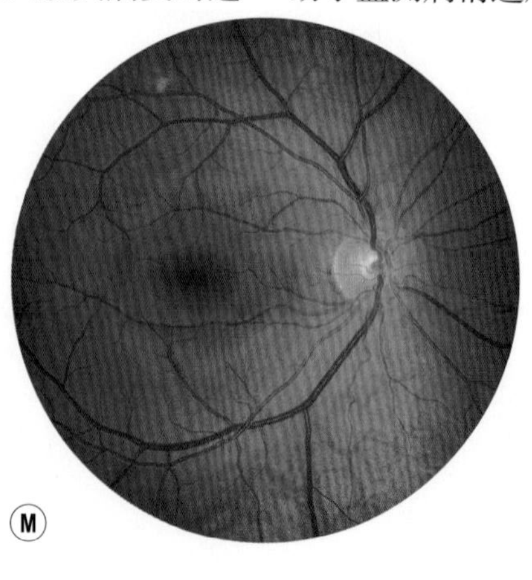

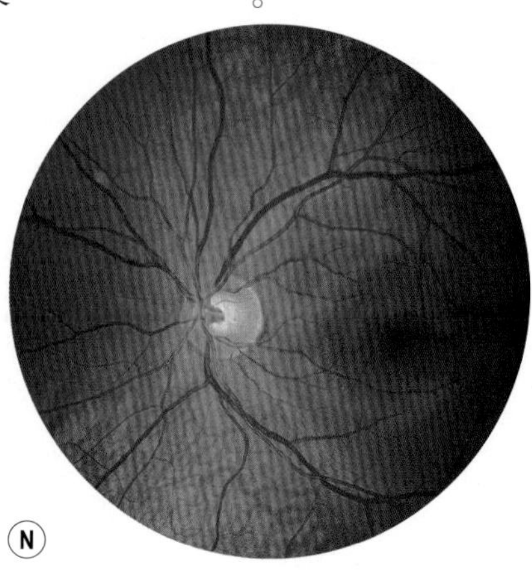

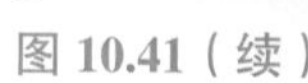
图10.41（续）

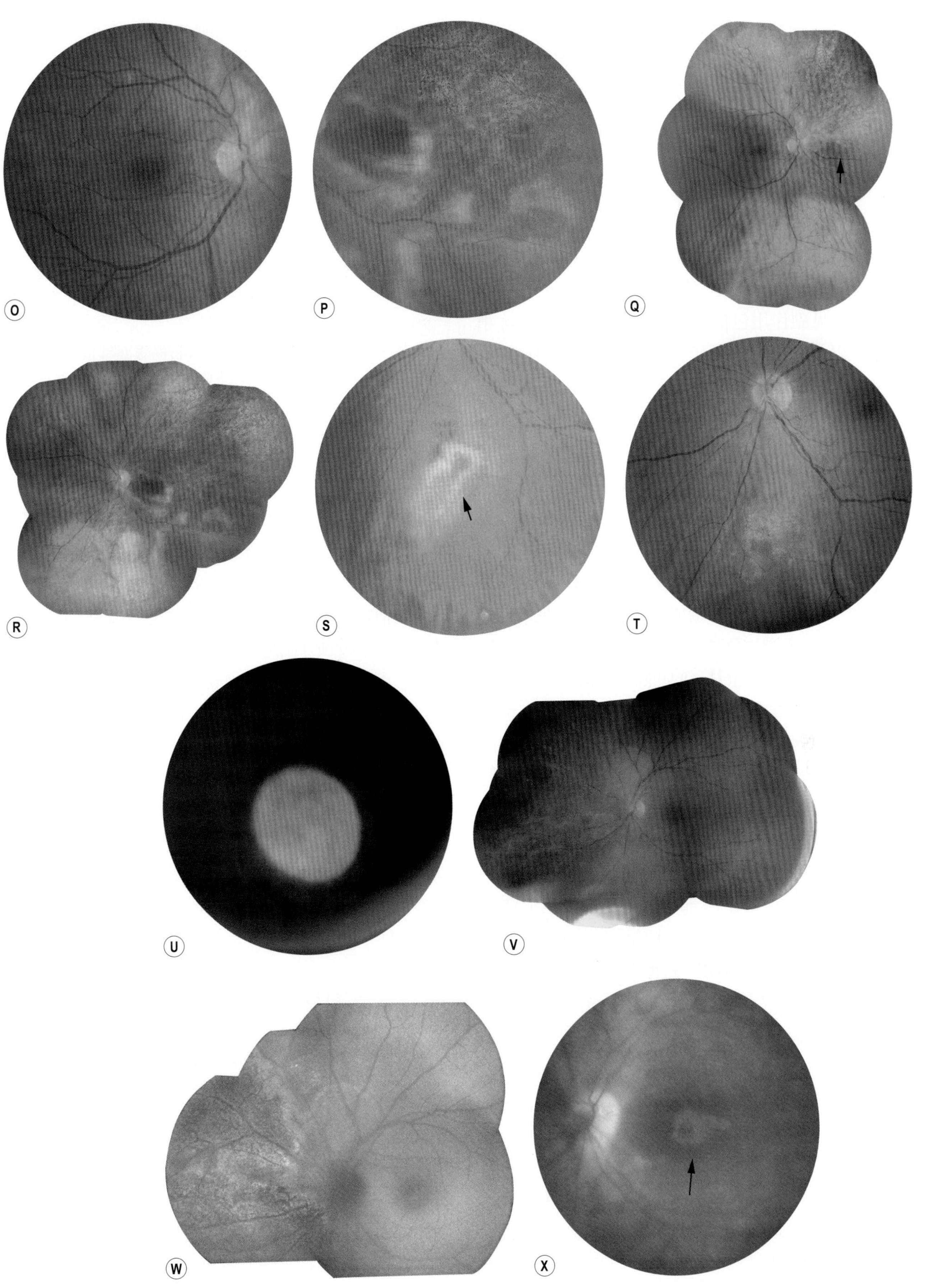

图 10.41（续）

玻璃体内注射更昔洛韦似乎是治疗 AIDS 患者 CMV 视网膜炎的一种安全有效的替代方法[592, 635, 643, 644]。它对于严重中性粒细胞减少的患者，或作为全身治疗的辅助特别有用[592, 596, 645, 646]。自 1996 年首次使用以来，玻璃体内缓释更昔洛韦可成功治疗 CMV 视网膜炎，临床上、实验室里和病理学上均已证明[647-649]。10%~20% CMV 视网膜炎患者对单独使用更昔洛韦治疗存在抵抗现象，膦甲酸和更昔洛韦联合治疗可能有助于这部分患者[650-652]。更昔洛韦治疗的常见副作用包括骨髓毒性、无限期静脉注射治疗，以及维持治疗期频繁复发，除非与 HAART 同时使用。由于骨髓毒性，该药物不能与齐多夫定（AZT）一起使用[610, 651, 653, 654]。膦甲酸可以与 AZT 合用或于 CMV 视网膜炎有利[604, 647]。更昔洛韦和膦甲酸在控制 CMV 视网膜炎和保持视力方面似乎相当；然而，使用膦甲酸的患者存活时间多少会更长一些[654]。

自 1981 年以来，AIDS 患者出现 CMV 视网膜炎后的平均生存时间已有所增加[595]。视网膜病变的位置似乎对生存没有预后意义。从诊断 AIDS 到诊断 CMV 视网膜炎（中位数 9 个月）的间隔时间没有增加。

外科医师经常使用玻璃体切除术和硅油来治疗 AIDS 患者的视网膜脱离，因为该技术在这些复杂的脱离中是有效的，并且减少了手术时间[594, 615, 617-620, 655]。该技术的缺点包括远视偏移、调节幅度减小和白内障。手术后的视力结果通常较差，并且在手术后继续恶化。随着 AIDS 药物治疗的进展，手术修复的指征将会改变[594, 656]。眼部弓形虫病和带状疱疹病毒（herpes zoster virus，HZV）是导致 AIDS 视网膜脱离的其他原因。HZV 引起的视网膜脱离发生频率高于 CMV 视网膜炎后。使用激光治疗来预防 CMV 视网膜炎的进展似乎是无效的[639, 657]。

疱疹病毒视网膜脉络膜炎

在各种情况下，疱疹病毒家族（DNA 病毒）可引起坏死性视网膜脉络膜炎，其眼底镜下特征鲜明，足以强烈地提示诊断。这个家族包括猴疱疹病毒（Herpesvirus simiae），它极少感染人类。这类病毒还产生相似的坏死性视网膜炎和其下脉络膜炎的组织病理学表现。在与视网膜坏死区域相邻或远离的区域中，可通过光学显微镜观察到核内包涵体，并通过电子显微镜在视网膜、RPE 和视神经细胞中发现病毒颗粒。特定疱疹病毒的特异性鉴定有赖于病毒培养、免疫荧光组织学研究，以及 PCR 检测病毒基因组[658]。对于疑似疱疹或其他感染、危及黄斑的病变、怀疑恶性肿瘤，以及预计结果会影响治疗或需要医疗护理的患者，可能有玻璃体或脉络膜视网膜活检和培养的指征。理想情况下，标本应分为三部分，用于光学显微镜和电子显微镜研究、免疫组织化学，以及微生物学和组织培养。只有在有经验的免疫病理学家的支持和必要的实验室能力（包括免疫组织化学、电子显微镜和组织培养）的情况下才能进行活组织检查[659]。玻璃体活检获得的样本的质量可能类似于通过针头抽吸法以及不灌注情况下进行的玻璃体抽吸切除器抽吸所获得的样本质量[660, 661]。

图 10.42 **单纯疱疹性视网膜脉络膜炎和脑炎。**

A~F：这名 18 个月大的男孩出现嗜睡和低热 4 天，患病第 2 天伴有癫痫发作。他入院时处于昏迷状态。腰穿显示脑脊液中有 219 个白细胞，63% 为单核细胞；蛋白质 189 mg/dL。CT 扫描显示左颞叶病变。眼底镜检查发现多灶性视网膜炎、血管周围炎和出血（图 A 和图 B）。患者在患病第 14 天死亡。眼的大体检查显示出血性视网膜炎（图 C）。光学显微照片显示视网膜坏死、视网膜炎（图 D）、血管周围炎、脉络膜炎和病毒性核内包涵体（箭头，图 E），包涵体最多见于内核层。电子显微镜显示典型疱疹病毒的核内病毒颗粒（箭头，图 F）。类似的发现也存在于大脑中。

G~I：一名 66 岁的男性患者患有右侧眼部带状疱疹 4 个月，随后出现同侧眼的视力下降。他的视力为右眼 20/50 和左眼 20/20。检查发现右眼有虹膜炎、玻璃体炎，以及多发性、略微隆起的白色脉络膜病变。

（A~F，引自 Cibis 等[662]，）

单纯疱疹性视网膜脉络膜炎

单纯疱疹性视网膜脉络膜炎最常发生在患有单纯疱疹性脑炎的新生儿中[621, 662-664]。它通常由单纯疱疹 2 型引起，在出生时从母亲的生殖道获得。母亲感染疱疹的情况下，新生儿感染的风险约为 50%[626]。大约 20% 的新生儿单纯疱疹病毒（HSV）患者会出现眼部受累。它的严重程度不一，从结膜炎到坏死性视网膜脉络膜炎均有[665]。视网膜炎始于多中心的视网膜混浊病灶，通常逐渐融合（图 10.42A~F）。眼底有不同程度的视网膜出血。该病发生于婴儿通常是致命的。在一些患者中，脉络膜视网膜瘢痕在

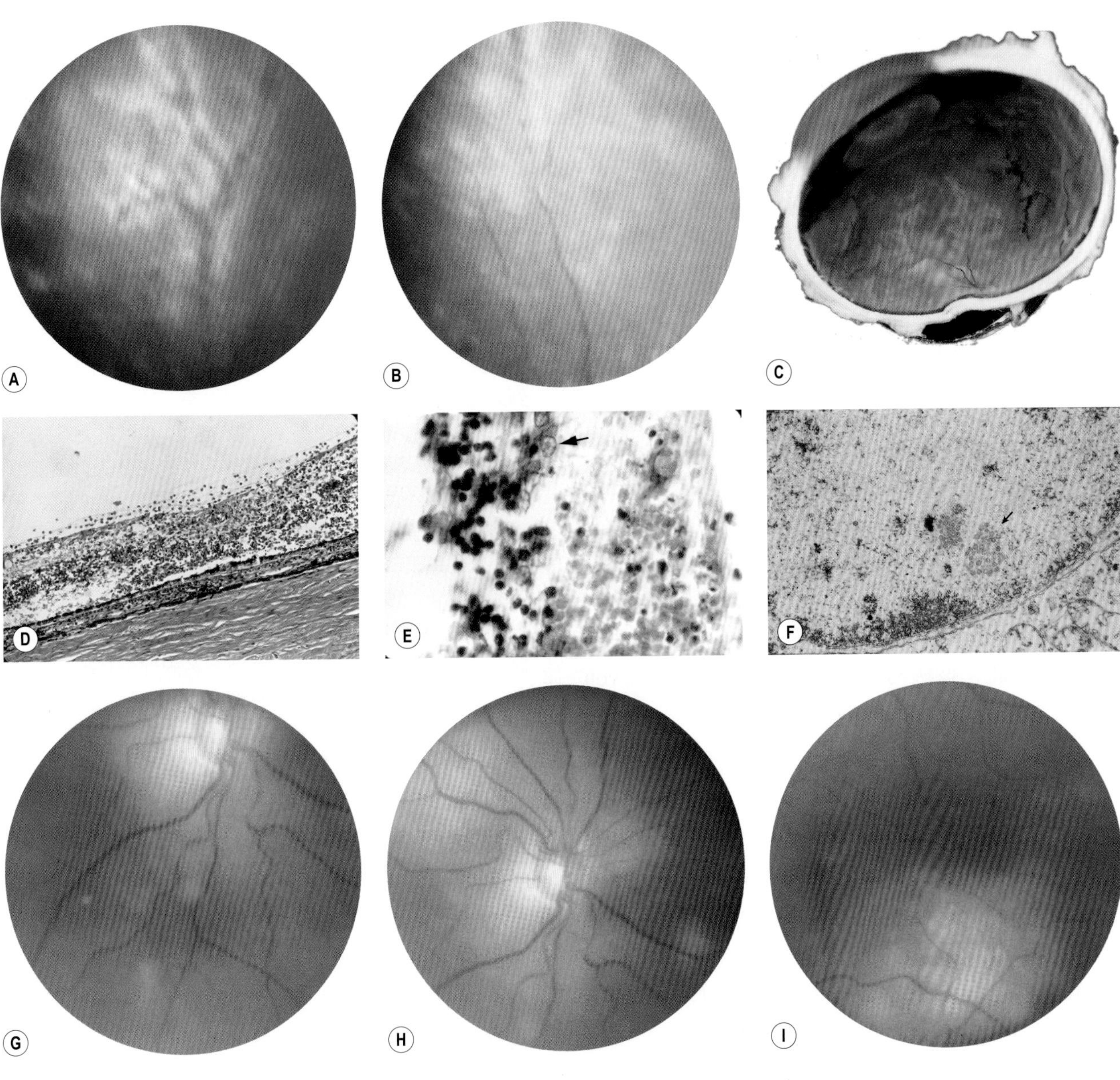

图 10.42

出生时即已明显[664]。低色素性皮肤病变、脑部病变和平静的视网膜瘢痕表明宫内感染可能发生在妊娠中期[664]。妊娠早期感染可能会导致畸形。妊娠晚期感染产生新生儿 HSV 活动性感染。新生儿 HSV 感染的晚期眼科表现包括视神经萎缩、脉络膜视网膜瘢痕、角膜瘢痕和白内障[627, 664, 666]。在临床无症状病例中，可能在赤道前出现粗糙的色素沉着区域。新生儿单纯疱疹引起神经系统疾病的患者其眼部病变发生率很高。由于 HSV 感染而导致严重神经障碍的患者，其视力损害主要由皮质盲所致[666, 667]。

在健康成人[623, 640, 642, 645, 668-670]及免疫抑制患者[646, 670]中，单纯疱疹性视网膜脉络膜炎可单独发生或合并脑炎。有原发性 HSV-1 或复发性 HSV-1 的健康成年患者中，已从患有急性视网膜坏死综合征的眼中分离出单纯疱疹病毒[587, 645]。磁共振成像研究可显示病毒向后播散至视束和外侧膝状神经节[623]。因此，该病与小鼠 HSV 视网膜炎的“von Szily”实验模型有许多共同特征[629]。

疱疹病毒 B

猴疱疹病毒（B 疱疹病毒）是在猕猴种猴类中流行的 1 种 α 疱疹病毒，可引起宿主的口腔炎和结膜炎[603, 633, 671, 672]。该病毒在人类中具有极强的毒力，可导致 75% 患者死于上行性脊髓炎。它可在人单眼或双眼中引起多灶性坏死性视网膜炎、视神经炎和全葡萄膜炎[603, 624, 672]。

带状疱疹脉络膜病

原发性（水痘）或继发性眼部带状疱疹的患者会出现 1 个或多个局灶性乳白色脉络膜病变，可能伴有浆液性视网膜脱离、视网膜血管炎、玻璃体炎、囊样黄斑水肿和巩膜炎（图 10.42G~I）[351, 381, 382, 384, 395]。病变在造影上可能表现为早期荧光遮蔽、晚期荧光着染。病变好转后可能会出现局灶性脉络膜视网膜瘢痕。眼部带状疱疹发生后，患者虹膜可有局灶性萎缩性瘢痕[351]。在部分病例中，很难确定脉络膜病变主要是浸润性的还是萎缩性的，抑或两者兼而有之。眼部带状疱疹患者中，病变发生的原因可能是睫状神经病毒感染相关的缺血[25, 351]。类似于在脑部和视神经中发生的病变，免疫诱导的肉芽肿性

图 10.43　带状疱疹 – 水痘病毒脉络膜视网膜炎。
A 和 B：这名 37 岁的女性患者患有水痘，左眼发生了表层巩膜炎、视力下降、渗出性黄斑脱离和局灶性脉络膜炎。用阿昔洛韦治疗后，她所有体征和症状迅速改善。
C：该患者 4 岁时发生了一次严重的水痘，随后出现明显的视力下降。她双眼视力均为 20/200。

眼部带状疱疹相关性缺血性视神经病变。
D~G：在这名 40 岁的 HIV 阳性男子中，出现眼部带状疱疹后 2 天发生了右眼急性视力丧失，有缺血性视神经病变和轻度中央静脉阻塞的表现。他的视力是光感，并在几天内进展到无光感。多普勒检查显示眼动脉狭窄。脑部 MRI 扫描正常。2 个月后，他的右眼有一些前房反应，仍然是失明的。
H 和 I：这个 7 岁的男孩出现眼部带状疱疹 6 天，由前部缺血性视神经病变引起急性视力下降（图 H）。他的视力是 20/100。他有一个浓密的上方水平暗点和明显的下方视野缩小。他每天口服泼尼松 50 mg。4 年后（图 I），注意视神经已萎缩。他的视力是 20/60。
J~L：光学显微照片显示肉芽肿性动脉炎所引起的缺血后视神经海绵状萎缩（图 J），来自一名眼部带状疱疹的患者，该眼球摘除前已盲，且有疼痛。

脉络膜血管炎是另一种可能的解释。

带状疱疹病毒（HZV），视网膜脉络膜炎和视神经炎

大多数患有眼部带状疱疹以及水痘的患者没有累及脉络膜、视网膜或视神经。然而在几种临床综合征中，HZV 引起的脉络膜视网膜和视神经受累可能导致严重的视力丧失[673-679]。

局灶性脉络膜炎

在水痘或眼部带状疱疹的恢复阶段，个别患者可能在后极部眼底出现 1 个或多个黄白色的鳞状脉络膜病变（图 10.43A~C）[680]。

先天性水痘综合征

在妊娠中期有水痘感染的母亲所产的婴儿可能在出生时或之后很快就会出现全身表现，包括延髓麻痹、轻度偏瘫、瘢痕性皮肤病变、发育迟缓和学习困难，以及眼部表现，包括脉络膜视网膜萎缩、与弓形虫病相仿的脉络膜视网膜瘢痕、视盘发育不良、视网膜电图和枕叶诱发电位振幅低平、先天性白内障和 Horner 综合征（图 10.43C）[681]。HZV 的 IgM 滴度通常为阴性。

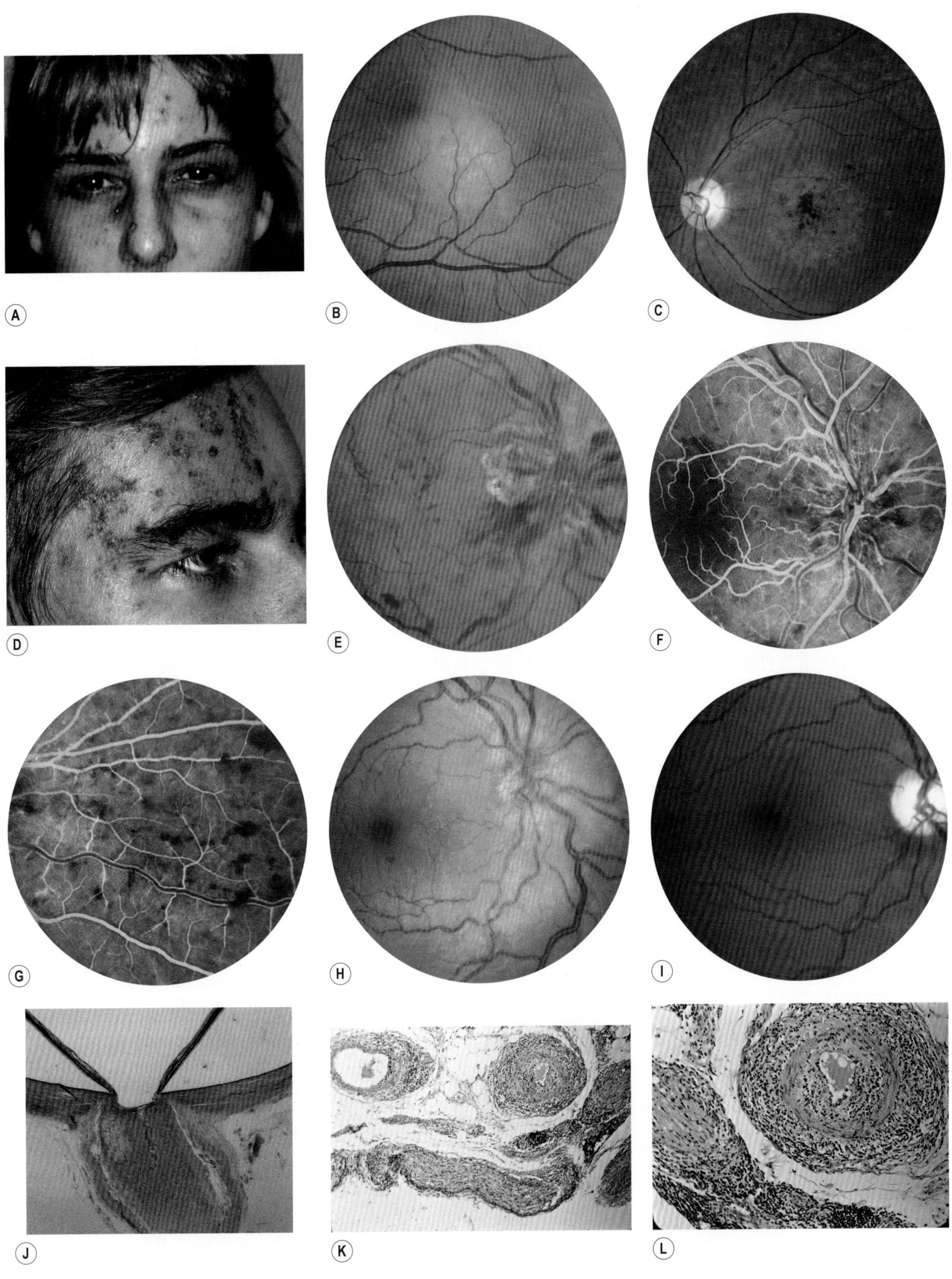

图 10.43

局灶性视网膜炎，神经视网膜病变，缺血性视神经病变和视网膜血管阻塞

在儿童和成人中，有外眼表现的带状疱疹或水痘偶尔可伴随视盘肿胀、黄斑星芒样改变、视网膜分支或中央动脉或静脉阻塞，以及多灶性视网膜炎(图 10.43D~I) [682-686]。在儿童和成人中，HZV 可导致肉芽肿性动脉炎和类似于颅内动脉炎引起的眼部综合征，包括眼肌麻痹、缺血性视神经病变、低眼压、眼球萎缩和对侧偏瘫（图 10.43J~K）[678, 687-689]。

急性视网膜坏死（疱疹性血栓性视网膜脉络膜血管炎和坏死性神经视网膜炎）

带状疱疹病毒（水痘－带状疱疹病毒，VZV）是急性视网膜坏死的主要原因，该临床综合征通常见于各年龄段的健康个体，单眼或双眼发生。1 型和 2 型单纯疱疹病毒（HSV-1 和 HSV-2）致病例数较少 [690-695]，VZV 的平均发病年龄为 52.4 岁，HSV-1 为 44.3 岁，HSV-2 为 24.3 岁 [696]。通常，HSV-1 型病毒性急性视网膜坏死发生之前，患者有近期或远期疱疹性脑炎病史 [692, 697]。HSV-2 病例有所增加，特别是在十几岁近 20 岁的患者中有增加 [691, 693, 695, 698]。其特征是轻度前葡萄膜炎，在几天内发生玻璃体炎症，疼痛，偶尔伴有青光眼，并且常常因为快速进展性阻塞性视网膜动脉炎、坏死性视网膜炎和视神经炎，以及玻璃体进展性炎性浸润而引起视功能迅速减退（图 10.44~ 图 10.46）[673, 679, 699-722]。

图 10.44　急性视网膜坏死综合征。

A~F：一名 50 岁糖尿病非裔美国人，3 天内视力迅速下降，眼压升高，眼底见多个区域的局灶性和融合性视网膜炎，以及视网膜动脉狭窄和静脉旁出血（图 A）。受影响的眼睛的视力为 20/80。临床诊断为疱疹性视网膜炎和全葡萄膜炎，并接受口服伐昔洛韦（Valtrex）治疗，2~3 天后开始口服泼尼松。房水 PCR 检测单纯疱疹病毒为阳性。2 周后，玻璃体炎症依然存在；视网膜动脉周围见斑块和鞘膜（图 B）。多灶性病变在周边和中周部（图 C 和图 D）视网膜融合。他继续口服伐昔洛韦，泼尼松在接下来的 6 个月内逐渐减量。发病 5 个月后，视盘苍白，视网膜小动脉周围仍有斑块和动脉鞘，外周病灶可见色素性改变和纤维化（图 E 和图 F）病变。他的视力提高到 20/50，最后一次随访未见视网膜裂孔或脱离。

G~J：一名健康的 79 岁女性患者患有广泛的外周坏死性视网膜炎。眼底可观察到周边视网膜炎的病灶融合区域，伴血管周围出血（图 G 和图 H），以及累及后极部且黄斑中心回避的斑片状病灶（图 I）。可观察到视网膜血管明显狭窄以及视盘苍白。右眼眼底是正常的。视网膜炎自发消退。7 周后，视力为 20/50。所有鼻侧视网膜血管（图 J）完全闭塞，颞侧周边血管出现广泛闭塞。她在随后的 3 年中一直维持这个视力，直到失访。

K：几年前，这名男子双眼因急性视网膜坏死综合征而失明。注意视神经萎缩和呈线状的残留视网膜血管。

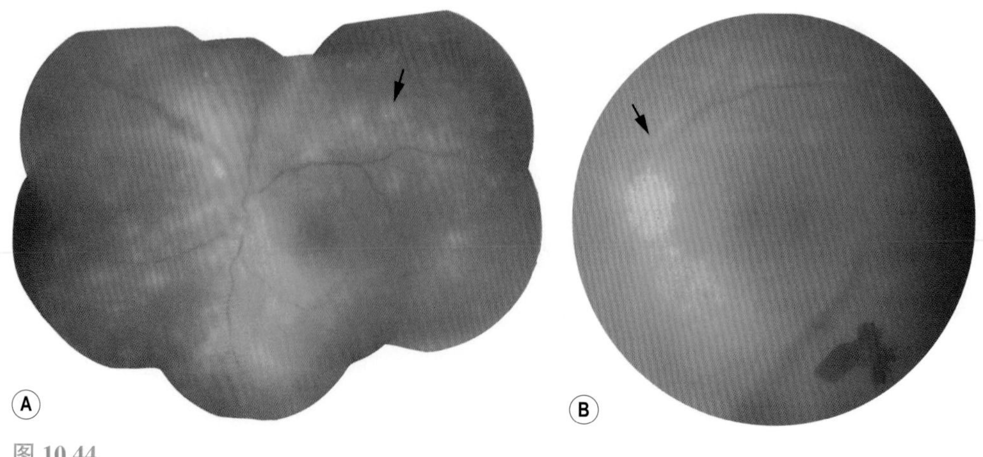

图 10.44

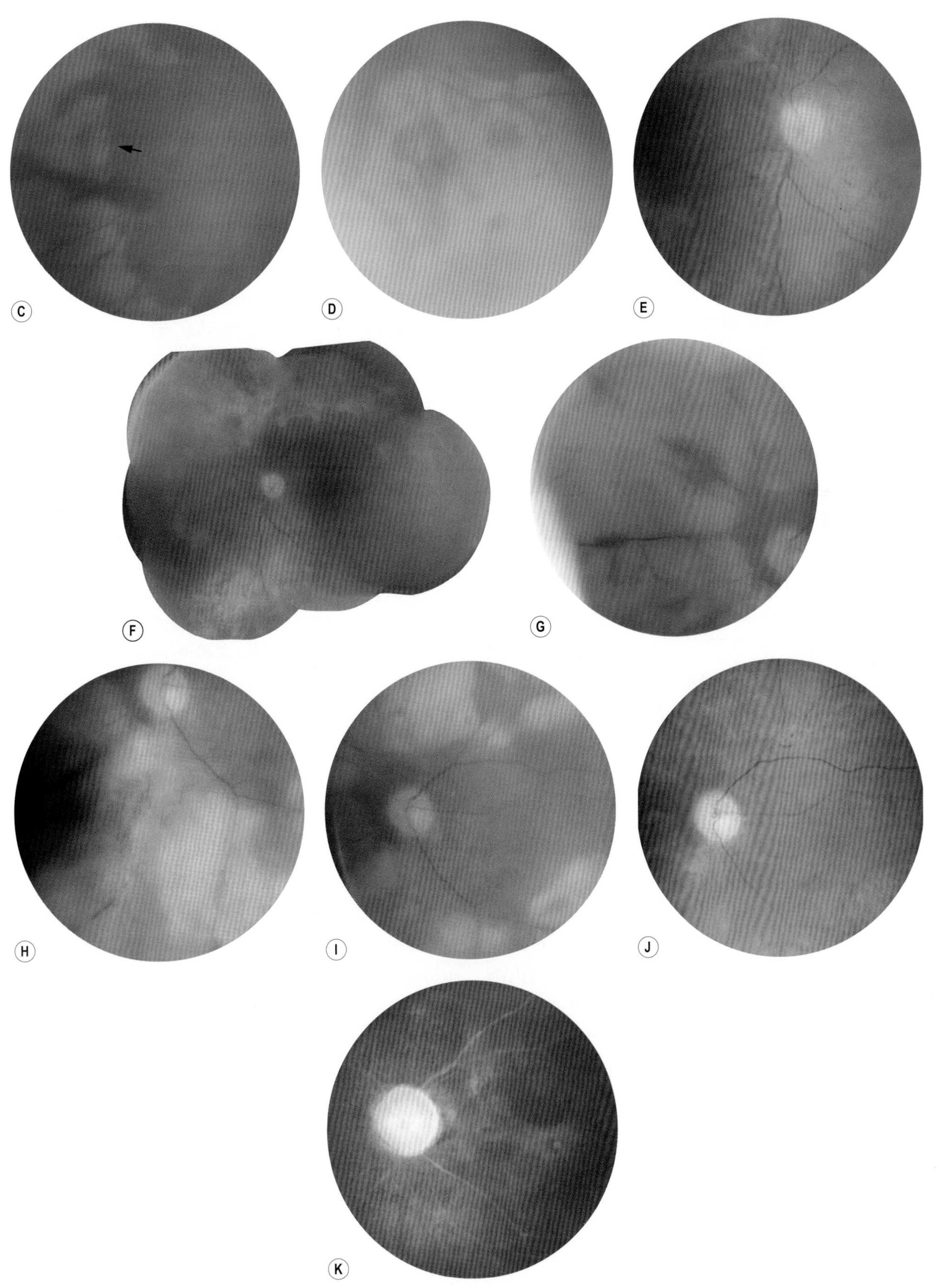

图 10.44（续）

视网膜的病灶初始常是多灶性的，在眼底周边部开始逐渐融合（图 10.44A~I）。它常伴有血管周围浸润、血管闭塞和出血（图 10.44B~D；图 10.45A~H，O 和 P）。在发生全层坏死性视网膜炎区域的后方，闭塞性血管炎可累及视网膜主要动脉和视盘上的动脉（图 10.44B~D；图 10.45A 和 D~F）。视网膜混浊发白病灶迅速向后蔓延，通常不累及黄斑（图 10.44F 和 I）。后极部多发性眼底白色病灶偶尔亦可见于疾病的早期。该病变可能累及内层和（或）外层视网膜。视网膜动脉主要分支可出现明显的黄色的附壁粥样斑块、狭窄和闭塞（图 10.45B，I 和 O）。广泛的坏死性视网膜炎是大多数患者的主要眼底发现；然而，有些病例在发生大面积视网膜坏死之前有广泛的视网膜动脉炎（图 10.45J 和 Q）。在一些患者中，视力丧失主要由分支或中央视网膜动脉阻塞引起，由于出现弧形区域或弥漫性的视网膜苍白以及樱桃红斑，合并动脉粥样硬化改变，可能会被误认为这是继发于颈动脉疾病的视网膜动脉栓塞 [705, 723-725]。一些患者也可能进展较慢，病情较轻 [726, 727]。有的患者亦可见巩膜炎及其内侧的葡萄膜渗漏（图 10.45M 和 N）。

图 10.45　单纯疱疹病毒 2 型（HSV-2）引起的急性视网膜坏死。

A~L：一名 18 岁的女孩眼睛出现畏光、疼痛和发红，左眼视力下降至 20/40。她被诊断为患有前葡萄膜炎，并开始使用局部类固醇和睫状肌麻痹剂。症状在接下来的 4 天内恶化，视力下降到 20/80。诊断为合并视神经炎的全葡萄膜炎，并开始每天口服 80 mg 类固醇。她在视力下降到数指的次日被转诊。在前房和玻璃体腔中观察到细胞，伴有视盘水肿，数个视网膜发白区，黄斑发白和散在的视网膜出血（图 A~C 和图 G）。诊断为急性视网膜坏死。血管造影显示在中周部下方和鼻下方（图 D~F 和图 H）眼底可见数支小动脉闭塞。房水被送检，进行水痘 - 带状疱疹病毒（VZV）、HSV-1 和 HSV-2 以及 CMV 的 PCR 检测，并停止口服类固醇，开始静脉使用阿昔洛韦。2 天后，屈光介质混浊程度增加，病变融合明显（图 I）。房水 PCR 检测提示 HSV-2 阳性，VZV 和 HSV-1 阴性。每天加用 40 mg 类固醇口服，1 周后玻璃体细胞减少，但视网膜炎病灶仍在融合，并伴有视网膜梗死（图 J）。10 天后患者出现视网膜脱离，下方缺血的视网膜出现数个大裂孔，由于玻璃体混浊（图 K），可见性差，通过超声波确认了该发现。她接受了玻璃体切除术、巩膜扣带术和硅油注入术，硅油下其视网膜平伏。她继续全身使用阿昔洛韦治疗 9 个月以上，口服和局部激素在 7~8 个月内减量至停药。视盘持续苍白，视网膜血管狭窄。她的视力稳定在 20/200。

荧光素血管造影显示在视网膜坏死区域的低灌注、视网膜毛细血管通透性改变，以及在视网膜非坏死区的局灶性脉络膜炎性细胞浸润和 RPE 损伤（图 10.45D~H）。几天后，坏死的视网膜崩解，其碎屑脱落到玻璃体内原视网膜坏死区域，遗留轮廓清晰的轻度色素斑驳样的病灶（图 10.45P）。即使视网膜炎病灶已消退，患者也可能因为视神经盘内或其附近的动脉栓塞引起进一步突然而严重的视力丧失。在大约 2/3 的患眼中，视网膜坏死区内会形成大而不规则的视网膜裂孔，随后出现玻璃体机化、牵引，以及广泛的视网膜脱离（图 10.45K，Q 和 R）。视网膜脱离通常在疾病发作后 6~12 周发生。视力的总体预后通常较差，只有 30% 的患眼视力大于 20/200。

在疾病早期阶段，预测其严重程度的危险因素是视网膜动脉炎、视网膜电图振幅降低和循环免疫复合物的升高 [728]。然而，那些没发生视网膜脱离的患者或可保存其中心视力，因为视网膜炎和脉络膜炎倾向于避开后极部（图 10.44A~F）。

大约 2/3 的急性视网膜坏死综合征患者是男性。约 1/3 的患者可有对侧眼受累，其发生时间通常在第一只眼睛发病的 6 周内。第二只眼受累及的时间间隔也可能会长达 19 年 [717, 729]。在早期接受阿昔洛韦治疗的患者中，对侧眼受累的可能性降低 [730]。大多数患者没有先前的全身性疾病。一些患者可能在急性视网膜坏死发生前不久有过眼部带状疱疹、Ramsay Hunt 综合征和水痘 [679, 701, 703, 710, 721, 731-736]。在几例患者中，单纯疱疹病毒、口腔溃疡和静脉注射可卡因被认为与急性视网膜坏死的发生有关 [702, 721, 737, 738]。

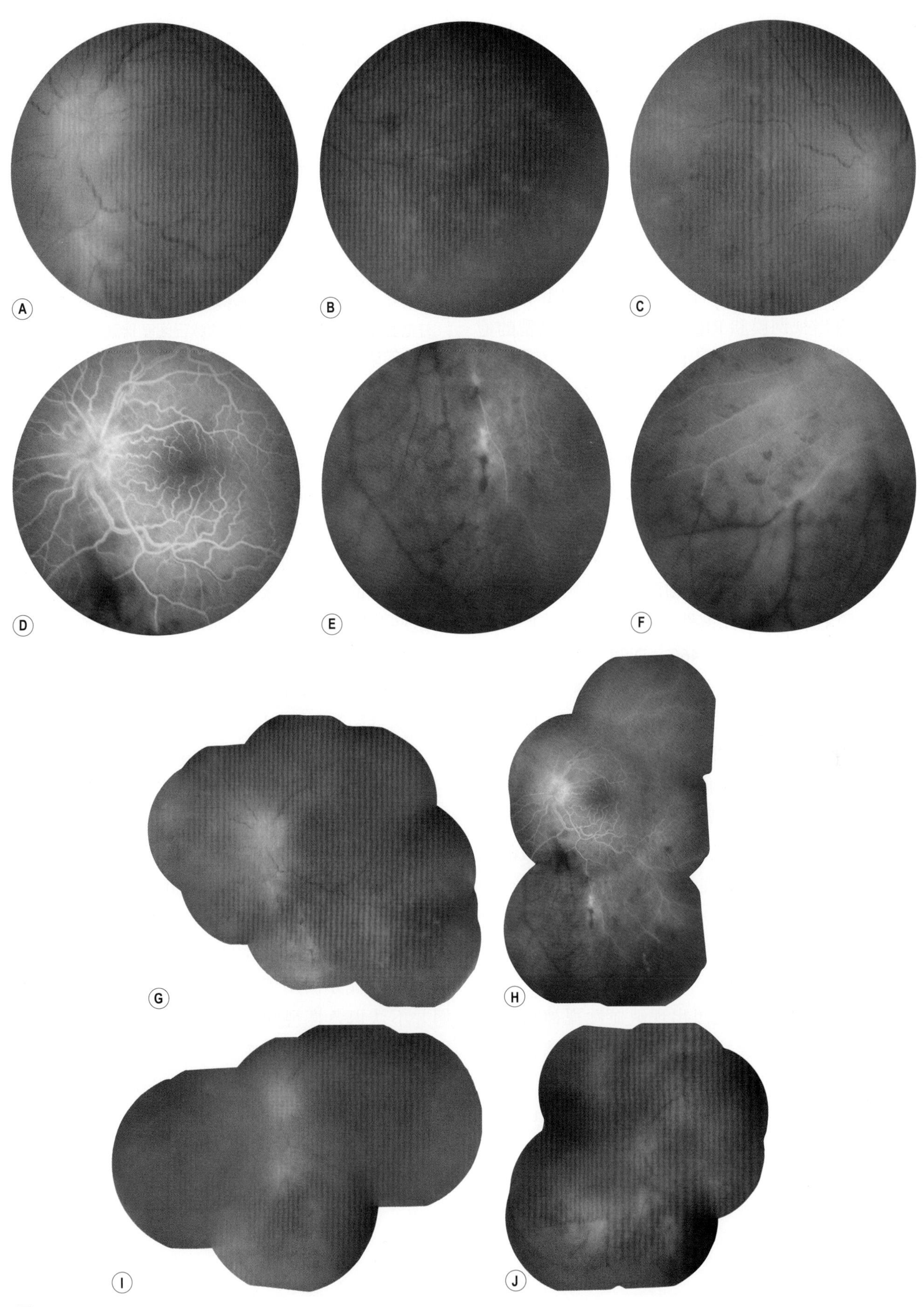

图 10.45

免疫功能正常患者眼内由HZV引起的急性视网膜坏死的早期，组织病理学检查可见其两个主要部分：①有疱疹病毒复制的、边界清楚的全层坏死性视网膜炎（图10.46）。②累及脉络膜和视网膜的阻塞性血管炎，而无血管内病毒复制的证据（图10.46B）[705, 723, 731]。临床上所看到的视网膜稠白色病灶，在组织病理学上所对应的是全层视网膜的增厚坏死（图10.44C，D和G）。在与坏死视网膜相邻的部分存活的视网膜中，通过光学和电子显微镜可以看出视网膜和RPE细胞中的许多典型的疱疹病毒的核内包涵体（图10.46G和H）。免疫细胞病理学染色技术、免疫荧光和PCR技术已用于鉴定带状疱疹病毒[678, 716, 731, 739, 740]。在临床上白色坏死性视网膜炎已消退的区域，可能只能看到那些因部分血栓形成而残留的视网膜大血管的骨架（图10.46C）。视网膜大动脉可能由于急性和慢性炎症细胞以及吞噬了脂质的巨噬细胞浸润而阻塞（图10.46B）。急性和慢性炎症细胞，以及脉络膜动脉和脉络膜毛细血管的闭塞性血管炎导致脉络膜局灶性和弥漫性增厚（图10.46C，D和F）。这种血管炎可能与其上的色素上皮和外层视网膜坏死有关（图10.46F）。亦可见坏死性视神经炎（图10.46E）。在葡萄膜或视网膜血管壁中未发现病毒。HZV很可能不会侵入视网膜和脉络膜的血管，而是在视网膜及脉络膜动脉壁中诱导急性炎性肉芽肿反应，除了不断复制的病毒直接在视网膜内扩散所造成的坏死之外，动脉炎症反应在视网膜外层或内层缺血性损伤中起到重要作用。这种反应性免疫诱导的血管炎可能是该病中全葡萄膜炎和坏死性视神经病变的主要原因（图10.46E）。

至于巨细胞动脉炎可出现缺血性视神经病变（图10.43E~L），以及某些眼部带状疱疹患者出现对侧偏瘫，或许也可以采用相同的解释[688, 708, 741]。脉络膜受累严重，但临床上却不易察觉（图10.46A，C，D和F），因为其上视网膜缺血，透明度降低。在对由HZV引起的急性视网膜坏死部分消退后数月内摘出的2只眼进行组织病理学检查后，作者发现在玻璃膜（Bruch膜）和视网膜内界膜附近仍有持续不熄的视网膜脉络膜炎和巨细胞反应[716, 742]。对这些胶原膜的肉芽肿反应类似于HZV角膜炎后后弹力层（Descemet膜）附近的炎症反应[743, 744]。

虽然大多数急性视网膜坏死病例可能是由带状疱疹病毒引起的，但在少数病例中，单纯疱疹病毒、巨细胞病毒、EB病毒（Epstein-Barr virus）和弓形虫亦被认为是致病原因[737, 738, 745]。最近，PCR技术的成功有助于明确急性视网膜坏死的病因。以前，血清和眼内液HZV抗体水平系列变化，病毒培养和免疫细胞病理学技术被用于鉴定组织中的HZV感染[658, 731, 739, 740]。偶尔，通过经平坦部玻璃体切除术在坏死和正常的视网膜交接处进行视网膜活组织检查亦被用于诊断[746-748]。大约20年前我们并不认识急性视网膜坏死（ARN）综合征，这提示HZV可能已发生突变。ARN患者中，基因型HLA-DQw7A和HLA-BW62，DR4分别占55%和16%（对照组为19%和3%）[749]。

图10.45（续）。

水痘－带状疱疹性巩膜炎和急性视网膜坏死（ARN）。

M~R：这名68岁男子在其他地方就诊，诊断为全葡萄膜炎，并接受口服和外用类固醇治疗2周。他被发现患有巩膜炎，右眼颞侧象限出现严重疼痛和发红。在巩膜炎处可见脉络膜脱离，伴有明显的玻璃体炎和小动脉斑（图M~图O）。诊断为水痘－带状疱疹病毒继发的ARN和巩膜炎。他口服伐昔洛韦（Valtrex），每天3次，每次1g，48小时后加上口服类固醇。2周后，视网膜炎（图P）有一定的好转，但随后在下方和鼻侧象限（图Q和图R）发生了孔源性视网膜脱离。他接受玻璃体切除术复位视网膜，并放置了硅油。尽管一些小动脉已闭塞伴动脉周围斑块，但他的视网膜仍在位。

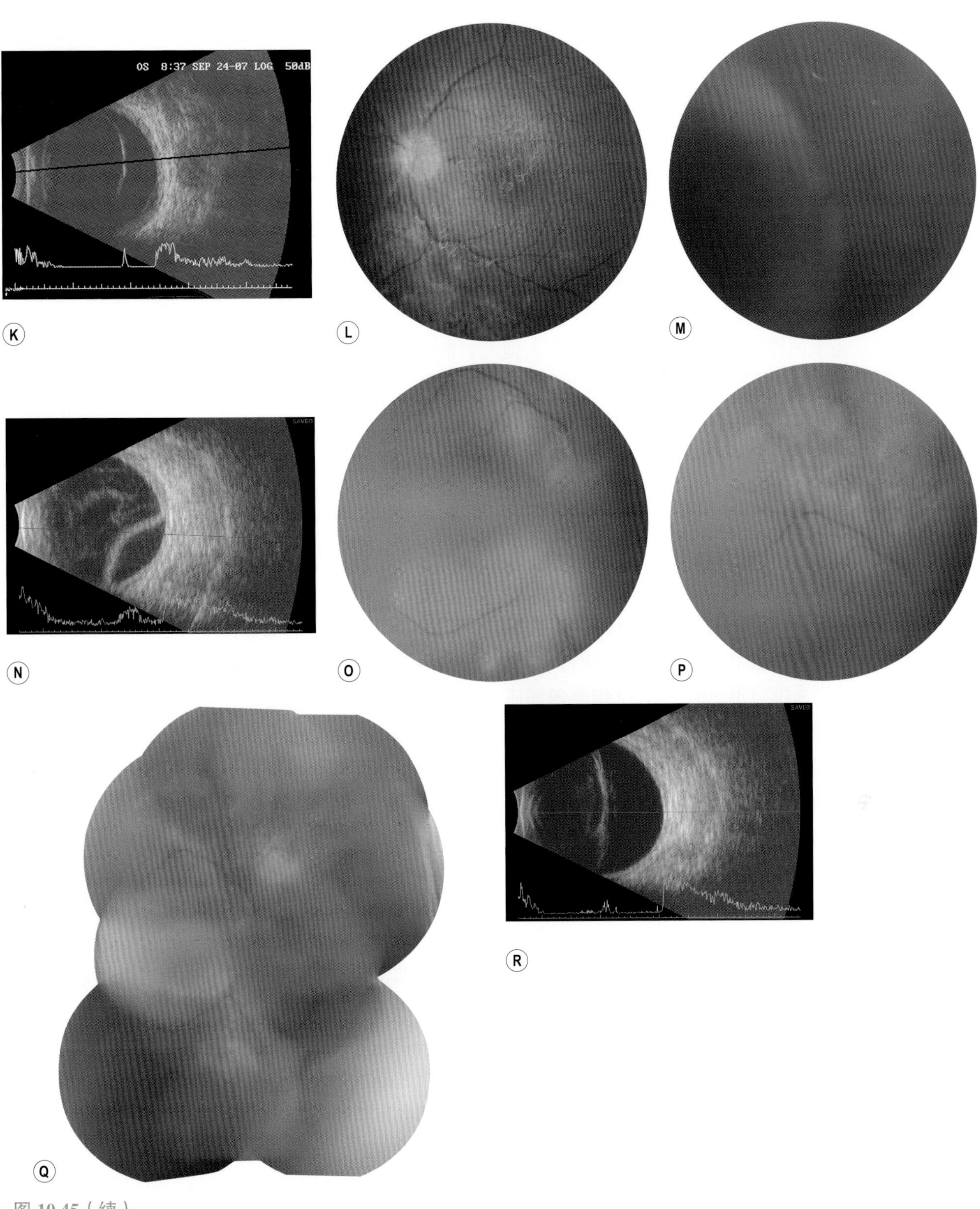

图 10.45（续）

尽管坏死性视网膜炎一般首先出现在外周眼底，但它也可能以黄斑区的多灶性病变开始。虽然疾病的进展通常很快，但某些病例进展缓慢，其表现可能类似其他疾病，如弓形虫病或网状细胞肉瘤。在疾病的急性期，鉴别诊断包括：①巨细胞包涵体疾病，几乎总是发生在免疫抑制的个体中，病变范围通常不太广，进展速度较慢，并且常伴有更多的视网膜出血，少有视网膜动脉阻塞。②原发性单纯疱疹性视网膜炎，通常见于婴儿，但偶见于成人脑炎患者[587]。③细菌性或真菌性视网膜炎。④大细胞非霍奇金淋巴瘤［网状细胞肉瘤（reticulum cell sarcoma）］，常见于老年患者。⑤弥漫性弓形虫病，通常在接受长期皮质类固醇治疗或其他免疫抑制的患者中。⑥ Behçet 病。⑦结节病。⑧视网膜中央动脉阻塞伴严重颈动脉疾病（眼缺血综合征）。⑨ X 连锁淋巴组织增生性疾病中的视网膜坏死[750]。⑩急性多灶性出血性视网膜血管病变[751]。⑪人类嗜 T 淋巴细胞病毒 1 型（HTLV-1）相关性葡萄膜炎和视网膜血管炎[752]。在存在免疫抑制的霍奇金病[753]、中枢神经系统弓形虫病[745]、巨细胞包涵体病[718]、Behçet 病[722]和贾第虫病[754]等患者中，有与急性视网膜坏死相同的眼底镜下改变的报道[754]。这其中部分病例的急性视网膜坏死实际上可能是由带状疱疹引起的。

在急性视网膜坏死的恢复阶段，可见色素变化、脉络膜视网膜萎缩、严重的血管狭窄和血管鞘形成，以及视神经萎缩，其改变类似于在眼动脉闭塞、Behçet 病、严重弥漫性单侧亚急性神经视网膜炎、严重的非典型视网膜色素变性和创伤后脉络膜视网膜瘢痕形成中所见。

急性视网膜坏死的诊断主要基于临床表现和排除导致视网膜变白和视网膜血管闭塞的其他原因。没有一致的实验室检测结果具有诊断重要性。玻璃体标本不太可能显示出核内包涵体的证据，虽然病毒培养可能是阴性，但 PCR 更可能是阳性。该疾病中的视网膜活组织检查很有可能错过诊断性的包涵体，因为其所在区域有限，仅存在于有炎症反应

图 10.46 **由带状疱疹引起的急性视网膜坏死综合征的光镜和电镜检查结果。**

A~H：视神经盘的血栓性闭塞性视网膜动脉炎（图 A 和图 B）。注意在这个闭塞的视网膜动脉壁中的空泡细胞，含有脂质的内皮细胞或巨噬细胞（箭头）。

视盘鼻侧的视网膜可见视网膜动脉血栓形成和视网膜明显坏死（图 C）。

坏死的 RPE 下，脉络膜毛细血管和大的脉络膜动脉（箭头）的血栓性闭塞（图 D）。

视神经鼻侧部分的筛板后节段性梗死及炎症（图 E）。

颞侧视网膜可见坏死性视网膜炎和相对正常的视网膜的清晰边界。注意其下弥漫的脉络膜炎（图 F）。黄斑区域的视网膜（未显示）保存完好，该处的脉络膜炎是多灶性的而不是弥漫性的。

颞侧视网膜可见视网膜和 RPE 细胞内的嗜酸性核内病毒包涵体（箭头，图 G）。

显示视网膜细胞（图 H）中的核内病毒颗粒的电子显微照片。

（A~C 和 F~H，引自 Culbertson 等[723]；D 和 E，引自 Gass[705]）

但尚存活的视网膜。活检标本应包括新近出现的视网膜炎的白色病灶边缘及其相邻的正常外观的视网膜。

阿昔洛韦似乎可有效治疗急性视网膜坏死，降低对侧眼受累的风险[700, 730, 731, 755]。急性视网膜坏死急性期的治疗方案包括静脉用阿昔洛韦，2~3 天后口服泼尼松；这些药物一直持续到急性视网膜坏死的所有体征消失，可能需要长达 6 个月或更长时间。仅使用口服伐昔洛韦可成功治疗较温和的病例[756-759]。前房细胞倾向于持续 6 个月或更长时间，需要局部使用类固醇。视网膜的活动性炎症通常在阿昔洛韦使用后 5~7 天开始消退。仅在部分病例中，阿昔洛韦治疗不能起到防止视网膜脱离的作用。预防性光凝术用于限定视网膜坏死区域，可有效降低视网膜脱离的风险[760, 761]。大约 2/3 的患者对巩膜扣带术有很好的反应，在某些情况下可辅以玻璃体切除术[762-766]。视网膜和视盘新生血管形成偶尔发生，其对全视网膜激光光凝反应良好[767]。在 ARN 视神经病变的治疗中考虑视神经鞘减压似乎没有什么依据[768]。

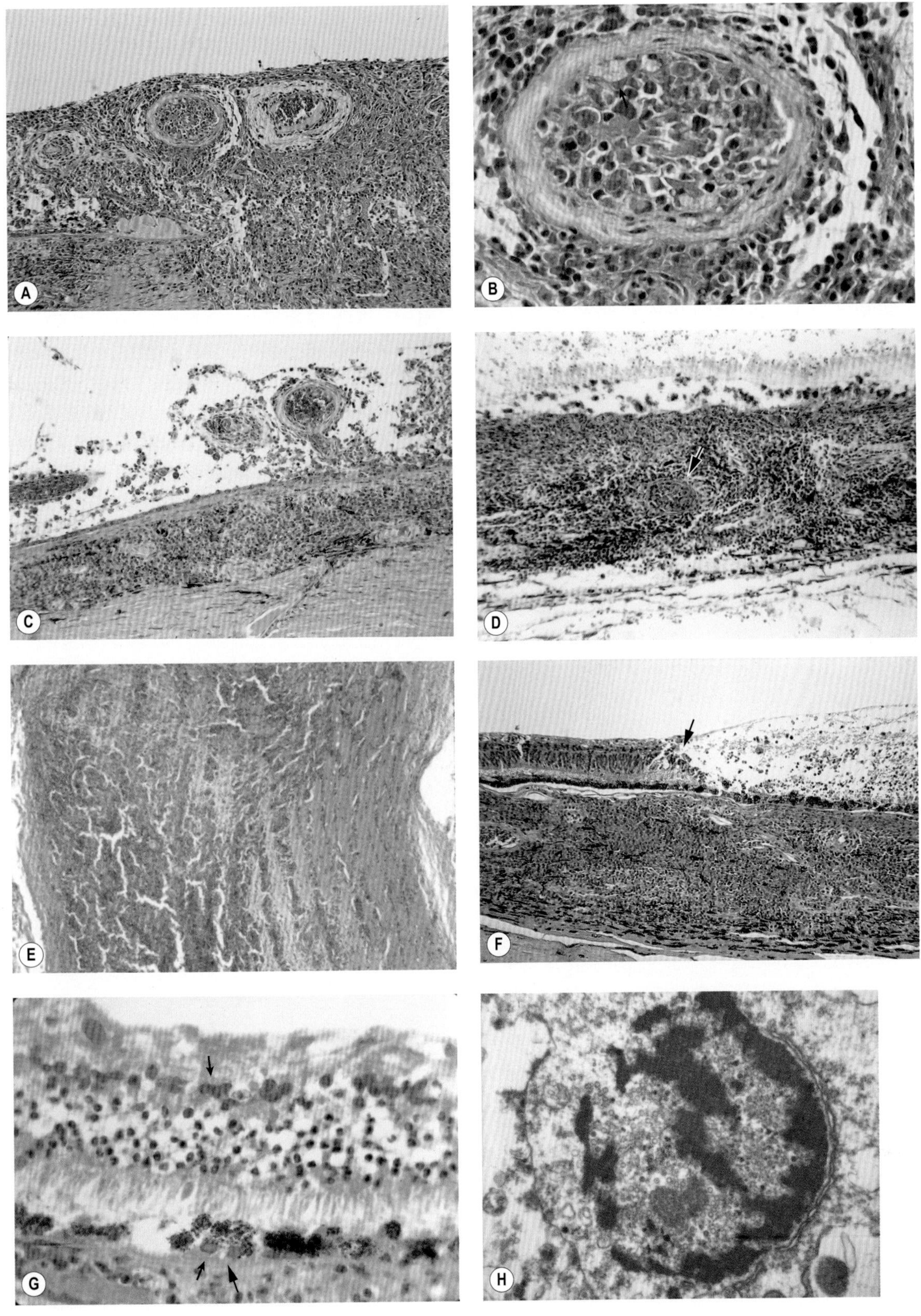

图 10.46

免疫功能不全患者的急性视网膜坏死（后部外层视网膜坏死）

免疫功能不全的患者，特别是那些患有 AIDS 的患者，往往会形成独特的急性视网膜坏死的临床表现，其特征是炎症体征较少，视网膜深层混浊，常累及黄斑，视网膜和脉络膜血管受累较少，对抗病毒药物反应较差，并迅速进展为严重的双眼视力丧失（图 10.47）[769-778]。虽然眼底外观似乎是外层视网膜受累（后部外层视网膜坏死或 PORN 综合征），但临床和组织病理学证据表明在疾病早期坏死性病毒性视网膜炎就已经累及内层视网膜（图 10.47A~E 和 J~P）[773]。由于这些患者是免疫抑制的，那种在 HZV ARN 免疫功能健全患者中常见的急性反应性肉芽肿性视网膜和脉络膜的动脉炎在本病中较为轻微，但病毒复制会引起严重的迅速进展性的视网膜坏死，累及全层视网膜。2/3 的患者会进展至无光感。建议早期积极地用 HAART 治疗视网膜炎和免疫功能低下状态，以挽救部分视力[776, 779]。

图 10.47　进行性外层视网膜坏死（PORN）综合征。

A~G：这名 49 岁的 HIV 阳性男子出现急性视力丧失。视网膜旁中央发白区累及视网膜的内层和外层，其周围多灶性病变（图 A 和图 B）。血管造影显示中心凹周围视网膜血管闭塞，旁中心白色病变不完全着染（图 C~ 图 E）。2 周后，他视力严重丧失，视网膜炎进展（图 F），症状出现后 5 周几乎失明。注意严重的视网膜血管狭窄，视盘苍白，脉络膜受累不明显（图 F）。摘除左眼，带状疱疹病毒（HSV）培养，并用水痘 - 带状疱疹病毒的单克隆抗体进行免疫荧光染色鉴定。

H~K：这名 39 岁男性 AIDS 患者出现视力丧失，并有 2 次带状疱疹性皮炎病史。注意多灶性白色视网膜病变（图 H 和图 I）。有轻微的玻璃体炎症。1 周后，他的右眼视力为 20/300，左眼视力只有手动。右眼迅速进展至无光感，右眼被摘除以明确诊断。组织病理学检查显示视网膜广泛坏死，在许多区域内层视网膜较外层更明显（图 J 和图 K）。注意没有视网膜和脉络膜血管炎症反应，可将其与由 HZV 引起的免疫功能正常的 ARN 患者中发生的严重炎症反应进行比较（图 10.46）。

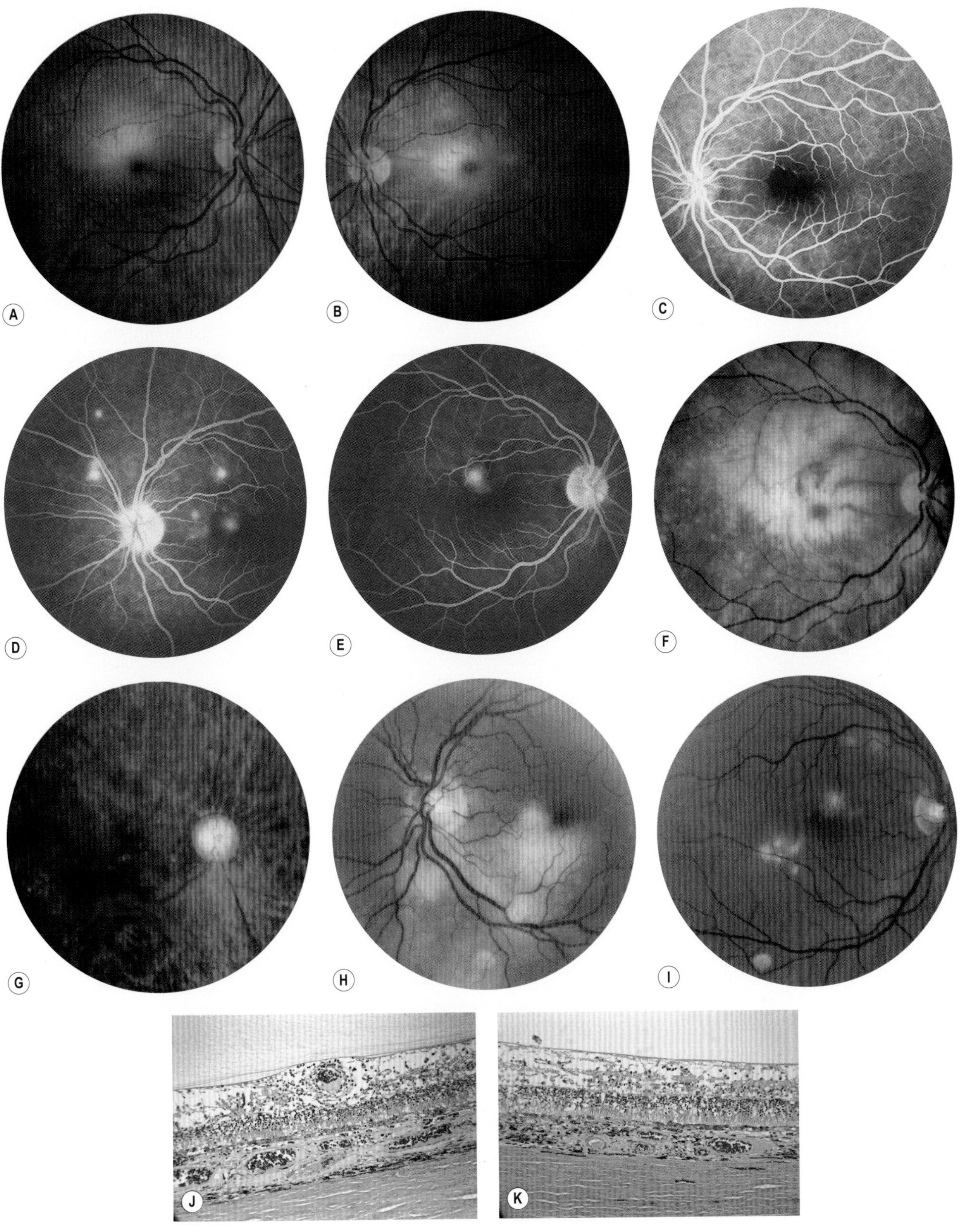

图 10.47

图 10.47（续）。

L~P：一名 49 岁的非裔美国女性患者主诉双眼视力下降。她在 3 个月前被诊断出患有 HIV 所致 AIDS，CD4 计数低于 20。她有 CMV 病毒血症、食管溃疡、慢性胃炎、高血压和口腔念珠菌病的病史。她右眼视力为 3/200，左眼为 20/80。双眼在黄斑和周边有广泛而深在的外层视网膜发白和视网膜出血（图 L，图 M 和图 O）。在周边活动性病变（图 O）前方存在一些视网膜萎缩区域。血管造影显示活动性病变晚期着染，萎缩区（图 N 和图 P）透见荧光。玻璃体活检水痘 - 带状疱疹病毒 PCR 检测呈阳性，对 CMV 和 HSV 检测呈阴性。她接受 2 400 mg 玻璃体内膦甲酸注射，每天 2 次口服缬更昔洛韦 900 mg。视网膜发白病灶消失，病灶色素沉着。

（A 和 E，引自 Margolis 等[944]；G~J，引自 Margo[773]；L~P，由 Dr. Gaurav Shah 提供）

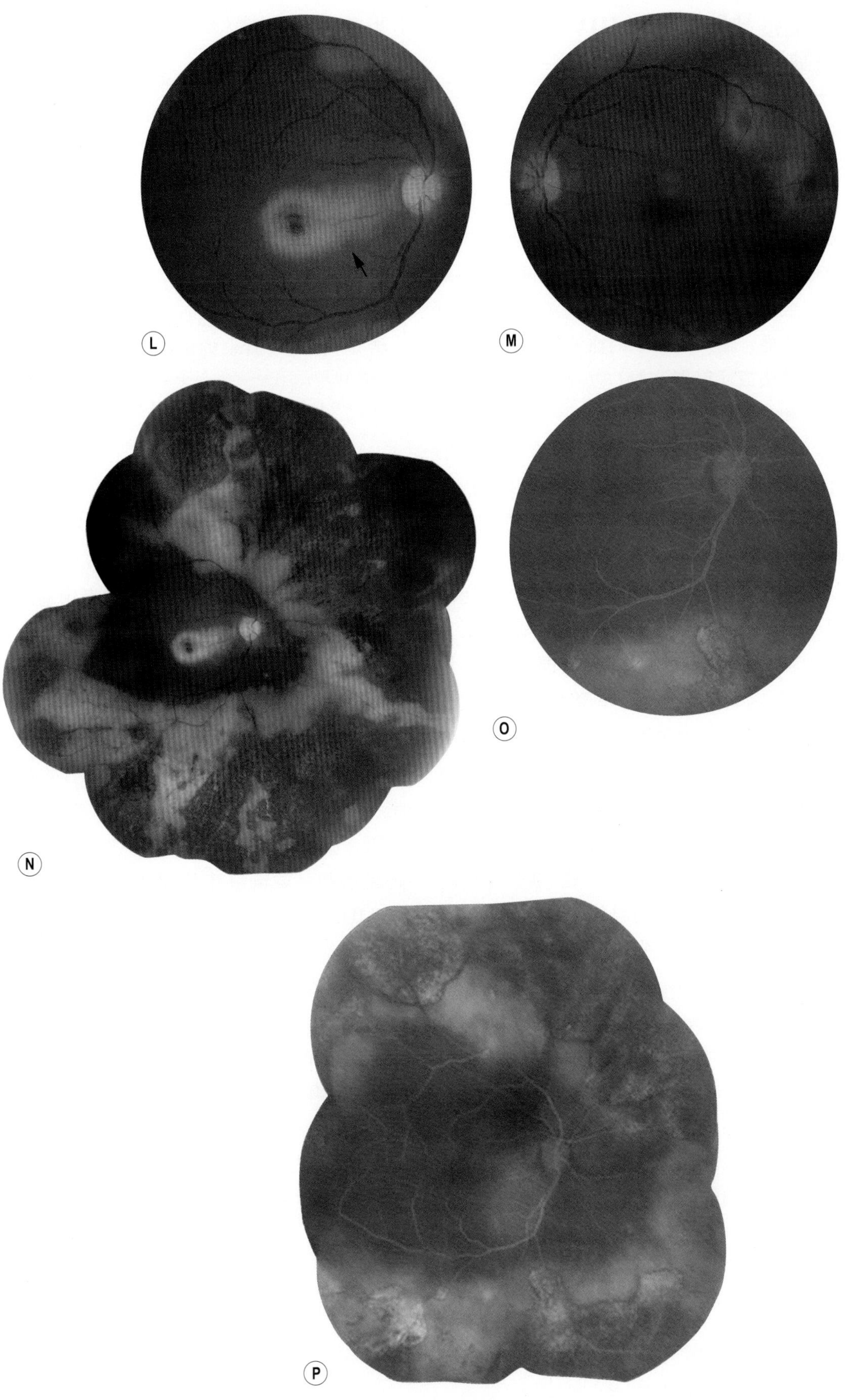

图 10.47（续）

人类免疫缺陷病毒（HIV）和获得性免疫缺陷综合征

获得性免疫缺陷综合征（AIDS）在1975年首次出现，但已迅速成为全球性流行病。在美国，疾病控制和预防中心（CDC）首次公布了洛杉矶5名同性恋男子的AIDS病例，他们因卡氏肺孢子虫肺炎、CMV感染和念珠菌病住院[780]。该病传播主要是通过性接触，可以是同性、双性或异性间，通过胃肠外途径传播，输入受感染的血液制品，或使用血液污染的针头或注射器注射；以及在围产期分娩前、分娩中和分娩后的垂直传播[12, 183, 258, 781-813]。以前，AIDS的定义主要基于获得与AIDS病毒感染有关的1种或多种"指示性疾病"，例如机会性病原体感染、淋巴瘤和脑病。现在，还包括$CD4^+T$淋巴细胞计数低于200/μL的无症状患者[810]。

AIDS是由人免疫缺陷病毒（HIV）这种逆转录病毒感染引起的，导致严重的免疫缺陷，主要是由于被称为辅助性或诱导性T细胞（即$CD4^+$ T细胞亚组）数量和质量的进行性下降所致。与此相关，循环免疫复合物和血清IgA和IgG水平均有升高。从HIV暴露到发生AIDS的平均时间约为11年[790]。通常，患者最初表现为发热、全身淋巴结肿大和各种严重的机会性感染，在大约30%的患者中，出现进展型的Kaposi肉瘤。在50%~70%的患者中有眼部表现。最常见的眼部表现是1个或多个棉绒斑（50%~70%的病例）（图10.48A），视网膜出血和Roth斑（约40%），微动脉瘤（约20%）和巨细胞性视网膜炎（约25%）（图10.41；图10.48B~D）[786, 793, 797]。棉绒斑与其他视网膜血管疾病中所见相似，只是通常较小[789]。它们在4~6周内消退。棉绒斑可能在疾病的早期出现，并且其出现与否与特定感染或患者的一般情况无关。在荧光素血管造影下，这些棉绒斑与其他原因所致者表现相同[788]。组织病理学上，它们是一些细胞样小体，伴有小动脉阻塞、基底膜增厚、内皮细胞肿胀和周细胞变性[788]。我们在两名AIDS患者中通过组织病理学方法观察到细胞样小体其内的钙化[814]。虽然在一个病例的棉绒斑中发现了类似于耶氏肺孢子虫样结构[791]，但鲜有证据支持小动脉阻塞由感染所致。循环免疫复合物沉积引起的血管损伤已被认为是其主要原因[788]。HIV-1可见于AIDS患者的视网膜、结膜、泪膜、虹膜和角膜[705, 785, 808]。该病毒在导致棉绒斑、微动脉瘤和出血[786, 815-819]、无高荧光的囊样黄斑水肿、黄斑星芒状改变、视神经病变，或某些AIDS患者无法解释的视力下降[771, 806, 818, 820-822]以及增强机会性感染中的作用尚不确定[817]。

图10.48 获得性免疫缺陷综合征。
A：棉绒斑。
B和C：巨细胞包涵体病的视网膜炎。
D：一例CMV视网膜炎患者的光学显微镜照片，视网膜上有许多巨细胞，可见胞质内（箭头）和核内包涵体"猫头鹰眼"（箭头）。
E：巨细胞包涵体性视盘炎。
F和G：下方结膜穹隆Kaposi肉瘤的临床照片（图F）和光学显微镜照片（图G）。
H：下睑Kaposi肉瘤。
I和J：AIDS患者结膜的Kaposi肉瘤，治疗前（图I）和结膜下注射0.5 mL的300万单位干扰素α-2a后几周（图J）。
（D，由Dr. Narsing Rao提供；I和J，引自Hummer等[796]）

大多数机会性感染发生在$CD4^+T$淋巴细胞计数小于200/μL的患者中。对于与AIDS相关的机会性感染，请参阅以下内容：细菌，第746页；巨细胞病毒，第832页；带状疱疹病毒和急性视网膜坏死，第840~850页；分枝杆菌，第770~776页；猫抓病，第752~754页；隐球菌病，第782页；组织胞浆菌病，第786页；肺孢子虫，第798页。

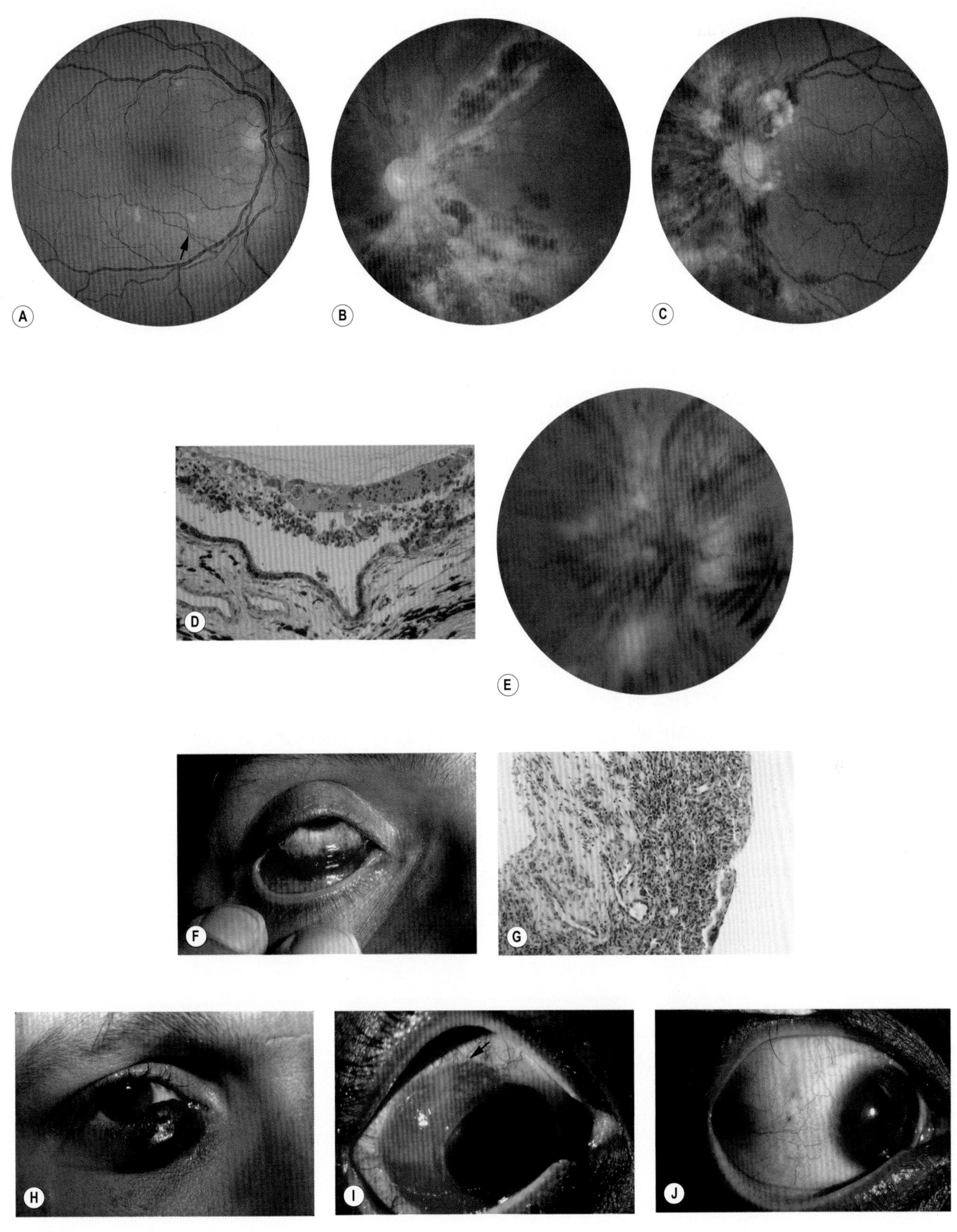

图 10.48

从视功能和整体预后的角度来看，巨细胞视网膜炎和视神经炎是 AIDS 最严重的眼部并发症（图 10.41A~L 和 P~T）。巨细胞视网膜炎在疾病病程中出现较晚，进行性发展，并且在抗病毒药物应用之前，一旦发生该并发症，患者通常在数周内死亡，死因包括以下的 1 种或多种：CMV 全身感染，卡氏 / 耶氏肺孢子虫肺炎，新型隐球菌脑膜炎，弓形虫脑炎，以及鸟分枝杆菌、胞内鸟型分枝杆菌或白色念珠菌所致的播散性感染 [258, 782, 786, 797, 823, 824]。随着 20 世纪 90 年代末 HAART 疗法的出现，一些患者的 CMV 视网膜炎可以治愈或者得到控制，不过他们可能必须接受长期的更昔洛韦治疗或玻璃体内植入更昔洛韦植入物。在 HAART 时代，更容易见到伴有玻璃体炎症和囊样黄斑水肿的免疫恢复性葡萄膜炎，这是因为在 CMV 视网膜炎恢复过程中，免疫重建激发了患者的炎症反应。这种葡萄膜炎通过局部或全身类固醇可成功地得以治疗。

Kaposi 肉瘤表现为 1 个或多个红色紫罗兰色肿块，可能累及结膜、眼睑皮肤，偶尔还有眼眶（图 10.48F~J）[796, 801, 809]。皮肤、黏膜、内脏和淋巴结的逐渐累及可能是大约 9% 的患者死亡的主要原因。可能发生眼眶 Burkitt 淋巴瘤（Burkitt's lymphoma），以及通常由颅内感染引起的多种神经眼科并发症 [807]。眼内淋巴瘤、结膜鳞状细胞癌、眼表疾病（如微孢子虫角膜炎）、传染性软疣和药物诱发的葡萄膜炎（西多福韦和利福布汀）是 AIDS 的其他眼部表现。

图 10.49 Epstein-Barr 病毒（EBV）。

A~I：一名 26 岁的女性患者出现突然发热，弥漫性肌肉痛、喉咙痛和吞咽困难。7 周后，她注意到眼部不适、疲劳、头痛、耳鸣、轻度听力损失和旁中心暗点。检查发现轻度淋巴结肿大和好转中的咽炎。双眼视网膜静脉均有节段性静脉炎（图 A~ 图 C），血管造影显示静脉壁渗漏（图 D~ 图 G）。除 EBV 的 IgM 和 IgG 抗体阳性外，所有实验室检测均为阴性，定量 EBV PCR 阳性，为 500/mL。口服泼尼松 60 mg，每天 2 次，每周逐渐减少 20 mg，治疗对病变有效，双眼静脉炎完全消退（图 H 和图 I）。

J~N：患有病理性近视和左侧黄斑中央瘢痕的 65 岁女性患者，患者发现其右眼视力迅速下降。她出现头痛、颈项强直、虚弱不适，以及颈部淋巴结肿大。1 周后检查时，右眼在黄斑中可见较弱的黄色病变，左眼原有的萎缩性瘢痕未见变化（图 J）。

AIDS 患者的治疗旨在通过抗逆转录病毒药物抑制 HIV 的复制控制机会性感染。化学疗法、冷冻疗法、局部切除和 α- 干扰素肿瘤注射用于控制 Kaposi 肉瘤（图 10.48I 和 J）[796]。

虽然 HIV 和 AIDS 最初是发达国家和非洲的疾病，但世界其他地区的发病率却急剧上升，东南亚和印度的上升最显著。这些国家的 HIV 传播大多是异性间性行为。截至 2007 年，全球约有 3 320 万人、美国约有 100 万人感染 HIV。妇女和少数族裔的发病率上升，男男性接触者（MSM）继续成为高危人群 [780]。

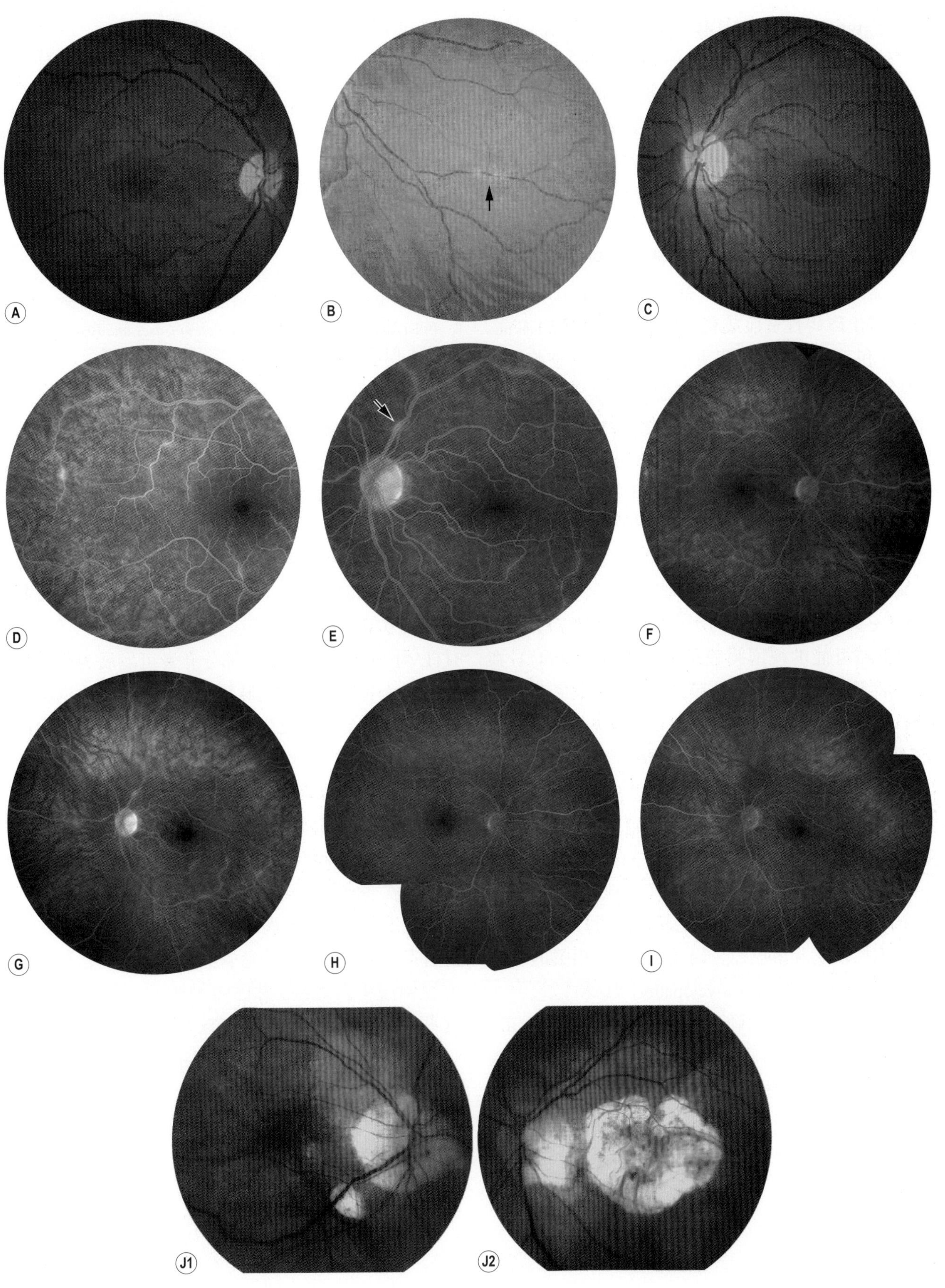

图 10.49

Epstein-Barr 病毒

到成年期，几乎每个人都被 Epstein-Barr 病毒（EBV）感染过，并且该病毒终身潜伏于体内。儿童感染并无表现，而大多数青少年则会出现传染性单核细胞增多症（infectious mononucleosis，IM）。因此，EBV 感染的临床表现是年龄相关性的。在原发性免疫功能不全的儿童中可能导致致命性或慢性 IM、恶性 B 细胞淋巴瘤、病毒相关噬血细胞综合征、再生障碍性贫血或获得性低丙种球蛋白血症。AIDS 和其他免疫抑制患者倾向于发生 B 细胞淋巴瘤的部分原因可能是由 EBV 感染所致。阿昔洛韦和免疫球蛋白治疗在一些活动性 EBV 感染患者中具有价值[714, 825]。有其他 EBV 临床表现的患者很少发生眼部受累。已报道多种与 EBV 感染相关的眼部疾病，包括急性坏死性视网膜炎[658, 826]、类似弓形虫病的点状外层视网膜炎[714, 825]、多灶性脉络膜炎和全葡萄膜炎（图 10.49J~L 和 N）[730, 827]、前葡萄膜炎、伴有视盘肿胀的严重全葡萄膜炎、黄斑水肿[828]和可能的视网膜静脉炎（图 10.49A~I）。在多灶性脉络膜炎和全葡萄膜炎患者中，是否有近期 EBV 感染的血清学证据尚存争议（参见多灶性脉络膜炎和全葡萄膜炎的讨论，第 916 页）。

人类嗜 T 淋巴细胞病毒 1 型

人类嗜 T 淋巴细胞病毒 1 型（human T-lymphotropic virus type1，HLTV-1）是人逆转录病毒，引起成人 T 细胞白血病和淋巴瘤，以及 HTLV-1 相关的脊髓病（HTLV-1-associated myelopathy，HAM）。

该病毒流行于加勒比海地区、意大利、中东、撒哈拉以南非洲和日本西南部（包括九州和冲绳岛）[797, 829-833]。这些患者中有少数会患上成人 T 细胞白血病 / 淋巴瘤和脊髓病。其余的携带者可以保持无症状的健康状态，或出现葡萄膜炎或视网膜血管炎[834-837]。葡萄膜炎可以是肉芽肿性（75%）或非肉芽肿性（25%）。它通常是具有白色视网膜病变、玻璃体细胞、视网膜血管荧光素渗漏和各种前段表现的全葡萄膜炎。它可以具有加重和缓解的过程，通常对类固醇治疗有反应，且可复发[832, 833, 838-841]。HTLV-1 抗体阳性的一小部分患者可发展为顽固性视网膜血管炎和进行性脉络膜视网膜变性。这种疾病对类固醇治疗无反应，似乎是该病各种表现中最严重的类型[842]。这些患者中的一些可能最终发展为脊髓病。临床表现类似于 CMV 视网膜炎、急性视网膜坏死和霜枝样血管炎，但对更昔洛韦治疗无反应。玻璃体和视网膜活检后用 PCR 鉴定 HTLV 可能是在非流行区域确诊的唯一方法。

成人 T 细胞白血病（adult T-cell leukemia，ATL）患者可以表现为视网膜血管的炎症和浸润，活检证实视网膜中白血病 / 淋巴瘤细胞的浸润[830, 842, 843]。这些患者不一定来自流行区（参见第 13 章，图 13.33）。HTLV-1 也极少引起具有黄白色 RPE 下沉积物的眼内淋巴瘤[844, 845]。

图 10.49（续）。
19 天后，她的右眼视力是 20/200，左眼数指。双眼有少量玻璃体细胞，双眼黄斑区均有交织融合的黄色病灶，周边视网膜和血管相对未受影响（图 K 和图 L）。实验室检测显示淋巴细胞增多，但梅毒、Lyme 病和弓形虫阴性。考虑到淋巴瘤的可能，她接受了玻璃体切除术，结果显示具有 EBV 感染特征性的非典型淋巴细胞。她开始口服伐昔洛韦 1 g、每天 3 次，口服泼尼松每天 50 mg。在接下来的 2 周内，她的炎症消退，病变萎缩（图 N），右眼视力稳定在 20/80，左眼数指。
（A~I，由 Dr. Michael Altaweel 提供；J~N，由 Dr. Stephen Kim 和 Dr. Daniel Martin 提供。经 *Retina Cases and Brief Reports* 许可出版）

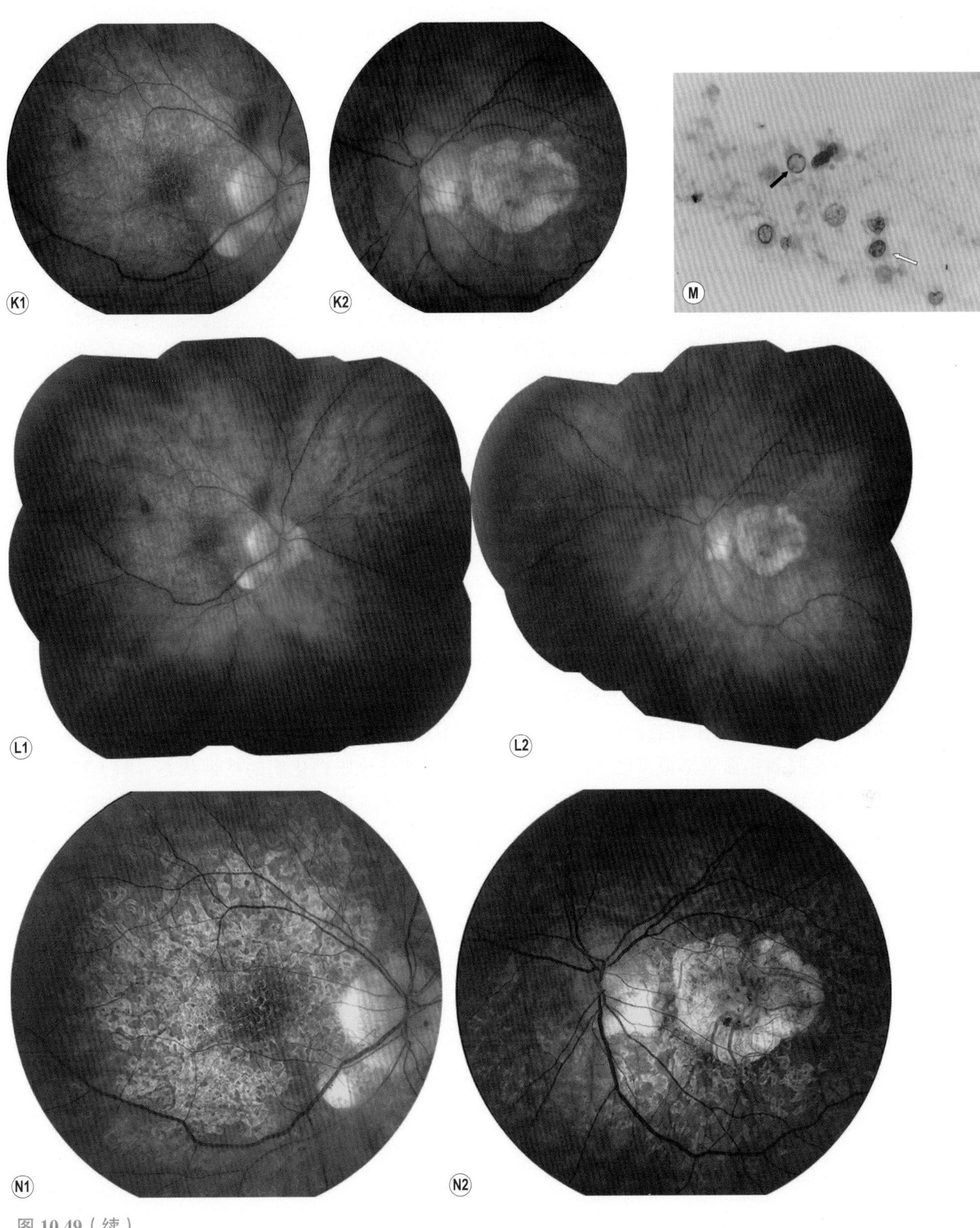

图 10.49（续）

风疹性视网膜炎

妊娠前3个月感染风疹的母亲所生的孩子可能会出现各种眼睛和其他器官发育异常（图10.50）[846-860]。在这些儿童中，所谓的椒盐样RPE的斑驳状改变的发生率很高（图10.50D~K）[849, 855]。这通常在眼底后极部最突出。80%的病例都会影响双眼[855]。儿童时期色素斑点的早期进展可能是由RPE细胞内风疹病毒的持续存在引起的。然而，色素斑点在成年期变得不那么突出。这种眼底色素变化可能伴随着虹膜色素上皮的色素丢失，有时可见不规则的虹膜透照（图10.50C）。这些RPE的改变可能单独发生，也可能与其他眼部异常（如白内障和小眼球）和全身异常（包括耳聋和先天性心脏病）有关（图10.50A和B）。对于仅有RPE受累的患者，视力通常是正常的。脉络膜新生血管和盘状黄斑脱离可能是风疹性视网膜病变的晚期并发症（图10.50F~I）[848, 849, 852, 859, 860a, 860b]。大多数患者的视网膜电图和眼电图检查结果，以及色觉和视野均正常。荧光素血管造影显示由RPE广泛和不规则的色素缺失引起的斑驳的高荧光（图10.50H和I），并且可能有助于检测早期脉络膜新生血管形成（图10.50 H）。自发荧光成像显示细小的斑驳状自发荧光减少，对应于RPE病变的区域[861]。病理学上，眼底的椒盐样变化是由于RPE细胞的色素变化和部分萎缩引起的[847]。视网膜和脉络膜未受影响。风疹性视网膜病变可以类似于RPE遗传性营养不良（图4.05）、X连锁眼白化病的携带状态（图5.37J）、X连锁的无脉络膜症（图5.28E和F）和RPE中毒性疾病（图9.03A~E）[850]。

图10.50 先天性风疹。

A：这个孩子左眼有小眼球和白内障，右眼有风疹视网膜病变、听力下降、牙齿发育不全和先天性心脏病。

B~E：一名4岁男孩的牙齿发育不全（图B），虹膜间质和RPE萎缩（图C），风疹视网膜病变（图D）。其母亲在妊娠的前3个月有风疹。注意RPE的广泛紊乱（图D）。他的视力正常。在11岁时，RPE变化没有那么明显（图E）。

F~I：一名9岁男孩的风疹视网膜病变（图F和图G），他因右眼中心凹下脉络膜新生血管导致右眼视力下降（箭头，图F）。由于暴露于风疹流行，他的母亲在妊娠的头3个月接受了丙种球蛋白注射。左眼的视力为20/15。他的眼电图和视网膜电图检查结果正常。右眼血管造影显示脉络膜新生血管形成（图H），伴双眼RPE的广泛改变（图H和图I）。

J和K：比较11岁（图J）患者风疹相关的显著的RPE斑驳状改变与37岁男性患者（图K）中更细微的斑点。该男子的血管造影显示RPE明显的色素减退。2名患者的视力均正常。

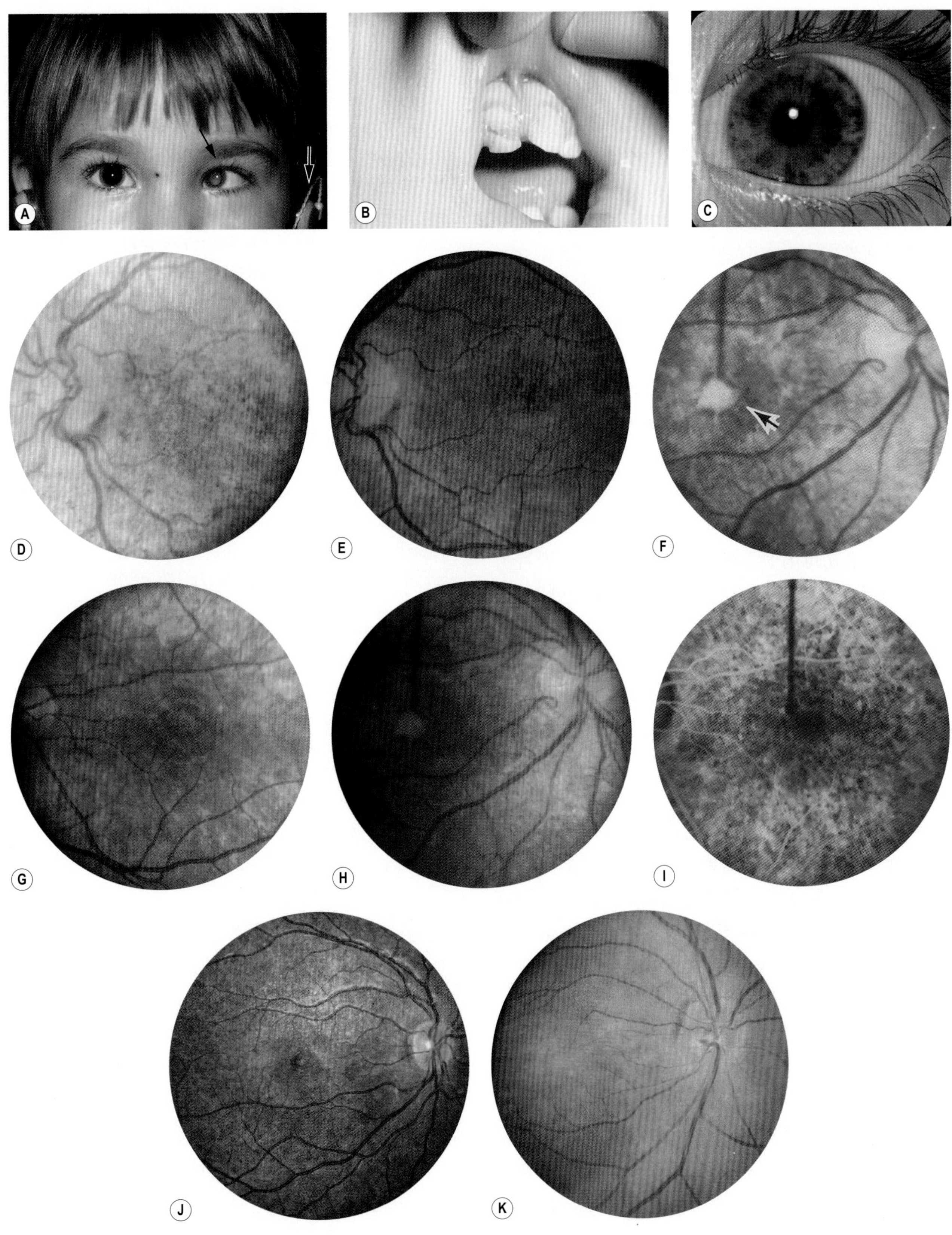

图 10.50

亚急性硬化性全脑炎

亚急性硬化性全脑炎（即 Dawson 脑炎）是一种进行性神经系统疾病，是由缺陷型麻疹病毒引起的慢性病毒性疾病。通常在儿童和年轻人麻疹感染之后的一段时间发生，其平均间隔时间为 7 年。男性患病的频率是女性的 3 倍。出现人格和行为改变之后，通常还会出现痴呆、癫痫发作、肌阵挛和死亡。它偶尔发生在年轻成人身上，他们康复后可能只有极少的神经功能缺陷（图 10.51C~I）。这种疾病偶见于 25 岁以上的成人，一例 49 岁男性病例亦见诸报道 [862]。50% 的患者会累及视觉系统。视觉问题通常在发生神经系统症状前数周出现 [782, 814, 863]。神经症状亦可延迟长达 22 个月 [781, 782, 864, 865]。大多数患者通常在 2 岁之前有麻疹（麻疹病毒感染）的病史。

患者最初可因中心视力下降而就诊，导致视力问题的是 1 个或多个小的、扁平的、白色局灶性视网膜病变，其亦可呈更大、更粗糙而不规则的灰白色的病灶（图 10.51A~D）[866-868]。单眼或双眼均可受累。当视网膜炎累及黄斑中心时，可出现樱桃红斑 [834, 835, 869, 870]。白色视网膜病变迅速消退，被不规则的 RPE 萎缩区域、视网膜神经胶质瘢痕、放射状视网膜褶皱所取代，偶尔也会有视网膜裂孔形成（图 10.51B 和 G~J）。色素改变可能被误诊为遗传性黄斑营养不良，色素变化并不总是局限于黄斑 [836, 871] 区。脉络膜受累的证据很少。玻璃体相对无炎症。视盘或肿胀或萎缩 [866, 872]。血管造影有助于检测 RPE 的细微变化 [873, 874]。视力下降的其他原因还包括同侧偏盲或皮质盲 [875]。

组织病理学上，亚急性硬化性全脑炎的急性期的特征是视网膜斑片状局灶性坏死、吞噬色素的巨噬细胞、视网膜炎症表现轻微、RPE 中色素的缺失，以及轻微的脉络膜炎症 [819, 834, 869, 876]。随后，视网膜可见局灶性内层、外层或全层萎缩，伴 RPE 的破坏和增生，以及 Cowdry A 型 Cowdry B 型核内包涵体和一些胞质内包涵体的存在（图 10.51K）[867, 869, 876]。已经在这些患者的视网膜和大脑中发现麻疹病毒典型的病毒颗粒 [822, 834, 867, 869]。它累及大脑的白质和灰质。利用免疫荧光技术在视网膜中证实了麻疹病毒的存在 [869, 876]。血清和脑脊液中高水平麻疹抗体有助于确诊。脑电图显示高振幅尖波复合慢波的暴发。T2 加权 MRI 显示弥漫性或局灶性脑室周围和皮质下白质改变 [862]。有大量证据表明亚急性硬化性全脑炎是由麻疹病毒的变异类型引起的，没有有效的治疗方法。不过，鞘内或者通过 Ommaya 囊（Ommaya reservoir）给予高剂量的 α- 和 β- 干扰素，联合口服异丙肌苷使用 6 周以上，可以改善主观症状，但未能预防死亡 [862]。

图 10.51　由亚急性硬化性全脑炎引起的视网膜炎。
A 和 B：这个 12 岁的男孩在右眼黄斑区有几片急性视网膜炎病灶（图 A）。他的左眼有类似的病变。右眼的视力为 20/400，左眼的视力为 4 英尺数指。注意樱桃红斑。10 天后，中央病变部分好转，但颞侧出现更大病灶（图 B）。那时他没有神经系统症状，神经系统评估正常。然而，在接下来的 1 个月里，他出现嗜睡、沉默、失明。他在 2 个月后死于心脏骤停。他在 5 岁时有麻疹接触史，并在视觉症状出现前 5 个月接受了减毒麻疹病毒疫苗。
C~I：一名健康的 21 岁男性患者左眼视物模糊 1 周。当时有证据表明视网膜变白伴有一些出血（图 C）。右眼黄斑区小片出血，右眼底其余正常。包括脊髓液检查的医学评估显示脑脊液中的麻疹 IgG 滴度为 1:64，确诊为亚急性硬化性全脑炎。患者既往未患麻疹或针对麻疹进行免疫接种。3 年前，他因不明原因的脑病发热而住院治疗。在左眼视力丧失 2 周后，他右眼亦失明。检查发现坏死性视网膜炎的范围不规则（图 D）。荧光素血管造影显示血管周荧光渗漏，病变区有些荧光着染（图 E 和图 F）。他左眼的视网膜病变部分消退（图 G）。脑电图符合亚急性硬化性全脑炎的表现。6 个月后，双眼黄斑区（图 H 和图 I）的视网膜出现不规则的瘢痕和变薄。视力为 3 英尺数指。
J 和 K：由亚急性硬化性全脑炎引起的黄斑不规则色素紊乱和轻度视盘水肿（图 J）。一名 8 岁男孩，4 周前开始嗜睡，二便失禁，最后陷入昏迷。他在 3 周后死亡，组织病理学检查显示黄斑区域的视网膜萎缩变薄，大量多核合胞体巨细胞，其中含有大量的核内嗜酸性包涵体（图 K）。
（A 和 B，引自 Landers 和 Klintworth[869]，©1971，美国医学会。版权所有。C~I，由 Dr. W. Sanderson Grizzard 和 Dr. Andrew K. Vine 提供；J 和 K，引自 Font 等 [876]，©1973，美国医学会。版权所有）

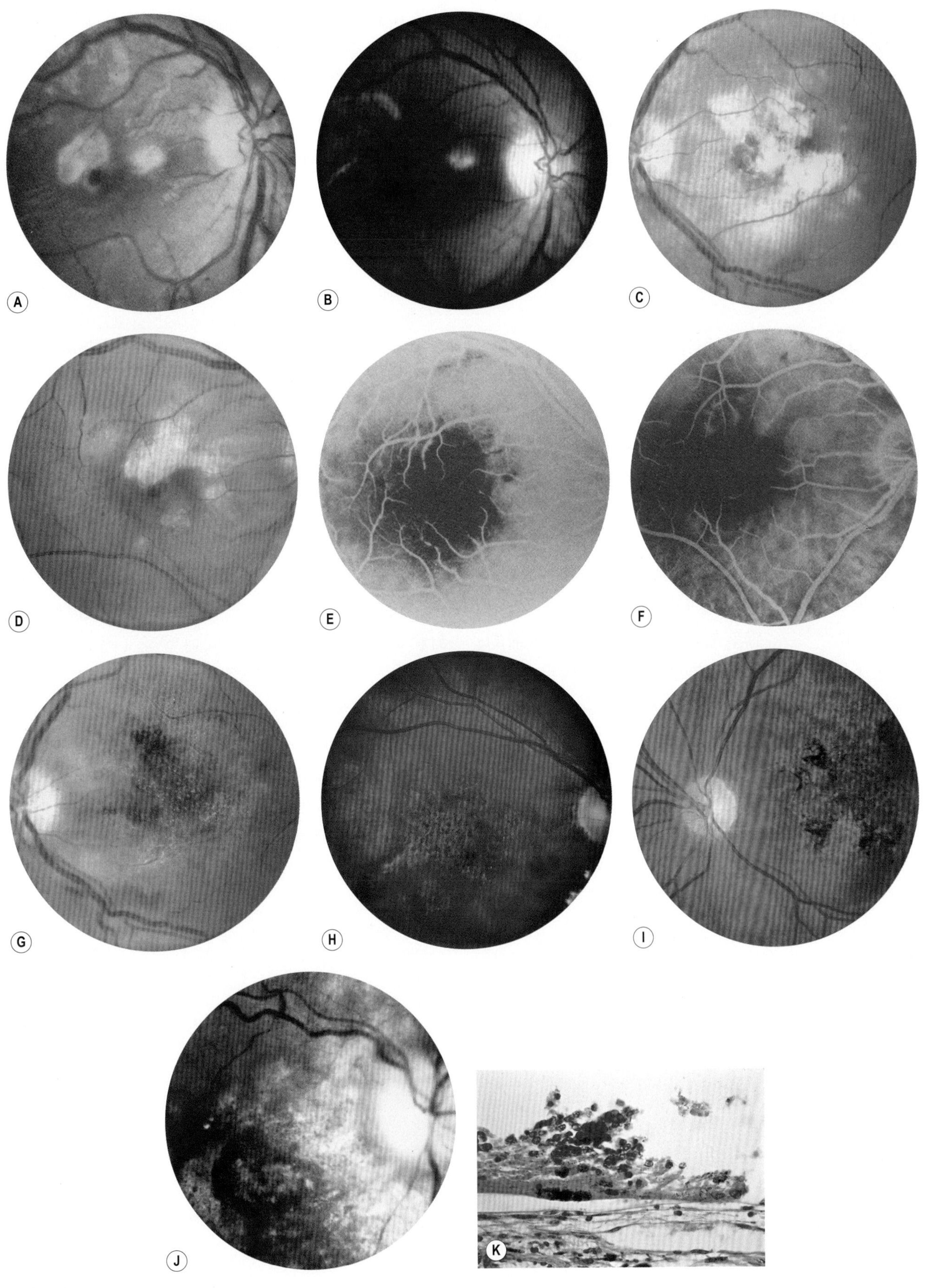

图 10.51

急性期症状最可能与弓形虫病、CMV感染、裂谷热视网膜炎（Rift Valley fever retinitis）、急性后部多灶性鳞状色素上皮病变，或鞘脂类代谢障碍中的某一种相混淆。晚期色素沉着阶段最有可能与Vogt-Spielmeyer病（神经元蜡样脂褐质沉积症，见第402页）或Stargardt病混淆。

亚细胞硬化性全脑炎可因细胞毒和免疫抑制治疗，或在免疫缺陷状态下触发，因为此时宿主对麻疹病毒的抵抗力下降[822, 867]。

西尼罗河病毒脉络膜视网膜炎

西尼罗河病毒（the West Nile virus，WNV）是一种单链RNA病毒，属于日本脑炎病毒群，于1937年在乌干达西尼罗河地区首次分离。纽约的第一个记录在案的病例发生于1999年病毒在鸟类中的暴发后。2002—2003年，美国发生了西尼罗河病毒脑炎的暴发，并报告了几例脉络膜视网膜炎和全葡萄膜炎[877-881]。世界其他地区也发生了暴发，包括突尼斯[882-884]。感染是通过一种库蚊叮咬传播的，而蚊子则通过叮咬被感染的鸟类获得病毒。感染潜伏期为3~14天。只有20%的受感染个体出现症状，150个感染患者中约有1个会发生脑炎或脑膜炎。其疾病的表现包括突然高热、不适、肌痛、恶心、呕吐、关节痛和斑丘疹。

眼部的特征性表现是多灶性、环状、黄白色脉络膜视网膜炎，病变通常呈线性排列或散在分布（图10.52A~F）。部分患眼表现为非肉芽肿性前葡萄膜炎、视神经炎和视网膜血管炎（图10.52G和H）[877, 880-889]。糖尿病患者、女性患者以及年纪较大的人的发病率较高（图10.52A~C）。治疗包括局部使用类固醇以控制炎症。病变最终愈合后，其边缘有色素沉着。除非病变累及中心凹或后期发生脉络膜新生血管，否则大多数患眼视力会有改善。

实验室确诊是通过在全身性疾病或脑炎期间检测发现WNV的特异性IgM抗体。

图 10.52 西尼罗河病毒性视网膜炎。
A~C：一名80岁男性患者患有非增殖性糖尿病视网膜病变，他的左眼视力从20/40降至20/400。除了散在的微动脉瘤、点片状出血和脂质渗出外，在黄斑前面还有环状的脉络膜视网膜病变（图A和图B）。他还出现了不适、肌肉无力、构音障碍、意识模糊和肠胃炎，符合西尼罗河病毒性脑炎的诊断。血管造影显示除了微动脉瘤渗漏和微血管异常外，还可见一些环形病变（图C）。
D~I：一名57岁的白种人女性患者患有严重的头痛、发热，并且在照顾患有病毒性疾病的母亲的过程中“病得不能动”。她处于重症肌无力缓解期，正服用硫唑嘌呤（imuran）50 mg，每天1次，泼尼松5 mg，每天1次。她在重症监护室出现瘫痪和听力下降。当她开始从瘫痪和听力下降中恢复过来时，她注意到左眼中心视力下降。照片拍摄于首次就诊后6周，此时右眼视力为20/30，左眼视力为20/250。右眼和左眼的拼图照片显示分布于整个眼底的环状脉络膜视网膜瘢痕，其中一些排成一排（箭头）（图D和图E）。血管造影图更好地显示了环状病变，左侧黄斑（图F~图I）中存在闭塞性视网膜血管炎的证据。
（A~C，由Ron Adelman提供；D~I，由Dr. Michael Jumper提供）

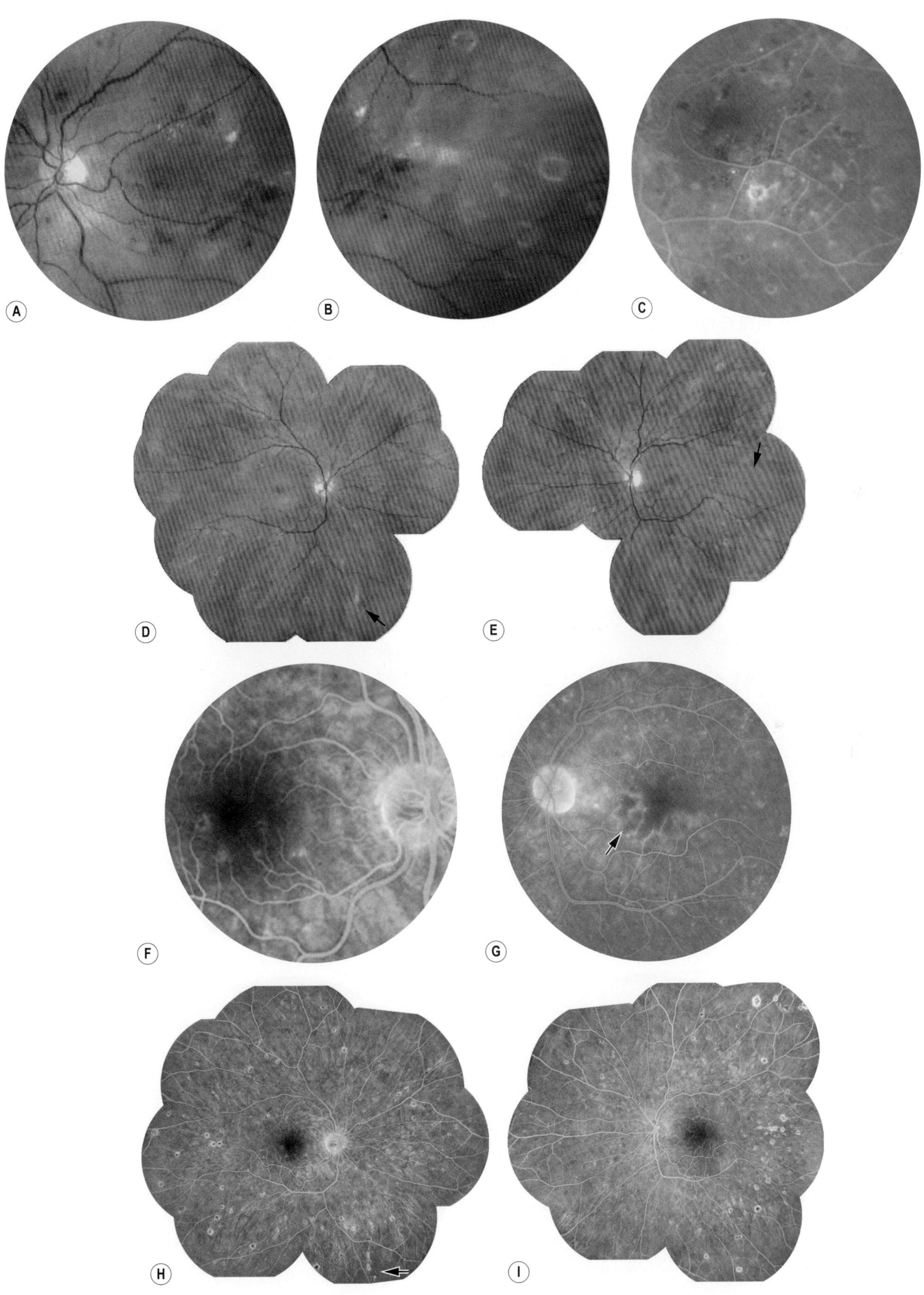

图 10.52

登革热

登革热是一种在热带和亚热带地区流行的病毒性疾病，流行区域包括加勒比海地区、南美洲和中美洲、亚洲、非洲和太平洋地区。雌性埃及伊蚊/白纹伊蚊传播疾病。可能出现 5 种临床表现：非特异性发热性疾病、典型登革热、登革出血热、登革休克综合征，以及脑病和肝炎等异常综合征。经典登革热表现为突然发热、严重头痛、肌痛、关节痛、恶心、呕吐和斑丘疹。皮疹最终融合，其间保留一些正常的小块皮岛。在高度流行区域，登革出血热累及 15 岁以下的儿童，其标志是毛细血管通透性增加和凝血障碍。最严重的类型（4 级）有深度休克和循环问题，被称为登革休克综合征。血小板减少引起瘀点出血、鼻出血和牙龈出血，并且在眼部可以表现为视网膜出血和视力下降[890]。可见黄斑出血、视网膜水肿、视神经炎、缺血性视神经病变、轴浆流减少、黄斑渗出和视网膜色素上皮病变。导致循环障碍的因素也可引起脉络膜渗出和继发性浆液性视网膜脱离[891]。

图 10.53 登革热视网膜病变。

A~F：在登革热发病后 6 天（图 A 和图 B），新加坡一名 33 岁的中国女性患有双眼视盘水肿，血管周围浸润和视网膜出血，伴有轻度前葡萄膜炎。双眼最佳矫正视力均为 20/400。可见双眼后极部和其他地方的小静脉壁的早期结节状高荧光（箭头），晚期渗漏（图 C~ 图 F）。

G~L：发热后 7 天出现视觉症状的 16 岁女孩，可见其双眼黄斑区视网膜白点。她右眼视力为 20/40，左眼为 20/50。白点在荧光素血管造影片上为高荧光，吲哚菁绿血管造影（ICG）上为低荧光，持续至晚期。ICG 显示的点状病灶数多于荧光素血管造影上的。

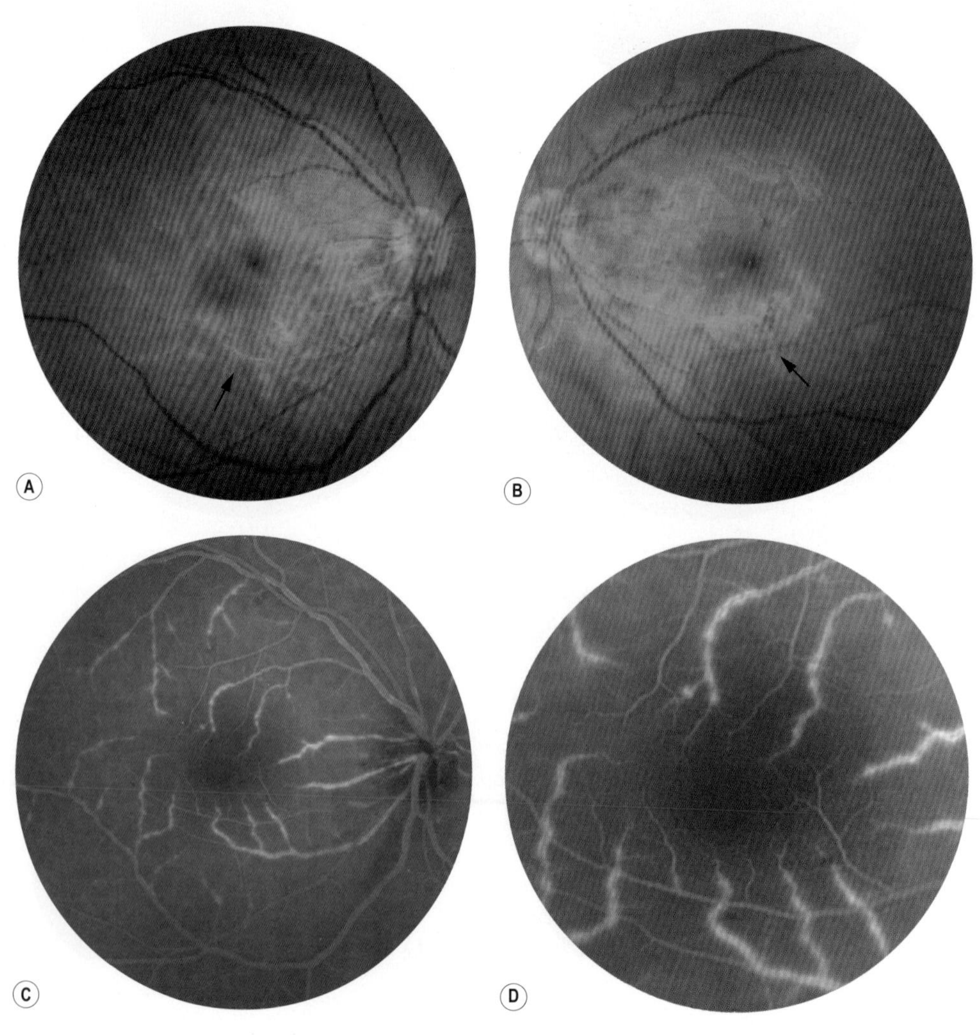

图 10.53

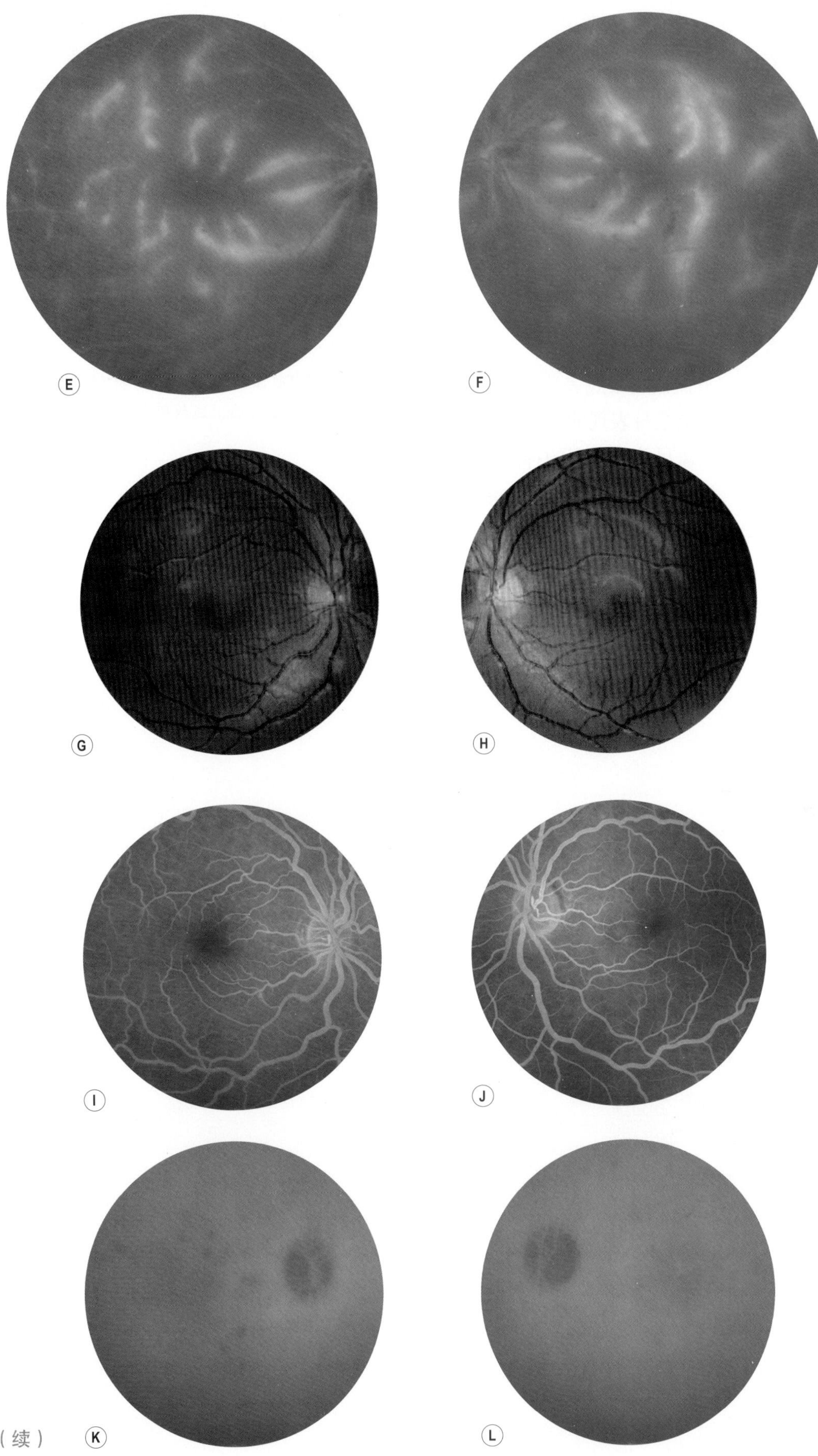

图 10.53（续）

眼部受累发生在一小部分患者中，于发热后1周出现。眼部表现为视网膜炎、动脉炎和视网膜出血，伴或不伴前葡萄膜炎和玻璃体炎。棉绒斑、视网膜出血和视网膜分支动脉阻塞是常见的表现（图10.53A，B，M，N和P）[890, 892-902]。荧光素血管造影显示动脉和静脉荧光素的渗漏以及动脉或静脉阻塞的证据（图10.53C~F，O，Q和R）。吲哚菁绿血管造影显示荧光素血管造影片上看不到的更多的黑斑（图10.53K和L）。该感染伴随的血小板减少是血管炎不严重的患者出现视网膜出血的原因。前葡萄膜炎是非肉芽肿性的。虽然该病眼底表现类似Behçet病，但眼部受累与登革热全身表现的先后联系可鉴别这两种疾病。出现黄斑星芒状病变的神经视网膜炎、黄斑中心凹炎、视神经炎、黄斑水肿、渗出性视网膜脱离和黄斑梗死均已有报道[890-893, 895-901, 903]。

图10.53（续）。

M~O：这名27岁患者（图M）右眼黄斑浆液性脱离、神经纤维梗死和少量白点病灶。血管造影显示血管壁受累，以及对应于神经纤维梗死（图O）的视网膜毛细血管的无灌注。

P~S：一名21岁的印度女性患者主诉发热后7天左眼视力下降，临床上怀疑是继发于登革热。她的视力是20/400。她有两处片状视网膜炎，可见视网膜混浊、出血和脂质渗出物（图P）。血管造影显示相关的微血管炎与荧光素晚期渗漏（图Q和图R）。1个月后，她的视力提高到20/100，视网膜炎性病灶吸收，脂质渗出物和视网膜出血残留（图S）。

（A~O，由Dr. Soon-Phaik Chee提供，引自Bacsal等[899]，P~S，由Dr. Vishali Gupta提供）

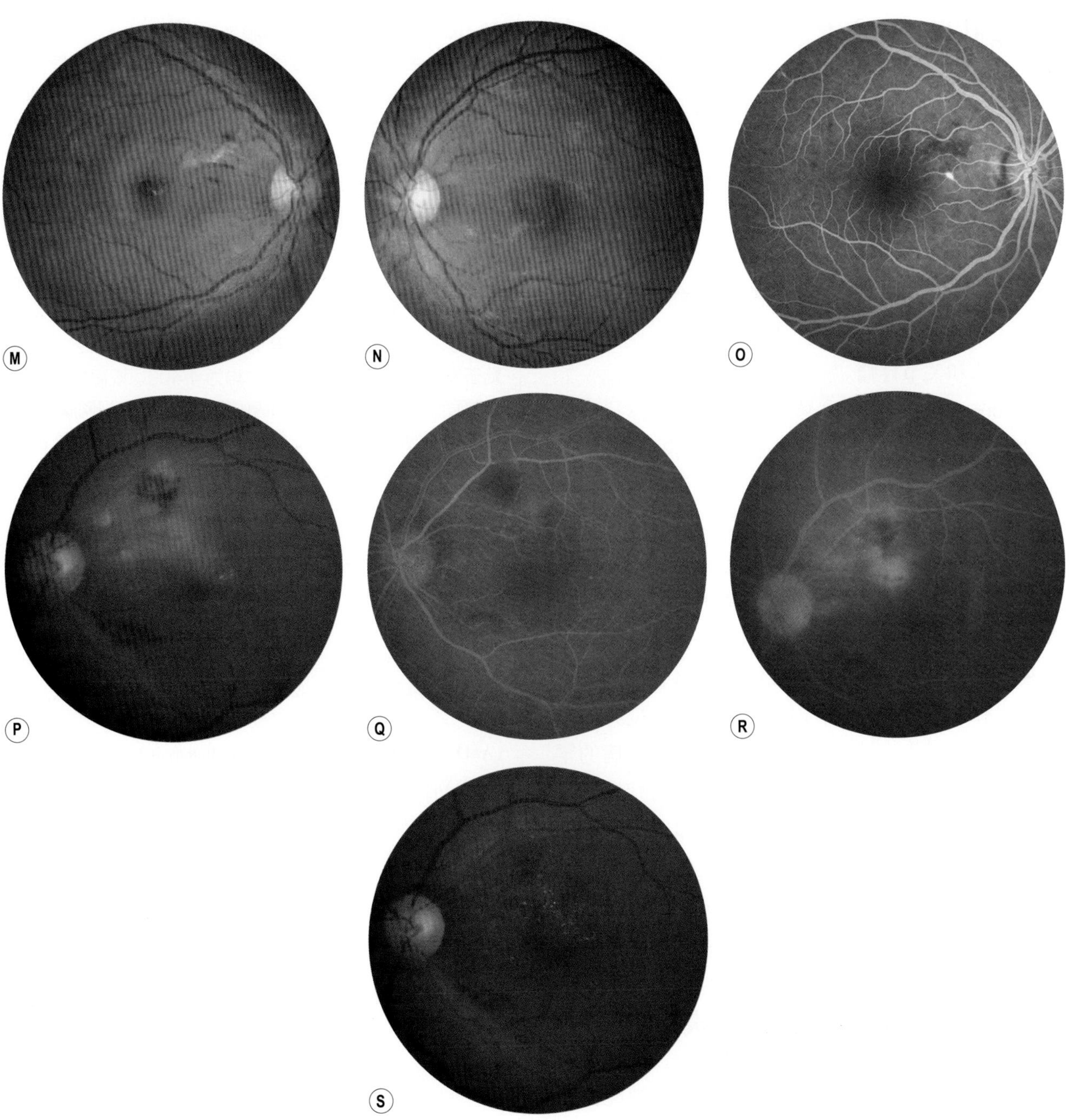

图 10.53（续）

基孔肯雅热病毒

2006年，基孔肯雅热暴发于印度和印度洋的一些岛屿，距离上一次暴发时隔20年[904, 905]。基孔肯雅热（Chikungunya fever）首次记录于1955年，缘于当时沿莫桑比克和坦桑尼亚边境的马孔德高原的一次暴发。随后在印度、越南、印度尼西亚、曼谷和缅甸暴发疫情。该病毒是甲病毒属的单链RNA病毒，可引起发热、头痛、疲劳、恶心、呕吐、肌痛、皮疹和关节疼痛。

2006年印度的那次暴发的一些报告描述了眼部表现，包括结膜炎、单眼或双眼虹膜睫状体炎、继发性青光眼、视网膜炎、玻璃体炎、视网膜出血、神经视网膜炎和视神经炎[905-909]。视网膜炎的特征是局灶性视网膜发白伴邻近视网膜出血（图10.54A~F）。血管造影显示血管闭塞和渗漏，伴有病灶区视网膜的晚期着染（图10.54G，H和I）和浆液性视网膜脱离（图10.54J和K）。眼病体征在病毒性疾病发作后3~4周出现；因此它可能是免疫介导的而不是病毒感染直接导致的。然而，鉴于疾病的罕见性，其机制尚不清楚。治疗主要是支持疗法。一些患者接受口服/静脉注射阿昔洛韦和全身性类固醇治疗，但这是否改变了临床过程还值得商榷。视力能中等程度地恢复，结膜炎和葡萄膜炎可完全消退。那些视神经炎患者的视力预后不佳[904, 905, 907, 908]。

流行性腮腺炎神经视网膜炎

偶尔腮腺炎患者会出现视神经盘炎和神经视网膜炎，通常伴有脑膜脑炎的一些临床表现[910, 911]。也可能存在1个或多个视网膜炎病灶。大多数患者可恢复正常的视功能。

图 10.54　基孔肯雅病视网膜炎。

A~D：一名48岁的印度男性患者，在一次长时间发热后3个月，双眼视力逐渐下降15天。右眼的视力为8/200，左眼为3英尺数指。前段无明显异常。两眼眼底黄斑和视盘周围都有视网膜梗死和出血（图A和图B）。房水PCR检测HSV、VZV和CMV均为阴性。基孔肯雅病毒的RT-PCR检测到每毫升9份病毒RNA拷贝数。他接受了口服伐昔洛韦和泼尼松。2个月后，他右眼和左眼的视力分别提高到20/60和20/80。视网膜发白病灶和出血有所改善（图C和图D）。

E~M：一名42岁的印度男子主诉双眼视物模糊2周，开始于发热后2周。他双眼视力均为4/400。双眼角膜内皮上都有细小的色素颗粒和前房闪辉。双眼均有视网膜发白、出血和视网膜内水肿，左侧还有浅层浆液性脱离（图E和图F）。双眼视盘充血。血管造影显示双眼早期低灌注，晚期高荧光和渗漏（图G~图I）。OCT显示右眼视网膜内水肿，左眼可见视网膜内和视网膜下液（图J和图K）。他的基孔肯雅IgM抗体阳性；登革热快速检测，密螺旋血管凝集，HSV-1和HSV-2以及弓形虫抗体均为阴性。他接受静脉注射阿昔洛韦1周，然后口服阿昔洛韦8周，口服泼尼松40 mg，6周内减量至停药。发病后10周，他的视力恢复到20/20，双眼（图L和图M）的视网膜几乎正常。

（A~D，由Dr. J. Biswas和Dr. Sudharshan提供；E~K，由Dr. P. Mahendradas等提供[905]）

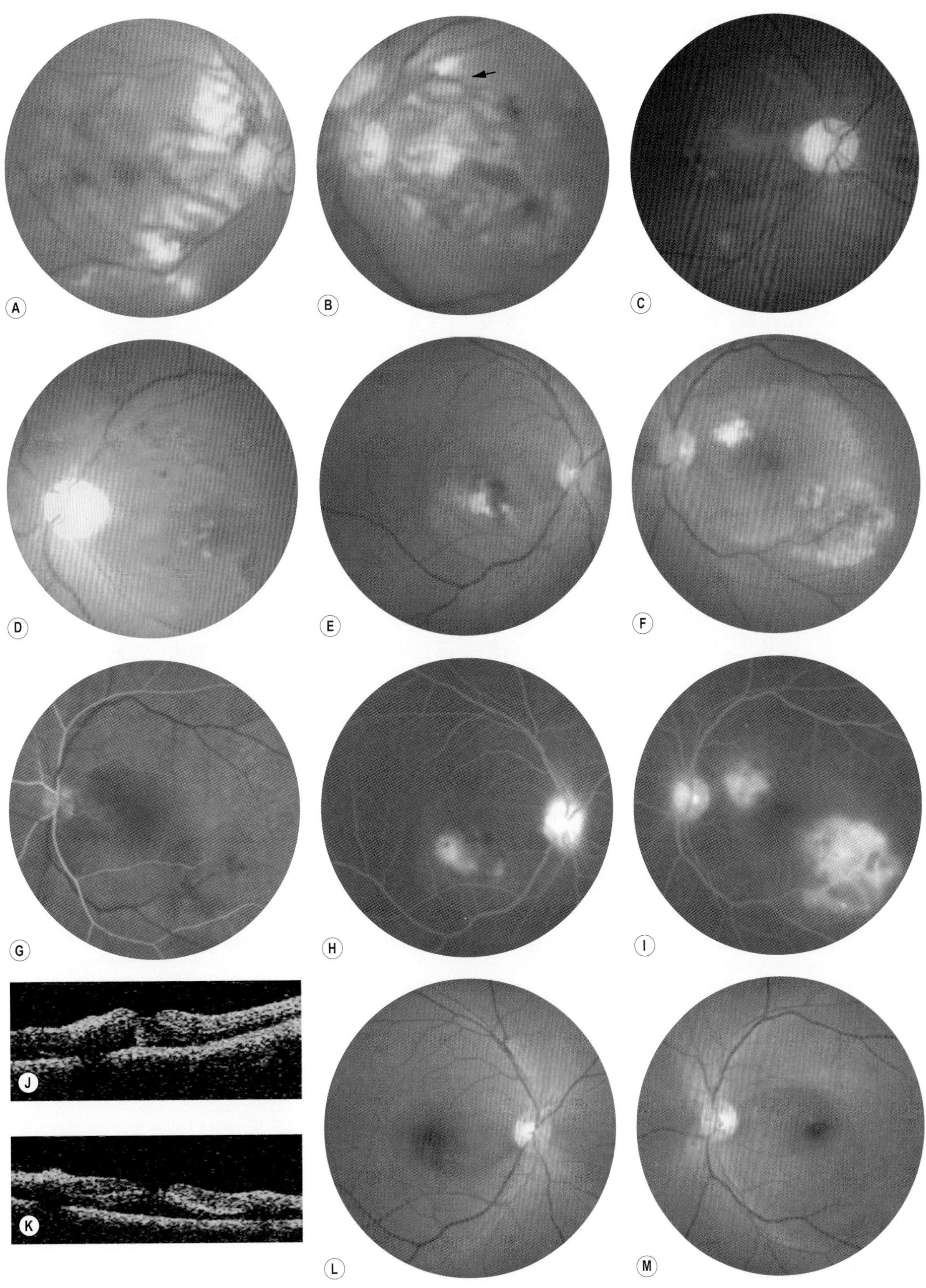

图 10.54

裂谷热病视网膜炎

裂谷热是一种由特定节肢动物传播的急性病毒性疾病，主要影响牛羊，在非洲西部的1/3区域流行。亦有人群流行发生，其中最严重的一次是在1977年和1978年期间发生的，导致埃及600多人死亡。2000年秋季首次在沙特阿拉伯暴发（图10.55）[912]。在人类中，该病表现为急性发热性疾病，体温呈双相升高，类似登革热。患者还有肌肉和关节疼痛、头痛，偶尔有恶心和呕吐。结膜炎和畏光在疾病的早期阶段很常见。视力下降经常在发热好转后数天或数周发生，与黄斑或黄斑旁的多灶性、急性坏死性和出血性视网膜炎样的病变有关（图10.55A和E），类似于亚急性硬化性全脑炎和疱疹病毒感染时的病灶表现[913-917]。玻璃体炎和视网膜主要动脉的闭塞常见。推测后者与视网膜血管内皮的增殖有关。部分患者可能出现玻璃体出血和视网膜脱离。该疾病的自然病程因人而异：患者可以恢复正常的视力，或出现严重的永久性视力丧失，这取决于视网膜受累的位置和严重程度。最严重的全身并发症是脑炎和出血性肝炎。

裂谷热病毒是RNA病毒，被认为是通过昆虫（有可能是蚊子）传播。处理患病或死亡的动物，以及污染的标本也可以导致人类感染。基于裂谷热病毒血凝抗体和补体结合试验结果升高可做出诊断。

图 10.55 裂谷热病视网膜炎。

A~D：这名40岁的沙特女性患者在裂谷热（RVF）相关的发热后10天突然失明。RVF病毒的血清IgM为阳性。她的视力是右眼1 m数指，左眼20/20。她的前房和玻璃体细胞1+。可见1个奶油状的黄斑病变与2处相邻的视网膜出血（图A）。随着时间的推移，2年后病灶逐渐瘢痕化，周围视网膜内层出现皱褶（图B）。视力仍为数指。血管造影显示中心凹瘢痕着染和延伸至视盘边缘的线状窗样缺损（图C和图D）。

E：另一名患者，奶油状全层视网膜炎累及黄斑，伴RVF病毒滴度阳性。

F和G：另外两名患者在发病1~2年后出现黄斑萎缩和部分色素沉着瘢痕。

（由Dr. Ali Al-Hazami提供，引自Al-Hazami等[912]）

惠普尔病中的玻璃体炎和视网膜炎

惠普尔病（Whipple's disease）是一种慢性多系统疾病，以发热、腹泻、体重减轻、脂肪泻、多发性浆膜炎、关节痛和肠道吸收障碍为特征。其他特征包括肠系膜和周围淋巴结肿大，皮肤色素沉着，心脏杂音，神经系统体征和症状（包括人格改变、痴呆和记忆缺陷），肌阵挛，共济失调，核上性眼肌麻痹和癫痫疾病[918-939]。眼部表现包括玻璃体混浊[930, 932, 933, 940]，睫状体扁平部上方渗出物[919, 930]，视网膜出血，棉绒斑，散在的白色渗出物，脉络膜视网膜炎[918, 929]，视网膜血管炎和葡萄膜炎[919, 927, 930, 938]，视盘水肿[926, 937]和青光眼。一名接受荧光血管造影检查的患者显示多灶性视网膜毛细血管闭塞、弥漫性视网膜血管炎和脉络膜褶皱[918]。

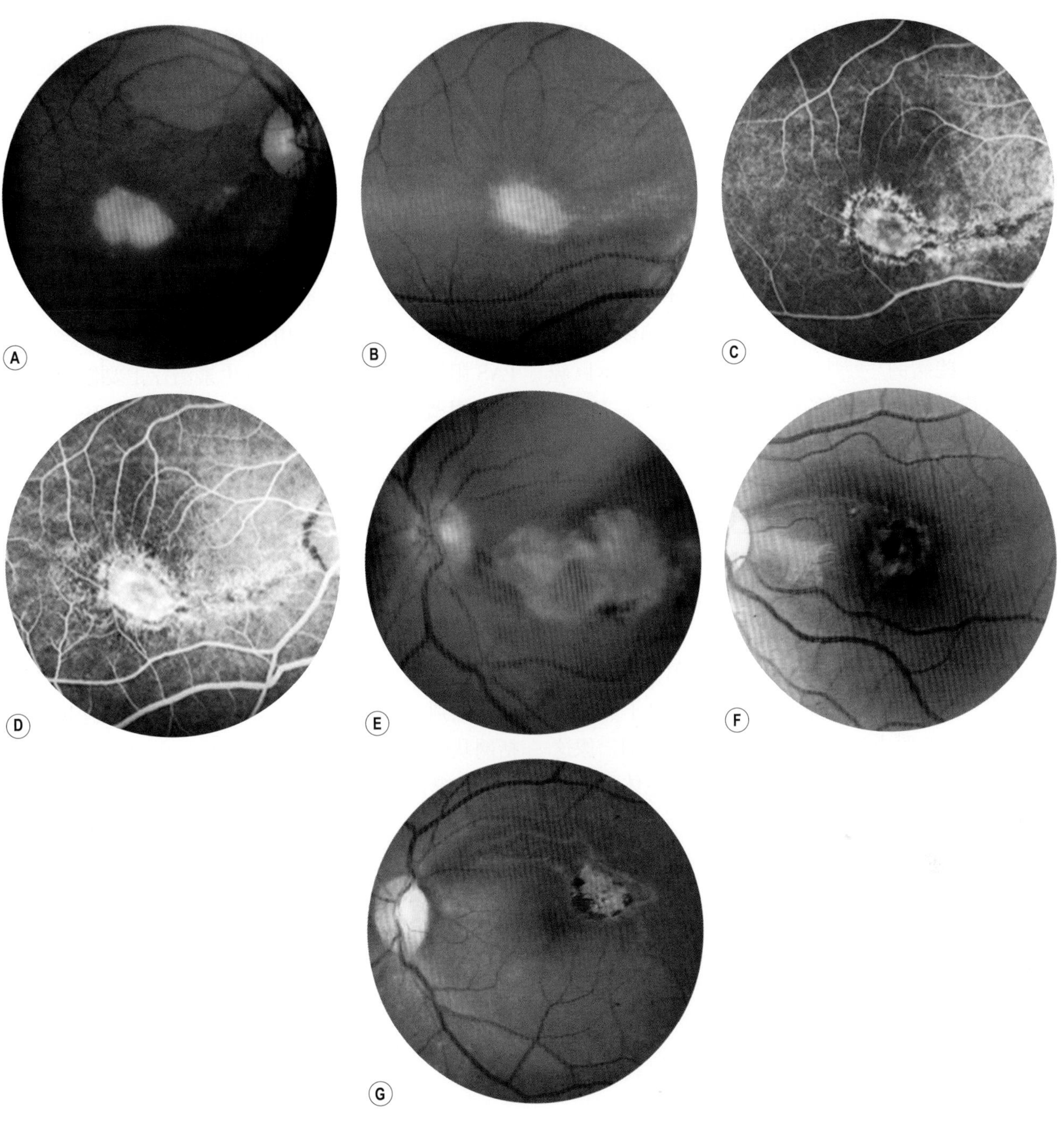

图 10.55

组织病理学上，可在身体的许多器官中发现具有高碘酸Schiff染色（PAS）阳性细胞颗粒的泡沫巨噬细胞，包括脑和眼（图10.56A和B）[931, 932, 940]。这些颗粒是惠普尔养障体（*Tropheryma whippelii*）的代谢产物，该菌积聚在细胞中，对细胞损伤很小或没有损伤。十二指肠或空肠活检是常用的诊断方法。十二指肠绒毛随固有层组织细胞和单核炎症细胞浸润、淋巴管扩张而变宽。细胞介导的免疫和巨噬细胞功能障碍是该病的一个特点。玻璃体切除术应用于一些病例[919, 930]。电子显微镜检查显示巨噬细胞内及其附近有变性的棒状细菌。

这种革兰阴性放线菌具有独特的形态特征，被称为惠普尔养障体。该生物体难以培养，但可以通过聚合酶PCR测定法鉴定，例如一名患有葡萄膜炎但只有轻微的惠普尔病症状的妇女在玻璃体抽吸样本的PCR检测中呈阳性[926, 937]。Margo和同事在一名患有棒状杆菌眼内炎且没有惠普尔病证据的患者的玻璃体抽吸液中发现了充满PAS阳性颗粒的巨噬细胞，类似于惠普尔病所见[925, 936]。电子显微镜检查显示细胞膜内的细小杆菌被一层膜包围，像这样的三层膜加上中央核仁是惠普尔病病原体的特征性病理改变。这种疾病在高加索男性中更为常见，在HLA B27阳性患者中发病率较高。

图10.56 **惠普尔病**（Whipple's disease）。
A：光学显微照片显示内层视网膜和玻璃体内聚集的巨噬细胞（箭头）。
B：高倍光学显微镜显示视网膜内聚集的巨噬细胞（箭头）。
（A和B，引自Font等[920]，©1978，美国医学会。版权所有）

惠普尔病患者使用抗生素治疗后症状缓解，PAS阳性巨噬细胞减少。抗生素治疗主要包括四环素、甲氧苄氨嘧啶、磺胺嘧啶、青霉素和链霉素，或头孢曲松。有时可在开始治疗后看到急性炎症反应，类似于梅毒的Jarisch-Herxheimer反应。该反应可表现为发热、寒战、脾肿大、结节红斑、嗜中性粒细胞增多、关节炎和关节痛[941, 942]。在严重的病例中，停用抗生素可使其好转。对于有玻璃体炎和视网膜炎表现的患者，如伴有神经系统疾病或炎性肠病（如克罗恩病和溃疡性结肠炎）的体征和症状，鉴别诊断应考虑惠普尔病。该病的鉴别诊断包括网状细胞肉瘤、Behçet病、结节病和其他原因导致的玻璃体炎。

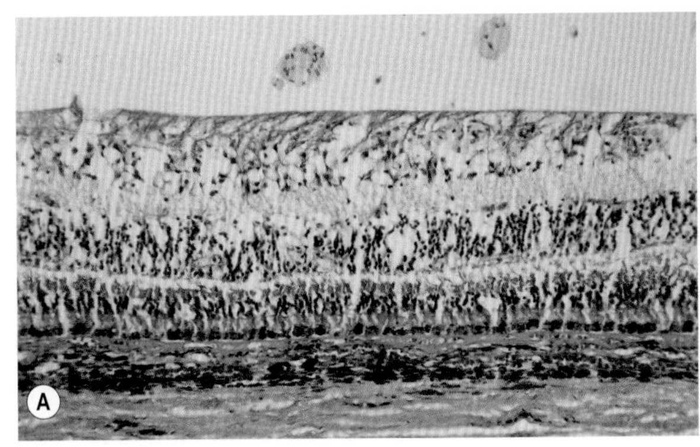
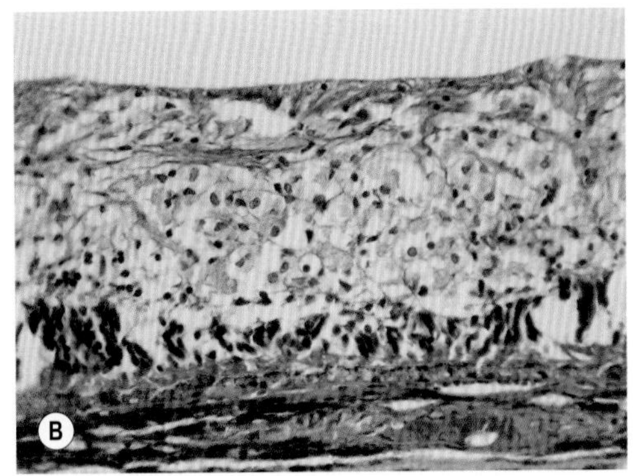

图 10.56

第 11 章

视网膜炎症性疾病

Inflammatory Disease of the Retina

视网膜内的非感染性炎性疾病可局限于视网膜或累及视网膜下相邻组织（如脉络膜和巩膜），亦或者累及附近组织（如视神经、玻璃体和眼前节）。这些疾病可以是特发性的、自身免疫性的，也可以是对病原体抗原的免疫反应。它们中的大多数都是局限于眼部，但也有一些与全身状况有关。

视网膜血管炎和血管周围炎

“视网膜血管炎”亦可称作“视网膜血管周围炎”，临床上表现为眼底视网膜主要血管旁灰白色鞘膜样渗出。其主要影响视网膜静脉或动脉，或同时影响两者。荧光素血管造影可显示静脉或动脉周围有荧光着染，并可能出现血管阻塞征象。在诊断这些疾病时，我们认识到造成这些眼底和血管造影改变的主要原因可能是自身免疫性反应引起的，而不是炎症细胞直接攻击导致视网膜血管通透性和通畅性受影响。

视网膜血管炎和血管周围炎可能继发于一些有明确病因且诊断明确的眼病，如弓形虫病（第788~792页）、弥漫性亚急性神经视网膜炎（第804~836页）、巨细胞性视网膜炎（第832~836页）、梅毒（第758~768页），也可能发生于一些诊断明确但病因不明的眼病，如结节病（第950~954页）、Behçet病（第954~956页）、急性后部多灶性鳞状色素上皮病变（acute posterior multifocal placoid pigment epitheliopathy，APMPPE）（第882页），急性区域性隐匿性外层视网膜病变（acute zonal occult outer retinopathy，AZOOR）（第908页）、睫状体平坦部炎（第964页）、多发性硬化（第966页）[1,2]、特发性复发性视网膜分支动脉阻塞（第442~446页）、Eales病（第532~536页）。其他与视网膜血管炎和血管周围炎相关的新近报道或定义不明确的疾病有病毒样上呼吸道疾病相关的视网膜静脉炎[3]和全葡萄膜炎、霜枝样视网膜血管炎，以及急性多灶性出血性视网膜血管炎[4-10]。

图 11.01　急性视网膜静脉周围炎和全葡萄膜炎。
A~D：这名9岁男孩在从急性呼吸道感染中恢复时，主诉视物模糊。右眼视力是20/25。有前房和玻璃体细胞。观察到黄斑部有视网膜条纹（图A）。左眼有相同的变化。从他的咽拭子培养出腺病毒，脊髓液检查显示为多核细胞增多症。血管造影显示荧光素从视盘和主要的视网膜静脉渗漏（图B）。6周后视力、眼底和荧光素血管造影均正常（图D）。
E~L：25岁女性患者发生了霜枝样视网膜血管炎，她在上呼吸道感染好转时出现视物模糊。该患者右眼视力是20/40，左眼视力是20/25。检查发现有玻璃体细胞、视网膜静脉鞘膜和轻微的双侧视盘水肿（图E和图F）。给予每天口服80 mg泼尼松治疗。2周后右眼视力数指/30 cm，左眼数指/1.5 m，该患者出现严重的出血性视网膜病变，右眼症状更显著（图G~图I）。血管造影（图J~图L）显示周围视网膜血管明显闭塞。病情最终发展成严重的增殖性视网膜病变，需要全视网膜光凝和玻璃体手术治疗。

急性视网膜静脉周围炎和病毒样上呼吸道疾病相关的全葡萄膜炎

一些患者在上呼吸道感染或流感样疾病期间或之后可能出现急性双眼视物模糊，伴有炎症细胞在眼前、后房浸润，且荧光素血管造影显示有视网膜静脉周围炎（图11.01A~D）[3, 11-14]。视物模糊通常在1~2周内消失，并且眼底和血管造影结果均恢复正常。从一名患者的粪便中培养出腺病毒（图11.01A~D）。

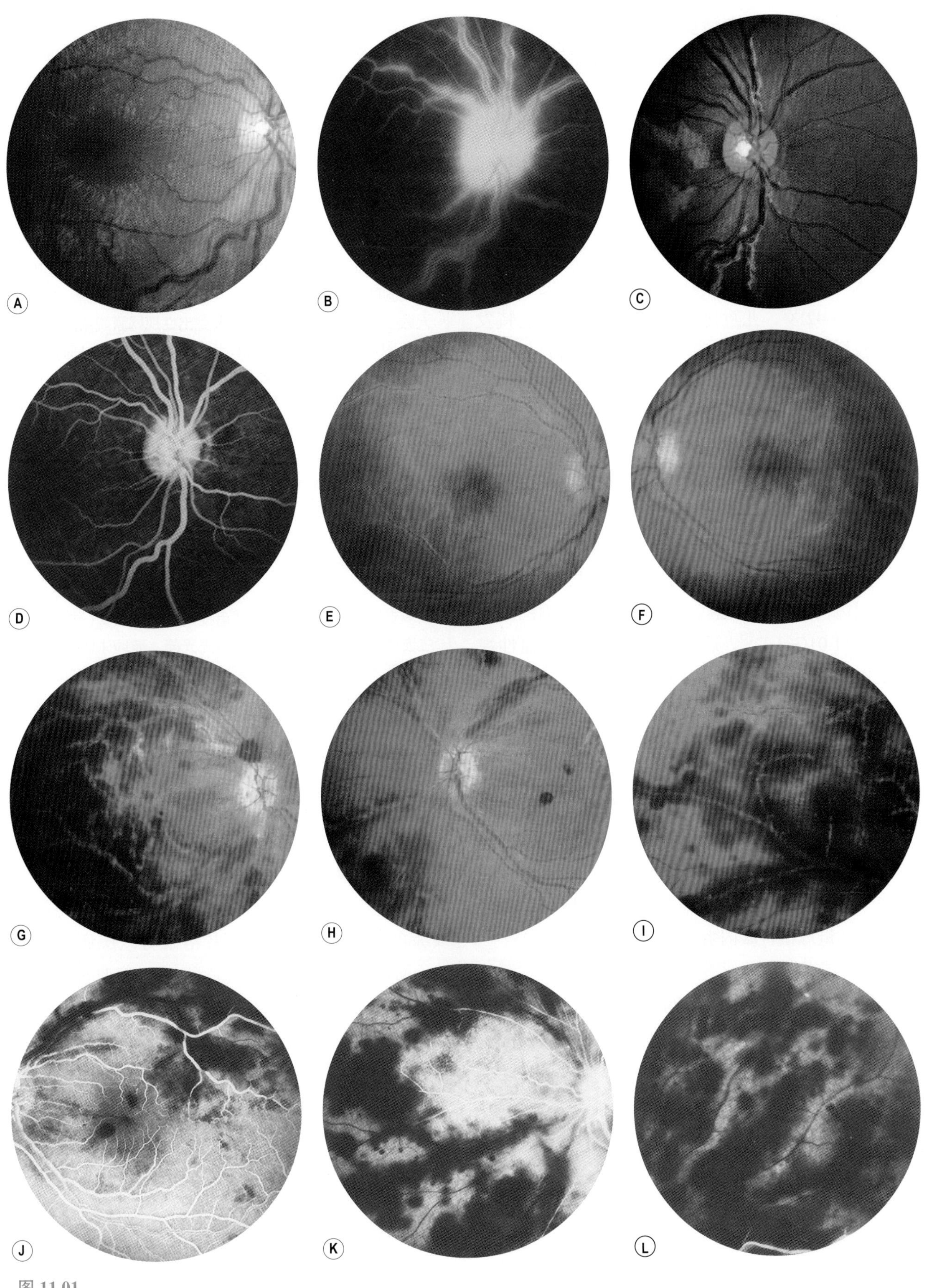

图 11.01

特发性霜枝样血管炎

特发性霜枝样血管炎患者有与视觉症状相关的单眼或双眼明显特征性眼底镜下改变，表现为血管周围广泛性浸润渗出，大多数患者仅局限于主要的视网膜静脉周围（图 11.01E~L；图 11.02A~F）[9]。报道称大约有 1/3 的患者会出现一种类似流感的前驱症状。如出现黄斑或周边渗出性视网膜脱离，视力会严重受损（图 11.02A，C 和 D）。这种病症在日本人中更为常见（70%）[15-17]。该疾病发病年龄分布在 2~42 岁，儿童比成人更容易发病[18]。特发性霜枝样血管炎对全身类固醇治疗常反应良好，但也有几例已经被证实在未经治疗情况下出现自愈。在开始使用类固醇之前必须排除是否存在其他病因。这种疾病通常会持续几周到几个月。虽然视力预后普遍良好，一些患者也可能出现视网膜静脉或动脉闭塞、广泛性视网膜血管闭塞、增殖性视网膜炎、玻璃体积血、虹膜红变、黄斑前膜、黄斑瘢痕、弥漫性视网膜纤维化、视网膜撕裂、视神经萎缩、周边视网膜萎缩性病变、严重的血管周围出血等（图 11.01G~L）[7]。后者与急性多灶性出血性视网膜血管炎患者难以区分（见下文讨论）。

继发性霜枝样血管炎

一些视网膜疾病也会表现霜枝样血管炎的特征，包括巨细胞病毒性视网膜炎、Behçet 病、红斑狼疮（图 11.02G~J）、EB 病毒性视网膜炎、梅毒、弓形虫病、疱疹性视网膜炎、人类免疫缺陷病毒（HIV）阳性、霍奇金病、急进性肾小球肾炎、葡萄球菌性和链球菌性眼内炎[19-27]。

急性多灶性出血性视网膜血管炎

另外，患有急性多灶性出血性视网膜血管炎的健康患者常出现视力下降伴有轻度前葡萄膜炎，多灶性视网膜血管炎（主要累及静脉）伴有明显的视网膜内出血，毛细血管无灌注区，视网膜新生血管，视盘水肿和玻璃体炎等[4]。视网膜坏死不是该综合征的主要表现，阿昔洛韦对该疾病治疗无效，而口服泼尼松似乎对该疾病有一定改善。对新生血管进行激光光凝治疗是十分必要的。该疾病与 Behçet 病、Eales 病以及急性视网膜坏死有一些共同特征，但其具体病因目前尚不清楚。

图 11.02 霜枝样血管炎。

A~F：一名 9 岁男孩在 4 天的时间里出现双眼无痛性视力下降至手动水平。眼科检查前房细胞（3+），有细微的角膜后沉着物。双眼视网膜都表现出广泛性霜枝样血管炎，累及动脉和静脉，下方大片渗出性视网膜脱离（图 A~ 图 C）。该血管有轻微渗漏（图 D）。该患者无发热。全身检查包括胶原血管病、结节病、肺结核、核周型抗中性粒细胞胞浆抗体、经典型抗中性粒细胞胞浆抗体、血细胞计数、肾功能、胸片均为阴性。患者白细胞计数略微升高到 12 800/mL。给予其静脉注射甲泼尼松 5 天，然后改用口服类固醇激素。治疗 2 天后，视力开始出现改善，并在 4 天后视力提高至数指。第 8 天渗出性视网膜脱离消退。到第 5 周时，右眼血管周围渗出消失，左眼一些小血管周围仍存在渗出（图 E 和图 F）。在接下来的 6 个月里，其视力逐渐恢复到 20/25 和 20/20，最终所有血管周围渗出消退。黄斑部残留少量色素斑。

与系统性红斑狼疮相关的小动脉周围斑块。

G~J：这名 41 岁的女性患者双眼视力为 20/20 和 20/25。14 岁时，其被诊断为青少年类风湿性关节炎和 Still 病。此后其又被诊断为系统性红斑狼疮伴免疫性肝炎、肾病、胸膜心包炎、腹腔浆膜炎、脾动脉炎、胰腺血管病变。她出现多支视网膜动脉闭塞，视盘视网膜新生血管，并反复发生玻璃体积血，给予视网膜激光光凝、玻璃体切除以及白内障手术治疗。2002 年发现其视网膜动脉周围的白色斑块（图 G 和图 I）。直到 4 年后对其最后一次检查时，该白色斑块未出现变化（图 H 和图 J）。

（A~F，由 Dr. Peter Sonkin 提供；G~J，由 Dr. Michael Goldbaum 提供）

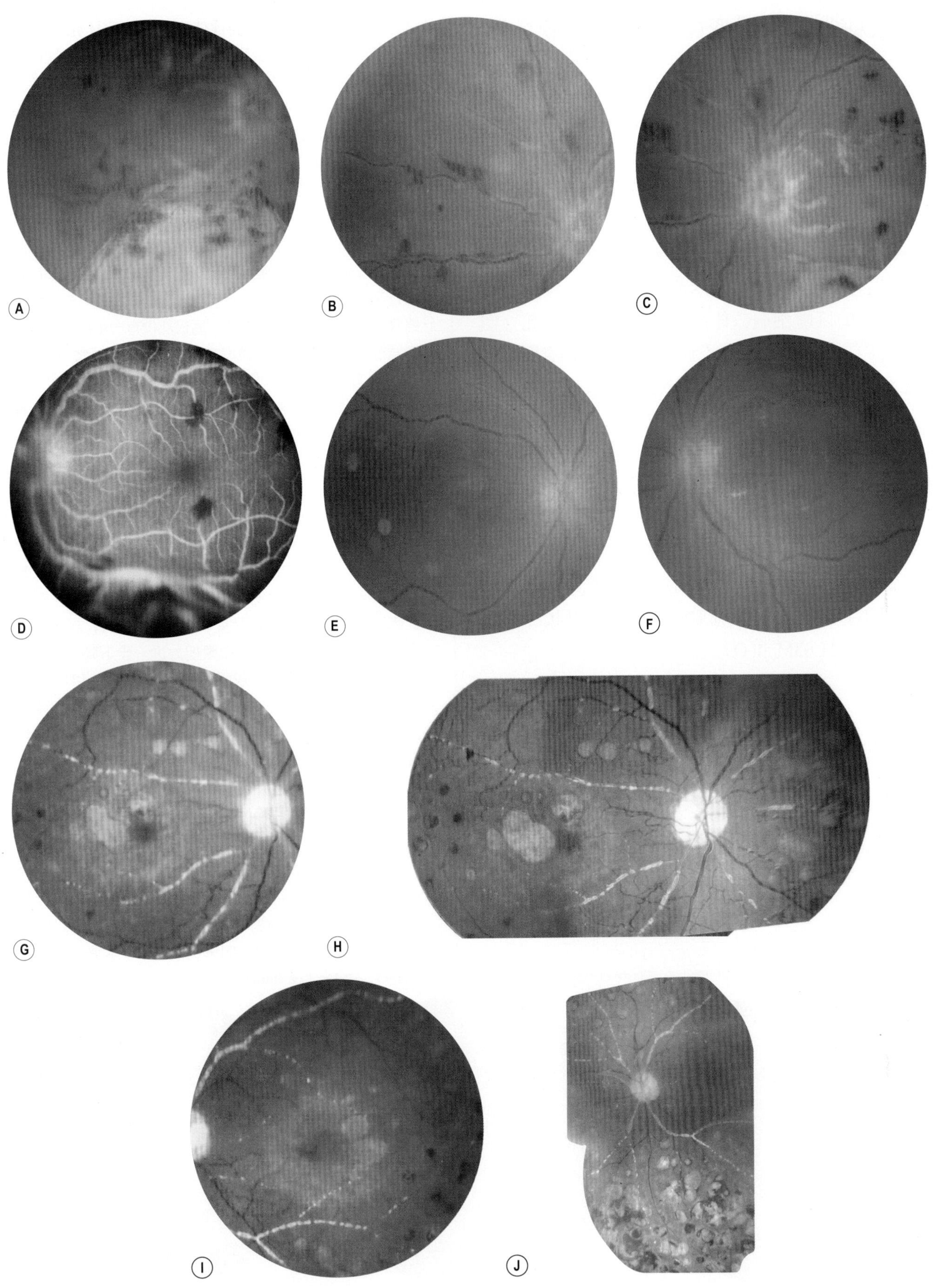

图 11.02

视网膜脉络膜变性伴进行性虹膜坏死

Margo 等人报道了一名健康的 34 岁男子，出现开始于黄斑和视盘旁的进行性色素上皮和视网膜萎缩（图 11.03A~D，H，I，K，L 和 N），伴有轻度虹膜炎、眼压升高、严重疼痛、进行性虹膜萎缩（图 11.03E 和 J），并在 3 年内 ERG 波幅逐渐下降，最终完全失明，其全面医学检查均是阴性的[28]。其组织病理学显示前房内有色素颗粒和富含色素的巨噬细胞，伴严重的虹膜缺血坏死（图 11.03F），葡萄膜有慢性炎症细胞浸润，伴有明显的视网膜脉络膜萎缩，只有一小股神经胶质组织位于萎缩的脉络膜上。后极部可见斑片状内层视网膜残留（图 11.03G），在周边部尚存留部分视网膜和脉络膜，还可在部分脉络膜血管中发现血栓。电子显微镜没有发现病毒颗粒或贮积病（storage disease）的证据。作者没有发现任何关于该疾病发病机制的线索。Jampol 医师也观察到一个类似的病例（图 11.03H~O）。可观察到血管造影上的沟渠状脉络膜萎缩（图 11.03M 和 O）。

图 11.03 视网膜脉络膜变性伴进行性虹膜坏死。

A~G：这名健康的 34 岁男子出现一种不同寻常的视网膜脉络膜退行性病变，3 年内双眼失明。在出现症状的 5 个月内，其视力下降到 20/300。双眼黄斑视网膜色素上皮有明显的斑片状改变（图 A 和图 B）。暗适应检查、视觉诱发电位和视网膜电图均正常。18 个月后，视网膜发生了广泛性退化，视力下降到数指，并有严重的双眼痛（图 C 和图 D）。患者发病第 3 年出现严重的视网膜血管狭窄、轻度虹膜炎、进行性虹膜萎缩（图 E），眼压轻度升高以及双眼失明。双眼因剧痛而摘除。组织病理学检查显示虹膜严重缺血性坏死（图 F），轻度非肉芽肿性葡萄膜炎，有明显的脉络膜视网膜萎缩和退行性变。后极部仅有一小部分区域存留内层视网膜，电子显微镜没有发现病毒颗粒（图 G）。

H~O：这名男性患者于 2004 年首次在其他地方就诊时发现双眼有卵黄样病变，双眼视力数指（图 H 和图 I）。其视野缩小，视网膜电图显示双眼的视杆和视锥细胞功能下降。2005 年 5 月，他第一次出现了双眼葡萄膜炎。葡萄膜炎相关检查，包括人白细胞抗原（HLA-B27）、梅毒螺旋体抗体、Lyme 病、人免疫缺陷病毒、血管紧张素转换酶、全血计数、类风湿因子、抗核抗体，以及红细胞沉降率均呈阴性。他患过几次葡萄膜炎，在其他地方治疗过，并已发展为类固醇诱发的青光眼。到 2006 年，他出现双眼虹膜萎缩和黄斑萎缩性病变。2008 年 4 月，他第一次接受 Jampol 医师的检查，右眼视力进一步下降，且双眼虹膜坏死性改变（图 J），双眼黄斑表现为大面积视网膜脉络膜萎缩（图 K 和图 L）。血管造影可见广泛性脉络膜毛细血管和脉络膜萎缩（图 M）。右眼出现角膜混浊，牵拉性视网膜脱离。给予右眼玻璃体切除术、前膜剥除联合硅油填充使视网膜复位，但并没有改善其视力。玻璃体和视网膜标本显示混合性炎性浸润渗出，水痘带状疱疹、单纯性疱疹、巨细胞病毒和 EB 病毒均呈阴性。光学相干断层扫描（OCT）显示黄斑非常薄。1 年后，炎症稳定、屈光介质清晰，并可见广泛的视网膜脉络膜萎缩性瘢痕（图 N 和图 O）。临床特征与 Curtis Margo 报道的病例相似。

（A~G，引自 Margo 等[28]，©1990，美国医学会。版权所有。H~O，由 Dr. Lee Jampol 提供）

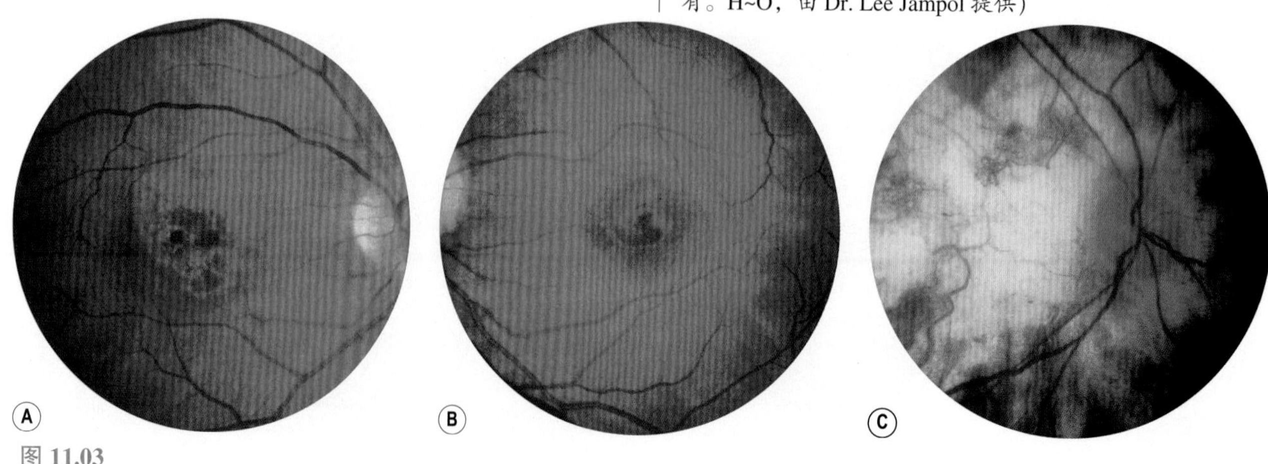

图 11.03

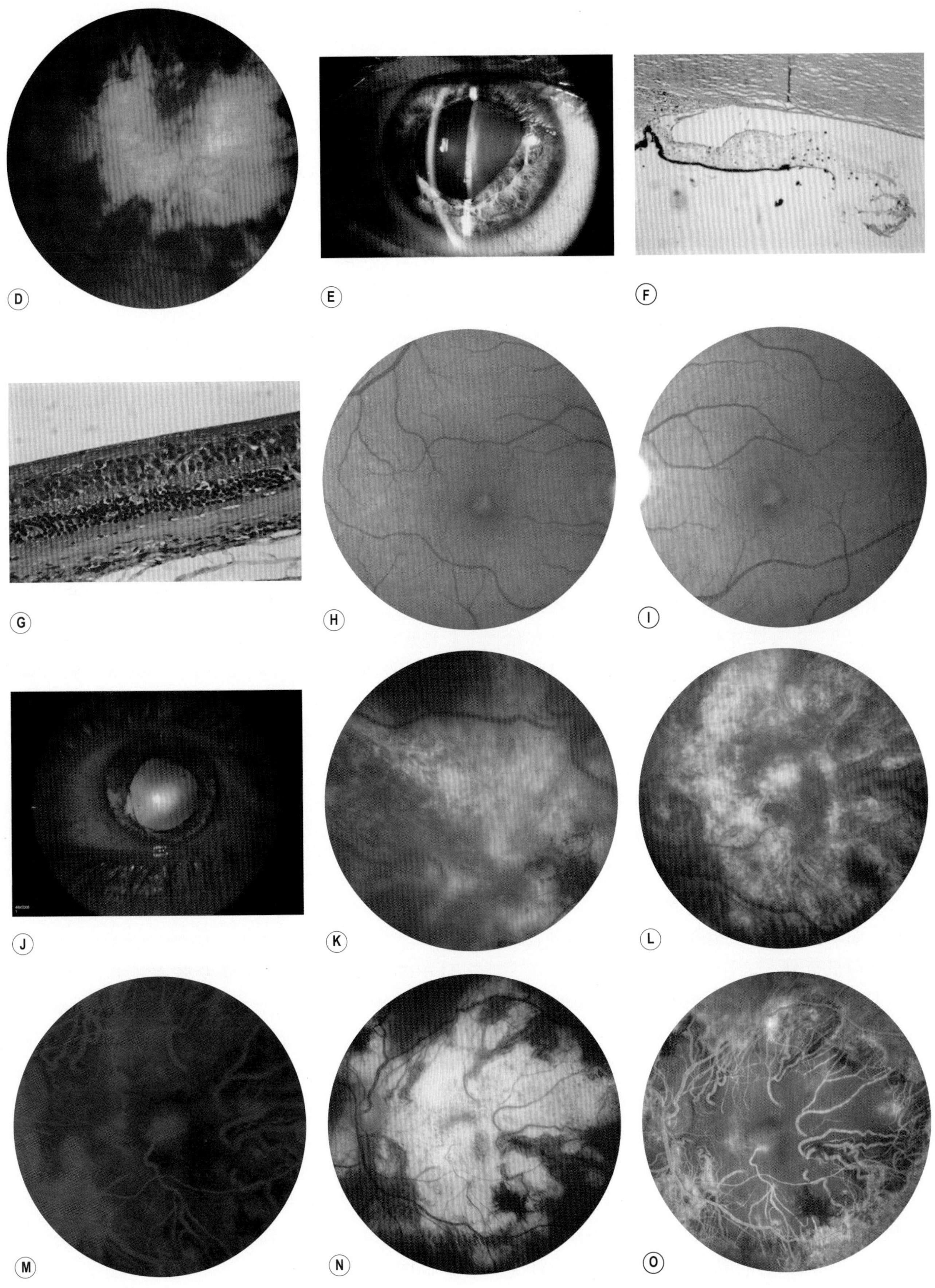

图 11.03（续）

急性后部多灶性鳞状色素上皮病变

急性后部多灶性鳞状色素上皮病变（APMPPE）通常影响年轻健康的男性或女性患者（平均年龄约25岁），患者单眼或双眼眼底表现为中周部多个扁平圆形灰白色视网膜下和色素上皮水平病变，通常视力快速下降（图11.04~图11.06）[29-57]。这些病变极少伴有明确的视网膜脱离或视网膜出血（图11.05B和C）[39, 42]。病灶部位上方的视网膜通常正常。有50%患者的玻璃体中会存在炎症细胞。大约有1/3的患者在出现眼部症状之前有过类似流感的病史[30, 37, 39, 42, 52, 58]。在一个病例中，该疾病发生于对猪流感疫苗的轻微过敏反应之后[41]，在另一个病例中则是发生于水痘－带状疱疹疫苗接种之后[59]。APMPPE可发生于多种疾病，包括甲状腺炎[43]、脑血管炎症[42, 45, 54, 60-67]、V型腺病毒感染[30]、淋巴结病[39]、肝肿大（图11.04K和L）[39]、结节性红斑[35, 39, 55]、局限性肠炎[39]、结节病[68, 69]、急性肾炎[70]、红斑狼疮[71]、Lyme病[72, 73]、Wegener肉芽肿[74]、全身坏死性血管炎[75]、溃疡性结肠炎[76]和脑脊液细胞及蛋白质增多[32, 36, 37, 42, 54]。2例患者在APMPPE发作后几周、全身皮质类固醇减量时死亡，有证据提示其患有中枢神经系统（CNS）血管炎[67, 77]。其中一个病例的尸检发现柔脑膜中有肉芽肿性动脉炎[67]。这些病例提示，APMPPE可能是原发性中枢神经系统血管炎的最初表现，后者死亡率很高：如果不及时治疗，死亡率大约为95%，如给予皮质类固醇治疗，死亡率约为46%，如联合应用皮质类固醇和细胞毒性药物，则死亡率降低至8%[78]。

其他的眼部表现包括视网膜静脉周围渗出[38, 41]、脉络膜静脉周围浸润[63]、视网膜静脉扩张迂曲、视盘水肿[40]、视盘炎、视神经炎[40, 43-45, 53-55, 79]、表层巩膜炎（图11.05A）[39]、虹膜睫状体炎[37, 39]、视网膜中央静脉阻塞。后者可能因血管炎和视神经肿胀而导致（Dr. Lawrence A. Yannuzzi，个人通信）。

APMPPE很少单眼发生。第二只眼通常在第一只眼发病之后的几天或几周内出现症状。在2例患者中双眼发病间隔分别为30和36个月（图11.04G~J）[39]。APMPPE复发概率不高，通常发生在初次症状出现后6个月内（图11.04A~F）。本病的特点是眼底病变迅速消退，视力恢复良好但缓慢，通常可接近20/30甚至更好（图11.04A~D）[39]。在症状出现的几天内，急性灰白色病变开始从中心消退。在7~12天内，它们完全被部分脱色素的视网膜色素上皮所取代（图11.04D和E）。色素会发生不规则的集结，色素形态每天都在变化，持续数月。急性和亚急性病变粗看与激光光凝后的眼底改变相似。

图11.04　急性后部多灶性鳞状色素上皮病变（APMPPE）。

A~F：这名22岁的健康女子在入院前5天出现双眼视物模糊。既往病史无特殊。右眼视力为20/200，左眼视力为20/20。视网膜色素上皮内可见多灶性、扁平、白色病灶（图A）。病变的上方部分消退，可见其下方的脉络膜细节。病变部位的视网膜未见浆液性视网膜脱离。荧光素血管造影显示早期在活动性病变区域有背景荧光缺损（图B）。在上方部分消退的病灶上可见一些背景荧光。造影剂注射1小时后，所有病灶部位可见荧光素着染（图C）。9天后，她的视力恢复到20/50。当双眼鳞状病变快速消退后，RPE出现局部脱色素（图D和图E）。7个月后，视力为20/20。发病13个月后，她左眼出现复发，视力一过性下降。这些病灶最终痊愈，最后一次随访是首次发病40个月后，她的视力恢复至20/20。注意观察上方较为新近的病灶（图F）。

G~J：这名45岁的妇女出现左眼视力快速下降（10/200）。注意观察位于中央的局部较大病灶（图G）。血管造影显示了一些其他病灶，这些病灶在血管造影早期均未见荧光（图H），而后期均有荧光着染（图I）。12个月后，患者的视力恢复到20/20（图J）。在患者左眼发病30个月后，其右眼出现了类似大的中央病灶，并经历了同样的临床过程。

K和L：一名19岁的妇女在上呼吸道感染后几天出现双眼视力下降，被诊断为严重的双眼APMPPE。注意观察黄斑部病灶早期消退的征象（图K）。可见玻璃体细胞。患者的视力为20/200。肝脏扫描显示肝肿大，左叶有放射性同位素摄取异常。该患者的眼电图结果正常。视网膜电图结果显示异常。6个月后，尽管两眼后极部的视网膜色素上皮存在广泛改变，患者右眼视力为20/50，左眼为20/25（图L）。

（A~F，引自Gass[38]，© 1968，美国医学会。版权所有）

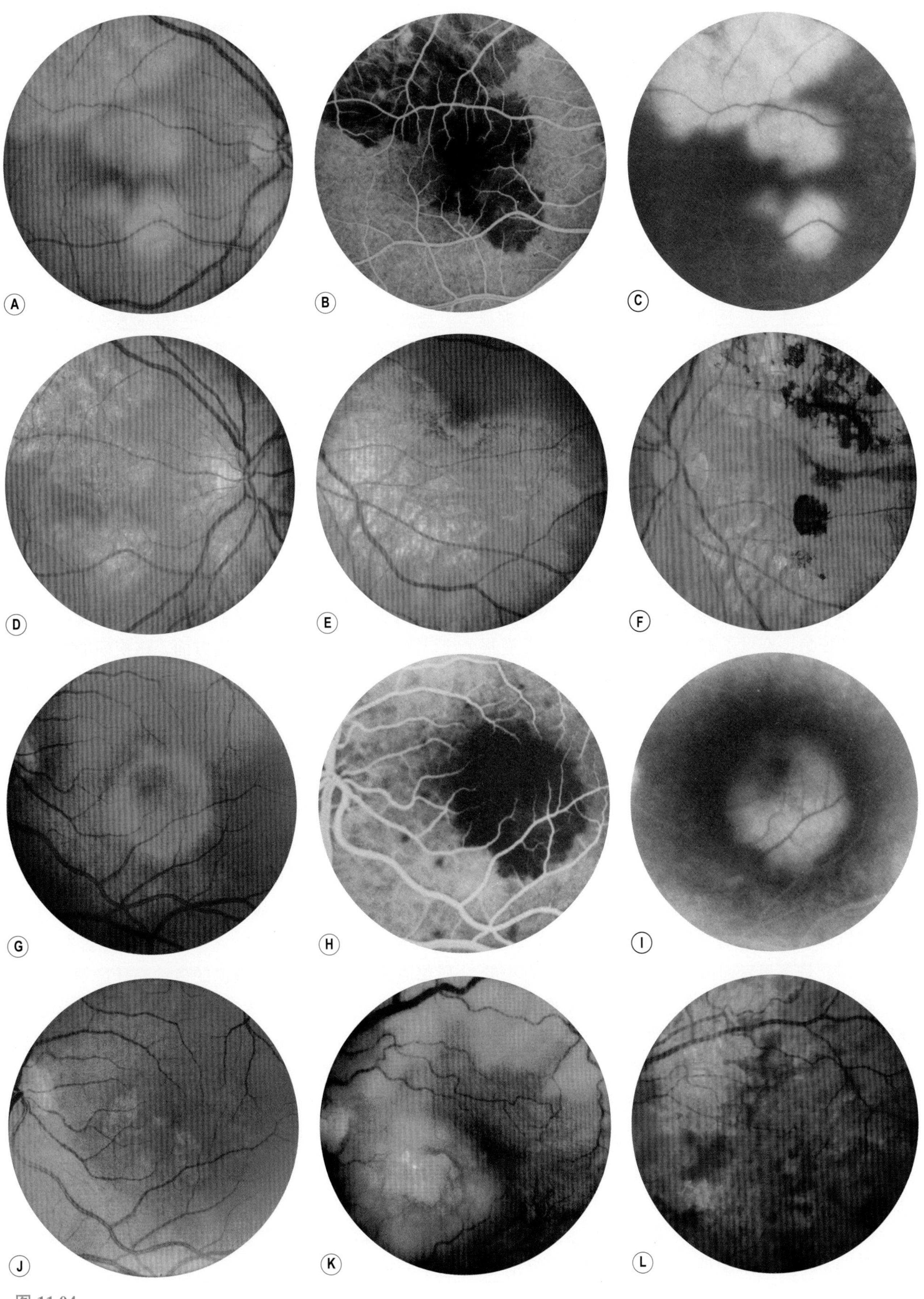

图 11.04

在APMPPE的急性期，视网膜下病灶遮蔽了大部分脉络膜背景荧光（图11.04B和H；图11.05C；图11.06D）。这些急性病灶在荧光素血管造影的中期和晚期表现为弥漫性、均质性的荧光着染（图11.04B，C，H和I；图11.06E）。在这些病灶的早期消退过程中，血管造影显示在晚期荧光素着染之前，粗大的脉络膜血管穿过部分褪色的灰色病灶中心（图11.04B）。在疾病后期消退过程中，血管造影显示由于RPE内容物的变化而引起脉络膜背景荧光发生了广泛的改变，但几乎没有证据显示脉络膜毛细血管有阻塞。吲哚菁绿（ICG）血管造影显示有暗斑（图11.06L），与鳞状病灶部位相对应，与荧光素造影不同的是，这些病变斑块后期不会着染[80]。在光学相干断层扫描（OCT）上观察，病灶可能累及RPE和邻近的光感受器，显示为在病变活动期这些结构的破坏和愈合期结构的恢复。偶尔，在OCT上可见鳞状病灶上方存在少量视网膜下液；渗出性视网膜脱离在APMPPE中并不常见。微视野检查可以显示相关区域受累的情况，一旦病灶痊愈，亦可了解视功能恢复情况[81]。有报道称在该疾病的急性期，可见眼电图异常。但大多数患者在急性期的检测中眼电图和视网膜电图均显示正常。1例严重受累的患者，其眼电图结果正常，但其视网膜电图显示视锥、视杆细胞功能下降（图11.04K和L）。

该疾病的视力恢复预后良好。视觉恢复可长达6个月。Bascom Palmer眼科研究对30例患者进行为期5年的随访观察，在最近一次检查中，除了两只眼睛以外，其他所有患眼的视力都达到了20/30或更好[39]。许多患者通过仔细检查，可发现有小的旁中心暗点。疾病复发和发生脉络膜新生血管较为少见（图11.05D和E）[39, 40, 48, 82]。

这种疾病的病因目前尚不清楚，在很多病例中都与全身性疾病有关。在眼部，该病似乎是一种急性的、自限性疾病。最初会在RPE或者还有视网膜光感受器细胞中引起多灶性色素改变。细胞质明显变得十分混浊，从而遮蔽了所有脉络膜背景荧光。该疾病的病程和性质均表明病毒感染的可能性。图11.05F~I图解说明了该疾病可能的解剖变化。尽管色素含量发生了广泛性改变，但RPE细胞和大多数视网膜光感受器细胞可明显恢复，视力通常恢复到接近正常。在这方面，该疾病的终末期与风疹相似。

图11.05 **急性后部多灶性鳞状色素上皮病变**（APMPPE）。
A：双眼APMPPE患者合并有表层巩膜炎。
B和C：APMPPE合并少量视网膜下出血（箭头）。
D和E：脉络膜新生血管（箭头）发生于患者双眼APMPPE恢复到接近正常视力的数年后。
F~I：描述APMPPE中可能的组织病理学变化和荧光染色模式的示意图。急性黄白色病灶可能由肿胀的视网膜色素上皮（RPE）细胞和受损的视网膜外节组成（箭头之间，图F~图H）。在早期的血管造影中，荧光素（黑色小点）进入了脉络膜循环（图F），并且快速使脉络膜（Ch）着染，然后开始进入肿胀的、细胞质混浊的RPE细胞基底部（图G）。失去透明性的RPE和视网膜光感受器外节完全遮蔽了脉络膜中的背景荧光。在血管造影的后期（图H），荧光素将受影响的细胞、脉络膜（Ch）和巩膜（S）着染，使急性病灶呈现高荧光。APMPPE痊愈期，血管造影晚期（图I）显示视网膜－血外屏障的恢复、RPE细胞的斑片状脱色素和色素沉着，以及视网膜外节的再生长，但部分光感受器细胞丢失。

许多作者认为脉络膜毛细血管闭塞是引起RPE色素改变和产生血管造影早期表现的原因[34, 35, 46, 55, 57, 69, 83]。然而，对于脉络膜血管闭塞的说法，以下是难以解释的：①病变大小和形状的变化与脉络膜毛细血管的解剖没有关系。②急性病变部位，荧光素无法从周边向内着染，假如病灶为缺血区，由于存在邻近的正常灌注的脉络膜毛细血管，本应有此表现。③视觉功能大多能恢复[39]。有荧光素充盈的较大脉络膜血管走行于部分消退的急性病灶区域内（图11.04B），并不一定意味着这些区域有脉络膜毛细血管无灌注区。RPE细胞毫无疑问仍然存在于这些区域中，可能是较为混浊，减弱了来自脉络膜毛细血管的荧光，但无法减弱大的脉络膜血管中的荧光。ICG血管造影的发现与荧光素类似，笔者认为这并不能进一步阐明APMPPE的病理生理学[83]。

Wolf等人报道在APMPPE患者中40%有HLA-B7抗原，57%有HLA-DR2抗原，而在对照组中分别为17%和28%[84]。

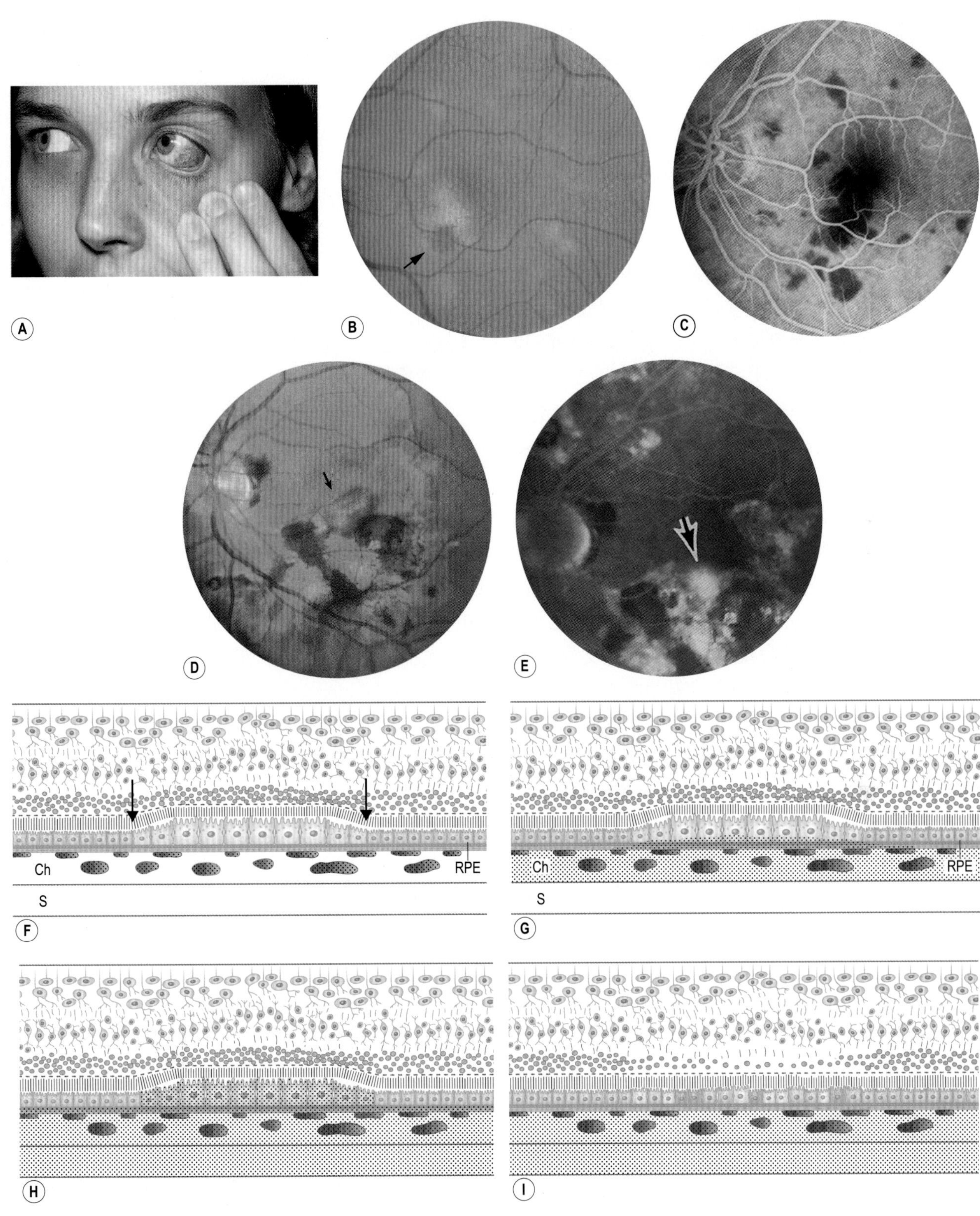

图 11.05

与未进行治疗的 APMPPE 患者相比，目前还没有证据表明全身应用皮质类固醇治疗能获得较好疗效。自然病程表明，未经治疗的患者视力预后良好。有些人可能会争辩，给予皮质类固醇至少可减少潜在发生中枢神经系统并发症的可能性。然而，目前尚不清楚这种治疗在这方面是有益的还是有害的。应提醒患者及其家属注意中枢神经系统并发症的发生概率相对较低，并注意及时报告任何中枢神经系统相关症状或体征的重要性。有证据表明，特发性中枢神经系统血管炎患者可以从皮质类固醇和细胞毒性治疗中获益[78]。

鉴别 APMPPE 与匍行性（地图样）脉络膜炎 [serpiginous (geographic) choroiditis] 是非常重要的。虽然这两种疾病的急性病变在检眼镜和血管造影检查上表现相似，但匍行性脉络膜炎的病灶恢复较慢，此后在检眼镜和血管造影检查上表现出病灶下方明显的脉络膜毛细血管和较大脉络膜血管萎缩（见第 890~892 页）。一些 APMPPE 病例报道中，患者表现出非典型性表现，如视网膜分支静脉阻塞，这些患者可能曾有过匍行性脉络膜炎[48, 85]。匍行性脉络膜炎是一种慢性、反复发作的疾病。病情通常较为严重，患者会出现单眼或双眼的严重视觉障碍。表 11.1 概述了这两种疾病的一些重要区别。

APMPPE 的多灶性白色病灶需与其他引起多灶性深层视网膜炎的病因相鉴别，如单眼弥漫性亚急性神经视网膜炎（图 10.29A~G）、多发性一过性白点综合征（multiple evanescent white-dot syndrome，MEWDS）（图 11.15；图 11.16）、局灶性脉络膜炎症细胞浸润 [例如，多灶性脉络膜炎伴全葡萄膜炎（multifocal choroiditis with panuveitis，MCP），假性拟组织胞浆菌病（pesudo-presumed ocular histoplasmosis syndrome，POHS）]，结节病[68, 69]，二期梅毒（图 10.07B 和 G；图 10.10H；图 10.11I），Harada 病中弥漫性脉络膜浸润可能出现于色素上皮水平的多灶性、境界不清的病灶（图 11.26A）[86]，交感性葡萄膜炎

图 11.06　急性后部多灶性鳞状色素上皮病变。

A~I：这名 17 岁的白种人男性患者 6 天前出现双眼视力下降。在出现视觉症状 1 周前，患者表现出全身虚弱和低热。双眼视力为 20/200。右眼后极部及双眼中周部视网膜出现多处鳞状灰白色病灶（图 A~ 图 C）。荧光素血管造影显示活动性病灶早期低荧光和晚期弥漫性高荧光，符合 APMPPE 的诊断（图 D 和图 E）。2 周后，患者双眼视力为 20/400。急性病灶消失，色素斑点明显（图 F 和图 G）。发病 6 个月后，右眼视力提高到 20/60，左眼视力提高到 20/30，伴有广泛的色素沉着。2 年后，右眼视力为 20/80，左眼为 20/300，无活动性病变。该患者左眼出现脉络膜新生血管膜（图 H 和图 I，箭头），经光动力治疗，视力提高到 20/60。

J~L：急性后部多灶性鳞状色素上皮病变患者双眼多灶性鳞状病灶（图 J 和图 K），吲哚菁绿造影表现为脉络膜无灌注（图 L）。

（A~I，由 Dr. Eric Holtz 提供；J~L，由 Dr. Richard Spaide 提供）

表 11.1　急性后部多灶性鳞状色素上皮病变（APMPPE）和匍行性脉络膜炎的鉴别诊断特点

	APMPPE	匍行性脉络膜炎
发病年龄	10+~20+ 岁	>20 岁
相关全身疾病	上呼吸道感染，结节性红斑，局部肠炎，肝炎，表层巩膜炎，脑血管炎	无
视觉障碍发病眼别	双眼	通常单眼
急性病变	扁平、灰白色、视网膜色素上皮病变	同样
病灶分布	赤道后视网膜	视盘旁
病灶形状	通常孤立	通常融合
玻璃体炎	±	±
脉络膜萎缩	轻微的	显著的
增生性视网膜下瘢痕	无	较多
视力	好	差
复发	少	为典型表现
脉络膜新生血管	少见	30% 的患者

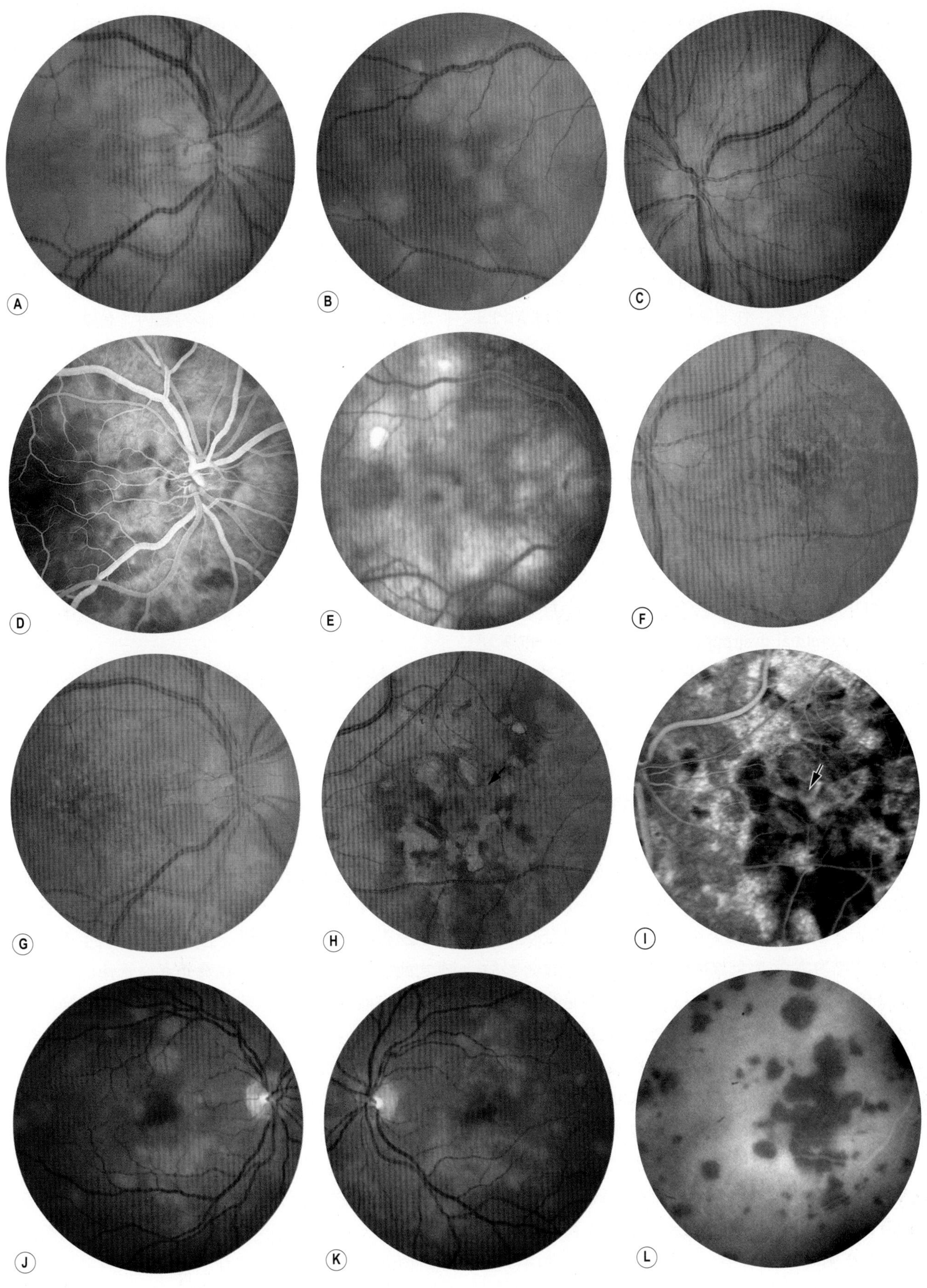

图 11.06

(图 11.29D)，多灶性脉络膜毛细血管闭塞区（例如，妊娠毒血症，图 3.59D)，脉络膜或 RPE 下间隙中原发性或转移性肿瘤浸润（图 13.31G 和 H；图 14.31D 和 E)，多灶性脉络膜脱色素区，如白斑样（鸟枪弹样）脉络膜视网膜病变。局灶性脉络膜炎的炎症细胞浸润通常较小且轻微隆起，通常持续数周或更长时间，并常常引起病灶上方视网膜的继发性脱离。病灶可完全好转而不会在其上的 RPE 中留下明显的改变，或者它们也可导致不同程度的脉络膜和 RPE 萎缩。作者认为，有继发性视网膜脱离的 APMPPE 患者更具有弥漫性脉络膜炎的典型特征，可能是 Harada 病，而不是 APMPPE（图 11.26A）[31, 87]。

急性视网膜色素上皮炎综合征的特点是青年患者在近期有视力下降史，眼底出现一簇簇被脱色素晕包围的小色素斑。这些患者的视力可迅速恢复(见第 902 页)。然而，总的来说，APMPPE 中的病灶要比急性视网膜色素上皮炎的 RPE 病灶大得多。

APMPPE 晚期留下的广泛性色素改变（图 11.04L）可能被误认为是广泛的视网膜毯层营养不良（tapetoretinal dystrophy)。视力快速下降和恢复的临床病史、形态正常的视网膜血管和视盘，以及通常正常的电生理检查结果，可以将 APMPPE 晚期表现与视网膜营养不良鉴别开来。

Priluck 和其同事发现 3 名 APMPPE 活动期的患者存在尿管型[50]。其意义尚不清楚。

虽然大多数 APMPPE 患者的眼底表现为多个 1 个视盘直径大小的白色病灶随机分布于后极部，但病灶的大小、形状和分布可能是不同的（图 11.04G)。在某些情况下，病变较小呈融合状，并可能呈现为无荧光充盈区域且持续到血管造影后期。在其中的几个病例中，这些病灶都是小而紧密的，类似于 1 例 Blinder 等人将其描述为弥漫性点状色素上皮病变的 35 岁患者眼底表现[88]，其中心视力未能恢复。最近，Taich 和 Johnson[89] 分析了 6 名年龄在 58~82 岁（平均年龄 72.5 岁）的老年患者，这些患者的黄斑部有一些鳞状病变，其特征与 APMPPE 不同：患者年龄较大，病灶多局限于黄斑，晚期荧光造影表现为斑驳状的高荧光，而非 APMPPE 那种均匀着染，容易复发，晚期地图样萎缩，视力恢复不佳，相当一部分人会出现脉络膜新生血管。就当前而言，这组病例最好是作为一个独立的疾病分类。将来如果有更多的病例描述和疾病谱扩展，可能有助于了解其发病机制。在某些方面与 APMPPE 类似的另外两种疾病是持续性盘状黄斑病变和持续性盘状脉络膜病，将在下文描述。

图 11.07　持续性盘状黄斑病变（色素上皮病变）。
A~H：这名 59 岁既往健康的男子目前视力为 20/40 和 20/50。双眼黄斑部出现盘状黄色病变。在荧光素血管造影中病灶呈现低荧光，在造影很晚期仅有轻度着染。一个小的典型脉络膜新生血管膜在中心凹旁出现。他接受了光动力疗法后病灶消退了。但 3 个月后复发出现了更大的病灶（图 H)，且对治疗产生了抵抗。
I~L：这名 60 岁男性患者在右眼黄斑出现了一个盘状病变，并很快就出现脉络膜新生血管和视网膜下出血（图 I 和图 J)。荧光素血管造影表现为持续性低荧光和典型持续性盘状色素上皮病变的迟发性轻度斑片状高荧光。除此之外，还有早期呈现花边样高荧光的脉络膜新生血管膜（图 K 和图 L)。
(由 Dr. Lawrence Yannuzzi. H 提供，引自 Yannuzzi Lawrence J., The Retinal Atlas，Saunders 2010，978-0-7020-3320-9，p.260)

持续性盘状黄斑病变

在 2006 年，5 个中心经过 20 年随访描述了 6 例双眼黄斑盘状病变患者，其病变表面看上去类似于黄斑匍行性脉络膜改变[90]。他们的年龄在 50+~60+ 岁，双眼受累，黄斑部白色病变持续几个月到几年才消退，并且这些患者易发生脉络膜新生血管，通常是多发性，最终导致盘状瘢痕。尽管病灶累及中心凹且呈持续性，但在脉络膜新生血管形成之前，视力仍然很好。在荧光素血管造影中，病灶直到晚期都是无或低荧光的，并且在造影晚期也仅显示出微弱荧光充盈（图 11.07)。可见几个小的脉络膜新生血管膜（CNVM)。在 ICG 血管造影中，病变在整个研究过程中未表现出荧光充盈。未查见玻璃体炎或前房炎症的证据。相对良好的视力（除非合并新生血管膜）提示持续性脉络膜毛细血管无灌注并非 ICG 和荧光素血管造影持续低荧光的原因。该疾病的病因尚不清楚。全身或眼周使用类固醇药物治疗有时能改善视力。视力下降的主要原因是脉络膜新生血管形成[91, 92]。

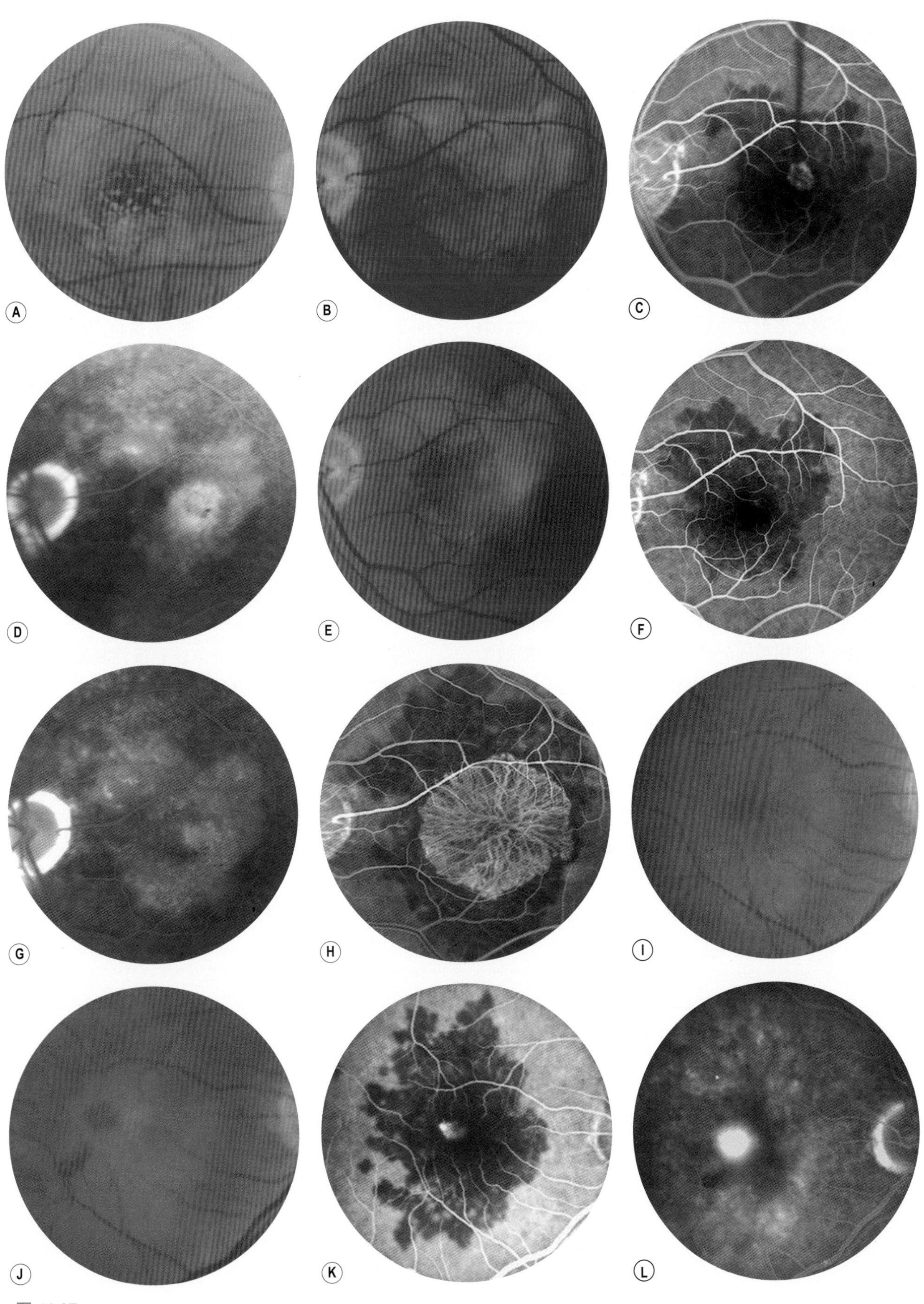

图 11.07

持续性盘状脉络膜病变

从1984年到1997年，在6个不同中心观察到6例患者，年龄在17~51岁，表现出一些APMPPE和匍行性脉络膜病的特征[93]。该急性盘状视网膜病变呈现多灶性、融合状或匍行性的特征，在荧光素血管造影上显示为类似APMPPE和匍行性脉络膜病的早期低荧光和晚期高荧光表现。此外，这些患者在后极部和周边视网膜存在大量病灶，这些病灶可在黄斑累及之前发生或同时发生。较陈旧的、愈合中的色素性病灶常伴有新出现的活动性白色盘状病变。此外，所有病例都表现出长时间的活动性，在数个新病灶出现同时，有50个甚至有时数百个此类病灶瘢痕分布于整个眼底。在初次检查后5~24个月，可持续有亚急性病灶的变化和新病灶的出现，且复发很常见。持续性盘状脉络膜病可能是匍行性脉络膜炎的一种变体或一种新的疾病[93-97]。

据报道，一名20岁的患者因持续性头痛就诊时，在颞叶的磁共振成像中发现相关的高信号病灶。他除了服用类固醇药物外，还服用了霉酚酸酯(mycophenolate mofetil，MMF)，病情稳定且脑病灶消退[94]。从病因上看，这种情况可能与APMPPE有关，但还需要了解更多。这种情况必须与APMPPE、匍行性脉络膜病变、匍行性结核性脉络膜炎（参见第10章）、持续性盘状脉络膜病变、多灶性脉络膜炎、梅毒盘状病变、结节病和淋巴瘤进行鉴别。

图11.08 **匍行性脉络膜炎。**

A~F：此43岁女性患者3周前出现右眼中心视力下降。右眼视力数指，左眼视力20/25。注意观察到双眼视盘周围非活动性的视网膜脉络膜瘢痕，以及右眼黄斑颞侧和下方视网膜色素上皮水平的活动性灰色病灶（箭头，图A）。荧光素血管造影显示急性病变区域于造影早期遮蔽脉络膜背景荧光，视网膜脉络膜瘢痕早期荧光着染。荧光素血管造影1小时后显示急性病灶和脉络膜瘢痕荧光着染（图D）。7个月后，活动性病灶的中心区域出现色素沉着（图E）。3年后，先前活动性病灶区域形成了一个萎缩性视网膜脉络膜瘢痕。右眼视力为20/200。

G~J：匍行性脉络膜炎活动期（图G~图I）。可见拼图样病变。7个月后，同一只眼睛（图J）出现了更多病灶，这些病灶都是非活动性的。眼底雾样模糊是由玻璃体细胞引起的。

K和L：一名66岁男性患者同时发生匍行性脉络膜炎和眼部带状疱疹。

匍行性脉络膜炎（地图样脉络膜炎，螺旋形绕视盘脉络膜病变）

匍行性脉络膜炎是一种急性和慢性复发性多灶性炎性疾病，主要累及内层脉络膜和视网膜色素上皮层，其次累及视网膜[98-109]。

该疾病通常从视盘旁区域开始，在几个月或数年的时间内通过反复发作的斑片状脉络膜炎，从视盘向外扩散呈现匍行性或拼图状分布，累及黄斑和周边眼底（图11.8~图11.11）。

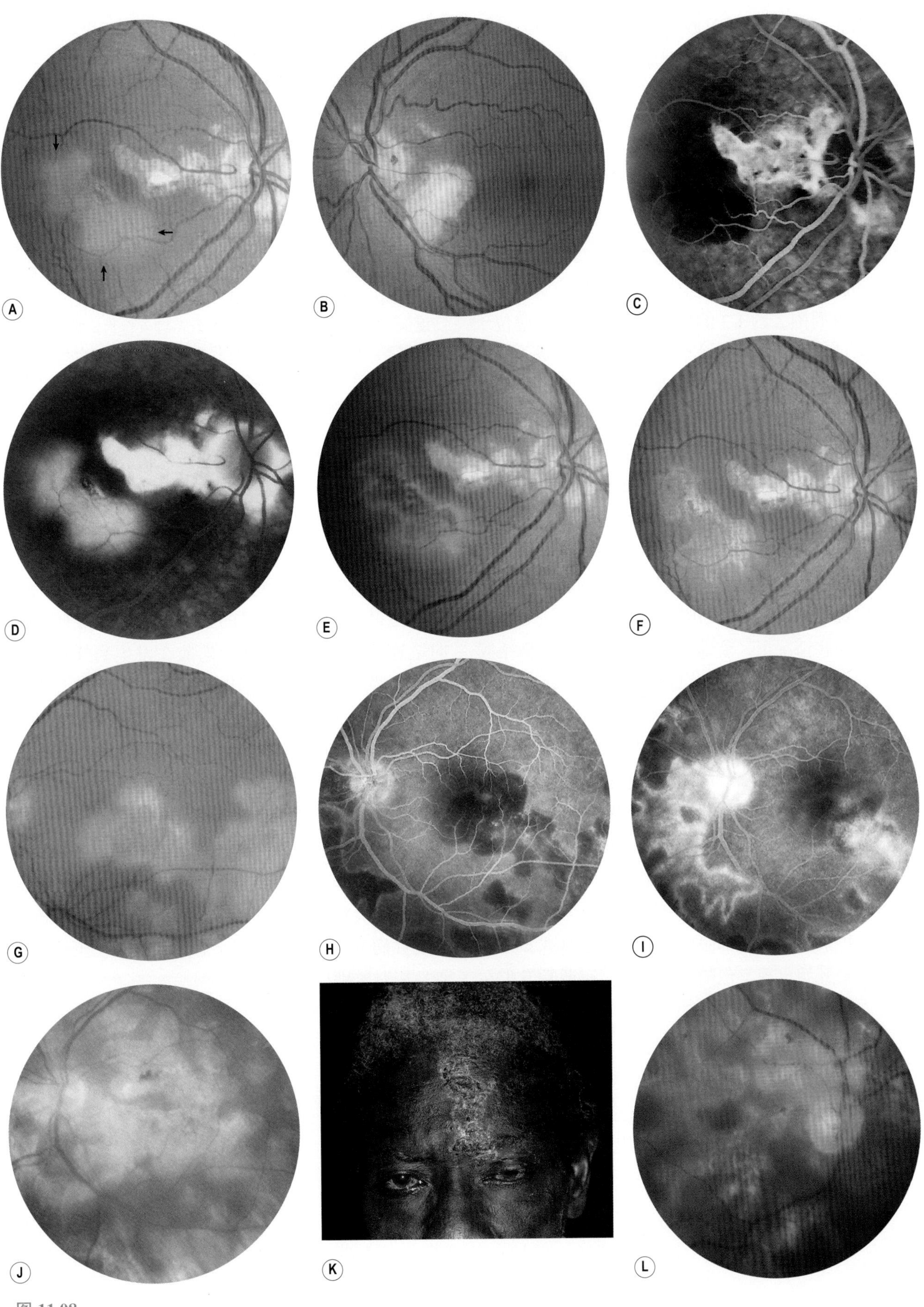

图 11.08

当患者首次发现单眼出现中心或旁中心暗点时，通常为中青年且身体健康。如果累及黄斑中心凹，视力通常低于20/40。在出现症状后的最初几周内进行生物显微镜和检眼镜检查，发现黄斑部视网膜色素上皮层呈灰白色边界清晰的地图样改变（图11.08A和G；图11.11I）。渗出性视网膜脱离并不常见。虽然个别患者单眼黄斑上出现单独的活动性病灶，但活动性病灶通常与局部视网膜色素上皮和脉络膜萎缩区相连，并向鼻侧延伸到整个或部分视盘周围。约1/3的病例中炎性细胞反应位于后极部玻璃体，出现在疾病的活动期。检查无症状的对侧眼通常可发现靠近视盘的视网膜脉络膜瘢痕(图11.08B)。在几周时间内，那些急性灰白色病灶(可能与APMPPE急性期病灶相似）可能部分会被视网膜色素上皮层的斑驳色素和脱色素改变取代(图11.08A和F)。病灶边缘的灰白色活动性表现通常维持1个月或更长时间（图11.08E；图11.09C)。在几个月的时间里，在先前散在分布的活动性区域下方出现不同程度的脉络膜萎缩。

在某些情况下，萎缩会涉及大的和小的脉络膜血管，并产生一个沟渠状的脉络膜萎缩区域（图11.08F)。在大约一半的患者中，不同数量的灰白色组织（RPE纤维化生）出现在脉络膜视网膜萎缩区域（图11.11 A~G)。患者通常形成一个永久性的致密的绝对暗点，与大部分累及的区域相对应。视网膜血管和视盘通常正常。每隔几周或几年就会反复发作，每次都累及到眼底一个新的、通常相毗连的区域[99, 101, 109]。这一过程可能会在一只眼内广泛扩散到远周边部眼底，并在几个月或多年后另一只眼开始出现类似的过程。该疾病通常发生在黄斑部位，但在许多情况下，它会绕过中心凹的边缘，使得患者保留良好的视力。虽然病灶倾向于向毗连区域发展，但非毗连散在发生病灶也较常见。有些患者的病变会出现向心性发展[109]。在数个月或数年的时间内，拼图样视网膜脉络膜萎缩区有类似同心圆增大的趋势。中心视力迟发性下降的一个重要原因是陈旧性脉络膜萎缩区边缘出现脉络膜新生血管（图11.11A和B）[98-101, 104, 105, 110-112]。这种情况在患者中发生的比例高达25%。必须注意不要把视网膜下新生血管的灰色渗出病灶误作复发的活动性炎症病变。同样重要的是，不要把灰色的活动性病变误认为视网膜下新生血管膜。荧光素血管造影对鉴别很有帮助。

图11.09 匍行性脉络膜炎——对治疗的反应。
2003年，48岁妇女，主诉左眼轻度视觉障碍4周，伴有鼻部充血和鼻塞。双眼视力均为20/20，病变为非活动性（图A和图B)，初步诊断为非典型急性后部多灶性鳞状色素上皮病变。2007年由于视力不佳前来复诊，其左眼出现了新的暗点。右眼眼底未出现明显变化，而左眼眼底出现了多个新的病灶，其边缘具活动性（图C)。血管造影显示典型的匍行性脉络膜病变，活动性边缘早期呈低荧光，晚期呈高荧光（图D和图E)。检测了水痘－带状疱疹病毒的病毒滴度，开始每天口服泼尼松60 mg。到了第9天，病灶的活动性下降（图F)，病毒检测结果显示病毒滴度低，患者使用口服类固醇治疗持续4个月。第3个月，该患者泼尼松剂量已逐步减至10 mg，在非中心凹的病灶边缘产生了新的活动性病变。泼尼松增加到40 mg，并开始每周口服甲氨蝶呤15 mg。病灶没有再次复发，类固醇在4个月后减量至停药，患者继续服用氨甲蝶呤共16个月，减量至停药。2年后左眼出现无活动性、地图样边缘的瘢痕（图H)；大多数萎缩区域显示自发荧光减少，而在邻近的健康视网膜色素上皮中自发荧光增加（图I)。

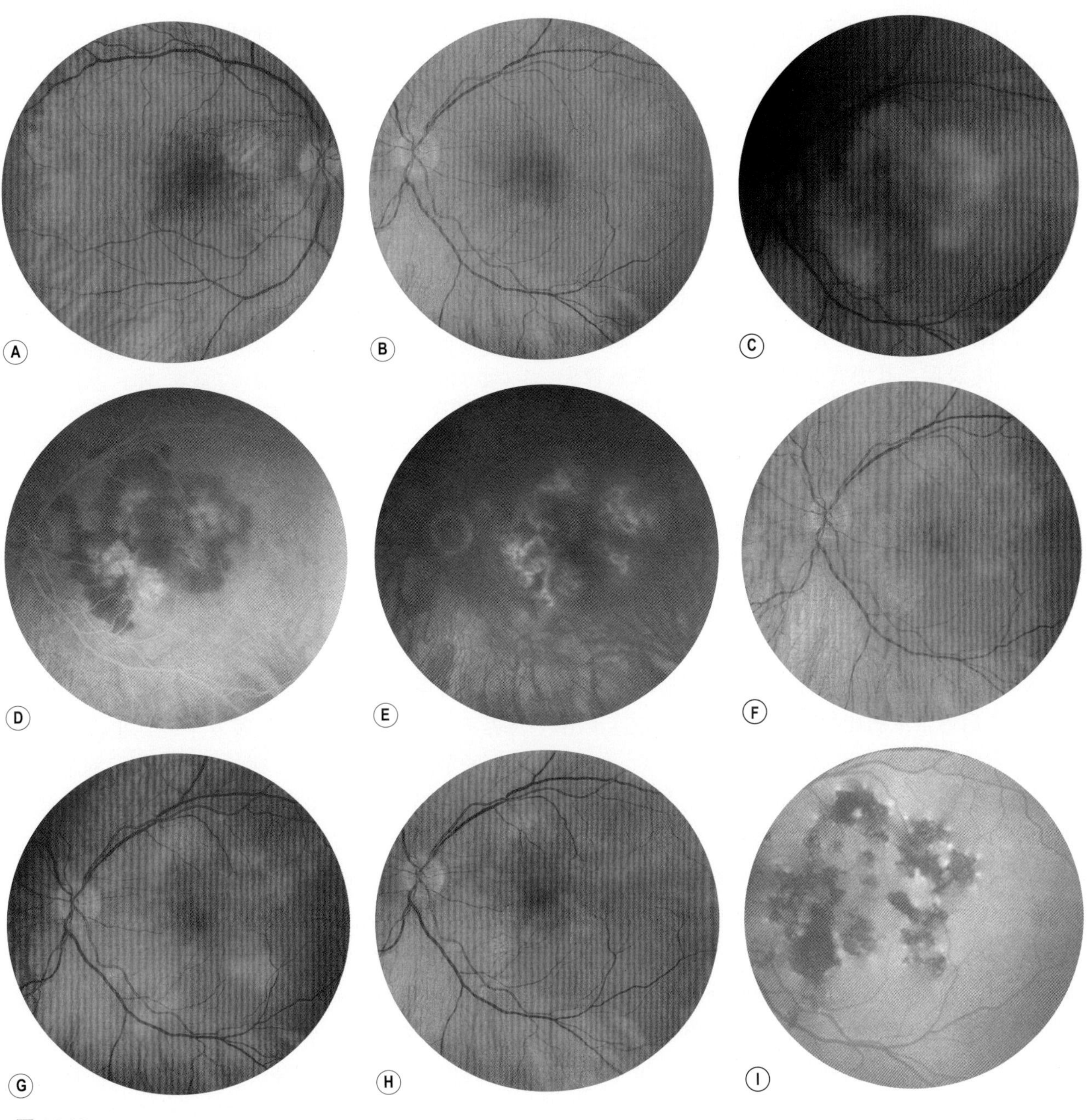

图 11.09

匍行性脉络膜炎患者的非典型性症状包括局灶视网膜静脉炎、分支静脉阻塞（图 11.10）[98, 107, 110, 113]、视盘新生血管[112]、视网膜新生血管（图 11.10D~K）。在少数患者中，脉络膜病灶分布与视网膜主要静脉走行明显趋于一致。可能出现 1 个或多个灰色视网膜炎病灶和其邻近的静脉周围炎（图 11.10）。这些病灶可能伴有同一眼或对侧眼的局部或非病灶区的分支静脉阻塞（图 11.10E~L）。Gass 曾诊疗过一名患者，该患者由于广泛的静脉阻塞，显示出 Eales 病的表现，其中有大量的视网膜毛细血管无灌注区、增殖性视网膜炎，以及玻璃体出血，需要进行玻璃体切除手术治疗（图 11.10G~L）。尽管该疾病倾向于在疾病的早期即累及视盘旁的脉络膜，但在某些情况下，这一区域直到疾病晚期才会被累及。

图 11.10 匍行性脉络膜炎的非典型表现。

A~C：匍行性脉络膜炎患者在陈旧性视网膜分支静脉阻塞区域边缘可见活动性视网膜炎、静脉周围炎和增殖性视网膜炎（箭头，图 B 和图 C）。

D~F：一名 20 岁的黑种人患者由于活动性匍行性脉络膜炎导致双眼视力急剧下降，可见多条视网膜分支静脉阻塞（图 D 和图 E）。6 年后，患者双眼出现严重的中心和周边视力下降。可以看到广泛的瘢痕（图 F）。

G~L：一名 23 岁健康男子出现双眼飞蚊症，患者同时出现双眼散在分布的活动性匍行性脉络膜病变、其上广泛分布的视网膜静脉炎（图 G，箭头）、周边毛细血管无灌注区（图 J 和图 K）、增殖性视网膜炎（箭头，图 I~ 图 K）和玻璃体出血（图 H）。为控制其增殖性视网膜病变，需行双眼全视网膜激光光凝术和左眼玻璃体切除术。5 年后，患者双眼视力为 20/15（图 L）。

荧光素血管造影

急性灰白色病灶在血管造影的早期显示荧光未充盈，之后通常从病灶的边缘开始并向中心逐步出现荧光素着染（图 11.08 C 和 D）。

荧光造影显示在亚急性和慢性病变中有脉络膜毛细血管和视网膜色素上皮的破坏。在荧光造影的早期阶段，萎缩性区域未出现荧光充盈提示脉络膜毛细血管萎缩。当荧光素从邻近的脉络膜毛细血管向病灶内弥散时，萎缩性病灶从边缘向中心逐渐出现荧光着染。当存在局灶性视网膜静脉炎时，荧光素血管造影可见静脉壁荧光着染，在静脉炎病灶的周边，可有分支静脉阻塞的表现（图 11.10E）[110]。荧光造影在脉络膜和视网膜新生血管的检测和定位方面是非常有用的（图 11.10；图 11.11B）。ICG 血管造影显示与视网膜脉络膜病灶相对应的暗区，有时暗区会大于病灶区域。即使在急性病变消退后，病灶区域仍然显示低荧光，提示脉络膜持续活动性病变或细胞浸润遮蔽了 ICG 的荧光[114]。急性病灶呈低荧光，病灶边缘呈高荧光，亚急性病灶呈高荧光，而无活动性的萎缩性病变呈现低荧光[115]。处于亚急性和非活动期的病灶，OCT 显示外层视网膜变薄，脉络膜层的后向信号增加[115]。眼电图和视网膜电图通常是正常的。

鉴别诊断

当双眼都处于匍行性脉络膜炎晚期时，曾被误诊为各种累及脉络膜、视网膜色素上皮和视网膜的营养不良性疾病[99, 101]。阶段发生的病史、旁中心视野的节段性永久缺损、缺乏家族史、视网膜脉络膜拼图样萎缩、疾病的不对称性、位于更周边部视网膜的病灶常可见灰白色活动性的病灶边缘，这些都是本病的特征性线索。急性病灶的颜色和早期血管造影表现与 APMPPE 中所见相似。但在后一种疾病中，病灶的形状更有可能是圆形或椭圆形，位置更倾向于随机分布在后极部眼底，通常在 7~14 天内消退，很少留下脉络膜萎缩或视功能下降的证据。表 11.1 总结了这两种疾病之间的差异。持续性盘状脉络膜病变是一种类似于匍行性脉络膜炎的疾病，其特征是易复发。匍行性脉络膜炎可以表现为类似任何引起视盘旁视网膜脉络膜瘢痕和新生血管形成的疾病，例如，POHS、年龄相关性黄斑变性、血管样条纹症、视神经乳头的玻璃膜疣和特发性脉络膜新生血管。临床和血管造影显示，近视盘的视网膜下新生血管很少出现在匍行性脉络膜炎患者中。另一方面，由匍行性脉络膜炎引起的视盘旁少量瘢痕的患者，在出现典型的拼图状脉络膜病变特征之前，可能首先出现由近视盘视网膜下新生血管所致的黄斑部视网膜脱离。

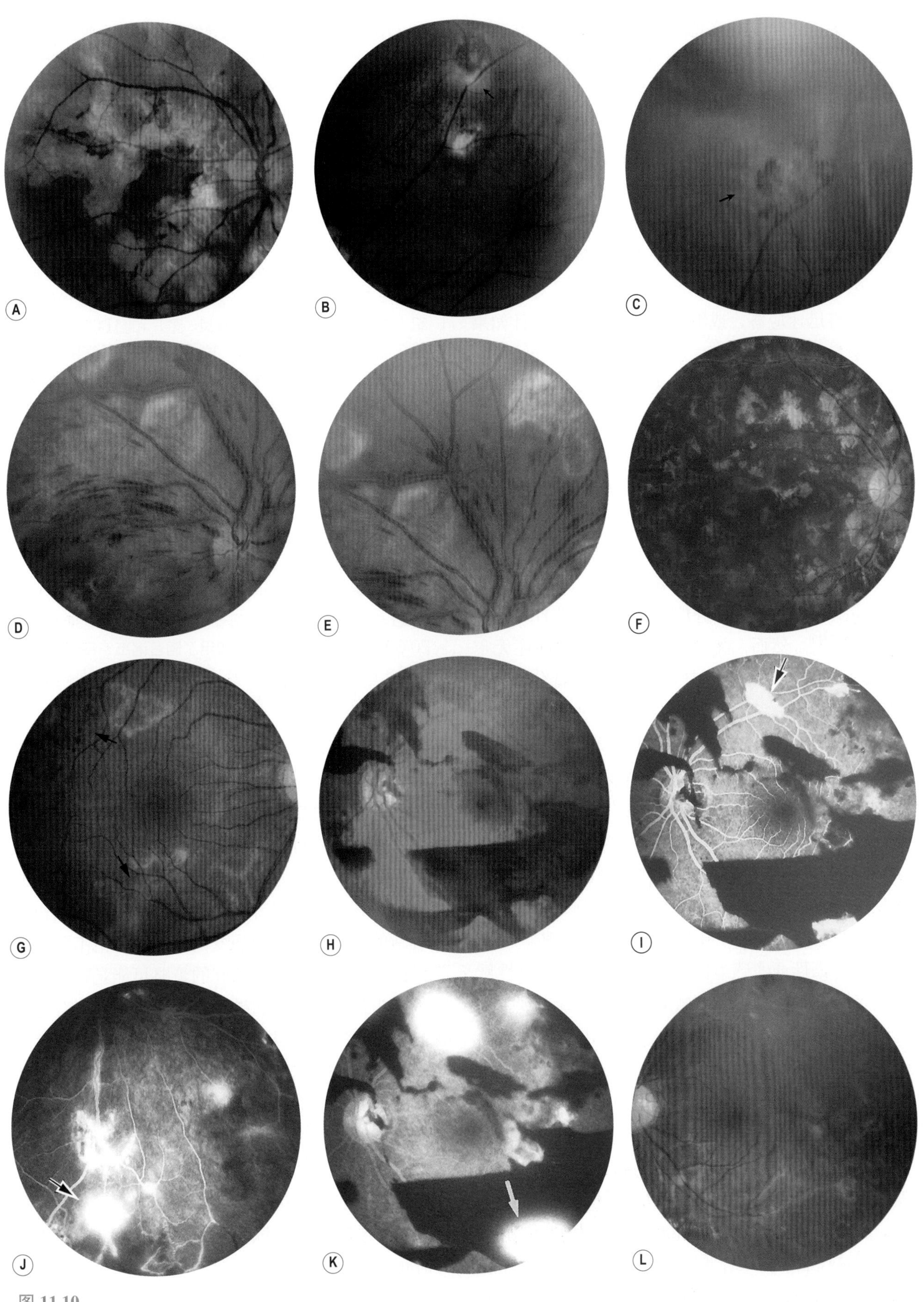

图 11.10

在旁中心区域存在急性病灶，尤其对于在其他区域有非活动性病灶的患者（图 11.08A 和 B），可能在生物显微镜和血管造影上被误认为是覆盖在新生血管膜上的渗出物。同样，由视网膜下新生血管引起的视网膜下渗出的灰色斑块可能被误认为脉络膜炎的复发。无论是最初的表现还是随后发展变化，结核性匍行性脉络膜炎与匍行性脉络膜炎非常相似（参见第 10 章）。当临床表现为匍行性脉络膜炎的患者在服用足剂量的类固醇时，如果对口服类固醇没有迅速应答，或继续出现新的病变，且如果他们来自高流行的国家，如印度，则应怀疑结核性匍行性脉络膜炎。如果对结核菌素皮肤试验呈强阳性反应，无论是否有全身结核的证据，应采集玻璃体液或穿刺活检脉络膜病变组织进行 PCR 检测，从而迅速确立结核病的组织学诊断。

发病机制和病因

2 例患者的组织病理学结果表明，匍行性脉络膜炎主要是一种非肉芽肿性脉络膜炎（图 11.11G 和 H）[100, 101, 110]。然而，关于其发病原因，目前还无定论。几乎没有证据表明它是全身疾病的一部分[116, 117]。图 11.08（图 K 和图 L）显示发生在一个带状疱疹相关的患者身上典型的匍行性脉络膜炎。King 等人在 8 例匍行性脉络膜炎患者中发现了因子Ⅷ——von Willebrand 因子抗原升高，并认为闭塞性脉络膜血管病变可能在其发病中起重要作用[117]。Broekhuyse 等人在匍行性脉络膜炎患者中发现对视网膜 S 抗原的免疫反应，而在 APMPPE 患者中没有发现[118]。匍行样脉络膜病变是结核性脉络膜炎的常见表现[119]。鉴于各种感染性或非感染性与该病的关联，匍行性脉络膜炎可能是几种抗原刺激的常见形态学表现。尽管世界各地均有患者，但这种疾病在印度更为常见。

治疗

全身应用皮质类固醇已被证实对匍行性脉络膜炎有一定疗效。皮质类固醇推荐用于那些活动性病变威胁黄斑中心的患者[103]。其他药物的疗效并不明确，如苯丁酸氮芥、环孢素 A、硫唑嘌呤、氨甲蝶呤，或这些制剂的联合使用[120-122]。由于可能存在病毒感染，当 1 名患者的第二只眼出现急性中心视力下降时，Gass 采用了 6 周的口服阿昔洛韦和泼尼松联合治疗方案。Bascom Palmer 眼科研究所对该患者和其他 4 名急性匍行性脉络膜炎患者的治疗结果表明，阿昔洛韦可能对维持视力有一定的益处（图 11.11J 和 K）。尽管这些患者在治疗后恢复了良好的视力，但其中一名患者在接受联合治疗时，周边部仍有新的活动性脉络膜病变出现。阿昔洛韦的治疗效果尚有待评价。目前最好的策略可能是将口服类固醇作为初始治疗，如果患者有复发，则联合免疫抑制剂[123-126]。对于未累及黄斑无血管区的活动性脉络膜新生血管，光凝治疗有一定价值。玻璃体腔注射贝伐单抗在累及中心凹的情况下是有用的。

图 11.11　匍行性脉络膜炎导致脉络膜新生血管。

A 和 B：注意观察由脉络膜新生血管膜（箭头，图 B）引起的视网膜下出血（箭头，图 A）。

C~H：一名 17 岁的男孩在 3.5 年的时间里，双眼渐近性中心及旁中心视力下降，继发于匍行性发展的脉络膜炎。左眼于 1964 年 8 月可见视盘旁的视网膜下瘢痕（图 C）。到 1965 年 1 月，病变已经扩大，并引起视网膜下新生血管和出血（图 D）。到 1967 年 11 月，该疾病已经发展至黄斑部和周边眼底（图 E）。注意观察视网膜下瘢痕（箭头，图 E）。1963—1967 年，右眼出现了类似的进展性视网膜下脉络膜炎和瘢痕。注意观察视网膜下纤维血管组织（箭头）舌状延伸到右眼黄斑（图 F 和图 G）。在拍摄完图 E 和图 G 的照片后不久，该患者死于一场摩托车事故。右眼黄斑（图 H）的组织病理学检查发现，在双层视网膜色素上皮和一层厚的纤维血管组织（Ⅱ型视网膜新生血管形成）下，脉络膜有大量的淋巴细胞浸润。光学或电子显微镜未发现病原体。

泼尼松和阿昔洛韦治疗匍行性脉络膜炎。

I~K：一名来自印度的 34 岁妇女，近期左眼急性视力下降，有广泛的匍行性脉络膜炎病史 2 年且右眼视力差持续 2 年。患者每天使用泼尼松，80 mg 口服。活动性脉络膜病变已经扩展到左眼的黄斑部（图 I 和图 J）。患者视力是 20/60，在泼尼松的基础上加用了阿昔洛韦，每天 4 g。2 周后，视力下降到 20/100。尽管出现了中心凹下色素瘢痕，但在 3 个月内改善到 20/20（图 K）。

预后

没有关于这种疾病长期随访的良好统计数据。总的来说，这是一种慢性的、反复发作的眼病，在许多年时间里可能会导致一些患者严重的视力下降。然而，许多患者至少单眼保持良好的中心和周边视功能。

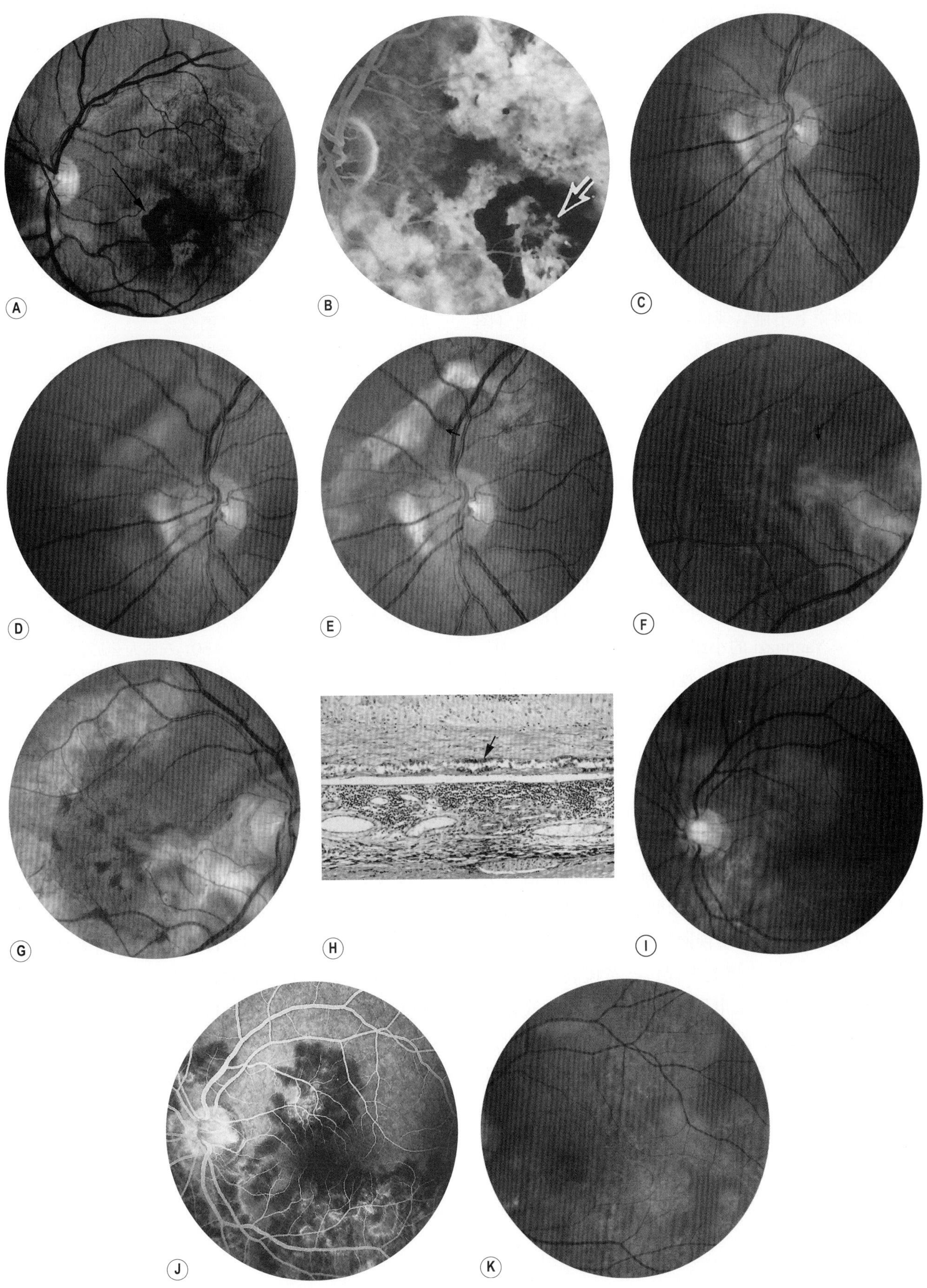

图 11.11

急性特发性黄斑病变

Yannuzzi 和他的同事报道了 9 名患者，他们得了一种类似流感的疾病之后，突然出现：严重单眼中心视力下降伴有玻璃体细胞；黄斑部神经上皮脱离；视网膜出血；不规则的白色、灰色或黄色的 RPE 增厚，符合部分视网膜脱离处的网膜下渗出的改变；新生血管化或 RPE 细胞的急性肿胀（图 11.12）[127]。在一些病例中出现了视网膜下渗出和视网膜下出血呈现伪足状扩展的特殊表现（图 11.12A）。视网膜下增厚病灶在荧光素血管造影下呈不规则荧光着染，与视网膜下新生血管表现相似（图 11.12C）。在造影后期完全荧光着染。尽管出现这种情况，但当视网膜下渗出物消退，视力就能恢复到几乎正常水平。黄斑部色素上皮萎缩持续存在，呈典型的“牛眼”样特征（图 11.12L）。没有患者出现复发。1 例患者病程较晚时出现视网膜下新生血管。Fish 和他的同事也报道了 1 个类似的病例，该病例在疾病急性期黄斑部有假性积脓的表现[128]。Yannuzzi 的小组扩大了这种疾病的范围，包括了偏心性黄斑病变、视网膜下渗出物、对侧眼受累、视盘炎及其与妊娠和获得性免疫缺陷综合征（AIDS）的联系[129]。

2004 年，Beck 等报道了 2 例急性特发性黄斑病患者伴有手足口病，该病由柯萨奇病毒引起，有特征性的喉咙痛、发热、手掌红斑丘疹[130]。他们证明了该病毒在急性期和恢复期 A16 和 B6 滴度升高。两名患者的孩子也被诊断为手足口病。多焦 ERG 显示了短暂的外层视网膜功能下降，并逐渐恢复[131]。其他罕见的相关表现包括黄斑裂孔，相同部位复发，一过性眼电图下降[132-134]。ICG 或显示为病变累及内层脉络膜，可能是病理改变向邻近组织扩散所致[135]。SD-OCT 显示疾病急性期 RPE 和光感受器细胞层增厚（图 11.12D），后期大部分光感受器可见恢复（图 11.12F）。病变的中心呈现高自发荧光而病变外环呈低自发荧光，与牛眼状形态相对应。大多数病例的视力都会有改善，包括 1 例 2 次复发的患眼，尚无特异性治疗[132]。

图 11.12 急性特发性黄斑病变。

A~G：这名 31 岁女性患者左眼视力突然下降，视力下降到 6/200。右眼视力为 20/20。右眼眼底正常。黄斑部可见孤立、扁平的黄色鳞状病灶，并伴有少量小片视网膜出血（图 A）。血管造影显示该处视网膜色素上皮呈高荧光着染（图 B 和图 C）。光学相干断层扫描（OCT）显示光感受器层增厚、紊乱。既往病史显示患者口腔曾出现病变，且柯萨奇病毒滴度升高。快速血浆反应素（rapid plasma reagin，RPR）检测呈阴性。患者的视力在发病 3 周后开始改善，OCT 显示在第 5 周和第 9 周时（图 E 和图 F），光感受器细胞逐渐恢复，10 周后最终视力提高到 20/25。黄斑仍残留轻微的色素沉着（图 G）。

H~J：一名 28 岁的西班牙裔男性患者在 5 天内左眼视力急剧下降至 20/400。可见孤立、黄灰色鳞状病灶，其上伴少量视网膜下液（图 H），该病灶在血管造影晚期呈荧光着染（图 I 和图 J）。他回忆说，1 周前他喉咙疼痛，他的家庭医生告诉他，他可能从孩子那里传染到了“手足口”病。1 周后，他的视力自发性地提高到 20/40，3 周后又恢复到 20/20，仅留下少量色素沉着。

K 和 L：这名 21 岁的妇女主诉在睡醒后出现右眼视力急剧下降。患者注意到，最初在她的视野中心有一道亮光，在接下来的几天里逐渐变成了黑色中心暗点。这之前 1 周有上呼吸道感染、高热和头痛。既往病史无明显异常。她是一名吸烟者。右眼视力为 20/150，左眼为 20/20。色觉检查右眼为 5/14，左眼是 14/14。Amsler 表格显示有一个巨大的中心暗点。在中心凹有一个环状的黄白色病灶。荧光素血管造影表现为与病灶相对应的窗样缺损，且晚期呈荧光着染。3 周时视力维持在 20/150。在 11 周时，视力自发性提高到 20/30。

（A~G，由 Dr. Kaushik Hazariwala 提供；H~J，由 Dr. Mark Daily 提供；K 和 L，由 Dr. Calvin Mein 提供）

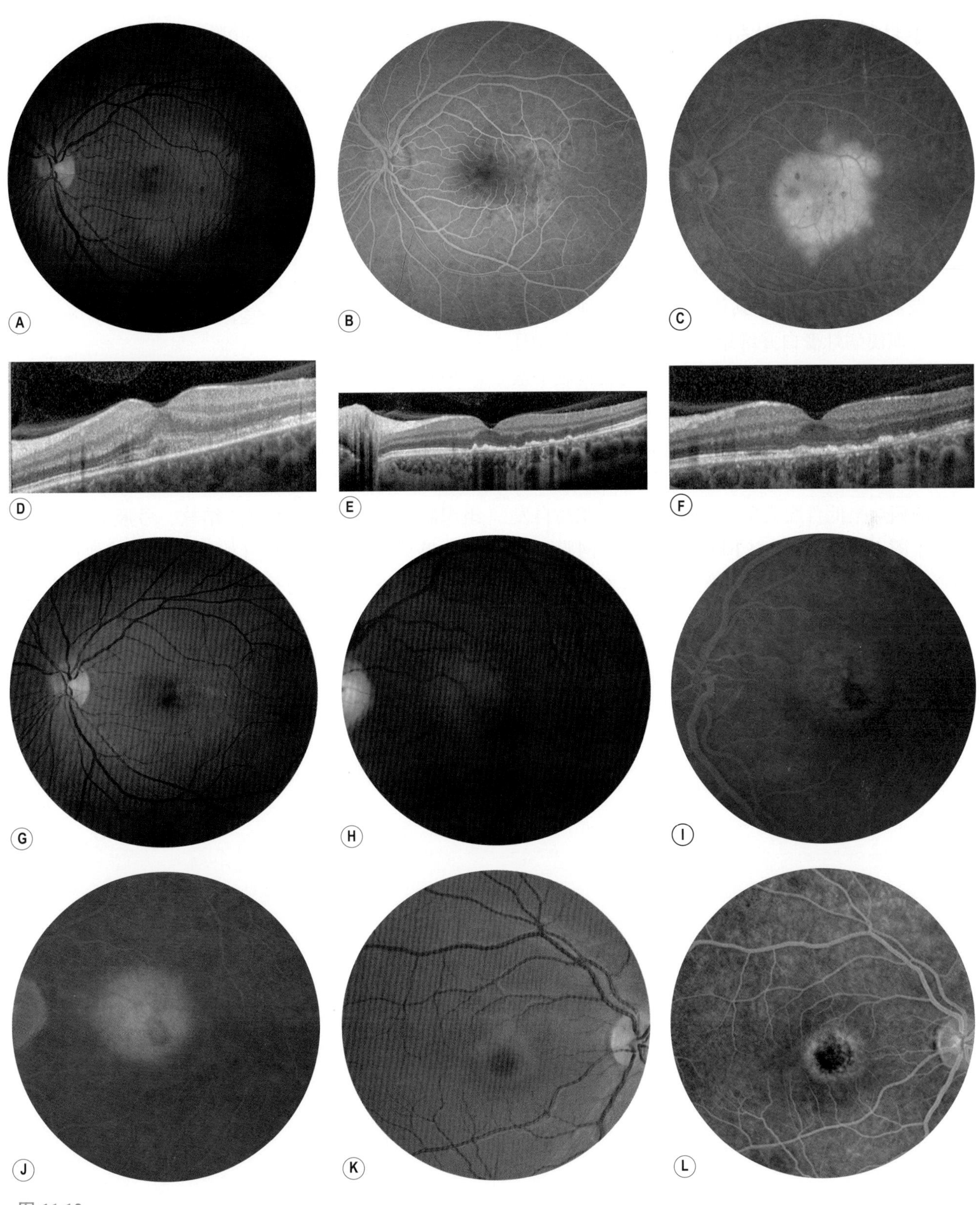

图 11.12

单灶性日光样脉络膜炎

该疾病的特点是孤立、隆起的黄白色活动性局限性脉络膜炎，伴有视网膜下液，其中某些病例还有视网膜下出血。病灶约 1 个视盘直径大小，病灶周围有 1 个光环围绕，故给它取名为“光晕状”或日光样（图 11.13A 和 H）。在随访中病灶增长甚微，视网膜下液逐渐吸收。除少数病例有少量前房和玻璃体细胞外，无其他眼部炎症表现。在随访中，即使病灶变白并纤维化（图 11.13A），病灶仍然呈隆起状；有一些病例复发表现为视网膜下液（SRF）再次积聚，也有一些出现新生血管膜。活动性病变在血管造影早期呈低荧光，晚期呈荧光着染。非活动性病变呈荧光着染（图 11.13B 和 C）。隆起的病灶呈低自发荧光，其边缘有一环状高自发荧光（图 11.13D）。视力下降与病灶和视网膜下液邻近中心凹有关。自 Hong 等人首次对 6 例病例描述以来[136]，Shields 等人回顾了 60 例类似于这种情况的病例，他们称之为“特发性孤立性脉络膜炎”[137]。全身和眼部相关的感染性病因学指标（如组织胞浆菌病和各种真菌、结核、弓形虫病），以及非感染性病因学指标（如结节病或其他肉芽肿病）的检查和特征均是阴性的。治疗并非必需的；全身给予类固醇药物已用于那些累及视力的病例。

图 11.13 单灶性日光样脉络膜炎。
A~G：这名 19 岁的女士主诉左眼有黑影遮挡，持续了 1 年甚至更长时间。右眼视力为 20/15，左眼视力为 20/25-。在中心凹的颞上方可见孤立隆起的黄白色病灶，呈陈旧性改变，病灶边缘清晰，病灶基质内血管增多并与其上方视网膜血管存在交通支（图 A）。荧光素血管造影晚期显示病变（图 B 和图 C）有轻微着染，但吲哚菁绿造影剂不充盈（图 D）。B 型超声和光学相干断层扫描显示病变隆起（图 E 和图 F）。病灶呈低自发荧光，可能是由于视网膜色素上皮变薄所致（图 G）。
H：另一例患者的偏急性病变，其边缘有典型的“光晕样”或日光样的外观。
（由 Dr. Lee Jampol 提供）

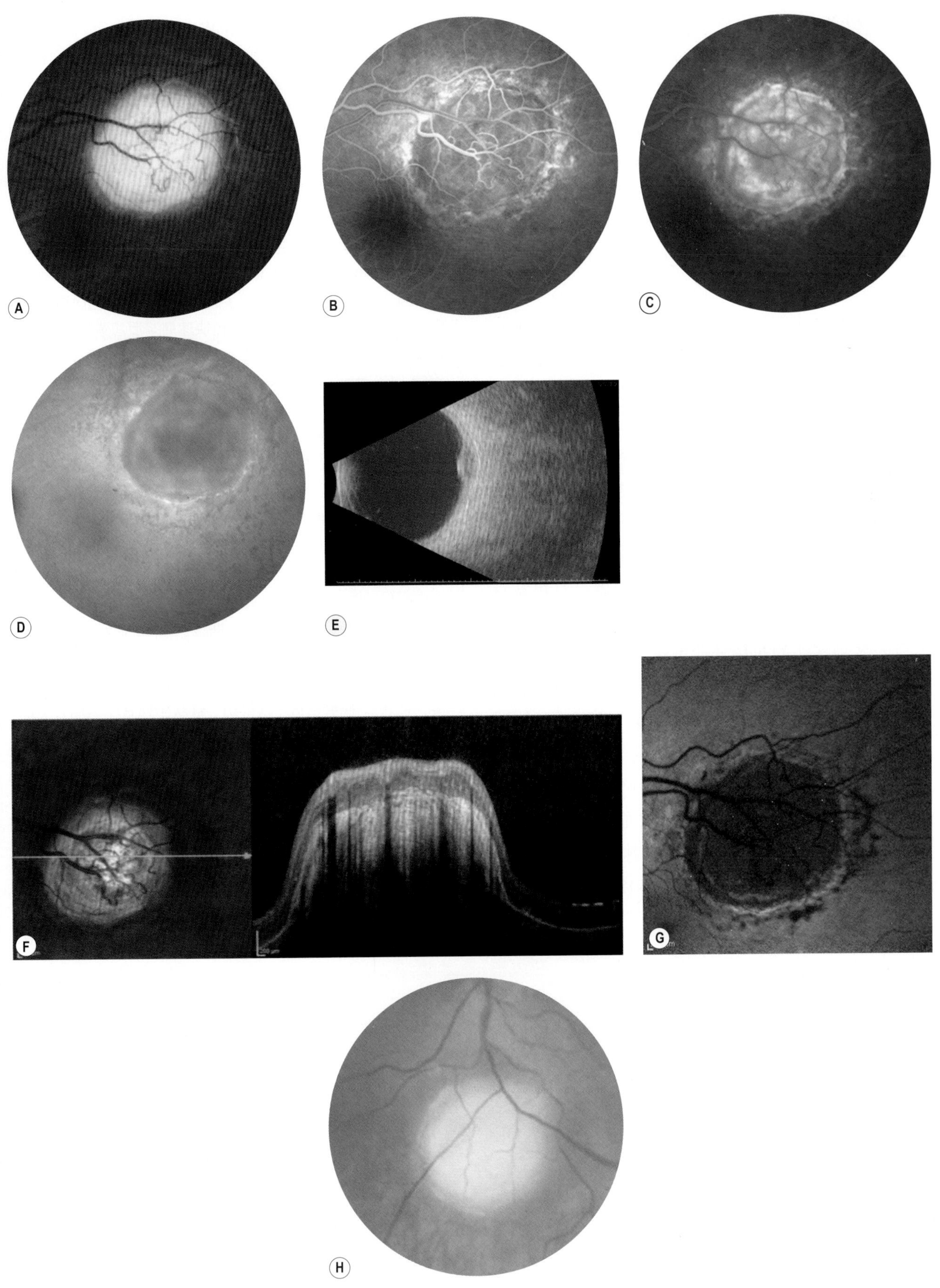

图 11.13

急性视网膜色素上皮炎

Krill 和 Deutman[138] 描述了急性视网膜色素上皮炎综合征，其特点是青壮年人单眼或双眼快速出现的视力丧失，随后在 7~10 周内逐渐完全恢复正常[139-142]。出现症状 1~2 周后，这些患者在黄斑及黄斑旁 RPE 水平上，有多个散在成簇分布的圆形暗斑，斑点周围有晕轮状脱色素（图 11.14E）。这些病灶通常为 1/4 视盘直径。在症状出现后第 1 周内的眼底表现未被描述。荧光素血管造影检查显示在检眼镜中观察到的暗点周围有一个高荧光晕（图 11.14B，C，L）。在某些病例中，血管造影也可能基本正常。视功能下降幅度与黄斑变化程度不成比例。在中心视力恢复后，RPE 的变化几乎不留痕迹。这种自限性疾病的原因尚不清楚。

自从 Deutman 和他同事首次描述直到 2007 年间，鲜有该病的报道[143, 144]。其间 Chittum 和 Kalina 报道了 8 例急性视网膜色素上皮炎患者，其色素点状分布主要局限于中心凹[139]。普遍认为这可能是继发于各种疾病的非特异性表现，包括特发性中心性浆液性脉络膜视网膜病变、玻璃膜疣、成人起病的卵黄样黄斑（图形样）营养不良、隐匿性脉络膜新生血管以及无症状患者。

自 OCT 应用于临床，急性视网膜色素上皮炎的病例报道再次出现[145-147]。OCT 显示外核层、光感受器细胞层和 RPE 层有高反射（图 11.14D 和 G）。该疾病有自限性，通常在 10~12 周内视力可以几乎完全恢复（图 11.14I）。

图 11.14　急性视网膜色素上皮炎。

A~I：20 岁女性患者，右眼有旁中心的“灰色点”，没有伴随疼痛、红肿或闪光感。患者 3 周前有腹泻和流感，6 个月前从南美和秘鲁回来。该患者右眼视力是 20/25−，左眼视力是 20/20。有一个 500 μm 大小边界模糊的黄色病变，位于中心凹上方（图 A），造影早期呈高荧光，晚期病灶周围视网膜着染（图 B 和图 C）。光学相干断层扫描显示光感受器层（图 D）有轻度改变。1 周后，患者视力下降到 20/70，病灶变得更加明显（图 E）。荧光素血管造影显示，病灶由多个小点组成，可能存在光感受器细胞和视网膜色素上皮层（图 F 和图 G）的病变和炎症。柯萨奇 A 和 B、肝炎、登革热的病毒滴度和快速血浆反应素均呈阴性。诊断为急性视网膜色素上皮炎，患者接受了口服泼尼松的治疗，60 mg/d，2 周半后逐渐减量。泼尼松治疗 3 周后，患者视力改善到 20/25；随着大部分光感受器层恢复（图 I），病变不断缩小且活动性下降（图 H）。

J 和 K：这名 25 岁女性患者来 Bascom Palmer 眼科中心就诊前 12 天，发现右眼出现闪光感、视物模糊和多个旁中心暗点。起病几天后当地医师对其检查，当时视力为 20/20，眼底描述为正常。1 周后，其视力下降至 20/30，并且“右眼黄斑出现黄色物质”。在 Bascom Palmer 眼科中心就诊时，视力为 20/25。Amsler 表检查发现右眼有多个旁中心暗点。未见玻璃体细胞。在 RPE 水平有多个、小的、色素沉着的病变周边围绕着脱色素晕轮（箭头，图 J）。左眼底正常。血管造影显示病变呈高荧光晕轮状（箭头，图 K）。患者最近一次随访是症状出现 8 个月后，当地医师检查其视力为 20/20，眼底正常。

（A~I，由 Dr. Mark Johnson 提供）

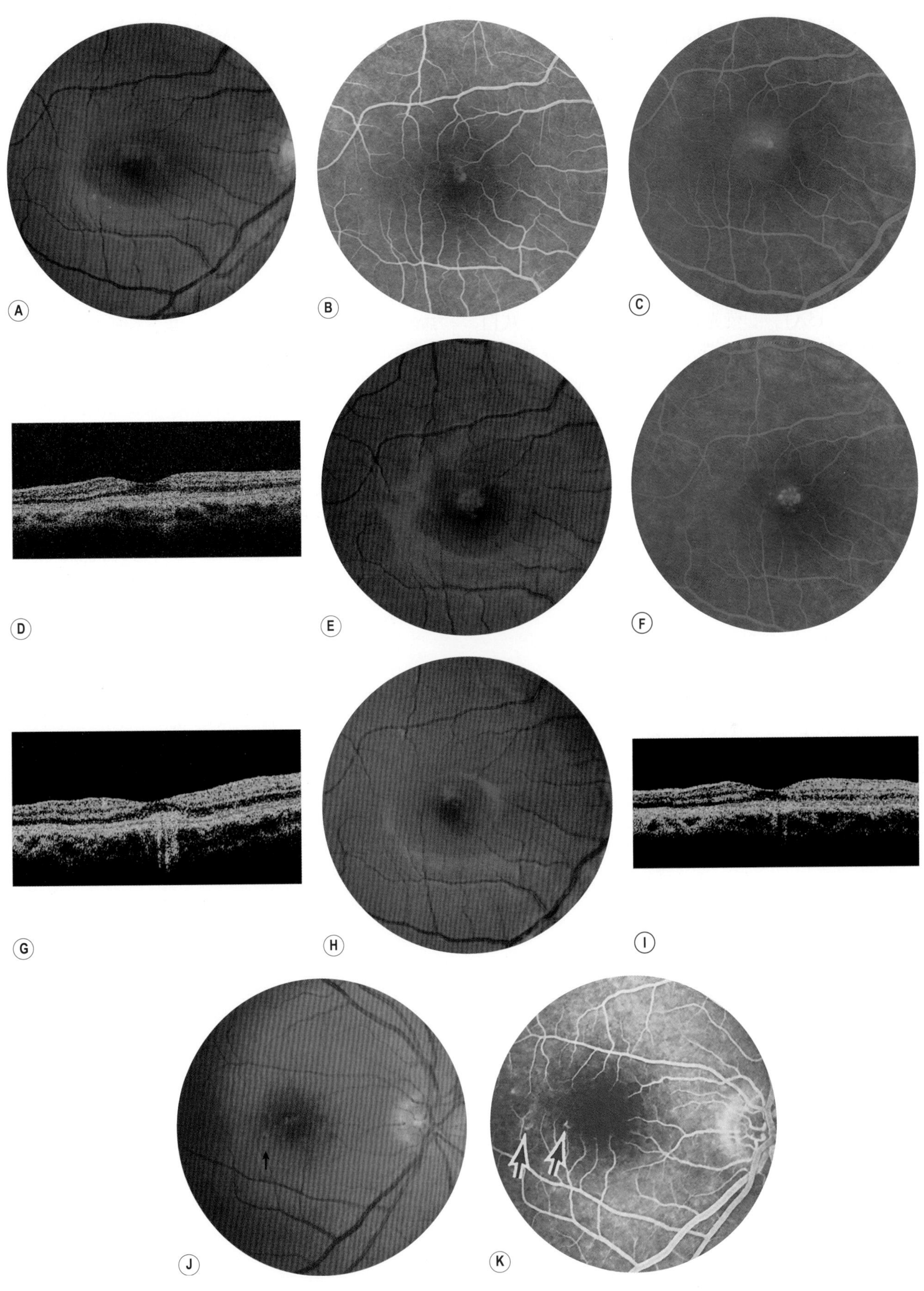

图 11.14

多发性一过性白点综合征

多发性一过性白点综合征（MEWDS）通常累及青年女性单眼，具有以下特征：①视物模糊，多个旁中心暗点，通常包括颞侧暗点，大约有一半的患者在得了类似流感的疾病后不久就出现闪光感。②玻璃体细胞。③在 RPE 和外层视网膜水平存在多个小的、通常不易分辨的灰白色斑点（图 11.15；图 11.16）。④中心凹处有一簇白色或浅橙色的小点（图 11.15A）。⑤荧光造影早期可见相应于灰白斑块的点状高荧光，且常呈簇状或花环状分布（图 11.15G 和 H）。⑥这些病变在荧光造影晚期呈荧光着染，在一些病例中视神经盘呈荧光着染。⑦生理盲点扩大。⑧ ERG a 波和感受器电位振幅降低。⑨视觉功能的自发恢复，视网膜电图转为正常，荧光素血管造影和检眼镜下的表现在 7~10 周内恢复正常（图 11.16G~I）[148-165]。MEWDS 中的白色斑点通常较小，较难分辨，位于黄斑外区域，很容易被忽略。有可能大多数那些报道为急性特发性生理盲点扩大综合征 [166] 或是 MEWDS，其白色病灶要么被忽视了，要么在检查时已自行消退 [167-172]。

图 11.15　多发性一过性白点综合征。
一名 34 岁中度近视妇女注意到她右眼中心视野出现多个小的盲点，伴有闪光感 5 天。患者右眼视力是 20/40，左眼视力是 20/20。在右眼眼底（图 A~ 图 D）上有多个灰色斑点，中心凹处见橙色小点（图 A）。自发荧光成像显示病灶相对应部位呈低荧光（图 E），光学相干断层成像显示灰色斑点处光感受器丢失（图 F）。Humphrey 视野计检查发现生理盲点扩大。荧光素血管造影显示环状高荧光点形成“花环状”斑点。患者被诊断为 MEWDS，并一直接受观察。3 周后，患者视力提高到 20/20，已无闪光感，大部分灰色斑点消失了，橙色斑点仍然存在。中心凹下方病灶颜色似乎更白而且无活动性。患者搬到了西雅图，3 年后电话联系，主诉在中心固视点上方出现新的视物变形。患者在持续性瘢痕（箭头，图 A）处出现了脉络膜新生血管膜，并接受了玻璃体腔注射抗血管内皮生长因子治疗。

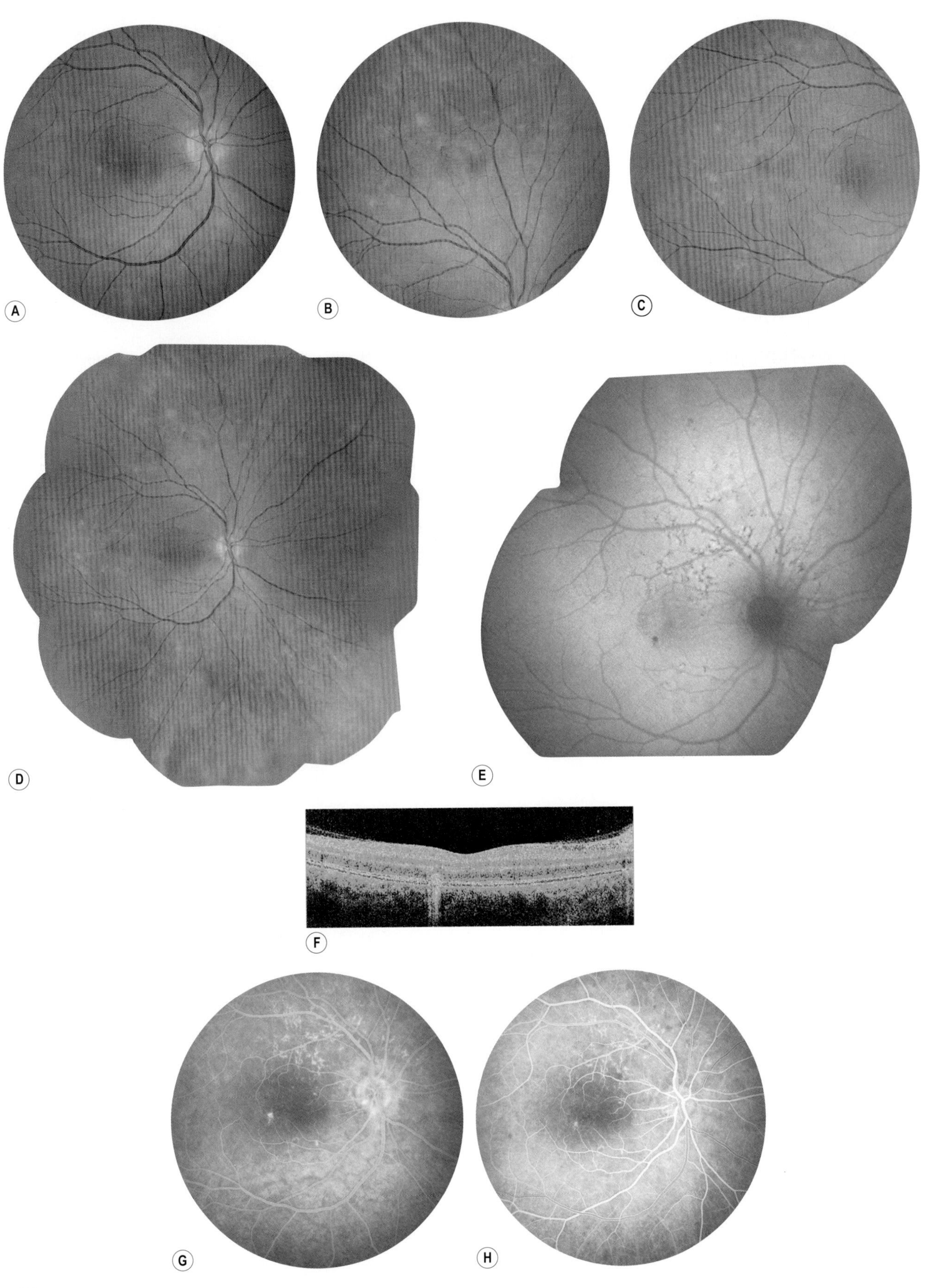

图 11.15

ICG 血管造影显示在 RPE 水平上的斑片状高荧光，以及多个圆形小片低荧光病灶，其中一些并无相应的眼底改变[173]。虽然荧光素血管造影常显示疾病急性期的视盘荧光着染，但几乎没有证据表明视网膜神经节细胞和视神经受损是造成视力损伤的原因[168]。在病程的后期，可能会出现一个 RPE 脱色素和高荧光区，与其生理盲点扩大或其他视野缺损区域相对应[169, 172]。视网膜下新生血管可能偶尔发生[174, 175]。扫描激光密度计证实黄斑区光感受器细胞的视色素代谢循环有一个局部缺陷[176, 177]。通常没有全身性疾病的证据。一定程度的视野丢失和色觉异常可能会持续存在[178]。该疾病的病因尚不清楚。该疾病可发生于男性，偶尔累及双眼，后期可能偶有复发[153, 159, 161, 179, 180]。在某些病例中，视野缺损不能恢复[151]。

在患 MEWDS 之前及之后，一些患者会出现假性 POHS、急性黄斑神经视网膜病变、急性发作大范围视野缺损，该视野缺损与眼底的可见改变无关[170, 174, 181, 182]。有证据表明，MEWDS 可能是某种疾病谱的一部分，或与以下疾病密切相关，包括急性特发性生理盲点扩大[148, 163, 166, 181, 183, 184]、AZOOR（见下面讨论）、假性 POHS[163, 175, 181, 185-187] 和急性黄斑神经视网膜病变[163, 170, 188]。所有这些疾病都主要影响年轻女性，患者可能出现由于眼底视网膜光感受器损伤而导致的闪光感和视野缺损，但又无法用生物显微镜下的眼底改变来解释[189]。

图 11.16 多发性一过性白点综合征（MEWDS）。
24 岁女性患者，主诉右眼颞侧黑影飘动伴偶尔闪光感 5 天。既往有偏头痛病史。双眼视力为 20/20；检查中没有发现视野缺损。黄斑有多个白色斑点，中心凹有多个橙色斑点，中周部视网膜有散在斑点（图 A，图 B 和图 G）。血管造影显示黄斑病变呈花环状高荧光，黄斑外病变亦呈高荧光（图 C 和图 D）。自发荧光显示病变呈低自发荧光（图 E 和图 F）。1 周后，一些白色病变消退（图 H），3 个月后眼底恢复正常，无任何病变迹象（图 I）。

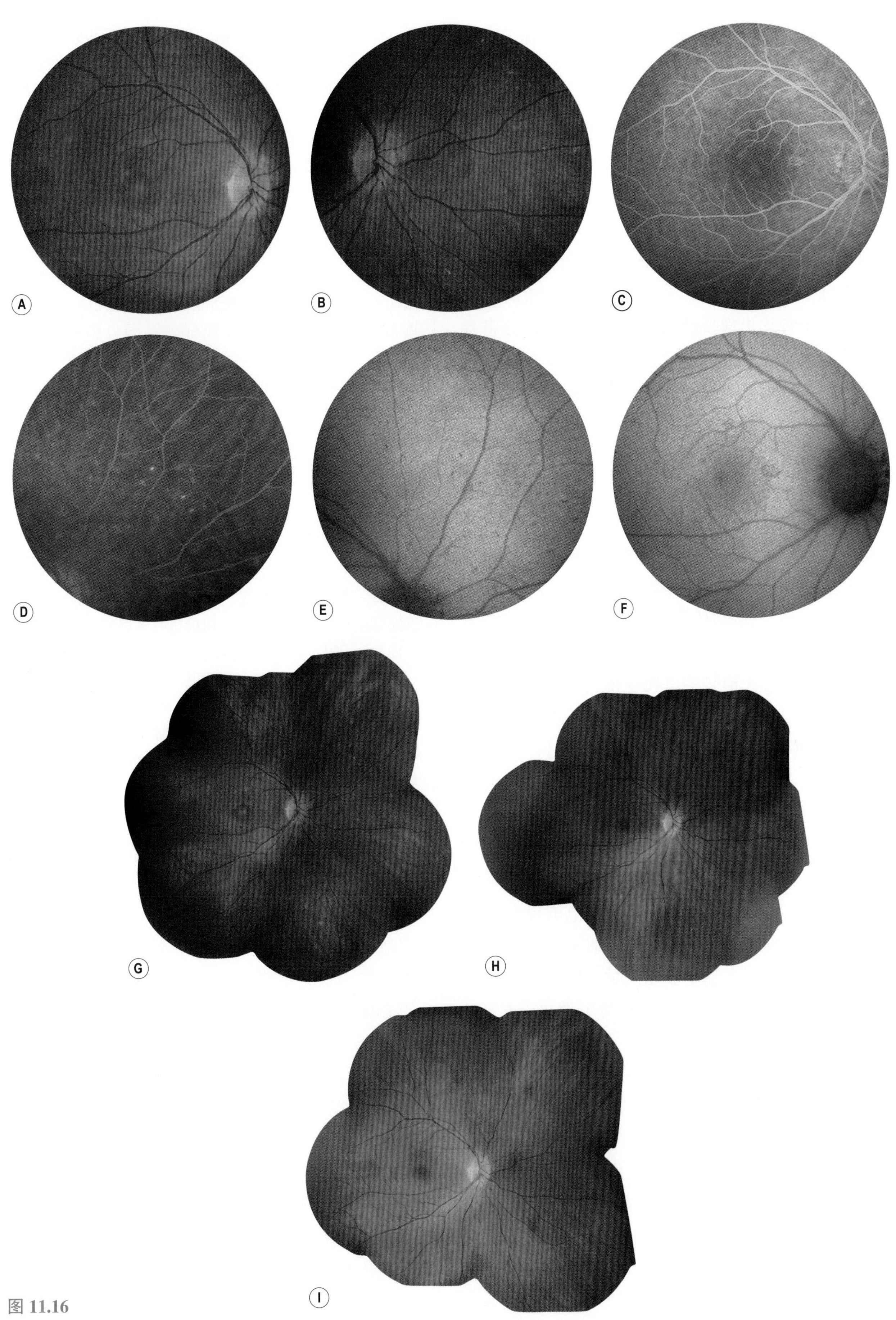

图 11.16

急性区域性隐匿性外层视网膜病变

1994 年，Gass 报道了 13 名患者，主要是年轻女性，其表现是单眼或双眼出现 1 个或多个较大区域的外层视网膜功能快速丢失、闪光感、眼底镜下改变轻微、轻度的玻璃体炎和视网膜电图异常（图 11.17）[189]。在几周或几个月内，视野发生进行性缺损，然后会有所改善或趋于稳定。可能至少要 2 年以上才会累及对侧眼（图 11.17A~I）。随访检查中，所有患者均出现持续性视野缺损，大部分患者有长期的闪光感和视网膜色素上皮萎缩及视网膜血管狭窄，部分病例表现与视网膜色素变性及癌症相关视网膜病变相似（图 11.17J~L）。在一些患者中，有大的、永久性的视野缺损，却无眼底或荧光素血管造影下任何对应可见的改变。

大多数患 AZOOR 的患者是青年或中年人，主要是女性，单眼或双眼出现急性视野缺损。发病时眼底检查未见异常。超过 90% 的患者发病前或发病时有闪光感，这些闪光感与视野缺损区相对应。该闪光感可被描述成“烟火、闪烁灯光、显微镜下微生物的运动、无信号的电视屏幕、闪光、道路上的热浪以及其他视觉现象”。该闪光感的特征是关于其“运动”的描述。患者在描述症状时，通常会移动手指或手。与玻璃体后脱离不同的是，在强光下闪光感更明显，有些患者是戴着太阳眼镜进入医生办公室的。闪光感可以于视野缺损之时或之前出现。有些患者可能之前有过病毒感染。那些视野缺损大的患眼，提示光感受器受累区域范围也大，可能会有玻璃体细胞。然而，玻璃体细胞可能是疾病较晚期表现，见于光感受器死亡时。视野缺损程度不一，范围或大或小，并且经常与生理盲点相连。有时视野缺损也会在周边。

本病被认为是一种炎症性疾病，会对视网膜外层大范围的区域造成急性损害，而检眼镜下又无明显可见的眼底病变，这种微妙的矛盾特性给诊断带来困难，常导致大量而又无结果的神经科、内科和眼科会诊及实验室检查。在这方面，病程早期表现出的视网膜电图异常对诊断是很有帮助的。这些患者的视网膜电图表现出一种光感受器受损引起的视功能障碍、斑片样分布、两眼不对称[190]。如果视野缺损较小且为单眼，则患眼的 ERG 较正常对侧眼的 ERG 降低。如果视野缺损较为广泛，患眼的 ERG 会低于正常值。根据受损部位的不同，视杆或视锥细胞，或两者的功能都可能受到影响。如双眼累及可引起双眼 ERG 下降。Jacobson 等人对 24 例患者研究显示双眼非对称性病变是其显著特征[190]。多焦 ERG 有利于记录损伤区域的范围和位置，如果患者眼底表现正常时，可用于该病的诊断。然而，由于多焦 ERG 只能检测视锥细胞功能，它将无法检测到视杆细胞轻微损害。

图 11.17　急性区域性隐匿性外层视网膜病变。

A~C：24 岁女性患者，有上呼吸道感染史，一夜间双眼视力急剧下降。右眼视力 20/200，左眼 20/20。患者有严重的双眼视野缩小。眼底和血管造影检查均正常（图 A 和图 B）。7 个月后，患者出现了双眼闪光感，持续性、严重的视野缺损，视网膜血管变窄，视网膜色素上皮（RPE）广泛的脱色素（图 C）。视野缺损保持稳定，但患者在接下来的 1 年里，周边部可见色素呈骨小体样向视网膜迁移。

D~I：在几个月的时间里，这名 36 岁女性患者逐渐丧失了周边视力，有闪光感，有玻璃体细胞，视网膜血管变窄，出现无荧光着染的囊样黄斑水肿（箭头，图 D），视盘旁区域 RPE 脱色，右眼视网膜电图改变（图 D 和图 E）。在 8 个月内，视野缺损趋于稳定。在右眼出现症状 26 个月后，患者左眼出现了与右眼相同的症状和体征，而此前左眼除了有一个局灶性瘢痕，其余均正常（箭头，图 F）。比较左眼出现症状时的图 F 和图 G 与 1 年后的图 H 和图 I，并注意视网膜血管变窄和近视盘旁 RPE 脱色素的发展（箭头，图 I）。左眼视野在 6 个月内维持稳定。在过去的 3 年里，双眼均未发生变化。患者右眼视力 20/25，左眼 20/20。双眼有轻微的黄斑水肿。

J~L：这名 29 岁女性患者出现急性闪光感，并且右眼鼻上视野有一种“闪烁的热浪”（shimmering heatwave）感。眼底是正常的。内科和神经科检查并无显著异常。患者双眼视力为 20/20。在 1 个月之内，患者右眼颞下方出现了一块脱色素区域，数处静脉周围白鞘和荧光着染（箭头，图 J 和图 K）。视网膜电图显示右眼的视杆和视锥细胞振幅低于正常水平。随后的 6 年间，除了右眼色素向视网膜（图 L）迁移和左眼鼻侧出现数个血管周围鞘，眼底和视野无明显变化。患者仍受闪光感困扰。

（A~L，引自 Gass[189]）

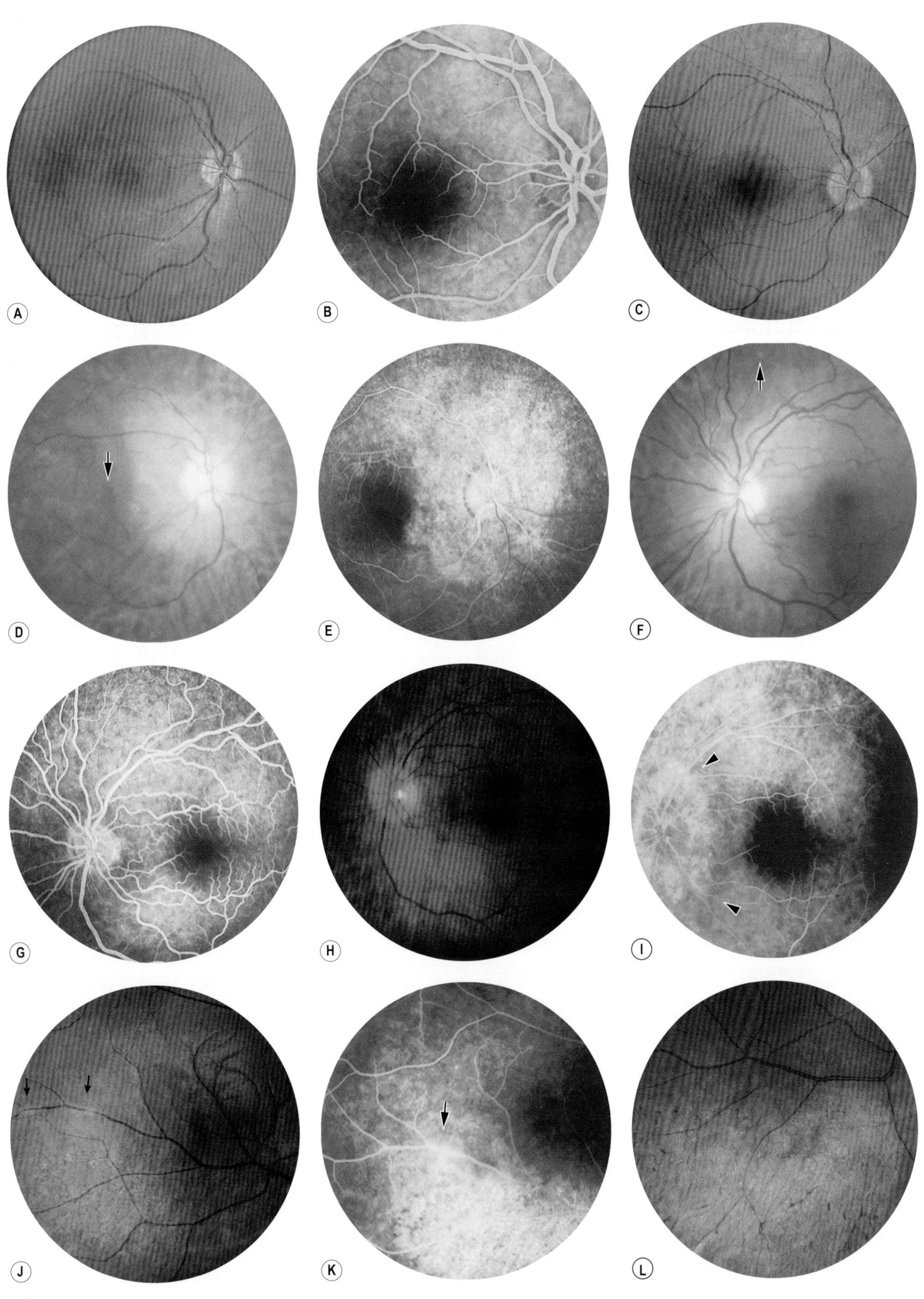

图 11.17

该视野缺损不符合青光眼或血管疾病的改变。Goldman 视野在显示完全视野缺损方面很重要，通常伴有生理盲点扩大。视野缺损可在 6 个月内达到稳定。如果早期使用抗病毒药物和全身应用皮质类固醇激素治疗，一小部分患者的视野缺损有所改善。当眼底无明显改变时，荧光素血管造影所见正常（图 11.17A 和 B），在 RPE 病变区域，则有透见荧光（图 11.17E，I 和 K）。正常眼底的自发荧光未见异常；然而，一旦出现 RPE 萎缩，该区域呈现低自发荧光（图 11.18G），偶尔在萎缩区域边缘会出现自发荧光增强 [191]。

在无可见眼底改变的 AZOOR 患者中，出现边界清楚的区域性视网膜光感受器细胞的急性损伤，其原因尚不清楚。迄今有些零散数据发现，AZOOR 患者中存在抗各种视网膜细胞类型的自身抗体 [190, 192]。Gass 推测在光感受器细胞中有可能存在激活病毒或其他传染源的因子。他提出假说认为存在一个“无症状临床前期”，即病毒在细胞间传播，并保留正常的光感受器功能。在“急性症状期”，宿主免疫反应会导致受感染的细胞功能障碍。无论是感染因子抗原性的改变，还是对被感染的光感受器所产生的局部自身免疫反应，都可能导致光感受器功能的丧失 [2]。超过 90% 的 AZOOR 患眼的视野缺损，范围涵盖单眼或双眼生理盲点，和（或）周边等视线，这表明锯齿缘和视盘边缘是病毒侵入光感受器的可能部位。这两个部位的视网膜光感受器在解剖学上没有被周围的神经上皮与全身血液循环分隔开。在大约一半的 AZOOR 患者中，对细胞内病毒的免疫反应导致了细胞功能失活，但保留了光感受器细胞。生物显微镜或眼底镜下都未发现明显的急性或长期视网膜细胞炎症损伤证据。在大多数情况下，视网膜细胞功能异常似乎是永久性的。虽然大多数病例视功能恢复发生在症状出现后的前 6 个月，但至少有 2 名患者在数年后仍有视野改善。同样地，虽然视野缺损通常在视野发生改变后的 6 个月内趋于稳定，但少数患者，特别是那些有早期恢复迹象的患者，可能在数月或数年后视野缺损逐渐加重。在 AZOOR 急性期的初始阶段，病程中细胞凋亡时钟的重置可能导致这种视野缺损延迟发生。

在另外一半的 AZOOR 患者中，免疫反应导致早期光感受器细胞死亡，发生不同程度的炎症反应，包括出现玻璃体细胞、血管周围渗出，偶尔会有视盘水肿。这些炎症体征通常在 AZOOR 发生后的几周内出现，其程度可能与受累及的视网膜区域大小成正比，可能是对死亡的视网膜光感受器细胞产生炎症反应所致 [193]。

几周或几月后，视网膜血管变窄，尤其是视网膜动脉，出现血管周围白鞘，以及 RPE 反应性改变（reactive changes）（图 11.18A 和 F）。RPE 微绒毛与光感受器相互作用的丧失导致 RPE 迁移入内层视网膜内并沿血管壁排列，形成典型的骨细胞样外观。

同样出现急性、隐匿性、区域性视野缺损伴有 ERG 改变的还可见于如下患者：MEWDS[181, 189]、MCP 和点状内层脉络膜炎（punctate inner choroiditis，PIC）、假性 POHS[163, 181, 182, 189, 194]，较少情况下也可见于有或曾经有过急性黄斑神经视网膜病变的患者中 [163, 170]。作者还观察到至少 50 例其他的患者，其表现与 MEWDS、假性 POHS、AZOOR 和急性特发性盲点增大综合征存在重叠的情况。虽然光感受器细胞损伤导致的隐匿性视野缺损是所有这些综合征的共同特征，但我们并不知道这些疾病的病因，也不知道它们在发病机制和病因上有多大程度的相关性。

图 11.18 急性区域性隐匿性外层视网膜病变。
A~E：这名 40 岁女性患者在大约 10 年前的 1~2 年里，右眼出现了快速进展性视力下降，最近其左眼出现了颞侧暗点伴闪光感（photopsias）。患者初始症状是闪光感和右眼视野急性进展性缺损。当我第一次检查患者时，其右眼的视力是手动到数指。左眼视力 20/20，颞侧有大面积暗点。右眼眼底有广泛的色素改变，视网膜血管弥漫性狭窄，呈斑片状骨细胞样改变（图 A），左侧眼底正常（图 B 和图 C）。左眼黄斑光学相干断层扫描显示，尽管视网膜表现正常，但在视盘周围区域（图 D 和图 E，箭头）的光感受器丢失。患者的视网膜电图显示出明显的不对称，右眼波幅几乎是平坦的。左眼虽然眼底保持正常，但视野仍继续进一步缺损。患者开始口服类固醇和万乃洛韦（valacyclovir）6 周，这似乎控制了疾病进一步进展。然而，停用类固醇后，患者主观感到自己视野缺损恶化。患者开始服用氨甲蝶呤和霉酚酸酯（mycophenolate mofetil），病情仍在监测中。
F~I：女性，48 岁，双眼颞侧视野大面积缺损，近 10 年来基本稳定，图片显示疾病晚期双眼底和自发荧光表现。注意鼻侧和颞侧视网膜的不对称。

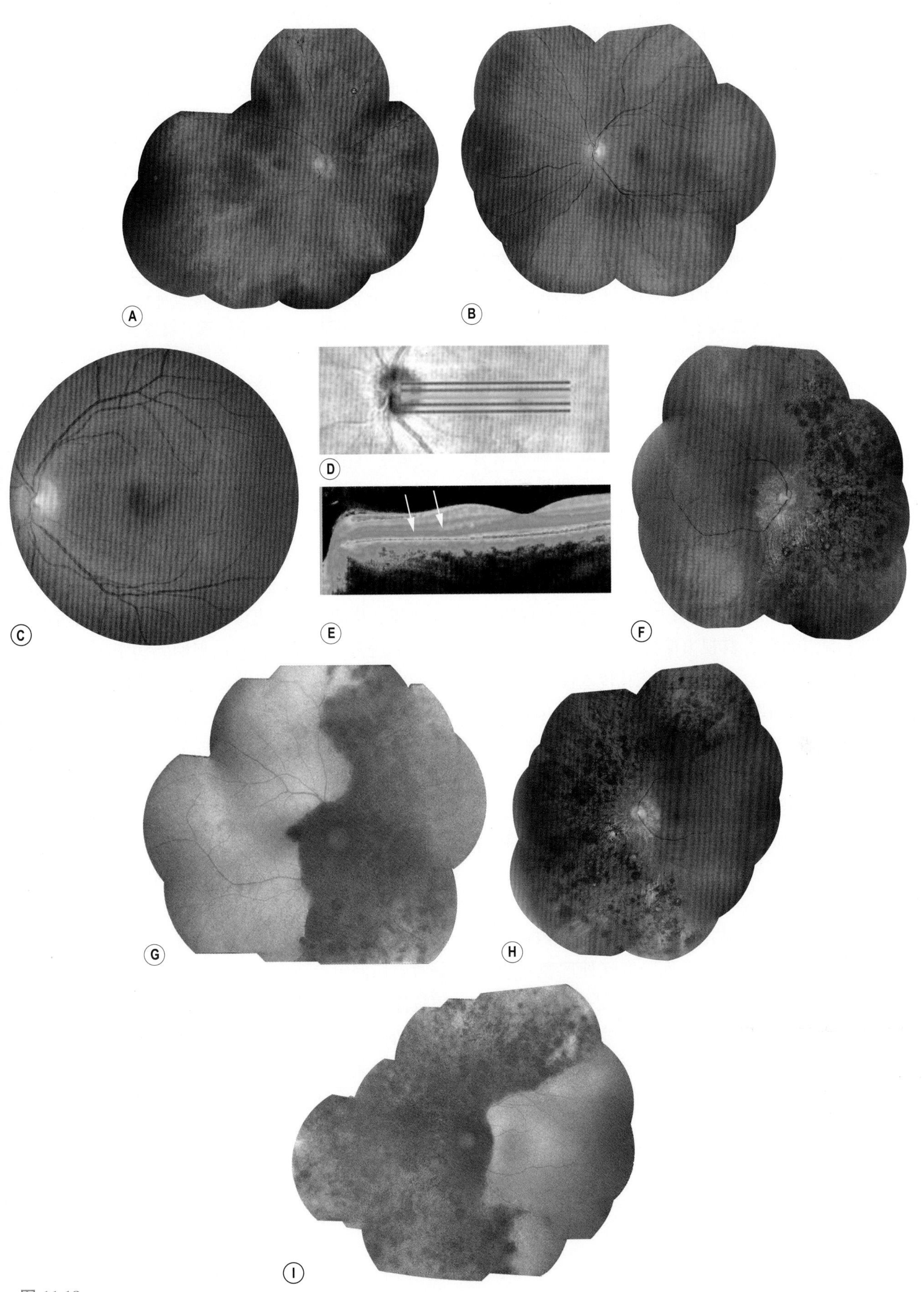

图 11.18

急性环状隐匿性外层视网膜病变

在 *Gass' Atlas of Macular Diseases* 第三版中作者介绍了一个病例，一个一般情况良好的年轻成人出现大范围的急性视野缺损，伴有独特的眼底镜下改变：一个大而细的灰白色环占据左眼颞上方大部分眼底（图 11.19F）[195]。除了视网膜动脉在该区域有轻微狭窄外，视网膜和色素上皮在检眼镜和荧光素血管造影检查中均正常（图 11.19G）。没有玻璃体细胞。左眼瞳孔传入性阻滞。在大约 3 周的时间内，该环和视野缺损逐步扩大而后趋于稳定（图 11.19C~F）。之后，该环消失了。整个过程视力正常。由于没有血管造影改变，这提示该隐匿性破坏过程主要累及环内区域的内层视网膜，这种病变当时被称为“急性进行性区域性内层视网膜炎和变性”。然而在接下来的数月乃至数年，患者在视野缺损区域内出现色素上皮细胞脱色素并迁移进入上覆的视网膜呈现骨小体样改变，表明最初的损害事实上主要累及外层视网膜光感受器（图 11.19 H 和 I）[196]。随访 6 年，其视力保持在 20/20，视野缺损无变化。有趣的是，他不再有瞳孔传入性阻滞。

Luckie 和同事报道了一名年轻女性，单眼有相同的表现和早期临床过程 [197]。她血清学检查显示巨细胞病毒感染，报道者认为其视野缺损保持稳定是由于服用了阿昔洛韦。但该患者免疫力良好表明其视网膜炎和临床转归可能与巨细胞病毒感染和治疗无关。

除了该病急性期存在灰色环并且无闪光感等病史外，这 2 例患者的临床表现及病程与 AZOOR 患者相同 [198-200]。两组患者急性隐匿性外层视网膜损伤的原因尚不清楚。对于该眼底改变一个很有可能但未经证实的解释是外层视网膜特定区域存在潜伏的病毒感染，在某种情况下病毒被激活，引起急性视网膜功能障碍，在一些病例中该区域的光感受器细胞死亡，而又未影响视网膜透光性（环状区域除外），同时在疾病急性期也未累及内、外血 − 视网膜屏障，从而无荧光素渗漏。一过性的环状病灶处视网膜透明度下降，是外层视网膜病变区和非病变区的交界线，可能在外丛状层和外核层的水平，因此不会引起血管造影异常。新近发生病变的视网膜透明度下降，可能由此而形成环状病灶，类似于在免疫抑制患者中所见的细胞间传播的巨细胞病毒性视网膜病变 [201]。环状病变也可能是由于轻度免疫反应所致，发生在正常血管化的内层视网膜与无血管的而又是感染重灾区的外层视网膜交界处，类似情况亦可见于角膜（Wesley 环）。这两种解释都不完全令人满意，因为内、外血视网膜屏障均未发现异常。病例中发现内核层和神经节细胞层的抗视网膜抗体，还有一例发现外核层的抗视网膜抗体，都提示自身免疫可能在其中发挥作用 [202]。然而，目前尚不清楚这些抗体是致病原因，还是疾病现象。一旦继发 RPE 的改变，ICG 血管造影即显示病变无荧光 [203]。

图 11.19　急性区域性外层视网膜病变，环状隐匿型。

A~I：一名 23 岁的健康男子注意到左眼鼻下方出现了一个巨大暗点。患者视力为 20/20。当地眼科医师检查患者右眼正常。前房和玻璃体干净。左眼底可见一个边界清晰的、细的、灰色的圆环（箭头，图 A 和图 B）占据了颞上象限的大部分。该灰色环状病变似乎在视网膜内，但位于视网膜血管之外。它延伸到赤道外，但没有到达锯齿缘。环内的视网膜看起来正常。视野检查显示与环内区域相对应的致密暗点。在接下来的 1 周内，暗点逐渐增大。在迈阿密检查时，几乎看不见灰色环状病变（箭头，图 C~ 图 E）。环内区域扩大（图 C 和图 D 的箭头处与图 A 和图 B 相比较），但未累及黄斑中心凹。图 F 描述了环的大小变化。该区域内视网膜血管变窄，表层视网膜反光减弱。视网膜色素上皮未累及。荧光造影证实视网膜血管荧光充盈减弱而 RPE 正常（图 G）。在随后的几周内，暗点略微增大，而后趋于稳定。在几年内，他在视野缺损区域出现 RPE 脱色素，且色素迁移进入视网膜（箭头，图 H 和图 I）。6 年半后他的视力为 20/20。右眼正常。

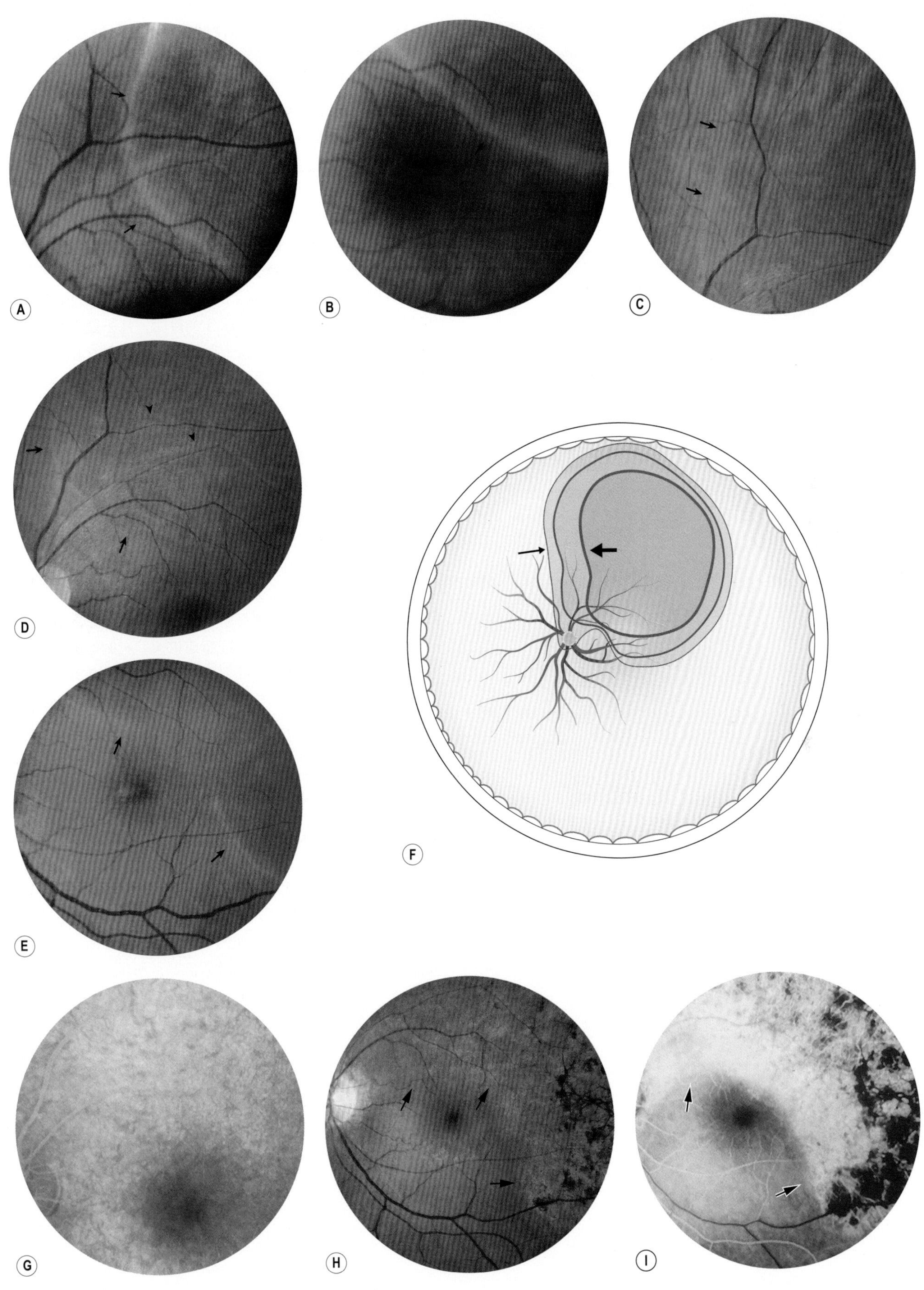

图 11.19

图 11.20 显示的可能是 AZOOR（环状显性型）的一种亚型，在这种亚型中，受累及区域出现 RPE 的急性破坏以及外层视网膜和 RPE 不同程度的发白。

图 11.20 急性区域性外层视网膜病变，环状型。

A~E：这名患有慢性疲劳综合征的 50 岁妇女突发左眼鼻侧一个大的暗点。右眼视力 20/20，左眼视力 20/400。与致密暗点相对应的颞上方视网膜色素上皮（RPE）出现脱色素，其外围有外层视网膜发白区（图 A 和图 B）。伴有玻璃体炎（2+）。血管造影显示早期病灶边缘无荧光，病灶中心呈高荧光（图 C），晚期全病灶为高荧光。除轻度血小板增多和粒细胞增多外，全身医学评估包括梅毒和疱疹病毒滴度均为阴性。她住院并接受口服泼尼松、阿昔洛韦和强力霉素治疗。左眼视力在 1 周内提高到 20/70。在随后的 5 周内，视力下降到 20/400，RPE 破坏区域继续向鼻侧扩大（图 D）。症状出现 5 个月后，几乎整个眼底都受累及（图 E），但视力已改善至 20/200，并在第二年继续改善至 20/30。4 年后，患者左眼情况维持稳定。右眼正常。

急性区域性外层视网膜病变，显性型。

F~L：这名原本健康的 60 岁老年患者在喉咙痛后不久就主诉左眼逐渐出现颞侧视野缺损，且伴有持续 2 周的"闪光感"。9 个月前，患者发现右眼有一个类似的但更为周边的颞侧暗点，伴"闪光感"。几个月后，右眼症状自行消失。患者双眼视力为 20/20。左眼有 3+ 的瞳孔传入性阻滞。视野检查显示致密暗区累及左眼周边大部分区域及几乎所有颞侧视野，右眼有生理盲点扩大。右眼可见玻璃体细胞（2+），边界清晰的 RPE 萎缩区，累及乳头旁、下方及鼻侧，直至赤道部（图 F）。这个区域远远大于视野缺损区。双眼视盘和视网膜血管均正常。眼底检查显示左眼玻璃体细胞（3+）和一个边界清晰的 RPE 破坏区，包括大部分眼底，但未累及黄斑区（图 G）。RPE 改变的边缘没有灰白色的分界线。然而，黄斑的颞侧，在 RPE 水平有多个边界模糊的灰白色区域（图 H）。荧光造影显示左眼有急性 RPE 损伤，但未累及脉络膜毛细血管（图 J 和图 K）。右眼可见斑驳状高荧光，对应于大面积陈旧性 RPE 损伤（图 I）。患者每天口服泼尼松 60 mg，阿昔洛韦 4 g。左眼有一定程度的渐进性视力下降和 RPE 变化，持续数周，而后病情稳定（图 L），如眼底照片所示。

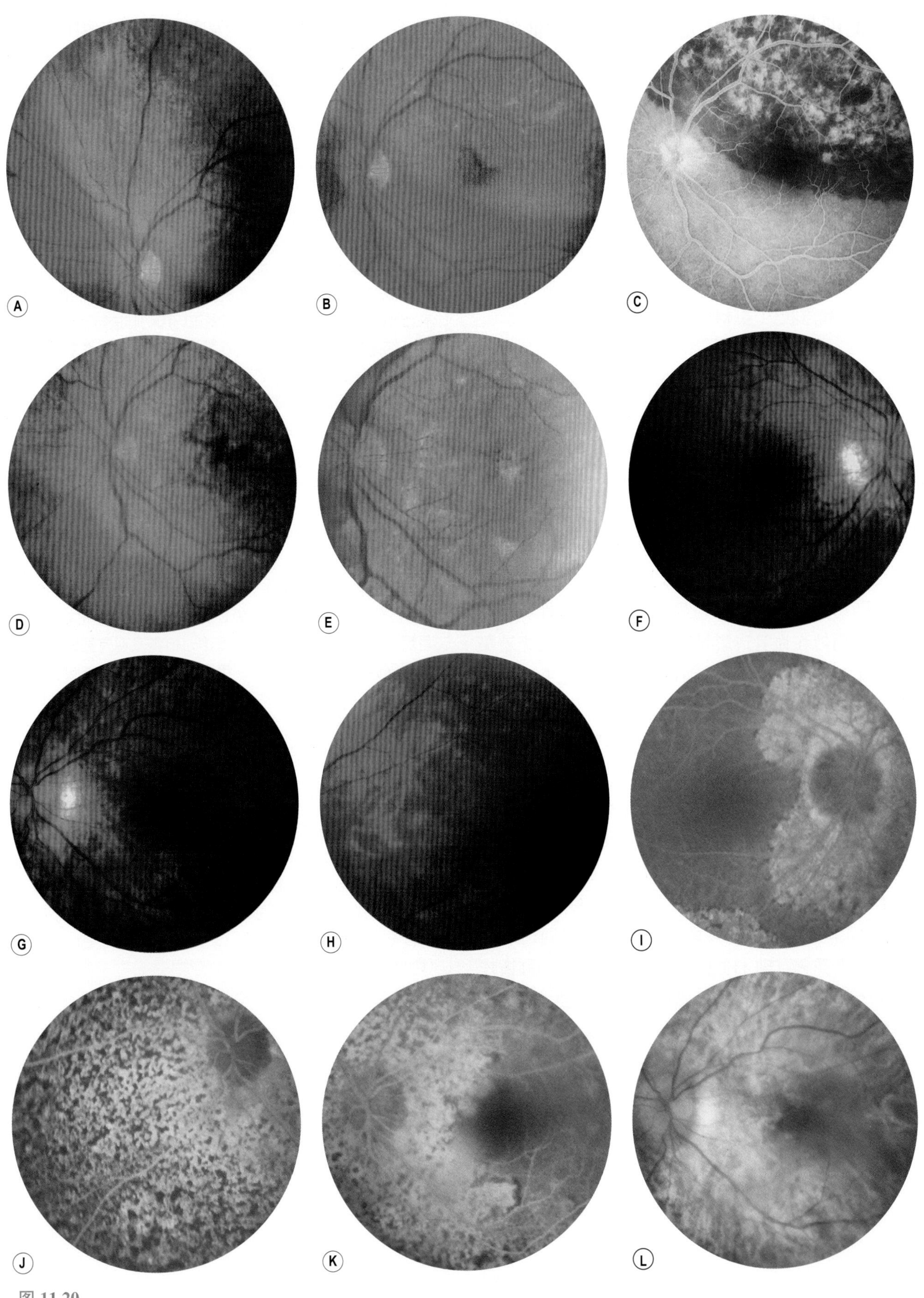

图 11.20

类似拟眼部组织胞浆菌病综合征的疾病（假性眼部组织胞浆菌病）

第 3 章描述了 POHS 的临床特点。近年来，有越来越多其他与组织胞浆菌感染无关的疾病，在它们非活动期可能会出现类似于 POHS 的脉络膜－视网膜瘢痕。至少有两类患者临床表现类似 POHS，统称为假性 POHS[163, 185-187, 204-212]。它们在发病机制上的相关性并不明确，分别称为多灶性脉络膜炎（MCP）和点状内层脉络膜炎（PIC）。

多灶性脉络膜炎及全葡萄膜炎

Nozik 和 Dorsch[208] 之后的 Dreyer 和 Gass[185] 以及 Tessler 和 Deutsch[212] 描述一种类似 POHS 的多灶性脉络膜炎及全葡萄膜炎（MCP）综合征，MCP 区别于 POHS 的要点如下：①单眼或双眼有玻璃体炎症。② 50% 的患者发生前葡萄膜炎。③发病时或在随访过程中常可见到黄色和灰色活动性脉络膜病灶，病灶在血管造影早期无荧光，晚期荧光着染（图 11.21A~C）。④非活动性病灶一般比 POHS 病灶小（图 11.21A~C；图 11.22）。⑤大部分患者来自非组织胞浆菌病流行地区，且组织胞浆蛋白皮肤试验阴性。⑥大约有一半患眼的视网膜电图低于正常值（图 11.21D~F；图 11.22）。⑦有些患者出现了严重的视野缺损，而其眼底表现无法解释该视野缺损，随后可能出现大面积的 RPE 色素脱色，可能伴有视网膜血管狭窄和色素上皮向视网膜内迁移。⑧ 25% 单眼受累患者可能在数月或数年后出现对侧眼严重受累（图 11.22）。⑨多累及女性。⑩该疾病可发生于任何年龄的儿童或成人。⑪缺乏 POHS 中较常见的 HLA-DR2 特异性[213]。⑫随着时间推移，一些患者会出现新的病变。读者应该认识到玻璃体炎或虹膜炎一直是许多报道中将患者纳入

图 11.21　多灶性脉络膜炎及全葡萄膜炎（假性拟眼部组织胞浆菌病）。

A~C：这名 31 岁的女性患者因中心凹下新生血管形成而视力下降 6 年，近期左眼出现视物模糊。除了双眼广泛的多灶性脉络膜视网膜瘢痕和玻璃体炎外，左眼黄斑部还存在有活动性外观的局灶性脉络膜病灶，合并视网膜血管变窄，视盘水肿，颜色变淡（图 A 和图 B）。血管造影显示部分脉络膜视网膜病变早期无荧光（图 C），后期荧光着染。患者视野明显缩小，视网膜电图显示严重视锥和视杆细胞反应异常。患者父亲视力也存在异常，当时被认为是在煤矿工作造成的。患者梅毒抗体吸光度检测显示阴性。有趣的是，在出现视觉症状的同时，该患者正巧因肥胖进行了空肠吻合术，结果减重 200 磅（91 kg）。目前尚不清楚维生素 A 缺乏是否对其视网膜毯层营养不良样眼底改变有影响。

D~F：这名 30 岁健康轻度近视的女性患者发现左眼视物模糊持续 1 周。右眼视力 20/20，左眼视力 20/200。左眼有 1+ 传入性瞳孔阻滞。右眼眼底正常。左眼可见少量玻璃体细胞。黄斑、视盘区域（图 D）及周围眼底可见多灶性活动性灰色病灶。其中许多病变在血管造影晚期出现荧光着染。包括组织胞浆菌病在内的全身性疾病的医学评估呈阴性。诊断为不明原因的视网膜脉络膜炎和视神经炎。全身和 Tenon 囊下给予激素治疗。2 个月后，视力提高到 20/70。大部分病灶表现为非活动性（图 E）。14 个月后，患者因左眼视力下降复诊，检查发现有黄斑部浆液性视网膜脱离，后自愈。9 年后，右眼正常。左眼视力为 20/200。可见视网膜脉络膜瘢痕扩大和色素沉着，在以前正常的视网膜区域可见多个萎缩瘢痕（箭头，图 F）。

G~L：这名年轻女性患者突发右眼颞侧视野缺损和闪光感。眼底正常（图 G）。图 G 中的灰色斑点（箭头）是伪影。视野暗点在几个月内部分消失，之后她左眼出现中心视力下降和生理盲点扩大，这可能与多发性活动性脉络膜视网膜病变有关（图 H 和图 I）。诊断为点状内层脉络膜炎。6 个月后，她出现右眼视物模糊，合并旁中心凹多灶性脉络膜视网膜炎（图 J）。她很快出现双眼黄斑区视网膜下新生血管（图 K 和图 L）。

（D 和 E，引自 Gass[205]）

MCP 排除 POHS 的重要指标，而有些存在活动性脉络膜病灶和多灶性瘢痕的 MCP 患者并没有玻璃体细胞。

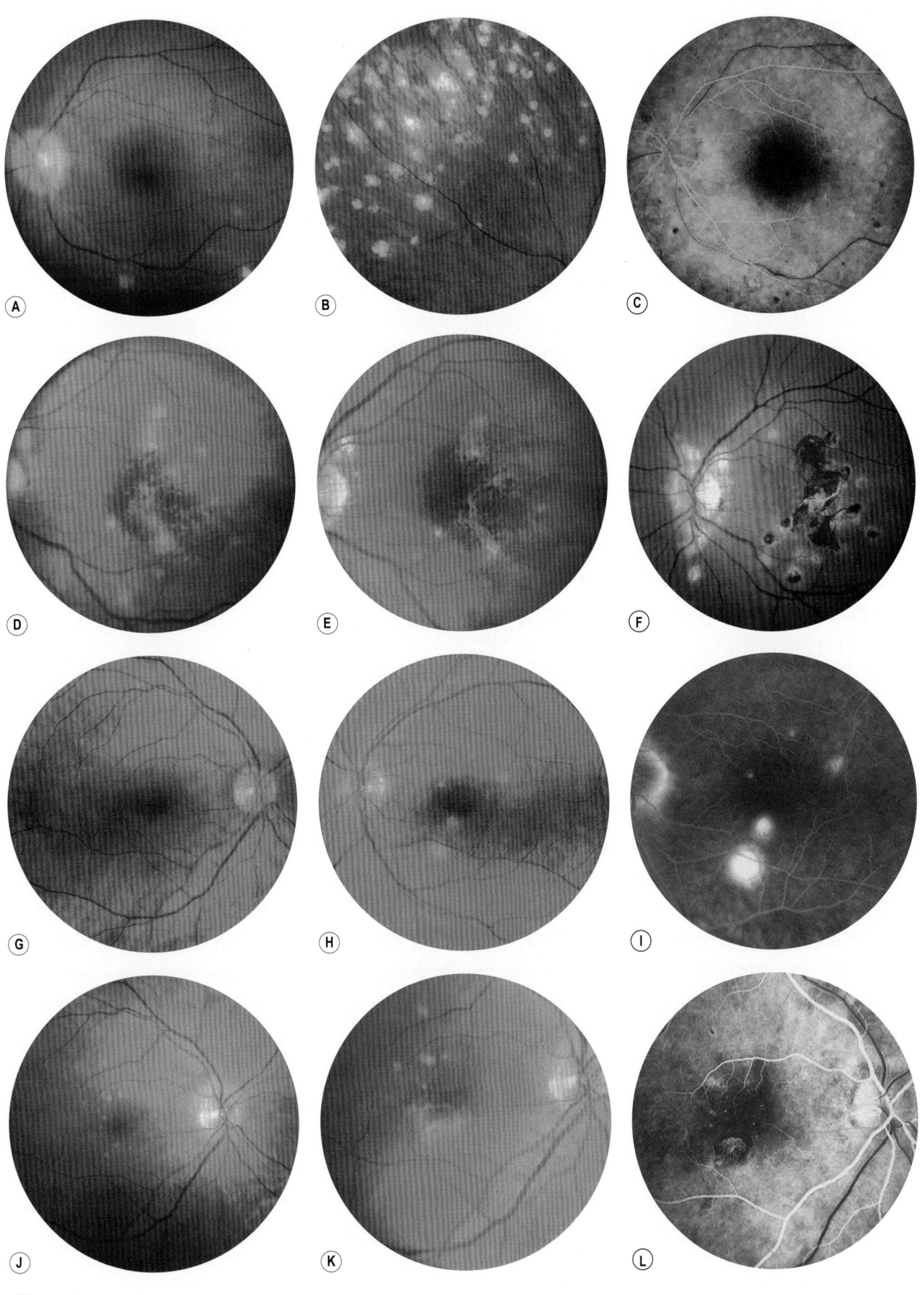

图 11.21

与POHS相似的MCP特征包括外周和后极部脉络膜穿凿样瘢痕（这些瘢痕偶尔在赤道部呈曲线状排列）、视盘旁瘢痕，以及经常发生在视盘旁和黄斑部的视网膜下新生血管（图11.21；图11.22）[205, 214, 215]。Gass见过3名MCP患儿出现双眼睫状体平坦部的雪堤样渗出（图11.43J~L）[205]。MCP的病因尚不清楚。MCP区别于白癜样视网膜脉络膜炎的特点包括：①脉络膜视网膜穿凿样瘢痕。②中位数年龄较低（33岁）。③单眼病变发生率高。④全葡萄膜炎发生率较高。⑤视盘苍白、夜盲、色觉障碍和视网膜电图异常的发生率较低。⑥脉络膜新生血管引起的视功能下降发生率较高。⑦缺乏HLA-A29特异性。单眼MCP患者的眼底可能与单眼弥漫性亚急性神经视网膜炎患者的眼底表现相似（见第804~812页）。后者的视力丧失通常与视网膜下新生血管形成无关，更常伴有视盘苍白、视网膜血管变窄和ERG明显异常。多灶性脉络膜炎有时可表现类似结节病。Hershey等人对一组50岁以上的、眼底为假性POHS表现，但没有其他结节病表现的患者进行了非针对性的结膜活检，发现有局灶性肉芽肿[216]。

图11.22　多灶性脉络膜炎及全葡萄膜炎（假性眼组织胞浆菌病）。

A~I：这名39岁的健康女子右眼出现飞蚊症和视物模糊。患者视力是20/200。前房细胞（1+），玻璃体腔细胞（2+）。有轻度的视盘水肿和囊样黄斑水肿（图A）。在赤道部有360°的数百个大小不等、圆的视网膜脉络膜瘢痕（图B和图C），荧光素血管造影显示囊样黄斑水肿和视盘水肿（图D），荧光造影显示一些周边部病灶的周围晚期荧光着染（图E和图F）。左眼是正常的。右眼暗适应视网膜电图反应中度异常，而左眼处于正常值边缘。在接下来的6年半时间里，患者右眼出现了视网膜下新生血管形成，导致视力进一步下降，而之后左眼出现飞蚊症。当时右眼视力为20/200，左眼视力为20/15。两眼均有玻璃体细胞。右眼黄斑盘状瘢痕（图G）。有许多局灶性脉络膜视网膜病灶，部分在左眼周边部（图H和图I）呈活动性表现。血管造影显示两眼视盘及视网膜的毛细血管渗漏。

J~L：这名31岁的女性患者出现阵发性左眼视物模糊和畏光1年。右眼视力20/20，左眼视力20/300。右眼眼底和玻璃体正常，但有轻度视盘旁瘢痕（图J）。左眼有玻璃体细胞2+；多灶性局限性脉络膜视网膜瘢痕，部分呈星状；中心凹下新生血管膜（图K）。10个月后，左眼视力数指，视网膜下大量纤维化（图L）。右眼没有变化。

点状内层脉络膜病

Watzke和合作者[187]以及Morgan和Schatz[186]报道的一种综合征特点如下：①女性，中度近视、视物模糊、闪光感、盲点。②主要局限于后极部内层脉络膜和视网膜的多灶性黄白色病灶，在恢复期形成与POHS表现类似的萎缩性色素沉着瘢痕（图11.21D~L）。③反复视网膜浆液性脱离并自发性消退。④无玻璃体炎、前葡萄膜炎症状。⑤大多数患者双眼受累。⑥皮肤组织胞浆蛋白试验阴性（70%）。⑦40%患眼出现脉络膜新生血管。⑧视力预后较好，半数患眼视力保持正常。Doran和Hamilton[204]报道了4个类似病例。黄斑病变在某些病例中呈线性或分枝状排列（图11.23H~L）。图11.21（图D）显示一名30岁有近视的女性患者，左眼出现这种眼底表现，其右眼也有轻微的玻璃体炎，且周边部有脉络膜视网膜瘢痕[205]。眼部其余正常。该患者和作者看到的其他患者都提示这两种综合征（PIC和MCP）可能是同一种疾病或者有相似的发病机制[211]。

这些患者是否存在玻璃体细胞，可能与受累及眼底的面积大小有关。那些局限于后极部的病灶（PIC）比广泛分布的病灶（MCP）玻璃体细胞更少。一旦这两种综合征的活动性病灶变得不活跃，且MCP病例中玻璃体炎和虹膜炎消退，许多患者的眼底图像与POHS患者的难以区分。正如玻璃体细胞的缺失并不完全排除MCP的诊断，同样，玻璃体细胞的存在也并不能完全排除POHS。视网膜下/脉络膜新生血管可发生在脉络膜炎活跃期（图11.23A~G）[217]或瘢痕中。用于治疗急性期病灶的全身性类固醇应用可能导致新生血管的消退（图11.23A~G）。对于那些发生在无活动性瘢痕组织中的脉络膜新生血管，玻璃体腔注射贝伐珠单抗可成功使其消退。光动力疗法的应用较玻璃体腔内注射抗血管内皮生长因子早，并且相当成功。

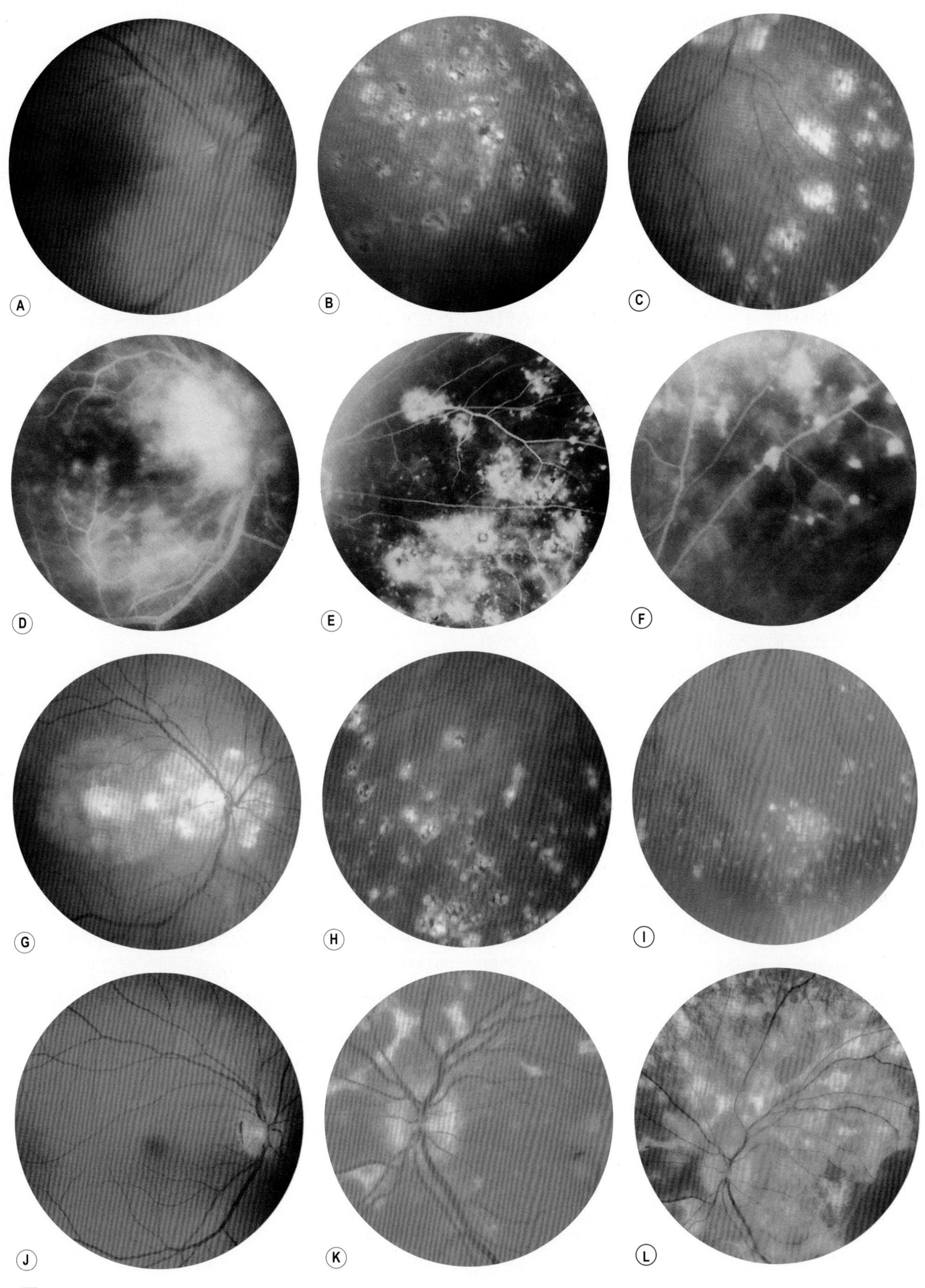

图 11.22

部分 MCP 和 PIC 患者在局灶性脉络膜炎附近发生明显的视网膜下纤维化（图 11.22J~L）。反应性纤维化的过程可能局限于单个脉络膜病灶周围的小孤立区域，也可能在黄斑或周边眼底形成一个大的融合交错网络或视网膜下纤维组织斑块。还有一些人可能会形成大面积广泛分布的纤维组织隆起和严重的视力丧失（图 11.32；关于大量视网膜下液的讨论）[179, 218]。MCP 和 PIC 的病因、发病机制和自然病程尚不清楚。Tiedeman 通过血清学证据发现，EB 病毒可能是一个致病因素[219]，但并未被他人证实[220]。

这些假性 POHS 疾病的多病灶特征掩盖了这样一个事实，即一些患者出现了大的视野缺损，这些缺损常被忽略，并且在疾病早期无法通过眼底改变来解释（图 11.21G~L）。这些缺损可能是由视网膜光感受器区域的急性损伤引起，这些区域的功能可能恢复，也可能无法恢复。这种功能丧失可能局限于 1 个或多个小区域，特别是视盘周围，或大范围周边区域。眼底大面积视网膜光感受器的丢失是导致视网膜血管变窄和 RPE 改变的原因，这些患者中有一些与视网膜色素变性表现类似。这些假性 PHOS 隐匿期的表现与 AZOOR、MEWDS 和急性特发性生理盲点增大的患者相似，统称为 AZOOR 综合征[221]（参见前文关于 MEWDS 和 AZOOR 的讨论）。

除了那些在局灶性瘢痕处迟发性视网膜下新生血管所导致的视力下降之外，假性 POHS 患者出现新病变或视力下降（图 H~ 图 L）的复发频率是多少，我们尚不得而知。尽管作者观察到对侧眼累及的间隔时间长达 10 年，其中大部分患者经历了单眼或双眼的一个持续数月的急性或亚急性病程，并且今后不太可能在同一眼出现活动性疾病复发。

假性 POHS、AZOOR、MEWDS 和急性特发性生理盲点扩大主要发生于女性；这些疾病的主要发病部位在视网膜光感受器和色素上皮水平；并且多灶性脉络膜炎和大量视网膜下液患者的眼部病理变化与灵长类动物实验中由光感受器间的视黄醇结合蛋白所诱导的葡萄膜炎表现相似，提示自身免疫反应在这些疾病的发病机制中起着重要作用[207,222]（图 11.32）。Hirose 和同事的研究模型[222]显示了假性 POHS 的一些临床特征，包括多病灶脉络膜病变，其组织学表现是伴有广泛视网膜光感受器改变的局灶性肉芽肿。他们的模型表明，特异性位于视网膜的抗原可能导致视网膜光感受器的广泛改变，也可能引发脉络膜的免疫病理发病机制变化（参见后文的讨论）（图 11.32D~J）。

图 11.23　点状内层脉络膜病变。

A~G：一名 23 岁的健康士兵右眼出现视物变形，视力下降到 20/50。双眼中心凹出现多个点状白色病灶，伴有右眼视网膜点状出血（图 A 和图 B）。血管造影显示有多个晚期荧光着染的高荧光点和一个小的中心凹下脉络膜新生血管膜，符合活动性点状内脉络膜炎病灶表现（图 C~ 图 E）。口服类固醇药物起始剂量 50 mg，视力逐渐改善，病灶活动性下降（图 F），在接下来的 3 个月里脉络膜新生血管膜消退（图 G），视力恢复到 20/25。

H~L：这名 29 岁的近视妇女最近怀孕，其右眼出现了视物变形，右眼视力下降至 20/30 而左眼视力为 20/20−。右眼有少量玻璃体细胞，伴有两个黄白色脉络膜 / 外层视网膜病变，左眼有 1 个（图 H 和图 I）。经血管造影证实无脉络膜新生血管形成后，患者被诊断为点状内层脉络膜炎并给予口服类固醇治疗。患者双眼视力提高到 20/20。在接下来的 2 年里，每次其泼尼松剂量减少至 20 mg 左右时，都会出现一些新的黄斑病变（图 J）。建议不再怀孕之后，添加口服氨甲蝶呤治疗。患者在其他地方继续随访，3 年后又来复诊，双眼多了一些病灶（图 K 和图 L）。患者一直使用霉酚酸酯和氨甲蝶呤，并保持稳定。荧光素血管造影双眼全程均未见脉络膜新生血管形成。

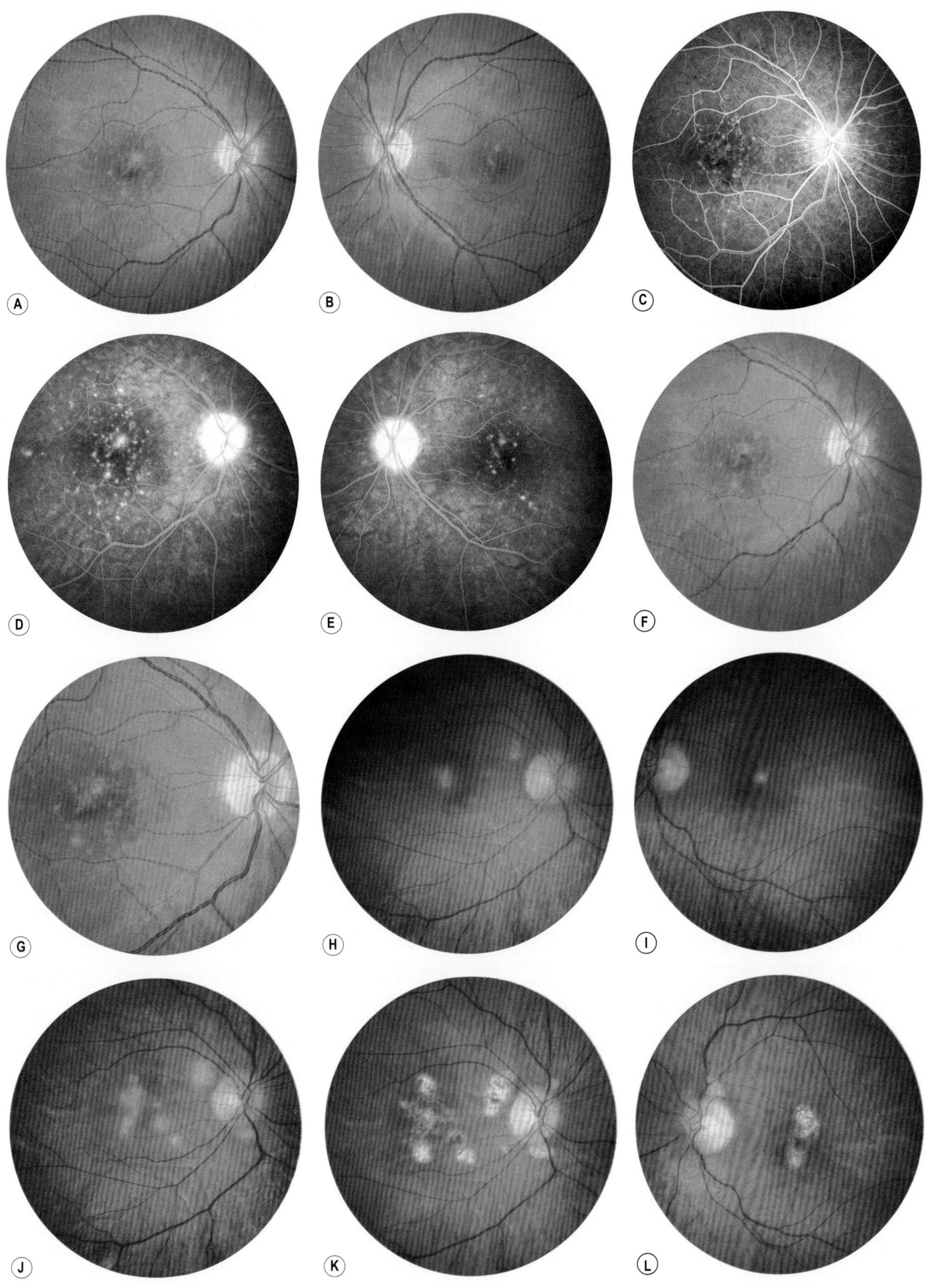

图 11.23

急性黄斑神经视网膜病变

Bos 和 Deutman[188] 描述年轻患者双眼黄斑部出现的特有的三叶草状楔形病灶，他们主诉中心和中心旁视力快速下降，通常发生在流感样综合征之后（图 11.24A~C）[188, 223-233]。眼底病变的颜色取决于眼底的色素沉着，颜色从浅灰色到红棕色不等。视力通常降低到 20/30~20/40。这些患者可以在 Amsler 网格上精确勾画出与眼底病灶相对应的阴性暗点（negative scotoma）（图 11.24G）。在疾病成熟期的患者中，黄斑中心凹区域存在深色的花瓣状病灶（图 11.24A，B 和 H）。然而，在其他患者中，病变不太明显，可能由多个椭圆形到圆形、中央或中央旁区域的淡红色斑块组成（图 11.24D 和 E）。这些病灶在无赤光下较为明显，但在激光扫描检眼镜下更容易观察到（图 11.25H）[234-237]。这些病变位于视网膜外层[223, 227, 228, 232]，而不是像 Bos 和 Deutman 提出的位于浅表视网膜。OCT 检查和多焦 ERG 证实了病变累及光感受器和外核层。光感受器内、外节（IS/OS）连续性中断，相对应的外核层变薄（图 11.25I）[234, 238, 239]。与功能正常的相邻区域相比，受累及的区域平均波幅较低[235]。可能只累及单眼。可能存在一两个小的浅表火焰状视网膜出血（图 11.24B）[223, 227]。视网膜血管和视盘通常正常。玻璃体细胞阴性。在典型的病例中，荧光素血管造影显示病变部位呈现微弱的低荧光（图 11.24C 和 I）。在某些病例中，短暂的脉络膜缺血可能扮演了一定的角色（图 11.25）。病变部位自发荧光无明显变化（图 11.25G）。在几周或几月的时间内，病变的消退、视力和视野缺损的改善都较为缓慢（图 11.24F）[229]。在某些病例中，这些暗点可能会持续数月或数年[224]。OCT 可显示光感受器的急剧丢失（图 11.25）。在一些 MEWDS 和急性生理盲点扩大患者中，可见与急性黄斑神经视网膜病相同的病灶[163, 170]。

尽管大多数患者在流感样症状出现后 1~2 周内产生眼部症状，但还有一些患者在接受了静脉注射拟交感神经类药物[240]，或碘造影剂[241]，或蜜蜂蜇伤致过敏性休克后（图 11.24G~I）[157]，出现了外观相同的病灶和急性视力下降。如果在注射导致视力丧失后立即进行检查，那么病变可能有一种灰白色的外观，很难辨别，后期颜色逐渐变暗，类似于图 11.25。据报道，急性黄斑神经视网膜病变还与口服避孕药、创伤、头痛或偏头痛史，以及产后低血压有关。

图 11.24　急性黄斑神经视网膜病变。

A~C：这名 31 岁的黑种人女性患者双眼出现视物模糊和双眼旁中心暗点之前，曾有过 2 周的类似流感症状的病史。患者眼球运动时有些疼痛。其双眼视力是 20/50。在患者双眼黄斑区观察到花瓣状暗区（图 A 和图 B），左眼黄斑上方有浅表视网膜出血（箭头，图 B）。血管造影只显示黄斑上方轻微的视网膜毛细血管扩张。眼底没有其他的变化。5 个月后，视力恢复到 20/30 和 J-1。黄斑部表现基本上没有改变。患者已失访。

D~F：这名 26 岁的白种人妇女发现左眼多处旁中心暗点和闪光感，无相关的类似病毒感染性疾病史。视力为 20/25。患者的外层视网膜有多个大小不一的圆形小暗斑（图 D 和图 E）。这些病灶点与 Amsler 表上的致密暗点相对应。血管造影、视网膜电图、眼电图检查正常。这些斑点和暗点在几个月的时间里消退了。7 年后的视力为 20/25（图 F）。

G~I：1988 年 10 月，这名 27 岁的健康女子发现右眼多处旁中心阴性暗点。一名验光师发现右眼黄斑部有多处“出血”。5 个月后，暗点持续存在，在 Amsler 表中表现明显（图 G）。双眼视力为 20/15。眼底镜检查显示外层视网膜橘红色病灶（图 H），与 Amsler 表上暗点位置一致。左眼正常。血管造影显示仅有轻微病变（图 I）。当她 6 年后复诊时，暗点和视力没有变化，但眼底病变不再存在。

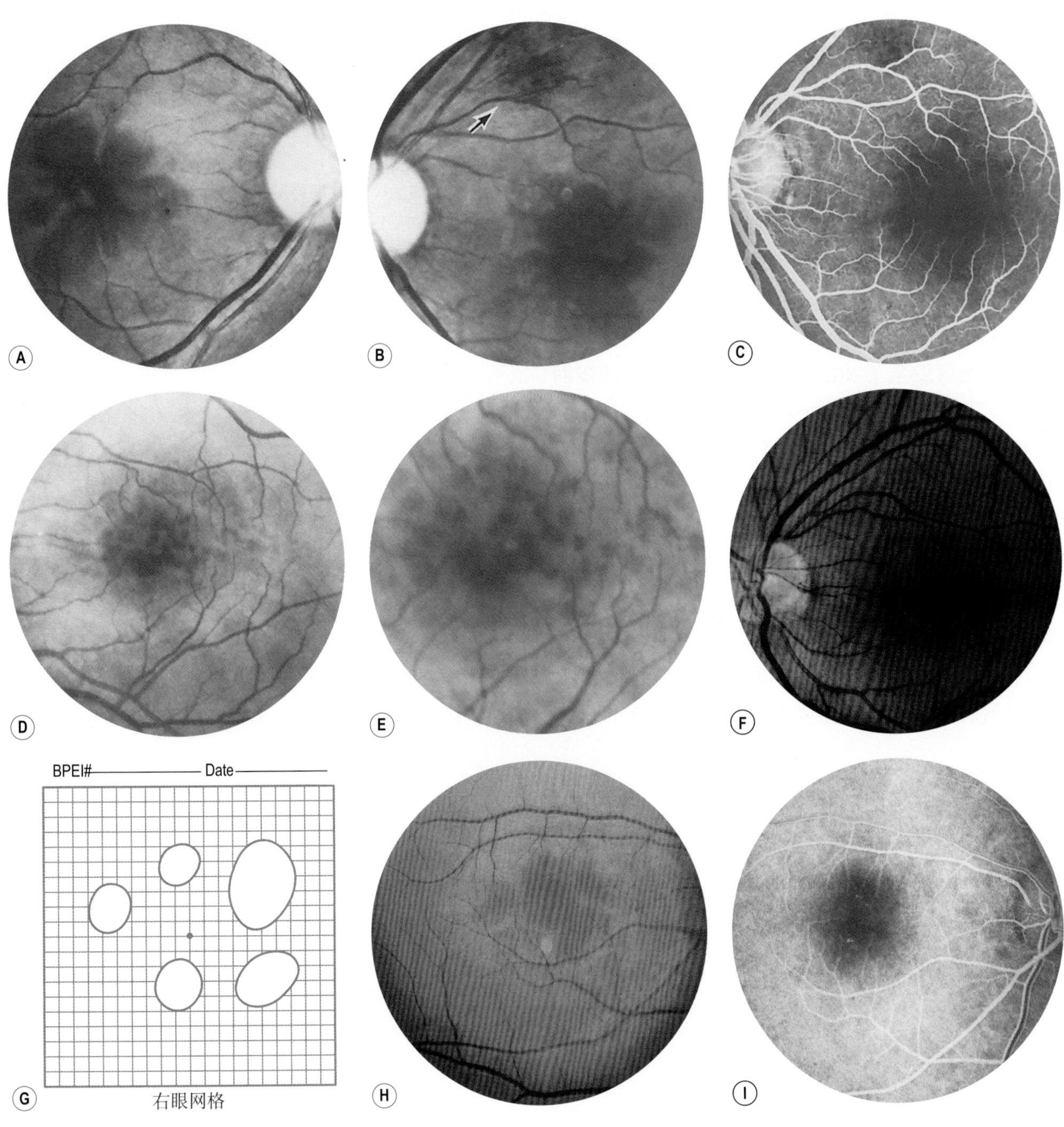

图 11.24

当该眼底病灶呈淡红色时，可能被误认为视网膜下出血。在 Weinberg 和 Nerney 报道的案例中可能发生这种情况[242]。该病中，那些较轻的类型（图 11.24D~F）可能会被误诊为急性视网膜色素上皮炎，因为这两种疾病都会导致短暂的中心视力下降，通常发生在年轻人身上（见第 814 页）。视网膜电图显示早期光感受器电位明显变化，且可能持续数月[232]。这些特殊黄斑病变的病理、发病机制和病程尚不清楚。有两名年轻女性患者，她们均在某一眼先后发生了 MEWDS 和急性黄斑神经视网膜炎。其中一名患者两种疾病发病相隔几周，另一名相隔 5 年，提示两种疾病可能有共同的病因。此外，这两种疾病，以及急性特发性生理盲点扩大和 AZOOR，均有光感受器累及，表明它们的发病机制可能相关[243, 244]。边界清晰的淡红色病变与视野缺损精确对应，表明视网膜光感受器外节以及一定程度上内节的急性丢失是导致外层视网膜变薄的原因，而外层视网膜变薄使得病灶呈淡红色外观。OCT 示病变对应的光感受器丢失（图 11.25I）。这种局灶性损伤的机制在病毒性疾病后出现该病的患者与在静脉注射含有拟交感神经药物后出现该病的患者中可能是不同的。对于后者，造成损害的原因要么是短暂性脉络膜缺血（图 11.25B~E），要么是药物对光感受器细胞的毒性作用。边界清晰病灶内视网膜明显变薄的其他原因还有一些，比如 Berlin 水肿消退后外层视网膜萎缩[245, 246]、镰状细胞血红蛋白黄斑梗死[170]、棉绒斑[247]，以及黄斑板层裂孔等，均可在生物显微镜下呈现淡红色病灶[170, 245]。

图 11.25 急性黄斑神经视网膜病变。
这名 23 岁的健康女子醒来时右眼有一个上方旁中心视野缺损。Amsler 表检查显示在视野缺损处有线条缺失，测量大约 2°×3°。眼底表现正常（图 A），但视网膜和脉络膜循环缓慢（图 B~ 图 E）。患者曾口服过避孕药，当时已停用。1 个月后，这种视野缺损仍然存在。此时其眼底出现了与暗点对应的“青铜”变色（图 F），这在红外成像（图 H，箭头）上更为明显，而在自发荧光成像（图 G）上不可见。光学相干断层扫描显示受影响区域（图 I，箭头）的光感受器丢失。

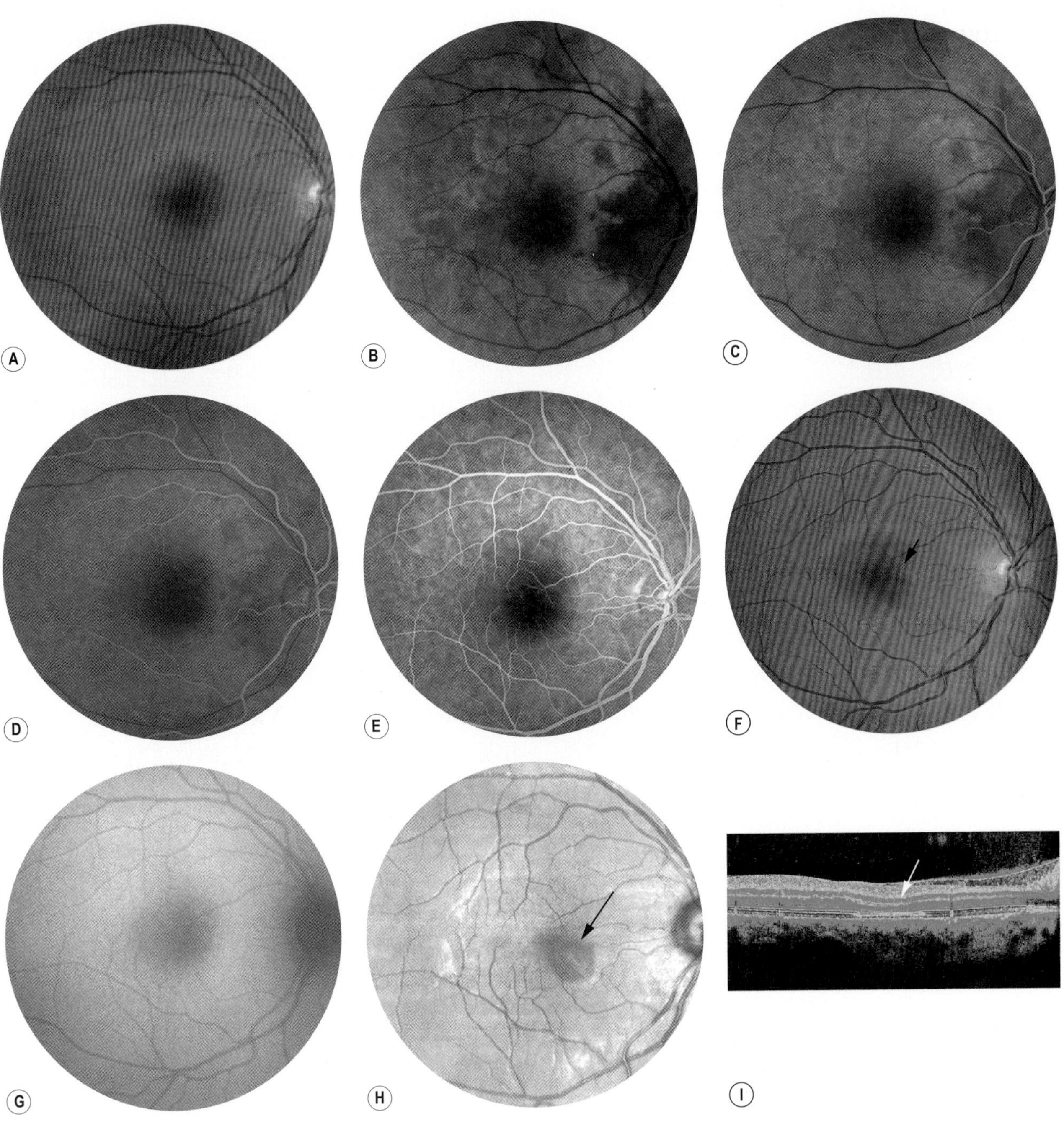

图 11.25

Harada 病

Harada 病的患者通常是色素较多的人，可能会因为严重的视网膜脱离而导致单眼或双眼的视力迅速丧失[248-257]。该病本质上是个双眼疾病；偶尔第二只眼的发病可能会延迟几天到 1 周。轻度脉络膜皱褶可能是对侧眼中唯一的发现。当临床表现不明显时，OCT 可检测到 RPE/ 脉络膜皱褶和脉络膜增厚。有证据表明，美国许多患有该病的黑种人都有美国原住民血统，因此与东方血统存在联系[254, 258-260]。发病无性别差异。全身症状，如头痛、不适、呕吐，以及较少见的局灶性神经体征和症状，可能先于视力丧失出现[261]。最初，在 1 个或多个孤立性的浆液性视网膜脱离区域下，RPE 出现无特征性的黄白色渗出或颜色改变区域（图 11.26A 和 B）。这些区域常常会融合在一起，形成一个广泛的大疱性浆液性视网膜脱离，并随患者体位变化而变化。在少数患者中，RPE 水平出现多灶性灰白色斑块，类似 APMPPE 患者的斑块，但边界更为不清（图 11.26D；图 11.27G）。脉络膜可能增厚，

图 11.26 Vogt-Koyanagi-Harada（VKH）综合征。
A~I：这名 28 岁的非裔美国妇女表现为头痛、颈部疼痛和双眼视力下降。双眼可见多处视网膜下积液和脉络膜皱褶（图 A，图 B 和图 H）。血管造影显示视网膜下有些点状高荧光，伴荧光渗漏，这是 VKH 综合征的典型表现（图 C~图 E）。光学相干断层扫描证实双眼存在视网膜下液（图 F 和图 G）。口服类固醇疗效良好，双眼渗出性视网膜脱离消退（图 I）。注意眼底颜色呈现橙色晚霞样（图 I）。

在某些病例中可见宽大的脉络膜视网膜皱褶（图 11.26G~I）[262]。视盘通常有充血和水肿。这种水肿可能很严重，在某些病例中伴有出血和黄斑星芒状改变（图 11.26G；图 11.27J）[263]。炎症细胞总是可见于玻璃体中。在某些病例中可能存在虹膜睫状体炎。前部脉络膜和睫状体的炎性浸润可能导致前房变浅，在罕见的病例中，出现闭角型青光眼[264-266]。超声显示后部脉络膜巩膜壁弥漫性低到中等反射增厚[267, 268]。眼眶磁共振 T1 加权矢状面成像能够确定 Vogt-Koyanagi-Harada（VKH）综合征中该增厚是由脉络膜而不是巩膜增厚引起的[250, 269]。

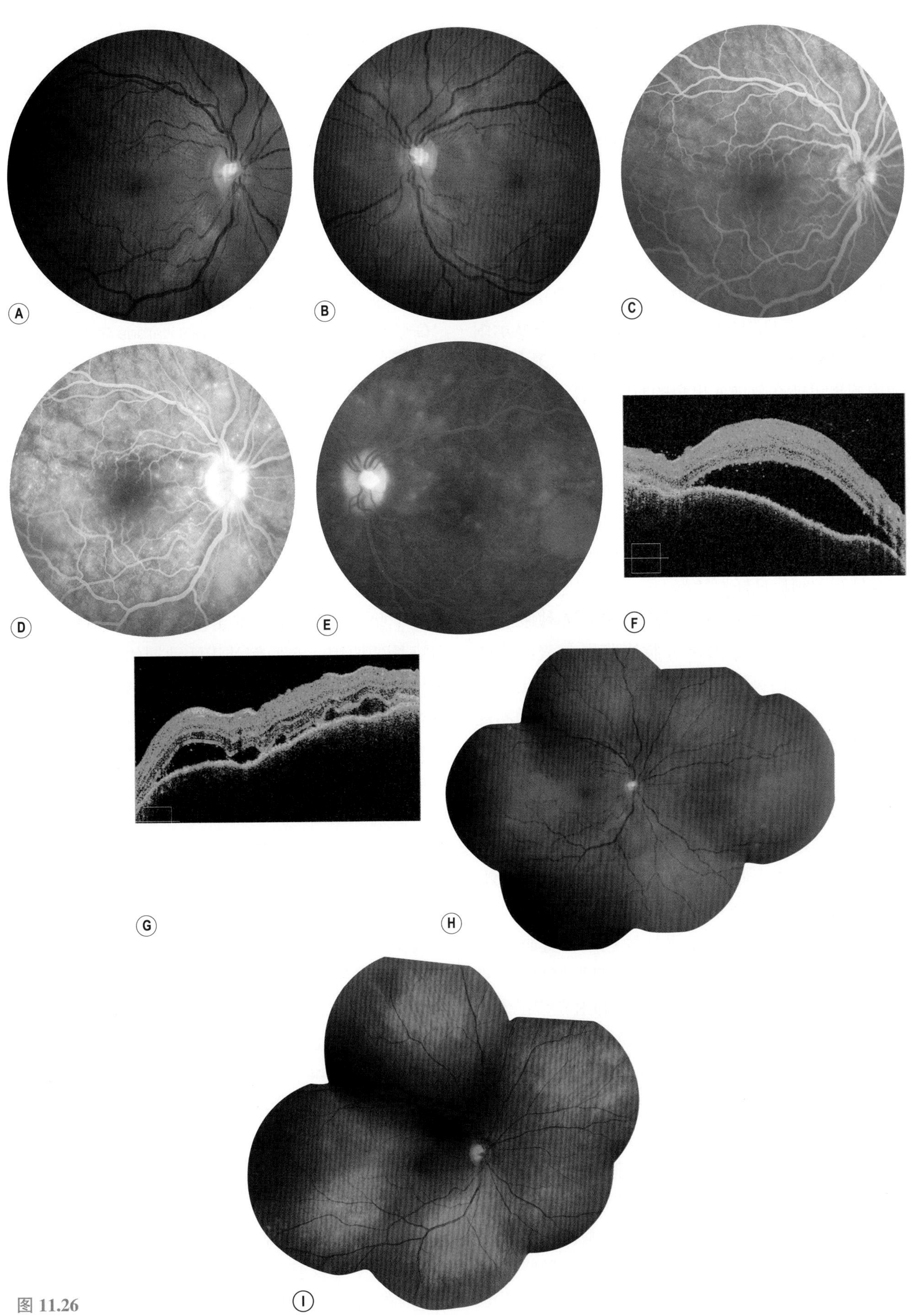

图 11.26

荧光素血管造影可显示局灶性或片状区域存在脉络膜灌注延迟（图 11.27H）。在 RPE 水平上有许多针尖样且不规则的荧光素着染区域（图 11.26B，C，E，F，K 和 L；图 11.27B，E 和 F；图 11.28C 和 D）。这些高荧光灶的面积逐渐增加，在某些病例中形成一个个大的高荧光鳞状病灶，有时在 RPE 水平呈鹅卵石样表现（图 11.26C；图 11.27B）。视网膜下渗出物在血管造影后期呈荧光着染。OCT 可见视网膜下液，偶尔可见由于纤维蛋白含量高而形成的液腔（图 11.28E）。脑脊髓液检查通常显示细胞增多和蛋白质水平升高。虽然在少数病例中，视网膜脱离可能在数周或更短的时间内自行消退，但通常病程较长。足剂量全身性皮质激素治疗可以缩短视网膜脱离的持续时间 [270-272]。严重慢性患者可能需要使用免疫抑制剂。不同程度的视力下降以及 RPE 改变在视网膜脱离消退后仍然存在。大多数患者在首次发作后可恢复良好视力。复发较为常见，但总体视力预后良好 [270, 273]。

视网膜脱离好转后，可能会出现各种眼底改变。在脱离消退后，其下方脉络膜黑色素细胞和 RPE 可呈明显的斑片样脱色素。在脉络膜渗出和持续性视网膜脱离消退后，脉络膜增厚所引起的不规则色素性分界线可能从视盘放射状向外扩散，散布于周边眼底（图 11.26H 和 I）。在一些患者中，多灶性萎缩型脉络膜视网膜的瘢痕与白癜风样（鸟枪弹样）脉络膜视网膜病变和 POHS 的病变类似。这些病灶有时可能在赤道部融合并排列成曲线形状，类似于 POHS 和假性 POHS[274]。在另外一些患者中，脉络膜黑色素细胞发生弥漫性脱色素，且眼底可能从深色变为浅色，或呈现出“落日”“红霞”的外观（图 11.27A 和 C；图 11.28H 和 K）[254, 275-277]。晚期，偶尔可并发视网膜下脉络膜新生血管和视盘新生血管。巩膜软化可能由自身免疫反应攻击巩膜内黑色素细胞所引起 [278]。Gass 曾见过 1 例发生小的脉络膜骨瘤的患者（图 11.27D）。

Harada 病的浆液性视网膜脱离是由葡萄膜弥漫性肉芽肿性炎症引起的，主要由淋巴细胞、浆细胞、上皮样细胞和偶尔可见吞噬了色素颗粒的巨细胞组成 [252, 255, 261, 279-281]。炎症细胞反应通常累及脉络膜毛细血管。炎症细胞渗出形成色素上皮下斑块，这可能是一些患者视网膜下淡黄色病灶和晚期鳞状荧光着染灶的原因。在一例处于活动期的患者患眼中，脉络膜渗出主要由 T 淋巴细胞和 HLA-DR+ 巨噬细胞组成，此外，还有非树突状细胞外观的 CD1- (leu-6) 阳性的细胞 [280]。由 T 细胞介导的眼内抗原免疫反应似乎在 VKH 和交感性葡萄膜炎中起主要作用 [279, 282]。Inomata 和 Sakamoto 对 2 名患者 2 只眼的组织病理和免疫病理进行了研究。在这 2 个病例中，视网膜下液消退 32 个月和 7 年后，眼底出现了“晚霞样”改变 [283]。他们发现脉络膜黑色素细胞明显减少，且脉络膜中有 T 淋巴细胞（70%）和 B 淋巴细胞散在浸润。尽管少数患者可能有斑片状、灰白色、视网膜下病灶，因此在一些研究者看来，该病变与 APMPPE 的病因相关，但 Gass 认为，几乎没有证据表明它们是同一种疾病的临床表现 [284, 285]。

少数 Harada 病的患者最终发展为严重的前葡萄膜炎、脱发、毛发变白、皮肤和角膜缘周围白斑，以及运动障碍（VKH 综合征）[255, 286-289]。该疾病的临床和组织病理学与交感性葡萄膜炎和实验诱导的葡萄膜炎相似，表明对黑色素的自身免疫反应是三者的主要发病机制 [222, 252, 290, 291]。VKH 可发生于患者的兄弟姐妹和同卵双胞胎中 [292, 293]。

图 11.27 Harada 病。

A~C：这名 30 岁的拉丁裔妇女有头痛和颈部僵硬，双眼大疱性视网膜脱离（图 A）。荧光造影显示针尖样高荧光和晚期鳞状荧光着染（图 B）。视网膜脱离消退 7 个月后，双眼眼底颜色从较深变成了相对较浅的橘红色（“晚霞样”）（图 C）。

D~F：11 岁的拉丁裔女孩双眼出现继发于 Harada 病的视网膜脱落，且可见视网膜下一橙色病灶，超声提示该病灶可能是脉络膜骨瘤（箭头，图 D）。血管造影显示双眼多个针尖样荧光渗漏和视网膜下液荧光染色（图 E 和图 F）。经皮质类固醇激素治疗后，视网膜脱离消退了。几年后患者复诊时，视力恢复正常。左眼的骨瘤似乎变小了。

G~L：一名 34 岁黑种人非典型的 Harada 病表现。该患者出现头痛和轻度视力下降，伴有视盘肿胀、黄斑星芒状改变，局限于黄斑部的浆液性视网膜脱离，以及多个边界不清、位于视网膜色素上皮水平的白色斑点（箭头）（图 G）。超声显示脉络膜弥漫性增厚，视盘未见异常。血管造影显示，白色斑点遮蔽了脉络膜荧光（箭头），晚期荧光着染（图 H 和图 I），数周后，视盘水肿加重，视网膜脱离进一步加剧（图 J~ 图 L）。神经系统评估的结果是正常的。泼尼松每天 80 mg 治疗后，视盘和视网膜病变消失，但留下了 RPE 不规则萎缩。

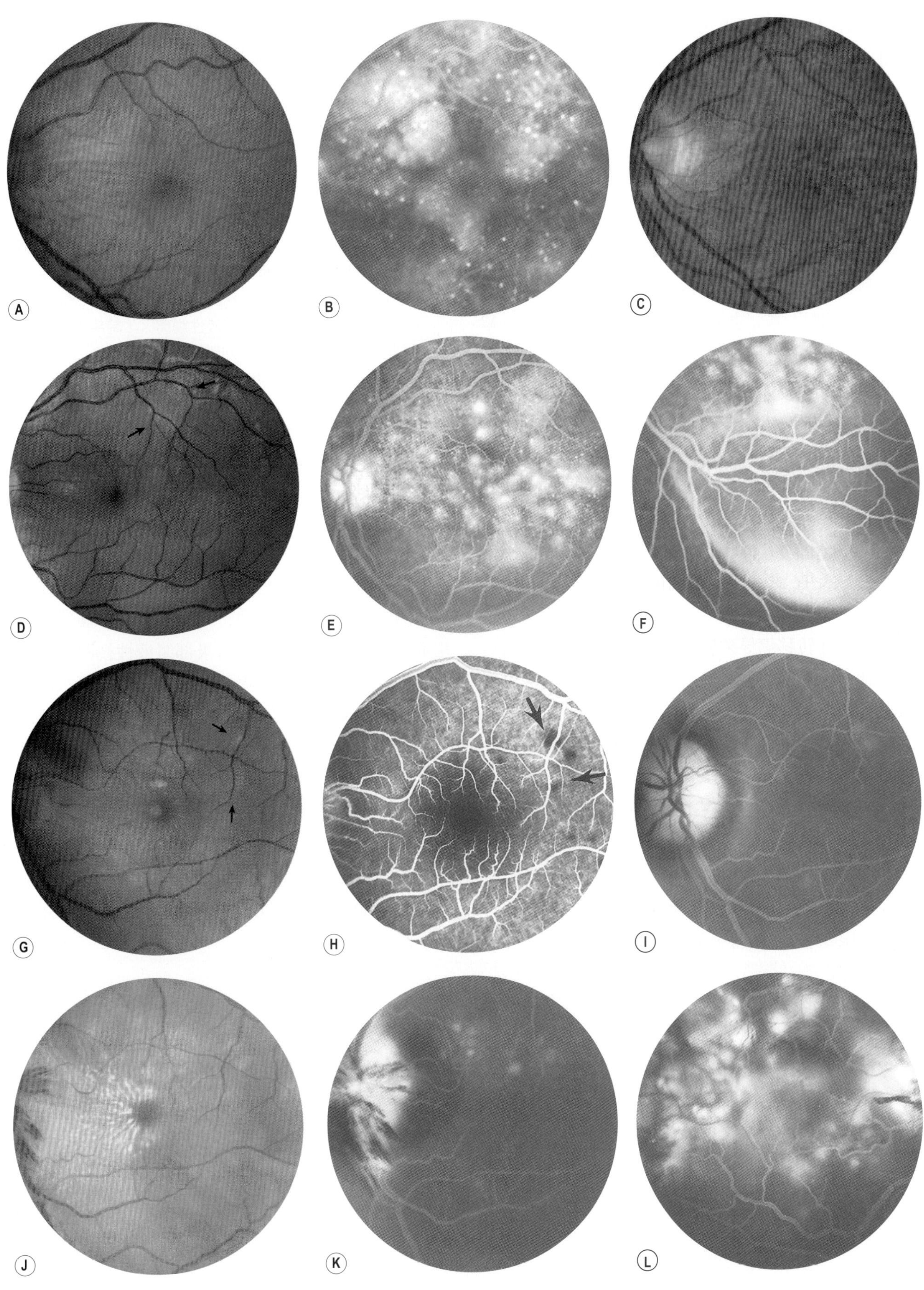

图 11.27

VKH 病的修订版诊断标准是在第一届国际 VKH 疾病研讨会上确定的。根据该标准，VKH 病分为不完全型 VKH 和完全型 VKH 两大类；不完全型 VKH 病包括眼部表现，加上神经 / 听觉或皮肤表现中的一种，而完全型 VKH 病包括眼睛、神经 / 听觉，以及皮肤表现 [294]。

皮质类固醇激素是一线治疗方法；根据病情的严重程度，应以足剂量（1~1.5 mg/kg）开始。如果类固醇激素减量有困难，或者眼部复发，就可增加免疫抑制剂 [295, 296]。类固醇激素应该缓慢减量，以低剂量维持 6 个月或更长时间。早期停药会引起复发和继发并发症，如房角关闭和瞳孔阻滞性青光眼。

Harada 病的鉴别诊断包括重度原发性中心性浆液性脉络膜视网膜病变（图 3.10；图 3.11）、急性白血病（图 14.35A~L）、转移性癌、癌症相关性葡萄膜黑色素细胞增生、特发性葡萄膜渗漏综合征（图 3.64~ 图 3.66）和葡萄膜良性反应性淋巴样增生。超声检查显示 Harada 病的脉络膜呈低反射性增厚，可能有助于疾病鉴别诊断：特发性葡萄膜渗漏和弥漫性转移癌导致脉络膜高反射性增厚，而后巩膜脉络膜炎引起的脉络膜增厚则通常在表层巩膜可见无回声区（见第 944 页）。

带有 HLA-DR4、-DRw53 和 -DQw7 的东方人，以及带有 HLA-DR4、-DQw3 和 -DRw53 的种族多样化的美国患者（通常有美国土著血统）容易发生 VKH[258, 297, 298]。

儿童 Harada 病样综合征

双眼继发性视网膜脱离是 Harada 病的特征，发生在相对年轻和肤色较深的成年人。然而，在某些病例中，儿童也会发病，可能只累及单眼 [299, 300]。儿童单眼或双眼的局限性后极部浆液性视网膜脱离可能伴有轻度的眼部疼痛、后部脉络膜增厚、前房和玻璃体炎症细胞，以及荧光造影显示的 RPE 水平多发性针尖样荧光渗漏 [299, 301]。他们可能有也可能没有全身性的体征或症状。局部视网膜脱离可自发消退，或对口服糖皮质激素治疗反应迅速。作者的临床经验是，在缺乏全身性疾病表现的情况下，患儿对治疗反应迅速，比成人 Harada 病的复发更少。这可能是一种累及儿童单眼或双眼的、轻度的、自限性的后巩膜炎症。

图 11.28 VKH 综合征——非对称性表现。

A~G：该患者右眼出现症状，表现为多个视网膜下积液区（图 A），而左眼底显示轻度脉络膜增厚和浅表视网膜脉络膜皱褶（图 B）。血管造影可见一些高荧光点及其渗漏（图 C 和图 D）。光学相干断层扫描显示右眼多灶性视网膜下和视网膜内积液，左眼底视网膜大致正常（图 E 和图 F）。口服泼尼松后，浆液性视网膜脱离消退，脉络膜轻微皱褶（图 G）。

H~J：这名 17 岁的拉丁裔女性患者，双眼大疱性视网膜脱离，在 RPE 水平上有多个边界不清的白色病变（箭头，图 H）。血管造影显示双眼多发性针尖样渗漏区（图 I 和图 J），以及左眼 RPE 局限性浆液性脱离区（箭头）。经全身皮质类固醇治疗后，双眼视网膜脱离迅速消退。

K~M：39 岁 Harada 病患者双眼大疱性视网膜脱离，超声图像显示脉络膜增厚。注意立体血管造影照片上显示针尖样渗漏点（图 L 和图 M）。

（A~G，由 James Vander 提供）

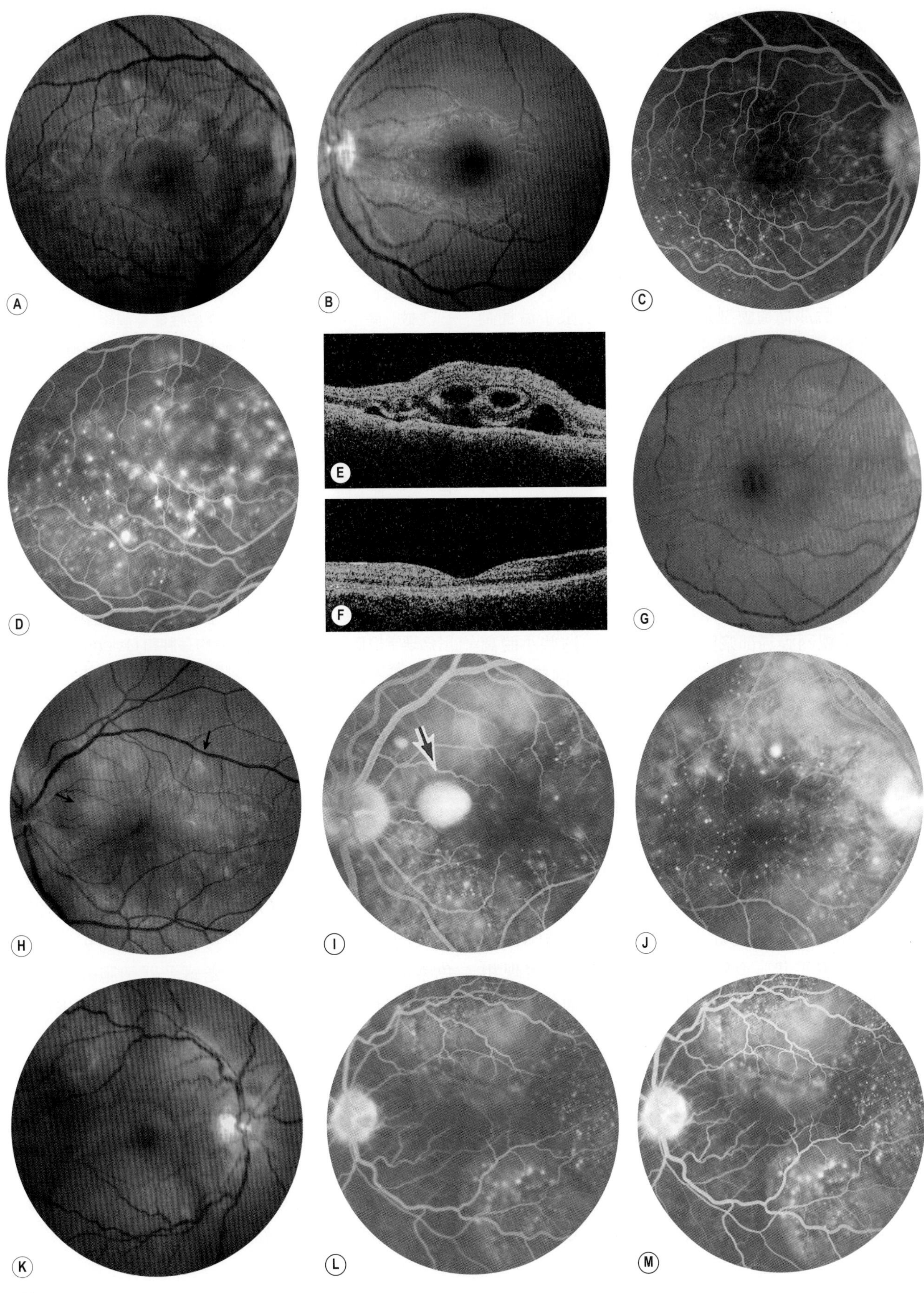

图 11.28

交感性葡萄膜炎

既往有过穿透性眼球损伤的患者，无论是意外或手术导致的，如影响到一只眼的葡萄膜，对侧眼可能会出现弥漫性或多灶性肉芽肿脉络膜炎，引起视觉症状[302-310]。通常合并有虹膜睫状体炎。交感性葡萄膜炎偶尔发生在不寻常的情况下，如质子束、贴敷，或氦离子辐照治疗脉络膜黑色素瘤[311]，以及二极管激光睫状体光凝术[302, 309, 311-313]。交感性葡萄膜炎后部葡萄膜型是指病变最早仅限于后葡萄膜，这种类型可能比前部型或弥漫性型发生的频率要小[303-305, 314-316]。

交感眼的症状通常发生在刺激眼损伤后的2周到6个月，尽管也有报道称在损伤后的50年才出现。交感性眼炎在受伤后第1年发病率最高。对光敏感、短暂的视物模糊和流泪是常见的前驱症状。以前受过创伤的眼睛通常有炎症的迹象。主要为眼后段疾病的患者可能呈现弥漫性（图11.29A~C）或多灶性脉络膜受累（图11.29D~G）。前者可能有1个或多个视网膜局部浆液性脱离区域。这些小脱离很快就会融合在一起，常导致大疱性视网膜脱离。荧光素血管造影可显示多个区域的脉络膜低灌注和多个在造影过程中扩大的针尖样荧光素着染区域（图11.29B，C，E和F）[273, 314, 317, 318]。

多灶性脉络膜炎患者可见散在的、灰白色、视网膜下轻微隆起的结节（图11.29D），可散布整个眼底。交感性葡萄膜炎的多灶性肉芽肿的临床和血管造影表现与APMPPE接近（图11.29D~G）[303, 305, 315]。交感性葡萄膜炎的病灶呈轻度隆起，而APMPPE的病灶呈扁平状。血管造影早期两种疾病表现相同，但造影晚期病灶中央部分在交感性葡萄膜炎中荧光着染较差（图11.29E和F）。累及眼后段的交感性葡萄膜炎与VKH病非常相似，都有多个视网膜下液腔，血管造影中早期表现为针尖高荧光，晚期荧光素渗漏进入SRF（图11.29L~O）。一些患者也可能出现听力丧失、耳鸣和皮肤白斑，类似于完全型VKH综合征的患者[319-321]。

组织病理学上，葡萄膜为弥漫性或多灶性肉芽肿性炎症所浸润（图11.29J~L）。淋巴细胞浸润主要由活化的T淋巴细胞组成。辅助性T细胞和抑制性T细胞的比例是3:1~4:1[322,323]。交感性葡萄膜炎的潜在免疫发病机制可能是对眼内抗原、黑色素或相关抗原和（或）光感受器细胞外节的可溶性部分的一种迟发型过敏反应，类似于VKH综合征[282]。

在弥漫型交感性葡萄膜炎中，脉络膜毛细血管或可豁免于炎症反应，但在结节型中，炎症反应会导致脉络膜毛细血管闭塞和炎症细胞性RPE脱离（Dalen-Fuchs结节）（图11.29K和L）[303, 305, 308, 310, 315, 324-330]。后一种结节在眼底表现为多灶性灰色病变，造影晚期可见该病灶中心荧光着染。

图 11.29 后部交感性葡萄膜炎。

A~C：10岁男童因鞭炮导致左眼前段巩膜破裂伤，在手术修复2个月后，右眼出现早期后极部交感性葡萄膜炎及少量浆液性视网膜脱离。患儿注意到最近右眼视物模糊。右眼视力为20/70，左眼视力仅为手动。右眼前房可见细胞（2+）和闪辉。可见视网膜色素上皮水平有多发的浅灰色病灶（图A），这些病灶是由多灶性脉络膜肉芽肿引起的，阻塞了脉络膜毛细血管，造影早期显示无荧光充盈。左眼的组织病理学检查证实了交感性葡萄膜炎的诊断。

D~K：一名32岁男性患者，6个月前左眼发生穿通性损伤，2个月前左眼行玻璃体切除术，患者右眼出现畏光、飞蚊、旁中心暗点，诊断为交感性葡萄膜炎，其表现与急性后极部多灶性鳞状色素上皮病变类似。右眼视力为20/15，左眼无光感。左眼眼球萎缩。可见多发灰白色、稍隆起的视网膜下病灶，该病灶亦见于周边眼底（图D）。玻璃体和房水中可见少量炎症细胞。视网膜无浆液性脱离。荧光素血管造影早期显示视网膜下病灶无荧光充盈（图E）。血管造影晚期可见始于病灶边缘的荧光着染（图F）。患者虽然接受了皮质类固醇和苯丁酸氮芥（chlorambucil）治疗，但4年后其周边和中心视力逐渐丧失。可见多处脉络膜视网膜瘢痕和视网膜血管变窄（图G和图H）。在图D~图F拍摄1天后，患者左眼被剜除，大体检查可见脉络膜多处灰白色病灶（箭头，图I）。视网膜全脱离。组织病理学检查显示多灶性脉络膜肉芽肿和Dalen-Fuchs结节（箭头，图J和图K），对应图I上的灰色病灶。高倍镜下的脉络膜肉芽肿和Dalen-Fuchs结节（箭头，图K），并显示结节下的脉络膜毛细血管闭塞。

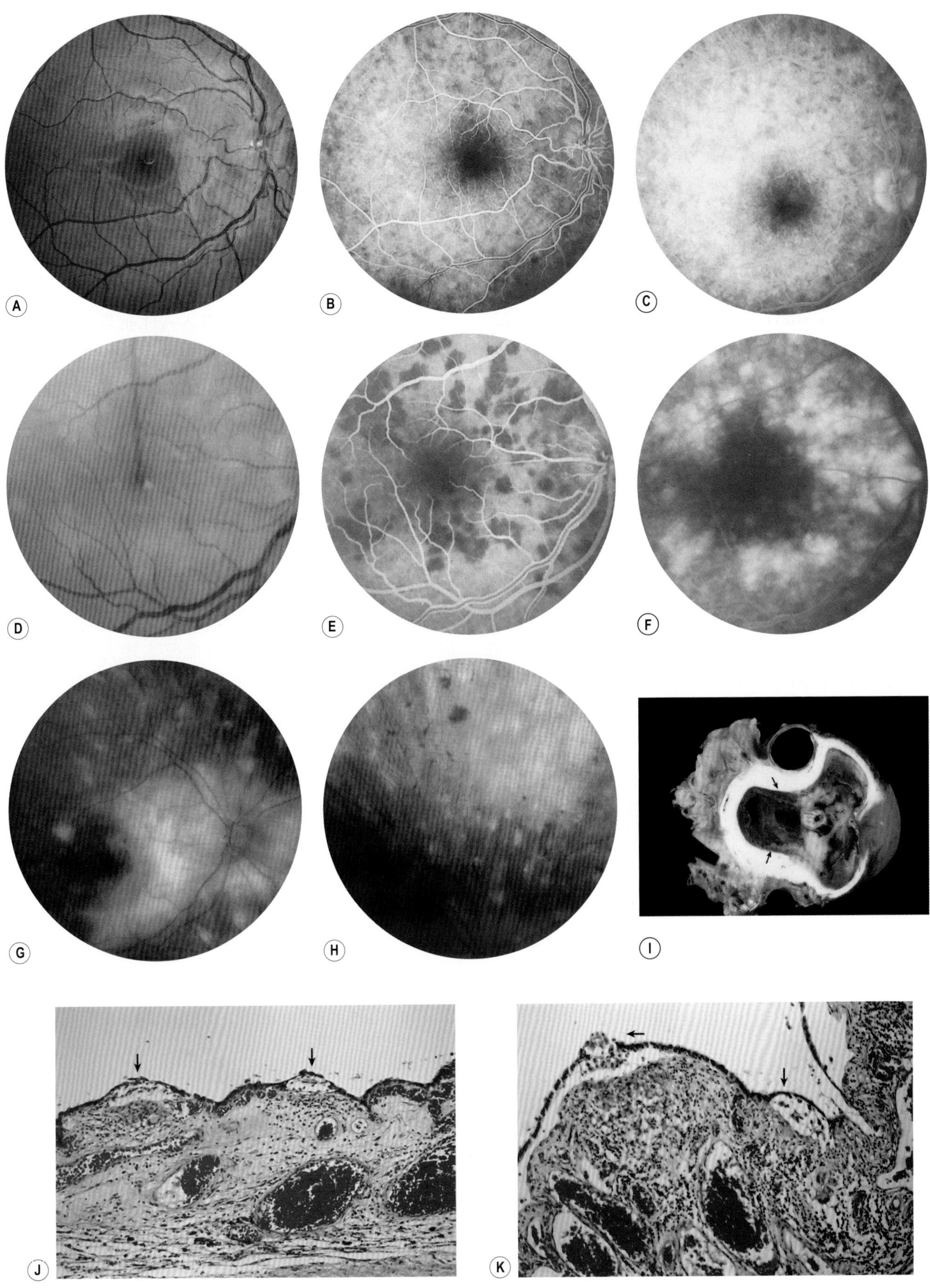

图 11.29

Rao 教授和他的团队通过使用 5~10 μg 视网膜 S 抗原建立一种肉芽肿性疾病实验模型，能很好地模拟交感性眼炎。在豚鼠过敏性葡萄膜炎的实验研究中，他们发现不同剂量的 S 抗原会导致不同程度的葡萄膜炎；50 μg 产生多形核白细胞、嗜酸性粒细胞、单核细胞参与的严重全眼球炎；25 μg 则导致相对没那么严重的全葡萄膜炎；5~10 μg 引起由上皮样细胞和单核细胞参与的肉芽肿性葡萄膜炎；而 1 μg 产生非肉芽肿性葡萄膜炎。低剂量时没有多形核白细胞和嗜酸性粒细胞参与，表明较高的抗原剂量可能会叠加免疫复合物反应，或取代细胞介导的免疫反应[331]。

交感性眼炎的弥漫性和多灶性脉络膜病变对全身使用皮质类固醇治疗均有迅速反应，并且常导致多灶性局限性 RPE 萎缩和脉络膜黑色素细胞脱色素（图 11.29H 和 I）。然而，病情恶化是常见的。在严重和复发的病例中，免疫抑制剂如抗代谢药物（氨甲蝶呤和环磷酰胺），以及免疫调节药物霉酚酸酯（mycophenolate mofetil）是必需的。高剂量的初始治疗以及随后低剂量的维持治疗是必要的。在某些特定病例中，如诱发眼已萎缩或被摘除，可以考虑交感眼使用玻璃体内类固醇类药物植入物。视网膜下新生血管偶尔会在黄斑瘢痕中出现[332]。严重的慢性炎症可导致视网膜下纤维组织明显增生、RPE 广泛退行性病变、视网膜血管变窄、夜盲，并且最终完全失明[333]。交感性眼炎发生后摘除刺激眼的价值值得商榷[306, 308, 310, 327, 334-336]。

交感性葡萄膜炎患者 HLA-A11 抗原频率增加提示遗传因素可能在其发病机制中起作用[337]。

交感性眼炎偶尔可在细菌性眼内炎或其他感染后发生[338-340]。对于术后外源性细菌性眼内炎或外伤后眼内炎的患者，对侧眼出现炎症体征应警惕交感性眼炎的可能。在 Rathinam 和 Rao 的系列研究中，26 例交感性眼炎患者中，4 例也有细菌性眼内炎，大部分是术后发生的[340]。以前认为感染会破坏引起交感性眼炎的抗原；然而，感染可能没有那么严重，一些抗原可能会持续存在，引起交感性反应。交感性眼炎患者也有可能仅表现为眼后段症状，称为后段交感性眼炎[341]。这些患者可能只在复发时出现眼前段受累或玻璃体炎的表现，而不是在交感性眼炎首次发作时。任何葡萄膜炎的迹象，特别是对侧眼有渗出性视网膜脱离，应提醒眼科医师后段交感性眼炎的可能[137]。

图 11.29（续）。
L~O：这名来自印度的 48 岁男性患者在右眼穿通性损伤几年之后，左眼出现了渗出性视网膜脱离（图 L）。患者仅存左眼，视力是 20/400。血管造影显示早期在左眼黄斑颞侧出现低荧光点（图 M），随后出现了一些微小的针尖样高荧光点，其荧光渗漏，积存在视网膜下间隙（图 N 和图 O）。（L~O，由 Dr. Vishali Gupta 提供）

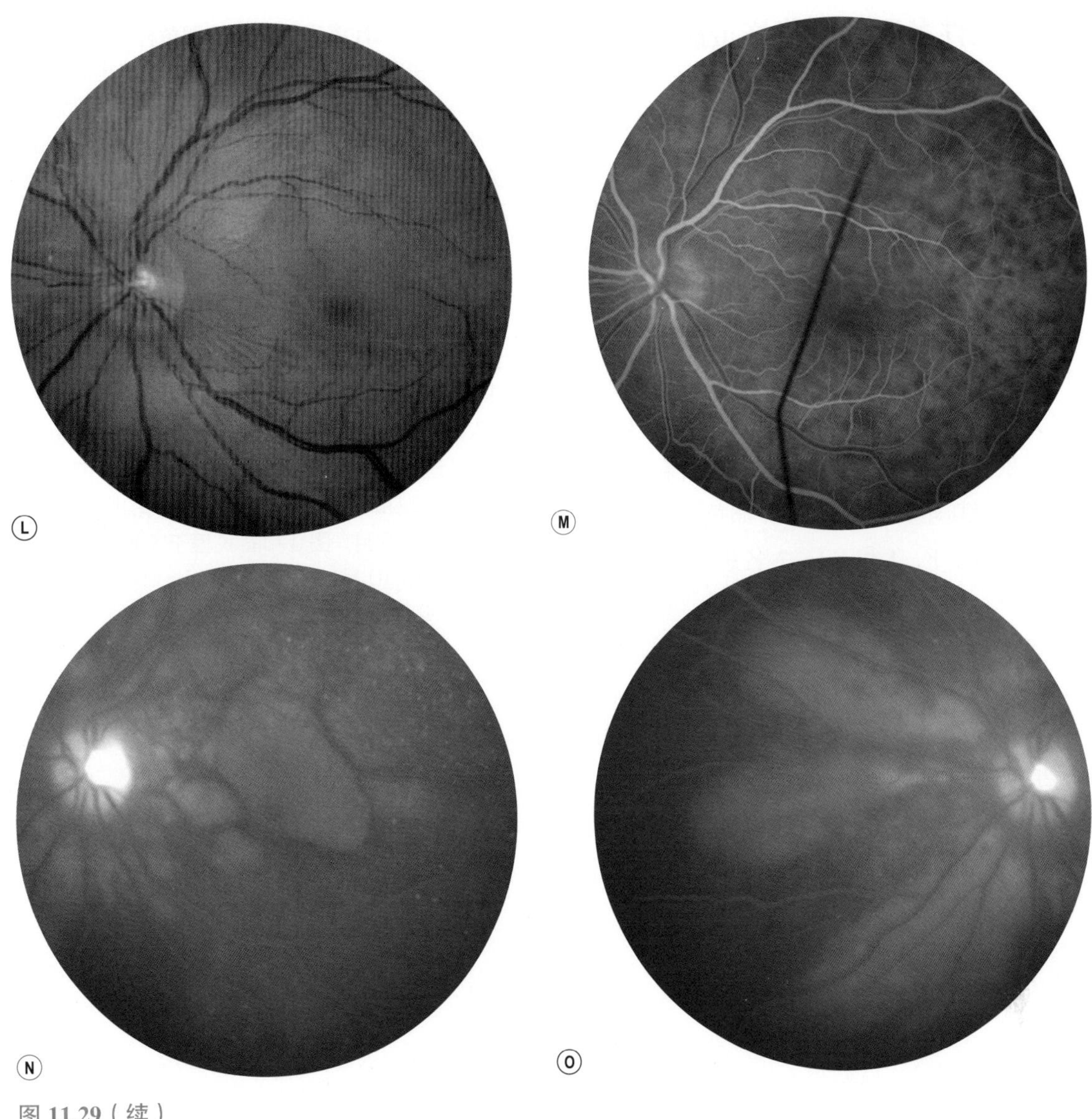

图 11.29（续）

急性渗出性多形性卵黄样黄斑病变

Gass 和同事报道了两名年轻的低色素白种人成年男子，他们出现急性发作头痛和视力下降，伴有双眼多发性黄白色边界不清的视网膜下病灶和黄斑部浆液性视网膜脱离（图 11.30A，B 和 H）[342]。病灶表现为早期高荧光和晚期轻度荧光着染（图 11.30C，D 和 I）。1 名患者有少量玻璃体细胞。2 名患者均接受口服糖皮质激素治疗。在接下来的几周里，视力的逐渐改善，并出现明显的多形性视网膜下黄色沉积物，由于重力作用，这些沉积倾向于形成半月状，使其外观类似于 Best 卵黄样营养不良病变（图 11.30E，F，J 和 K）。2 名患者的视力恢复到正常水平，黄色沉积物不完全消退。黄色沉积物可能是色素上皮和（或）光感受器受损的产物，而不是脂蛋白从脉络膜血管渗出的结果。这 2 名患者的眼电图表现都有异常，但均没有眼病家族史。这种疾病早期特殊的眼底镜和血管造影改变与那些隐匿性癌引起的双眼葡萄膜黑色素细胞增生的患者相似，这些患者通常出现双眼急性视力丧失和视网膜脱离（见第 1114 页）。

图 11.30 急性渗出性多形性卵黄样黄斑病变。

A~G：1982 年 6 月，这名 24 岁的男子出现头痛和双眼视力逐渐下降 2 天。右眼视力 20/50，左眼视力 20/40。视网膜中央有渗出性脱离，双眼融合水泡样的浆液性视网膜脱离区内有许多椭圆形、圆形和曲线状黄白色病灶（图 A 和图 B）。注意黄白色病灶在荧光造影早期呈明显的高荧光（图 C），晚期荧光着染不强（图 D）。患者每天服用泼尼松 80 mg，1 周后右眼视力为 20/20，左眼视力为 20/25。伴随视网膜下液逐渐吸收，出现视网膜下大量黄色物质。这些物质倾向于沉积在下方（图 E 摄于 1982 年 12 月，图 F 摄于 1983 年 6 月）。最后一次观察是在 1984 年 6 月，当时双眼视力为 20/20，大部分黄色物质消失（图 G）。

H~L：这名 30 岁的患者出现视力减退和严重头痛 1 个月。其症状表现和临床过程与之前的病例相似。图 H 和图 I 摄于 1984 年 8 月；图 J 和图 K 摄于 1985 年 4 月；图 L 摄于 1985 年 10 月。

（A~L，引自 Gass 等 [342]）

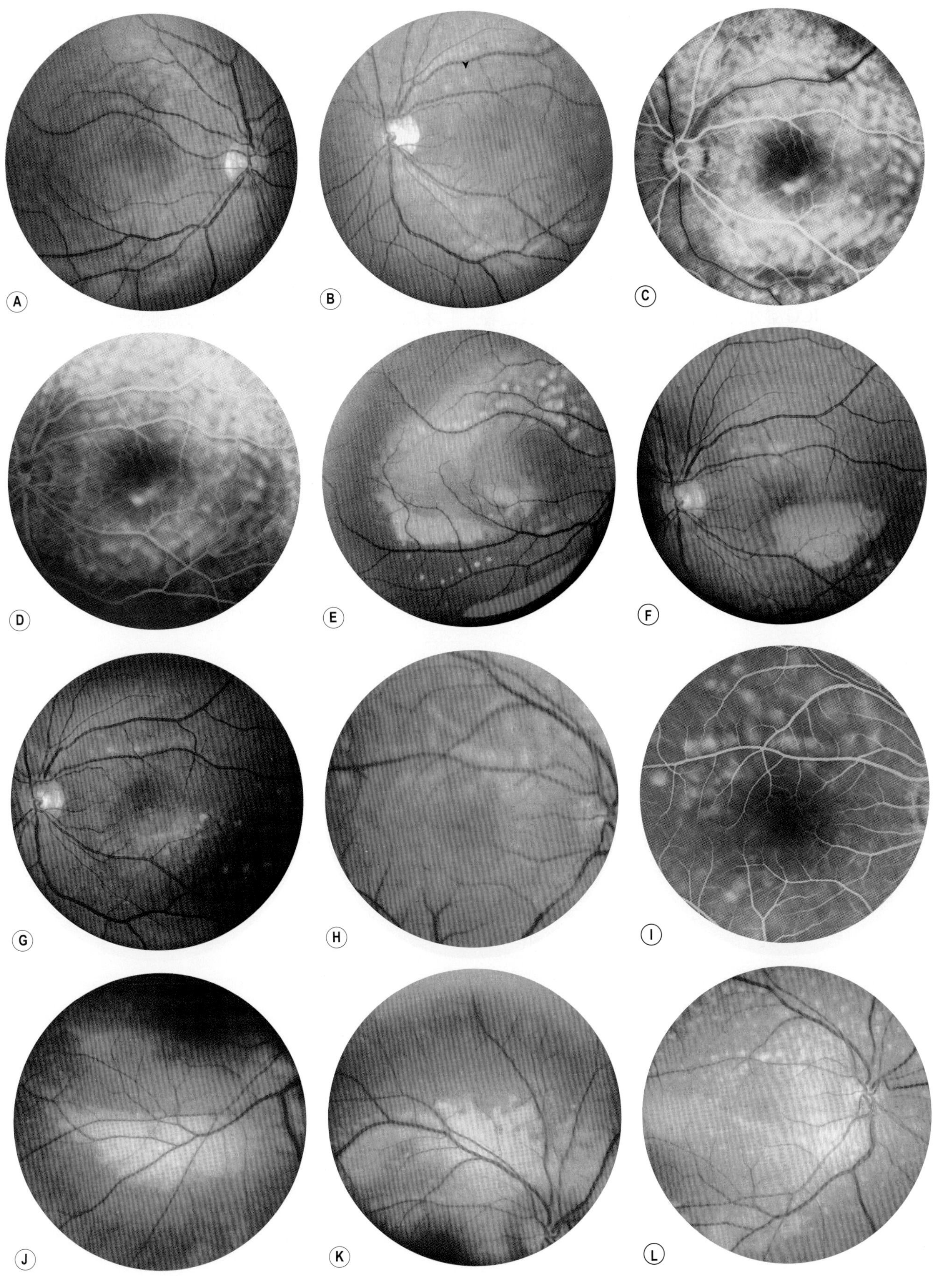

图 11.30

自1988年Gass初次报道了2名男性患者以来，已有几例急性渗出性多形性卵黄样黄斑病变的孤立案例报道，包括妇女，甚至11岁的儿童[343-347]。大部分患者的EOG功能下降，之后可能恢复。多焦ERG疾病在急性期表现出锥细胞功能下降，有时甚至在视力恢复后仍然持续存在[344]。黄色物质可在视网膜下间隙停留几个月，甚至1~2年。少数患者显示黄色物质完全消退，黄斑无残留病灶；然而，大多数患者表现为局灶性不规则色素上皮萎缩和改变。ICG显示该黄色物质荧光逐渐增强、着染，与荧光素血管造影表现类似（图11.31O）[345]。黄色物质呈强自发荧光[343]，说明这些荧光分子可能是光感受器的副产物（图11.31P和Q）[348]。在大部分患者中，头痛是一个长期存在的问题。对于类固醇的治疗反应不一，通常黄色物质和浆液性视网膜脱离会在几个月到1~2年内消退。OCT显示，黄色物质位于RPE和光感受器之间，并具有多个孤立的或融合的浆液性脱离特征[346]。

图11.31 急性特发性渗出性多形性卵黄样黄斑病变。
A~I：1982年6月30日，这名原本健康的24岁男子出现急性头痛和双眼视力下降2天。视力：右眼20/50，左眼20/40。双眼黄斑中心均有椭圆形浆液性视网膜脱离，周围有放射状的视网膜皱褶，黄斑和视盘旁区域可见大量的椭圆形、圆形和不规则黄白色病灶位于融合的水泡样浆液性视网膜脱离区内（图A和图B）。血管造影早期显示与黄白色病灶对应的明显高荧光（图C）。血管造影后期显示黄白色病灶有荧光着染，但荧光素几乎没有渗出至视网膜下（图D）。患者接受了口服泼尼松治疗，视力迅速恢复到接近正常水平。然而，在随后的8个月里，患者出现一种不同寻常的多形性卵黄样渗出性视网膜下沉积物（图E和图F摄于1982年10月；图G和图H摄于1982年12月）。这些沉积物缓慢清除，2年后双眼中仍然清晰可见（图I）。
J~L：这名24岁的男子在机动车事故发生2周后出现头痛和双眼视力下降。其右眼视力20/50，左眼视力20/30。双眼的检眼镜和荧光素血管造影图像均与图A~图D相同。在随后的2周内，患者自发性症状消退。其拒绝接受进一步检查，直到1年后患者前来复诊，视力20/20，且黄斑周围区域散在多个卵黄样病灶。

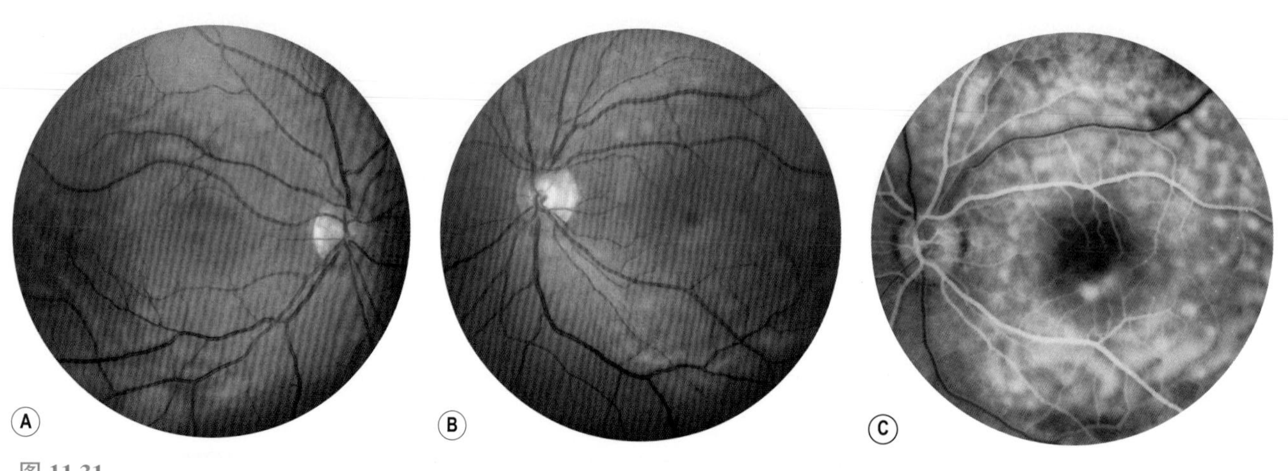

图11.31

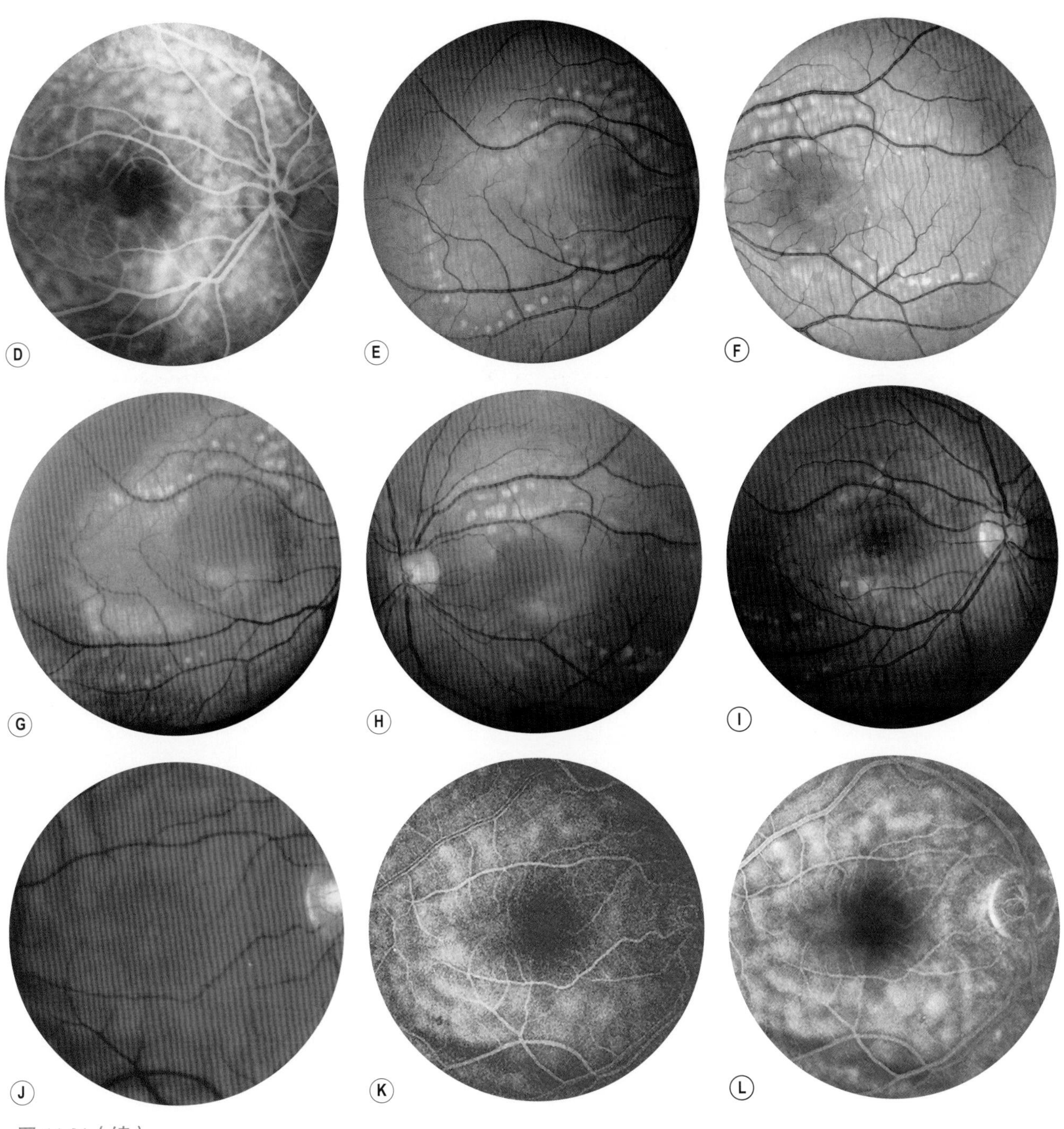

图 11.31（续）

在转移性皮肤和脉络膜黑色素瘤患者中，其副肿瘤表现也有类似改变。其中一些病例是单眼的[349, 350]。Eksandh 等人报道了 1 例有转移性脉络膜黑色素瘤病史的单眼黄斑卵黄样病变患者，其卵黄样黄斑病变蛋白抗体（anti-bestrophin antibodies）阳性（参见第 13 章）[351]。目前尚不清楚急性渗出多形性卵黄样黄斑病是一种后天的炎症性疾病，还是一种遗传性疾病的罕见表现，比如 Best 病或其他尚未明确定义的 RPE 营养不良。

图 11.31（续）。

M~R：一名 38 岁的健康男医师出现头痛症状，并在一天中逐渐加重，持续了 2~3 个月。患者视力可以通过轻度的远视散光矫正到 20/20-。眼底后极部有几个小的卵黄样病灶，双眼中心凹均有一个较大的视网膜下积液区域呈囊袋状，底部有黄色物质（图 M 和图 N）。ICG 血管造影显示双眼黄色病灶晚期呈高荧光（图 O）。卵黄样物质呈明显强自发荧光（图 P 和图 Q）。OCT 可见双眼视网膜下积液（图 R）。最初对患者进行持续观察。4 周后，病灶没有改变，于是在几个月内进行了一个疗程的全身类固醇治疗。患者没有回来进行随访，但通过电话联系后了解其视力稳定，头痛症状得到缓解。

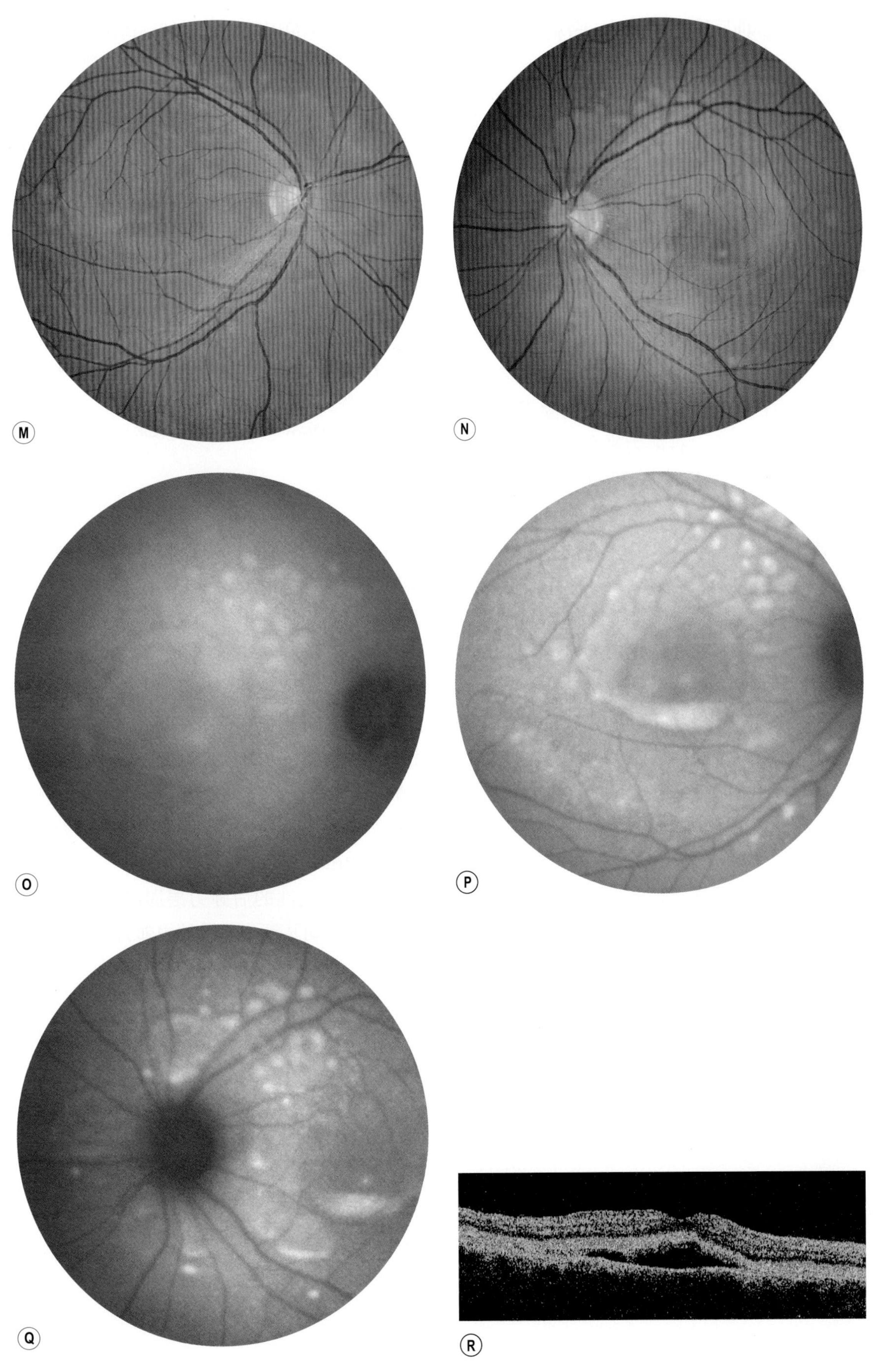

图 11.31（续）

进行性视网膜下纤维组织瘤样增生

检眼镜检查显示在许多引起视网膜脱离的疾病中出现不同程度的 RPE 白色纤维化生，包括特发性中心性浆液性脉络膜视网膜病变、老年性黄斑变性、大脉络膜痣（图 14.01G）、黑色素瘤、匐行性脉络膜炎（图 11.13D~H）、结节病（图 11.36J 和 L）和 POHS[218, 352]。在某些病例中，特别是 MCP 患者，这种反应性化生反应范围较大，掩盖了真正的病因（图 11.32A~C）[218, 352-357]。Gass 等曾见过 2 例类似患者，他们在无明确诱因下，出现多灶性脉络膜炎和严重的视力下降，伴有视网膜下纤维组织的厚斑块进行性增大，推测为来自视盘旁区域的 RPE 化生，并遍及黄斑和周边眼底（图 11.32D~J）。这 2 例病例的眼底表现并不能很好解释其严重的视力下降。对 2 名因该疾病而在几年内致盲的老年患者的一只眼睛进行病理组织检查（图 11.32G~J），发现视网膜光感受器和 RPE 的广泛破坏，视网膜下大量纤维组织增殖（推测为 RPE 的化生），其下有弥漫性淋巴细胞性、浆细胞性和肉芽肿性脉络膜炎，炎症改变以碎片状、退行性和钙化的 Bruch 膜为中心[354, 356]。

Kim 等人报道了一名 24 岁有类似组织病理的女性患者，该患者由于视网膜下纤维组织瘤样增生而迅速失明[358]。作者描述了电子显微镜下的发现，表明视网膜下纤维组织来自色素上皮化生。他们还发现视网膜 Muller 细胞表达了主要组织相容性复合体的Ⅱ类抗原。这些作者和 Palestine 等[357]推测，这种组织病理学改变可能是由自身免疫抗体介导的炎症引起。炎症产生了局部抗 RPE 的抗体。上述 2 名患者的临床和组织病理学发现提示免疫反应也可能同时针对光感受器细胞。炎症反应中的肉芽肿部分，可能是对受损和坏死的 Bruch 膜的一种迟发免疫应答，类似的炎症反应表现还可见于：实验性视黄醇结合蛋白诱导的自身免疫性葡萄膜炎中灵长类动物眼 Bruch 膜附近[222]，带状疱疹性脉络膜视网膜炎的 Bruch 膜和内界膜周围[355]，单纯疱疹病毒性角膜炎后变性的后弹力层周围[359]，以及在巨细胞动脉炎大动脉钙化变性的内弹力层附近。

图 11.32　大范围视网膜下纤维组织瘤样增生。

A~C：一名健康的年轻黑种人妇女注意到双眼视力逐渐下降。在视盘周围可见白色纤维组织的厚斑块，并延伸至大部分后极部眼底。检查未发现原因。

D~J：一名健康的 68 岁白种人妇女在 3 年内患上双眼肉芽肿性葡萄膜炎，左眼视力逐渐下降至无光感，右眼视力仅有光感。左眼眼底因白内障而窥不清。右眼眼底可见广泛的周边和视盘旁的视网膜下纤维组织增生（图 D~ 图 F）。视盘苍白。神经科和全身医学检查均呈阴性。最终左眼被摘除。组织病理学检查显示，视网膜下视网膜色素上皮广泛纤维化生（箭头，图 G 和图 H），其下可见散布整个眼底的、以碎片状和变性 Bruch 膜为中心的肉芽肿反应（图 H~ 图 J）。可见巨细胞，其中一些吞噬了钙化的 Bruch 膜（箭头，图 J）。

（A~C，由 Dr. William R. Rimm 提供）

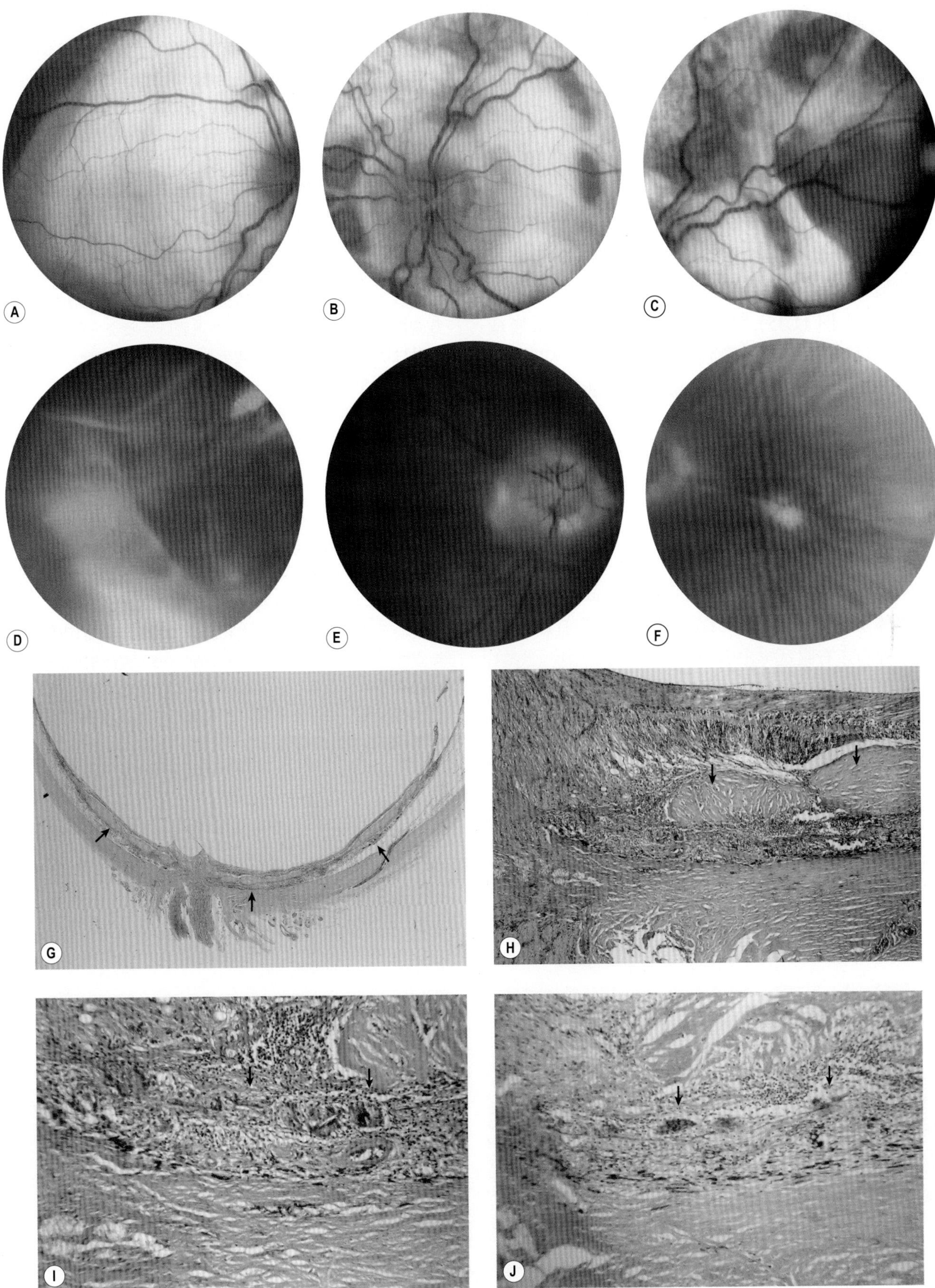

图 11.32

后巩膜炎

类风湿关节炎性巩膜炎是一种炎症性疾病，呈弥漫性或局限性巩膜受累。炎症反应的强度从急性坏死性肉芽肿性炎症到非常轻微的慢性硬化性肉芽肿性炎症反应均有 [360]。虽然大多数患者病灶累及前部巩膜，但在 10%~15% 的病例中，巩膜炎和其上对应的葡萄膜炎症可能局限于眼球后部，引起视网膜脱离，伴或不伴视网膜下肿物（图 11.33；图 11.34H~J；图 11.35）[360-371]。这类患者出现眼痛或压痛、结膜和表层巩膜血管充血、眼内炎症表现，以及类风湿关节炎病史（50% 或更少的患者存在）都应考虑是否有巩膜炎。急性后巩膜炎可引起多灶性的白色视网膜下渗出和浆液性视网膜脱离（图 11.33A，E 和 G）。一些患者坏死的巩膜病灶周围的急性炎症反应非常剧烈，以致发生后部巩膜脓肿，并产生视网膜下积脓（图 11.33G），或迅速扩大的视网膜下肿块、视网膜发白、渗出性视网膜脱离和玻璃体炎（图 11.33K 和 L）[360]。患者伴有剧烈疼痛，有的还有眼球突出。

图 11.33 后巩膜炎。

A~D：24 岁女性患者单眼后巩膜炎，主诉左眼疼痛和视力下降。可见黄斑局部浆液性视网膜脱离下的边界不清的白色区域（图 A，箭头）。血管造影（立体血管造影，图 B~ 图 D）显示在脉络膜 – 巩膜增厚处的视网膜色素上皮（RPE）水平有多灶性渗漏。

E 和 F：这名 41 岁的黑种人妇女发现右眼视物模糊和疼痛。患者右眼充血，眼球轻度凸出。视盘旁有浆液性视网膜脱离，视网膜下有白色渗出物（图 E）。

G~I：这名妇女左眼急性疼痛发作，充血，上方视野暗点。她患有表层巩膜炎和后巩膜炎，伴有下方局部渗出性视网膜脱离（箭头，图 G）。可见在巩膜脉络膜炎（白色箭头）病灶处明显发白，以及一些小片状视网膜下出血，还可见视网膜下积脓（黑色箭头）。血管造影早期显示 RPE 损伤区域荧光着染，后期视网膜下渗出区荧光着染（图 H）。超声（图 I）显示脉络膜巩膜层局灶性增厚，后方有无回声区。患者的症状和眼部病变对全身皮质类固醇治疗反应迅速。

J~L：一名 19 岁女性患者患有严重的左眼顽固性疼痛和视力下降，其左眼底发生急性类风湿关节炎性后部巩膜脓肿（图 K）。可见白色视网膜下渗出物覆盖在隆起的巩膜脉络膜病灶上。既往患者有左眼急性坏死性巩膜炎（图 J）、血小板缺乏性紫癜、多关节炎和肺炎的病史。全身应用皮质类固醇激素和硫唑嘌呤（azathioprine）治疗对眼部疼痛和脓肿无效。手术引流巩膜脓肿可使渗出性肿块、视网膜脱离和疼痛迅速消退（图 L）。几年后，该患者因广泛的未分类胶原血管性疾病而死亡。

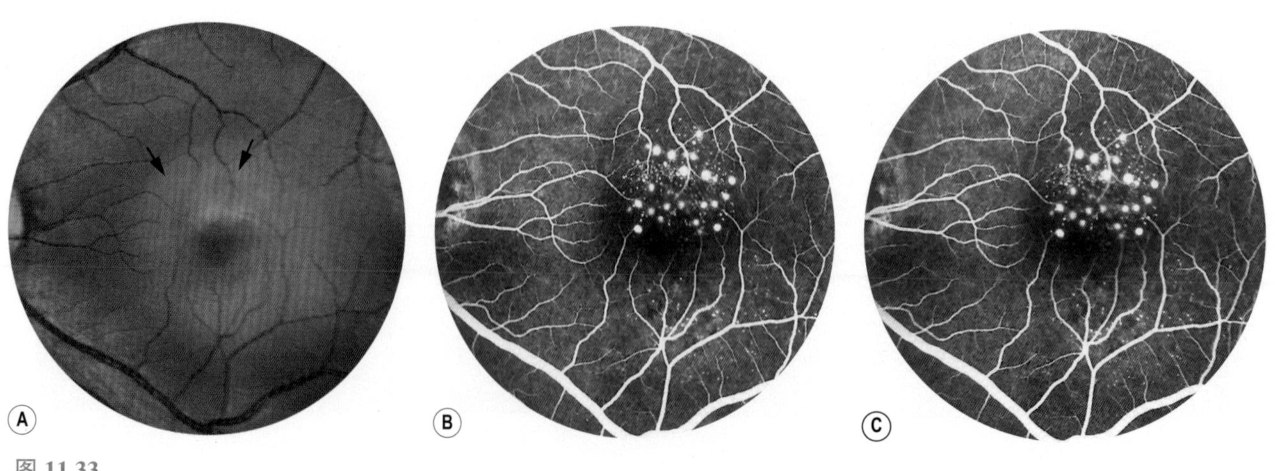

图 11.33

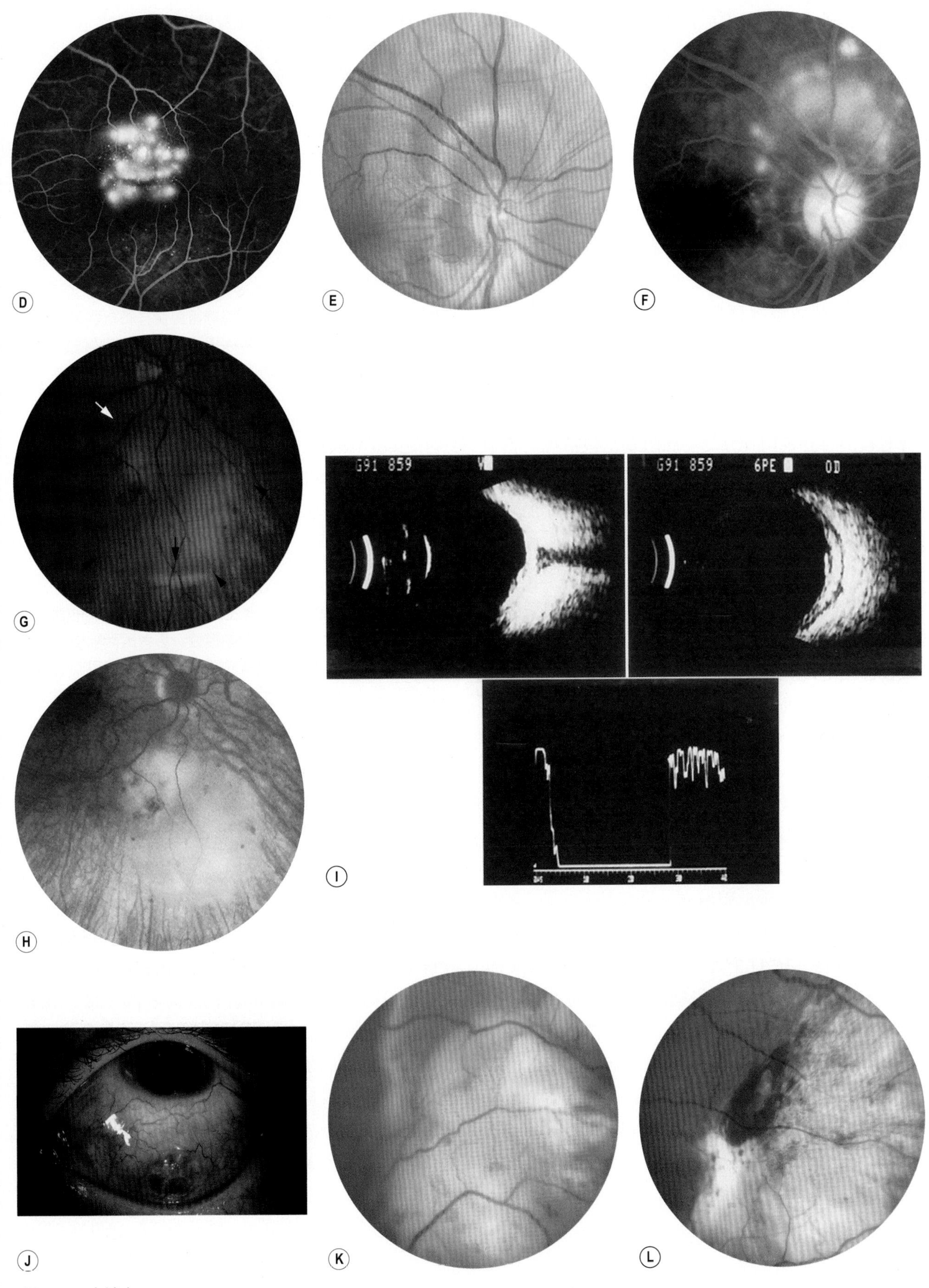

图 11.33（续）

在另外一些患者中，炎症反应呈亚急性，伴视网膜下肿物和视网膜脱离，但伴随的炎症体征很少。另外还有一些患者，没有临床病史或其他表现提示存在主要局限于巩膜的慢性肉芽肿性肿块（图 11.35A~F）[360, 367]。在炎症表现轻微的患者中，存在相对完整的脉络膜和 RPE 隆起，形成橙色的眼内肿块。脉络膜中存在的局灶性淋巴滤泡可能形成肿块表面散在黄白色结节（图 11.35A，B 和 D~G）。在这些肿块边缘，通过眼底镜和血管造影常能明显地看到脉络膜视网膜皱褶（图 11.35C）[360, 361]。位于眼底任何位置的局限性巩膜炎，均有可能伴有囊样黄斑水肿（图 11.35J）。慢性巩膜炎有时可能是葡萄膜渗漏的潜在原因[372]。在一些严重的病例中，曾有报道合并视网膜分支动脉阻塞，包括视网膜中央动脉和静脉同时阻塞的病例[373, 374]。

急性和亚急性后巩膜炎及局限性渗出性视网膜脱离患者的荧光血管造影典型表现为 RPE 水平的多个小的点状渗漏灶（图 11.33B，C，D 和 F；图 11.35H 和 I）。慢性巩膜炎血管造影常显示内层脉络膜存在皱褶（图 11.35C）。血管造影对于区分急性或慢性结节性巩膜炎与黑色素瘤几乎没有价值。类风湿关节炎性巩膜炎病灶的组织病理学特征是一种以坏死巩膜为中心、周围强度不等的带状肉芽肿性炎症反应。

急性和亚急性病变通常对全身或眶内注射皮质类固醇激素反应良好。单独使用或联合使用非甾体抗炎药，以及静脉皮质类固醇冲击治疗，可能比单独口服皮质类固醇有一些优势[375-378]。含有大量纤维组织的大而坚实的病灶对皮质类固醇治疗反应不良（图 11.35A~F）。环孢素和霉酚酸酯（mycophenolate mofetil）可能对难治性的重症巩膜炎有帮助[379]。

超声检查有助于区分这些病变与葡萄膜黑色素瘤（图 11.33I）。巩膜增厚，呈中高回声，伴 Tenon 囊水肿引起的邻近无回声区是后巩膜炎特征（图 11.34I）[363]。计算机断层扫描术（CT）也可用于后巩膜炎的鉴别诊断[380]。然而，医师必须注意，盘状脉络膜黑色素瘤和后巩膜炎两个诊断有时也会存在联系[381]。这些患者可能表现为眼部疼痛、视物模糊、前房和玻璃体炎症细胞反应，对皮质类固醇治疗有反应。偶尔，有些巩膜炎也被误诊为脉络膜黑色素瘤而将眼球摘除。有一例患者因严重的疼痛和缺乏前巩膜炎表现，导致误诊为高褶型虹膜并行房角成形术，如图 11.34（图 H~ 图 J）。

图 11.34　后巩膜炎——全身相关。

A~D：这名 73 岁的白种人男性患者有复发性巩膜炎。初次发生于 8 个月前，口服泼尼松治疗。他既往病史主要为 2 型糖尿病、高脂血症和轻度关节痛。右眼视力为 20/30，左眼视力为 20/60。右眼眼压为 13 mmHg，左眼为 26 mmHg。左眼底可见玻璃体细胞（2+）和轻度非增殖性糖尿病视网膜病变。右眼也有非增殖性糖尿病视网膜病变。左眼发现弥漫性巩膜炎，患者开始口服高剂量类固醇，局部使用 cosopt（译者注：为噻吗心安和杜塞酰胺的复合制剂）和类固醇。1 个月后，患者出现盗汗和低热，伴有右踝关节间歇性搏动性不适。患者右眼视力是 20/25，左眼是 20/80。左眼眼底血管造影可见囊样黄斑水肿（图 B 和图 C）。患者主诉从去年开始耳朵痛。在疾病第三次发作时，复发性左耳疼痛和水肿（图 D）提示复发性多发性软骨炎。

E~G：一名 72 岁妇女既往有类风湿关节炎和复发性巩膜炎的病史。患者视力维持在 20/40，直到 10 天前停止服用类固醇。患者来就诊时有着严重的疼痛、发红（图 E）和视力下降症状。弥散性巩膜炎伴有广泛渗出性视网膜脱离（图 F 和图 G）。B 型超声扫描显示脉络膜增厚，Tenon 囊下积液表现为 T 征。患者接受了甲泼尼龙静脉注射，并重新服用泼尼松后，渗出性视网膜脱离消退了。

H~J：这名 19 岁女性患者左眼有反复深部刺痛的病史 2 年余。疼痛常常使她从睡梦中惊醒。患者因而被诊断为高褶型虹膜，并接受了前房角成形术（图 J）。可见前房角成形术（图 J）后周边虹膜斑点。巩膜炎的疼痛和炎症使她无法睁开眼睛（图 H）。眼底检查显示黄斑部视网膜褶皱。B 型超声扫描（图 I）显示 Tenon 囊下积液，证实后巩膜炎。口服类固醇激素的疗效良好，患者症状消退。

（A~D，由 Dr. Ranjeet Dhaliwal 提供；A~C，引自 Yannuzzi Lawrence J.，The Retinal Atlas，Saunders 2010，978-0-7020-3320-9，p.293）

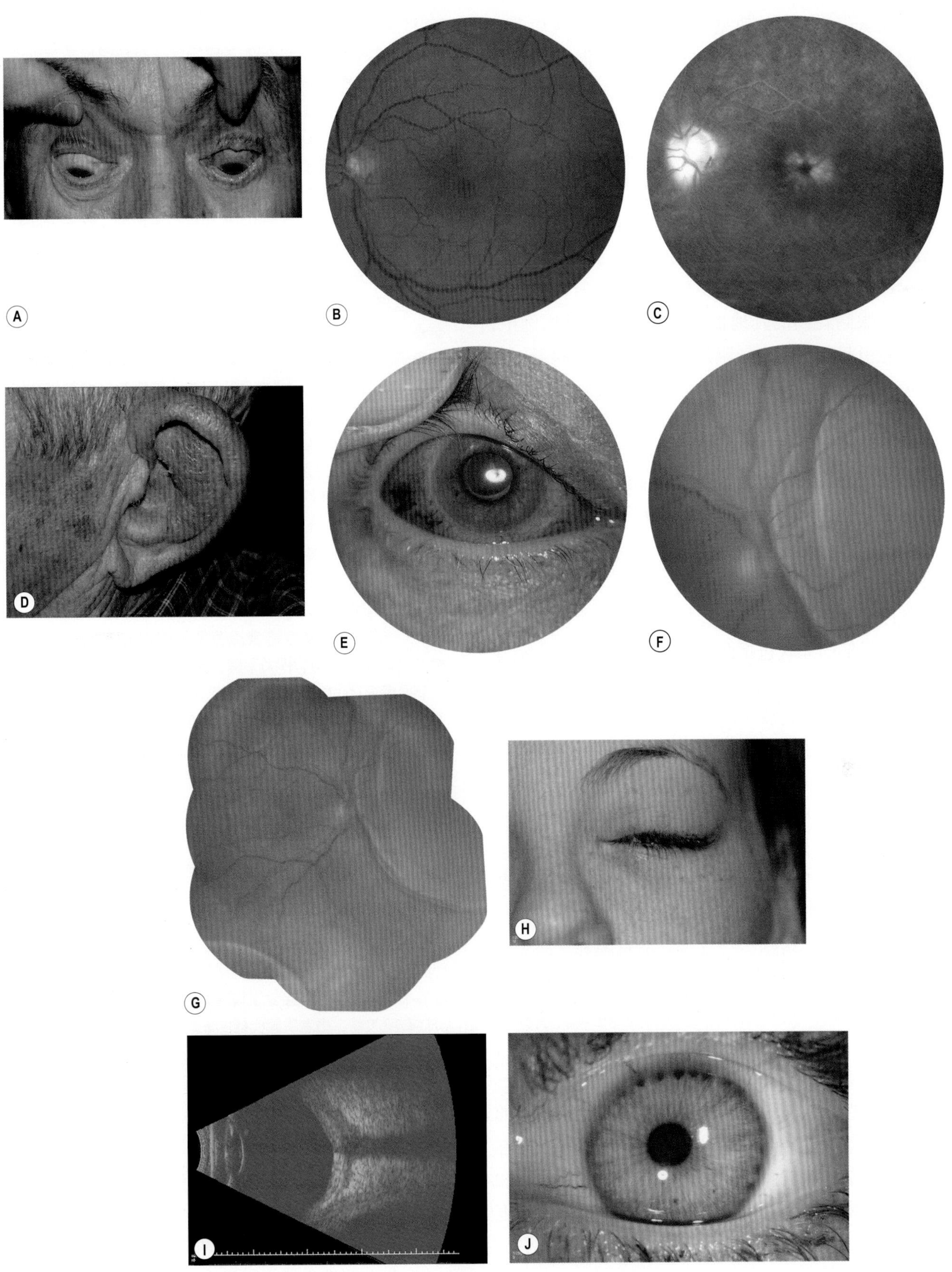

图 11.34

Gass 报道在 2 例典型的银屑病性关节炎患者中观察到后巩膜炎表现（图 11.35G~I）。据报道后巩膜炎与一些疾病相关，如 Wegener 肉芽肿 [382-387]、复发性多发软骨炎（relapsing polychondritis）[388, 389]、普鲁卡因诱导的红斑狼疮（procainamide-induced lupus）[390]、系统性特发性纤维化 [391]、弓形虫诱导的脉络膜视网膜炎 [392] 和脉络膜恶性黑色素瘤 [381]。Wegener 肉芽肿病是一种坏死性肉芽肿性血管炎，引起鼻窦炎、坏死性肺肉芽肿、肾小球肾炎，并累及包括眼睛在内的其他器官。在累及眼部病例中，它可能引起眼球突出、眼眶蜂窝织炎、巩膜炎、角膜炎、边缘性角巩膜溃疡，以及视神经血管炎。一些患者因巩膜葡萄膜炎而引起脉络膜和视网膜脱离，可能会在疾病早期即有中心视力下降 [382-387]。Jensen 等报道一名无任何全身性疾病的 5 岁男孩，出现一种罕见的眼球表面肉芽肿和巨大的结节性巩膜炎 [368]。患者有非侵袭性多发性关节炎和鼻软骨软骨炎、支气管软骨炎和内耳病变，另一只耳软骨的复发性炎症是复发性多发性软骨炎的一个特征。据报道，眼部的症状包括眼球突出、眼睑水肿、泪腺炎性假瘤、表层巩膜炎、巩膜炎（图 11.34A~D）、脉络膜浸润、葡萄膜炎和视神经炎等。高剂量类固醇激素和环磷酰胺，以及氨苯砜（dapsone）已被用于治疗。血浆置换可用于严重的复发性疾病。

大多数后巩膜炎患者都是成年人，女性略占多数。Wald 等人报道，4 名男孩出现视力减退、轻度眼部疼痛、渗出性视网膜脱离，无全身性疾病，荧光造影显示多处针尖样渗漏，以及 B 型超声扫描显示巩膜和脉络膜增厚 [301]。2 例伴有巩膜和脉络膜增厚的患者出现了表层巩膜水肿。在使用皮质类固醇和非皮质类固醇药物治疗后，他们都恢复了良好的视觉功能。Wald 等人将该综合征归因于后巩膜炎，但不能排除 Harada 病的可能。

隐匿性后巩膜炎与特发性脉络膜视网膜褶皱的病因相关（参见第 4 章）[393, 394]。脉络膜褶皱是急性和慢性结节性后巩膜炎的常见表现，后巩膜收缩和变平是特发性脉络膜视网膜褶皱患者的典型超声表现。但目前尚不清楚巩膜炎症是否为其之前期病变。

手术诱发的坏死性巩膜炎

手术诱发的坏死性巩膜炎（surgically induced necrotizing scleritis，SINS）是一种进行性巩膜融解，与以前手术部位的巩膜发生炎症相关。最常见的是发生在使用了丝裂霉素的翼状胬肉手术后，在斜视手术或巩膜切开术后也有发生（图 11.35J~L）。明智而审慎地局部和全身使用类固醇以及免疫抑制剂，如他克莫司（tacrolimus），可能是必要的。

图 11.35　后巩膜炎。

A~F：一名健康的 54 岁的古巴妇女，有肥厚性肉芽肿性后巩膜炎，表现类似脉络膜恶性黑色素瘤。患者主诉，在一段不明确时间内出现无痛性视力下降。患者右眼视力是 20/50，左眼是 20/20。患者戴远视镜，右眼 +4.5 D，左眼 +2.5 D。在颞上象限有一个大的、无色素性、橙色的视网膜下肿块（图 A 和图 B）。肿块向后极部延伸累及黄斑部。脉络膜视网膜皱褶斜向延伸穿过黄斑部。病变表面有许多细小的、非常浅的色素线和散在的白色小结节（箭头，图 B）。荧光素血管造影显示了在肿块的鼻侧可见脉络膜视网膜褶皱（图 C）。诊断为黑色素瘤，眼球被摘除。眼球的垂直矢状切面病理显示视网膜下肿瘤，其橙色的内表面上面布满了多个黄白色结节（箭头，图 D）。切面显示肿瘤是白色的，是由巩膜大量增厚引起的。肿瘤前表面的结节位于脉络膜内，而脉络膜被巩膜肿瘤向前顶起。低倍光学显微照片（low-power photomicrographs）显示了后巩膜广泛增厚和散在肉芽肿性炎症病灶（图 E）。在脉络膜和表层巩膜区域可见散在分布的淋巴滤泡（箭头）。这些脉络膜上的大滤泡就是我们在眼底镜和肉眼下观察到肿瘤表面的结节。对巩膜肿瘤上的脉络膜进行高倍视野观察，显示淋巴细胞聚集和色素上皮嵴样隆起（箭头，图 F），这被认为与眼底镜下观察到的细小色素线相对应。

G~I：一名 26 岁女性患者患有典型的银屑病相关性关节炎，主诉右眼旁中心视力下降。黄斑下方可见 1 个隆起的、5 个视盘直径的、橙色的视网膜下肿瘤（图 G）。在它的表面有多个灰白色的结节（箭头）。血管造影显示肿瘤表面的荧光着染和视网膜毛细血管扩张渗漏，以及囊样黄斑水肿和视盘着染（图 H）。注意手指远端关节的肿胀和发红（箭头，图 I）。这种累及特定部位关节和指甲凹陷（部分被指甲油遮盖）是银屑病相关关节炎的典型特征。超声检查符合后巩膜炎表现。在 4 年的随访中，病变并没有改变。

手术诱发的坏死性巩膜炎（SINS）。

J~L：这名 20 岁男性患者的左眼出现了严重的全葡萄膜炎伴玻璃体炎。玻璃体炎对高剂量的类固醇和免疫抑制剂治疗反应不佳，而后患者接受了玻璃体切除术治疗。尽管玻璃体炎症有所改善，患者巩膜炎症的表现持续近 1 年，尤其是在巩膜切开处（图 J~ 图 L）。患者接受了氨甲蝶呤和霉酚酸酯（mycophenolate mofetil）治疗，在近 1 年后巩膜炎趋于稳定。

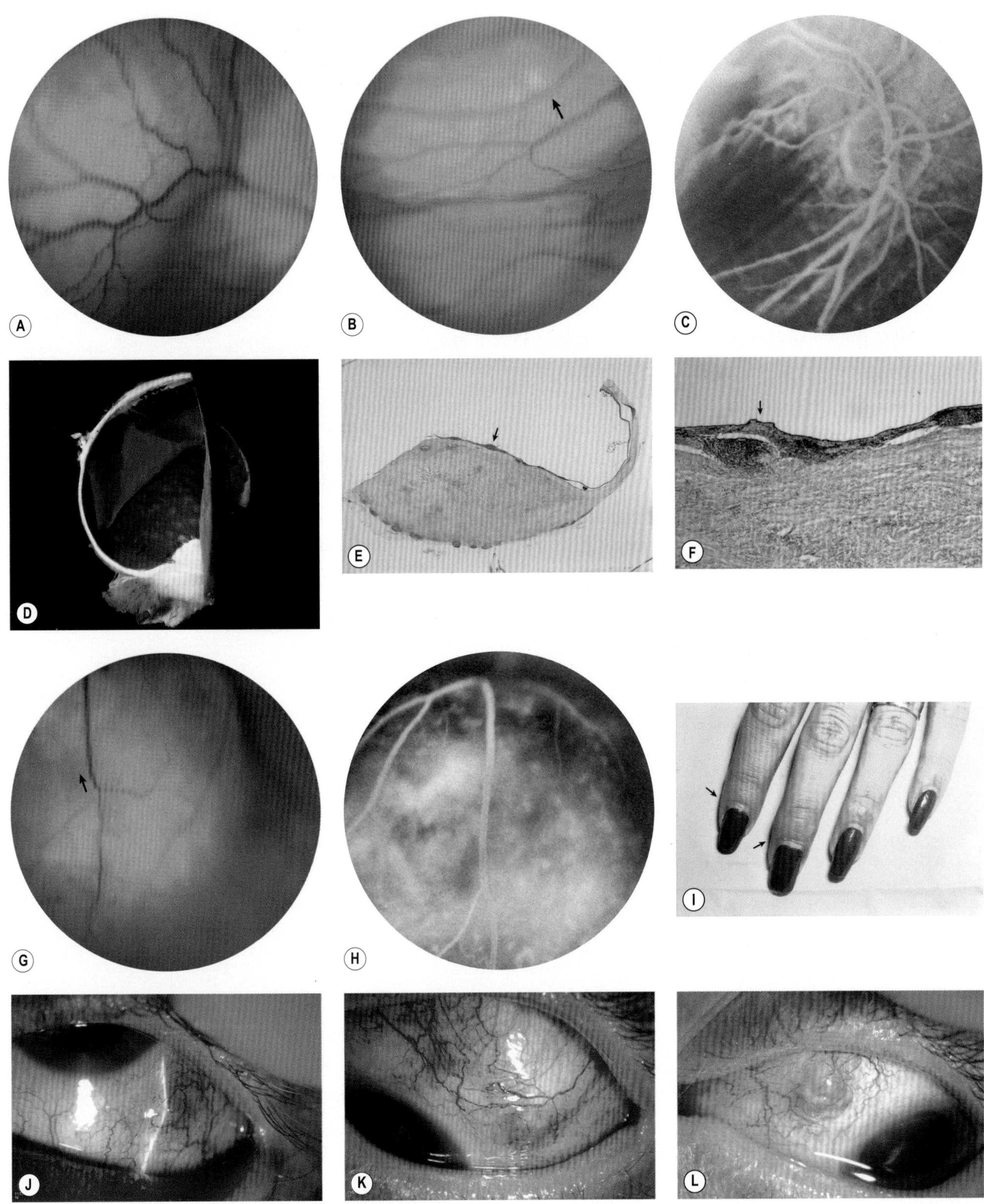

图 11.35

脉络膜结节病

在眼底，结节病最常累及视盘、视网膜和玻璃体。然而，有些患者可能会出现1个或多个局灶性结节性脉络膜肉芽肿，病灶通常位于黄斑区域附近。其中一些患者有其他结节病的临床证据，他们通常是年轻人，多为黑种人[395]。他们出现继发于视网膜脱离的视力下降，视网膜下出现无色素性、通常稍隆起的黄白色脉络膜团块，其表现类似于无色素性黑色素瘤、转移性癌、结核球或其他脉络膜肿块，包括脉络膜骨瘤（图11.36）[396-399]。出现该类肿块患者，特别是青年人，应该对其他结节病的证据进行评估。该病灶通常对全身应用中、高剂量的糖皮质激素治疗反应相当迅速（图11.38G~I）。一名在Bascom Palmer眼科诊所就诊的56岁黑种人妇女通过活检明确结节病和轻度葡萄膜炎。该患者由于脉络膜新生血管形成和视网膜下纤维化（图11.36J~L），导致法定盲（图11.36J~L）。

图11.36 结节性脉络膜炎。

A和B：一名29岁黑种人妇女诊断为多灶性脉络膜肉芽肿，出现视物模糊和闪光感1个月，既往有呼吸困难和淋巴结病病史2年。

D~F：25岁女性患者患有多灶性脉络膜肉芽肿，活检证实为结节病。可见视盘上方较大病灶（图E）和2个小病灶（箭头，图D和图F），所有病灶对全身应用皮质类固醇治疗反应迅速。

G~I：40岁女性患者右眼视物模糊，伴有多发性脉络膜肉芽肿。可见部分无荧光充盈表现（白色箭头，图I）。她眼底颞侧可见继发于陈旧性视网膜分支静脉阻塞的大面积毛细血管无灌注区（箭头，图H）。

J~L：一例经活检证实为结节病的黑种人患者，其双眼出现进行性脉络膜新生血管和视网膜下纤维化。左眼视力下降（图K）发生于右眼视力下降（图J）的8年前，血管造影显示视盘旁脉络膜新生血管形成（图L）。尽管给予激光光凝治疗，但患者因进行性视网膜下纤维化而成为法定盲。

（G~I，由Dr. David Poer提供）

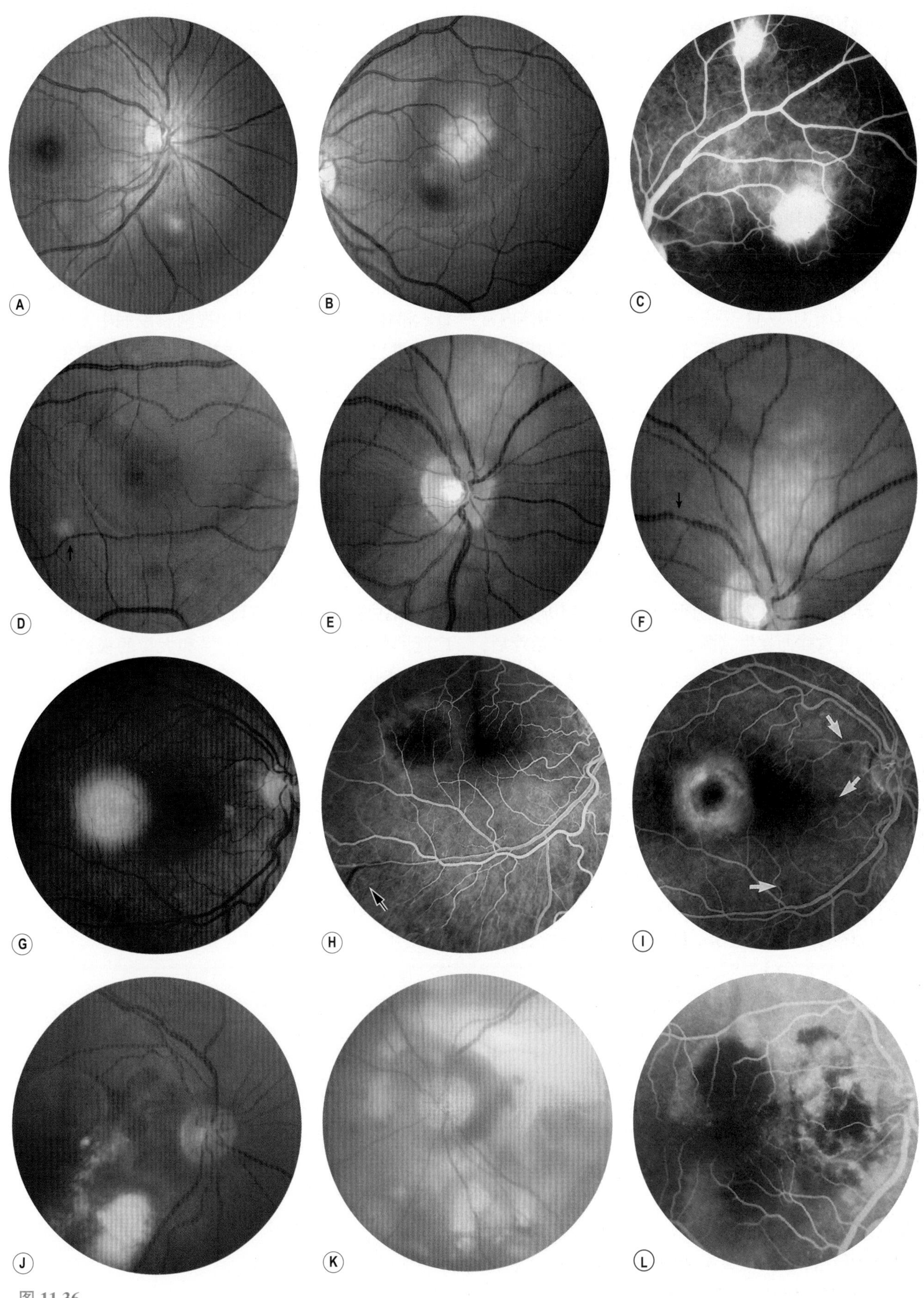

图 11.36

视网膜和视神经结节病

结节病是一种不明原因的全身性非干酪样肉芽肿性疾病。临床表现多变，最常影响肺部淋巴结和眼睛[400-405]。约 40% 的结节病患者会发生眼部病变，黑种人比白种人更常见。前葡萄膜炎比眼底脉络膜炎更常见。相较脉络膜，眼底病灶更常累及视网膜，并可能在无前葡萄膜炎或其他全身性疾病证据的患者中发生。典型的眼底镜表现包括静脉周围蜡滴状渗出物（图 11.37A）[406-409]、视网膜前和玻璃体内常排列成“珍珠串”的白色结节[407, 408]、浅表和深层视网膜的局灶性白色结节[407, 408]、视盘水肿、结节状视盘炎、视神经炎，以及偶尔在视网膜和视盘的内表面出现大型白色肿块（图 11.38；图 11.39）[410-417]。所有这些病变都是由上皮样细胞增殖引起的（图 11.39）[406, 407, 410, 418, 419]。分支静脉阻塞[407, 420, 421]、视网膜中央静脉阻塞[415]、大面积毛细血管无灌注区、视网膜新生血管形成[422-425]、玻璃体出血、视盘新生血管形成[419, 426]可作为肉芽肿性静脉周围炎和静脉炎的并发症而发生（图 11.39A）。用抗炎治疗后，新生血管可能消失[426]。

图 11.37　结节病伴静脉炎。

A~C：这名 35 岁非裔美国妇女因呼吸困难而入院，拟诊为真菌性肺炎。右眼累及（图 A）。胸部断层扫描显示双侧纵隔和肺门淋巴结肿大伴钙化，血管紧张素转换酶轻度升高至 57 μg/L（正常值 8~52）。口服泼尼松 60 mg 后，患者的呼吸状态有所改善且静脉炎消退（图 B 和图 C），后续维持 10 mg 泼尼松治疗。

局灶性肉芽肿可发生在 RPE 下（图 11.39C 和 D）和脉络膜内。脉络膜和视网膜浸润中主要为辅助 T 淋巴细胞，这提示结节病是一种细胞免疫反应增强的疾病，特别是在受累的器官和组织[427, 428]。局限于脉络膜的结节病患者常因旁中心区域孤立性黄白色脉络膜团块而丧失中心视力，这些脉络膜团块可能类似于转移癌或无色素性黑色素瘤（图 11.36A~I）。多灶性结节病性脉络膜炎患者表现可类似 MCP（假性 POHS）和鸟枪弹样脉络膜视网膜炎患者[216, 429]。结节病性脉络膜炎有时会并发视网膜下新生血管形成和黄斑脱离[430]。结节病可引起广泛的脉络膜视网膜变性[431]和大量的视网膜下纤维化（图 11.36J 和 K）。

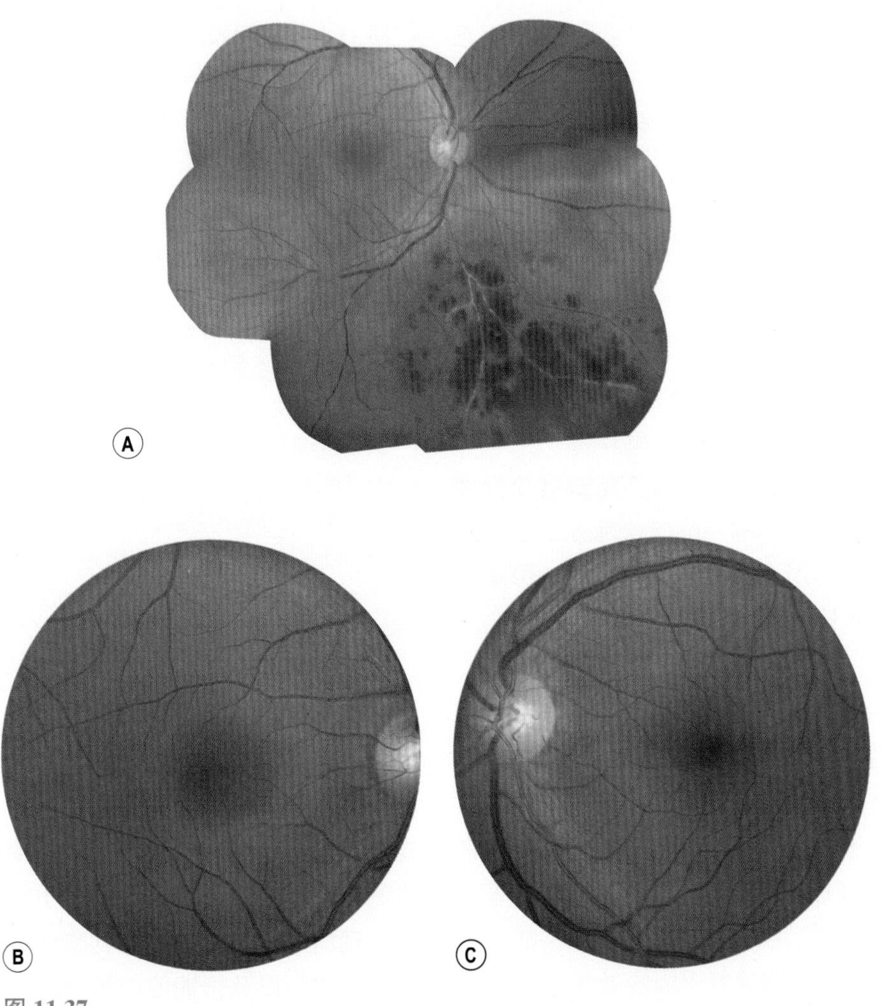

图 11.37

20%~30% 的视网膜结节病患者会累及中枢系统（图 11.39）[407, 408, 432-434]。

如果出现蜡滴样渗出（常伴有下方视网膜前的白色渗出）（图 11.38A 和 D，图 11.39A，C 和 D）和结节性视神经盘炎（图 11.38E，F 和 J；图 11.39A，G 和 H），强烈提示结节病。通过活检累及的淋巴结、结膜 [435-437]、唾液腺 [438] 和泪腺可确诊。有不到 5% 的结节病患者结核菌素皮试阳性。超过 90% 以上的患者胸片或 CT 结果显示存在结节病。结节病患者多存在血管紧张素转换酶升高 [405, 439, 440]。柠檬酸镓摄取试验可能有助于确诊。组织活检发现非干酪性肉芽肿是结节病唯一的确诊标准。如果患者已经全身或局部使用了类固醇，都可能会影响这些检查，使结果呈阴性。因此，开始治疗之前应注意要先行检查。

结节病的所有病变均对皮质类固醇治疗敏感。所需要的类固醇剂量不高，0.5 mg/kg 通常已足够。由于该病本质上是一种慢性病，皮质类固醇的使用宜审慎，主要用于很快会危及视力或其他重要器官功能的情况。偶尔需要使用环孢素和氨甲蝶呤等其他药物来控制炎症 [441]。疾病长期处于低水平活动的患者，每周服用 1 次低剂量氨甲蝶呤效果很好。此外，霉酚酸酯和米诺环素已投入临床使用 [442, 443]。视盘新生血管在使用皮质类固醇治疗后表现出明显好转 [419]。视网膜激光光凝可能有助于控制眼底周边部视网膜新生血管的形成。眼结节病常导致青光眼，机制如下：疾病早期房角出现小梁炎或结节，慢性期出现周边前房角粘连，虹膜后粘连导致瞳孔房水流通受阻，以及长期使用类固醇诱发青光眼。因此重症或慢性病例需要谨慎使用类固醇和免疫抑制剂，并通过药物和手术治疗继发性白内障和青光眼 [422]。

图 11.38　视网膜、视神经、皮肤和结膜结节病。

A~C：一名 25 岁的黑种人男性患者经活检证实为结节病，眼底示黄斑星芒状渗出（macular star），视盘肿胀，静脉周围“蜡滴样”渗出（图 A）。血管造影显示两眼静脉周围渗漏（图 B 和图 C）。

D：一名 32 岁的黑种人男性患者经活检证实为结节病，眼底示静脉周围渗漏和黄斑星芒状渗出。

E 和 F：一名 21 岁的黑种人男性患者经活检证实为结节病，眼底示典型的右眼视盘结节。左眼视力为 20/200。他接受了全身皮质类固醇治疗，6 个月后大部分视盘肉芽肿（图 E）消失（图 F）。

G：结节病患者视网膜前结节。

H：眼睑的结节病肉芽肿。

I：结膜的结节病肉芽肿。

J 和 K：视盘结节病，伴有明显的新生血管。

L：一名结节病性脑膜炎患者，眼底出现结节病性静脉周围炎和视盘炎。

（L，由 Dr. William F. Crosswell 提供）

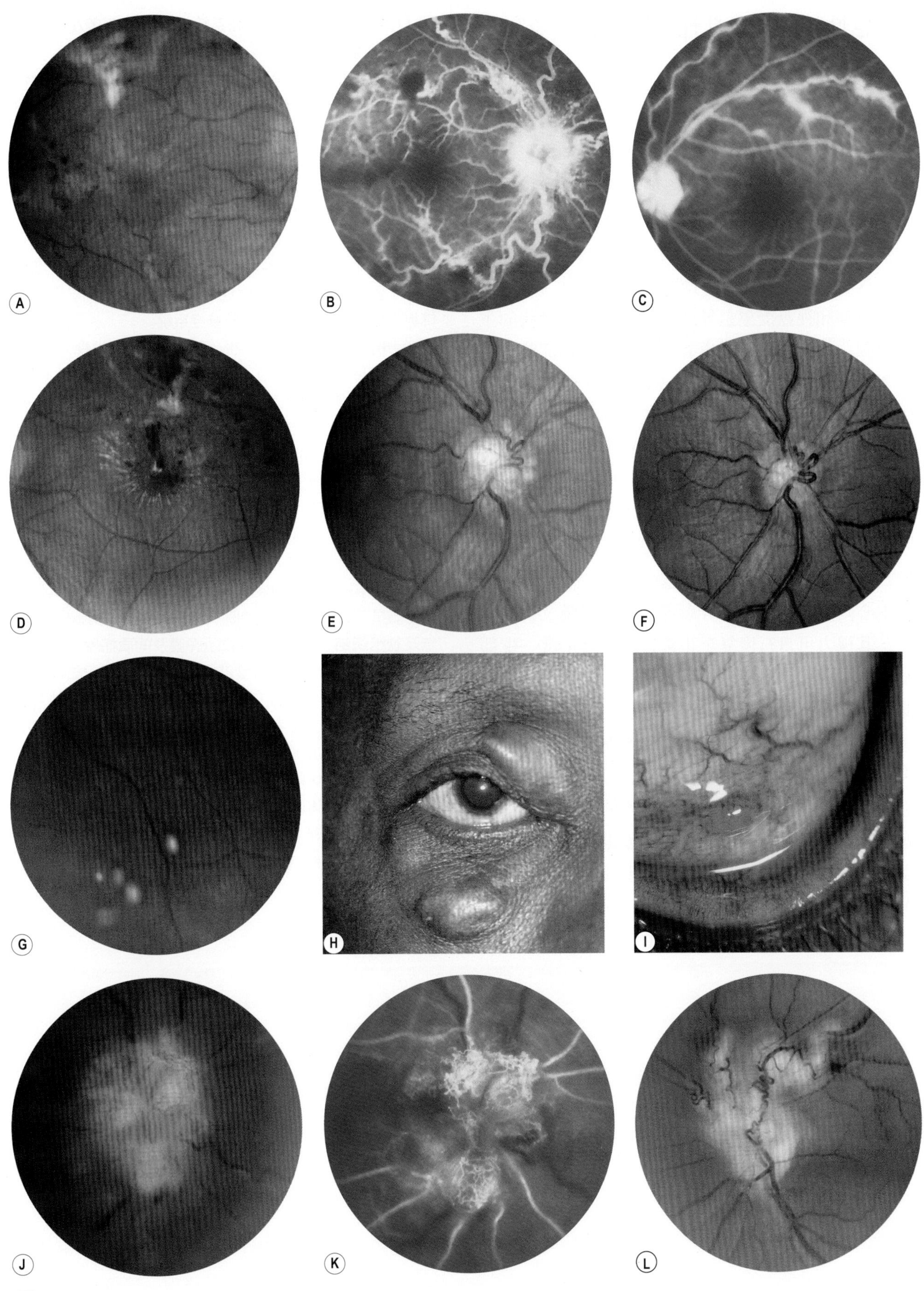

图 11.38

急性特发性多灶性内层视网膜炎和神经视网膜炎

此病主要发生于儿童或年轻人，他们多在病毒感染性疾病后出现视力下降，多为单眼发病，伴有单眼或双眼出现 1 个或多个急性视网膜炎或神经视网膜炎的白色病灶 [14, 444-449]。急性视网膜损伤主要发生于视网膜内层，多位于视网膜大动脉及静脉周围。这种情况会引起视网膜分支动脉或静脉阻塞。血管阻塞和视盘受累是导致患者出现临床症状的主要原因。在眼科检查时患者通常并无发热症状。血培养及医学评估往往没有特殊发现。有些患者有猫抓伤史，血清学检查亦提示猫抓病 [450-463]（具体请见第 830、1198 页以及图 10.04 和图 15.11 的讨论）。有一例患者血清学检查提示甲型流感感染 [14]。另一例患者的脊髓液中检测出钩端螺旋体 [463]。

累及视盘 1 周后，黄斑区常可出现星芒状渗出。并发视网膜分支动脉阻塞的患者往往会有永久性中心暗点，但是大部分患者仅有视网膜及视盘病变，其视力可自行恢复至正常，或接近正常。少部分人会出现视神经萎缩。糖皮质激素或者抗生素对此病的疗效不明确。

急性特发性多灶性内层视网膜炎和神经视网膜炎患者眼底与化脓性细菌、真菌、梅毒、弓形虫引起的视网膜炎及神经视网膜炎患者的眼底相似（图 10.01）。伴有视网膜分支动脉阻塞的患者与双眼特发性反复发作的视网膜分支动脉阻塞的患者眼底情况相似（图 6.19~ 图 6.21）。

图 11.39 眼部和中枢神经系统结节病及两者在临床病理上的联系。

A~F：患者为 38 岁黑种人男性，患有中枢系统结节病伴有双眼视网膜及视神经结节病。眼底照相（图 A）显示有位于视盘、视网膜静脉周围及下方玻璃体内的肉芽肿（插入框）。颞下方可见分支静脉阻塞。几个月后患者去世，病理组织切片显示多发性静脉周围肉芽肿，视盘旁区域（图 B）和周边视网膜（图 C 和图 E）可见肉芽肿反应扩展到其上的玻璃体内。注意围绕着视网膜静脉的肉芽肿（图 C 和图 D，箭头），肉芽肿反应亦延伸到视网膜色素上皮细胞下方（图 C 和图 D）。其他还有多个肉芽肿出现于视神经筛板前后（图 F）及整个中枢神经系统。

G~I：患者为 45 岁印度女性，双眼突发无痛性视力下降，渐进性发展，伴头痛 20 天，有糖尿病及高血压史。双眼视力为 20/400。双眼前房可见细胞（++）及闪辉，伴有虹膜后粘连，以及晶状体前表面色素沉着。她有双眼视盘结节性隆起及视盘周围出血，一些轴浆流流动性下降区域，以及黄斑星芒样改变伴有黄斑区视网膜下积液（图 G 和图 H）。系统回顾还发现有乏力、身体疼痛及气急。患者否认有发热、发疹、无保护的性行为、结核及缺血性心脏病史。患者没有宠物。全身检查发现双侧细捻发音及肝脾肿大。患者皮肤结核检查是阴性的，血沉是 24 mm，血管紧张素转化酶是 35.5 μg/L（正常值：8~52）。胸片提示肺门淋巴结及软组织结节影。CT 结果示胸膜及间质增厚、肺门淋巴结肿大（图 I）。经支气管淋巴结活检显示非干酪性肉芽肿提示患者患有结节病（图 J）。腹部超声提示肝脾肿大伴有脂肪肝样改变。患者口服泼尼松 60 mg，双眼局部使用类固醇及睫状肌麻痹剂。4 个月后，患者双眼视力提高至 20/25，虹膜睫状体炎及视盘水肿好转，还有少量渗出物在吸收中（图 K 和图 L）。

（A~F，引自 Gass 和 Olson[407]；G~L，由 Dr. Vishali Gupta 和 Dr. Arnod Gupta 提供）

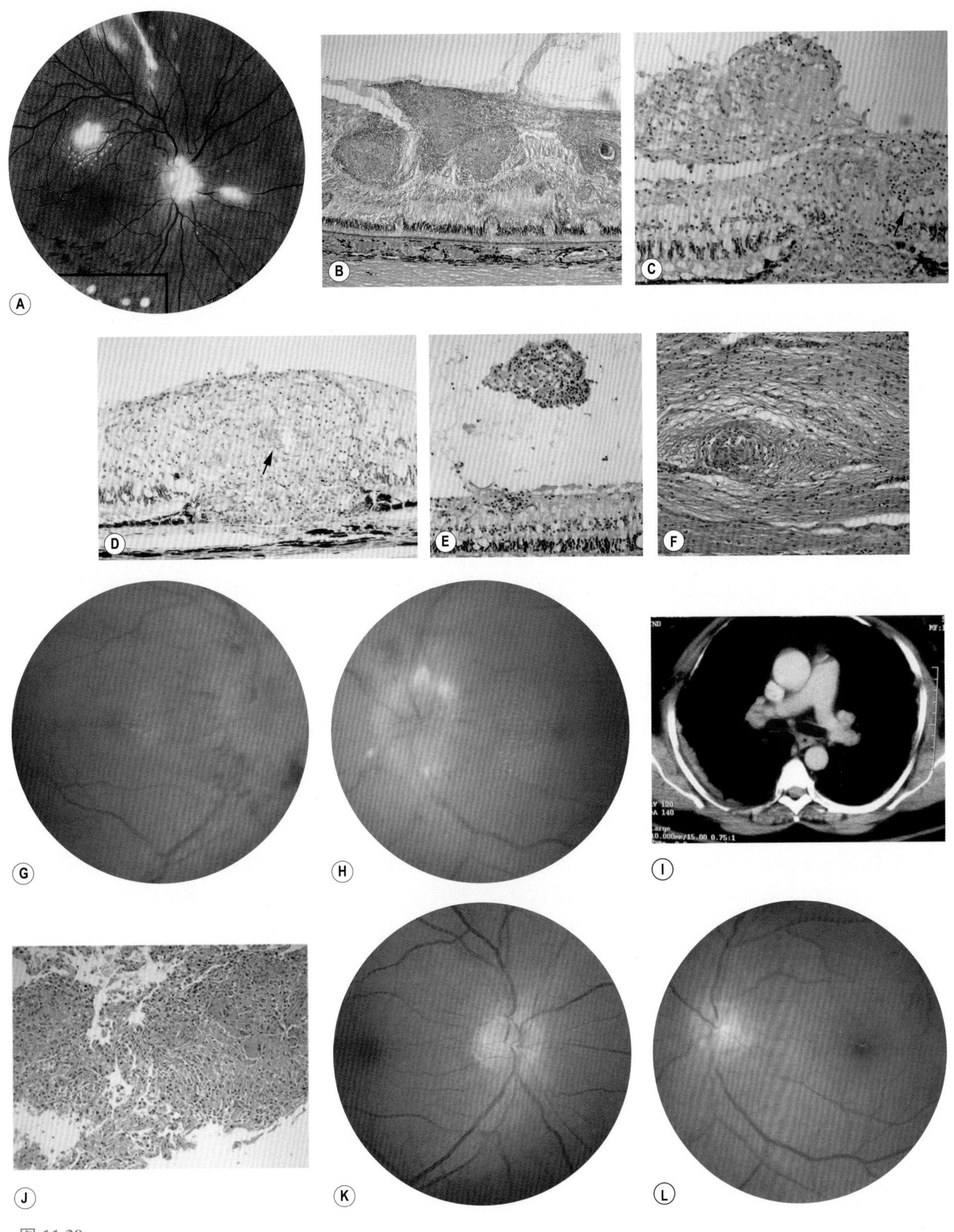

图 11.39

Behçet 病

Behçet 病是一种不明原因的慢性全身性疾病，主要临床表现为口腔及生殖器溃疡（图 11.40A 和 D）、眼内炎症、非破坏性血清阴性关节炎，以及结节性红斑在内的皮肤血管炎（图 11.40B）[464-482]。诊断标准需要包括口疮或生殖器溃疡，再加上六大主要临床表现中的任何两种即可诊断。这种疾病最常见于地中海盆地和日本。大约 80% 的患者是双眼患病，男性发病率是女性的 2 倍 [473]。Behçet 病在美国的发病率较低，并且眼部受累在不同性别中差异不明显 [467]。几乎所有的眼部受累患者均有虹膜炎和玻璃体炎症细胞浸润。大多数情况下虹膜炎是非肉芽肿性的。偶尔会发生前房积脓（图 11.40C）。部分患者可能出现黄斑及视盘水肿、斑片状灰色视网膜增厚、局部集聚的黄白色视网膜深层渗出（图 11.41 A~C 和 H）、散在的细小的色素簇、血管周围炎、中央和分支静脉和动脉阻塞（图 11.42）、视神经盘水肿、视神经盘炎、视神经萎缩（图 11.40E，F，G 和 L；图 11.41）。视力丧失通常是由长期的视网膜炎、视网膜梗死、视网膜动脉变细减少、囊样黄斑水肿，以及视网膜增生性炎症和玻璃体积血引起的 [424, 483]。虽然进展性视神经萎缩可能伴随着视网膜病变，但在 Behçet 病患者中，急性视力丧失偶尔可因不伴有视网膜病变的视神经病变所引起 [484]。

急性发作时，随着血清补体水平的显著改变，红细胞沉降率、急性期蛋白质和循环免疫复合物可能升高 [474, 485, 486]。白细胞介素 -2 受体、C9 和补体反应蛋白的血清浓度在该病的各种类型中都可能升高 [469, 473, 483, 487, 488]。在一部分 Behçet 病的患者中，可以检测到抗血管内皮细胞和黏膜的抗体 [483, 486, 488-490]。抗体对视网膜 S 抗原的亲和性降低 [13]。

全身血管炎是引起此病多样临床表现的主要原因。神经 Behçet 症（Neuro Behçet's）可见到神经系统表现。视网膜和视神经血管周围炎被认为与活化的 T 淋巴细胞和血管壁玻璃样变增厚有关 [221]。虽然早先历史上病毒与 Behçet 病曾有所牵连，但其病因现在仍不清楚 [491]。在中东和日本，Behçet 病患者中 HLA-B5 或 -Bw51 抗原水平增加，表明对这种疾病的易感基因可能是由古老的游牧部落或古突厥人通过丝绸之路传播 [492, 493]。在美国患有 Behçet 病的患者中，伴有上述抗原增高的人数较少。

图 11.40 Behçet 病。
A：口腔溃疡（箭头）。
B：小腿结节性红斑。
C：眼前房积脓。
D~I：这名 31 岁的 Behçet 病女性患者在刚发病时，有口腔溃疡（箭头，图 D）、多灶性视网膜炎所致的视网膜分支动脉阻塞（箭头，图 E）和视网膜分支静脉阻塞（箭头，图 F）。1 周后，她的左眼出现新的视网膜分支动脉阻塞（箭头，图 G~ 图 I）。
J~L：男性患者 31 岁，有口腔溃疡、右眼前房积脓（图 C）、双眼玻璃体炎、多处视网膜缺血灶及出血（图 J）。右眼视力为数指，左眼视力为 20/25。血管造影显示在血管周围有荧光素渗漏（图 K）。42 个月后，他的视力为 7/200。可见视盘苍白，视网膜血管明显狭窄、白鞘，以及黄斑瘢痕（图 L）。

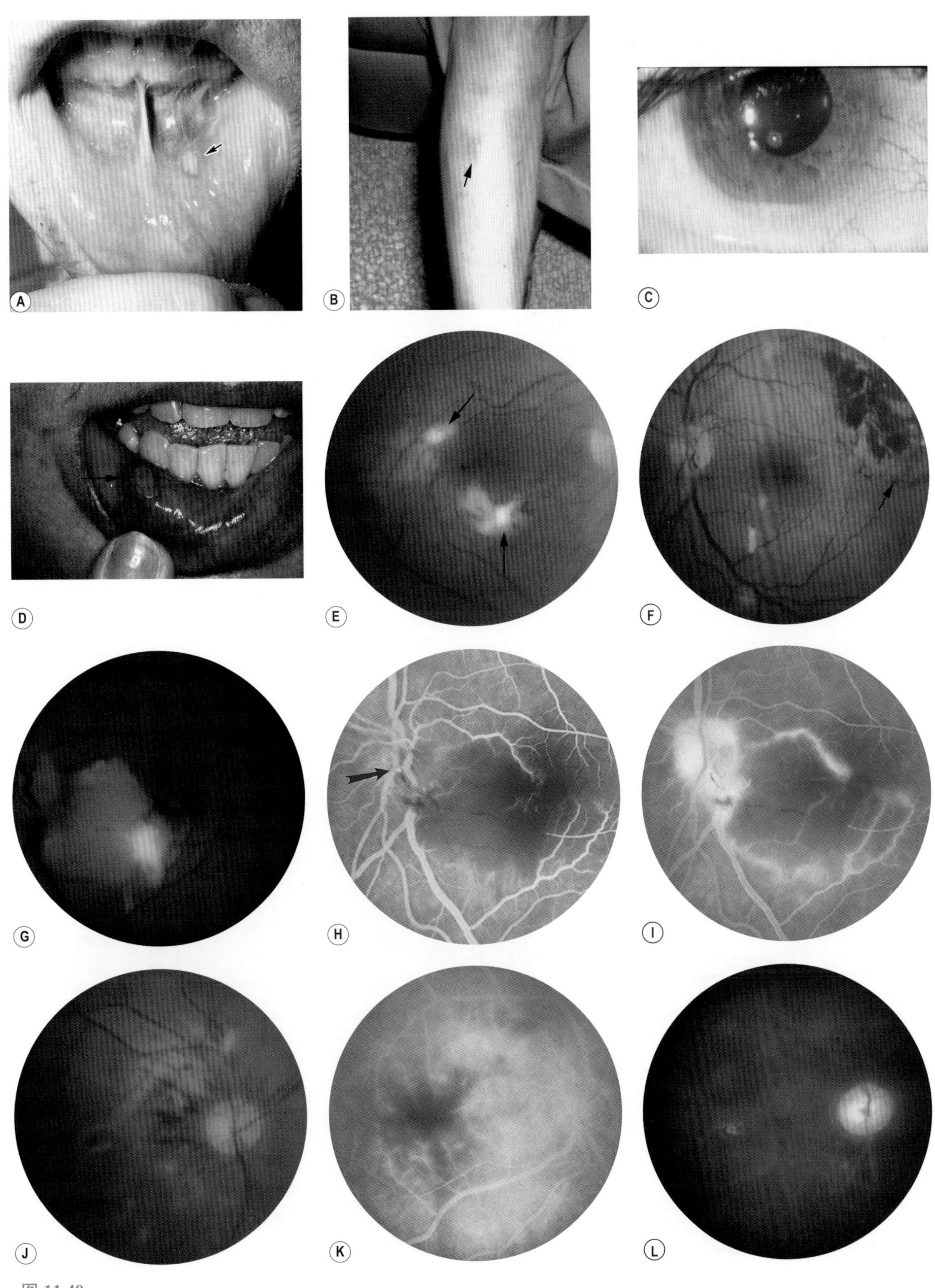

图 11.40

Behçet 病是一种慢性疾病，病程中病情不断自发缓解和加重，且病程进展因人而异，因此对治疗的评估很困难。局部和口服糖皮质类固醇是这些患者的首要治疗方法。对于严重的患者，可以联合使用该药与细胞毒性药物，包括硫唑嘌呤、苯丁酸氮芥或环磷酰胺 [475, 482, 494-497]。这些药物可与免疫刺激剂配合使用，包括左旋咪唑和秋水仙碱 [13, 494]。环孢霉素 A，一种特殊的抗 T 细胞药物，已成功应用于部分患者 [467, 494, 495, 498, 499]。考虑到这些药物可能出现严重的并发症，应仅在严重病例中使用 [495, 500]。对于那些对标准药物治疗反应较差的患者，血浆置换可减少 Behçet 病引起的眼部炎症 [501]。有一项临床对照试验证明硫唑嘌呤在降低前房积脓葡萄膜炎、口腔溃疡和关节炎的发生率方面的安全性和有效性 [502]。欧洲已经开始提倡使用干扰素 -α[503, 504]，最近又推出了每个月或每 2 个月使用肿瘤坏死因子 -α 抑制剂，如依他那普、英夫利昔单抗和阿达木单抗 [505-510]。当其他治疗无效时，也可以使用霉酚酸酯 [511]。

需要鉴别的疾病包括结节病、急性视网膜坏死综合征、弥漫性单侧亚急性神经视网膜炎、特发性玻璃体炎、扁平部睫状体炎、白癜风样脉络膜视网膜炎和网状细胞肉瘤。

图 11.41　Behçet 病。
A~J：这名 50 岁的成人在过去的 2 个月里，因双眼复发性虹膜睫状体炎在其他地方接受治疗。随后他出现了迅速进展的双眼全葡萄膜炎伴玻璃体炎、片状视网膜发白、视网膜出血，右眼视力下降至 20/200，左眼数指。他被诊断为双眼急性视网膜坏死而转诊过来。检查发现多灶性视网膜梗死、弥漫性视网膜动脉和静脉渗漏（图 A~ 图 E）。病史回顾发现有复发性口腔溃疡病史，有一次生殖器溃疡病史，以及膝盖和拇指关节炎史。诊断为 Behçet 病，予以口服类固醇，随后以环孢素进行治疗。视网膜炎消退后出现双眼黄斑孔；葡萄膜炎在复发几次后逐渐消退，现已超过 1 年。后右眼行黄斑裂孔封闭术（图 J），左眼因严重黄斑缺血未行手术治疗。

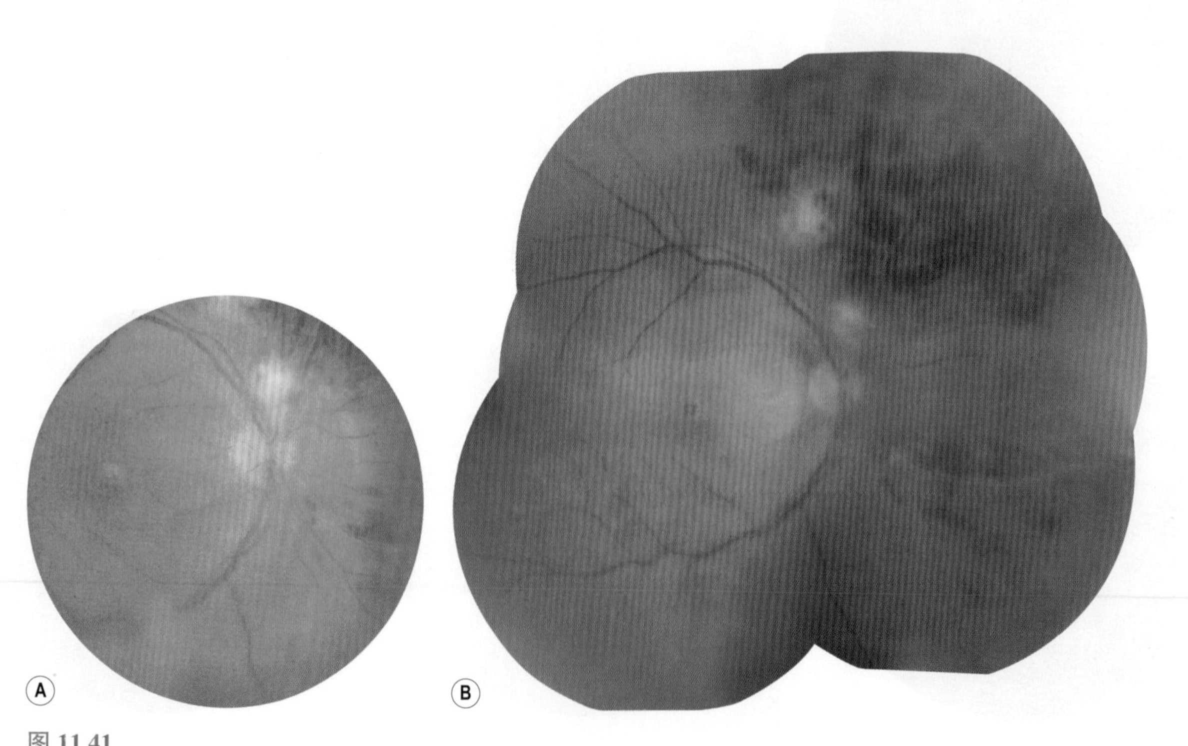

图 11.41

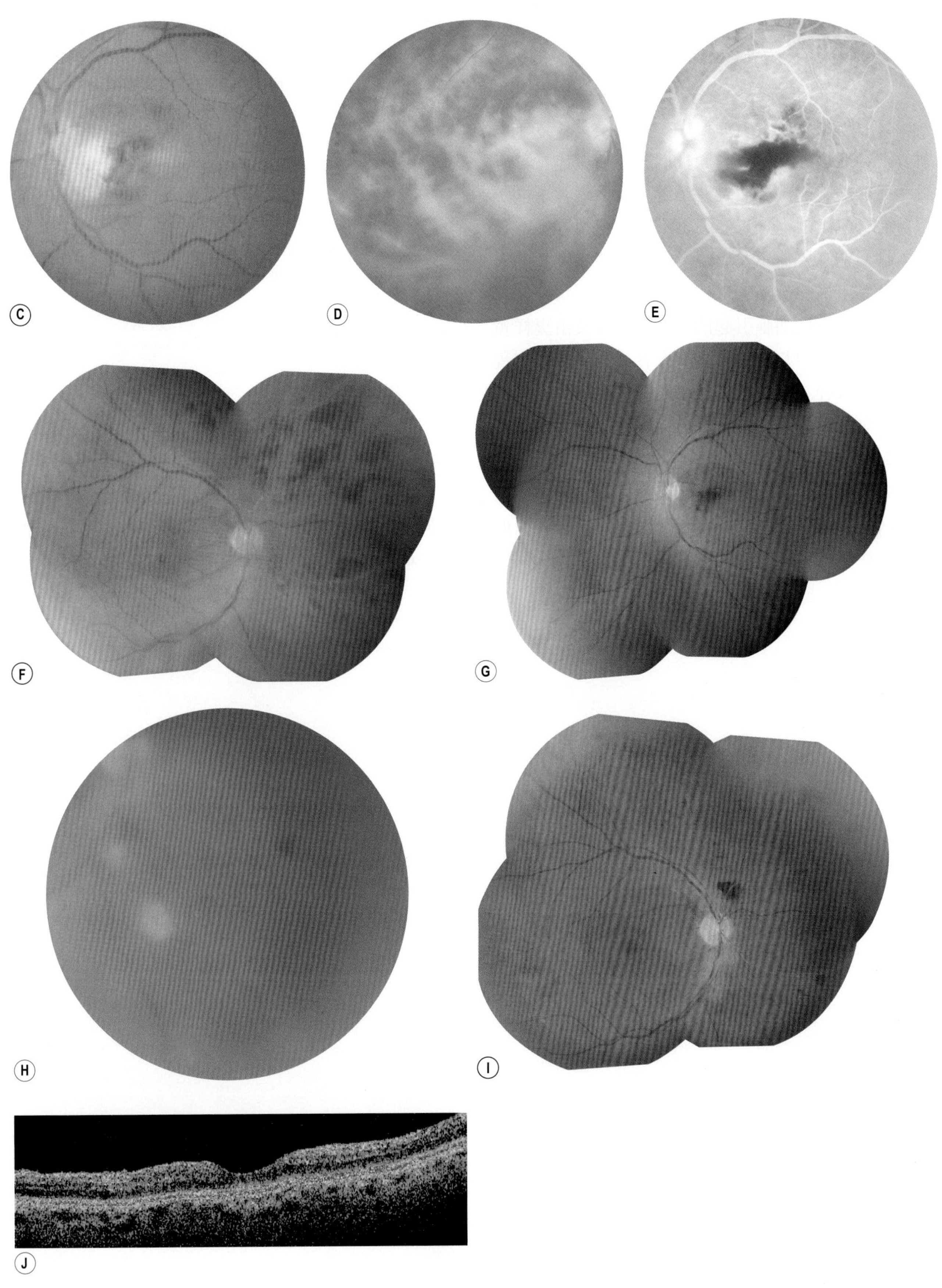

图 11.41（续）

弥漫性、慢性非坏死性视网膜炎，玻璃体炎和囊样黄斑水肿

视网膜毛细血管的通透性，特别是黄斑区域毛细血管的通透性，可能会受视网膜和玻璃体慢性弥漫性炎症的影响。虽然这些患者可能表现为不同的综合征，但病因仍然未知，也不能确定视网膜或玻璃体是否是主要的累及组织。虽然这些患者外面看上去没有明显的炎症表现，但其共同临床特征包括由玻璃体的炎症细胞引起的飞蚊症，以及由囊样黄斑水肿引起的中心视力丧失。患者可能会有一定程度的视盘水肿。该病常累及双眼。该病可有少量视网膜出血常发生在周边部。最终可见周边视网膜变性及其下方 RPE 细胞紊乱。某些病例中会出现视网膜血管变窄、视盘苍白并伴有夜盲症。偶尔会出现视网膜裂孔、视网膜脱离和视网膜前膜形成。玻璃体炎症和黄斑囊样水肿通常对皮质类固醇或其他治疗不应答。

这些患者的主要临床症状可分为 3 种：①平坦部睫状体炎。②特发性玻璃体炎。③白癜风样脉络膜视网膜炎，又叫鸟枪弹样脉络膜视网膜炎。

图 11.42 严重的非对称性 Behçet 病。
一名 43 岁女性患者，既往有口腔和阴道溃疡、关节炎和皮肤溃疡的病史，曾使用秋水仙碱和类固醇治疗，后出现右眼视神经炎（图 A），荧光密螺旋体抗体试验（FTA-ABS）阳性。左眼未受累（图 B）。9 个月后右眼视力下降到无光感，并伴发左腿静脉炎，右眼视神经完全大面积梗死以及视网膜弥漫性出血（图 C）。血管造影（图 D 和图 E）示右眼眼底灌注不良；给予泼尼松 100 mg，氨甲蝶呤 15 mg。在接下来的 2 个月右眼视神经和血管变白（图 F 和图 G）。左眼未受累（图 H）。后期视盘新生血管形成（图 G）。
（由 Dr. David Fischer 提供）

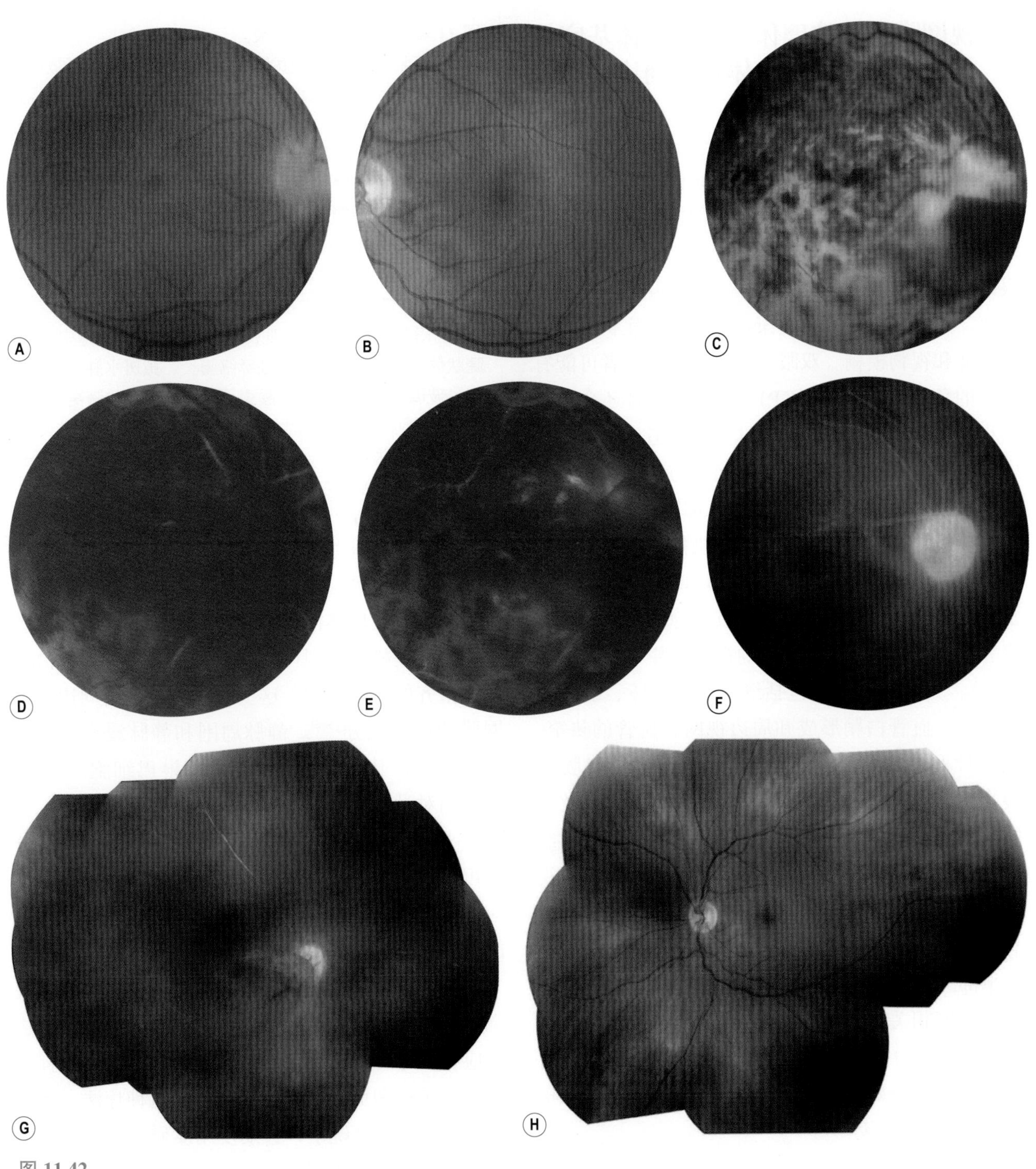

图 11.42

视网膜炎和玻璃体炎伴玻璃体基底部机化（平坦部睫状体炎、周边葡萄膜炎或慢性睫状体炎）

术语“平坦部睫状体炎”(par planitis) 已被用来定义那些周边部视网膜和平坦部发生雪堤状渗出和玻璃体浓缩的慢性玻璃体炎患者，通常病变在双眼的下方（图 11.43）[11, 512-537]。此疾病见于儿童或青年，男女均有，一般健康状况良好，症状表现为飞蚊症和视物模糊。双眼无充血。少数患者可能有细小的角膜后沉着物（KP)。同时，患者还会出现微小及粗大的玻璃体混浊，这可能是造成患者视力中等程度下降的原因。也可能出现与结节病相似的雪球样视网膜前聚集物（图 11.43H)。黄斑水肿是该疾病最常见的并发症，尽管积极使用皮质类固醇治疗，但仍不能缓解（图 11.43B 和 C)。黄斑水肿常常伴随视网膜血管扩张，尤其是静脉扩张、视网膜静脉白鞘，以及不同程度的视盘水肿（图 11.43B 和 C)。其他的并发症包括继发性白内障、继发性青光眼、血管白鞘形成和周边视网膜血管的狭窄、牵拉性和孔源性周边视网膜脱离 [519]、视网膜劈裂 [518]、视网膜下新生血管形成 [538]、视盘 [539] 及视网膜新生血管形成（图 11.43E~G）[524]、假性神经胶质瘤性血管瘤形成 [524]、玻璃体出血、孔源性视网膜脱离 [519]、虹膜异色症、带状角膜病变，偶伴有眼球萎缩。这种疾病是慢性的，但会反复发作。扁平部的渗出量一般与玻璃体炎症程度和囊样黄斑水肿程度相关 [540]。大多数患者的单眼或双眼尚可保持有用视力。伴有完全性玻璃体后脱离的眼睛可能视力预后越好 [541]。这种疾病的严重程度在多年以后有下降的趋势 [537]。

荧光素血管造影显示视网膜和视盘毛细血管有不同程度的通透性改变（图 11.43C）[11, 535]。在有黄斑水肿的患者中，他们的血管造影通常还提示有广泛的视网膜水肿、视盘水肿，而且在某些患者中可以看见晚期较大的视网膜静脉和小静脉有荧光着染（图 11.43C 和 G)。大多数患者有电生理异常，如 b 波延迟、闪烁光反应异常、b 波震荡电位下降 [521]。

有限的组织病理学资料表明，这种疾病是一种慢性非肉芽肿性炎症，主要累及视网膜和玻璃体 [517, 521, 531, 534, 542]。周边部松软混浊的雪堤样沉积可能主要由玻璃体内的细胞浸润引起的。随病程进展，这种蓬松的外观可能转变为较为低平的、白色的、整齐的瘢痕组织，这些组织可能来自周边部视网膜的胶质成分 [542]。静脉周围和静脉浸润主要是淋巴细胞，其成分主要是辅助 T 淋巴细胞 [542]。葡萄膜相对没有炎症 [534]。

平坦部睫状体炎的发病机制尚不清楚。在部分平坦部睫状体炎患者中出现移动性角膜内皮排斥反应线（自身免疫性角膜内皮病变)，提示该疾患可能是一种针对玻璃体的自身免疫性疾病 [543]。

这些患者中有一些在口服糖皮质激素治疗后视觉功能有所改善。然而，其他许多患者对这种疗法不应答。考虑到这种疾病为慢性疾病，并且病程中会反复缓解和加重，应该谨慎使用这种疗法。在中心视力尚可的情况下，长期使用皮质类固醇激素治疗这些患者是不明智的。睫状体透热凝固术和睫状体冷冻疗法在治疗平坦部和周边部视网膜的价值是有争议的 [515, 528, 544]。对于那些皮质类固醇治疗不敏感且在玻璃体基底部有新生血管形成的患者，这些睫状体破坏性治疗手段似乎是最有效的 [544, 545]。平坦部渗出物主要堆积在下方眼底的原因尚不清楚；可能主要是重力的作用而非病灶的发生处。玻璃体切除术治疗囊性黄斑水肿的价值也是不确定的 [546]。虽然有报道称使用糖皮质激素联合抗代谢物治疗取

图 11.43　平坦部睫状体炎。

A：眼底手绘图示下方睫状体平坦部雪堤样渗出的常见分布。

B~D：这名 17 岁的女性患者因囊样黄斑水肿而出现视力下降（图 B 和图 C）。4 个月后，在全身皮质类固醇治疗后，水肿消失（图 D）。

E~G：一名 31 岁的男性患者，黄斑区视网膜炎性增生（箭头）。血管造影显示这些血管有荧光素渗漏及囊样黄斑水肿（图 F 和图 G）。

H 和 I：52 岁女性患者，睫状体平坦部雪堤样渗出，双眼视网膜前结节（图 H）及囊样黄斑水肿（图 I）。

J~L：13 岁男性患者，出现畏光、飞蚊、视力减退史 3 年，睫状体平坦部炎，伴多灶性脉络膜炎、黄斑水肿、视盘水肿、玻璃体炎、前部葡萄膜炎等。全身体检除腋窝淋巴结肿大外均阴性。淋巴结活检发现不明原因的肉芽肿性炎症。弓形虫病、梅毒和 Lyme 病的血清学检查呈阴性。全身使用皮质类固醇和强力霉素的治疗收效甚微。

（A，引自 Welch[512]，©1960，美国医学会。版权所有）

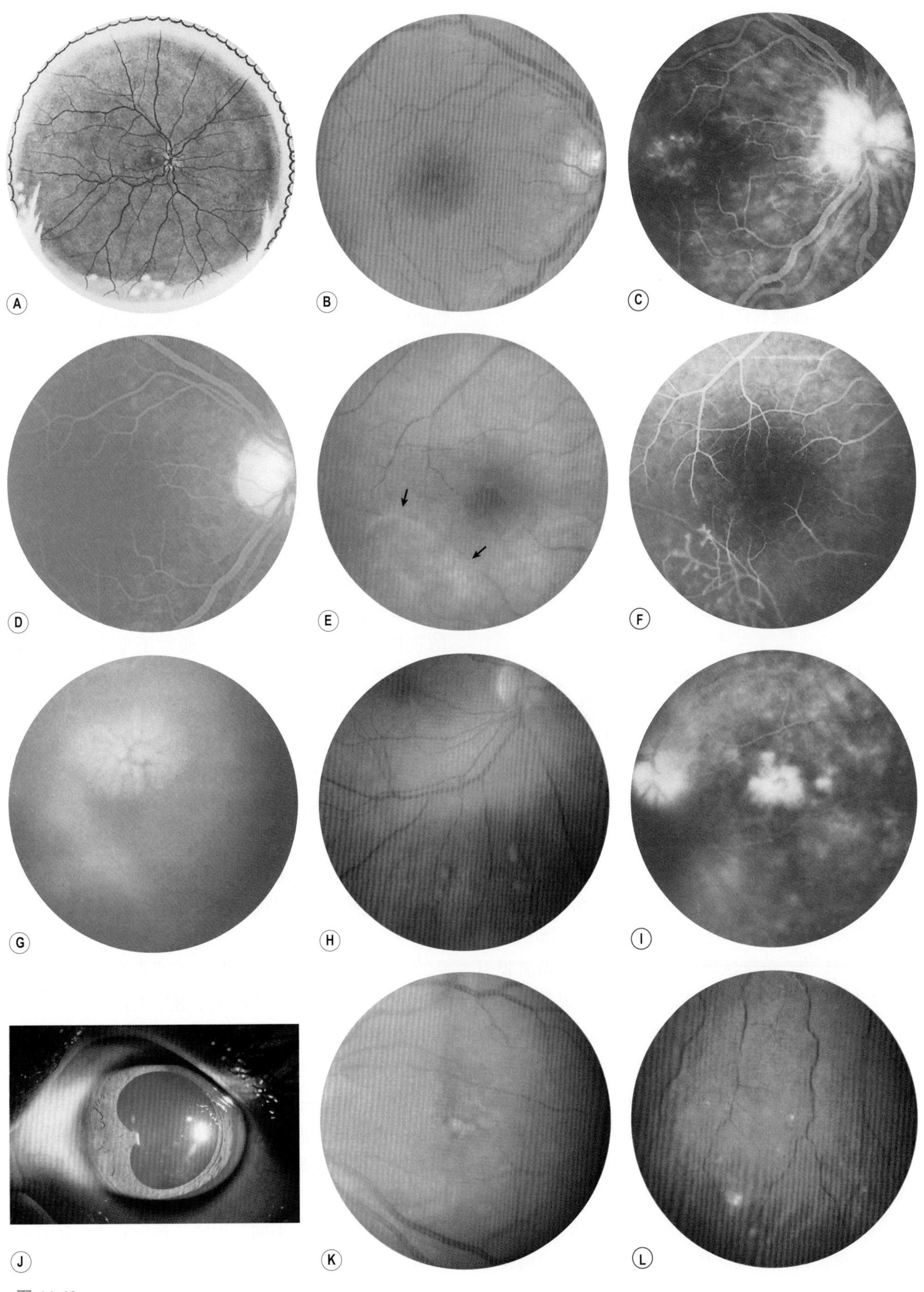

图 11.43

得了一些成功，但这种治疗在这些患者的长期治疗中的价值仍不确定[528-530, 547]。这种治疗有很大的风险，因此只能用于病情严重的患者。

需要与之鉴别的疾病包括结节病、周边部弓形虫病、Behçet综合征、犬弓蛔虫病、急性复发性睫状体炎和假性眼拟组织胞浆菌病综合征。Gass见过3名假性POHS的儿童，这些儿童除了有浓密的白色平坦部渗出物外，还因脉络膜新生血管形成和视网膜盘状脱离而丧失黄斑功能[11, 548]。Lyme病可能会伴有平坦部睫状体炎和前葡萄膜炎。

平坦部睫状体炎至少在8个家庭中累及多个家庭成员[516, 522, 523, 527, 542]。平坦部睫状体炎也可发生于脱髓鞘疾病的患者中[526, 533, 549-553]。对平坦部睫状体炎患者的长期随访显示，4例患者（7.4%）出现视神经炎，另外8例患者出现多发性硬化（14.8%）[551]。同一组的患者中，有67.5%的患者（对照组为28%）存在HLA-DR2，他们还引用了其他临床研究，发现在北美和欧洲50%~75%多发性硬化患者中（对照组为20%~25%）存在HLA-DR2[550, 552]。

不伴玻璃体基底部机化的特发性弥漫性非坏死性视网膜炎（特发性年龄相关性玻璃体炎）

最常因慢性玻璃体炎和弥漫性视网膜炎而发生飞蚊症或视力下降的患者是健康的中年或老年患者，最常见于女性，患者有囊样黄斑水肿及弥漫性视网膜水肿，在某些情况下出现视盘水肿，细胞浸润玻璃体而不伴有平坦部雪堤样沉积（图11.44）[554, 555]。黄斑区域经常出现由视网膜前膜引起的玻璃纸样黄斑病变。从外面看来，眼部没有异常。眼底周边部常出现视网膜血管狭窄和白鞘以及RPE不规则紊乱。视网膜水肿和玻璃体炎通常对皮质类固醇或其他治疗不敏感。病因尚不清楚。Gass见过同卵双胞胎的特发性玻璃体炎（图11.44 E~I）[555]。Bennett和同事报道了一个大的家族伴有常染色体显性成年发病的玻璃体炎症，视网膜电图（ERG）结果显示b波特异性丧失、前房轻度炎症，后期出现视网膜瘢痕、色素沉着、周边部视网膜血管闭塞、周边部视网膜新生血管形成、玻璃体出血和囊样黄斑水肿[556]。

图11.44 弥漫性非坏死性视网膜炎、玻璃体炎和囊样黄斑水肿，无平坦部渗出（特发性年龄相关性玻璃体炎）。
A~D：这名70岁的妇女在65岁时发现了飞蚊和双眼视力下降。右眼视力20/200，左眼视力20/50。她有双眼玻璃体炎、囊样黄斑水肿和弥漫性视网膜水肿。血管造影检查可见周边部不规则局灶性瘢痕、黄斑区外及黄斑区域的多灶性点状强荧光（图B~图D）。患者随访了22年，她的视力和检查指标没有变化。
E和F：患者为59岁女性，囊样黄斑水肿、轻度视盘水肿、玻璃体炎，右眼视力20/40，左眼视力20/400。
G~I：图E和图F中患者的同卵双胞胎姐妹，两者双眼的情况相同。可见明显的视网膜毛细血管扩张（图H）和黄斑外及黄斑多囊性水肿（macular polycystic edema）（图I）。双胞胎均在50岁时出现飞蚊和视物模糊。两者的光感受器视网膜电图反应均明显低于正常。

特发性玻璃体炎患者与白癜风样脉络膜视网膜炎患者有许多共同特征（见下一部分内容）。而鉴别特发性玻璃体炎患者和遗传性无色素性视网膜色素变性患者是很困难的。特发性玻璃体炎患者的视网膜电图（ERG）异常通常不那么严重。其他可能类似特发性玻璃体炎的疾病包括Whipple病（Whipple's disease）（见第870页）、大细胞非霍奇金淋巴瘤（见第1068页）、癌和黑色素瘤玻璃体转移（参见第13章），以及X连锁免疫缺陷伴有免疫球蛋白M增加相关的玻璃体淋巴细胞浸润[557]。

白癜风样脉络膜视网膜炎与鸟枪弹样视网膜脉络膜病变

鸟枪弹样视网膜脉络膜病变或白癜风样脉络膜视网膜炎的特点是：①发生于健康人群中，男女均等，在50~70岁的时候出现飞蚊、闪光感和视物模糊，通常随后出现夜盲和色盲。②玻璃体炎症。③多灶性脱色素斑块，首先发生在脉络膜上，随后发生在眼底赤道后部的RPE。④不同程度的视网膜水肿、视神经盘水肿，视网膜血管变窄，以及轻度视神经萎缩。⑤中度至重度视网膜电生理异常。⑥进展和严重程度不同，但病情最终趋于稳定且至少有一只眼睛的中心视力保持。⑦与HLA-A29密切相关[558-568]。

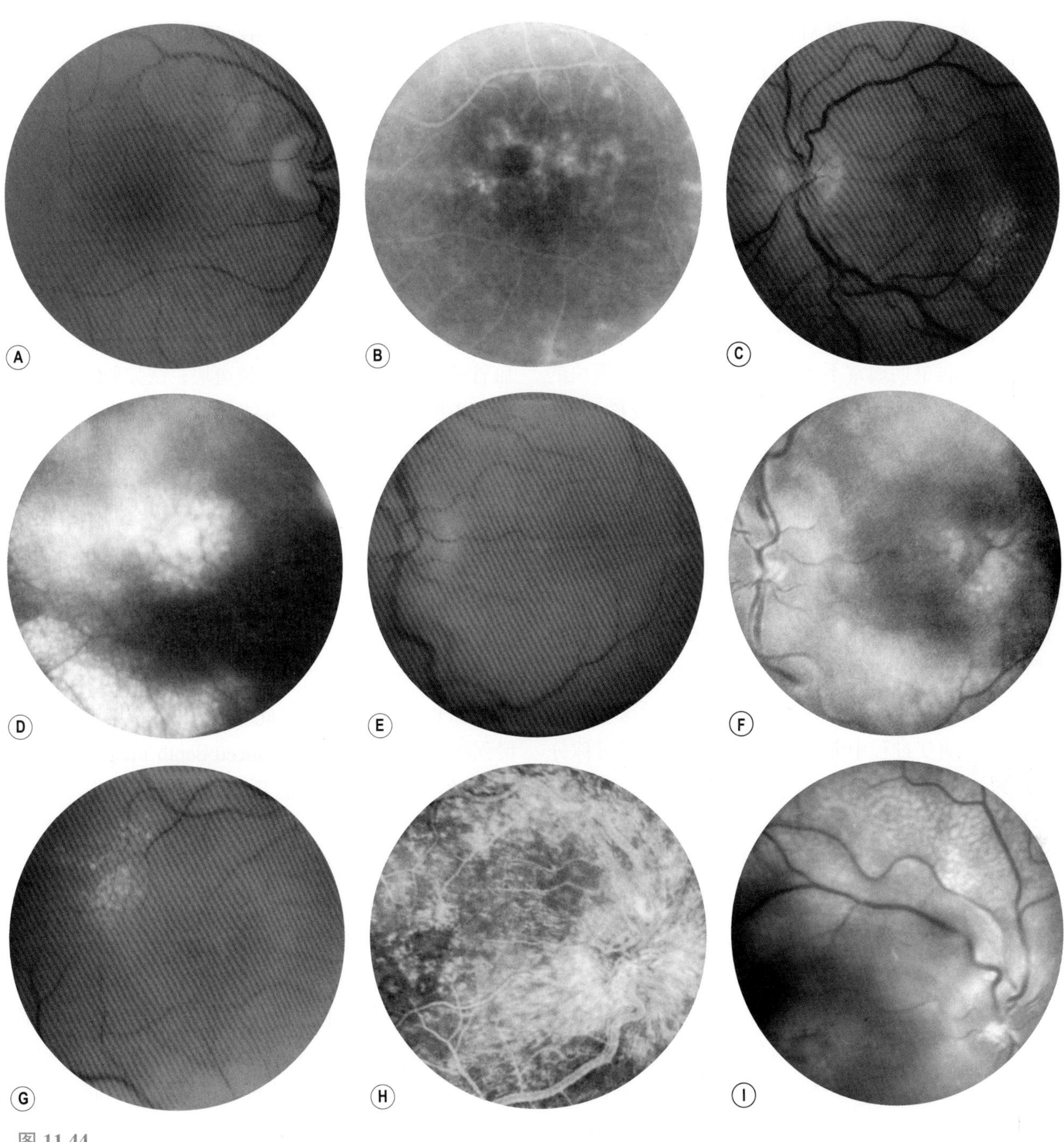

图 11.44

在这一被 Ryan 和 Maumenee 称为鸟枪弹样视网膜脉络膜病变首次发表之前[569]，Bascom Palmer 眼科研究中心用“白癜风样脉络膜视网膜炎”来描述这类患者。如此命名的原因是脉络膜脱色素病灶的外观和演变与白癜风患者皮肤脱色素斑块相似[560]。这些边界欠清的橙色或黄色的病变斑块通常分散在眼底的赤道后部分（图 11.45；图 11.46），在患者就诊最初时可能不存在，仅有玻璃体细胞和黄斑水肿。它们多见于视盘鼻侧周围 2/3 的较大区域，在疾病早期通常不出现于黄斑区。这些斑块的大小和形状各不相同。许多斑块是圆形及椭圆形。有些则不规则或呈长条形，常形成向周边眼底辐射的形态。这些斑块最显著的特征是病灶内及其边缘没有色素沉着，以及裂隙灯下脱色素区的视网膜或脉络膜未见其变薄。在病变区内常可见大的脉络膜血管，但其上方的视网膜血管正常。在脱色素的早期阶段，特别是当伴有严重的玻璃体炎症时，这些病灶内不可见脉络膜血管，形成一种非隆起性的脉络膜炎症浸润病灶的外观。血管造影显示这些斑块在其早期演变过程中无异常。病灶通常双眼对称分布。随着时间的推移，这些斑块会扩大，并且生物显微镜和血管造影检查显示病变处发生脱色素，其上方的视网膜和视网膜色素上皮细胞发生萎缩。在该病的晚期，一些病变处可能发生色素沉着。中心视力下降的可能原因是囊样黄斑水肿、视网膜萎缩伴有 RPE 及脉络膜脱色素，偶尔是由于浆液性黄斑脱离（图 11.45A 和 B）或脉络膜新生血管（图 11.46E 和 F）所致[558,569]。偶尔可见视盘和视网膜的新生血管并引起玻璃体出血（图 11.46G 和 H；图 11.47）。白癜风样脉络膜视网膜炎与听力下降[562]和 Lyme 病存在一些个别的联系[570]。

荧光造影可提示视网膜动脉充盈时间延迟、视网膜循环时间延长，以及在血管造影过程中视网膜血管发生不同程度的不明原因的荧光猝灭[560]。在有活动性炎症和玻璃体炎的患眼中可以看到轻度血管渗漏（静脉多于动脉）以及囊样黄斑水肿。ICG 血管造影可见低荧光脉络膜斑块；该如何解释这现象尚不明确。荧光素很可能是被脉络膜淋巴细胞浸润和炎症所遮蔽，而不是由于脉络膜血管灌注异常。在疾病的早期，电生理结果可能是正常的。随后，大多数患者双眼视杆、视锥功能出现中度至重度异常[571, 572]。视杆细胞的功能首先受到影响。眼电图可以是正常的或稍有不正常。暗适应电生理检查可能提示视杆功能轻度异常。脉络膜病变处的 OCT 图像通常是正常的，如果 RPE 细胞萎缩，光感受器也可能被破坏，此时 OCT 有相应改变[573]。增强深部 OCT 成像（enhanced depth imaging OCT）可有助于了解脉络膜累及病灶。自发荧光图像与 RPE 累及的严重程度相关。卵圆形脉络膜病灶处观察不到异常的自发荧光。然而，RPE 受损的区域会显示出较低的自发荧光。有时这些斑块沿着视网膜血管，特别是大静脉分布，看上去像是静脉周围萎缩（图 11.48A 和 B）。

一名 49 岁男性患者，患有鸟枪弹样视网膜脉络膜病变至少 6 年，未接受过类固醇或免疫抑制剂治疗，他的组织病理学检查显示脉络膜不同层次出现多灶性的淋巴细胞浸润，偶尔伴有出血、浆细胞和上皮样细胞。一些病灶毗邻脉络膜血管。未见坏死。RPE、睫状体和虹膜似乎并不累及。同时在视网膜血管周围和视盘筛板前也发现了淋巴细胞浸润灶。淋巴细胞主要为 CD81 T 淋巴细胞，CD41 T 和 B 淋巴细胞较少[574, 575]。

图 11.45 白癜风样脉络膜视网膜炎。

A 和 B：这名 49 岁的妇女在 1980 年 2 月首次就诊时，主诉双眼有飞蚊、视物模糊和视物变形。检查发现双眼黄斑浆液性脱离。后来自行好转。2 年后，她在 Bascom Palmer 眼科研究中心就诊时，主诉有夜盲和色觉丧失。患者的玻璃体内有细胞，黄斑区有色素斑点，广泛的白癜风样斑块遍布整个赤道后眼底，但并未明显累及黄斑区域（图 A 和图 B）。

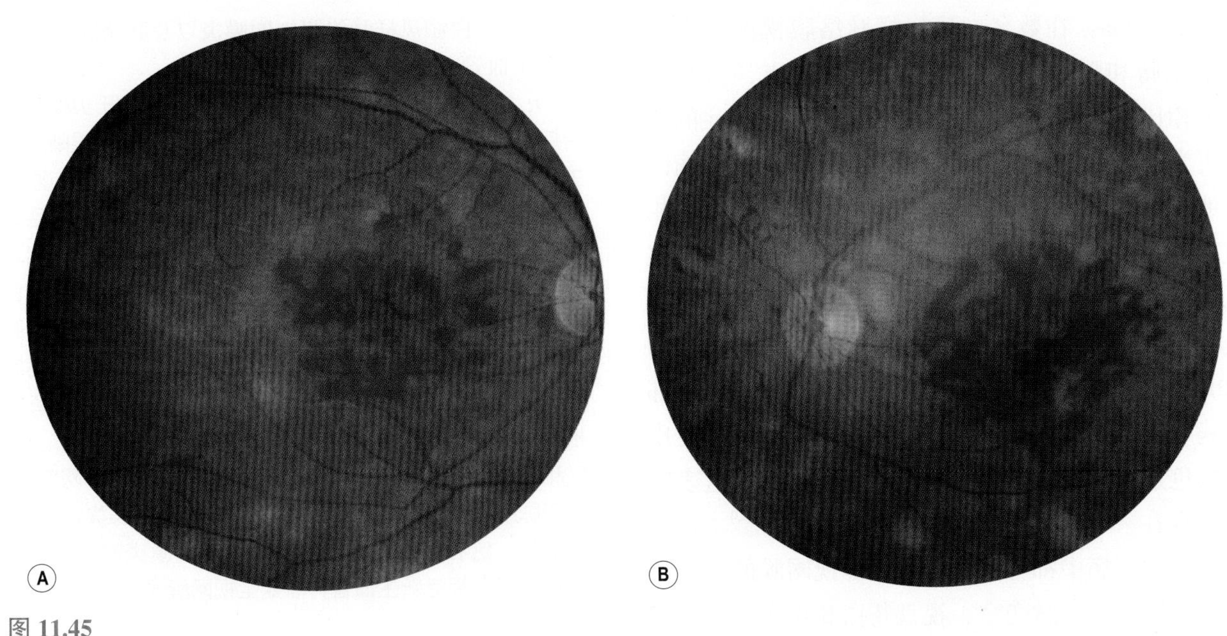

图 11.45

虽然Gass在数名白癜风样脉络膜视网膜炎患者的胳膊和腿上观察到多处脱色素斑点，但与白癜风相比，这些病变与特发性点状色素减少症的关系更为密切。这种疾病是一种常见的皮肤病，病因不明，在临床表现和组织病理学上都与白癜风相似[576]。Albert和他的同事们观察到5例皮肤白癜风患者，其眼底表现类似于白癜风样脉络膜视网膜炎。与白癜风样脉络膜视网膜炎类似的脉络膜和RPE脱色素可发生在其他可能与白癜风相关的眼部疾病（如VKH病、交感性葡萄膜炎和由转移性皮肤黑色素瘤引起的急性VKH样葡萄膜炎）。这表明可能存在一种共同的自身免疫机制[286, 577-580]。在所有这四种疾病中都可能发生周边部视网膜的进行性变性、视网膜动脉变窄、视盘苍白和夜盲症。白癜风样脉络膜视网膜炎通常是一种慢性、缓慢进展的疾病，可出现缓解和加重。大多数患者在多年内至少1只眼睛可以保持一定的中心视力。

治疗包括全身使用类固醇治疗，并且根据发病时病情的严重程度而联合或先后使用免疫抑制药物。如果疾病处于活动期伴有玻璃体炎、囊样黄斑水肿和视网膜血管功能障碍，推荐全身使用大约0.75 mg/kg的类固醇。建议同时使用免疫抑制剂，如氨甲蝶呤从每周10 mg开始，然后根据治疗反应剂量逐渐增加到15 mg或20 mg，这样在甾体类药物开始减量时该药物作用能够起效。如果氨甲蝶呤无效或不能耐受，可以用霉酚酸酯代替。低剂量环孢素（每天2.5~5 mg/kg），联合或不联合减少皮质激素用量的免疫抑制剂的治疗方法，已作为长期使用皮质类固醇的一种替代治疗方案[581]。最近有研究报道将达利珠单抗用于那些对霉酚酸酯和传统免疫抑制疗法不应答的患者，这需要进一步的探索[582]。如果该疾病处于相对不活跃的时期，且患者无症状或仅有轻度症状，建议仅使用低剂量免疫抑制来减缓其进展。当出现急性加重时可能需要暂时使用全身类固醇。这些患者的基线Goldmann视野和ERG数值应被记录，并且每年随访Goldmann视野，无须那么频繁的ERG来监测患者病情发展。

在大约90%的白癜风样脉络膜视网膜炎患者中发现存在抗原HLA-A29[564, 583-585]。作者认为HLA-A29在所有病例中均呈阳性。如果怀疑患有白癜风样脉络膜视网膜炎的患者HLA-A29阴性，

图11.46 白癜风样脉络膜视网膜炎以及脉络膜和视网膜新生血管。

A~D：这名健康的中年男子被诊断为左眼继发于贝伐单抗治疗后的眼内炎。他接受了两次注射来治疗这只眼睛的新生血管AMD。在玻璃体切除术和晶状体摘除术后，双眼均发现有多处玻璃膜疣，并且左眼可见中心凹旁部分活动性的脉络膜新生血管膜伴视网膜下出血。此外，双眼出现鸟枪弹样视网膜脉络膜病变的眼底表现：一些椭圆形脱色素脉络膜病灶（图A和图B）。在血管造影早期，玻璃膜疣表现出高荧光，晚期着染，同时可见脉络膜新生血管膜（图C和图D）。继续用雷珠单抗治疗，行人工晶状体二次植入后视力稳定在20/50。

E和F：这名54岁的妇女患有白癜风样脉络膜视网膜炎，由于脉络膜新生血管形成而导致双眼中心视力丧失。

G和H：这名患有白癜风样脉络膜视网膜炎的男子出现了视网膜和视盘新生血管，需要全视网膜光凝和玻璃体切除术。

应考虑其他诊断的可能，如结节病或其他肉芽肿疾病[586]。单卵双胞胎中可同时患有白癜风样脉络膜视网膜炎[587]。超过50%的患者可能存在对纯化视网膜S抗原的体外有丝分裂免疫反应[583]。这些结果表明这种疾病具有遗传易感性，视网膜自身免疫在疾病中起重要作用。

在典型的低色素性眼底改变出现前，可能的鉴别诊断包括：平坦部睫状体炎、特发性玻璃体炎、网状细胞肉瘤、视盘炎和视盘水肿。在1例巨球蛋白血症中，眼底出现视网膜静脉的不规则扩张和散在的视网膜出血。几个视盘水肿患者最初被认为是颅内肿瘤。一旦眼底出现典型的脱色素改变，该疾病的症状和病程可以鉴别它和其他在眼底有白色斑点且伴有玻璃体炎症的疾病，如匍行性脉络膜炎、APMPPE、弥漫性单眼亚急性神经视网膜炎、结节病、Behçet病、网状细胞肉瘤、不同程度免疫缺陷的合并症[586]和Whipple病。

白癜风样脉络膜视网膜炎与MCP（假性POHS）有一些共同特征（见第916~918页）。与后者不同的是，白癜风样脉络膜视网膜炎很少出现于儿童和年轻人，很少出现前葡萄膜炎，也很少出现脉络膜视网膜穿凿样瘢痕或脉络膜新生血管，且此疾病与HLA-A29相关。

好发于中老年妇女的慢性玻璃体炎和黄斑水肿，不伴有典型的白癜风样病变，在临床上更为常见，白癜风样脉络膜视网膜炎与其存在什么关系尚不清楚（见第966页）。

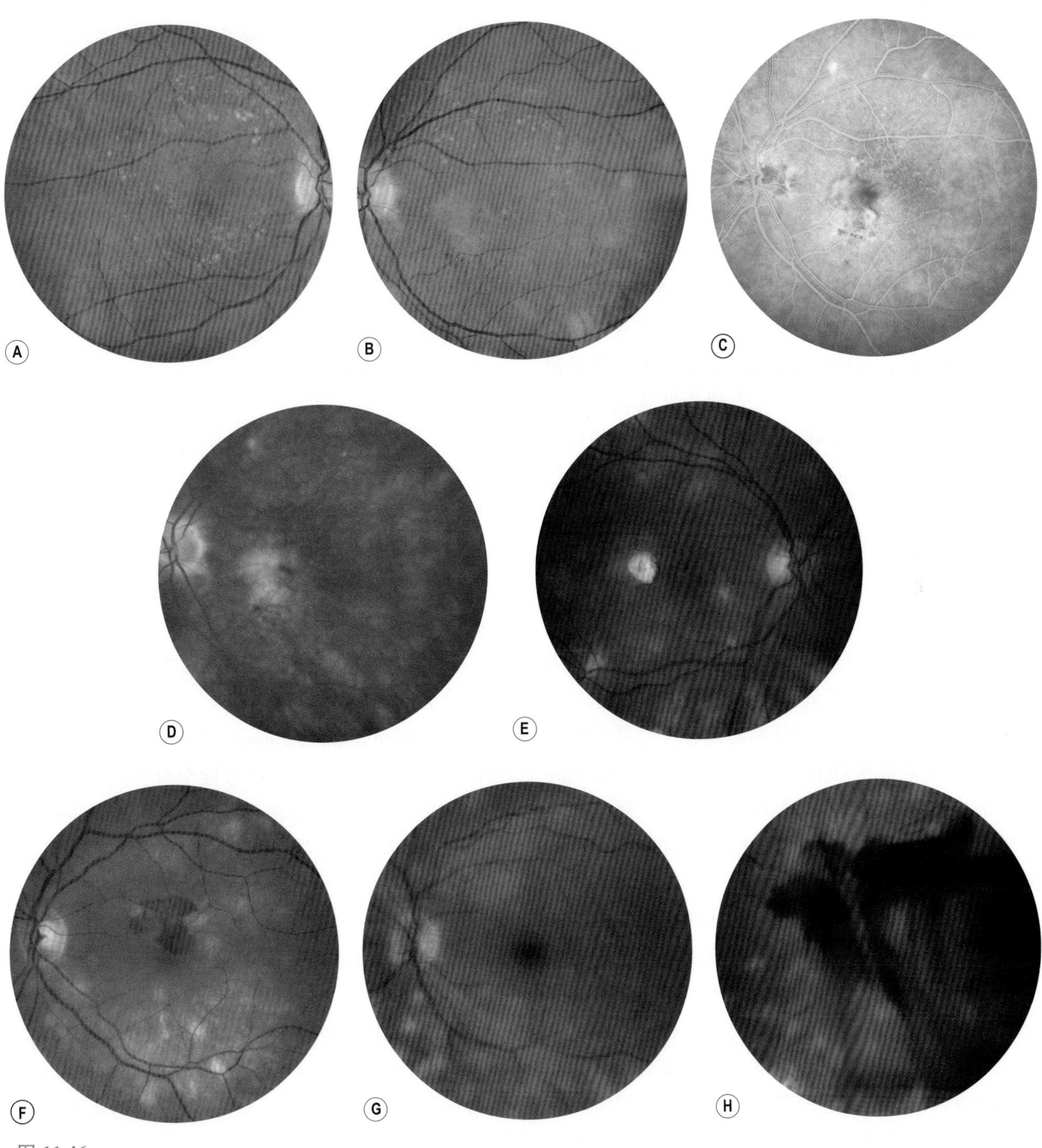

图 11.46

Blau 综合征

Blau 在 1985 年描述了一个大家系，这个家系成员患有类似于婴幼儿结节病的疾病[588]。肉芽肿性炎症累及 3 个器官引起葡萄膜炎、关节炎和皮疹，疾病呈常染色体显性遗传。这些症状在儿童早期就开始出现，在 4 个月大的时候就可以出现皮疹。皮疹表现为无痛性小红点，通常会自发消退。偶尔会表现出更明显的扁平样丘疹和鱼鳞癣样皮疹[588-591]。有时皮疹很轻，可能会漏诊[591]。关节畸形总是出现在 10 岁之前。起病隐匿，表现为足及腕部背侧的无痛性囊肿（图 11.48F）和轻度的手指纽扣畸形（boutonnière deformity）（图 11.48F），这是该病特征性的表现。关节上的囊肿逐渐发展为屈曲指以及手腕、脚踝、膝盖甚至肘部的囊性肿胀。受累关节大部分是无痛的，一直到四五十岁之前都不会导致严重的残疾。然而，屈曲指可能会在幼儿时期影响手指的精细运动。关节间隙狭窄及干骺端扩大较为少见[592]。眼部表现是此综合征最严重一部分。它可以发生在儿童到成年的任何时期，可以是前葡萄膜炎或全葡萄膜炎伴有结膜红斑、角膜上皮下混浊、前房细胞和闪辉以及虹膜后粘连。反复发作可导致白内障、前房周边粘连及继发性青光眼。逐渐累及后节引起多灶性脉络膜炎（图 11.48D 和 E）、视盘水肿、囊样黄斑水肿、玻璃体机化膜、前部缺血性视神经病变和视网膜前膜[593]。

Blau 综合征的皮肤组织病理学检查显示有与结节病相似的真皮层非干酪性肉芽肿和多发性上皮样、多核巨细胞。然而，在电子显微镜下，可以看到在上皮样细胞内有逗号状小体，这是结节病中没有的，有助于从病理上区分 Blau 综合征和结节病。滑膜活检显示肉芽肿性炎症伴多核巨细胞[592]。

Jabs 等人在 1985 年报道了另一个可能患有 Blau 综合征的家族，显性遗传，伴有肉芽肿性滑膜炎和双眼复发性葡萄膜炎。这个家族存在相关的脑神经病变，包括听力丧失和展神经麻痹，未累及皮肤。很可能是皮肤受累比较轻微而没有引起注意[591]。临床上，Blau 综合征与早期发病或婴儿时期发病的结节病的鉴别点是，前者不累及内脏并且呈家族聚集性发病。在具有相同基因突变的家系成员中，其表现度可以是不同的。Blau 综合征的易感位点位于 16 号染色体 16p12-16q21 上，与炎性肠病 1（IBD1）易感位点非常接近，此位点处于核苷酸结合寡聚结构域 2 基因（nucleotide-binding oligomerization domain 2 gene，*NOD2*）之中[593-596]。一个 9 个月大的婴儿出现扩散性全身性肉芽肿、葡萄膜炎、皮疹、关节炎和胃肠道肉芽肿等早发性结节病、Blau 综合征、克罗恩病的特征[597]。他没有家族史，但携带易感基因 *NOD2* 多态性改变，这种改变先前在克罗恩病中报道过，但未在早期发病的婴儿结节病或 Blau 综合征中发现过。

图 11.47 鸟枪弹样视网膜脉络膜病变及视网膜新生血管形成。

A~G：45 岁男性患者，右眼有飞蚊症及玻璃体出血。他右眼眼底多处扁平的新生血管形成，除此以外，双眼整个眼底还有椭圆形淡黄色脉络膜病变（图 A，图 B 和图 D）。血管造影提示新生血管范围（图 C 和图 E），造影晚期提示双眼囊样黄斑水肿。他双眼接受玻璃体腔注射贝伐单抗治疗，并开始使用免疫抑制剂。新生血管完全消退（图 F 和图 G）；然后在他左眼也出现了新生血管，同样也对贝伐单抗治疗敏感。

（由 Dr. David Sarraf 提供）

肾小管间质性肾炎 – 葡萄膜炎综合征

Dobrin 等人首先报道了与急性间质性肾炎和免疫介导反应相关的前葡萄膜炎[598]。该疾病多见于女性，虽然该病可在 9~74 岁发生，但主要呈双峰状年龄分布，第一次高峰发生在 8~15 岁，第二次高峰发生在 30~35 岁。男性发病较早，中位发病年龄为 14 岁（范围为 9~52 岁），女性中位发病年龄为 17 岁（范围为 9~74 岁）[599]。HLA-A2 和 HLA-A24 是最常见的 HLA 类型。在日本，大约 75% 的患者携带 HLA-A24。

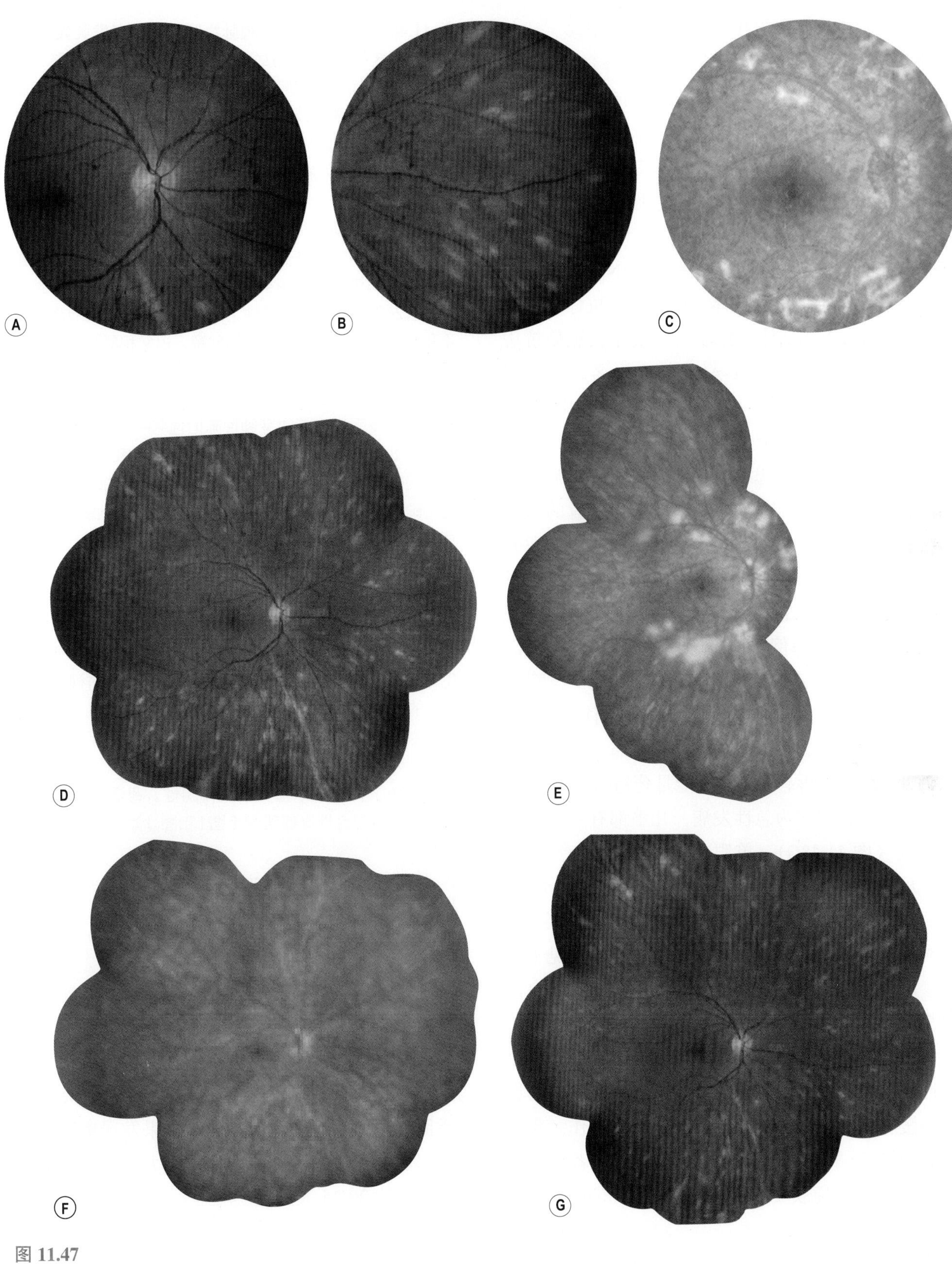

图 11.47

急性间质性肾炎发生的危险因素有很多，比如各种药物（主要是抗感染药物），此外还有感染、毒素和自身免疫疾病。有些患者没有发现危险因素。存在感染的患者、药物诱发肾病的患者和原发性肾炎的患者发生葡萄膜炎的风险是否一样，目前尚不清楚。大约有一半患者没有急性间质性肾炎的危险因素，24% 的患者使用了抗生素，18% 的患者有非甾体类消炎药物使用史。一些 TINU 患者的血清学检查发现存在自身抗体，比如抗核抗体、类风湿因子、抗 DNA 抗体、抗心磷脂抗体、胞质抗中性粒细胞胞质抗体（即 c-ANCA）。一名患者出现 TINU 和干燥综合征。一名患者在患上 TINU 的 10 年前出现结节性巩膜炎[600]。也有报道发现 TINU 患者的家族中，有成员患有其他的自身免疫疾病，例如一例患者的父亲患有 VKH 综合征，患者的姐妹有溃疡性结肠炎。另外有报道一对单卵双生的双胞胎在大约相差 1 年的时间内患上 TINU[601]。也有母子同时患 TINU 的报道[602]。有些表现为葡萄膜视网膜炎的 TINU 病例伴有 Fanconi 贫血（Fanconi's anemia），在日本有两姐妹均患病的报道[601, 603-606]。

与 TINU 相关的全身症状有发热、体重减轻、疲劳、乏力、厌食症、虚弱、侧腹疼痛、关节痛和肌痛。一名患者诉有红疹，可能是药物引起的。

眼部症状大多为急性发病，几乎都有双眼前葡萄膜炎（图 11.48G）。单眼前葡萄膜炎只有 1 例。患者可有视网膜血管炎、视网膜出血、视盘水肿、葡萄膜视网膜炎（图 11.48H）、视网膜血管白鞘、视网膜血管扩张和脂质渗出。玻璃体前段可见平坦部渗出物和细胞。一定程度上，这也可能是来自前葡萄膜炎的细胞和渗出。

葡萄膜炎复发很常见，约 41% 的患者会有复发；复发通常比首次发作更严重[607]。复发是指在疾病缓和一段时间后，眼部炎症的再次发作。年龄在 20 岁以下的年轻患者比年龄较大的患者更容易出现慢性的葡萄膜炎，炎症持续时间超过 3 个月。

图 11.48　鸟枪弹样视网膜脉络膜病变的自发荧光。
A 和 B：这名 65 岁的妇女患有中度鸟枪弹样视网膜脉络膜病变，双眼有广泛的椭圆形脱色素病灶（图 A）。部分病变处的视网膜色素上皮细胞（RPE）缺失。RPE 缺损区域为低自发荧光。其中一些位于视网膜大静脉周围，提示原发性或继发视网膜静脉改变导致其周围 RPE 萎缩。

Blau（Jabs）综合征。
C~F：这名 28 岁的白种人女性患者，有关节炎和葡萄膜炎的长期病史，曾使用类固醇、环孢素和氨甲蝶呤治疗，她主诉左眼视力缓慢进行性下降。右手关节有关节炎，左手和左腕关节轻度受累。她的父亲、祖父和哥哥也有类似的症状。右眼视力为 20/20，左眼视力为 20/40。她右眼前房细胞（+），左眼（++），并且双眼均有前房闪辉。双眼角膜内皮面均有非肉芽肿性陈旧性 KP。右眼周边眼底可见几处陈旧的视网膜脉络膜瘢痕（图 D 和图 E），左眼可见囊样黄斑水肿。手部检查显示双手典型的示指和小指纽扣畸形（图 F），因此诊断为家族性青少年全身性肉芽肿病，也被称为 Jabs 综合征或 Blau 综合征。

肾小管间质性肾炎 – 葡萄膜炎综合征（TINU）。
G~J：一名 12 岁的白种人女孩，眼红，视力下降，右眼比左眼更严重。她的右眼视力 20/30，左眼视力 20/20。可见非肉芽肿性前葡萄膜炎，有 KP（图 G），下方视网膜有较深的穿凿样瘢痕（图 H）。之前有过低热和体重减轻。血尿素氮为 35 mg/dL，肌酐为 2.4，尿液检查显示每高倍镜视野下可见红细胞、透明管型及 10 个白细胞。p-ANCA、c-ANCA、抗肾小球基底膜抗体阴性。肾活检未见肉芽肿，但可见混合性炎症浸润（图 I 和图 J），支持 TINU 的诊断。
（C~F，由 Dr. Timothy Olsen 提供；G~J，由 Dr. Jose Pulido 提供）

眼内并发症包括虹膜后粘连、视盘水肿、囊样黄斑水肿、黄斑皱褶、脉络膜视网膜瘢痕形成，1 例患者出现孔源性视网膜脱离。眼压升高可能继发于葡萄膜炎和虹膜后粘连，也可见继发于葡萄膜炎和皮质类固醇治疗的并发性白内障。如果发现疾病后立即局部和全身性使用类固醇治疗，大多数患者的双眼视力可达 20/25 或更好。

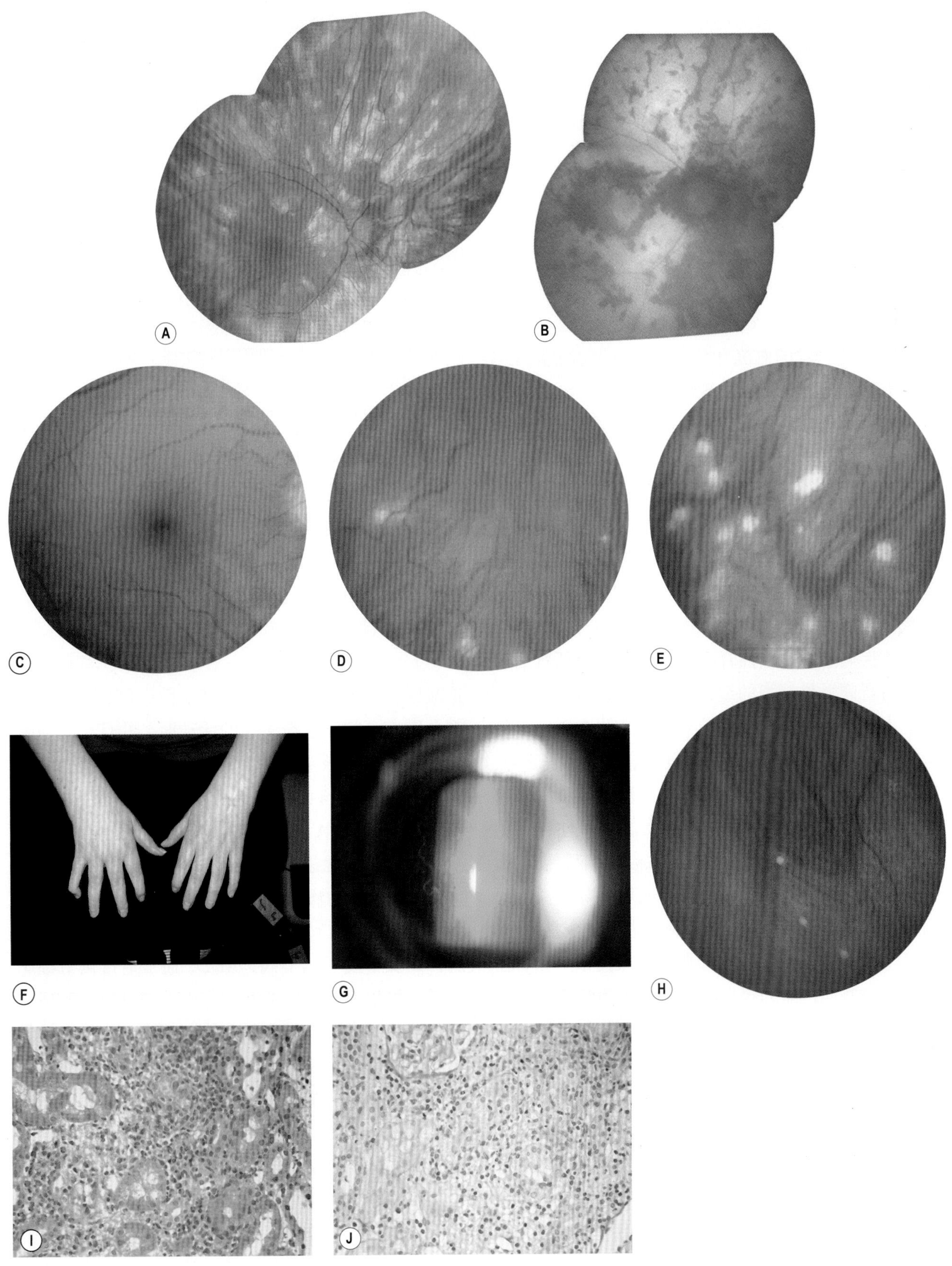

图 11.48

此疾病的病理机制还不完全清楚；目前认为是自身免疫性疾病。肾活检发现肾间质水肿伴有炎症细胞浸润（图 11.48I 和 J），肾小球血管结构相对未受影响。肾脏中浸润的炎症细胞为单核细胞，包括淋巴细胞、浆细胞、组织细胞，有时有肥大细胞、嗜酸性粒细胞和中性粒细胞。60% 以上患者血清 β2 微球蛋白升高，90% 以上患者尿 β2 微球蛋白升高；这是疾病存在和活动的标志。除了肾脏，偶尔在胃肠道、膀胱和淋巴结中可见病变。尿液检查可见轻度尿蛋白、尿糖、尿白细胞，以及 β2 微球蛋白。大多数患者的血沉升高。80% 的患者血清 IgG 水平升高；此外常可以发现患者有贫血。治疗包括全身和局部使用类固醇以及睫状肌麻痹剂，如果需要，还可以加上一些降眼压药。免疫抑制剂用于难治性葡萄膜炎或该疾病多次复发的治疗。葡萄膜炎有时早于间质肾炎，但最常见的情况是首先有间质肾炎的表现，包括侧腹部疼痛、发热、恶心、不适等。细胞表面出现白细胞介素 -2 受体提示 T 淋巴细胞被激活 [608]。

该疾病急性间质性肾炎的诊断标准包括肾活检结果符合间质性肾炎的组织病理学改变。临床诊断基于出现肾功能异常、尿检异常和持续 2 周以上的全身性表现，表现为发热、体重减轻、厌食、乏力、倦怠、皮疹、侧腹痛、关节痛和肌痛、血液沉降率超过 40 mm/h、贫血、肝功能异常、嗜酸性粒细胞增多 [609]。该疾病葡萄膜炎的诊断标准为双眼前葡萄膜炎，伴或不伴有中间葡萄膜炎或后葡萄膜炎。葡萄膜炎发作见于急性间质性肾炎发生前 2 个月之内，或发生后不到 12 个月内。单眼葡萄膜炎很罕见。在日本的一些病例系列报道中，50% 的葡萄膜炎患儿可能患有 TINU；另外 50% 为结节病 [603, 607, 609]。

克罗恩病

克罗恩病（区域性回肠炎）是一种不明原因的肉芽肿性结肠炎，多为年轻人患病。大约有 10% 的患者出现眼部并发症 [610]。包括角膜浸润、结膜炎、角膜溃疡、表层巩膜炎、巩膜炎、脉络膜皱褶、急性非肉芽肿性前葡萄膜炎、慢性肉芽肿性后葡萄膜炎（较少发生）、急性虹膜炎、黄斑水肿、中心性浆液性脉络膜视网膜病变、眼球突出、视盘水肿、视网膜血管炎和神经视网膜炎 [610-616]。Gass 见过 1 例克罗恩病患者伴有结节性红斑和典型的急性后极部多发性鳞状色素上皮病变（APMPPE）[617]。其他有报道发现在克罗恩病患者中，有与 APMPPE 相似的多灶性脉络膜浸润，但出现浆液性视网膜脱离 [618]。全身表现为低热、腹痛、腹泻、贫血、体重减轻、关节炎、牛皮癣、结节性红斑和肝炎。眼部并发症可能发生在疾病的活动期，并且至少 50% 的患者会有关节炎 [610, 619]。结肠炎和回结肠炎患者较单纯小肠结肠炎患者更易发生眼部病变 [619]。克罗恩病患者 HLA-B27 型白细胞增高 [620]。*CARD15*/*NOD2* 突变与常染色体显性遗传疾病 Blau 综合征（参见上文）的病因有关。*CARD15* 基因，也被称为 *NOD2*，也与其他肉芽肿疾病有关，包括克罗恩病，以及早发性结节病。*NOD2* 通常通过调节细胞因子、趋化因子和抗菌肽的产生来控制先天和适应性免疫反应 [621-624]。强有力的证据表明，*NOD2* 易感个体的胃肠道微生物对疾病有诱发和促进作用。这可能是易感个体患克罗恩病的潜在机制。

图 11.49　免疫球蛋白 A（IgA）肾病。
A~L：一名 21 岁的女性患者 1~2 天前出现腹痛、呕吐和呼吸短促，伴有视物模糊。她全身出现多处紫癜性皮疹（图 I2），已知她患有终末期肾病需要血液透析。同时她有贫血以及血钾、尿素氮和肌酐升高。右眼视力为数指，左眼视力是 20/30。右眼渗出性视网膜脱离，左眼脉络膜增厚（图 A~ 图 C）。在血管造影（图 D~ 图 G）中发现逐渐渗漏的点状高荧光信号。超声（图 H）和光学相干断层扫描（OCT）发现有视网膜下液。OCT 显示视网膜下形成纤维蛋白条索（图 I1）导致多囊性积液。她曾行活检，被证实有 IgA 肾病。在积极的腹膜透析及血液透析，纠正她的贫血和控制血压后，她的眼睛症状得到改善，双眼视力恢复到 20/20。浆液性视网膜脱离消失，残留 Elschnig 斑点和少量视网膜出血（图 J~ 图 L）。
（由 Dr. Ranjit Dhaliwal 和 Dr. Oksana Demediuk 提供）

胶原血管病

在本书中，胶原蛋白血管疾病引起的各种眼部表现都在相关部分进行阐述，其中一些表现形式多样。IgA 肾病、系统性红斑狼疮和 Churg-Strauss 综合征的表现如图 11.49~ 图 11.51 所示。

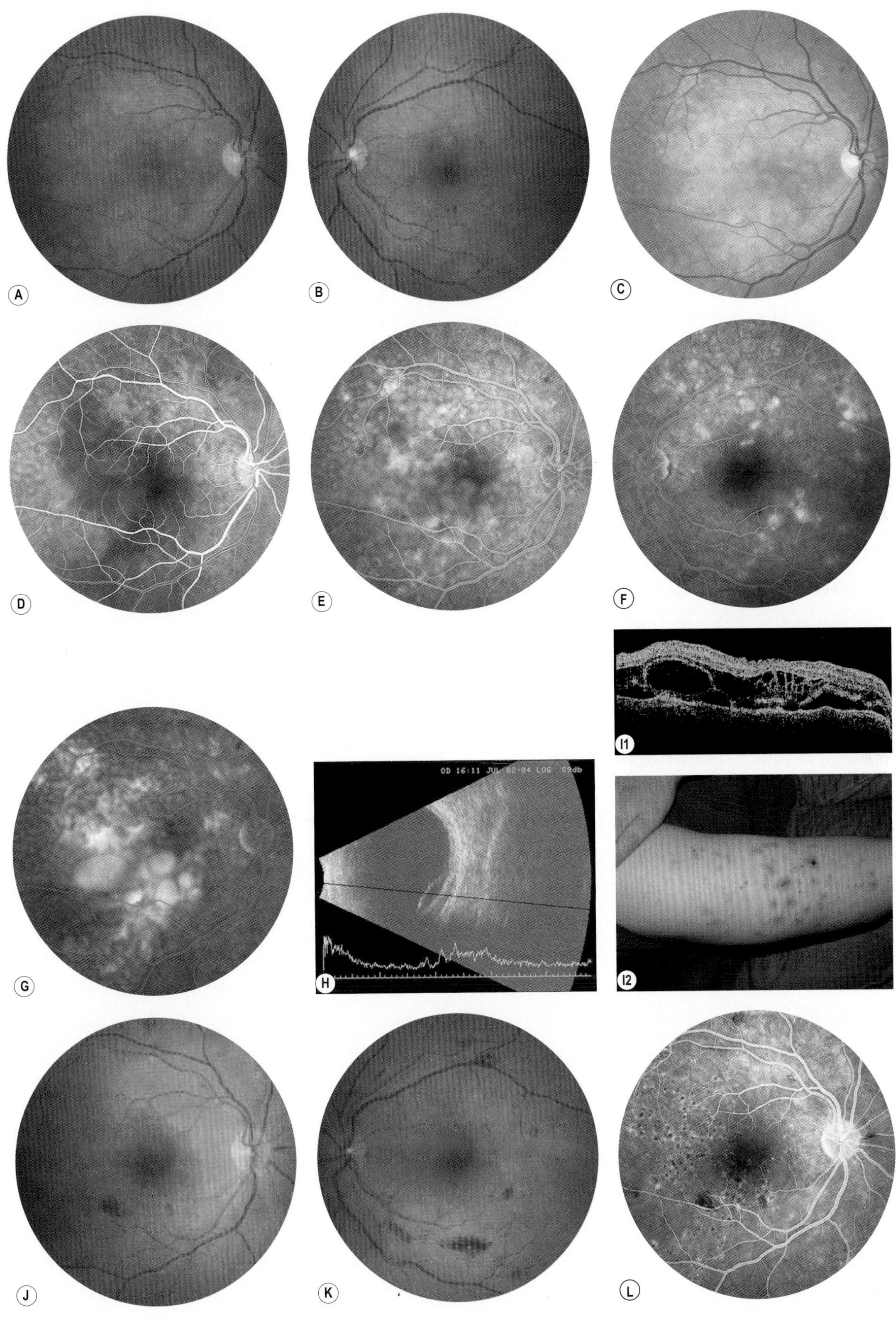

图 11.49

IgA 肾病

患者表现为恶性高血压，液体潴留，全身水肿[625]。肾活检显示存在 IgA 肾病伴局灶性和节段性系膜病变、对 IgA 的免疫反应及系膜中 IgA 的沉积。循环免疫复合物、原位免疫复合物产生和补体系统的激活都参与了发病机制[626]。图 11.49 和图 11.50A~E 为 2 名妇女，其中 1 名（图 11.50）有胎盘早剥产出死胎，随后出现轻度播散性血管内凝血；她出现高血压引起的脉络膜病、视网膜病和渗出性视网膜脱离。这些患者接受抗高血压、全身类固醇和免疫抑制的联合治疗，视网膜病灶完全消失。

系统性红斑狼疮

图 11.50F~H 为一名双眼渗出性视网膜及脉络膜脱离（图 11.50F）的患者，由于晶状体虹膜隔向前移位而继发闭角型青光眼。肾活检确诊为狼疮性肾病。仅用全身类固醇治疗没有任何效果；加入硫唑嘌呤得以缓解病情。后来，她左眼周边血管自发性闭塞并伴有血管重塑（图 11.50G 和 H）。

红斑狼疮的眼部表现包括孤立的棉绒斑、视网膜血管炎伴有或不伴无灌注区、Purtscher 样视网膜病变（参见第 6 章）、类似于 VKH 疾病的浆液性视网膜脱离，以及继发性高血压视网膜病变。

图 11.50 免疫球蛋白 A（IgA）肾病和子痫。

A~E：一名 28 岁的印尼妇女感觉双眼视物模糊。双眼视力均为 20/400，有轻度近视性屈光不正。眼前节检查结果正常。扩瞳后行眼底检查发现黄斑部视网膜脱离，视网膜下有纤维素（箭头，图 A 和图 B），双眼眼底有多个黄色病灶，部位在 RPE 层。双眼下方有广泛的渗出性视网膜脱离（图 A，图 B，图 D 和图 E）。荧光素造影结果显示与黄色病灶对应处有点状高荧光，血管造影的中期和晚期可见其渗漏，荧光素积存于视网膜下（图 C）。光学相干断层扫描显示双眼浆液性视网膜脱离并存在纤维条索。5 周前，该患者因胎盘早剥入院，在妊娠 22 周时产下一名死婴。她在妊娠 19 周时被查出血压升高，蛋白尿，肌酐升高。她的血压高达 176/111 mmHg。她双足水肿（+++），2 周内体重增加了 14 磅（6 kg），肌酐从 1.7 上升到 2.7。肾活检证实为 IgA 肾病伴快速进展性肾炎，无先兆子痫的证据。该患者眼底表现为高血压性脉络膜病变和 IgA 肾病相关脉络膜病变伴渗出性视网膜脱离。患者后又出现贫血和弥散性血管内凝血，使病情更为复杂。予每天口服泼尼松 60 mg、硫唑嘌呤 100 mg、左氧氟沙星和复方新诺明以及抗高血压药物治疗。在接下来的 2 个月里，她的视力得到了改善，右眼为 20/60，左眼为 20/40，渗出性视网膜脱离消失，只有慢性 Elschnig 斑的色素改变可见。

系统性红斑狼疮及血管病变。

F~H：这名 24 岁的女性患者是美国原住民、非裔美国人，有高加索血统，最近诊断出患有狼疮肾病，双眼突发视力下降，眼底表现为双眼脉络膜渗漏、渗出性视网膜脱离（图 A）。由于睫状体脱离引起晶状体虹膜隔前移导致其眼压升高。单靠口服类固醇治疗没有任何效果，但其表现在服用了硫唑嘌呤后得以缓解。她的视力和眼底病变在 2 个月后恢复正常。3 年后，她被查出有无症状的左眼周边血管病变，伴有视网膜出血和血管闭塞（图 G，箭头和图 H），在没有特殊治疗的情况下病情稳定了 1 年。整个过程中她一直在接受系统性红斑狼疮的治疗。

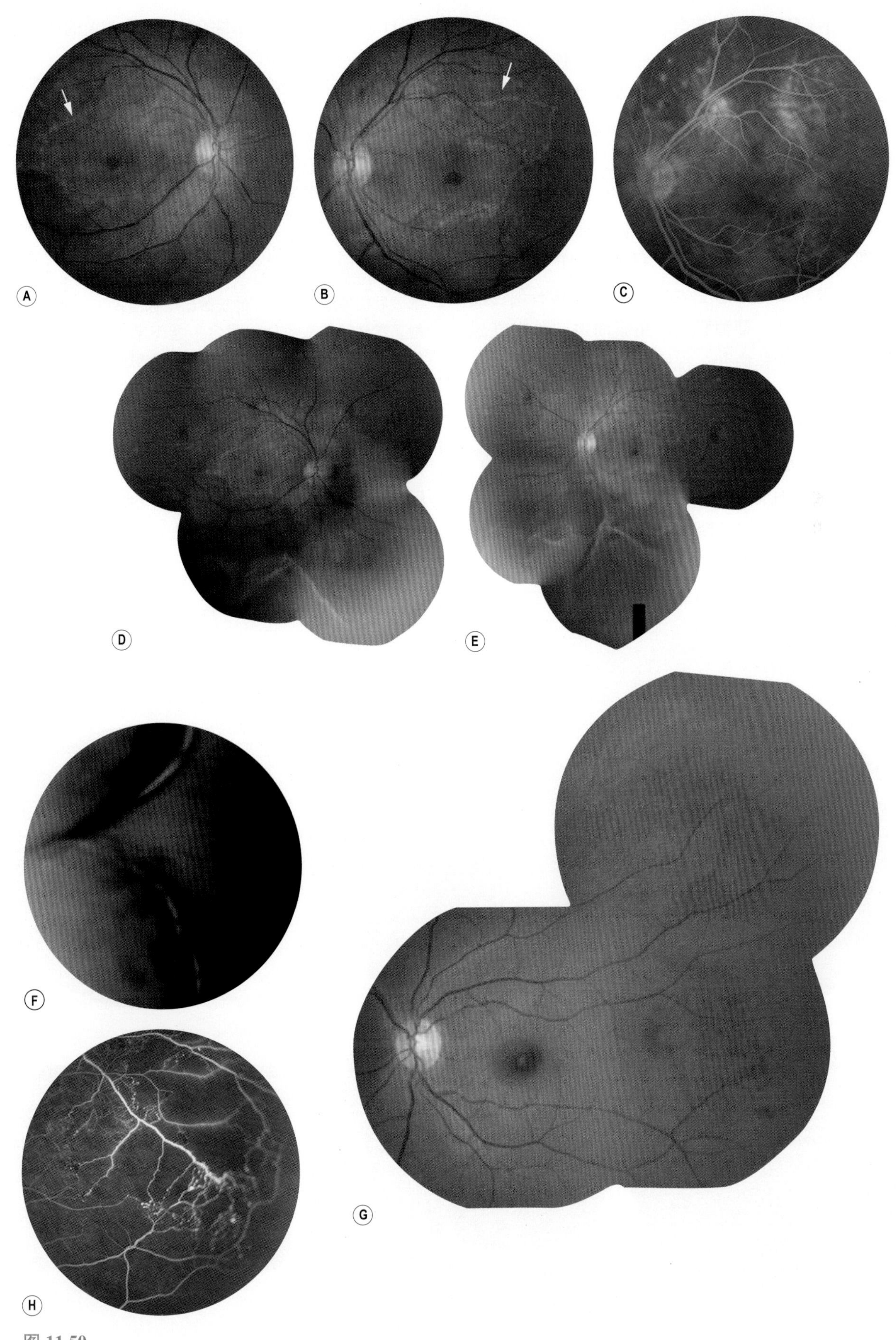

图 11.50

Churg-Strauss 综合征

Churg-Strauss 综合征是一种变应性疾病，其特征是累及呼吸道的嗜酸性肉芽肿性炎症和累及中小型血管的坏死性血管炎。对此疾病的诊断需要满足 6 个诊断标准中的 4 个，包括哮喘、嗜酸性粒细胞增多症、单神经病变或多神经病变、副鼻窦异常、肺部浸润（图 11.51G）和血管外嗜酸性粒细胞浸润（图 11.51I）。心脏、皮肤（图 11.51F）和胃肠道也可能被累及。眼部受累非常罕见，其表现可能包括结膜肉芽肿、葡萄膜炎、角膜溃疡、阵发性黑蒙、缺血性视神经病变、视网膜分支和中央动脉及静脉阻塞，以及眼眶假瘤[627-640]。图 11.51 所示的患者为渐进性手术诱发的坏死性巩膜炎（surgically induced necrotizing scleritis，SINS；见第 948 页）、视网膜出血和血管炎。他有皮肤的坏死性血管炎、肺部浸润、活检证实的嗜酸性粒细胞性炎症和广泛的视网膜血管炎，符合 Churg-Strauss 综合征的诊断标准。在治疗方面，大剂量地静脉使用和（或）口服类固醇、免疫抑制剂（如环磷酰胺），以及输注血小板等支持治疗[634]。

图 11.51　Churg-Strauss 综合征和手术相关的坏死性巩膜炎。

A~I：1994 年，一名 50 岁的亚洲医师左眼接受了白内障囊外摘除术。术后 1 年，被诊断出患有青光眼，并开始使用拉坦前列腺素滴眼液。11 年后，他的角膜伤口开始融解，虹膜向伤口移动，后房人工晶状体脱位。通过结膜成形术来覆盖角膜融解病灶。他的视力下降到 3/200。5 个月后，通过经扁平部玻璃体切除术将其人工晶状体取出，更换为前房人工晶状体。在接下来的几个月里有慢性眼睛发红和持续性疼痛（图 A），这期间使用高剂量布洛芬和局部泼尼松醋酸酯治疗。他左眼出现脉络膜新生血管膜，注射了雷珠单抗（图 B 和图 C）。接下来 1 个月，他从角膜伤口开始出现巩膜逐渐变薄和坏死性巩膜炎，其表现与手术引起的坏死性巩膜炎相符合（图 D 和图 E），胸部 X 线片显示右肺中叶、左肺上叶阴影（图 G），血液尿素氮和嗜酸性粒细胞（15%）增加。他有哮喘、副鼻窦异常、嗜酸性粒细胞增多症和肺部浸润，符合美国风湿病学会对 Churg-Strauss 综合征的诊断标准。他的全身表现有视网膜血管炎（图 H）、皮肤丘疹（图 F）和嗜酸性血管炎（图 I）。

（由 Drs. J. Michael Jumper，Robert Wong，H. Richard McDonald 和 Emmett T. Cunningham 提供）

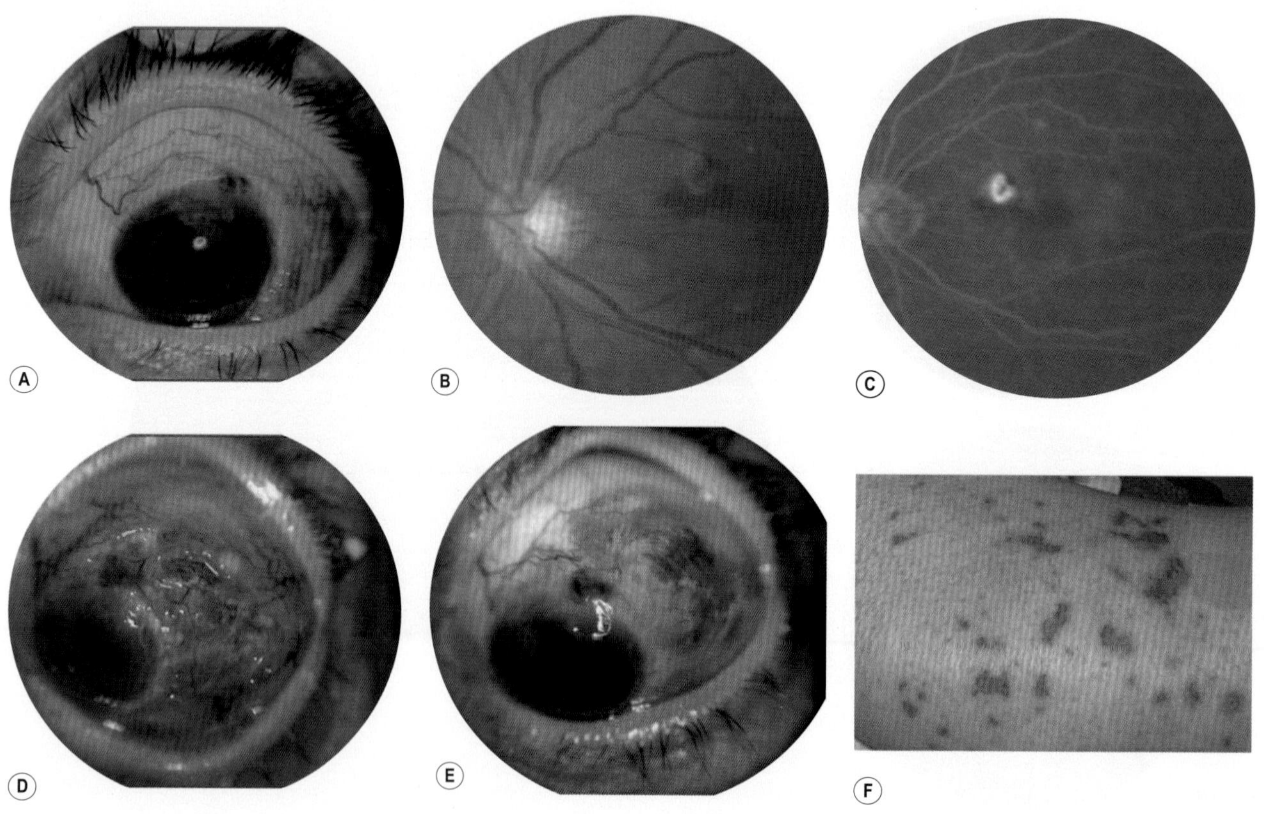

图 11.51

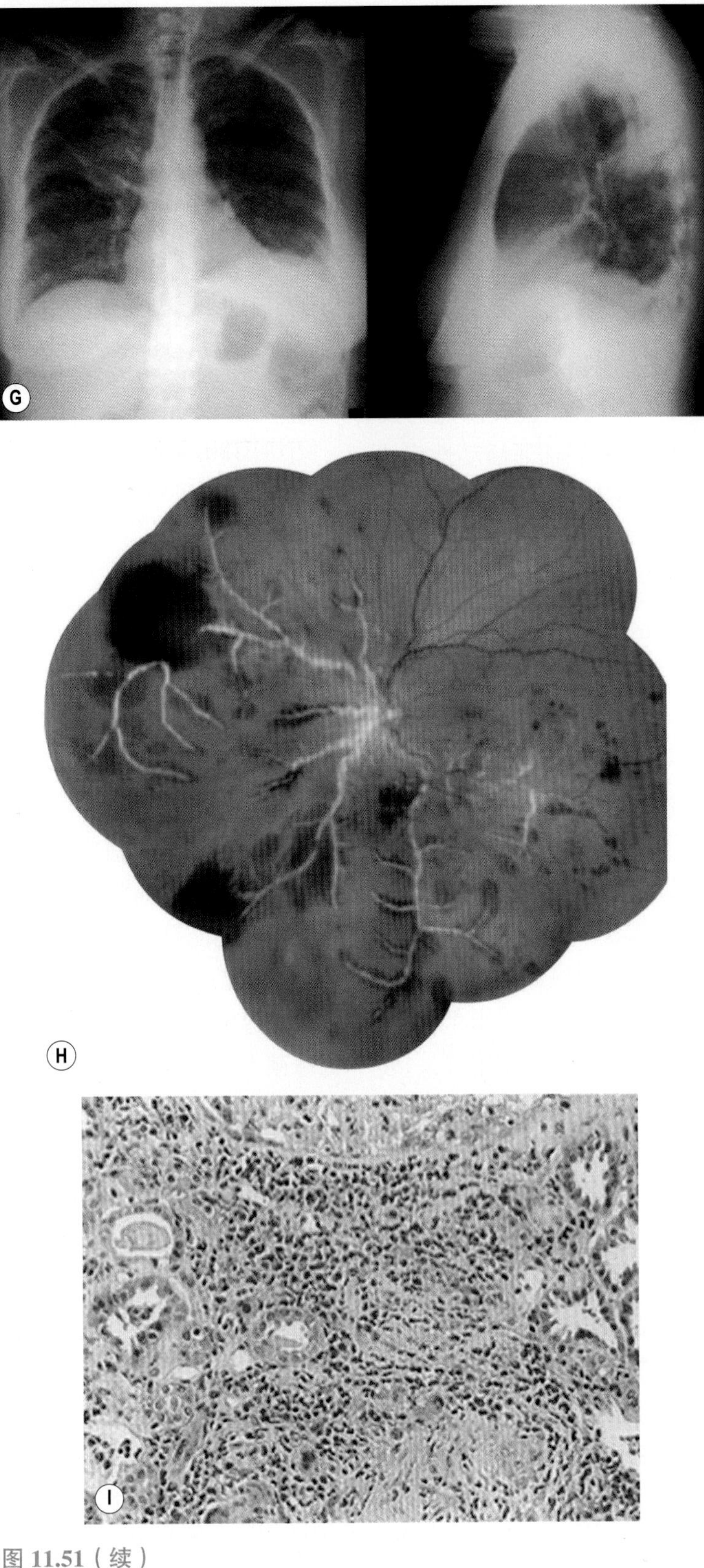

图 11.51（续）

家族性幼儿型慢性肉芽肿病

儿童慢性肉芽肿病是一种遗传病，由于白细胞吞噬后杀死某些微生物的能力存在缺陷，导致持续不断地出现多器官的慢性肉芽肿和化脓性病变。

该病主要影响年轻的男性，婴儿期发病，因而经常导致患儿在幼儿期死亡[641-643]。年轻男性患者会出现脉络膜视网膜病变或瘢痕，伴有反复发作的全身感染，如肺炎、各种器官脓肿和骨髓炎。眼底病变通常是儿童在 ICU 住院后扩瞳检查眼底时发现的。这些活动性病灶呈黄灰色，而非活动性病灶则为色素性穿凿样瘢痕，大小从 500 μm 到大的融合病灶不等[644-647]。更常见的非活动性病变在外形上有时类似于女性 Aicardi 综合征患者的腔隙病灶。它们经常出现在视盘周围区域，并且倾向于沿视网膜血管向外周的分布，而不出现于黄斑区域（图 11.52A~D）。有时可见视神经萎缩。偶尔患者出现明显的玻璃体炎和化脓，通常玻璃体活检不会发现微生物。女性是 X 连锁携带者，通常无症状。然而，有的妇女可能表现出一些全身性的疾病特征，并有深层的脉络膜视网膜瘢痕，通常沿血管分布。瘢痕外形类似于多灶性脉络膜炎（图 11.52 C~F）。

慢性肉芽肿病是中性粒细胞 NADPH 氧化酶复合体异常引起的遗传性免疫缺陷疾病，其特点是不能产生超氧化物及其代谢物（如过氧化氢、氢氧阴离子和次卤酸）。中性粒细胞能够吞噬微生物，但不能产生杀死微生物所需的超氧化物和过氧化氢[648]。因此，这些患者反复遭受慢性细菌和真菌感染，包括肺炎、淋巴结炎、湿疹样皮炎、骨髓炎、肝脾肿大和腐生微生物引起的脓肿。

有两种遗传模式；X 连锁隐性遗传占 70%~80%，常染色体隐性遗传占 20%~30%。在每一种遗传模式中都有两种不同的基因类型——细胞色素 b558 阴性慢性肉芽肿病和 b558 阳性慢性肉芽肿病。X 连锁细胞色素 b558 阴性慢性肉芽肿病占 60%。常染色体隐性遗传的病情较轻，可能只在青春期出现。

吞噬作用可以引发一种生化链反应，称为嗜中性粒细胞的呼吸爆发，产生各种对微生物有杀伤作用的氧代谢物，如超氧化物和过氧化氢。慢性肉芽肿病中的嗜中性粒细胞没有呼吸爆发，因此不能杀死某些细菌。然而，能自己产生过氧化氢的微生物，如链球菌 B 组和 D 组、肺炎链球菌和艰难梭菌，仍会被慢性肉芽肿病的中性粒细胞杀死。金黄色葡萄球菌、假单胞菌、念珠菌、曲霉菌、大肠埃希菌等过氧化氢酶阳性菌在慢性肉芽肿病中性粒细胞吞噬后仍能存活。

曲霉菌是引起播散性肺部感染最常见的微生物，是这些患者死亡的主要原因。其次是金黄色葡萄球菌引起的肝脏感染。复发性皮肤脓肿、肛周脓肿、骨髓炎也很常见。一些患者会出现食管、胃窦、泌尿生殖道肉芽肿，引起狭窄或阻塞。慢性肉芽肿病的女性携带者可能会出现较轻程度的临床表现，她们常患有小肠结肠炎，经常会被误诊为克罗恩病[649]。由于这些患者存在随机 X 染色体失活，因此体内存在两种中性粒细胞。女性慢性肉芽肿病携带者盘状红斑狼疮发生率明显增加可能是因为反复性抗原刺激导致自身抗体形成[650]。

患者经三甲氧苄氨嘧啶、磺胺甲恶唑、伊曲康唑、干扰素 γ 等抗菌药物长期预防性治疗后，病程有明显改善，患者的生存期和生活质量得到延长。复方新诺明降低了 50% 的严重感染率，干扰素 γ（可以产生 H_2O_2）降低了 70%，伊曲康唑减少了 50% 由曲霉菌引起的感染。粒细胞输血可用于威胁生命的感染[651]。经长春新碱、泼尼松和环磷

图 11.52 慢性肉芽肿病携带状态。

A~F：这名 23 岁的妇女被诊断患有“克罗恩病”10 年。她患有飞蚊症，每次克罗恩病发病时，该症状加重，为此进行眼科检查而发现眼底病变。针对克罗恩病的多种治疗方法都失败了，包括氨甲蝶呤、巯基嘌呤、阿达木单抗、英夫利昔单抗，目前服用泼尼松 40 mg/d。她双眼视力为 20/25，眼前节和玻璃体无异常。双眼眼底有几个圆形的视网膜脉络膜瘢痕，多沿血管分布，右眼（图 A~ 图 D）视盘周有瘢痕。荧光素血管造影显示慢性病灶有荧光着染（图 E 和图 F），她叔叔小时候死于慢性肉芽肿病，一个阿姨被诊断为“溃疡性结肠炎”，是慢性肉芽肿病携带者，祖母的两个兄弟小时候死于慢性肉芽肿病。患者也被发现是慢性肉芽肿病的携带者。

（由 Dr. Steven Bennett 提供）

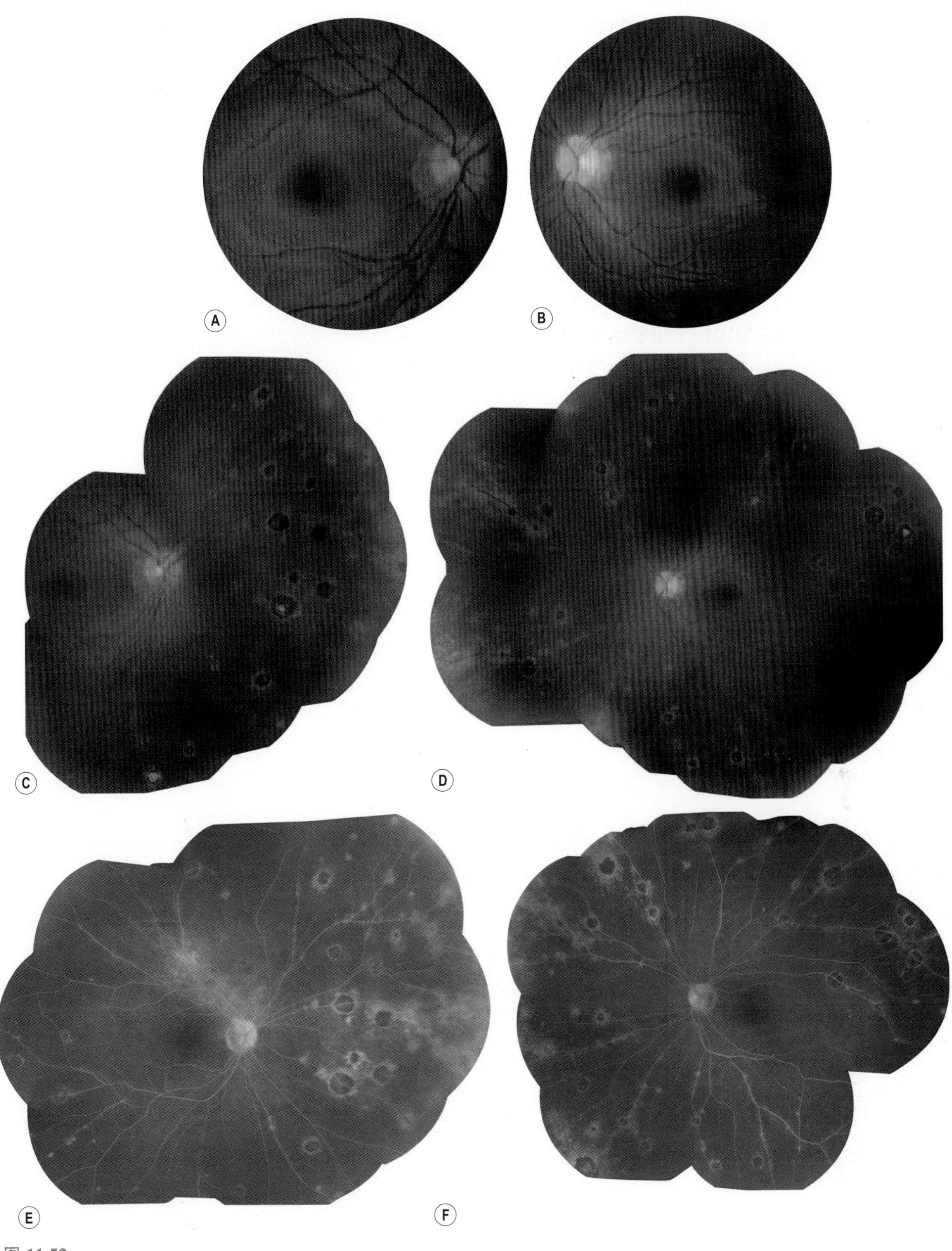

图 11.52

酰胺全身治疗后，观察到多病灶脉络膜病变的活动性病灶消失[643]。正常中性粒细胞产生的 H_2O_2 可以扩散到有缺陷的慢性肉芽肿病中性粒细胞中，产生次卤酸和羟基阴离子，从而杀死微生物。患者通常对粒细胞输注耐受良好，但不良反应包括发热、肺部白细胞瘀滞和白细胞凝集素形成，导致输注的中性粒细胞的迅速丧失。如果两性霉素和粒细胞同时输注，容易产生肺部白细胞瘀滞，因此应隔开几小时给药。

慢性肉芽肿病主要是由于编码 gp91 phox、p22 phox、p47 phox 或 p67 phox 的基因突变引起的。X 连锁的慢性肉芽肿病是 gp91 phox 基因突变，其余突变导致常染色体隐性慢性肉芽肿病。

慢性肉芽肿病的实验室检测主要关注 NADPH 氧化酶功能是否缺陷。四唑氮蓝试验原理是：正常中性粒细胞在吞噬过程中将无色四唑氮蓝染料还原为蓝色的甲氮唑，而在慢性肉芽肿病中无此过程，因此该实验阴性有助于诊断慢性肉芽肿病。

利用逆转录病毒载体将正常基因转染骨髓和外周血干细胞祖细胞可有效改善 NADPH 氧化酶活性。在动物模型中，干细胞基因治疗可以使实验动物对感染的抵抗能力增强[652]。

第 12 章

视网膜色素上皮肿瘤

Tumors of the Retinal Pigment Epithelium (RPE)

术语“错构瘤”“迷芽瘤”“晶状体瘤（母斑）”和“痣”用于描述良性发育的肿瘤或鳞状病变。《斯特德曼医学词典》(*Stedman's Medical Dictionary*) 将错构瘤定义为:“它是一种局灶性畸形，甚至在显微镜下类似肿瘤，来自一个器官内的错误发育。它由异常组织成分的混合物或单一元素的异常比例组成，正常地出现在该部位，与正常组织成分以几乎相同的速率发展和生长，并且不大可能导致相邻组织压迫（与肿瘤组织对比)。”迷芽瘤被定义为:“它是通常在该部位不正常出现的一种组织发育不良形成的肿块。”晶状体瘤（母斑）被定义为:“它是在斑痣性错构瘤病中发现的错构瘤，是一组以多组织错构瘤为特征的遗传性疾病。”痣被定义为:“胎记，皮肤的局限性畸形，尤其是色素沉着过度或血管增多；它可能主要是表皮、附属器、黑色素细胞、血管或中胚层来源的，或年轻时出现在皮肤中的黑色素形成细胞局部过度生长形成的病变。”眼科医师采用术语“痣”来指葡萄膜发育性黑色素细胞病变，并且曾被建议将其作为描述 RPE 发育性鳞状病变的合适术语 [1]。发育性葡萄膜黑色素细胞痣在第 14 章中描述。

需要注意的是，RPE、视网膜神经胶质细胞和视网膜血管内皮细胞的反应性增殖，偶尔也会同样发生本章讨论的所有 RPE 错构瘤样病变的临床和组织病理学改变。

视网膜色素上皮黑色素痣

孤立型先天性视网膜色素上皮细胞肥大

孤立型先天性视网膜色素上皮细胞肥大（congenital hypertrophy of the retinal pigment epithelium，CHRPE）病灶边界清晰，略微隆起，灰褐色至黑色，椭圆形、圆形，或偶尔边缘呈光滑或扇形的地图样（图 12.01~ 图 12.03)。它们通常是孤立的，但也可能是以多个成组的图案出现的，类似动物足迹（图 12.01A)。CHRPE 可能出现在眼底的任何地方 [9]。然而，黄斑和视盘旁的 CHRPE 罕见 [9-12]。在这些病变的外缘内通常有脱色素晕（图 12.01E 和 F)。虽然大多数 CHRPE 在 1~2 个视盘直径之间，但有些可能占据相当于眼底 1 个象限的区域（图 12.01B)。在新生儿中已被观察到 [13]。在这些病变中色素减退或脱色素缺损区常常很明显，特别是老年患者（图 12.01B，D，E 和 I；图 12.03G 和 H)。这些缺损可能表现为进行性扩大，最终整个病变可能会褪色（图 12.01G)。尽管这些病变大多数保持相对静止，但在高达 74%~83% 的病例中已证实有同心性扩大（图 12.01H 和 I）[3, 5, 9, 14]。偶尔线性褪色条纹和轻微色素沉着带会出现在这些病变的前缘 [5]。罕见 CHRPE 内发生结节生长 [15]，组织学上证实恶变为 RPE 腺癌 [16-18]。

许多 CHRPE 伴有相对或绝对暗点，与病变部位对应 [12]。CHRPE 表现为低自发荧光，色素缺损处表现为轻度的高自发荧光 [19]。眼底色素淡的患者，其荧光血管造影显示病灶区域的脉络膜背景荧光遮蔽，除了色素减少的窗样缺损处显示出荧光（图 12.01C)。覆盖在这些病变上的视网膜血管结构和渗透性的改变可能偶尔会在血管造影上表现 [20-22]。这包括毛细血管无灌注、毛细血管渗漏和脉络膜视网膜血管吻合。光学相干断层扫描（OCT）显示，除了缺损区域的 RPE 变薄外，RPE 层整体增厚，而其上的视网膜变薄（图 12.02I 和 J）[23]。

图 12.01 先天性视网膜色素上皮细胞肥大（CHRPE)。
A：多处 CHRPE 类似大型动物足迹。
B 和 C：59 岁女性患者，无症状的大面积 CHRPE，被误诊为恶性黑色素瘤。注意在病变中心部分有几处 RPE 变薄（箭头，图 B)。有与病变位置对应的绝对视野缺损。血管造影显示除了 RPE 变薄区域外，余处脉络膜背景荧光遮蔽（箭头，图 C)。
D：年轻女性，黄斑旁区域的绝对暗点，眼底墨黑色、带有小的窗样缺损（箭头）的 CHRPE。
E：CHRPE 与多处窗样小缺损（箭头）和周边无色素环。
F：CHRPE 显示广泛性色素减退和外周无色素环。
G：CHRPE 显示广泛性色素减退向外延伸出去，包含有一边界不清的无色素环和一边界清楚的色素环。
H 和 I：一名 47 岁女性患者的 CHRPE 从 1978 年 1 月（图 H）至 1985 年 6 月（图 I）的增长。
J~L：CHRPE 生长至左眼的中央黄斑区。
(A~D，引自 Gass[72]；E 和 F，引自 Buettner[4]；J~L，由 Dr. Richard Dreyer 提供)

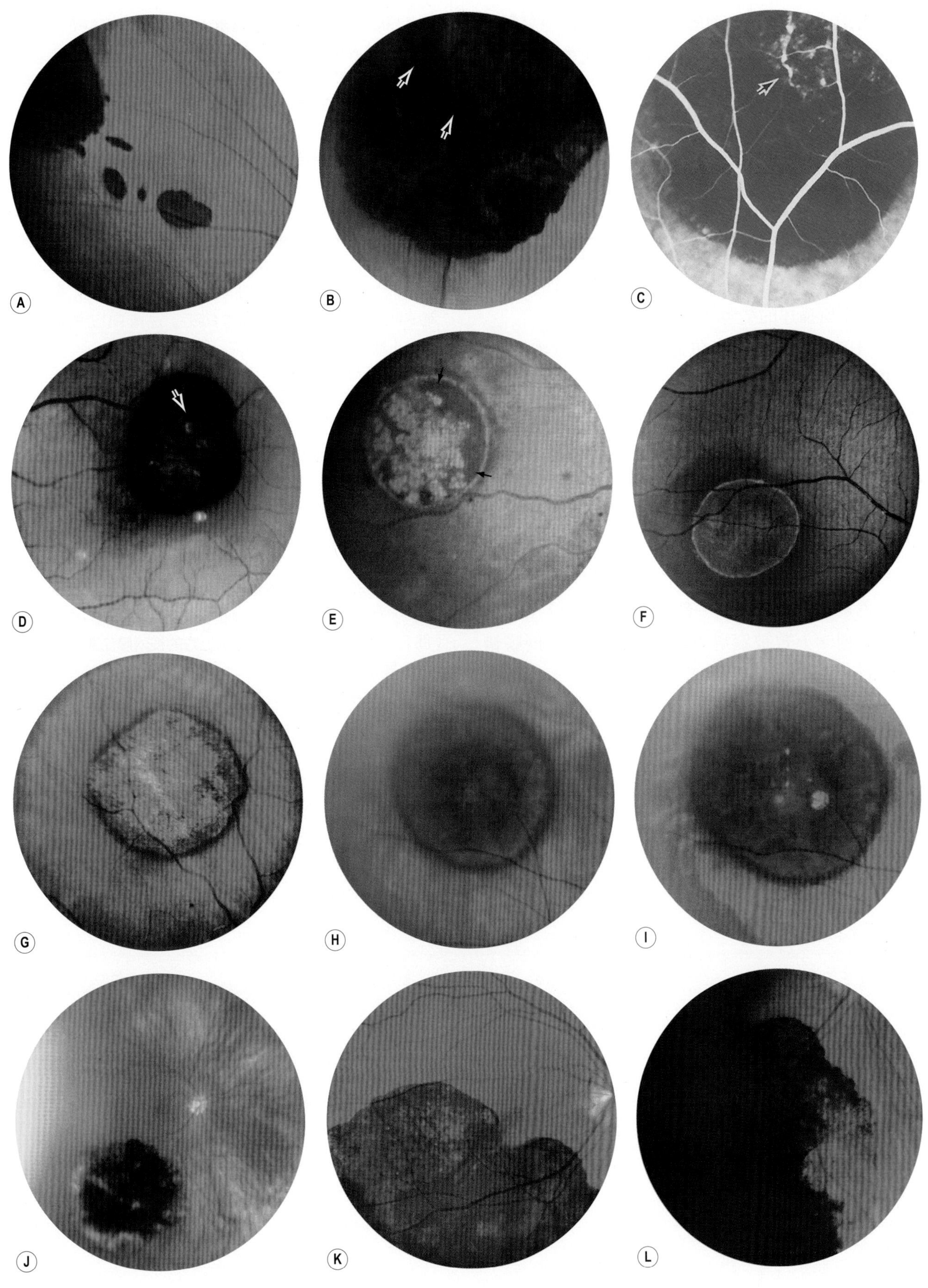

图 12.01

组织病理学上，CHRPE病变的特征是单层扩大的RPE细胞，内含大黑色素颗粒，可能与上方外层视网膜不同程度的变性有关（图12.02）[4, 13, 24-26]。一定程度的RPE增生也可能明显[27]。在肥大的RPE细胞中缺乏脂褐素表明它们不能吞噬和消化光感受器外节，这可能是这些病变上方常可见光感受器细胞变性的原因[25]。这可以解释在OCT上看到的上方视网膜神经感觉层变薄（图12.02I和J）。CHRPE中巨黑色素小体的结构类似于X连锁的眼白化病中所描述的结构[25, 28]。

CHRPE的鉴别诊断包括脉络膜黑色素细胞痣、RPE继发性和原发性增生、色素性肥大性脉络膜视网膜瘢痕以及可能由视网膜下出血和含铁血黄素沉积引起的眼底地图样深色斑，此斑通常发生在镰状细胞病患者中（图6.59C和D；图6.58I）[8]。大的病变，如果不是双眼可见，可能被误认为是脉络膜的恶性黑色素瘤（图12.01B）。

这些病变在组织病理学上类似于先天性分组性RPE色素沉着（参见下一部分内容）。RPE肥大在组织病理学上曾被鉴定为混合性RPE和视网膜错构瘤的一部分（图12.10E）。

图12.02 先天性视网膜色素上皮肥大（CHRPE）的组织病理学表现。

A~D：尸眼大体观察可见一硬币形、扁平的色素病变的临床病理关系（图A）。注意色素病灶边缘内的无色素光晕。组织病理学检查显示由单层大RPE细胞组成色素性肿瘤（显微照片的右半部分，图B）。一圈部分脱色素的RPE晕（箭头，图B）将病变的主体与周围正常的RPE分隔开。整个病变的上方外层视网膜广泛变性。病灶的高倍视图显示大的RPE细胞内填充有大的圆形黑色素颗粒（图C）（与图D中周围正常的RPE相比）。

E：与图A~图D同一病例的电子显微镜视图，左侧是正常RPE，右侧是CHRPE的RPE。注意RPE的基底膜（bm）增厚。

F和G：尸眼大体检查，与CHRPE相关的中央大的窗样缺损区域（图F）临床病理学相关性。箭头左侧肥大RPE的边缘（箭头，图G）和中央窗样缺损区的显微照片显示中央缺损区内RPE丢失和神经胶质细胞沿着Bruch膜内表面增殖（图G）。

H：另一名患有CHRPE的患者的组织病理学检查显示，显微镜下可见一清晰的交界线（箭头）将左侧的正常RPE和右侧的肥大RPE分隔开。注意Bruch膜看上去变厚，并且其下方的脉络膜毛细血管萎缩。

I和J：体检中发现的无症状的孤立性CHRPE的眼底图（图I）。光学相干断层扫描显示上方的视网膜变薄和突出的RPE层（图J）。

（A~C和F~H，引自Buettner[4]）

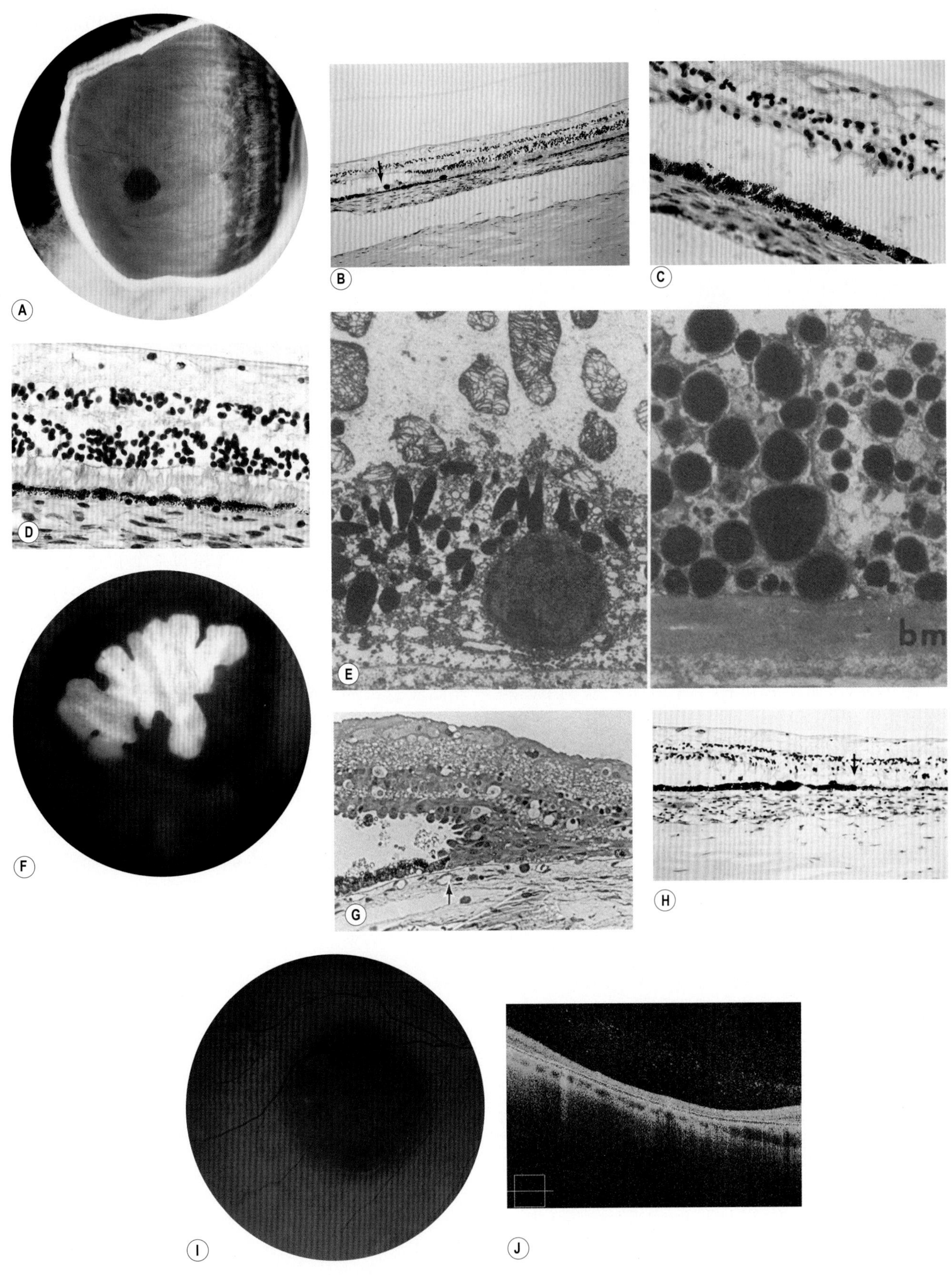

图 12.02

与家族性腺瘤性息肉病和 Gardner 综合征相关的多发性 CHRPE

多发性孤立性 CHRPE 病变通常在这种显性遗传性家族性癌症综合征的患者的双眼中高发，表现包括肠息肉、颅骨骨瘤和各种软组织肿瘤（包括纤维瘤、脂肪瘤、表皮和皮脂腺囊肿等）[1, 6, 22, 28-43]。成年期间肠道恶性肿瘤的风险几乎为 100%。软组织肿瘤往往发生在头 20 年，在第二个 10 年发生骨性肿瘤，息肉发生于成人期（平均年龄 30 岁）。可能出现眼眶骨肿瘤[43]。大约 50% 的患者会在 35 岁时患上结肠腺癌。其他癌症（胆胰壶腹癌、肾上腺癌、甲状腺癌和膀胱癌），各种肉瘤和神经上皮肿瘤（Turcot 综合征）也有不成比例的风险（图 12.03G~I）[6]。累及双眼的多发性 CHRPE 是 Gardner 综合征的可靠标记。多发的 CHRPE 看起来像是 Gardner 综合征特有的表现，在其他家族性肠息肉综合征（没有肠外表现的家族性息肉病，Peutz-Jeghers 综合征）或家族性非息肉病性结直肠癌的患者中未发现[28]。Gardner 综合征的 CHRPE 病变通常呈现出特有的椭圆形，在一极或两极呈鱼尾样变化（图 12.03C，E 和 F）[44]。在某些病例中，病变看起来位置接近视网膜主要血管，可能与上方视网膜血管的异常有关[40]。组织病理学上，一些病变看起来与孤立的 CHRPE 相似。其他病变还表现出 RPE 的错构瘤畸形，其特征是细胞肥大、增生和视网膜浸润，以及形成蘑菇状肿瘤（图 12.03K 和 L）[34, 42]。

图 12.03　家族性多灶性先天性视网膜色素上皮细胞肥大（CHRPE）。

A~F：在 30 岁的母亲（图 A）、8 岁的儿子（图 B~ 图 D）和 10 岁的女儿（图 E 和图 F）双眼都发现了多个椭圆形的扁平 CHRPE。注意靠近病变边缘的褪色素晕，它们相对于后极部的径向方向，以及病变一端或两端的鱼尾样色素减退区（箭头）。病变表现出不同程度的色素沉着。这些患者的眼科其他检查正常。体格检查评估未发现肠道息肉病或其他疾病证据。

G~I：具有多个 CHRPE（图 G）的 Turcot 综合征。这名 20 岁的男性患者患有胃、十二指肠和结肠的腺瘤性息肉（图 I）以及小脑成神经管细胞瘤（箭头，图 H）。在头部外伤后出现恶心、头痛和呕吐。

J 和 K：Gardner 综合征患者眼中发现的 CHRPE 病变的组织病理学表现。RPE 肥大（图 J）。RPE 增生和肥大（图 K）。

L：肥大和增生的 RPE 延伸达视网膜全层。

（G~I，引自 Munden 等[6]；J 和 K，引自 Traboulsi 等[42]）

双侧病变、多发病灶（超过 4 个）或两者都有，为 Gardner 综合征的特异（特异性，0.95）和敏感（敏感性，0.78）标记[45]。关于基因型－表型相关性已发表研究的综述表明，CHRPE 与腺瘤性结肠息肉病（APC）基因的密码子 311~1444 的突变有关[46]。Bodmer 等人发现腺瘤性结肠息肉病（APC）的基因在 5q21-22 上[47]。没有证据表明典型的孤立或成组 CHRPE 病变代表 Gardner 综合征的标记[22]。在迈阿密的一个患有小头畸形和反射亢进的家庭中发现有多灶性 CHRPE 病变[48]而没有任何其他异常（图 12.03）[44]。

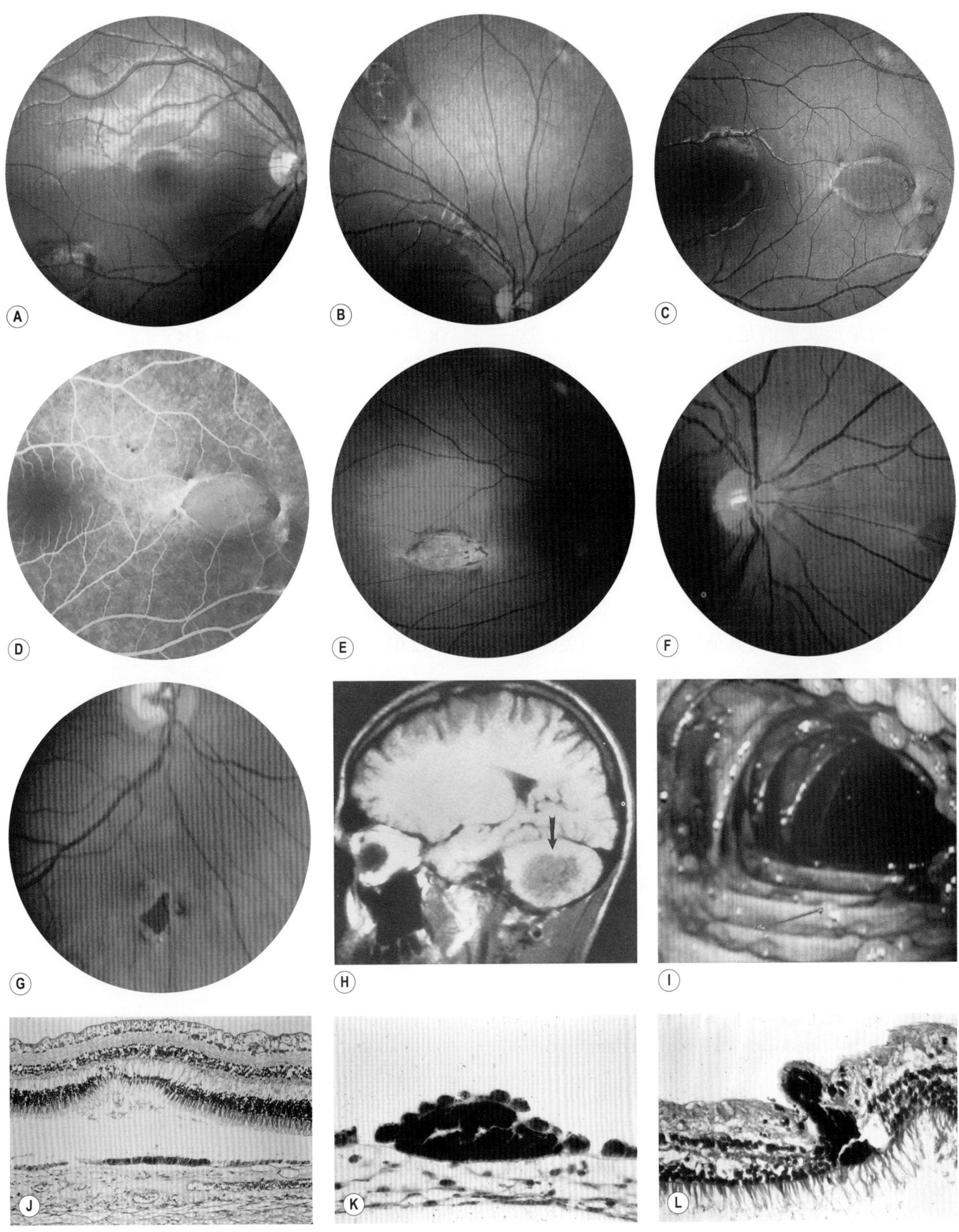

图 12.03

成组性先天性视网膜色素上皮色素痣，“熊脚印”

这是1868年Mauthner首次描述的一种罕见的先天性异常[49]。它的特点是边界清晰、小的、大小不一的色素斑，通常排列成组，类似于动物的足迹（图12.04）[50-53]。它们通常分组聚集在眼底的一个区域内，较小的斑点位于顶点，指向视盘[54]。它们很少出现在黄斑区。双眼的眼底广泛区域可能被累及（图12.04D和E）[55-58]。病变有时可能非常大，类似“大象或灰熊的足迹”（图12.04H~L），这一发现早在1926年就已被注意到[54]。包含连续两代的家族病例曾被报道过[59-61]。两个姐妹，一个眼底有色素性熊脚印改变，另一个有白化斑[62]。无法确定患者的成组性色素沉着与小头畸形、轻度智力低下以及13q33.3-q34和11p15.4缺失是否为因果关系[63]。“熊脚印”上方的视网膜在生物显微镜和血管造影中表现正常[51]。眼电图检查结果正常。这些病变被认为是静止的，但尚未进行长期随访研究。成组性痣的发生很少与其他异常或病症相关，包括视网膜母细胞瘤和皮肤色素沉着过度[57, 64-66]。

这些病变在组织病理学上类似于CHRPE，表现为正常大小的RPE细胞中色素颗粒数量增加[52, 67]。与CHRPE不同，大多数黑色素颗粒保持其椭圆形状，且RPE的肥大和增生不太突出[67]。临床上一些患者可能同时出现典型的成组痣和CHRPE病变（图12.01A；图12.04G）。

图12.04 先天性成组性视网膜色素上皮（RPE）色素沉着。

A~C：3名患者的单眼受累。每个眼底都显示有1个象限或更少的病变。黄斑均未受累。视功能都正常。

D和E：患者的双眼明显周边受累，有正常视功能。

F：右眼底鼻上象限的高倍放大视图。

G：这名患者的眼底周边区域有几处大的RPE肥大并伴成组性色素沉着。

H~J：36岁无症状的非洲裔美国女性患者，其眼底有类似“大象足迹”的大的病变。

K和L：3岁男孩，其鼻侧视网膜有大的病灶。

（K和L，由Dr. David Morrison提供）

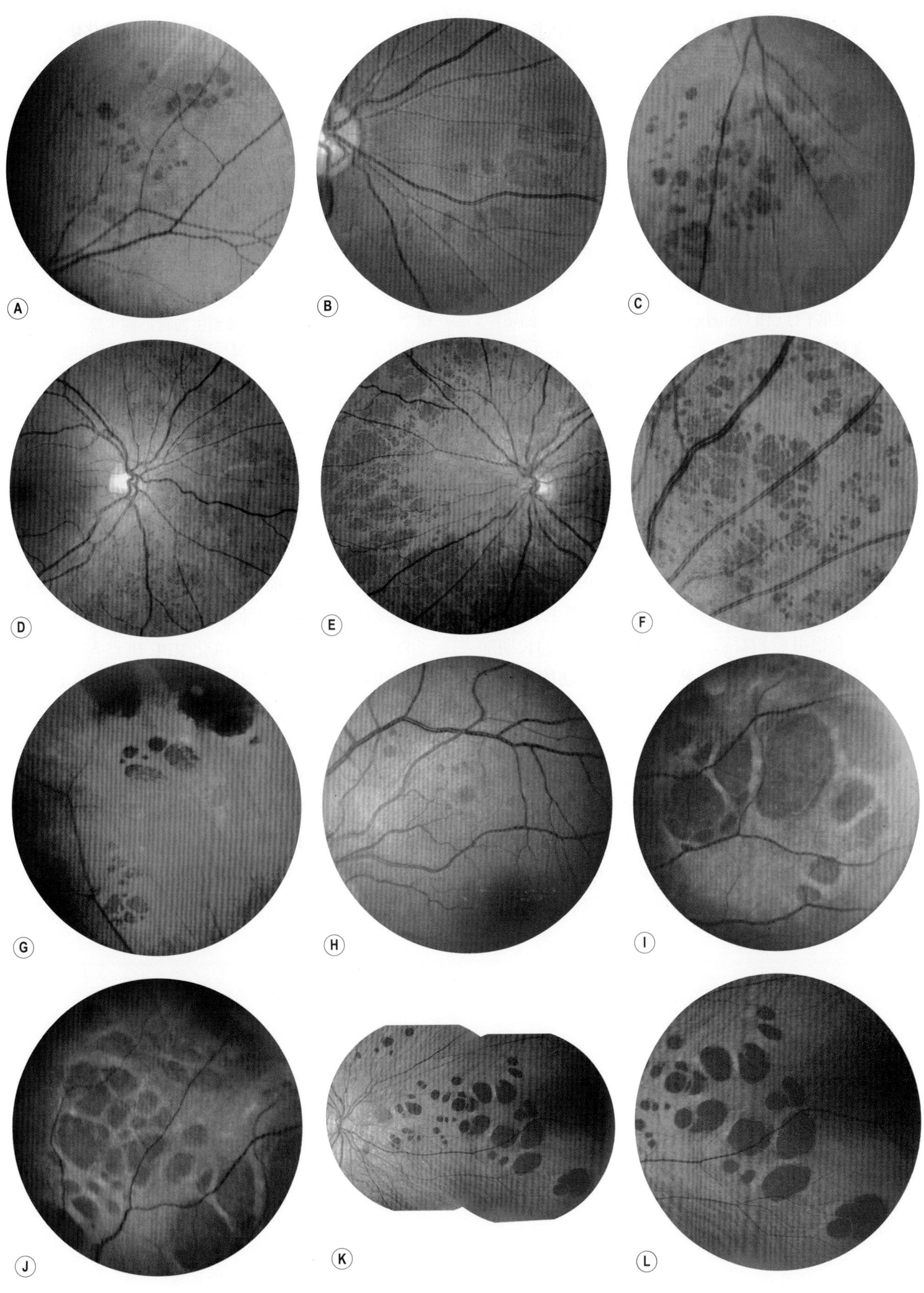

图 12.04

视网膜色素上皮白化和无色素痣

成组性先天性视网膜色素上皮白化和低色素痣，“北极熊脚印”

先天性成组性白化痣是多个白色、大小不一累及 RPE 的斑点，形成的图案类似于先天性成组性 RPE 色素沉着（图 12.05）[1, 44, 48, 68]。它们可能发生在单或双眼中，可能被误认为是其他斑点性视网膜疾病［例如，玻璃膜疣、眼底黄色斑点、图形营养不良、眼底白点和 Gaucher 病（Gaucher’s disease）］。像色素性“熊脚印”一样，这些白化斑很少发生，在周边眼底往往更多、更大，且它们通常不累及黄斑区。它们是局灶性 RPE 增厚的表现，充满了白色物质。这种白色物质有些是弥散分布的，有些会更集中在病变周围（图 12.05A 和 C）。在一些病例中，斑点看起来不含白色物质，其下方的脉络膜血管可见。还有一些病例中，一些斑点可能看起来含有深灰色素。上方的视网膜看起来是正常的，除了大的视网膜血管可能显得局部变窄（图 12.05C 和 D）。病变很可能相对稳定，但需要进一步的长期随访研究来证明这一点。虽然这种斑点在功能上被认为没有意义，但一名患有黄斑和外周病变的患者发生了新生血管（图 12.05G 和 H）。

荧光素血管造影显示，通过这些病变脉络膜荧光有不同程度的透过（图 12.05B）。

尽管需要对这些很少见的患者进行更长时间的随访，但白化斑很可能代表了 RPE 的先天性异常，十分类似于先天性成组性 RPE 色素沉着。在白化斑点的病例中，RPE 细胞似乎填充有白色物质，可能是黑色素的异常前体，而不是成组性 RPE 色素沉着过度中扩大的黑色素颗粒。

Dr. Gass 认为，这些白化 RPE 斑点与 Kandori 及其同事报道的相同 [69-71]，与静止性夜盲相关，主要表现为暗适应异常。在 Bascom Palmer 眼科研究所就诊的 4 名患者中没有 1 名患有夜盲症。图 12.05A~C，G 和 H 显示的 2 名患者所进行的检查，包括暗适应、视网膜电流图和眼电图等都是正常的。Parke 等 [48] 报道了患有色素性 RPE 病变、小头畸形、精神发育迟滞和常染色体显性反射亢进的两兄妹，其中 1 人的眼底也有类似的白化斑。

图 12.05 先天性成组性视网膜色素上皮白化痣。

A~C：除了白化斑之外，这名健康的 15 岁女孩的眼睛检查结果（包括色觉测试、视网膜电流图、眼电图和暗适应检查等）都是正常的。注意一些较大斑点中周边分布的白色物质（箭头，图 A）和在一个斑点上方视网膜动脉的轻微变窄（箭头，图 C）。血管造影显示通过斑点不同程度地透见脉络膜荧光（图 B）。

D 和 E：40 岁无症状女子的一只眼中的白化斑。注意一个大斑点上方的视网膜静脉（箭头）变窄。

F：无症状年轻男子的一只眼中的白化斑。

G 和 H：这名健康的 14 岁女孩双眼成组性白化斑随访观察了 3 年，后因左眼脉络膜新生血管形成（箭头，图 H）导致中心视力下降就诊。其视网膜电流图和眼电图检查结果正常。

(D 和 E，由 Dr. Alvaro Rodriguez 提供；G 和 H，由 Dr. Harry W. Flynn 提供)

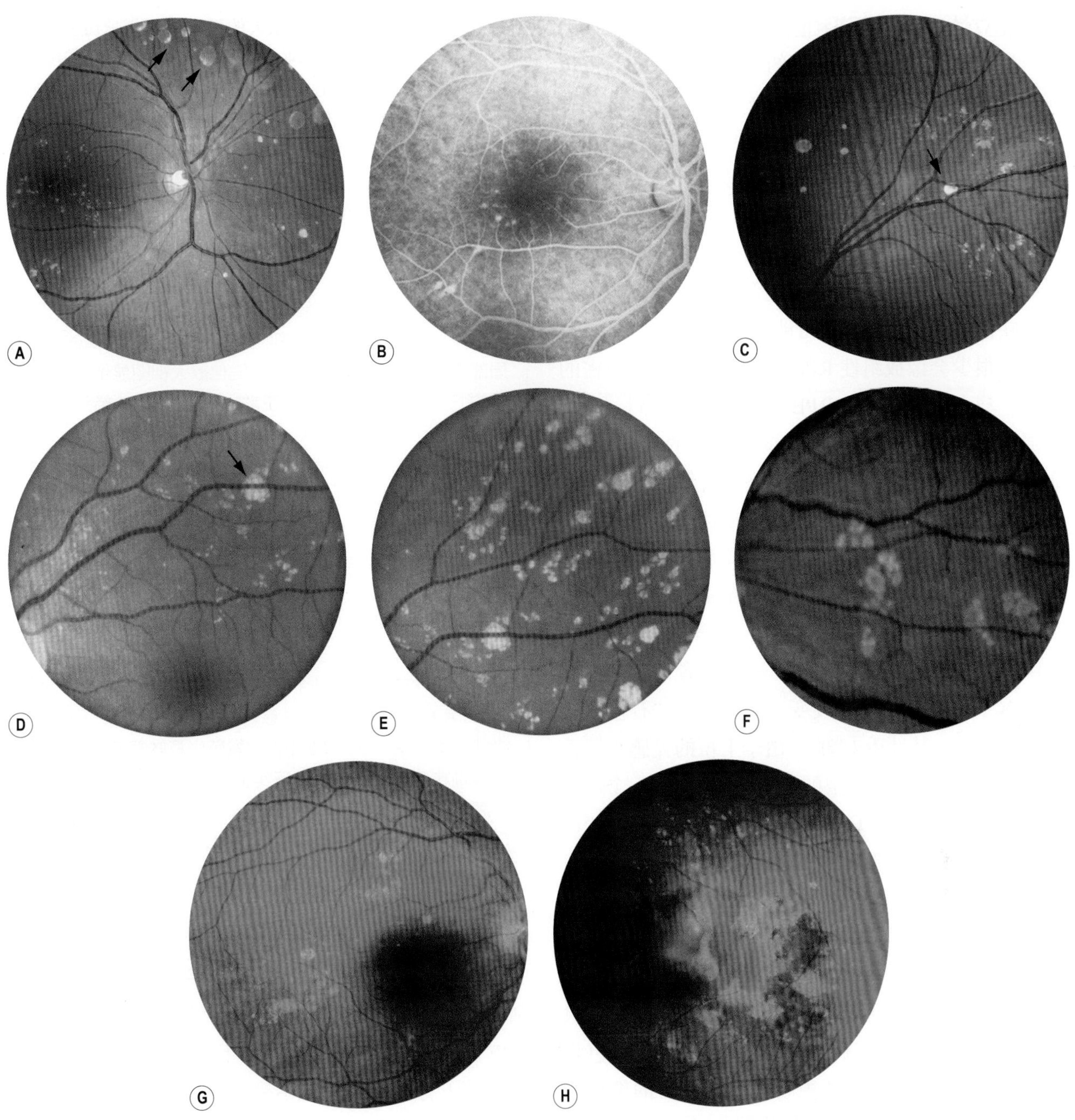

图 12.05

孤立性低黑色素斑和白化痣（鱼雷黄斑病变）

这些孤立的、边界明显的、色素减退的红橙色或白色RPE病变，以前被称为“先天性低黑色素斑”或“视网膜白化斑”，最常见于外周眼底和黄斑颞侧半[1, 72-75]。这些病变通常呈现椭圆形或鱼形外观，类似于Gardner综合征相关的CHRPE病变中所见（图12.06A和D~F）[74]。它们经常在儿童的常规眼科检查中被发现。它们可能[76]或者可能不与视野明显缺损有关。虽然它们可能显示出轻微的乳白色，但它们很少会像成组性RPE白化痣那样呈现浓密的白色。与大多数获得性RPE萎缩性病变不同，色素减退的RPE痣通常没有边缘或不规则的色素沉着。血管造影显示这些病变下的脉络膜毛细血管是正常的（图12.06B和C）。Golchet等人对2名患者进行了OCT研究显示，RPE变薄且脉络膜的传输信号增强[76]。2名患者在外层视网膜中都显示出一条“裂隙”，其与光感受器的丢失、残余光感受器的不规则边缘和外丛状层变薄相关。在一名患者6年的随访中，OCT显示并未发生改变。作者推断:“有些东西占据了裂缝，其性质未知。”由于上覆的光感受器丢失，这个空间很可能是空的。2名患者都有一个对应于病变的绝对暗点。OCT的表现使人们推测病变可能不是痣，而是局部RPE的先天性变薄或萎缩[76]。

如果该病变确实不是CHRPE，那为何这种熊脚印与肠息肉病（Gardner综合征）患者所见的鱼雷或鱼形CHRPE（图12.03A~F）具有相同的形状尚不清楚。在这两种情况下，可能有同样的触发机制导致了病变，但该病的色素上皮里没有黑色素小体，而Gardner综合征患眼里形成过多的黑色素小体。在病变边缘出现的脉络膜新生血管很少见但有报道过（图12.06J~L）。显微镜下，色素减退的RPE痣显示从正常RPE到扁平无色素上皮的锐利转变（图12.06G和H）[14, 72, 75]。与大多数先天性RPE肥大病例的表现不同，上覆的视网膜是正常的。其下方的脉络膜也不受影响。目前，还没有关于临床上呈白色孤立痣的组织病理学研究。

图12.06 视网膜色素上皮大的孤立性无色素斑或痣。

A~C：无症状的51岁黑种人女性患者，双侧视力为20/15，RPE无色素痣最初在6年前的一次常规眼科检查中首次被发现。对于3/1 000个颜色测试对象，她只有一个微弱的相对暗点。注意相对完整的脉络膜毛细血管（图B和图C）。

D：12岁男孩的无色素痣，他的视力、Amsler方格表和Goldmann视野检查都正常。

E：无症状患者中成对的无色素痣。

F：低色素RPE痣和局灶的RPE增生和萎缩。

G~I：在尸检时取出的新鲜尸眼通过肉眼观察，发现了无色素痣或斑（图G）。组织病理学检查显示人为脱离的RPE局部脱色素区（箭头，图H）。高倍放大视图显示无色素扁平的RPE细胞和周围相对正常的RPE细胞（箭头，图I）之间的锐利转变（箭头）。

J~L：17岁的男性患者，视力20/200，已知左眼有一斑点。中心凹下方的椭圆形色素减退病变被一层薄的视网膜下出血部分覆盖，出血旁是圆形色素沉积的2型CNVM，其颞侧为新月形视网膜下积液。血管造影显示被部分遮蔽的鱼雷形病变、花边形CNVM和周围SRF的高荧光。患者每月1次玻璃体内贝伐单抗注射，共3个月，最终CNVM退化、SRF消退、视力恢复至20/20。

M~N：17岁患者有一形状、位置不典型的无色素斑，最早于10年前首次发现。请注意薄/脱色素的RPE下可见脉络膜血管（图M）。病变呈低自发荧光意味着RPE内缺乏色素颗粒使病变无色素，证实了图H和图I中所见的组织学表现（图N）。

(D，引自Roseman和Gass[74]，©1992，美国医学会。版权所有。E，F和J~L，由Dr. Mark J. Daily提供；G~I，引自Gass[72])

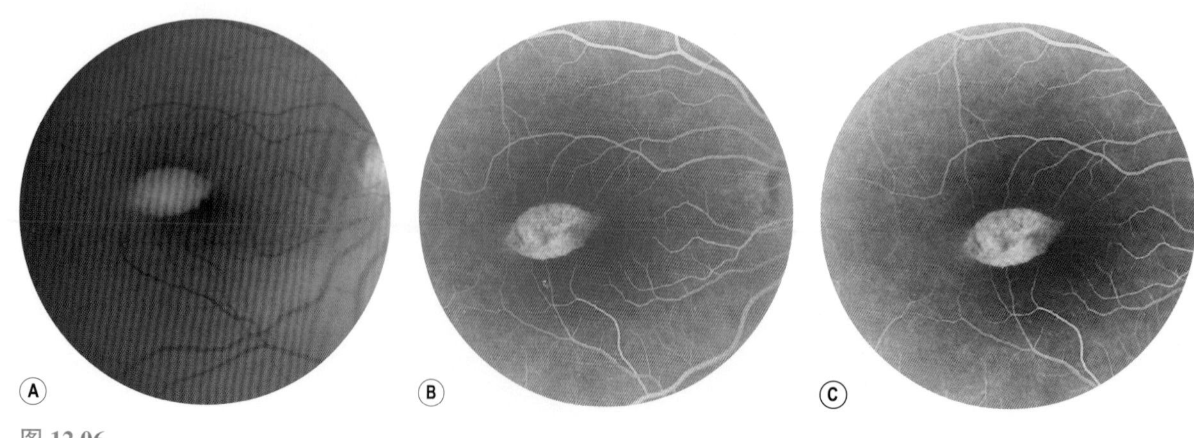

图12.06

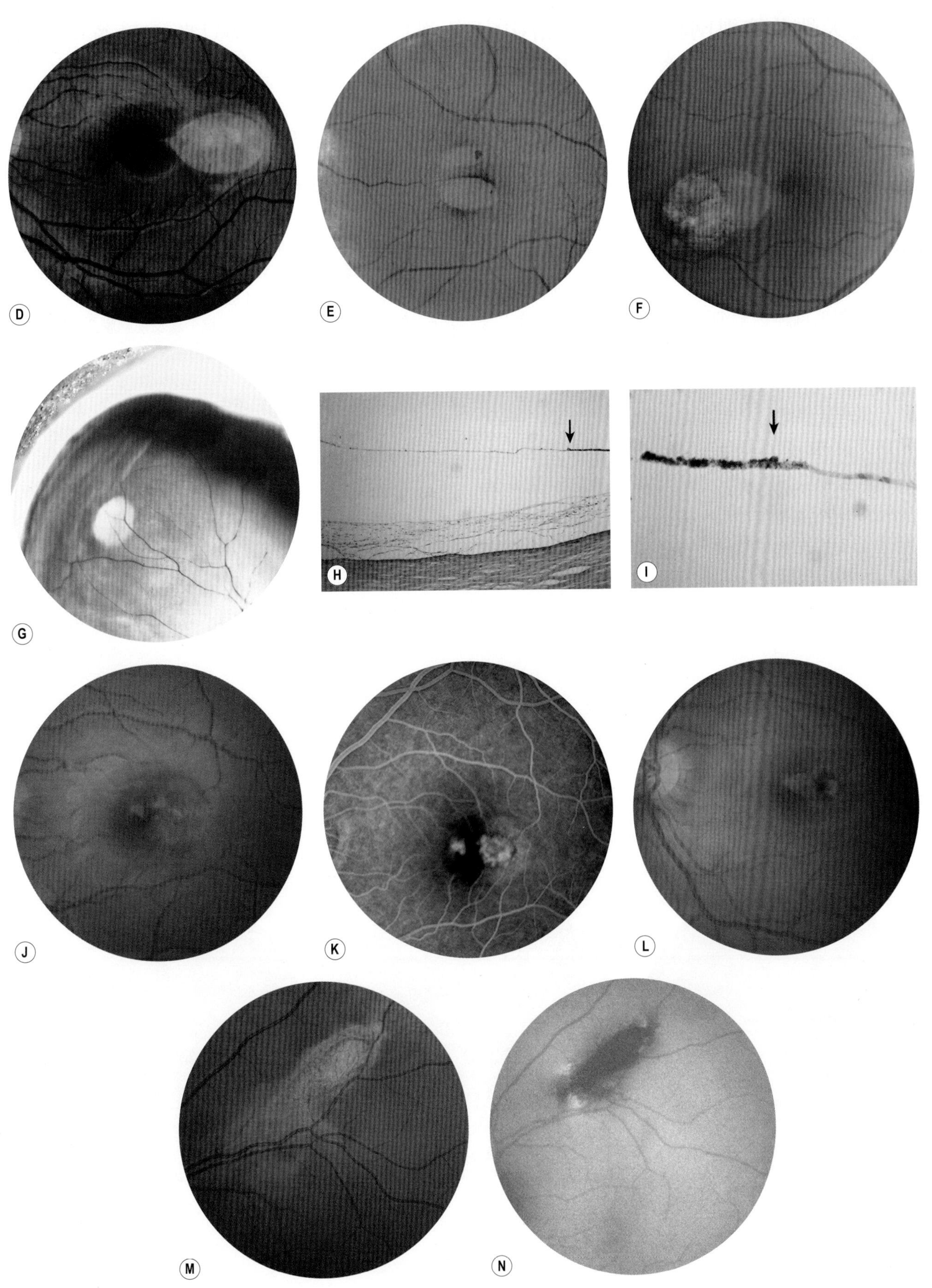

图 12.06（续）

先天性单纯视网膜色素上皮错构瘤（先天性视网膜色素上皮增生，色素上皮腺瘤）

孩子和成人中都曾观察到有局灶性、孤立、结节性、视网膜下黑色病变，病灶可向前延伸并且通常穿过整层视网膜，这很可能就是由增生的 RPE 形成的错构瘤（图 12.07）[1, 44]。错构瘤与滋养和引流视网膜血管极轻的扩张、视网膜渗出、周围视网膜牵引和玻璃体色素细胞相关联（图 12.07A）[77]。像孤立的低黑色素 RPE 痣一样，这些病变经常在正常儿童或年轻人常规眼科检查时被发现，并且多位于黄斑区颞侧。荧光素血管造影显示，这些病变早期无荧光，但可能会在后期显示出一些染色或在边界处有轻微的荧光晕（图 12.07B 和 C）。在 B 超中病变的回声致密，在 A 超显示内反射性高。Gass 阐述了 3 种视网膜受累及的类型：视网膜表层受累、视网膜全层累及伴视网膜前延伸、视网膜全层受累伴内在血管形成（图 12.07G）[77]。

图 12.07　先天性视网膜色素上皮（RPE）增生。

A~C：常规眼科检查中，在无症状的 12 岁女孩的右眼黄斑处发现一局灶性抬高的色素性病灶，延伸至全层视网膜（图 A）。请注意异常视盘的边缘（图 A 和图 C）。荧光素血管造影显示病变延伸并覆盖于视网膜表面，晚期染色（图 B 和图 C）。

D 和 E：在无症状的 57 岁男性患者中观察到一抬高的色素性病灶，延伸贯穿全层视网膜。他的右眼视力为 20/25，左眼视力为 20/20。他在儿时看过日食。左眼眼底是正常的。血管造影显示病变延伸穿过全层视网膜，遮蔽了视网膜血管，在晚期中心染色（图 E）。

F：在 11 岁女孩的眼中发现了这个累及视网膜全层的色素性病变，右眼视力为 20/15，左眼视力为 20/20。左眼眼底是正常的。

G：先天性视网膜内 RPE 增生。1，浅表型；2，视网膜前延伸型；3，视网膜前延伸伴表层血管形成型。

（F，由 Dr. R. Kennon Guerry 提供；G，引自 Gass[1]）

迄今，没有记录表明这些病变的大小变化。对于一些眼内的大的色素上皮腺瘤，由于怀疑脉络膜黑色素瘤而行眼球摘除，这些病变可能也是发育引起[78-83]。

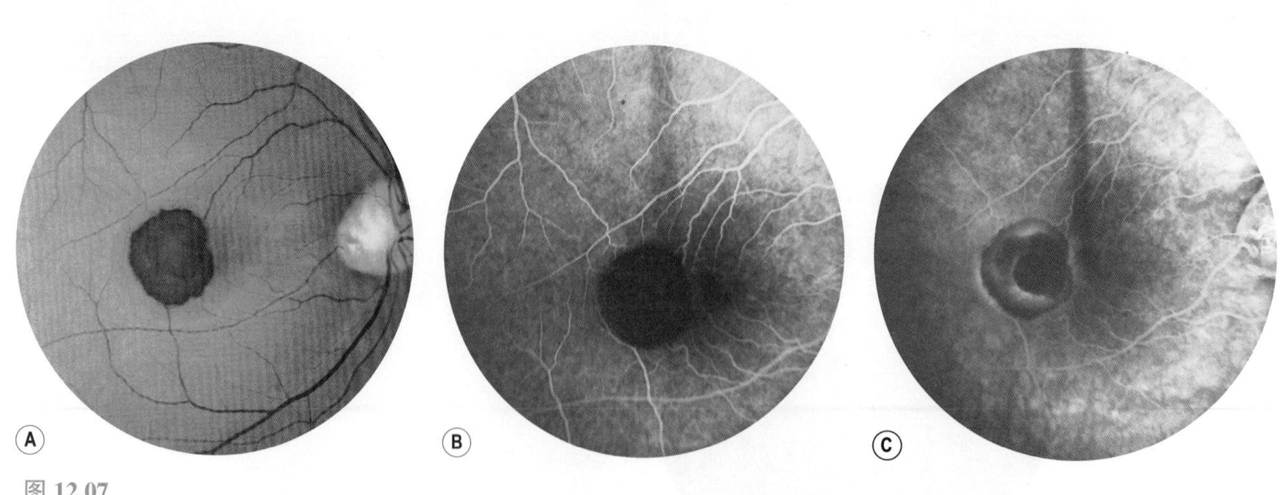

图 12.07

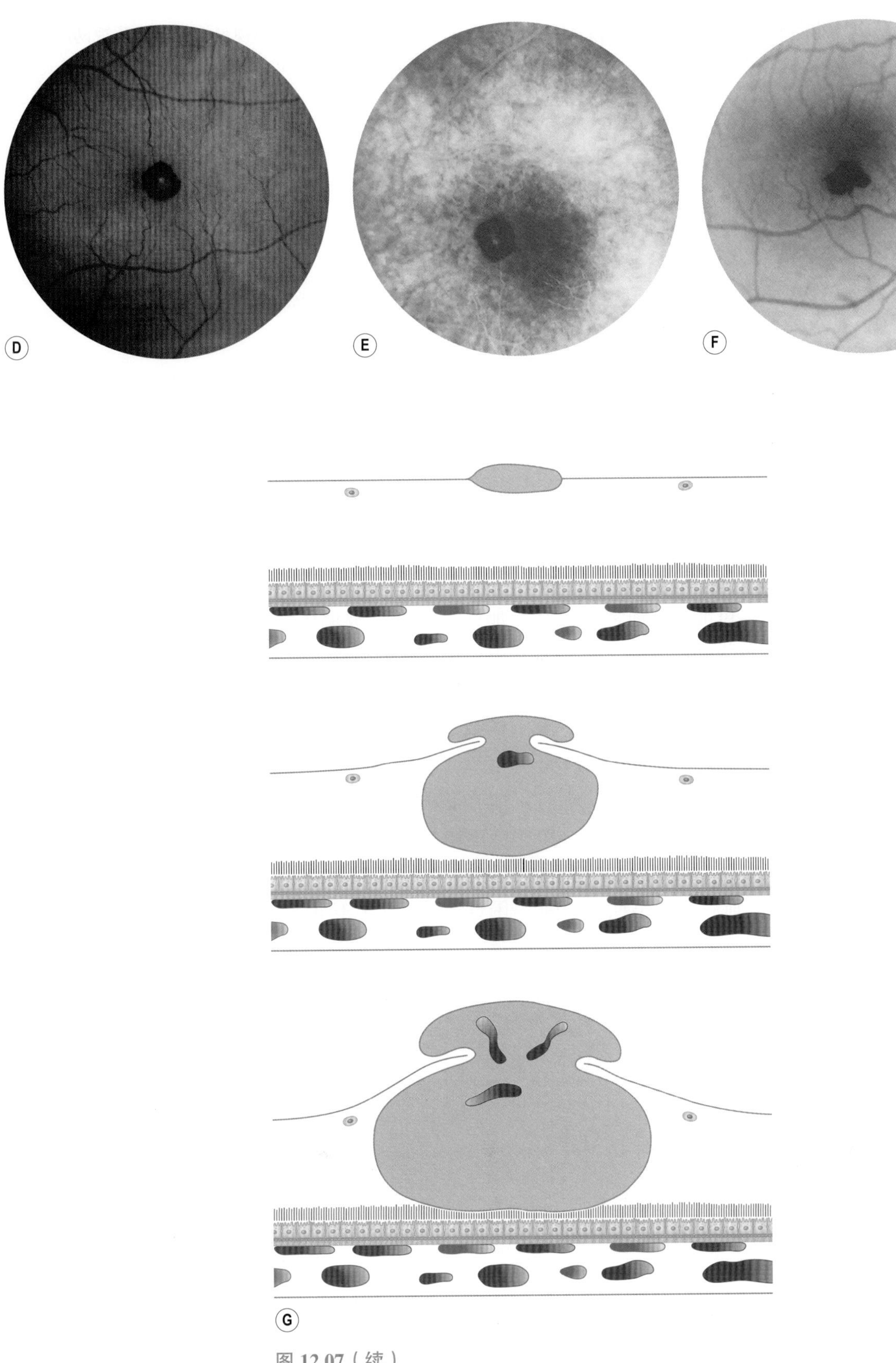

图 12.07（续）

视网膜及视网膜色素上皮联合错构瘤

视网膜及视网膜色素上皮联合错构瘤是一种轻微升高的、有部分色素沉着的特殊病变，其可能被误认为是炎症后瘢痕或恶性黑色素瘤，并且可能存在于眼底的任何地方[72, 84-94]。临床病史、瘤体外观及其结构根据位置不同而不同。

图 12.08　视盘旁视网膜和视盘的视网膜及视网膜色素上皮联合错构瘤（CRPE-RH）。
A~C：55 岁女性患者，由视盘旁视网膜和 RPE 错构瘤引起的浆液性黄斑脱离和环状视网膜病变（图A）。血管造影显示该病变的毛细血管瘤成分（图 B 和图 C，立体图）。
D~F：66 岁无症状男性患者，疑有缺血性视神经病变，眼底有小的低色素性 RPE 和视网膜错构瘤（图D）。病变表面的视网膜前膜部分遮蔽了视网膜血管和肿瘤的斑驳色素（图D）。血管造影显示该病变的毛细血管瘤本质以及乳斑束内的视网膜毛细血管的扩张（图E和图F）。

累及视盘的视网膜及视网膜色素上皮联合错构瘤

累及视盘和视盘旁视网膜的肿瘤通常见于年轻患者，由于一眼的视物模糊和视物扭曲而就诊。视力通常为 20/100 或更好。生物显微镜检查显示边界不清、轻微抬高的部分色素性肿瘤，累及部分视盘和邻近的视网膜（图 12.08）。肿瘤由细粒状分布的色素组成，呈炭灰色的掐丝外观[72, 80, 84-88, 94-100]。肿瘤内有许多细小的毛细血管，可能会被通常存在于视网膜内表面上的半透明灰色膜部分遮挡。由于这种膜的收缩在视网膜中产生牵引皱褶并延伸到中心黄斑区，患者出现视物变形的症状，少数或由于肿瘤毛细血管成分引起视网膜下和视网膜层间渗出而出现症状（图 12.08A）。这种渗出可能会自发地重新吸收，并在肿瘤周围留下 RPE 萎缩性改变。其他不常见的并发症包括脉络膜新生血管形成、视网膜出血和玻璃体出血[101, 102]。血管造影早期显示肿瘤内有扩张的多个细小的血管，晚期显示染料从这些血管中渗漏（图 12.08B，C，E 和 F）[72, 87, 94]。临床表现和荧光血管造影特征足以在大多数情况下明确诊断。OCT 通过检测下方结构紊乱的视网膜，可以将不太厚的病灶与视网膜前膜相区分[103]。如果存在玻璃体牵引也可以被检测到，因此有助于选择那些可能通过玻璃体切除和前膜剥离术以解除牵引，从而有可能改善视力的病例。

组织病理学上，视盘肿瘤明显地表现出错构瘤样畸形的特点，包括 RPE、胶质细胞和血管的增生[72, 84, 85, 87, 92, 94, 100]。大多数病变保持稳定。有些可能会形成渗出性改变并显示出肿瘤神经胶质成分混浊度增加。引起视网膜皱褶的表面神经胶质膜是肿瘤的一个组成部分，这可以解释实际手术剥离膜的困难性以及几乎不可能恢复中心视力的原因[104, 105]。

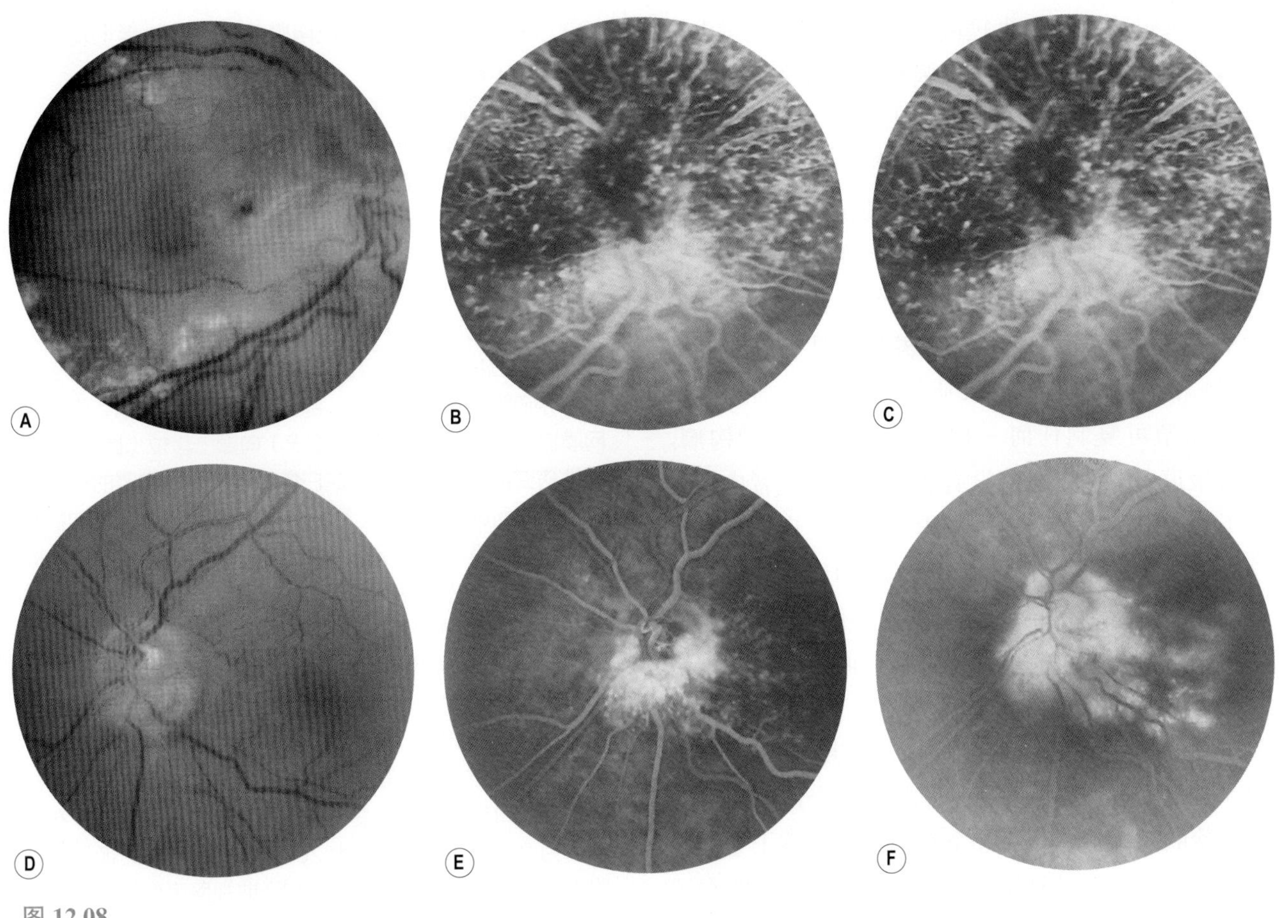

图 12.08

这些肿瘤如果色素轻微，在婴幼儿或儿童中被发现，可能会被误认为视网膜母细胞瘤和犬弓蛔虫病。在色素沉着明显的肿瘤的患者中，鉴别诊断包括黑色素细胞瘤、恶性黑色素瘤和RPE反应性增生。色素极少的视盘肿瘤可能很难或不能与毛细血管瘤、星形细胞错构瘤或其他原因引起的视盘上和视盘旁视网膜前膜区分[106]。一名患者的色素减退肿瘤被误诊为缺血性视神经病变（图12.08D~F）。视网膜内皮细胞、神经胶质细胞和RPE细胞的反应性增殖可复制任何一种视网膜和RPE错构瘤。曾有报道，在两名先前没有病变的成年患者中，自发形成的病变，与视盘旁和周边色素上皮和视网膜联合错构瘤无法区分（图12.13G和H，下方）[107]。先前患过视盘水肿的儿童中可见类似肿瘤的发生，作者推测该病变可能不是错构瘤，而是获得性神经胶质反应[108]。

Shields等在他们最近的77名患者回顾中发现，黄斑处病变诊断的平均年龄为7个月，黄斑外病变诊断的平均年龄为8个月，最小的孩子为2周龄[72, 87, 97, 109-111]。这种组织结构紊乱的肿瘤可能在子宫内或在出生后不久发生，并且在出生后，肿瘤会继续生长和重塑（C Shields，个人通讯）。玻璃体切除术和视网膜前膜剥离的外科手术治疗在少数病例中显示出轻微至适度的视力改善[104, 112-115]。应仔细选择手术病例，当膜与病变内在结构交织在一起时，术中曾发生过全层黄斑裂孔。

未累及视盘的视网膜及视网膜色素上皮联合错构瘤

这些通常仅略微抬高的肿瘤，常在患有斜视和视力低于正常的婴儿或儿童的一眼中发现[72, 87, 97, 109-111]。它们与视网膜血管数量的增加、扩张和迂曲，灰色视网膜前纤维组织以及局限于RPE水平的色素沉着过度有关。这种色素沉着在病变的边缘最明显，其羽毛样边缘细微地融入周围正常的RPE。与累及视盘的肿瘤不同，在其内表面附近没有RPE细胞或毛细血管瘤组织。这些肿瘤可能累及视盘周围区域

图12.09 未累及视盘的视网膜及视网膜色素上皮联合错构瘤（CRPE-RH）。

A：7岁左眼弱视的健康女孩，左眼黄斑处CRPE-RH。

B~D：8岁男孩黄斑区的CRPE-RH（图A）。他的右眼底正常。荧光血管造影显示肿瘤区视网膜血管迂曲、扩张、通透性异常（图B~图D）。箭头表示肿瘤扁平色素部分的颞侧边界（图C）。

E和F：19个月大的正常足月产女孩，其周边CRPE-RH类似视网膜母细胞瘤和脉络膜恶性黑色素瘤。出生体重为8磅（3.63 kg）。5个月时，出现间歇性外斜视。位于颞上方赤道附近一略微抬高、部分色素沉着的肿瘤，牵引视网膜血管并使黄斑（箭头，图F）向颞上移位（图E）。色素性病变的中心大部分被灰白色、半透明、增厚的视网膜组织和视网膜前膜遮挡（图E）。请注意视网膜血管的扩张和迂曲，以及肿瘤扁平色素部分的羽毛样外观（箭头，图E），细微地混入正常RPE中。40个月大时，孩子的患眼视力仅数指，但病灶没有变化。

G~J：与黄斑异位和先天性视盘小凹相关的中周部CRPE-RH（图H）。请注意荧光造影中扩张和渗漏的毛细血管（图I和图J）。

K和L：健康的4岁男孩在评估右眼视力不佳时发现了疑似视网膜母细胞瘤的病变。他患有屈光参差性弱视，右眼视力为20/60，左眼视力为20/30。左眼黄斑的颞上边缘附近有一被灰白色视网膜组织和迂曲视网膜血管覆盖的略微抬高的色素性病变（图L）。

（A~F，引自Gass[72]）

（图12.10，下方）、黄斑（图12.09；图12.11），或周边眼底（图12.09H~L）。那些眼颞侧半周边的病灶通常伴有朝向病变的黄斑移位（图12.09G~L）。荧光血管造影通常显示黄斑和周边肿瘤内有明显迂曲和渗漏的视网膜血管（图12.09A~D；图12.11D~G）。这些患者，其中大多数是儿童，都没有早产史，并且在远周边部没有早产儿视网膜病变典型的眼底改变。肿瘤血管偶尔会造成视网膜下渗出，导致进展性视网膜脱离、新生血管性青光眼和眼球摘除（图12.11A~C）。周边病变的组织病理学表现与累及视盘的病变不同，周边病变的视网膜结构紊乱较少，不存在RPE迁移，视网膜内毛细血管增殖更少，并存在RPE肥大（图12.10D和E）[109]。

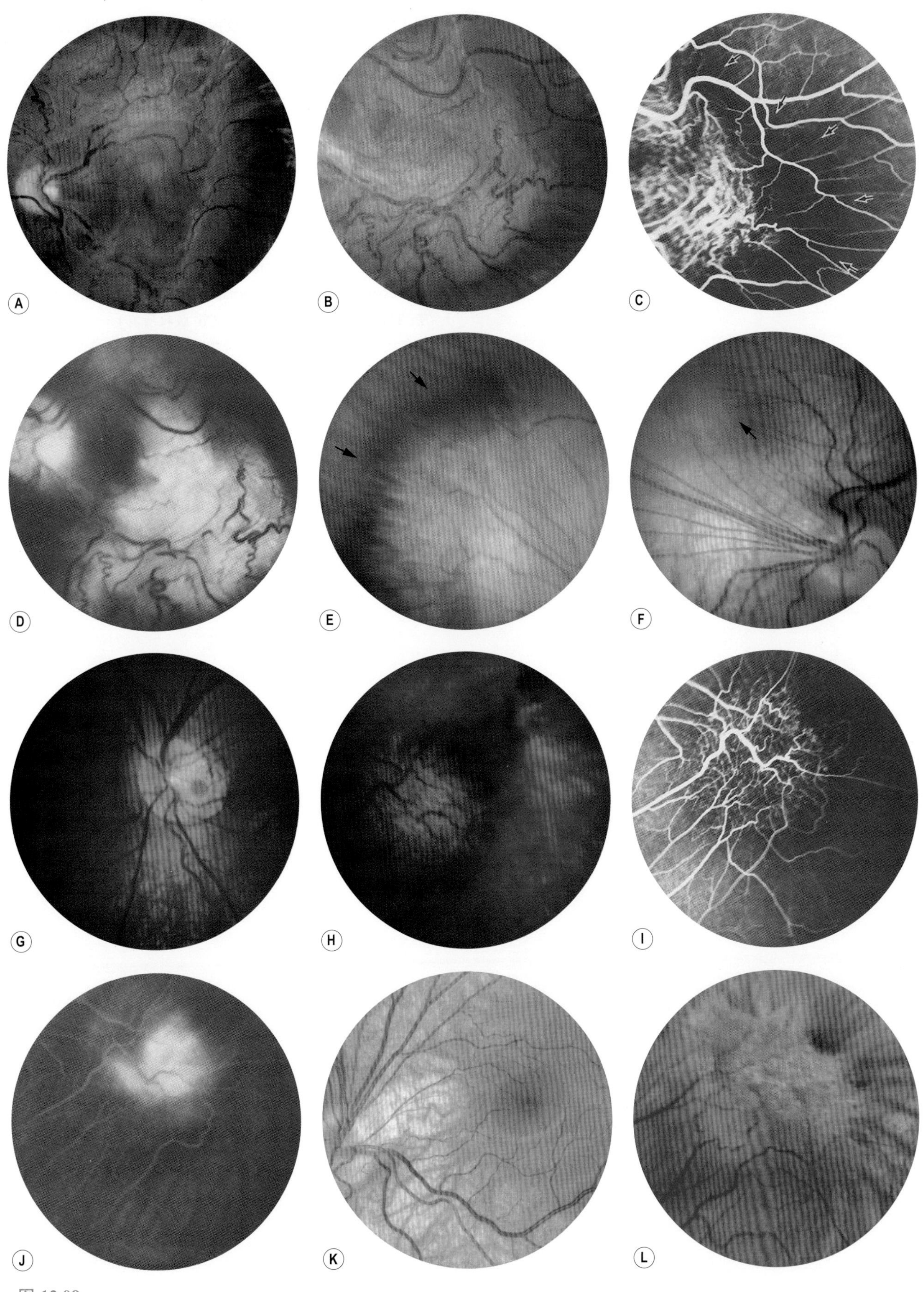

图 12.09

图 12.10 视盘旁视网膜及视网膜色素上皮联合错构瘤（CRPE-RH）。

A~C：一婴儿眼底 CRPE-RH 围绕右眼视盘（箭头，图 A 和图 B）。肿瘤表面的纤维组织在几年内进一步变致密（图 C）。

D 和 E：16 岁男孩视盘周围大的 RPE 和视网膜错构瘤。由于怀疑是黑色素瘤，眼球被摘除。组织病理学显示 RPE 肥大（箭头，图 E）、视网膜轻度发育不良和视网膜表面纤维组织。

（A~C，由 Dr. John P. Shock，Jr 提供；D 和 E，引自 Laqua 和 Wessing[109]。经 *the American Journal of Ophthalmology* 许可；The Ophthalmic Publishing Co. 版权所有）

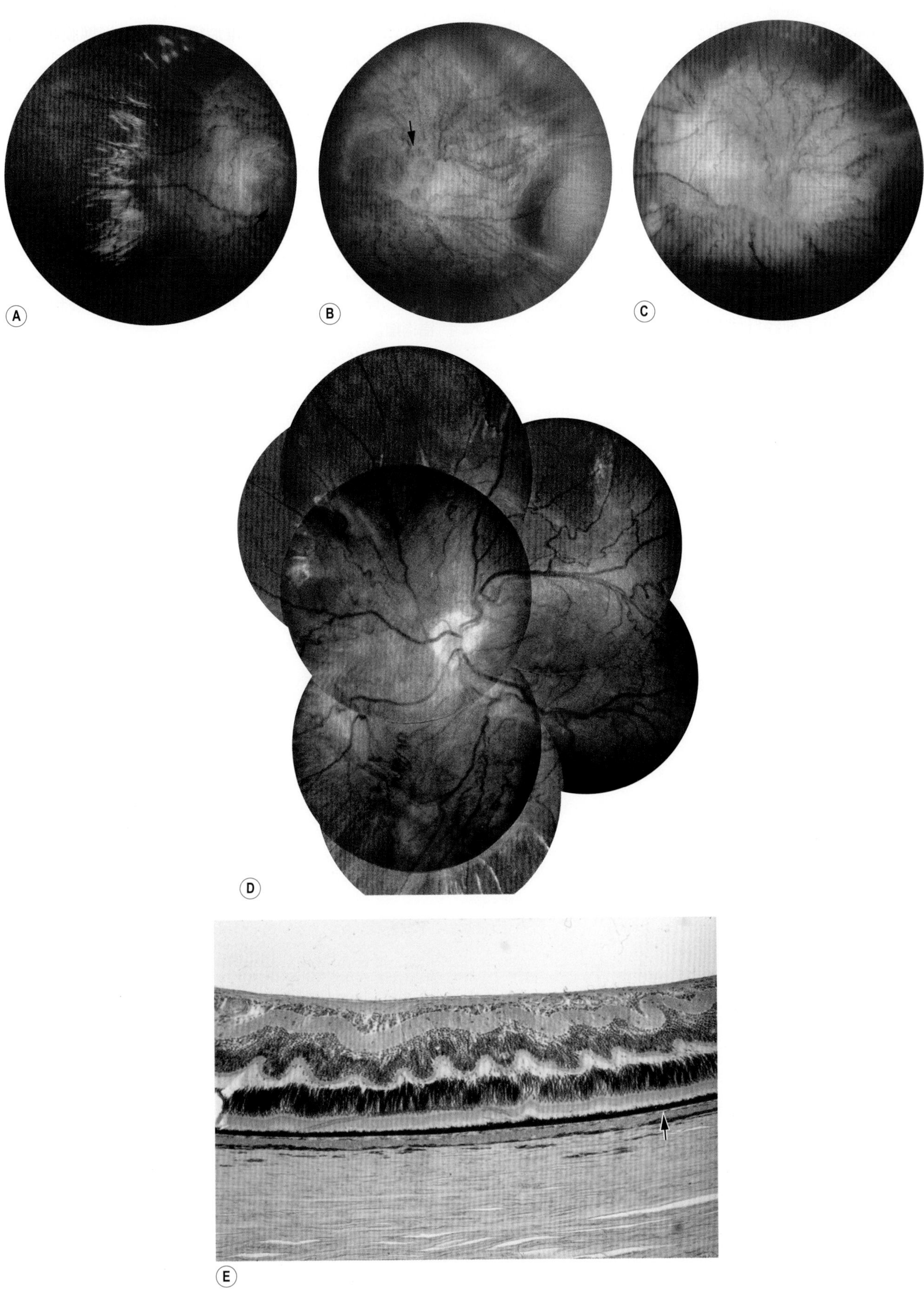

图 12.10

Gass 医师已观察到这些错构瘤，或与它们相似的病变发生在皮肤血管瘤、X 连锁青少年视网膜劈裂、对侧眼先天性视盘小凹和神经纤维瘤病患者中（图 12.09G~J；图 12.11）[44]。这些错构瘤与神经纤维瘤病的关联现已得到很好的证实[1, 44, 98, 116-125]。神经纤维瘤病已被细分为至少两种主要疾病，NF-1 和 NF-2，它们在两条不同的染色体上有基因缺陷[116, 124]。神经纤维瘤病合并色素上皮和视网膜联合错构瘤的患者通常会累及黄斑（图 12.11），可能是双眼受累，并且最常见于神经纤维瘤病 2 型[118, 121, 123, 126]。

图 12.11 发生在神经纤维瘤病患者中的视网膜和视网膜色素上皮联合错构瘤。

A~C：30 个月大的女孩，疑似患有视网膜母细胞瘤或恶性黑色素瘤，黄斑区 RPE 和视网膜联合错构瘤（图 A 和图 B）。在 2 个月时发现左眼外斜视。黄斑和黄斑周围区域大的（8 个视盘直径）、抬高的、部分色素沉着的肿块使视盘和视网膜血管发生颞下移位。色素性病灶的中央部分被增厚的半透明视网膜组织和灰色视网膜前膜遮盖。患者腹部有几处明显的咖啡斑（图 C）。几年后，患眼发生了渗出性视网膜脱离和新生血管性青光眼，眼球被摘除。

D~G：神经纤维瘤病婴儿的双眼低色素性视网膜和 RPE 错构瘤。

H~J：神经纤维瘤病儿童的双眼低色素性视网膜和 RPE 错构瘤。

（A 和 B，引自 Gass[87]；D~G，引自 Palmer 等[137]；H~J，由 Dr. Lanning B. Kline 提供）

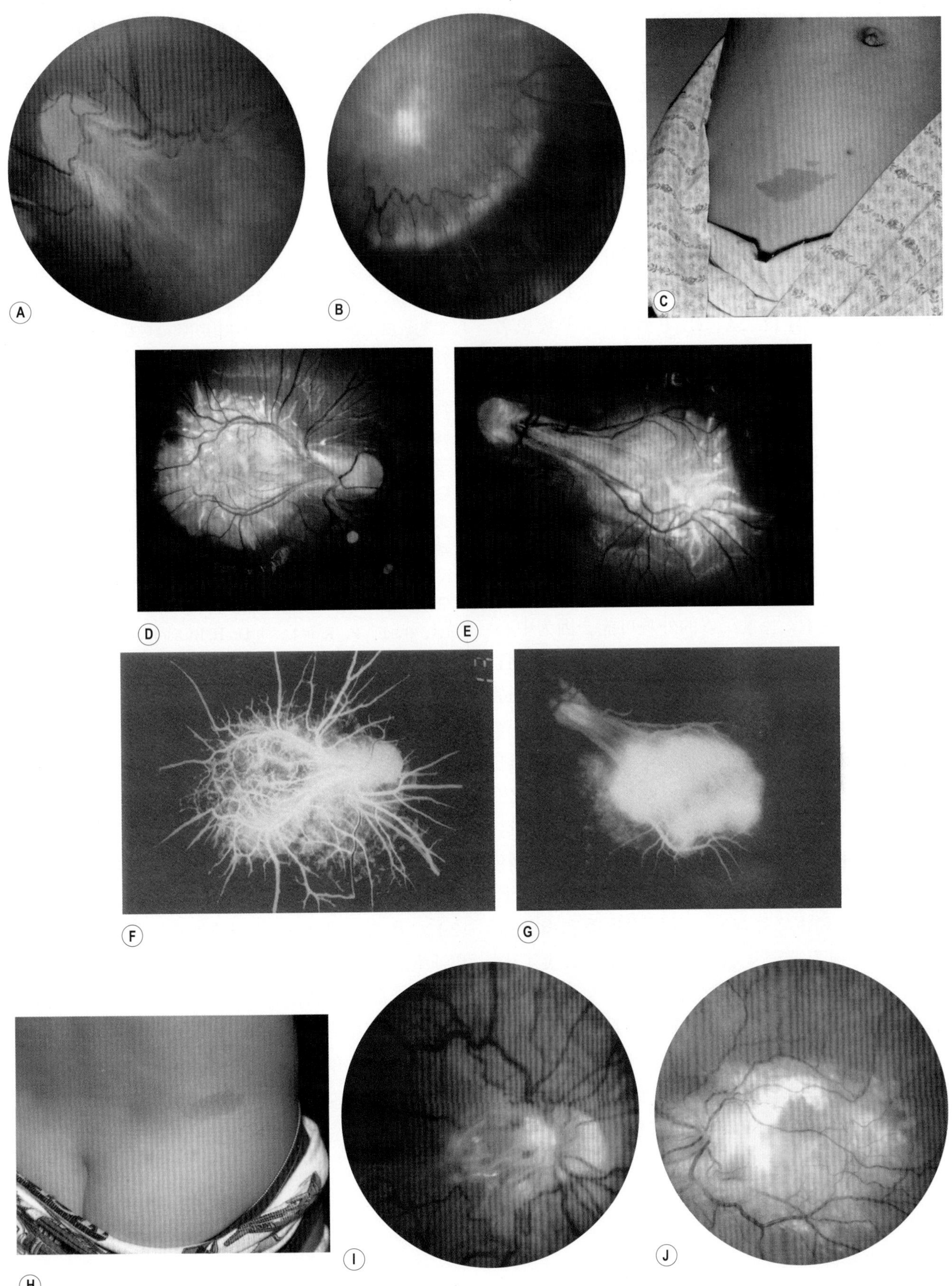

图 12.11

单眼视网膜色素上皮发育不全

视网膜色素上皮和视网膜联合错构瘤的变异型

2002 年 Cohen 等报道了一种他们命名为单眼 RPE 豹斑样病变的疾病[127]，后来改名为单眼 RPE 发育不全[128]。该病变单眼发生，与视盘连续，特征是在边缘处 RPE 色素沉着，伴有几个均匀的中等大小病变的低色素 RPE 斑（缺损空隙）和特征性齿状边缘（图 12.12A，C，E 和 G）。少数患者还表现出视网膜毛细血管扩张、轻度纤维增生和视网膜皱褶（图 12.12C~J），这可能使这种情况成为 RPE 和视网膜联合错构瘤的一种顿挫型。色素沉着性 RPE 在血管造影中呈低荧光，缺损空隙呈透见高荧光。在自发荧光成像中，缺损空隙呈低自发荧光。作者曾用“RPE 增生和缺损空隙”来描述这种病变，仔细观察了图 12.12 所示的病例后发现，似乎所有的病例都没有过多的色素（图 12.12G~L）。并且某些病例中，色素沉着的外观可能会因为中心低色素的对比而显得夸张（图 12.12A 和 C）。尽管中心位于“缺损空隙”内，但仍有一些眼睛保持 20/20 的视力，这意味着此处的 RPE 细胞完整，只是颜色很浅（图 12.12C，D，K 和 L）。已知病变进展极小，同联合错构瘤相似，可以发生脉络膜新生血管。可以发生浆液性视网膜脱离和纤维组织，这些证据表明至少其中一些是联合错构瘤的一种较轻的形式。不过，该病的主要特征是色素沉着过多的 RPE 的“豹斑样外观”及其缺损空隙和齿状边缘[127, 129]。视力范围从 20/20 到 20/400，取决于中心凹 RPE 萎缩的程度或其上视网膜的变化，包括神经视网膜层脱离、囊样黄斑水肿、脉络膜视网膜皱褶、玻璃体黄斑牵引和脉络膜新生血管等。就诊年龄的不同，取决于中心凹累及的严重程度，通常该病是偶然发现的。

Sanderson Grizzard 有一名类似的患者，该患者在 1999 年接受过 Gass 的评估（个人通讯；图 12.12C 和 D）。眼底有典型的外观，包括轻度血管和纤维成分。为什么所有散发的联合错构瘤和 RPE 发育不全都是单眼和单病灶的，尚不清楚。仅在神经纤维瘤病患者中发现了双眼受累和多灶性病变（图 12.11D~G 和 H~J）。

图 12.12 单眼视网膜色素上皮（RPE）发育不全（视网膜和视网膜色素上皮联合错构瘤的变异型）。

A 和 B：17 岁白种人女孩，黄斑处有一平坦的病变，伴有几片色素减退斑，边缘 RPE 变薄并有指状投影。在低黑色素斑片间可见正常外观和色素沉着的 RPE 岛。未见上覆的视网膜血管或纤维异常。她 10 岁时曾因病就诊，但未行眼底照相。血管造影显示对应于低色素 RPE 处的窗样缺损。她的患眼视力为 20/50，正常对侧眼的视力为 20/20。

C 和 D：该患者的黄斑区和颞上象限有一巨大的低黑色素 RPE 斑，具有典型的色素沉着 RPE 的齿状边缘。可见其上的轻度毛细血管扩张和纤维组织收缩导致的视网膜皱褶（箭头），提示病变可能不仅限于 RPE。视力为 20/25，因此代表 RPE 只是色素减退，但结构完整。

E 和 F：另一名女性患者，她有典型的 RPE 病变，且在视网膜物质中有明显的纤维血管组织（箭头），血管造影上显示毛细血管扩张。

G~J：该病变边缘伴有轻微的纤维血管成分和细小视网膜皱褶，但几乎没有色素沉着（图 G）。荧光造影显示血管重塑（箭头，图 I 和图 J）。

K 和 L：47 岁男性患者，视力 20/20，病灶平坦，大部分低色素性，具有典型的齿状边缘。

（A，B，E，F，K 和 L，由 Dr. H. Richard McDonald 提供；C 和 D，由 Dr. Sanderson Grizzard 提供；E 和 F，由 Dr. Craig Morgan 提供）

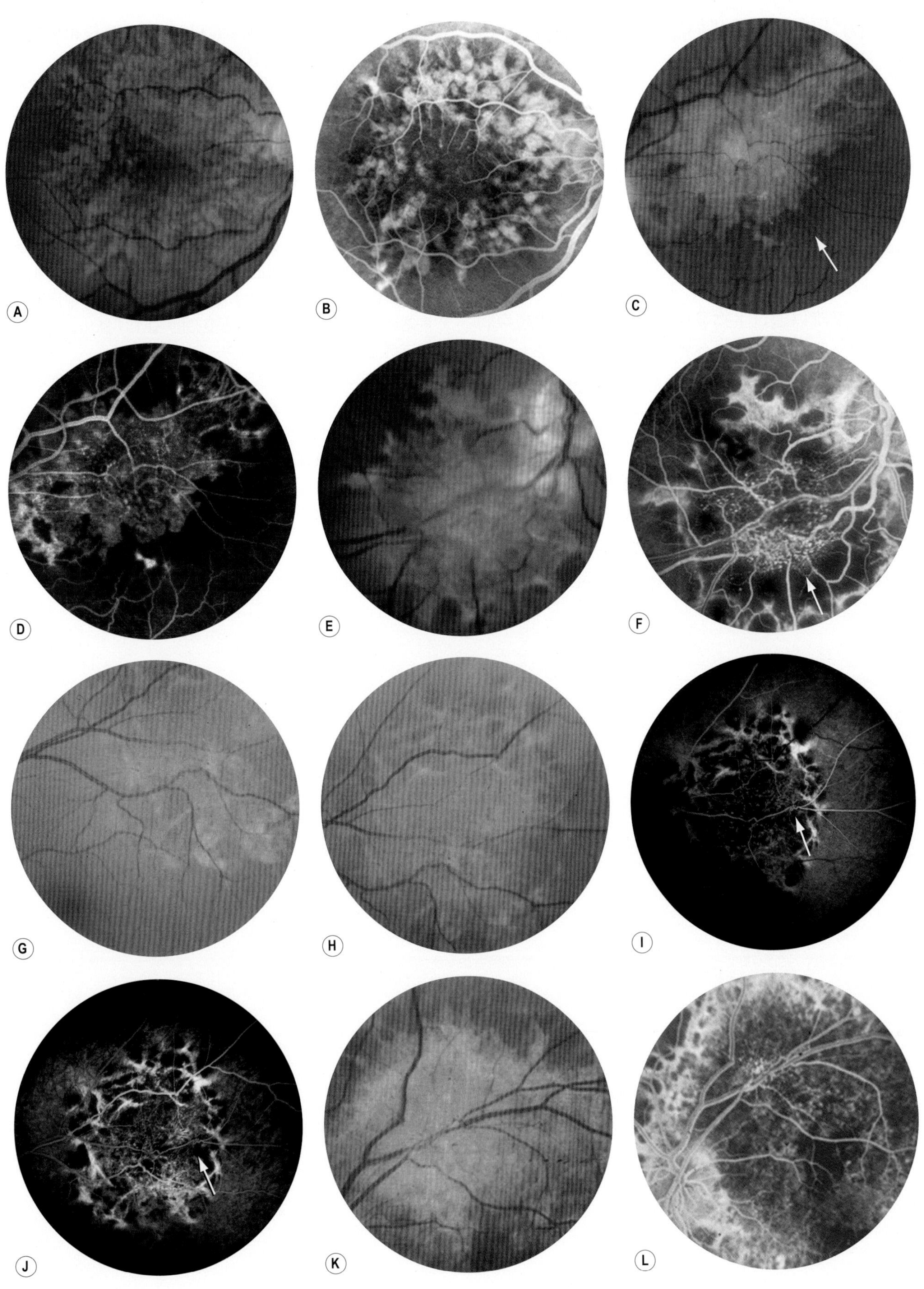

图 12.12

伪装错构瘤和肿瘤的视网膜色素上皮反应性增生

各种刺激因素能够激发高反应性的 RPE 增殖，形成与 RPE 和葡萄膜错构瘤和肿瘤病变类似的肿块（图 12.13；图 12.14）[81, 83, 130-135]。其中一种刺激因素是复发性和慢性局灶性脉络膜炎，发生在拟眼组织胞浆菌病综合征患者的脉络膜视网膜瘢痕处（图 12.14F~L）。病灶可以是色素性的或无色素性的，可能难以通过生物显微镜、血管造影或超声将其与脉络膜黑色素瘤区分开[82]。组织病理学上，病变可能表现出某些细胞学特征提示 RPE 肿瘤（图 12.14H~L）。这些高度反应性的病灶可能在局部具有破坏性，但显然不能转移。组织病理学上，如果病变发生在脉络膜视网膜瘢痕内或附近，特别是视盘旁区域，那就应高度怀疑反应性增生。图 12.14A~E 显示了肿块病变的异常发展，推测为反应性 RPE 增生，出现在先天性家族性黄斑缺损。

图 12.13　玻璃体视网膜牵拉引起类似视网膜和视网膜色素上皮联合错构瘤（CRPE-RH）的病变。

A~F：一男孩患有双眼 X 连锁的中心凹黄斑劈裂，玻璃体视网膜牵拉与眼底下方视网膜抬高的灰色病灶有关，伴有扩张的视网膜血管，病变周围是 RPE 暗带（图 A 和图 B）。血管造影显示扩张、扭曲和部分闭塞的视网膜血管（图 C）。1 年后，脂质渗出延伸到了黄斑区（图 D 和图 E），并且玻璃体进一步浓缩，形成玻璃体条索（图 F）。

G 和 H：该患者左眼因玻璃体黄斑牵拉引起视力下降。请注意一玻璃体条索引起的视网膜隆起（箭头，图 G）。4 个月后，由于进一步的玻璃体浓缩和牵拉，视盘旁视网膜向前隆起。请注意围绕肿块周围变暗的 RPE（箭头，图 H），使该病变看上去类似于 CRPE-RH。

I 和 J：局灶性玻璃体视网膜牵拉引起一抬高的色素性病变，有视网膜血管扭曲和灰色视网膜前膜，类似于 CRPE-RH（图 I）。4 年后，玻璃体和部分视网膜前膜（箭头，图 J）自发从视网膜上脱离。

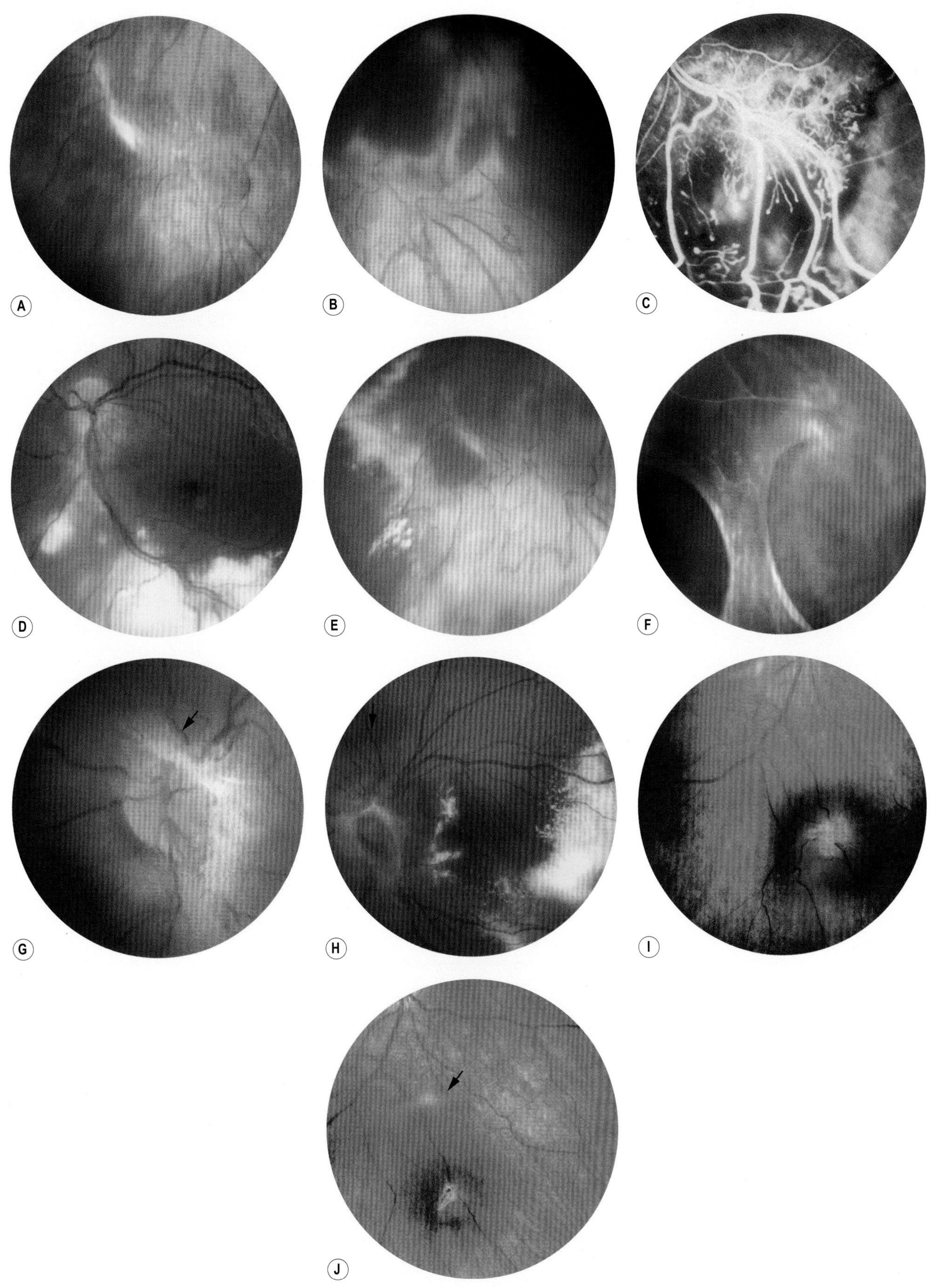

图 12.13

图 12.14 伪装 RPE 错构瘤和脉络膜黑色素瘤的视网膜色素上皮（RPE）反应性增生。

A~E：先天性黄斑葡萄肿的 25 岁女性患者，出现 RPE 增生结节（箭头，图 A 和图 B）。双眼视力为 20/400。在几年时间里，左眼的 RPE 结节扩大，怀疑是黑色素瘤（图 C）。血管造影显示结节内存在血管（箭头，图 D）和晚期着染（图 E）。患者及其兄弟在儿时因弓形虫病双眼留下黄斑瘢痕。她的祖父患有黄斑变性。

F 和 G：该患者的右眼视盘处有一小的色素结节（箭头，图 F），其具有典型的拟眼组织胞浆菌病综合征（POHS）的多灶性脉络膜视网膜和视盘旁瘢痕。血管造影显示结节表面毛细血管扩张（图 G）和晚期着染。

H~L：双眼 POHS 的 64 岁女性患者，左眼视盘处有一缓慢增大的肿块（图 H），在脂质渗出延伸到黄斑前的 8 年内都未影响视力（图 J）。由于担心是黑色素瘤，进行了细针活组织检查。由于结果可疑，行眼球摘除。组织病理学显示肿瘤由大的低色素性 RPE 细胞组成，这些细胞有丝分裂活动很小（图 K 和图 L）。Shields 等将该肿瘤解释为 RPE 的低级别腺癌 [133]，但在作者看来代表反应性 RPE 增生。

(H~L，引自 Shields 等 [133]，©1994，美国医学会。版权所有)

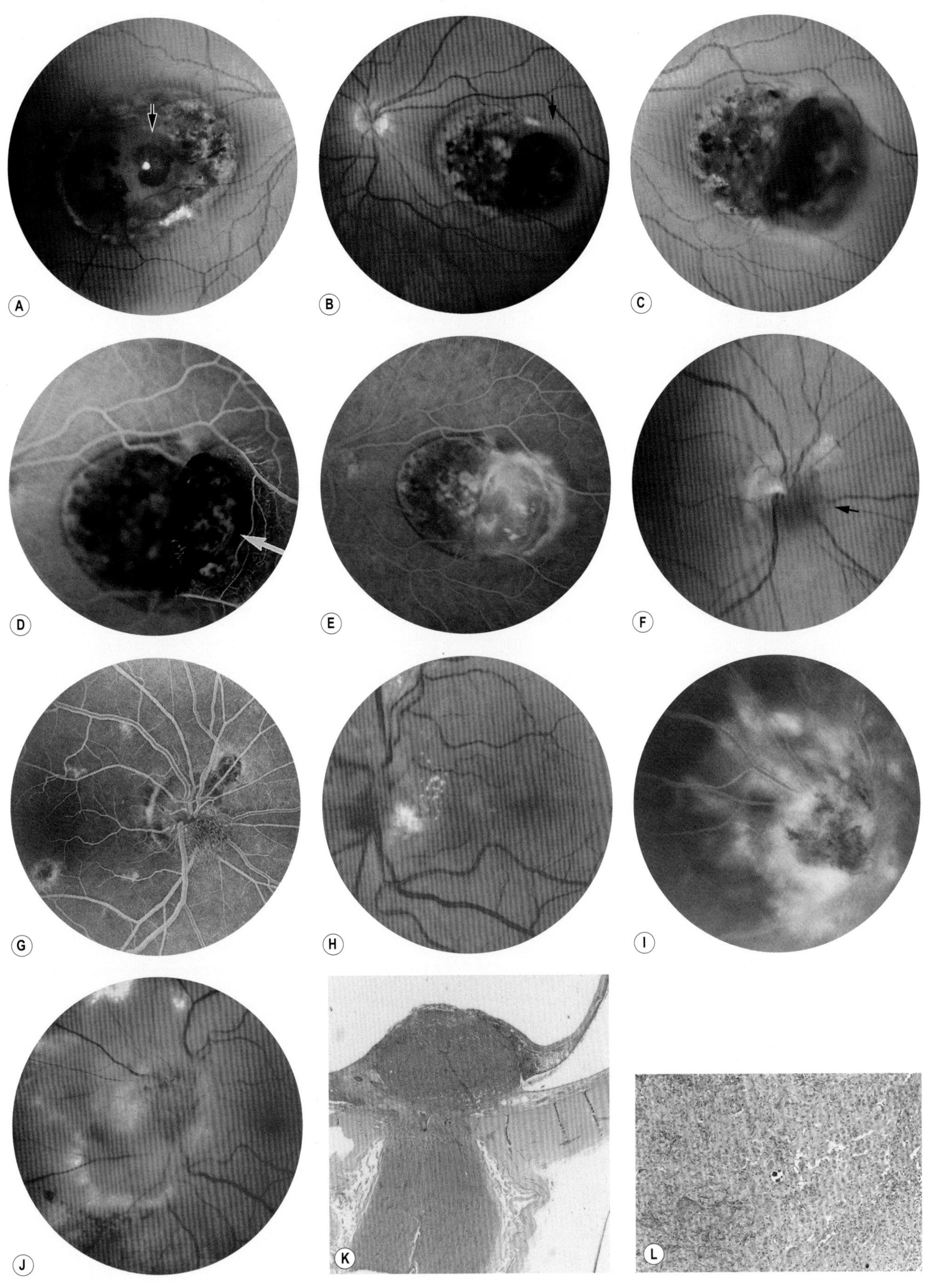

图 12.14

视网膜色素上皮腺癌（恶性上皮癌）

RPE 腺癌是极为罕见的肿瘤，通常在眼球摘除后才能明确诊断。Finger 于 1996 年回顾了文献[136]发现 12 例该病例，其中大部分为女性（10/12，82%），常伴有葡萄膜炎 / 炎症（58%），对敷贴放射治疗或其他治疗抵抗，最终导致疼痛性盲目。此后又有一些病例被描述，一些是新发的，另一些来源于 CHRPE 病变[16-18]。对于出现色素增加的结节性肿块，伴有大的滋养血管、脂质渗出和炎症征象的女性，应怀疑此病（图 12.15A~C）。肿块可以抬得很高，侵入神经视网膜层，导致进展的渗出性视网膜脱离（图 12.15A~F）。随着时间的推移，经常会出现囊样黄斑水肿、视网膜表面神经胶质增生和玻璃体膜。超声检查显示抬高的病灶和伴随的视网膜脱离。敷贴放射治疗、玻璃体内注射类固醇、光动力疗法、玻璃体切除术或其他疗法不能控制瘤体的生长，最终造成眼痛或眼球痨。摘除眼的切片显示弥漫色素性肿瘤周围有大的窦状滋养血管（图 12.15G 和 H）。病理结果显示基底膜上 RPE 细胞条索（图 12.15J），其中一些是间变的，则该处腺瘤已转变为恶性上皮癌（图 12.15K）。Shields 等已在 2 名非洲裔美国女性患者身上观察到了这一点，她们受累眼已成为眼球痨[18]。迄今发现肿瘤只具有局部破坏性，尚未见到远处转移。

图 12.15 视网膜色素上皮（RPE）的恶性上皮癌（RPE 腺癌）。

A~K：60 岁无症状女性患者，在常规检查时发现颞下周边部有一凸起的色素性肿块，伴有一根小滋养动脉、视网膜表面出血和周围脂质渗出。双眼视力为 20/20（图 A）。1 年后，渗出增加并出现视网膜下液（图 B）。随后的 4 年中，肿瘤扩大并伴有表面皱纹、进行性渗出、囊样黄斑水肿、玻璃体细胞和纤维化等（图 C 和图 D）。B 超显示一卵圆形肿瘤和邻近的视网膜脱离（图 E）。在随后的 3 年中，她接受了各种治疗，包括局部和球筋膜（Tenon）下使用类固醇激素、非甾体类药物、光动力疗法、玻璃体切除术和激光光凝术等。总体而言，在此期间，肿瘤进展很缓慢，但并发症却在无情地发展。眼睛变得疼痛，视力下降至手动。患者接受了眼球摘除术。大体切片显示一弥漫色素性肿瘤和邻近的视网膜脱离。请注意在肿瘤基底部的大的窦状滋养血管（图 G 和图 H）。苏木精 – 伊红染色显示排列在其基底膜上的成排的 RPE 细胞（图 J）。内部的 RPE 细胞具有大细胞核的间变特征（图 K）。

（由 Dr. Jerry Shields 和 Dr. Carol Shields 提供）

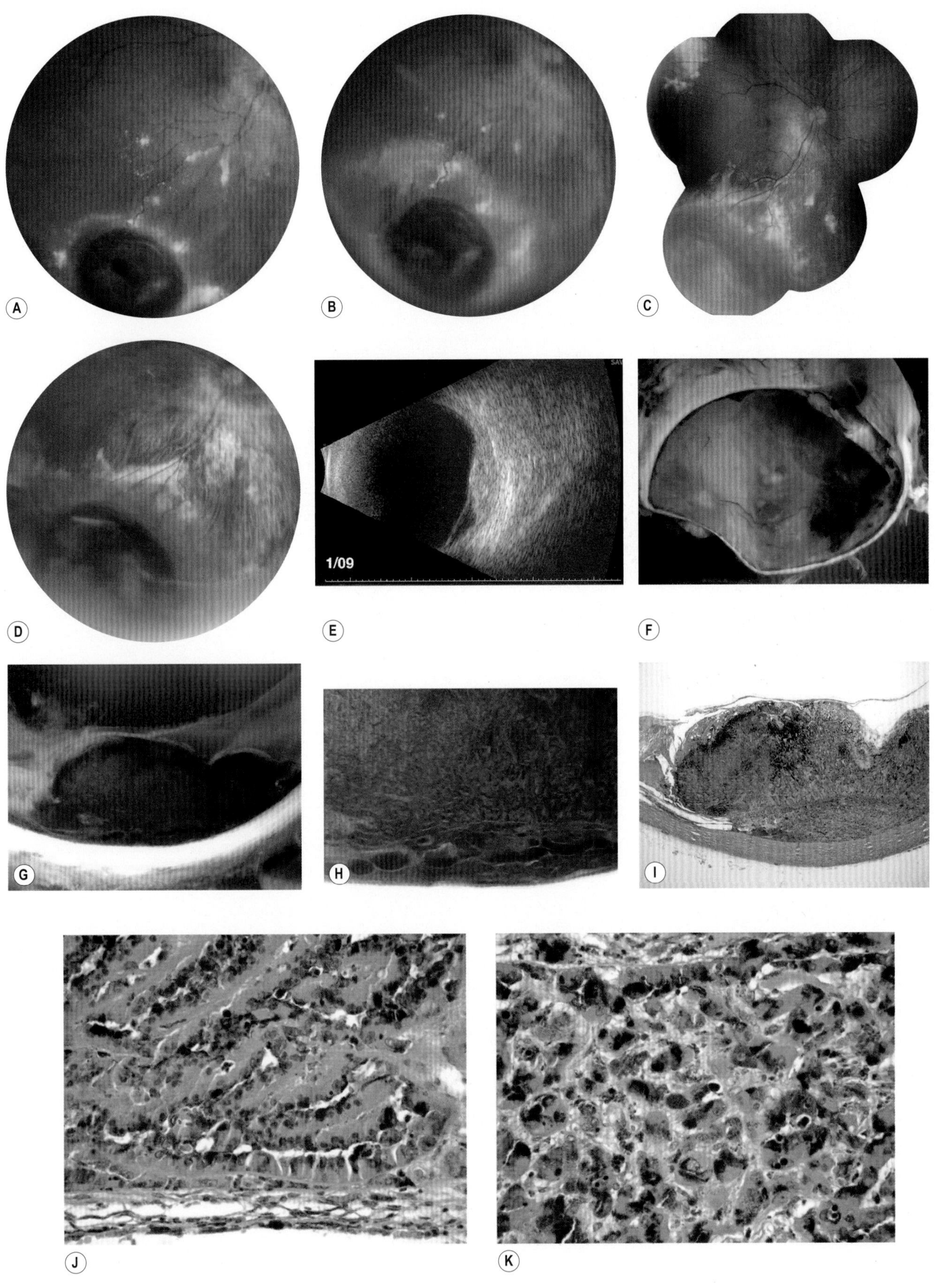

图 12.15

第 13 章

视网膜肿瘤

Neoplastic Diseases of the Retina

视网膜母细胞瘤

视网膜母细胞瘤的体征包括白瞳症、斜视、前房积血、玻璃体积血，以及很少见的眼睛发红伴有疼痛（图 13.01A）[1]。父母通常第一个注意到“呆滞的眼神”“游离的眼神”“瞳孔闪光”。在发展中国家，对该病诊断延迟，疾病进入晚期和眼外受累的情况更常见[2]。90% 视网膜母细胞瘤患者的诊断大概在 5 岁之前[3]。在具有视网膜母细胞瘤家族史的患者中，通过筛查可能在生后几天即可做出诊断。尽管大多数 RB 患者是在幼儿期发现，但在 60 岁的患者中报道过该疾病[4]。在美国，每年大约有 200 例视网膜母细胞瘤患者[5]，双眼累及的患者占 20%~35%。双眼发病患者诊断时平均年龄为 13 个月，单眼发病的则为 24 个月[6]。最新发表的研究发现，在美国，年龄矫正后视网膜母细胞瘤的发病率为，在 0~4 岁的儿童中，每 100 万人中有 11.8 例，与欧洲国家报道相似[7]。这一年龄矫正发病率在过去的 30 年中维持稳定[7]。

视网膜母细胞瘤典型表现为球状、白色、边界清楚的肿瘤（图 13.01B 和 C），可发生于眼底的任何地方。肿瘤可以朝向玻璃体内生长（内生型），或向视网膜下生长（外生型），伴或不伴有眼底镜下可见的局部钙化（图 13.01）[8]。肿瘤有不同程度的血管化，最好通过血管造影观察（图 13.01D，E，K 和 L）[9-11]。外生型的肿瘤可以在表面看到视网膜血管扩张。通过生物显微镜和血管造影发现这些扩张的血管与延伸至肿瘤深处的血管之间存在交通，这可以作为视网膜母细胞瘤与原发性视网膜毛细血管扩张伴渗出性视网膜脱离（Coats’syndrome）的鉴别点（图 13.01A~E）[9]。肿瘤晚期可发生肿瘤沿着视网膜内表面侵入玻璃体（图 13.01G~I）。视网膜母细胞瘤也可侵犯进入前房[12]。

图 13.01　视网膜母细胞瘤。

A：该婴儿的右眼异色虹膜，视网膜母细胞瘤表现。

B~F：大的外生型视网膜母细胞瘤，注意迂曲扩张的视网膜血管延伸至肿瘤内部（图 B 和图 C），荧光造影显示染色（图 D 和图 E），组织病理学上肿瘤表面的大血管明显（箭头）（图 F）。

G~I：该儿童表现为多个白色的肿瘤种子位于后极部的视网膜表面，视网膜母细胞瘤位于周边视网膜。荧光造影未发现血管（箭头，图 H）。组织病理学上明显可见肿瘤种子（箭头）中央坏死（图 I）。

J~L：小的视网膜母细胞瘤显示钙化（箭头，图 J），一名 4 岁的印度儿童在检查前 1 个月被摘除左眼球。病理学显示肿瘤侵犯了视神经。他右眼的一个孤立病灶被建议进行治疗。他 6 岁的哥哥在 6 个月大时一只眼球被摘除。他的母亲（图 13.04A~E）有视网膜肿瘤，荧光造影显示肿瘤内部及即刻围绕肿瘤的一个清晰毛细血管网（图 K 和图 L）。血管广泛渗漏。数月后该患者死于肿瘤广泛转移。这个孤立结节的临床和血管造影表现与视网膜星形细胞错构瘤和视网膜瘤非常相似。

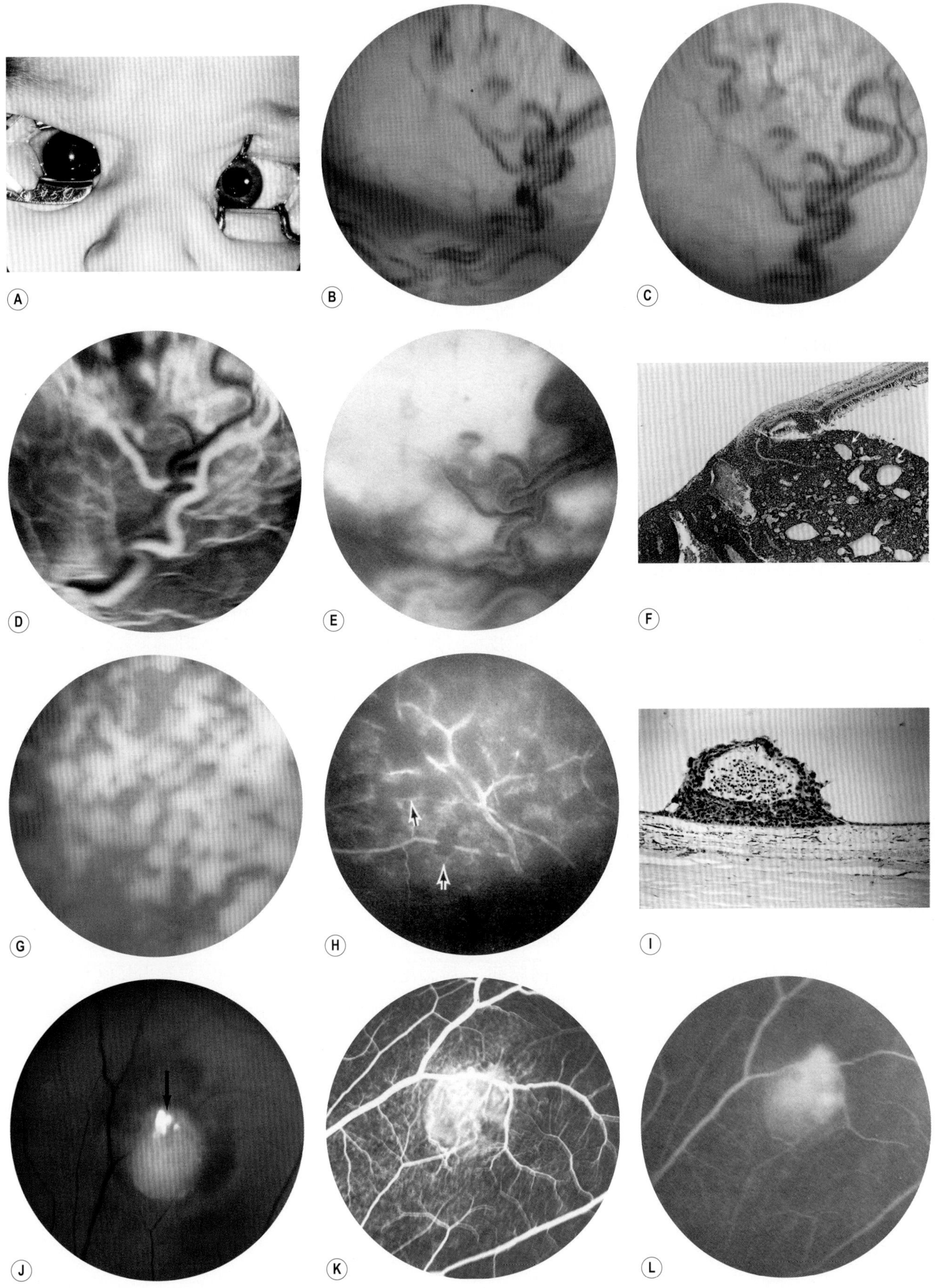

图 13.01

多达80%的视网膜母细胞瘤患眼通过超声或其他图像检查发现有钙化的证据[13]。在检测钙化方面，CT的性能优于MRI[14]。然而，在区别解剖学上的差异，如假性的神经胶质细胞瘤，特别是Coats病以及检测肿瘤眼外延伸情况时，MRI优于CT[14, 15]。

弥漫性、浸润性的视网膜母细胞瘤是一种少见的类型（占1.5%）。它可以伪装成葡萄膜炎，不伴有散在肿块形成，可伴有假性前房积脓（图13.02）[16-18]。对弥漫性的视网膜母细胞瘤的诊断，CT和超声的诊断价值有限。这种类型的视网膜母细胞瘤的其他特征如下：发病的平均年龄较大（6岁，其他类型为13~24个月）；男性略多（64%）；所有已报道病例都是单眼发病，没有家族史；前房穿刺术有助于诊断。少数病例出现广泛的视网膜累及，可发展为眼眶蜂窝织炎，这并不一定和肿瘤的眼外延伸相关（图13.03）[19]。

局部白色视网膜肿瘤的鉴别诊断包括视网膜母细胞瘤（图13.04）、星型细胞错构瘤（图13.11）、弓蛔虫肉芽肿（图10.26）、眼内畸胎瘤与色素上皮和视网膜联合错构瘤（图12.11）[20]。图13.05 E~K显示的是一例罕见的眼内畸胎瘤。骶骨畸胎瘤是新生儿最常见的肿瘤（1/35 000）；75%发生在女婴中。所有的畸胎瘤在出生时均为良性，有10%在较大的儿童中可见且为恶性。畸胎瘤起源于不止一个胚胎层的多能干细胞。在患有较大肿瘤和白瞳症的患者中，鉴别诊断包括视网膜毛细血管扩张症（Coats病）、弓蛔虫疾病、早产儿视网膜病变、家族渗出性玻璃体视网膜病变、永存原始玻璃体增生症、视网膜发育不良、外伤性脉络膜视网膜病变、钙化性眼内脓肿和色素失禁症[20-23]。提示视网膜母细胞瘤诊断的临床特征为无白内障和相对无炎症[24]。由于手术可将恶性细胞播散至眼外，生存预后恶化，因而对于特殊病例，只有当其他方法不能排除视网膜母细胞瘤时，眼内手术包括活检才会考虑进行。

图13.02　弥漫性浸润性的视网膜母细胞瘤。
A~D：1个4岁半的男孩在视力筛查时发现左眼视力只有手动。外观表现为左眼白瞳症（图A）。超声检查发现不规则的增厚的视网膜脱离，伴有玻璃体细胞。并未发现眼内肿物和眼内钙化的视网膜母细胞瘤诊断特征（图B）。MRI证实了增厚的视网膜组织（图C）。眼球切除后进行的大体检查证实了图像的特征。组织病理学检查证实弥漫性浸润性视网膜母细胞瘤的诊断（图D）。预后较差的转移，如脉络膜的浸润、球后视神经的浸润、巩膜外延伸并未发现。

图13.03　坏死性视网膜母细胞瘤。
A~D：13个月大小的男孩表现为左侧眼眶蜂窝织炎。该患儿过去没有就医和眼部病史，家族否认肿瘤和其他异常的相关病史。左眼由于眼睑水肿和球结膜水肿导致眼部检查困难。眼前节检查发现弥漫性的角膜混浊、固定的中等大的瞳孔、棕色的虹膜。左眼眼内压为22 mmHg（图A）。后节观察不到。B超显示眼内肿物从视盘延伸，最大高度为11 mm（图B）。在肿块内可以探测到多个小的强回声信号，在低增益下持续存在，与钙化沉积的表现一致。磁共振图像证实了左侧眼眶前后间隔水肿，左侧眼球后部的增强病灶（图C）。该患者开始局部使用泼尼松和阿托品，加以口服泼尼松，能部分缓解眶周炎症。麻醉下检查右眼正常，左眼结膜充血、角膜水肿、虹膜红变、前房出血和异色。此外，眼底发现玻璃体出血和鼻侧象限边界不清的肿块。尽管虹膜红变，左眼眼内压为13 mmHg，很可能提示眼球结构破坏前状态。考虑坏死性视网膜母细胞瘤的诊断，进行了眼球摘除。组织病理学证实了玻璃体视网膜血管和炎性团块包含纤维素，炎症细胞，脱离和变性的视网膜，明显的血管组织和少量的坏死组织，以及钙化（图D）。尽管对几个眼球切片进行了检查，并未发现视网膜母细胞瘤细胞，推测，视网膜母细胞瘤已经梗死而不能再观察到。
（引自Sachdeva等[18]）

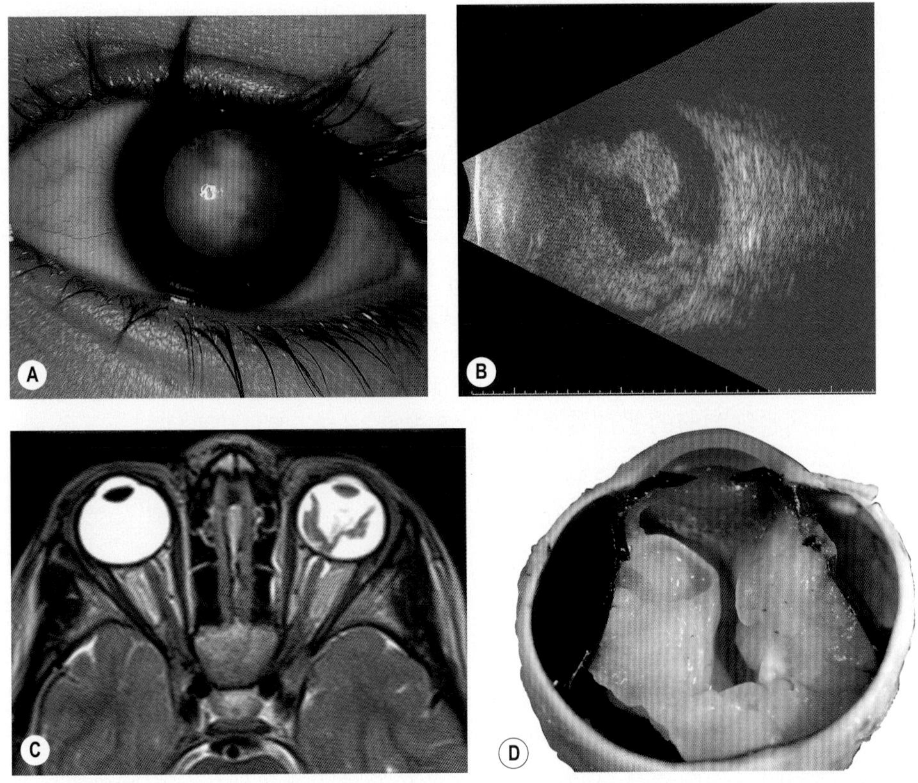

图 13.02

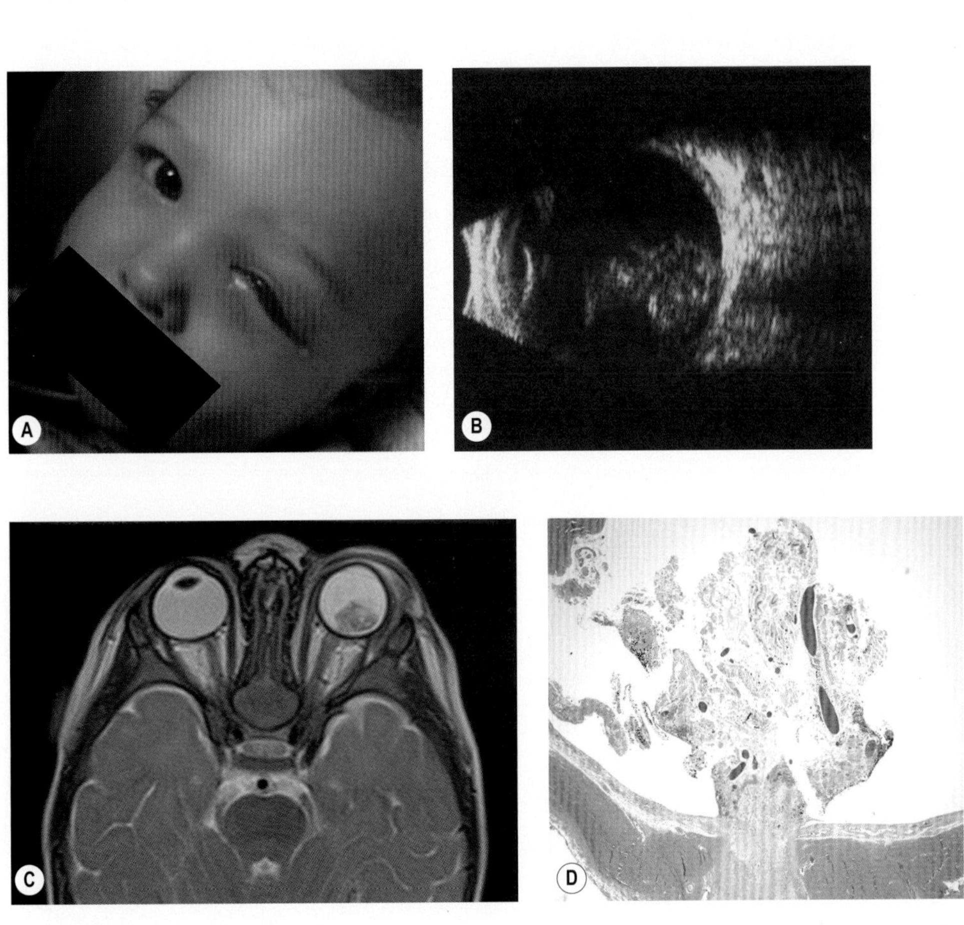

图 13.03

视网膜瘤 / 视网膜细胞瘤

视网膜细胞瘤是视网膜母细胞瘤的一种良性变体，以前被称为视网膜瘤，自发消退 / 终止视网膜母细胞瘤（arrested retinoblastoma），视网膜母细胞瘤 0 级（图 13.04）[35-37]。视网膜细胞瘤的诊断是基于其典型特征：均一半透明的视网膜肿块，钙化，非特异性视网膜色素上皮的改变和脉络膜视网膜萎缩[37]。近一半诊断为视网膜细胞瘤的患者有视网膜母细胞瘤的家族史[35]。他们的后代大约 50% 会发展为视网膜母细胞瘤。视网膜细胞瘤的恶性转化已有发生[38]。荧光造影显示视网膜细胞瘤内的血管网和荧光渗漏（图 13.04D，E，H 和 I）[9, 10, 39]。在视网膜细胞瘤之处常有 RPE 和脉络膜毛细血管萎缩（图 13.04D）。视网膜和脉络膜血管之间可以形成吻合支[39]。组织病理学上，与视网膜母细胞瘤相比，视网膜瘤由分化较好、良性外观的成熟的视网膜细胞组成，没有坏死或有丝分裂活动[35]。眼底镜下视网膜瘤与接受过放疗的视网膜母细胞瘤呈现的退行性改变相同（图 13.05）。有人认为，肿瘤治疗后剩余的这部分可能是共存视网膜瘤的结果[40]。

视网膜母细胞瘤被认为是家族性或散发性的，双侧或单侧，遗传或非遗传。因而一个病例可能是单眼散发、双眼散发、单眼家族性或双眼家族性。大约 2/3 的病例为单眼，1/3 为双眼发病。新近诊断为视网膜母细胞瘤的病例大约 10% 为家族性，90% 为散发。所有家族性视网膜母细胞瘤患者有 50% 的风险将肿瘤发展的易感性遗传给后代。从遗传学的角度讲，将视网膜母细胞瘤分为遗传性和非遗传性比较简单。遗传性病例中肿瘤易感性可以遗传到下一代，由于胚胎细胞突变（精子或卵子，个体的所有视网膜细胞发生了第一次突变）以及在视网膜细胞中第二次突变。遗传性病例中包括所有双眼病例，所有多灶性病例、家族性病例和所有发生第二肿瘤的病例。大约 15% 的散发性单眼病例（没有家族史）也有可能是遗传性。

图 13.04　视网膜母细胞瘤 / 视网膜细胞瘤。

A~E：图 13.1J~L 显示一名无症状的 23 岁患者母亲，有三块视网膜瘤（图 A~ 图 C）。右眼黄斑有一个棒状钙化混浊团，伴有视网膜萎缩带（箭头，图 A）。造影显示病变区视网膜血管网的充盈和下方大的脉络膜血管（图 D）。病变外围有一些染色。

F：一名无症状的 4 岁小孩，无其他眼部异常，无家族史，可能是视网膜细胞瘤或星形细胞错构瘤。

G~I：一名 21 岁的无症状的母亲，视网膜细胞瘤伴有钙化，有一个孩子患有双侧视网膜母细胞瘤（箭头，图 G）。注意“鱼肉”样肿瘤（图 G）、丰富的血管网和荧光造影上局部明显染色（图 H 和图 I）。

（F，由 Dr. Bernard H. Doft 提供）

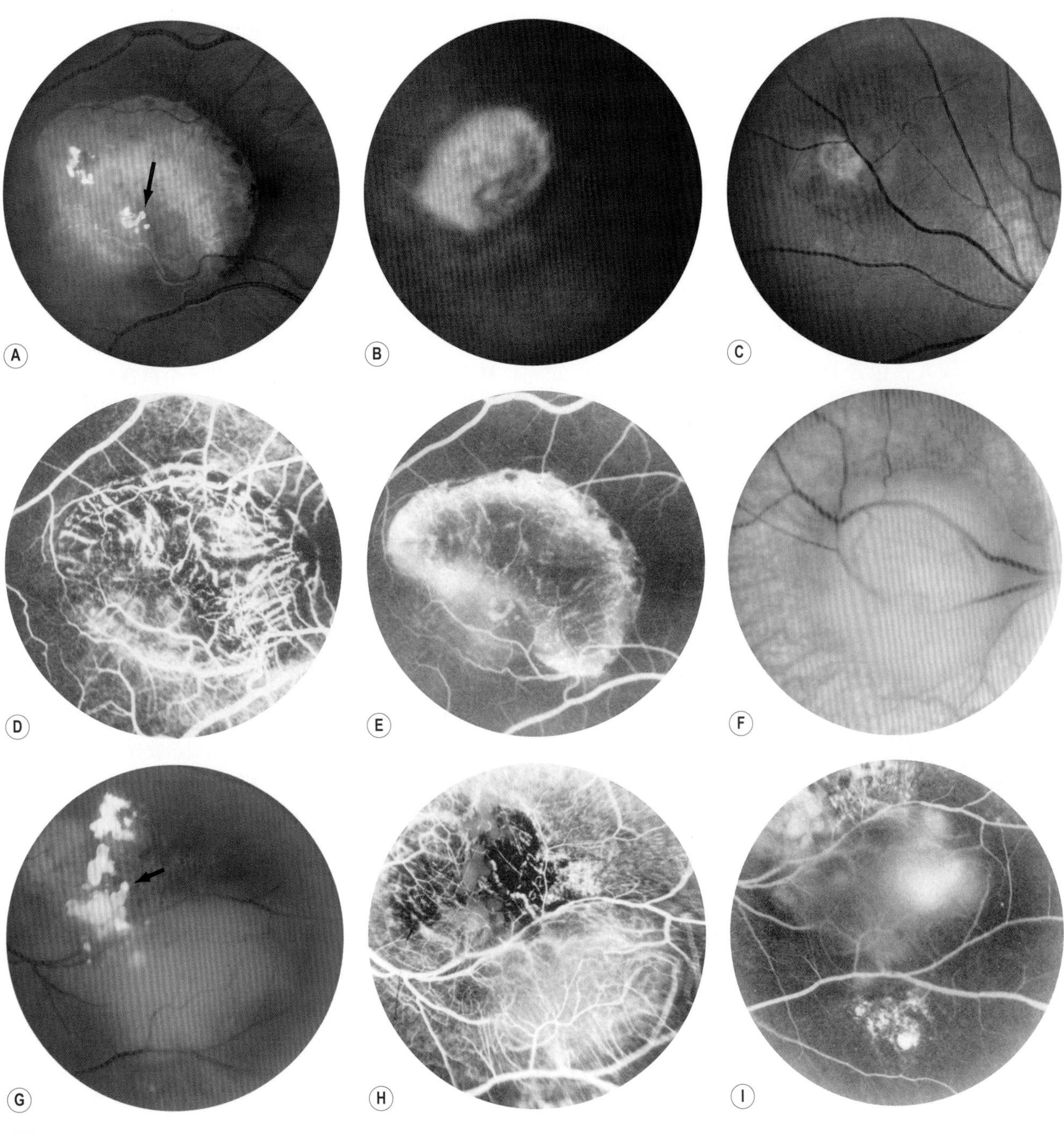

图 13.04

在大约10%的家族中，通过分子诊断或家族中专性载体的状态，可以在被确定为*RB1*突变携带者的个体（没有视网膜母细胞瘤）中看到外显率降低。外显率下降和表观变异性的机制包括突变导致视网膜母细胞瘤蛋白的表达减少或部分失活蛋白的产生[25-27]。

随着分子技术在基因突变检测和诊断的发展，人类视网膜母细胞瘤的易感基因*RB1*在1993年被测序[28]。*RB1*位于13号染色体q13-14上[29, 30]。相对分子量较大，包含18万碱基和27个外显子。分析大量的遗传性视网膜母细胞瘤的种系突变发现，15%为大片缺失，5%~6%为细胞遗传学可检测的，26%小片段改变为小的插入和删除，42%为碱基替换[31]。*RB1*突变分析适用于任何视网膜母细胞瘤病例，其结果将影响未来的治疗或监测[32]。有已知或可疑视网膜母细胞瘤家族史的患者中，*RB1*分析能在大约90%的家族检测到突变。如果家族中已证实*RB1*突变，个体将被检测特定的已知家族突变。通过这种方式，有遗传性视网膜母细胞瘤家族史的未受影响的高危儿童可以接受预测性测试。当父母或兄弟姐妹中有*RB1*突变时，可以进行产前或着床前的基因检测[33, 34]。在阴性家族史的双眼肿瘤往往提示较高的种系突变可能（90%），因此，推荐*RB1*检测。在散发病例中，建议外周血和肿瘤组织都（如果可得）应该分析。所有的情况中，阳性结果明确确立遗传性视网膜母细胞瘤的诊断，但阴性结果并不能完全排除诊断。

图 13.05 **视网膜瘤 / 视网膜细胞瘤。**

A~D：1名32岁男性白种人进行了检查，因他的两个孩子均在1岁前被诊断为双侧多灶性视网膜母细胞瘤（图A）。他报告有右眼弱视的病史，视力约为20/40。散瞳眼底发现黄斑区颞侧两个局限性脉络膜萎缩性病变（图B）。边缘可见RPE的非特异性改变和内在细小的明显钙化。荧光造影显示透见荧光缺损，提示RPE和脉络膜的萎缩（图C）。光学相干断层扫描证实了病灶内明显的视网膜萎缩（图D）。未发现视网膜肿瘤。

该患者及他的第二个女儿和他的生母均进行了基因检测。在患者及其女儿的外周血序列分析发现，在*RB1*基因的外显子19最后碱基位有一个杂合G到C的取代[c.1960G→C（V654L）]。这种突变导致外显子19区域的错接和帧外跳跃，导致随后的终止密码子以及不稳定的mRNA和随后视网膜母细胞瘤蛋白的减少。其母亲并未发现这个突变。

类似视网膜母细胞瘤的畸胎瘤。

E~K：一名32周剖腹产出生的2个月大的女孩，右眼底可见2个灰色的隆起肿瘤。注意没有大血管浸入肿瘤（图E）。视力为无光感；左眼正常。荧光造影显示瘤体内血管增加和晚期的高荧光（图F）。肿瘤在随后2个月生长变大，随后发展成为全视网膜脱离（图G）。虹膜新生血管，牛眼。眼球摘除后（图H）组织学显示软骨、肌肉、呼吸系统上皮、腺体、脑组织，和畸胎瘤一致（图I和图J）。该小孩因骶骨畸胎瘤（图K）而在32周时通过选择性剖宫产被分娩，生后不久进行了手术。

(E~K，由Dr.David Abramson提供；E和F，引自Yannuzzi, Lawrence J. The Retinal Atlas，Saunders 2010，978-0-7020-3320-9，p.211)

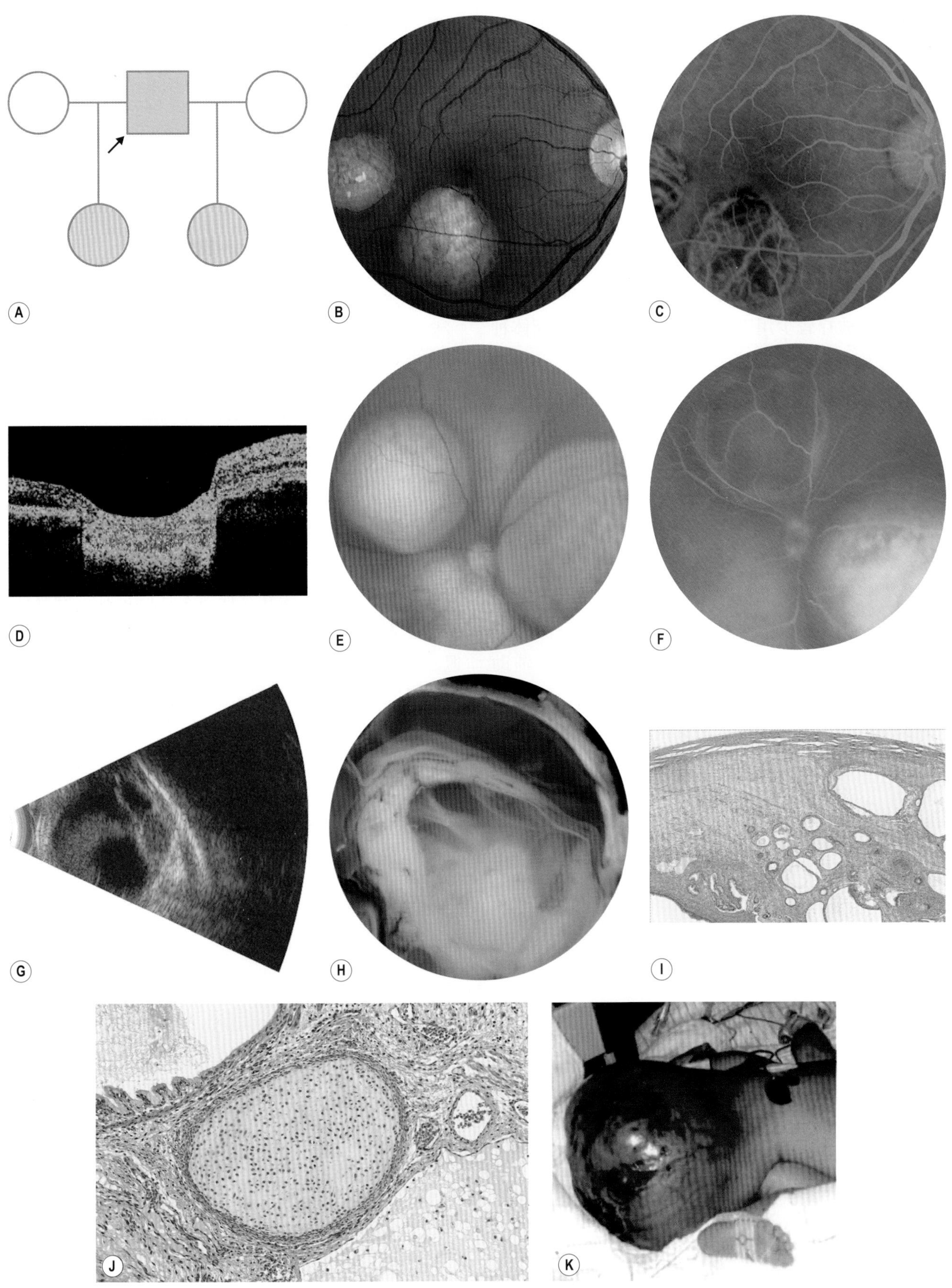

图 13.05

近年来，眼球摘除和外部放疗手段治疗的趋势减少，保瘤眼球的替代疗法逐渐增多，包括激光光凝、冷凝、经瞳孔温热疗法、敷贴放疗和化疗[41-44]。激光光凝或经瞳孔温热疗法主要用于治疗位于赤道后的非常小的肿瘤[41, 45, 46]。冷凝主要用于治疗位于赤道前的很小的肿瘤[41, 47]。经瞳孔温热疗法主要用于小肿瘤的首选方案或与化疗联合治疗[41, 46, 48]。敷贴放射治疗对中等大小的肿瘤及作为复发性肿瘤首选方案或二线治疗，均疗效显著（图 13.06）[41, 49]。外部照射放疗较少用于较大或者多发伴有玻璃体种植的肿瘤[50, 51]。对于单侧进展性的视网膜母细胞瘤，眼球摘除术仍然是主要治疗方式[24]。

为了避免眼球摘除或外照射放疗，自 1990 年后，对视网膜母细胞瘤的治疗，化学减容术日益增加[52-54]。化疗方案通过静脉给药，减小眼内母细胞肿瘤体积，使其能进行局部治疗，如冷凝、温热疗法，或近距离放疗（图 13.07）。用 3 种化疗药物（长春新碱、依托泊苷和卡铂），进行 6 个周期的化学减容法是常用方案[55-57]。根据目前获得的数据（非对照系列）结论，化学减容联合辅助局部治疗方案根据初始发病的严重程度，能够提供 50%~100% 的可能性，避免眼球摘除或外照射放疗[56-58]。必须意识到化疗减容并不是没有问题。化疗过程中肿瘤的复发已经被观察到[59, 60]。与短暂骨髓抑制相关的直接并发症需要住院治疗、静脉注射抗生素，并且导致随后需要的在麻醉下的检查延迟。晚期并发症的风险，如药物导致的白血病，仍不能排除[61]。建议对于视网膜母细胞瘤的化学减容治疗应该在一个专业中心进行。

图 13.06　碘巩膜外敷贴治疗视网膜母细胞瘤。
一名 6 个月大的女婴，患家族性单眼视网膜母细胞瘤，病灶位于黄斑区。肿瘤基底部大小为 9 mm × 9 mm，高度为 4 mm。
A：伴有视网膜下液和肿瘤播种（玻璃体和视网膜下未见）。该肿瘤用碘 -125 齿状巩膜外敷贴进行治疗。
B：4 周后眼底情况。肿瘤退缩保持了 3 年。

图 13.07　全身化疗治疗视网膜母细胞瘤。
A：一个 6 个月大女婴，双眼视网膜母细胞瘤（D 组，右眼；E 组，左眼）。她进行了化疗减容和 Tenon 囊下注射卡铂治疗（2~4 个周期）。她也接受了辅助局部治疗（冷凝和经瞳孔温热疗法）。
B：注意肿瘤组织的显著变小，随后黄斑区肿瘤复发，对碘 -125 敷贴治疗不敏感。左眼最后被摘除。

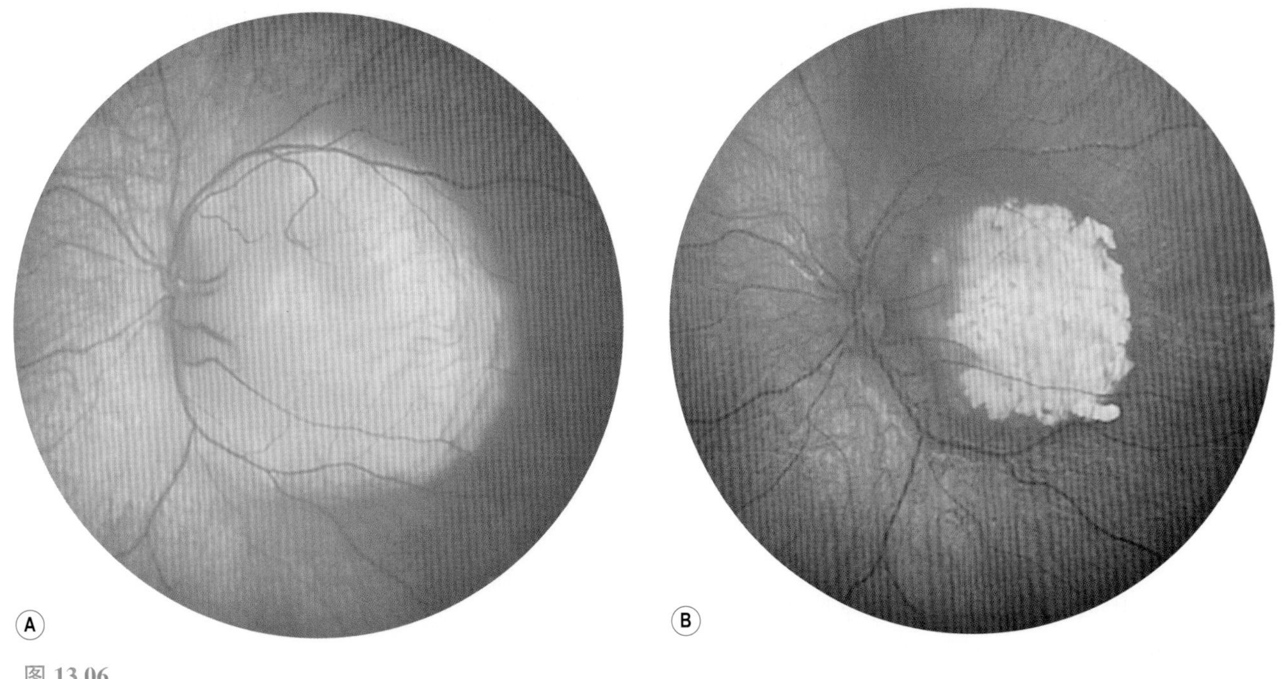

图 13.06

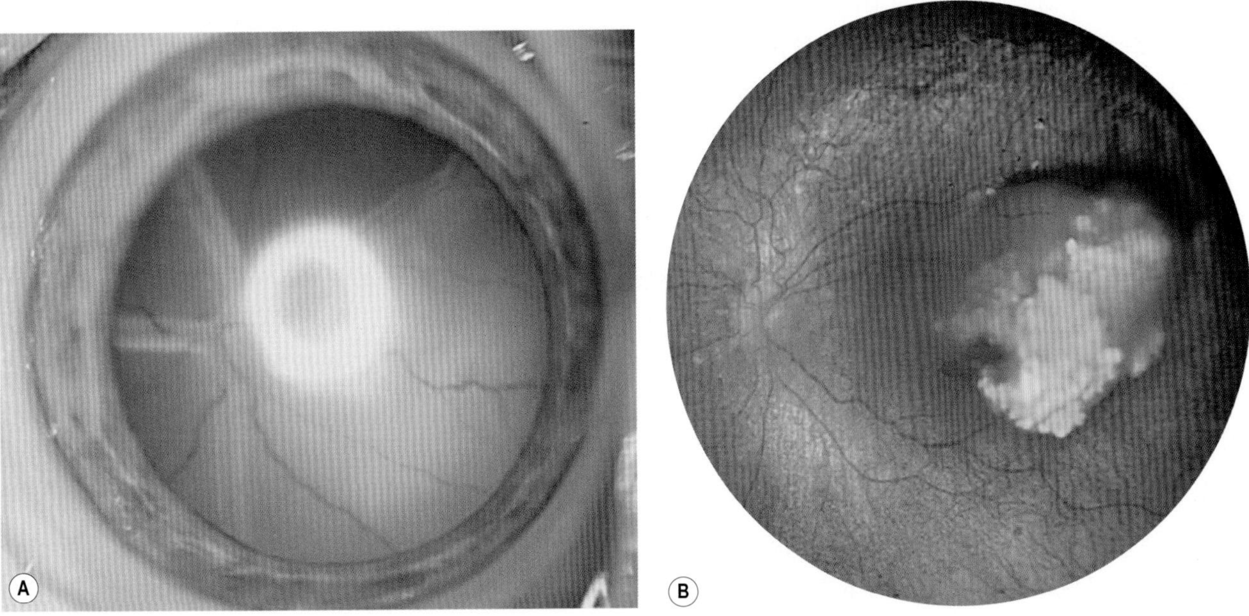

图 13.07

与传统的 Reese-Ellsworth 分类相比，新的视网膜母细胞瘤的国际分型最适合该疾病管理[58, 62]。每只眼依据疾病程度和眼内最严重肿瘤的播散范围进行分类。视网膜母细胞瘤的国际分类是目前进行的儿童肿瘤小组临床试验的基础[63]。

最近，有通过眼动脉插管输注马法兰（melphalan）药物进行高选择性治疗的趋势[64, 65]。该方法目的是提高玻璃体内药物浓度和减少全身并发症。尽管最初的结果令人鼓舞，但是这种治疗只能在专业中心的临床实验框架内进行（图 13.08）[66]。该过程包括 3 次的每周 1 次注射，将 1 mL/5 mg 马法兰（在 30 mL 的生理盐水中稀释）—— 一种烷基化药物，通过选择性的股动脉经皮插管，直接送入眼动脉。使用大约 450 μm 大小的导管（1.5~1.7 法国尺寸）；首先通过注射造影剂进行眼动脉造影，确保良好的眼内血供，接着注入药物（图 13.08C~E）。因为药物是通过注入肿瘤的动脉，很小剂量的化疗药物是足够的。这个手术操作由熟练的介入神经放射学专家进行，并有学习曲线。通过脉冲方式输注，使药物均匀输送（图 13.08G~I）。对于双眼病例，通过一侧眼动脉进行化疗药物输送之后，导管被撤回到主动脉，并穿入对侧颈内动脉进入眼动脉，将药物输送到另外一只眼。并发症除了导管插入困难之外，还包括导管被插入眼动脉的腔内，导致动脉血的完全阻塞，从而完全失明。David Abramson 医师及其团队在 Memorial Sloan Kettering（美国）和欧洲的一些中心成功完成这一手术[67-70]。

大约有 8% 的遗传性视网膜母细胞瘤患者可能会形成一个相关的松果体母细胞瘤，与视网膜母细胞完全一致[71]。中线颅内松果体肿瘤与蝶鞍上 / 鞍旁原始神经母细胞瘤和双侧视网膜母细胞瘤关联被称为三侧视网膜母细胞瘤[72]。与下文提到的第二肿瘤不同，松果体母细胞瘤常常发生在 4 岁之前。通常建议定期进行神经影像学的前瞻性筛查[73]。遗传性视网膜母细胞瘤的遗传咨询中应包括告知松果体母细胞瘤的可能性。最新的证据显示了全身化疗的最新方法[74]。95% 的三侧性视网膜母细胞瘤患有双侧的视网膜母细胞瘤，对绝大多数病例是致命的[71]。大多数病例表现为由于阻塞性脑积水造成的颅内压增高的症状。

图 13.08 视网膜母细胞瘤的动脉内化疗。

A~F：10 个月大的女婴，异卵双胞胎之一，单侧视网膜母细胞瘤，有一大的肿块伴全视网膜脱离和平坦的 ERG（图 A 和图 B）。接受了动脉注射 1 mL 马法兰，每周 1 次，连续 3 周。直径为 450 μm 的导管插入颈内动脉至眼动脉（图 C~ 图 E）。马法兰以脉冲式的方式注入，以不至于阻塞动脉血流通过。视网膜脱离消失，肿瘤显示为松软干酪样退缩，60% 的 ERG 得到恢复。

G~I：另外一个双侧多发肿瘤的小孩（图 G），显示肿瘤的全部消退（图 H 和图 I）。

髓上皮瘤。

J：一名 3 岁大小的白种人女孩，右眼发现白瞳症。可见色素性的睫状体肿块，在晶状体周围有纤维血管膜。最初肿瘤切除后，由于肿瘤复发行眼球摘除。

（A~I，由 Dr. David Abramson 提供；A，F，G，H 和 I，引自 Yannuzzi，Lawrence J，the Retinal Atlas，Sauders 2010，978-0-7020-3320-9，p 212；J，引自 Shields 等[98]，©2002，美国医学会。版权所有）

需要考虑的一个重要方面是在遗传性或双侧视网膜母细胞瘤存活的患者发生的不相关的第二肿瘤。第二恶性肿瘤（SMN）的平均潜伏期为 13 年[75, 76]。随访中出现第二恶性肿瘤的概率分别为：前 10 年为 5%，前 20 年为 18%，30 年内为 26%[75, 77]。未接受外部放疗（外部照射放疗）的患者，30 年内第二恶性肿瘤累计发病率为 6%，而接受放疗的累计发病率为 35%[78]。累及股骨的成骨肉瘤最常见，但其他肿瘤，如皮肤恶性黑色素瘤、梭形细胞肉瘤、软骨肉瘤、横纹肌肉瘤、神经母细胞瘤、神经胶质瘤、白血病、皮脂细胞癌、鳞状细胞癌、肺癌和膀胱癌也被发现[79, 80]。

有研究对肿瘤转移的组织病理学因素进行了评估，包括脉络膜、视神经和巩膜外扩展[81-84]。视网膜母细胞瘤的脉络膜受累是转移的风险，特别是如果它伴有任何程度的视神经受累[85]。死亡率随着视神经受累程度增加而增加[3]。然而，目前普遍认为，视神经筛板前受累并不增加转移的风险[86]。筛板受累与肿瘤转移的关系仍存争议。筛板后受累是预后较差的因素，视网膜母细胞瘤细胞累及视神经至横断线预后最差[3]。

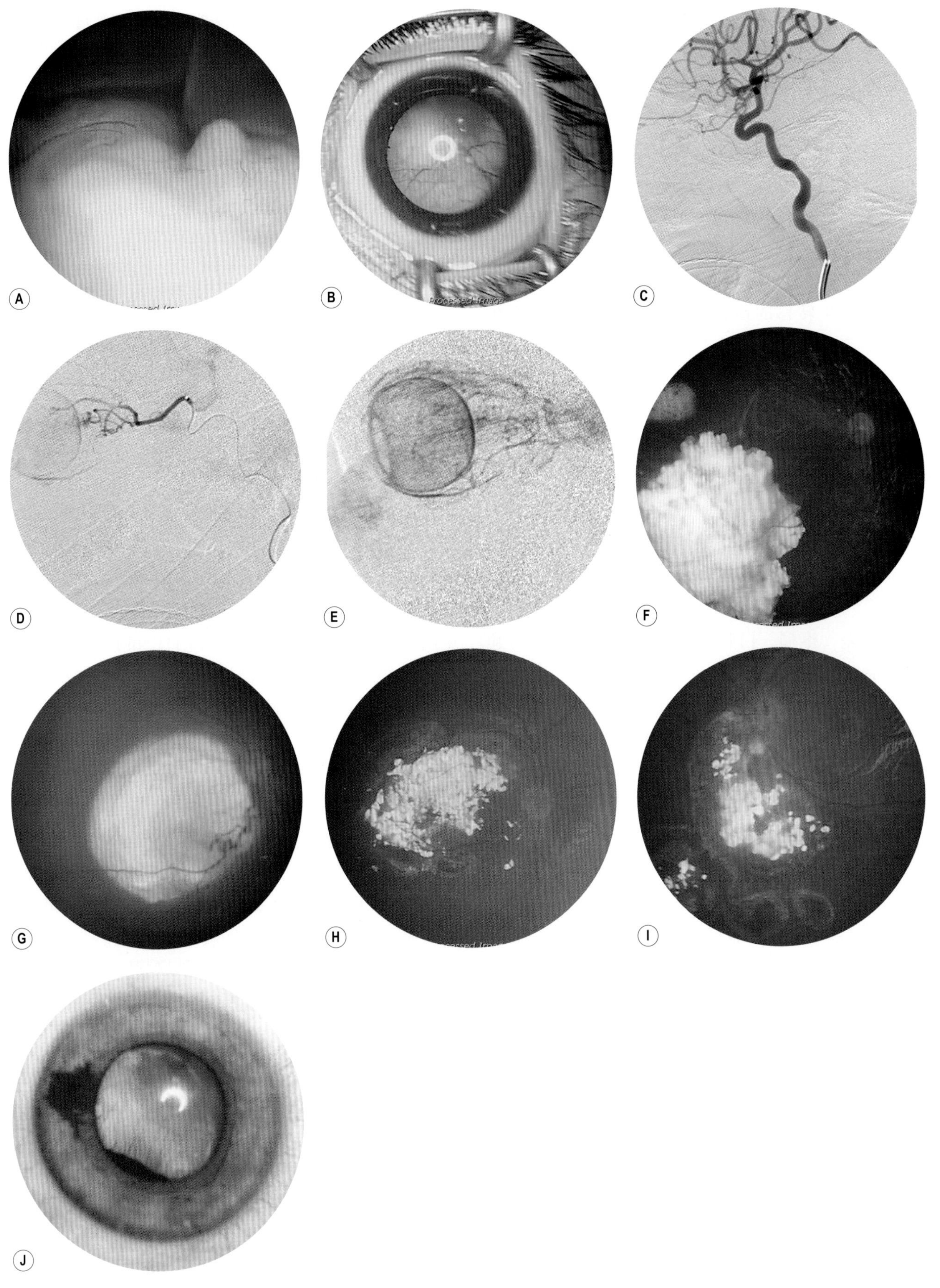

图 13.08

必须认识到，与视网膜母细胞瘤死亡相关的是以下3个明显原因之一。①转移。②三侧视网膜母细胞瘤。③SMN。视网膜母细胞瘤常在诊断后1年内发生转移。在美国和其他发达国家很少看到该肿瘤的转移[87-89]。然而，在发展中国家，转移仍旧是一个挑战[90-92]。因此，在美国，首诊时骨扫描、腰椎穿刺和骨髓穿刺一般不做[93]。如果在诊断后的5年内不发生转移，这个小孩被认为治愈[81, 94]。转移常累及中枢神经系统、骨、骨髓[94, 95]。视网膜母细胞瘤发生转移的预后较差，常在6个月内发生死亡[81, 94]。在美国，过去的30年里（1975—2004年），观察到的5年实际存活率从92.3%（1975—1984年）升至96.5%（1995—2004年）[44]。

髓上皮瘤

眼内髓上皮瘤是胚胎性睫状上皮的肿瘤。它可能含有软骨、骨骼肌和脑组织（畸胎样髓上皮瘤）[96, 97]。髓样上皮瘤通常出现在生命的头十年，视力较差，疼痛，白瞳症，虹膜血管形成伴有瞳孔区后肿块或囊肿表现（图13.08J）[96-98]。若在小孩出现虹膜的未知原因的新生血管需要排除髓上皮瘤[99]。最近报道，它与胸膜肺母细胞瘤有关[100]。治疗选择包括局部切除或根据肿瘤位置，大小和肿瘤副作用决定眼球摘除[96, 97, 101]。

星形胶质细胞错构瘤

视网膜和视盘星形胶质细胞错构瘤作为一个孤立病灶可能出现在正常患者、显性遗传性结节硬化复合体（tuberous sclerosis complex，TSC）患者（Bourneville病），或者少见的多发性神经纤维瘤病患者（Von Recklinghausen病）中[9, 102-123]。这个眼内肿瘤典型表现为球状的、白色的、界限清楚的、从视网膜内表面或视神经盘隆起的病变（图13.09~图13.11）。在TSC的患者中常见多个病灶（图13.09A~F）。在早期肿瘤呈半透明状，没有钙化，被误认为是视网膜母细胞瘤（图13.09A和D；图13.10F）[9, 115, 119, 122, 124, 125]。在婴儿和儿童中，他们可能偶尔出现在早期没有病变的地方。后期它们呈现浓密白色，并形成多个结节的钙化区，呈现桑葚样外观（图13.09A和D；图13.10E；图13.11A）。肿瘤内可见清晰的囊性空间（图13.09D）。肿瘤可表现为不同程度的血管化，造影上比眼底镜下表现更明显（图13.09B和C；图13.11E和F）。肿瘤的血管往往出现荧光素渗漏。除了结节状的视网膜肿瘤，视网膜内层扁平或轻度隆起的、白色、圆形或椭圆形星形细胞错构瘤也是常见的类型（图13.09D）。这些无柄的肿瘤很少出现钙化变性的趋势。视网膜星形细胞错构瘤显示极小的生长迹象，不需要治疗。然而，偶尔情况下，特别在较年轻的个体中，已发现肿瘤出现进行性扩大和钙化（图13.10G~J；图13.11J~L）[118]。由于肿瘤生长、玻璃体出血，或视网膜内和视网膜下的渗出可导致视力下降（图13.12D~F）[102, 104, 111, 129, 126-128]。星形胶质细胞错构瘤的渗出性并发症会是自限性的，在观察后的几周内自行缓解（图13.10K~N）[129, 130]。然而，一些病例会持续存在，进展，并对视力造成威胁，对这些患者已尝试不同治疗，包括视网膜激光光凝（图13.12D~F）[104]、近距离放射治疗、经瞳孔温热疗法和内切术[131, 132]。更多进展的病例，表现出进行性的生长、肿瘤种植和新生血管性青光眼，采取眼球摘除[133]。最近，使用光敏剂（维素达尔）进行光动力治疗已经用于治疗一些渗出性星形胶质细胞错构瘤，结果令人鼓舞（图13.13）[134, 135]。

图13.09　与结节性硬化症相关的视网膜星形细胞错构瘤。

A~C：一名患有结节性硬化症的35岁女性患者，视神经盘和视网膜的多个星形胶质细胞错构瘤（图A）。她有终身的全身癫痫发作史。她有5个智障孩子。检查发现皮脂腺瘤以及手指和脚趾的甲下腺瘤（图10.15B）。左眼视网膜的多个内生星形细胞错构瘤。病变呈隆起、球状和半透明。一些肿瘤中可以看到视网膜血管。一些肿块显示出早期钙化的证据（箭头，图A）。血管造影显示错构瘤（图B和图C）内的毛细血管网络。这些毛细血管荧光渗漏，并有染料扩散到玻璃体内（图C）。

D~F：一名患有结节性硬化症的9岁女孩，部分钙化囊性星形细胞错构瘤。她有癫痫病史，但没有智障。注意桑葚样钙化区伴有大囊性病变。两个较小的错构瘤存在于视神经盘内（箭头）和乳斑束下方。荧光素血管造影显示毛细血管网络的扩张和这些肿瘤内的染色（图E和图F）。

G~I：患有结节性硬化症的8岁男孩左侧黄斑的大的星形细胞错构瘤。他有皮脂腺瘤和左下睑较大的纤维瘤（图G）。

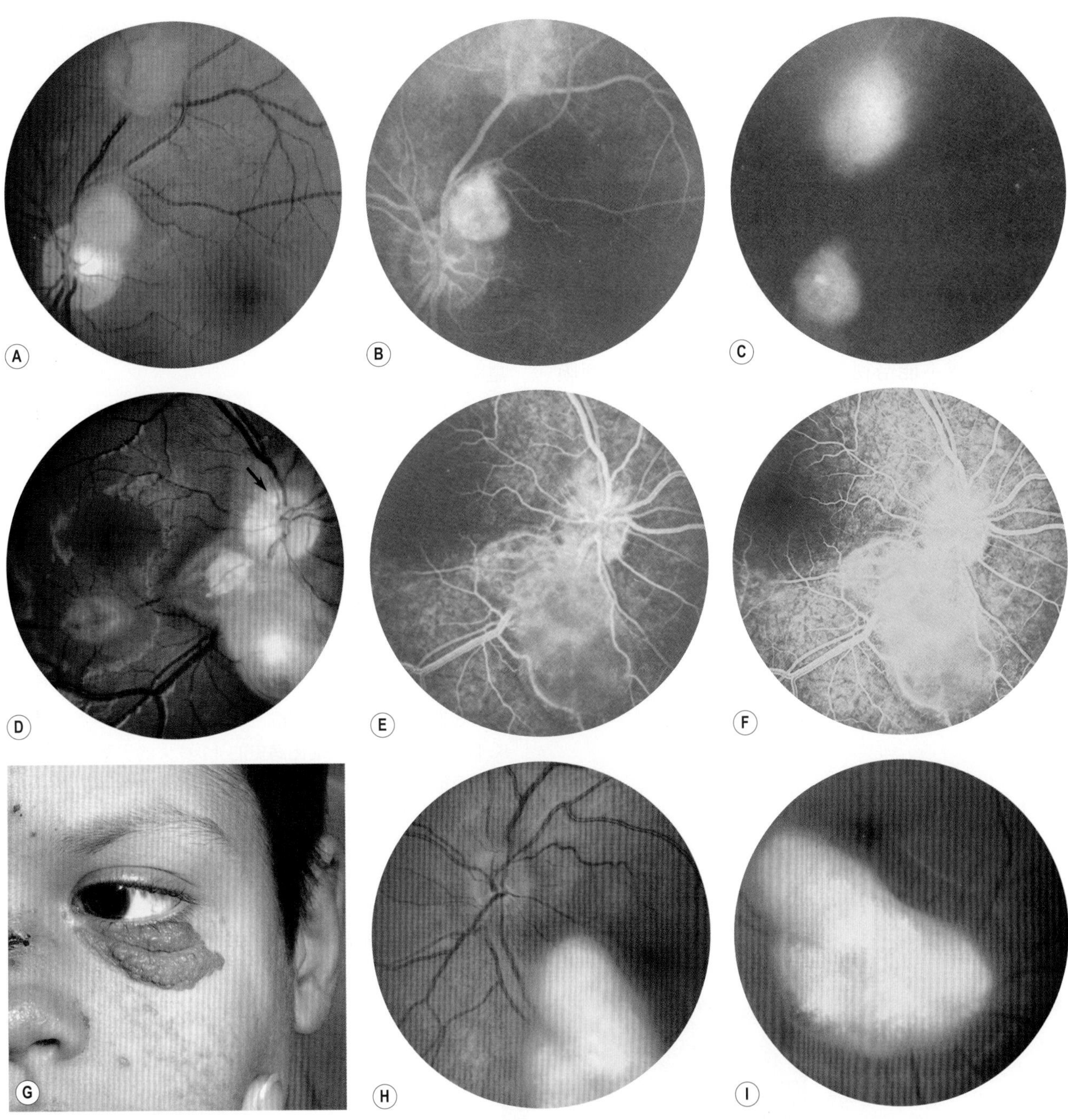

图 13.09

在部分病例中，快速生长的肿瘤和坏死可能被误认为非色素性黑色素瘤（图 13.11J~L）[116, 127, 128, 136-138]。其他一些病例中，肿瘤高度的血管组成成分可能与视网膜血管瘤相似（图 13.10G~I；图 13.12 A~C）[139]。一些自发性坏死的星形胶质细胞瘤会类似坏死性视网膜脉络膜炎[124]。累及视神经的石化桑葚样肿瘤（fossilized mulberry）应与视盘玻璃体进行区别。后者是细胞外物质的钙化团块，与星形细胞错构瘤无关。当视盘区钙化的星形细胞错构瘤较小，它们很难或不能与视盘玻璃体区分[106]。在视网膜色素变性患者，这些小病灶的生长提示这些在视网膜色素变性的病灶为星形胶质细胞错构瘤[107, 140, 141]。在一个家族性 TSC 患者表现为一只眼的视网膜毛细血管扩张、视网膜炎增殖改变和视网膜渗出，但没有视网膜星形细胞瘤[142]。

图 13.10　与结节性硬化症相关的视网膜星形细胞错构瘤。

A~D：鼻子和颈部的皮脂腺瘤和前额孤立的错构瘤（图 A）。指甲下的纤维瘤（箭头，图 B）。患者头颅 X 线显示（图 A）结节性硬化典型特征的多个钙化星形细胞错构瘤（箭头）。增强 CT 扫描显示结节性硬化患者脑室旁系统有多个星形细胞错构瘤（图 D）。

E 和 F：一名 17 岁患有皮脂腺瘤的男孩，视盘和附近视网膜钙化的星形细胞错构瘤的显微照片。肿瘤中央钙化的部分在切片中丢失（图 E）。同一患者（图 E）周边视网膜的内生无钙化星形细胞错构瘤（图 F）。

星形细胞错构瘤的生长。

G~J：1978 年，一名 9 岁大小的男孩在 Wilmer 进行评估，右眼见钙化的星形细胞错构瘤，左眼见 4 块病灶区，颞上血管弓上见 2 处萎缩性斑块，沿着颞下血管弓见一个钙化和另一个无钙化的错构瘤（图 H）。视神经水肿，边界模糊，表明其内存在异常组织。他于 1997 年因左眼玻璃体出血在 Vanderbilt 就诊，表现为视盘长入的部分钙化和纤维化的错构瘤（图 J）。注意以前视盘下方未钙化的肿瘤发生了钙化（箭头）。右眼钙化的星形细胞瘤没有改变（图 I）。左眼 1 年后由于玻璃体进一步出血进行了玻璃体切除。

星形细胞错构瘤的自发退化。

K~N：一名有结节性硬化病史的 11 岁大的男孩，出现右眼下方的暗点，在他的视盘鼻上方有表现为局限的凝胶状血管病变，伴脂质和出血（图 K）。荧光造影显示病变的血管分布，未发现无灌注区（图 L）。在 2 个月后病变开始自发消退，伴随着暗点的逐渐消失。4 个月后，病变的脂质、出血和血管明显退化（图 M 和图 N）。

(E 和 F，引自 Zimmerman 和 Walsh[122]；K~N，由 Dr. Affortit 提供)

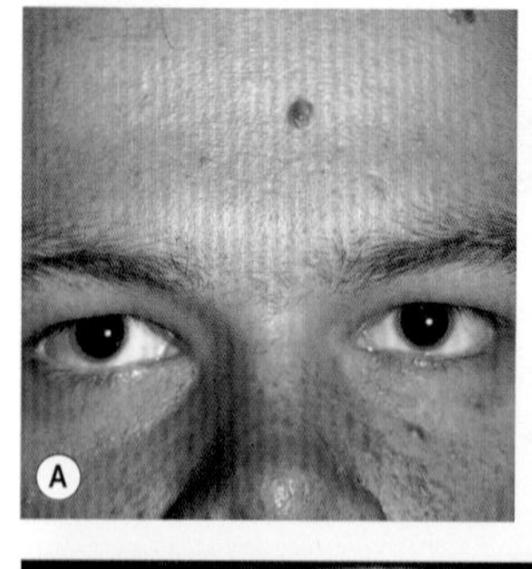

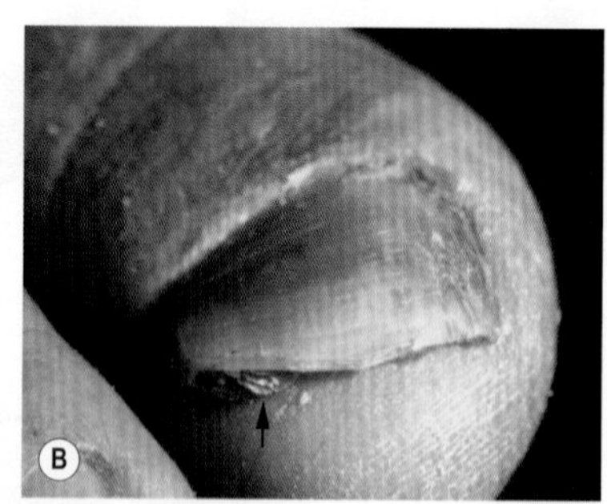

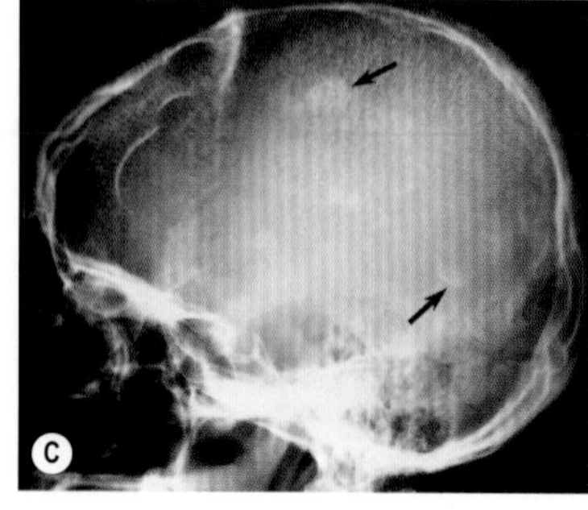

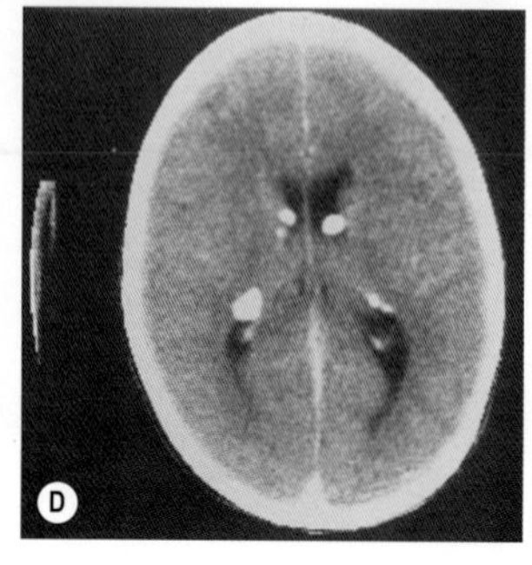

图 13.10

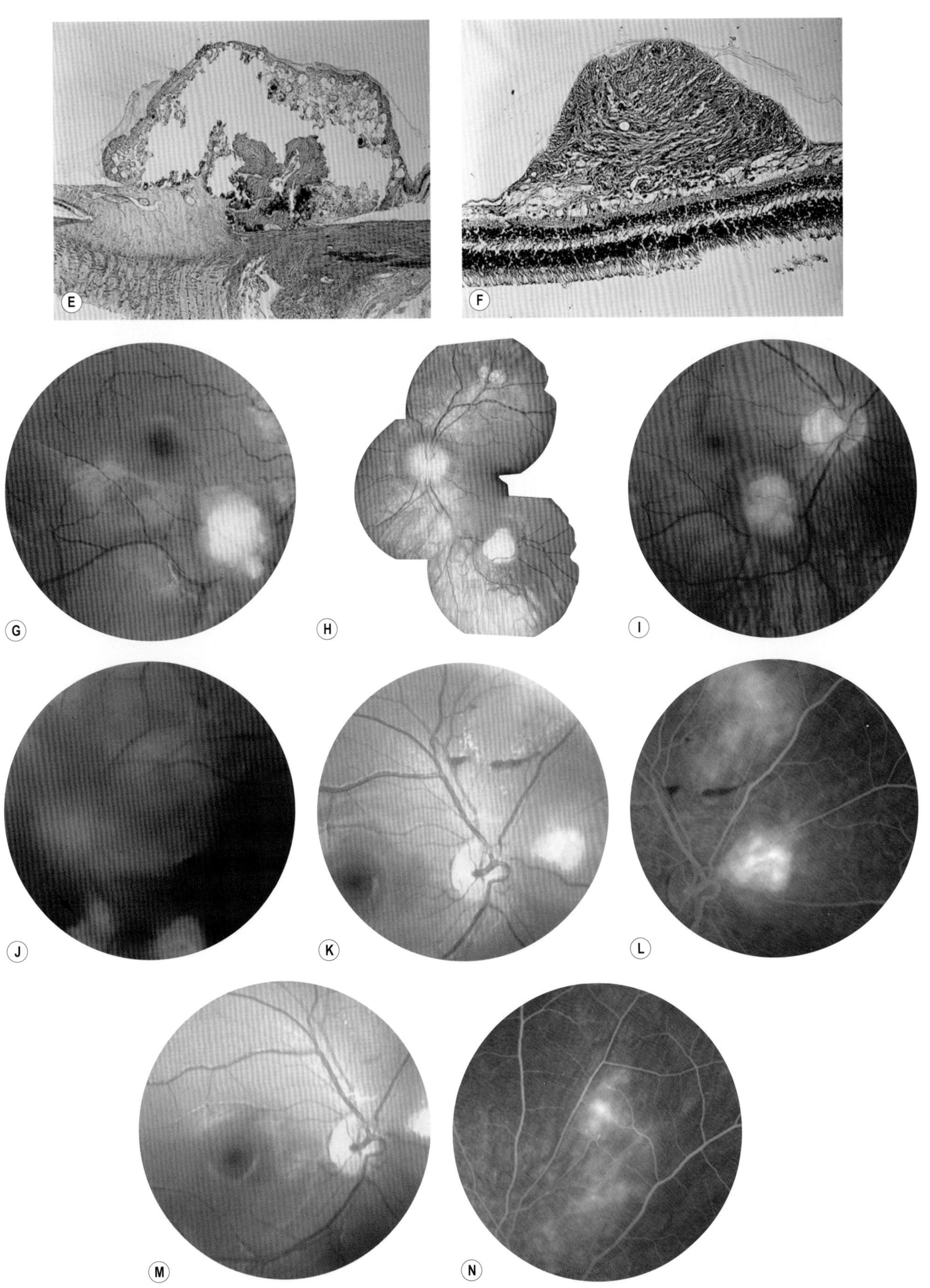

图 13.10（续）

组织病理学上观察发现，这些肿瘤通常由纺锤形的纤维性星形胶质细胞构成，其中一些是细长并含有小的卵圆形核（图 13.10F；图 13.11L）。其他肿瘤由大的、奇异的多形星形胶质细胞构成，至少有 1 例显示出与 Müller 细胞相似的超微结构和组织化学性[115]。囊性区域内包括浆液性的渗出物和出血，以及钙化变性区。一些肿瘤可能起源于 Müller 细胞[115]。

在已发表的系列文章中有观察到视网膜无色素斑，占 TSC 患者的 8%~39%[143, 144]。一些作者将这些病变描述为弥漫性的色素脱失，而其他一些人注意到病变被一定程度的色素增生包围（图 13.14）[143, 145]。临床上，这些病变与 Gass 博士描述的孤立性脱色素痣惊人的相似[146]。虽然视网膜无色素斑在 TSC 患者中出现频率增加，但是解释其存在的根本机制未知。

图 13.11　**与结节性硬化无关的视网膜星形细胞错构瘤。**
A~C：一名 15 岁大的男孩，无结节性硬化的其他证据，在视网膜上见较大的钙化外生性的胶质细胞错构瘤（图 A）。他 8 年前射击时发现右眼有视力缺陷。家族史和既往史阴性。受累眼的视力为 20/300。造影显示（图 B 和图 C）广泛的毛细血管向下延伸进入肿瘤。这是血管网中荧光染料渗漏和肿瘤囊腔内的荧光积存的原因（箭头，图 C）。
D~F：一名 10 岁女孩囊样视网膜星形细胞错构瘤，无结节性硬化的其他证据（图 D）。这是一个偶然的发现，她的眼睛其他检查是正常的。注意位于左眼黄斑区上方的视网膜内层白色、细小多囊性肿瘤（图 D）。注意大多数血管隐藏在棉花状肿瘤内。荧光造影结果显示肿瘤内的视网膜血管网和晚期的荧光渗漏（图 E 和图 F）。
G~I：一名健康的 17 岁男孩，无结节性硬化和视网膜母细胞瘤的家族史，其视网膜见隆起的、血管化的、部分钙化的视网膜肿块。
J~L：一名 41 岁的男性患者，右眼视物模糊 3 周，视盘旁可见无色素性、带蒂、血管化的星形细胞错构瘤（图 J 和图 K）。由于检验磷 -32 摄取（100%）增加，被误认为黑色素瘤。眼球摘除后组织病理学结果显示为视网膜星形胶质细胞错构瘤（图 L）。
(J~L，引自 Ramsay 等[450])

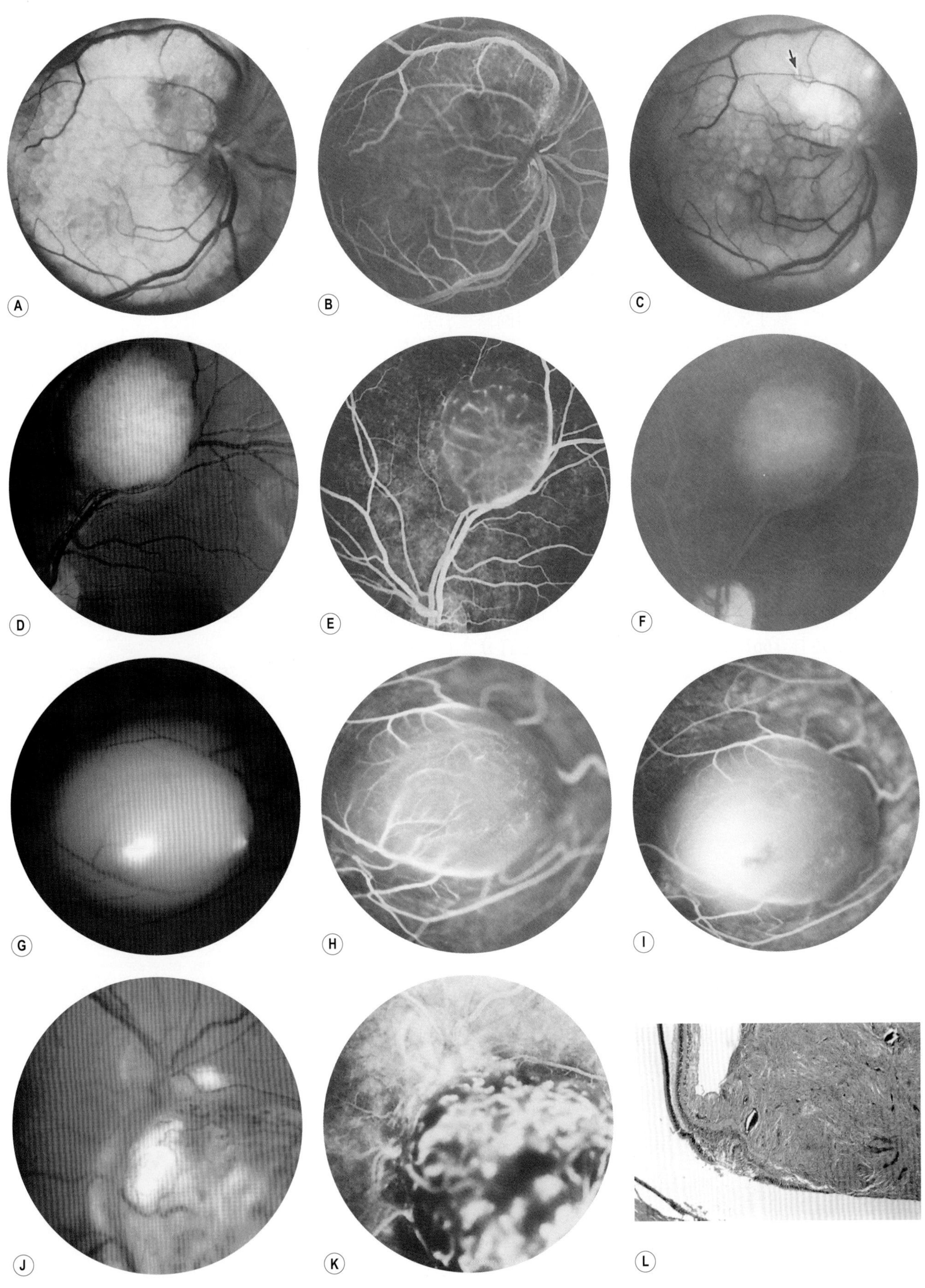

图 13.11

对于视网膜上白色肿瘤患者，一定要仔细检查结节性硬化症的多种表现。表现包括典型的癫痫、智力缺陷、皮脂腺瘤（纤维血管瘤）三联征以及其他表现，包括皮肤和虹膜上白色灰叶斑点、柔软的棕黄色皮肤纤维瘤（图 13.09G；图 13.10A）、指甲下纤维瘤（图 13.10B）、肾错构瘤、心脏横纹肌瘤、脑部钙化星形胶质细胞错构瘤（图 13.10C 和 D）、囊性肺病和骨改变，包括趾骨囊性改变、跖骨和掌骨的皮质增厚[117]。1998 年，在结节性硬化复合体共识会议上，基于该疾病主要和次要特征，明确修订了一套临床诊断标准[147]。

CT 和 X 线照相技术对于检测眼内肿瘤有用[106]。在婴儿和儿童，这些肿瘤可能显得与视网膜母细胞瘤一致，或伪装成坏死性视网膜脉络膜炎[105]。在老年患者中，它们可能与视网膜母细胞瘤或视网膜瘤（图 13.11G~I）、视网膜毛细血管瘤、继发于以前出血或炎症的局部视网膜瘢痕相混淆。

最近，遗传突变分析揭示了突变引起的结节性硬化的两个不同变异，位于染色体 9q34 上的 *TSC1* 基因、染色体 16p13 的 *TSC2* 基因[148, 149]。它们分别编码错构瘤蛋白和结节素，它们均参与细胞生长周期的调节[150]。在星形胶质细胞错构瘤或视网膜无色素斑患者中，*TSC2* 突变较 *TSC1* 更常见[151]。

图 13.12　不明病因引起的类似视网膜星形胶质细胞错构瘤的病变。

A~C：一名 38 岁女性患者，内生型的视网膜肿瘤，左眼视物模糊 3 个月（图 A）。既往病史显示，她 1 岁时有过抽搐，与发热无关。除此之外，没有其他特别。可见位于左眼黄斑区下方视网膜的肿瘤，其中有许多扩张的血管（图 A）。荧光造影显示肿瘤内广泛的血管网和晚期荧光渗漏（图 B 和图 C）。医学评估并未发现其他结节性硬化的证据。10 个月后患者再次进行了检查，病变外观没有变化。首诊后 3 年检查发现，病灶消失了，在肿瘤区视网膜内仅留下轻微的紊乱。由于其自发消失，怀疑它是一个星形胶质细胞错构瘤。

D~F：一名健康的 42 岁男性患者，近期左眼视物模糊，拟诊为星形胶质细胞错构瘤。同眼有个小的血管瘤和结膜色素痣。左眼视力为 20/25，右眼视力为 20/20。注意到黄斑鼻下方视网膜边界不清的灰白灶（箭头，图 D）和囊样黄斑水肿（箭头，图 D）。荧光造影显示病灶内毛细血管网和视网膜内的水肿（图 E 和图 F）。激光光凝后 2 个月，视力提高至 20/20。他并没有其他结节性硬化的表现。

G~I：28 岁女性患者，左眼视物模糊。右眼检查正常。左眼眼底见黄斑上方轻度隆起的视网膜肿瘤，横跨大血管弓（图 G）。造影显示病变的血管性质（图 H 和图 I）。其他未见结节性硬化的红斑。几个月后，发展成广泛渗出性的黄斑病变。随后失访。

J~L：一名 17 岁的男孩，在 10 岁时首次检查时有典型的双侧睫状体扁平部炎症，没有眼内肿块，现出现轻度隆起的、血管化和部分钙化的肿瘤。立体血管造影结果显示（图 H 和图 I）外生肿块的高度血管化性质，可能是由于眼内炎症病变引起视网膜血管和胶质细胞反应性增生所致。

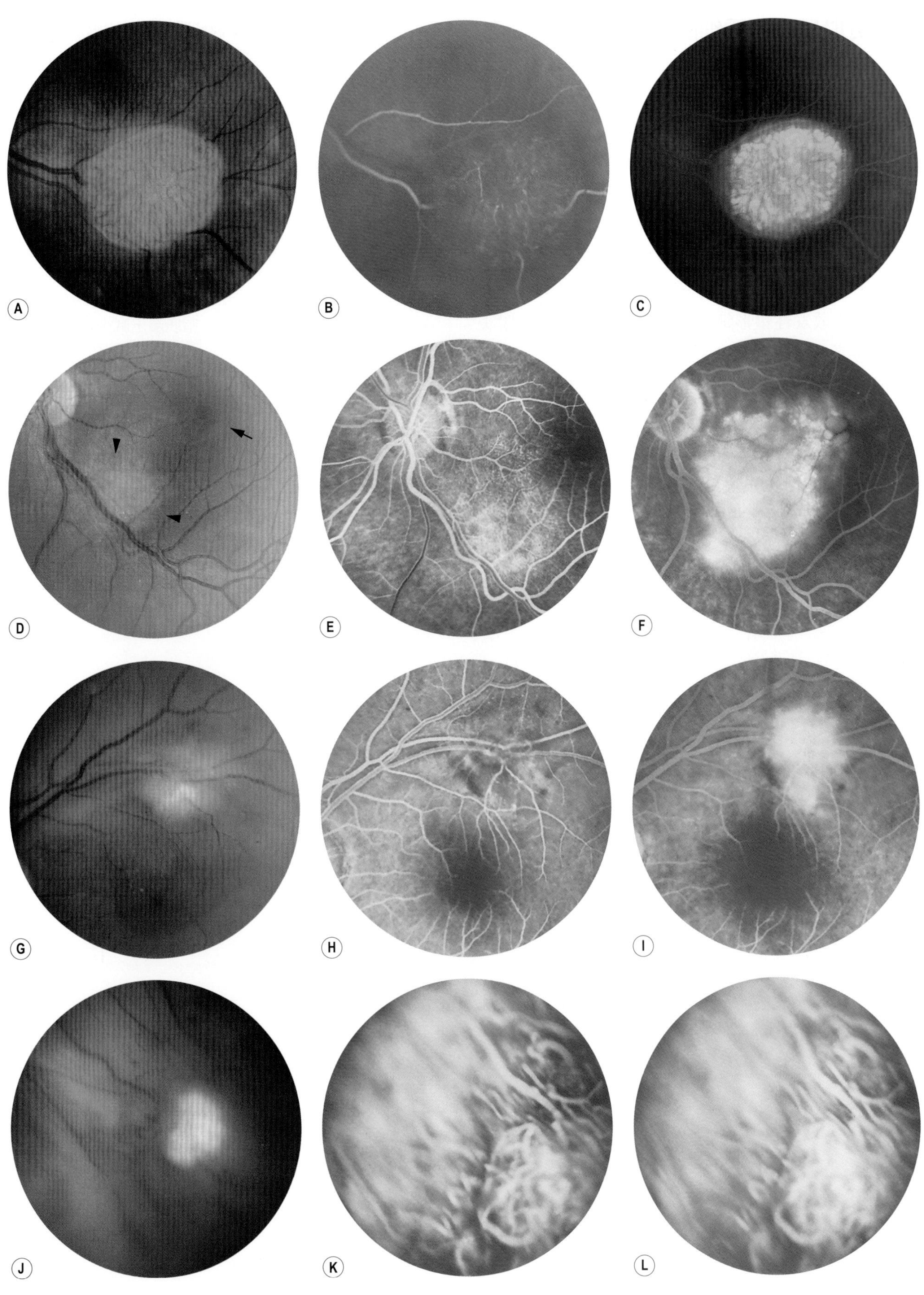

图 13.12

类似星型胶质细胞错构瘤的反应性胶原细胞增生

Gass 博士观察到 4 名健康的成年患者，这些患者局灶性血管化视网膜肿块外观与星形胶质细胞错构瘤相似。在 2 个病例中病灶随后自行消失（图 13.12 A~C）[9]。在一名男孩有双侧睫状体扁平部炎，在随访过程中形成外生型血管化白色视网膜肿块（图 13.12J 和 K）。这些大多数病变和文献中报道的一些散发性星形细胞瘤，可能是局部视网膜炎症、局部视网膜血管渗漏、脉络膜视网膜炎、玻璃体视网膜牵拉，以及少见的视网膜下新生血管引起反应性视网膜胶质细胞增殖的产物（参见第 10 章的讨论，见第 752 页，以及图 10.04 I~L）。

视网膜血管错构瘤

有两种不同的视网膜血管错构瘤，两者都可能与身体其他部位的类似错构瘤相关。

图 13.13　光动力疗法治疗视网膜星形细胞瘤。

A~D：一名 45 岁的高加索女性患者，既往史无殊，因视盘旁肿瘤伴有右眼暗点被转诊（图 A）。初次评估时，双眼视力为 20/20，眼底见沿着视盘颞上方边缘延伸入视网膜的半透明的、边界不清的黄白色的表面肿块（图 B）。可见明显的内在血管和扩张的侧支血管。黄斑区平伏；然而，黄斑中心凹鼻上方见脂质渗出，乳斑束区见一些视网膜条纹。基于形态学特征，诊断为视网膜星形细胞瘤，并决定观察其进展。6 个月随访时，视力维持在 20/20；然而，脂质渗出已经靠近黄斑中心凹（图 C）。两个标准通量光动力治疗（TAP；1.5 mm 光斑覆盖整个肿瘤至视盘颞上缘）4 个月后，视力维持在 20/15，脂质渗出减少，肿瘤出现神经胶质细胞增生（图 D）。

图 13.14　结节性硬化的无色素斑片。

A：视网膜无色素斑片的眼底照相。

（引自 Turell 等 [151]）

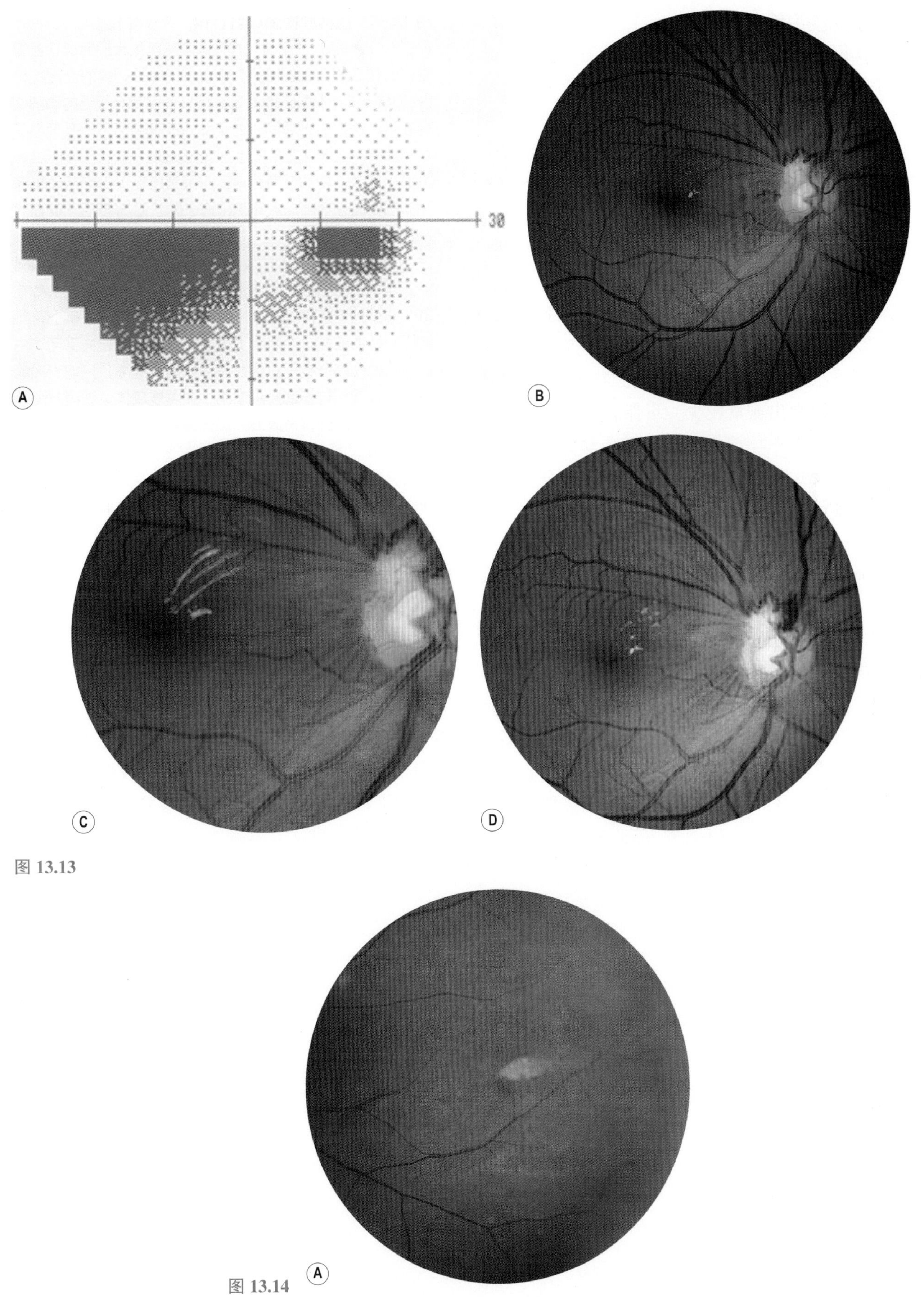

图 13.13

图 13.14

视网膜海绵状血管瘤

视网膜和视盘海绵状血管瘤是无蒂肿瘤，由成串薄壁囊状微动脉瘤组成，充满深色的静脉血液，从视网膜内表面突出形成葡萄串的外观（图13.15A，B，E，G和J；图13.16A）。它们能与其他视网膜畸形清楚地鉴别，包括视网膜毛细血管扩张、视网膜毛细血管瘤（视网膜血管瘤）和动静脉畸形[152-172]。肿瘤周围常见小的孤立的动脉瘤丛。不同程度的灰色纤维膜可能部分遮盖肿瘤前表面。动脉瘤内常见血浆红细胞分离。主要视网膜血管直径不受肿瘤的影响。渗出少见。肿瘤表面偶见少量出血。据报道，约10%的患者肿瘤出血至玻璃体腔，但是通常出血量较少，不伴有明显视力下降（图13.16F~J）[173]。在较大的或胶质动脉瘤表面的玻璃体牵拉可能是引起出血的机制。这些病变最初可能见于任何年龄，但是，平均年龄为23岁。女性多见（女性与男性比例为3:2）。大多数患者只有一个孤立的病灶影响一只眼；然而，多个病灶可出现在一只眼或偶见于双眼。除非畸形病灶直接累及黄斑，否则视力通常正常（图13.15A和E）。由于黄斑褶皱[173]、黄斑牵拉[157]和弱视引起的视力下降很少发生[174]（图13.15G~I）。肿瘤相关的相对或绝对暗点与肿瘤大小相应。荧光造影显示血管肿瘤与视网膜循环相对分离（图13.15C，D，F，H，I，K和L；图13.16B和C）。错构瘤的灌注出现但延长不完全。囊状动脉瘤的血浆－红细胞分层在荧光造影后期显著（图13.15I和L）。大多数情况下，不会发生染料从肿瘤血管的血管外渗漏。

图13.15 视网膜海绵状血管瘤。

A~D：17岁的女性患者，视网膜黄斑区见大的海绵状血管瘤，她在5岁因为左眼内斜视就诊而发现，她的左眼视力为20/30。注意图C和图D中的一些不完全灌注的动脉瘤的液平。这段随访期间，外观发生极小变化，但是视力下降至数指。她全身没有其他血管瘤表现。

E~F：该名7岁的健康男孩，左眼黄斑区见海绵状血管瘤（图E）。注意到肿瘤的充盈延迟（图F）。5年后，肿瘤并没有变化。

G~I：一名30个月大的女婴在6个月大时发现右眼内斜视。除了在她的手和手腕上有一些蜘蛛血管瘤。她大体健康，全身检查正常。一个同卵孪生姐妹正常，在手上可见相似蜘蛛血管瘤。右眼颞上象限见不规则隆起血管团，由扩张的、椭圆形或圆形的薄壁囊样血管组成，呈现一团葡萄样的外观，位于视网膜表面，突入玻璃体。肿瘤从锯齿缘延伸至右眼的黄斑区域。荧光造影显示组成肿瘤（图H和图I）的动脉瘤缓慢且不完全的荧光。注意肿瘤区的静脉引流延迟（箭头，图H）。在染料注射30分钟后，肿瘤灌注仍不完全。注意大的肿瘤囊肿中的染料平面（箭头，图I）。在血管荧光造影检查期间，患者左侧卧于手术室。

J~L：一名51岁女性患者，无症状的视盘海绵状血管瘤，视力为20/15。造影结果显示灌注缓慢，血浆－红细胞分离和微小的染色（图K和图L）。

（G~L，引自Gass[157]）

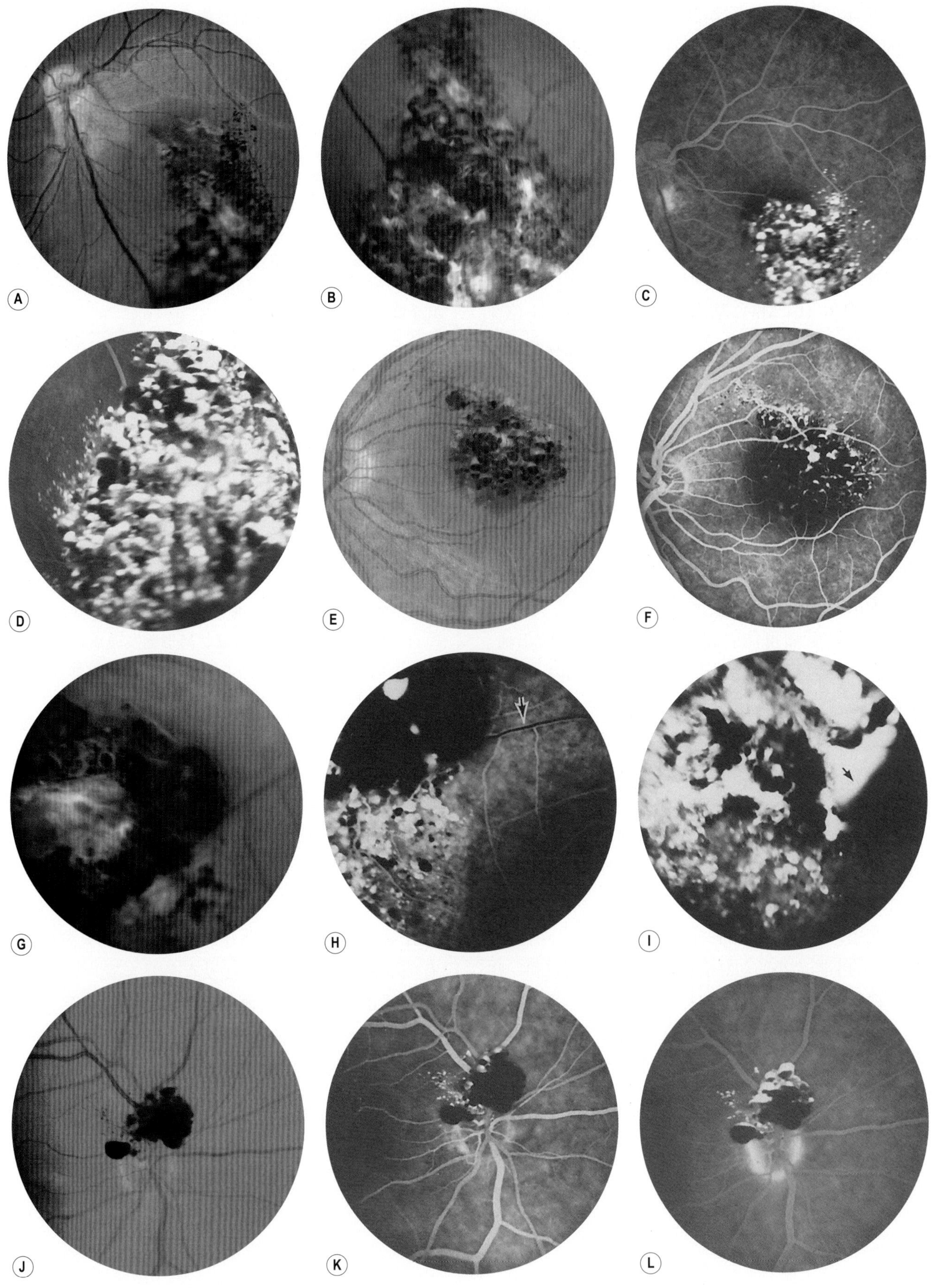

图 13.15

然而，大多数视网膜和视盘海绵状血管瘤是散发的。有证据表明一些患者有显性遗传性神经皮肤综合征，包括视神经，视交叉，视神经束和大脑皮质、中脑、脑干和小脑的前外侧区，以及皮肤的海绵状血管瘤（图 13.17E 和 F）[9, 157, 161, 169, 171, 172, 175-185]。

家族性海绵状血管瘤与染色体 3q、7p 和 7q 的 3 个位点有关[186, 187]。家族性大脑海绵状畸形（familial cases of cerebral cavernous malformation，FCCM） 与 *KRIT1*（CCM1），*MGC4607*（CCM2）和 *PDCD10*（CCM3）基因突变有关。CCM1 位于染色体 7q11-q22 位点，是第一个被鉴定为家族性 CCMs 的基因。CCM1 的突变大约涉及家族性 CCMs 的 40%~53%，几乎一半的患者在 25 岁之前有神经系统的表现。CCM2 位于 7p15-13 染色体，该位置的突变多达家族性 CCMs 的 25%~40%。与 CCM1 患者相比，CCM2 患者的病灶数量随年龄增长的速度较慢。CCM3 位于 3q25.2-q27 染色体，是最少见的突变（10%），但是有近 100% 的外显率，患者更可能表现为出血，并在 15 岁之前出现症状[188]。

大脑血管瘤可能引起癫痫或蛛网膜下腔出血。成对视网膜血管，定义为一对血管，其间隔小于一个静脉宽度，位于远离视盘至少 2 个视盘直径的区域，呈平行走行超过 1 个视盘直径，这些改变已在眼和大脑的家族性海绵状血管瘤携带者和受累者中描述，也在 von Hippel-lindau（VHL）患者的家族成员中有描述[189]。海绵状血管瘤大小不会增加。肿瘤前表面的纤维组织量会在一段时间后增加，并与肿瘤的部分闭塞有关。

在组织病理学上，肿瘤是由多个薄壁、内在相互连接的不同大小的动脉瘤构成，占据视网膜和一些患者视神经内半部分（图 13.17A~D）[155, 157, 162, 183, 190]。大血管内皮细胞的超微结构显示正常[190]。一些病例中覆盖部分血管瘤的灰色膜起源于神经胶质[190]。

图 13.16 视网膜海绵状血管瘤。
A~C：一名 27 岁女性患者因全身性癫痫发作住院，发现海绵状血管瘤。脑电图显示左侧大脑半球的低电压。头颅 X 线照片和颈动脉描记图正常。她的父亲在 49 岁时死于癫痫持续状态。父亲尸检在中脑、脑桥和小脑发现有局灶性海绵状血管瘤（图 10.20F）。该妇女的眼睛检查是正常的，除了右眼的鼻下象限有轻度隆起的无蒂海绵状血管瘤（图 A）。可见小的视网膜下和视网膜深层出血（箭头，图 A）。血管造影显示海绵状血管瘤（图 B 和图 C）的延迟和不完全灌注。注意血浆分层表现（箭头）和少量染料血管外渗。一般体检发现右下颌的星状血管瘤错构瘤和大腿的几个樱桃血管瘤。
D 和 E：这名 45 岁男性患者，其他方面健康，患有持续 5 个月的严重头痛，伴有偶尔头晕和恶心。他没有视觉障碍。头部的磁共振成像评估，在他的大脑不同部位发现了 50 多个小血管畸形（图 E）。家族史中他的妹妹有脊柱和颈部病变，一个堂兄有脑和腹部肿瘤，一个叔叔有脑部病变，一个儿子患有癫痫。他的双眼视力 20/20。他左侧眼底颞侧远周边部见 3~4 个扩张的动脉瘤（图 D）。右眼是正常的。他和他的妹妹，在 Mayo 诊所接受评估，在编码 KRIT1 蛋白的 7q 基因位点上的 *CCM1* 基因呈阳性，*VHL* 基因为阴性。
F~K：这名 13 岁的女孩出现眼前漂浮物，因左眼（图 F，图 H，图 J 和图 K）的薄壁囊状畸形继发玻璃体出血所致。病变广泛，涉及眼底的上半部分。几个动脉瘤壁仅由神经胶质组织组成；并没有荧光素充盈（箭头，图 F 和图 G）。在造影晚期可以看到典型的血细胞和血浆的分离（图 I）。有意义的是累及大静脉壁形成的畸形（箭头，图 F 和图 G），这是不常见的，因为这些动脉瘤被认为是发生在毛细血管水平（图 13.16L）。她一直接受观察，玻璃体出血在没有治疗的情况下 5 个月后消退（图 K）。她有胼胝体同侧海绵状畸形。基因检测在进行中。

光凝术曾被用于消除这些病变，但是只要患者没有玻璃体出血的迹象，就没有必要光凝[159, 162, 163]。在一例严重的玻璃体出血的患者中，通过扁平部玻璃体切除术将肿瘤部分切除[191]。一些导致癫痫或蛛网膜下腔出血的大脑皮质的血管瘤可以切除[192]。

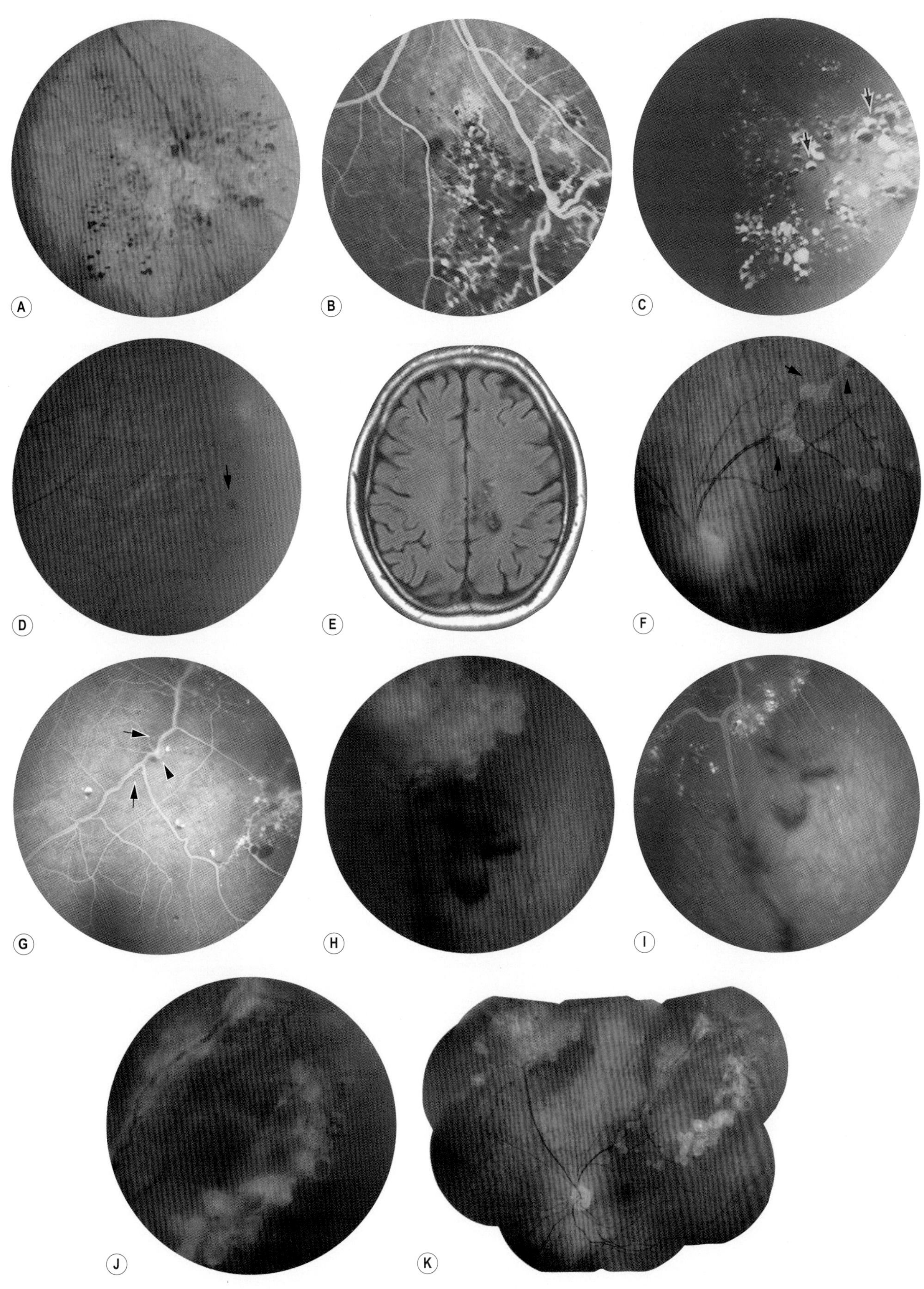

图 13.16

过去，视网膜海绵状血管瘤不被认为是特殊的视网膜血管错构瘤。越多无蒂和越小的病变（图 13.16A）常被误诊为先天性视网膜毛细血管扩张[193]。图 13.16D 显示了与视网膜毛细血管扩张之间的基本结构差异，它是一种影响内在视网膜血管系统结构和完整性的先天性异常，视网膜海绵状血管瘤是一种由海绵状血管通道组成的局部血管膨胀，部分与正常视网膜循环分离。一些有更多球形的视网膜海绵状血管瘤在较早的文献中报道为视网膜血管瘤病[167]。

尚不确定视网膜血管病变伴有中枢神经系统症状和匐行性血管瘤皮肤病变的患者，是否与视网膜海绵状血管瘤有关[194]。在一名患有蓝色橡皮泡痣综合征的婴儿中血管造影观察到有一个与视网膜海绵状血管瘤相似的病变[195]。该病变在 4 个月后自发消失，提示它可能不是海绵状血管瘤。

图 13.16（续）。
L：图表显示结构的差异：1，正常的视网膜血管；2，视网膜毛细血管扩张症的弥漫性和局灶性血管扩张及渗透性改变；3，海绵状血管瘤中的来自毛细血管床的局部血管畸形（错构瘤）。
（A 和 B，引自 Gass[157]；F~K，由 Dr. Stephen J.Kim 提供）

图 13.17 视网膜海绵状血管瘤。
A 和 B：一名 2 岁女孩的视网膜海绵状血管瘤的组织病理学结果，其眼球因被误诊为视网膜母细胞瘤而被摘除。这个无蒂的视网膜肿瘤由多个薄壁扩张的血管组成，取代了视网膜的内半部分（图 A）。箭头表示视网膜下空间中含有色素的巨噬细胞。视网膜脱离是人为现象。病变的高分辨率图显示通过狭窄通道相互连接，扩张的有内皮内衬的动脉瘤（箭头，图 B）。这些相对孤立的血管囊泡导致血液循环迟缓，并且在这些病变血管造影中显示血浆红细胞分离。
C：视神经和邻近视网膜的海绵状血管瘤的组织学状况。
D：视神经盘球后海绵状血管瘤的组织病理学状况。这是在一个 3 个月大的白种人女孩的视神经上偶然发现的，她是早产儿，出生体重为 2 磅 14 盎司（1.3 kg）。
E：患有视网膜海绵状血管瘤的患者手臂上有略微抬高的皮肤海绵状血管瘤。该患者有全身性癫痫发作。一个儿子患有面部、腿部和足部多发皮肤血管瘤，在手术切除脑部海绵状血管瘤后不久死亡。
F：图 13.16 A~C 所示患者的父亲中脑的海绵状血管瘤。
（A，引自 Hogan 和 Zimmerman[162]；B，引自 Gass[157]；C，引自 Davies 和 Thumim[155]；D，引自 Spencer[183]；E，由 Dr. L.L. Cakins 提供；F，引自 Gass[157]）

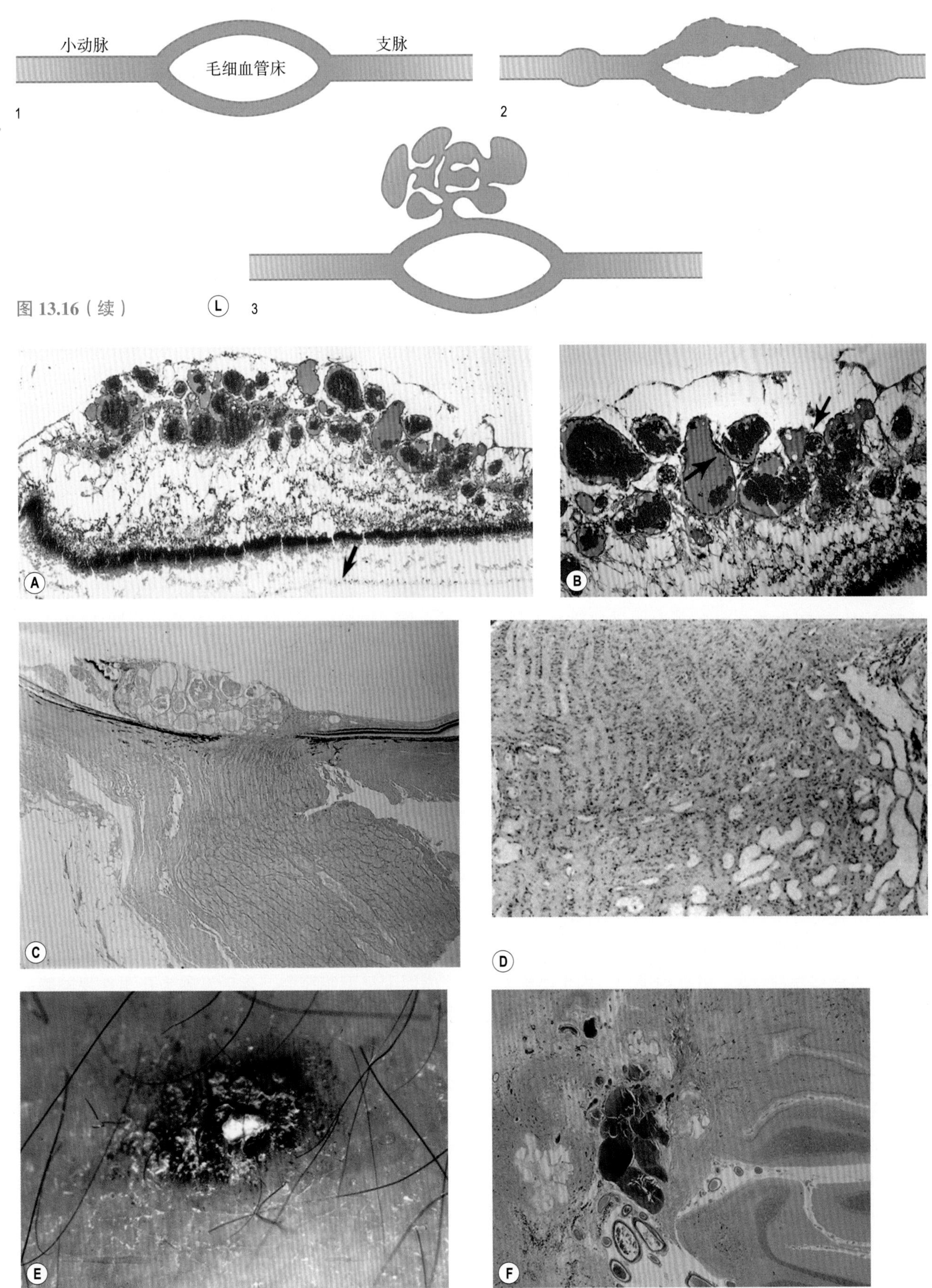

图 13.16（续）

图 13.17

视网膜毛细血管血管瘤

“视网膜和视神经盘毛细血管瘤”“视网膜血管瘤病”和“von Hippel 病”是同义词，指视网膜和视神经盘的先天性毛细血管错构瘤[196-218]。当有中枢神经系统和其他器官累及时，被称为 von Hippel-Lindau 病[204, 205]。VHL 疾病是显性遗传的系统性错构组织，其不仅包括视网膜、小脑、脑干和脊髓的毛细血管血管瘤，还包括影响肾、肝、胰腺、附睾和输卵管系膜的血管瘤、腺瘤和囊肿[219]。视网膜血管瘤或中枢神经系统血管瘤伴有 1 个或多个内脏囊肿或肿瘤发生在一名患者或者在一个有风险的亲戚发现 VHL 复合体的单个病变时，诊断 VHL 是合理的。VHL 的眼部表现通常是最先出现。视网膜血管瘤和中枢神经系统血管瘤最终都发生在大约 50% 的 VHL 患者。大约 10% 的 VHL 患者发生嗜铬细胞瘤[201, 203, 206]。大约 25% 的 VHL 患者发生明确的细胞肾癌，通常发生在疾病晚期[198, 206, 220]。大约 15% 的患者发生红细胞增多症。大约 70% 的家族性 VHL 疾病患者和 50% 没有眼部血管瘤的风险家庭成员中可发现成对视网膜血管[221]，它是显性遗传性视网膜海绵状血管瘤的视网膜体征（参见前文关于视网膜海绵状血管瘤的讨论）。由于大多数患者表现为孤立性视网膜血管瘤和阴性家族史，也无其他证据支持 VHL 诊断，这些散发性肿瘤患者的医学评估可能不需要像多发眼肿瘤患者那样全面，也不需要有其他家族成员累及的证据。可以通过基因检测的办法，对于染色体 3p25-26 上的 VHL 基因进行鉴定，使可疑个体能够高准确率地被诊断[222-224]。

毛细血管瘤通常是红色或粉红色肿瘤，来自视网膜表面或视神经盘，并向内突出（内生血管瘤）（图 13.18A-Ⅰ，A-Ⅱ和 E；图 13.19H；图 13.20G~I）。当位于视盘周围时，这些内生肿瘤通常与扩张迂曲的滋养动脉和引流静脉之间的动静脉分流相关（图 13.19H 和 I）。毛细血管瘤也可以来自视网膜外层（外生毛细血管瘤）（图 13.18B；13.19A，A-Ⅲ和 A-Ⅳ；图 13.20A，F 和 G；图 13.21A 和 D~F）。这些肿瘤通常与动静脉分流的证据无关，并且倾向于在近视盘区发展。当它们出现在这个区域时，它们常常是无蒂的，并且可能被误诊为视盘水肿或视盘旁脉络膜新生血管形成，因为它们易引起视盘周围视网膜浆液脱离并且使环形渗出物延伸到黄斑区域（图 13.18B；图 13.20A，F 和 G；图 13.21A 和 E）[199, 215]。来源于周边视网膜血管瘤的渗出，导致黄斑区富含脂质渗出物的堆积，可能引起中心视力丧失。这种积聚的机制与周边视网膜毛细血管扩张症患者相似（参见第 6 章）。视力丧失也可能由于远离血管瘤部位的视网膜表面膜扭曲黄斑引起（图 13.19A~C）。在治疗周边血管瘤后，令人惊奇的是视网膜前膜会倾向自发剥离，使视力恢复接近正常（图 13.19A~F）[157, 158, 225-227]。因此，仅在治疗后对患者进行 4~6 个月观察后，才考虑切除视网膜前膜的玻璃体切除术。飞蚊症和视力丧失也可由于血管瘤周围视网膜撕裂，随后发展为孔源性视网膜脱离引起[158, 228]。在视网膜血管瘤和邻近视网膜的前表面发生玻璃体牵引是导致视网膜裂孔的原因。玻璃体牵引可能也是肿瘤表面增殖性视网膜病变、自发的或肿瘤治疗后玻璃体出血，以及牵引性视网膜脱离发生发展的一个因素。对于血管瘤病患者不能解释的视力丧失，应考虑球后毛细血管血管瘤（图 13.18A~E）。

图 13.18　视网膜毛细血管瘤。

A：显示视网膜毛细血管瘤的起源位点。Ⅰ，视神经盘内生血管瘤；Ⅱ，周边视网膜内生型血管瘤；Ⅲ，视盘旁外生型血管瘤；Ⅳ，周边视网膜外生型血管瘤；Ⅴ，神经内血管瘤。

B~D：这名 36 岁女性患者因左眼视盘旁毛细血管瘤引起视物模糊（箭头，图 A）。她没有其他的 von Hippel-Lindau 疾病的皮肤红斑。立体血管造影显示病变的（图 C 和图 D）无蒂毛细血管血管瘤特征。

E~J：一名 10 岁女孩的视盘旁（图 E）和周边毛细血管瘤（图 F），没有眼外血管瘤的证据。血管造影显示肿瘤的毛细血管性质（图 G 和图 H），在周边肿瘤区（图 H）中可见从动脉到静脉的血液分流循环，以及晚期荧光染色（图 I 和图 J）。

（A，引自 Gass[9]）

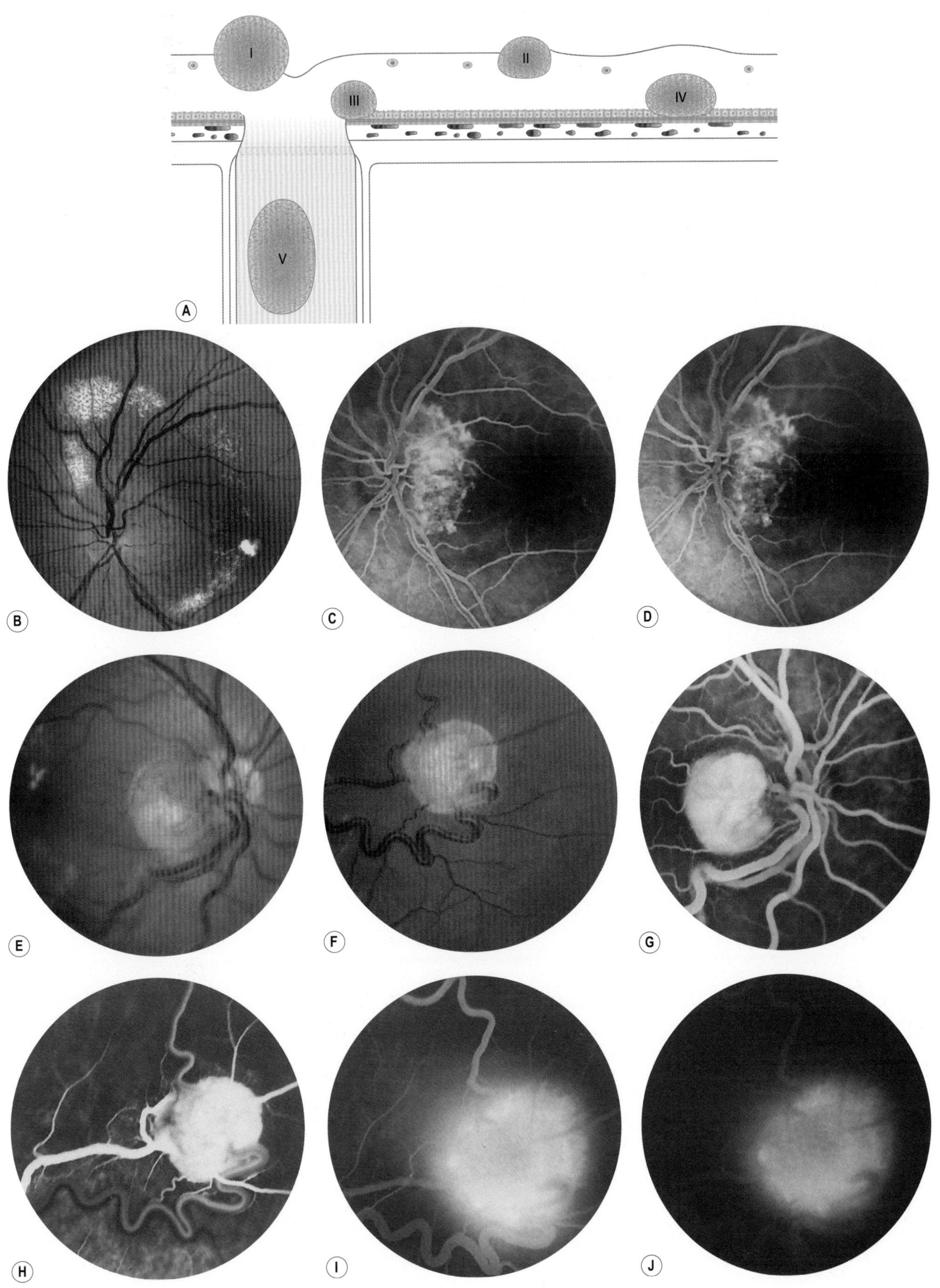

图 13.18

立体荧光血管造影在发现外生性无蒂性视盘旁毛细血管瘤中是非常有价值的（图 13.18B；图 13.20）[199]。因为这些肿瘤在视盘旁突出到视网膜下，并且因为在有症状患者它们经常出现在乳斑束区域，很难用光凝治疗（图 13.20A~F 和 G~L）。周边内生型病变的荧光素血管造影显示动静脉分流的证据（图 13.18J；图 13.19I）。在继发于周边血管瘤的富含脂质堆积的患者的黄斑区域，血管造影通常显示无荧光染色。对于检测几乎不能由生物显微镜发现的非常小的病变，血管造影具有特别的价值(图 13.19B 和 E）[158, 215, 229-233]。

光学和电子显微镜显示这些肿瘤由视网膜毛细血管团组成，其中许多有正常的血管内皮细胞、基底膜 [200, 234-239] 和周细胞（图 13.22）。

图 13.19 **视网膜毛细血管瘤。**
A~F：23 岁女性患者，主诉近期右眼中心视力丧失，周边视网膜毛细血管血管瘤（图 A 和图 B）和黄斑皱褶（图 C）。她既往史和家族史无特殊。右眼视力为 20/70，左眼视力为 20/15。除此之外，眼底颞上方见孤立性血管瘤（图 A），鼻侧还有一个小的血管瘤（箭头，图 B）。荧光素血管造影显示这两处病变（图 D 和图 E）。视网膜肿瘤用冷冻和光凝治疗。不久之后，视网膜前膜自发地从黄斑的内表面脱离并保持附着于视神经盘（箭头，图 F）。她的视力提高到 20/25+3。
G~K：这名 23 岁女性患者，右眼视物模糊 2 个月，由右眼视盘鼻侧（图 H 和图 I）的内生型血管瘤引起的渗出性黄斑病变所致（图 G）。她的家族史和既往史均为阴性。脑部计算机断层扫描为阴性。右眼视力为 20/70，左眼视力为 20/20。对滋养动脉和肿瘤进行激光光凝术导致玻璃体出血（图 J）。6 年后，她的视力为 20/40。注意玻璃体视网膜牵引、视盘和黄斑中心凹的鼻侧移位（箭头，图 K），以及黄斑渗出的消退。

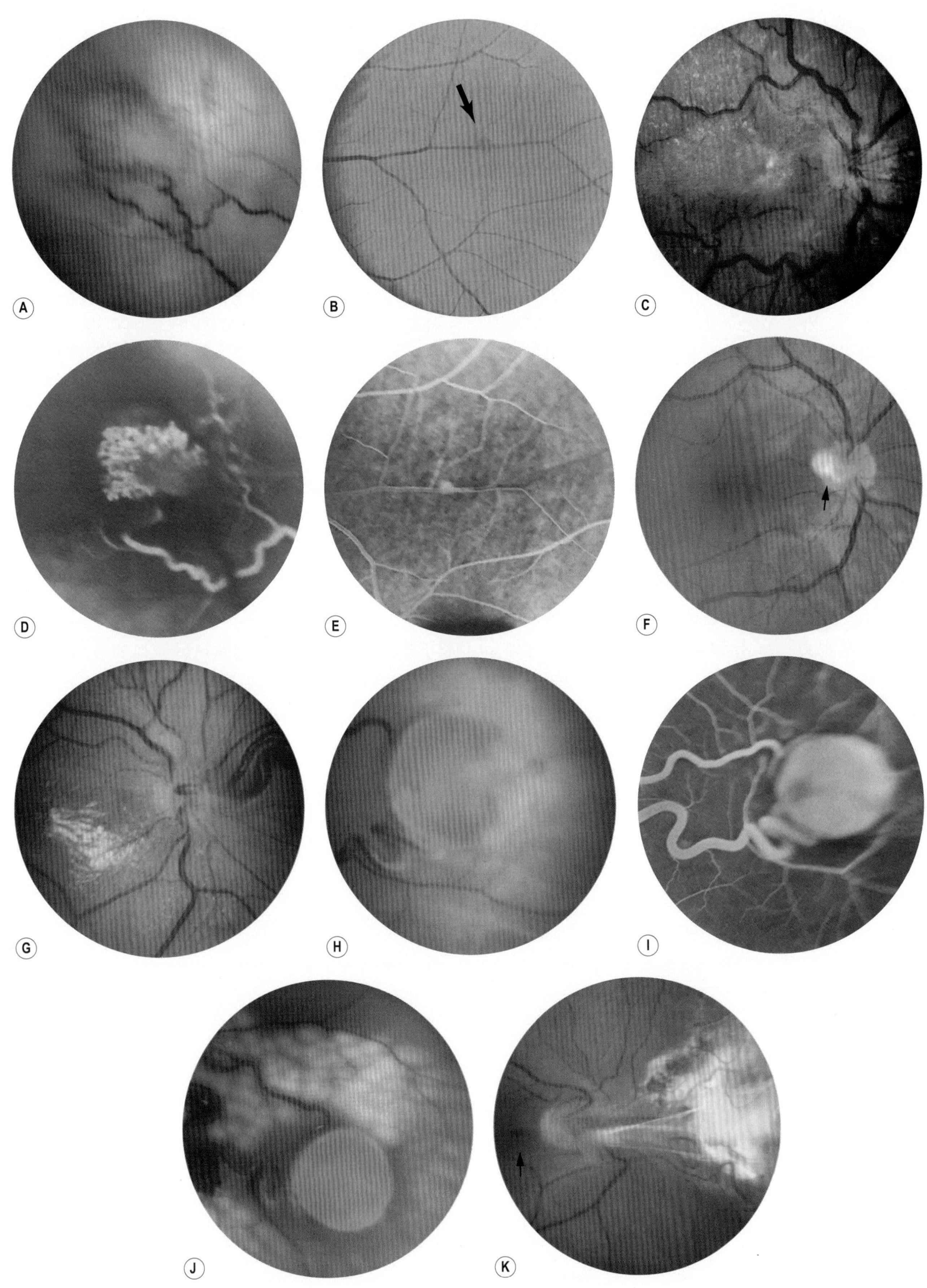

图 13.19

在某些情况下，构成这些肿瘤的毛细血管可能表现出异常的窗孔[235, 236]。基质细胞，其中一些归于星形胶质细胞，将血管通道分离，并且经常含有大的脂质囊泡。现在认为真正的肿瘤组分（例如，在 VHL 基因位点等位基因缺失的细胞）是泡沫状基质细胞[240]。VHL 蛋白（pVHL）目标是缺氧诱导因子的降解。在没有 pVHL 的情况下，血管内皮生长因子产生过量[241]。这些肿瘤的前表面可能出现新生血管并延伸到玻璃体内（图 13.22D）。在某些情况下，外生型肿瘤可能与脉络膜有血管交通。

由于毛细血管的特性和倾向发展成动静脉瘘和渗出，这些肿瘤细胞能够反应性增殖，并持续增长甚至到成年期。进展性的视网膜内和视网膜下渗出以及脱离是疾病自然病程的部分。然而，偶尔会出现血管瘤的退化[213, 239]。通过眼底镜或荧光造影技术在早期发现毛细血管瘤是重要的，因为在疾病这一阶段运用光凝[159, 230, 242-244]或冷凝治疗较为容易[159, 233, 245-247]。视网膜毛细血管瘤的治疗是基于肿瘤大小、位置、是否存在视网膜下积液或视网膜牵引，以及视力[248]。导致黄斑视力丧失的无蒂外生型视盘旁血管瘤很难治疗，因为它们常位于乳斑束中，并且激光治疗无法阻止从肿瘤外部突出到视网膜下产生的渗出。在引起黄斑区脱离和渗出之前，使用光凝在视盘旁毛细血管瘤和黄斑中心之间形成屏障，可能被证明有价值。

图 13.20 视网膜毛细血管瘤。

A~E：一名 31 岁女性患者患有间歇性头痛 5 个月，右眼眼底无蒂视盘旁视网膜血管瘤（图 A）被误诊为视盘水肿。她最近住院接受了彻底的神经系统评估，结果是阴性。她双眼的视力是 20/20。血管造影显示毛细血管瘤，主要是视网膜的外 2/3（图 B 和图 C）。她出现慢性黄斑浆液性脱离，右眼视力下降至 20/50。针对肿瘤进行了两次氩激光格栅治疗（图 D），视网膜内和视网膜下渗出消退（图 E）。在她初始治疗 9 年后拍摄的最后一次眼底照相，她的视力是 20/30。

F~L：这名 19 岁的女性患者，在 15 岁时首次发现视物模糊和视盘病变。她的右眼无症状。视力为 20/30，左眼为 20/400。双侧视盘旁毛细血管瘤和相关的渗出性黄斑病变（箭头，图 F 和图 G）。用氩绿激光（图 H）治疗左眼中的血管瘤，并在 4 个月后再次治疗。这时右眼视力降低到 20/50，血管瘤（图 J）用激光治疗。1 个月后，右眼（图 K）的血管瘤退缩。42 个月后，右眼视力为 20/40，左眼为 20/60。双眼渗出均好转（图 I 和图 L）。在她最初检查脑部磁共振成像显示的左侧小脑血管母细胞瘤，被成功切除。没有血管瘤病的家族史。

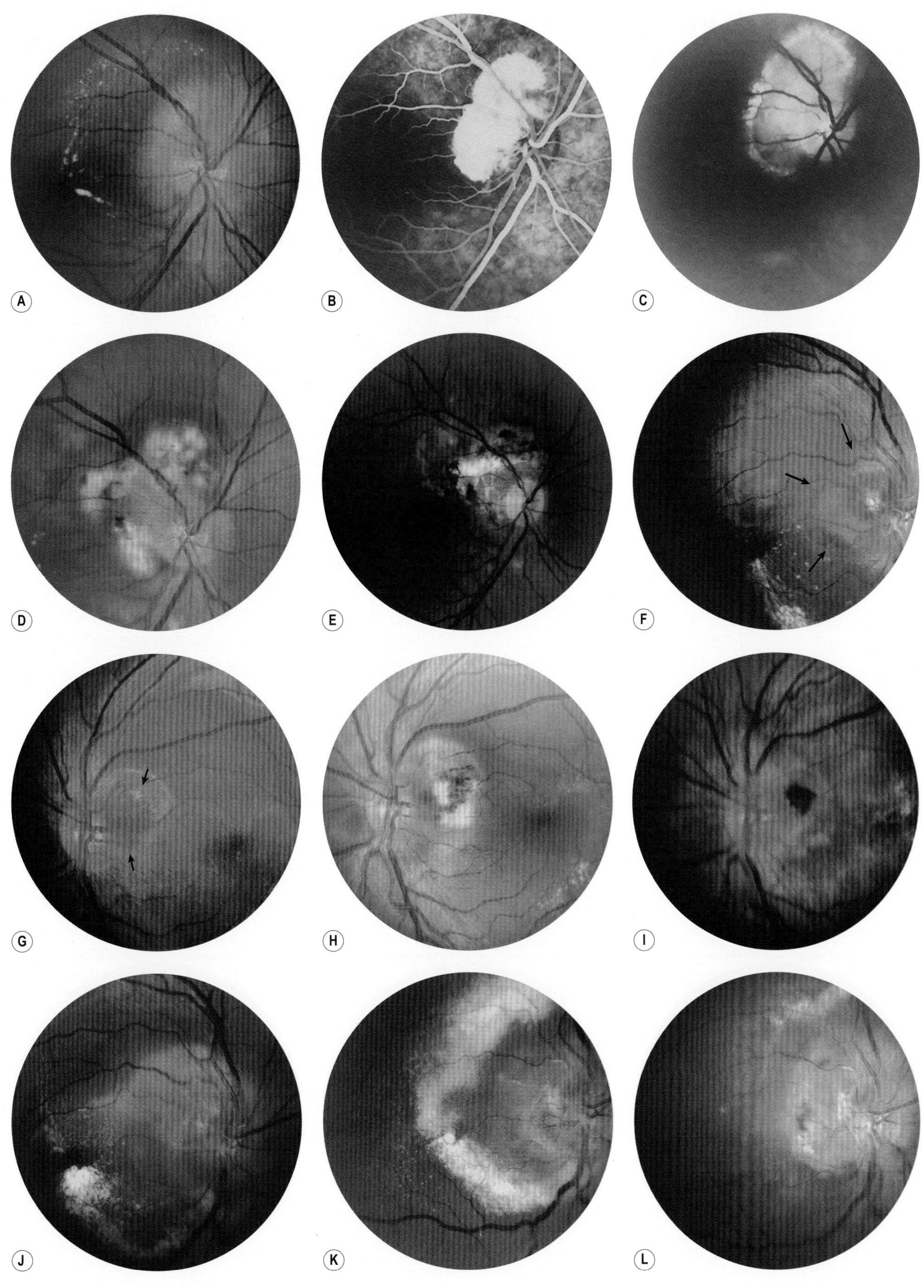

图 13.20

对周边血管瘤用光凝或冷冻疗法，或两者均使用，对治疗直径超过1个视盘直径的病变通常是有效的。对于较大病变的治疗可并发产生过多的视网膜下渗出，易于在肿瘤表面形成增殖性视网膜病变。治疗大视网膜血管瘤的技术包括在直接治疗肿瘤之前，对滋养动脉反复使用激光，减少瘤体灌注，再对肿瘤使用经巩膜穿透透热疗法和玻璃体切除术，对肿瘤直接进行透热疗法[249, 250]。经玻璃体的动脉钳夹和透热疗法，切除后部玻璃体，对治疗大的血管瘤有用[155]。手术切除这些病变已有报道[251]。

光动力疗法已被用来适度引起视盘旁和周边视网膜毛细血管瘤的闭塞（图 13.23）[252-255]。

图 13.21　视网膜毛细血管瘤的自然病程。
A~F：一名17岁男孩的外生型毛细血管瘤，主诉左眼视物模糊（箭头，图A和图B）。两只眼睛没有其他病变。医学评估未发现眼外血管瘤病变的证据。在随后的10年中，尽管进行了激光光凝术，但他的血管瘤肿块逐渐扩大，并通过黄斑中心生长。在此期间，他在同一只眼的下方眼底和右侧视盘上出现了小的血管瘤（箭头，图C）。这种情况从1979年到1992年，病变保持不变，直到他右眼出现了中央暗点，再次回来就诊（图D）。此时他左眼已经全视网膜脱离，没有光感。建议沿着肿瘤的颞侧边缘进行激光治疗，然而被患者拒绝。他于1995年因为阅读困难再次就诊。他的视力是20/15，有大的中心盲点，并伴有渗出性视网膜脱离和进一步扩大的血管瘤（图E）。为了将肿瘤与黄斑中心隔离，在肿瘤颞侧边缘进行了氪红激光治疗（箭头，图F）。9个月后，渗出消失，他的症状消失。
G~I：该患者视盘旁血管瘤逐渐增大。图G，1983年3月。图H，1985年3月。图I，1996年9月。几年后，由于渗出性视网膜脱离，患者严重丧失中心视力。如早期使用屏障方式的激光治疗血管瘤（图G和图H）可能已经阻止或延迟中心视力的丧失。
J~L：这名19岁女性患者患有Stargardt病，5年后，在脉络膜破裂（箭头，图J）的地方，形成视盘旁血管瘤（箭头，图K）。她的妹妹患Stargardt病，但她的家族史却是阴性。该肿瘤可能是脉络膜视网膜瘢痕处的反应性神经胶质血管增生引起的继发性血管瘤。
(G~I，由 Dr. Arnold Patz 提供；J~L，引自 Retsas 等[455])

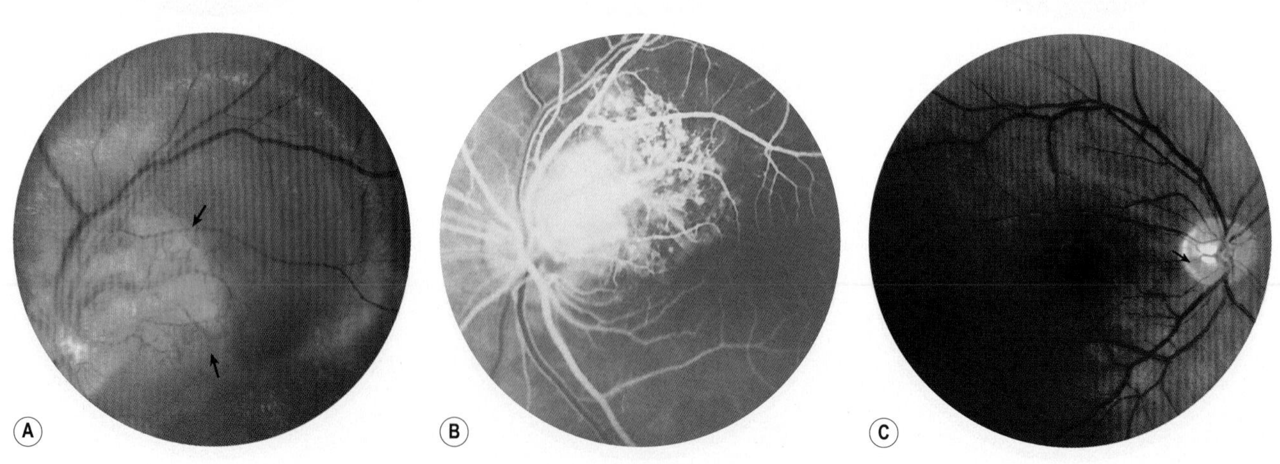

图 13.21

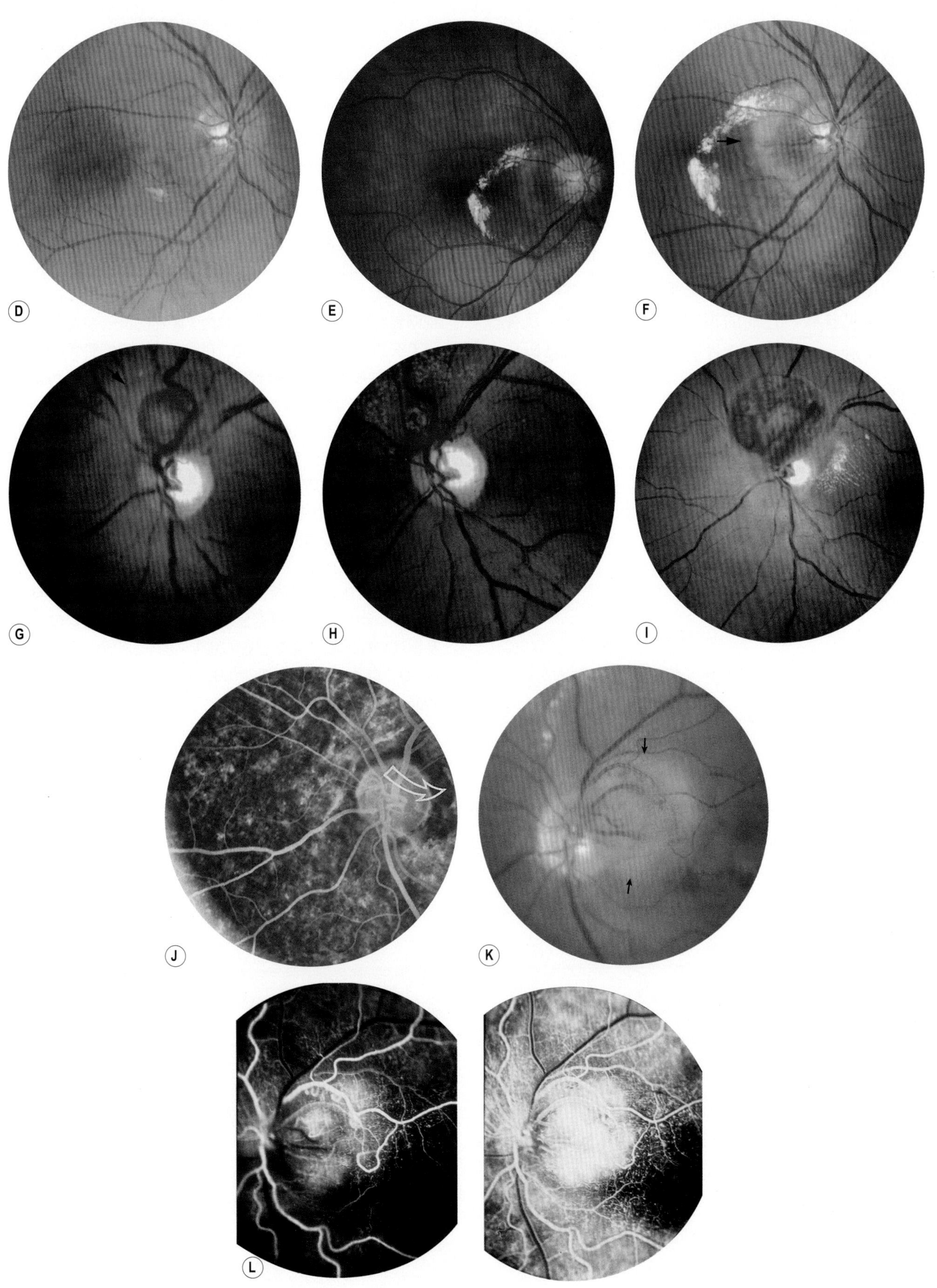

图 13.21（续）

最近，全身和玻璃体内注射血管内皮生长因子抑制剂已经证明了混合治疗结果，提示在VHL中抗新生血管因子治疗的一般效果尚不确定[256-258]。

对于视盘旁毛细血管血管瘤的鉴别诊断包括视盘旁脉络膜新生血管、色素减退性视网膜和RPE联合错构瘤、视盘水肿[259, 260]、视盘旁脉络膜血管瘤和骨瘤，以及反应性视网膜神经胶质和血管增生(见下一部分的讨论)，立体荧光血管造影是鉴别诊断中最重要的手段。周边毛细血管瘤的诊断并不困难，可见扩张、迂曲的视网膜动脉和静脉，从视盘延伸至肿瘤。血管增生性肿瘤可被误认为是周边视网膜血管瘤。

图 13.22 视网膜毛细血管瘤的组织病理学。
A~D：一名48岁男性患者的视网膜血管瘤渗出前期的组织病理学情况，他主诉手臂和腿的感觉异常。他的母亲在40岁时死于脑肿瘤。他的神经系统检查正常。他的脑脊液蛋白质为300 mg/dL。脊髓造影显示第1颈椎有阻滞，右臂动脉造影显示脑干水平有大的血管瘤。在开颅手术时发现小脑母细胞瘤。患者不久之后去世。尸检发现右肾和胰腺有多个囊肿。右眼大体检查有两个结节性视网膜血管瘤。较大的一个（箭头，图A）测得1.5 mm。走向两处血管瘤的视网膜血管扩张。组织病理学检查显示扩张的滋养血管（箭头，图B）供应毛细血管肿瘤，瘤体取代了正常的视网膜结构并突出到玻璃体腔内。肿瘤的高倍视图显示它由毛细血管大小的血管组成，有扁平的内皮细胞内衬（图C）。在肿瘤表面有条索状纤维组织和毛细血管延伸到玻璃体内（箭头，图D）。
E和F：一名29岁的男性患者于1959年首次发现右眼视物模糊，视神经盘和视盘旁外生型毛细血管瘤，伪装成慢性视盘水肿的临床病理学相关性。他双眼视盘均肿胀，伴有周围视网膜渗出性脱离（图E）。在接下来的3年中，他的双眼视力逐渐丧失，并且由于诊断的不确定性，左眼被摘除。他的家族史阳性，其母亲有脑膜血管胚细胞瘤，侄女和侄子有嗜铬细胞瘤，一个侄子患者有相似的双侧视神经病变。组织病理学检查显示出一个外生毛细血管瘤，累及视盘旁视网膜和视神经盘（箭头，图F）。
(A~D，引自Nicholson等[237]；E和F，引自Darr等[260]，© 1966，美国医学会。版权所有)

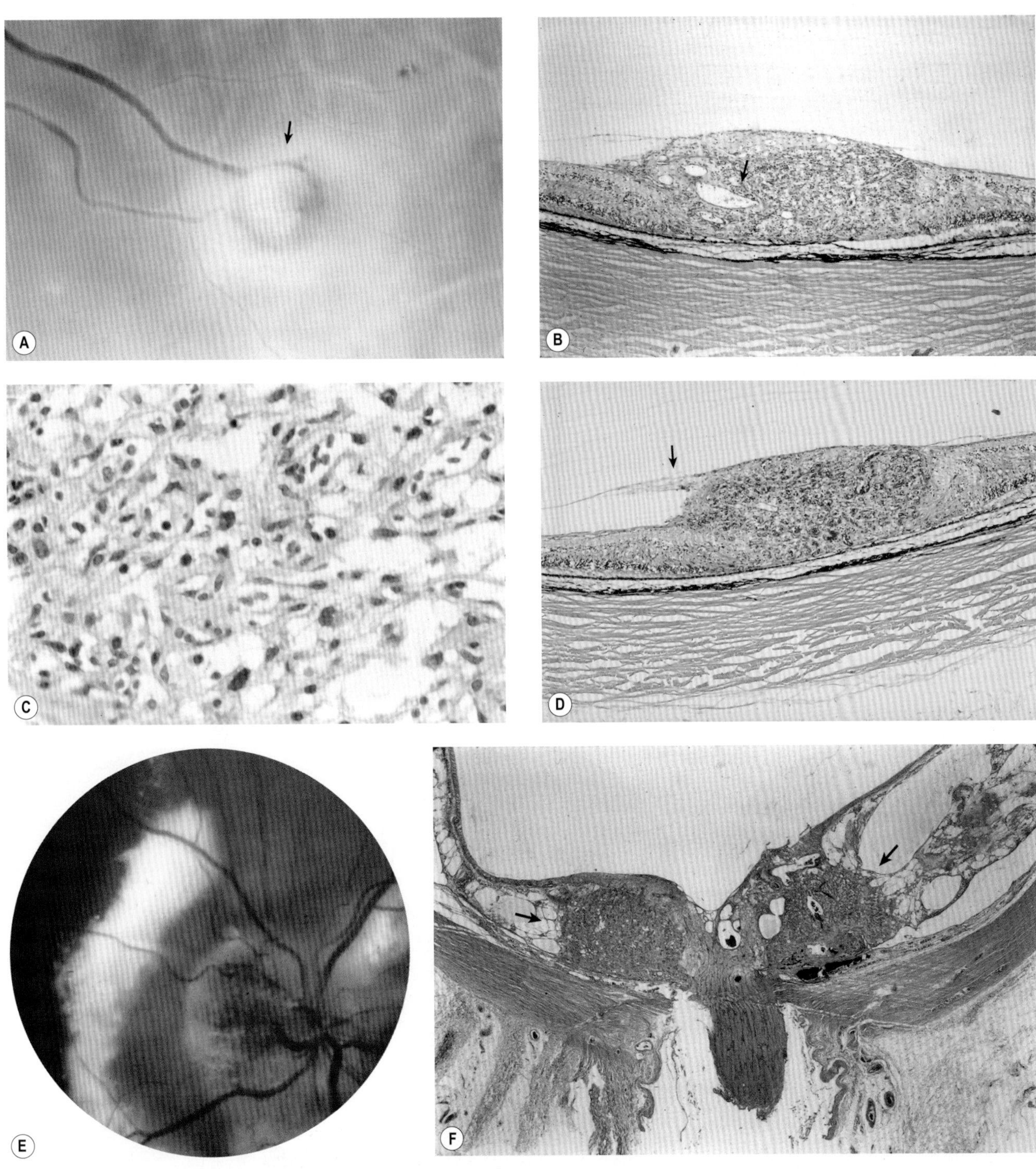

图 13.22

视网膜毛细血管扩张和动静脉瘤

视网膜毛细血管扩张，大血管、动静脉动脉瘤和动静脉交通不是真正的肿瘤，将在第 6 章中进行讨论。

图 13.23 用光动力疗法治疗视网膜毛细血管瘤。

A~F：一名患有孤立性视网膜毛细血管瘤的 20 岁男性患者，伴有广泛的渗出累及黄斑（图 A 和图 B）。除血管瘤外，肿瘤远处还有几个小的微动脉瘤，显示相关的视网膜毛细血管扩张。除肿瘤血管充盈外，荧光造影显示扩张的毛细血管床，周边无灌注和微动脉瘤，提示相关的 Coats 样血管畸形（图 C）。针对 von Hippel-Lindau 病的家族史，系统评估和基因检测均为阴性。注意通过单次标准光动力疗法（图 E 和图 F）治疗 3 个月后，瘤体收缩和神经胶质增生，伴有视网膜下液和硬性脂质渗出的消退。

G~M：一名 76 岁的女性患者因“视网膜病变”被观察至少 10 年。她的这只眼视力下降至 20/30，半侧视野检查显示为旁中心暗点。可见草莓形毛细血管瘤遮蔽了大部分视盘（图 G 和图 H）。血管造影显示肿块内的血管充盈并轻微渗漏，看起来像从肿瘤上极发出的烟囱状（图 I）。视盘下方的脂质渗出延伸至黄斑中心凹。光学相干断层扫描显示肿瘤附近的内层视网膜囊性水肿（图 J）和中心凹（图 K）的轻度增厚。她没有家族史提示 von Hippel-Lindau，von Hippel-Lindau 的基因检测结果为阴性。她接受了低剂量的光动力疗法，明显使肿瘤缩小而显露下方视盘（图 L），脂质渗出液逐渐消失，中心凹囊肿消退。她的视力维持在偏心注视 20/30。然而，病变在 13 个月随访时有些变大（图 M），并且在 3 年间保持稳定。视力恢复到 20/20。

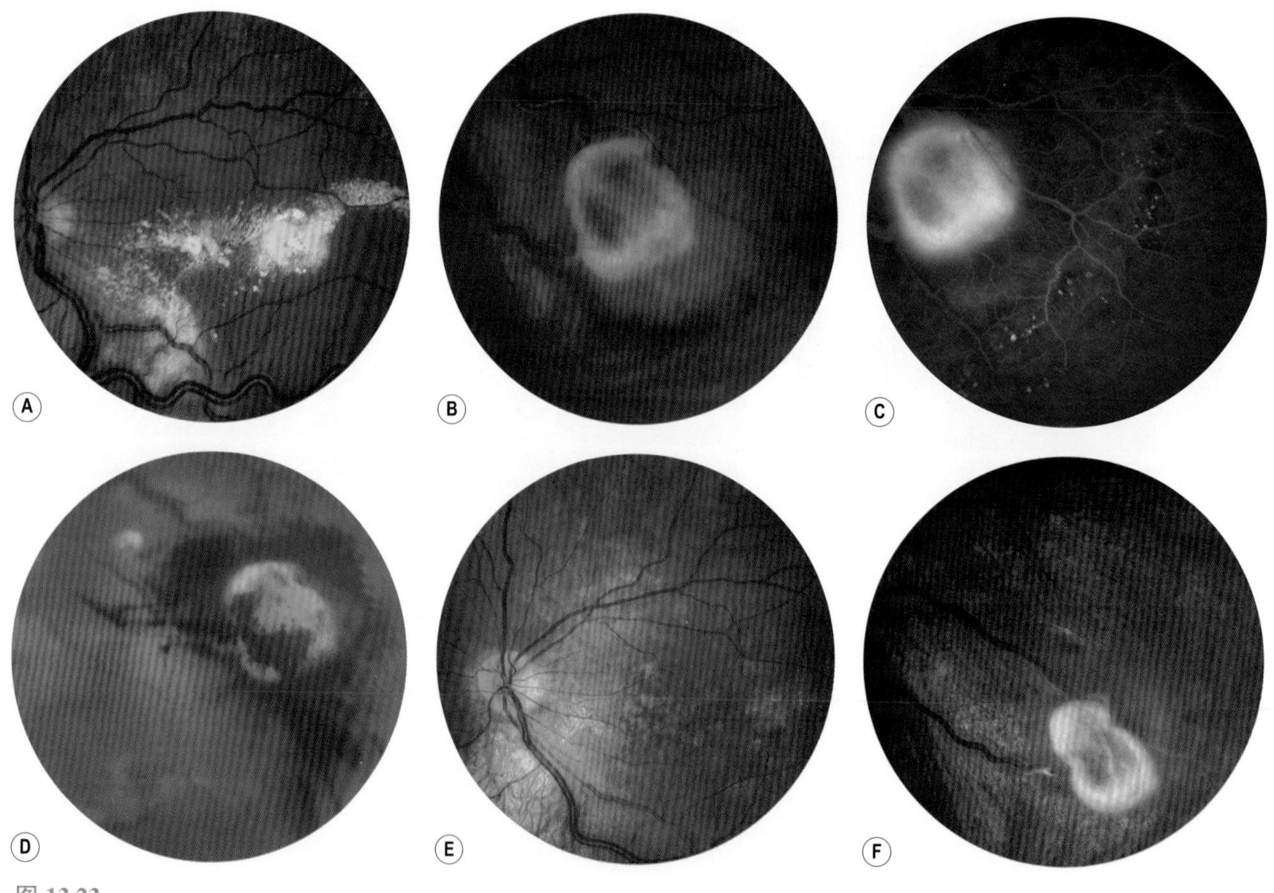

图 13.23

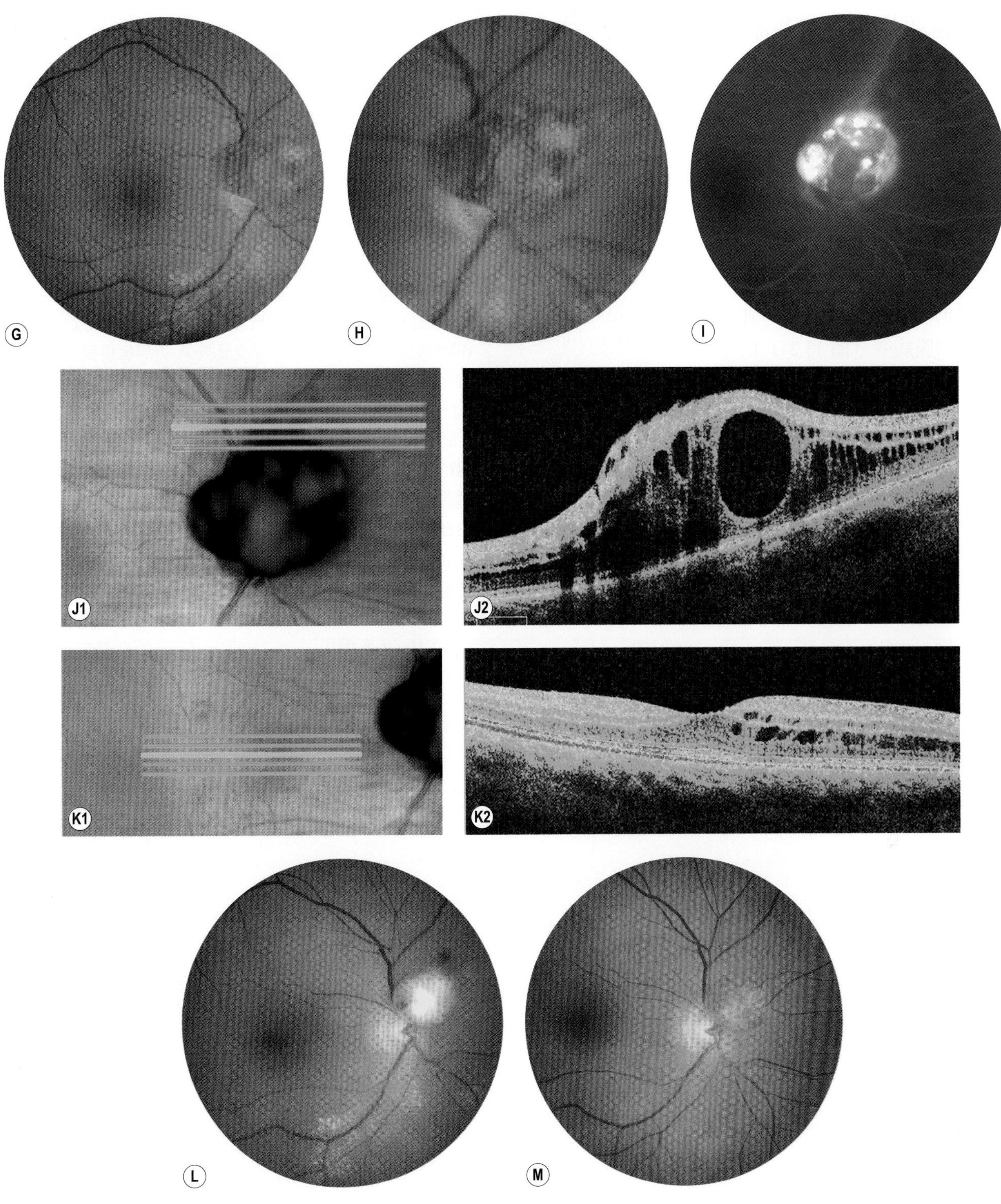

图 13.23（续）

血管增生性视网膜肿瘤（反应性视网膜血管增生）

周边外生型的血管瘤与反应性血管增生引起的视网膜毛细血管扩张或假血管瘤样增生肿块进行鉴别会有些困难，反应性血管增生会出现在早产儿视网膜病变、分支静脉阻塞、糖尿病视网膜病变、家族性渗出性玻璃体视网膜病变、睫状体扁平部炎、X 连锁的青少年劈裂、慢性孔源性视网膜脱离和增殖性视网膜病变（图 13.21J~L；图 13.24）[225, 261-265]。

图 13.24 **血管增生性肿瘤**。

一名 15 岁女性患者，患有多发性神经纤维瘤病 1 型，因为右眼无痛性飞蚊感持续 1 个月而就诊。由于左眼视神经胶质瘤已经接受化疗，左眼无光感。右眼视力为 20/30，眼压（IOP）为 12 mmHg。前段检查显示许多 Lisch 结节，虹膜的鲜红新生血管形成，以及房角的 360° 新生血管形成（图 A）。右眼散瞳后的眼底检查显示前部玻璃体 1~2 个细胞，以及位于下方的粉红色隆起的血管肿块，周围见视网膜下积液和脂质积聚（图 B）。没有观察到视网膜毛细血管瘤中所见的扩张迂曲的滋养血管。该患者刚刚完成了由医师开出的口服激素逐渐减量的疗程（起始剂量为 60 mg 9D，以每周 20 mg 逐渐减少）。患者接受了双倍冻融经结膜冷冻疗法和玻璃体腔内注射贝伐单抗（1.25 mg，0.05 mL）治疗。

1 周后，虹膜新生血管几乎完全消退，眼压为 13 mmHg。治疗 1 个月后，血管增生性肿瘤上的视网膜脱离已经缓解，肿瘤血管减少并出现纤维化的改变。由于持续性的虹膜新生血管进行了第二次的玻璃体内注射贝伐单抗。在随后的 6 个月中，虹膜新生血管消退，肿瘤发生了纤维化的改变，伴有脉络膜视网膜萎缩，以及后缘的色素沉着（图 C）。在初始治疗后 36 个月，临床表现稳定，视力为 20/30。

（引自 Hood 等 [456]）

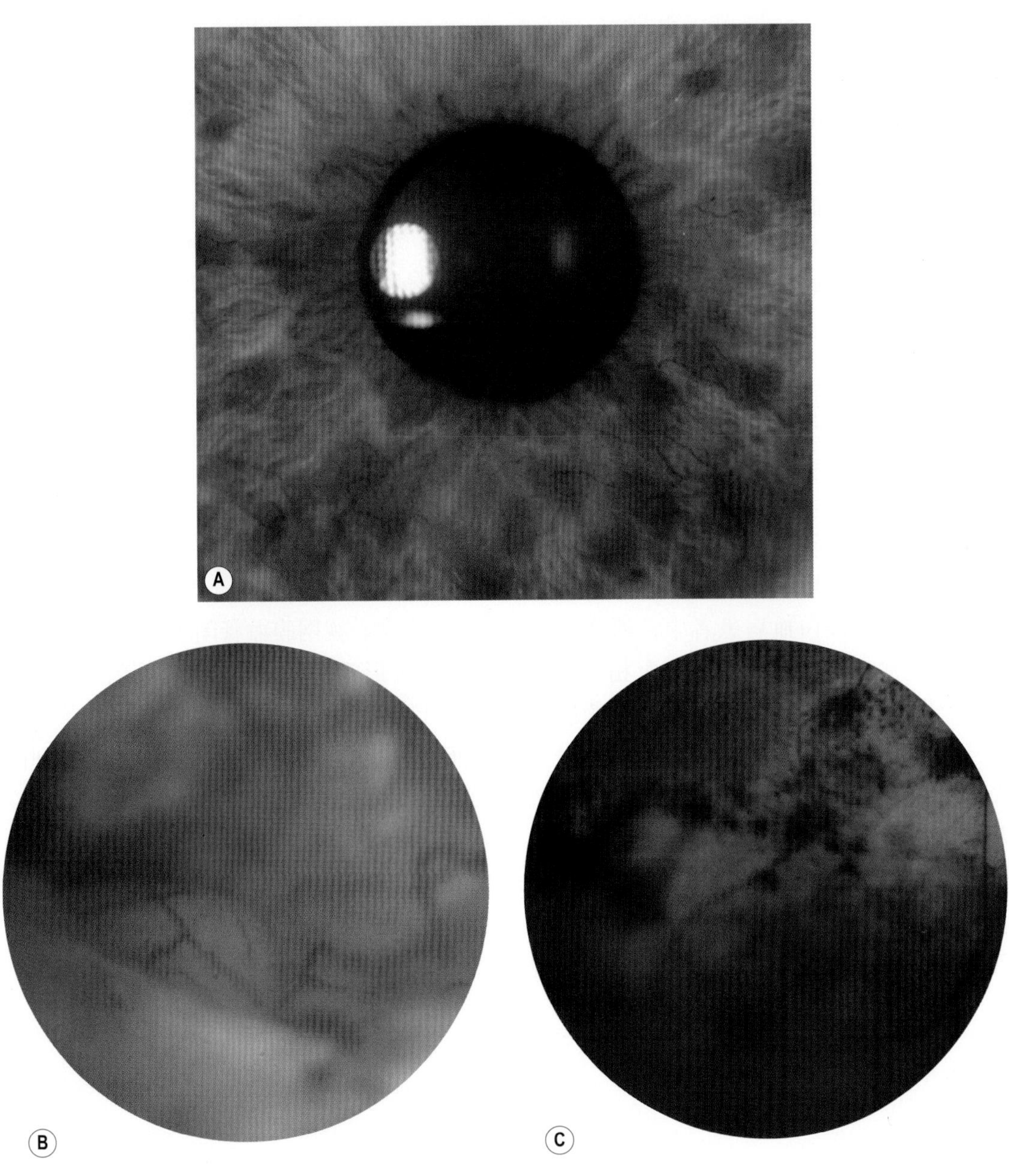

图 13.24

白血病视网膜病变和视神经病变

急性或慢性白血病患者的中心视力丧失可能是由于白血病直接侵入葡萄膜、视网膜、玻璃体，或者视神经或其他相关的血液学异常引起的疾病，包括贫血和高黏血症或两者组合。之前基于临床检查或尸检结果的研究发现，9%~90% 病例的眼部受累 [266-268]。而基于前瞻性临床研究发现，约 40% 的受累更为现实 [266, 269]。然而，之前发表的报告结果偏向急性白血病，提示更普通的慢性白血病引起的眼部累及并不常见 [266, 270]。

图 13.25 急性白血病相关的出血性视网膜病变。
A~E：这名男性患者患有急性髓性白血病，双眼视力丧失。化疗后 5 个月，他的视力有所改善，视网膜病变有明显改善。
F~H：这名患有急性淋巴性白血病的人经历双眼视力丧失。注意白心出血和视网膜浅层出血（箭头，图 G）。
I 和 J：在死亡之前，该名患者患有慢性粒细胞白血病，视网膜见广泛的血管周浸润和结节性白色和出血性团块。眼睛的组织病理学检查显示大量血管周围白血病浸润和位于内界膜下的出血性结节白血病肿块（箭头）。
（引自 Kuwabara 等，©1964，美国医学会。版权所有 [284]）

白血病性视网膜病变

与白血病相关的最显著的眼底累及视网膜的表现，典型地出现在急性白血病患者中，通常在复发期间，并且经常与严重和共存的贫血相关（图 13.25）[158, 266, 271-281]。这些患者可能形成视网膜静脉扩张迂曲、串珠，视网膜血管鞘膜，棉絮斑，表面的火焰状出血，深而圆的出血，白心状出血，玻璃体下和内界膜下出血（图 13.25）。这些改变与任何原因引起的严重贫血患者以及异常蛋白血症患者的改变相似（图 6.84A~F）[269, 282, 283]。部分患者可能出现灰白色结节性白血病视网膜浸润和血管周围视网膜浸润（图 13.26）[284, 285]。白血病患者，尤其是慢性髓细胞白血病患者，周边视网膜可能出现微动脉瘤 [275, 286]、视网膜血管闭塞 [287-289]、视网膜和视盘新生血管形成 [266, 287, 290-293]。血液黏度增加，血流减少，伴有长时间和明显的白细胞增多 [290, 292, 293] 和血小板增多症 [291] 可能是引起后面这些病理改变的重要原因。荧光血管造影有助于发现这些改变。通常在缓解阶段，这些患者眼底出现豹斑改变，可能是由脉络膜浸润引起的（图 13.27G~I）[268, 294-296]。色素上皮和视网膜变性可能出现在单眼或双眼，偶尔可能伴有黄斑裂孔形成 [295, 296]。

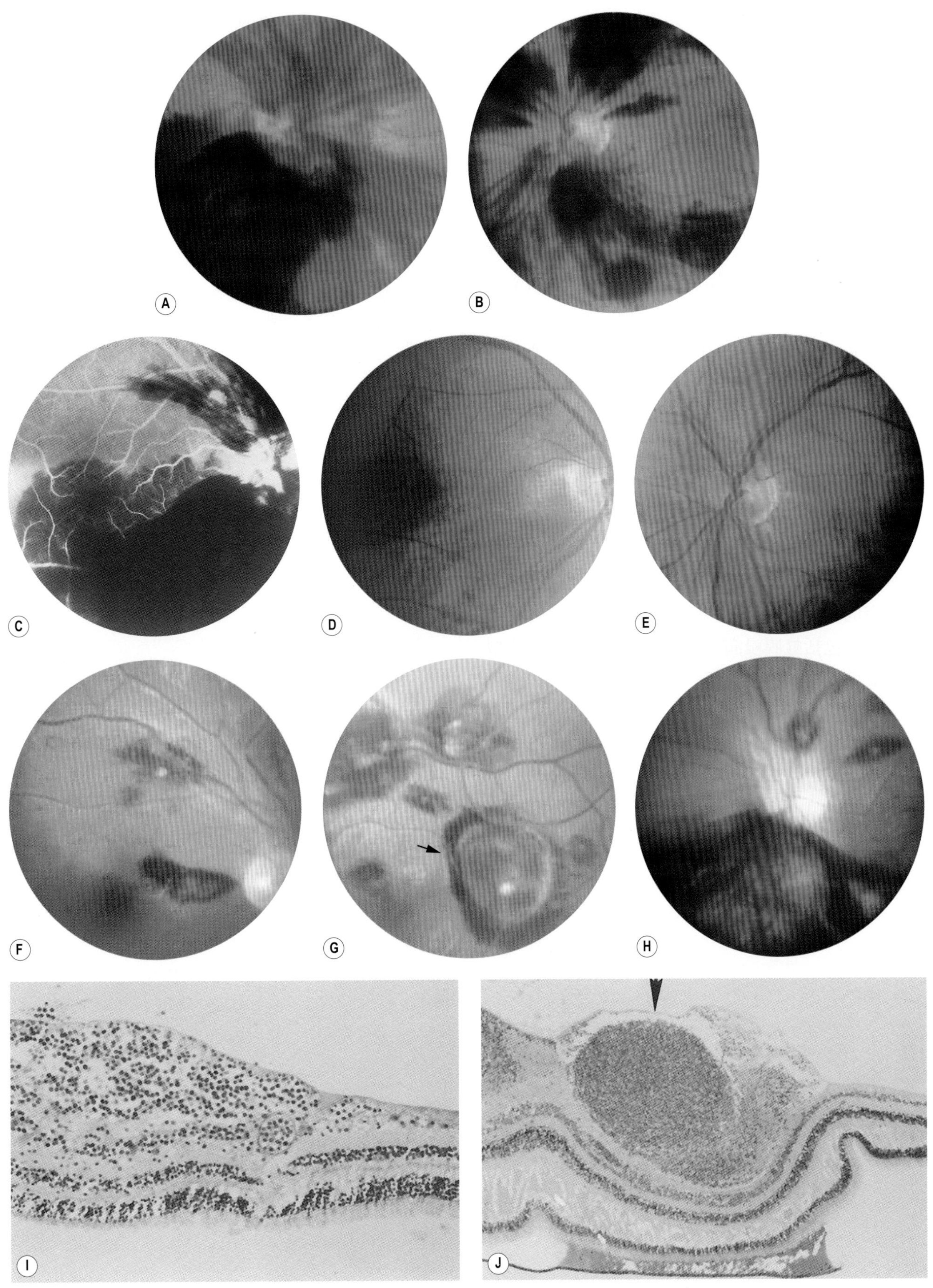

图 13.25

白血病性视神经病变

急性视力丧失可能是由于视神经的白血病侵袭引起的，通常出现在急性淋巴细胞白血病的儿童（图 13.26A~F；图 13.28A 和 B）。在一些患者中，浸润可能局限于球后或可能累及视神经盘[27, 297-301]。后者的视力丧失可能很小，并且肿胀的视神经可能被误认为是与颅内压增高相关的视盘水肿（图 13.28A）。这些患者对抗代谢物，皮质类固醇激素或眼眶放射治疗有显著反应，这些应在 CT 研究和腰椎穿刺排除视神经盘水肿后立即开始[302]。视神经浸润可能伴有视网膜中央动脉和静脉闭塞（图 13.28C~H）[266, 303]。视力进一步丧失和视神经萎缩有时可能与慢性淋巴细胞白血病[304]的恶化或慢性粒细胞白血病的急变同时发生（图 13.28I~K）。

玻璃体的白血病浸润

偶有急性白血病的患者可能由于玻璃体细胞浸润而丧失视力，玻璃体切除术对于诊断和提高视力有一定的价值[279]。白血病患者视力下降的其他不常见原因包括虹膜浸润[305]、前段缺血[273]、开角型青光眼[306]和角膜环形溃疡[280]。

图 13.26 白血病浸润视网膜和视神经。

A~F：这名 6 岁女孩于 1966 年 12 月患上淋巴细胞白血病。她接受长春新碱、泼尼松和氨甲蝶呤治疗。由于视力下降，她于 1967 年 11 月 8 日在 Bascom Palmer 眼科研究所就诊。右眼的视力是数指，左眼是眼前手动。双眼的视神经由于大量细胞浸润而模糊，并延伸到视盘周围视网膜（图 A 和图 B）。有明显的静脉周围浸润。到 1967 年 12 月 3 日，右眼的浸润程度有所改善（图 C）。到 1968 年 3 月 13 日（图 D）进一步改善。1968 年 6 月 11 日，她的这只眼视力恢复到 20/20。到 1968 年 11 月 14 日，患者病情非常好，并且正在上学。她右眼的视力是 20/20。大多数血管周围浸润消失（图 E）。视神经盘苍白，边缘模糊。左眼的视力为 20/200，仍有血管周围浸润表现（图 F）。

G~J：白血病浸润视网膜。这名 8 岁女孩患有急性白血病，左眼中心视力丧失。视神经盘模糊，黄斑和眼底其他部位出现散在的视网膜出血（图 G）。周边视网膜见明显的血管周围鞘，推测继发于白血病浸润（图 H）。荧光素血管造影显示视网膜毛细血管床扩张和微动脉瘤形成，毛细血管和静脉广泛渗漏（图 I 和图 J）。

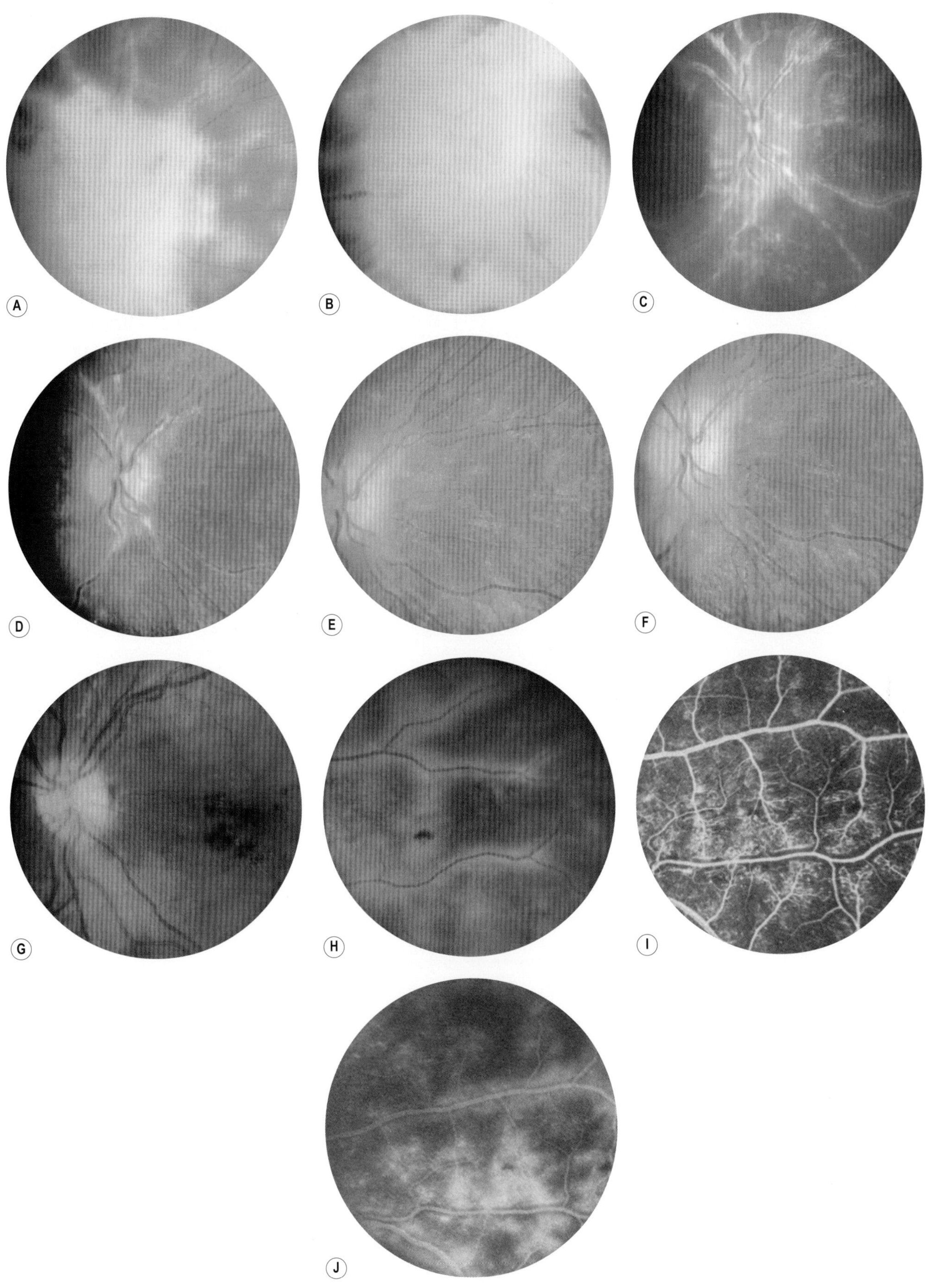

图 13.26

图 13.27 白血病性视网膜病变。

A~F：这名 16 岁的非洲裔美国男性患者，在睡醒时双眼视力无痛性下降至眼前手动。他双侧有轻微的搏动性眼痛。前段安静。右眼显示后极（图 A~ 图 C）有大量视网膜，视网膜前和视网膜下出血。视网膜中部显示有靶心状白心视网膜内出血，荧光造影显示由于血液导致的脉络膜荧光遮蔽（图 D）。他的实验室调查显示血红蛋白为 3.4，血细胞比容为 9.6，血小板计数为 4 000，白细胞计数为 4 000，提示严重的全血细胞减少症。头部的计算机断层扫描是正常的。骨髓活检确认了 T 细胞谱系的急性淋巴细胞白血病。他每周接受鞘内注射氨甲蝶呤、长春新碱、6-硫鸟嘌呤和复方新诺明治疗，并接受多次输血和血小板输注。右眼视力提高至 20/50，左眼视力提高至 20/100。2 个月后出血消退，视盘有一些苍白，黄斑残留色素改变（图 E 和图 F）。

（由 Dr. William Mieler 提供）

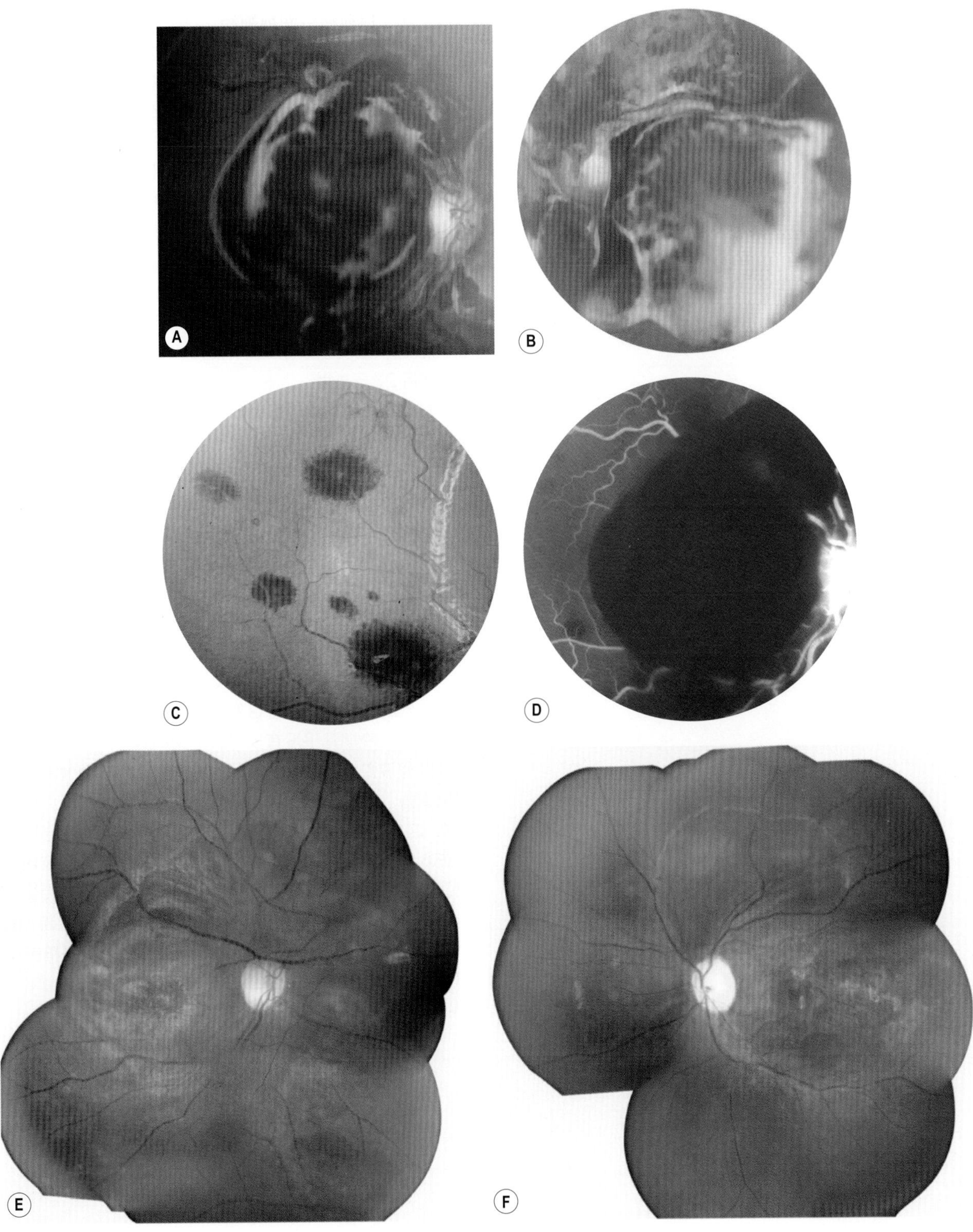

图 13.27

图 13.28 白血病浸润视神经。

A 和 B：这个 6 岁女孩从纵隔淋巴肉瘤发展为白血病。1970 年 6 月，她接受了长春新碱、氨甲蝶呤和泼尼松治疗。病情得已缓解，但到了 9 月，孩子出现了中枢神经系统受累的体征和症状。1970 年 9 月 1 日给予鞘内注射氨甲蝶呤。1970 年 9 月 10 日，她的右眼视力为光感，左眼为 20/20。右视神经盘和视盘旁的视网膜水肿（图 K），呈白色。推测这与白血病浸润有关。左眼视盘正常。给予结膜下注射曲安奈德，并开始每天 3 次口服泼尼松 20 mg。1970 年 10 月 15 日，双眼视力为 20/20。右眼视盘水肿基本消失（图 L）。视盘周围形成多个黑色色素团块，伴随视网膜色素上皮色素缺失。她的全身情况恶化，于 1970 年 12 月 27 日去世。

C~H：这名 37 岁男性患者 6 个月前确诊为 T 细胞急性淋巴细胞白血病，4 个月前接受了 5 个周期的超中心静脉通路装置化疗，包括环磷酰胺、长春新碱、阿霉素和柔红霉素。6 天前，他的右眼视力突然下降，他称之为"戴着深色太阳镜的视力"，全天间歇性发作，之后一直保持黑暗状态。他在 4 个月前左眼有类似的发作并没有恢复视力。他接受静脉注射类固醇治疗，但没有进行眼科检查。右眼视力为光感，左眼没有光感。视神经苍白、肿胀，视盘旁和黄斑变白，樱桃红斑，动脉血柱呈节段状。后极（图 C~图 E）有几处视网膜出血。左侧视神经苍白，上方视盘旁见动脉到动脉的侧支（图 G 和图 H）。荧光造影结果显示，视盘早期和晚期几乎没有视网膜中央动脉分支的充盈。他通过脑脊液贮液器进行视神经的放疗和化疗，但他的视力没有改善。

I~K：这名患有慢性髓细胞性白血病的 20 岁智障男性患者进入急变期，双眼视力下降。左眼有一个致密的玻璃体出血，右眼视神经有白血病浸润（图 I）。双眼眼眶接受了 24 Gy 外照射放疗超过 2.5 周。8 周后浸润慢慢消退（图 J 和图 K），但视力没有主观改善。由于他的智障精神状态，无法准确评估他的视力。

(I~K，由 Dr. Franco Recchia 提供)

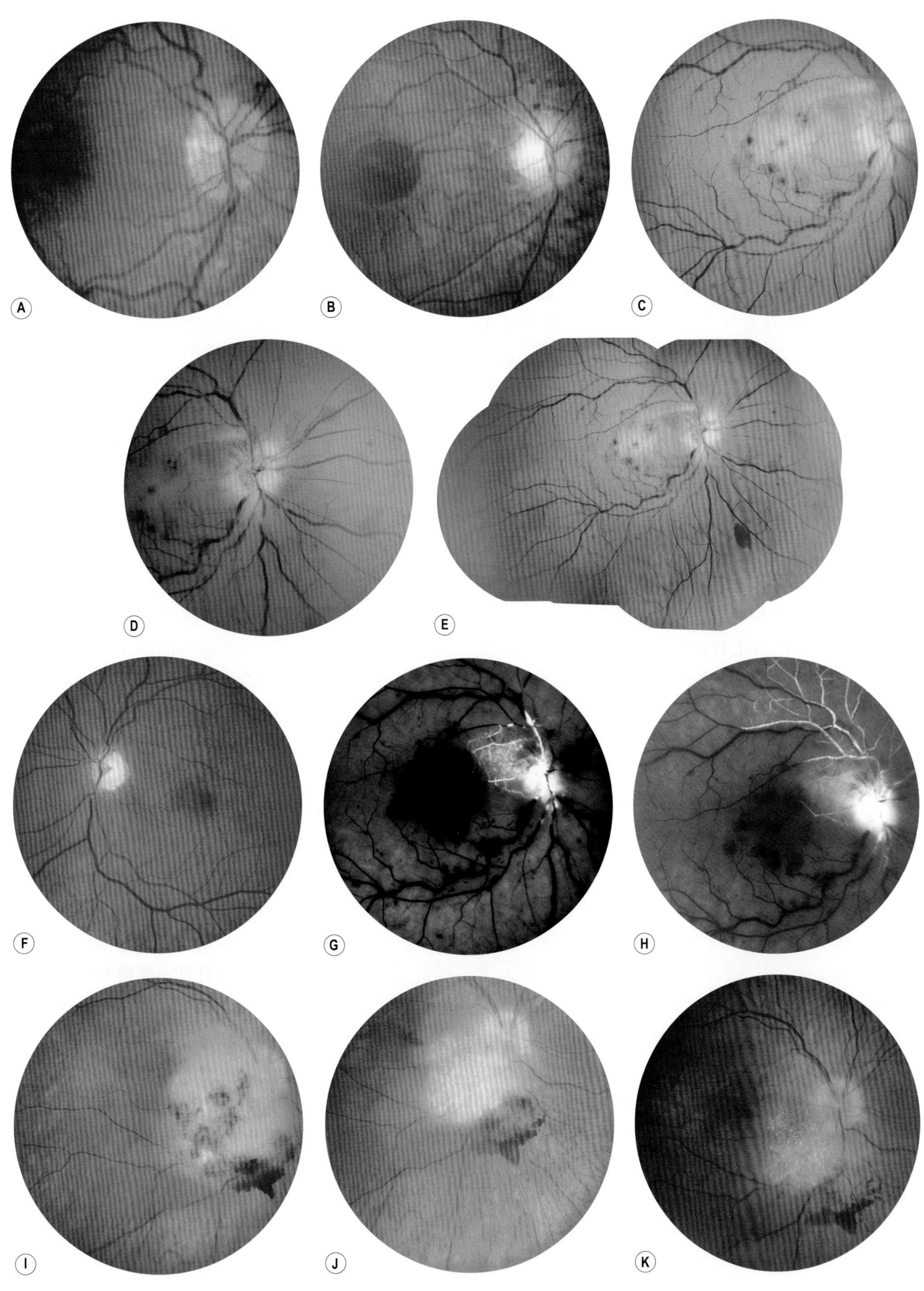

图 13.28

玻璃体视网膜淋巴瘤

第 14 章讨论葡萄膜良性反应性淋巴增生和葡萄膜淋巴瘤。

原发性中枢神经系统淋巴瘤（PCNSL）

大 B 细胞非霍奇金 B 淋巴瘤可能首先发生在中枢神经系统，包括脑、脊髓和脑膜。在一组患者中，淋巴瘤可能局限于玻璃体 /RPE/ 视网膜——即所谓的 PCNSL-O 变异[9, 307-309]。据估计，PCNSL-O 占非霍奇金淋巴瘤的 1%，颅内肿瘤的 1%，远低于眼内肿瘤的 1%[310]。有充分的证据表明这一肿瘤的发病率正在增加[311]。根据国家癌症研究所监测、流行病学和最终结果（SEER）数据库显示，PCNSL 的发病率从 1973 年的每百万人 0.27 个上升到 20 世纪 90 年代早期的每百万人 10.0 个，在过去的 30 年增加了 30 多倍[312, 313]。引起 PCNSL 发病率升高的主要原因是免疫缺陷、获得性免疫缺陷综合征（AIDS）和免疫抑制患病率上升[312]。

在表现为 PCNSL-O 的患者中，在眼部出现症状的几年后，50%~80% 的患者会出现 CNS 受累[314-316]。相反，15%~25% 的 PCNSL 患者在诊断为 PCNSL 时已有眼部受累[316, 317]。大约 25% 没有眼部受累的 PCNSL 患者会发展有眼内淋巴瘤[318]。

患者通常在 60~70 岁来眼科就诊，临床表现广泛多样化，可以伪装成很多眼部疾病（图 13.29~ 图 13.32）。年轻的成年人和儿童偶尔累及[319]。大细胞淋巴瘤的眼 – 中枢神经系统形式最常伪装成后葡萄膜炎，由于玻璃体有淋巴瘤和炎症细胞浸润，患者主诉有飞蚊症。大多数有玻璃体浸润的患者不久之后就会出现多发眼底病变，这些病变最初可能没有隆起，看起来类似于多灶性脉络膜炎（图 13.31G；图 13.32G，H 和 L）或多发性一过性白点综合征（图 13.31A），但是，它通常典型地会扩大形成孤立的、边界清晰的、水泡样的、黄白色的 RPE 下肿瘤，这通常是足够的特征，可以做出一个准确的诊断（图 13.29C；图 13.30；图 13.31B）[9, 307, 320, 321]。这些无色素性视网膜下小丘表面的细小色素斑点，是 RPE 下肿瘤位置的生物显微镜下线索，其可以融合成大尺寸。肿瘤可以通过 RPE 延伸至上方的视网膜神经上皮层和玻璃体，并产生局部白色病变，类似急性视网膜炎（图 13.29E；图 13.30I；图 13.31G 和 H）。视网膜主要血管的浸润可能导致视网膜分支动脉闭塞（图 13.31G~L），以及视网膜的出血性梗死，所见与疱疹病毒引起的急性视网膜坏死类似（图 13.32I~K）[322, 323]。偶有患者由于视神经球后部淋巴瘤浸润引起的视力丧失，类似球后神经炎，或视神经乳头浸润类似视乳头炎[324-326]。该类患者中，80% 为双眼受累。可能会有几个月或几年的延迟，才会累及第二只眼。虹膜睫状体炎和继发性青光眼可能在疾病的晚期发生。在一些患者中，色素上皮下病变有明显的自发消退倾向。当这种情况发生在早期形成的多灶性小瘢痕与拟眼组织胞浆菌病综合征类似（图 13.29D；图 13.31G）[327]。当大的病变消退时，色素上皮的地图样萎缩大的病灶与变性或炎症后病变类似（图 13.29F；图 13.30E）。出现多个实性的 RPE 肿块实际上是大细胞性淋巴瘤的诊断特征[307]。眼部体征和症状通常早于中枢神经系统受累的表现[328]。

图 13.29 由大细胞非霍奇金淋巴瘤的眼 – 中枢神经系统类型引起的各种临床表现的病理解剖图。
淋巴瘤细胞浸润玻璃体（小箭头，图 A）和视网膜色素上皮下（RPE）空间，并产生最初的小型盘状病变，与一过性白点综合征类似，轻微隆起的病变（图 B）与多灶性脉络膜炎类似，或大的 RPE 下肿块（图 C），是非霍奇金淋巴瘤的诊断性特征。上方的视网膜浸润（图 E）可产生与急性视网膜炎和缺血性视网膜梗死类似的白色病变。随着这些病变扩大，它们可能浸润并阻塞视网膜血管，产生急性视网膜坏死的临床表现。淋巴瘤的自发性坏死和消退可能发生在早期（图 D），并且产生与拟眼组织胞浆菌病综合征类似的多灶性脉络膜视网膜瘢痕，或后期形成大的地图样或弥漫的 RPE 萎缩区域（图 F），与变性和炎症后瘢痕形成类似。

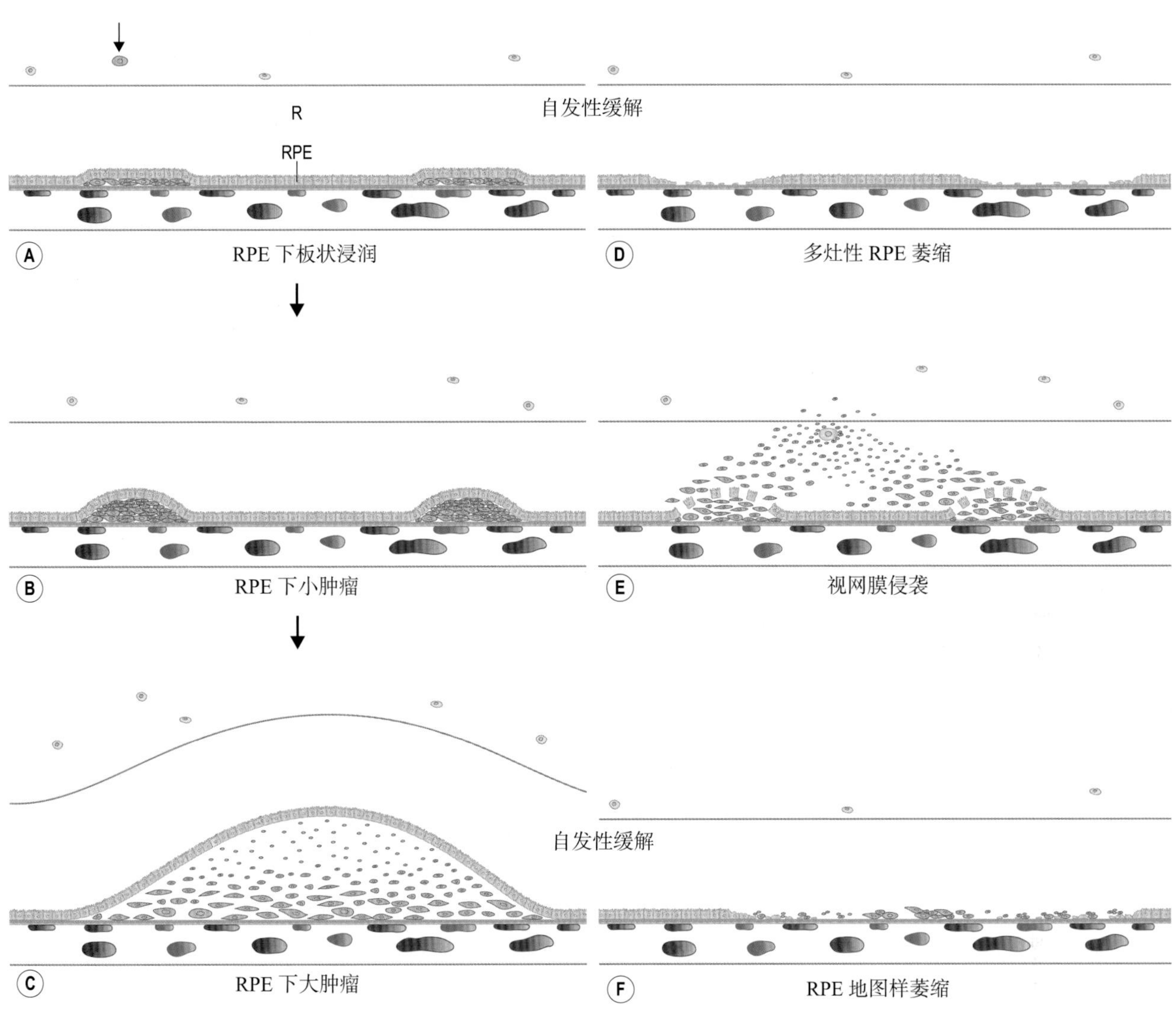
R
RPE
自发性缓解
A
RPE 下板状浸润
D
多灶性 RPE 萎缩
B
RPE 下小肿瘤
E
视网膜侵袭
自发性缓解
C
RPE 下大肿瘤
F
RPE 地图样萎缩

图 13.29

如果怀疑有大细胞淋巴瘤，患者应进行全面的医学评估，包括神经系统检查、MRI扫描和腰椎穿刺。在大多数情况下，这种评估结果会是阴性。一些患者的脑脊液检查可能表现为淋巴细胞增多症，但很少证实恶性细胞的存在。玻璃体活检对确诊可能必需[329-337]。只有经验丰富的细胞学评估团队才能做到这一点。即使在最好的情况下，获得玻璃体标本后，玻璃体细胞的适当浓缩和染色以及由熟练的细胞学人员进行检查之后，也可能得不到明确的诊断。在一些患者中，玻璃体吸出物的细胞学检查可能仅显示炎症细胞[333]。在可见病变区域对脉络膜-RPE复合物的直接活检提供了确定诊断的最佳机会，但该手术具有更高的发病率[338]。如果患者的评估显示有CNS病变的证据，CT引导下立体定向活检是一种有效的诊断方法[339, 340]。在正确诊断大细胞淋巴瘤上，细胞学检查比淋巴细胞表面标志物更重要[331, 341]。不规则的核形态、细胞核分叶、粗糙不规则的核染色质和核仁的存在是大细胞淋巴瘤的细胞学特征（图13.30J）。辅助技术包括免疫组织化学和流式细胞术，以确定淋巴细胞的免疫表型、基因重排研究和白细胞介素水平的测量[342-344]。

患有眼-中枢神经系统大细胞淋巴瘤的患者组织病理学显示RPE下多个区域的淋巴瘤浸润（图13.30F~H）[9, 307, 336, 345, 346]。大RPE下病变主要由坏死性肿瘤组成，该肿瘤通过一层薄的活的浓染肿瘤细胞与Bruch膜分离（图13.30F~H）。在大多数患者中，葡萄膜无肿瘤，但有淋巴细胞浸润，主要是反应性T淋巴细胞和浆细胞（图13.30H）。在某些情况下，肿瘤可能延伸到脉络膜下方或上面的视网膜和玻璃体（图13.31G~L）。淋巴瘤自发消退后眼睛的组织病理学检查显示多灶性地图样RPE萎缩或鳞状盘状瘢痕，与炎症后瘢痕或弥漫性脉络膜视网膜营养不良类似[9,307]。

图13.30 局限于玻璃体/视网膜色素上皮（RPE）/视网膜的原发性中枢神经系统淋巴瘤（PCNS-O淋巴瘤）。

A~H：这名60岁的女性患者于1968年12月发现左眼（图A，图B和图D）眼底广泛分布的黄白色的实性RPE脱离区。荧光造影上主要表现为无荧光（图C）。医学检查均无异常。这些病变自发消失，视力为20/20（图E）。当她4年后回来时，左眼出现了广泛的RPE萎缩性变化。右眼和图D显示的左眼有着类似的眼底表现。10周后，她经历了Jacksonian癫痫发作后死亡。右眼的检查显示在脱离的RPE下有多个坏死的白色肿瘤（箭头，图F）。注意变薄和成簇状的RPE脱离（上箭头，图G）和沿着Bruch膜内表面，位于RPE和活性肿瘤间的液化坏死的肿瘤（下箭头，图G）。位于Bruch膜内表面的活的网状细胞肉瘤（图H）。注意脉络膜中的慢性炎症细胞。

I~K：62岁男性患者，玻璃体切除术后，色素上皮下淋巴瘤。注意肿瘤（箭头，图I）突破RPE。玻璃体吸取物显示细胞具有增大的浓染分叶核和具有极少细胞质特征的网状细胞肉瘤（箭头，图J）。在外照射放射治疗（图K）后5个月，肿瘤消退。

(A~K，引自Gass等[307])

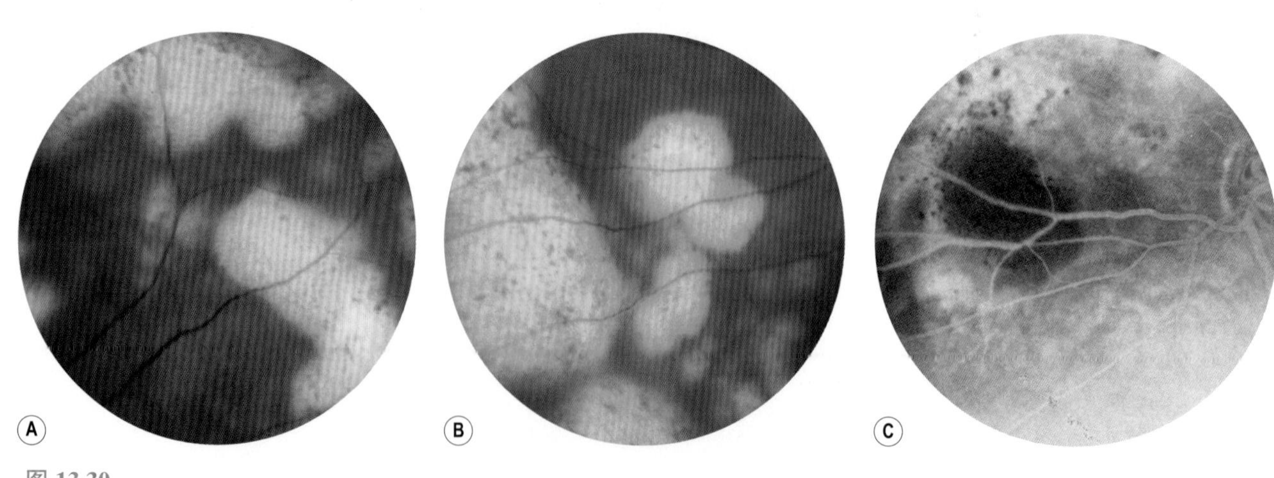

图13.30

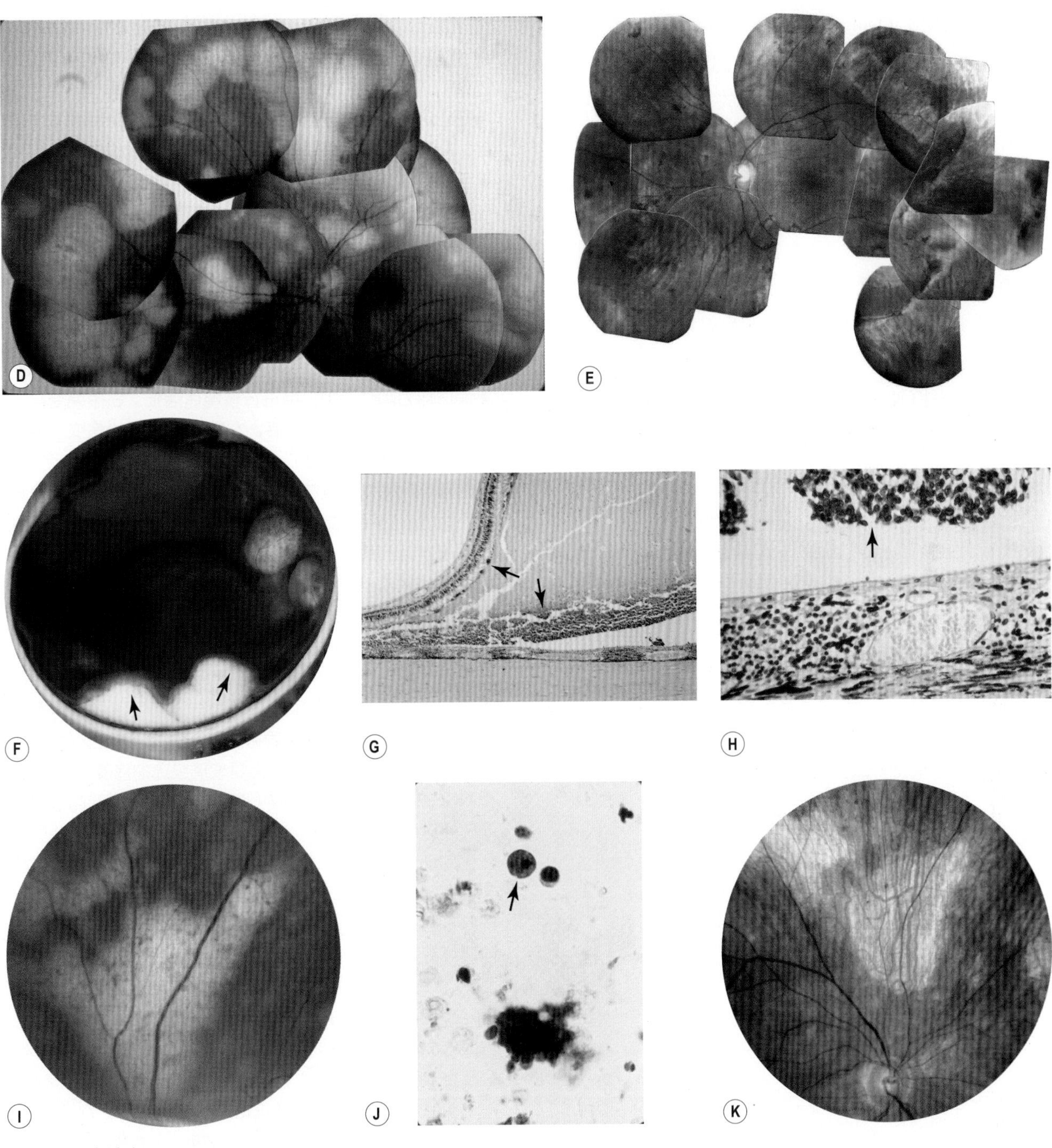

图 13.30（续）

对PCNSL-O进行眼部放射治疗（40 Gy分剂量）可控制大多数眼部受累的患者，但大多数进展为CNS疾病[328]。因为大脑放射治疗可能有明显的副作用，不建议将其作为预防用于未证实中枢神经系统受累的患者。对PCNSL-O进行全身治疗是不够的[347]。根据标准的诱导－巩固－维持方案，在1年的时间内给予玻璃体内氨甲蝶呤（400 μg/0.1 mL）看来提供了极好的控制率且毒性最小[348]。玻璃体腔内注射利妥昔单抗（抗CD20抗体；1 mg/0.1 mL）正在研究中[349, 350]。

对于中枢神经系统受累的患者，通常会考虑大剂量氨甲蝶呤[351, 352]。由于血脑屏障是药物进入中枢神经系统的限制因素，通过鞘内给药、通过贮液器脑室内给药，以及使用甘露醇输注破坏血脑屏障被经常使用[309, 353]。输注甘露醇后血脑屏障的破坏可能会无意中破坏血－视网膜屏障导致黄斑病变（图13.32）[354]。PCNSL的治疗正在国际多学科合作研究的框架内展开[355]。

图13.31 **局限于玻璃体/视网膜色素上皮（RPE）/视网膜的原发性中枢神经系统淋巴瘤（PCNS-O淋巴瘤）。**

A~F：这名56岁的女性患者，发现右眼视物模糊和飞蚊症。局限于右眼的玻璃体炎和多个小的白色或灰白色视网膜下病变被认为是多发性一过性的白点综合征（箭头，图A）。1个月后检查时，她的视力右眼为5/200，左眼为20/20。她右眼形成RPE下的一块肿块（箭头，图B）和瑞士乳酪状视网膜下的浸润。血管造影显示中心RPE改变，以及浸润区域的染色。左眼是正常的。诊断为大细胞淋巴瘤，可能累及球后视神经。医学检查为阴性。4个月后，肿瘤暂时消退，但往鼻侧发展（图C）。对淋巴瘤的反复评估均为阴性。她拒绝进行玻璃体活检。右眼病变自发消退，在随后的40个月后，左眼出现类似的病变。玻璃体活检显示淋巴瘤阳性。症状出现3年后，她发现了大脑淋巴瘤。她接受了眼睛和大脑的放射治疗。最后一次检查时，她的右眼视力是20/200，左眼为20/400。眼底显示RPE的广泛变性，但每只眼中没有肿瘤表现（图E和图F）。在她初次就诊的5年后，她仍然活着并未发现肿瘤。健忘和抑郁归因于放射疗法引起的改变。

G~L：这名表面健康的71岁女性患者患有右眼颞上方的视网膜分支动脉闭塞，是由RPE下淋巴瘤的视网膜内浸润引起的（图G）。最初的表现为右眼的玻璃体细胞浸润和多个萎缩性脉络膜视网膜瘢痕。左眼是正常的，除了黄斑区单个局灶性瘢痕和被认为是玻璃膜疣的病变。6周后，视网膜变白扩展到其他象限（图H），并且在闭塞的视网膜动脉处形成多个黄色斑块（箭头）。血管造影显示这些斑块区域的动脉管径变窄（箭头，图I）。随后，她发展为右眼急性视网膜坏死和虹膜新生青光眼，并且进行了摘除。组织病理学检查显示RPE下方有大量坏死淋巴瘤，广泛视网膜坏死，由于肿瘤和动脉沉积物导致的视网膜动脉肿瘤浸润，视盘上动脉闭塞（箭头，图K）和视网膜动脉狭窄（箭头，图L）。对其他淋巴瘤证据的医学评估为阴性。她左眼形成多个局灶性病变，类似脉络膜炎（图J）。注意有些是低荧光（箭头，图J）。在她初始就诊的14个月后，出现了偏瘫和脑部淋巴瘤的证据。

(G~L，引自Gass和Trattler[322]，©1991，美国医学会。版权所有)

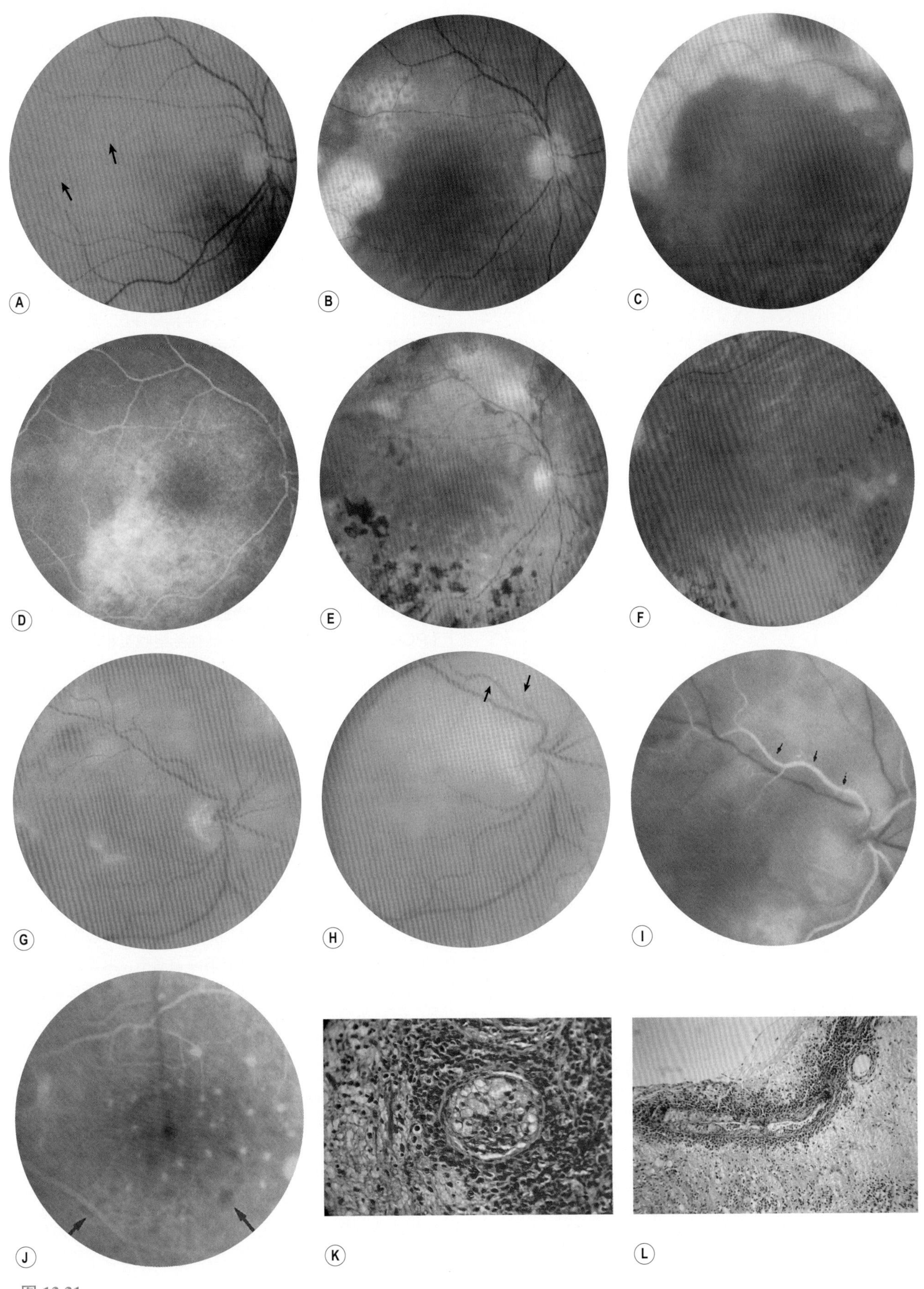

图 13.31

蕈样肉芽肿

蕈样肉芽肿，一种来源于T淋巴细胞的恶性淋巴瘤病，发生在皮肤，可能会与牛皮癣混淆。后来它可能累及其他器官。很少影响中枢神经系统和眼睛[362-365]。有报道虹膜组织[366]、玻璃体[363, 367, 368]、脉络膜[369]、RPE下[368, 370]、视神经和视网膜的浸润[362, 363, 367]。

淋巴细胞性淋巴瘤

淋巴细胞性淋巴瘤罕见累及眼睛(图13.34J~L)[326, 371]。Lewis和Clark[371]报道了一名48岁女性患者视网膜广泛浸润的特殊形式，患者有分化良好的淋巴细胞性淋巴瘤，累及腹部、颈椎和下颌下区。用环磷酰胺、长春新碱和口服泼尼松治疗后1个月，视网膜浸润消除。

图13.32 血脑屏障破坏性的黄斑病变。

A~F：一名66岁的白种人女性患者，在出现意识混乱和头痛后被诊断患有中枢神经系统淋巴瘤。她在2个月后开始血脑屏障破坏的治疗，并进行了23次治疗（分为12个周期）；5次通过右颈内动脉给予，8次通过左颈内动脉给予，其余通过椎动脉系统给予。在血管造影中观察到动脉夹层后，一次周期的治疗提前终止。右眼基线最佳矫正视力为20/30，左眼为20/25；眼底检查中并未发现视网膜色素上皮（RPE）的改变。患者在4次治疗后发现眼前“灰云状的暗点”视觉紊乱；在每次治疗期间，这些主观症状急性加重，然后恢复到基线水平。这些视觉障碍始终保持稳定，并在治疗结束后1年依然存在。在完成治疗后首先记录到黄斑区视网膜色素上皮斑点状的色素沉着，此时最佳矫正视力右眼为20/40，左眼为20/50（图A）。Humphrey视野检查显示患者脑肿瘤继发的下方右侧同侧偏盲和右眼较小的旁中央暗点。4个月后，右眼视力稳定（20/40），左眼（20/200）视力下降，临床检查中注意到RPE的增殖和萎缩（图B）。荧光造影显示双侧早期局部高荧光、晚期荧光消退和黄斑区局部低荧光（图C和图D）。光学相干断层扫描发现右眼轻度囊样黄斑水肿和左眼RPE不规则增厚（图E和图F）。

局限于玻璃体/RPE/视网膜的原发性中枢神经系统淋巴瘤（PCNS-O淋巴瘤），类似多灶性脉络膜炎和急性视网膜坏死。

G~L：这名53岁男性患者，被观察到右眼轻度玻璃体细胞，并逐渐发展，在9个月内出现一些深部的扁平状的脉络膜病变。当玻璃体细胞增多时，他出现眼前飞蚊感和闪光感。那时，在他左眼眼底发现一些扁平的新的深部脉络膜病变，右眼视力为20/40，左眼视力为20/20（图G和图H）。在证实快速血浆反应素、胸部X线和其他感染原因呈阴性后，诊断为多灶性脉络膜炎，并开始进行类固醇激素口服治疗。他的症状得到改善，玻璃体细胞在3周后清除，但到6周时，双眼脉络膜病变数量增加。中断使用激素，并进行诊断性玻璃体切除术，得出“反应性的淋巴细胞群”结论。他开始静脉注射阿昔洛韦，拟诊为疱疹性视网膜炎；右眼病变稳定并在玻璃体切除术后形成色素；然而，左眼继续发展为内层视网膜炎和出血，与急性视网膜坏死类似（图I和图J）。观察到左眼病变的持续进展，添加抗真菌剂伏立康唑。内层视网膜炎（图K）和出血进一步发展，采取了玻璃体切除术和视网膜活检，诊断为原发性眼部淋巴瘤。2.5年之内对中枢神经系统进行评估均为阴性，之后在脑桥中形成了病变。他接受了全身化疗，外加眼内氨甲蝶呤，并且在过去的5年中，他的脑脊液和眼睛中的细胞均为阴性。双眼视网膜表现为穿凿样色素性瘢痕，与多灶性脉络膜炎相似（图L）。在接受白内障手术后他右眼的最终视力为20/20，左眼视力为20/30，病变一直稳定。(A~F，引自Galor等[354])

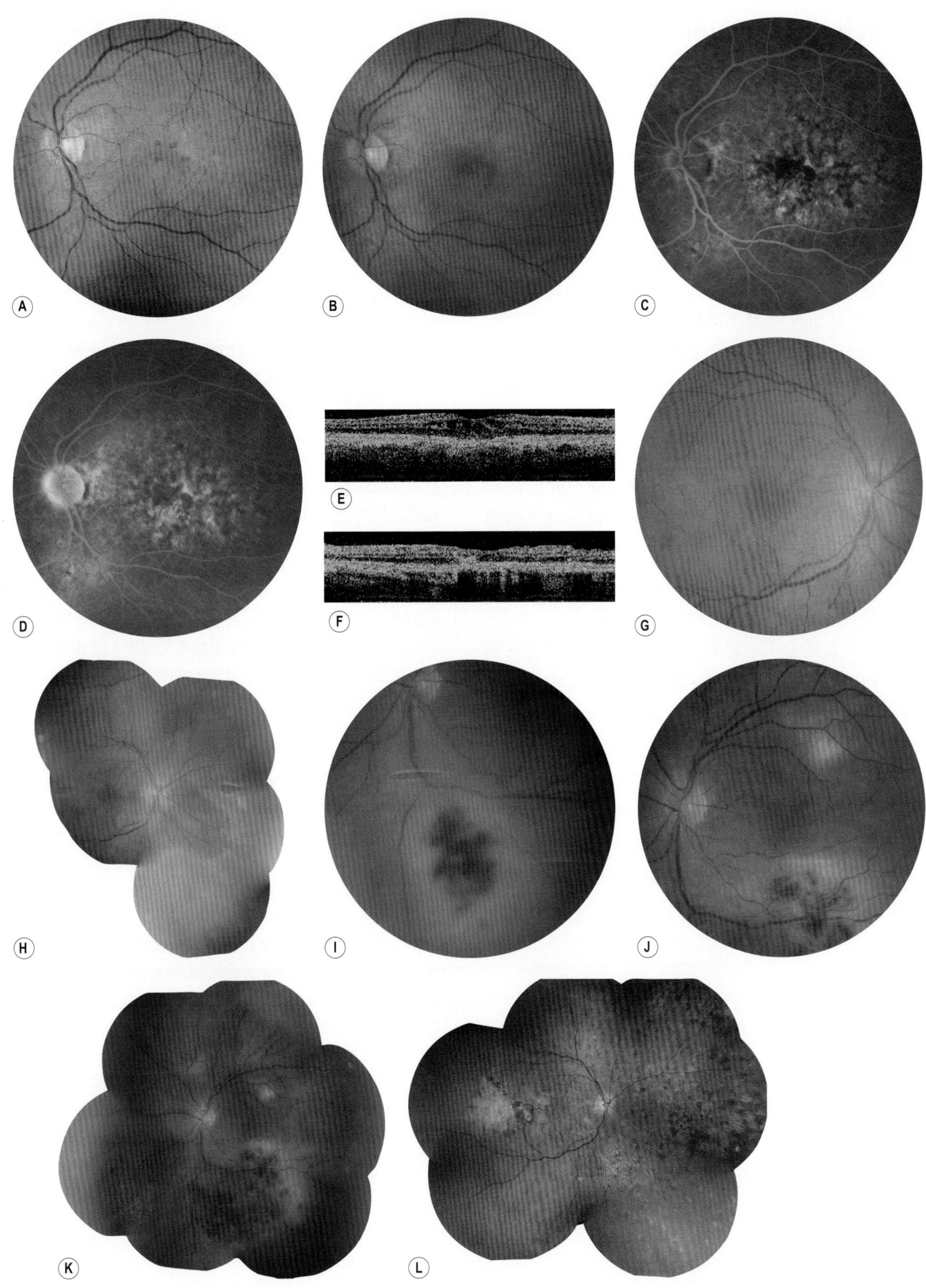

图 13.32

其他的淋巴瘤和相关的疾病

成人 T 细胞性白血病 / 淋巴瘤

成人 T 细胞白血病 / 淋巴瘤是最近描述的一种临床病理疾病，它的主要特点是极端侵袭的过程、高度分裂的外周 T 细胞过度增殖的白血病或淋巴瘤，与感染逆转录病毒、人类 T 淋巴细胞病毒 1 型有关[356, 357]。这些患者发生多器官系统浸润，其中可能包括一种眼内受累形式，与眼 -CNS 非霍奇金淋巴瘤[358]和急性视网膜坏死类似（图 13.33）[359-361]。后者表现为视网膜和血管周围的浸润，动脉和静脉都受影响，霜枝样脉管炎、视网膜血管炎、巨细胞病毒性视网膜炎和急性视网膜坏死。与巨细胞病毒和疱疹性视网膜炎不同，浸润周围的出血不是一个突出的特征（图 13.33B，C，G 和 H）。对抗病毒药物反应不佳，或来自 HTLV-1 病毒流行地区的患者，如日本、南美洲、加勒比群岛和法属西印度群岛以及热带非洲等，应提醒临床医师考虑 HTLV-1 视网膜炎 / 成人 T 细胞白血病 / 淋巴瘤。

该病毒还会引起脊髓病，称为 HTLV- 相关脊髓病。原病毒 HTLV-1 在宿主细胞的基因组中随机整合，没有优先插入位点。在成人 T 细胞白血病 / 淋巴瘤患者中的整合是单克隆的，并且在患有 HTLV 相关性脊髓病的患者的外周血的淋巴细胞中是多克隆的。大多数眼部淋巴瘤来自 B 细胞。HTLV-1 诱导的眼内淋巴瘤是 T 细胞淋巴瘤的罕见病因：其他由蕈样肉芽肿、外周 T 细胞淋巴瘤和 Sézary 综合征扩散到眼部（参见第 14 章）。

图 13.33 成人 T 细胞白血病 / 淋巴瘤（人 T 淋巴细胞病毒：HTLV）。

A~L：这名 39 岁的白种人女性患者出现右眼视力缓慢，无痛下降 2 个月余，没有红肿、畏光或闪光感。她 3 年前因成人 T 细胞白血病 / 淋巴瘤接受过干细胞移植手术，目前缓解。在过去 3 年中，她曾有过几次感染性并发症，包括假单胞菌和链球菌菌血症、巨细胞病毒再激活、链格孢菌 / 莫拉菌鼻窦炎、黏膜皮肤移植物抗宿主病、闭塞性细支气管炎和高血压。她因最近的鼻窦炎和发热到 102.8 ℉（39.3 ℃）接受头孢呋辛、康必特、泼尼松 15 mg、阿奇霉素和沙美特罗治疗。右眼视力为 20/70，左眼为 20/20，右眼中度传入性瞳孔障碍，色觉测试为 3/11 色盘，左眼为 11/11。玻璃体充满碎片和细胞膜（图 A）并掩盖了一些视网膜的改变，包括肿胀伴有浸润的视神经、视网膜炎和血管周围白色浸润，以及与霜样脉管炎类似的羽毛状边缘（图 B 和图 C）。左眼底是正常的，没有玻璃体细胞（图 D）。血管造影显示血 - 视网膜屏障破坏，眼底后极部血管弥漫性渗漏，视神经和视网膜血管炎染色（图 E 和图 F）。她开始静脉注射更昔洛韦；房水样品通过聚合酶链反应（PCR）检测，巨细胞病毒（CMV）、单纯疱疹病毒（HSV）和带状疱疹病毒均为阴性。血清弓形虫和快速血浆反应素均为阴性。多次脑脊液检测恶性细胞和感染均为阴性。大脑和眼眶的磁共振成像并未显示新的病理改变。分别治疗 2 周后，对全身缬更昔洛韦无反应，对 60 mg 泼尼松反应可疑，采取了进一步的诊断性玻璃体切除术。玻璃体样品对病毒、真菌、细菌培养呈阴性，对于细小病毒 B19、HSV-1 和 -2、水痘 - 带状疱疹病毒、CMV、人免疫缺陷病毒、H6D 和 H7D 呈阴性。HTLV1 和 2 的 PCR 检测不成功。玻璃体细胞学分析如下：“混合性炎症浸润，CD3 阳性和 CD20 阴性淋巴细胞，可能是反应性的，不能诊断淋巴系统恶性肿瘤。”玻璃体切除术后，屈光介质变清楚，有线索表明，血管周围浸润减少（图 G）。视力逐渐下降至 20/100，通过经验性每周 15 mg 氨甲蝶呤治疗，患者因一次越野旅行离开。她于 6 周后返回，视力进一步下降至数指（30 cm），视网膜变化程度增加（图 H）。再次进行了玻璃体切除术和视网膜活检，结果与 T 细胞白血病 / 淋巴瘤（图 I 和图 J）一致。流式细胞学显示表达 CD4 和 CD25 的大 $CD3^{+}$T 细胞。同时左侧视盘变得肿胀（图 K），并且在下方玻璃体中形成小的“雪球”。在接下来的 3 个月内通过 Ommaya 储液器使用高剂量氨甲蝶呤进行的积极化疗方案，视盘浸润消退，并且她的左眼（图 L）仍然未发病，视力为 20/20，持续 2 年以上。右眼视力保持在光感。

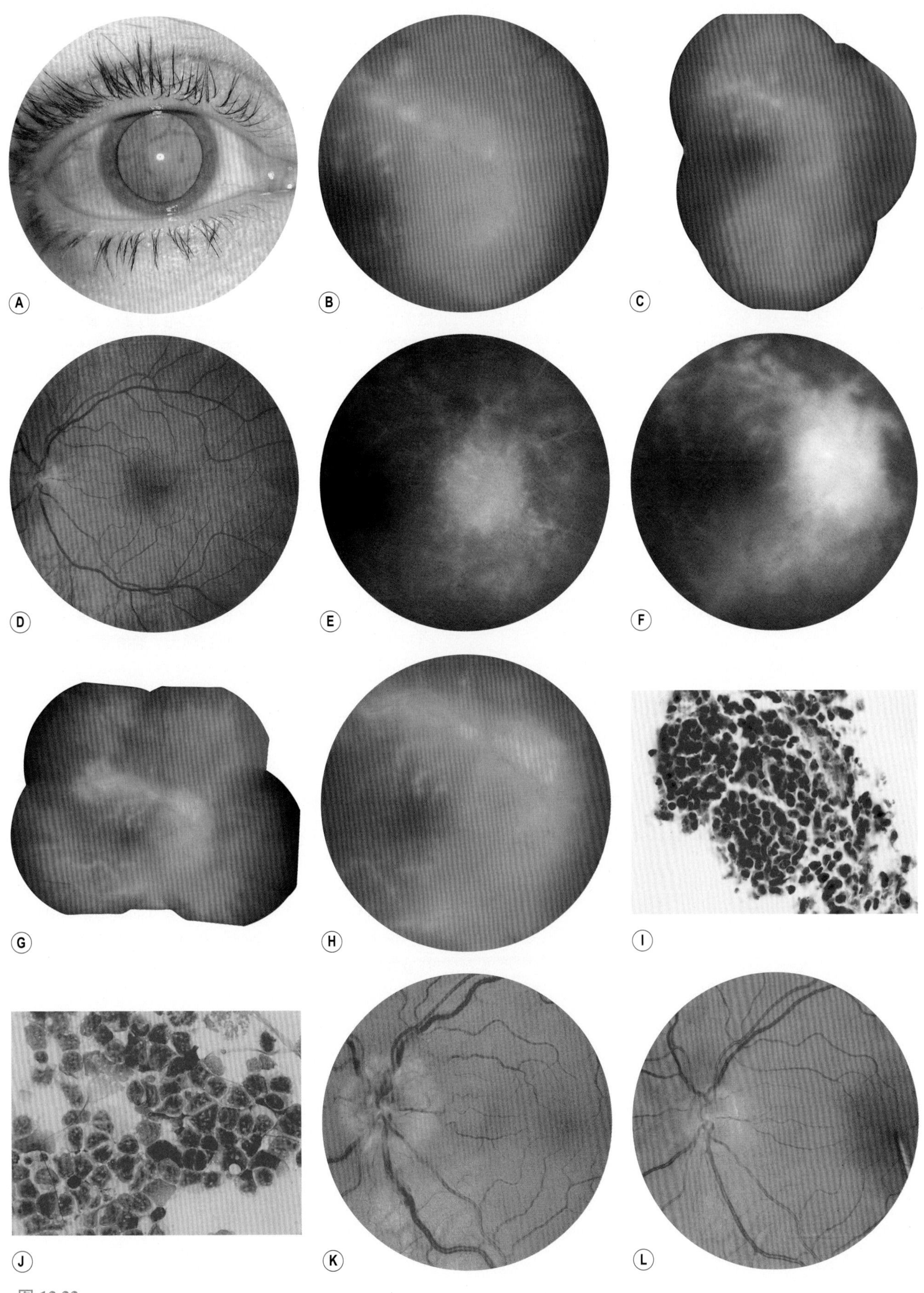

图 13.33

Richter 转化

Rtichter 转化是慢性淋巴细胞白血病或小淋巴细胞淋巴瘤患者中高级非霍奇金淋巴瘤或霍奇金淋巴瘤的发展[378]。在一个大 B 细胞淋巴瘤患者双眼出现玻璃体细胞，代表 Ritchter 转化，曾被观察到[379]。

血管内皮瘤病

肿瘤性血管内皮瘤是一种罕见的结外大细胞淋巴瘤形式，其特征是肿瘤单核细胞在血管腔内多灶性增殖。它是一种罕见的致命疾病，推测其为内皮起源的恶性细胞在血管内广泛增殖为其特征。临床上，主要为不明原因的发热和皮肤，以及古怪的神经系统表现。眼部改变包括虹膜睫状体炎、角膜后沉淀物、玻璃体炎、视盘水肿和视网膜血管改变，包括出血和视网膜动脉闭塞[380-382]。偶尔出现脉络膜的浸润，表现类似 Harada 病。在组织学上，除了血管和继发性色素改变有点像高血压性脉络膜病变，还存在周边葡萄膜累及伴有肉芽肿性虹膜睫状体炎。血管内皮细胞显示出恶性转化的征象。

图 13.34　系统性大细胞非霍奇金淋巴瘤中视网膜受累类似眼底黄色斑点症。

A~C：这名健康的 53 岁女性患者注意到右眼最近的视物模糊。她的右眼视力为 20/25，左眼为 20/15。Amsler 方格显示右眼旁中央暗点。右眼可见 2+ 玻璃体细胞，在整个黄斑及视盘旁可见视网膜色素上皮水平的黄色的网格状色素聚集图案，类似眼底黄色斑点症（图 A）。鼻上方见视网膜下的白色浸润区域（图 B）。左眼是正常的。荧光造影显示，在高于正常脉络膜荧光的背景下，色素团呈现低荧光（图 C）。在白色浸润灶可见晚期着染。左眼荧光造影结果正常。对炎症和肿瘤疾病的医学检查是阴性的。她的视觉模糊逐渐改善，7 周后她的视力为 20/20。她仍然感受到轻微的光和颜色敏感度损失。在视觉症状出现 6 个月后，她注意到腋窝淋巴结肿大。在左锁骨上区域、腹膜后区域和左乳房中发现肿瘤。组织活检结果为组织细胞性非霍奇金淋巴瘤（网状细胞肉瘤）。她接受了全身性皮质类固醇激素和抗代谢药治疗，在视觉症状出现 14 个月后，该患者处于缓解期。她没有回来进行眼科检查，但可以用右眼看报纸，左眼仍无症状。

D~I：这名看起来健康的 67 岁男性患者左眼视物模糊，眼底表现类似黄色斑点症（图 D）。血管造影（图 E 和图 F）与图 C 中的相似。他的视力是 20/20。医学检查为阴性。6 周后，他的视力降至 20/80。RPE 的损伤加重（图 G~图 I）。几个月后，他出现淋巴结肿大。活检显示大细胞淋巴瘤。

淋巴细胞淋巴瘤累及视网膜。

J~L：48 岁女性患者，双眼视力快速下降，由分化良好的淋巴细胞淋巴瘤所致。双眼的视网膜血管周围和视盘浸润非常明显。在钴照射治疗的 1 个月内，浸润消除，双眼视力从数指提高到 20/60。

（A~I，引自 Gass 等[457]；J~L，引自 Lewis 和 Clark[371]，经 *The American Journal of Ophthalmology* 许可；The Ophthalmic Publishing Co. 版权所有；J 和 K，引自 Yannuzzi，Lawrence J.，The Retinal Atlas，Saunders 2010，978-0-7020-3320-9，p.706）

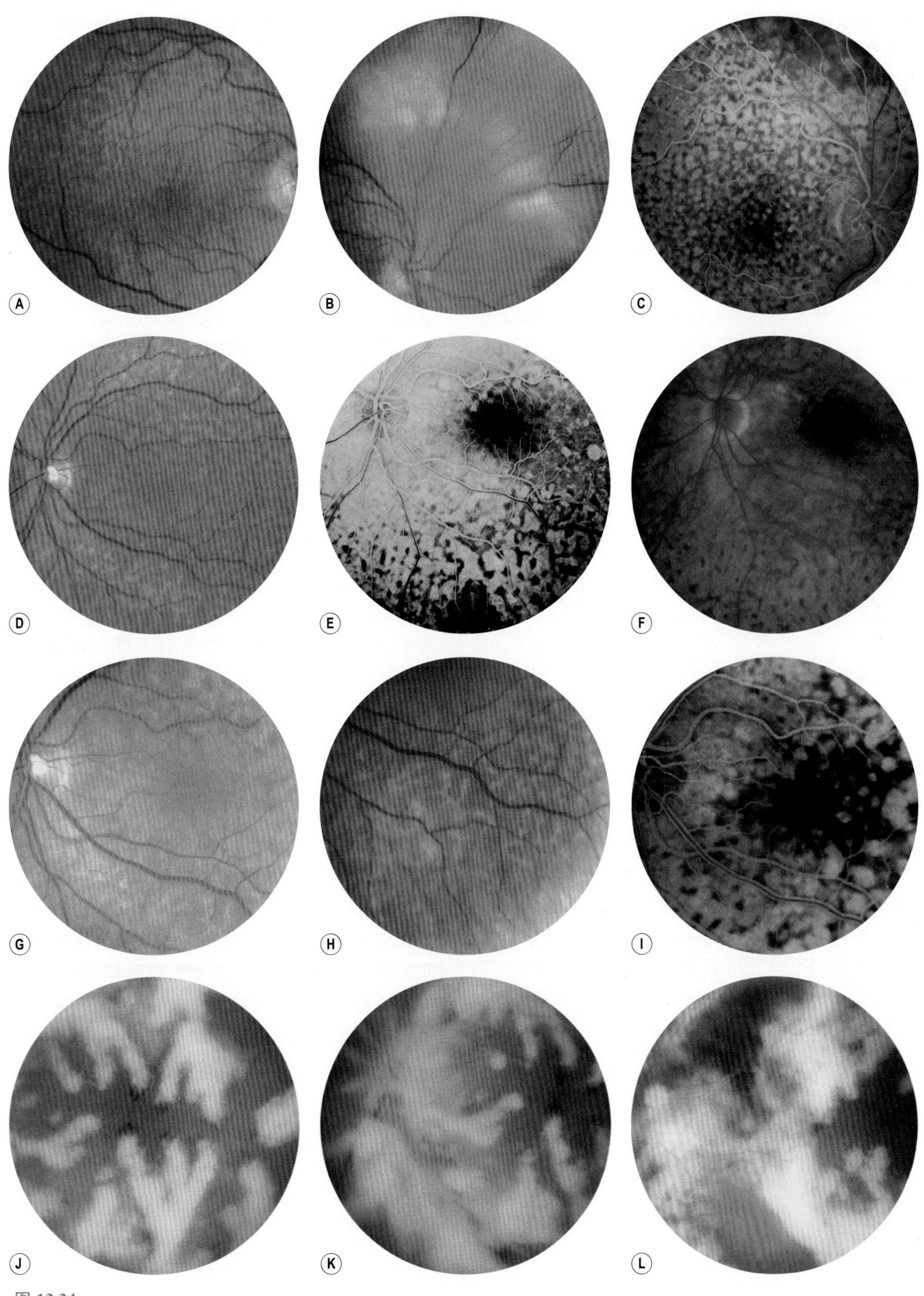

图 13.34

多发性骨髓瘤

多发性骨髓瘤是浆细胞的一种肿瘤性疾病，在其晚期阶段会产生骨质疏松症、穿孔性骨病变、多处骨折和骨肿瘤。由于骨组织受累引起的眼球突出可能是该疾病的第一个征兆[372]。极少数情况下，视神经可能被浸润，引起视神经炎，并且在某些情况下会导致视网膜中央动脉闭塞[373,374]。在Bascom Palmer眼科研究所看到一名视神经受累患者，对外照射放疗疗法有迅速的反应（图13.35）[9]。睫状体浆细胞瘤[375]、脉络膜浆细胞瘤[376]，甚至玻璃体炎和视网膜血管炎作为多发性骨髓瘤的表现都曾被观察到[377]。多发性骨髓瘤和Waldenström的巨球蛋白血症患者通常表现为继发于高凝的临床特征。当高分子量免疫球蛋白进入视网膜下空间时，可以看到由于其吸收液的渗透性而导致的浆液性视网膜脱离。由于外层血－视网膜屏障没有破坏，其特征是荧光素不会渗漏（参见第3章）。当骨髓被骨髓瘤细胞浸润时，会出现墨迹样视网膜出血的贫血性视网膜病变（参见第6章）。

图13.35　多发性骨髓瘤引起的出血性视神经病变和视力丧失。

A~D：这名67岁的女性患者报道左眼视物模糊，持续1周。右眼视力为20/30，左眼视力为数指/8英尺（2.44米）。右眼眼底正常。左眼玻璃体中有一些细胞。注意出血后面视神经盘的棉絮斑和混浊（箭头，图A）。血管造影显示细小的毛细血管扩张和视盘（图B和图C）的着染。临床表现为视神经骨髓瘤浸润。在2周的时间内，对后极部进行了总剂量为2 000 rad的钴-60照射。3个月后，她的视力为20/70，视盘略显苍白（图D）。

全身肿瘤转移到视网膜和视神经。

E~L：一名55岁的非裔美国女性患者左眼出现快速进行性视力改变3周余。她的右眼视力为20/20，左眼是20/400。右眼眼底是正常的。左眼眼底显示白色的视盘和周围视网膜的全层坏死，伴有出血和累及黄斑区的浆液性视网膜脱离（图E和图F）。视盘和周围视网膜上的血管显示局灶性内皮细胞失代偿、动脉瘤形成和渗漏（图G和图H）。她的弓形虫、单纯疱疹病毒-1和-2以及水痘－带状疱疹病毒的血清抗体均在正常范围内。在6周内重复进行每周2次玻璃体内注射更昔洛韦并不能改善视网膜的情况。在此期间她癫痫发作，并进行了计算机断层扫描，发现中枢神经系统病变、肺门淋巴结病变、肺活检确认肺腺癌。进行了诊断性玻璃体切除术、视网膜脱离修复和硅油填充，视网膜活检（图I）显示转移性腺癌。肺部病灶（图J和图L）苏木精－伊红染色以及电子显微镜显示，其具有高核质比的大的恶性细胞。视网膜活检组织甲苯胺蓝染色显示肿瘤细胞（图K）。

（E~L，由Dr. Jon Adleberg提供）

淋巴瘤样肉芽肿病

淋巴瘤样肉芽肿病是一种血管中心性和血管破坏性淋巴组织增生性疾病，主要影响肺部。在大多数情况下可以检测到Epstein-Barr病毒RNA。在晚期病例中，存在与大B细胞淋巴瘤的重叠[383]。该疾病的大多数眼科表现是颅神经受累的结果。然而，眼内受累可能表现为肉芽肿性后葡萄膜炎[384]，或与急性后部多灶性盘状色素上皮病变的眼底图像相似[385]。有文献报道一例双侧渗出性视网膜脱离对口服类固醇有反应的病例[386]。

移植后淋巴组织增生性疾病

移植后免疫抑制可能与Epstein-Barr病毒诱导的淋巴组织增生性疾病有关，可能表现为眼内淋巴瘤[387-389]。Demols等[389]报道一名59岁男性单一肺移植患者发生脉络膜视网膜病变；最初被怀疑是巨细胞病毒性视网膜炎或弓形虫性视网膜脉络膜炎。玻璃体活检显示B淋巴细胞的单克隆增殖。免疫球蛋白基因重排和通过聚合酶链反应检测到Epstein-Barr病毒。减少免疫抑制使得病变消退[389]。

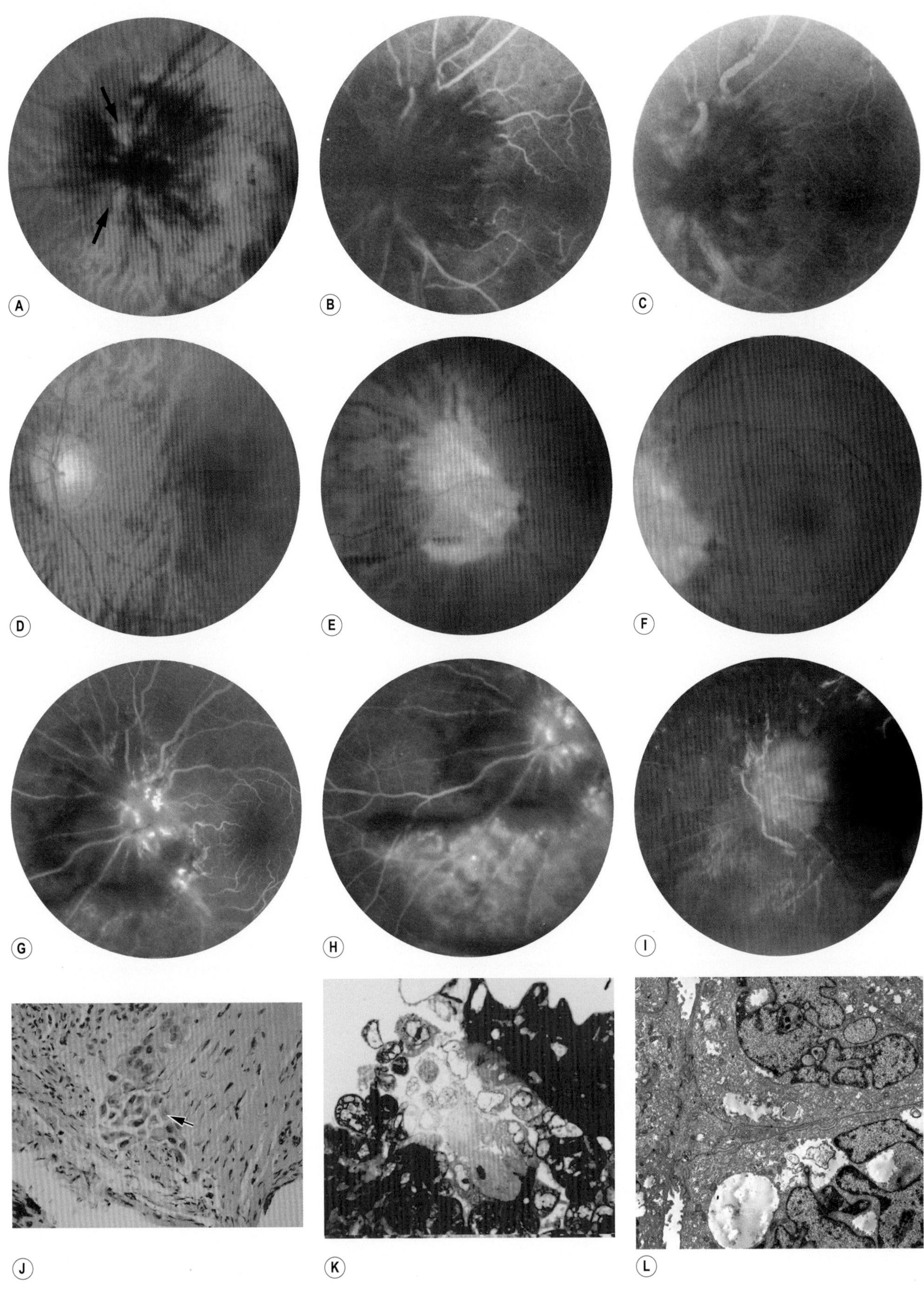

图 13.35

视网膜的转移癌

视网膜上的转移性癌很少发生[390-402]。它通常发生在一只眼睛中，但可能影响双眼[403]。最初，视网膜转移可能与视网膜缺血性梗死无法区分（图13.36A）。随着肿瘤的扩大，视网膜会形成致密的、白色的混浊，可能与弓形虫病、巨细胞病毒或其他感染引起的坏死性视网膜炎相似（图13.36E）。玻璃体细胞可以存在也可以没有[390, 391, 402]。在这种情况下，玻璃体的细胞学检查可能确立诊断[402, 404, 405]。视网膜转移性病灶的边界比脉络膜转移病灶更不规则。在大约一半的报道病例中，也存在脉络膜受累。瘤体可伴有多个血管周围白色浸润[402]。

图 13.36 视网膜和玻璃体转移癌。

A~D：这名42岁的女性患者，接受转移性乳腺癌治疗，主诉眼前漂浮物。检查显示视网膜表面附近有粗糙的玻璃体混浊（图A和图B）。荧光素血管造影显示视网膜血管（图C和图D）渗漏的斑片状区域。玻璃体活检显示转移性乳腺癌。

E~I：这名49岁的男子主诉头晕、头痛、发音障碍和右侧偏瘫。检查发现左眼有孤立的白色视网膜病变（图E）。计算机断层扫描和脑磁共振成像显示多发结节性病变（图F）。胸部X线片显示（图G）纵隔淋巴结肿大和右肺中叶结节密度增大。患者去世后检查显示视网膜中的孤立转移性燕麦细胞癌病变（图H和图I）。注意脉络膜（箭头，图H）不受影响。

（A~I，引自Leys等[396]，©1990，美国医学会。版权所有）

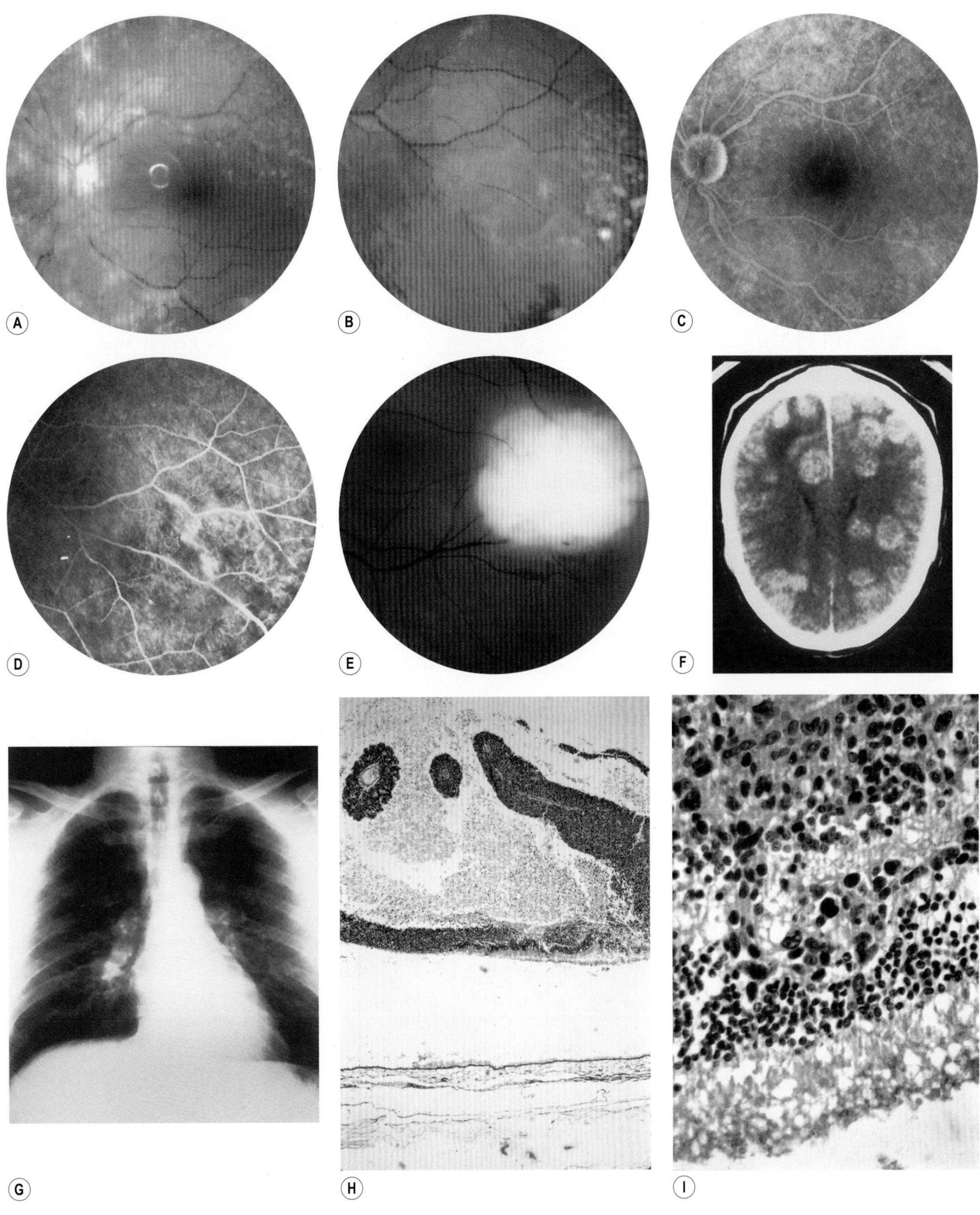

图 13.36

皮肤黑色素瘤偶尔会转移到眼睛，大约 20% 的病例会到视网膜而不是葡萄膜（图 13.37）[401, 402, 406-410]。在某些情况下，它可能转移到玻璃体并导致患者主诉飞蚊症，由于玻璃体腔内悬浮的褐色、细胞、球状黑色素细胞团所致（图 13.37A）。这些细胞团块具有足够的特征，并且不同于增殖的 RPE 细胞（烟尘状）的不规则团块，诊断应该怀疑转移性黑色素瘤。玻璃体浸润可能伴有浅层灰褐色浸润，呈树枝状排列，羽状边缘浸润视神经盘周围视网膜的神经纤维层（图 13.37B）。玻璃体中的大的、米黄色斑块或肿瘤细胞簇可能部分地遮蔽眼底。在其他情况下，视网膜内可能存在局部不规则的黑色素细胞斑块（图 13.37C 和 D）。尽管采用结膜下注射和抗代谢药物全身治疗，但眼内肿瘤可能会增殖并引起虹膜红变和继发性青光眼[410]。

与葡萄膜相比，这种罕见的转移至视网膜的癌症的原因尚不确定。血流的差异（脉络膜中的湍流与视网膜中的层流），在血管内皮中没有开窗，以及玻璃体中存在的抑制因子可能是重要的因素[411]。

图 13.37 转移至视网膜和玻璃体的皮肤黑色素瘤。

A 和 B：一名 43 岁的女性患者感觉左眼眼前漂浮物。3 年前，她切除了皮肤黑色素瘤。由于淋巴结活检阳性，给予钴治疗。视力是 20/20。左眼的裂隙灯检查显示前部玻璃体腔（图 A）中的金棕色球状物，以及起源于视盘（图 B）区域的色素细胞。血管荧光造影显示视盘有着染。尽管进行了抗代谢治疗，患者在 4 个月后死亡。

C 和 D：44 岁男性患者在切除皮肤黑色素瘤 3 年后，发现视网膜转移。

（A 和 B，引自 Robertson 等[453]；C 和 D，引自 Letson 和 Davidorf[404]，©1982，美国医学会。版权所有。E 和 I，引自 Yannuzzi，Lawrence J.，The Retinal Atlas，Saunders 2010，978-0-7020-3320-9，p.275）

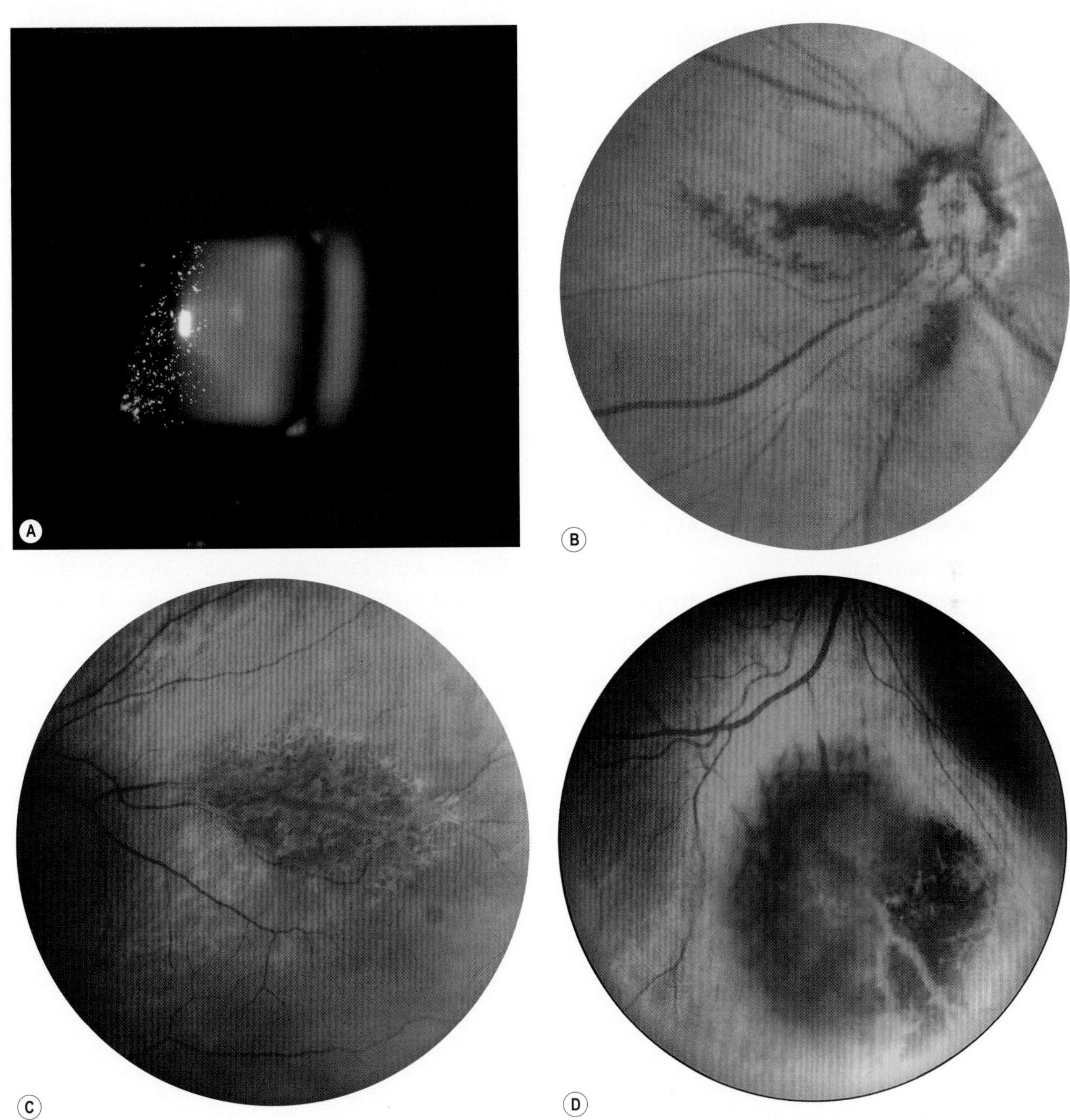

图 13.37

与癌症相关的副肿瘤视网膜病变（癌症相关的视网膜病变或 CAR 综合征）

视力丧失的快速进展、奇怪的视觉感受、夜盲、环形暗点、平坦的视网膜电流图反应、进行性视网膜动脉狭窄、RPE 和视盘无或者有轻微改变，这些表现可能作为系统性癌症的远端效应而出现，最常见的是肺部小细胞癌（图 13.38A）[412-425]。在一例病例中观察到少许玻璃体细胞[417]，在另一例病例中有房水细胞[418]。在两例患者中，荧光素血管造影显示双眼斑驳状的高荧光[417, 418]。可能在 4 个月内发生失明。视觉症状可能早于癌症的发现。组织病理学检查显示光感受器细胞的严重的变性和丢失，与视网膜色素变性不同的是，RPE 损伤很小和脉络膜毛细血管正常[412, 413, 417, 421, 422]。在一例患者中存在神经节细胞丢失[415]。对一名患眼进行电子显微镜的检查发现，有未成熟的黑色素颗粒伴有黑色素小体，提示黑色素合成和吸收异常[412]。这提示作者们，癌症产生的激素样物质，反应性地促进视网膜色素上皮细胞黑色素合成和含量的增加，这可能损害 RPE 吞噬和维持光感受器外节正常周转的能力。反过来导致光感受器细胞的变性。

图 13.38 **癌症相关性视网膜病变。**

A：一名老年男性患者，被诊断为癌症相关性视网膜病变，周边视力丧失和夜盲症快速进展。注意视网膜血管变窄，除了双眼视盘旁萎缩，没有视网膜色素上皮的变化。

B 和 C：一名 72 岁女性患者出现全色盲和双眼中心暗点，视网膜电流图显示主要为视锥细胞反应抑制，视网膜动脉狭窄。她于 9 个月后死于转移性癌症。组织病理学检查显示黄斑区域（图 B 和图 C）光感受器细胞丢失最明显和其他区域视锥细胞的选择性丢失。

一例转移性皮肤黑色素瘤患者的急性 Vogt-Koyanagi-Harada 样综合征。

D~I：这名 71 岁的女性患者 3 年前曾患有足背部的黑色素瘤并进行了切除。入院前 2 周，她有头痛、脸部皮肤和手臂进行性的白癜风（图 D 和图 E）、耳聋、飞蚊症和双眼视力逐渐丧失。双眼视力为光感。有前房细胞 2+、闪辉和角膜沉淀物，玻璃体细胞 3+，以及脉络膜和后极部（图 F 和图 G）大面积的脱色素改变。她的一般体检显示腹股沟淋巴结肿大，但没有其他转移性疾病的证据。淋巴结的活检显示黑色素瘤呈阳性。大脑和腹部的计算机断层扫描是阴性的，双眼的电生理反应都熄灭。腰椎穿刺显示 130 个淋巴细胞和 90 mg/dL 的脊髓液蛋白。全身性皮质类固醇激素治疗后视功能迅速恢复，右眼 20/50，左眼 20/70。视觉症状出现 10 个月后，玻璃体炎症极小，双眼脉络膜散在局灶性脱色素改变（图 H 和图 I）。患者生活活跃，能够阅读，直到 15 个月后发生转移性黑色素瘤死亡。

(B 和 C，引自 Cogan 等[4, 13]；D~I，引自 Gass[434])

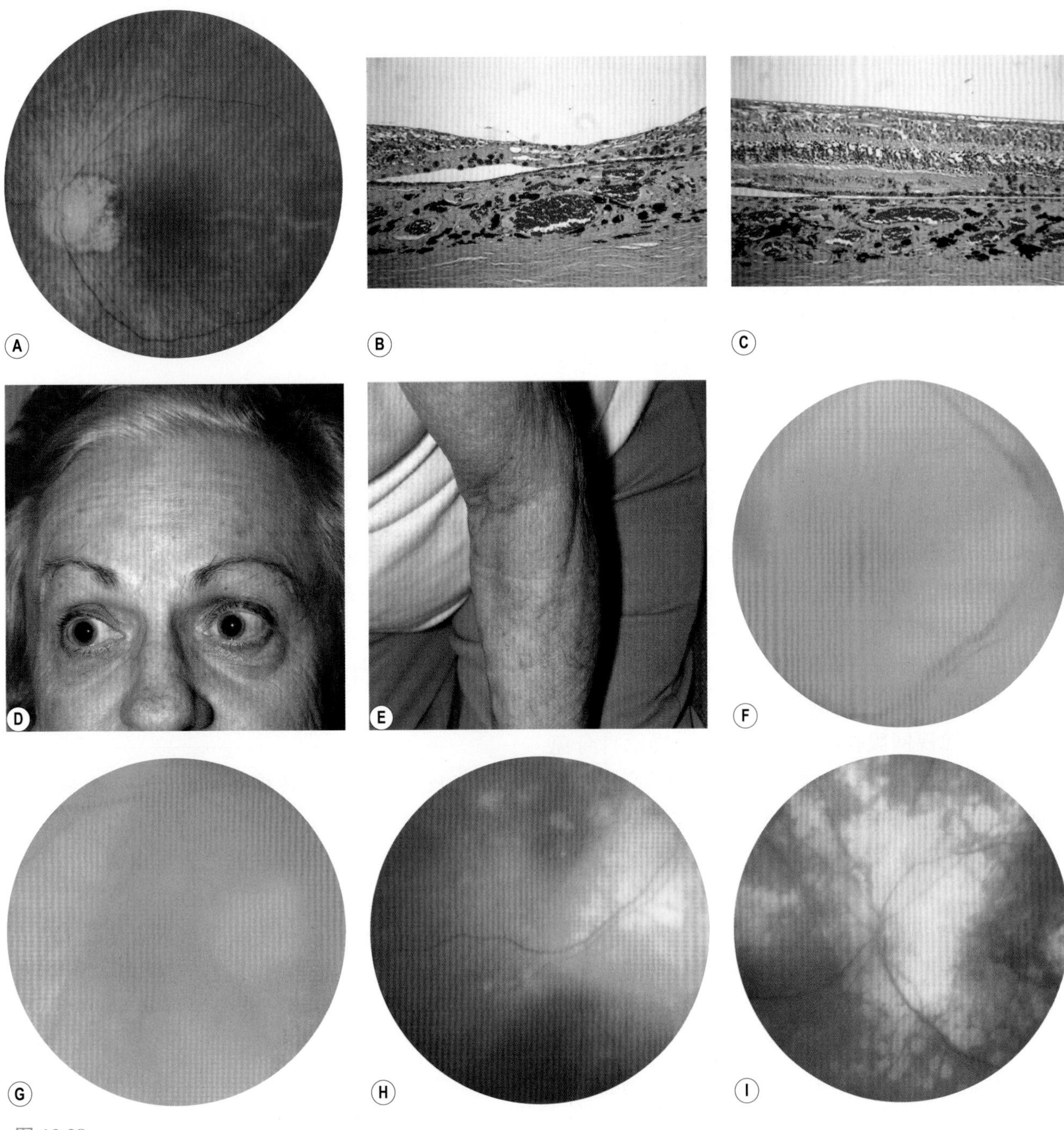

图 13.38

Cogan 等人曾报道了一个独特的副肿瘤视网膜病变的病例，类似视锥细胞营养不良，如暴露在亮光下的反复失明、全色盲、双眼中心暗点、视网膜动脉狭窄和视网膜电流图（ERG）中主要影响视锥细胞功能的振幅下降[413]。医学评估提示可能起源于子宫的盆腔多形性癌。眼部症状出现 9 个月后，该患者死于肿瘤转移。眼组织病理学检查显示了视网膜光感受器细胞丢失，以及色素上皮层明显的萎缩和增殖性改变，黄斑区最显著（图 13.38B 和 C）。

Keltner 及其同事[417]在一个 CAR 综合征患者的血清中，发现了针对正常新鲜视网膜的抗体，由此推测导致视网膜变性的自身免疫机制。Thurkill 等在这些患者中鉴定出了对一种分子量为 23 kDa 的特异性抗原（CAR 抗原）的血清抗体[423, 426]。他们推测，中枢神经系统对特异性抗原的超敏性是副肿瘤的特征，是一个提示隐匿性肿瘤的潜在有用的指征。副肿瘤性疾病已证实与多种不同类型的肿瘤相关：黑色素瘤，子宫颈、结肠、前列腺和乳腺癌。最常见肺癌类型是肺小细胞癌。

现已知视网膜特异性免疫反应，提示自身免疫，表现为对 23 kDa 视网膜 CAR 抗原的高滴度抗体反应，目前所知位于视网膜感光细胞内[417, 423, 427]。Thurkill 等人推测癌 - 视网膜免疫的交叉反应是导致了 CAR 患者中独特的抗体反应的原因，由于癌症诱发自身免疫性视网膜病变导致出现视力丧失[428]。

有证据表明，一些患者经皮质类固醇激素和化疗后视力可有改善[413, 416, 418, 425, 429]。然而，总体而言，这些患者的视力预后较差。神经系统疾病，包括视神经病变，常常是癌症的远达效应（例如小脑变性、脑干脑炎、运动神经元变性、周围神经病变、多发性肌炎和肌无力）已被认识多年，但其发病机制同样不清楚[418, 430, 431]。

双侧弥漫性葡萄膜黑色素细胞增生症伴隐匿性癌也可发生严重的视网膜感光细胞功能丧失，这一点并不能完全用脉络膜浸润或渗出性视网膜脱离来解释，该病变典型地脉络膜毛细血管不受累及（参见第 3 章），引起感光细胞功能障碍的机制可能与其他癌症相关的视网膜病变相似。

图 13.39 黑色素瘤相关性视网膜病变。
一名 64 岁的男性患者，双眼闪光感，夜视困难和双眼周边视野缩小 3 个月。该患者最近被诊断出患有上颌窦黑色素瘤。双眼矫正视力为 20/20。双眼眼前节和眼底检查均正常。视网膜电流图显示在暗适应检测条件下对亮光反应 b 波振幅下降。使用患者血清和 IgG 对未固定的视网膜冷冻切片进行间接免疫荧光检测，以异硫氰酸荧光素标记的抗人 IgG 和 IgM 作为第二抗体，可观察到双极细胞的弱的特异性标记（箭头）。12 个月后，患者死于转移性肿瘤，其间视力保持稳定。
（引自 Singh 等[439]）

黑色素瘤相关视网膜病变（MAR 综合征）

在皮肤黑色素瘤转移癌的患者中，可偶尔发生急性副肿瘤性的夜盲[432-437]，可伴有急性前、后葡萄膜炎，脉络膜斑片状脱色素，白癜风，听力减退和严重视力丧失（图 13.38D~I）[432, 434, 438]。该综合征曾发生在一例因皮肤黑色素瘤接受卡介苗（Calmette-Guérin bacillus）治疗的患者[438]。视觉症状相关的 ERG 改变，与先天性静止性盲症相似[436]，或可能熄灭[438-441]。

眼睛、皮肤和耳部的急性变化可能是一种对黑色素瘤不寻常的免疫反应，虽然这不能在 Bascom Palmer 眼科研究所的患者身上得到证实（图 13.38 D~I）。MAR 患者的血清可能证实对视网膜双极细胞反应的高滴度免疫球蛋白（图 13.39）[439-441]。

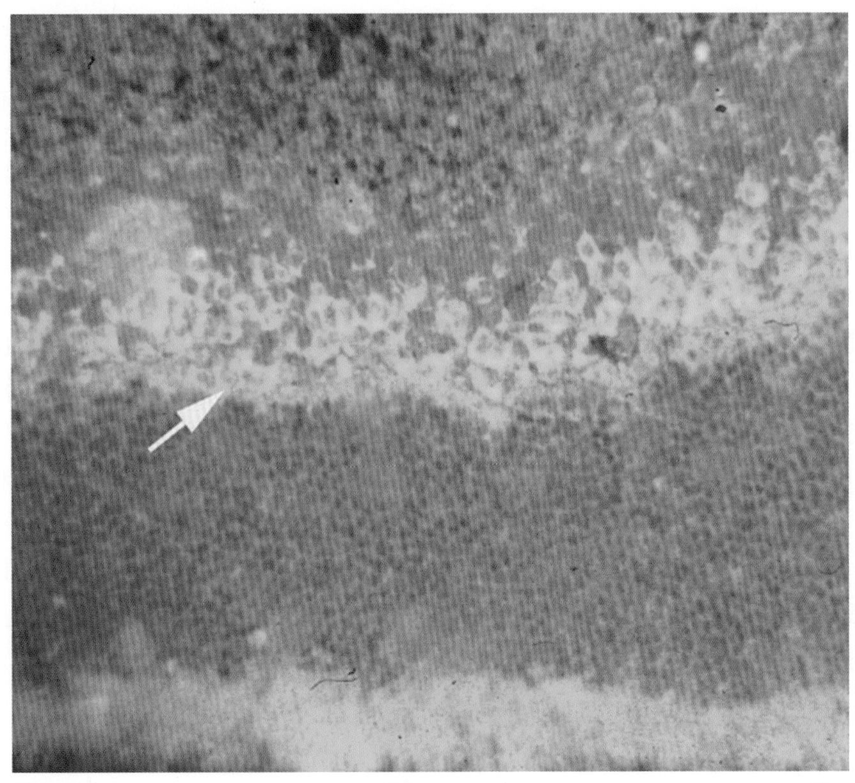

图 13.39

MAR患者，不同于CAR患者，主要表现是中心视力丧失而不是环形暗点，而且早期ERG没有显示严重下降或提示光感受器功能障碍的a波缺失[437]。在皮肤黑色素瘤病例中，多达20%的患者被报道有白癜风。少数患者可伴有眼内炎症[421, 442]。其他与白癜风和眼内炎症相关的疾病，尤其是脉络膜视网膜炎和眼底斑片状脱色素，包括交感性葡萄膜炎[442]和白斑状脉络膜视网膜炎（鸟枪弹样脉络膜视网膜炎）[443]。白斑状脉络膜视网膜炎常伴有夜盲症，偶发于交感性葡萄膜炎，如图7.39表现所示，表明感光细胞以及黑色素细胞可能是免疫反应的靶细胞。

副肿瘤性卵黄样视网膜病变

急性发作的双侧多灶性视网膜色素上皮脱离，与卵黄样视网膜病变相似，近期已被认识（图13.40）。Sotodeh及其同事报道3个病例，其中1例为脉络膜黑色素瘤，2例为皮肤黑色素瘤[444]。针对120 kDa光感受器蛋白、bestrophin和双极细胞的自身抗体已经被分离出。ERG和眼电图结果多样[444-446]。很可能在既往报道的皮肤或葡萄膜黑色素瘤患者中的多发性RPE脱离，属于副肿瘤性的卵黄样视网膜病变的范畴[446-449]。

图 13.40　副肿瘤性卵黄型营养不良。
A~D：58岁白种人男性患者，主诉为双眼视力变差，在看灯光和电视屏幕后出现后像、闪光感和左侧三角形的模糊感。因恶性黑色素瘤，行左侧腋窝淋巴结切除，未发现原发性皮肤病变。该患者接受干扰素α 2B治疗，1个月前完成疗程。视力：右眼20/20，左眼20/25。
（经Dr. Peter J. Kertes同意）

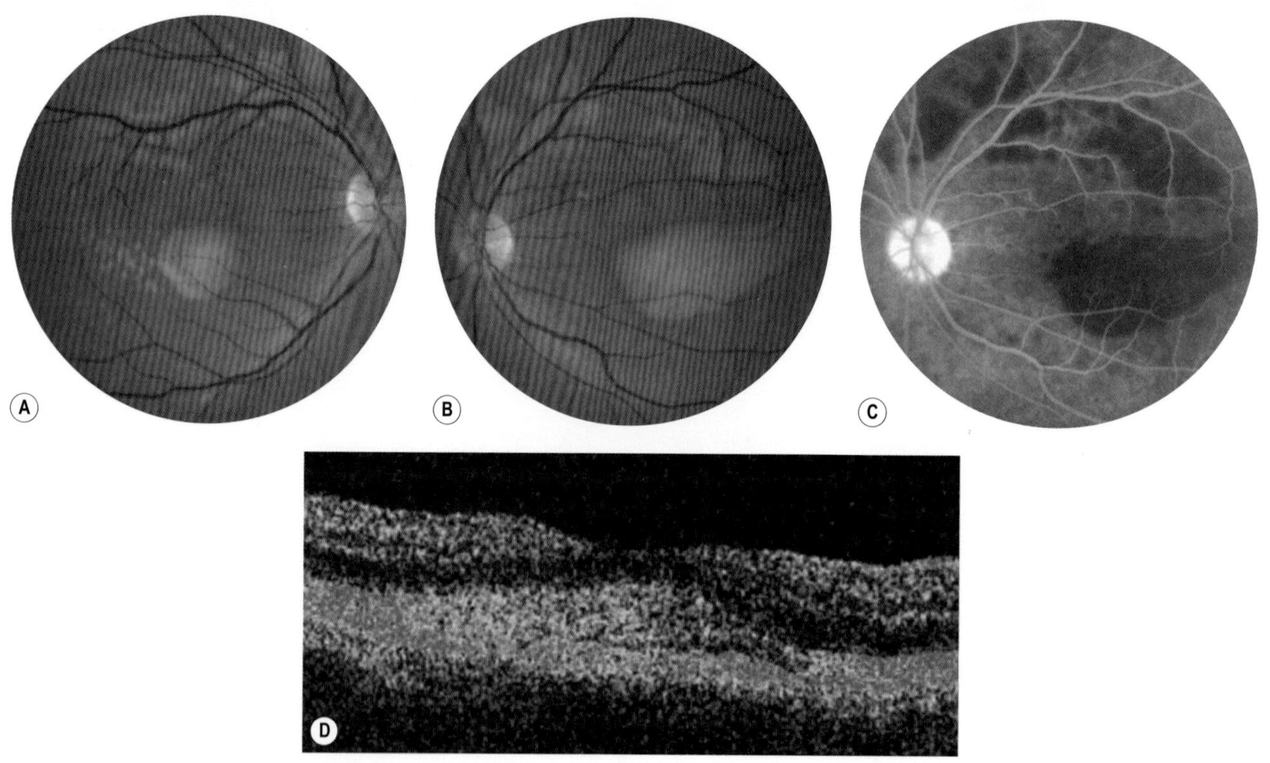

图 13.40

第 14 章

脉络膜的肿瘤疾病

Neoplastic Diseases of the Choroid

不同种类的肿瘤，包括错构瘤和脉络膜肿瘤，可能导致黄斑浆液性渗出，少数情况会有黄斑出血性脱离。本章中的病例图片展示了脉络膜肿瘤的临床表现，这些易与脉络膜、视网膜退行性或炎性疾病引起的黄斑病变混淆。

脉络膜痣

脉络膜痣是由良性黑色素细胞组成的发育性肿瘤[1]。这些肿瘤通常在出生时并不明显。它们最大的生长周期发生在青春期之前[2]。然而，高达6.5%的成年白种人可能患有脉络膜痣[3, 4]。尽管大多数痣的大小不会超过1个视盘直径，但有些可以达到类似于中等大小甚至是大的恶性黑色素瘤程度。据估计，脉络膜痣的恶性转化风险约为万分之一[5]。若干年后，这些有色素或无色素的脉络膜痣可能导致Bruch膜变性、drusen沉积（图14.01D；图14.02）、视网膜色素上皮（RPE）和视网膜的浆液性脱离（图14.01A）、脉络膜新生血管（图14.01D，G和J）、环状视网膜病变（图14.01J）、黄斑的出血性脱离（图14.01J）、玻璃体出血和RPE增生（图14.03A~C）[2, 6-15]。观察发现，团状或片状的橙色色素可能覆盖脉络膜痣，尽管它们通常在脉络膜黑色素瘤表面上较为常见且数量较多。此外，在痣的下方边缘可能形成RPE萎缩区和骨粒形色素迁移入视网膜，尤其是在大于2个视盘直径且隆起的痣（图14.01G~I；图14.04F~L）[2, 9, 16]。这些是由于先前存在于该区域的视网膜长时间脱离引起的，可能是儿童时期处在肿瘤生长阶段。类似的表现也发生在脉络膜血管瘤和脉络膜骨瘤下方（图14.16），以及慢性特发性中心性浆液性脉络膜视网膜病变（图3.05）和外伤性脉络膜视网膜病变（图8.02F）。

图14.01 脉络膜痣引起的黄斑脱离。

A~C：27岁女性患者，她于1972年6月发现右眼视物模糊2周，由脉络膜色素性肿瘤引起的黄斑浆液性视网膜脱离所致，诊断为脉络膜痣。右眼视力为20/25。眼底检查发现1个约2个视盘直径大小、轻微隆起的色素性脉络膜肿瘤（图A）。其上有一哑铃形浆液性视网膜脱离（箭头）延伸至黄斑中心凹。血管荧光造影显示局部的荧光渗漏进入视网膜下腔（箭头，图B）。采用氩激光治疗局部的荧光渗漏，共6个50 μm激光斑。随后，浆液性视网膜脱离缓解，视力恢复到20/15。10年后肿瘤无改变（图C），视力为20/20。

D~F：67岁女性患者，视力20/25，继发于脉络膜痣的黄斑区浆液性视网膜脱离，痣表面伴有drusen沉积。几个小的视网膜色素上皮细胞（RPE）隆起下有脉络膜新生血管簇和血性渗出（箭头，图D）。早期血管荧光造影显示数个脉络膜新生血管簇（箭头，图E）。晚期荧光造影显示drusen沉积和肿瘤表面的脉络膜新生血管膜（CNVM）荧光着染（图F）。

G~I：37岁女性患者，右眼视力下降14年。眼底检查发现色素性脉络膜肿瘤表面见灰白色纤维血管组织斑块；超声检查发现隆起高度为3.5 mm（图G）。血管造影显示CNVM（箭头，图H）和烟囱状的RPE细胞脱色区域（箭头，图I），从肿瘤到锯齿缘向下方延伸。在13年的随访中肿瘤保持不变。

J~L：一个隆起的色素痣下方表面新生血管膜（CNVM）（箭头，图K和图L）导致黄斑区出血性脱离，在12年的随访中，色素痣大小保持不变。

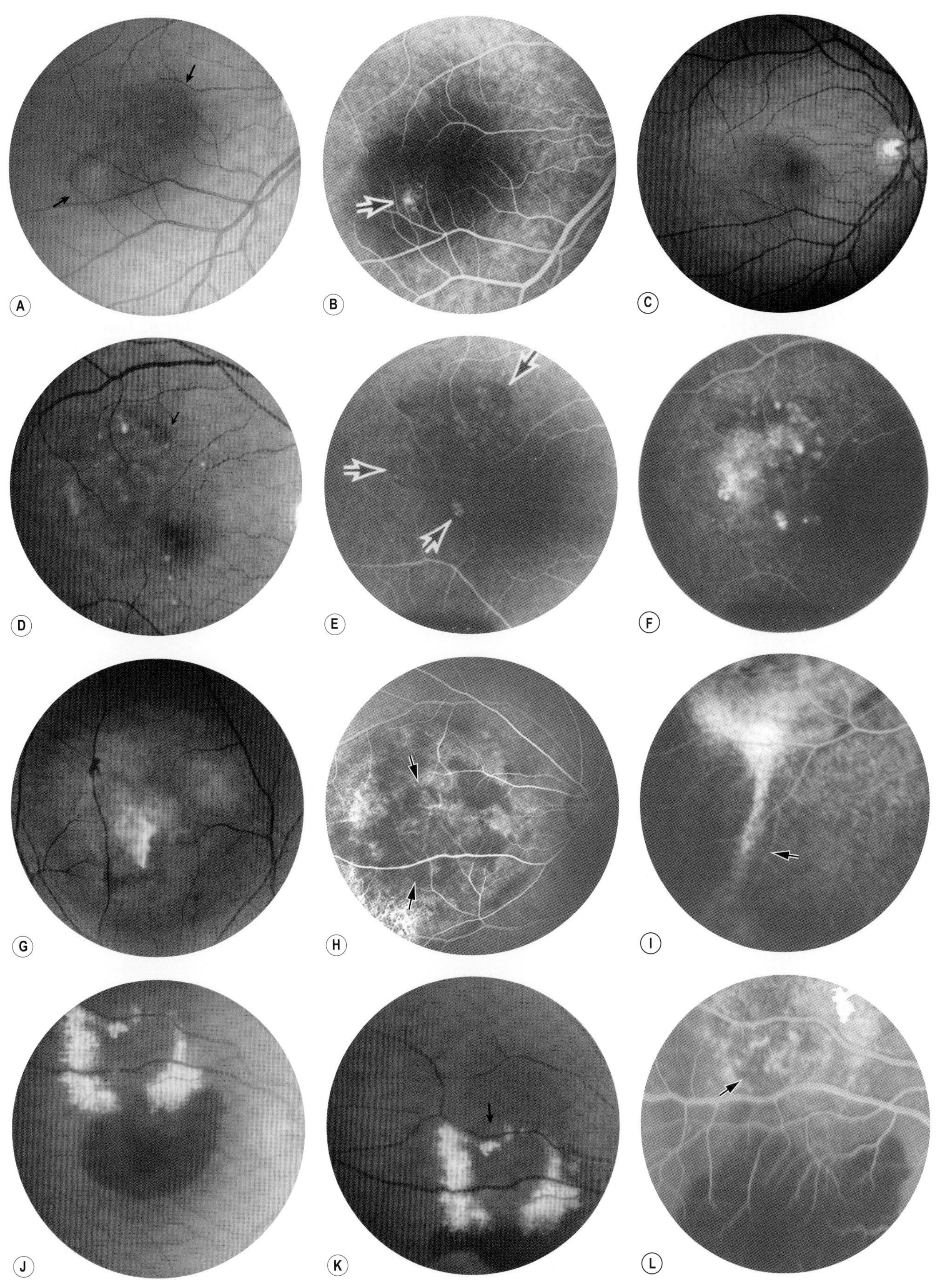

图 14.01

当脉络膜痣不伴有其上方RPE改变时，不论病变占据脉络膜的内层还是全层，在整个荧光造影过程中均显示为低荧光。荧光血管造影术有助于发现位于色素痣上RPE任何异常改变，包含色素变化程度，或RPE渗透性（图14.01）。脉络膜痣上的drusen在荧光造影的第一分钟显示荧光及着染，在晚期荧光区域大小变化不大。此外，荧光血管造影对于发现脉络膜新生血管的存在也有重要价值（图14.01E，H和L）[10, 16-18]。但是这些毛细血管膜的细节可能部分或完全模糊，这是因为覆盖于膜表面上的RPE细胞反应性纤维化或渗出相对混浊所致，当引起视网膜下渗出时，新生血管膜在整个荧光造影中呈现强荧光。血管荧光造影也有助于发现肿瘤周围的RPE萎缩区（图14.01I）。脉络膜痣对周围视网膜和RPE的外在影响通过光学相干断层成像（OCT）和眼底自发荧光容易进行评估[19]。

组织学上，脉络膜痣可由任何良性细胞类型组成：纺锤形细胞、梭形或圆形细胞和分枝状黑色素细胞。它们可有色素或无色素，可能会部分取代脉络膜毛细血管并导致drusen和脉络膜新生血管形成（图14.02）。

图14.02 脉络膜痣导致盘状黄斑脱离的组织病理学改变。

A和B：多发drusen，其中部分发生钙化，覆盖在一局灶脉络膜纺锤状细胞痣（图A）之上，平坦的渗出性视网膜色素上皮（RPE）脱离，与新生血管从脉络膜长入视网膜下腔有关（箭头，图B）。其上的视网膜结构正常，所示的脱离为制片时人为造成。

C：盘状黄斑下纤维血管瘢痕和脉络膜痣上RPE增殖。这个瘢痕可能是由于脉络膜痣上新生血管穿过的Bruch膜引发的出血而形成。这些变化导致误诊为恶性黑色素瘤并进行眼球摘除术。

（A~C，引自Gass[279]；G~L，引自Yannuzzi，Lawrence J.，The Retinal Atlas，Saunders 2010，978-0-7020-3320-9，p 716.）

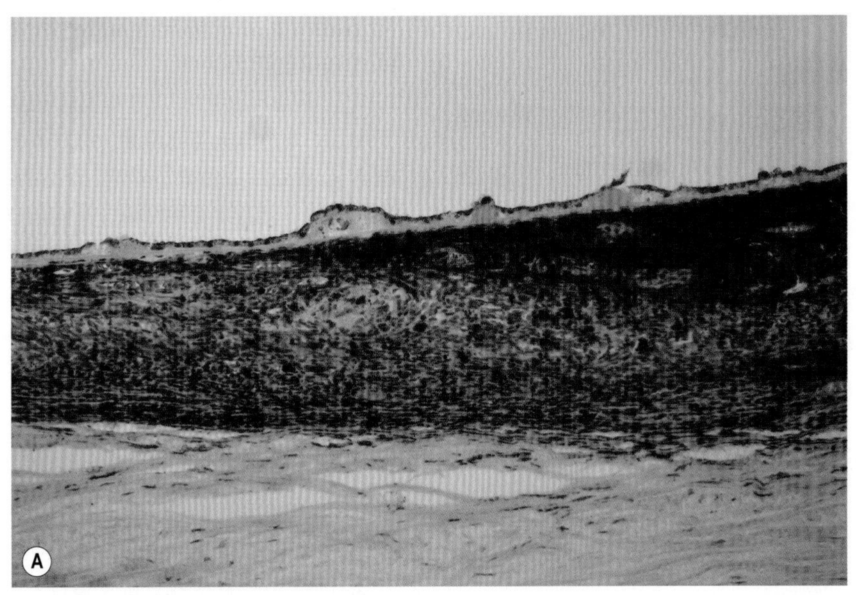

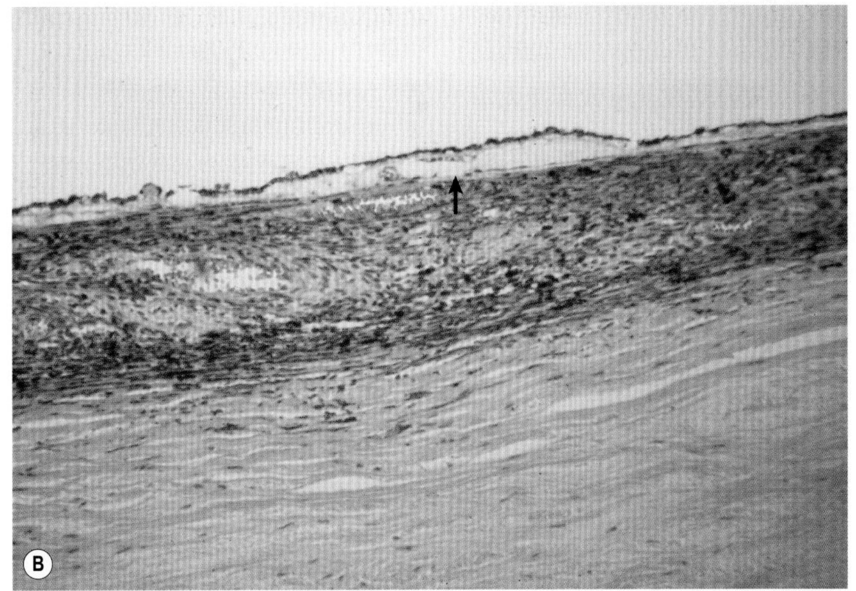

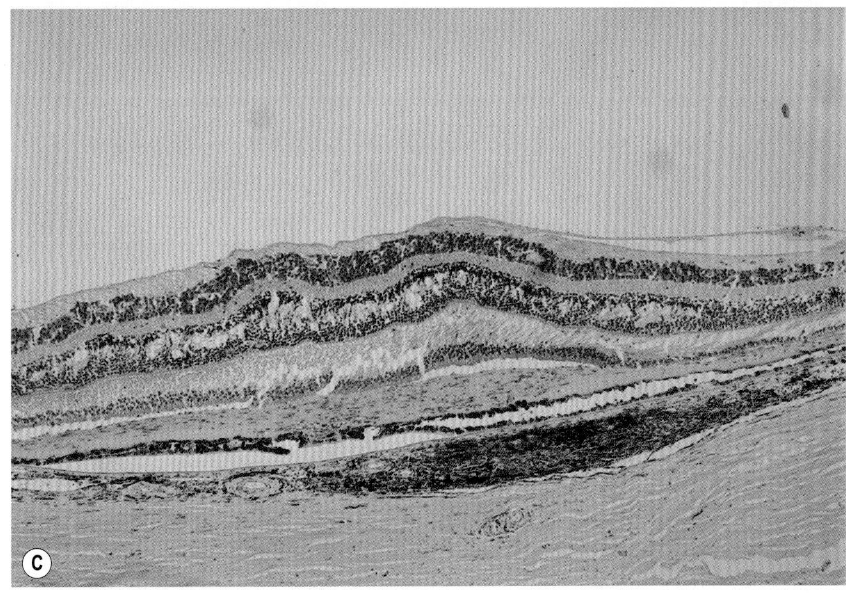

图 14.02

对那些微小的色素性脉络膜病灶导致黄斑局限性脱离的患者，以及那些较大的更高隆起且生长潜力不确定的病灶，应进行系列眼底拍照仔细观察和超声检查，以排除恶性黑色素瘤的可能性[16, 20]。如果病变是痣，特别是患者为青少年或年轻患者，视网膜脱离可能会自愈。在某些病例中，伴有持续视网膜脱离有必要进行激光治疗（图 14.01A~C）。当病变表现为在色素性脉络膜肿瘤表面出现多个drusen，肿瘤附近色素上皮出现相关的萎缩区，覆盖脉络膜新生血管，高度提示为脉络膜痣。当脉络膜痣上出现浆液性视网膜脱离时，常常是肿瘤具有生长潜力的征象，特别是荧光造影显示有多个针点状的渗漏（参见黑色素瘤中关于小黑色素细胞肿瘤生长潜力的讨论）。由于一些脉络膜痣和黑色素细胞瘤（脉络膜痣的一种细胞学变异）可能会在青春期以后继续生长，明显的生长，尤其是在儿童或青年人中，并不是恶性肿瘤的明确标志[9, 16, 21-24]。重要的是，痣大小的增加需要鉴别，是由于痣表面反应性 RPE 细胞增殖和盘状纤维组织的扩大引起，或是黑色素细胞瘤本身的生长（图 14.03A~C；图 14.06）[25, 26]。

图 14.03　长期随访拟诊为低色素性黑色素细胞脉络膜痣或低生长潜力肿瘤。

A~C：1969 年 11 月，60 岁女性患者，视力下降，黄斑下隆起的低色素脉络膜肿瘤，继发浆液性黄斑脱离（箭头，图 A）。病变中央色素沉着增加。诊断为脉络膜黑色素瘤。患者选择不治疗。1985 年 3 月病灶的直径没有改变。除了黄斑中心有少量的脂质渗出，大部分的视网膜下渗出物已经吸收（图 B）。注意肿瘤表面的色素部分变大。1992 年 10 月肿瘤大小未改变（图 C，广角图），无视网膜下渗出。推测肿瘤的色素部分可能是由脉络膜痣上反应性视网膜色素上皮（RPE）增生引起的。

D~E：1983 年，65 岁女性患者，右眼阳性中心暗点，黄斑区下方见隆起的无色素性脉络膜肿瘤（箭头，图 D），注意肿瘤中的血管。血管荧光造影显示 RPE 脱色素和团块，以及肿瘤内和表面着染（图 E）。视力为 20/40。超声检查发现 3.2 mm 隆起的脉络膜中度反射肿瘤。医学评估没有发现转移癌的证据。在 10 年的随访中肿瘤没有改变。最近视力检测为 20/25。

F~I：1968 年 12 月，46 岁男性患者，常规眼科检查发现一个小的白色隆起脉络膜肿瘤（图 F）。医学评估未发现转移癌。在随后的 25 年随访中，病灶逐渐扩大，然而患者仍无症状：1973 年 8 月（图 G），1975 年 6 月（图 H），1982 年 3 月（图 I），立体血管荧光造影（图 J 和图 K），以及 1994 年 3 月（图 L）。因为外观与脉络膜骨瘤相似，因此在 1977—1994 年进行超声检查 3 次。不过从这些检查结果与眼眶 X 线片中，并没有发现任何钙化的证据。

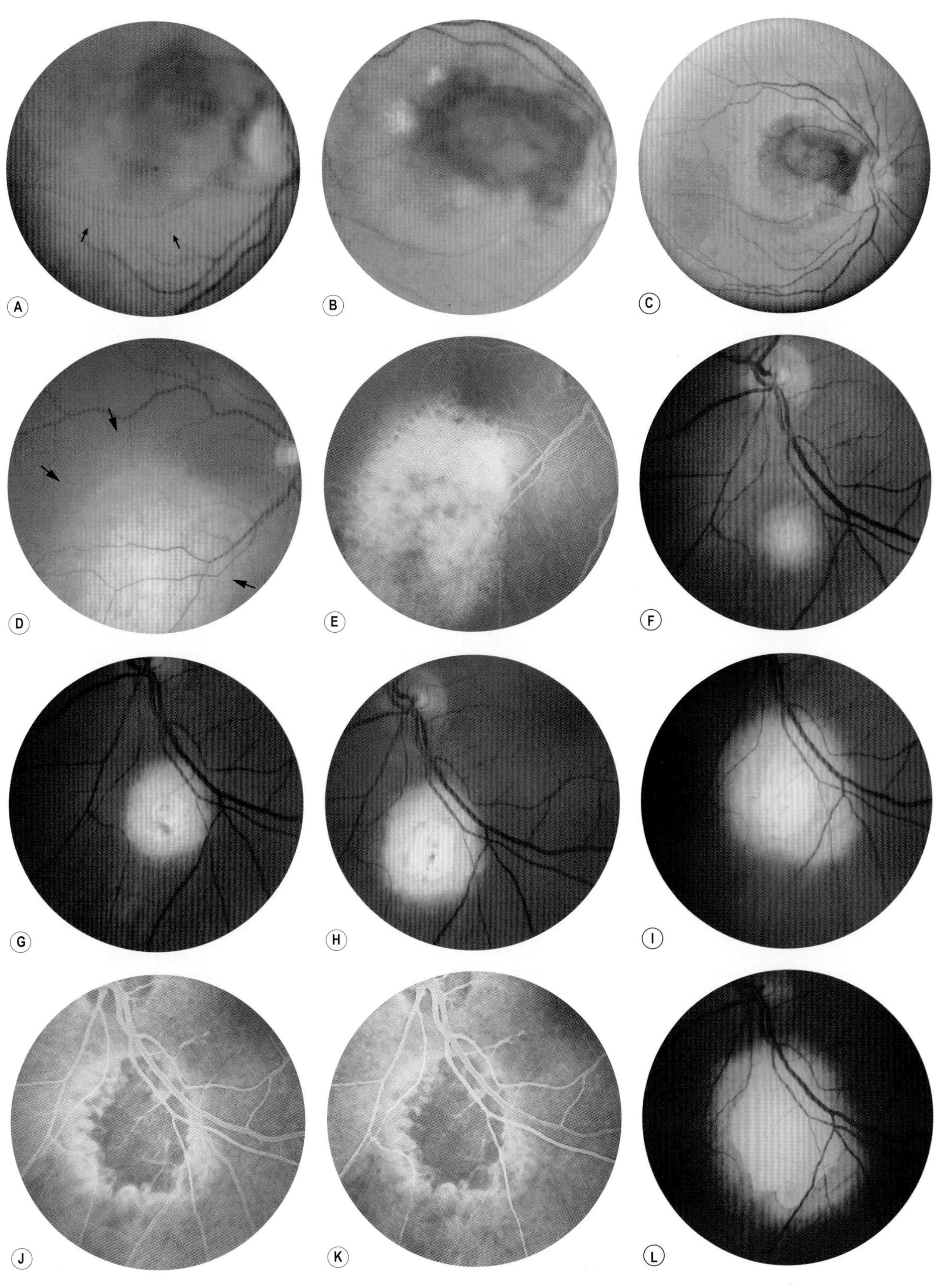

图 14.03

有脉络膜新生血管的患者，治疗方案应与拟眼组织胞浆菌病和年龄相关性黄斑变性相关性新生血管相同[16, 17, 27, 28]。那些出现浆液性视网膜脱离但没有新生血管且无明显生长潜力迹象的患者，可在症状出现后随访4个月，以观察脱离自发消退或肿瘤生长的证据。如果在这段时间后肿瘤没有发生生长，且荧光素渗漏区域在黄斑中心凹外，作者建议仅对渗漏区域进行光凝治疗，同时继续观察患者的肿瘤生长情况（图14.01A~C）。而有些患者会在治疗后很多月或数年，肿瘤在光凝位置突破Bruch膜表现，但没有证据表明这影响了肿瘤眼外扩散的可能性（图14.04）[7, 29]。在治疗后肿瘤表面形成的局部结节突破进展，特别是在治疗后数月出现，不一定表明肿瘤生长潜力的改变（图14.04）。在某些情况下，这种扩展看来更多是由于软组织穿过局灶激光损伤的Bruch膜引起机械移位，而不是肿瘤的生长。其他治疗方案包括光动力疗法[30]、经瞳孔温热疗法[31]及玻璃体内抗血管内皮生长因子药物。

图14.04 拟脉络膜黑色素痣光凝治疗浆液性黄斑脱离后，肿瘤突破Bruch膜微小生长。

A~E：1972年11月，54岁女性患者，出现视物变形，浆液性视网膜脱离附近有一轻度隆起的色素性脉络膜肿瘤（箭头，图A）。诊断为生长潜力不确定的黑色素细胞脉络膜肿瘤。视网膜脱离未缓解，对肿瘤表面的荧光素渗漏点进行局部激光治疗。视网膜脱离治愈，但于1973年3月复发。然而，肿瘤没有变化。采取氩激光治疗，脱离缓解（图B）。之后，每年随访均无变化，直到1979年5月。肿瘤表面发现小结节状表现（箭头，图C）。1979年9月，一个2 mm结节肿瘤明显延伸突破Bruch膜（箭头，图D）。除几年前已诊断有慢性淋巴细胞白血病，临床检查并未发现转移性疾病。对脉络膜肿瘤，患者选择不治疗。在随后的6年随访中，脉络膜肿瘤（箭头，图E）和肿瘤上的结节（箭头，图E）仅轻微扩大。

F~L：1983年4月，眼科常规检查时发现，左眼黄斑（图F）颞侧有大约5个视盘直径大小隆起的脉络膜色素肿瘤，在其表面出现了一个灰色的纤维血管斑块（箭头，图F）。有RPE的萎缩带、增生和视网膜内迁移，从肿瘤颞下方几乎延伸至赤道部。血管荧光造影显示在肿瘤表面的灰色斑块中有脉络膜新生血管。该表现和依赖性的视网膜色素上皮变化区提示肿瘤是形状较大的痣。她每隔6个月随访一次，没有发现任何变化，直到1985年3月，因为左眼视物变形而复诊。此时发现肿瘤表面新生血管（箭头，图G）的复发并向鼻侧扩大，注意近黄斑中心脂质渗出物。新生血管区用氩激光（箭头，图H）处理。至1986年10月，渗出物消失（图I），患者的视力为20/20。此后没有进一步的变化直到1991年5月，在以前的激光治疗区，肿瘤表面出现了两个结节（箭头，图J）。这两个肿瘤结节，似乎穿过Bruch膜，在接下来的一年里缓慢增大（箭头，图K），然而肿瘤的大小没有发生明显的改变。那时患者刚因为卵巢癌局部淋巴结转移接受了手术和化疗。1992年5月，患者左眼出现玻璃体出血，后出血吸收，在1993年10月，脉络膜肿瘤和穿过Bruch膜的病灶显示轻微增大（黑色箭头，图L）。在肿瘤上方玻璃体腔中出现色素碎片（白色箭头，图L）提示肿瘤结节内的局灶性坏死可能是玻璃体出血的原因。在1994年12月的最后一次随访时，眼底保持不变。

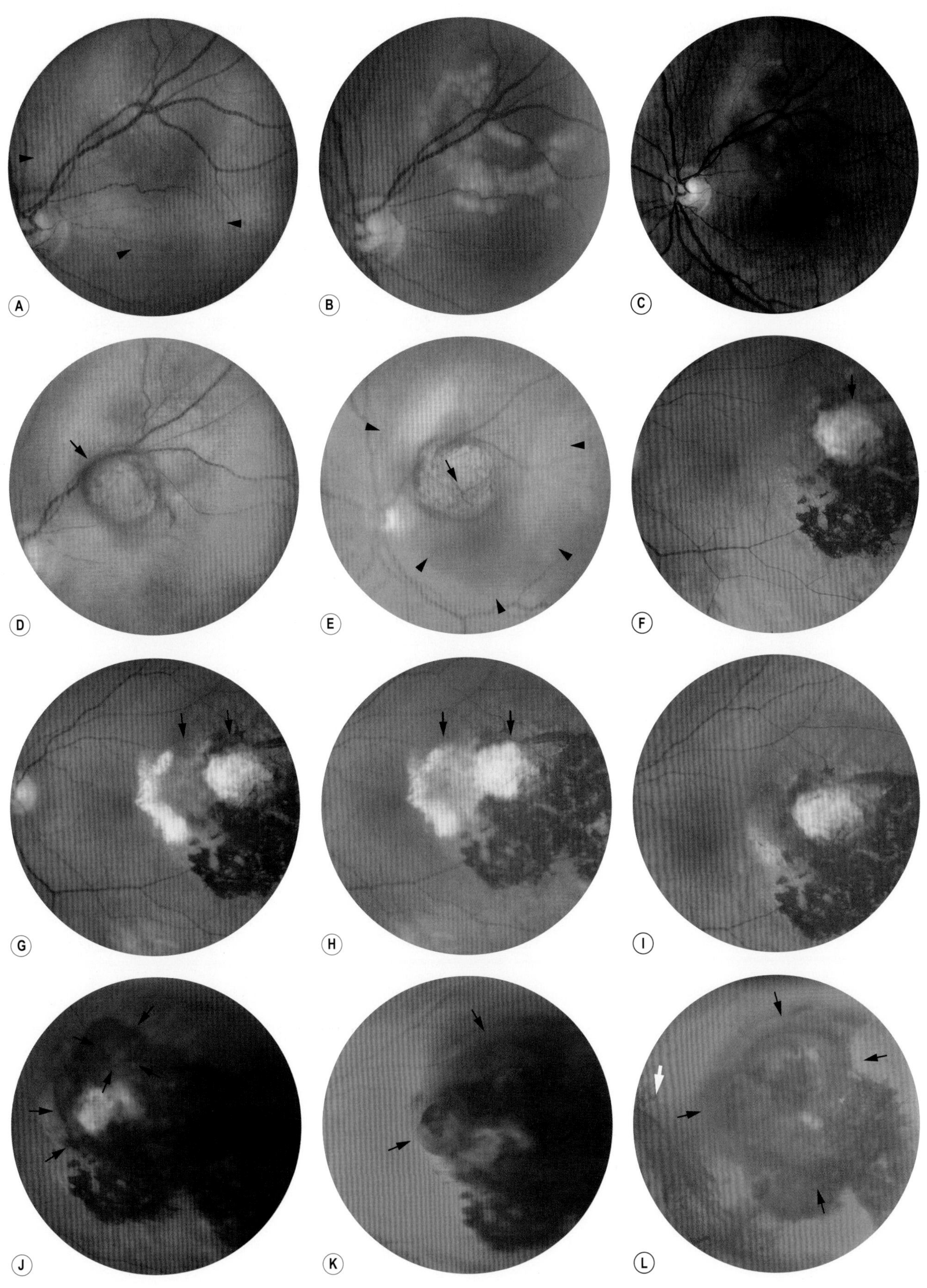

图 14.04

图 14.05 因涉及第三方版权删除。

图 14.06 视盘黑色素细胞瘤。
A: 50 岁的白种人男性患者，常规体检时发现视盘肿瘤。患者无症状，视力为 20/20。图片为视神经盘内生型的黑色素细胞瘤和玻璃体细小散在的色素。

视盘黑色素细胞增多症。
B 和 C: 一名 35 岁的妇女在常规眼科检查时发现视盘表面有色素沉着。视野正常，排除压迫。
D~G: 55 岁的非裔美国糖尿病男性患者，主诉“视野中心波动感 3 周”。他的右侧视力 20/20，左侧 20/25。右眼底正常。左眼眼底视盘上有一个黑色的色素团延伸到邻近颞侧视网膜。两处视网膜下渗液，一处延伸至中心凹，另一处伴有脂质渗出延伸至下方赤道区（箭头，图 E），从病灶处可见血管病变。血管造影显示早期花边状的血管网，后期出现渗漏。对脉络膜新生血管进行激光光凝治疗，视网膜下积液和相应的症状得到缓解（图 H）。
H~K: 患者 50 岁，印度妇女，右眼突发视力下降至数指。经诊断一个深色色素团遮盖了大部分右眼视盘，有些延伸到神经纤维层。由于视网膜中央动脉颞侧分支闭塞（图 I），黄斑表现混浊。血管造影证实供应黄斑的上、下分支动脉灌注不良（图 J 和图 K）。
(D~G，由 Dr. Kourus Rezai 提供；H~K，由 Dr. Vishali Gupta 和 Dr. Amod Gupta 提供)

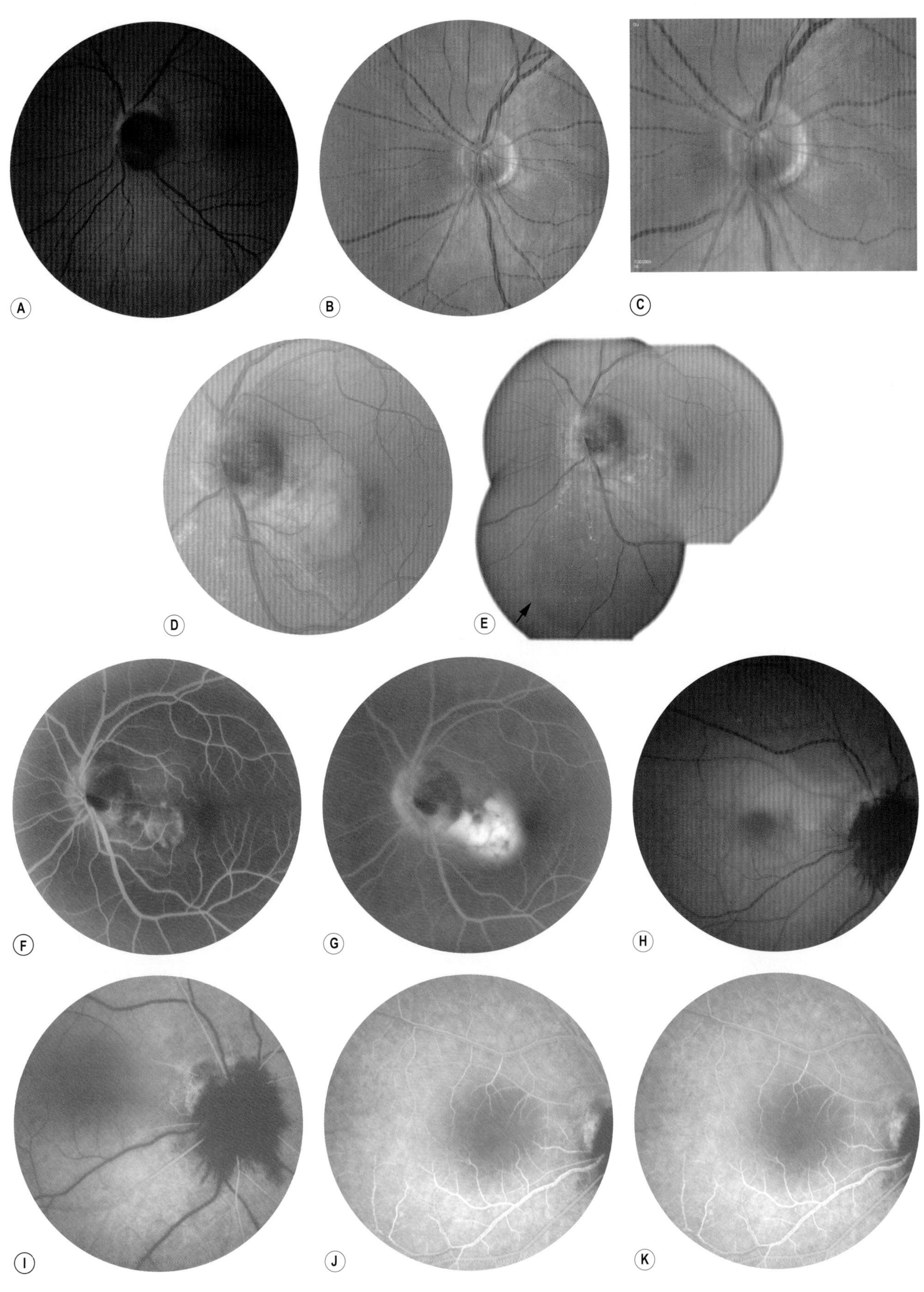

图 14.06

黑色素细胞瘤

黑色素细胞瘤（图 14.06A）和大细胞痣是组织病理学名称，用来描述高色素的葡萄膜痣，由大的、圆形的、多角形或梭形的黑色素细胞组成，小细胞核，核仁偶尔丰富。这些相同的细胞是弥漫性葡萄膜黑色素细胞增多症患眼主要的细胞类型[1]。偶尔可见无视盘水肿的视盘黑色素细胞增多症（图 14.06B 和 C）。除非当肿瘤侵及视神经盘，临床上不能鉴别葡萄膜黑色素细胞瘤和其他由梭形及树突状黑色素细胞构成的高色素痣，否则良性黑色素细胞瘤是视神经盘固有的肿瘤，可延伸到周围的脉络膜和视网膜神经纤维层，组织学上是黑色素细胞瘤。特征上，除了致密的黑色或墨绿色色素沉着外，黑色素细胞瘤与其他葡萄膜痣在一定程度上的区别，还包括在青春期以后，黑色素细胞瘤更倾向于表现出局部生长潜力，更容易发生自发性坏死，更易累及邻近组织，包括巩膜、视神经盘和视网膜；可能恶性转化倾向较低（图 14.06）[1, 18, 24, 26, 32-34]。黑色素细胞瘤的发病率在所有种族中都是相同的，而葡萄膜黑色素瘤在浅色人种中更为常见。黑色素细胞瘤的自发坏死，特别是当它累及视神经盘或睫状体时，可能导致玻璃体中出现色素碎片，这可能被误认为是黑色素瘤玻璃体播散。虹膜黑色素细胞瘤的坏死可能引起类似的混淆，因为巨噬细胞对房水和小梁网状结构中的坏死肿瘤的反应。它们出现自发性坏死倾向的原因并不清楚。这可能是因为这些细胞对激素和免疫变化比平时更敏感（见下文讨论与系统性癌相关的双侧弥漫性葡萄膜黑色素细胞增殖）。经过多年的观察记录，肿瘤局部增长缓慢；恶性转化罕见，但有发生。继发于视神经纤维压迫导致视野缺损，很少严重到失去光感，视网膜中央或分支动脉（图 14.06H~J）、静脉阻塞和脉络膜新生血管会发生（图 14.06D~G）。

图 14.07　弥漫性巩膜脉络膜黑色素细胞痣 / 神经鞘瘤。
A~C：患者 9 岁男孩，左眼视力低下。左眼被摘除，组织病理学检查显示脉络膜和巩膜弥漫性增厚，黄斑及下方眼底浸润良性梭形黑色素细胞（低倍镜，图 A；高倍镜，图 B 和图 C）。注意黄斑区增厚的脉络膜和巩膜后弓（箭头，图 A 和图 B）。
D~H：1985 年 1 月，患者为 14 岁女孩，因近期右眼视力变化就诊，曾一直被诊断弱视。除了后极部脉络膜增厚、变暗外，下方有局部浆液性视网膜脱离和灰色视网膜下新生血管复合体（箭头，图 D）。玻璃体内有一些炎症细胞。视盘边缘模糊。左眼底正常。血管荧光造影显示脉络膜新生血管膜（箭头，图 E），一大片 RPE 脱色素区域，自颞侧延伸到黄斑，且视盘有一些荧光染色。超声检查显示，在巩膜后弓增厚区，后部见弥漫性脉络膜肿瘤（图 F）。临床诊断为弥漫性巩膜脉络膜黑色素细胞痣。由于病变可疑的生长，于 1993 年将眼球摘除。病理检查显示高度血管化良性黑色素细胞肿块，累及后部和下方的脉络膜和巩膜（图 G 和高倍镜，图 H）。显微镜下将肿瘤归类为黑色素型神经鞘瘤。
（A~F，引自 Gass[280]；G 和 H，引自 Shields 等 [281]）

弥漫性巩膜脉络膜黑色素细胞痣

弥漫的脉络膜色素沉着和增厚即可作为孤立的发现（图 14.08），也可伴发巩膜外色素沉着（眼黑色素细胞增多症），可延伸到同侧三叉神经分支分布的皮肤（眼皮肤黑色素细胞增多症：太田痣）[35]。患有眼黑色素细胞增多症的高加索人中一生形成葡萄膜黑色素瘤的风险估计约为 1/400（图 14.09）[36]。非白种人的风险也可能更高，但还没有统计数据 [37]。

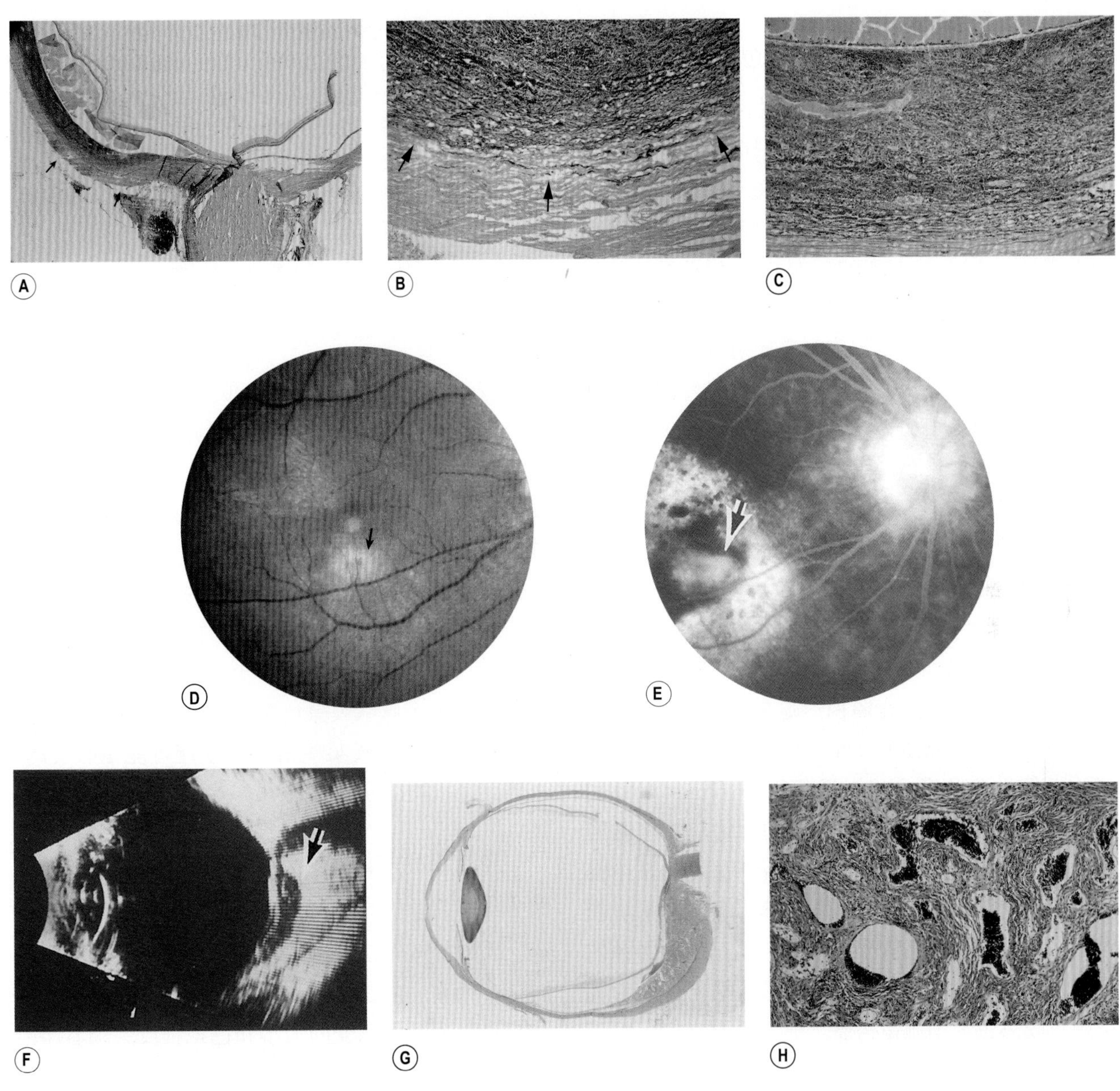

图 14.07

弥漫性后极部脉络膜巩膜黑色素神经鞘瘤

Dr. Gass观察到一个女孩，并回顾了一个男孩的眼底照片和造影检查，发现一只眼有相同的、奇特的、后极部和下方脉络膜弥漫斑块样增厚和色素沉着，超声和病理结果显示，后弓和黄斑区脉络膜和巩膜显著增厚（图14.07）[9]。这个男孩经过几年的观察，没有出现生长的迹象，但出现了视网膜脱离。患眼视盘肿胀。受累眼眼底比对侧眼有更多色素沉着，但在眼前段并没有眼黑色素沉着的临床表现。荧光素血管造影显示早期不规则的高荧光，肿瘤下方部分有些染色。眼球摘除后，组织病理学检查显示后极部和下方梭形细胞痣，引起脉络膜和巩膜的弥漫性增厚（图14.07A~C）。在黄斑区，肿瘤的最厚部分与巩膜突出的后弓有关。有浆液性视网膜脱离和视盘水肿。这名女孩14岁，于1985年1月由Dr.Gass首次检查，她因为最近右眼视力变差就诊，自出生以来一直弱视。她右眼眼底表现与另一名患者相似，除了有一个小的旁中心凹视网膜下新生血管性膜和微小的视网膜脱离（图14.07D和E）。黄斑区和下方眼底见变黑的脉络膜，略微隆起，且不规则增厚。视盘水肿。超声显示后部弥漫性中等反射脉络膜肿瘤，在黄斑区最厚且伴后巩膜弯曲。超声检查提示肿瘤的结构与之前那个男孩的组织病理学发现相似（图14.07F）。临床诊断为脉络膜巩膜黑色素细胞错构瘤。

1991年3月，男孩由于右眼视力进一步下降复诊，视力仅手动，受限于下方视野，出现大泡样视网膜脱离及移动的视网膜下液体。除了中央隆起的部分有些增加外，肿瘤的大小没有改变，诊断是由前表面色素上皮广泛的增生性改变所致。近肿瘤表面可见一些明显的血管。造影显示在纤维化生区域有广泛的荧光染色。该部分肿瘤采用密集、持续时间长的500 mm氩绿激光治疗。到1991年8月，视网膜脱离持续存在，视力仅为光感。由于肿瘤表面厚的纤维血管斑块和肿瘤明显的血管化，建议行氩光凝治疗，但患者拒绝。1992年，患者在威尔斯眼科医院接受了检查，临床表现并未改变，右眼视力进展为无光感。建议眼球摘除。组织病理检查显示黑色素细胞错构瘤，被解释为是黑色素性神经鞘瘤，具有明显的血管瘤成分（图14.07G和H）[38]。

图14.08　孤立型脉络膜黑色素细胞增多症。
A~D：患者，40岁的印度女性，验光师建议对双侧后极色素病变进行检查。患者无症状；她否认之前有过视物模糊、闪光、飞蚊或畏光发作。既往无明显的病史或眼部病史。她矫正视力为双侧20/20。外部检查显示没有眼睑或巩膜表面色素沉着伴有蓝色虹膜。眼底图显示对称、扁平和弥漫性脉络膜色素沉着（图A和图B）。右眼和左眼的晚期造影图显示无明显渗漏或遮蔽（图C和图D）。
（引自Kovoor等[35]）

认识这些弥漫性错构的痣样的黑色素细胞畸形是很重要的，由于较大的尺寸，在儿童时期有限生长潜力，很可能引起视觉症状，并且该肿瘤可能被误认为是一个脉络膜黑色素瘤伴巩膜内延伸。密集广泛的激光治疗或某些情况下放疗可能是必要的，以防止全视网膜脱离和失明。

多发性脉络膜痣和黑色素瘤相关神经纤维瘤病1型

大约35%的神经纤维瘤病患者会有多个脉络膜痣，而在一些患者中是低色素的[9, 39, 40]。如果在儿童身上发现，病变的大小和色素程度会随着年龄的增长而增加。神经纤维瘤病患者中出现葡萄膜黑色素瘤的风险增加，这可能不但与易出现多个痣有关，而且在某些情况下，还与整个葡萄膜的弥漫性黑色素细胞增生有关，可能出现像皮肤咖啡牛奶斑的病变（图14.10）。考虑到神经纤维瘤病1型较高的患病率，葡萄膜黑色素瘤与神经纤维瘤病1型的关联可能被认为是巧合（图14.11）。

神经纤维瘤病患者伴发脉络膜痣不应被误认为RPE痣（先天性RPE肥大以及RPE和视网膜联合错构瘤），这可能与神经纤维瘤病有关（图12.11）。

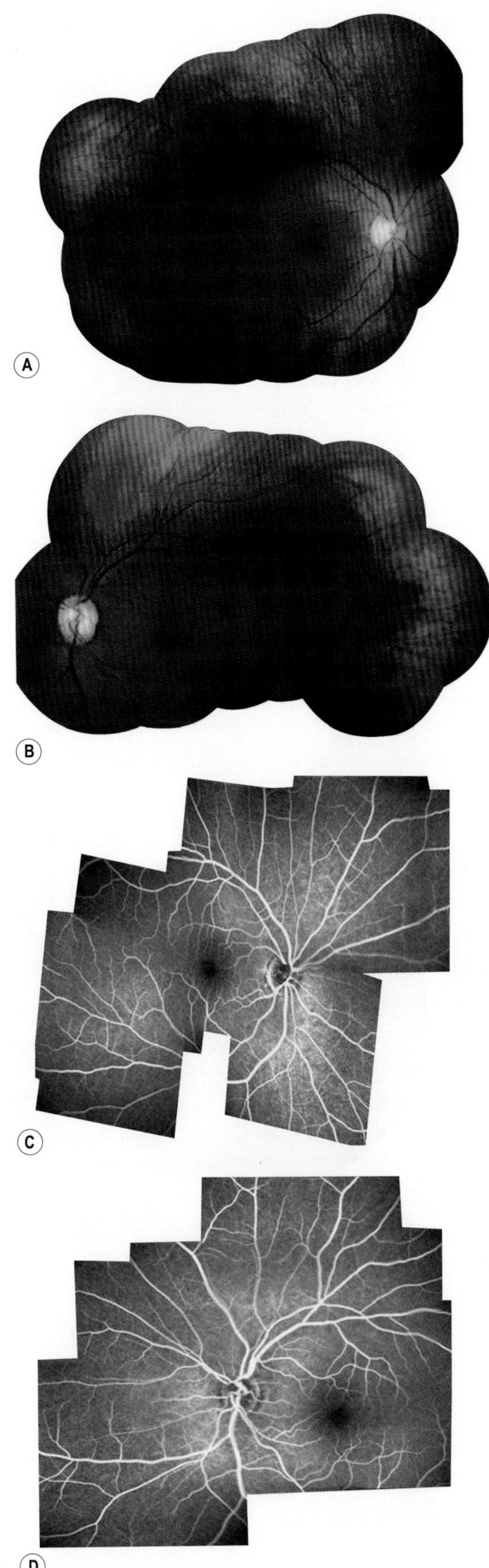

图 14.08

图 14.09 眼皮肤黑色素细胞增多症伴脉络膜黑色素瘤。
A~D：54 岁的白种人男性患者，视物模糊。外部检查显示左眼睑、前额和巩膜表面色素沉着（图 A）。眼底呈深色，有圆拱状脉络膜团块，提示脉络膜黑色素瘤（图 B），B 超检查证实（图 C）。眼球摘除证实为无黑色素的脉络膜黑色素瘤（图 D）。

图 14.10 脉络膜痣伴神经纤维瘤病 1 型（NF1）。
A 和 B：患者，10 岁女孩，患有 NF1，注意弥漫性脉络膜痣（黑色素细胞增多症）（图 A）与皮肤咖啡牛奶斑病变类似（图 B）。

图 14.11 葡萄膜黑色素瘤伴神经纤维瘤病 1 型（NF1）。
A~D：15 岁白种人男性 NF1 患者，被发现患有单侧青少年青光眼。他先是接受了药物治疗，接着进行了小梁切除术。虹膜色素病变大小增加。患者皮肤上有大量的咖啡牛奶斑点（图 A），左前臂和右腿有皮肤神经纤维瘤。他的双眼视力为 20/20。眼压右眼 30 mmHg，左眼 11 mmHg（图 A）。除了双眼显著的角膜神经和大量的 Lisch 结节外，发现一个边界不清的虹膜色素团块，2~4 点钟范围，测量大小为 5 mm × 4 mm × 3 mm（图 B）。整个虹膜基质表面肿瘤弥散种植。房角镜检查显示小梁网有严重的色素沉着。由于弥漫性虹膜黑色素瘤播散继发青光眼（图 C），进行了眼球摘除。全眼球病理切片显示，虹膜黑色素病变延伸到鼻侧房角，严重的小梁网色素沉着，肿瘤浸润颞侧房角（图 D）。
（由 Honavar 等提供[41]）

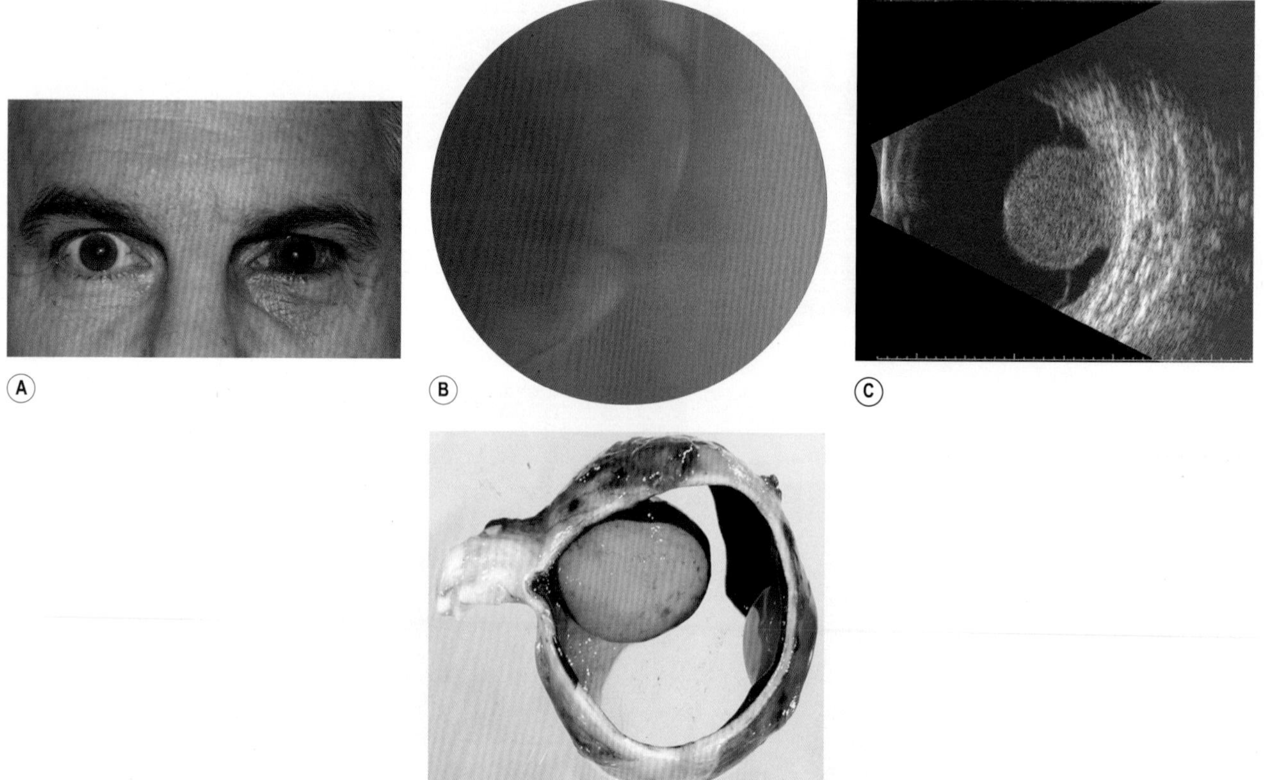

图 14.09

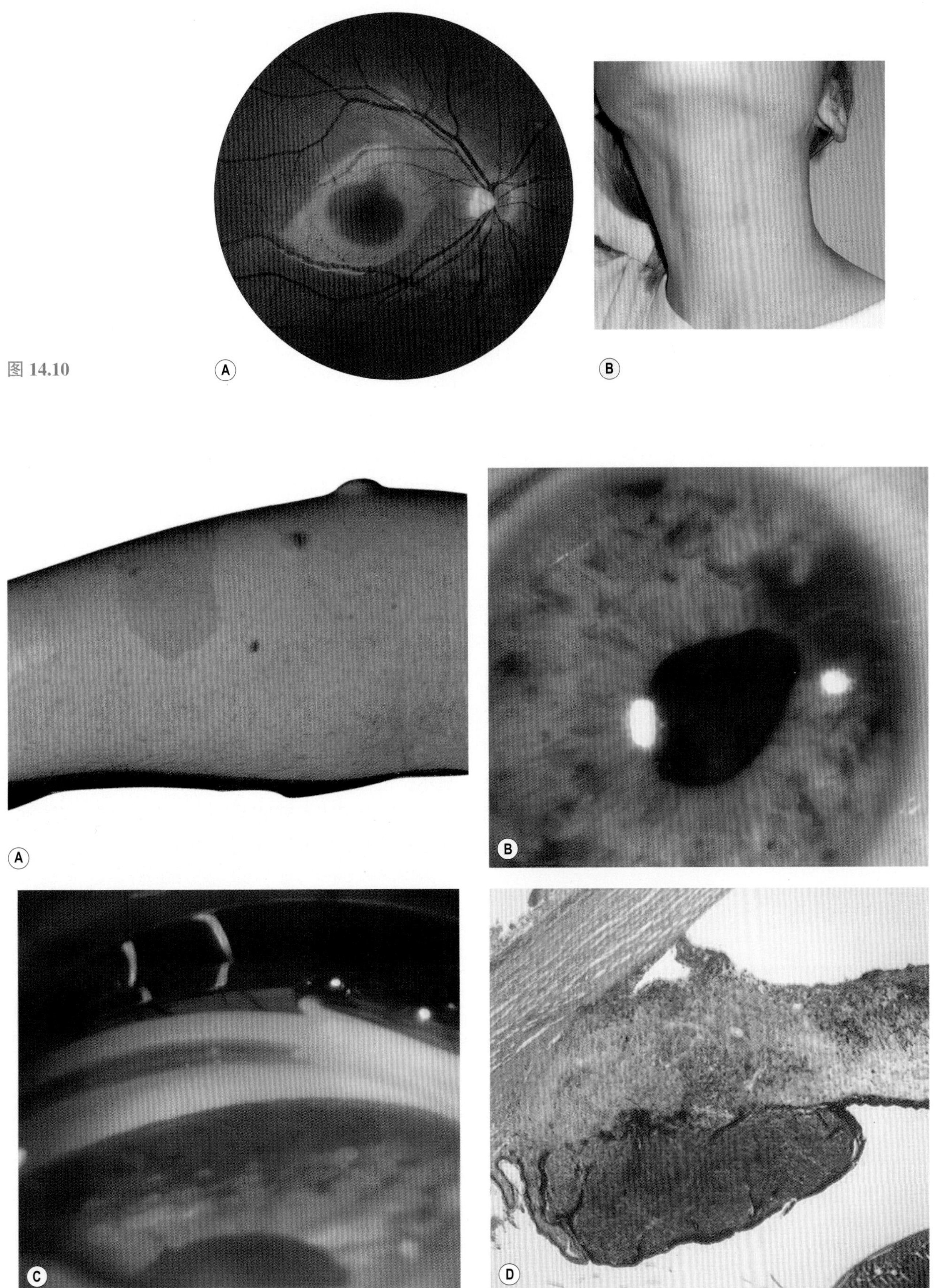

图 14.10

图 14.11

脉络膜恶性黑色素瘤

早期发展阶段的黑色素瘤在黄斑区或附近出现时最容易被临床观察到。可能会由于视网膜的浸润出现暗点和闪光感，也可能由于浆液性视网膜脱离导致视力丧失。然而，即使临床医师发现有小的色素性脉络膜病变伴有黄斑脱离，也不能得出该病变是恶性黑色素瘤的结论，因为如前所述，黄斑脱离可能发生于脉络膜痣上。区分小脉络膜黑色素瘤和痣的最有用的体征是：①病变的球状隆起 3 mm 或以上。②肿瘤表面多个区域的橙色色素沉积（图 14.12D）。③浆液性视网膜脱离不伴有 drusen 或脉络膜新生血管。④肿瘤突破 Bruch 膜的证据。⑤荧光血管造影显示，在肿瘤表面有多个针尖样渗漏，造影过程中大小增加（图 14.12B，C 和 F）[2, 9, 16, 42]。

眼黑色素瘤合作研究（COMS）数据分析显示，参与观察性小黑色素瘤研究的大多数肿瘤是脉络膜痣而不是真正的黑色素瘤，60% 以上的肿瘤超过 5 年没有生长（没有治疗）[43]。最好将小脉络膜黑色素瘤（COMS 定义大小基底直径 5~16 mm，高度小于 2.5 mm）划分为不确定的黑色素细胞瘤 [44]，而不是小黑色素瘤、大痣、可疑痣或静止期黑色素瘤 [29, 45]。可以假定，不确定病变（IML）的大小类别包括至今尚未明确的大脉络膜痣、小脉络膜黑色素瘤，甚至真正的中间病变的比例 [45]。有几个作者试图识别定性的表面特征，以预测黑色素瘤生长的可能性 [42, 46, 47]。对已发表的 COMS 数据的重新评估显示，橙色色素沉着的存在显著预示生长风险 [45]。通过吲哚菁绿观察到的内在的异常脉络膜血管，可能也预示着肿瘤生长的风险 [48, 49]。

图 14.12　黄斑下的脉络膜黑色素瘤。

A~C：一名 22 岁的女性患者，主诉有闪光和轻度的视物模糊，患有小的脉络膜恶性黑色素瘤。注意环状的针尖样的视网膜下渗漏和晚期着染（图 B 和图 C）。肿瘤在几个月内显示出增大的迹象，眼球被摘除。组织病理上是一种梭形 B 黑色素瘤。

D~F：小脉络膜黑色素瘤引起的局部视网膜色素上皮（RPE）脱离，可能与 RPE 和视网膜出血性脱离混淆。注意病灶边缘没有出血晕，病灶表面和小 RPE 脱离的基底部周围有散在斑块状橘黄色色素（箭头，图 D）。黑色素瘤周围有一些浆液性视网膜脱离。血管造影显示 RPE 下渗出物的强荧光着染（图 E 和图 F）。在血管荧光造影中橘黄色的色素斑块呈现为无荧光点。注意肿瘤表面小的针尖样大小的高荧光点（箭头）（与图 14.13 A 和 B 中的组织病理学比较）。

激光光凝治疗小脉络膜黑色素瘤。

G~I：1983 年 11 月，这名 53 岁的男性患者注意到旁中心暗点，以及由于部分色素性的脉络膜黑色素瘤穿过两个区域的 Bruch 膜（箭头，图 G）导致的渗出性视网膜脱离。为使肿瘤周围的脉络膜产生萎缩，应用氩绿激光（时间 0.5~1 秒，大小 500~1 000 μm）包绕肿瘤周围边缘（图 H）。2 周后，同样的激光应用治疗肿瘤的整个表面。43 个月后，留下一个盾状的、不规则的色素瘢痕。11 年后肿瘤不曾复发，无转移迹象，左眼视力为 20/20。

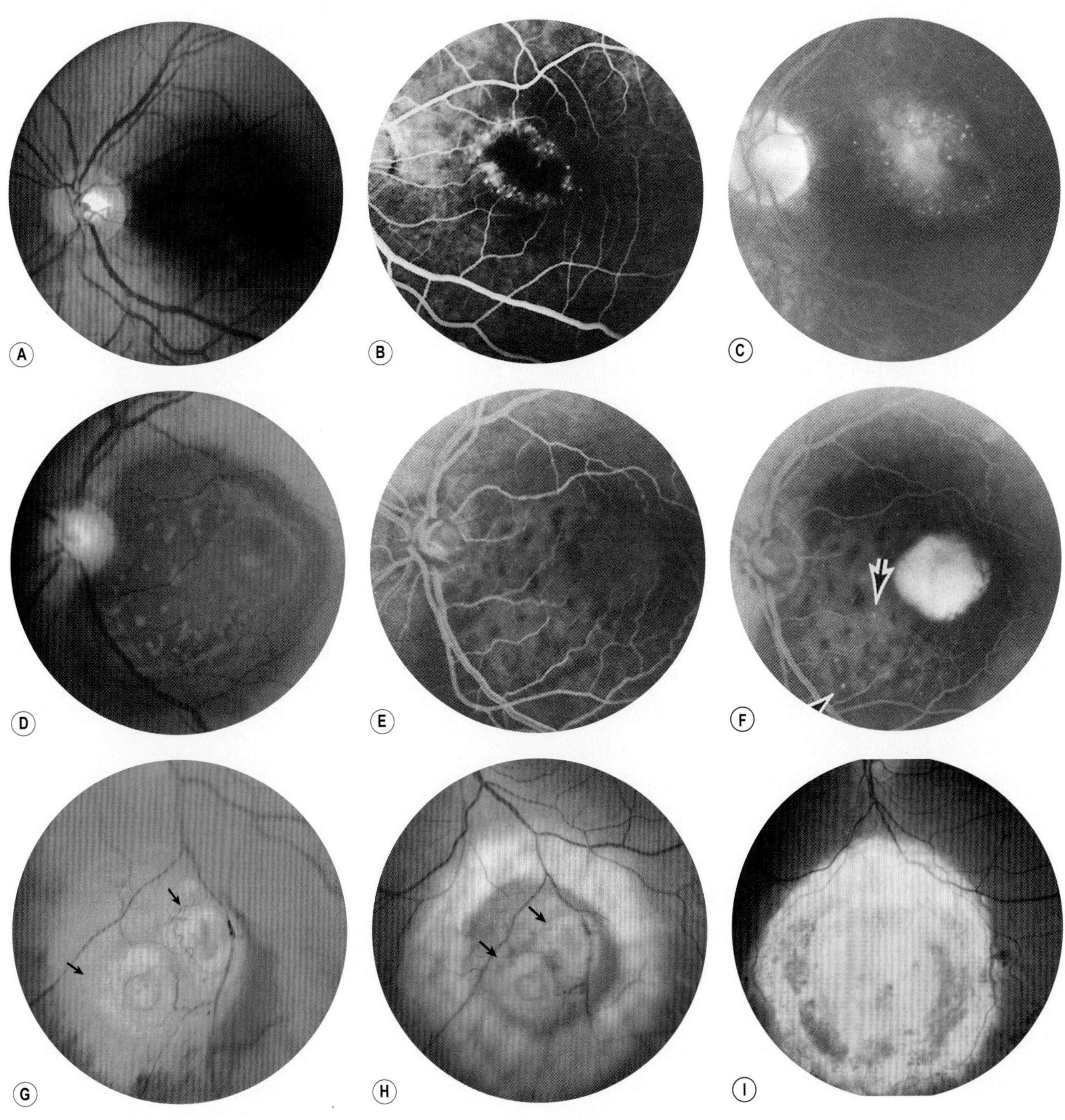

图 14.12

目前，由于缺乏随机临床试验的数据，对 IML 小脉络膜黑色素瘤的治疗仍存在争议[50-52]。必须强调的是，只有预示肿瘤生长的“危险因素”存在时，才可以估计某一给定的 IML 是有风险性的[45]。因此，在没有生长情况的记录下，应该谨慎地诊断小脉络膜黑色素瘤。选择即刻治疗还是在治疗前观察记录肿瘤的生长情况应该与患者充分沟通。极少数例外，黑色素瘤的生长速度是恒定的，但是不同的黑色素瘤的生长速度差别很大。一些会在几个月内显著增长（图 14.12A），但有些黑色素瘤可能需要 3 年或更长时间才能观察到生长[21, 53, 54]。如前所述，肿瘤生长的变化，虽然是单一的最可靠的恶性肿瘤特征，但有时可能发生在儿童和年轻人的良性脉络膜痣中[16]。如果黄斑脱离持续，脉络膜病变保持不变，对荧光造影渗漏的地方，予以中等强度的氩光凝治疗通常能使视网膜下积液得以缓解。只对渗漏区治疗；而不应试图破坏肿瘤（参见前文关于脉络膜痣合并视网膜脱离治疗的讨论）。在妊娠期间，有一些证据显示，良性的痣或低级别的黑色素瘤可能会被刺激生长（图 14.13E~J）[55]。大的痣，如同脉络膜血管瘤和骨瘤，可能在妊娠期间由于肿瘤表面出现浆液性视网膜脱离而被首先发现（图 14.15J~L；图 14.20J~L）。图 14.13E~K 显示了一名患者在妊娠晚期由于局部浆液性黄斑脱离导致了视物模糊，是由一大小为 10 mm × 10 mm × 6 mm 部分色素性脉络膜肿瘤局部穿过 Bruch 膜所致。超声表现并不典型，病变表现为中等反射强度和明显的血管化（图 14.13H）。大片 RPE 的萎缩带以及从肿瘤下缘向下方锯齿缘延伸形成的骨粒样 RPE 的视网膜内迁移，提示该肿瘤之前曾经伴有长期的视网膜脱离并且已经自发消退。尽管对于黑色素瘤有这些不典型的特征，还是进行了眼球摘除。肿瘤包含许多扩张的大血管，由良性表现的黑色素细胞组成，没有有丝分裂活动的证据（图 14.13I 和 J）。

组织病理学上，位于肿瘤下方的视网膜明显变性，显示血管周围 RPE 向视网膜内迁移（图 14.13K）。推测妊娠对于肿瘤血管充血增加和黄斑脱离起到一定作用[55]。如果眼球没有被摘除，视网膜很可能在婴儿出生后自发复位。这个病例和图 14.04 所示的另外两个病例表明，生物显微镜下肿瘤穿过 Bruch 膜不一定是肿瘤高度生长潜力或恶性的迹象。在这种情况下，很可能在许多年前肿瘤的活跃生长期，就已经穿过了 Bruch 膜。

图 14.13　黑色素瘤相关的临床病理。

A 和 B：与图 14.12D~F 比较。注意视网膜色素上皮（RPE）的脱离（黑色箭头，图 A），以及成堆的橘黄色的色素（黑色和白色箭头，图 A 和图 B），由充满上皮细胞色素的巨噬细胞或梭状 B 黑色素瘤上的色素上皮增生组成。

C 和 D：无色素的视盘旁黑色素瘤，伪装成良性视网膜下纤维血管增生或脉络膜骨瘤。由于它的生长，进行了眼球摘除。组织病理学检查显示梭形细胞黑色素瘤穿过巩膜向后延伸（图 D）。

E~K：这名 31 岁的健康女子，在妊娠的最后 3 个月里，她的右眼出现了视物变形和中央暗点。她从童年就有一个明显的右泪阜的色素瘤。检查发现右眼黄斑下方一个大的隆起的低色素脉络膜肿瘤（下方箭头，图 F），上缘有局部浆液性黄斑脱离（上箭头，图 E）。在肿瘤周边区以及沿着肿瘤下方边界到锯齿缘的范围见色素迁移入视网膜形成的骨粒样宽带改变（下方箭头，图 E 和图 G）。肿瘤局部有一个延伸穿过 Bruch 膜形成的结节区域（大箭头，图 F；白色箭头，图 G）。超声显示一个显著血管化的中等反射的脉络膜肿瘤（图 H）。组织病理学检查发现一种由相对良性的梭形细胞组成的高度血管化的肿瘤，无有丝分裂活动（图 I 和图 J）。注意肿瘤穿过 Bruch 膜（箭头，图 I）。

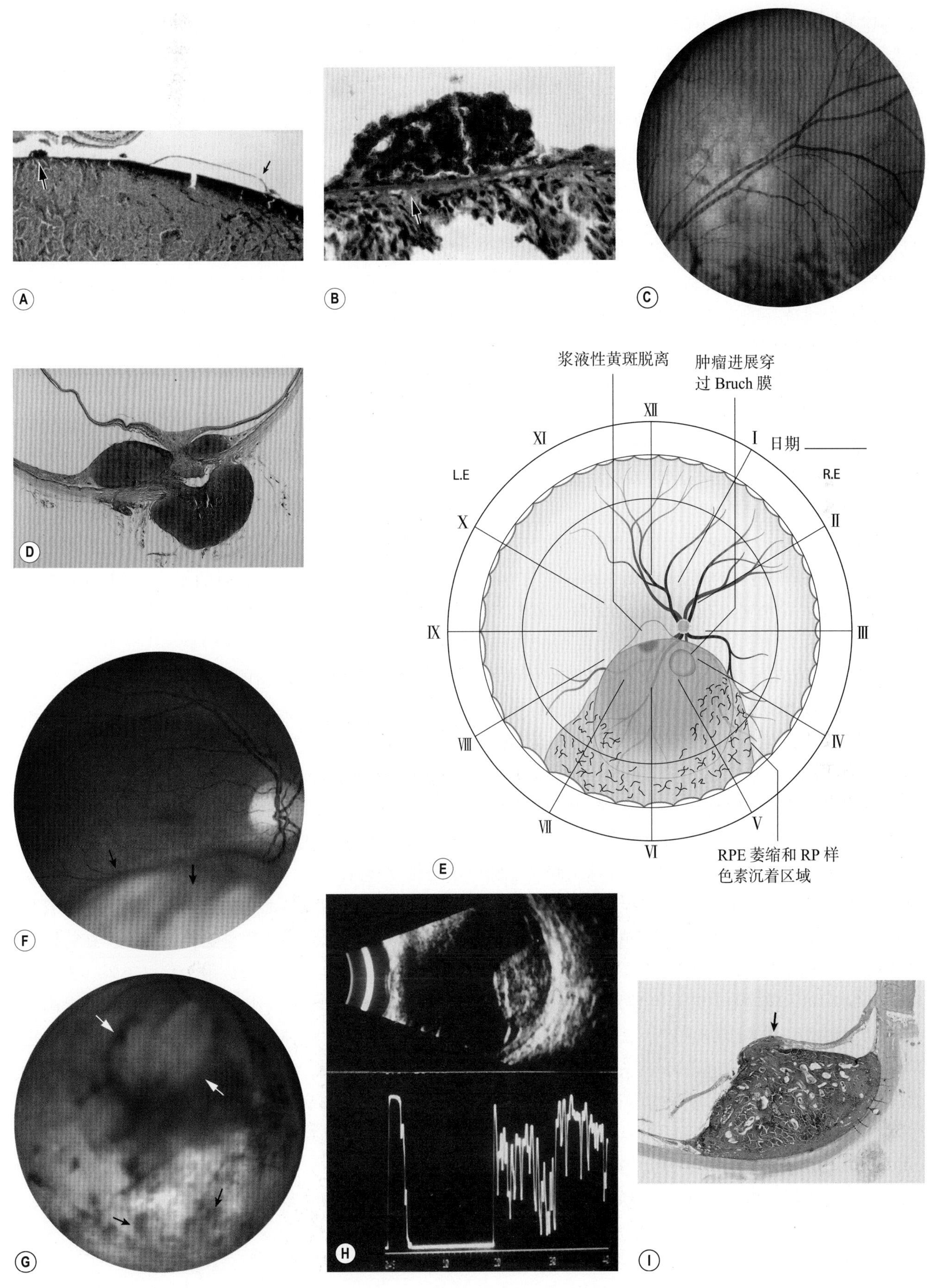
A
B
C
D
浆液性黄斑脱离
肿瘤进展穿过 Bruch 膜
日期
L.E
R.E
XII
I
II
III
IV
V
VI
VII
VIII
IX
X
XI
RPE 萎缩和 RP 样色素沉着区域
E
F
G
H
I

图 14.13

脉络膜黑色素瘤偶尔会发生自发性坏死和退化[56-58]。这可能发生很快，与明显的玻璃体种植有关，或较慢，经过数年时间[59, 60]。一些自发性坏死的患者可能伴有疼痛、前房和玻璃体炎症、渗出性视网膜脱离[61]。对一个黑色素细胞瘤近期出现自发性坏死表现的患者进行治疗是困难的，因为明显可能是黑色素细胞瘤而不是黑色素瘤（见前文关于黑色素细胞瘤的讨论）。因为经常流入玻璃体的色素物质是坏死的，进行玻璃体活检或细针穿刺活检不太可能提供确切的诊断[62-66]。如果肿瘤相对比较小，有良好的视觉功能，可以观察。一些报道黑色素瘤自发消退的病例可能是误诊的结果。黄斑区的小黑色素瘤侵蚀脉络膜毛细血管，导致视网膜下或玻璃体的出血，可能被误诊为良性盘状病变[67]。周边的黑色素瘤偶尔有黄斑区的视网膜脱离或囊样黄斑水肿的表现[68, 69]。

除了痣以外，与黑色素瘤类似的病变包括：视网膜和 RPE 的出血性盘状脱离（图 3.24；图 3.26），自发脉络膜上腔出血，视网膜和 RPE 联合错构瘤（图 12.08~ 图 12.10），RPE 肥大（图 12.01），RPE 增生（图 12.07；图 12.14 A~C 和 H~L），视网膜下铁沉积，异物肉芽肿（图 8.11 C~E），壶腹静脉曲张，继发于多种原因引起的视网膜和 RPE 部分组织化的盘状脱离（图 3.50）[9, 70-74]。盘状病变血管通透性变化可能偶尔导致这些盘状肿块扩大，伪装成黑色素瘤（图 3.50）。在后极部眼底出现的小的无黑色素的黑色素瘤常被误认为局灶性脉络膜炎、脉络膜新生血管伴有渗出性脱离、视盘旁视网膜外生型毛细血管血管瘤、脉络膜血管瘤（图 14.15；图 14.16）、骨瘤（图 14.20；图 14.21）或转移性癌（图 14.30G~I）。荧光血管造影在鉴别类似恶性黑色素瘤的无色素病变的诊断时价值有限[18, 75]。在那些轻度隆起的合并浆液的色素病变中，荧光造影最有助于区分新生血管膜与早期肿瘤生长。由于病变生长导致 RPE 受到破坏，出现针尖状高荧光渗漏（图 14.02A~C），早期的花边状的高荧光提示上覆的脉络膜新生血管膜。对 3 mm 或更厚的肿瘤的超声检查，可能是脉络膜肿瘤鉴别诊断中最有帮助的辅助检查[76]。对区分黑色素细胞痣和黑色素瘤没有帮助。放射性 ^{32}P 在黑色素瘤的鉴别诊断中是不可靠的[77-79]。计算机断层扫描、磁共振和彩色多普勒成像对类似黑色素瘤的病变的鉴别诊断价值有限[80-83]。COMS 最近报道了由于怀疑黑色素瘤而进行眼球摘除的临床误诊率最低为 0.48%[84]。作者认为，这种误诊发生率较低，更大程度上是由于对以前被误认为是黑色素瘤的病变的临床表现有了更深入的认识，而不是因为有更多的辅助检查，这些检查在很大程度上对医师的决策仅有有限的作用。

图 14.13（续）。
肿瘤上方和下方周围可见视网膜广泛变性和 RPE（图 K）在视网膜内的迁移。视网膜脱离是人为造成。这些发现表明，这是一个已经存在多年的大的黑色素细胞痣或低级别的黑色素瘤。LE，左眼；RE，右眼；RP，视网膜色素变性。

在组织病理学上，黑色素瘤对上覆的 RPE 和视网膜造成的损害有不同的倾向（图 14.13A 和 B）。这取决于许多因素，尤其是它们的细胞学组成和生长速度[2, 21, 85-90]。

对脉络膜黑色素瘤的治疗考虑肿瘤大小（小、中、大：COMS 标准）、位置（黄斑、视盘旁、周边）、视力、潜在视力、另眼状态、患者的全身状态（伴随疾病、转移）和患者的优先选择[91]。一般来说，小脉络膜黑色素瘤在治疗前可观察记录生长情况或经瞳孔温热治疗或放疗（巩膜表面敷贴块或质子束照射）。对于中等大小肿瘤，放疗是首选治疗。眼球摘除治疗针对大的肿瘤和伴有新生血管性青光眼、不透明介质或眼外延伸的肿瘤。在特殊情况下，大肿瘤也可以通过放射治疗（单眼，患者选择）。对于视力较差（小于 20/400）或视力提高不大（黄斑位置、视神经侵犯）的中等大小肿瘤，也可考虑眼球摘除。对于中等大小肿瘤有很大可能由于放射性视网膜病变 / 视神经病变而丧失视力，则手术切除（经巩膜）或内路切除即可作为单独治疗也可以结合放疗，是另一种选择。关于脉络膜黑色素瘤患者治疗的更多信息可以在其他地方找到。

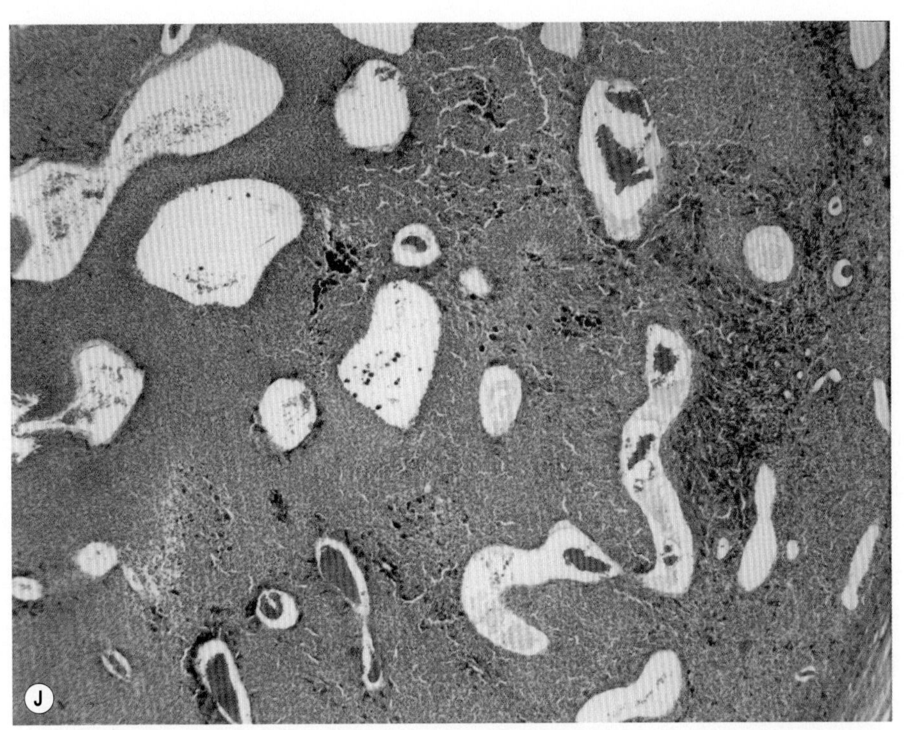

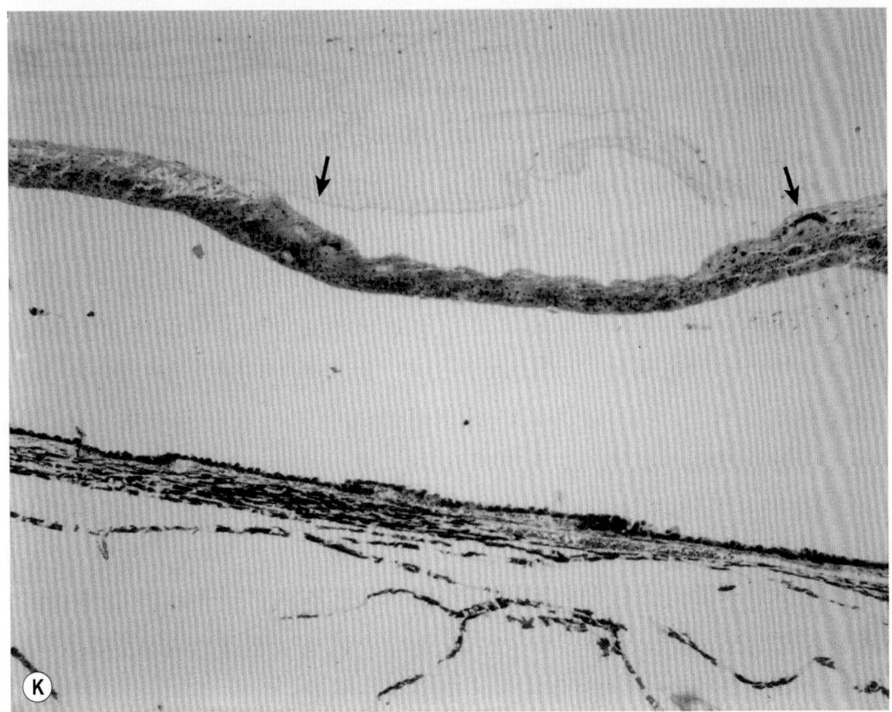

图 14.13（续）

尽管采用了保留眼球的技术，在肿瘤诊断和局部控制上有了改善，但葡萄膜黑色素瘤生存率的改善尚未观察到 [92]。目前的情况强调需要有效的方法来预测和处理微观转移性疾病。在过去 10 年中，为了对这些肿瘤提供更好的预后信息，Callende 细胞学分类经历了相当大的修改和扩增 [2, 85-90]。最近，基于肿瘤细胞遗传学和分子分析预测葡萄膜黑色素瘤已经成为可能 [93]。核型异常，包括 3 号染色体丢失（单体 3）、6q 的丢失和 8q 染色体的增加，与转移性死亡风险增加有统计学意义 [93-96]。通过微阵列检测基因表达分析也可以将肿瘤分为两个亚组：侵袭性较低的 1 类肿瘤，转移风险较高的 2 类肿瘤 [97, 98]。此类技术适用于摘除或切除后，甚至经细针吸引活检后获得的肿瘤样本 [99-100]。最终目标是开发针对有转移高风险患者的靶向辅助治疗 [101]。

在近距离放射治疗或电离辐射后，黑色素瘤的快速消退通常表明黑色素瘤的生长速度更快，死亡率更高 [20, 73]。同样地，在照射后肿瘤大小有很少的减小，表明更可能是一个生长缓慢的黑色素瘤，预后较好。

图 14.14 双侧弥漫性葡萄膜黑色素细胞增生。

A~C：这名 65 岁的女性患者双眼曾有视物模糊。2 年前，她的卵巢癌不完全切除，接受了放射治疗。双眼视力为 20/25。双眼眼底检查发现，在黄斑以外有多个轻微隆起的色素性肿瘤，在黄斑区有特殊的橙色斑点（箭头，图 B）。血管造影显示局部早期高荧光与橙色斑点（图 C）相对应，转移评估为阴性。患者出现双侧白内障和视网膜脱离。两眼均接受外照射和白内障摘除术治疗。随后她进行了双侧眼球摘除。在出现视觉症状 10 年后，她没有发现转移性疾病证据。

D~F：一名患者的组织病理学检查，有良性葡萄膜黑色素细胞增生和系统性癌症。注意睫状体增大，无色素的良性黑色素细胞（图 F）的葡萄膜轻度增厚，以及部分坏死黑色素细胞组成的色素肿块（箭头，图 D 和图 E）。注意脉络膜毛细血管的相对保留（图 F）。

G~I：这名 74 岁的男性患者，双眼进行性视力下降的几个月之前，出现了渐进性的局灶性 Peutz-Jeghers 样高色素斑点，在嘴唇上（图 G）、阴茎（图 H）和口腔黏膜（图 I）。眼底检查发现双眼的视网膜色素上皮（图 J~ 图 L）呈现豹斑样色素增生和广泛脱色素。有多个、不同大小、轻微隆起的色素病变散在于眼底（图 J~ 图 L）。医学评估发现乙状结肠腺癌。他的视力右眼下降至光感，左眼为数指。症状出现后没有进一步的转移癌证据，直到在他去世前 26 个月，才出现广泛的皮肤转移癌。组织病理学检查证实为双侧弥漫性葡萄膜黑色素细胞增生。

与系统性癌症相关的双侧弥漫性葡萄膜黑色素细胞增生

双侧弥漫性葡萄膜黑色素细胞增殖（BDUMP）是一种不常见的综合征，主要发生在弥漫性葡萄膜增厚的老年患者中，主要为双眼纺锤状的良性黑色素细胞增生引起，与身体其他部位的癌症有关 [102-116]。视觉症状的出现可能早于或紧跟系统性癌症所引起的症状。视力丧失与快速进展的白内障和视网膜功能丧失有关。后者可能是由于对上面视网膜和 RPE 的直接营养或毒性损伤有关，或双侧继发的视网膜脱离。弥漫性通常是轻度的葡萄膜增厚，可能被忽视，并且难以通过超声检查发现。可能有多个微弱的橙色斑点或斑块分散在整个后极部眼底（图 14.14B，M 和 N）[103, 107]。在发病时或发病后不久，这些患者就发展出该综合征的基本特征：多个轻度隆起的色素脉络膜肿瘤，提示多发痣或散在眼底的转移性黑色素瘤（图 14.14K 和 L~N）。在虹膜上可能会形成局部色素性和无色素的肿瘤。可能出现虹睫炎的表现。

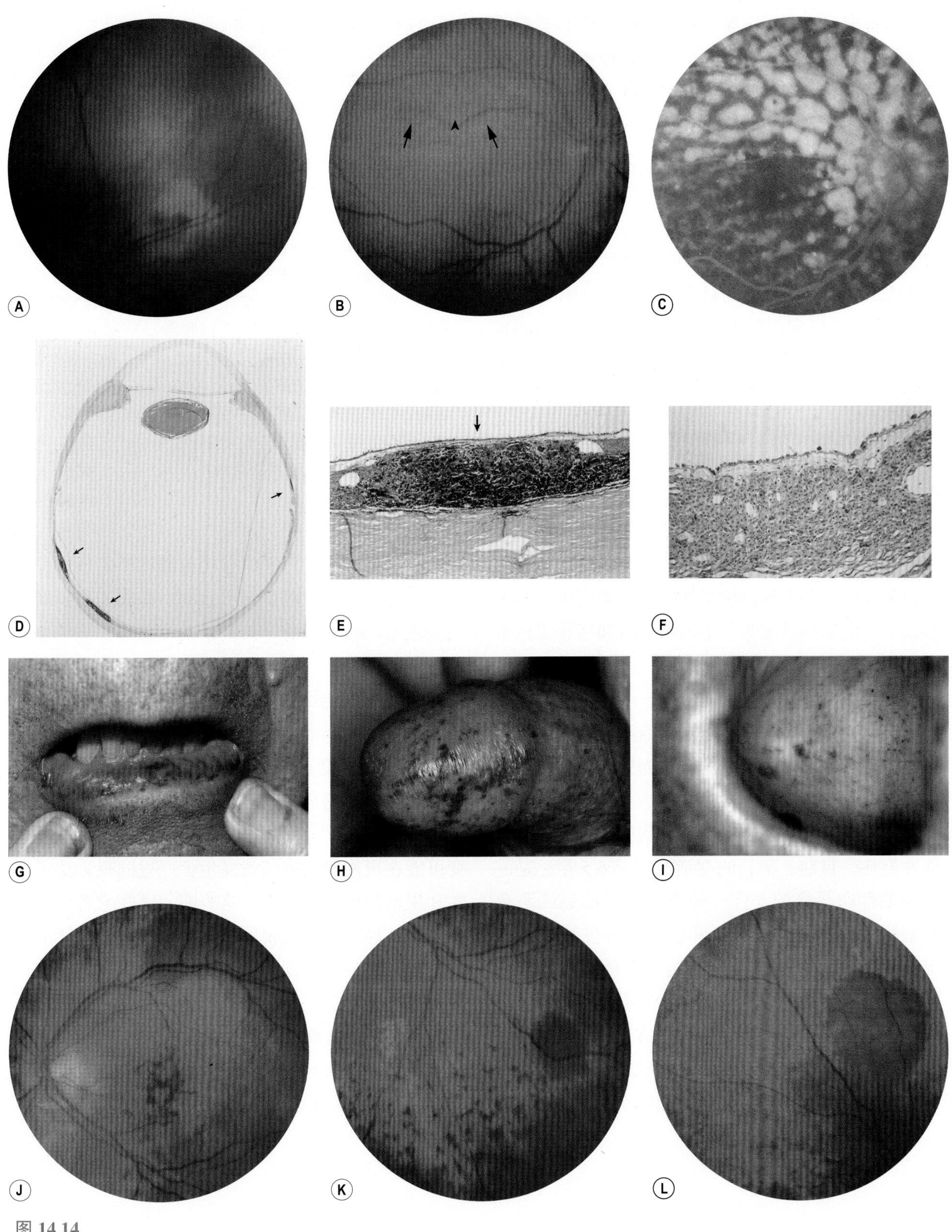

图 14.14

图 **14.14**（续）。

M~X：这名 72 岁的男性患者有肾细胞癌转移到肺部的病史，出现双眼视物变暗 4 周余。索拉非尼是一种用于治疗肾和肝癌的激酶抑制剂，服用药物后肺部肿瘤缩小了。他的视力是 20/40 和 20/50。双眼显示浅的浆液性脱离与两种色素病变：一些色素比较多，1~2 个视盘大小，其余为 300~500 μm 大小的扁平豹斑状的改变（箭头，图 M 和图 N）。超声检查显示脉络膜弥漫性增厚。较大的色素病变遮蔽了荧光素和吲哚菁绿血管造影的荧光：较小的病变表现为早期高荧光，沿着邻近区域几个针尖高荧光点，晚期渗漏（图 P~ 图 T）。自发荧光显示豹斑病变的自发荧光减少，介入区自发荧光增加（图 U 和图 V）。诊断双侧弥漫性葡萄膜黑色素细胞增生的副肿瘤性病变。他每周接受 3 次血浆置换，视力提高到 20/20 和 20/25，浆液性的脱离缓解。较大色素病变现在开始变得与较小的豹斑样改变类似（箭头，图 W 和图 X）比较小。

(M~X，由 Lee Jampol 博士提供)

后极部眼底在检眼镜下表现相对正常，早期荧光造影显示一个醒目的、相当广泛的多个不规则圆形高荧光区，与检眼镜下的橙色斑点对应，以及造影晚期显示针尖和斑片状荧光染色（图 14.14C 和 P~R）[107]。这张造影图片显示的是在相对完整的脉络膜毛细血管上的 RPE 斑片状脱色素和破坏改变，以及弥漫性葡萄膜黑色素细胞浸润所致（图 14.14F）。自发荧光表现为与 RPE 破坏相对应的自发荧光减弱，介入区域的自发荧光增加（图 14.14U 和 V）。OCT 证实视网膜下液的存在（图 14.14O）。视网膜电图显示严重的异常[103, 108]。超声检查显示弥漫性的、通常是葡萄膜的轻度增厚。在组织病理学上，弥漫性葡萄膜增厚是由黑色素细胞造成，以相对低色素的饱满梭形细胞为主，其外观呈良性。有丝分裂十分罕见。脉络膜毛细血管相对完整，视网膜色素上皮和视网膜感光细胞的广泛斑片状破坏和变性是典型特征（图 14.14F）。图 14.14D 和 E 所示的多灶性更多隆起的色素性脉络膜病变由大的圆形或多角形黑色素细胞、小的细胞核和富含黑色素的细胞质组成（图 14.14D 和 E）。坏死存在于大部分病变中。睫状体，包括睫状突，由于黑色素细胞的浸润而变厚，晶状体显示出白内障的变化。尽管一些作者将这种葡萄膜浸润归类为黑色素瘤，但大多数人倾向于良性的分类。

这些患者通常在出现视觉症状的 2 年内死于转移性癌症。目前，最长的存活时间是 6.5 年，是一名原发性卵巢癌的女性，她由于不受控制的黑色素细胞增殖、视网膜脱离和辐照后并发症而进行了双眼球摘除[108]。另一名进行了双侧眼球摘除的患者在没有发现原发性癌症迹象的情况下存活了 5 年[115]。女性的原发肿瘤通常为子宫癌或卵巢癌，男性通常为肺癌或来源不明的腹膜后癌。目前，没有一名患者有转移性黑色素瘤的证据[117]。目前还不清楚这种眼内增生是对系统性癌释放物质的反应，还是由一种共同的致癌刺激引起的。构成葡萄膜增厚的黑色素细胞的细胞学结构，以及脉络膜毛细血管相对保留的特征表明，弥漫性先天性葡萄膜黑色素细胞增多症可能是这一综合征发展的先决条件。关于某些癌症所释放的激素物质能刺激增殖、局部黑色素的产生，葡萄膜黑色素细胞的坏死以及导致 RPE 和视网膜的免疫破坏的理念，是受关注但尚未被证实的理论[103, 108, 116]。这种癌相关的黑色素细胞病变可能在视网膜脱离前就发生了严重的视觉功能丧失和视网膜电图的改变。这表明，这些患者可能与在系统性癌症时出现视网膜光感受器成分急性丢失的患者具有一些共同的致病特征，即所谓的癌症相关视网膜病变综合征（参见第 13 章）[108, 118, 119]。刺激皮肤、口腔和生殖器黏膜的黑色素细胞产生黑色素，也可能偶尔发生于这些患者，并产生与 Peutz-Jeghers 综合征类似的临床表现（图 14.14 G~L）[108, 120]。

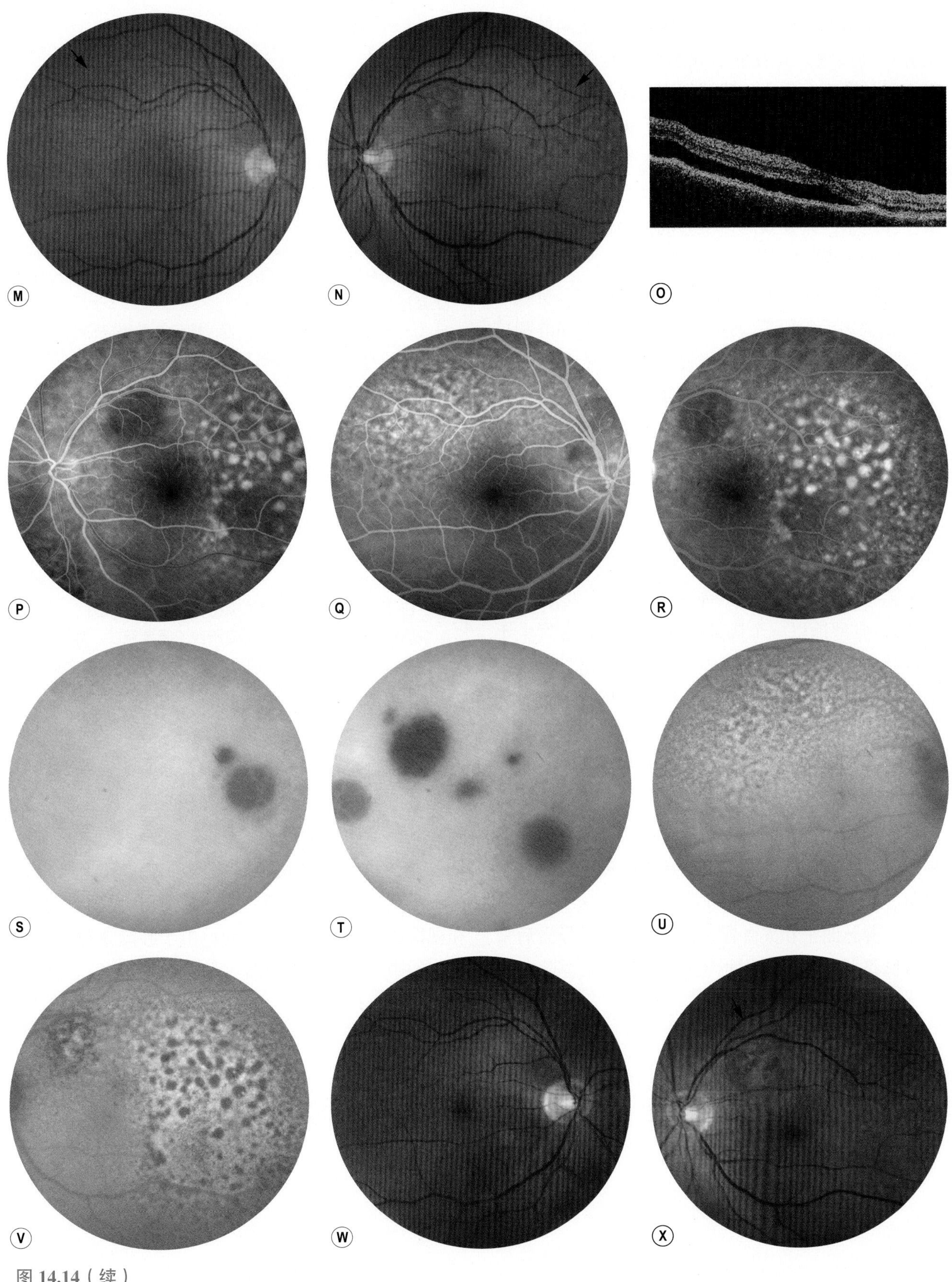

图 14.14（续）

BDUMP一词并不能完全描述这种疾病的眼外副肿瘤性表现，并且考虑到大约20%的病例可能出现眼外表现，作者已建议用副肿瘤性黑色素细胞增殖来描述这种独特的副肿瘤性疾病[120]。

鉴别诊断包括Harada病、特发性葡萄膜渗漏综合征、转移癌、转移性黑色素瘤、葡萄膜反应性淋巴样增生，以及双侧多中心或弥漫性原发性葡萄膜黑色素瘤[121]。

这些患者的视网膜脱离对皮质类固醇、抗代谢药物和辐照治疗没有反应[103, 108]。如果类固醇和抗代谢物不起作用的话，血浆置换可能是有用的。在令人绝望的情况下，使用玻璃体切除术和液体硅油交换填充术使视网膜平复，可能会成功地恢复可行走的视力[108]。

局限型脉络膜血管瘤

脉络膜海绵状血管瘤是一种良性发展的肿瘤[122]，典型地以一个局部肿块出现，通常发生于没有其他血管畸形的患者中，或者以弥漫性脉络膜增厚出现于Sturge-Weber综合征的患者（参见下一部分）[9, 22, 123-130]。局部的脉络膜海绵状血管瘤很少在患者30岁之前被发现。它们几乎总是作为一个孤立肿瘤在单眼出现，尽管偶有双眼[131]。在个体正常生长期间，它们的生长速度可能是最大的。成年后，血管瘤可能会导致上方色素上皮继发变性和增殖、视网膜囊样水肿以及变性改变。这些改变以及一些静脉曲张和大血管充血形成可能是导致后来出现脉络膜血管瘤轻微增大的原因[132, 133]。除非肿瘤很大且直接位于黄斑区，患者通常无症状直到中晚年（平均年龄约50岁），出现浆液性视网膜脱离，从肿瘤边缘扩散到黄斑区（图14.15）。不太常见的是，这些肿瘤可能是由医师或患者偶然发现的，当患者遮住眼睛时，会注意到在引起上覆RPE和视网膜任何显著改变之前，由于肿瘤在黄斑区而引起的中心视觉轻微扭曲。

图 14.15 脉络膜血管瘤。

A~E：一名47岁的女性患者，主诉近期出现右眼视物模糊，有继发于脉络膜血管瘤的浆液性黄斑脱离。注意到肿瘤表面的斑驳状、黄色外观（箭头，图A），位于视盘的颞上。动静脉造影显示肿瘤内存在多支血管（图B），晚期荧光造影显示肿瘤表面有着染（图C），对肿瘤表面行氩激光光凝（图D），几个月后浆液性脱离消失（图E）。

F和G：46岁女性患者脉络膜血管瘤，有浆液和脂性渗出性黄斑病变，在激光治疗前（图F）和治疗后（图G）的变化。注意脂质渗出物的不完全吸收。她的视力从20/200提高到20/25。

H和I：一名47岁的男性患者，视盘旁脉络膜血管瘤，因不明原因复发性浆液性黄斑脱离而接受10年的治疗，但未成功。他的视力为20/200。视网膜有广泛的囊样变性，但没有浆液性黄斑脱离（图H）。他的视力丧失是由于多处复发性的浆液性视网膜脱离导致的视网膜永久变性改变。注意到橙红色的肿瘤，在视网膜外层囊腔内见微小、圆形、黄色渗出沉积。静脉期显示肿瘤表面早期着染。1小时的血管造影显示多囊腔的染色图案，提示视网膜的囊样变性和水肿（图I）。

J~L：在妊娠8个月时，这名32岁的女性患者出现视物变形，由于浆液性黄斑脱离（黑色和白色箭头，图J），以及以前未被发现的脉络膜血管瘤所致（黑色箭头，图J）。血管造影显示肿瘤内的大血管腔隙和表面的晚期着染（图K和图L）。产后视网膜脱离缓解和视功能恢复到接近正常。

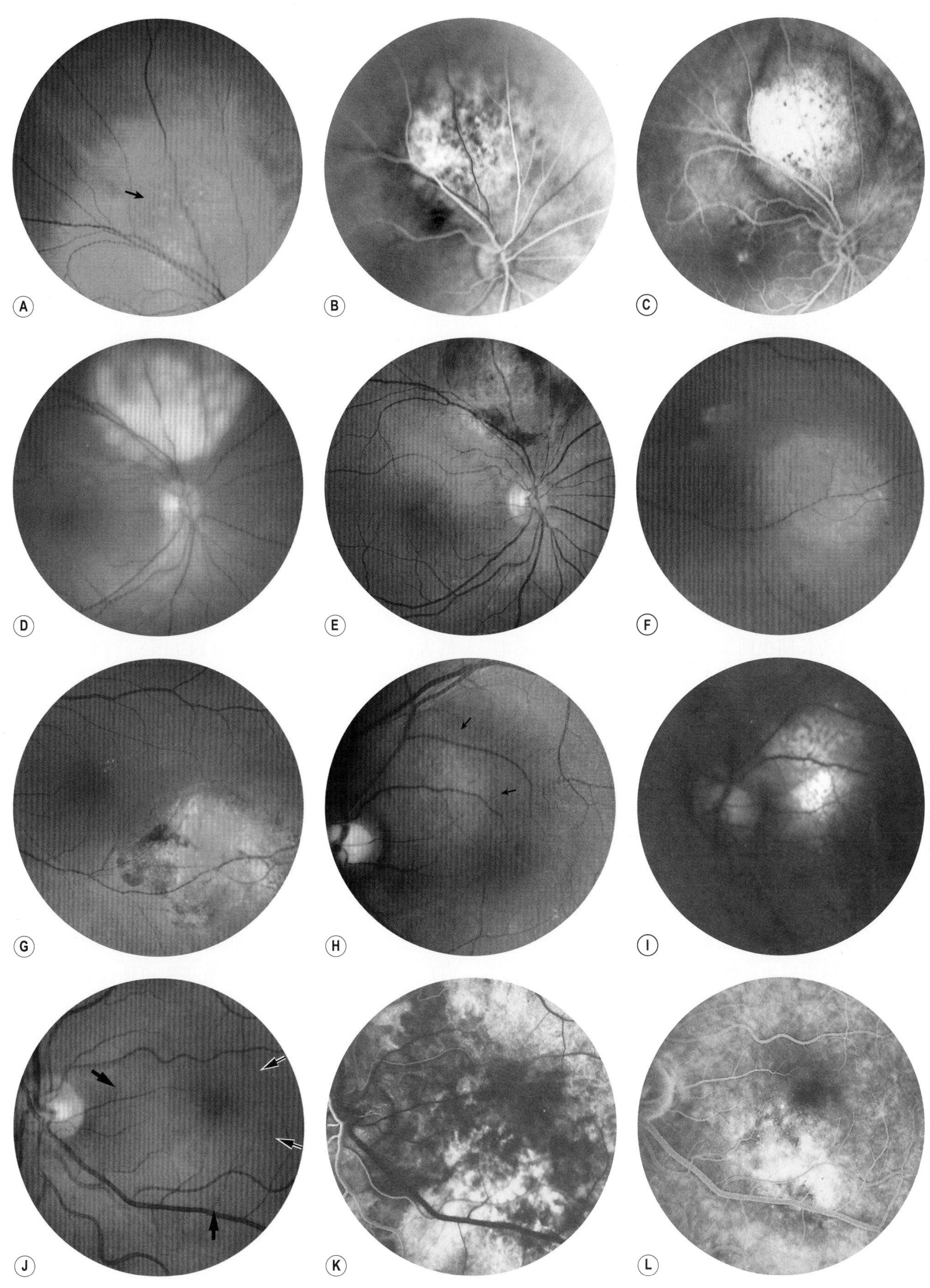

图 14.15

这些患者中有许多被诊断为中心性浆液性脉络膜视网膜病变、脉络膜炎、盘状变性、转移性癌、恶性黑色素瘤或孔源性脱离。血管瘤典型地为圆形或椭圆形，轻微隆起，呈橘红色肿瘤，边缘模糊（图 14.15A，F，H 和 J）。通过双目间接眼底镜检查最容易发现肿瘤，通常为 2~10 个视盘直径大小。大部分肿瘤都集中在黄斑区旁，但可能延伸到中心黄斑区边缘。有些是在视盘旁。其他可能位于视盘的鼻侧 [134]。在大多数病例中，视网膜脱离从肿瘤边缘延伸。覆盖在肿瘤上的视网膜通常因囊样变性而增厚。肿瘤和其上覆的视网膜由于浆液性脱离而完全分离的情况很少发生。不同数量的黄色斑点物质位于肿瘤和上覆视网膜之间及囊性间隙内（图 14.15A，F 和 H）。由于 RPE 增生导致的色素沉着相对不常见，但如果较为显著，可能导致黑色素瘤或盘状瘢痕的误诊。有些患者就诊时会在肿瘤下方形成大泡性视网膜脱离。其他将显示大的瓶形的 RPE 萎缩区和上覆视网膜的骨粒样色素沉着，从肿瘤边缘向下延伸（图 14.16B 和 C）。这些区域表明以前的长期视网膜脱离伴有外层视网膜萎缩，以及色素上皮细胞迁移进入上覆视网膜。当血管瘤较小时，轻微的隆起和高荧光可能会被忽视，从而导致慢性特发性中心性浆液性脉络膜视网膜病变的误诊。立体成像有助于观察血管瘤的隆起。除了视网膜脱离外，其他导致患者中心视力下降的原因包括囊样黄斑水肿、板层黄斑孔形成和视网膜表面膜改变。脉络膜新生血管在这些患者中是少见的并发症 [135]。如果缺血是脉络膜新生血管的重要发病机制，那么在血管瘤附近维持高氧含量，可能解释部分原因。脉络膜血管瘤患者偶尔会出现视网膜和视盘新生血管 [136]。2 名曾就诊于 Bascom Palmer 眼科研究所的患者，由于以前未被发现的孤立脉络膜血管瘤导致虹膜红变和长期大泡性视网膜脱离。

图 14.16　脉络膜血管瘤。

A~F：由于之前一个脉络膜血管瘤引起长期存在的视网膜脱离向下方延伸，导致中央和上方视野受损。注意肿瘤上覆色素上皮明显增生（图 A）、相关区域的色素上皮的萎缩，以及肿瘤下方区域的视网膜内色素迁移（图 A~ 图 C）。造影显示血管瘤上覆视网膜下组织的着染，以及延伸至下方锯齿缘的瓶状脱色素区域（箭头，图 D）。超声表现为典型血管瘤的高反射性肿瘤（图 E 和图 F）。

G 和 H：脉络膜海绵状血管瘤的组织病理学。可见上覆视网膜的继发性囊样变性（图 G）。高倍镜（图 H）显示视网膜的囊样变性和肿瘤表面视网膜色素上皮的增生和化生。

脉络膜血管瘤合并上方囊性改变和浆液性脱离的患者表现出与肿瘤部位和周围脱离相对应的视野缺损。神经纤维束缺损曾有报道，但并不常见。

脉络膜血管瘤的血管造影特征表现为：①血管造影的动脉前期和动脉期，显示与肿瘤位置相对应的大血管通道的荧光图（图 14.15K）。②肿瘤表面弥漫性渗漏而引起的广泛、不规则的荧光区。③造影晚期视网膜外层弥漫性多囊状荧光积存，典型的多囊样变性和水肿特征（图 14.15I）[2, 9, 132, 137-139]。在血管造影的早期和中期，常出现与血管瘤周边部分相对应的低荧光环形区。在某些病例中，这与眼底镜下观察到的区域相对应，可能表明肿瘤外围部分轻微色素沉着。这种颜色和血管造影变化的原因尚不清楚。囊样黄斑水肿可能存在于远离肿瘤的地方。脉络膜血管瘤患者如果上覆 RPE 和视网膜没有广泛继发性变性改变，荧光造影可能仅在最初的几分钟内观察到脉络膜背景荧光增强，而在荧光造影后期并未发现异常。

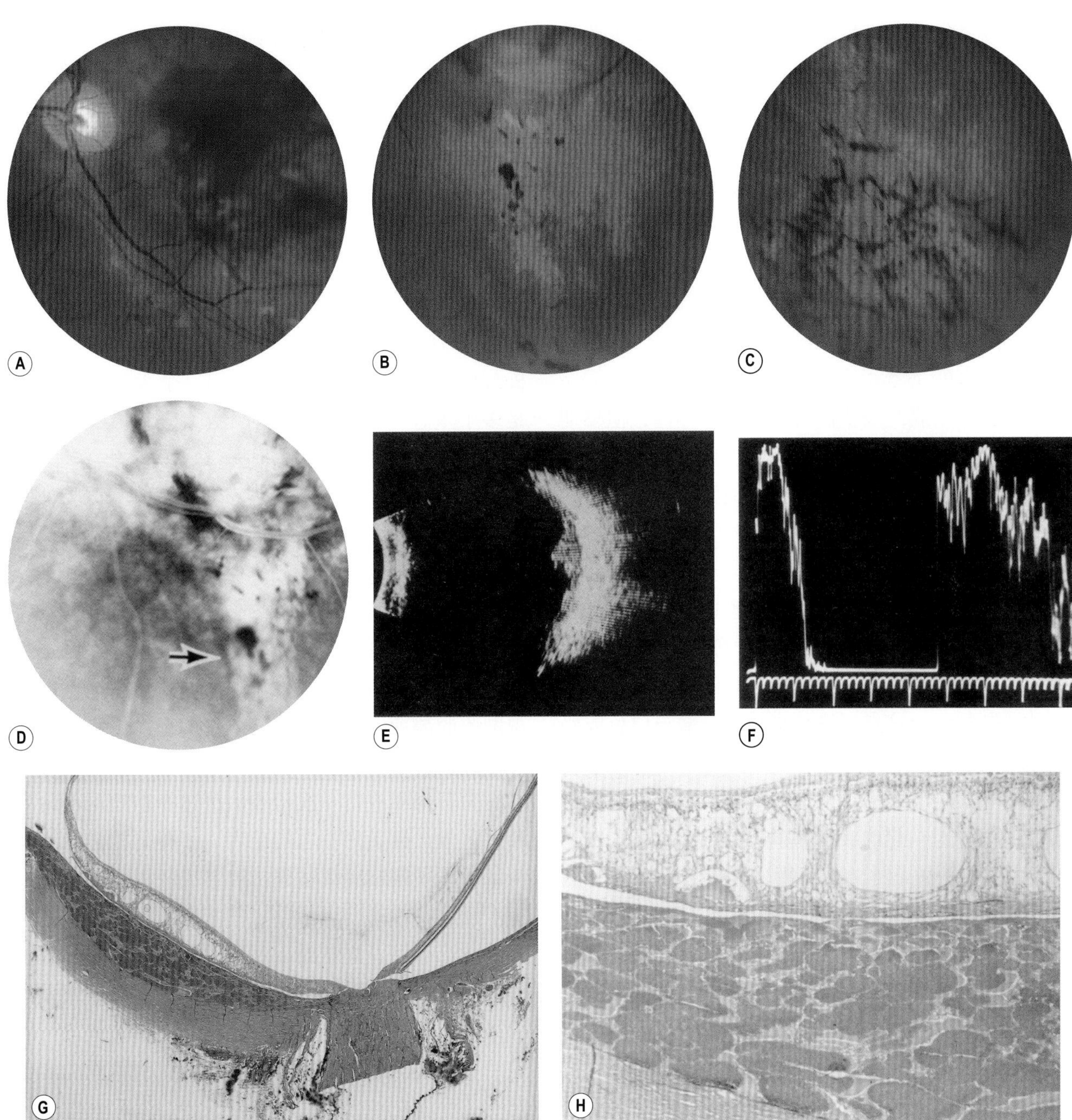

图 14.16

吲哚菁绿血管造影显示特征性表现：早期弥漫性高荧光（1 分钟内）与晚期低荧光（5 分钟内），以及由于肿瘤组织的染料流出导致的延迟的刷空现象（10 分钟以上）（图 14.17）[140]。

从组织学上看，脉络膜海绵状血管瘤主要由大的、扩张的、薄壁的血管组成，基质最少。这些肿瘤细微地混入周围的正常脉络膜组织（图 14.16G 和 H）[9, 22, 141]。常有上覆视网膜的广泛的囊样变性，在某些情况下可能与 RPE 广泛的纤维化生有关，较少发生 RPE 增生。

虽然脉络膜海绵状血管瘤没有特异性，但早期肿瘤内大血管间隙的荧光表现，晚期由于上覆视网膜上的囊样变性引起染色，在其他大小相似的肿瘤中并不常见。在海绵状血管瘤中，^{32}P 的摄取通常是阴性的，但并不总是阴性[125, 142]。超声检查显示高反射的特征，有助于鉴别脉络膜血管瘤和黑色素瘤（图 14.16E 和 F）[143]。在上个分析中，通过双目间接眼底镜观察到脉络膜血管瘤的橘红色是最重要的诊断特征，这点可将脉络膜血管瘤与白色或奶油色的转移性癌和无黑色素的黑色素瘤区分。在鉴别诊断中必须考虑到其他橙色的眼底肿瘤，包括浆液性或部分组织化的 RPE 脱离（图 3.21；图 3.23）、脉络膜的骨瘤（图 14.21A）、结节性巩膜炎（图 11.35A）和外生型视网膜毛细血管瘤（图 13.18）。

局部的脉络膜海绵状血管瘤位于中心凹外，伴有浆液性视网膜脱离，对显示荧光渗漏的肿瘤表面进行氙或密集的氩激光光凝治疗可获成功（图 14.15D；见第 1118 页）。光凝作用需足够强，以产生明显的视网膜外层变白。它成功地使肿瘤表面的囊性视网膜塌陷，并在大多数病例中使所有视网膜下液完全缓解。它不会改变肿瘤的大小。光动力疗法提供了选择性消融肿瘤的优势，而不损伤上覆的视网膜[144-146]。使用标准全通量方案（TAP 研究），我们已经能够达到出色的肿瘤反应，超过 90% 的肿瘤只需要进行单次的治疗（图 14.17A 和 D）[147]。重复治疗也许是必要的，但建议在开始再次治疗前等待 6 周到 3 个月以评估完全的反应。总的来说，

图 14.17　局限型脉络膜血管瘤。
A~D：一名 42 岁女性患者，视力下降（20/40）。眼底橙黄色局限肿瘤，提示血管瘤（图 A）。吲哚菁绿血管造影显示特征性表现：1 分钟内图 C 出现早期弥漫性高荧光，延迟刷空现象（12 分钟）。采用标准全通量方案光动力治疗（TAP study），采用 6 mm 的单个光斑治疗（图 B）。6 周后，注意到脉络膜肿瘤扁平，上覆视网膜色素上皮的微小改变（图 D）。

在光动力疗法之后的很长一段时间内，可以期待极好的视觉效果[148]。最好使用一个大光斑，而不是多个重叠光斑，以避免对上覆的 RPE 造成损害，从而可能导致延迟的视觉损失[147]。

经巩膜冷凝术、微波热疗、外照射和巩膜外照射治疗曾用于治疗脉络膜血管瘤[130, 149-151]。由于后面这些技术的缺点，应有所保留，可用于那些进行光凝或光动力治疗不成功的患者，或由于肿瘤较大和位于中心位置，通过光凝不可能恢复或保留视觉功能的患者。对于偶然发现的海绵状血管瘤不伴有视网膜脱离或之前没有脱离表现的患者，治疗是可选择的。然而，应提醒这些患者，要经常监测他们的视力，每年进行一次检查。可选择治疗局部脱离和严重永久性黄斑损害的患者。光凝可能被认为是为了阻止视网膜脱离进而扩展造成的视网膜损伤进一步发展。

血管瘤患者症状的出现通常与任何已知的诱因无关。然而脉络膜血管瘤，以及脉络膜骨瘤或大的脉络膜黑色素细胞痣的最初表现是视力损失，可能是由于在妊娠后期黄斑出现浆液性视网膜脱离而引起的。作者在 4 名女性中见过这种情况，其中 2 名患有脉络膜血管瘤，1 名患有脉络膜骨瘤，1 名患有大脉络膜痣[152]。3 名患者在婴儿出生后不久就视网膜脱离自发消失。妊娠期间增加的血流动力学压力，其他的内分泌变化，可能是导致覆盖在错构瘤上脉络膜毛细血管和 RPE 一过性的失代偿的原因。在没有任何其他脉络膜异常的情况下，一些患者在妊娠期间可能发生类似的失代偿，出现特发性中心性浆液性脉络膜视网膜病变（见第 80 页）。

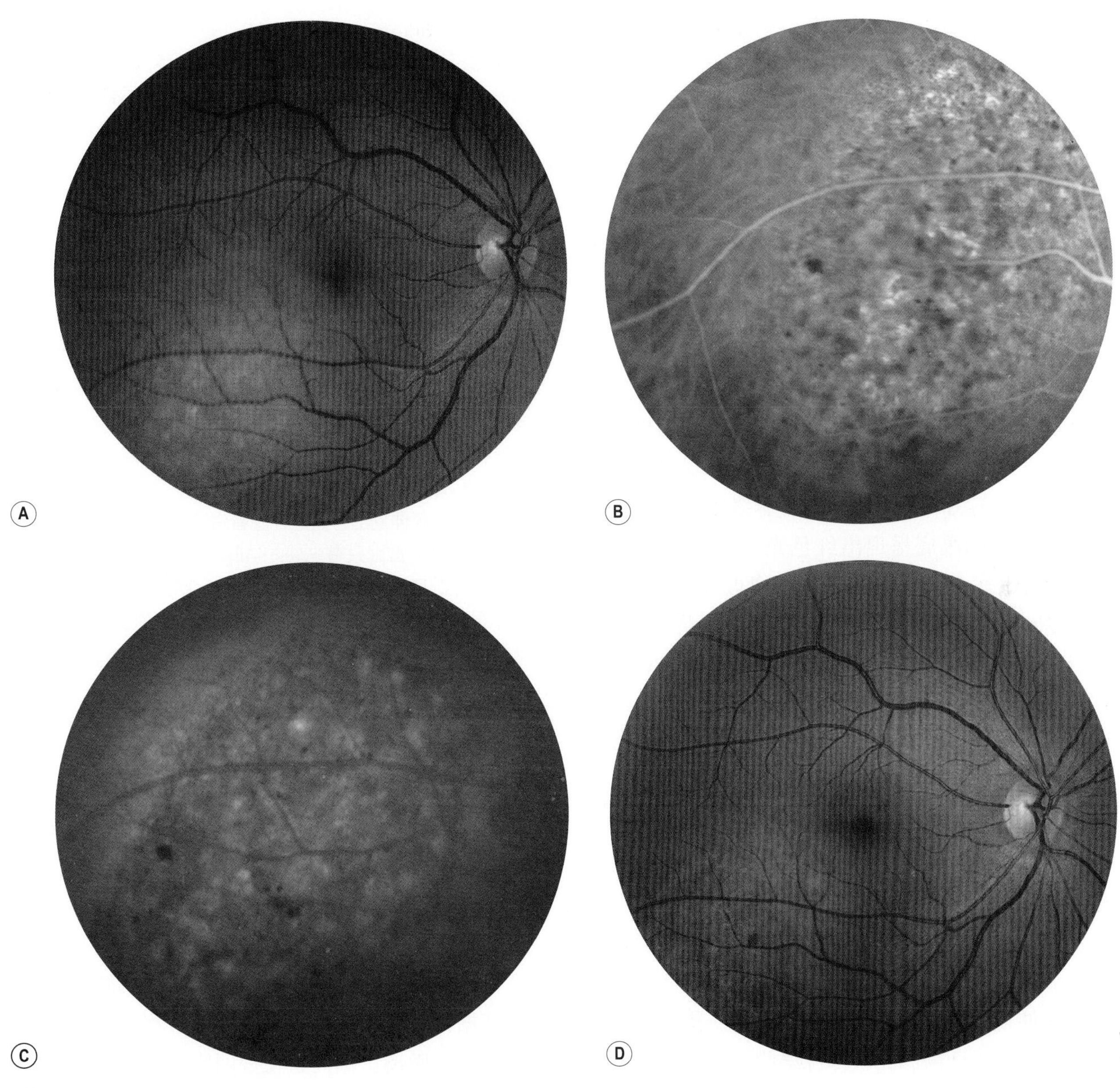

图 14.17

其他不常见和罕见的血管源性脉络膜肿瘤包括毛细血管瘤（参见下文）、血管内皮瘤、血管内皮肉瘤、平滑肌瘤和血管外周细胞瘤[153]。

Sturge-Weber 综合征

Sturge-Weber 综合征（Sturge-Weber syndrome）是一种非家族性错构瘤性疾病，其特征是同侧血管瘤畸形累及大脑、面部（鲜红斑痣）和葡萄膜，患者经常有癫痫发作、颅内钙化的证据，以及同侧青光眼的发展（图 14.18）。大多数患者在红斑痣的同侧有脉络膜、眼和脸部的弥漫性肥大和颅内血管畸形[9, 130, 131, 141, 151, 154, 155]。在一些病例中，双眼都可能受到影响。与另一只眼睛相比，脉络膜肥大（弥漫性血管瘤）的眼底呈现出红色光泽（图 14.18A 和 B）[155]。眼压升高和青光眼的视盘改变可能存在。一些 Sturge-Weber 综合征患者除了弥漫性增厚外，还存在局灶脉络膜血管瘤增厚区（图 14.18C~H）。在作者的经验中，这些患者最有可能发生继发的视网膜脱离与移动的视网膜下液，可自发出现，也可在青光眼滤过手术后出现。在大多数情况下，肿瘤局部隆起很高的部分位于后极部黄斑旁某处。通常附着在这个局部增厚的圆顶上的视网膜，显示出明显的囊样变性，视网膜和肿瘤表面之间有一些黄色和灰色的组织。血管造影上眼底的这个区域通常是唯一显示染色的区域。强烈的氙气或氩光光凝可能成功地使视网膜复位（图 14.18C~H）。滤过手术后立即发生的视网膜和睫状体脉络膜脱离可能不需治疗而复位。当血管瘤隆起陡峭、不能采用经瞳孔途径进行足够的治疗时，眼内光凝可能被证明是有效的。如果没有局部脉络膜肿大或色素视网膜变性改变的证据，可能不必要进行预防性散在激光治疗以防止视网膜脱离。然而，在视网膜成功复位后，散在光凝治疗对于防止复发性脱离可能有用。

图 14.18　Sturge-Weber 综合征。

A 和 B：分别是右眼和左眼，这是一名患有 Sturge-Weber 综合征的儿童，他的左脸有红斑痣，右眼脉络膜血管弥漫性肥大。左眼正常眼底大脉络膜血管易见。右侧眼底可见弥漫性红色，脉络膜血管细节不可见。

C~H：一名 9 岁男孩右脸红斑痣，局限性脉络膜血管瘤（图 C），最初在 7 岁接受检查，当时右眼视力为 20/40，左眼视力为 20/20。当地的眼科医师当时没有发现异常。1971 年 11 月，视力进一步下降。当地医师第一次注意到下方眼底有肿块。他的眼压正常，没有视盘凹陷。该患者最初于 1972 年 1 月在 Bascom Palmer 眼科研究所发现眼底隆起、略带红色的肿瘤，累及眼底下半部大部分。它向上延伸到黄斑并将其一分为二。肿瘤上覆视网膜浆液性脱离，除了在黄斑区颞侧，位于肿瘤与上覆视网膜之间可见 4×6 视盘直径的、椭圆形的、灰白色渗出性膜。视网膜脱离没有延伸到上方眼底。患者失访直到 1973 年 3 月，当他回来时，右眼只有光感。当时，除了灰白色的视网膜下膜外（眼底画图 D 黑色箭头，图 E 箭头），他的视网膜完全呈大泡状脱离。肿瘤（眼底图画上为点图区，图 D）没有变化。视网膜色素上皮（RPE）在肿瘤表面的其他部位表现正常。荧光造影显示染料从肿瘤表面扩散到黄斑颞侧灰白色视网膜下膜区（图 F）。在别处没有发现异常脉络膜荧光的迹象。用浓密氙光凝术治疗视网膜下膜区（图 G）。1973 年 5 月视网膜完全平复，视力恢复至 20/400（图 H）。注意有微弱的牵引线放射状经过中央黄斑区（箭头），朝向黄斑颞侧的光凝区。RE，右眼。

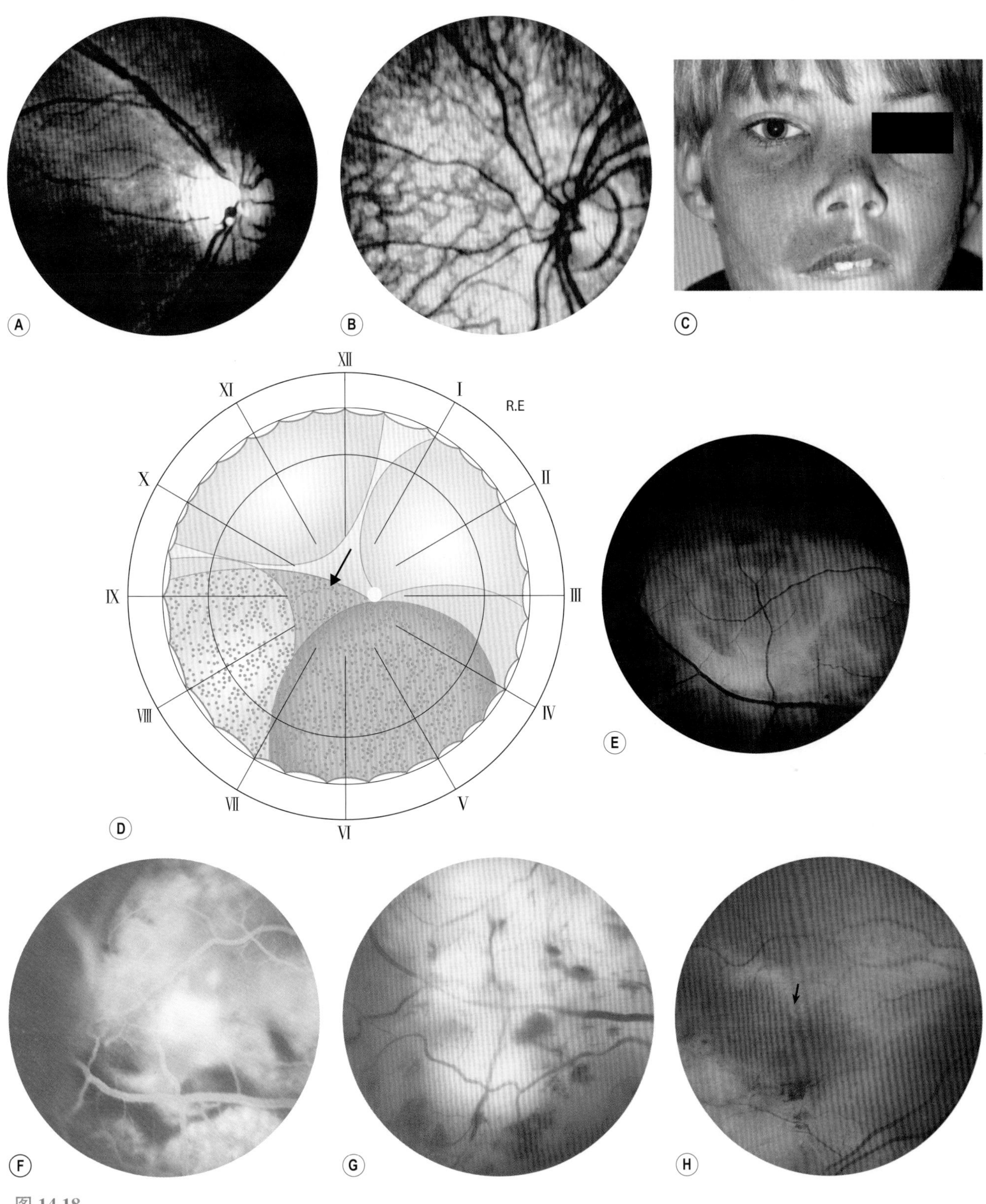

图 14.18

在1990年的荧光素俱乐部会议上，Morton Goldberg博士报道了一名患者，在青光眼滤过手术前为了预防视网膜脱离而在黄斑区进行预防性散在激光光凝治疗，之后由于在光凝位置出现脉络膜新生血管导致中心视力丧失。也曾尝试光动力疗法，但会导致渗出性视网膜脱离的短暂恶化[14-19, 156]。Sturge-Weber综合征患者，使用20 Gy低剂量的外束辐照，多个分剂量照射，能够在6~12个月内使视网膜成功复位[149, 151, 157]。图14.18J~K所示，该治疗方法成功地使该儿童巨大的弥漫性葡萄膜血管瘤上引起大泡性视网膜脱离得以缓解。

可能发生不完全型的Sturge-Weber综合征，例如，一名儿童患有同侧孤立脉络膜血管瘤和面部血管瘤，没有弥漫性脉络膜血管瘤、癫痫或颅内血管瘤证据。

图 **14.18**（续）。
I：一个患有Sturge-Weber综合征的患者的颅骨X线图显示了典型的脑血管异常的轨道样钙化。
J~l：这名8岁的孩子，右面部血管瘤只轻微地延伸到她的左脸（图J），出现双侧视网膜脱离和巨大的葡萄膜增厚，超声显示右眼增厚为6 mm，左眼为8 mm（图K和图L）。血管造影不能确定RPE失代偿的位置。患者接受了分剂量外照射，每只眼睛接受了1 800 cGy的总剂量。视网膜下液迅速缓解，脉络膜厚度减少。9个月后，她的视力是右眼20/300和左眼20/40。

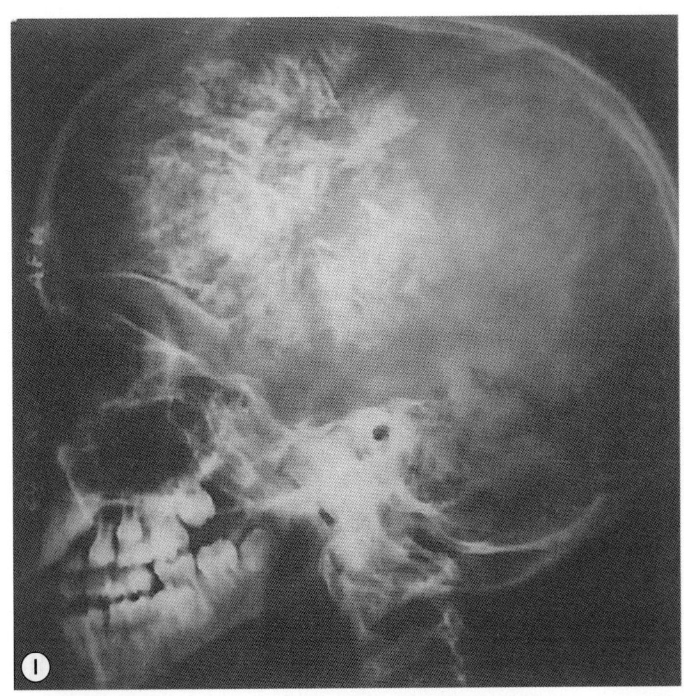

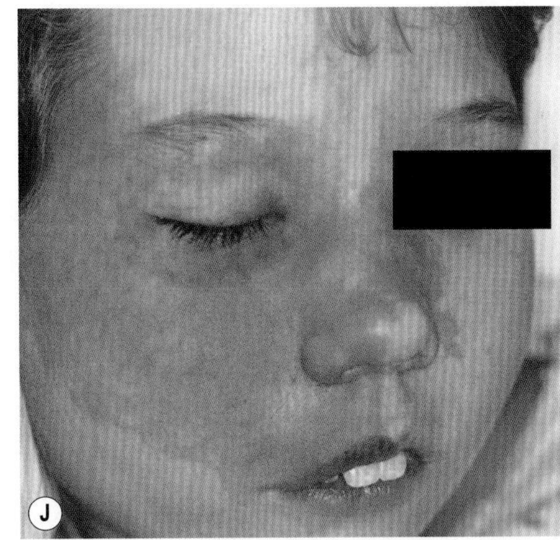

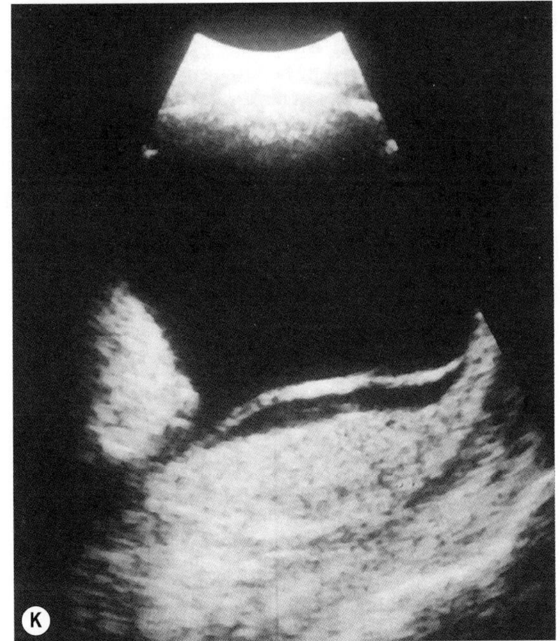

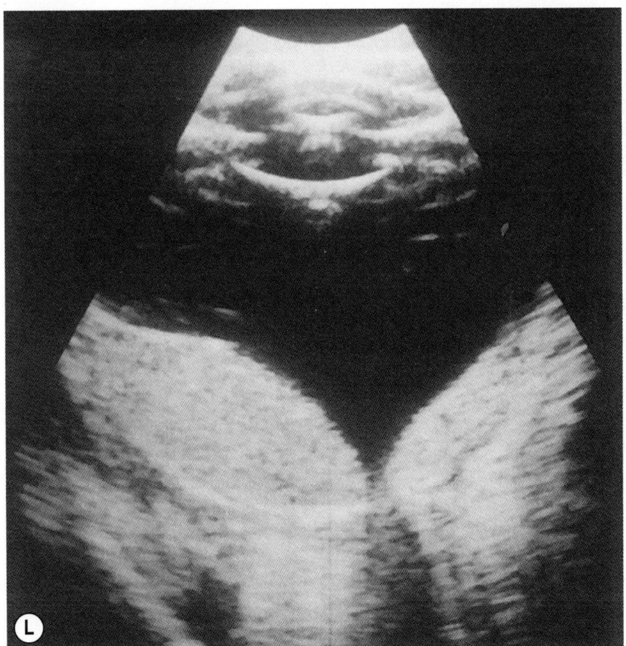

图 14.18（续）

同侧面部和弥漫性葡萄膜毛细血管瘤伴随小眼球、虹膜异色、脉络膜视网膜动脉吻合和低眼压

Gass 医师曾见过一名婴儿患有同侧毛细血管瘤，累及前额、虹膜和脉络膜，伴有轻度小眼球、低眼压、扩张的视网膜动脉、视网膜脉络膜吻合术和大泡性视网膜脱离（图 14.19）。没有癫痫发作的病史；计算机断层扫描和她的大体医学评估是正常的。最初在 6 周的年龄全身麻醉下检查，当地的视网膜专家发现迂曲扩张的视网膜动脉从视盘向上方白色的萎缩区域延伸，看起来与脉络膜的循环吻合或退出眼部。没有视网膜脱离。视网膜增厚，但未见弥漫性脉络膜血管瘤的迹象。眼压测量为 1~2 mmHg。几个月后，患者出现了下方视网膜脱离，眼底呈弥漫性红色，提示为弥漫性脉络膜血管瘤。在 11 个月时，经作者检查证实了先前的观察，除了上方周边的脉络膜视网膜萎缩（图 14.19A），有大泡性视网膜全脱离。没有视网膜裂孔，也无法解释低眼压。前额的血管瘤显示出一些退化的迹象。当患者哭的时候，靠近皮肤血管瘤的后缘有皮下动静脉畸形表现。血管造影证实了扩张视网膜血管的动脉性质，并显示荧光着染主要发生在周边脉络膜视网膜的萎缩区（图 14.19 A）。超声显示一高

图 14.19　皮肤和葡萄膜同侧毛细血管瘤，伴有视网膜动脉瘤样扩张、小眼球、虹膜异色症和低眼压。

A：大泡性视网膜脱离和扩张迂曲的颞上视网膜动脉（箭头）。

B 和 C：B 超和 A 超显示视网膜脱离和高反射弥漫性脉络膜肿块。

D 和 E：右眼显微照片显示前房关闭、钙化晶状体、漏斗状视网膜脱离、脉络膜弥漫性毛细血管瘤（箭头，图 D）。高倍图（图 E）显示毛细血管瘤的细节。注意毛细血管管道基质分离。

反射性肿瘤所致的弥散性脉络膜增厚，平均高度约为 4 mm（图 14.19B 和 C），以及右眼眼眶血管扩张。

视网膜脱离对经巩膜冷凝染色区没有反应，但对增厚的巩膜每个象限进行巩膜开窗术有部分反应。几年后，患者失去了光感，但她保留眼球，直到 8 岁时被摘除。正常左眼视力为 20/20。

右眼的大体和显微镜检查，除了周边脉络膜视网膜变薄区，显示为一个伴有弥漫性脉络膜毛细血管瘤的小眼球（图 14.19 D 和 E）。广泛的虹膜和睫状体的萎缩、破裂钙化的白内障晶状体，以及一个漏斗形变性的视网膜。视神经周围的表层巩膜组织中有大量的大睫状体动脉和静脉管道。

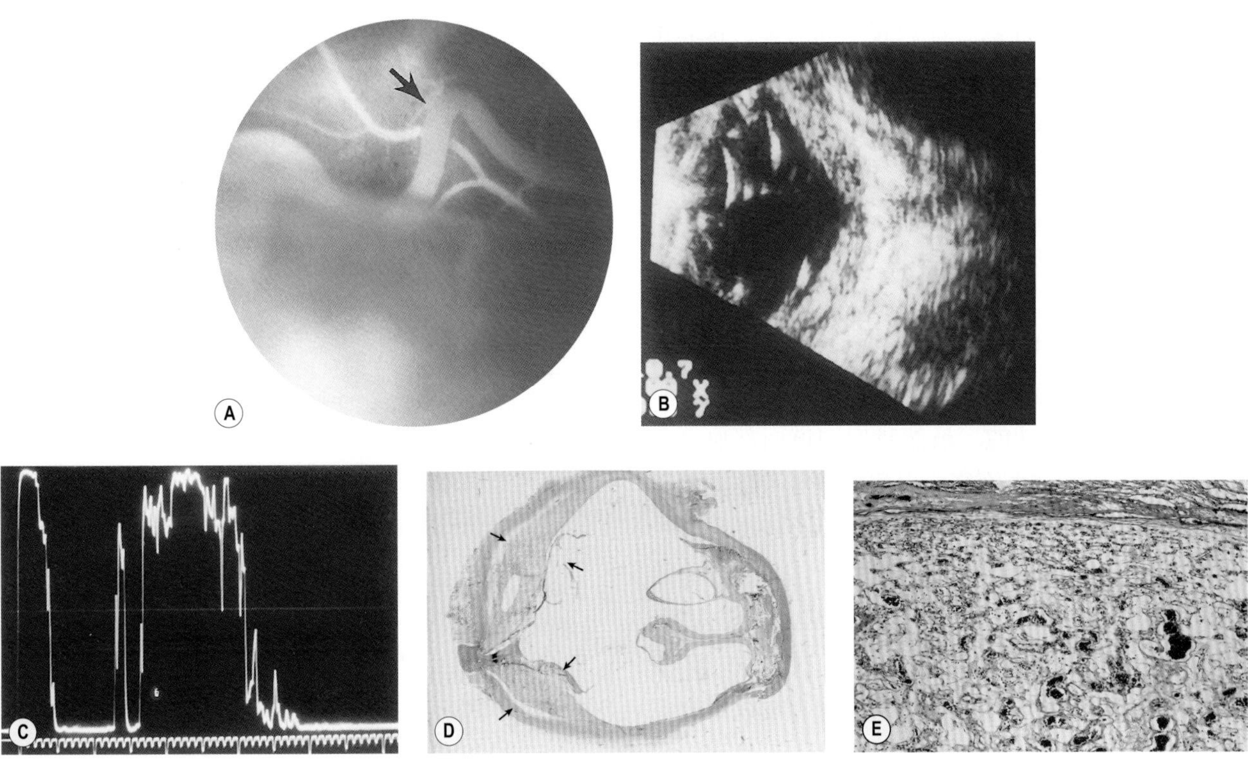

图 14.19

与 Sturge-Weber 综合征患者不同的是，这名患者患有眼皮肤血管瘤而不是海绵血管瘤，小眼球而不是经常伴 Sturge-Weber 综合征出现的眼球肥大，以及低眼压，而非青光眼。与 Sturge-Weber 综合征合并视网膜脱离的患者不同，他没有弥漫性血管瘤的局部隆起，或一个造影上边界明确的 RPE 失代偿区，能让我们直接进行光凝或冷冻治疗。由于小眼球和巩膜增厚，我们选择尝试巩膜开窗，尽管超声上没有证据显示葡萄膜渗漏（睫状体脉络膜脱离）。这是部分成功的。虽然我们知道面部血管瘤是一种典型的毛细血管瘤，但我们没有考虑葡萄膜血管瘤可能也是一个毛细血管瘤。Witschel 和 Font 回顾了 45 个孤立性和 17 个弥漫性脉络膜血管瘤的组织病理学，发现有 3 个孤立性毛细血管瘤病例，没有弥漫性毛细血管瘤的病例 [141]。Naidoff 等 [158] 和 Ruttum 等 [159] 报道了虹膜血管瘤伴有皮肤眶周毛细血管瘤病例。有一个病例与弥漫性先天性血管瘤有关 [158]。如果面对另外相似的病例，作者将考虑使用 α- 干扰素，在一些系统性毛细血管瘤中它有一定的治疗作用。另一个可选择的方法是考虑外粒子束放射治疗。

在这个病例中，一些有趣而未解的问题是：是什么原因导致了低眼压？每次检查都一直发现有低眼压，甚至是在视网膜脱离发生之前。它与视网膜脉络膜和眼眶后动脉吻合有什么关系？导致小眼球中低眼压是否有重要作用？为什么这名视网膜专家拟诊是 Sturge-Weber 综合征的变异，而在 6 周大进行首次检查时没有发现弥漫性脉络膜血管瘤的证据？在新生儿期血管瘤已有发展或扩大吗？系统性先天性血管瘤性毛细血管瘤的生长可能发生在出生后最初几个月。

脉络膜骨瘤

脉络膜骨瘤发生在视盘旁和黄斑区，通常发生在年轻女性中，由于视物变形和阳性暗点而就诊，因黄斑浆液性或出血性脱离所致，后者与脉络膜新生血管有关（图 14.20；图 14.21A~C）[106, 160-195]。最初，这些肿瘤通常只是轻微隆起，可能呈橙色，可能与脉络膜血管瘤类似（图 14.20A）。然而，通常

图 14.20　脉络膜骨瘤。

A 和 B：25 岁女性，脉络膜骨瘤，视物模糊。黄斑中有一个界限清楚的橙色视网膜下肿块，上覆的视网膜色素上皮（RPE）变化极小（图 A）。2 年多期间，肿瘤上覆的 RPE 有进行性的脱色素改变（图 B）。视力为 20/20。超声和计算机断层扫描显示了脉络膜骨瘤的证据。在随后的 19 年随访中，肿瘤轻微增大，视网膜下纤维血管增生，视力下降至 7/400。

C 和 D：一名 10 岁的女孩，右眼视力急剧下降，由中心凹下 2 型脉络膜新生血管和出血所致，黄斑区和视盘旁下方有脉络膜骨瘤；她左眼一个类似的骨瘤上有中心盘状瘢痕。右眼出血吸收后，视力恢复到 20/30，一直保持到 24 岁。在随访期间，双眼骨瘤的直径略有增加，骨瘤上的 RPE 广泛脱色素（图 D）。注意肿瘤表面的血管干（箭头，图 D）。

E~I：一名 19 岁的男性患者，5 年内视盘旁脉络膜骨瘤增长（图 E 和图 F）。图 F 显示的左眼正面 X 线片，显示视神经周围钙化（箭头，图 G）。同一患者的右眼是最初未受累的眼睛（图 H）出现了骨瘤和脉络膜新生血管（箭头，图 I）。

J~I：这名 29 岁的女性患者患有脉络膜骨瘤，在妊娠的最后 3 个月，她的右眼出现了视觉模糊（图 J）。注意分娩后几个月内视网膜下渗出物很快自发吸收（图 K）。3 年后她无症状。骨瘤变大（图 L）。

（A 和 B，引自 Coston 和 Wilkinson[281]，经 *The American Journal of Ophthalmology* 许可；The Ophthalmic Publishing Co. 版权所有。C 和 D，引自 Gass 等 [282]，©1978，美国医学会。版权所有。E~I，引自 Gass[283]）

在患者出现症状时，RPE 已出现脱色素，肿瘤呈奶油色，以及呈现清楚的地图样边界（图 14.20B~E 和 I~K；图 3.78A）。肿瘤表面经常有一些斑驳的灰色色素。RPE 的橙色可能仍然保留在肿瘤的周围。之前长期的视网膜脱离引起的 RPE 萎缩带可能存在。可见特征和特异病征是，在肿瘤表面色素上皮脱色的区域，有大量的小血管蜘蛛（图 14.20C 和 D）。这些是从松质骨前表面的孔中伸出的滋养血管。它们将位于肿瘤前表面改变的毛细血管与位于肿瘤后的大脉络膜血管相互连接（图 14.21H）。在某些情况下，这些血管来自视网膜下大的血管干。脉络膜新生血管或视网膜下纤维化生可能是明显的（图 14.20C 和 D；图 14.21A）[168, 178, 196]。肿瘤可能是多中心的（图 14.20E）。在 10%~20% 的病例中（图 14.20H 和 I）[175]，它可能在另一只眼睛出现或发展。

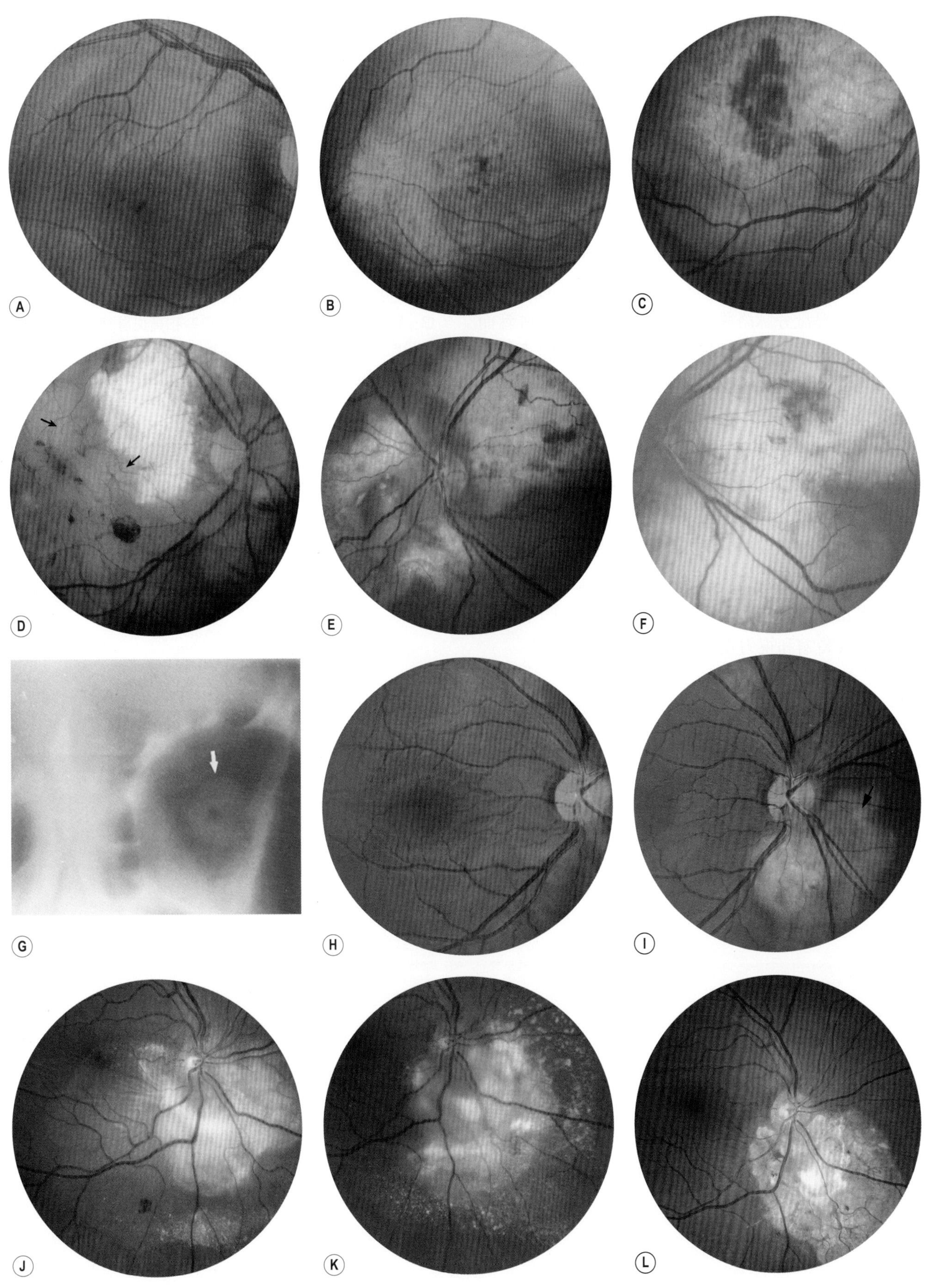

图 14.20

荧光素血管造影显示，在那些 RPE 变薄区显示早期不规则的高荧光，无论有或没有脉络膜新生血管，在有浆液性脱离的患者晚期有局部着染。由于骨瘤内血流缓慢，肿瘤表面血管蜘蛛的不连续和早期充盈不会出现。然而，在血管造影的后期，在肿瘤表面荧光染色的背景下，它们通常可见为无荧光结构。黄斑可在有或无脉络膜新生血管的情况下自发性复位，患者可恢复很好的视力（图 14.20C 和 D）[176]。

Gass 医师观察到一名在妊娠第 9 个月的女性患者，由于视盘旁脉络膜骨瘤继发脉络膜新生血管而导致视力很快下降，其视网膜下富含脂质的渗出很快吸收 [106, 197]。在分娩后的 6 个月期间，渗出消失，视力恢复（图 14.20J~L）。光凝可用于治疗拱环外的新生血管膜引起的视网膜下渗出 [177]。贝伐单抗也可诱导新生血管膜的退化 [198]。光动力疗法治疗黄斑外新生血管膜可能更好（图 14.22）[199]。在光动力治疗，甚至在激光治疗后，偶尔出现骨瘤脱钙的变化已有报道（图 14.22F~I）[200]。有人相信脱钙可以阻止骨瘤的进一步生长；然而，中心凹下的脱钙会导致萎缩和视力丧失。

图 14.21 脉络膜骨瘤。

A~C：这名 15 岁的女孩左眼中心视力迅速丧失，由于视网膜下新生血管（箭头）合并大的脉络膜骨瘤导致。注意新生血管膜的色素沉着可能是一种 2 型视网膜神经上皮下血管膜。她的对侧眼中也有类似的骨瘤。她有两个兄弟姐妹患有双侧脉络膜骨瘤。

D：箭头表示在图 A~ 图 C 中患者的 9 岁弟弟的骨瘤。

E 和 F：一个 10 岁的黑种人女孩，发现有几个小脉络膜骨瘤，她有双侧眼眶炎性假瘤多次发作和短暂时期内轻度甲状旁腺功能亢进。她没有眼内炎症的表现。图 E 中计算机断层扫描显示骨瘤（箭头，图 F）。

G：另一名患者患有类似的视盘旁和黄斑脉络膜骨瘤，超声检查显示在肿瘤后部没有回声（箭头）。

H：脉络膜骨瘤的组织病理学显示，在脉络膜的内 1/3 和外 2/3 之间有松质骨斑片。

I~K：这名儿童出现双侧巩膜脉络膜骨瘤以及 Jadassohn 面部线性皮脂腺痣。

（A~D，引自 Noble[284]。E 和 F，引自 Katz 和 Gass[285]，© 1983，美国医学会。版权所有。I 和 K，引自 Alfonso 等 [286]。J，引自 Gass 等 [282]，© 1978，美国医学会。版权所有）

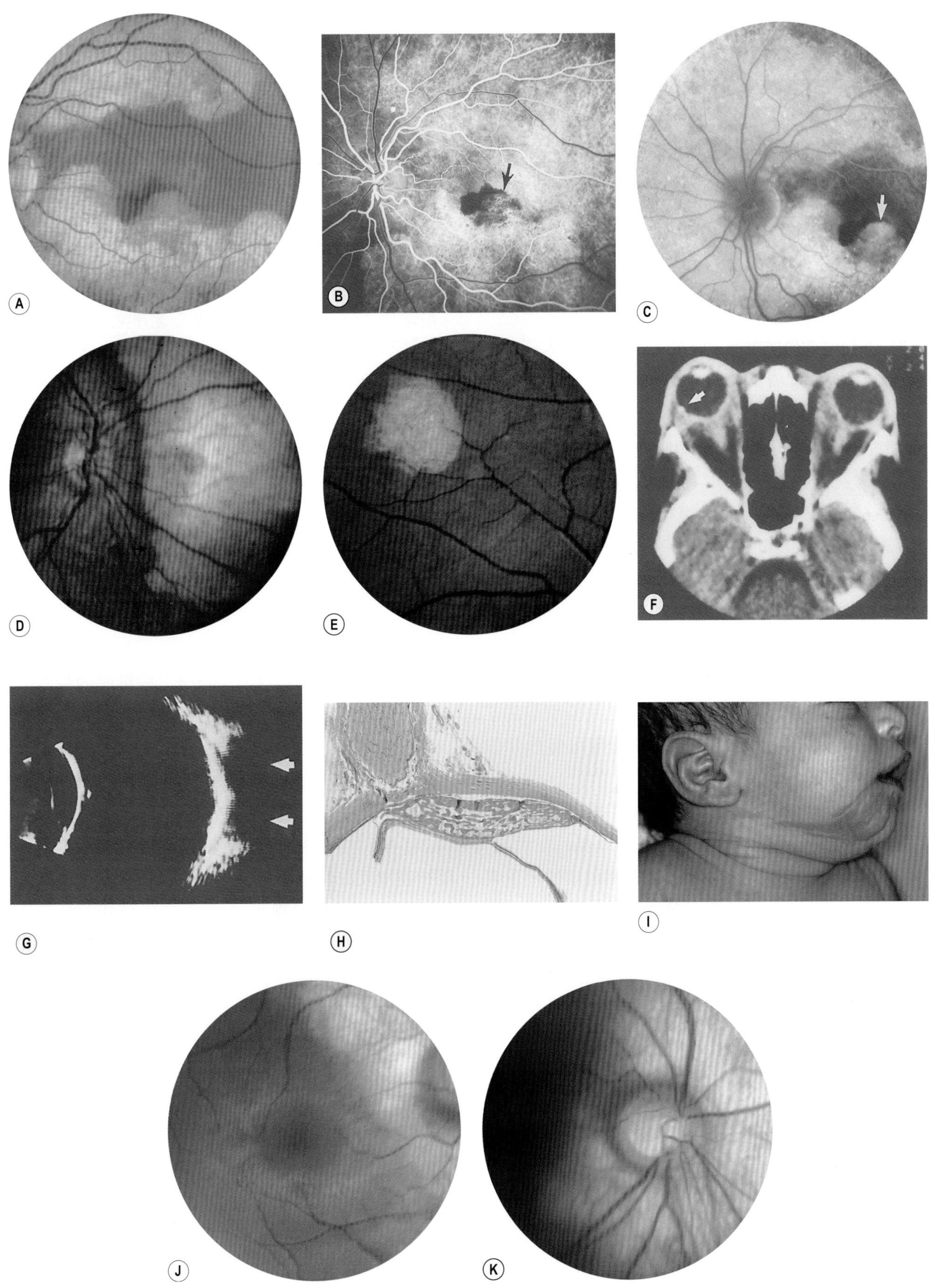

图 14.21

眼底镜下的图像特征通常足够做出准确的诊断。通过肿瘤超声图显示的明显的回声衰减或通过眼眶X线摄影或计算机断层摄影显示的肿瘤钙化可用于证实诊断（图 14.20G；图 14.21F 和 G）[166, 175, 176]。磁共振的图像较少有特征性的发现。

组织病理学上，这些肿瘤是由斑块或丘状的松质骨组成，位于改变的脉络膜毛细血管和外层脉络膜循环之间（图 14.21H）。大的脉络膜血管通过骨内的管道与脉络膜毛细血管交通[128, 176, 195]。这些肿瘤上的 RPE 表现出不同程度的变性。

这些病变的原因尚不清楚[176, 187]。它们不太可能代表脉络膜迷芽瘤，因为已经观察到它们在以前未受影响的成人眼睛中出现（图 14.20H 和 I）[175]。脉络膜骨瘤已发生在复发性双侧眼眶炎性假瘤（图 14.21E 和 F）[181]、葡萄膜炎[190]、玻璃体炎[106]、Harada 病（图 3.60E 和 F）[176]、光凝瘢痕区的患者[163]。成人骨瘤在观察期间可能扩大（图 14.20E，F 和 J~L）。脉络膜骨瘤可出现自发性再吸收[167, 191, 192, 201]。有一例病例发生于视网膜下新生血管膜光凝 8 年后[201]。一名 11 岁的黑种人男孩被发现双侧骨瘤，他死于一种长期疾病，被认为是未知的组织细胞增多症，或由不明原因的感染性或毒性物质引起的某种形式的系统性反应[184]。脉络膜骨瘤可能偶尔发生在兄弟姐妹中（图 14.21A~D）[171, 173, 202]。

疾病早期的鉴别诊断，当肿瘤呈橙红色时，包括脉络膜血管瘤、RPE 脱离和后巩膜炎；在后期，鉴别诊断包括转移性黑色素瘤、无黑色素的黑色素瘤或痣、白血病、结节病、盘状脱离和瘢痕。在超声和影像学上可能与脉络膜骨瘤混淆的病变包括甲状旁腺功能亢进症患者的局部后巩膜骨化[203]，以及未发现系统性疾病的老年患者（参见特发性巩膜脉络膜钙化的讨论，下一部分），后巩膜的骨及软骨迷芽瘤在某些情况下可能伴有面部 Jadassohn 的线性皮脂腺痣[204-207]。这种综合征的一个婴儿的超声和检眼镜下检查发现脉络膜巩膜骨瘤在视神经的上方和下方延伸，并扩展到眼底的远周边部（图 14.21I~K）[204]。Basta 和同事通过超声和计算机断层扫描发现在两例眼底镜下可见的小色素脉络膜痣的患者中有钙化表现[208]。在一名年龄相关性黄斑变性并发脉络膜新生血管膜而进行激光治疗的老年男性患者，我观察到在激光光凝瘢痕附近脉络膜骨瘤的发展[163]。

图 14.22　脉络膜骨瘤。

A~E：一名 50 岁的白种人女性患者，出现近期视物模糊 2 周（20/30）。左眼眼科检查显示在黄斑上方区域有一个孤立的无色素的脉络膜病变。病变基底尺寸 6 mm × 5 mm，轻度隆起。边缘呈齿状。可见上覆视网膜出血和延伸到黄斑中心凹的视网膜下液（图 A）。B 超扫描显示在脉络膜层高反射，提示钙沉积。在荧光血管造影中，病变表现为早期斑片状高荧光和晚期着染（图 B）。此外，在脉络膜病变的后极部，有花边状的高荧光提示中心凹外典型的脉络膜新生血管。诊断为脉络膜骨瘤并发脉络膜新生血管。根据 TAP 研究方案进行光动力治疗（PDT）（在荧光血管造影指导下，间隔 6 周进行 3 次治疗）。治疗完成后，视力提高到 20/20（图 C），在治疗区可见视网膜下灰色纤维化膜形成，视网膜下液和视网膜出血完全消退（图 D），荧光造影（图 E）显示脉络膜新生血管完全闭合。

G~I：PDT 后脉络膜骨瘤的脱钙。这名 25 岁的无症状的妇女黄斑外脉络膜骨瘤并发脉络膜新生血管膜（图 G）。超声 B 扫描检测到脉络膜骨化（图 H）。她接受了 PDT，脉络膜新生血管膜消退，同时脉络膜骨瘤钙化消失（图 H 和图 I）。

（A~E，引自 Singh 等[199]；F~I，引自 Shields 等[200]，©2008，美国医学会。版权所有）

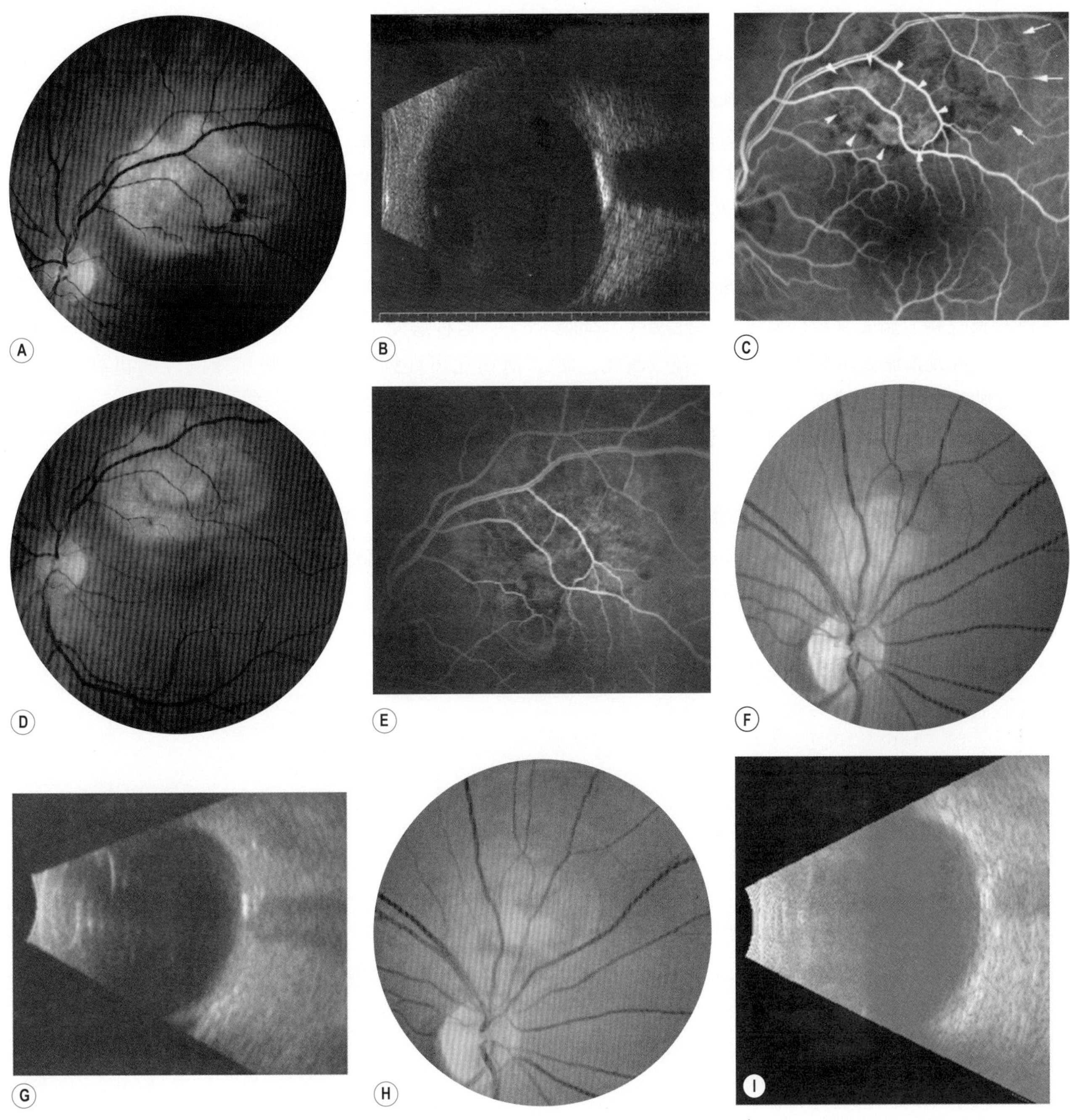

图 14.22

巩膜脉络膜钙化

无系统性疾病的老年患者常在双眼（也可在单眼）的中周部出现多发性、常为边界不清的、黄白色、不规则、多叶的、四边形、斑片状或不同程度隆起的钙化巩膜脉络膜病变（图 14.23）[106, 187, 209-214]。病变最常发生在颞上象限，但也可发生在任何象限。尽管患者无典型症状，这些病变偶尔伴发浆液性视网膜脱离。病变常被误认为转移性癌或大细胞淋巴瘤。荧光造影显示 RPE 脱色素的轻微改变，而且通常肿瘤前大脉络膜血管表现相对正常，超声表现为累及内层巩膜和外层脉络膜的钙化或骨化盾状肿瘤[212]。医学评估，包括钙代谢，通常是阴性的。3 例患者既往曾治疗过甲状旁腺功能亢进[203, 212, 215]。其他与巩膜脉络膜钙化有关的代谢异常包括低镁血症和肾小管低钾性代谢性碱中毒综合征（Bartter 或 Gitelman 综合征）[216]。

图 14.23　特发性老年性巩膜脉络膜钙化。
A：隆起的钙化的巩膜斑块（箭头）的组织病理学，伴有上方脉络膜的一些变薄。视网膜脱离是人为所致。这是在一个其他方面正常的眼球中的偶然发现，这是一名 71 岁的健康飞行员，在一次坠机中丧生。目前不清楚在眼球摘除前这种病变是否可见。

这种病变常广泛分布，以及未发现受累眼直肌前钙化斑证据，表明这些病变的发病机制可能与营养不良性钙化无关（老年性巩膜斑块），后者可能会在邻近斜肌处以及直肌的插入点被发现。图 14.23A 显示了老年巩膜脉络膜钙化的组织病理学。这些病变的临床背景和外观有助于与其他影响脉络膜和巩膜的钙化病变相区别（骨瘤、血管瘤和黑色素细胞痣）。

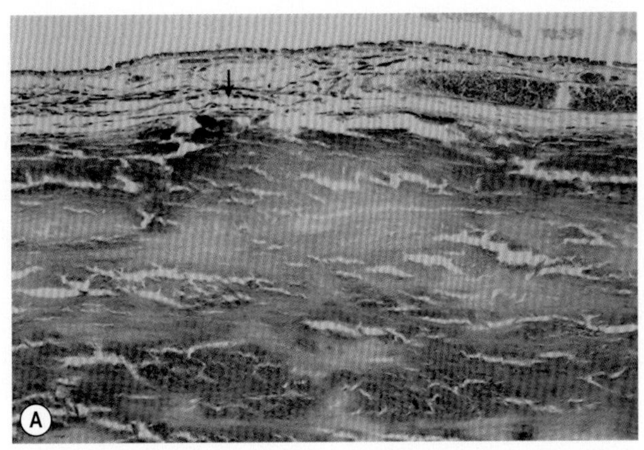

图 14.23

巩膜脉络膜软骨

Jadassohn线状皮脂腺痣可能伴有前部眼球表面迷芽瘤[217]。在罕见的病例中，曾观察到检眼镜下与脉络膜骨瘤类似的后部巩膜软骨迷芽瘤[218]。

脉络膜睫状体神经瘤伴多发内分泌肿瘤Ⅱ-A型

多发性内分泌瘤（MEN）Ⅱ-A型是一种综合征，包括髓样癌、Marfanoid综合征样体质、增厚的嘴唇、骨骼畸形与角膜神经、睫状神经以及结膜和口腔黏膜的神经瘤（图14.24）[219]。睫状长神经在黄斑颞侧穿过脉络膜时可见绳索样扩张（图14.24G），不伴有视功能的改变。预防性甲状腺切除术被推荐用于预防与髓样癌相关的疾病，而髓样癌总是在这些患者中发生。受累的睫状神经分支的组织病理学检查显示神经鞘和Schwannian组织增生[219]。50%的MEN Ⅱ-B型患者以偶发方式出现；50%以常染色体显性遗传存在。

图14.24 多发性内分泌肿瘤综合征相关的多发性神经瘤。

A~G：注意近上睑边缘突出结膜神经瘤（箭头，图A和图C）、增厚的嘴唇和甲状腺切除术后瘢痕（箭头，图B）、细长指（图D）、舌神经瘤（箭头，图E）、扩大角膜神经（图F）和颞侧睫状长神经的绳索样扩大（箭头，图G）。

H和I：患有相同疾病的另一名患者，组织病理学可见扩大的睫状长神经（低倍镜，图H）和角巩缘旁扩大的结膜神经（高倍镜，图I）。

（H和I，引自Spector等[287]）

神经纤维瘤

孤立脉络膜神经纤维瘤偶尔发生，应该考虑到与无黑色素的脉络膜黑色素瘤鉴别[220]。弥漫性神经纤维瘤通常与1型多发性神经纤维瘤病相关，表现为三联征：单侧牛眼、同侧眼睑丛状神经纤维瘤和同侧面部肥大（François综合征）[122]。

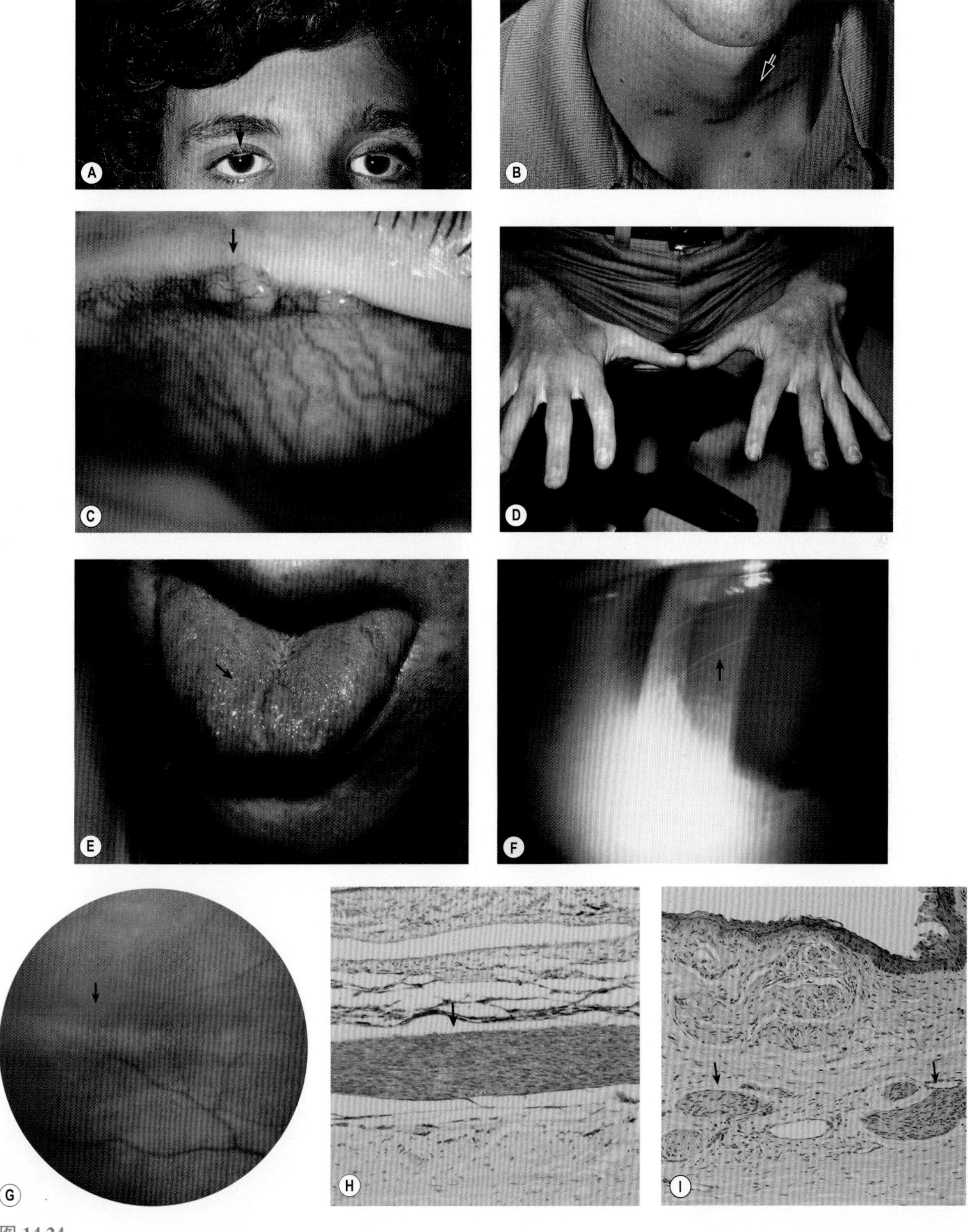

图 14.24

神经鞘瘤

神经鞘瘤可表现为睫状体或脉络膜的单发肿瘤，也可广泛分布于整个葡萄膜[221]。典型的葡萄膜神经鞘瘤表现为单发无色素肿瘤（图 14.25）[222]。多灶型丛状神经鞘瘤也有报道[223]。

葡萄膜平滑肌瘤

平滑肌瘤是一种良性的、葡萄膜的平滑肌肿瘤，最常出现在睫状体和虹膜[38, 224-227]，偶尔在脉络膜[228, 229]，或从睫状体延伸到葡萄膜。它是无色素或无黑色素的，与无色素的黑色素瘤相比，使用透照法能让更多的光线通过。它经常出现在脉络膜上腔，当病变出现色素沉着时，它将脉络膜基质向内推进。前哨血管和巩膜外扩张也会出现，与黑色素瘤相似。总体 80%~90% 的病例发生于女性，在生育年龄的年轻成年人中居多[38]。有些可能与子宫平滑肌瘤有关[228]。年轻成年女性亮光透照见葡萄膜上腔的无色素肿瘤，超声仔细检查可提示平滑肌瘤的临床诊断[38]。细针穿刺活检可能有帮助。组织学上，肿瘤呈普通无色素的梭形细胞，结缔组织丰富。平滑肌抗原阳性和肌肉特异性肌动蛋白有助确诊。有些可能是雌激素受体阳性。

小的肿瘤可以观察；经活检确诊的大的肿瘤可以经葡萄膜上腔进行切除[230]。肿瘤为良性，

图 14.25　葡萄膜神经鞘瘤。

A~J：一名 47 岁的白种人男性患者，左眼视力渐进性模糊（20/50）。裂隙灯显示左眼圆拱形睫状体脉络膜肿块（图 A）。B 超确定圆拱状病变的大小是 17 mm × 15 mm（基底），高 11.4 mm。未见明确的内在血管化。病变也有回声空隙。没有巩膜外延伸表现（图 B）。A 超显示起始高峰与中等内反射（图 C），经过活检后证实诊断，通过脉络膜上腔切除睫状脉络膜神经鞘瘤（图 D）。切除后 3 个月，左眼眼底照片显示黄斑正常，视力为 20/20（图 E）。光学显微镜显示梭形细胞呈栅栏状，睫状体脉络膜肿块的免疫组化染色（图 G）HMB-45（图 H）、SMA 为阴性（图 I），S-100（图 F）为阳性。电子显微镜显示梭形细胞，细胞核细长，细胞质平淡（图 J）。

平滑肌瘤。

K~M：一名高加索男性患者，右眼鼻下象限显示睫状体肿块（图 K），眼底其他正常。活检显示肿块是一个雌激素受体阴性的平滑肌瘤。他接受了阿那曲唑治疗，肿瘤缩小了。肿块在治疗前（图 L）和治疗后 2 年（图 M）的超声 B 扫描显示病变高度减少。

（A~J，引自 Turell 等[222]；K~M，经过 Dr. Carol Shields 和 Dr. Jerry Shields 同意）

预后良好。Shields 博士曾使用芳香化酶抑制剂（anastrozole，阿那曲唑）治疗了一名男性患者，他的肿瘤虽然雌激素受体为阴性，但却有收缩反应（图 14.25K~M）。

横纹肌肉瘤是一种儿童恶性间充质肿瘤，很少发生在虹膜和睫状体，从未在脉络膜中报道过。

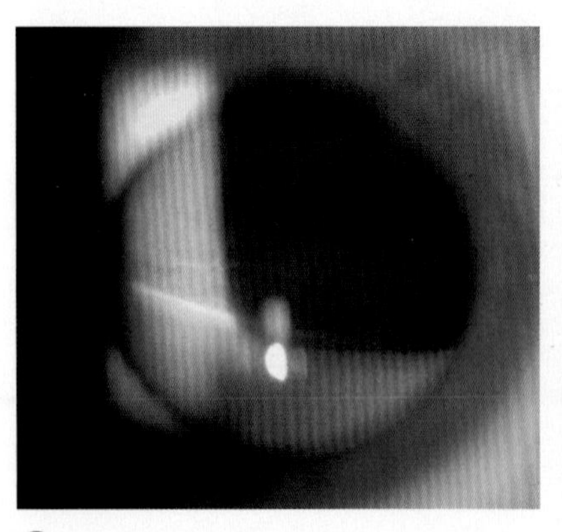
Ⓐ

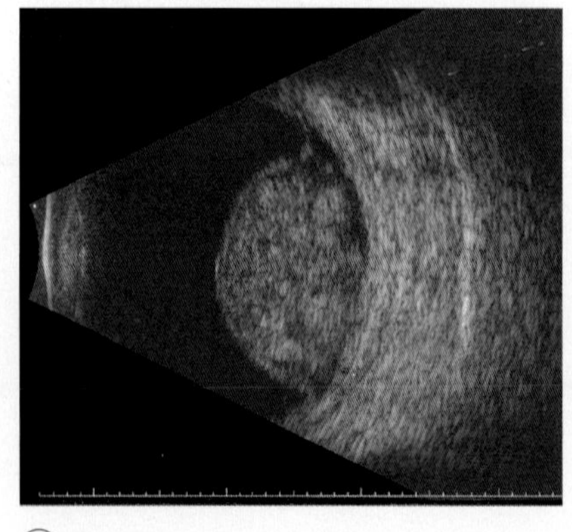
Ⓑ

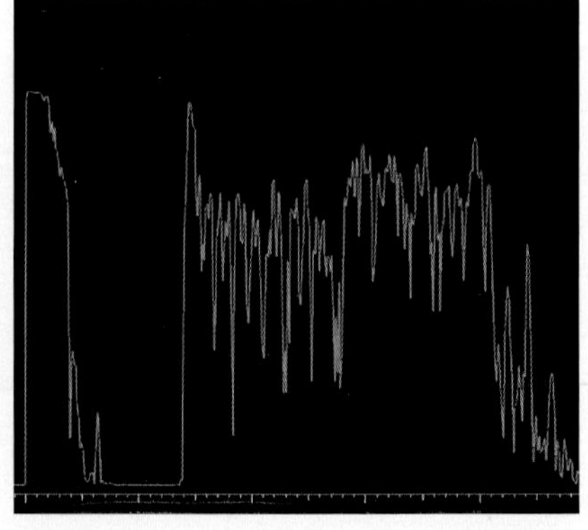
Ⓒ

图 14.25

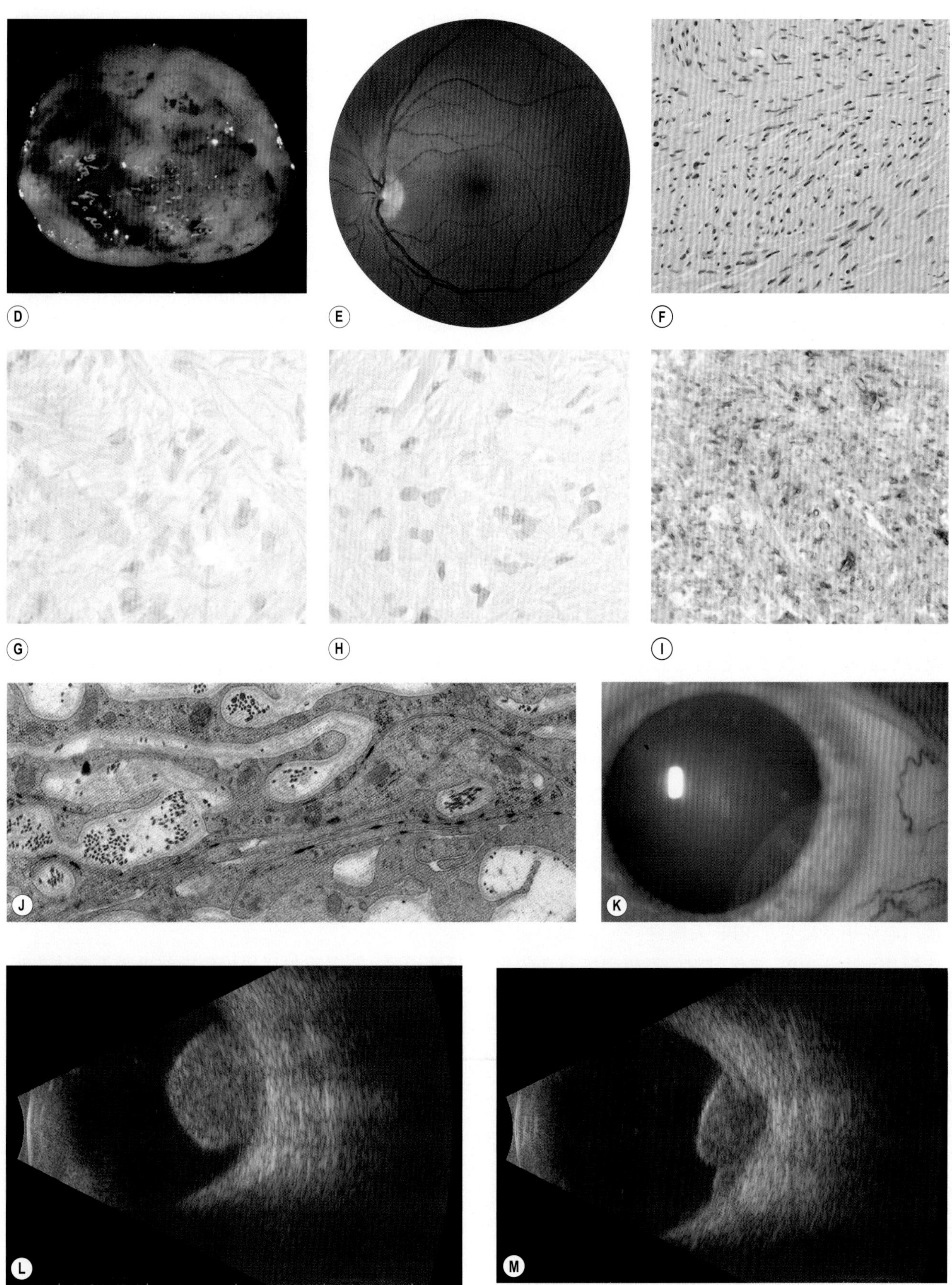

图 14.25（续）

葡萄膜反应性淋巴增生

弥漫性良性反应性淋巴增生累及脉络膜、睫状体和虹膜，通常发生在单眼其他均健康的中年或老年人（平均年龄 55 岁），是一种罕见的临床综合征，诊断困难，可能与以下肿瘤所有方面类似，脉络膜转移癌（见第 1148 页）、弥漫的葡萄膜恶性淋巴瘤（见第 1136 页）、弥漫的无黑色素的黑色素瘤（见第 1112 页）或系统性癌相关的弥漫性葡萄膜黑色素细胞增生（见第 1114 页）[231-237]。良性反应性淋巴样增生患者，起初可主诉反复发作的视物模糊和视物变形，继发于黄斑区浆液性脱离所致，会被误诊为有特发性中心性浆液性脉络膜视网膜病变。最终，弥漫的、偶尔起伏的葡萄膜增厚变得明显（图 14.26F）。眼底出现灰黄色伴有 RPE 脱色素的斑驳状改变，丧失脉络膜正常血管标记，形成线状条纹，分离不均匀的脉络膜浸润区（图 14.26A，B，F 和 G）。在一些患者中，葡萄膜浸润起始于多灶性黄橙色病变，或者多灶性奶油色病变叠加在脉络膜浸润引起的弥漫性黄色病变上[238, 239]。一些病例中可见粉红色、表面光滑的结膜下淋巴细胞浸润扩张（图 14.26E）[233]。通过后部潜在巩膜管道的眼表小的浸润结节扩张经常发生。这些结节的扩展通常不伴有眼球突出，通常是在眼眶的超声或计算机扫描时偶然发现的[240, 241]。当睫状体弥漫性受累时，前房角可能变窄，引起急性闭角型青光眼。广泛的视网膜脱离可能发生。一名老年多克隆性高丙种球蛋白血症患者发生了 RPE 大撕裂[242]。早期的荧光造影显示由于 RPE 变化引起的不规则斑驳高荧光和脉络膜不规则增厚分界区的一系列高荧光线（图 14.26H 和 I）。晚期血管造影显示 RPE 水平多灶染色。计算机断层扫描和超音检查显示了葡萄膜的弥漫性增厚，以及淋巴样增生的后部巩膜表面结节性扩张（图 14.26J）[240]。超声典型表现为平滑的、葡萄膜增厚的低反射，以及一个或更多眼表浸润扩张（图 14.26K 和 L）。

图 14.26　葡萄膜反应性淋巴增生，伪装弥漫性恶性黑色素瘤或转移癌。

A~E：一名 55 岁的女性患者，在 7.5 年里反复出现右眼无法解释的视物变形和视物模糊。右眼视力为 20/400，左眼视力为 20/20。她的眼球突度计为右眼 20，左眼 19。眼外运动正常。眼睛没有发炎。房角镜检查显示右眼房角完全闭合。睫状体突起和平坦部很容易通过未扩的瞳孔看到。散瞳前后，右眼眼压为 35 mmHg，左眼为 17 mmHg。因脉络膜增厚和正常脉络膜的色素（图 A 和图 B）改变，眼底出现弥漫性黄色变色。黄斑区浆液性脱离。左眼的眼底是正常的。由于怀疑有弥漫性黑色素瘤，眼睛被摘除。病理检查显示葡萄膜弥漫性增厚和成熟的淋巴细胞和淋巴滤泡浸润（图 C 和图 D）。注意眼球后组织浸润（箭头，图 C）。30 年后复诊，由于左眼结膜下出现光滑隆起的粉红色浸润的缓慢发展（图 E），6 个月的随访期间保持不变。推测它可能具有与右眼葡萄膜相同的组织病理学改变。左眼其他都正常。从未出现右眼眼眶炎症复发的表现。

F~L：一名 84 岁女性患者的右眼患有相同疾病（图 E），右眼轻微突出，右眼视力为 20/400，左眼为 20/20。注意与正常左眼相比（图 F），右眼后部脉络膜不规则增厚，脉络膜血管标记丢失（图 E）。注意周边增厚脉络膜上覆不规则色素上皮分界线（图 G），血管造影显示分割不规则脉络膜增厚宽区域的凹陷中低荧光线（图 H 和图 I）。计算机断层扫描显示弥漫性葡萄膜增厚和眼球后的浸润延伸（箭头，图 J）。全身皮质类固醇治疗前后的超声检查比较，提示葡萄膜厚度减少（图 K 和图 L）。

（A~D，引自 Gass[278] 经 The *American Journal of Ophthalmology* 许可；The Ophthalmic Publishing Co. 版权所有。E~I，引自 Desroches 等[233]，© 1983，美国医学会。版权所有）

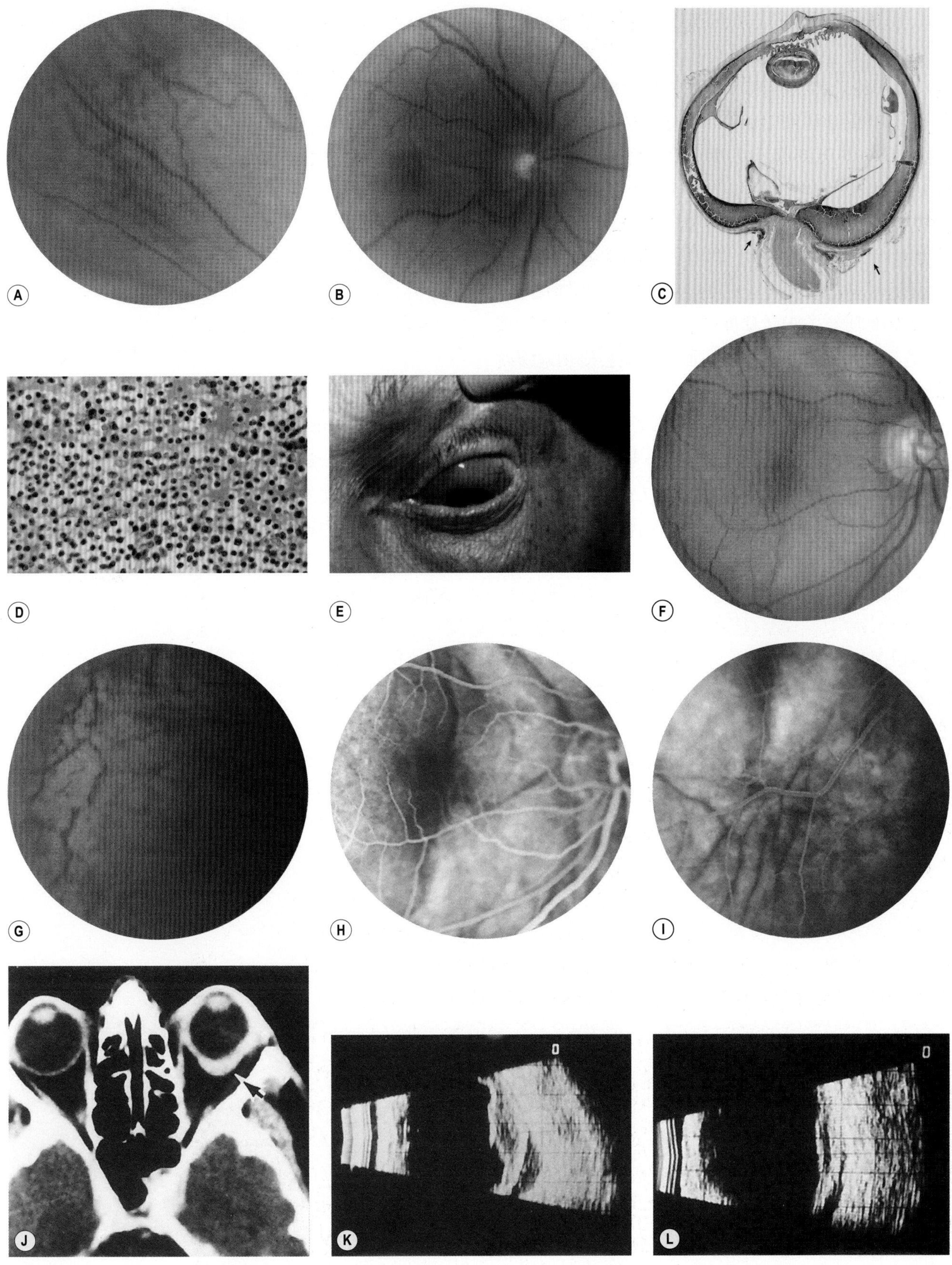

图 14.26

由于多系统反应性淋巴样增生异常罕见（图14.27）[243]，医学评估通常不能发现系统性累及的证据。即使发生全身累及，生命预后也很好[243]。

在组织学病理学上显示，葡萄膜浸润主要为分化良好的淋巴细胞，常伴有残留的生发中心（图14.26C和D），淋巴增殖为多克隆。确定病变的克隆性几乎没有预后价值[244]。前、后巩膜外结节或脉络膜的活检有助于确诊[240, 241]。反应性淋巴增生还是滤泡性淋巴瘤，采用免疫组化方法能可靠地诊断。

如果所有关于转移性疾病的评测都是阴性，那么适当的大剂量的全身皮质激素可能会成功地缓解脉络膜的浸润（图14.26K和L）[233]。浸润缓解时，会留下不同程度的粗糙的、斑驳状RPE变性改变。一些病例中，可能需要低剂量的辐照来缓解疾病。

Gittinger报道了一名21岁的Castleman疾病患者发生的类似的葡萄膜浸润，多灶奶油状白色的视网膜下病变，伴有渗出性视网膜脱离和轻度的眼球突出。这是一种淋巴增生性疾病，其特征是胸腺瘤样肿块，发生于纵隔，伴有增生性淋巴滤泡，伴发毛细血管和内皮细胞增生[245]。葡萄膜病变对分次给予20 Gy有反应。

图14.27　反应性淋巴样增生。
A~F：患者双侧丰满的眼眶和脸颊外部照片（图A）。同一名患者右眼眼底照片显示奶油状脉络膜病变，符合葡萄膜反应性增生表现（图B）。左眼底有相似的发现（图C）。光学相干断层扫描显示脉络膜的增厚（图D）。同一名患者磁共振成像显示双侧泪腺肿大（图E）。图F（嵌入），活检显示滤泡被广泛的滤泡间区和明显的套区分隔。滤泡由多形性淋巴细胞群组成，包括树突状细胞和可染的巨噬细胞（箭头）。未发现多核细胞（多核树突状细胞）。有丝分裂图像很明显（图F）。
（引自Stacy等[243]）

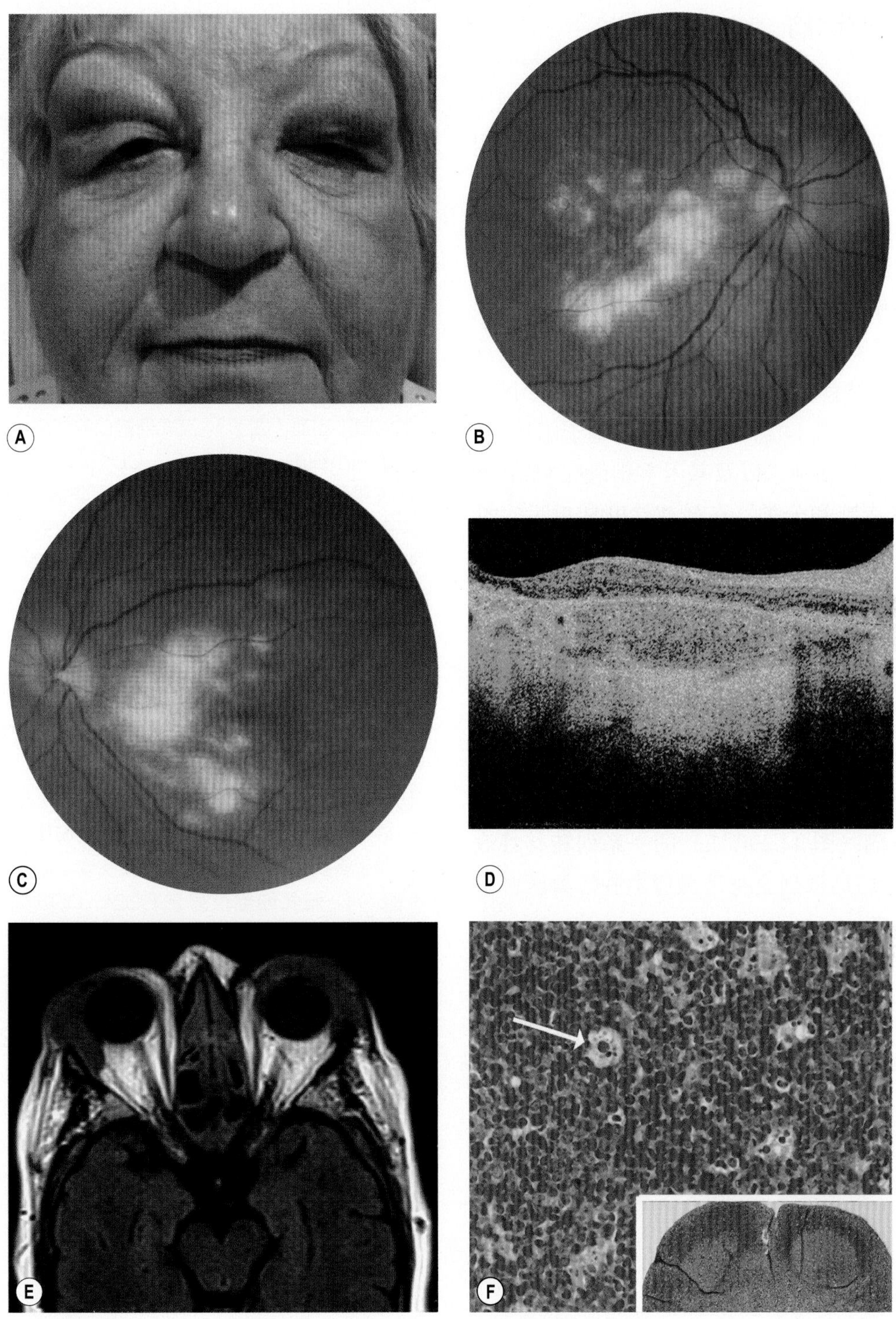

图 14.27

葡萄膜淋巴瘤

葡萄膜淋巴瘤（原发或继发）应与玻璃体视网膜淋巴瘤区分[246]。原发性葡萄膜淋巴瘤是眼部附件淋巴瘤的一种变异，代表一种低级别非霍奇金B细胞淋巴恶性肿瘤[247]。临床特征与反应性淋巴样增生相似，据信，过去绝大多数诊断为反应性淋巴样增生的病例实际上是低度淋巴瘤[248, 249]。受累眼可以是单侧或双侧，可能有葡萄膜外延伸，如在前眼眶内可见的鲑鱼斑片病变或超声所检测到小区域的巩膜外延伸（图 14.28）。病理诊断基于组织学、免疫组化、流式细胞术以及基因重排研究相结合，用于淋巴瘤诊断和分类。在最初诊断和以后定期进行彻底的系统检查是必需的，与眼附件淋巴瘤患者开始进行的一样，可发现其他地方的淋巴瘤。治疗方案包括：如果只累及单个部位，则分次给予低剂量辐射（30 Gy）；如果淋巴瘤是多灶性的，则用CD20抗体（利妥昔单抗）进行全身靶向治疗。

累及葡萄膜的淋巴瘤也可能是进展性的高级别非霍奇金淋巴瘤（图 14.28G~L；图 14.29A~F）或霍奇金淋巴瘤（图 14.29G~L）的一系列转移性表现[250]。这些病例根据全身情况应由肿瘤科医师进行评估和治疗。

图 14.28　原发性葡萄膜淋巴瘤。
A~F：一名 85 岁的男性患者接受了双眼简单的白内障手术。在手术后的 1 个月内，他注意到右眼的中心视觉障碍。外观检查是阴性的。眼底检查可见小椭圆形黄色病灶，散布双眼整个脉络膜，在右眼黄斑及颞侧区有融合。无玻璃体细胞（图 A 和图 B），荧光血管造影显示早期低荧光，晚期高荧光，与脉络膜病变（图 C 和图 D）的分布相对应。光学相干扫描证实视网膜的明显隆起，伴有视网膜下液。大脑和眼眶的磁共振成像并没有发现眶内肿块病变或附件组织的异常增强。淋巴瘤全血计数，CMP 和胸部、腹部及骨盆的计算机断层 CT 扫描均为阴性。经玻璃体对右眼脉络膜病变行细针穿刺活检；伴发一过性的玻璃体和视网膜下出血（图 E）。流式细胞仪的细胞学评价显示中等细胞和小细胞，以及 $CD5^-$、$CD19^+$、$CD20^+$B 细胞，表达主要为 λ 链。这些发现与低级别非霍奇金淋巴瘤一致。患者接受双侧放射治疗，总剂量为 30 Gy，分次进行，治疗后 3 个月，葡萄膜淋巴瘤（图 F）完全缓解。

转移性葡萄膜淋巴瘤。
G~L：一名 38 岁的西班牙裔男性患者，在 1 个月的时间内双眼出现飞蚊，视力下降为右眼 1 英尺（30 cm）数指，左眼 20/200 英尺（20/200 cm）。他接受了诊断性玻璃体切除术。他过去的病史是有意义的，有睾丸自然杀伤/T 细胞非霍奇金淋巴瘤，他接受了睾丸切割术，因窦转移接受静脉和鞘内化疗和放疗。玻璃体切除术后眼底显示双眼多病灶的奶油白色脉络膜病变，以及视网膜下积液（图 G），流式细胞仪显示 $CD2^+$、$CD3_{\varepsilon}^+$ 和 $CD56^+$T 细胞；聚合酶链反应对 EB 病毒呈阳性反应，对弓形虫病、单纯疱疹病毒、带状疱疹病毒、巨细胞病毒、人 T 噬淋巴细胞病毒、细菌和真菌培养呈阴性反应。他接受了双眼内氨甲蝶呤治疗，病变逐渐缓解，留下类似双侧弥漫性葡萄膜黑色素细胞增殖（图 J~ 图 L）的豹斑样眼底改变。血管造影中病变表现为低自发荧光（图 H），透见性高荧光（图 I），视力改善为 20/50 和 20/40。
（A~F，引自 Fuller 等[247]；G~L，由 Dr. John Huang 提供）

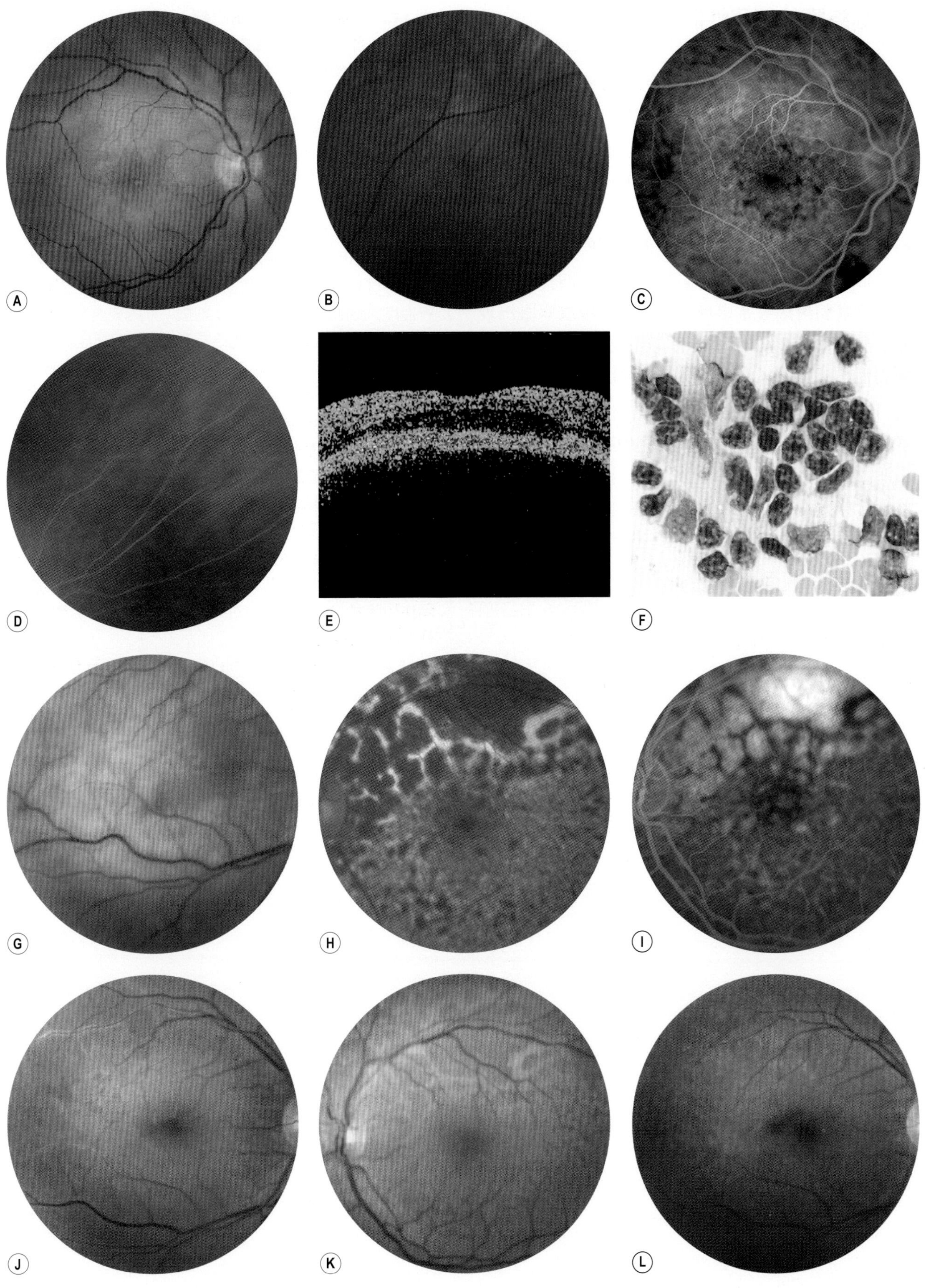

图 14.28

脉络膜的转移性肿瘤

脉络膜转移癌患者可能会出现浆液性、偶有出血、累及黄斑的视网膜脱离（图 14.30）[9, 251-256]。眼科检查通常显示在浆液性脱离下的苍白或黄白色脉络膜病变。橘色的脉络膜转移的原发肿瘤可定位于甲状腺、肾或肺（类癌）。许多转移性病变只是轻微抬高（3 mm 或更低），但是它们的生长模式可能在各个方面都与黑色素瘤相似。RPE 的粗糙斑驳样脱色素和聚集经常出现。可能在单眼或双眼出现多个病变（图 14.30D 和 E）。荧光造影通常显示病变表面不规则的、广泛的荧光素渗漏（图 14.30B，C，F 和 G），血管造影图像不能帮助区分脉络膜转移癌与无色素的黑色素瘤或炎症细胞引起的脉络膜浸润。病变高 3 mm 或以上的超声检查可能有助于鉴别转移性肿瘤，它通常比黑色素瘤反射性更高。

图 14.29　转移性葡萄膜淋巴瘤。
A~F：一名 51 岁的女性患者，出现双眼红持续 2 周，伴有畏光和视物模糊。她在 17 个月前因为套细胞淋巴瘤开始一系列的化疗方案，最终进行了自体干细胞移植。在报告中，她因为软脑膜受累，接受利妥昔单抗联合鞘内的阿糖胞苷治疗，右眼视力为 20/40，左眼为 1 英尺（30 cm）数指。外部检查发现右眼多个眼睑皮肤结节和上穹窿鲑鱼红斑（图 A 和图 B），裂隙灯检查见双侧假性前房积脓、不规则虹膜基质增厚、玻璃体细胞（左眼多于右眼）。她每小时用皮质激素滴眼液点眼。此外，外线束放射治疗的剂量 14 Gy（7 次），在眼部疾病区域以锥形向下的形式进行治疗，脑部进行额外 16 Gy 剂量（分成 8 次）治疗（图 C 和图 D）。1 周外线束放射治疗开始后，眼部症状显著缓解（图 E 和图 F）。这名 64 岁的糖尿病男性患者 2 年内右眼视觉变窄。2 年前，他有单侧虹膜炎、星状玻璃体变性和非增殖性糖尿病视网膜病变。眼底后极部见几个黄色的视网膜下线性病灶，中周部见色素上皮萎缩区（图 G 和图 H）。早期荧光造影显示豹斑状色素改变持续整个造影期（图 I）。胸部 X 线片显示轻度胸腔积液（图 J）。胸部 CT 扫描显示纵隔淋巴结肿大，两肺结节，胸腔积液（图 K 和图 L）。开肺活检显示霍奇金淋巴瘤的富含淋巴细胞的变异型。胸腔积液显示淋巴细胞增多。患者拒绝接受诊断性玻璃体切除术。该患者开始对霍奇金淋巴瘤进行全身化疗，视力症状和体征得到改善。
（A~F，引自 Chappelow 等 [250]；G~L，由 Dr. Quan D. Nguyen 和 Dr. John Choi 提供）

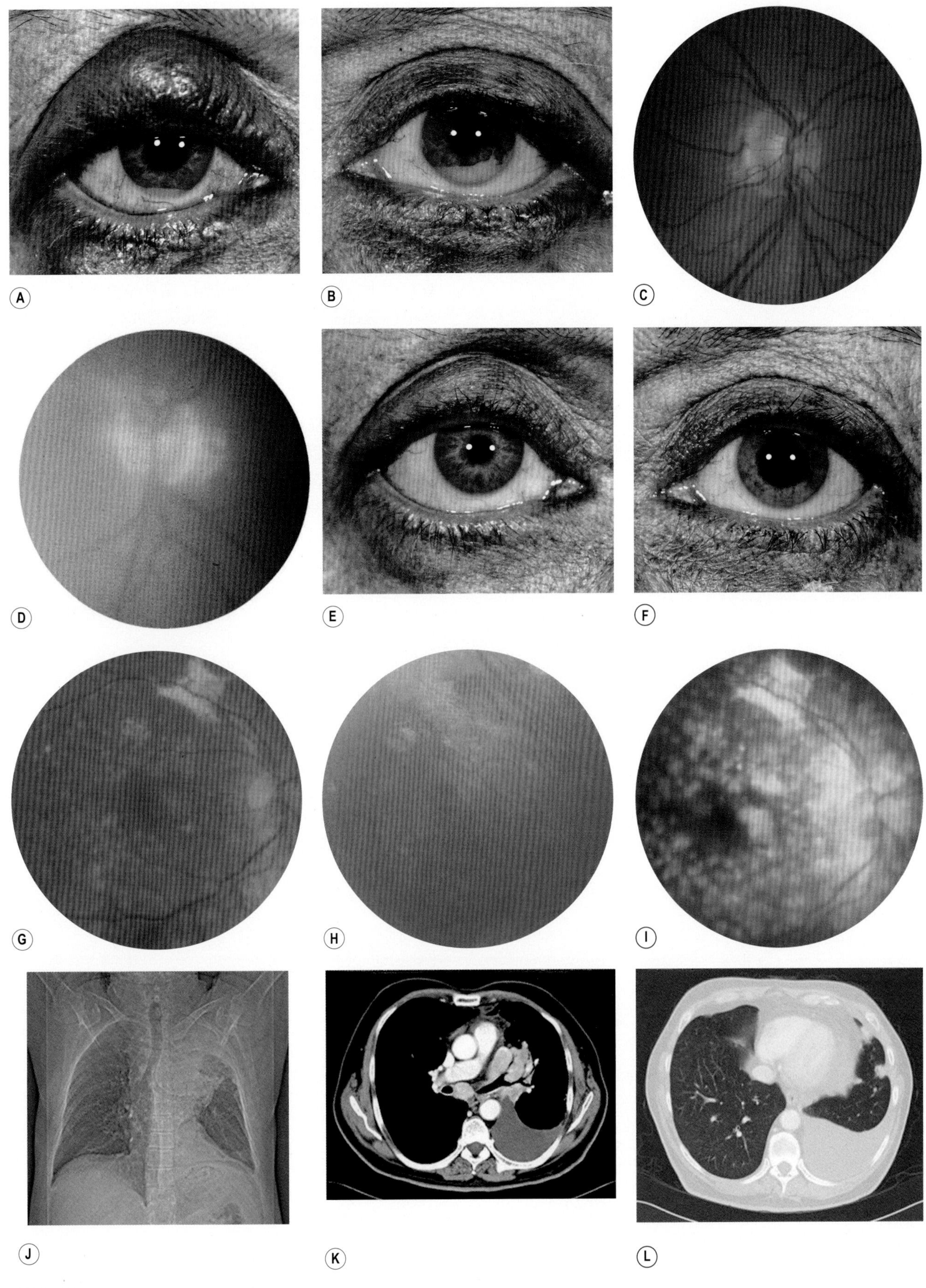

图 14.29

图 14.30 脉络膜转移癌。

A~C：一名 29 岁的女性患者，视网膜脱离和视物模糊，由隐匿性、小的无色素的转移性乳腺癌引起，既往有乳房切除术和导管细胞癌病史。立体的血管造影显示，在靠近视盘区域（图 B 和图 C）有局灶性脉络膜肿瘤，表面针尖样荧光渗漏。

D~G：一名 33 岁男性患者，来自肺的多灶转移癌，类似急性后极部多灶性鳞状色素上皮病变（APMPPE）。患者最初被发现时并不知道是肺癌。与 APMPPE 不同的是，血管造影没有显示出视网膜色素上皮（RPE）的混浊，只有不规则的 RPE 破坏和晚期染色（图 F 和图 G）。

H 和 I：这名妇女因双眼视力迅速丧失而被发现。它是由转移性乳腺癌至脉络膜和双眼视网膜出血性脱离所致。血管造影显示肿瘤表面大量的染料渗漏，部分被视网膜下出血（图 I）遮蔽。

J~l：这名妇女经历双眼视力下降，最近在前额上出现了一个结节（箭头，图 J）。在无色素的脉络膜肿瘤上出现双眼大泡性视网膜脱离（图 K）。前额结节活检显示转移性乳腺癌。双眼放射照射导致转移性肿瘤迅速变平，视网膜下液消失，视力恢复（图 L）。注意治疗后肿瘤区的 RPE 的斑驳样改变增加。

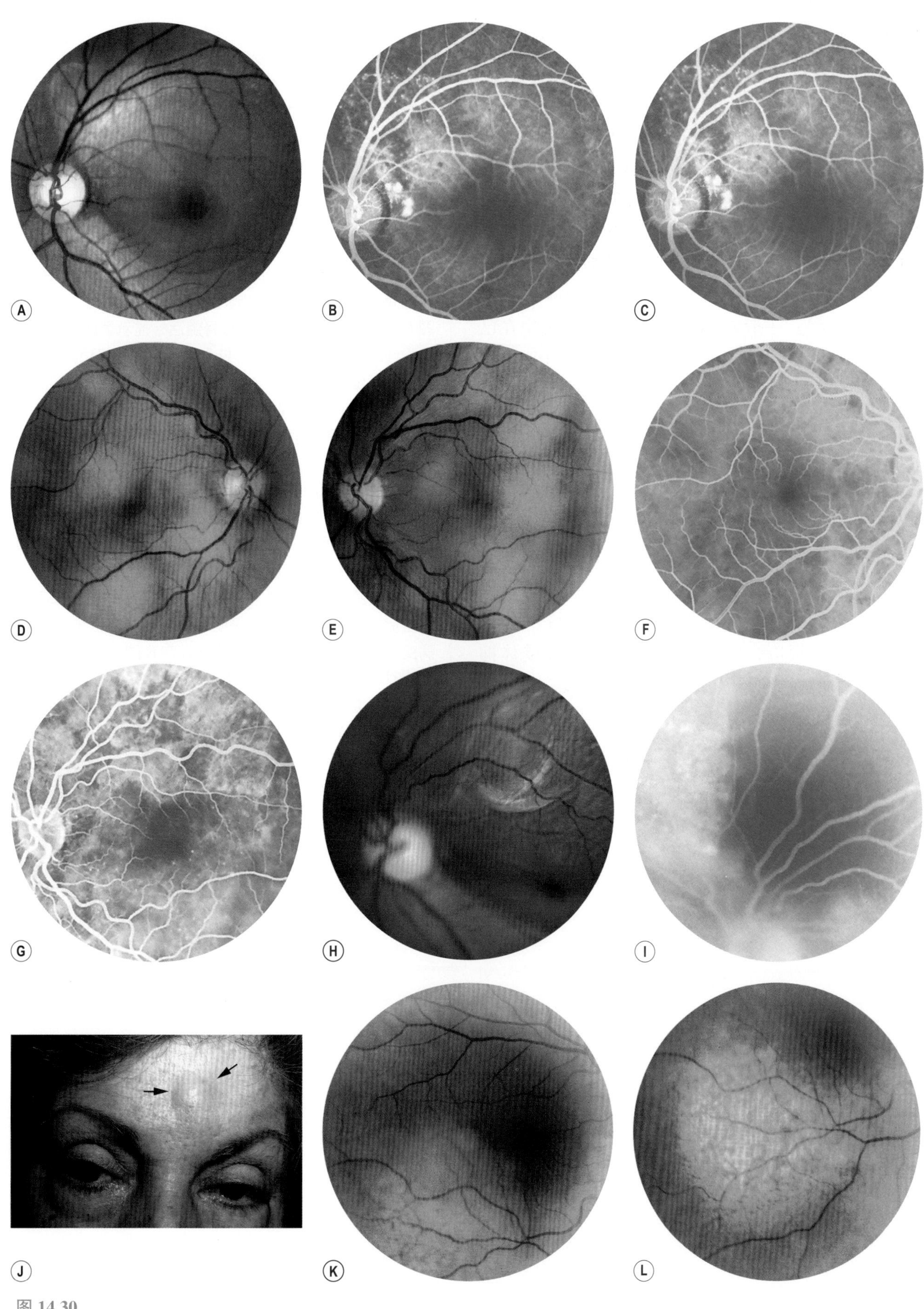

图 14.30

鉴别诊断包括无黑色素痣、无黑色素恶性黑色素瘤、白血病、大细胞淋巴瘤（网状细胞肉瘤）、脉络膜骨瘤、脉络膜血管瘤、伴有局灶性渗出性脱离的脉络膜新生血管、肉芽肿如结节病和肺结核，以及视盘旁外生型的视网膜毛细血管瘤[9, 257]。当肿瘤表现为多灶特征时，鉴别诊断包括炎症性疾病，如急性后极部多灶性鳞状色素上皮病变（图 14.30 D 和 E）。应当进行完整的病史和全面评估，以确定原发肿瘤是否存在，女性最多见乳腺癌和男性最常见肺癌[258]。一般来说，乳腺癌的转移发生在已知原发肿瘤的情况下，而眼部症状可能早于肺部原发肿瘤的诊断[258]。在没有检出原发肿瘤的情况下，可能需要对脉络膜肿瘤进行细针穿刺活检以确定诊断。X 线照射、激素治疗和化疗可能成功地使脱离缓解和脉络膜肿瘤缩小（图 14.30K 和 L）[259-262]。转移性甲状腺癌可能在系统 ^{131}I 治疗后得到缓解[263]。雌激素和孕酮受体阳性的乳腺癌通常对口服芳香酶抑制剂（如阿那曲唑）有反应（图 14.31）[264]。最近，转移性和原发性肺腺癌对口服埃罗替尼（tarceva）有反应，这是一种表皮生长因子受体抑制剂蛋白激酶的抑制剂（图 14.31G~L）。

图 14.31　**脉络膜转移癌。**

A~F：一名 64 岁的妇女，左眼出现进行性的黄斑病变。她既往病史重要，18 年前被诊断为乳腺癌，并扩散到 2 个腋窝淋巴结（ⅡA 期），经过改良的根治性乳房切除术后进行化疗。由于肿瘤为雌激素和孕酮受体阳性，他莫昔芬治疗 5 年（约总剂量 36.5 g），此后患者一直处于缓解状态。1 年前，她注意到左眼视物模糊（20/100）。发现黄斑区一个盾状的无黑色素的团块，与巩膜外结节连续，与眶周组织相比，具有较低的回声反射。鉴于乳腺癌患者的历史，进行了转移性的评估（图 A）。CT 发现，散在的溶骨病变，锝－99 骨骼扫描显示多个异常摄取灶（图 B 和图 C）。由于这些发现，进行骨髓活检显示为雌激素受体强阳性的腺癌。该患者被诊断为乳腺癌骨转移和脉络膜转移经巩膜延伸。经过 6 个月的芳香化酶抑制剂（阿那曲唑 1 mg/d）治疗后，视力提高到 20/40（图 D 和图 E）。黄斑病变消退伴随着巩膜外成分的缓解（图 F）。

对厄洛替尼有反应的肺转移癌。

G~L：一名 49 岁的不吸烟妇女，发现左眼旁中心暗点。在她的左眼（图 G~ 图 I）中观察到一孤立的乳白色轻微隆起的病灶，没有视网膜下积液。双眼视力为 20/20。全身检查发现肺原发性腺癌，并经活检证实。她接受了口服厄洛替尼，一种表皮生长因子受体抑制剂蛋白激酶抑制剂。病变厚度逐渐退化（图 J 和图 K，在 6 周），并在 7 个多月的时候完全变平，伴有肺部肿块退化（图 L）。自发荧光显示点状增强，甚至超越肿瘤大小，提示在肿瘤消退过程中周围视网膜色素上皮的活动性（图 K）。视力一直保持在 20/20，至今没有进一步的症状。

（A~F，引自 Margolis 等[264]）

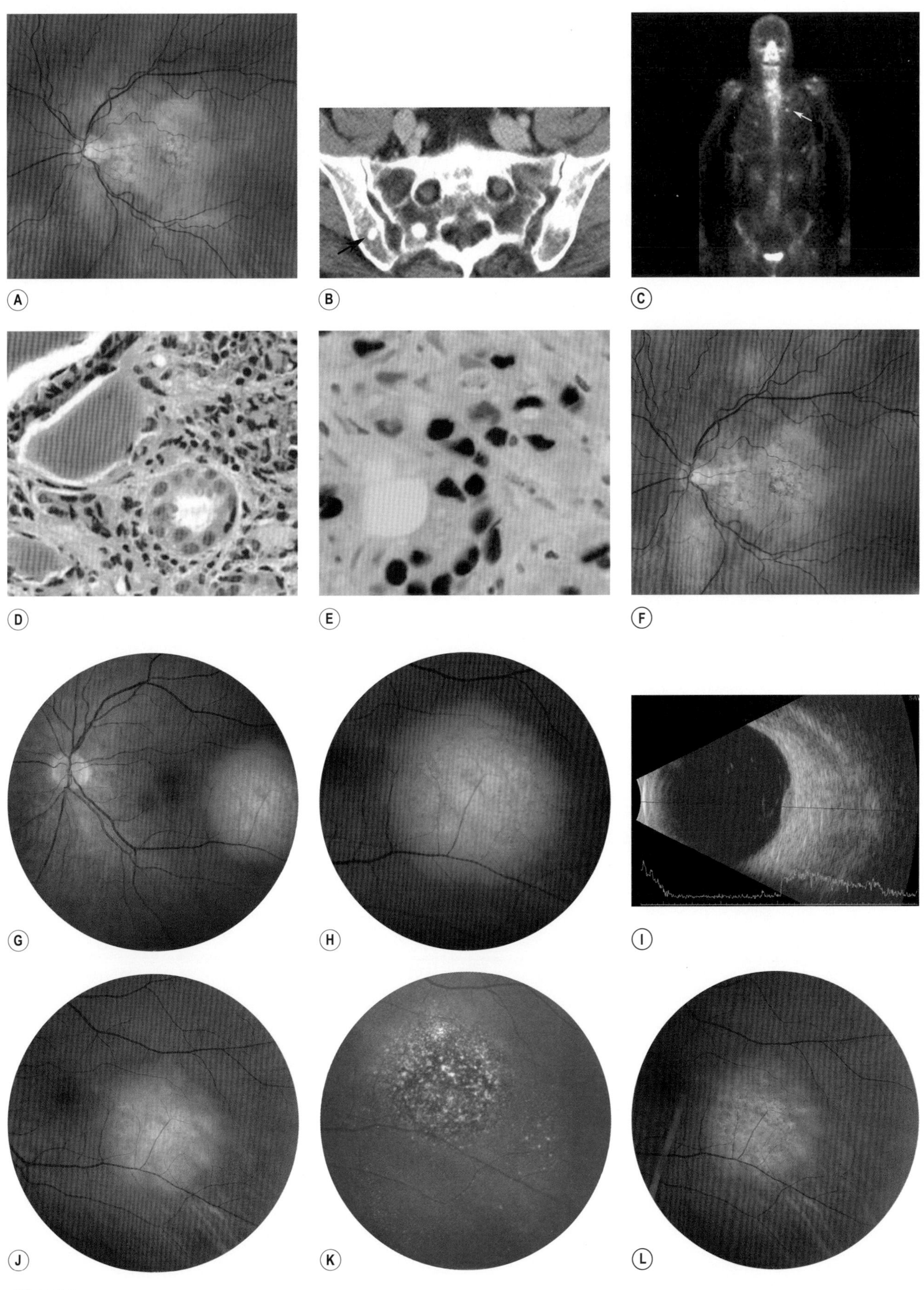

图 14.31

转移性肉瘤

肉瘤很少转移到眼睛，在文献中只有 6 例之前已知的病例。分别来自右侧下肢肺泡软部肉瘤、左侧下肢先天性纤维肉瘤、左侧下肢成骨肉瘤、胃肠道间质瘤和骨盆及肋骨 Ewing 肉瘤。图 14.32 为转移到脉络膜、视网膜和玻璃体的脂肪肉瘤患者，与炎症性肉芽肿类似，通过手术中获得的玻璃体液的细胞学诊断[265]。

图 14.32 **脂肪肉瘤转移到脉络膜、视网膜和玻璃体。** A 和 B：这名 67 岁的非裔美国妇女，左眼视力无痛性逐渐下降到 20/50 6 个月余。肿瘤由多形性肿瘤细胞和丰富的胶原组成（图 A 和图 B）。细胞有高的核质比，细胞核深染，核仁突出（图 B），肿块周围脉络膜有慢性炎症细胞浸润。视网膜显示外层萎缩和病变上方的胶质增生。没有巩膜或视神经侵犯的证据。

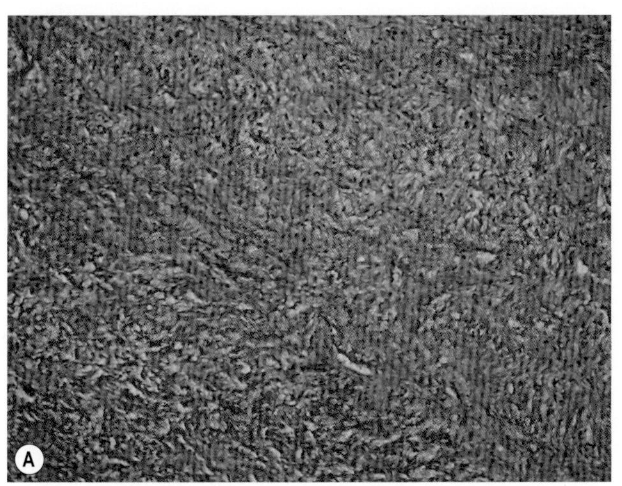

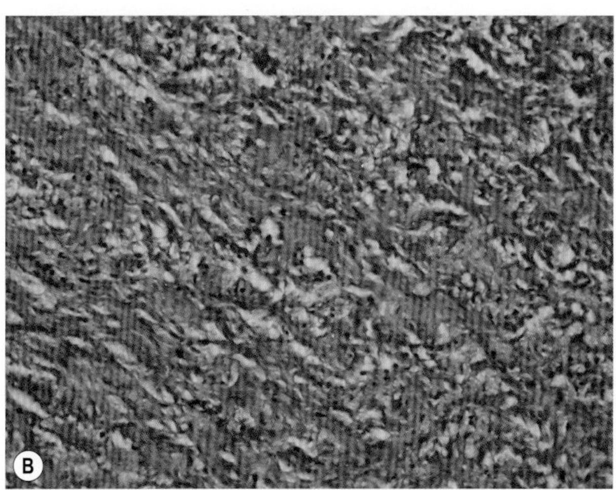

图 14.32

白血病性脉络膜病变

白血病患者眼睛尸检的病理组织学上表现为葡萄膜白细胞的轻度浸润，但大多数人在一生中未显示出脉络膜受累及的眼底镜下表现。然而，在一些患者中，较强的浸润可能导致上覆的 RPE 破坏和产生浆液性的视网膜脱离[266-269]。RPE 的脱离也可能发生[270]。临床表现可能被误认为是中心性浆液性脉络膜视网膜病变（图 14.33A），或者更广泛的视网膜脱离、Harada 疾病（图 14.33D，E；图 14.34）。荧光血管造影用于观察浆液性脱离下 RPE 的损伤（图 14.33B，C 和 F；图 14.34C）。脉络膜下染料渗漏的部位通常是多个针尖区，类似于 Harada 病和其他脉络膜炎症性疾病。脉络膜浸润偶尔可能产生局部或弥漫性脉络膜肿瘤。脉络膜的白血病肿瘤多与急性淋巴性白血病相关。

偶尔在白血病引起脉络膜广泛受累的患者可出现显著的 RPE 豹斑状改变（图 14.33G~J；图 14.34H，I，K 和 L）[267, 270, 271]。这些很可能是由于脉络膜毛细血管白细胞的浸润、化疗，或者两者一起引起广泛的 RPE 坏死和色素聚集所致。

读者可参阅第 13 章，关于讨论白血病和大细胞淋巴瘤的视网膜和玻璃体表现，这些可导致各种各样的眼底改变，类似于转移癌、多发性渗出性 RPE 脱离、多灶性脉络膜炎、视网膜动脉闭塞和急性视网膜炎的表现。

图 14.33　脉络膜白血病浸润引起的黄斑脱离。

A~C：一名 59 岁的白种人女性患者，左眼出现视物模糊和视物变形，是由继发于白血病引起的脉络膜肿瘤和浆液性的黄斑脱离所致。在左侧视盘的颞侧缘附近，有丘状脉络膜隆起，以及浅的浆液性视网膜脱离延伸至黄斑区（黑色箭头，图 A），可见少量的视网膜下出血（黑色和白色箭头）。荧光造影显示肿瘤表面多个小的针尖状染料扩散，以及从视神经毛细血管进入视网膜下渗出的荧光渗漏（图 B 和图 C），患者被安排住院，骨髓检查发现急性髓细胞性白血病。不久之后患者去世。

D~F：一名 25 岁急性白血病（图 D 和图 E）患者，双侧大泡性视网膜脱离，与 Harada 病相似。他最初医学评估为白细胞减少，但没有白血病证据。血管造影显示脉络膜多灶的染料渗漏，晚期视网膜下见石板样的染色（图 F）。虽然晚期荧光染色呈现奇特的盾板状，原因不明，它的出现提示存在有多个相对平坦的视网膜色素上皮（RPE）脱离区，这名患者可能是由于白血病已从脉络膜浸润到 RPE 下。皮质类固醇治疗后视网膜脱离消失。然而，大约 6 周后，患者去世，尸检发现髓性白血病。

G~J：一名 6 岁的患者在治疗急性淋巴细胞性白血病时，色素上皮呈现了特殊的聚集团块。他已接受了长春新碱、泼尼松、氨甲蝶呤和环磷酰胺的治疗。出现了脱发和严重的视力丧失。夜间视力下降比白天更明显。3 个月后，患者去世，组织病理学检查显示有多个 RPE 细胞团块（箭头，图 J）和脉络膜轻度白血病浸润。目前还不清楚 RPE 的改变主要是因继发于贫血或者脉络膜毛细血管白血病浸润引起的缺氧所致，还是治疗药物的毒性作用。

(G~J，引自 Clayman 等[288]，经 *The American Journal of Ophthalmology* 许可；The Ophthalmic Publishing Co. 版权所有)

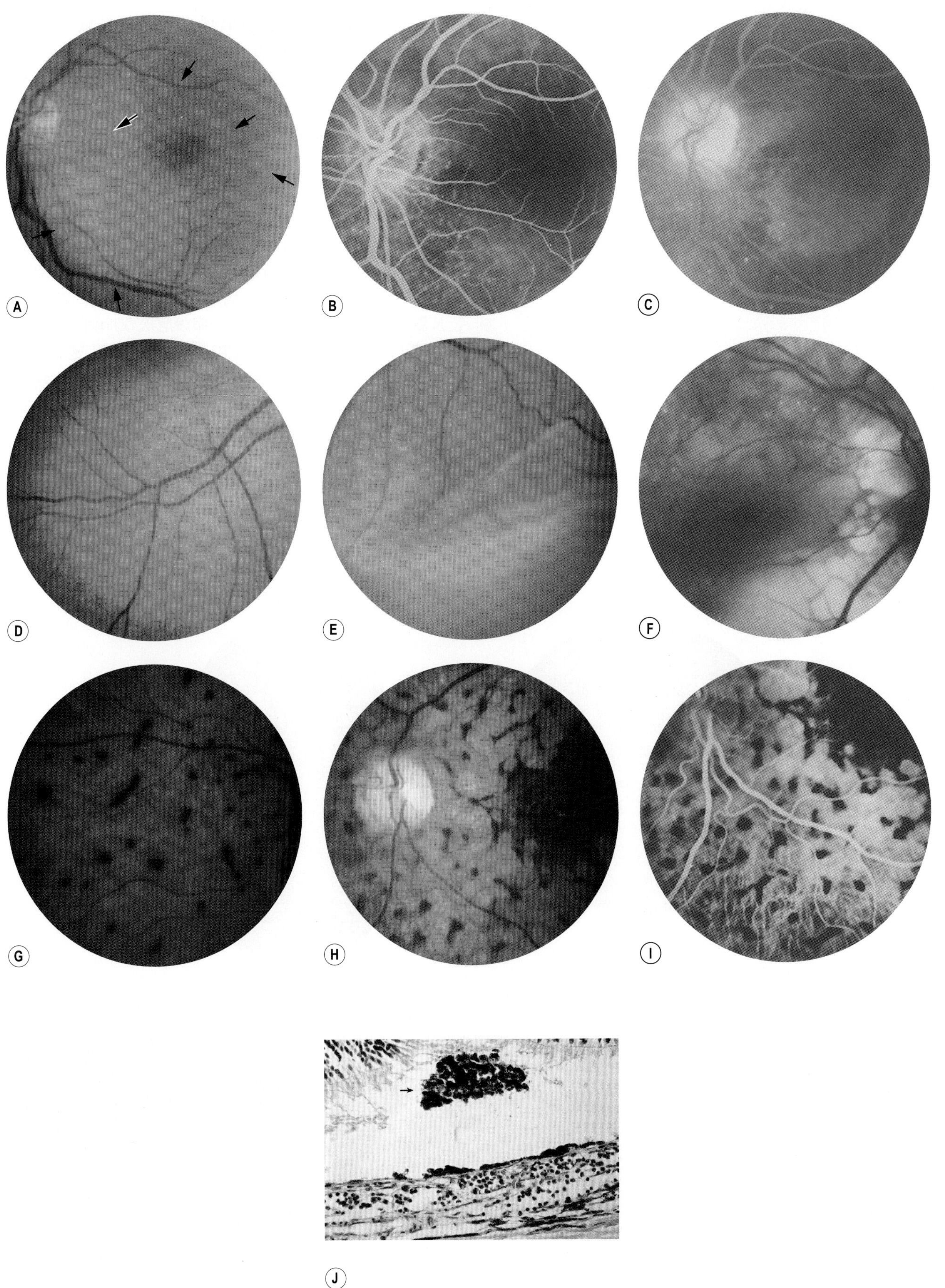

图 14.33

图 14.34 急性髓性白血病伴白血病皮肤病变伪装 Vogt-Koyanagi-Harada 病。

A~L：一名 55 岁女性患者，在治疗急性髓性白血病时，出现单侧右眼视力快速下降至数指 6 天余。右眼底有累及后极部的浆液性视网膜脱离。荧光造影显示一些针尖样高荧光区渗入视网膜下。光学相干断层扫描显示在浆液抬高区内有几个间隔，提示较高的纤维蛋白含量，此外还有小的 RPE 脱离（图 D1 和图 D2，箭头），与此同时，她身体上出现多发的波动水疱（图 E）。她有中性粒细胞减少症，中心粒细胞计数为 0.3。皮肤病变被临床诊断为白血病皮肤病变，诊断是终末期疾病。病灶活检显示有原始细胞浸润皮肤（图 F 和图 G），她开始口服泼尼松 60 mg，给予优保津（neupogen）改善白细胞计数。10 天后，她的视力改善到 20/100，渗出性脱离减少（图 H 和图 J），皮肤病变开始消失，白细胞计数改善。这时的骨髓活检没有发现原始细胞。视网膜显示与脉络膜小叶（箭头，图 K）相对应的轻度色素沉着，在 8 周后访视时色素增加。眼底自发荧光逐渐增强，提示视网膜色素上皮细胞从视网膜下液中摄取蛋白，形成豹斑样外观（图 I 和图 L），所有皮肤病变 8 周后消失。

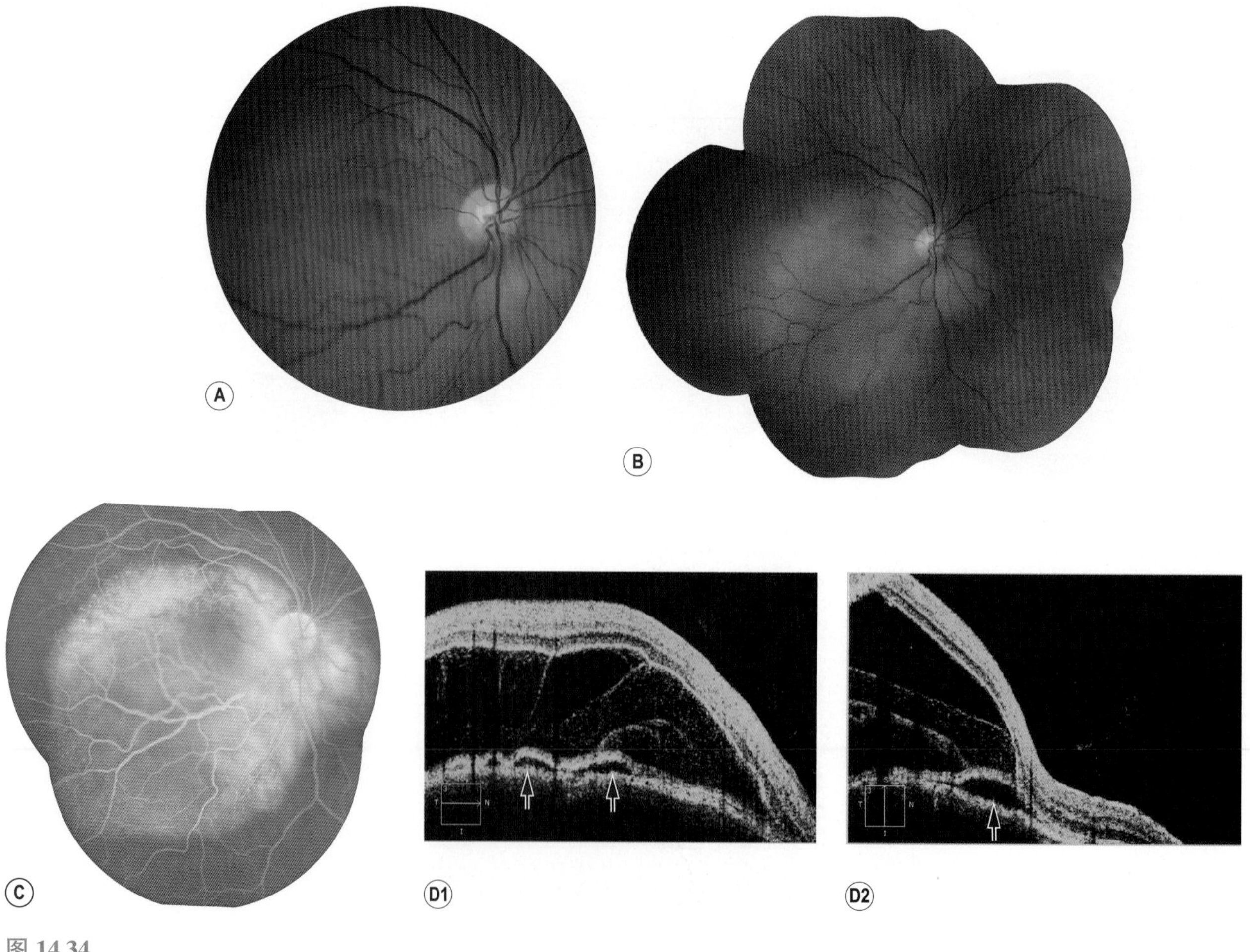

图 14.34

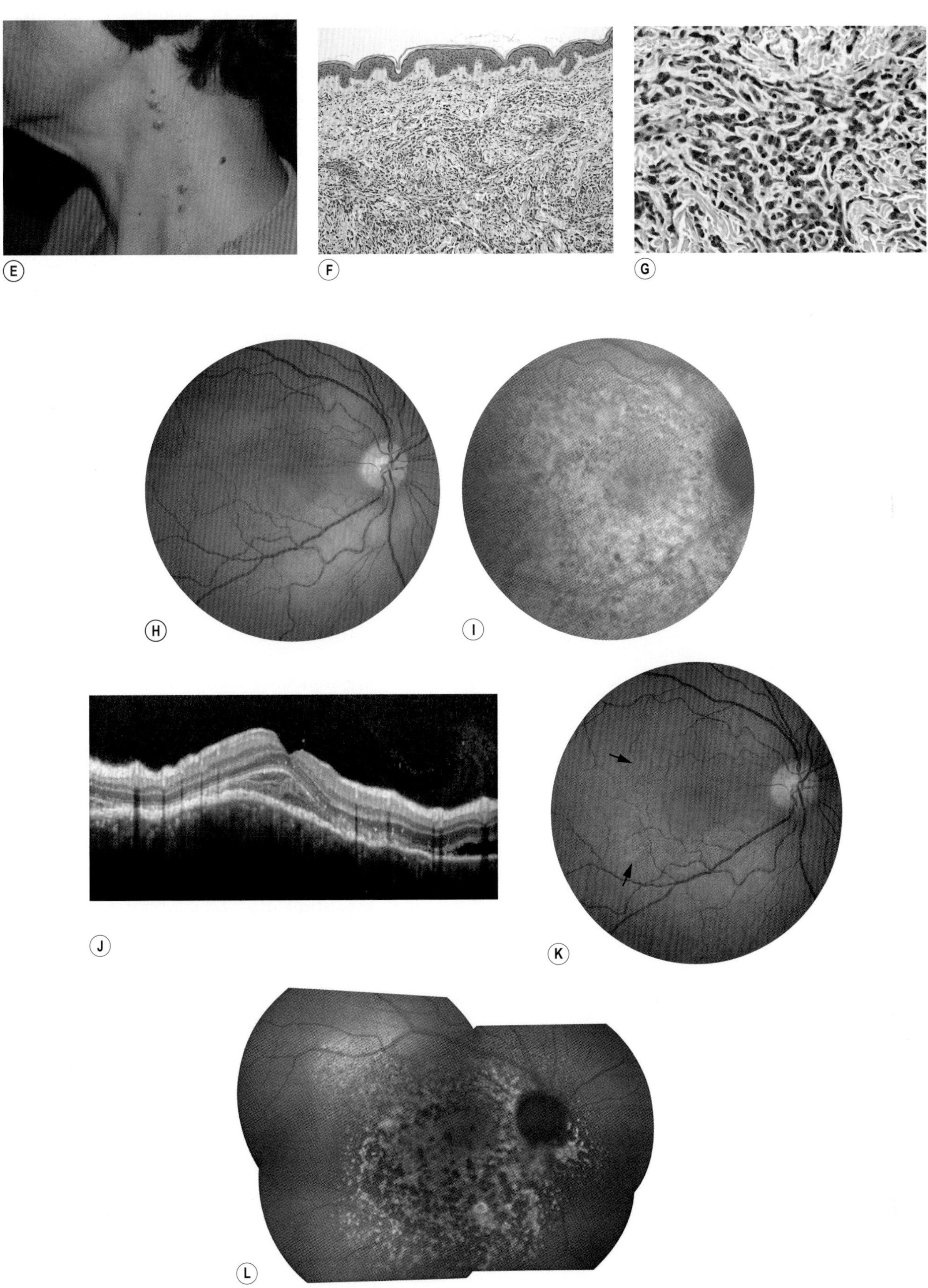

图 14.34（续）

组织细胞增生症（Erdheim-Chester 病）

Erdheim-Chester 病是一种罕见、广泛的黄色肉芽肿浸润性疾病，累及骨骼和软组织。对这种疾病的确切起源所知甚少。它最初是否出现在骨髓并扩展，或起源于与淋巴瘤相似的髓外位点，目前尚不清楚。组织学上，它是由泡沫组织细胞片组成，伴有 Touton 型（Touton-type）巨细胞、淋巴细胞和浆细胞浸润软组织。这种疾病会影响骨骼、内脏，如肝脏、肺、心脏和皮下组织。长骨的干骺端和骨干区有双侧对称的骨硬化，被认为是其特征性表现[272]。眼部表现罕见；眼眶和眼周组织是最常见的受累部位[273-277]。脉络膜浸润（图 14.35）极为罕见。这些患者是根据全身表现和合适部位进行活检而做出诊断的。

脉络膜的浸润与奶油状黄色肉芽肿类似于结节病的临床表现。眼眶受累与甲状腺眼眶病变及眼眶假瘤相似。治疗方案包括使用全身皮质激素和免疫抑制剂。

图 14.35 Erdheim-Chester 病（组织细胞增生症）中脉络膜受累及。

A~I: 一名 38 岁的日裔美国人，经骨组织活检诊断有 Erdheim-Chester 病，腿痛持续 6 年，左眼视物模糊 1 年。双眼脉络膜水平可见多个奶油状盾鳞状病变伴有视网膜内脂质渗出（图 A 和图 B）。双眼的光学相干断层扫描显示弥漫性脉络膜增厚（图 C 和图 D）。荧光造影显示双侧病变染色和左眼部分消退的脉络膜新生血管膜（CNVM）（图 E~ 图 G，箭头）。3 个多月的浆液（图 H）导致视力进一步恶化至 20/400，促使他左眼进行眼内注射贝伐单抗，CNVM 进一步消退。通过系统性秋水仙碱和口服激素治疗，病情保持稳定（图 I）。

（由 Dr. Neal Attebara 提供）

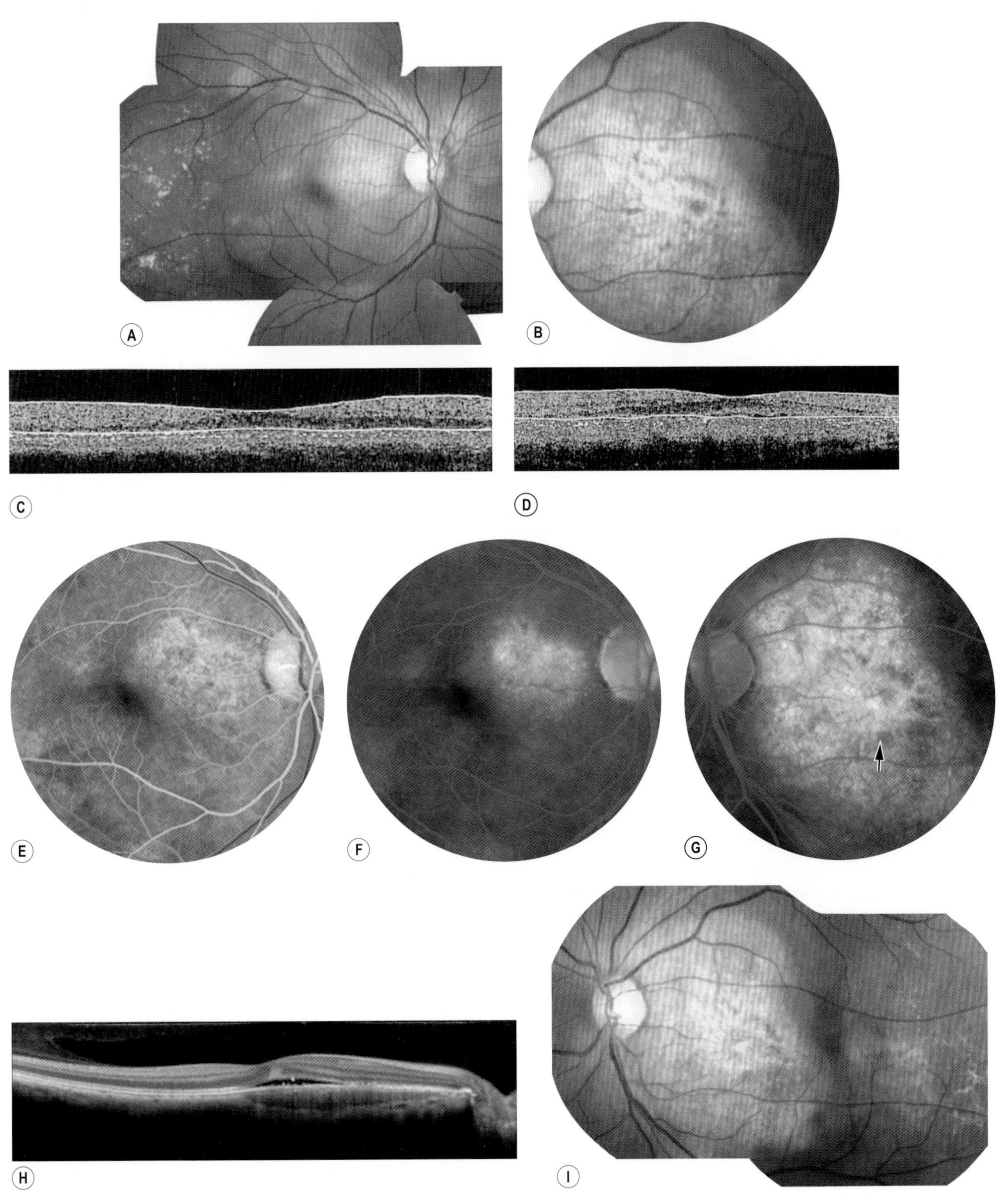

图 14.35

第 15 章

可能伪装为黄斑病变的视神经疾病

Optic Nerve Diseases that may Masquerade as Macular Diseases

主要影响视神经的疾病有时可能涉及黄斑区，或可能被误认为视网膜疾病。本章将讨论一些最常见的这类疾病。

伴有黄斑浆液性脱离的视盘异常

感觉层视网膜浆液性脱离的发生可能与 1 种或多种视神经乳头的发育异常有关，这一系列异常包括凹陷、缺损、牵牛花畸形和视盘旁葡萄肿等。

先天性视盘小凹与黄斑浆液性脱离

通常年龄在 20~40 岁，先天性视盘小凹患者可能发展为黄斑浆液性脱离（图 15.01~ 图 15.03）[1-30]。脱离通常从视盘边缘小凹附近延伸呈泪滴形（图 15.01A 和 I~K），大多数病例位于视盘颞侧缘。视盘小凹与视网膜脱离在视盘鼻侧缘较少见（图 15.02A~C）。患眼的视盘直径通常大于未受累的对侧 [5, 12]。10%~15% 的病例视盘小凹发生于双侧，并可能以常染色体显性异常遗传 [5, 31-33]。视盘小凹可能伴有视盘缺损，小凹的细节可能难以或不能分辨（图 15.02H 和 I）。一些有严重视盘缺损畸形的患者可能发生广泛性视网膜脱离（详见以下讨论）。位于视盘中央的小凹与黄斑脱离无关。小凹上通常覆盖有灰色膜，其中有 1 个或多个孔，特别在黄斑脱离的患者中更为显著。多数学者认为视盘小凹与浆液性黄斑脱离患眼中典型情况下没有玻璃体后脱离 [4, 5, 13, 31]。偶尔可见致密的玻璃体条索由视盘小凹表面延伸到前部玻璃体（图 15.01M）。在一些患者脱离视网膜的后表面可见混浊沉淀（图 15.01A，I 和 J）。这种情况下脱离区域可能会被误认为实体肿瘤（图 15.03C 和 D）[10, 12]。一些患者会出现中心边界清晰的视网膜脱离区域，伴有周围较大、边界欠清的视网膜内表面隆起，提示视网膜劈裂的存在（图 15.01I~L）[20, 21]。然而，与视网膜劈裂症不同，视盘小凹患者的假性劈裂区域的视网膜功能并未完全丧失。对于这些患者，生物显微镜下所见的特殊的视网膜隆起形态尚无令人满意的解剖学解释。随着视网膜脱离时间的延长，脱离区域的视网膜色素上皮会出现色素脱失（图 15.01K；图 15.03A 和 B）。囊性视网膜变性、劈裂样外观、视网膜中心小凹部明显变薄、罕见的全层黄斑裂孔和孔源性视网膜脱离可能发生（图 15.02D）[3, 26, 34, 35]。视网膜下新生血管可能在视盘小凹附近出现 [5, 17]。

图 15.01 先天性视盘小凹导致浆液性黄斑脱离。

A~D：27 岁女性患者，右眼波动性视物模糊数周。浆液性视网膜脱离延伸至视盘小凹边缘（箭头，图 A 和图 B）。视盘直径大约是健眼的 2 倍。视网膜下沉淀在颞侧形成同心分界线。沿视盘颞侧缘和视盘小凹内行氙激光光凝术（图 C）。7 个月后脱离未见好转。6 年半后患者返回，右眼视力恢复至约 20/200。黄斑区域未见浆液性脱离（图 D）。

E：与视盘小凹相关的长期大范围浆液性视网膜脱离。脱离视网膜中心后表面可见黄色渗出。

F~H：29 岁女性患者，10 年前已发现右眼视盘小凹，视功能正常。出现右眼视物模糊 4 个月，视力 20/50。可见视网膜内表面丘样隆起，由视盘小凹延伸遍及黄斑区（小箭头）。有较小的边界清晰的局限地带显示感光细胞与色素上皮脱离，未延伸到视盘小凹（箭头，图 F）。在整个视网膜内层隆起区包括中心视网膜脱离区，患者都可以看见 50 μm 氪红激光瞄准光，在沿视盘小凹颞侧边缘行两排氪红激光治疗前甚至治疗之后也能看见。7 个月后视网膜内表面隆起与视网膜脱离不可见。中心区域有类似于黄斑中心凹劈裂的放射线样图案（图 G）。治疗 26 个月后患者视力恢复至 20/20，黄斑形态正常（图 H）。

I~M：17 岁非裔美国女孩，左眼视力下降至数指 4 年。左眼黄斑可见由颞侧视盘小凹发出的中央劈裂样缺损伴周围视网膜下积液与沉淀（图 I 和图 J）。血管造影中小凹因毛细血管无灌注而保持无荧光，中央劈裂处呈斑驳样高荧光，染料渗漏至视网膜下（图 K）。光学相干断层扫描可见黄斑中心劈裂腔（箭头）与视盘边缘的全层缺损（箭头）（图 L 和图 M）。

（A~C，引自 Gass[12]；I~M，由 Dr. Jonathan Williams 提供）

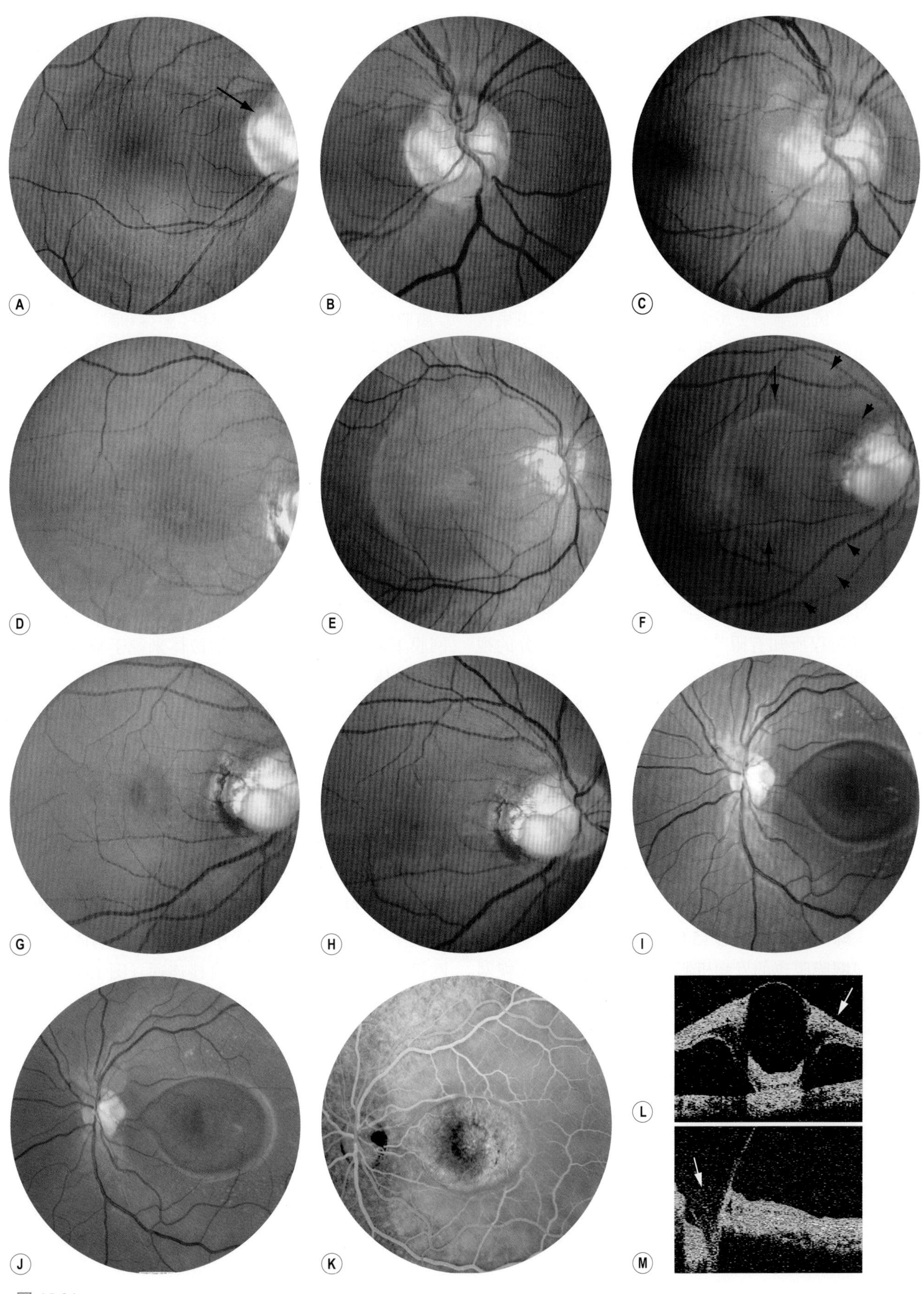

图 15.01

对于新发的黄斑脱离患者，黄斑区血管造影通常无异常表现[4, 12]。小凹在造影早期呈低荧光（图15.01K）。造影晚期多数患者小凹处有着染但无视网膜下液体的染料积存。小凹处无荧光染色可能与此处未发生视网膜脱离、新发的黄斑脱离以及没有从小凹发出的睫状视网膜动脉有关[4, 36]。视网膜下液着染偶有发生（图15.01K）[5]。长期视网膜脱离所致RPE色素脱失的患者在血管造影早期的相应脱色素区呈高荧光（图15.01K）[12]。该情况常见于既往无黄斑脱离病史患者邻近视盘的乳头黄斑束区域。血管造影没有显示脉络膜或视网膜毛细血管通透性的改变。在黄斑浆液性脱离存在情况下，这种血管造影结果应常常提示临床医师可能有视盘小凹或更周边的病变导致脱离。小凹处的光学相干断层扫描（OCT）能够显示缺损以及与玻璃体和（或）蛛网膜下腔的任何交通（图15.01M）。黄斑区的OCT能显示浆液性视网膜脱离（图15.03H和J）或是劈裂，或两者并存（图15.01L；图15.03I）[27, 37-41]。

目前对于视盘小凹发展为黄斑浆液性脱离前后的自然病程所知有限[5, 11, 26, 42]。可能仅小部分的视盘小凹会进展为浆液性视网膜脱离。25%或更多的视盘小凹患者黄斑会自发性复位[4, 6, 11, 42]。随着复位时间的延迟，可能形成囊样黄斑变性以及部分或全层裂孔[3, 26]。对未经治疗患者的长期随访发现50%~75%患者5~9年内视力会下降至20/100或更低[5, 26]。

组织病理学上，视盘小凹由发育不良的视网膜疝入一个胶原内衬囊袋形成，通过筛板缺损向后延伸进入蛛网膜下腔（图15.03C和D）。

视网膜脱离的发病机制涉及从小凹区进入视网膜下腔的液体通道。血管内荧光素不能扩散进入视网膜下液，但少数病例提示液体来源于脑脊液[12, 23]或玻璃体（图15.03E）[5, 6]。Chang及其团队[43]报道了在一名患有视神经缺损以及广泛视网膜脱离儿童，甲泛葡胺脑池造影显示视网膜下腔和蛛网膜下腔相连通。其他的研究包括放射性同位素脑池造影[32]、鞘内荧光素注射[18]以及通过增加眼压将视网膜下液排入蛛网膜下腔等尝试[12]均未能证明蛛网膜下腔与视网膜下腔有直接交通。一名视盘小凹患者曾经历两次由于假性脑瘤引发的颅内高压，但并无视网膜脱离发生[14]。在柯利牧羊犬中已经证实玻璃体腔与视网膜下腔通过视盘小凹有直接连通（图15.03E）[6]，但在人视盘小凹眼中这种交通尚未证实[44]。

图15.02 先天性视盘小凹与视盘旁缺损。

A~D：一名男童患视盘鼻侧先天性小凹，导致鼻侧浆液性视网膜脱离（箭头）（图A），随后扩展至黄斑区域（图B和图C）。

E和F：39岁女性患者，右眼视物模糊2个月，患有继发于先天性视盘小凹的黄斑浆液性脱离与黄斑裂孔（箭头，图E）。右眼视力20/200。荧光血管造影示浆液性网脱区域视网膜色素上皮的色素脱失（箭头，图F）。黄斑裂孔区可见明显斑驳背景的高荧光。造影提示右眼黄斑浆液性脱离的出现可能超过2个月。

G~I：15岁男童，有一个大的视盘小凹，6个月期间视网膜下腔形成一特殊的卵黄样沉积（图G和图H）。患者有一阳性暗点，但视力在两种情况下均为20/20。早期中央呈斑驳样高荧光，晚期小凹处染色（图I）。

J：5岁儿童，“双视盘”畸形伴缺损，其他正常。

K和L：21岁女性患者，从6岁起发现视盘畸形，右眼视神经牵牛花样畸形伴广泛性视网膜脱离（图K）。右眼视力仅数指。玻璃体切除术后视网膜复位（图L）。未见视网膜裂孔，视网膜下液可能是通过隐藏于视盘异常内的小凹样缺陷而来。

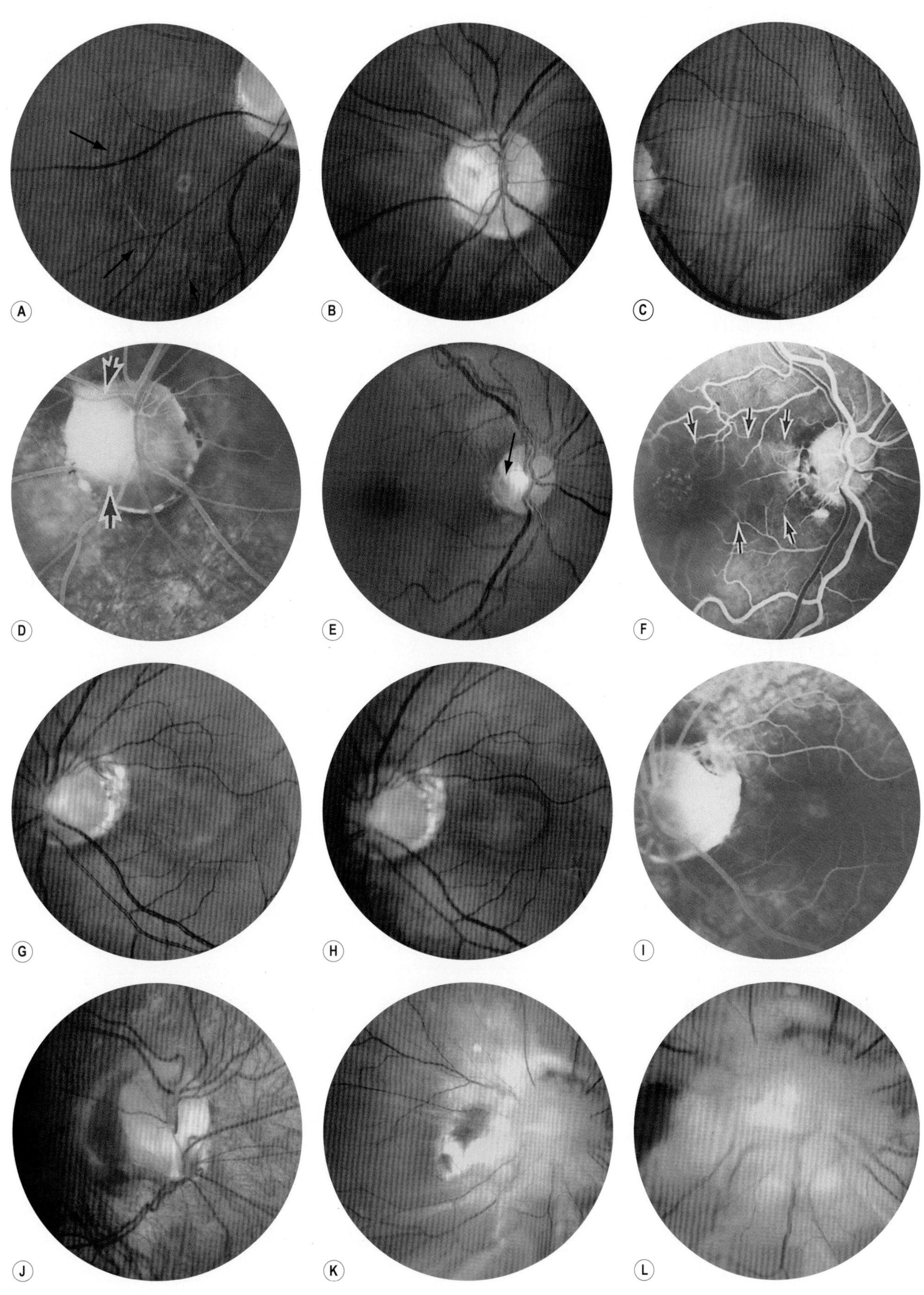

图 15.02

通常于视盘边缘行光凝术以尝试封闭脱离的颈部，或在视盘小凹处行光凝术均不能立即使黄斑脱离缓解（图 15.01A~C，G 和 H；图 15.03G~I）[4, 12, 42, 45, 46]。一些学者曾报道在光凝术后脱离的缓解可能需要数月或更长时间[3, 16, 45, 47, 48]。但数周或数月后可能再次发生脱离[25, 49]。在黄斑脱离患者中没有玻璃体后脱离，表明这些患者整个黄斑区视网膜前表面形成的玻璃体牵引在导致玻璃体液或脑脊液通过一个缺陷或视盘小凹边缘被动运动进入视网膜下腔中起着重要作用。在后玻璃体广泛液化的老年患者中，黄斑和眼底后极部其他位置的全层裂孔，在生物显微镜下未见局部玻璃体牵引的情况下不会引起视网膜脱离。有学者曾报道通过以下 1 种或联合几种手段使黄斑成功复位：平坦部玻璃体切除术、玻璃体内气体充填以及光凝术[2, 8, 25, 31, 49-54]。目前尚无治疗技术被一致证明能成功使视网膜永久复位。偶尔可见气体和（或）乳化的硅油通过小凹进入颅内，尤其会出现在气泡直径小于小凹直径或眼内压过高的情况下。合理的建议是在视网膜脱离后至少观察 1 个月；若无好转则在脱离颈部行光凝术；若 6~8 周内无反应，重复激光治疗；如仍无改善则应考虑玻璃体内气体填充，可做或不做平坦部玻璃体切除术。曾有报道以玻璃体组织胶覆盖视盘小凹的治疗方法，作者以此方法成功治愈一名之前经两次玻璃体切除术失败的患者。对罕见的有视盘小凹相关性脱离明显家族史患者，可考虑在邻近小凹处或黄斑区粗略散在光凝进行预防性治疗以防止视网膜脱离，特别是当一只眼已经因为这种并发症永久失明时，在另一眼需要预防性光凝。

获得性视神经小凹

视盘小凹样改变可能是获得性的，并且可能是不能解释的旁中心和偶尔中心视野丢失的原因。在眼压正常或青光眼的老年患者中这些小凹典型地出现在颞下象限[55-58]。与典型青光眼患者（15%）相比，低眼压性青光眼患者（74%）获得性小凹的发生率是增加的[55]。小凹的出现可能先于视盘上一次或多次的火焰状出血。正常眼压患者中典型的视野缺损由盲点至近固视点处呈手枪形延伸，中心边缘陡峭。

与高眼压没有小凹的患者相比，由于获得性小凹伴低眼压青光眼的患者视野缺损范围更大，所以视神经可能容易形成小凹，对来自眼压损伤效应的损害更敏感。虽然低眼压青光眼和非低眼压青光眼的患者中存在筛板结构的差异[59]，但是获得性视神经小凹的发病机制尚不清楚[60]。推测在这些患者的筛板后存在洞穴样缺陷，随着压力的升高，洞壁塌陷融合，看起来呈凹陷样或大视杯。某些眼的缺血性坏死可能与视盘循环不良有关[61]。

图 15.03 先天性视盘小凹。

A~C：1975 年一名 21 岁男性患者，右眼出现视物模糊，由浆液性黄斑脱离伴有视盘椭圆形小凹引起（箭头，图 A），视力为 20/70。在立体血管造影（BL 和 BR）中可见视网膜局灶与视盘颞侧缘的视网膜色素上皮变薄。视网膜数年内自发复位，8 年后他的视力恢复到 20/30。旁中心存在辐射样视网膜褶皱，类似于 X 连锁视网膜劈裂（图 C）。

D 和 E：29 岁女性视盘小凹患者，视网膜浆液性脱离的组织病理学图片。该眼球因被误诊为脉络膜黑色素瘤而被摘除，推测可能是因为视网膜下液混浊导致。注意视网膜脱离处的囊性变性（箭头，图 D）。图 E 显示了小凹处的细节，提示了液体由玻璃体（v）或蛛网膜下腔（ss）进入视网膜下腔（srs）的三种可能途径（1~3）。小凹的神经外胚层部分（n）通过多腔结构（s）与其周围的纤维囊（f）分隔开。

F：柯利牧羊犬视盘小凹的显微照片。箭头表示玻璃体腔与视网膜下腔的连通。

G~I：18 岁患者，发现左眼视力下降至 20/400 4 个月。右眼正常，视力为 20/20。可见颞侧视盘小凹伴邻近的浆液性脱离和视网膜下沉积（图 G）。患者 4 个月前曾行视盘颞侧缘激光（箭头），液体无吸收迹象。光学相干断层扫描显示视网膜下积液开始超出激光瘢痕的位置（箭头）且累及黄斑（图 H 和图 I）。

J~L：21 岁女性患者，无视觉症状，双眼矫正视力为 20/20。之前有经常性头痛史 2 年，曾被诊断为假性脑瘤。右侧视神经正常；左侧视杯较深伴有颞侧小凹陷。未见黄斑脱离。

（C，引自 Ferry[10]，© 1963，美国医学会。版权所有。D，引自 Gass[12]。E，引自 Brown[6]，© 1979，美国医学会。版权所有。G~I，由 Dr. Paul Sternberg 提供）

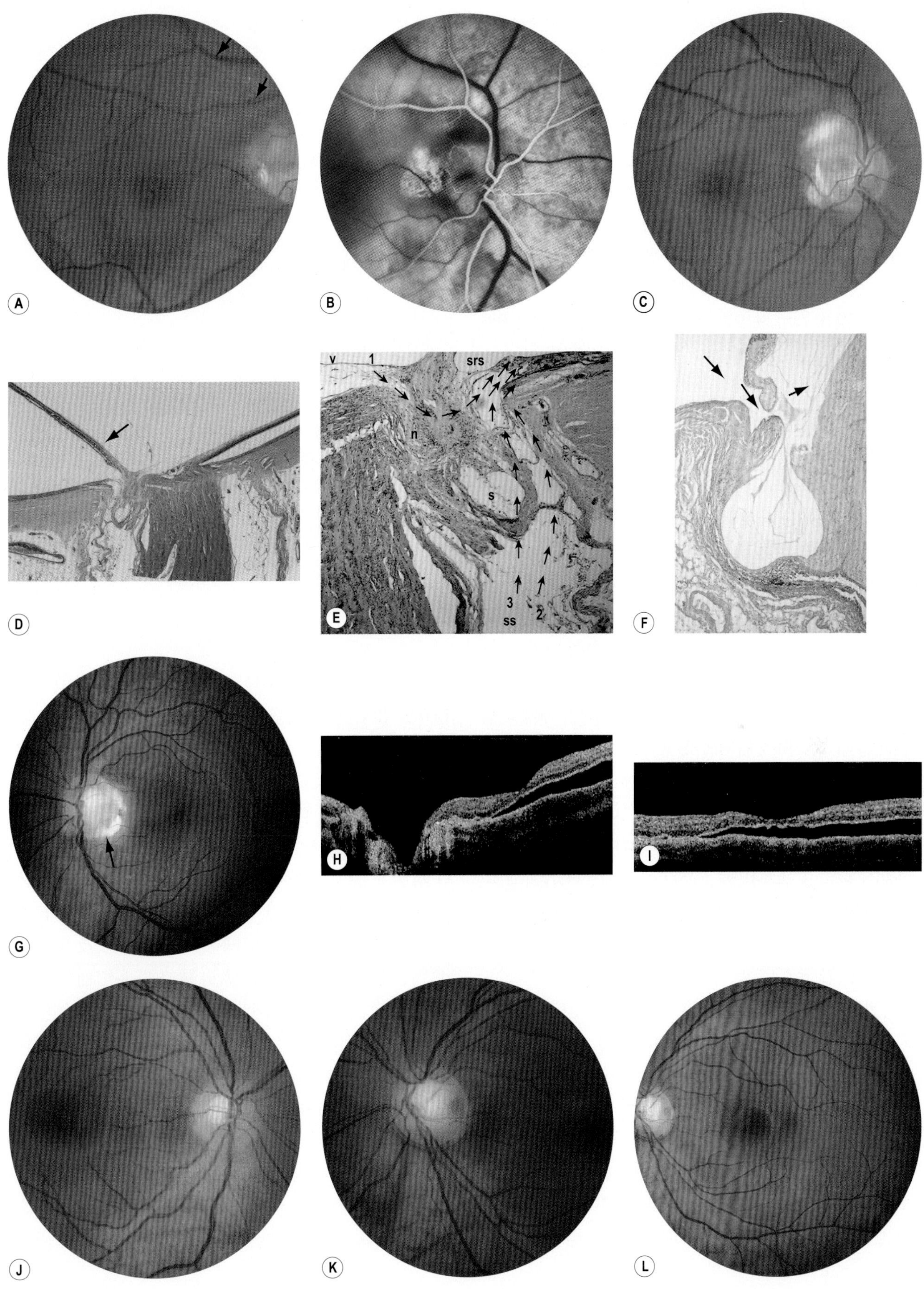

图 15.03

一些患者会发展为黄斑增厚，导致劈裂样改变，有时进展为黄斑脱离 [62-64]。这一现象亦见于急性闭角型青光眼、青少年青光眼、创伤性和原发性开角型青光眼中。眼内压急剧上升或频繁瞬间增高可能会迫使液体通过视盘或视杯边缘处的小缺陷流入内层视网膜。在某些眼中，增加的液体可能最终剖入视网膜下腔。一些患眼通过手术或药物降低眼压能使视网膜下液缓解；另一些则需要玻璃体切除术和气体置换 [62-64]。视网膜劈裂可能很微妙，以致可能被误诊为继发于前列腺素抑制剂的黄斑水肿，或者可能使用局部非甾体药物治疗但没有成效。

眼组织缺损、视盘旁葡萄肿和牵牛花样畸形

视乳头缺损是由于眼裂闭合不良引起的结构缺陷。病变可能较轻微，这种是视神经实质内缺损，通常位于下方。这种缺损可能更广泛并且累及视盘旁脉络膜和视网膜，且与视盘小凹畸形和视盘旁葡萄肿有关。后者指视盘旁的眼球壁向外膨出的结构。这种膨出的发生可能在眼部结构和功能上没有或很少有明显异常，或者伴有不同程度的神经发育不良。如果缺损或葡萄肿充满神经胶质组织，视网膜血管可能会呈牵牛花的样子从神经胶质组织中发出（图 15.02K 和 L）。这些更为严重的视盘异常可能伴有浆液性黄斑脱离（图 15.04D~H），伴有其他眼部异常，包括小眼球、晶状体缺损、永存原始玻璃体增生症、眼眶囊肿 [32, 65-70]、偶见的颅内异常如基底脑膨出（图 15.04B 和 C）和中线缺陷包括双垂体柄以及烟雾病等 [71-80]。

视盘小凹畸形可能有也可能没有，但通常在临床上被其他畸形掩盖（图 15.02K 和 L）。有时这些异常可能在视盘区会联合形成肿块样病变，类似于视盘毛细血管瘤、星形细胞瘤、视网膜和 RPE 联合错构瘤或黑色素瘤（图 15.04B）[81]。一些患者可能表现出玻璃体和球后囊肿通过视盘异常交通的临床证据 [68, 82, 83]。在这些严重视盘异常患者中，视网膜脱离通常从颞侧视盘旁区开始 [32, 43, 65-67, 84-93]。与仅存在视盘小凹时不同，这种脱离常延伸至眼底大部分区域（图 15.02K 和 L）。和视盘小凹相关性视网膜脱离类似，这些脱离可自发缓解 [66]。所有这些异常中出现脱离的发病机制在大多数病例可能是相似的，尽管仍有争议。在牵牛花畸形和视盘旁葡萄肿中，视网膜脱离的原因包括：这种异常附近的视网膜破裂 [84, 87, 94]，蛛网膜下腔与视网膜下腔的连通 [12, 43, 90]，玻璃体和视网膜下腔的连通 [87]，玻璃体和蛛网膜下腔两者均连通 [88]，玻璃体视网膜牵引 [86]，以及异常组织 [89]、眼眶组织 [90] 和视盘旁脉络膜毛细血管的血管渗出 [90]。玻璃体视网膜牵引可能在所有病例中都起着重要作用，通过玻璃体切除术、玻璃体内气体充填和异常病灶边缘的热处理能成功修复视网膜脱离 [84,87]。在任何异常病灶边缘可能出现脉络膜新生血管 [5, 17, 92, 95, 96]。

家族性病例与染色体 11p13 上的 *PAX6* 基因突变有关 [97]；然而，考虑到牵牛花视盘与不同疾病之间的关联，可能有更为复杂的遗传因素影响 [98]。

图 15.04　牵牛花样视盘。

A：一例典型的牵牛花畸形，大视盘以及从边缘附近出现的放射状血管。注意视盘周围萎缩和色素沉着。

B 和 C：18 岁女性，其他健康，无光感，在 T1 加权非增强矢状磁共振成像上观察到牵牛花样视盘（图 B）和基底脑膨出（图 C，箭头）。注意视盘周围色素沉着。唯一有关联的体征为宽鼻梁。

D~H：31 岁女性患者，视盘缺损伴黄斑脱离。荧光血管造影上没有显示强荧光或渗漏部位（图 F）。光学相干断层扫描显示视网膜下积液从视盘边缘延伸，中心凹下有一个单独的视网膜下积液囊腔（图 G 和图 H）。

视乳头周围葡萄肿。

I：明显的视盘旁葡萄肿，其壁大约每分钟收缩 1 次，形成一个大约 2/3 直径的空腔。

J 和 K：视盘旁葡萄肿患者眼球后视神经发育不良的横截面显微照片。注意发育不良的视神经由平滑肌环（箭头）包绕。这种类似返祖性肌肉的收缩显然是引起这名患者自发性收缩的原因（图 I）。

(D 和 F，引自 Yannuzzi L J.，The Retinal Atlas，Saunders 2010，978-0-7020-3320-9，p. 885)

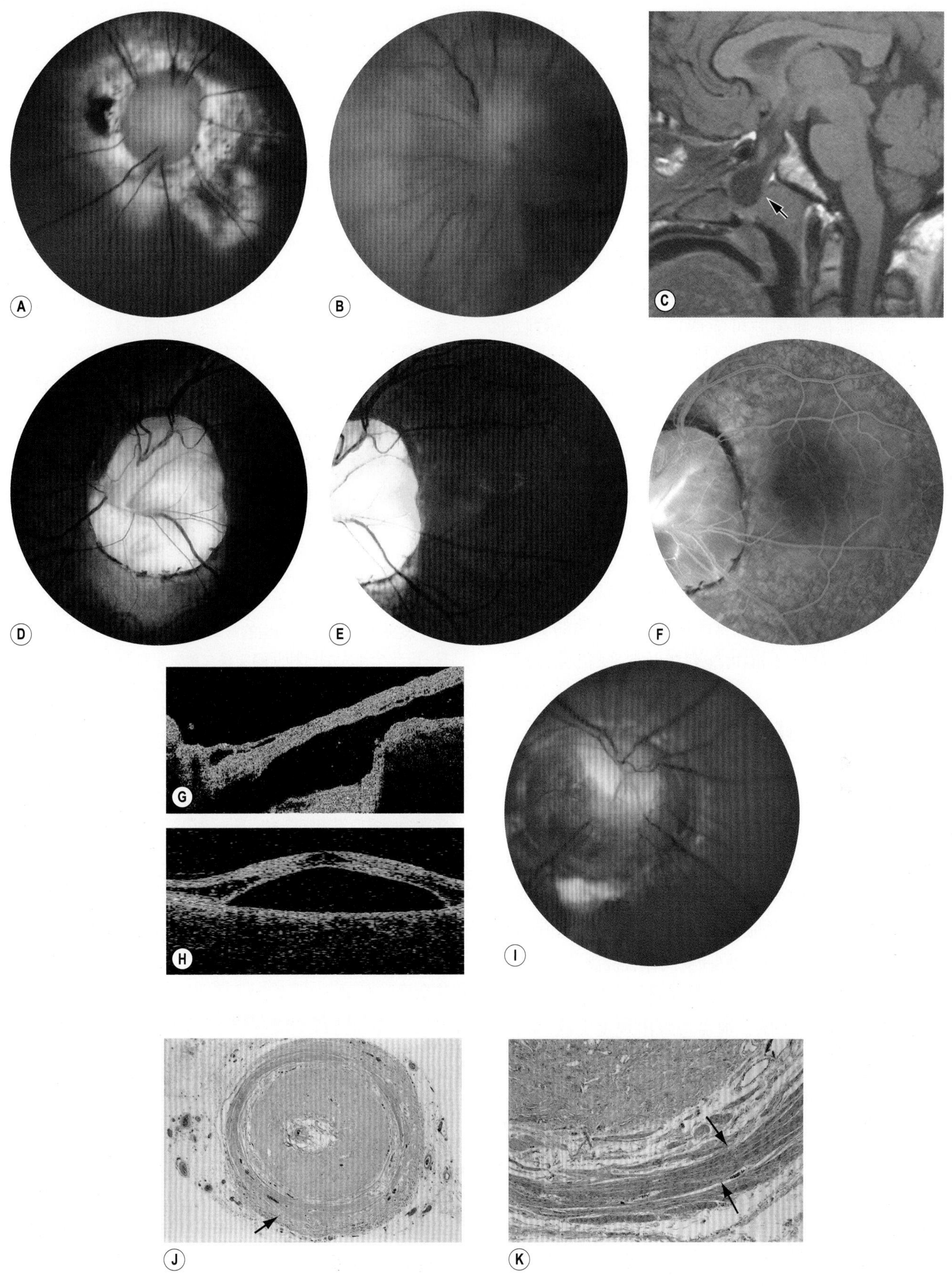

图 15.04

继发于视盘周围葡萄肿的一过性视物遮挡

视盘周围葡萄肿是一种罕见的先天性异常，其中正常或近似正常的视盘位于眼底凹陷深处（图15.04I和L）。通常仅单侧发病。如果葡萄肿不涉及黄斑则视力可能不受影响（图15.04L）。成年后这些患者可能会出现一过性视物遮挡，一些病例中可能与视网膜静脉的间歇性扩张有关[99-101]。

视盘周围葡萄肿可能偶伴有葡萄肿壁的收缩运动（图15.04I）[102, 103]。这些收缩与患者的呼吸或脉率无关。有组织病理学证据表明，视盘周围葡萄肿中及其周围返祖平滑肌的存在可能是造成这种收缩的原因，并且进一步可引起暂时性视物遮挡（图15.04J和K）[104]。收缩运动在脉络膜缺损和牵牛花综合征患者中也有描述[81, 91, 105]。1962年，Longfellow和同事报道了一例单眼间歇性失明的年轻男性患者，其视网膜静脉明显扩张，原因不明[100]。该患者的视盘异常不明显，但其他的临床表现提示球后视神经周围可能存在异常平滑肌括约肌。

视乳头肾脏综合征（肾缺损综合征）

由Rieger在1977年首次描述[106]，被认为是涉及视盘和肾脏的一种罕见常染色体显性遗传疾病。Parsa及其同事的工作表明该病高度多变的表型可能是造成其未能被全面诊断的原因。最初的描述是视盘异常伴肾脏发育不全导致高血压和肾衰竭。一些病例中还伴有延伸至黄斑的浆液性视网膜脱离伴有视盘异常[107-111]。

肾缺损综合征的广泛眼科体征包括大视盘伴多条睫状视网膜动脉，视盘边缘出现发夹状环（图15.04M~Q）。视盘中央大部分区域没有血管或仅有基本的睫状视网膜血管。在某些家族中，沿着多条睫状视网膜血管，视网膜脉管系统没有完全发育，且脉络膜受到不同程度的影响（图15.04R~T）。看来其血管发育存在原发性缺陷，造成视网膜和脉络膜实质的生长障碍。猫和狐猴的视网膜中央动脉和静脉难以分辨，大部分视网膜循环来源于睫状血管。肾缺损综合征患者的眼睛似乎已经转变为这种猫科动物的循环模式。肾缺损综合征很可能是一种遗传性血管发育不全，影响最严重的是眼和肾循环，即血管最丰富的器官。该病可见视野缺损与青光眼变化不对应；这是由于视网膜和脉络膜的血管发育缺陷导致视网膜神经节细胞缺乏以及视网膜厚度减少

图15.04 （续）。
视盘周围葡萄肿。
L：17岁女孩，较完全发育的视盘旁葡萄肿，左眼完全性黑蒙间歇性发作3年。

视乳头肾脏综合征（肾缺损综合征）。
M和N：一名34岁研究生，在8岁时右眼视神经曾行激光治疗，双眼视力是20/20。8年前出现右侧腹部疼痛并已知有小肾脏；当他为患有终末期肾病18年的母亲做肾移植捐献筛选时被发现，肌酐清除率降低，血压升高，其一个姐妹和侄女也有肾功能异常和肾结石。血管从视盘边缘离开，中心区域是“空的”（图M和图N）。视盘旁颞侧的视网膜可见激光瘢痕。视盘颞侧的水平条纹提示之前很可能有视网膜下积液。临床诊断为肾缺损综合征且患者和家属正进一步检查以确诊。
O~Q：37岁男性患者，26岁时因高血压导致“终末期肾病”而行尸源肾移植手术。右眼出现非孔源性视网膜脱离，双眼黄斑色素上皮改变（图O和图P）；这被认为与ICSC和器官移植相关视网膜病对“异常视盘”的叠加作用有关。右眼视盘颞侧缘的氪激光未能解决视网膜脱离问题，需要平坦部玻璃体切除术和内引流术（图O，引流处箭头）。仔细检查发现双侧视盘中央“空虚”，边缘出现血管，其中一些呈“发夹状”，是一例典型的肾缺损综合征（图O~图Q）。
R~T：5个月大尼日利亚裔美籍女童，患有右眼钟摆性眼球震颤和肾脏发育不全，在动脉早期显示出上部脉络膜、视网膜和视盘血管的节段性同时充盈（图S）。相对无灌注的下部脉络膜和视网膜血管在造影稍晚可见（图T）。从视盘向颞侧下方延伸出一视网膜和脉络膜无灌注的分水岭区域（箭头，图T），无明显中心凹无血管区。该患者在视网膜灌注边缘视网膜血管末端吻合的鼻下周边部也缺乏视网膜和脉络膜灌注。左侧视盘无中央视网膜血管（未示出）。患者尼日利亚裔父亲双眼视力20/20，在视盘边缘出现发夹样血管。
U~W：49岁的非裔美籍女性患者，患有复发性肾小球肾炎。双侧视盘边缘可见血管，具有基本的中央视盘血管（图U和图W）。血管造影中期显示视盘有很小的视网膜中央血管。
（B和C，由Dr. M. Tariq Bhatti提供；D~H，由Dr. Edwin H. Ryan Jr提供；D和F，引自Yannuzzi，Lawrence A. The Retinal Atlas. Philadelphia: Saunders/Elsevier，2010. p.885。I，由Dr. A.R. Frederick Jr提供；J和K，由Dr.William H. Spencer提供；M和N，由Dr. Louise Mawn提供；R~W，由Dr. Cameron Parsa提供，经*Ophthalmology*. Elsevier许可[109]）

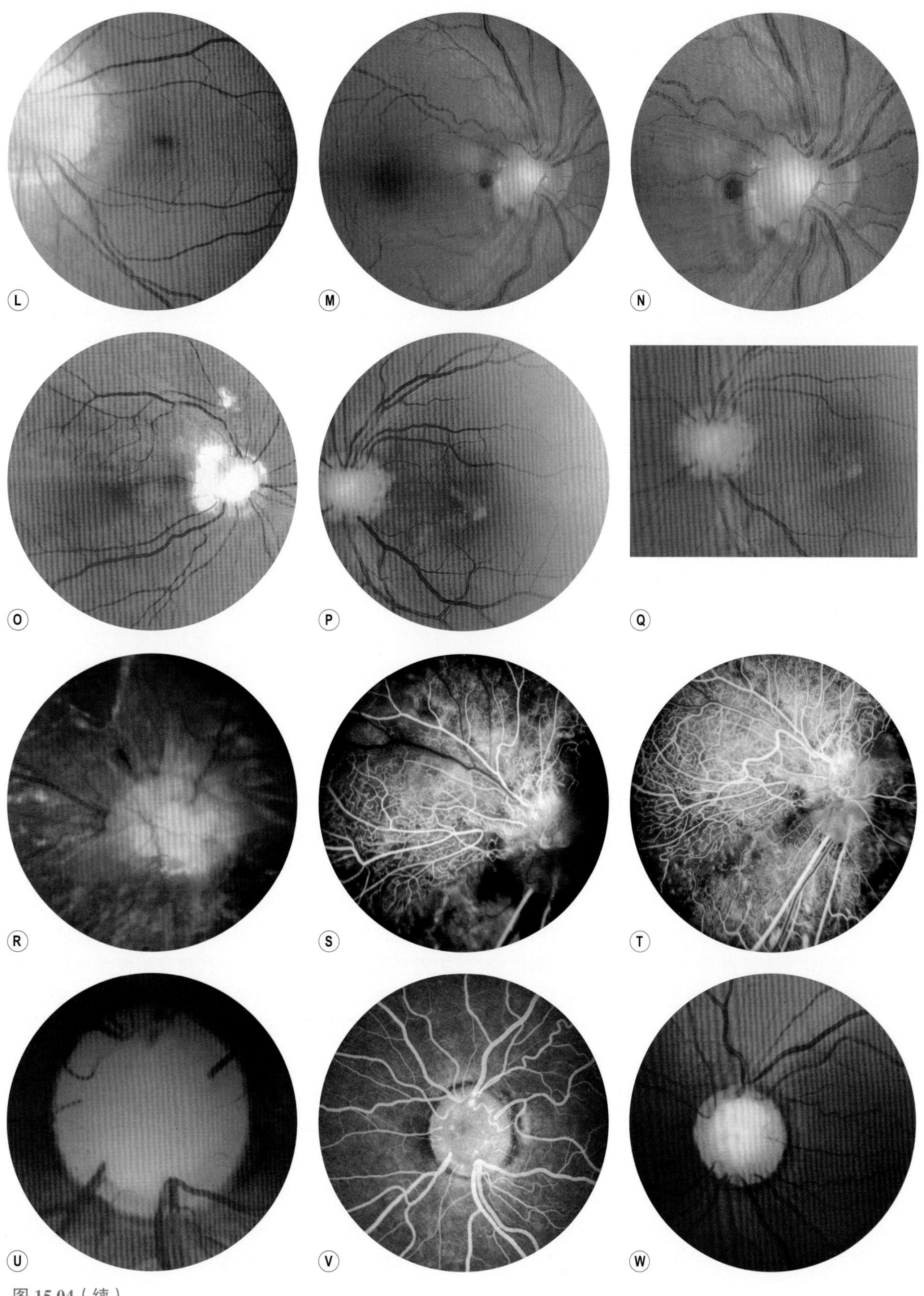

图 15.04（续）

所致。磁共振成像（MRI）显示由于视神经交叉纤维缺陷导致的视交叉发育不全[110]。这种视盘有很多被误诊为牵牛花畸形或正常眼压性青光眼。相关的肾脏疾病包括肾发育不全、肾性高血压和肾衰竭。肾实质内的血流具有极大的阻力导致肾性高血压。复发性肾盂肾炎和肾结石是肾病的一种变异表现。

PAX2 基因可能存在几种缺陷，可解释疾病有不同表型。1995 年，Sanyanusin 等人在两个肾缺损综合征家系中发现了发育基因 *PAX2* 的突变[112, 113]。Schimmenti 等鉴定了另外 3 个眼部和肾脏异常的家系，包括膀胱输尿管反流[114]。此后，又有 5 个 *PAX2* 基因突变家系被报道[115-117]。但并非所有病例都可以通过 *PAX2* 突变来解释。

提示肾缺损综合征的体征包括"空视盘"、多条睫状视网膜血管异常插入眼球后、视网膜血管周边发育不全、MRI 上视交叉发育不全，以及与青光眼无关的视野缺损[118]。

图 15.05 **视盘发育不全和发育异常。**

A：婴儿视盘明显发育不全。

B：严重视盘发育不全的显微照片。

C 和 D：年轻女性患者，双眼视力正常，但左眼有传入性瞳孔障碍和特殊视野缺损。左眼单侧视盘发育不全（图 D），与正常右眼（图 C）比较。

E：双侧视盘倾斜伴颞上侧视野缺损。

F 和 G：17 岁女孩，视－隔发育不良综合征。足月正常妊娠分娩，曾因 Rh 不相容而患新生儿黄疸。身型矮小，有眼球震颤和同心性视野缩小。右眼视力 20/60，左眼无光感。磁共振成像（MRI）显示透明隔发育不全。

H~J：10 岁患者冠状位 MRI 示双侧视神经发育不全，透明隔缺失。

（C 和 D，由 Dr. Joel S. Glaser 提供；H~J，由 Dr. Patrick Lavin 提供）

视盘发育不全与视盘倾斜综合征

对于不明原因的视力丧失的患者必须考虑视神经轻度发育不良[119-121]。正常视盘的大小存在相当大的变异。视盘直径通常与眼球大小及屈光不正直接相关。一些视盘异常可能会被忽视或误诊为视盘水肿。若不能识别有视觉缺损患者的视盘异常可能导致对于视网膜、球后或颅内病变广泛的不必要检查。

视盘中度或重度发育不全通常与视觉缺陷有关（图 15.05）[122, 123]。眼底镜检查可见视盘直径减小、视盘 / 动脉的比值降低以及视盘旁双环征（图 15.05A 和 B）。该征由黄灰色的视盘旁晕圈组成，外环为巩膜和筛板之间的连接处，内环为 RPE 终止处[122, 124]。轻度发育不全的诊断很困难或不可能。有一些测量和定义视盘发育不全的技术已有过描述[122, 125, 126]。Romano 使用摄影测量方法，发现正常的和发育不良视盘的水平直径之间没有交集[125]。他直接测量了标准 30° 视野眼底照相上的视盘的水平直径，放大倍数为 2.5 倍。发育不良视盘的直径范围为 1.8~3.27 mm，平均值 2.64 mm，而正常视盘平均范围为 3.44~4.7 mm，平均值 3.88 mm。Zeki 等用从视盘边缘到中心凹中心的距离与视盘直径的比值来定义视盘发育不全；比例为 3:1 或更大则为视盘发育不全[126]。视盘发育不全可能是单眼或双眼（图 15.05C 和 D）。在双眼的病例中，视盘较小的眼睛往往具有更好的 Snellen 视力，表明有除视盘大小以外的其他因素决定视功能，例如黄斑发育不全、高度屈光不正、弱视、中央暗点和视神经萎缩等[126]。发育不全的视盘但有大的中央视杯者，视盘直径可能为正常大小[127]。发育不全的视盘可能主要由睫状视网膜动脉供应[128]，可能伴其他眼外或眼内异常（如无虹膜畸形）[129]；可能呈节段性[119]；可能有正常视力（图 15.05C 和 D）[130]。上部节段性视盘发育不全可能是妊娠糖尿病的一种表现[131, 132]，并且可以通过发现下方视野缺损特征来诊断[133]。

视神经发育不全是因为在视觉通路的任何水平上对胚胎的损伤所致[134]。任何双侧视盘发育不全的儿童都应寻找神经内分泌紊乱的证据，因其常与下丘脑和垂体功能障碍、透明隔膜部分或完全缺失、中脑畸形、肌张力减退、脑积水、脑穿通和整形畸形（de Morsier 综合征）等有关联（图 15.05D 和 F~I）[135-143]。其他已知的关联包括无虹膜畸形、单眼颞侧偏盲、对侧巨大视盘、小眼症、无视交叉、多小脑回、周期性交替注视性眼球震颤、颅内蛛网膜囊肿、椭圆形角膜和双晶状体，以及视网膜静脉扭曲和线粒体细胞病变等[144-153]。

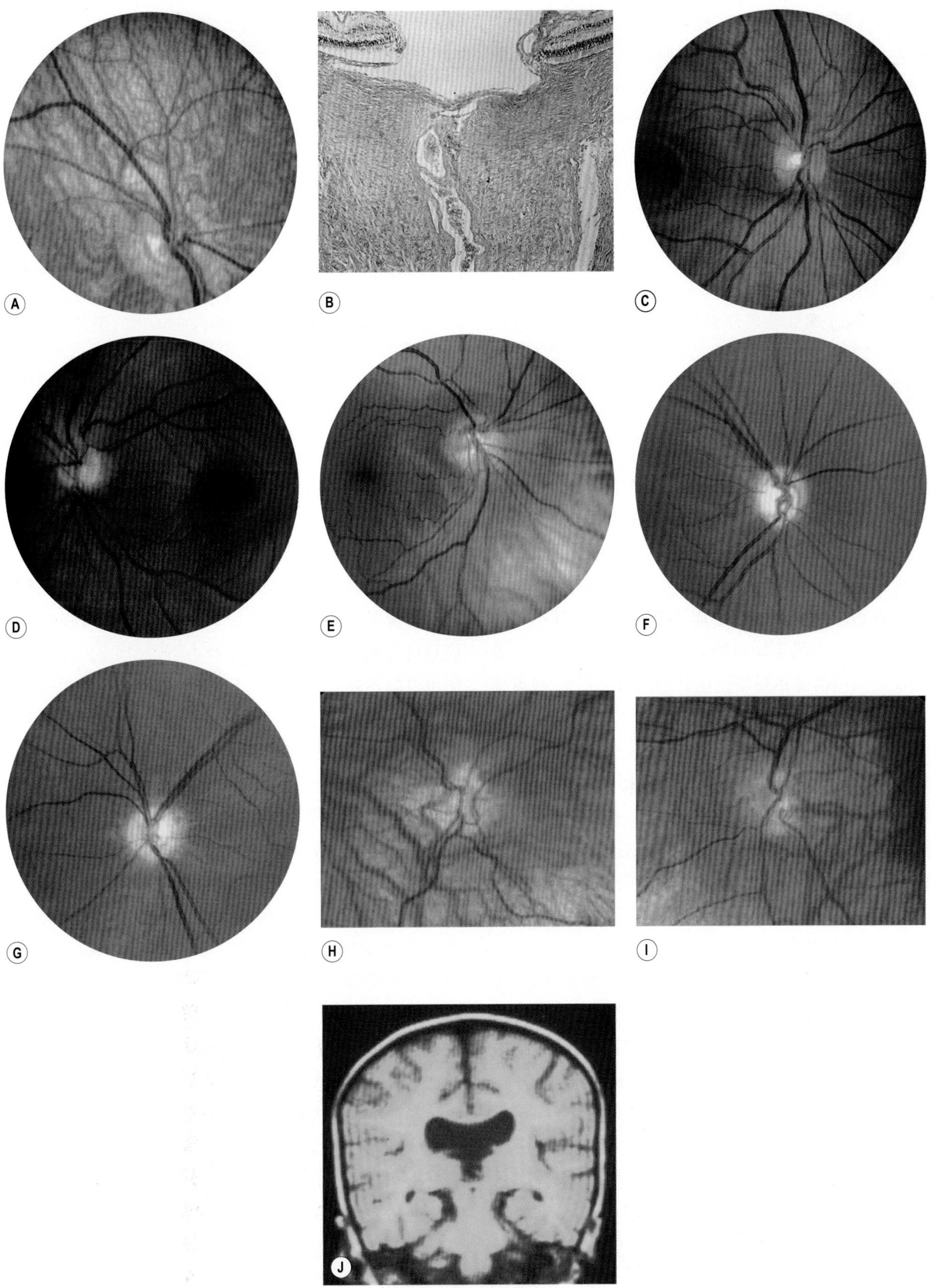

图 15.05

100例病例系列中，视神经发育不全的相关因素包括早产（21%）、妊娠糖尿病（6%）、胎儿酒精综合征（9%）和内分泌异常（6%）。其中32%发育迟缓，13%脑瘫，12%有癫痫发作。60%有神经影像学异常，包括脑室和白质灰质异常、视隔发育不良（图15.05J）、胼胝体异常和脑积水。57%的双侧和32%的单侧病例出现相关的临床神经功能缺损[154]。

目前仍未发现特定的基因缺陷，散发病例与*PAX6*缺陷、9号染色体臂间倒位、18三体、5p缺失（猫叫综合征）以及*SOX2*、*SOX*和*HESX1*基因突变有关[155]。

视盘倾斜综合征具有以下特征：椭圆形视盘长轴直接倾斜；视盘上部和颞部位于鼻下部的前方；视网膜血管从视盘组织上方和颞侧发出而非鼻侧（位置反向）；在倾斜方向上有一RPE锥，视盘鼻侧下方大面积的色素减退和葡萄肿扩张；存在近视散光；双眼颞侧视野缩小（并非真正的偏盲）（图15.05E）[156, 157]。中心视力可能受影响也可能不受影响。视盘不对称隆起和上方边缘不清可能被误认为是视盘水肿。视力丧失偶可由脉络膜新生血管形成引起[158]。视盘异常可能与其他非眼部异常关联出现[139]。

视盘玻璃膜疣（透明小体）

玻璃膜疣呈离散状、多发、无定形，部分钙化的细胞外沉积物位于视神经筛板前部分，据报道在人群中占2%[159-167]。在少数情况下可能存在于视盘深处伴有正常外观。大多数在儿童和年轻人中会导致视盘肿胀，类似于视盘水肿（图15.06A和B）[168]。随着玻璃膜疣变大和钙化增加，伴有周围神经纤维的萎缩，生命后期它们以散在的结晶结构出现（图15.06C和E；图15.07J和K）。被埋藏时，它们最易通过生物显微镜后部光照射法被检测到。虽然肿胀视盘伴“波浪状，凹凸不平”的外观表明玻璃膜疣的存在（图15.06E~L），但视盘水肿偶尔也会出现类似的情况[169]。常见于小视盘，可能伴

图15.06　视盘透明小体。

A和B：14岁女孩，视盘玻璃膜疣呈不对称分布，误诊为视盘水肿。注意视网膜血管的先天性曲张和相对较小、较少累及的左眼视盘。

C：钙化透明小体引起的视网膜下出血（箭头）。

D：位于筛板前方钙化透明小体的显微照片。注意其边缘附近有多个扩张的毛细血管（箭头）。

E~L：17岁女孩，左眼视力不佳1年。右眼视力20/20，左眼20/80。眼压分别为9 mmHg和11 mmHg。双侧视盘呈玻璃状凹凸不平，伴有轻微的视盘旁纤维化和视网膜下钙化（图E和图I）。左眼有盘状瘢痕，表示曾有视网膜下新生血管形成。通过眼底照相机的滤光器（图F和图J）及屏障和激发滤光器（图G和图K）的自发荧光成像显示双眼自发荧光增加。光学相干断层扫描显示双侧凸起的结节表面反射均增加（图H和图L）。

有异常分支和曲张的视网膜血管（图15.06A和B；图15.07A和B）[170-173]。

一些患者中玻璃膜疣可能导致神经纤维分布区的视野进行性缺失（典型鼻下方）[174-177]。玻璃膜疣可能伴有异常的视觉诱发电位[177, 178]。少数患者视盘玻璃膜疣可能导致严重的中心视力下降[168, 179]。玻璃膜疣也可能导致急性视力下降，推测是由于其干扰视神经血供引起的视盘急性肿胀（图15.07G）[169, 178-187]。这种肿胀在眼底检查时会很明显，可伴有少量火焰状出血和棉绒斑，提示前部缺血性视神经病变（AION）[179, 182-184, 187]。在其他情况中视神经肿胀可能不太明显，并导致视网膜中央血管阻塞[159, 180, 181, 188, 189]。在那些形成AION的眼中，血管风险因素的发生率、视野缺损样式和对侧眼受累的发生率与那些无视盘玻璃膜疣的眼类似；但患者更年轻，预后更好，更常报告出现短暂视力障碍[190]。视盘玻璃膜疣也可能导致视力丧失，这与视盘旁脉络膜新生血管形成造成的视网膜下渗出和出血相关（图15.07A~F）[191-196]。视盘旁也可出现视网膜下出血，而造影中并没有视网膜下新生血管形成的证据（图15.07A）[191]。曾有非常罕见的Pulfrich现象的报道，很可能与一只眼相比，另一只眼的传导延迟，这可通过受影响的一侧佩戴有色镜片来最小化[197]。

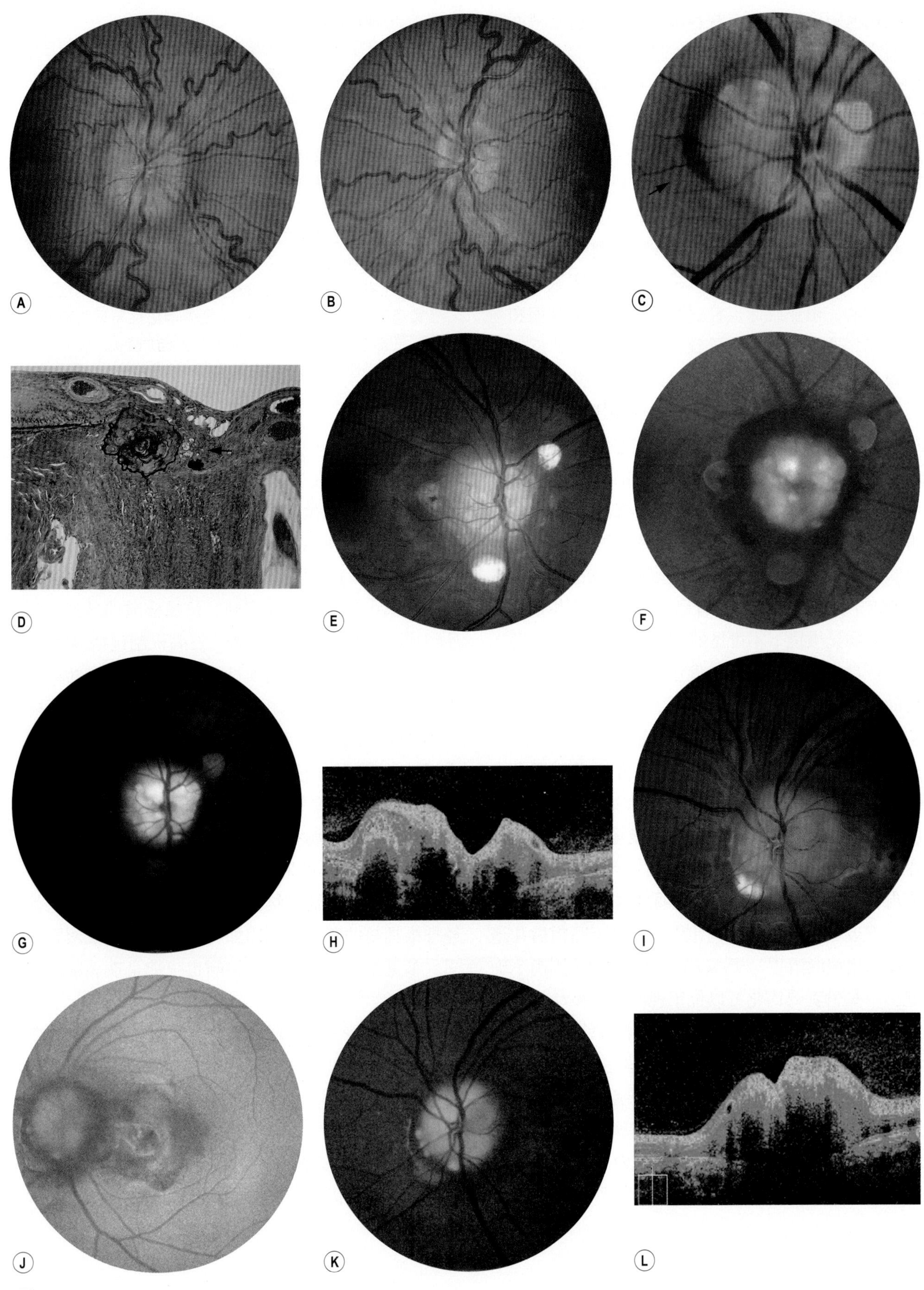

图 15.06

其他眼底表现伴有视盘玻璃膜疣的包括视网膜色素变性[172, 198]、视网膜出血[160]、弹性假黄瘤患者中的血管样条纹[199]（图 3.38I；图 3.40H~L）、中心凹下脉络膜新生血管[200]、慢性视盘水肿伴假性脑瘤[172, 201]，以及脉络膜视网膜皱褶（参见第 4 章）。视盘玻璃膜疣曾报道于原发巨头畸形患儿中[202]。视盘玻璃膜疣出现普遍，因此许多相关的发现可能是巧合的[203]。玻璃膜疣和脉络膜视网膜褶皱的关联可能并非巧合。大多数脉络膜视网膜褶皱可能是获得性的，由亚临床炎症过程导致后巩膜皱缩和扁平引起。这一过程也会导致视神经管狭窄，反过来使视盘易于积聚玻璃膜疣，且出现其他并发症如缺血性视神经病变和中央视网膜血管阻塞。一些患者中，玻璃膜疣以常染色体显性方式遗传[173, 189, 204]。

荧光素血管造影有助于识别正常视神经血管形态的改变和与玻璃膜疣相关的视网膜下新生血管[182, 205]。因其自发荧光特点，靠近视盘表面的玻璃膜疣可使用适当滤光片通过眼底照相检测出（图 15.06F，G，J 和 K）。作者已发现这种技术有助于检测生物显微镜下不可见的玻璃膜疣。OCT 有助于监测视盘轮廓的变化、玻璃膜疣大小或随时间推移的前向运动（图 15.06H 和 L）。

超声检查也有助于检测视盘玻璃膜疣，尤其是当它们被包埋在临床上显示正常外观的视盘中时，或不明原因的视盘肿胀时[180]。婴儿和儿童肿胀的视盘中，若未见钙化体也不能排除玻璃膜疣的存在。虽然未经组织病理学证实，年轻患者的玻璃膜疣有可能是相对无钙化的透明结构[206]。由筛板水平前方玻璃膜疣引起的钙化不应与位于筛板后几毫米的钙化相混淆[207]。后者局灶性钙化的原因尚不确定。一些患者的钙化可以位于视网膜中央动脉壁或腔中，发展为与动脉粥样硬化疾病相关的变性改变，或是源于主动脉瓣的钙化栓子。这些局灶性筛板后钙化可见于视网膜中央动脉阻塞患者中。计算机断层扫描（CT）也能够检测埋藏的玻璃膜疣[208, 209]。

从组织病理学上说，玻璃膜疣是位于筛板前方的钙化细胞外小体（图 15.06D）[159, 162-164, 167, 173, 210, 211]。

图 15.07 视盘透明小体。

A~F：4 岁男童，发现左眼内斜视 3 周，可见继发于左侧视盘透明小体的黄斑浆液性和出血性盘状脱离（图 B）。右眼视力 20/30，左眼视力 20/200。注意双眼视盘肿胀（图 A 和图 B）和从左眼视盘颞侧发出的灰色 2 型视网膜下新生血管膜（箭头，图 B）。荧光素血管造影显示从左眼视盘的颞侧缘发出的新生血管膜灌注和染色（图 C 和图 D）。在视网膜下新生血管形成区域行氙光凝术（图 E）。注意中心凹区域中心并未行光凝术。术后 2 个月可见视网膜色素上皮萎缩，延伸至中央黄斑区域（图 F）。患者视力约为 6/200。

G~I：31 岁男性患者，主诉视力突然下降，右眼急性视神经病变伴视盘水肿，视盘旁渗出伴渗出性黄斑脱离（图 G）。左眼视盘较小而且含有透明小体（箭头，图 H）。2 个月后右眼视力提高，视盘透明小体明显（箭头，图 I）。

J 和 K：50 岁女性患者，双眼视盘表面可见钙化玻璃膜疣。

与以下因素相关：小巩膜管、神经纤维拥挤、部分视神经萎缩、视盘边缘隆起、囊肿小体、毛细血管扩张、视盘旁视网膜下出血、视网膜下新血管形成（图 15.07B~F）、视网膜瘢痕形成和钙化。组织化学上，它们由包含酸性黏多糖、核糖核酸的黏蛋白基质组成，有时含铁[159, 162, 163]。发病机制包括 RPE 迁移、神经胶质细胞透明变性、轴突退行性产物的堆积、胶质细胞细胞内沉积聚积[211]、渗漏性血管病变[167]和轴浆运输改变[173]。先天性和少见的获得性小视神经巩膜管内拥挤的神经纤维可能是造成局部轴浆运输紊乱和玻璃膜疣形成的原因[170, 173]。Tso 发现的超微结构证明视盘玻璃膜疣是细胞内代谢异常和线粒体钙化的结果[212]。线粒体被挤压至细胞外空间，并作为病灶继续积累钙化沉积物。慢性视神经纤维拥挤的获得性原因如特发性脉络膜视网膜皱褶（参见第 4 章）和假性脑瘤也可能是玻璃膜疣形成的因素[172, 201]。

大多数视盘玻璃膜疣患者的长期视力预后较好。相比于可见玻璃膜疣的患者，埋藏型玻璃膜疣患者的视野缺损更少[213]。一些患者的视野缺损会进一步发展。发生视盘旁视网膜下新生血管的患者的自然病程是多变的，尽管有视盘旁视网膜下出血，一些患者仍可保留中心视力[166, 191]。

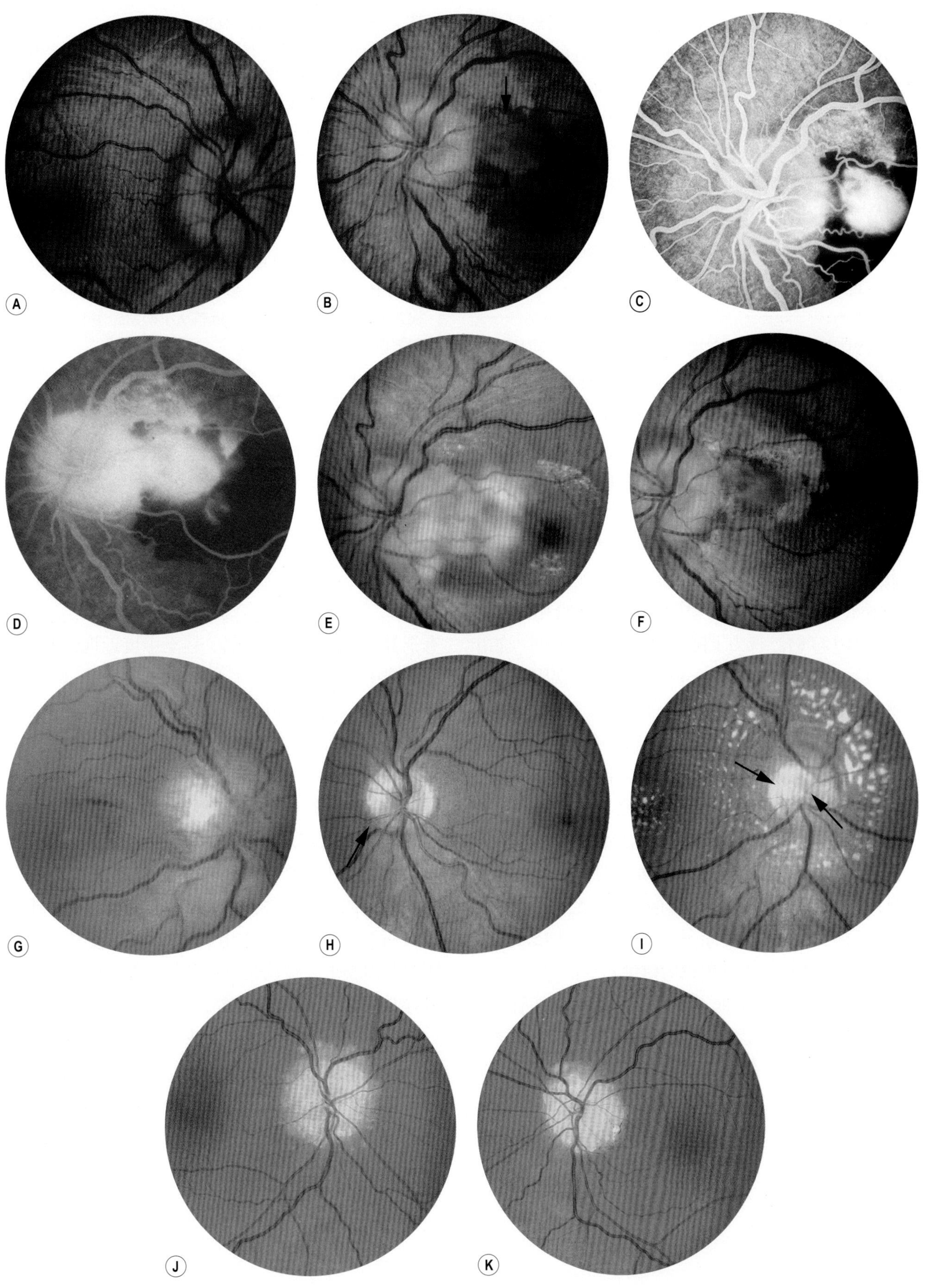

图 15.07

生物显微镜下如果钙化体在隆起的视盘内是可见的，则视盘玻璃疣的诊断是相对可靠的。偶尔有无钙化的玻璃疣样变化是由视盘水肿引起的[169]。与肿胀的视盘相关的视盘旁脉络膜新生血管的鉴别诊断包括拟眼组织胞浆菌病综合征、血管样条纹、特发性脉络膜新生血管形成、结节病、伴有假性脑瘤的视盘水肿，以及先天性视盘小凹。

遗传性视神经病变

对于有隐匿的中心视力下降的患者，和快速下降的患者一样，必须考虑到遗传性变性视神经病变。

显性视神经萎缩（Kjer 型）

患有显性视神经萎缩的患者通常在 10 岁之前开始隐匿的轻度进行性视力下降[214-220]。视力下降是双侧的，但可能不对称。许多患者无法回忆起疾病发作的时间，有些患者可能无症状。尽管视神经萎缩主要是遗传性的，但可能无法获得阳性家族史（图 15.08）。视力下降在家庭内和家族间可能出现变异（范围：20/30~20/400）。特征性视野缺损是哑铃形暗点。颞侧等视线的下降可能类似双颞侧偏盲。周边等视线的收缩罕见。蓝色色觉障碍是显性视神经萎缩的主要特征性色觉缺陷。然而，在某些病例中可能存在普遍的色觉异常。颞侧视盘苍白是特征性的，经常伴有颞侧三角形区域“挖空”征（图 15.08A 和 B）。虽然经常遇到的西印度群岛人视神经萎缩的发病机制仍然存在不确定性，但可能很多病例是显性视神经萎缩的例子（图 15.08B 和 C；见下文关于营养性弱视的讨论）。

Weleber 和 Miyake 描述了两个家庭中伴有“阴性”视网膜电图的家族性视神经萎缩，其中，中心视力的下降发生在生命的第二和第三个 10 年，伴有视神经萎缩、色觉缺陷、轻至中度近视，以及旁中心或中心暗点[221]。

OPA1（optic atrophy type 1）基因定位于染色体 3q28-q29 上一个 1.4-cM 的区间[222-225]。在患有显性视神经萎缩的患者的各种谱系中已经观察到错义、无义、缺失移码和剪接位点改变，导致 100 多种突变。这解释了疾病的病理生理学的异质性和表型的多变性（图 15.08G~L）。基因的外显率为 43%~89%[226-228]。环境因素很可能也在易感个体的疾病严重程度中起作用。OPA1 蛋白定位在线粒体突起内膜上，被认为可以防止细胞色素 c 从线粒体释放并阻止细胞器破碎，从而保护细胞免于凋亡[222, 229, 230]。可能有一些显性视神经萎缩病例是由其他迄今未知的基因缺陷所致。

图 15.08 家族性视神经病变。
A：这名年轻女孩双眼轻微的视力下降和哑铃形暗点。其兄弟姐妹有类似的发现。注意视神经颞侧节段区域萎缩。
B：这名 49 岁的牙买加男性患者，因为 30 岁时眼睛受到创伤，左眼视力不佳。右眼无症状，但因最佳矫正视力为 20/70 而接受检查。双眼视盘见颞侧楔形区域苍白（图 B），左眼黄斑见创伤后瘢痕。双眼查见哑铃形暗点。儿童早期发生的家族性视神经萎缩可能是右眼视力低于正常的原因。
C~F：显性视神经萎缩影响了这个 8 岁男孩（图 C 和图 D）和他 25 岁的父亲（图 E 和图 F）的家庭四代。儿子视力为双眼 20/40。父亲主诉有从小视力缓慢下降的病史。双眼视力均为 20/200。
G~L：显性视神经萎缩影响了该家族三代。Proband 是一名 12 岁男孩，双眼视力为 20/50。双眼视盘均有颞侧苍白（图 G 和图 H），视野检查双眼哑铃形中心暗点。经过双眼黄斑的光学相干断层扫描显示正常的光感受器，但是鼻侧视网膜内层轻度变薄（图 I1 和图 I2，箭头）。其 45 岁的父亲无症状，双眼视力为 20/20（图 J）。他 74 岁的祖父主诉视力缓慢下降，在过去的 30 多年里矫正从未超过 20/40，双眼视盘（图 K 和图 L）颞侧苍白。

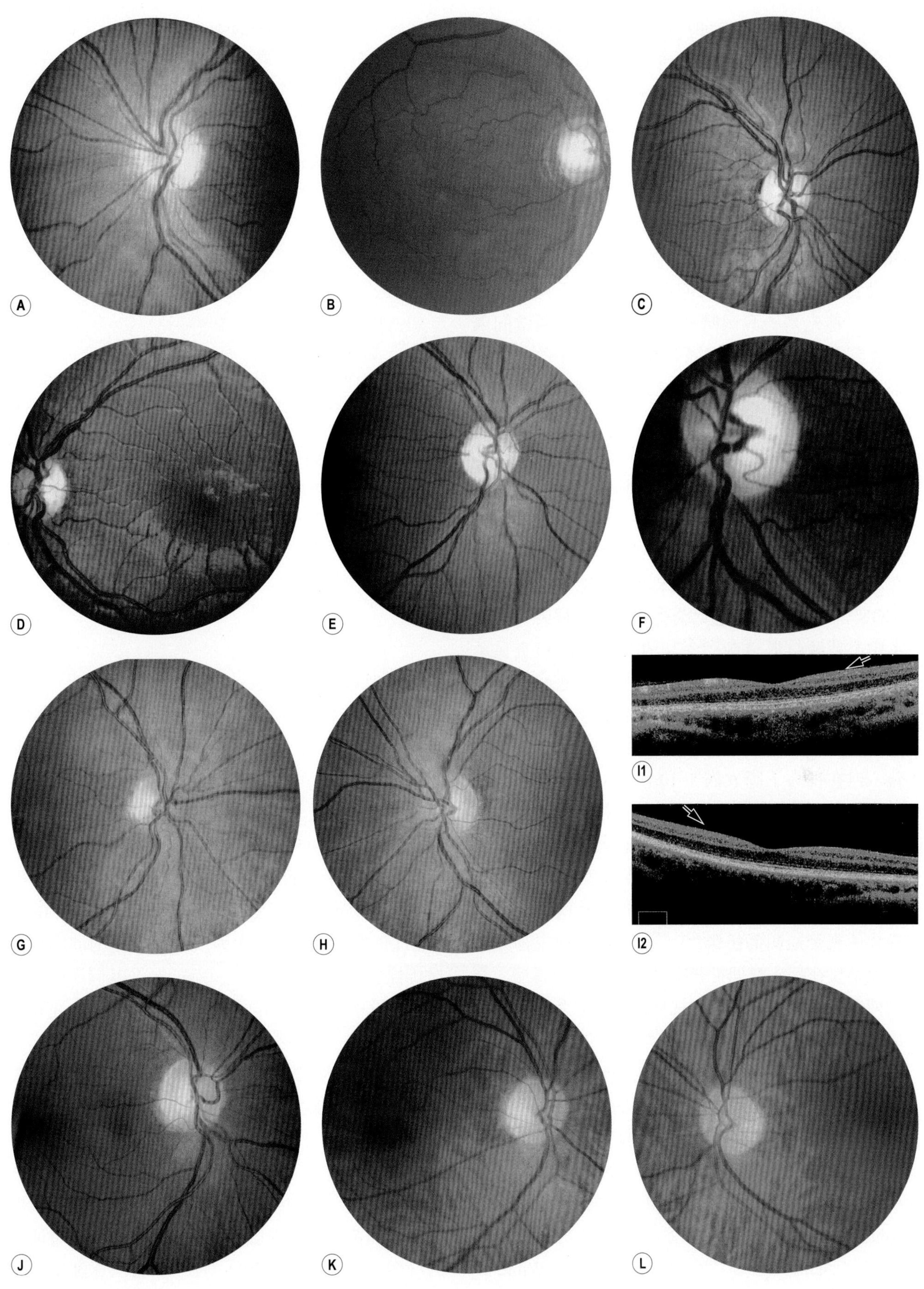

图 15.08

Leber 遗传性视神经病变

Leber 遗传性视神经病变（LHON）是一种母系遗传性疾病，其特征为健康年轻人（15~35岁）的急性、严重、双眼视力下降，通常为男性（80%~90%）[231-233]。视力下降可发生在年轻和年长的个体中，年龄范围为2~80岁。发病年龄的这种变异可以发生在同一家庭的成员中[234-237]。在发病时中心视力丧失是急性或亚急性的，无痛，伴有大的哑铃形中心性暗点和色觉异常。中心视力逐渐恶化，首先是一只眼睛然后是对侧眼，通常间隔几天到几周的时间。间隔时间长达12年的也曾有报道[238]。运动或变暖可能导致短暂视力恶化，如其他视神经病变中所见（Uhthoff 症状）[238-240]。据报道，所有水平的视力下降都曾有报道，范围从无光感到20/20，但通常在几周到几个月内降低到20/200以下的水平[238, 241]。尽管这些患者在发病时典型的年龄在18~30岁，但是视力下降也可能会在60岁以后发生，此时临床表现可能被误认为是AION[238, 242-245]。早期色觉会受到影响，视野检查显示中心或哑铃形暗点[238, 239]。生物显微镜检查显示视盘周围毛细血管扩张性微血管病变，视盘周围神经纤维层肿胀（假性水肿），没有荧光素渗漏（图15.09）[240, 246, 247]。大多数患者没有显示出视力改善，但在视力下降发病5~10年后可能发生部分甚至完全恢复[238, 248-251]。环境诱因包括诸如吸烟、创伤、人类免疫缺陷病毒（HIV）感染等对携带遗传缺陷的易感个体中会促使视力下降发作[244, 252, 253]。超声（30°检测）和组织病理学检查证实了伴有脑脊液的视神经鞘的扩张[254, 255]。视网膜和视神经的病理学仅在疾病晚期可获得。神经节细胞萎缩、充满神经胶质和结缔组织的视杯凹陷，以及视神经传递乳斑束纤维中髓鞘的对称性破坏等是眼内的发现。视交叉和视束也显示出髓鞘和轴索的中心性丧失，相对保留了外周纤维。萎缩的外侧膝状体和视放射的脱髓鞘提示存在跨突触变性[256]。

视觉功能障碍是大多数 LHON 患者的唯一表现。虽然偶尔会有报道其他神经系统病变（LHON “plus”），但最为明确的联系是 LHON 与心脏传导异常之间的关系[257-259]。Wolff-Parkinson-White 和 Lown-Ganong-Levine 是最常见的关联征（9%）。偶尔会出现 QT 间期延长、晕厥、心悸和猝死。轻微的神经系统关联包括超常的反射、肌阵挛、癫痫发作、肌肉萎缩、感觉和听神经病变以及偏头痛等。更严重的关联征包括运动障碍、痉挛、精神障碍、骨骼异常、急性婴儿脑病发作、肌张力障碍、Leigh 样脑病、导水管周围综合征和类似多发性硬化症的脱髓鞘疾病等[260]。曾有报道一例伴有骨骼异常的类似视神经病变[238]，与 Charcot-Marie-Tooth（CMT）疾病（一种至少涉及两个家庭的周围神经遗传性疾病）相关[261, 262]。Uemura 及其同事已经确定了 LHON 患者肌肉活检中轻微但明显的生化和电子显微镜下的改变[263]。Wallace 等人于1988年在11个被诊断为 LHON 的家系成员中，有9个发现了线粒体的置换突变[264]。

当 LHON 首次出现在家系中时，诊断通常会延迟或遗漏。在急性期，视盘周围毛细血管扩张性微血管病变、视神经周围神经纤维层的肿胀（假性水肿）和荧光素血管造影上没有染色是具有特征性的（图15.09；图15.10B）[239, 240]。盲点逐渐扩大直至固定，这是视野缺损早期进展的特征。许多患

图 15.09　Leber 视神经病变。

A~D：18岁的男性患者，1年前出现右眼视物模糊。当时诊断是球后视神经炎。神经系统评估结果为阴性。患者主诉有左眼视物模糊2周的病史。右眼视力为6/200，左眼视力为20/300。右眼视盘有节段性萎缩。左眼视盘和视盘旁视网膜（图A）的毛细血管有扩张和迂曲。血管造影显示这些异常血管的形态（箭头，图B），晚期没有染色（图C）。14年后，右眼视力为20/400，左眼视力为20/200。双眼视盘均显示出颞侧苍白（图D）。毛细血管扩张血管不明显。

E和F：38岁男性患者，急性 Leber 视神经病变。注意扩张迂曲的视网膜血管（箭头）。

G~J：这名14岁的男孩，有 Leber 视神经病变的家族史，因视力迅速下降3周就诊。在12岁时，其视力为20/20，患者血液基因分析 Leber 病为阳性。这些照片拍摄时右眼视力为20/200，左眼为9/200。右眼视盘充血（图G），左眼视盘显示颞侧苍白。视网膜静脉广泛迂曲。注意视盘旁小静脉的扩张和迂曲（箭头，图H）。几个月后，双眼视盘显示颞侧苍白（图I和图J），视力为3/200。

K和L：图G~图J中所示的患者的两位兄弟姐妹的视神经萎缩。

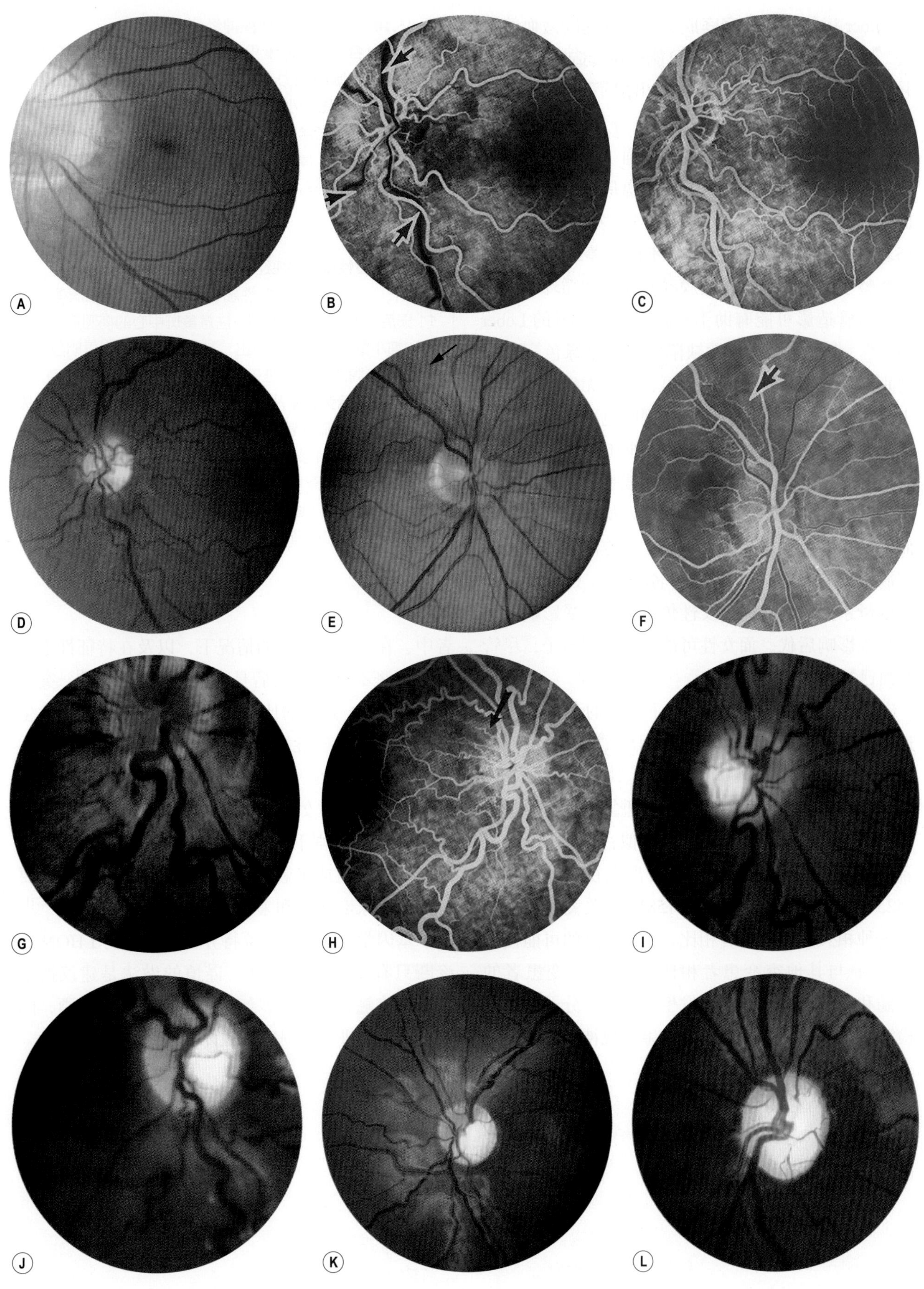

图 15.09

有 Leber 病的无症状家庭成员有视盘周围微血管病变 [241, 246, 265]。这些血管变化可能在血管造影中明显，并且在疾病的急性期前数年就出现 [266, 267]。它们包括进行性动静脉分流，其开始于下方弓状神经纤维，并且可能偶尔有视网膜前出血。急性视力下降伴随着视网膜中央动脉分支和视盘周围毛细血管的扩张。随着视神经萎缩的发展，这些改变消失（图 15.09D）。与显性视神经萎缩不同，萎缩经常进展累及整个视盘。出现视网膜动脉狭窄和循环时间延长。血管造影可能有助于排除无症状患者的 Leber 病 [266]。获得性红绿色觉缺陷的特征是绿色盲样的辨别缺陷，这是特征性的，可在一些无症状携带者中检测到。在这些患者中，视网膜电图和暗适应通常是正常的 [218]。视力丧失典型地在发病后不久稳定，但一些患者可能表现出改善或恶化。该病没有有效的治疗方法。由于疾病的原发位点看来在眼内而不是眼球后区域，因此 Leber 遗传性血管神经视网膜病变被认为是更合适的名称 [241]。LHON 是严格的母系遗传，只通过女性传给后代。受影响的男性从未影响后代，而女性可能会影响到孩子，尽管她自己视力正常。

LHON 与线粒体 DNA 的 4 种不同的点突变相关，这些突变似乎是该疾病的致病原因 [231, 248, 254, 255, 264, 268-274]。这些突变影响核苷酸位置 11778、14484、3460 和 15257，并且位于编码呼吸链的复合物 I 中的蛋白质的基因内。它们的临床表现相似，只有 14484 患者比其他 3 种突变患者更容易出现视力恢复 [231]。15257 突变的患者，若也有 15812 相关突变，与没有这种相关突变的患者相比，视力恢复的可能性较小 [275]。与其他突变患者相比，15257 突变患者的脊髓和周围神经系统症状发生率更高。分子遗传学检测对于确诊非典型病例或在患有视神经萎缩的患者中、在没有家族史的情况下，以及在特征性毛细血管扩张不再明显之后具有实用价值 [270, 275]。突变线粒体 DNA 分子的比例在跨代和个体组织内发生显著变化（异质性）。这解释了家庭成员中疾病表达的变异性。在一项澳大利亚研究中，大约 20% 的男性和 4% 的女性出现视力下降，该研究显示此病的外显率急剧下降 [276-280]。因此，成功确定一个 LHON 的家庭或患者的线粒体 DNA 基因型，需要检测更多家庭成员和来自每个个体的更多组织 [271]。分子基因学检测是 100% 特异性的，但对 LHON 的诊断只有 50% 的敏感性。谨慎的做法是建议携带者避免接触有毒物质，如烟草烟雾和过量饮酒，因为它们可能进一步损害线粒体能量代谢 [269, 281]。

图 15.10 Leber 遗传性视神经病变。

A~C：一名 20 岁健康男子，左眼无痛性视力下降至 20/100。右眼的视力 20/20。无赤光照相和荧光血管造影显示视盘周围的小血管毛细血管扩张（箭头）。与右眼相比，左眼的光学相干断层扫描显示增厚的“神经纤维层——假水肿”，厚度超出正常范围。患者的表兄弟患有无法解释的视力下降，患者在 11778 位点有一个线粒体基因点突变。

Leber 特发性星芒状视经视网膜炎。

D 和 E：一名 38 岁的女性患者在头痛、呕吐和腹泻发作 11 天后出现右眼视物模糊。注意黄斑中心的椭圆形黄色渗出和细小的黄斑星芒状渗出，其在鼻侧比颞侧更明显（图 D）。视盘周围视网膜可见一些渗出性脱离。左眼底正常。血管造影显示荧光素从视盘明确渗漏，黄斑区未见异常表现（图 E）。左眼血管造影正常。

F 和 G：这名 31 岁男性患者，左眼视力下降 1 个月。视力为 20/50。注意黄斑中心的黄色物质和黄斑部星芒状改变，鼻侧更明显（图 F）。视盘在正常范围内。右眼血管造影正常。左眼血管造影（图 G）显示视盘明显荧光着染。

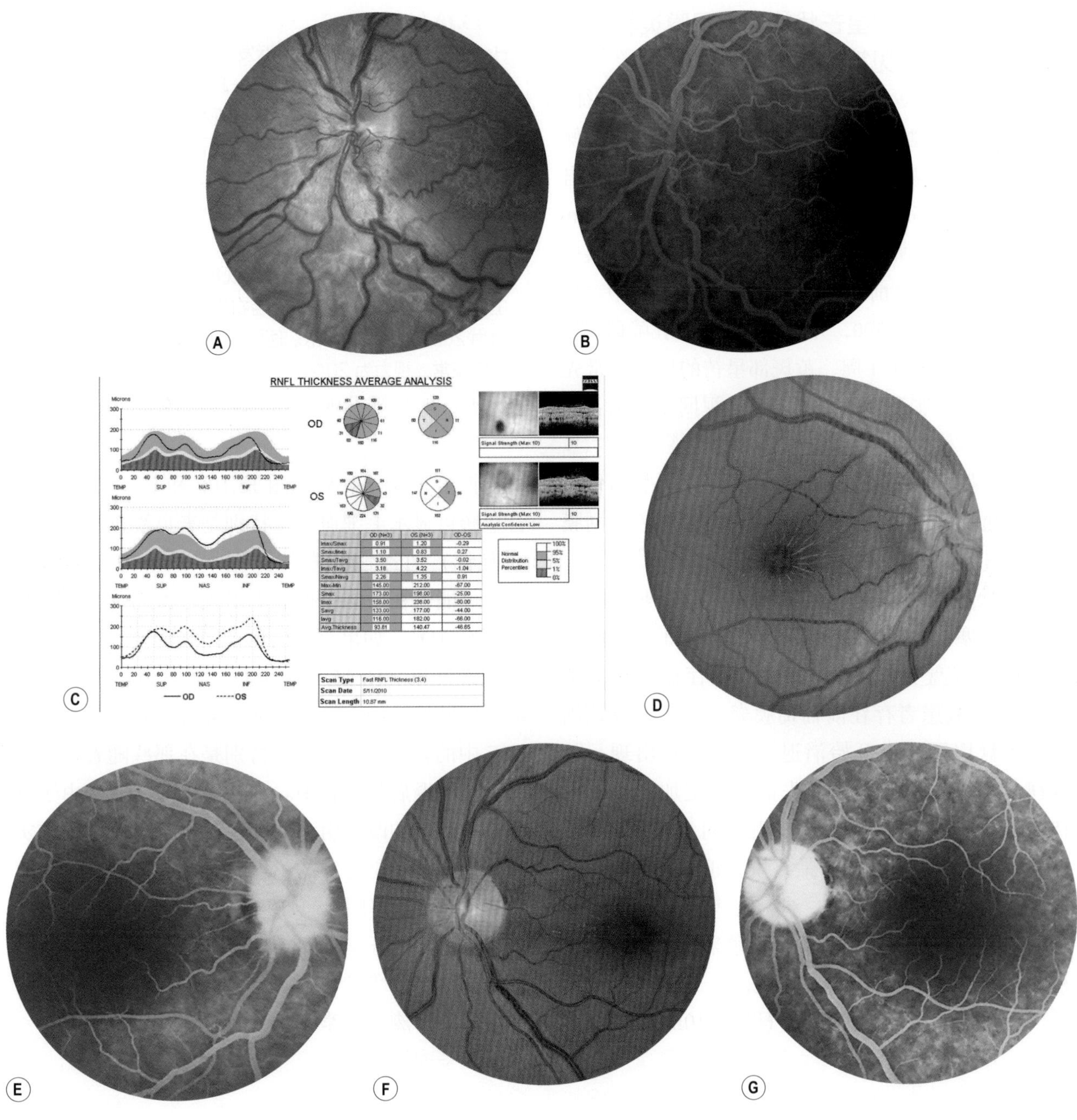
A
B
RNFL THICKNESS AVERAGE ANALYSIS
Microns
TEMP SUP NAS INF TEMP
OD
OS
Signal Strength (Max 10) 10
Signal Strength (Max 10) 10
Analysis Confidence Low
	OD (N=3)	OS (N=3)	OD-OS
Imax/Smax	0.91	1.20	-0.29
Smax/Imax	1.10	0.83	0.27
Smax/Tavg	3.50	3.52	-0.02
Imax/Tavg	3.18	4.22	-1.04
Smax/Navg	2.26	1.35	0.91
Max-Min	145.00	212.00	-67.00
Smax	173.00	198.00	-25.00
Imax	158.00	238.00	-80.00
Savg	133.00	177.00	-44.00
Iavg	116.00	182.00	-66.00
Avg.Thickness	93.81	140.47	-46.65
Normal Distribution Percentiles
100%
95%
5%
1%
0%
Scan Type Fast RNFL Thickness (3.4)
Scan Date 5/11/2010
Scan Length 10.87 mm
—OD -----OS
C
D
E
F
G

图 15.10

Leber 特发性星芒状神经视网膜炎和多灶性视网膜炎（参见第 10 章）

1916 年，Theodor Leber 描述了这种临床综合征，患者其他方面健康，其特征是出现不明原因的单侧视力下降、视盘肿胀、黄斑部星芒状改变，以及自发消退（图 15.10D~L；图 15.11）[282]。在 Bascom Palmer 眼科研究所看到的 2/3 的患者中，病毒样疾病发生在症状出现之前 [210, 283-290]。在大多数患者中，视力范围为 20/50~20/200，并且存在传入瞳孔障碍 [283]。在症状出现后的第 1 周，黄斑部星芒的出现通常先于视盘轻度肿胀和视盘周围渗出性视网膜脱离（图 15.10D，J 和 K；图 15.11A 和 J）[210, 283, 284, 291-293]。在少数患者中，视盘的肿胀可能更明显，并且可伴有细小出血。可能出现 1 个或多个局灶性白色视网膜病变（图 15.10H~J；图 15.11F 和 I~L）[210, 283, 285, 291-293]。这些局灶性视网膜炎可能导致视网膜分支动脉或静脉的闭塞 [294, 295]。在一些患者中，多灶性视网膜炎不伴有视盘受累。90% 的病例中存在玻璃体细胞 [283]。少数患者存在前葡萄膜炎。在几天或几周内，视盘周围渗出开始消退，黄斑星芒出现，随着视盘和视盘周围肿胀消失而变得更加突出（图 15.10F 和 J）[210, 283, 284]。在最初几周内，视力开始提高，除了少数例外，视力最终恢复正常。黄斑星芒通常在 6~12 个月内消失。少数患者可能会遗留轻微的视盘苍白和黄斑中心的轻度色素改变。局灶性视网膜炎通常在数周内自发消退。

不仅在疾病的早期阶段（图 15.10B），甚至在视盘恢复正常外观后（图 15.10F 和 G），荧光素血管造影可显示毛细血管（特别是来自视盘深处的毛细血管）通透性异常的证据 [210, 284]。10%~15% 的患者可能会在对侧眼视盘中出现轻微的荧光素渗漏（图 15.11D）。如果存在白色视网膜病变，通常会出现着染迹象（图 15.11H 和 I）。血管造影中黄斑部星芒区域的毛细血管通透性无异常。它可能表现出 RPE 中的轻微窗样缺损，特别是在那些随着显著黄斑星芒消退后的患者中。视功能下降主要是由于视盘而非黄斑的改变引起的。在视力下降时进行的实验室检查通常是正常的。患者可能表现出轻微的脑脊液细胞增多（图 15.11E~I）。

有足够的证据表明猫抓病是该综合征的原因之一 [210, 283, 284, 294, 296-301]（参见第 10 章）。曾在一名患者中，从脑脊液中培养出钩端螺旋体。

图 15.10（续）。

H~J：这名 29 岁的男子主诉发热、恶心、呕吐和左眼视力迅速下降 2 天。他承认和猫一起睡觉。他的视力为右眼 20/30，左眼 20/300。注意双眼视盘周围局灶性区域的视网膜炎（箭头，图 H 和图 I）和左眼视盘肿胀（图 I）。4 天后，患者出现黄斑部星芒（图 J）。患者罗卡利马体滴度为阳性 1:20。予以强力霉素 100 mg tid 治疗 2 周。2 个月后，双眼视力为 20/20。

K 和 L：一名 19 岁男性患者出现视盘肿胀和黄斑部星芒，主诉上呼吸道感染发病 1 周后右眼近期视力下降。右眼视力为 20/200。左眼正常。医学评估为阴性。6 年后，患者眼底正常。视力为 20/25。

（A~C，由 Dr. M. Tariq Bhatti 提供）

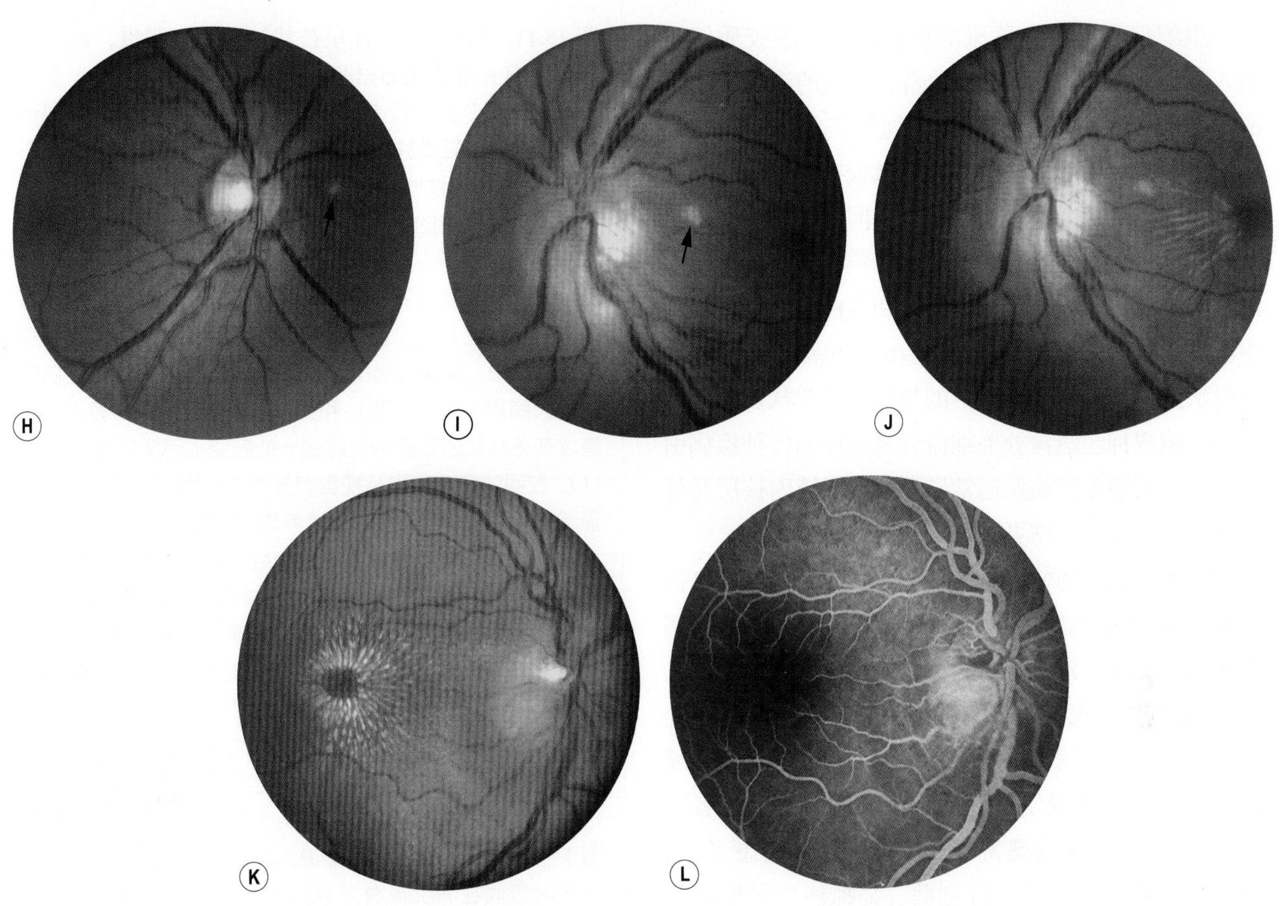

图 15.10（续）

组织病理学上，黄斑部星芒是由于小胶质细胞摄入位于 Henle 外丛状层中的富含脂质的渗出物引起的。图 15.11M 图解地描绘了黄斑星芒的可能发病机制。富含蛋白质和脂质的渗出物从视神经盘深处的毛细血管中渗漏，并在视盘周围的视网膜下方以及沿着外丛状层平面延伸到黄斑区域[210, 284]。随着黄斑区渗出物的浆液成分的重吸收，脂质和蛋白质在外丛状层中沉淀并被巨噬细胞吞噬。这造成黄色渗出物的纤细放射状图案，是黄斑部星芒的特征。星芒状黄斑病变是由影响视神经盘深处毛细血管通透性的各种疾病引起的。视网膜血管疾病通常导致黄斑区域内核层及外丛状层中黄色渗出物更不规则、更粗糙的沉积。

视盘肿胀和黄斑部星芒患者的鉴别诊断包括高血压视网膜病变（图 6.25A；图 6.26D）、糖尿病视神经病变和与视神经炎相关的疾病（如结节病、细菌性脓毒性视神经炎、Lyme 病和梅毒性视神经炎）[302]。黄斑星芒很少伴有弥漫性单侧亚急性神经视网膜炎，在继发于脱髓鞘疾病的视神经炎患者中也很少见[283]。在表现为多灶性视网膜炎的患者中，感染性视网膜炎由化脓性细菌、猫抓病、弓形虫病或真菌引起的可能性更大。伴有视网膜动脉或静脉分支阻塞的患者的鉴别诊断范围包括特发性复发性视网膜分支动脉疾病和 Eales 病（参见第 6 章）。这些患者的治疗取决于眼部表现及与全身性疾病的体征和症状的存在与否。这些患者中有许多是无发热的，并且在眼科检查时先前的疾病已经缓解。一般的体检、常规血细胞计数及血清学检查排除梅毒可能是所有必要检查。患有多灶性视网膜炎的患者，尤其是伴有发热的，应进行适当的评估，包括血培养，以排除全身化脓性疾病。巴尔通体暴露者的血清学检测、猫抓病的皮肤检查和肿大淋巴结的活检可能适合接触猫的患者。巴尔通体杆菌可用 Warthin-Starry 染色鉴定。特发性星芒状神经视网膜炎和多灶性视网膜炎患者的视力预后良好，无须治疗。偶见患者在数月或数年后在对侧眼中复发（参见第 10 章）。

图 15.11 Leber 特发性星芒状神经视网膜炎，血管造影显示有无症状眼的累及。

A~D：这名 9 岁女孩主诉右眼视力迅速下降。注意黄斑部星芒和视盘的轻微肿胀和苍白（图 A）。左眼底看起来正常（图 B）。右眼视力为 20/200，左眼视力为 20/20。血管造影显示右眼视盘的颞半侧（图 C）和左眼视盘的鼻上象限（图 D）着染。

E~I：这名 14 岁女孩在左眼视力下降发作前有上呼吸道感染病史。她还有 6 个月的不明原因间歇性发热史。左眼视力为 20/50。注意左眼视盘肿胀（图 E）、左眼底的小白色视网膜病损（箭头，图 E 和图 F）和直至回顾血管造影检查才在无症状的右眼中注意到一处病变（箭头，图 G 和图 H）。左眼的白色病损及视盘荧光着染（图 I）。脑脊液检查显示细胞增多。脑脊液和血培养均为阴性。

J~L：一名 24 岁女性患者，患有继发于猫抓病的双侧不对称性视盘水肿。在受影响较重的右眼中可见黄斑部星芒（图 J）。左眼底显示数处局灶性内层视网膜炎，在这些患者常见（图 L，箭头）。患者视力为右眼光感和左眼 20/20。右眼视力下降有一个功能因素。1 个月后，右眼视力改善至 20/25 和左眼 20/15，黄斑部星芒因双眼视盘肿胀消退而碎裂。

M：黄斑部星芒的发病机制。从视盘深处的毛细血管中渗出的富含脂质的渗出物（小箭头）延伸到视盘周围的视网膜下空间以及沿着外丛状层进入黄斑区域。渗出液浆液部分的再吸收在 Henle 外丛状层中留下浓缩的脂质渗出物（大箭头），从而引起黄斑部星芒，其通常在黄斑的鼻半侧更明显。

(J~L，由 Dr. Patrick Lavin 提供)

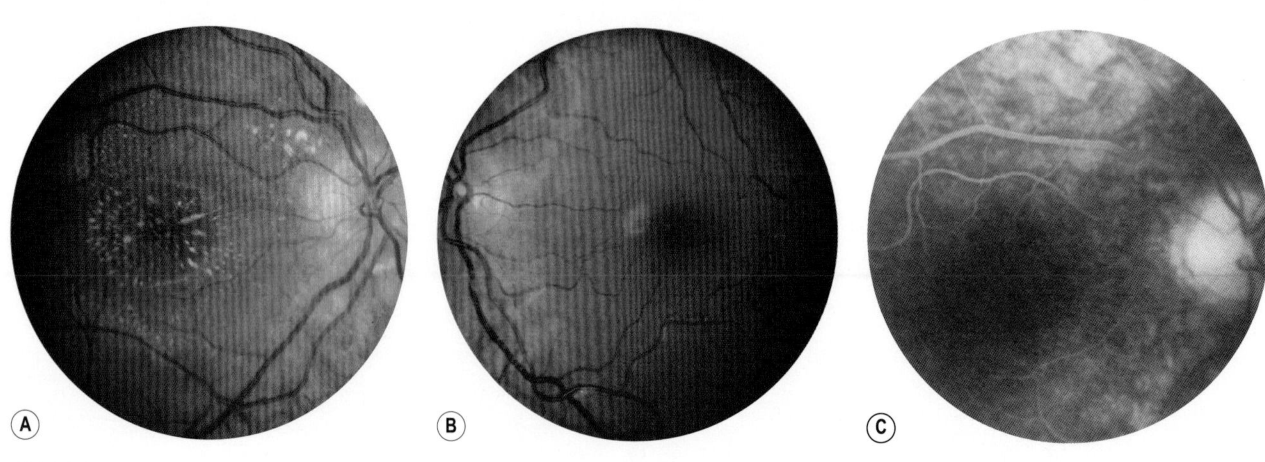

图 15.11

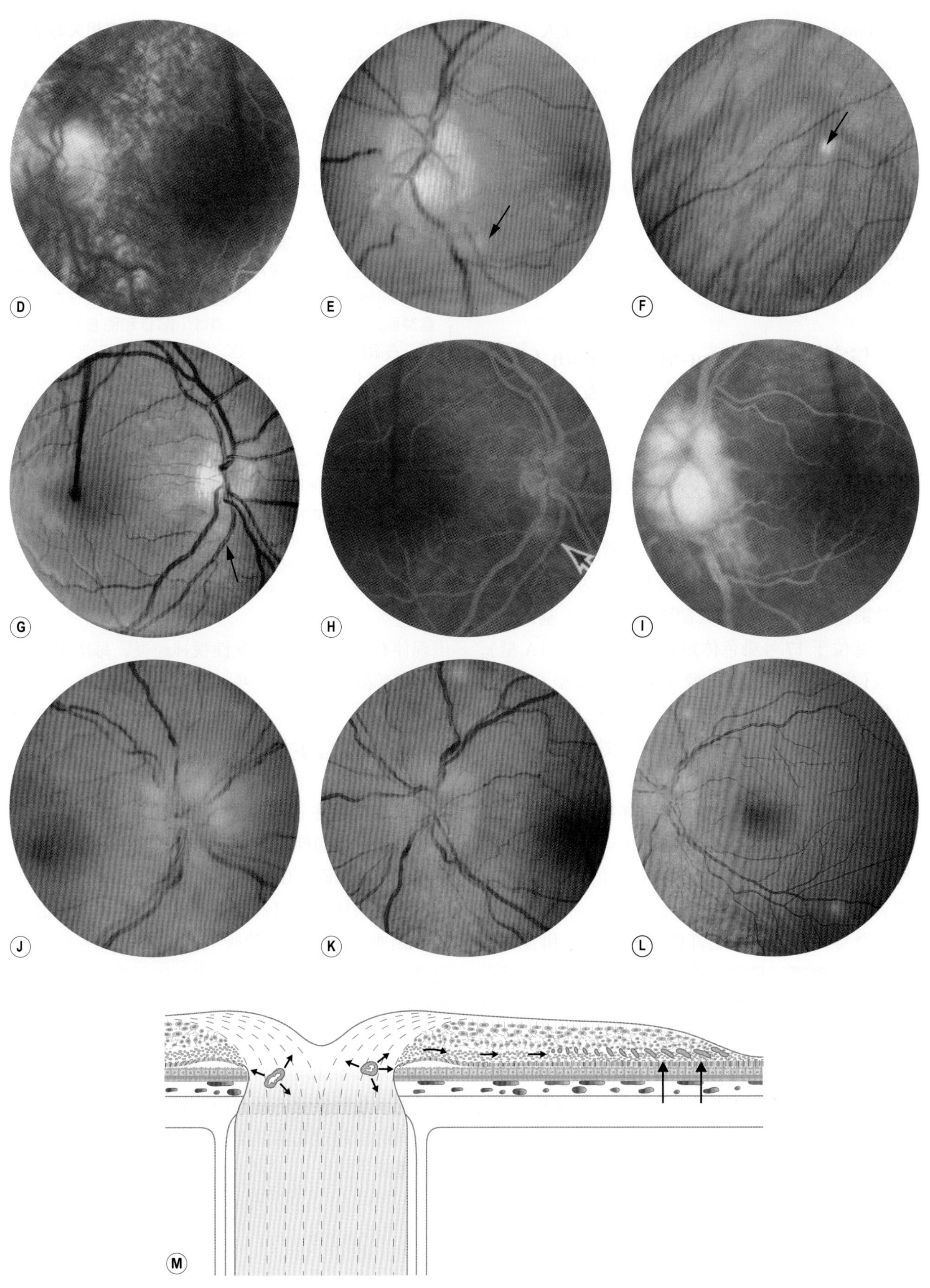

图 15.11（续）

Purvin 和 Chioran 报道了 7 名年轻成人（平均年龄 27 岁），他们发生了多次单眼神经视网膜炎、黄斑部星芒形成、致密的弓状视野缺损，某些病例发生严重的永久性视力下降[303]。其中 5 名患者最终双眼受到影响。实验室检查未发现异常，这种疾病似乎对全身性皮质类固醇激素治疗无反应。除了存在黄斑部星芒以外，他们的病例似乎与年轻患者中的 AION 有更多共同之处（参见下文关于青年性特发性 AION 的讨论）。

与家族性 Charcot-Marie-Tooth（腓骨肌萎缩症）病史相关的复发性视神经病变

在生命的前 20 年开始的渐进性肌肉无力和萎缩是 Charcot-Marie-Tooth（CMT）疾病谱的特征。CMT 是一种遗传异质性疾病，占遗传性多发性神经病变的近 90%[304-306]。最常见的形式为 1 型 CMT，是常染色体显性遗传的脱髓鞘神经病变，基因变异最常见位于 17 号染色体短臂（17p11.2）（1A 型），少数位于 1 号染色体长臂（1B 型）。2 型 CMT 具有相似的临床表型，但神经传导正常，表明该疾病是神经元病变而非脱髓鞘。它以显性（1 号染色体的短臂）或隐性（8 号染色体的长臂）方式遗传。3 型是最严重的形式，其中常染色体显性者与 1 号染色体相关，与 1B 型具有相同的位点；常染色体隐性者与 17 号染色体相关，与 1A 型相同。还可以看到 X 连锁的显性和隐性遗传形式。

全身性表现始于足部畸形、弓形足和脊柱侧凸，随后腿部、足部和手部肌肉逐渐减弱。感觉异常少见。曾在几个家系中报道通常在 60 岁或以后开始的进行性视神经萎缩[307-310]。在无症状个体亚临床视神经病变可以通过电生理检查来检测。CMT6 型尤其与视神经萎缩有关。此名 40 岁的女性患者在她的兄弟、侄女、姑母和父亲中有临床诊断为 CMT 病的家族史。患者无神经系统疾病，但出现伴有脂质渗出的复发性视神经炎，每次用全身性类固醇激素治疗后改善（图 15.12）。

图 15.12　与 Charcot-Marie-Tooth 病家族史相关的复发性视神经病变。

A~I：这名 46 岁的女性患者因左眼视力下降伴有眼球转动疼痛就诊。患者主诉双眼周边视力逐渐下降 2 年余。她的父亲、姑母、兄弟和兄弟的女儿被诊断出患有 Charcot-Marie-Tooth 病，她的姐妹患有“葡萄膜炎”。右眼视力为 20/30，左眼视力为数指。右眼视盘苍白，左眼视盘肿胀，伴有黄斑脂质渗出（图 A 和图 B）。光学相干断层扫描证实黄斑增厚和视网膜内脂质（图 C）。患者接受口服类固醇激素治疗，随后服用环磷酰胺。左眼视力在 2 周内改善至 20/80，但右眼视力下降至 20/400。她现在右眼视盘肿胀，左眼黄斑渗出物已清除（图 D 和图 E）。4 个月后，右眼视力提高至 20/50，左眼视力提高至 20/60（图 F 和图 G）。视神经苍白，未见肿胀，脂质渗出物正在消退。2 个月后，所有脂质渗出物被吸收，残余视神经萎缩，右眼视力为 20/50，左眼视力为 20/60-（图 H 和图 I）。Goldmann 视野检查显示双眼视野严重缩窄，视网膜电图显示正常的视杆和视锥功能。神经系统检查未发现神经病变或肌病。对 Leber 遗传性视神经病变的已知突变检测呈阴性。她正常皮肤的活检结果与自身免疫 / 结缔组织疾病相一致。患者继续接受低剂量免疫抑制剂治疗。

家族性自主神经异常

家族性自主神经异常（Riley-Day 综合征）是一种常染色体隐性遗传疾病，导致先天性感觉和自主神经功能障碍，仅影响德系犹太人。

该疾病从出生起就存在，表现为肌张力减退和喂养困难，导致频繁的吸气和肺炎。自主神经功能紊乱，伴有缺乏情绪性泪水、体温控制缺陷、手脚冰冷、情绪激动时头顶和躯干出汗过多、皮肤斑点、血压不稳定和直立性低血压等都是这种疾病的标志。对疼痛和温度的敏感性降低、反射减弱或无反射、角膜感觉不良和瞳孔异常等也可出现[311]。在那些存活超过儿童早期的患者中，可见进行性视神经萎缩[312-314]。

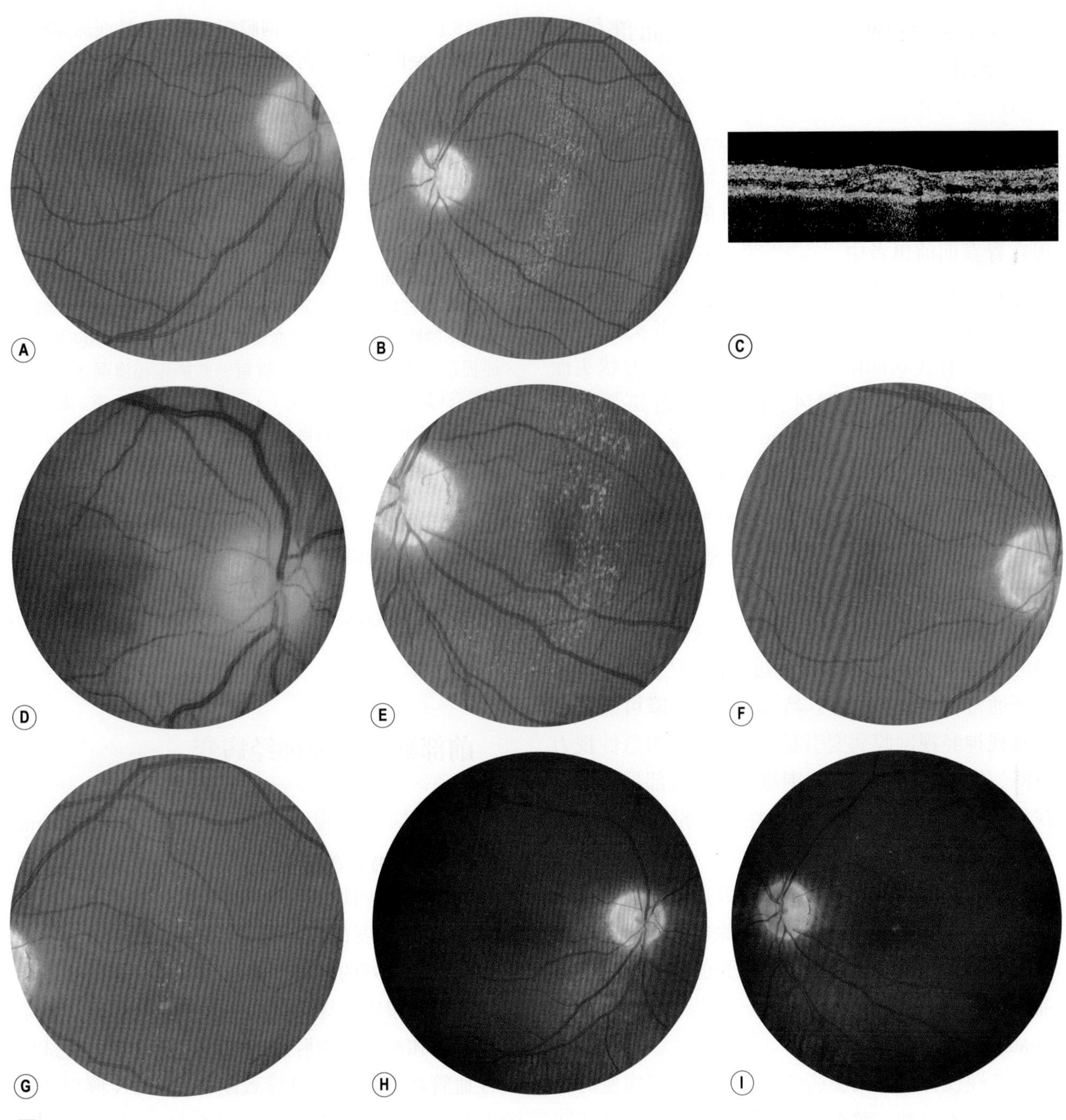

图 15.12

视神经视网膜病变和进行性面部偏侧萎缩

进行性面部偏侧萎缩（Parry-Romberg综合征）是一种原因不明的疾病，其特征在于面部皮肤、肌肉和骨骼结构的进行性单侧萎缩，通常出现在青春期前患者中[217-224, 315-322]。它可以向下延伸到颈部、肩部、躯干和四肢。面部一侧的所有结构都可能累及（图15.13D和H），或者头皮和前额可能只有线状凹陷（coup de saber，军刀状头面伤）（图15.13A）。白癜风、白发、鲜红斑痣和痣等通常存在于患侧。可能发生上睑下垂、倒睫、兔眼征（睑裂闭合不全）、眼睑外翻、神经麻痹性角膜炎、泪小管阻塞、泪囊炎、眼外肌麻痹、眼球内陷、Horner综合征、虹膜异色、葡萄膜炎、视神经萎缩和眼底色素紊乱等。大脑内可能显示出偏侧萎缩、同侧偏头痛、对侧癫痫、脑炎、颅内血管畸形等的表现，偶尔也会出现运动障碍[323-330]。该综合征通常不伴视力下降。然而，视力下降可能是由同侧视神经视网膜病变引起的，其特征为急性视力下降、视盘肿胀、视盘周围渗出和黄斑部星芒，或视网膜毛细血管扩张和渗出性视网膜脱离等（图15.13A~I；图6.40G~J）[217-221, 315-319]。超声检查可能显示受影响的视神经有些扩大。放射学检查视神经孔正常。视盘周围和黄斑渗出清除后可能会发生视神经萎缩，但没有患者表现出视野的逐渐缺失。先前已有报道此病的视网膜血管异常[316, 318, 319]（参见Coats综合征，第6章）。

急性视神经视网膜病变和视网膜血管病变的发病机制尚不清楚。整个疾病的发病机制复杂且所知甚少。Horner综合征证实了继发于交感神经异常的自主神经功能障碍[331, 332]；由于双链DNA自身抗体阳性引起的自身免疫病因，以及类似于硬皮病的一些特征[333-337]；面部创伤作为激发因素；半侧面部改变证实三叉神经炎存在；因家族性发病而存在的遗传病因；发育异常；由于在某些病例中与Rasmussen脑炎有关而考虑脑炎的存在[326, 327]。这些情况都已被考虑过。这些假设都没有解释在这种病况中看到的所有表现形式。最好考虑这可能是一种由病因异质性引起的临床异质性疾病。

图15.13　急性视神经视网膜病变和进行性面部偏侧萎缩（Parry-Romberg综合征）。

A~C：这名21岁的女性患者，从4岁开始出现前额和头皮的线性凹陷（图A），由于星芒状渗出性视神经视网膜病变引起同侧眼急性视力下降6周病史（图B）。患者视力为5/200。视神经孔的X线照片正常。3年半后，视盘苍白（图C），视力为20/80。

D~G：这名8岁男孩左眼出现进行性视力下降，从6岁开始出现同侧面部偏侧萎缩（图D）。患儿视力为10/400。左眼有星芒状渗出性视神经视网膜病变（图E）。血管造影显示肿胀的视盘区毛细血管扩张（图F）以及晚期着染，还显示周边视网膜毛细血管有一些扩张和渗漏表现（图G）。计算机断层扫描（CT）显示视神经管正常。超声和CT显示左侧视神经鞘有一些扩张表现。

H和I：这名13岁男孩患有进行性面部偏侧萎缩（图H）、左耳聋、先天性肠缺损和尿道下裂，由于周边视网膜毛细血管扩张和渗出性视网膜脱离而出现右眼视力丧失（图I）。对侧眼出现了类似的渗出性脱离。冷冻疗法使双眼视网膜成功复位。

（H和I，引自Gass[316]）

前部缺血性视神经病变

“前部缺血性视神经病变”（anterior ischemic optic neuropathy，AION）这个术语用于描述由于视神经的血流减少而引起的视神经前部的肿胀、局部缺血和不同程度的梗死（图15.14；图15.15）。由于视盘紧密排列的神经纤维位于不能扩张的巩膜内管内，故而很容易导致缺血的发生。任何促进轴浆流动停滞和神经纤维肿胀的过程引起的原发性或继发性血管功能不全都可导致缺血。AION典型地影响老年患者，并且急性视力下降可能被错误地归因于黄斑病症，例如，如果存在色素上皮变化则认为是黄斑变性，或者误认为是无晶状体眼患者的囊样黄斑水肿（图15.14K和L）。出于发病机制和治疗上的原因，这些患者可以细分为两个主要亚组：①非动脉炎组，n-AION（无动脉炎证据，95%）。②动脉炎组，a-AION（那些患有巨细胞动脉炎的人，占5%）。非动脉炎组可以细分为特发性组、没有可辨别原因组和具有可能原因的组。在功能学、眼科检查和荧光血管造影方面，所有亚组都可能出现相似的表现。但是各个组的视觉预后并不相同。

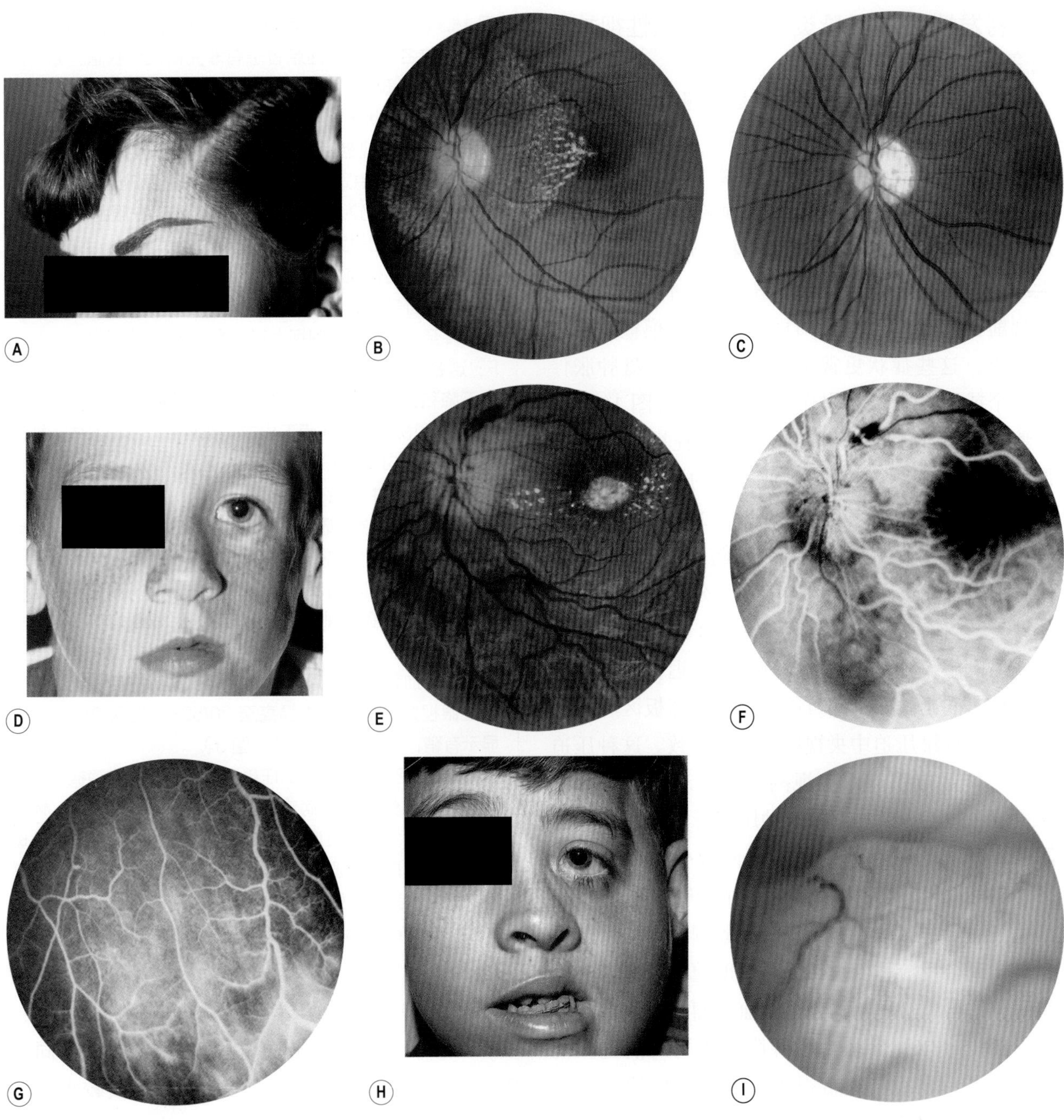

图 15.13

特发性（“非动脉炎”）前部缺血性视神经病变

超过 50% 的 n-AION 患者是普遍健康的患者，年龄为 45 岁或以上（平均 57~65 岁），在一只眼出现急性、通常为中度的视力下降（20/50~20/200）数小时到数天[338-346]。不同于视神经炎或动脉炎性 AION（a-AION）的患者，疼痛和头痛并非其特征。大约 10% 的患者出现轻微不适。只有不到 5% 的人出现前驱症状，例如间歇性短暂的视觉模糊、阴影或斑点，这些症状更常见于 a-AION。视盘肿胀伴有 1 个或数个火焰状出血通常很明显（图 15.14）。肿胀可能是或者不是苍白的，可能在视盘的上半部分更明显。一个较低水平或弓形的视野缺损通常在就诊时达到高峰，但可能在患病的前几周内发生进展[347, 348]。硬性渗出和棉绒斑偶见（7%）。荧光血管造影通常显示视神经血管灌注延迟，脉络膜充盈改变很小，视盘着染（图 15.14B 和 C）[349]。在一些病例中，视网膜动脉显现时间延迟，同时视网膜循环时间延长，推测可能是由于在筛板区肿胀缺血的神经纤维压迫中央视网膜血管所致。这种压迫有时可能足以引起眼底视网膜中央动脉或静脉阻塞（图 15.14A~C）。偶尔这种压迫可能阻塞睫状视网膜动脉或者从视盘发出的视网膜分支动脉（图 15.14G~I）。在几天内视盘的表面血管可能出现局部毛细血管扩张改变，由于梗死周围的灌注增加引起自动调节反应，而被认为是过度灌注。有时很显著时，这可能被解释为是毛细血管瘤或新生血管形成（图 15.14K）[350]。视盘肿胀在数周内消退。视盘变得苍白，视杯通常很小。10%~35% 的病例发生视力自发性改善[351-355]。同一只眼中 n-AION 很少复发[339, 356, 357]。n-AION 不常复发可能的解释包括：n-AION 后神经纤维的丢失，为存活的神经纤维提供更多的肿胀空间，以及从梗死区域到存活神经部分的血液分流[345, 357, 358]。大约 40% 的患者会在对侧眼中发生 n-AION[359]。尽管据推测大多数这些患者可能患有动脉硬化症，但是很少有证据支持这种观点。与匹配的患者组相比，这些患者并没有更高的心血管或脑血管疾病发病率[346, 360-362]。与不吸烟者（平均年龄 64 岁）相比，特发性或 n-AION 发生在吸烟者中年龄较小（平均年龄 51 岁）[363]。视盘上半部分受累的频率[338, 341, 346]、同一眼中 AION 第二次发作的罕见性[339] 以及较小的杯盘比[187, 338, 339, 343, 360, 364-366] 表明，结构因素在特发性 AION 的发病机制中很重要。

图 15.14 非动脉炎性前部缺血性视神经病变。

A~C：这名 57 岁女性患者患有非充血性甲状腺突眼，出现左眼视力迅速下降。视力为 4/200。左眼视盘肿胀，其边缘出现火焰状出血（图 A）。血管造影显示视网膜循环时间显著延长和视盘晚期着染（图 B 和图 C）。患者可见下方水平的视野缺损。尽管口服皮质类固醇激素强化治疗 2 个月，但视力仍为 20/200。患者接受了左眼眶的 X 线照射。1 年后视力是为 20/40。

D 和 E：这名健康的老年患者右眼发生急性视力下降和下方水平视野缺损，伴有视盘肿胀和视盘旁出血（图 D），视力下降至 20/40。左眼视力正常为 20/20（图 E）。

F：这名 67 岁患者双眼视盘下方明显倾斜，出现急性视力下降和右眼下方水平视野缺损。注意视盘上部苍白肿胀（图 F）和视盘旁视网膜下出血。数月后，出血消失，视盘几乎没有苍白（图 G）（译者注：图 F 和图 G 似乎不是一只患眼，原文中可能有误）。

G~J：这名 61 岁的高血压女性患者由于 2 年前右眼非动脉炎性前部缺血性视神经病变，视力下降至 20/400，最终改善至 20/80。患者左眼发生缺血性视神经病变伴有视网膜分支动脉阻塞，视力下降至 8/200。双眼均有细微的表皮玻璃膜疣，在血管造影早期呈现高荧光（图 H 和图 I）。视盘上的血管扩张，通过视网膜分支动脉的血流延迟。患者左眼视力在 2 个月内提高至 20/50−。视网膜分支动脉显示有鞘，视盘水肿已消退（图 J）。

K 和 L：这名 67 岁的高血压患者在顺利的白内障摘除后不久出现缺血性视神经病变引起的视力下降（图 K）。怀疑有囊样黄斑水肿，但血管造影显示视盘着染并且没有黄斑视网膜毛细血管渗漏的迹象。患者随后发展为视神经萎缩（图 L）。患者左眼发生过相似的病情。

（G~J，由 Dr. Edward Cherney 提供）

可能促发非动脉炎性 AION 的相关疾病包括糖尿病、恶性高血压（图 15.15A 和 B）、尿毒症[367, 368]、子痫[369, 370]、偏头痛[357]、栓塞[371-373]、血流动力学休克[374, 375]、贫血[376]、视盘水肿、眼眶炎症（图 15.14A~C）、白内障摘除术（图 15.13K 和 L）、眼压升高[381-383]、视盘先天性异常和视盘玻璃膜疣[184]。偶尔会发生视网膜下新生血管形成[384]。家族性 n-AION 曾有报道[385]。HLA-A29 可能是 n-AION 发展的危险因素[386]。

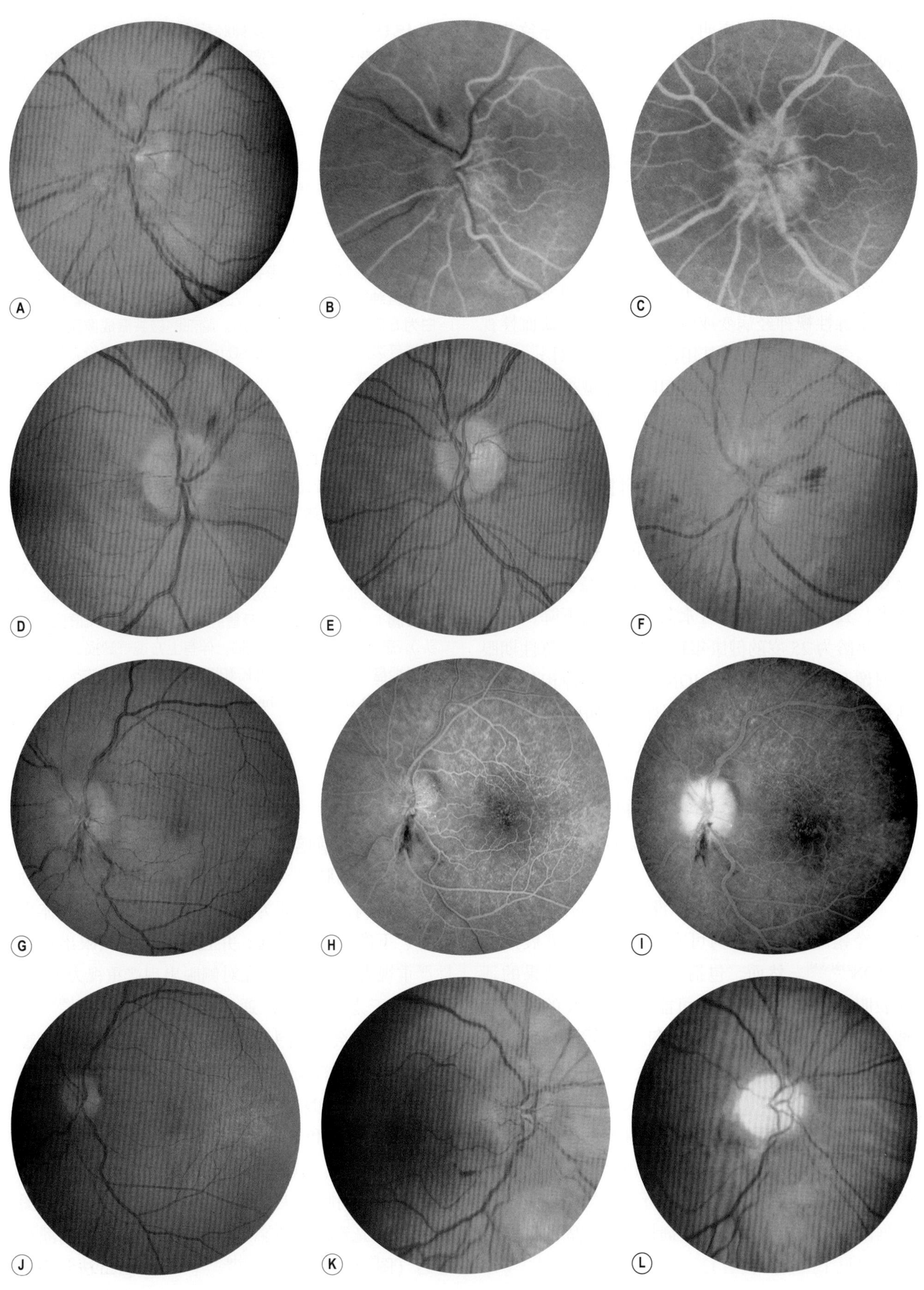

图 15.14

组织病理学证据表明，血管充盈不全导致节段性神经纤维急性缺血性肿胀，紧邻筛板后面，是出现 n-AION 临床表现的原因 [387]。睫状后短动脉视神经旁分支的血管病变可能起主要作用。视神经上段易受缺血性损伤的原因，以及夜间低血压和睡眠呼吸暂停所起的作用尚不明确。

可能影响灌注的其他因素，如视盘玻璃膜疣、远视、眼压升高、偏头痛以及西地那非和 α- 干扰素等药物可能在某些情况下起作用。胺碘酮本身可引起中毒性视神经病变或触发易感个体的缺血性视神经病变，因此应询问其用药史 [388, 389]。对 n-AION 没有被证实的治疗方法；阿司匹林因减少这种血管病变人群卒中和心肌梗死的作用而被推荐使用 [389]。

青年人特发性前部缺血性视神经病变（AIONY）

特发性 AIONY 是一种罕见的疾病，其特征为反复发作的急性视力下降，伴有视神经节段性苍白肿胀，其通常引起严重且永久性的视力下降，发病平均年龄为 25 岁的健康年轻成人 [357, 390]。急性期眼底图像和视野改变与 n-AION 相同。这种相似性包括视盘尺寸小。医学评估为阴性。发病原因不明。

在治疗上区分 n-AION、AIONY 与 a-AION 是重要的。血液沉降率、急性期反应物如 C 反应蛋白和血小板计数等通常在 n-AION 和 AIONY 中处于正常范围内，而在 a-AION 中大多数情况下通常会很高。

对于 n-AION 或 AIONY 没有有效的治疗方法。视神经鞘减压术被认为可有效治疗急性进展期的 n-AION[391-394]。然而，包括对照临床试验结果的证据表明，该疗法无效并且可能对 n-AION 的治疗有害 [355, 395-401]。手术并发症（包括与视神经鞘减压相关的视网膜中央动脉栓塞）的发生率可高达 40%[402]。治疗非动脉炎性 AION 患者的相关全身性疾病可改善视力恢复的预后，例如眼眶炎性疾病中的皮质类固醇或 X 线放射治疗（图 15.14A~C）、贫血患者的输血或尿毒症患者的血液透析 [367, 368]。有 a-AION 证据的患者需要立即使用大剂量皮质类固醇激素治疗（参见下一部分内容）。

图 15.15 前部缺血性视神经病变（AION）。

A 和 B：在一名 40 岁的严重高血压患者中，可见出血性非动脉炎性 AION，伴有视网膜分支动脉闭塞。注意颞上方视网膜缺血苍白（图 B）。

C：68 岁女性患者患有颅动脉炎，发生动脉炎性 AION。患者因左眼视物模糊就诊。患者以前有过右眼视力下降。注意肿胀的视盘明显苍白（图 C）。数月后，视盘萎缩。

D 和 E：47 岁的女性患者，因抽脂术发生大量的血液渗入身体组织。患者由于急性失血导致非动脉缺血性视神经病变。在术后第一天，患者注意到耳内噪声，右眼无光感。右视盘肿胀苍白（图 D），左眼正常（图 E）。患者血红蛋白为 5.5，血细胞比容为 16。脑部的磁共振成像正常。患者接受泼尼松治疗，每天 80 mg，并输血 2 单位，视力仅提高至光感。

F~L：这名 80 岁的女性患者在就诊前 3 天出现复视。在就诊当天，复视变为右眼上方视野缺损。右眼视力为 20/30，左眼未受影响，视力为 20/20。视盘的下半部分显示苍白肿胀（图 F）。荧光素血管造影显示脉络膜充盈延迟至 25 秒（图 G）并长达 77 秒（图 H）。患者因左颞下颌关节炎而接受治疗 4~5 个月。否认头皮触痛和体重减轻，但是略有烦躁。患者接受 1g 甲泼尼龙静脉注射，然后口服泼尼松。颞动脉活检显示动脉壁增厚，伴有炎症细胞和巨细胞浸润（箭头，图 J）以及管腔极度狭窄（图 I 和图 J，箭头）。患者视力保持在 20/30，伴有上方视野缺损。在 1 个月时视盘下半部苍白（图 K 和图 L，箭头）。

（I 和 J，由 Dr. Joyce Johnson 提供）

动脉炎性前部缺血性视神经病

巨细胞动脉炎（颞动脉炎、颅动脉炎）是一种全身性疾病，其特征为关节痛、头痛、发热、体重减轻、下颌跛行、肌痛；并且经常是一只眼出现急性严重视力下降，接着在对侧眼出现严重视力下降，多发生于老年患者，通常为 60 岁或以上 [403, 404]。严重者可能会出现头皮缺血性坏死。通常这些患者也会因为检查椅上的肌痛而易怒 [405-409]。视觉下降通常比 n-AION 更严重，并且视盘苍白普遍更显著（图 15.15D 和 F；图 6.23L）。可能存在棉绒斑和火焰状出血。其他表现可能包括低眼压、眼外肌麻痹、视网膜中央动脉以及脉络膜动脉闭塞（图 6.23）。荧光素血管造影可显示脉络膜和视盘的灌注延迟（图 15.15G 和 H）[410, 411]。Westergren 法红细胞

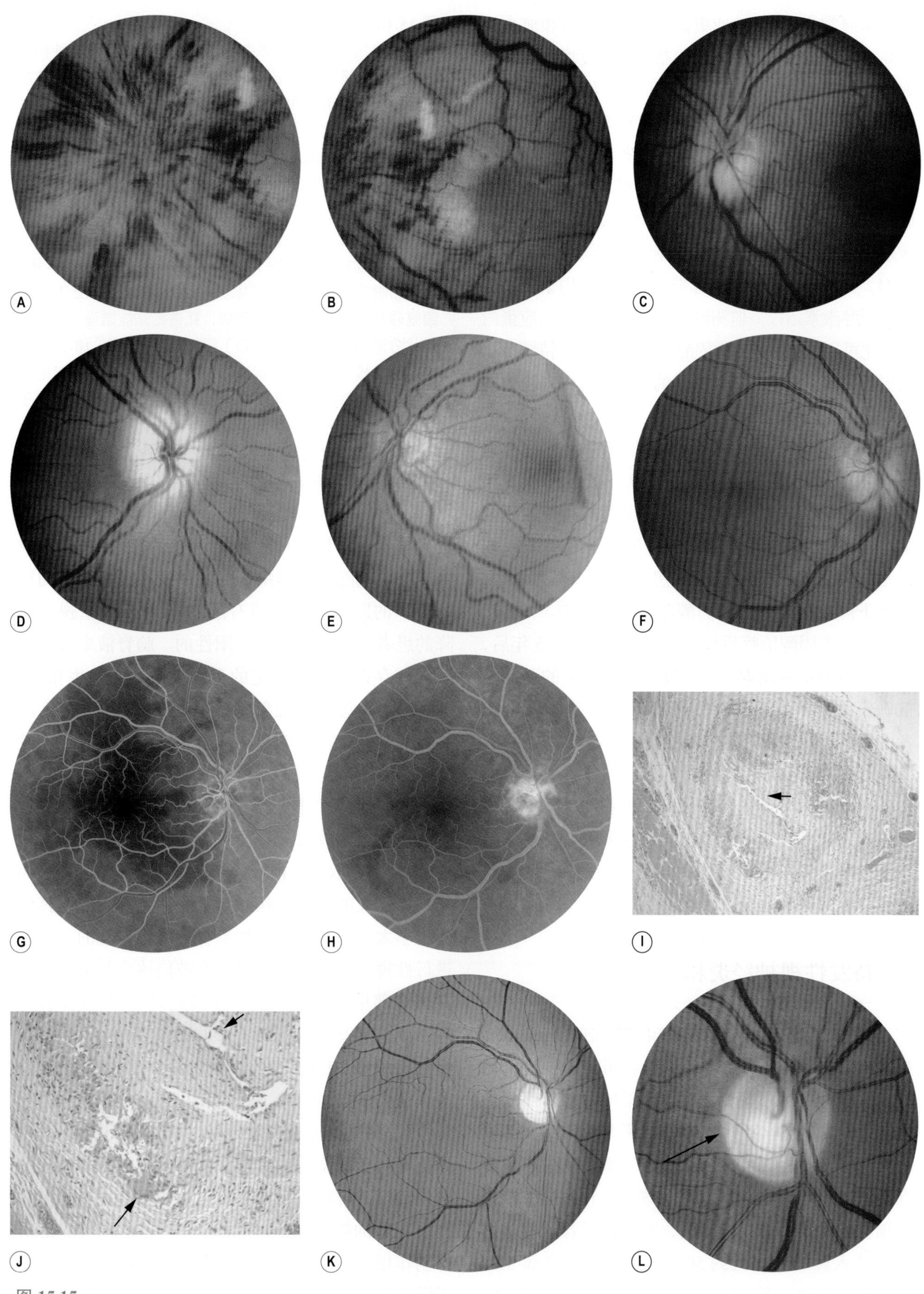

图 15.15

沉降率通常为 100 mm 或更高，C 反应蛋白和血小板升高。这些患者的其他表现包括血浆黏度增加、红细胞滤过率降低和血细胞压积降低 [412]。红细胞沉降率和颞动脉活检结果对于区分 a-AION 和 n-AION 很重要 [404, 412]。有时可能会有红细胞沉降率上升延迟，因此通过积极系统评估后高度怀疑的患者需要在 1~2 天后重复检查。颞动脉的活检显示中层浸润和增厚，并增殖进入管腔内破坏，导致血管灌注不全（图 15.15I 和 J)。若怀疑有巨细胞动脉炎，应迅速应用全身性皮质类固醇激素治疗。监测红细胞沉降率或 C 反应蛋白的变化可用于调整皮质类固醇剂量 [413]，其应持续 2 年或更长时间。类固醇治疗的目的是防止对侧眼视力丧失和其他颅动脉的受累。

巨细胞动脉炎患者开始糖皮质激素治疗后视力下降很少出现或进展 [359, 414]。在对 Mayo 诊所 5 年内观察到的 245 例巨细胞动脉炎患者的回顾性研究中，Aiello 及其同事发现，14% 的患者有单眼或双眼永久视力下降 [414]。除两名患者外的所有患者中，视力下降发生在皮质类固醇激素治疗之前。3 名患者在皮质类固醇治疗后视力下降有所进展。5 年后，开始口服糖皮质激素治疗后发生视力丧失的可能性被确定为 1%（Kaplan-Meier)，在有视觉缺陷的患者中开始治疗后视力进一步损失的可能性为 13%。

其他罕见的 a-AION 病因是结节性动脉炎、Churg-Strauss 综合征、Wegener 肉芽肿病、系统性红斑狼疮、类风湿关节炎和复发性多软骨炎等。对于年龄早于 60 岁或者系统检查指向任何一个的患者，应考虑这些情况。

特发性视神经炎和视盘炎

视神经炎治疗试验（Optic Neuritis Treatment Trial）招募了 448 名患者，结果表明，这种疾病的特征是急性视力下降，通常伴有眼球转动时疼痛加剧（90%)，女性多见（77%)，平均年龄为 32 岁（20~50 岁）。大约 1/3 的病例出现视盘肿胀。黄斑部星芒样图案罕见 [415]。患者表现出各种各样的视野缺损。色觉几乎总是异常的，并且可以看到相对性瞳孔传入障碍。在大约 50% 的病例中，脑部 MRI 显示出脱髓鞘表现。MRI、血清学检查（抗核抗体、荧光梅毒螺旋体抗体吸附)、胸部 X 线检查和腰椎穿刺在鉴别除脱髓鞘疾病相关的视神经炎之外的视力下降的原因方面价值有限 [416]。对于严重视力下降的患者，MRI 更可能是阳性的。脑脊液中寡克隆区带的存在与临床确定的多发性硬化的发生相关。球后神经炎患者比视盘炎患者更容易出现多发性硬化症的证据。在不能解释的视力下降的患者，诱发 Uhthoff 症状（运动时、热水淋浴或洗澡或在情绪压力下出现视力暂时模糊）或 Lhermitte 征（突然或短暂的电击样，放射至脊柱或四肢，尤其是在颈部弯曲时)，是提示球后神经炎和多发性硬化的证据。如果视神经炎的临床症状和体征是典型的，那么其他检查不太可能有结果。如果特征是不典型的，例如进行性视力下降超过 1 周、有玻璃体炎的证据、存在黄斑部星芒或虹膜炎、年龄超过 45 岁或没有疼痛，则应考虑其他诊断，如梅毒、猫抓病、系统性红斑狼疮、Lyme 病、病毒性或细菌性视神经炎等。在大多数患者中，视力和视野在 1 年内恢复正常 [417]。在那些出现视觉症状时 MRI 显示有多发性硬化样病变证据的患者中，使用皮质类固醇激素静脉内治疗，可在随后的 2 年内减少患者发展出多发性硬化新的临床体征的机会 [418, 419]。这种可的松的抑制作用在 2 年后消失。口服皮质类固醇对视力结果没有作用，并增加复发性视神经炎的风险 [418, 420]。

图 15.16 视盘的脑膜瘤。

A~C：这名 46 岁女性患者出现视物模糊、视盘水肿和脉络膜视网膜皱褶，由左侧视神经脑膜瘤引起（图 A）。注意在 32 个月后自发的水肿和皱褶的消退以及出现静脉环扩张（箭头，图 B）。血管造影显示这些环中的静脉血以及视网膜中的静脉血流入视网膜中央静脉。患者在右侧眼眶进行了 3 600 R 的 X 线放射治疗。注意 18 个月后静脉环的突出程度降低（图 C）。视力为 20/20。

D 和 E：该名 14 岁的男孩 4 个月前在被扫帚柄撞到下巴后出现视物模糊。他每天服用 100 mg 泼尼松治疗 4 周。患者右眼视力为手动，左眼为 20/20。右眼球突出 2 mm。眼眶磁共振成像显示一个团块，钆造影未能增强。视神经睫状分流血管（箭头，图 D）提示脑膜瘤，在对扩大的视神经的活检中证实。血管造影（图 E）显示分流血管的静脉性质。患者接受了 4 500 cGy 放射治疗。眼底变化趋于稳定，但视力无改善。

F：这名 56 岁女性患者患有视神经的脑膜瘤，伴有视盘旁脉络膜视网膜皱褶。

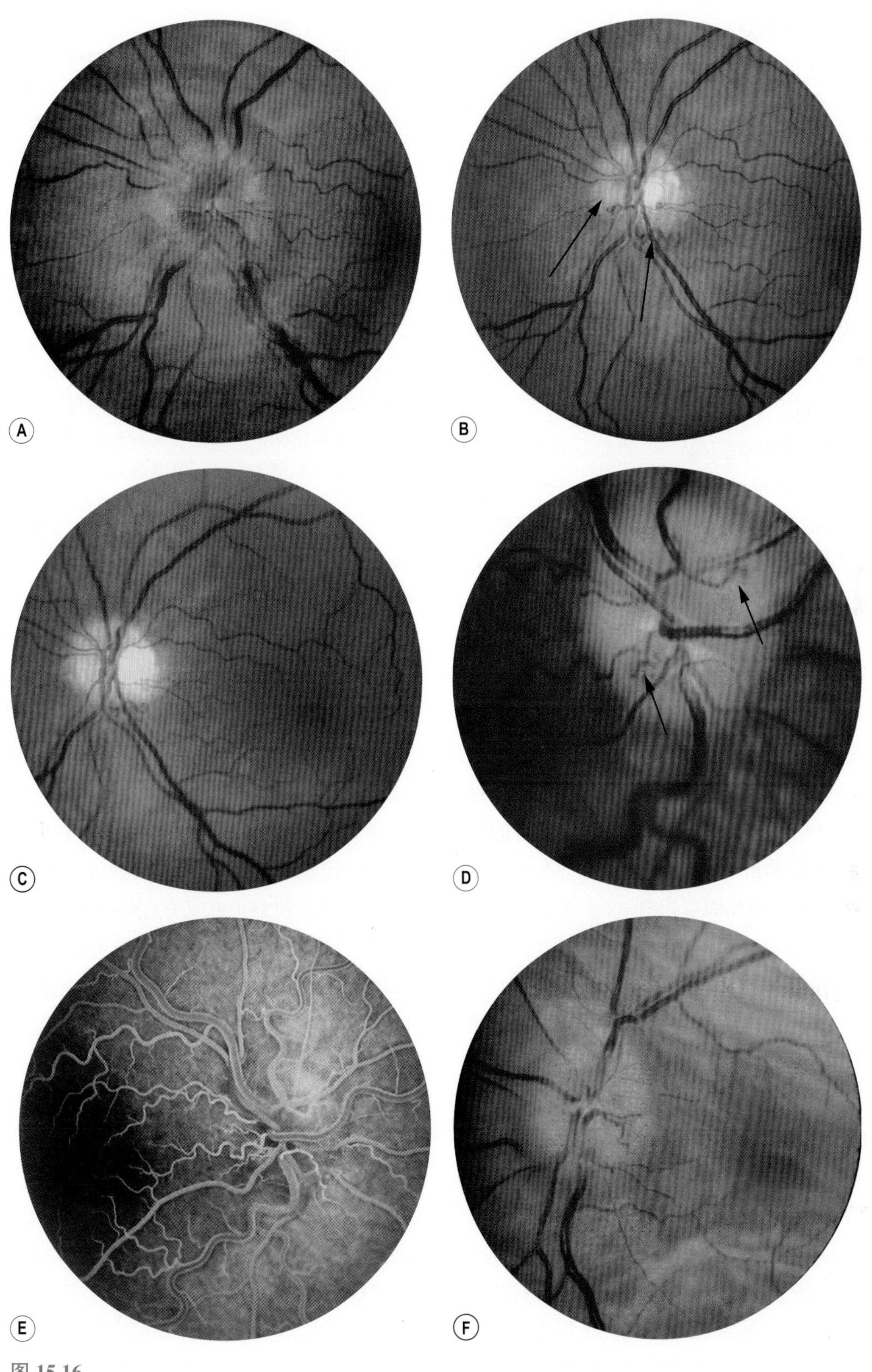

图 15.16

儿童视神经炎

儿童的视神经炎是独特的，因其通常发生于前部，双眼发病，已知其在拟有病毒感染1~2周后发生，较少与多发性硬化的发生相关，并且类固醇激素敏感，或呈现类固醇激素依赖[421]。该病应与继发于猫抓病的神经视网膜炎鉴别，后者通常是单侧的，并且以视盘肿胀、视盘周围渗出性脱离和黄斑部星芒形成为特征。那些进展而发生多发性硬化症的患者年龄较大，并单眼累及[421-424]。

外伤性视神经病变

钝性伤害（特别是前额的伤害），即使外伤看起来不重，也可能由于视神经损伤而导致视力下降，并且没有眼底改变[401, 425, 426]。视神经在视神经管两端最容易受到伤害。由颅骨突然减速引起的剪切力可能导致对小营养血管的损伤以及视神经的挫伤坏死。由于撞击视力即刻下降至无光感，预示着预后不良；在恶化之前的短暂的中间清醒期表明潜在的可逆过程。神经的直接损伤可能是由于经过视神经管的骨折切断或压迫神经。这两种类型的损伤中皮质类固醇激素和手术减压的价值尚不确定[427]。视盘苍白通常在受伤几周后出现。

辐射引起的视神经病变

参见第6章。

视神经脑膜瘤

局限于视神经眼眶部分的脑膜瘤患者通常是女性（70%~80%），由于短暂的视力障碍或一只眼睛轻度视力下降就诊，年龄在35~60岁（图15.16A~I）[428-436]。视力通常正常或仅轻微受影响。50%~75%的病例存在轻度突眼，很容易被忽视。检眼镜检查通常显示轻度视神经盘水肿和视网膜静脉一定程度的扩张（图15.16A）。视网膜中央静脉阻塞的其他证据很少出现[433]。最初的特征性视野缺损为生理盲点扩大。在数月或数年的时间

图 15.16（续）。
G：视神经脑膜瘤的显微照片。注意肿瘤压迫视神经（箭头）。
H和I：视神经脑膜瘤，向前延伸到视网膜下间隙（箭头，图J）。注意邻近视网膜下肿瘤的脉络膜皱褶（箭头，图I）表现。

视神经胶质瘤。
J~L：这名28岁的白种人女性患者眼球突出，眼球运动受限，视神经萎缩（图J1），视力无光感。钆造影剂增强T1加权轴向磁共振成像显示右眼视神经的不规则梭形扩大（图J），呈节段性（图K）。组织学显示罗森塔尔纤维（Rosenthal fbers）为典型的幼纤维性星形细胞瘤（图L）。
（H，引自Dunn和Walsh[445]，©1956，美国医学会。版权所有；J~L，由Dr. M.Tariq Bhatti提供）

内，视力下降、视盘水肿加重（图15.16D和F）、视盘的折光体和苍白、轻度视网膜静脉扩张，以及20%~40%的视盘分流或侧支血管出现（图15.16B和D）[429, 437-443]。这些变化通常伴随着外周等视线的缩窄。可能存在视盘旁视网膜和脉络膜视网膜褶皱（图15.16A，G和I）。肿瘤延伸至眼内者罕见（图15.16H）[444-447]。若存在视盘水肿，荧光素血管造影显示毛细血管扩张及视盘血管的渗漏。此后，在视神经萎缩发生后，毛细血管的扩张和渗漏通常不再明显。视盘上扩张的静脉环荧光素充盈的形态表明，至少在某些病例中，这些血管可能不是从视网膜到视盘旁静脉系统的静脉分流血管，而是肥大的侧支通道将静脉血从眼球后的脑膜瘤引流入视网膜中央静脉[429]。一例患者的组织病理学检查证实了视网膜静脉与脉络膜静脉之间的沟通。原发性视神经脑膜瘤偶尔双侧发生[430, 435, 448]，可能伴有2型多发性神经纤维瘤病和颅神经鞘瘤[449]。脑膜瘤和听神经瘤可能是由22号染色体上肿瘤抑制基因的丢失引起的[449]。

CT和超声检查对于显示视神经周围硬膜鞘的扩大和排除肿瘤是否延展至视神经管中是非常有价值的。大约1/3的患者在CT扫描中显示钙化沿着视神经分布，呈亮线状，这被称为“轨道征”。使用二乙烯三胺五乙酸钆做造影剂后MRI脂肪抑制成像，有助于检测单独用MRI不易显示的视神经脑膜瘤的颅内延展[432, 436]。鉴别诊断包括视神经胶

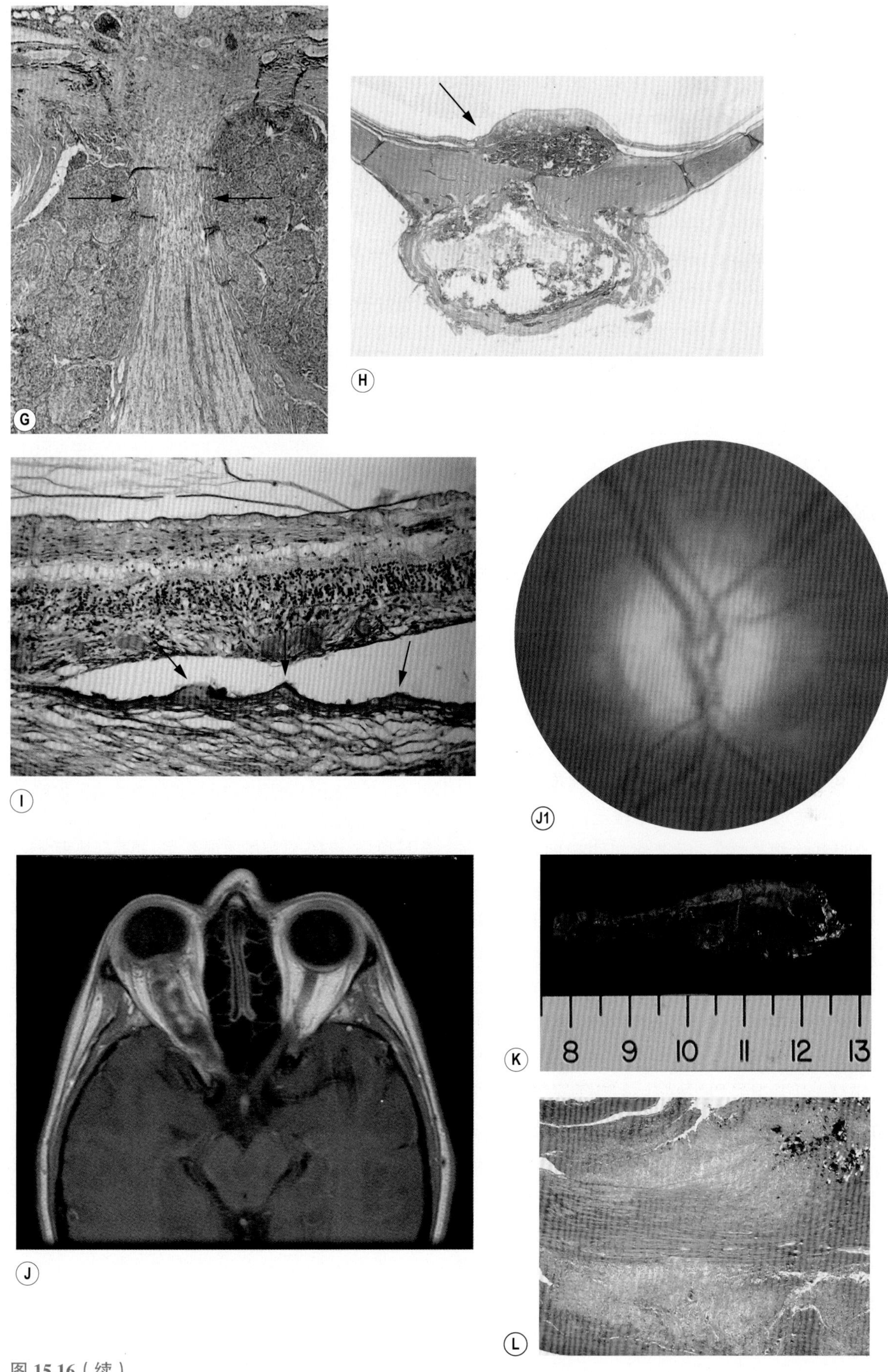

图 15.16（续）

质瘤、视盘水肿和视神经囊肿等。在某些情况下，隐匿性脑膜瘤可能是囊肿的原因[450]。尽管视盘苍白和侧支静脉通道高度提示脑膜瘤，但它们偶尔也会由其他疾病引起，例如视网膜中央静脉阻塞、脑积水和视神经周围炎[451, 452]。视力下降典型地通常在数月或数年的时间内缓慢发生，并且脑膜瘤的手术摘除通常伴随严重的视力下降。因此，对于视功能良好且没有脑膜瘤眶外延展证据的患者，在考虑手术或放射治疗之前，通常建议对视力下降进展或脑膜瘤眶外延展的证据进行观察[430, 431, 434, 435, 453, 454]。一些患者在放射治疗后至少暂时恢复视力[431, 455]。儿童和年轻人的视神经脑膜瘤更具侵袭性，这些患者需要更密切的随访[435, 456, 457]。

视神经胶质瘤

视神经胶质瘤导致视力下降、眼球突出和视神经萎缩（图 15.16J 插图），这些常见于儿童的常规眼科检查中。它们占所有颅内肿瘤的 1% 和眼眶肿瘤的 1.5%~3.5%。肿瘤可能仅累及单侧或双侧视神经（25%），或者除视神经外还可能累及视交叉和视束（75%）。当双侧视神经受到累及时，患者可能具有 1 型多发性神经纤维瘤病的其他表现，如 Leisch 虹膜结节和钆增强 MRI 显示的在整个脑中出现的明亮病损[458-460]。后者病变的病理和后果尚不明确。他们出现隐匿性视力下降和突眼。由于眼球后壁受到压迫，可在肿瘤前部见到远视和脉络膜视网膜皱褶。球后视神经胶质瘤表现为缓慢进展性视神经病变。放射学研究可能显示受累的视神经孔扩大或者在视交叉受累的情况下 J 形蝶鞍的证据。视神经增大呈梭形，并在钆增强扫描中显示轻度增强（图 15.16J 和 K）。视神经胶质瘤具有可变的组织病理学外观和生长潜力。前视路的大多数神经肿瘤通常是良性的，并且被归类为纤维细胞型星形细胞瘤。然而，有些病例可能表现出侵袭性生长，很少会侵及眼球[461]。生长潜力较小的患者经常伴有多发性神经纤维瘤病的其他表现[462]。对这些肿瘤的治疗方法目前仍存在争议[462, 463]。

图 15.17 **脉络膜皱褶伴有不明原因的单侧视盘水肿。**
A 和 B：这名外观健康的 55 岁男子在左眼出现视觉症状。患者右眼正常。患者左眼可见视盘水肿和水平方向的脉络膜视网膜皱褶（箭头，图 A）。患者视力进一步下降，并于 5 天后复诊。患者视力为 20/60，视盘水肿减轻。脉络膜视网膜皱褶无变化（图 B）。包括计算机断层扫描在内的神经系统检查结果为阴性。
C：这名 34 岁的女性患者患有继发于假性脑瘤的双眼视盘肿胀。在肿胀的视盘边缘可见视网膜下出血（图 C，箭头）。

继发于特发性颅内高压的视盘水肿伴视网膜下新生血管形成。
D~H：这名 30 岁的女性患者因特发性颅内高压（图 D 和图 E）而患有视盘水肿。在左眼视盘颞上缘视盘周围可见一个色素性 2 型视网膜下新生血管膜（SRNVM）。13 个月后，视盘颞下缘形成第 2 个 SRNVM，伴有液体、出血和脂质渗漏。血管造影显示视盘颞下缘的活动性 SRNVM 和视盘颞上缘的自发消退的 SRNVM（箭头）。对活动性血管膜氪红激光光凝，3 个月后液体、血液和脂质逐渐消退。6 年后，神经肿胀已经消退，遗留一个小的纤维化瘢痕。颞上方血管膜从未治疗。

营养性弱视。
I 和 J：营养性弱视在这名 66 岁的男性患者中被误诊为黄斑变性，患者主诉中心视力下降超过 16 个月。视力为 20/100。生物显微镜显示有轻度视网膜色素上皮细胞改变（图 I 和图 J）。然而，血管造影是正常的。双眼见哑铃形暗点。患者接受口服和肌内注射复合维生素 B 治疗，并在几个月内双眼视力显著改善至 20/30 和 J−1+。
K 和 L：该名 73 岁的男性患者，患有非热带口炎性腹泻及左眼终身弱视史，6 个月前右眼发现旁中央暗点。患者正在吃无麦的饮食。右眼视力为 20/40，左眼视力为 20/400。他的右眼见一哑铃形暗点。瞳孔和右眼底正常，除了颞侧视盘一个小的、一个钟点的扇形苍白（箭头，图 K）。左视盘发育不全（图 L）。诊断可能是营养性弱视或局灶性缺血性视神经萎缩。
（C，由 Dr. Patrick Lavin 提供）

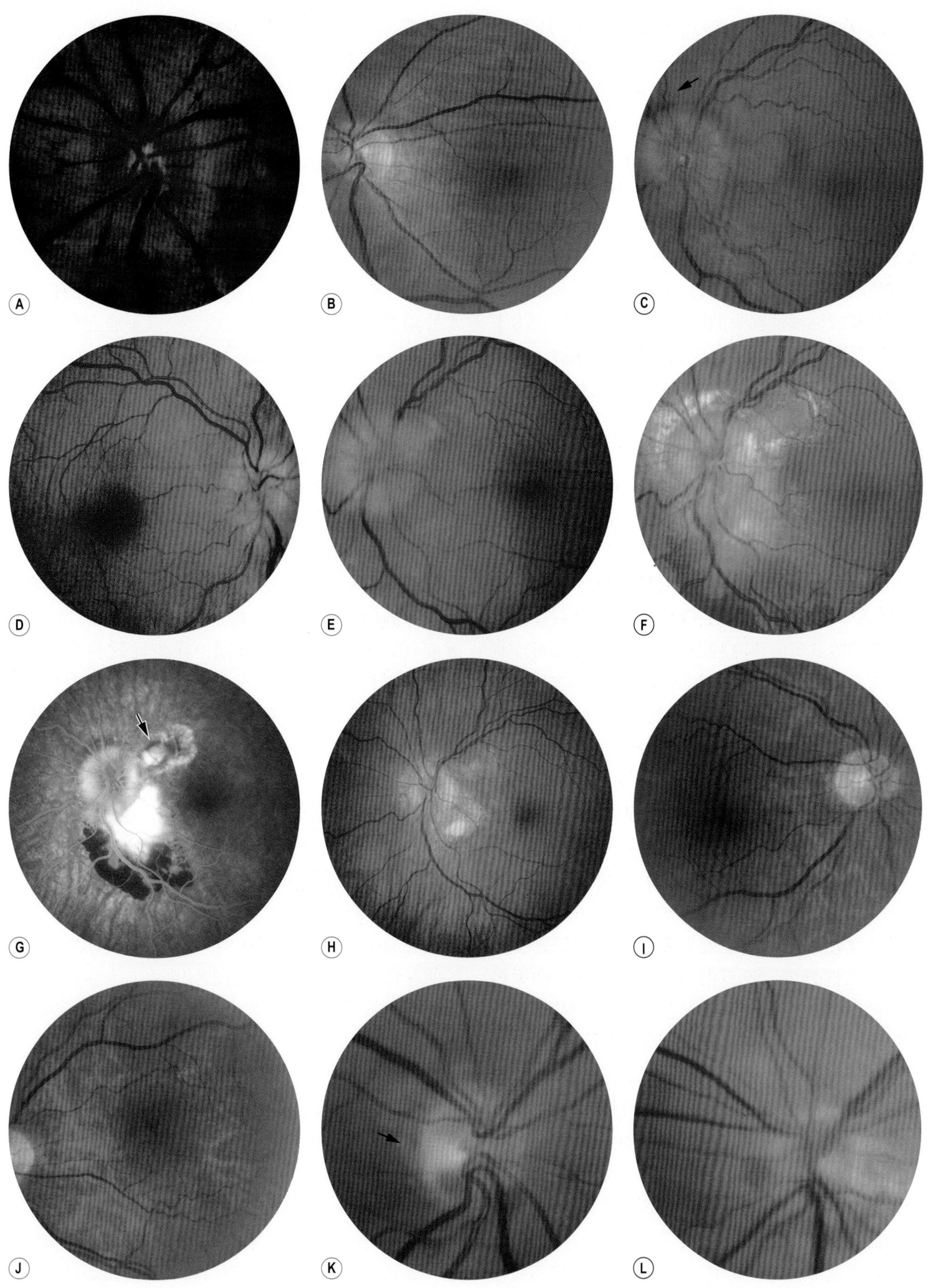

图 15.17

颅内高压引起的视盘水肿继发视力下降

虽然短暂的视力障碍是视盘水肿和颅内压增高患者的常见症状，但大多数患者在早期阶段视力正常。由于外展神经麻痹引起的头痛、恶心、呕吐、畏光和复视是非视力方面的表现。患有慢性视盘水肿的患者，特别是患有假性脑瘤的患者，可能在多达 50% 的病例中发生视野缺损和视力下降 [464-466]。通过使用裂隙灯无赤光照射，可以最好地观察到具有裂缝状或弥漫性损失的神经纤维层萎缩。视力下降的高风险因素包括高度或萎缩性视盘水肿、视盘旁视网膜下出血 [467]、贫血、高度近视和老龄 [468]。视力下降的主要原因是神经纤维的进行性萎缩和变性 [469]。其他较不常见的原因包括视盘旁视网膜下新生血管 [67, 470-474]、颅内压迅速升高时发生的视网膜前出血 [472, 475]、视网膜中央静脉阻塞 [470]、浆液性黄斑脱离 [476]、黄斑部星芒 [472, 477]、黄斑色素沉着 [478]、AION[476] 和脉络膜视网膜皱褶（图 15.17A 和 C）[464, 472, 477, 479, 480]。后三种表现当发生在视盘水肿患者中时，不常伴有视力下降。偶尔患者可能意识到与生理盲点扩大相关的颞侧暗点 [481]。在这种情况下，特别是如果视盘肿胀是单侧的，视野检查发现的暗点扩大可能远大于基于视盘水肿所能解释的范围（参见关于特发性生理盲点扩大综合征和急性区域性隐匿性外层视网膜病变的讨论，第 11 章）。

假性脑瘤（特发性颅内高压）

特发性颅内高压主要发生在年轻的肥胖女性中，而男性较少，没有潜在疾病的证据。在大约 10% 的患者中，继发性原因包括外源性物质或其他全身性疾病。已知四环素、萘啶酸、β- 人绒毛膜促性腺激素和皮质类固醇激素的撤退、环孢素、生长激素、醋酸亮丙瑞林、锂、左炔诺孕酮植入物、维生素 A 和其他维 A 酸等与该病相关。全身性疾病包括肥胖、甲状腺功能亢进、贫血、阻塞性睡眠呼吸暂停、慢性呼吸衰竭、Pickwickian 综合征（肺心综合征）和肾病综合征等。

除视盘水肿外，其中一些患者出现脉络膜皱褶（图 15.17A 和 B）、视网膜下出血（图 15.17C）和视网膜下新生血管（图 15.17D~G）。

治疗的主要目标是保持视力并缓解继发症状。治疗包括口服利尿剂、减轻体重、腰椎穿刺和偶尔使用皮质类固醇等 [482, 483]。适当时需要纠正某些继发原因，如改善氧供和减少高碳酸血症、治疗甲状腺功能亢进和肾病综合征等。对于视力下降但对药物治疗无效的患者，视神经鞘减压是一种有效的治疗方式 [478, 484-490]。最初可能应该仅在一侧行此手术治疗，因为在一些患者中，单侧手术可促使双侧视盘水肿消退 [486]。疾病可能复发 [488]。以头痛症状突出的患者可行脑室腹腔分流术或椎管腹腔分流术。

营养性弱视（毒性 / 营养性光学神经病变）

与中心和哑铃形中心视野缺损相关的隐匿、缓慢、进行性中心视力下降，可能是由于一种或几种维生素的饮食缺乏以及暴露于毒素或对药物的不良反应引起的 [491-493]。一开始视力下降通常不伴眼底改变（图 15.17I 和 J）。然而，在急性营养不良视神经病变的早期阶段，可见类似于 LHON 中神经纤维层弓形区域内视网膜小血管的扩张和迂曲逐渐消退 [492]。最终出现颞侧视盘苍白和乳斑神经纤维层的萎缩（图 15.17K）。典型的发现是哑铃形中心暗点，尤其是对于红色目标测试时，而周边视野保留。复合维生素 B（主要是硫胺素）的缺乏可能比长期单独使用酒精或烟草导致视力下降更严重。对于没有酒精摄入或营养缺乏史的吸烟者，只有少数证据充分的中毒性弱视病例 [494]。通常最好从患者的朋友或亲属那里获得可靠的饮食史。大多数这些患者在均衡饮食和复合维生素 B 补充剂治疗后表现出视力的改善（图 15.17I 和 J）。

对第二次世界大战期间营养不良的同盟国囚犯日本人和古巴人的已发表病例的回顾显示，出现先兆性角膜病变、快速发作的视力下降、听力下降高发，以及在某些病例中存在的视盘周围视网膜病变等。没有发现任何单一的致病因素。遗传易感性罕见，如果有的话，维生素缺乏并不重要。蛋白质缺乏、抗氧化剂缺乏、体力劳动和吸烟可能促使弱视的发生 [495]。

一种特殊的视神经病变，被称为西印度牙买加视神经病变，其特征为主要是年轻的西印度的黑种人视力下降和视神经萎缩的快速发展[496, 497]。男女比例为2:1[498]。类似的视神经病变在西非人中也曾被发现。视力通常降低到20/200水平，密集的中央暗点和颞侧视盘苍白具有特征性。在少数情况下，神经性耳聋、共济失调和痉挛可伴随眼部受累出现。病理学上，这是一种慢性脊膜脊髓炎，伴有神经根的髓鞘丧失，包括受累及的视神经和听神经[497]。不确定这种弱视是否具有传染性、毒性、遗传性或营养基础。一项针对伦敦21名住院患者的研究显示，脱髓鞘是视神经萎缩的一种可能机制，其特征是视觉诱发反应的潜伏期延长，这在其中4名患者中出现。灌木茶摄入、木薯、氰化物、梅毒和维生素缺乏没有显著相关性。少数患者的视力可能有所改善，经过一段时间的视力恶化，大多数人视力保持稳定[498]。

流行病学上一种视神经病变的特征为双眼亚急性视力下降、色觉障碍、中心或哑铃形中心暗点、疲乏、体重减轻和在一些患者中出现的周围神经病变，主要发生于男性，于1992年（1 000例）和1993年（48 000例）在古巴被报道。吸烟、朗姆酒饮用、木薯摄入（含有不同量的氰化物）和维生素缺乏（特别是叶酸）被认为在这种古巴流行性视神经病变中是影响线粒体氧化磷酸化的危险因素[499, 500]。尽管与LHON有共同的特征，但在这些患者中很少发现线粒体DNA突变[501, 502]。然而，两者的发病机制中都可能存在线粒体三磷酸腺苷的耗竭。乳头黄斑束（轴突最小、髓鞘最少）和腓肠神经（轴突最长，需要最长距离的运输）对线粒体运输障碍最为易感，并且显示出最大的损伤，表现为视盘颞侧苍白[499]。

在动物中实验性氰化物暴露可导致脱髓鞘，并且详尽的临床和实验室证据表明其与一些人类情况相似。氰化物代谢缺陷可能是Leber和其他遗传性视神经萎缩（显性和隐性）、球后神经炎、视神经萎缩、维生素B_{12}缺乏的脊髓亚急性联合变性以及所谓的烟酒性弱视（具有更复杂的营养缺乏）等的常见通路。在蛋白质营养不良的人群，以木薯的形式食用大量氰化物或氰，可见视神经病变。对于山黧豆中毒来说，类似的解释可能是合理的[503]。为了排除LHON的诊断，所有怀疑患有营养或烟酒性弱视的患者都应进行线粒体检测[504, 505]。

糖尿病性视盘病变

参见第6章。